國醫年鉴

孫光榮 敬題

业务主管部门：国家中医药管理局
承办单位：中和亚健康服务中心
中华中医药学会亚健康分会
富智中和（北京）健康科技有限公司

國医年鉴出版纪念

中医藥振興發展之實录

路志正

壬辰冬月

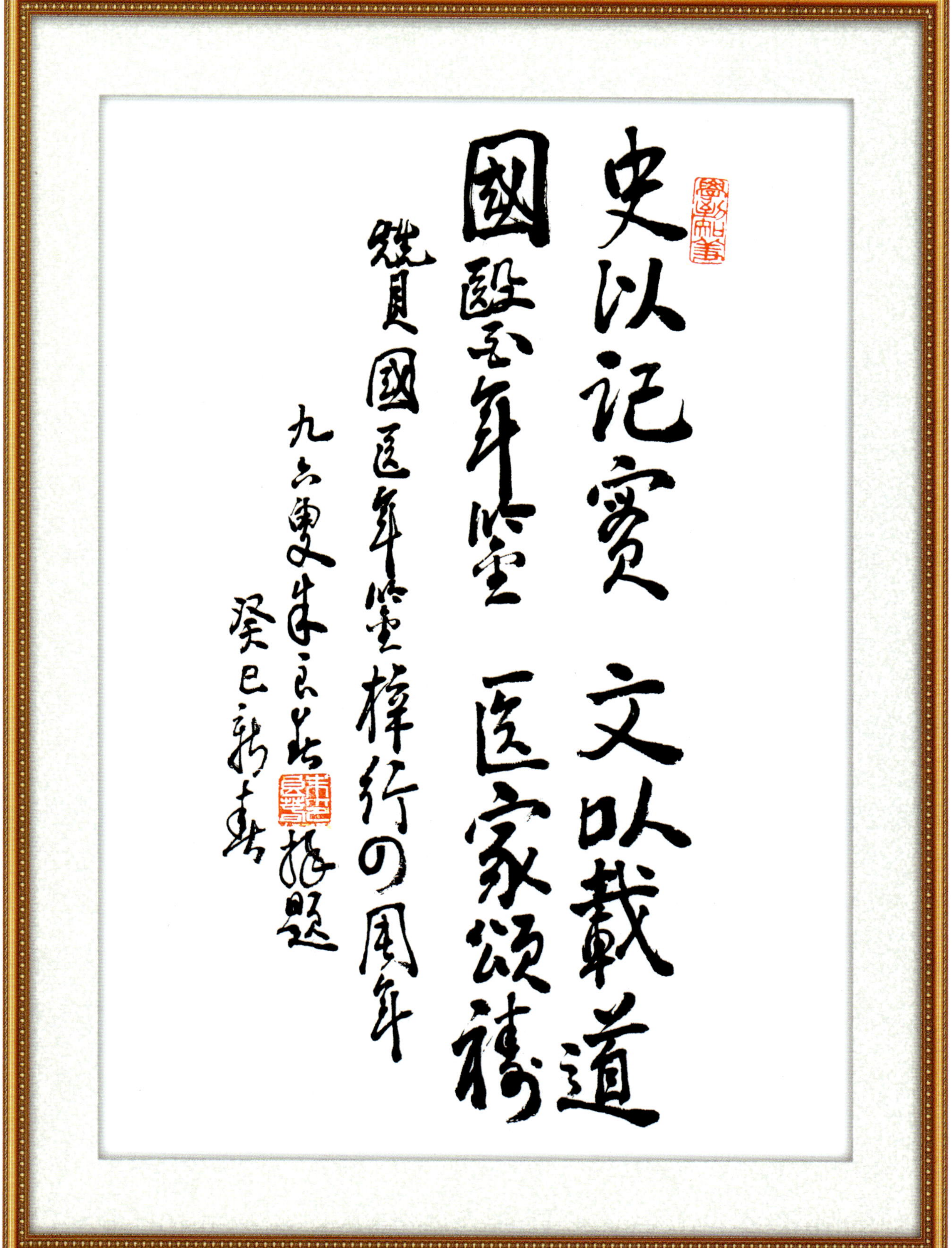
史以记实 文以载道
国医年鉴 医家颂祷
贺国医年鉴梓行十周年
九六叟朱良春拜题
癸巳新春

图书在版编目（CIP）数据

国医年鉴.2018卷/孙涛，朱嵘，何清湖主编.--北京：中医古籍出版社，2018.5

ISBN 978-7-5152-1721-5

Ⅰ.①国…Ⅱ. ①孙…②朱…③何…Ⅲ.①中国医药学-2018-年鉴Ⅳ.①R2-54

中国版本图书馆CIP数据核字（2018）第083122号

ISBN 978-7-5152-1721-5

9 787515 217215 >

《国医年鉴》2018卷

主　　编：孙　涛　朱　嵘　何清湖

责任编辑：刘　婷

封面绘画：胡春福

封面设计：张东东

出版发行：中医古籍出版社

社　　址：北京东直门内南小街16号（100700）

印　　刷：廊坊市万邦彩印有限公司

开　　本：889㎜×1194㎜　1/16

印　　张：50印张

字　　数：916千字

版　　次：2018年5月第1版　　2018年5月第1次印刷

定　　价：365.00元

标准书号：ISBN 978-7-5152-1721-5

《国医年鉴》编撰委员会

（以姓氏笔画为序）

序

十年前，我和《中国中医药现代远程教育》创刊社长朱嵘研究员、中华中医药学会秘书长李俊德教授在北京小聚，朱嵘先生一席话，至今余音在耳："2008年不寻常，'神舟七号'飞天、北京奥运会、抗击南方冰灾、汶川地震救灾，这些中华民族历史性的大事都有中医中药的独到作为，但是，尚无一本中医药行业的史册来记载。"

共识促使我们发起创刊《国医年鉴》，得到国家中医药管理局的支持。

十年来，越来越多的社会团体、专家学者和我们走到一起，参与、见证、印记中医药的时代轨迹。

走过十年，《国医年鉴》2018卷一如当年，具有不寻常的意义。

其一，收录了第一部《中华人民共和国中医药法》。该法由中华人民共和国第十二届全国人民代表大会常务委员会第二十五次会议于2016年12月25日通过，以59号中华人民共和国主席令发布，自2017年7月1日起施行。

其二，记录了党的十八大以来中医药发展大事记。从2013年习近平主席多次发表促进中医药事业发展的重要讲话、国务院发布《关于促进健康服务业发展的若干意见》将"全面发展中医药医疗保健服务"列为第四项主要任务、党的十八届三中全会通过的《中共中央关于全面深化改革若干重大问题的决定》提出完善中医药事业发展政策和机制；到2017年习近平主席向世界卫生组织赠送针灸铜人雕塑、中共中央办公厅和国务院办公厅印发《关于实施中华优秀传统文化传承发展工程的意见》、国家中医药管理局和国家发展改革委印发《中医药“一带一路”发展规划（2016—2020年)》。

其三，见证中医药加速海外传播。第16届中药全球化联盟会议召开加速推动中医药走入国际市场；中医药教育国际化助中国走向世界；陕西中医药大学与波兰格但斯克大学签合作协议；国家中医药管理局副局长王志勇访问意大利、阿联酋:两国分别成立中医药中心；中药材术语国际标准发布。

其四，展现中医药文化传承传播途径和方式多元化。海外华侨华人中医药培训基地首批学员结业；首批15个国家中医药健康旅游示范区公示；万人艾灸创造新世界纪录。

其五，亚健康产业不断注入新技术，发展态势规模化。首届全国大健康产业人才培养高峰论坛暨中和亚健康服务中心附属学校揭牌仪式在芜湖县成功举行；首家“亚健康测评中心”落户温州市南塘街；中国亚健康产业总部基地正式落户大汉金桥。

《国医年鉴》一直秉承开放和包容的精神，从2012卷开始，每卷都会有一定的篇幅记录多学科、多视角研究探讨中医药的百家学说。本卷海外人士论中医与量子力学有关；民间中医对中医古籍的熟读和研讨，都是值得欣慰的。

习近平主席在全国卫生与健康大会上明确要求：要把人民健康放在优先发展战略地位，努力全方位全周期保障人民健康。中医学的整体观、治未病思想，是我们践行“全方位全周期保障人民健康”的理论指导和方法源泉。我们力求这册由丰富厚重的现实催生的《国医年鉴》，成为有志于开发中医药卫生资源、经济资源、科技资源、文化资源、生态资源者的展示平台，在这个平台上，已经见证过中医亚健康学科的新生、国家职业门类亚健康调理师的新生，我们一定会继续谱写中医药事业的新篇章！

综上，欣然而序。

2018年4月9日

编辑说明

1. 编辑主体

《国医年鉴》编辑工作在国家中医药管理局业务指导下，由中和亚健康服务中心、中华中医药学会亚健康分会、中华中医药学会治未病分会、富智集团负责承办。

2. 编辑主旨

实录中医药行业年度法规、重大事件；记录中医药学术科研成果、教育文化和民间特色经验；编录中医药世家方药技艺传承发展脉络；中医药名人成长经历、医学感悟；辑录中医药年度人物重大影响，学术成就；选录国内外中医药文化史实、趣文。搭建一切有志、有成就中医药事业者的展示平台。

3. 编辑原则

以传承、传播中医药文化为目标、摈弃门户之见，力求客观、真实、多元。

4. 篇章结构

《国医年鉴》2018 卷设 16 个栏目：

政策法规选编

重大事件

中医药名人榜

亚健康产业年度人物

世家传承

中医药教育与文化

年度成果

特色医案

传统医药非物质文化遗产

治未病与亚健康

非药物疗法

百家学说

数字中医药

杏林故事

海外中医药

警示台

附录一：全国亚健康专业调理机构一览表

附录二：百项亚健康中医调理技术一览表

附录三：亚健康艾灸调理规范技术推广示范百强单位一览表

附录四：“万人艾灸挑战世界记录”活动参与单位一览表

5. 组稿途径

之一：年鉴编委[2017] 1号文件——关于组织编纂《国医年鉴》2018卷通知，下发各行政单位征稿

之二：政府信息网站正式发布的资讯

之三：行业主要媒体公开刊发的资讯

之四：国家中医药管理局、各级中医药行政机构、一级学会、科研机构、医疗机构等评选出来的优秀人员征稿。

《国医年鉴》编辑委员会

目　录

政策法规选编

重大事件

中医药名人榜（按姓氏笔画排序）

亚健康产业年度人物（按姓氏笔画排序）

世家传承（按姓氏笔画排序）

中医药教育与文化

一、教育

二、文化

年度成果

一、规范

二、科研

三、著作·论著

四、合作交流

特色医案

传统医药非物质文化遗产（按名称笔画排序）

治未病与亚健康

非药物疗法（按名称笔画排序）

百家学说

数字中医药

杏林故事

海外中医药

警 示 台

2018

GUOYI

NIANJIAN

國醫年鑑

【政策法规选编】

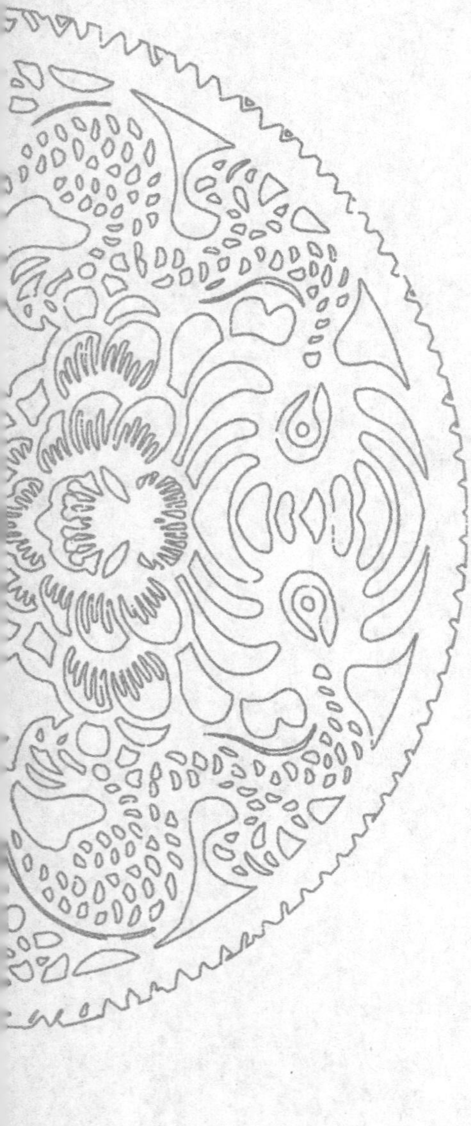

【法规名称】 国家卫生计生委 国家中医药管理局关于学习宣传贯彻《中华人民共和国中医药法》的通知
【发文单位】 国家卫生计生委　国家中医药管理局
【发文字号】 国中医药法监发〔2017〕4号
【颁布时间】 2017年1月22日
【实施时间】 2017年1月22日
【效力属性】 有效

国家卫生计生委 国家中医药管理局 关于学习宣传贯彻《中华人民共和国中医药法》的通知

国中医药法监发〔2017〕4号

各省、自治区、直辖市、新疆生产建设兵团卫生计生委（卫生局）、中医药管理局，国家卫生计生委、国家中医药管理局机关各部门、直属各单位：

《中华人民共和国中医药法》（以下简称《中医药法》）已由中华人民共和国第十二届全国人民代表大会常务委员会第二十五次会议于2016年12月25日通过，经国家主席习近平签署第五十九号主席令予以公布，自2017年7月1日起施行。为做好《中医药法》的学习宣传贯彻工作，现就有关事项通知如下。

一、充分认识学习宣传贯彻《中医药法》的重要意义

中医药是中华民族的瑰宝，是我国医药卫生体系的特色和优势，是国家医药卫生事业的重要组成部分。《中医药法》的颁布实施，是中医药事业发展中具有里程碑意义的一件大事，是贯彻落实党的十八大和十八届三中、四中、五中、六中全会精神，在中医药工作中落实全面依法治国方略的实际行动；是全面落实卫生与健康大会精神，深入实施《中医药发展战略规划纲要（2016-2030年）》，贯彻党中央、国务院关于中医药发展决策部署的重要举措；是运用法治思维和法治方式解决中医药发展中存在问题的积极探索，是全面推进中医药行业治理能力现代化的具体体现和重要成果。

《中医药法》是我国第一部全面、系统体现中医药特点和规律的基本性法律，是中医药领域的根本大法，在中医药事业发展中具有基础性和全局性的作用，是开展中医药工作的基本遵循和依据。《中医药法》将党和国家的中医药方针政策上升为国家意志，将各级政府发展中医药的职责用法律的形式固定下来，为扶持和促进中医药事业发展提供了坚实保障。《中医药法》将中医药工作实践中的好经验、好做法上升为法律制度，全面、系统规范了中医药服务、中药保护与发展、中医药人才培养、中医药科学研究和中医药传承与文化传播等内容，必将进一步激发中医药发展的新活力，增强发展新动能，拓展发展新空间，保障中医药事业持续健康科学发展。《中医药法》的出台，实现了国粹发展有国法保障，对于保护中医药继承、推进中医药创新、发挥好中医药特色和优势，推进中医药事业改革发展，促进中医药行业治理体系和治理能力现代化，进一步发挥好中医药的五种资源优势，促进医药卫生体制深化改革，构建中国特色基本医疗卫生制度，维护和增进人民群众健康具有重要的意义。同时，对于应对国际社会发展传统医药的“倒逼机制”，保护中医药传统知识，推动中医药走向世界，服务“一带一路”国家战略，弘扬中华优秀文化，提高我国的文化软实力，引领世界传统医学发展也具有重要意义。

各级卫生计生行政部门、中医药管理部门要站在落实全面依法治国基本战略高度，充分认识学习宣传贯彻《中医药法》对依法保护、扶持和促进中医药事业发展的重要性，认真履行促进中医药发展的法定职责，进一步增强责任感和使命感，抓紧抓好抓实《中医药法》的学习宣传贯彻工作，切实增强运用法治思维和法治方式推进中医药改革与发展的能力。

二、全面准确把握《中医药法》的精神实质和基本内容

学习宣传贯彻《中医药法》，要认真贯彻落实习近平总书记等中央领导同志对中医药工作重要指示精神，要充分认识学习宣传贯彻《中医药法》的重大意义，深入领会和准确把握《中医药法》精神实质、基本内容和重大制度创新，紧密结合中医药工作实际，切实增强针对性和实效性。

（一）深刻领会《中医药法》的精神实质

《中医药法》立足于为人民群众提供满意的中医药服务，以保护、扶持、发展中医药为宗旨，着眼继承和弘扬中医药，强化政策支持与保障，坚持规范与扶持并重，注重制度创新，构建了符合中医药特点的管理制度，强调了政府对中医药事业发展的责任，有效解决了制约中医药发展体制机制障碍。学习宣传贯彻《中医药法》，要深刻领会《中医药法》的立法背景、立法宗旨和基本原则，准确把握《中医药法》保护、扶持和促进中医药事业发展的精神实质，牢固树立依法治理、依法行政、依法兴业的意识与观念，不断提高依法履行扶持和规范中医药事业发展的自觉性和主动性。

（二）系统学习《中医药法》的基本内容

《中医药法》从发挥中医药“五种资源”优势出发，遵循中医药发展规律，按照“六位一体”的布局，将中医药的医疗、保健、教育、科研、产业、文化及国际交流等纳入法律框架下，反映了近年来中医药发展实践中一些成熟的经验和好的做法，凝聚了社会各界和中医药行业的共识和智慧，内容全面丰富，重点突出，在中医药服务、中药管理、人才培养、科学研究、文化传承、监督管理、保障措施等方面作了具体的规定，是中医药行业实行依法治理的重要依据。学习宣传贯彻《中医药法》，必须全面深入学习理解《中医药法》的基本内容，熟练掌握法律条款，使《中医药法》所有规定都能得到正确理解、严格执行，切实提高中医药行业依法治理的能力和水平，保证中医药工作沿着法治的轨道有序开展。

（三）精准把握《中医药法》的创新制度

为保持和发扬中医药的特色优势，《中医药法》从建立符合自身特点和规律的制度规范出发，在中医诊所、中医医师准入，中药管理等多个方面对现有的管理制度进行了改革创新。将中医诊所由许可管理改为备案管理，规定以师承方式学习中医和经多年实践，医术确有专长的人员，经实践技能和效果考核合格即可取得中医医师资格；允许医疗机构根据临床需要，凭处方炮制市场上没有供应的中药饮片，或者对中药饮片进行再加工。对医疗机构仅应用传统工艺配制的中药制剂品种和委托配制中药制剂，由现行的许可管理改为备案管理。同时，明确生产符合国家规定条件的来源于古代经典名方的中药复方制剂，在申请药品批准文号时，可以仅提供非临床安全性研究资料等。在中医药传统知识保护、发展养生保健服务等方面，《中医药法》也做出了创新性的制度安排。学习宣传贯彻《中医药法》，要统一思想认识，深刻认识这一系列创新规定对中医药改革发展的引领和推动作用，自觉运用改革的思维，积极转变管理理念，在法律规定的框架内，着力推动制度创新，出台配套管理措施，使法律规定切实得到贯彻落实。

三、加强组织领导，切实贯彻落实好《中医药法》

法律的生命力在于实施，法律的权威也在于实施。要把学习宣传贯彻《中医药法》列入重要议事日程，加强领导，周密部署。把学习宣传贯彻《中医药法》与贯彻落实《健康中国“2030”规划纲要》

《中医药发展战略规划纲要（2016～2030年）》相结合，与落实法治政府建设实施纲要、中医药法治建设指导意见、中医药行业“七五”普法规划相结合，加强组织协调，创新工作机制，抓住重点，整体推进。

（一）开展学习培训

要把学习宣传贯彻中医药法作为一项重要任务，纳入年度工作计划，制定切实可行的学习宣传贯彻方案，建立完善工作机制，明确责任部门和责任分工，开列任务清单，组织本地区卫生计生和中医药系统深入学习《中医药法》。着重抓好各级卫生计生行政部门、中医药管理部门领导干部的学习，领导干部要以身作则，带头学习《中医药法》，带动系统上下认真开展学习活动。要通过举办培训班、研讨会和专题讲座等方式，在卫生计生和中医药系统分期分批开展《中医药法》的相关培训，形成全方位、多层次的学习宣传格局。

（二）抓好舆论宣传

要把学习宣传贯彻《中医药法》纳入公益性宣传范围，列入全民普法的重要内容，积极组织开展《中医药法》学习宣传月、宣传周等活动，深入开展《中医药法》“进机关、进单位”法治宣传教育主题活动。充分利用报刊、电视、网络等各类媒体平台，开设专题专栏，组织专家、相关方面代表等，深入解读《中医药法》的内容。积极宣传本地区学习宣传贯彻《中医药法》的典型经验和做法，宣传本地区中医药改革发展的新成果、新经验和为中医药事业做出突出贡献的优秀典型。注重舆论引导，围绕社会各界关注的法律条款、群众关心的热点问题进行重点解读和阐释，进一步释疑解惑，回应社会关切，营造重视、关心、参与和支持中医药振兴发展的良好氛围。

（三）制定配套制度

要把制定完善制度、规定作为学习宣传贯彻《中医药法》，推进中医药行业法治建设，切实保障《中医药法》贯彻施行的一项重要工作。根据《中医药法》的规定和工作需要，积极推动有关部门落实法定职责。组织专门力量，制定配套制度起草计划，明确工作任务分工，深入开展调查研究，认真听取地方意见，确保中医诊所备案管理、中医医术确有专长人员分类考核、经典名方注册、医疗机构中药饮片炮制及制剂备案管理、中医养生保健规范等重大创新制度如期出台，切实做到依法行政。全面清理相关的法规、规章和规范性文件，对与《中医药法》的规定存在不一致的，要抓紧启动修订程序，及时进行修改或者废止，保证《中医药法》正式实施后，相关法规、规章和规范性文件的规定与法律保持一致。尚未出台中医药地方性法规的，要以《中医药法》实施为契机，积极与地方立法机关和有关部门沟通，推动中医药地方性法规的制定。

（四）加强督促检查

要切实加强指导、督促和检查，建立督促检查机制，严格落实学习宣传贯彻活动的各项部署要求，确保学习宣传贯彻活动取得实效。国家中医药管理局在今年的中医药综合督导调研中将把学习宣传贯彻《中医药法》情况作为重要检查内容，并适时提请全国人大常委会对各地学习宣传贯彻《中医药法》情况进行执法检查。

各地要及时总结在学习宣传贯彻《中医药法》工作中的好经验、好做法，以及在学习宣传贯彻过程中反映出的问题和建议，有关情况请及时报送国家中医药管理局政策法规与监督司。

国家卫生计生委 国家中医药管理局

2017年1月22日

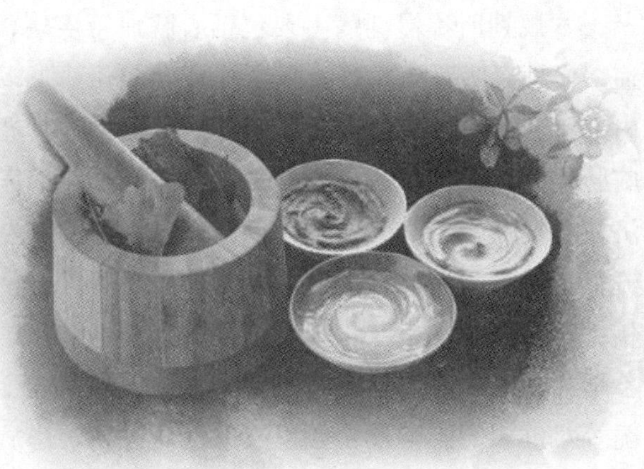

【法规名称】 国务院办公厅关于印发中国防治慢性病中长期规划（2017～2025 年）的通知
【发文单位】 国务院办公厅
【发文字号】 国办发〔2017〕12 号
【颁布时间】 2017 年 1 月 22 日
【实施时间】 2017 年 1 月 22 日
【效力属性】 有效

国务院办公厅关于印发中国防治慢性病中长期规划（2017～2025 年）的通知

国办发〔2017〕12 号

各省、自治区、直辖市人民政府，国务院各部委、各直属机构：

《中国防治慢性病中长期规划（2017～2025 年）》已经国务院同意，现印发给你们，请认真贯彻执行。由国务院办公厅于 2017 年 1 月 22 日印发并实施。

国务院办公厅
2017 年 1 月 22 日

中国防治慢性病中长期规划（2017～2025 年）

为加强慢性病防治工作，降低疾病负担，提高居民健康期望寿命，努力全方位、全周期保障人民健康，依据《“健康中国 2030”规划纲要》，制定本规划。

一、规划背景

本规划所称慢性病主要包括心脑血管疾病、癌症、慢性呼吸系统疾病、糖尿病和口腔疾病，以及内分泌、肾脏、骨骼、神经等疾病。慢性病是严重威胁我国居民健康的一类疾病，已成为影响国家经济社会发展的重大公共卫生问题。慢性病的发生和流行与经济、社会、人口、行为、环境等因素密切相关。随着我国工业化、城镇化、人口老龄化进程不断加快，居民生活方式、生态环境、食品安全状况等对健康的影响逐步显现，慢性病发病、患病和死亡人数不断增多，群众慢性病疾病负担日益沉重。慢性病影响因素的综合性、复杂性决定了防治任务的长期性和艰巨性。

近年来，各地区、各有关部门认真贯彻落实党中央、国务院决策部署，深化医药卫生体制改革，着力推进环境整治、烟草控制、体育健身、营养改善等工作，初步形成了慢性病综合防治工作机制和防治服务网络。慢性病防治工作已引起社会各界高度关注，健康支持性环境持续改善，群众健康素养逐步提升，为制定实施慢性病防治中长期规划奠定了重要基础。

二、总体要求

（一）指导思想

全面贯彻党的十八大和十八届三中、四中、五中、六中全会精神，深入贯彻习近平总书记系列重要讲话精神和治国理政新理念新思想新战略，认真落实党中央、国务院决策部署，统筹推进“五位一体”总体布局和协调推进“四个全面”战略布局，牢固树立和贯彻落实创新、协调、绿色、开放、共享的发展理念，坚持正确的卫生与健康工作方针，以提高人民健康水平为核心，以深化医药卫生体制改革为动力，以控制慢性病危险因素、建设健康支持性环境为重点，以健康促进和健康管理为手段，提升全民健康素质，降低高危人群发病风险，提高患者生存质量，减少可预防的慢性病发病、死亡和残疾，实现由以治病为中心向以健康为中心转变，促进全生命周期健康，提高居民健康期望寿命，为推进健康中国建设奠定坚实基础。

（二）基本原则

坚持统筹协调。统筹各方资源，健全政府主导、部门协作、动员社会、全民参与的慢性病综合防治机制，将健康融入所有政策，调动社会和个人参与防治的积极性，营造有利于慢性病防治的社会环境。

坚持共建共享。倡导“每个人是自己健康第一责任人”的理念，促进群众形成健康的行为和生活方式。构建自我为主、人际互助、社会支持、政府指导的健康管理模式，将健康教育与健康促进贯穿于全生命周期，推动人人参与、人人尽力、人人享有。

坚持预防为主。加强行为和环境危险因素控制，强化慢性病早期筛查和早期发现，推动由疾病治疗向健康管理转变。加强医防协同，坚持中西医并重，为居民提供公平可及、系统连续的预防、治疗、康复、健康促进等一体化的慢性病防治服务。

坚持分类指导。根据不同地区、不同人群慢性病流行特征和防治需求，确定针对性的防治目标和策略，实施有效防控措施。充分发挥国家慢性病综合防控示范区的典型引领作用，提升各地区慢性病防治水平。

（三）规划目标

到 2020 年，慢性病防控环境显著改善，降低因慢性病导致的过早死亡率，力争 30～70 岁人群因心脑血管疾病、癌症、慢性呼吸系统疾病和糖尿病导致的过早死亡率较 2015 年降低 10%。到 2025 年，慢性病危险因素得到有效控制，实现全人群全生命周期健康管理，力争 30～70 岁人群因心脑血管疾病、癌症、慢性呼吸系统疾病和糖尿病导致的过早死亡率较 2015 年降低 20%。逐步提高居民健康期望寿命，有效控制慢性病疾病负担。

中国慢性病防治中长期规划（2017～2025 年）主要指标

主要指标	基线	2020 年	2025 年	属性
心脑血管疾病死亡率（1/10 万）	241.3/10 万	下降 10%	下降 15%	预期性
总体癌症 5 年生存率（%）	30.9%	提高 5%	提高 10%	预期性
高发地区重点癌种早诊率（%）	48%	55%	60%	预期性
70 岁以下人群慢性呼吸系统疾病死亡率（1/10 万）	11.96/10 万	下降 10%	下降 15%	预期性
40 岁以上居民肺功能检测率（%）	7.1%	15%	25%	预期性
高血压患者管理人数（万人）	8835	10000	11000	预期性
糖尿病患者管理人数（万人）	2614	3500	4000	预期性
高血压、糖尿病患者规范管理率（%）	50%	60%	70%	预期性
35 岁以上居民年度血脂检测率（%）	19.4%	25%	30%	预期性
65 岁以上老年人中医药健康管理率（%）	45%	65%	80%	预期性
居民健康素养水平（%）	10%	大于 20%	25%	预期性
全民健康生活方式行动县（区）覆盖率（%）	80.9%	90%	95%	预期性
经常参加体育锻炼的人数（亿人）	3.6	4.35	5	预期性
15 岁以上人群吸烟率（%）	27.7%	控制在 25%以内	控制在 20%以内	预期性
人均每日食盐摄入量（克）	10.5	下降 10%	下降 15%	预期性
国家慢性病综合防控示范区覆盖率（%）	9.3%	15%	20%	预期性

三、策略与措施

（一）加强健康教育，提升全民健康素质

1. 开展慢性病防治全民教育　建立健全健康教育体系，普及健康科学知识，教育引导群众树立正确健康观。卫生计生部门组织专家编制科学实用的慢性病防治知识和信息指南，由专业机构向社会发布，广泛宣传合理膳食、适量运动、戒烟限酒、心理平衡等健康科普知识，规范慢性病防治健康科普管理。充分利用主流媒体和新媒体开展形式多样的慢性病防治宣传教育，根据不同人群特点开展有针对性的健康宣传教育。深入推进全民健康素养促进行动、健康中国行等活动，提升健康教育效果。到 2020 年和 2025 年，居民重点慢性病核心知识知晓率分别达到 60%和 70%。

2. 倡导健康文明的生活方式　创新和丰富预防方式，贯彻零级预防理念，全面加强幼儿园、中小学营养均衡、口腔保健、视力保护等健康知识和行为方式教育，实现预防工作的关口前移。鼓励机关、企事业单位开展工间健身和职工运动会、健步走、健康知识竞赛等活动，依托村（居）委会组织志愿者、社会体育指导员、健康生活方式指导员等，科学指导大众开展自我健康管理。发挥中医治未病优势，大力推广传统养生健身法。推进全民健康生活方式行动，开展“三减三健”（减盐、减油、减糖、健康口腔、健康体重、健康骨骼）等专项行动，开发推广健康适宜技术和支持工具，增强群众维护和促进自身健康的能力。

专栏 1　健康教育与健康促进项目
全民健康生活方式行动：“三减三健”（减盐、减油、减糖、健康口腔、健康体重、健康骨骼）等专项行动。 健康教育：全民健康素养促进行动、健康中国行活动、健康家庭行动。

（二）实施早诊早治，降低高危人群发病风险

1. 促进慢性病早期发现　全面实施 35 岁以上人群首诊测血压，发现高血压患者和高危人群，及时提供干预指导。社区卫生服务中心和乡镇卫生院逐步提供血糖血脂检测、口腔预防保健、简易肺功能测定和大便隐血检测等服务。逐步将临床可诊断、治疗有手段、群众可接受、国家能负担的疾病筛检技术列为公共卫生措施。在高发地区和高危人群中逐步开展上消化道癌、宫颈癌等有成熟筛查技术的癌症早诊早治工作。加强健康体检规范化管理，健全学生健康体检制度，推广老年人健康体检，推动癌症、脑卒中、冠心病等慢性病的机会性筛查。将口腔健康检查纳入常规体检内容，将肺功能检查和骨密度检测项目纳入 40 岁以上人群常规体检内容。

2. 开展个性化健康干预　依托专业公共卫生机构和医疗机构，开设戒烟咨询热线，提供戒烟门诊等服务，提高戒烟干预能力。促进体医融合，在有条件的机构开设运动指导门诊，提供运动健康服务。社区卫生服务中心和乡镇卫生院逐步开展超重肥胖、血压血糖升高、血脂异常等慢性病高危人群的患病风险评估和干预指导，提供平衡膳食、身体活动、养生保健、体质辨识等咨询服务。鼓励慢性病患者和高危人群接种成本效益较好的肺炎、流感等疫苗。加大牙周病、龋病等口腔常见病干预力度，实施儿童局部用氟、窝沟封闭等口腔保健措施，12 岁儿童患龋率控制在 30%以内。重视老年人常见慢性病、口腔疾病、心理健康的指导与干预。探索开展集慢性病预防、风险评估、跟踪随访、干预指导于一体的职工健康管理服务。

专栏 2　慢性病筛查干预与健康管理项目
早期发现和干预：癌症早诊早治，脑卒中、心血管病、慢性呼吸系统疾病筛查干预，高血压、糖尿病高危人群健康干预，重点人群口腔疾病综合干预。 健康管理：居民健康档案、健康教育、慢性病（高血压、糖尿病等）患者健康管理、老年人健康管理、中医药健康管理。

（三）强化规范诊疗，提高治疗效果

1. 落实分级诊疗制度　优先将慢性病患者纳入家庭医生签约服务范围，积极推进高血压、糖尿病、心脑血管疾病、肿瘤、慢性呼吸系统疾病等患者的分级诊疗，形成基层首诊、双向转诊、上下联动、急慢分治的合理就医秩序，健全治疗－康复－长期护理服务链。鼓励并逐步规范常见病、多发病患者首先到基层医疗卫生机构就诊，对超出基层医

疗卫生机构功能定位和服务能力的慢性病，由基层医疗卫生机构为患者提供转诊服务。完善双向转诊程序，重点畅通慢性期、恢复期患者向下转诊渠道，逐步实现不同级别、不同类别医疗机构之间的有序转诊。

2. 提高诊疗服务质量　建设医疗质量管理与控制信息化平台，加强慢性病诊疗服务实时管理与控制，持续改进医疗质量和医疗安全。全面实施临床路径管理，规范诊疗行为，优化诊疗流程，努力缩短急性心脑血管疾病发病到就诊有效处理的时间，推广应用癌症个体化规范治疗方案，降低患者死亡率。基本实现医疗机构检查、检验结果互认。

（四）促进医防协同，实现全流程健康管理

1. 加强慢性病防治机构和队伍能力建设　发挥中国疾病预防控制中心、国家心血管病中心、国家癌症中心在政策咨询、标准规范制定、监测评价、人才培养、技术指导等方面作用，在条件成熟地区依托现有资源建设心血管病、癌症等慢性病区域中心，建立由国家、区域和基层中医专科专病诊疗中心构成的中医专科专病防治体系。各地区要明确具体的医疗机构承担对辖区内心脑血管疾病、癌症、慢性呼吸系统疾病、糖尿病等慢性病防治的技术指导。二级以上医院要配备专业人员，履行公共卫生职责，做好慢性病防控工作。基层医疗卫生机构要根据工作实际，提高公共卫生服务能力，满足慢性病防治需求。

2. 构建慢性病防治结合工作机制　疾病预防控制机构、医院和基层医疗卫生机构要建立健全分工协作、优势互补的合作机制。疾病预防控制机构负责开展慢性病及其危险因素监测和流行病学调查、综合防控干预策略与措施实施指导和防控效果考核评价；医院承担慢性病病例登记报告、危重急症病人诊疗工作并为基层医疗卫生机构提供技术支持；基层医疗卫生机构具体实施人群健康促进、高危人群发现和指导、患者干预和随访管理等基本医疗卫生服务。加强医防合作，推进慢性病防、治、管整体融合发展。

3. 建立健康管理长效工作机制　明确政府、医疗卫生机构和家庭、个人等各方在健康管理方面的责任，完善健康管理服务内容和服务流程。逐步将符合条件的癌症、脑卒中等重大慢性病早诊早治适宜技术按规定纳入诊疗常规。探索通过政府购买服务等方式，鼓励企业、公益慈善组织、商业保险机构等参与慢性病高危人群风险评估、健康咨询和健康管理，培育以个性化服务、会员制经营、整体式推进为特色的健康管理服务产业。

（五）完善保障政策，切实减轻群众就医负担

1. 完善医保和救助政策　完善城乡居民医保门诊统筹等相关政策，探索基层医疗卫生机构对慢性病患者按人头打包付费。完善不同级别医疗机构的医保差异化支付政策，推动慢性病防治工作重心下移、资源下沉。发展多样化健康保险服务，鼓励有资质的商业保险机构开发与基本医疗保险相衔接的商业健康保险产品，开展各类慢性病相关保险经办服务。按规定对符合条件的患慢性病的城乡低保对象、特困人员实施医疗救助。鼓励基金会等公益慈善组织将优质资源向贫困地区和农村延伸，开展对特殊人群的医疗扶助。

2. 保障药品生产供应　做好专利到期药物的仿制和生产，提升仿制药质量，优先选用通过一致性评价的慢性病防治仿制药，对于国内尚不能仿制的，积极通过药品价格谈判等方法，合理降低采购价格。进一步完善基本药物目录，加强二级以上医院与基层医疗卫生机构用药衔接。发挥社会药店在基层的药品供应保障作用，提高药物的可及性。老年慢性病患者可以由家庭签约医生开具慢性病长期药品处方，探索以多种方式满足患者用药需求。发挥中医药在慢性病防治中的优势和作用。

（六）控制危险因素，营造健康支持性环境

1. 建设健康的生产生活环境　推动绿色清洁生产，改善作业环境，严格控制尘毒危害，强化职业病防治，整洁城乡卫生，优化人居环境，加强文化、科教、休闲、健身等公共服务设施建设。建设健康步道、健康主题公园等运动健身环境，提高各类公共体育设施开放程度和利用率，推动有条件的学校体育场馆设施在课后和节假日对本校师生和公众有序开放，形成覆盖城乡、比较健全的全民健身服务体系，推动全民健身和全民健康深度融合。

坚持绿色发展理念，强化环境保护和监管，落实大气、水、土壤污染防治行动计划，实施污染物综合控制，持续改善环境空气质量、饮用水水源水质和土壤环境质量。建立健全环境与健康监测、调查、风险评估制度，降低环境污染对健康的影响。

2. 完善政策环境　履行《烟草控制框架公约》，推动国家层面公共场所控制吸烟条例出台，加快各地区控烟立法进程，加大控烟执法力度。研究完善烟草与酒类税收政策，严格执行不得向未成年人出售烟酒的有关法律规定，减少居民有害饮酒。加强食品安全和饮用水安全保障工作，推动营养立法，调整和优化食物结构，倡导膳食多样化，推行营养标签，引导企业生产销售、消费者科学选择营养健康食品。

3. 推动慢性病综合防控示范区创新发展　以国家慢性病综合防控示范区建设为抓手，培育适合不同地区特点的慢性病综合防控模式。示范区建设要紧密结合卫生城镇创建和健康城镇建设要求，与分级诊疗、家庭医生签约服务相融合，全面提升示范区建设质量，在强化政府主体责任、落实各部门工作职责、提供全人群全生命周期慢性病防治管理服务等方面发挥示范引领作用，带动区域慢性病防治管理水平整体提升。

专栏3　健康支持性环境建设项目
健康环境建设：大气污染防治、污水处理、重点流域水污染防治等环保项目，卫生城镇创建、健康城镇建设，慢性病综合防控示范区建设。 危险因素控制：减少烟草危害行动、贫困地区儿童营养改善项目、农村义务教育学生营养改善计划。

（七）统筹社会资源，创新驱动健康服务业发展

1. 动员社会力量开展防治服务　鼓励、引导、支持社会力量举办的医疗、体检、养老和养生保健机构以及基金会等公益慈善组织、商业保险机构、行业协会学会、互联网企业等通过竞争择优的方式，参与所在区域医疗服务、健康管理与促进、健康保险以及相关慢性病防治服务，创新服务模式，促进覆盖全生命周期、内涵丰富、结构合理的健康服务业体系发展。建立多元化资金筹措机制，拓宽慢性病防治公益事业投融资渠道，鼓励社会资本投向慢性病防治服务和社区康复等领域。

2. 促进医养融合发展　促进慢性病全程防治管理服务与居家、社区、机构养老紧密结合。深入养老机构、社区和居民家庭开展老年保健、老年慢性病防治和康复护理，维护和促进老年人功能健康。支持有条件的养老机构设置医疗机构，有条件的二级以上综合医院和中医医院设置老年病科，增加老年病床数量，为老年人就医提供优先便利服务。加快推进面向养老机构的远程医疗服务试点。鼓励基层医疗卫生机构与老年人家庭建立签约服务关系，开展上门诊视、健康查体、健康管理、养生保健等服务。

3. 推动互联网创新成果应用　促进互联网与健康产业融合，发展智慧健康产业，探索慢性病健康管理服务新模式。完善移动医疗、健康管理法规和标准规范，推动移动互联网、云计算、大数据、物联网与健康相关产业的深度融合，充分利用信息技术丰富慢性病防治手段和工作内容，推进预约诊疗、在线随访、疾病管理、健康管理等网络服务应用，提供优质、便捷的医疗卫生服务。

（八）增强科技支撑，促进监测评价和研发创新

1. 完善监测评估体系　整合单病种、单因素慢性病及其危险因素监测信息，实现相关系统互联互通。健全死因监测和肿瘤登记报告制度，建立国家、省级和区域慢性病与营养监测信息网络报告机制，逐步实现重点慢性病发病、患病、死亡和危险因素信息实时更新，定期发布慢性病相关监测信息。以地市为单位，基本摸清辖区内主要慢性病状况、影响因素和疾病负担。开展营养和慢性病危险因素健康干预与疾病管理队列研究。运用大数据等技术，加强信息分析与利用，掌握慢性病流行规律及特点，确定主要健康问题，为制定慢性病防治政策与策略提供循证依据。加强水、土壤、空气等环境介质和工作场所等环境质量、农产品质量安全监测，逐步实现跨行业跨部门跨层级的纵向报告和横向交换，动态实施环境、食物等因素与健康的风险评估与预警。

2. 推动科技成果转化和适宜技术应用　系统加强慢性病防治科研布局，推进相关科研项目。进一步加强国家临床医学研究中心和协同创新网络建设，完善重大慢性病研究体系。以信息、生物和医学科技融合发展为引领，加强慢性病防治基础研究、应用研究和转化医学研究。统筹优势力量，推进慢性病致病因素、发病机制、预防干预、诊疗康复、医疗器械、新型疫苗和创新药物等研究，重点突破精准医疗、“互联网+”健康医疗、大数据等应用的关键技术，支持基因检测等新技术、新产品在慢性病防治领域推广应用。针对中医药具有优势的慢性病病种，总结形成慢性病中医健康干预方案并推广应用。结合慢性病防治需求，遴选成熟有效的慢性病预防、诊疗、康复保健适宜技术，加快成果转化和应用推广。开展慢性病社会决定因素与疾病负担研究，探索有效的慢性病防控路径。在专业人才培养培训、信息沟通及共享、防治技术交流与合作、能力建设等方面积极参与国际慢性病防治交流与合作。

专栏4　慢性病科技支撑项目
慢性病监测：疾病监测（慢性病与营养监测、死因监测、肿瘤随访登记）；环境健康危害因素监测（城乡饮用水卫生监测、农村环境卫生监测、公共场所健康危害因素监测、空气污染等对人群健康影响监测、人体生物监测）；重点人群健康监测（学生健康危害因素和常见病监测）。 慢性病科技重大项目和工程：健康保障重大工程，国家科技重大专项“重大新药创制”专项，国家重点研发计划“精准医学研究”“重大慢性非传染性疾病防控研究”等重点专项有关内容。 科技成果转化和适宜技术应用：健康科技成果转移转化行动、基层医疗卫生服务适宜技术推广。

四、保障措施

（一）强化组织领导

各地区要将慢性病防治作为健康中国建设和深化医药卫生体制改革的重点内容，纳入地方重要民生工程，确定工作目标和考核指标，制定本地区慢性病防治规划及实施方案，强化组织实施，建立健全慢性病防治工作协调机制，定期研究解决慢性病防治工作中的重大问题。

（二）落实部门责任

卫生计生部门要会同有关部门共同组织实施本规划并开展监督评估。发展改革部门要将慢性病防治列入经济社会发展规划，加强慢性病防治能力建设。财政部门要按照政府卫生投入政策要求落实相关经费。人力资源社会保障部门和卫生计生部门要进一步完善门诊相关保障政策和支付机制，发挥医保控费作用。国务院防治重大疾病工作部际联席会议办公室要发挥统筹协调作用，推动教育、科技、工业和信息化、民政、环境保护、住房城乡建设、农业、商务、新闻出版广电、体育、安全监管、食品药品监管、中医药等部门履行职责，形成慢性病防治工作合力。

（三）加强人才培养

完善有利于人才培养使用的政策措施，加强健康教育、健康管理、医疗、公共卫生、护理、康复及中医药等领域人才培养。加强医教协同，深化院校教育改革，加强对医学生慢性病防治相关知识和能力的教育培养，支持高校设立健康促进、健康管理等相关专业，加强有针对性的继续医学教育，着力培养慢性病防治复合型、实用型人才。完善专业技术职称评定制度，促进人才成长发展和合理流动。

（四）营造良好氛围

各地区、各部门要广泛宣传党和国家关于维护促进人民健康的重大战略思想和方针政策，宣传实施慢性病综合防控战略的重大意义、目标任务和策略措施。要加强正面宣传、舆论监督、科学引导和典型报道，增强社会对慢性病防治的普遍认知，形成全社会关心支持慢性病防治的良好氛围。

五、督导与评估

国家卫生计生委要会同有关部门制定本规划实施分工方案，各相关部门要各负其责，及时掌握工作进展，定期交流信息，联合开展督查和效果评价，2020 年对规划实施情况进行中期评估，2025 年组织规划实施的终期评估。各地区要建立监督评价机制，组织开展规划实施进度和效果评价，将规划实施情况作为政府督查督办的重要事项，推动各项规划目标任务落实。

【法规名称】 国家中医药管理局关于印发《中医药传承与创新“百千万”人才工程（岐黄工程）实施方案》的通知
【发文单位】 国家中医药管理局
【发文字号】 国中医药人教发〔2017〕9号
【颁布时间】 2017年3月10日
【实施时间】 2017年3月10日
【效力属性】 有效

国家中医药管理局关于印发《中医药传承与创新“百千万”人才工程（岐黄工程）实施方案》的通知

国中医药人教发〔2017〕9号

各省、自治区、直辖市卫生计生委、中医药管理局，新疆生产建设兵团卫生局，中国中医科学院，北京中医药大学：

为深入贯彻落实《中医药发展战略规划纲要（2016～2030年）》《中医药发展“十三五”规划》及《中医药人才发展“十三五”规划》，我局启动了中医药传承与创新“百千万”人才工程（岐黄工程），并制定了《中医药传承与创新“百千万”人才工程（岐黄工程）实施方案》，现予以印发。

国家中医药管理局
2017年3月10日

中医药传承与创新“百千万”人才工程（岐黄工程）实施方案

人才是中医药事业发展的第一资源，是中医药传承与创新的基础和保障。近年来，特别是《国务院关于扶持和促进中医药事业发展的若干意见》实施以来，中医药人才发展取得了显著成绩，总体规模稳步增长，综合素质明显提升，培养模式不断丰富，发展环境逐步优化。但还存在一些亟待解决的问题，人才发展体制机制有待进一步完善，人才培养体系有待进一步健全，人才队伍结构层次有待进一步优化，特别是高层次人才缺乏，严重制约了中医药事业的发展。

当前，中医药振兴发展迎来天时地利人和的大好时机，党中央、国务院对中医药事业发展高度重视，要求切实把中医药继承好、发展好、利用好。面对新的形势任务，亟需建立健全符合中医药医疗、保健、科研、教育、产业、文化及对外交流合作全面协调发展要求的中医药人才队伍，培养一批中医药高层次人才。

为深入贯彻落实习近平总书记等中央领导同志重要指示精神，贯彻落实《中共中央关于深化人才发展体制机制改革的意见》《中医药发展战略规划纲要（2016～2030年）》《中医药法》，创新中医药人才发展体制机制，加快中医药高层次人才队伍建设，根据《中医药人才发展“十三五”规划》，决定实施中医药传承与创新“百千万”人才工程（岐黄工程）（以下简称“岐黄工程”）。

一、目标任务

通过创新体制机制、优化政策环境、强化保障措施，以提升中医药临床服务能力和科技创新能力为核心，搭建不同层级的中医药高层次人才培养平台，培养造就一批具有深厚中医药理论基础和学术经验、坚持中医药原创思维并掌握现代科学研究方法的中医药高层次人才，构建骨干人才、优秀人才、领军人才有机衔接的中医药高层次人才队伍，着力解决中医药事业发展高层次人才缺乏及继承不足、创新不够等问题，为振兴发展中医药提供坚实的人才保障。

到 2020 年，选拔造就百名中医药领军人才，遴选培养近千名中医药优秀人才，培养培训近万名中青年中医药骨干人才，建设一批中医药传承与创新人才培养平台。

二、实施原则

（一）坚持服务大局

围绕经济社会和中医药事业发展需求，聚焦中医药发展重大战略，科学谋划中医药高层次人才队伍建设思路和政策措施，促进人才规模、质量、结构与中医药事业发展相适应、相协调，以满足中医药医疗、保健、科研、教育、产业、文化及对外交流合作的需要。

（二）坚持遵循规律

遵循中医药发展规律及中医药人才成长规律，坚持在传承中创新，在创新中发展，深刻领会中医药理论思维，科学把握中医药辨治方法，创新发展中医药诊疗技术，加强中医药学术思想和临床经验传承，鼓励坚持中医药原创思维并利用现代科学技术方法推进中医药传承与创新。

（三）坚持实践锻炼

将中医药人才培养与医疗、科技、教育等工作实践紧密结合，充分依托相关项目、平台载体培养人才。注重把握中医药学实践性强的特点，鼓励引导人才在实践中锻炼成长，在成长中为中医药事业发展发挥作用。

（四）坚持统筹协作

注重医教协同、科教融合，统筹推进医疗、科技、教育工作和人才培养同步实施。以中医药高层次人才队伍建设带动基层中医药人才培养，形成部门协调有效、地方落实有力、组织实施有序、资源配置合理的工作格局。

（五）坚持机制创新

深化中医药人才发展体制机制改革，重点在人才遴选、培养、使用、评价和激励等方面开展积极探索，创新高层次人才自主培养、自主管理模式，形成有利于高层次人才成长的机制，为其成才创造有利条件和良好环境。

三、主要内容

（一）选拔造就百名中医药领军人才

1. 选拔条件　具有正高级专业技术职务，有突出的学术经验传承和临床（实践）能力、在全国有较大学术影响力的中医药专业技术人员；或坚持中医药原创思维、有突出的科技创新业绩和科技创新能力、主持过国家级科研项目并取得省部级以上科技成果的中医药专业技术人员。

2. 选拔程序　坚持公开公正、竞争择优原则，经过个人申请、单位推荐、选拔审定、公示公布等程序确定。

3. 支持方式　支持设立传承工作室或重点研究室、创建国家重点实验室、工程中心，支持建设各类优秀传承或创新团队，推荐担任国家级学术组织（机构）带头人、重大项目负责人。

4. 发展目标　选拔 100 名“岐黄学者”，造就一批在中医、中药、民族医药、中西医结合等领域具有突出学术经验传承或科技创新能力，并做出重要业绩，对推动中医药发展发挥引领和带动作用的中医药领军人才；选拔 10 名左右具有国际视野、世界学术影响力和卓越贡献的“中医药首席科学家”。

（二）遴选培养千名中医药优秀人才

1. 遴选条件　具有正高级专业技术职务，有较强的学术经验传承和临床（实践）能力、在行业内本专业领域有一定学术影响力的中医药专业技术人员；或有较好的科技创新业绩和创新能力、主持过国家级科研项目的中医药专业技术人员。

2. 遴选程序　坚持公开公正、统考择优原则，经过个人申请、单位推荐、全国统考、择优录取等程序确定。

3. 培养方式　经典研修、跟师学习、游学轮转及自主实践等；或搭建研究平台、组建研究团队，开展境内外访学、学术交流及自主选题研究。

4. 培养目标　培养近 1000 名在中医、中药、民族医药、中西医结合等领域具有较强的学术经验传承或科技创新能力，并取得突出成绩、在全国有较大学术影响力的中医药优秀人才。

（三）培养培训万名中青年中医药骨干人才

1. 遴选条件　年龄 45 周岁以下、副高级以上专业技术职务，具有扎实中医药理论基础、较丰富临床（实践）经验和较好学术经验传承潜质，在本地区该专业领域有一定学术影响力的中医药专业技术人员；或具有扎实科研基础和较好创新潜质并主持过省部级以上科研项目的中医药专业技术人员。

2. 遴选程序　坚持公开公正、推荐择优原则，经过个人申请、单位推荐、资格审查、专家评审等程序确定。

3. 培养方式　经典研修、跟师学习、游学轮转及自主实践等；或境内外访学、学术交流及自主选题研究。

4. 培养目标　培养培训近 10000 名左右在中医、中药、民族医药、中西医结合等领域具有较好的学术经验传承或科技创新能力，并做出一定成绩的中医药骨干人才。

（四）建设一批中医药传承与创新人才培养平台

以中医医疗机构、高等院校、科研院所为依托，建设国家中医药人才培训中心、名老中医药专家及学术流派传承工作室、国家中医药高层次人才培养基地，形成一批支撑岐黄工程建设的中医药传承与创新人才培养平台。

四、支持措施

（一）加大经费投入

独立设置岐黄工程专项经费，中央财政给予专项经费支持，加大支持力度，优化投入结构，创新支持方式。加强专项经费监督管理，提高经费使用效益。

（二）制定配套政策

根据《中医药发展战略规划纲要（2016～2030年）》《关于进一步加强中医药人才工作的意见》《中医药人才发展“十三五”规划》等文件精神，结合岐黄工程实际需求，在选拔培养、考核评价、人才激励、经费使用等方面制定配套政策措施。

（三）推进人才与项目、平台建设结合

加强人才与项目、平台建设相结合，在项目、平台建设中，进一步强化对人才的培养，支持岐黄工程人选承担名老中医药专家及流派传承工作室、中医药重点学科、中医临床研究基地、重点研究室、重点专科等建设任务。

（四）积极发挥人才作用

坚持以用为本、用当其时、用当尽才，积极营造有利于岐黄工程人选脱颖而出的制度环境。充分发挥岐黄工程人选参谋和智库作用，鼓励参与中医药重大政策咨询、重大项目论证和国家标准制定等。做出突出贡献的，可优先推荐全国名中医、国医大师、院士等国家级评选或表彰。积极组织岐黄工程人选参加各类服务基层实践活动，引导他们在服务基层一线中发挥作用。

（五）创新培养模式

岐黄工程人选的培养坚持与中医药重点工作相结合，注重在实践中培养成长。建立同行评议制度和目标考核制度，赋予岐黄工程人选较大的培养自主权、管理自主权和经费使用权，拓展其自主发展空间。鼓励中医药传承与创新人才培养平台加强体制机制改革与政策创新，大胆探索，先行先试。

（六）加强团队建设

支持岐黄工程人选组建团队，在研究方向、依托平台、人员配备等方面给予更多自主权。对以岐黄工程人选为核心的研究团队，支持其通过竞争建设各类优秀传承或创新团队。鼓励所在单位加强以岐黄工程人选为主要支撑的团队建设，形成衔接有序、梯次配备的人才培养使用机制。

（七）营造良好社会氛围

省级中医药管理部门、岐黄工程人选所在单位要集成各方资源，加大政策和资金支持力度。及时总结推广在岐黄工程实施过程中创造的典型经验和成功做法，加强对岐黄工程人选的宣传报道，营造良好的社会氛围。

五、实施步骤

（一）部署启动阶段（2017 年～2018 年）

1. 制定岐黄工程各子项目的具体实施方案，分期分批启动。

2. 开展领军人才及优秀人才、骨干人才培养对象的遴选，按照各子项目具体实施方案进行组织实施。

（二）全面实施阶段（2018 年～2020 年）

1．按照岐黄工程确立的目标任务全面组织实施，开展过程监督管理。

2．2020 年，根据各子项目实施方案，对实施情况及取得成效进行评估。

六、保障机制

国家中医药管理局会同有关部门、省级中医药管理部门共同做好岐黄工程的组织实施工作。

（一）建立工作协调机制

依托国务院中医药工作部际联系会议制度，建立岐黄工程协调机制，研究协商重大问题，推进岐黄工程顺利实施。

（二）建立专家咨询机制

择优遴选一批中医、中药、中西医结合、民族医药等方面的高水平专家作为咨询专家，完善咨询机制，充分发挥专家在岐黄工程组织实施中的决策咨询作用。

（三）建立遴选评价机制

根据领军人才、优秀人才、骨干人才的发展目标和实际情况，建立不同的遴选方法和遴选程序，体现人才梯队的层次性和特异性。在岐黄工程实施过程中，注重各类人才的发展方向，建立符合人才成长规律的评价方法，确保人才的健康发展。

（四）建立动态考核机制

制定岐黄工程人选考核办法、考核程序，加强定期考核工作。对于考核合格、做出突出贡献的，予以表扬或奖励；对于考核结果较差、培养效果不明显的，要及时分析查找原因，调整培养计划和措施；对违反学术道德规范，产生不良社会影响以及因个人原因不能发挥作用的，取消其资格。

（五）建立绩效评估机制

根据岐黄工程的实施进度和目标要求，建立定期报告制度和评估制度，不断完善实施方案，提高实施效果。组织开展第三方评估，建立以目标和质量为导向的评价办法，加强对岐黄工程的跟踪管理和绩效评估。

【法规名称】 国家中医药管理局发布关于促进中医药健康养老服务发展的实施意见
【发文单位】 国家中医药管理局
【颁布时间】 2017 年 3 月 13 日
【实施时间】 2017 年 3 月 13 日
【效力属性】 有效

国家中医药管理局发布关于促进中医药健康养老服务发展的实施意见

各省、自治区、直辖市卫生计生委、中医药管理局、老龄办、发展改革委、教育厅（委、局）、科技厅（局）、工信厅（局）、民政厅（局）、财政厅（局）、人力资源社会保障厅（局）、工商局（市场监管部门）、食品药品监督管理局，新疆生产建设兵团卫生局、老龄办、发展改革委、教育局、科技局、工信委、民政局、财务局、人力资源社会保障局、食品药品监督管理局：

中医药健康养老服务，是运用中医药（民族医药）理念、方法和技术，为老年人提供连续的保养身心、预防疾病、改善体质、诊疗疾病、增进健康的中医药健康管理服务和医疗服务，包括非医疗机构和医疗机构提供的相关服务，是医养结合的重要内容。发展中医药健康养老服务，是应对人口老龄化、加快推进健康中国建设、全方位全周期保障人民健康的重要举措，对于满足老年人养生保健和看病就医等健康需求，提高生命生活质量，释放养老消费潜力，对于稳增长、促改革、调结构、惠民生和全面建成小康社会，具有重要意义。为贯彻落实《国务院关于印发中医药发展战略规划纲要（2016～2030年）的通知》（国发〔2016〕15号）、《国务院关于加快促进健康服务业发展的若干意见》（国发〔2013〕40号）、《国务院关于加快发展养老服务业的若干意见》（国发〔2013〕35号）和《国务院办公厅关于全面放开养老服务市场提升养老服务质量的若干意见》（国办发〔2016〕91号）、《国务院办公厅转发卫生计生委等部门关于推进医疗卫生与养老服务相结合指导意见的通知》（国办发〔2015〕84号）等文件要求，促进中医药健康养老服务发展，现提出以下实施意见。

一、基本原则和发展目标

（一）基本原则

坚持养生保健与疾病治疗及康复相结合，发挥中医药在治未病、重大疾病治疗和疾病康复中的重要作用，努力实现中医药健康养生文化的创造性转化、创新性发展；坚持政府引导与市场开放相结合，充分发挥市场在资源配置中的决定性作用，提高中医药健康养老服务的活力和可及性；坚持分类指导与突出特色相结合，推动普遍性服务和个性化服务协同发展，满足多层次、多样化的中医药健康养老服务需求；坚持创新供给与释放需求相结合，推动中医药供给侧结构性改革，增强资源集约使用效率，提升服务质量，探索形成形式多样的中医药健康养老服务模式。

（二）工作目标

到2020年，中医药健康养老服务政策体系、标准规范、管理制度基本建立，医疗机构、社会非医疗性中医养生保健机构（以下简称中医养生保健机构）与机构、社区和居家养老密切合作的中医药健康养老服务体系基本形成，中医药健康养老服务基本覆盖城乡社区，60%以上的养老机构能够以不同形式为入住老年人提供中医药健康养老服务，65岁以上老年人中医药健康管理率达到65%以上。所有二级以上中医医院均与1所以上养老机构开展不同形式的合作，开设为老年人提供挂号、就医等便利服务的绿色通道，为机构、社区和居家养老提供技术支持。中医药健康养老消费潜力不断得到释放，老年人中医药健康养老服务需求基本得到满足。

二、重点任务

（一）加快中医药健康养老服务提供机构建设

鼓励社会力量举办以老年人为主要服务对象的养生保健机构，为老年人提供中医健康状态辨识与评估、咨询指导、健康管理等服务，使用按摩、刮痧、拔罐、艾灸、熏洗等中医技术及以中医理论为指导的其他养生保健方法及产品进行健康干预。促进经营规范、服务优质、特色鲜明的中医养生保健机构发展，培育一批技术成熟、信誉良好的知名中医养生保健集团或连锁机构。加强中医医院基本条件和能力建设，积极探索融医疗、养生、保健、康复于一体、全链条的医院发展模式。二级以上中医医院普遍设置治未病科室，拓展中医药服务领域，开展老年人亚健康与慢性病风险评估以及生活方式、危险因素、干预技术与方法研究；积极开设老年病科，增加老年病床数量，开设老年人就诊绿色通道，提升老年人常见病、多发病和慢性病诊疗能力。85%以上的社区卫生服务中心和70%以上的乡镇卫生院设置中医药综合服务区（中医馆、国医堂），推广中医药适宜技术，开展中医健康干预服务，提供中医药健康养老服务。加强康复、护理、疗养等其他医疗机构中医药科室建设，推广使用中医药综合治疗。鼓励有条件的养老机构申请开办中医养生保健机构和以老年病和保健、康复、照护为主的中医医院、中医门诊部、中医诊所。其开办的医疗机构按照《关于促进社会办医加快发展的若干政策措施》（国办发〔2015〕45号）和《国家卫生计生委、国家中医药管理局关于推进社会办医发展中医药服务的通知》（国中医药医政发〔2015〕32号）等相关规定，享受社会办中医政策扶持。

（二）建立健全中医医院与养老机构合作机制

二级以上中医医院均应与养老机构开展不同形式的合作，建立健全协作机制，本着互惠互利原则，明确双方责任。鼓励和支持公立中医医院通过特许经营等方式，以品牌、技术、人才、管理等优势资源与民政部门以及社会资本等开展合作，新建、托管、协作举办非营利性医养结合机构。养老机构内设的具备条件的医疗机构可作为中医医院收治老年人后期康复护理场所。通过建设中医医疗养老联合体等多种形式，整合中医医疗、康复、养老和护理资源，为老年人提供治疗期住院、康复期护理、稳定期生活照料以及安宁疗护一体化的中医药健康养老服务。鼓励中医师在完成所在医疗机构工作任务的前提下，在养老机构提供保健咨询和调理等服务。

（三）增强社区中医药健康养老服务能力

二级以上中医医院均应指导基层医疗卫生机构开展面向老年人的中医药健康管理、养生保健、康复、居家照护、健康教育等服务，应用中医药适宜技术，促进优质中医药资源向社区、家庭延伸辐射。所有社区卫生服务机构、乡镇卫生院和 50%的村卫生室均能为 65 岁以上老年人提供中医药健康干预和管理服务，在老年人健康档案中增加中医体质辨识内容并不断扩大覆盖率。充分发挥家庭医生签约团队在中医药健康养老中的作用，鼓励中医医师积极参加家庭医生签约团队，为老年人提供中医基本医疗、基本公共卫生服务和个性化的中医药“治未病”服务。鼓励中医医院、社区卫生服务中心、乡镇卫生院与养老机构、社区养老服务中心、基层老年协会等合作，推动优质中医药资源进社区、进农村、进家庭活动，开展中医健康体检、健康评估、健康干预以及药膳食疗科普等活动，推广太极拳、八段锦、五禽戏等中医传统运动项目，加强中医药健康养生养老文化宣传，培养健康科学的生活方式和理念。

（四）培养中医药健康养老服务人才

加强中医老年病学和中医护理学等中医药健康养老服务相关学科建设，培养一批中医老年病学学科带头人和骨干人才。加大中医药健康养老服务应用型人才培养力度，鼓励和引导有条件的学校设置中医药健康养老服务的相关专业。深化全国职业院校健康服务类、养老服务类示范专业点建设，在相关专业课程中增加中医药健康养老内容，培训中医药适宜技术。大力开展中医药健康养老服务职业技能培训，依托相关院校、医疗机构，建立中医药健康养老服务人员培训基地，面向健康服务从业人员，特别是基层医护人员、养老护理人员，开展中医药健康养老相关知识与职业培训，提高从业人员专业能力和服务水平。鼓励引导中医药专业毕业生从事中医药健康养老服务行业，填补中医药健康养老服务人力资源缺口。

（五）发展中医药健康养老服务产业

鼓励中医药健康养老服务与现代高新技术产品相结合，促进中医药与互联网、旅游、体育、餐饮、住宿等其他产业融合并协同发展，推进中医药体验式服务融入健康旅游、传统文化等主题项目建设，不断拓展中医药服务领域，丰富中医药服务形式，创新中医药服务产品，培育壮大中医药健康养老服务产业。鼓励中医医疗机构、养生保健机构和中医药科研机构、院校、企业，研发、改进、推广面向老年人的食品药品、康复辅具、日常照护、文化娱乐等产品和服务。积极运用移动互联网、物联网等信息技术开发智能化服务产品，探索集成和提升中医药健康状态辨识评估及干预技术，为老年人提供融中医健康监测、咨询评估、养生调理、跟踪管理和生活照护于一体、高水平、个性化、便捷化的中医药健康养老服务。推进二级以上中医医院信息化建设，通过远程医疗服务手段，为机构和社区养老人群提供方便就医和健康管理服务。大力发展中医药服务贸易，为境外消费者提供高端的中医药健康养老服务。鼓励保险公司开发中医药健康养老类保险产品，提供与其相结合的中医药特色健康管理服务，创新中医药健康养老保障模式。

（六）规范中医药健康养老服务

支持建立中医药健康养老服务行业组织，提升中医药健康养老行业地位，畅通相关政策信息渠道，将适宜行业组织行使的职责委托或转移给行业组织。加强行业自律，强化行业组织在中医药健康养老服务质量、费用、内容等方面的自律作用，支持行业组织研究、制订相关技术目录、服务规范、操作流程等行业标准，逐步建立完善中医药健康养老服务标准化体系。发挥行业组织在从业人员执业行为规范、行业信誉维护方面的作用，建立中医药健康养老服务提供机构及其从业人员不良执业记录制度、失信惩戒以及退出机制，将其诚信经营和执业情况纳入统一信用信息平台，通过国家企业信用信息公示系统公示相关企业的行政许可、行政处罚等信息。支持优秀机构参与“敬老文明号”创建活动，引导相关机构及从业人员切实增强诚信意识，自觉开展诚信服务。转变行政管理方式，推动负面清单制度和第三方认证作为市场管理的主要方式。完善监管机制，依法严厉打击非法行医等违法违规行为，加快形成行政监管、行业自律、社会监督、公众参与的综合监管机制。

三、政策措施

（一）进一步放宽市场准入

根据区域经济、健康水平以及社会保障发展需要，将中医药健康养老服务纳入区域服务业发展和医养结合总体规划，明确中医药健康养老服务的功能定位。按照“非禁即入”原则，凡是符合社会办医、民间资本举办养老机构等规定的，均可依法举办中医药健康养老服务提供机构。民政、卫生计生、中医药等部门要全面清理、取消不合理的前置审批事项，不得新设前置审批事项或提高审批条件，减少运行审批限制，按照《民政部 卫生计生委关于做好医养结合服务机构许可工作的通知》（民发〔2016〕52 号），优化简化审批流程，加快审批进度，并向社会公布。

（二）落实和完善相关支持政策

在落实已有支持养老服务、健康服务、社会办医、中医药发展等支持政策基础上，综合施用政策杠杆，引导社会资本、境外资本参与中医药健康养老服务。民政部门要将符合条件的中医药健康养老服务纳入养老服务范围，对中医医院举办和托管的养老机构与其他社会力量举办的养老机构一视同仁，按规定享受相应的扶持政策；支持具有资质的养老机构、基层老年协会承接适宜的中医药健康养老服务，并做好与养老规划的衔接。税务部门要落实小微企业、高新技术企业税收优惠政策和研发费用加计扣除政策。人力资源社会保障部门要将符合条件的中医药健康养老机构设置的医疗机构按规定纳入医保定点范围。加大用地支持政策落实力度，依法盘活城乡建设用地存量，符合条件的中医药健康养老项目予以优先安排。鼓励银行、证券、保险、信托、基金等各类金融机构在风险可控前提下，加大对中医药健康养老服务企业的融资筹资支持力度。

（三）开展中医药健康养老服务试点示范

鼓励地方结合实际积极探索，遴选部分有条件、有代表性的地区开展中医药与养老服务结合试点，建设一批中医药特色医养结合示范基地，探索促进中医药与养老服务相结合的有效形式。中医药管理部门和老龄工作机构要会同相关部门跟踪各地进展，帮助解决试点中的困难和问题，及时总结推广好的经验和做法，完善相关政策措施。

各地区、各有关部门要充分认识发展中医药健康养老服务的重要意义，将促进中医药健康养老服务发展作为深化医改、改善民生、拉动投资、扩大消费的一项重要工作，建立健全多部门联动工作机制，加强组织领导，强化沟通协调，完善指导监督，形成工作合力，共同推进中医药健康养老服务健康有序发展。各级中医药管理部门会同卫生计生、民政、工商等部门加强对行业组织的服务指导，及时掌握中医药健康养老服务业态的新情况新趋势，着力完善相关政策与配套措施，注重解决发展中出现的新问题，努力为中医药健康养老服务发展创造良好条件，推动中医药在增进健康、发展经济、服务社会等方面发挥更大的作用。

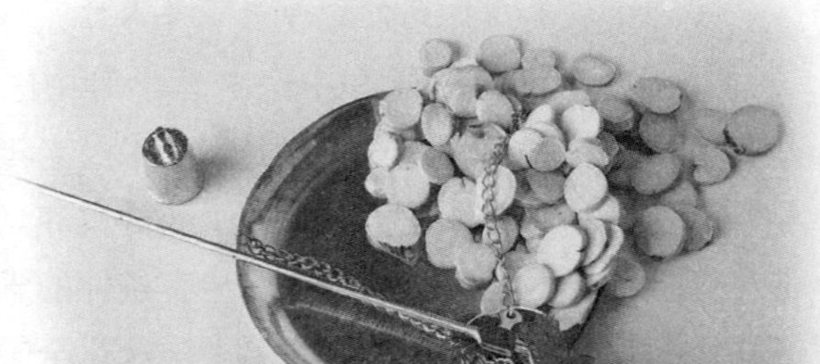

【法规名称】 国家卫生计生委办公厅国家中医药管理局办公室关于加强中医药地方性法规及制度建设的通知
【发文单位】 国家卫生计生委办公厅 国家中医药管理局办公室
【发文字号】 国中医药办法监函〔2017〕21 号
【颁布时间】 2017 年 7 月 10 日
【实施时间】 2017 年 7 月 10 日
【效力属性】 有效

国家卫生计生委办公厅 国家中医药管理局办公室关于加强中医药地方性法规及制度建设的通知

国中医药办法监函〔2017〕21 号

各省、自治区、直辖市、新疆生产建设兵团卫生计生委（卫生局）、中医药管理局：

为贯彻落实党中央、国务院依法支持中医药事业发展的重要精神，加快完善《中华人民共和国中医药法》（以下简称《中医药法》）配套制度建设，推动《中医药法》得到有效地贯彻实施，现就加强中医药地方性法规及制度建设有关事项通知如下：

一、高度重视中医药地方性法规及制度建设

中医药地方性法规及制度建设是卫生计生和中医药法治建设的基础性工作。加强中医药地方性法规及制度建设工作是贯彻落实依法治国基本方略的重要体现，是推动《中医药法》贯彻落实的重要举措，是深入贯彻落实全国卫生与健康大会和《中医药发展战略规划纲要（2016～2030 年）》关于建立健全中医药法规的重要保障。各地卫生计生行政部门、中医药管理部门要按照中医药事业发展和依法治理的新要求，高度重视中医药地方性法规及制度建设，把做好中医药地方性法规及制度建设作为依法支持中医药发展的重要抓手，以《中医药法》为纲，加快建立健全地方性中医药法规及相关制度，加强地方中医药法治建设，推动地方中医药治理体系和治理能力现代化，为推动中医药振兴发展、推进健康中国建设提供有力的法治保障。

二、认真抓好中医药地方性法规及相关制度制修订工作

各地卫生计生行政部门、中医药管理部门要以《中医药法》的颁布实施为契机，加快推进中医药地方性法规及相关制度制修订工作。一是加强中医药地方性法规的制修订相关工作。建立与地方相关立法部门的立法工作协作机制，采取切实有效措施，积极协调当地立法部门依据《中医药法》制定或修订中医药地方性法规，配合做好相关立法工作。民族自治地区，要依据《中医药法》和《民族区域自治法》的规定，结合民族医药发展需求和本地实际，协调有关部门制修订体现本民族医药特点的地方性法规。二是建立完善体现中医药特点的中医药管理制度。各地卫生计生行政部门、中医药管理部门要重点围绕贯彻落实《中医药法》及相关配套制度，结合本地区中医药工作实际，深入调研，广泛征求意见，积极探索创新，进一步细化实化政策举措，充分反映本地区改革实践的经验，制定符合地方特点的中医药管理制度。三是对各地现行中医药相关地方性法规制度进行梳理，及时对有关地方性法规制度提出清理意见，推动中医药相关地方性法规制度的立、改、废、释工作，确保《中医药法》的统一性和权威性。

三、切实加强中医药地方性法规及制度建设的组织领导

各地卫生计生行政部门、中医药管理部门要增强责任感和使命感，把加强中医药地方性法规及制度建设作为当前推动《中医药法》贯彻落实的重要任务来抓，切实加强对中医药法治建设的组织领导，明确领导责任，加强协调配合，抓好任务落实，切实保障工作条件和工作经费。各地要根据通知要求，积极推动本地区中医药地方性法规及制度制修订工作，明确工作任务及完成时限，认真组织实施，工作情况请及时报送国家中医药管理局政策法规与监督司。

国家卫生计生委办公厅

国家中医药管理局办公室

2017年7月10日

【法规名称】 教育部 国家中医药管理局关于医教协同深化中医药教育改革与发展的指导意见

【发文单位】 教育部 国家中医药管理局

【发文字号】 教高〔2017〕5号

【颁布时间】 2017年7月13日

【实施时间】 2017年7月13日

【效力属性】 有效

教育部 国家中医药管理局
关于医教协同深化中医药教育改革与发展的指导意见

各省、自治区、直辖市教育厅（教委）、中医药管理局，新疆生产建设兵团教育局、卫生局，教育部直属有关高等学校，中国中医科学院：

为深入贯彻党的十八大和十八届三中、四中、五中、六中全会精神以及全国卫生与健康大会精神，全面落实《国家中长期教育改革和发展规划纲要（2010-2020年）》《国务院关于扶持和促进中医药事业发展的若干意见》《中医药发展战略规划纲要（2016-2030年）》等文件精神，加快构建符合自身特点的中医药人才培养体系，促进中医药教育更好地服务中医药发展和健康中国建设，现就医教协同深化中医药教育改革与发展提出如下意见。

一、指导思想

以邓小平理论、“三个代表”重要思想、科学发展观为指导，深入贯彻习近平总书记系列重要讲话精神和治国理政新理念新思想新战略，遵循中医药教育和人才成长规律，以解决中医药教育科学发展关键领域的重点难点问题为突破口，以完善中医药教育体制机制为着力点，深化中医药教育综合改革，全面提高中医药教育质量，推进中医药人才队伍建设，为中医药振兴发展提供强有力的智力支持和人才保障。

二、总体目标与重点任务

到2020年，基本建成院校教育、毕业后教育、继续教育三阶段有机衔接，师承教育贯穿始终，符合中医药事业发展要求和学科特色的中医药人才培养体系。院校教育质量得到显著提高，毕业后教育得到有效普及，继续教育实现全面覆盖，师承教育优势得到充分发挥。

围绕中医药医疗、保健、教育、科研、产业、

文化和对外交流与合作全面协调发展需求，着力推进以“5+3”（5 年中医学本科教育+3 年中医住院医师规范化培训或 3 年中医硕士专业学位研究生教育）为主体、以“3+2”（3 年中医学专科教育+2 年中医类别助理全科医生培训）为补充的中医临床人才培养，加快推进中医药健康服务技术技能人才培养，统筹推进多类型中医药人才培养，建立和完善符合中医药行业特点、以职业胜任能力和创新创业能力提升为主线的人才培养、评价、激励机制，形成有利于优秀中医药人才脱颖而出的政策环境和社会氛围。

三、主要举措

（一）深化院校教育改革，提高中医药人才培养质量

1. 创新中医药人才培养模式　落实立德树人的根本任务，强化德育为先、能力为重、通专融合的教育理念，坚持继承与创新相结合、理论与实践相结合、共性培养与个性发展相结合，着力加强中医药思维培养与实践能力、传承创新能力和人文精神的同步提升。扎实推进卓越医生（中医）教育培养计划和中药类专业教育教学改革，健全完善中医药长学制教育，适度增加具有推免资格的中医药院校为“5+3”一体化招生院校。改革中医硕士专业学位研究生教育培养模式，推进研究生教育与中医住院医师规范化培训的深度融合。加强中医药院校信息化建设和跨区域、跨学科合作，促进中医药教育优质资源的开放与共享。

2. 优化中医药学科专业结构　围绕建设“世界一流大学和一流学科”的总体要求，加强中医药重点学科建设，打造一批世界一流的中医药名校和学科。围绕健康服务发展需求，构建服务生命全周期的中医药学科专业体系，加强中医护理人才培养力度，鼓励有条件的高校试办中医药健康服务学院，设立中医养生、中医康复、健康管理等专业，加大应用型中医药健康服务专门人才培养。以加强高层次中西医结合人才培养为重点，开展中西医结合教育改革，鼓励临床医学专业学生报考中医专业学位研究生和西医离职学习中医，建立更加完善的西医学习中医制度。大力发展民族医药教育，鼓励和扶持民族地区和高校开办民族医药专业，支持有条件的高校开展民族医药研究生教育。

3. 改革中医药课程体系　推进中医药课程内容整合与优化，构建以中医药传统文化与经典课程为根基，以提升中医药健康服务能力为导向的课程体系。加强基础与临床课程的贯通，实现理论与实践的充分融合。探索开展中医药经典能力等级考试等改革试点。鼓励高校开设适应中医药健康服务需求的创新课程。推动中医药人文社科振兴发展，促进中医药人文教育与专业教育的有机结合。推动中医药教材改革，推出一批符合中医药教育规律、适应中医药教育改革发展要求的优秀教材。

4. 加强中医药实践教学能力建设　进一步理顺中医药院校与其附属医院、教学医院的关系，明确并强化附属医院、教学医院临床教学主体职能，充分发挥中医药院校附属医院在中医药临床教学、住院医师规范化培训中的示范引领作用，建设一批集临床实践教学、住院医师规范化培训、继续教育为一体的中医药临床教育基地。制订完善各类中医临床教学基地标准和准入制度，开展临床教学基地认定审核工作，规范附属医院、教学医院、实习医院的认定与管理。将临床教学质量评价作为医院等级评审与综合考核、院校教育质量审核评估、专业认证等的核心内容，以及中医药院校附属医院专业技术职务评审与聘用的必要条件与重要依据。

5. 强化中医药师资队伍建设　建设若干国家中医药教师发展中心，实施高水平“双师型”师资和优秀教学团队发展计划，加强师承导师、学科带头人、中青年骨干教师培养。各中医药院校及其附属医院要建立以名老中医药专家、教学名师为核心的教师团队，支持中医课程教师从事中医临床工作，强化中医药经典理论教师、临床教师培养，鼓励名老中医药专家“上讲台”，中青年教师“做临床”，临床医师“授经典”。

6. 健全中医药教育质量保障体系　推进建立涵盖院校教育和毕业后教育的质量保障机制，充分发挥国家高等中医药教育质量监测中心作用，加强对中医药学科建设、专业建设、教学质量、需求与就业等的监测、分析、评价与信息发布，定期发布

国家高等中医药教育质量监测年度报告。加快建立中医药专业认证制度。积极推进中医类别执业医师分阶段考试改革。

7. 加强中医药教育对外交流与合作　加快建立中医药教育国际标准体系，加大与国际组织、外国政府和地区以及高等学校之间的中医药国际教育交流与合作，鼓励中医药院校在境外开办中医孔子学院、中医药中心。大力发展各层次中医药留学生教育，努力提高中医药留学生教育质量。积极开展针对境外人员的短期中医药知识与技能培训。推进能够满足中医药“一带一路”建设、中医药服务贸易、中医药国际标准化等需要的中医药外向型复合型人才培养。进一步提高中医药教育服务质量，开发品牌教育产品，发挥教育在中医药对外交流与合作中的促进作用。

（二）建立健全毕业后教育制度，培养合格中医临床医师

1. 全面实施中医住院医师规范化培训　完善中医住院医师规范化培训相关政策机制，统筹兼顾中医类专业学生数量和培训基地培养能力，合理确定培训规模。加强中医住院医师规范化培训基地建设及师资培养，强化培训质量监测与评估，建设一批国家示范性中医住院医师规范化培训基地和师资培训基地。建立国家统一的结业考核专业理论题库，严格培训过程管理与考核，确保培训质量。

2. 探索开展中医医师专科规范化培训　在全面提高中医医师临床诊疗能力基础上，科学设定培训专科，开展中医医师专科规范化培训试点。充分发挥名老中医药专家作用，探索建立符合中医药自身特点的，以传承名老中医药专家学术思想与临床经验、提升中医医师专科诊疗能力与水平为主要内容的中医医师专科规范化培训模式。做好中医医师专科规范化培训与中医类别医师执业管理制度的衔接。

3. 积极推进中医类别全科医生（助理全科医生）培养　健全中医全科专业培训体系，鼓励中医药院校设立全科医学系，将中医全科作为中医住院医师规范化培训的急需紧缺专业进行重点招收培训。加大支持力度，提升中医全科岗位吸引力，鼓励和吸引中医类专业毕业生参加中医类别全科医生（助理全科医生）规范化培训，充分发挥中医类别全科医生在基层医疗卫生服务中的作用，提高基层中医药服务能力和水平。

（三）完善继续教育体系，提升中医药人才队伍整体素质

1. 扩大中医药继续教育覆盖面　以满足中医药人员职业发展需求为导向，以岗位胜任能力为核心，以突出中医药特色优势为重点，广泛深入开展各种适宜有效的中医药继续教育活动，不断提升中医药人员的职业素质能力。着力推进基层中医药人才培养，开展中医适宜技术推广、在职在岗医药卫生人员中医药知识与技能培训等面向基层的中医药继续教育和人才培养专项。

2. 创新中医药继续教育模式　加强统筹管理，充分利用中医药院校、中医医疗机构等的教学资源，发挥中医药行业学术团体的优势和作用，创新中医药继续教育模式及管理方法，探索开展“互联网+”中医药继续教育，提高中医药继续教育的针对性、有效性和便捷性。

3. 健全中医药继续教育体系　加强中医药继续教育政策制度、组织管理、师资队伍、信息化建设和日常监管，鼓励优秀中医药人才承担继续教育教学工作。建立能够满足各级各类中医药人员培训需求的中医药继续教育基地，发挥基地的示范引领作用，提高中医药继续教育质量。

（四）加强师承教育，提高中医药传承创新能力

1. 逐步建立中医药师承教育制度　将师承教育贯穿于中医药人才培养全过程，发挥师承教育独特作用，总结师承教育规律，制定师承教育标准和相关政策措施，建立师承教育运行机制，完善师承教育考评和监管体系，推动师承教育全面发展。

2. 创新师承教育与院校教育、毕业后教育相结合的人才培养模式　鼓励有条件的中医药院校将师承教育全面覆盖中医药类专业学生，推动中医药研究生教育与师承教育的有机衔接，提高院校教育教学质量。将师承教育作为中医医师规范化培训的重要内容，提高中医医师临床诊疗水平。

3. 推进师承教育模式的人才培养专项建设 深入开展全国老中医药专家学术经验继承工作、名老中医药专家和中医学术流派传承工作室建设、中药特色技术传承人才培养等不同层次、不同类型的师承教育项目，吸引、鼓励名老中医药专家和长期服务基层的中医药专家通过师承模式培养多层次中医药骨干人才，充分发挥师承教育优势，强化中医药学术、技能传承，着力培养一批中医药传承领军人才、特色人才。

四、保障措施

（一）建立推进中医药教育改革与发展的政策保障机制

健全国家、省级教育行政部门和中医药管理部门之间的中医药教育工作协调机制，加强对中医药人才培养的宏观规划、政策保障、工作指导和质量监控，在专业设置、教学管理、模式创新、评价考核等方面给予高等学校更多自主权。建立中医药人才培养与中医药行业人才需求的供需平衡机制，各级中医药管理部门要根据中医药事业发展需要，研究提出全国和本地区不同层次、不同专业人才需求规划，并纳入国家和区域卫生计生人才发展规划；国家和各级教育行政部门积极支持高等医学院校，根据人才需求及中医药教育资源状况，合理确定中医药专业招生规模及结构。加大对中西部地区高等中医药院校的支持，在中西部高校基础能力建设专项等项目中优先纳入中西部中医药院校，缩小区域、院校和学科专业之间培养水平的差距。推进教育部、国家中医药管理局等与地方省级人民政府共建中医药院校工作，加大共建力度，发挥共建院校在中医药教育教学改革中的示范、引领作用。推动中医药教育协同创新，面向国家健康服务业和中医药事业发展的战略需求，支持中医药院校加强协同创新中心建设。支持建设国家级中医临床教学案例共享资源库和精品在线开放课程，开展中医药行业教学成果、优秀教材、教学名师等遴选建设工作。

（二）建立中医药教育投入保障机制

各级教育、中医药行政管理部门要积极协调发展改革、财政等部门，根据中医药人才培养的特点，进一步加大中医药教育财政补助，参照教育部直属高校医学类专业生均拨款标准，提高中医学类专业生均拨款。中医药院校要统筹加强中医药实践教学基地建设，切实加大对中医药实践教学基地的经费投入。国家重点支持建设一批中医药重点学科、专业和课程，重点建设一批中医临床教学基地、住院医师规范化培训基地和继续教育基地，重点补助基础设施建设、设备购置、教学实践活动等。实施中医药传承与创新“百千万”人才工程，建立骨干人才、优秀人才、领军人才有机衔接的中医药高层次人才队伍。

（三）建立完善中医药人才评价与激励机制

积极推动完善中医药专业技术职务评审考核机制，注重实践能力、工作绩效、职业素养的考评。健全符合中医药行业特点的中医药专业技术人员评价体系和绩效考核指标体系，坚持德才兼备，注重实绩和贡献，克服唯学历、唯职称、唯论文等倾向。探索建立国医大师、全国名中医、省级名中医等不同层级衔接，政府表彰和社会褒奖相结合的激励机制，促进优秀人才脱颖而出。

教育部 国家中医药管理局

2017 年 7 月 13 日

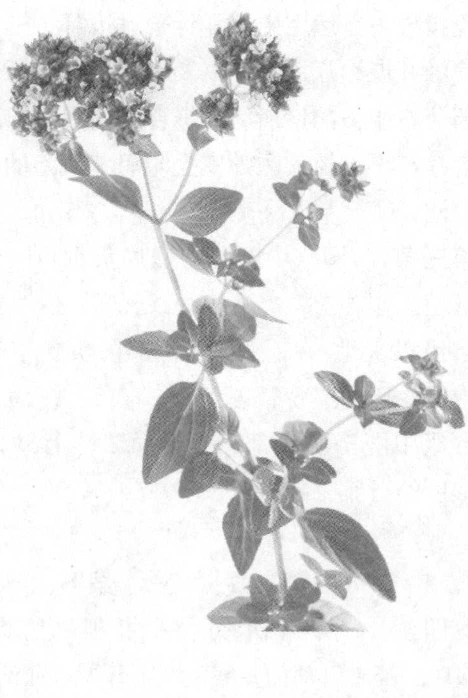

【法规名称】 中医诊所备案管理暂行办法
【发文字号】 中华人民共和国国家卫生和计划生育委员会令第 14 号
【颁布时间】 2017 年 9 月 22 日
【实施时间】 2017 年 12 月 1 日
【效力属性】 有效

中医诊所备案管理暂行办法

《中医诊所备案管理暂行办法》已于 2017 年 7 月 31 日经国家卫生计生委委主任会议讨论通过，现予公布，自 2017 年 12 月 1 日起施行。

主任 李斌

2017 年 9 月 22 日

中医诊所备案管理暂行办法

第一章 总 则

第一条 为做好中医诊所的备案管理工作，根据《中华人民共和国中医药法》以及《医疗机构管理条例》等法律法规的有关规定，制定本办法。

第二条 本办法所指的中医诊所，是在中医药理论指导下，运用中药和针灸、拔罐、推拿等非药物疗法开展诊疗服务，以及中药调剂、汤剂煎煮等中药药事服务的诊所。不符合上述规定的服务范围或者存在不可控的医疗安全隐患和风险的，不适用本办法。

第三条 国家中医药管理局负责全国中医诊所的管理工作。

县级以上地方中医药主管部门负责本行政区域内中医诊所的监督管理工作。

县级中医药主管部门具体负责本行政区域内中医诊所的备案工作。

第二章 备 案

第四条 举办中医诊所的，报拟举办诊所所在地县级中医药主管部门备案后即可开展执业活动。

第五条 举办中医诊所应当同时具备下列条件：

（一）个人举办中医诊所的，应当具有中医类别《医师资格证书》并经注册后在医疗、预防、保健机构中执业满三年，或者具有《中医（专长）医师资格证书》；法人或者其他组织举办中医诊所的，诊所主要负责人应当符合上述要求；

（二）符合《中医诊所基本标准》；

（三）中医诊所名称符合《医疗机构管理条例实施细则》的相关规定；

（四）符合环保、消防的相关规定；

（五）能够独立承担民事责任。

《医疗机构管理条例实施细则》规定不得申请设置医疗机构的单位和个人，不得举办中医诊所。

第六条 中医诊所备案，应当提交下列材料：

（一）《中医诊所备案信息表》；

（二）中医诊所主要负责人有效身份证明、医师资格证书、医师执业证书；

（三）其他卫生技术人员名录、有效身份证明、执业资格证件；

（四）中医诊所管理规章制度；

（五）医疗废物处理方案、诊所周边环境情况说明；

（六）消防应急预案。

法人或者其他组织举办中医诊所的，还应当提供法人或者其他组织的资质证明、法定代表人身份证明或者其他组织的代表人身份证明。

第七条 备案人应当如实提供有关材料和反映真实情况，并对其备案材料实质内容的真实性负责。

第八条 县级中医药主管部门收到备案材料后，对材料齐全且符合备案要求的予以备案，并当场发放《中医诊所备案证》；材料不全或者不符合备案要求的，应当当场或者在收到备案材料之日起五日内一次告知备案人需要补正的全部内容。

国家逐步推进中医诊所管理信息化，有条件的地方可实行网上申请备案。

第九条 中医诊所应当将《中医诊所备案证》、卫生技术人员信息在诊所的明显位置公示。

第十条 中医诊所的人员、名称、地址等实际设置应当与《中医诊所备案证》记载事项相一致。

中医诊所名称、场所、主要负责人、诊疗科目、技术等备案事项发生变动的，应当及时到原备案机关对变动事项进行备案。

第十一条 禁止伪造、出卖、转让、出借《中医诊所备案证》。

第十二条 中医诊所应当按照备案的诊疗科目、技术开展诊疗活动，加强对诊疗行为、医疗质量、医疗安全的管理，并符合中医医疗技术相关性感染预防与控制等有关规定。

中医诊所发布医疗广告应当遵守法律法规规定，禁止虚假、夸大宣传。

第十三条 县级中医药主管部门应当在发放《中医诊所备案证》之日起二十日内将辖区内备案的中医诊所信息在其政府网站公开，便于社会查询、监督，并及时向上一级中医药主管部门报送本辖区内中医诊所备案信息。上一级中医药主管部门应当进行核查，发现不符合本办法规定的备案事项，应当在三十日内予以纠正。

第三章 监督管理

第十四条 县级以上地方中医药主管部门应当加强对中医诊所依法执业、医疗质量和医疗安全、诊所管理等情况的监督管理。

第十五条 县级中医药主管部门应当自中医诊所备案之日起三十日内，对备案的中医诊所进行现场核查，对相关材料进行核实，并定期开展现场监督检查。

第十六条 有下列情形之一的，中医诊所应当向所在地县级中医药主管部门报告，县级中医药主管部门应当注销备案并及时向社会公告：

（一）中医诊所停止执业活动超过一年的；

（二）中医诊所主要负责人被吊销执业证书或者被追究刑事责任的；

（三）举办中医诊所的法人或者其他组织依法终止的；

（四）中医诊所自愿终止执业活动的。

第十七条 县级中医药主管部门应当定期组织中医诊所负责人学习卫生法律法规和医疗机构感染防控、传染病防治等知识，促进中医诊所依法执业；定期组织执业人员参加继续教育，提高其专业技术水平。

第十八条 县级中医药主管部门应当建立中医诊所不良执业行为记录制度，对违规操作、不合理收费、虚假宣传等进行记录，并作为对中医诊所进行监督管理的重要依据。

第四章 法律责任

第十九条 县级以上地方中医药主管部门未履行本办法规定的职责，对符合备案条件但未及时发放备案证或者逾期未告知需要补正材料、未在规定时限内公开辖区内备案的中医诊所信息、未依法开展监督管理的，按照《中医药法》第五十三条的规定予以处理。

第二十条 违反本办法规定，未经县级中医药主管部门备案擅自执业的，由县级中医药主管部门责令改正，没收违法所得，并处三万元以下罚款，向社会公告相关信息；拒不改正的，责令其停止执业活动，其直接责任人员自处罚决定做出之日起五年内不得从事中医药相关活动。

第二十一条 提交虚假备案材料取得《中医诊所备案证》的，由县级中医药主管部门责令改正，没收违法所得，并处三万元以下罚款，向社会公告相关信息；拒不改正的，责令其停止执业活动并注销《中医诊所备案证》，其直接责任人员自处罚决定做出之日起五年内不得从事中医药相关活动。

第二十二条 违反本办法第十条规定，中医诊所擅自更改设置未经备案或者实际设置与取得的《中医诊所备案证》记载事项不一致的，不得开展诊疗活动。擅自开展诊疗活动的，由县级中医药主管部门责令改正，给予警告，并处一万元以上三万元以下罚款；情节严重的，应当责令其停止执业活动，注销《中医诊所备案证》。

第二十三条 违反本办法第十一条规定，出卖、转让、出借《中医诊所备案证》的，由县级中医药主管部门责令改正，给予警告，可以并处一万元以上三万元以下罚款；情节严重的，应当责令其停止执业活动，注销《中医诊所备案证》。

第二十四条 中医诊所超出备案范围开展医疗活动的，由所在地县级中医药主管部门责令改正，没收违法所得，并处一万元以上三万元以下罚款。有下列情形之一的，应当责令其停止执业活动，注销《中医诊所备案证》，其直接负责的主管人员自处罚决定做出之日起五年内不得在医疗机构内从事管理工作：

（一）因超出备案范围开展医疗活动曾受过行政处罚的；

（二）超出备案范围从事医疗活动给患者造成伤害的；

（三）违反本办法规定造成其他严重后果的。

第五章 附 则

第二十五条 本办法未规定的中医诊所管理要求，按照有关法律法规和国家医疗机构管理的相关规定执行。

第二十六条 《中医诊所备案信息表》和《中医诊所备案证》格式由国家中医药管理局统一规定。

第二十七条 本办法施行前已经设置的中医诊所，符合本办法规定备案条件的，在《医疗机构执业许可证》有效期到期之前，可以按照《医疗机构管理条例》的要求管理，也可以按照备案要求管理；不符合备案条件的其他诊所仍然按照《医疗机构管理条例》的要求实行审批管理。

第二十八条 本办法规定的期限以工作日计算。

第二十九条 本办法自 2017 年 12 月 1 日起施行。

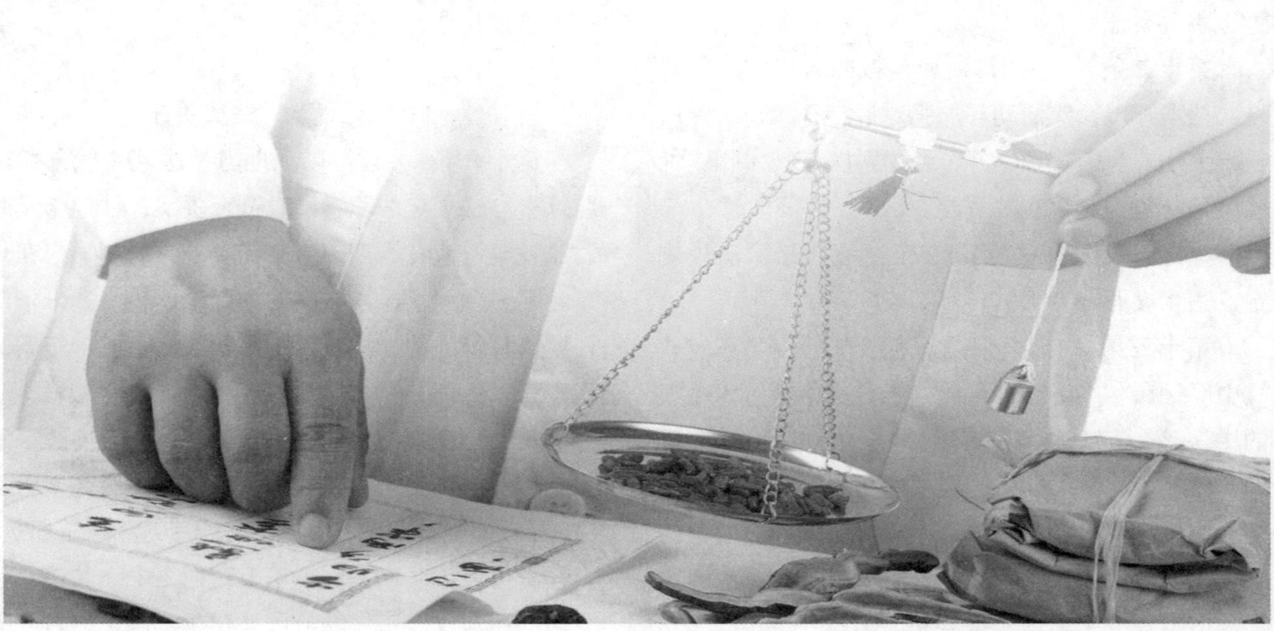

【法规名称】关于印发中医诊所基本标准和中医（综合）诊所基本标准的通知
【发文单位】国家卫生计生委　国家中医药管理局
【发文字号】国卫医发〔2017〕55号
【颁布时间】2017年12月1日
【实施时间】2017年12月1日
【效力属性】有效

关于印发中医诊所基本标准和中医（综合）诊所基本标准的通知

国卫医发〔2017〕55号

各省、自治区、直辖市卫生计生委、中医药管理局，新疆生产建设兵团卫生局：

为促进中医诊所建设和发展，组织实施好中医诊所备案工作，国家卫生计生委和国家中医药管理局组织制定了《中医诊所基本标准》和《中医（综合）诊所基本标准》。现印发给你们，请遵照执行，并将有关事宜通知如下：

一、《中医诊所基本标准》适用于备案管理的中医诊所，是举办备案中医诊所应当具备的条件之一；《中医（综合）诊所基本标准》适用于提供中西两法服务和不符合《中医诊所备案管理暂行办法》规定的服务范围或者存在不可控的医疗安全风险的中医（综合）诊所，是中医（综合）诊所执业必须达到的最低标准，是卫生计生行政部门和中医药主管部门核发《医疗机构执业许可证》和校验的依据。

二、原卫生部印发的《中医诊所基本标准》以及原卫生部和国家中医药管理局联合印发的《中医坐堂医诊所基本标准（试行）》同时废止。

三、原卫生部印发的《民族医诊所基本标准》同时废止。民族医诊所的管理参照《中医诊所基本标准》和《中医（综合）诊所基本标准》执行。

附件：关于印发中医诊所基本标准和中医（综合）诊所基本标准的通知

国家卫生计生委　国家中医药管理局
2017年12月1日

中医诊所基本标准

中医诊所是指在中医药理论指导下，运用中药和针灸、拔罐、推拿等非药物疗法开展诊疗服务，以及中药调剂、汤剂煎煮等中药药事服务的诊所，中医药治疗率100%。

一、人员

（一）至少有1名执业医师，并符合下列条件之一：

1. 具有中医类别《医师资格证书》并经注册后在医疗、预防、保健机构中执业满3年，身体健康；

2. 具有《中医（专长）医师资格证书》，经注册依法执业，身体健康。

（二）开展中药饮片调剂活动的，至少有1名具备资质的中药技术人员。

二、房屋

（一）房屋相对独立；

（二）诊疗区域布局合理，符合卫生学布局与流程；

（三）至少设置候诊区、就诊区；

（四）面积满足功能需要，并应当根据开展的诊疗范围不同具备下列条件：

1. 开展中药饮片和中成药调剂服务的，服务区域应当相对独立；

2. 开展中医非药物疗法的，应当设置独立的治疗室。

三、设备

（一）基本设备：诊桌、诊椅、脉枕、紫外线消毒设备、污物桶等；

（二）有与开展诊疗范围相适应的其他设备（包括中医诊疗设备）。

四、有各项规章制度、人员岗位责任制，有国家制定或认可的医疗技术操作规程，并成册可用。制定感染控制制度和流程，中医药技术操作符合中医医疗技术相关性感染预防与控制等有关规定。

中医（综合）诊所基本标准

中医（综合）诊所是指以提供中医药门诊诊断和治疗为主的诊所，中医药治疗率不低于85%。

一、人员

（一）至少有1名执业医师，并符合下列条件之一：

1. 具有中医类别《医师资格证书》并经注册后在医疗、预防、保健机构中执业满5年，身体健康；

2. 具有《中医（专长）医师资格证书》，经注册依法执业，身体健康。

（二）开展中药饮片调剂活动的，至少有1名具备资质的中药技术人员。

（三）设置医技科室的，每室至少有1名相应专业的卫生技术人员。

二、房屋

（一）诊所建筑面积不少于 40 平方米，卫生技术人员人均面积不少于10平方米；

（二）至少设有诊室、治疗室。开展有创性治疗的，应当设置观察室和处置室；

（三）各功能区域相对独立，符合卫生学布局与流程，每室（含中药存放、调剂区）不少于 10 平方米。

三、设备

（一）基本设备：诊察床、诊桌、诊椅、脉枕、听诊器、血压计、体温计、压舌板、高压灭菌设备、污物桶、紫外线消毒设备；

（二）有与开展诊疗范围相适应的其他设备（包括中医诊疗设备）和必要的急救设备。

四、有各项规章制度、人员岗位责任制，有国家制定或认可的医疗技术操作规程，并成册可用。制定感染控制制度和流程，中医药技术操作符合中医医疗技术相关性感染预防与控制等有关规定。

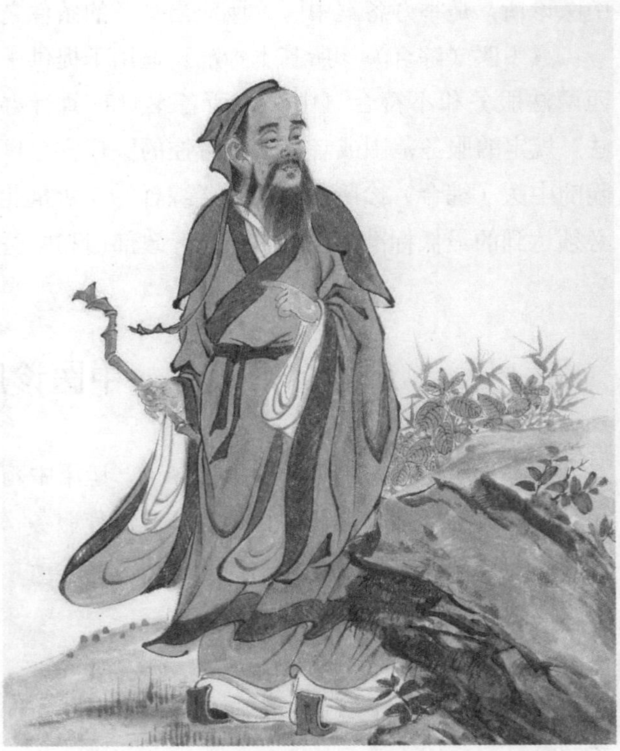

【法规名称】河北省中医药条例
【发文单位】河北省第十二届人民代表大会常务委员会
【发文字号】河北省第十二届人民代表大会常务委员会公告（第126号）
【颁布时间】2017年12月1日
【实施时间】2018年1月1日
【效力属性】有效

河北省中医药条例

河北省第十二届人民代表大会常务委员会公告
（第126号）

《河北省中医药条例》已经河北省第十二届人民代表大会常务委员会第三十三次会议于2017年12月1日通过，现予公布，自2018年1月1日起施行。

2017年12月1日

第一章 总 则

第一条 为了传承发展中医药事业，弘扬中医药文化，发挥中医药在卫生与健康事业中的作用，保护人民健康，根据《中华人民共和国中医药法》等有关法律、行政法规，结合本省实际，制定本条例。

第二条 本条例适用于本省行政区域内的中医药医疗、预防、保健、科研、教育、产业、文化、对外交流与合作以及监督管理等活动。

第三条 发展中医药事业应当遵循中医药理论和发展规律，坚持继承和创新相结合，保持和发挥中医药特色和优势，发挥中医药在治未病、重大疾病治疗、疾病康复中的重要作用，运用现代科学技术，促进中医药理论和实践的发展。

坚持中西医并重，鼓励中医西医相互学习，相互补充，协调发展，发挥各自优势。

第四条 县级以上人民政府应当将中医药事业的发展纳入当地国民经济和社会发展总体规划，实行保护、传承、发展中医药的政策，为促进中医药事业的发展提供必要条件和保障。

第五条 县级以上人民政府中医药主管部门负责本行政区域内的中医药管理工作，发展和改革、教育、科学技术、工业和信息化、人力资源和社会保障、农业、文化、药品监督管理等有关部门在各自的职责范围内负责与中医药管理相关的工作。

第二章 中医药服务

第六条 县级以上人民政府应当举办符合国家和省规定标准的中医医院。政府举办的综合医院、妇幼保健机构和有条件的专科医院应当设置中医药科室和中医病床。

乡镇卫生院和社区卫生服务中心应当设置中医馆、国医堂等中医综合服务区。

县级以上人民政府应当采取措施，加强社区卫生服务站、村卫生室中医药设备配置和中医药人员配备，增强提供中医药服务的能力。

第七条 合并、撤销政府举办的中医医疗机构或者改变其中医医疗性质，应当征求上一级人民政府中医药主管部门的意见。市级人民政府中医药主管部门对县级中医医疗机构合并、撤销或者改变其中医医疗性质的意见应当抄送省人民政府中医药主管部门。

第八条 支持有资质的中医专业技术人员开办

中医门诊部、诊所，鼓励药品经营企业设置中医坐堂医诊所。

对只提供传统中医药服务的中医门诊部、诊所，医疗机构设置规划和区域卫生发展规划不作布局限制。

第九条 举办中医医疗机构应当按照国家有关医疗机构管理的规定办理审批手续，并遵守医疗机构管理的有关规定。

举办中医诊所按照国家中医诊所备案管理有关规定实行备案制，不得超出备案范围开展医疗活动。

第十条 以师承方式学习中医或者经多年实践，医术确有专长的人员，由至少两名以上中医医师推荐，经省人民政府中医药主管部门按照国家有关规定组织实践技能和效果考核合格后，即可取得中医医师资格；按照考核内容进行执业注册后，即可在注册的执业范围内，以个人开业的方式或者在医疗机构内从事中医医疗活动。

未经医师执业注册，不得从事中医医疗活动。

第十一条 经考试取得医师资格的中医医师可以在综合医院、专科医院、妇幼保健机构等医疗机构临床科室执业，按照所注册专业开展医疗活动。

经考试取得医师资格的中医医师按照国家有关规定，经培训、考核合格后，可以应用与其专业相关的现代科学技术方法开展医疗活动。

第十二条 县级以上人民政府应当发展中医药预防、保健服务，支持医疗机构开展中医健康咨询评估、干预调理、随访管理等治未病服务，提高治未病能力，逐步建立中医治未病健康服务体系。

鼓励医疗机构开展中医康复服务，推广中医适宜康复技术，提升中医康复服务能力。

第十三条 县级以上人民政府应当支持医疗卫生机构在疾病预防与控制中积极运用中医药理论和技术方法。

在突发事件医学救援时，医疗机构可以按照县级以上人民政府卫生行政主管部门的要求，根据省人民政府卫生行政主管部门发布的或者二级以上中医医疗机构药事管理与药物治疗学委员会审核通过的固定处方，预先调配或者集中代煎预防性中药。

第十四条 未经省人民政府中医药主管部门审查批准，不得发布中医医疗广告；未经省人民政府药品监督管理部门审查批准，不得发布中药药品广告。

中医医疗广告不得含有下列内容：

（一）表示功效、安全性的断言或者保证；

（二）说明治愈率或者有效率；

（三）与其他药品、医疗器械的功效和安全性或者其他医疗机构比较；

（四）利用广告代言人作推荐、证明；

（五）涉及医疗技术、诊疗方法、疾病名称、药物的；

（六）淫秽、迷信、荒诞的；

（七）使用军队和武警部队名义的；

（八）利用患者、卫生技术人员、中医医学教育科研机构及人员以及其他社会团体、组织的名义、形象作证明的。

中药药品广告不得含有不科学的表示功效的断言或者保证；不得利用国家机关、医药科研单位、学术机构或者专家、学者、医师、患者的名义和形象作证明。

第十五条 医疗机构应当加强中医药人员业务培训和职业道德教育，严格执行有关规章制度和操作规程。

第三章 中药保护与产业发展

第十六条 省人民政府应当加强野生中药材资源保护，完善中药材资源分级保护、野生中药材物种分级保护制度，建立濒危野生药用动植物保护区。支持依法开展药用野生、珍稀濒危动植物资源的保护、繁育、人工种植养殖以及替代品的研究与开发。

第十七条 省人民政府有关部门应当编制中药材种植养殖区域规划，加强中药材种植养殖基地规范化、规模化建设。

第十八条 省人民政府有关部门应当制定河北道地中药材目录，建立河北道地中药材种质资源库、种质资源保护地。

县级以上人民政府农业主管部门应当采取有效措施，对河北道地、特色中药材进行品种选育和产地保护，鼓励河北道地、特色中药材品种申报地理标志产品。

第十九条 县级以上人民政府有关部门应当加强中药材质量监督管理，建立健全中药材追溯体系，规范中药材种植养殖种源及过程管理。

支持中药材专业市场建设，加强中药材市场监督管理，完善与发展中药材现代商贸相关的仓储物流、电子商务、期货交易等配套建设。

第二十条 县级以上人民政府及其有关部门应当编制中药产业发展规划，坚持中药产业持续发展与生态环境保护相协调，提高中药材资源综合利用水平，发展中药材绿色循环经济。

第二十一条 鼓励培育具有区域特色的品牌中药材，支持中药材产地初加工基地建设，鼓励中药生产企业向中药材产地延伸产业链。

第二十二条 中药饮片应当按照标准炮制，国家有规定的从其规定；没有规定的，应当按照省人民政府药品监督管理部门的规定执行。

第二十三条 支持中药生产企业自主研发，基于古代经典名方、民间验方、秘方开发，或者以中药制剂为基础与医疗机构合作研发中药新药，开展上市后再评价，加大二次开发力度，培育具有竞争力的中药品牌。鼓励中药生产企业研发药食两用健康产品。

第二十四条 支持中药生产企业装备升级、技术集成和工艺创新，加速中药生产工艺、流程的标准化、现代化，构建中药质量控制体系。

第二十五条 医疗机构配制中药制剂，应当依法取得医疗机构制剂许可证，或者委托取得药品生产许可证的药品生产企业、取得医疗机构制剂许可证的其他医疗机构配制中药制剂。省内医疗机构委托配制中药制剂的，应当向省人民政府药品监督管理部门备案。

医疗机构配制的中药制剂品种，应当依法取得制剂批准文号。仅用传统工艺配制的中药制剂品种，向省人民政府药品监督管理部门备案后即可配制，不需要取得制剂批准文号。

医疗机构配制的中药制剂经省人民政府药品监督管理部门批准，可以在指定的医疗机构之间调剂使用。

第二十六条 以下情形不作为医疗机构中药制剂管理：

（一）中药加工成细粉，临用时加水、酒、醋、蜜、麻油等中药传统基质调配、外用，在医疗机构内由医务人员调配使用；

（二）鲜药榨汁；

（三）受患者委托，医疗机构按照医师为该患者开具的处方应用中药传统工艺加工而成的制品。

第二十七条 县级以上人民政府应当充分利用本地中医药资源优势，推进中医药健康服务业发展，推动中医药与养生保健、养老、旅游、文化等产业融合发展。

第四章　中医药传承与创新

第二十八条 省人民政府应当按照中医药事业发展的需要和医药卫生体制改革、教育体制改革的要求，建立健全规模适宜、专业及层次结构合理的中等、高等中医药学校教育体系。

中医药教育机构应当有与之相配套的临床教学基地。

第二十九条 县级以上人民政府中医药主管部门和医疗机构应当重视中医药人员毕业后教育和继续教育，加强学科带头人和中青年技术骨干的培养。支持有丰富临床经验和技术专长的中医医师、中药专业技术人员在执业、业务活动中带徒授业。加强基层医务人员中医药基本知识和技能培训。

第三十条 省人民政府应当发展中西医结合教育，培养高层次的中西医结合人才。鼓励西医药从业人员学习中医药，积极推广应用中医药适宜技术。

第三十一条 县级以上人民政府应当制定政策，支持取得中医类别执业医师资格的中高等院校毕业生，到乡镇卫生院、村卫生室从事中医药工作，在职称晋升、进修培养等方面给予优先。

第三十二条 县级以上人民政府应当将中医药科学研究和技术开发纳入当地科技发展规划，加强中医药科研机构、重点研究室、重点实验室、重点学科和临床研究基地建设，支持开展中医药理论、临床研究和技术创新，支持中药材种植养殖技术研究。保护中医药科研成果、独特诊疗技术和工艺等知识产权，支持与中医药相关的科技企业孵化器建设，促进中医药科技成果的转化和推广。

第三十三条 县级以上人民政府中医药主管部门应当支持开展本省历代中医名家学术思想研究，总结国医大师、全国名中医和省名中医临床诊疗经验，抢救濒临失传的珍稀和珍贵古籍文献，搜集整理中医药经典名方、民间验方、秘方和传统疗法，推进名老中医药专家传承工作室建设，做好传统制药、鉴定、炮制技术及老药工经验的挖掘整理利用。

第三十四条 县级以上人民政府应当采取有效措施，加强中医药文化及健康理念宣传，推动中医药防病治病知识普及，提高公民中医药健康文化素养。任何组织或者个人不得对中医药作虚假、夸大宣传，不得冒用中医药名义牟取不正当利益。

广播、电视、报刊、互联网等媒体开展中医药知识宣传，应当聘请中医药专业技术人员进行，以介绍疾病预防、控制、治疗以及养生保健等科学知识为主要内容，不得以介绍健康、养生知识等形式变相发布中医医疗广告、中药药品广告。

县级以上人民政府应当鼓励组织和个人创作中医药文化与科普作品，新闻出版广电部门应当加强中医养生类节目和出版物审核、监管，中医药主管部门应当向媒体提供中医药文化与科普专家资源。

鼓励企业、事业单位、社会团体和公民等社会力量依法设立中医药博物馆。

第三十五条 县级以上人民政府中医药主管部门应当支持中医药学术交流，加强对中医药学术团体的指导和建设，推进涉外中医药医疗服务、技术合作、科技成果转让、科研课题合作研究等活动。

第五章 保障措施

第三十六条 县级以上人民政府应当建立发展中医药工作的联席会议制度，协调解决中医药发展中的重大问题，督促本级人民政府有关部门履行中医药管理职责。办事机构设在中医药主管部门。

第三十七条 县级以上人民政府应当明确中医药管理的机构和人员，为中医药事业发展提供政策支持和条件保障。

县级以上人民政府及其有关部门制定基本医疗保险支付政策、药物政策等医药卫生政策，应当有中医药主管部门参加，注重发挥中医药的优势，支持提供和利用中医药服务。

第三十八条 县级以上人民政府应当将中医药事业发展经费纳入本级财政预算，合理加大中医药事业发展经费占同级医疗卫生事业经费的比重。

第三十九条 县级以上人民政府应当将中医医疗机构的建设纳入区域卫生发展规划和医疗机构设置规划。

第四十条 有下列情形之一的，由县级以上人民政府依据国家有关规定给予奖励：

（一）在中医药医疗、教育、科研、管理、交流以及促进中西医结合等方面成绩显著的；

（二）捐献或者发掘、整理、保护有价值的中医药学术文献以及有特效的处方、诊疗技术的；

（三）非物质文化遗产代表性项目传承或者带徒授业成绩显著的；

（四）长期在基层医疗卫生机构从事中医药工作成绩显著的；

（五）对促进中医药事业发展有其他突出贡献的。

第四十一条 县级以上人民政府人力资源和社会保障部门应当按照国家和本省规定，将符合条件的中医医疗机构纳入基本医疗保险定点医疗机构范围，将符合条件的中医诊疗项目、中药饮片、中成药和医疗机构中药制剂纳入基本医疗保险基金支付范围，逐步提高报销比例、降低报销起付线，实行中医医院与同级综合医院病种定额标准相同的支付政策。

第四十二条 县级以上人民政府价格主管部门应当按照法定价格管理权限，会同有关部门合理确定中医医疗服务的收费项目和标准，并根据中医医疗服务成本和专业技术价值实行动态调整。

在确定中医医疗服务收费项目和标准时，应当征求中医药专家的意见。

第四十三条 依法开展下列与中医药有关的评审、评估、鉴定活动，应当成立中医药评审、评估、鉴定的专门组织，或者有中医药专家参加：

（一）中医药科研课题的立项评审、成果鉴定和评奖；

（二）中医药专业技术职务任职资格的评审；

（三）中医医疗技术责任的鉴定；

（四）中医药医疗、教学、科研机构的评审、评估；

（五）其他与中医药相关项目的评审、评估、鉴定。

第六章 法律责任

第四十四条 县级以上人民政府中医药主管部门及其他有关部门违反本条例规定，有下列行为之一的，由本级人民政府或者上级人民政府有关部门责令改正；情节严重的，对直接负责的主管人员和其他直接责任人员，依法给予处分；构成犯罪的，依法追究刑事责任：

（一）擅自颁发执业许可证或者执业证书的；

（二）不依法履行审查职责，批准发布的广告有虚假或者其他违反法律、行政法规的内容的；

（三）发现违法行为不依法予以查处的；

（四）其他滥用职权、玩忽职守、徇私舞弊的。

第四十五条 中医诊所超出备案范围开展医疗活动的，由所在地县级人民政府中医药主管部门责令改正，没收违法所得，并处一万元以上三万元以下罚款；情节严重的，责令停止执业活动。

中医诊所被责令停止执业活动的，其直接负责的主管人员自处罚决定做出之日起五年内不得在医疗机构内从事管理工作。医疗机构聘用上述不得从事管理工作的人员从事管理工作的，由原发证部门吊销执业许可证或者由原备案部门责令停止执业活动。

第四十六条 未进行医师执业注册，擅自开展中医医疗活动的，由县级以上人民政府卫生主管部门责令其停止医疗活动，没收违法所得及其药品、器械，并处一万元以上三万元以下罚款；有下列情形之一的，责令其停止医疗活动，没收违法所得及其药品、器械，并处三万元以上九万元以下罚款；构成犯罪的，依法追究刑事责任：

（一） 擅自执业时间在三个月以上的；

（二） 给患者造成伤害的；

（三） 使用假药、劣药蒙骗患者的；

（四） 以行医为名骗取患者钱物的。

第四十七条 经考核取得医师资格的中医医师超出注册的执业范围从事医疗活动的，由县级以上人民政府中医药主管部门责令暂停六个月以上一年以下执业活动，并处一万元以上三万元以下罚款；情节严重的，依法吊销执业证书。

第四十八条 违反本条例中医医疗广告、中药药品广告规定的，依照《中华人民共和国广告法》予以处罚，并由原审查部门撤销广告批准文号，一年内不受理其广告审批申请；构成犯罪的，依法追究刑事责任。

广播、电视、报刊等媒体变相发布中医医疗广告、中药药品广告的，由工商行政管理部门责令改正，对广告发布者处五万元以上十万元以下罚款。工商行政管理部门依法给予处罚后，应当通报新闻出版广电以及其他有关部门；新闻出版广电以及其他有关部门应当依法对负有责任的主管人员和直接责任人员给予处分；情节严重的，可以暂停广告发布者的广告发布业务。

第七章 附 则

第四十九条 本条例自2018年1月1日起施行。2000年11月27日河北省第九届人民代表大会常务委员会第十八次会议通过的《河北省发展中医条例》同时废止。

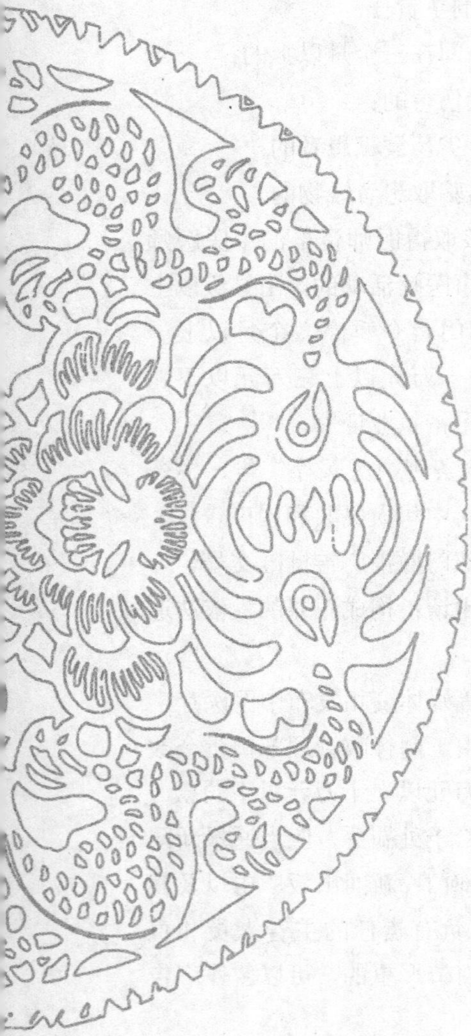

2018
GUOYI
NIANJIAN

國醫年鑒

【重大事件】

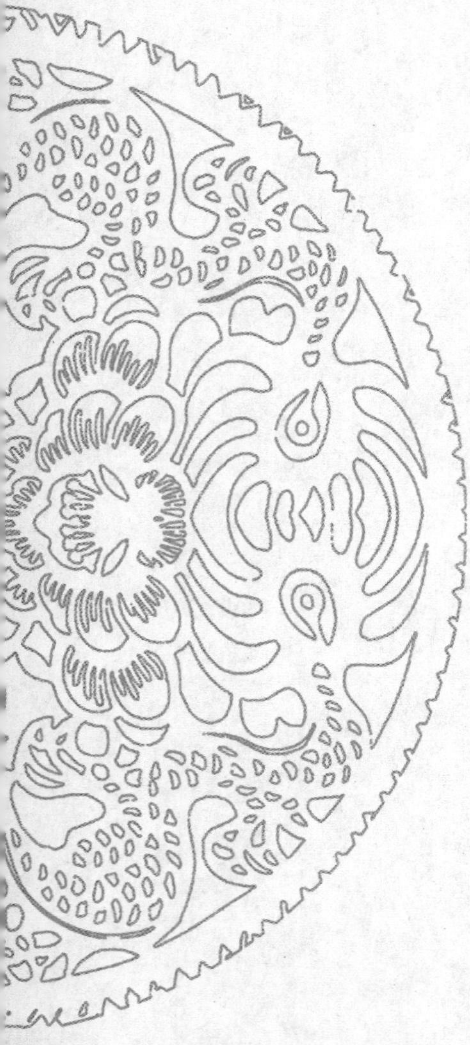

党的十八大以来中医药发展大事记

— 2013 年 —

8 月 20 日，习近平在人民大会堂会见时任世卫组织总干事陈冯富珍时表示，中方重视世界卫生组织的重要作用，愿继续加强双方合作，促进中西医结合及中医药在海外发展，推动更多中国生产的医药产品进入国际市场。

9 月 13 日，习近平在上海合作组织成员国元首理事会第十三次会议上发表重要讲话指出，传统医学是各方合作的新领域，中方愿意同各成员国合作建设中医医疗机构，充分利用传统医学资源为成员国人民健康服务。

9 月 28 日，国务院发布《关于促进健康服务业发展的若干意见》，将“全面发展中医药医疗保健服务”列为第四项主要任务。

11 月，党的十八届三中全会通过的《中共中央关于全面深化改革若干重大问题的决定》提出，完善中医药事业发展政策和机制。

— 2014 年 —

2 月，国际标准化组织（ISO）颁布首个中医药标准“一次性使用无菌针灸针标准”。

5 月，世卫组织第 67 届世界卫生大会审议并通过了由我国发起提出的传统医学决议。

10 月 30 日，人社部、国家卫生计生委、国家中医药管理局在人民大会堂举行第二届国医大师表彰大会，授予干祖望等 29 人国医大师荣誉称号，追授巴黑·玉素甫（已逝）国医大师荣誉称号。

— 2015 年 —

4 月 27 日，国务院办公厅转发工信部、国家中医药管理局等 12 部门联合发布的《中药材保护和发展规划（2015～2020 年）》。这是我国第一个关于中药材保护和发展的国家级专项规划。

5 月 7 日，国务院办公厅印发《中医药健康服务发展规划（2015～2020 年）》，这是国家层面制定的首个中医药健康服务领域的专项发展规划。

10 月 5 日，中国中医科学院研究员屠呦呦获2015 年诺贝尔生理学或医学奖。李克强致信国家中医药管理局表示祝贺。

11 月 17 日，国家旅游局、国家中医药管理局下发《关于促进中医药健康旅游发展的指导意见》。

12 月 22 日，习近平致信祝贺中国中医科学院成立 60 周年，指出，中医药学是中国古代科学的瑰宝，也是打开中华文明宝库的钥匙。当前，中医药振兴发展迎来天时、地利、人和的大好时机，希望广大中医药工作者增强民族自信，勇攀医学高峰，深入发掘中医药宝库中的精华，充分发挥中医药的独特优势，推进中医药现代化，推动中医药走向世界，切实把中医药这一祖先留给我们的宝贵财富继承好、发展好、利用好，在建设健康中国、实现中国梦的伟大征程中谱写新的篇章。

— 2016 年—

2 月 3 日，习近平在视察江西江中集团江中药谷制造基地时指出，中医药是中华民族的瑰宝，一定要保护好、发掘好、发展好、传承好。

2 月 26 日，国务院印发《中医药发展战略规划纲要（2016～2030 年）》，把中医药发展上升为国家战略。

3 月 17 日，国民经济和社会发展“十三五”规划纲要发布，在第六十章“推进健康中国建设”中，将“促进中医药传承与发展”单列一节，在健康中国行动计划中，将“中医药传承与创新”单列一条，还把中医药健康管理写入了基本公共服务项目清单。

8 月 19～20 日，全国卫生与健康大会明确新形势下卫生与健康工作方针，“以基层为重点，以改革创新为动力，预防为主，中西医并重，将健康融入所有政策，人民共建共享”。习近平强调，要着力推动中医药振兴发展，坚持中西医并重，推动中医药和西医药相互补充、协调发展，努力实现中医药健康养生文化的创造性转化、创新性发展。

8 月 25 日，国务院同意建立国务院中医药工作部际联席会议制度。

10 月，中共中央、国务院印发《“健康中国 2030”规划纲要》，专设一章对振兴发展中医药服务健康中国建设进行系统部署。

12 月 6 日，国务院新闻办发表《中国的中医药》白皮书，向世界宣告了中国坚定发展中医药的信心和决心。

12 月 25 日，十二届全国人大常委会第二十五次会议表决通过我国首部中医药专门法律《中华人民共和国中医药法》，该法于 2017 年 7 月 1 日起施行。

12 月 29 日，国家中医药管理局、教育部、国家卫生计生委共同表彰 60 名中医药高等学校教学名师，这是新中国成立以来首次专门面向中医药高等学校开展此类评选表彰。

— 2017 年 —

1 月 18 日，习近平出席中国向世卫组织赠送针灸铜人雕塑仪式。习近平在致辞中指出，我们要继承好、发展好、利用好传统医学，用开放包容的心态促进传统医学和现代医学更好融合。中国期待世界卫生组织为推动传统医学振兴发展发挥更大作用。

1 月，中共中央办公厅、国务院办公厅印发《关于实施中华优秀传统文化传承发展工程的意见》，要求加强对传统医药的研究阐释、活态利用，支持中华医药等中华传统文化代表性项目走出去。

1 月，国家中医药管理局、国家发展改革委印发《中医药“一带一路”发展规划(2016～2020 年)》。

3 月，国家中医药管理局、全国老龄办、国家发展改革委等 12 部门发布《关于促进中医药健康养老服务发展的实施意见》。

6 月 12 日，科技部、国家中医药管理局印发《“十三五”中医药科技创新专项规划》。

6 月 29 日，人社部、国家卫生计生委和国家中医药管理局联合举办国医大师、全国名中医表彰大会，授予王世民等 30 位同志国医大师荣誉称号；授予丁书文等 99 位同志全国名中医荣誉称号，追授高上林同志全国名中医荣誉称号。

7 月 1 日，国家中医药管理局与全国人大教科文卫委员会、全国政协教科文卫体委员会等 24 部门共同启动中医中药中国行第三阶段活动——中医药健康文化推进行动。

7 月 6 日，习近平致信祝贺金砖国家卫生部长会暨传统医药高级别会议开幕，指出，传统医药是优秀传统文化的重要载体，在促进文明互鉴、维护人民健康等方面发挥着重要作用。中医药是其中的杰出代表，以其在疾病预防、治疗、康复等方面的独特优势受到许多国家民众广泛认可。习近平强调，希望各方充分利用金砖国家卫生部长会暨传统医药高级别会议机制，推进各方传统医药互学互鉴，携手应对公共卫生挑战。

7 月 24 日，习近平在致第十九届国际植物学大会的贺信中指出，中医药学为人类健康做出了重要贡献。

8 月，国家中医药管理局与国务院扶贫办、工信部、农业部、中国农业发展银行发布中药材产业扶贫行动计划（2017～2020 年）。该行动于 9 月 1 日启动。

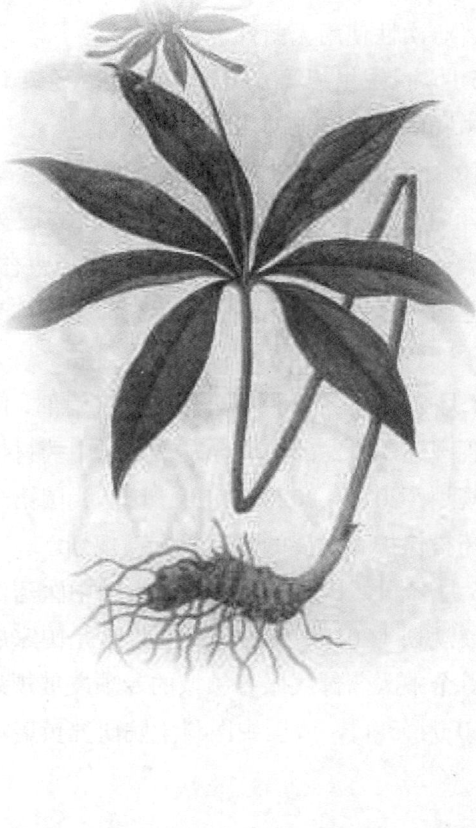

2017 年全国中医药乘势而上，撸起袖子加油干

2017 年全国中医药工作会上，国家卫生计生委副主任、国家中医药管理局局长王国强指出，2017 年是推动《中医药法》和《中医药发展战略规划纲要（2016～2030 年）》全面落实的重要一年，也是实施“十三五”规划的关键之年。要更加紧密地团结在以习近平同志为核心的党中央周围，牢固树立“四个意识”，把“以人民健康为中心”摆在更加突出的位置，坚定信心、乘势而上，撸起袖子加油干，奋力开创中医药工作的新局面，为推进健康中国建设做出新贡献，扎实做好 2017 年中医药工作。

2017 年工作的总体思路是：全面贯彻党的十八大和十八届三中、四中、五中、六中全会精神以及中央经济工作会议、全国卫生与健康大会精神，深入贯彻习近平总书记系列重要讲话精神和发展中医药的新思想新论断新要求，牢固树立新发展理念，以中医药振兴发展为主题，以实施《中医药法》和全面落实战略规划纲要为主线，更加注重狠抓工作落实，更加注重调查研究与经验总结，更加注重政策机制创新，更加注重健全服务体系，更加注重提升服务能力，巩固发展形势，厚植发展优势，充分发挥中医药在健康中国建设中的独特优势，以优异成绩迎接党的十九大胜利召开。

1．贯彻实施《中医药法》

广泛开展学习宣贯，着力推动《中医药法》贯彻实施。要把《中医药法》作为行业“七五”普法的重中之重，配合有关部门做好法律释义，深入解读《中医药法》的立法背景、基本内容、主要制度。要加大《中医药法》的社会宣传，增强全社会学法、懂法、用法的自觉性。同时，要做好舆情监测，有针对性地释疑解惑、正确引导，为法的顺利实施营造良好的社会氛围。要加强配套文件建设。要在今年 7 月 1 日正式施行前，抓紧研究制订中医诊所备案管理、师承和确有专长人员分类考核、经典名方注册、医疗机构中药饮片炮制及制剂备案管理、中医养生保健规范等配套法规制度，确保法律的各项规定得到全面落实。还要依据《中医药法》，对现行的规章制度进行全面清理。各地也要以此为依据，制定或修订地方性法规。要推动修订或完善相关法律法规。要善于运用《中医药法》的有关规定，主动与有关方面沟通协调，在与中医药有关的法律法规的修订完善中更好地反映《中医药法》的内容，体现中医药特点。

2．贯彻落实战略规划纲要

保持战略定力，着力抓好战略规划纲要的贯彻落实。要明确任务分工。尽快协调印发落实《中医药发展战略规划纲要（2016～2030 年）》分工方案，分解重大任务，加强部门配合，联合出台并实施一批重大政策、重大工程、重大项目。要加强专题研究。要把全国卫生与健康大会提出的新要求和战略规划纲要部署的新任务有机结合起来，深化专题研究，把“四个建立健全”“发挥三个作用”、产业发展、创新体系等新要求、新任务的实施策略搞明白、理清楚。要实施“十三五”规划及重大项目。要努力争取中央和地方财政投资，实施好“十三五”规划和中医药传承创新工程、“百千万”人才工程，充分发挥重大工程和项目的引领带动作用。同时，要抓好项目库建设，加快实施一批利长远、打基础、惠民生、带全局的项目。要健全落实机制。要推进省局共建、部局合作，加强部门沟通，强化上下联动，建立健全协调机制、督导机制，全面推进项目绩效评价，构建各尽其职、相互配合、协同推进抓落实的新格局。今年，要对各地贯彻落实情况进行督导，确保所有省出台并实施落实战略规划纲要的方案。

3．优化中医医疗服务

提升服务能力和水平，着力优化中医医疗服务。要纵深推进深化医改中医药工作。以参与五项基本医疗卫生制度建设为重点，同步融入深化医改大局，确保中医药不缺位、有特色、见成效。分级诊疗制度建设方面，要全面实施基层中医药服务能力提升工程“十三五”行动计划，创建一批全国基层中医药工作先进单位，筑牢基层中医药服务网底，发挥中医药在家庭医生签约服务制度建设中的

作用，做实做细签约中医药服务包。现代医院管理制度建设方面，同步推进公立中医医院改革，落实差别化的政策措施，优化医院收入结构，推进薪酬制度改革，建立有利于中医药特色优势发挥的公立中医医院运行新机制和现代医院管理制度。全民医保制度建设方面，探索符合中医药特点的支付方式，总结推广安徽、山东威海等地的实践经验，推动医疗机构中药制剂以及针灸、治疗性推拿等更多非药物诊疗技术纳入医保支付范围。药品供应保障制度建设方面，推动公立中医医院实行“两票制”，压缩中间环节、减少层层加价、降低虚高价格。综合监管制度建设方面，落实好《关于加强中医药监督管理工作的意见》，加强中医药监督管理体系建设，进一步健全中医药监督执法工作机制，提升综合监管能力。强化中医医院监管，开展大型中医医院巡查、中医医院评审和中药饮片专项检查。要提升中医药和中西医结合防治能力和水平。实施中医临床优势培育工程，深化中医专科专病防治体系建设，建设一批国家临床重点培育专科和区域中医（专科）诊疗中心，推进中医诊疗模式创新，提高中医药防治能力和水平。启动重大疑难疾病中西医临床协作试点，提高中西医结合临床疗效。要发展民族医药。出台关于加强民族医药发展的若干意见，制定民族医优势病种诊疗方案，发布民族医医疗技术操作规范，支持民族地区、民族自治地方的县级区域优先设立民族医医院。要推进中医药健康扶贫。相关项目、资金、政策要对贫困地区倾斜，深化三级医院对口帮扶工作，提升贫困地区中医药服务能力。

4．增供给提质量

增加供给提高质量，着力促进中医药健康服务发展。要推进供给侧结构性改革。围绕充分发挥中医药“三个作用”，从供给侧入手，以需求为导向，制定面向青少年、妇女、老年人等重点人群的中医治未病健康服务包，着力建设覆盖全生命周期、内涵丰富、结构合理的中医药健康服务体系。出台促进中医药健康养老的指导意见，开展中医药健康养老试点，推动社会办中医，确定一批中医药健康旅游示范区（基地、项目），打造更多的中医药健康服务“百年老号”。要创新服务模式。实施中医治未病健康工程，探索融健康文化、健康管理、健康保险于一体的中医健康保障模式。实施中医药信息化“十三五”规划，推进互联网+中医，开发中医数字化、远程医疗技术，推进中医药健康服务网络化、定制化，探索建立保障健康服务全过程的新模式，实现弯道超车。要加强政策引导。放宽市场准入，创新监管方式，加强事中事后监管。鼓励社会资本、境外资本依法依规以多种形式投资中医药健康服务业，充分调动社会力量的积极性和创造性，使社会力量成为中医药健康服务业的“劲旅”。

5．科技创新驱动

实施创新驱动，着力提升中医药科技创新能力。要加快构建中医药科技创新体系。依托国家中医临床研究基地、高校、科研院所和企业，加快构建科技创新关键要素完备、运行协调高效的中医药科技创新体系，改革中医药科技成果评价、转化和激励机制，推动中医药科技创新和成果转化。要推进中医药传承创新。加强中医古籍、老专家学术思想和传统诊疗技术的挖掘、整理和保护，推进《中华医藏》编纂，夯实中医药创新根基。推进重点研发计划，以加强重大疑难疾病、慢性病等中医药防治技术和新药研究为突破口，力争产出一批类似“青蒿素”的具有原创性、标志性的重大新药产品，催生更多的新技术、新产品、新服务。要加强中药材保护和利用。协调开展第四次全国中药资源普查，深化动态监测体系建设，推进中药材规范化种植养殖。编制中药材产业扶贫行动计划，开展中药材产业扶贫试点。推进中药标准化项目，构建临床常用大宗中药饮片和大品种中成药生产全过程的标准体系。

6．人才队伍建设

坚持高端引领，着力深化中医药人才队伍建设。要深化教育综合改革。贯彻落实习近平总书记在全国高校思想政治工作会议上的重要讲话精神和刘延东副总理在中医药高等教育改革与发展座谈会上的重要讲话精神，印发实施深化中医药教育教学改革的指导意见，继续推进卓越医生（中医）教育培养计划，开展中医药长学制教育改革试点，协调推动中医药纳入国家“双一流”建设规划，加强中医药师资培养与临床实践能力建设，强化人文通识与经典理论教学，健全省局共建高校工作机制，推动中医药院校办出特色、办出水平。要加强人才队伍建设。贯彻落实中央《关于深化人才发展体制机制改革的意见》，把中医药人才队伍建设特别是高层次人才队伍建设摆在发展全局的重要战略位置。完善中医住院医师规范化培训政策机制，扩大培训基地规模，加强中医临床思维培养，建立科学考核评估机制，提升规范化培训质量。加强中医药高层次人才培养，推进第六批全国老中医药专家学术经验继承工作，做好同等学力中医专业学位衔接工作。开展第四批全国优秀中医临床人才研修项目培养对象选拔及组织实施。新建一批全国名老中医药专家和基层名老中医药专家传承工作室，继续推进全国中药特色技术传承人才及中医护理骨干人才培训。要改革人才评价褒奖机制。完善中医药专业技术人员资格评审和考试工作，探索评聘制度改革。评选表彰第三届国医大师、全国名中医，真正把秉持大医精诚风范、具有真才实学的大师、名医评选出来。同时，引导他们严以律己、力戒浮躁、淡泊名利，自觉维护国医大师、全国名中医称号的崇高与尊严。

7. 文化建设

加大宣传普及力度，着力推进中医药文化建设。要提升人民群众中医药健康素养。实施中医药文化建设“十三五”规划，开展“中医中药中国行——中医药健康文化推进行动”，推动中医药文化进校园、进课堂、进头脑，深入挖掘中医药健康养生文化的内涵，让藏在古籍、散在民间、融在生活、用在临床上的养生理念和方法鲜活起来推广开来，推进中医药健康养生文化的创造性转化、创新性发展。要构建中医药文化传播体系。推进国家中医药博物馆建设，建设一批中医药健康文化和科普知识传播基地，重视人民群众的中医药文化体验，丰富传播手段，创新传播方式，构建传播体系。要推进文化遗产保护。要站在保护文化主权的战略高度，全力配合有关方面做好藏医药申报非物质文化遗产工作，确保我国在藏医药方面的主导地位。

8. 海外发展

深化合作交流，着力促进中医药海外发展。要聚焦政策沟通、贸易畅通、民心相通，推动中医药走出去。要实施好中医药“一带一路”规划。强化政策引导和资金扶持力度，继续实施国际合作专项，加快并统筹好中医药海外中心在“一带一路”沿线国家布局，让更多的“中捷中医中心”由点成线，打造“中医药健康一带一路”。要深化政府间合作对话。加强双边、多边中医药合作对话，深化与东盟、欧盟、上合组织、中东欧、金砖国家等在政策法规方面的交流，加强中医师准入和产品注册等领域的合作。集中力量与国家卫生计生委共同筹备好金砖国家传统医药高级别会议。要加强国际标准化工作。开展传统医学国际疾病分类项目（ICTM）临床检测，召开 ISO/TC249 第八次年会，强化参与国际化标准组织活动的管理，加快推进国内标准向国际标准转化。要推动中医药服务贸易发展。继续参与中外自贸区谈判工作，努力减少中医药海外发展的准入壁垒。

9. 全面从严治党

打铁还得自身硬，着力推动全面从严治党向纵深发展。要落实全面从严治党主体责任。认真学习贯彻党的十八届六中全会精神，树立全面从严治党永远在路上的意识，增强严的定力，保持严的韧劲，落实好《准则》和《条例》，把全面从严的要求落实到每个党组织和每名党员，压实各级党组织的主体责任。巩固中央巡视和局党组巡视整改成果，建立健全落实全面从严治党要求的长效机制。要继续深入开展“两学一做”学习教育。巩固和深化“两学一做”学习教育成果，自觉把“两学一做”学习教育的要求体现到向党中央看齐上来，体现到坚定正确的政治方向上来，体现到落实党中央的重大决策部署上来，体现到严格要求自己上来。要加强行风建设。行风代表行业形象。要树立风险意识，增强预警防范能力，创造良好环境与氛围。要大力弘扬“大医精诚”的核心价值观，深入挖掘和弘扬传统医德的深刻内涵，强化正面典型的激励作用，发挥负面典型的警示作用，切实纠正医药购销和医疗服务中的不正之风，落实“九不准”要求，以良好的行业作风为中医药振兴发展保驾护航。

世界中医药学会联合会青年中医培养工作委员会成立

2017年2月18日，世界中医药学会联合会青年中医培养工作委员会在北京成立，将组建临床导师队伍，建立传统诊疗医院联盟，让青年中医发挥更加积极的作用。

世界中医药学会联合会创会副主席兼秘书长李振吉要求，青年工作委员会要创新更加多元的培养模式，构建更加灵活的培养机制，推进学科建设，推动学术组织国际传播，打造中医标准规范和优秀品牌。

北京市中医管理局局长屠志涛希望青年工作委员会努力挖掘世界范围内青年中医的培养规律，推进中医人才培养国内、国外一体化发展。重点提升中医药人才的教学能力，打造更多的中医培训名师，实现名医、名师的共同培养。

世界中医药学会联合会青年中医培养工作委员会秘书处挂靠单位为北京中医医院。北京中医药大学副校长谷晓红，北京中医医院院长刘清泉等出席成立仪式。

贵州贵阳13种中药入国家医保

2017年3月从贵州省贵阳市工信委了解到，该市又有14个医药品种进入国家医保目录，其中13个是中药品种。

据介绍，该市此次新进入国家医保目录的中药有贵州民族药业股份有限公司生产的理气活血滴丸、丹灯通脑滴丸，贵州益佰女子大药厂有限责任公司生产的艾愈胶囊、妇科调经滴丸，贵州健兴药业有限公司生产的康妇凝胶，贵阳新天药业股份有限公司生产的苦参凝胶，贵阳德昌祥药业有限公司生产的妇科再造丸，贵州威门药业股份有限公司生产的金钱胆通颗粒、抗妇炎胶囊、筋骨伤喷雾剂，贵州太和制药有限公司生产的血脂平胶囊，贵州绿太阳制药有限公司生产的肤痔清软膏，贵州黄果树立爽药业有限公司生产的良附滴丸。

据了解，此次全国共339个医药品种新进入国家医保目录。“十三五”期间，该市将围绕战略品种培育，引导制药企业加强临床优势品种的质量标准提升，持续提高生产的自动化、智能化水平，推动企业建立绿色低碳循环发展体系，提升核心医药企业供应链的竞争力。

8位中医药人获全国创新争先奖状

2017年5月27日，旨在鼓励科技工作者勇于创新的“全国创新争先奖”揭晓。首届“全国创新争先奖”共评选产生10个奖牌获奖团队、28名奖章获奖人选、254名奖状获奖人选。中国科学院上海药物研究所中药研究中心主任果德安、军事医学科学院放射与辐射医学研究所药毒理研究室主任高月、北京大学药学院天然药物学系主任屠鹏飞、江苏康缘现代中药研究院院长萧伟、中日友好医院院长王辰、中国科学院上海药物研究所学位评定委员会主任陈凯先、中国人民解放军总医院内科临床部肾脏病科名誉主任陈香美、中国中医科学院中药资源中心副主任郭兰萍等8位中医药、中西医结合领域科学家荣获全国创新争先奖状。

2017年4月，中国科协联合人力资源和社会保障部、科技部、国务院国资委，报请中央批准共同设立全国创新争先奖，主要表彰在科学研究、技术开发、重大装备和工程攻关，转化创业，科普及社会服务方面做出卓越贡献、在国内外具有影响力的优秀科技工作者和优秀科研团队。全国创新争先奖每3年评选表彰一次，每次表彰10个科研团队，授予奖牌；表彰不超过 30 个科技工作者，授予奖章，享受省部级劳模待遇；表彰不超过 300 名科技工作者，授予奖状。

中国科学技术协会党组书记、常务副主席尚勇在此前进行的新闻发布会上表示，全国创新争先奖是国家科技奖励体系的重要组成部分和补充，是国家科技奖项与国家重大人才计划的有效衔接，是仅次于国家最高科技奖的科技人才大奖。评选按照“德为先、术要精、能力强、基础厚、贡献大”五条标准进行选拔，设立了奖励委员会、评审委员会、监督委员会，研究制定了《全国创新争先奖评审办法》，邀请包括 157 名院士在内的 300 多位各学科领域杰出代表、科技管理专家和企业负责人担任评审专家。

第十一届国学国医岳麓论坛在长沙召开 研讨孙光荣“中和医派”学术思想

2017 年 5 月 20 日，由湖南中医药大学、中国中医药出版社、中华中医药学会亚健康分会、中华中医药学会治未病分会、中和亚健康服务中心联合主办的第十一届国学国医岳麓论坛在湖南长沙召开，会议主题为“《中医药法》与大健康”。会议同期举办国医大师孙光荣“中和医派”学术思想研讨会等系列活动。

研讨会由国医大师孙光荣湖南传承工作室和湖南中医药大学联合主办。与会专家学者就孙光荣的学术思想和临床经验展开热议，对如何传承孙光荣学术思想、促进临床研究提出建设性意见。辽宁中医药大学朱爱松教授主讲“基于致中和学术思想，从脾论治临床疾病的理论挖掘”，从“中和”与“脾”的角度来解读孙光荣学术思想。湖南中医药大学孙贵香教授主讲“国医大师孙光荣‘身心和’思想初探”，探讨孙光荣身与心“和”的思想，并分享具体病案。广东省第二中医院主任医师孙玉冰主讲“国医大师孙光荣治疗精神神志病经验”，通过病案来讨论孙光荣治疗精神神志疾病的经验；北京中医药大学东直门医院主治医师曹柏龙主讲“国医大师孙光荣‘三联药组’处方模式解读”，分析孙光荣临床处方“三联药组”的具体运用。

孙光荣经过长期临床思考，认为辨证论治的内涵是“中医辨治六步程式”：四诊审证→审证求因→求因明机→明机立法→立法组方→组方用药。湖南中医药大学副校长何清湖表示，孙光荣的中医辨治六步程式能够积极促进中医临证模式规范标准的产生、完善，为名老中医的临证思路、诊疗模式研究提供了很好的体系框架，作为规范的临证程式也会对中医学子的临床实践产生促进作用，应大力弘扬。

抓好中医药法学习宣传贯彻落实

《中华人民共和国中医药法》即将于 2017 年 7 月 1 日起正式施行。2017 年 6 月 25 日，国家中医药管理召开离退休干部中医药法实施座谈会，旨在发挥老同志的政治优势、经验优势、威望优势和专业优势，为推动中医药法贯彻实施提供经验和帮助。国家卫生计生委副主任、国家中医药管理局局长王国强出席会议并要求，深入推进学习宣传，加快完善配套制度建设，切实抓好中医药法的贯彻实施。

王国强指出，中医药法是我国第一部全面、系统体现中医药特点和规律的基本性法律，是一部具有鲜明中国特色、中国风格、反映社会主义制度优越性的重要法律，在中医药事业发展中具有基础性、全局性和综合性作用。中医药法的出台，实现了国粹发展有国法保障。

王国强表示，应准确把握中医药法出台的背景时机。首先，党和国家高度重视中医药事业发展，制定了一系列政策措施，特别是习近平总书记提出一系列发展中医药的新思想新论断新要求，为制定中医药法提供了思想源泉和根本遵循。

其次，中医药发展进入快车道，探索积累了不少可上升到制度层面的经验和做法，为制定中医药法提供了理论和实践基础。再次，人民群众信中医、用中医，全社会对如何按照自身规律和特点去发展中医药逐渐形成共识，为中医药法顺利出台奠定了群众基础。

王国强强调，认真掌握中医药法的精神实质和重要内容。中医药法构建了符合中医药特点的管理制度，主要体现了五个方面的亮点：明确了中医药事业的重要地位和发展方针；建立了符合中医药特点的管理制度；加大了对中医药事业的扶持力度；坚持扶持与规范并重，加强对中医药的监管；加大对中医药违法行为的处罚力度。

王国强介绍，中医药法颁布以来，国家卫生计生委和中医药管理局高度重视，把学习宣传贯彻落实中医药法作为卫生健康和中医药工作的重要任务。下一步，还要深入推进学习宣传，推动各级政府、有关部门和中医药系统深入学习中医药法各项规定，增强依法发展中医药事业的法治观念和法治素养，为中医药法的顺利实施营造良好的社会氛围；加快完善配套制度建设，抓紧推进中医诊所备案管理、中医医术确有专长人员医师考核、经典名方目录、中医养生保健规范等配套制度的出台，继续积极推动经典名方注册、医疗机构中药饮片炮制、中药制剂备案管理等配套制度建设，推动各地尽快制定或修订地方性法规；认真贯彻落实法律规定，将中医药法贯彻执行情况作为检验中医药工作业绩的重要内容，进一步细化政策措施，保证中医药工作沿着法治轨道有序开展。

局人事教育司司长卢国慧主持会议，局办公室主任查德忠出席会议。局政策法规与监督司副司长余海洋介绍中医药法立法过程及有关情况，局政策法规与监督司原司长桑滨生、中国中医科学院中医药发展研究中心原副主任陈珞珈交流发言。原副局长张洪魁、诸国本、李振吉、房书亭、李大宁等退休局领导，曾参与中医药立法工作的离退休同志代表参加会议，畅谈对中医药法颁布实施的感想认识，并提出意见建议。

第三届国医大师首届全国名中医隆重表彰

2017 年 6 月 29 日，人力资源和社会保障部、国家卫生计生委和国家中医药管理局在北京京西宾馆联合举办国医大师、全国名中医表彰大会，表彰第三届国医大师和首届全国名中医，授予王世民等 30 位同志国医大师荣誉称号，享受省部级先进工作者和劳动模范待遇；授予丁书文等 99 位同志全国名中医荣誉称号，追授高上林同志全国名中医荣誉称号。

会前，中共中央政治局委员、国务院副总理刘延东亲切接见国医大师和全国名中医并合影，召开座谈会并发表重要讲话。国家卫生计生委党组书记、主任李斌，国务院办公厅副秘书长江小涓，人力资源和社会保障部副部长傅兴国，国家卫生计生委副主任、国家中医药管理局局长王国强，国家中医药管理局副局长于文明、马建中、王志勇，中共中央组织部人才工作局副局长唐永刚出席座谈会。

表彰大会上，傅兴国宣读三部门关于表彰国医大师、全国名中医的决定。李斌、傅兴国、王国强、于文明、马建中、王志勇、唐永刚为国医大师、全国名中医荣誉称号获得者颁奖。

王国强代表评选表彰工作领导小组、国家卫生计生委和国家中医药管理局，向受到表彰的国医大师和全国名中医表示热烈祝贺。他表示，党的十八大以来，在以习近平同志为核心的党中央坚强领导下，全国中医药系统涌现出一批医德高尚、医术精湛、贡献突出的专家，国医大师、全国名中医是其中的杰出代表。希望卫生计生和中医药系统以他们为榜样，更加主动自觉地投身中医药振兴发展、健康中国建设的伟大实践。

王国强强调，广大中医药工作者要以国医大师、全国名中医为榜样，见贤思齐，对标赶超，大力弘扬职业精神，培育和践行社会主义核心价值观，凝聚推动中医药振兴发展的正能量；要胸怀全局、敢于担当，把思想和认识统一到中央部署上来，在深化医药卫生体制改革中发挥中医药工作者的主力军作用；要强化机遇意识，坚持问题导向，在推动中医药振兴发展中敢于担当、奋发有为；要在推进传承中充分发挥国医大师、全国名中医的主体作用，传承好大师、名中医的学术思想与实践经验。

国医大师评选表彰已开展三届，共评选表彰了90名国医大师，全国名中医评选表彰是首次开展，标志着国医大师、全国名中医、省级名中医等不同层级相互衔接的中医药人才褒奖机制初步形成。本次国医大师和全国名中医评选注重面向基层和临床一线，国医大师人选须为省级名中医或全国老中医药专家学术经验继承工作指导老师，从事中医临床或鉴别、炮制等中药临床使用相关工作 50 年以上。全国名中医人选须为省级名中医、省级以上老中医药专家学术经验继承工作指导老师或全国优秀中医临床人才，从事中医临床或炮制、鉴定等中药临床使用相关工作 35 年以上。经自下而上、逐级推荐和“两审三公示”等评选程序，评选出 30 名第三届国医大师和 100 名首届全国名中医。

各省（区、市）、新疆生产建设兵团中医药管理部门、中国中医科学院、北京中医药大学、部分社团负责人，评选表彰工作领导小组相关负责人，国家中医药管理局相关司办负责人等参加表彰大会。

第 16 届中药全球化联盟会议召开加速推动中医药走入国际市场

2017 年 8 月 18 日，第 16 届中药全球化联盟会议在广东省广州市召开。国家卫生计生委副主任、国家中医药管理局局长王国强在会上强调，加快创新成果转化，在预防保健、临床治疗和康复提升等各个健康环节上发挥中医药的独特效用。提高质量标准整体研究的水平，加速推动中医药走入国际市场。

王国强指出，中药资源的可持续利用、中药产品的质量保障和中药产业的健康发展越来越受到国际国内以及社会各界广泛关注与高度重视。近年来，国家中医药管理局围绕中药资源的保护、利用和开发，加强中药传统炮制技术传承，聚焦中药质量安全保障，推进中药产业绿色发展、创新发展等方面开展了大量积极有效的工作。

王国强强调，要以更加坚定的信心找到中药科技创新的关键思路，引领中药科技创新发展，为人类健康共谋福祉。一要加强中药资源保护，组织开展好第四次全国中药资源普查，全面提升中药资源动态监测技术水平以及种质资源保护能力。二要建立标准体系，提高质量标准整体研究的水平，加速推动中医药走入国际市场。三要深度开发研究，突破中药新药发现与评价等核心技术瓶颈问题，加快推进中药新药的创制、中药大健康产品的研制。四要健全协作合作机制，深化中医药的国际交流与国际协作。五要加快创新成果转化，在预防保健、临床治疗和康复提升等各个健康环节上发挥中医药的独特效用。

广东省政府党组成员陈云贤表示，要切实提高广东中医医疗服务能力，加强中西医结合工作，支持互联网+中医药发展。大力发展中医养生保健服务，扎实做好中医药继承工作，加强中医药科学研究，壮大中医药产业。大力弘扬中医药文化，积极推动中医药海外发展。

会上，中药全球化联盟主席郑永齐，中国工程院院士姚新生，美国国立癌症研究所教授杰弗瑞 D·怀特，中国中医科学院院长张伯礼院士，广东省中医药学会会长、广东省中医院名誉院长吕玉波等出席大会并作主旨发言。

本次会议由中药全球化联盟（CGCM）主办，广东省中医院、广东省中医药学会承办。来自 10 个国家和地区的大学、研究机构、学术组织和企业界约 600 名代表参加了本次活动。

中国亚健康产业总部基地落户湖南

2017 年 8 月 25 日，中国亚健康产业总部基地落户大汉金桥新闻发布会在湖南省长沙市举行。基地将为亚健康产业提供硬件配套、运营服务等支持。

该基地规划 10 万平方米，由中和亚健康服务中心和大汉控股集团联手打造，建成后将成为大健康生产企业、服务企业、专业人才，以及科研、教育、培训、金融、会展机构汇聚之地。

在同期举行的首届中国·长沙大健康产业发展模式高峰论坛上，中和亚健康服务中心主任孙涛、大汉控股集团董事局主席傅胜龙、世界中医药学会联合会秘书长桑滨生、湖南中医药大学副校长葛金文等就大健康产业的发展模式等议题交流了看法。

活动由中和亚健康服务中心主办，中华中医药学会亚健康分会、治未病分会及世界中医药学会联合会亚健康专业委员会协办。

首批 15 个国家中医药健康旅游示范区公示

2017 年 9 月 5 日，国家旅游局和国家中医药管理局分别在其网站上对首批国家中医药健康旅游示范区创建名单进行公示，共有包括北京东城国家中医药健康旅游示范区、河北安国国家中医药健康旅游示范区等 15 个国家中医药健康旅游示范区。

为深入贯彻落实国务院《关于促进旅游业改革发展的若干意见》和《中医药发展战略规划纲要（2016～2030 年）》等文件部署，根据国家旅游局和国家中医药管理局《关于促进中医药健康旅游发展的指导意见》和《关于开展“国家中医药健康旅游示范区（基地、项目）”创建工作的通知》等有关规定，经过单位申请、地方初审推荐、专家评审、实地检查等环节的审核评定，拟确定北京市东城区、河北省安国市、山西省平顺县、吉林省通化市、上海市浦东新区、江苏省泰州市、安徽省亳州市、江西省上饶市、山东省日照市、湖北省蕲春县、广西壮族自治区南宁市、重庆市南川区、四川省都江堰市、贵州省黔东南苗族侗族自治州和陕西省铜川市为国家中医药健康旅游示范区创建单位，并予以公示，公示期为 2017 年 9 月 5～11 日。

社会各界如对公示名单有异议，可在公示期内向国家旅游局、国家中医药管理局反映。

国家中医药管理局：推动十九大精神在中医药系统扎根开花结果

摘要：会议指出，十九大报告做出“坚持中西医并重，传承发展中医药事业”的重要部署，充分体现了以习近平同志为核心的党中央对中医药发展的高度重视，为我们在新时代推动中医药振兴发展提供了遵循、指明了方向。我们倍感振奋、深受鼓舞，更加感到任务艰巨、使命光荣。

会议强调，要把学习宣传贯彻党的十九大精神作为首要政治任务，高举习近平新时代中国特色社会主义思想伟大旗帜，增强“四个意识”，树牢“四个自信”，不忘初心，牢记使命，坚决维护习近平总书记核心地位，坚决维护党中央权威和集中统一领导。

2017 年 10 月 25～27 日，国家中医药管理局党组书记、局长王国强先后主持召开党组会、党组扩大会暨党组学习中心组会、直属机关党员干部大会，传达学习党的十九大精神和十九届一中全会精神，对学习宣传贯彻党的十九大精神做出工作部署。

会议指出，党的十九大是在全面建成小康社会决胜阶段、中国特色社会主义进入新时代的关键时期召开的一次十分重要的大会，是一次不忘初心、牢记使命、高举旗帜、团结奋进的大会，在我们党和国家的发展进程中具有划时代的历史意义。习近平同志代表十八届中央委员会所做的报告，是一个继往开来、与时俱进，高屋建瓴、气势恢宏，博大精深、思想深邃，给人以信仰的感召、方向的指引、进取的力量、胜利的信心的重要报告，是迈向新时代、开启新征程、续写新篇章、夺取新胜利的政治宣言和行动纲领。大会审议通过的党章（修正案），把习近平新时代中国特色社会主义思想写入党章并明确为必须长期坚持的指导思想，是党的十九大最重大的历史性贡献，体现全党意志，顺应时代要求，深得党心民心。大会审议通过的十八届中央纪律检查委员会工作报告，通篇贯彻了习近平新时代中国特色社会主义思想，总结工作客观全面，分析形势深刻精准，阐述体会深入透彻，部署任务清晰明确。

会议指出，十九届一中全会选举的中央领导机构，体现全党意志、凝聚全党共识、反映人民期待。习近平同志再次当选中央委员会总书记、中央军委主席，是当之无愧的党的核心、军队统帅、人民领袖，是党之大幸、军之大幸、民之大幸。

会议指出，十九大报告做出“坚持中西医并重，传承发展中医药事业”的重要部署，充分体现了以习近平同志为核心的党中央对中医药发展的高度重视，为我们在新时代推动中医药振兴发展提供了遵循、指明了方向。我们倍感振奋、深受鼓舞，更加感到任务艰巨、使命光荣。

会议强调，要把学习宣传贯彻党的十九大精神作为首要政治任务，高举习近平新时代中国特色社会主义思想伟大旗帜，增强“四个意识”，树牢“四个自信”，不忘初心，牢记使命，坚决维护习近平总书记核心地位，坚决维护党中央权威和集中统一领导。

会议强调，要掀起学习热潮，把握精神实质。层层动员部署，确保党的十九大精神传达到中医药系统每一个党支部、每一名党员干部，组织中医药系统广大党员干部原原本本、原汁原味学习十九大报告和党章（修正案），学习习近平同志在十九届一中全会上的重要讲话精神，领会精神实质，掌握核心要义，自觉做到内化于心、外践于行。要创新学习方法，突出学习重点，把党的十九大精神作为中医药系统各类研修班、培训班的“必修课”。局直属机关领导干部和地方中医药管理部门负责同志要带头学、带头讲、带头干，先学一步、学深一层。要充分发挥局属各类宣传阵地的优势作用，加大宣传学习力度，把党的十九大精神讲明白、讲准确、讲清楚、讲透彻，反映中医药系统学习宣传贯彻的具体举措和实际行动，营造浓郁的学习宣传氛围。

会议强调，要坚持党要管党，全面从严治党。深入学习领会习近平新时代中国特色社会主义思想的时代背景、历史地位、科学体系，深入学习领会习近平新时代中国特色社会主义思想的精神实质、丰富内涵、实践要求，切实用习近平新时代中国特色社会主义思想武装头脑、指导实践、推动工作。切实增强“四个意识”，找准政治立场，提高政治能力，坚定理想信念，自觉维护习近平同志的核心地位，自觉维护党中央权威和集中统一领导，自觉在思想上政治上行动上同党中央保持高度一致。提升推动中医药振兴发展的水平，重视调查研究，注重到基层一线摸实情、察民意，把党对中医药工作的领导贯穿到方方面面。自觉做到学习党章、贯彻党章、遵守党章、维护党章，把党章的各项规定镌刻在党员干部的脑海中、落实到日常工作的实践中。把落实中央八项规定精神化作自觉行动，坚持不懈改作风转作风，严格执行准则和条例，严肃党内政治生活，运用监督执纪“四种形态”扯袖咬耳、监督问责。

会议强调，要紧密联系实际，做好各项工作。要把学习贯彻党的十九大精神与做好当前工作结合起来，查漏补缺、狠抓落实，切实完成年度各项目标任务。要用党的十九大精神的高标准、新时代的新方位来衡量中医药工作，围绕传承发展中医药事业、服务健康中国战略，进一步理清发展思路、完善发展举措，谋划党的十九大之后中医药事业的改革发展。推动中医药在经济社会发展中激发和释放“五种资源”的活力与潜力、在完善国民健康政策中做出有效制度设计和安排、在深化医药卫生体制改革中发挥独特优势，坚持提升整体服务能力与补齐基层服务短板相结合，完善中医药服务体系，优化中医药健康服务，发展中医药健康产业，贯彻实施好中医药法和中医药发展战略规划纲要，切实把老祖宗留给我们的宝贵财富传承好、发展好、利用好，不断满足人民群众多样化多方面多层次的中医药健康服务需求，切实增强人民群众健康福祉。

会议强调，要更加紧密地团结在以习近平同志为核心的党中央周围，坚定不移维护党中央权威和集中统一领导，坚定不移用习近平新时代中国特色社会主义思想武装头脑、指导实践、推动工作，努力开创中医药事业发展的新局面，推动十九大精神在中医药系统迅速扎根、开花结果，奋力谱写新时代中国特色社会主义的中医药篇章。

79 名中医药工作者获评“最美中医”

2017 年 11 月 1 日，“最美中医”宣传活动新闻发布会在北京举行。此次活动旨在深入挖掘临床一线及基层中医药服务能力建设中涌现出的先进典型，讲好中医故事，传播中医药正能量。

发布会上，国医大师金世元、孙光荣，著名书法家张生礼分别向活动赠送题词。与会嘉宾从医术、医德等层面，围绕如何成为“最美中医”这一主题进行了交流座谈。

“最美中医”宣传活动于 2016 年启动，截至 2016 年 11 月 9 日，共收到 232 位候选人的推荐材料。经过评审，79 位中医药工作者被确定为“最美中医”宣传活动的宣传对象，其中包括全国各地临床一线中医、民族医、乡村医生等。

此次活动由中华中医药学会、人民网联合主办。国医大师晁恩祥、中华中医药学会副会长兼秘书长王国辰、人民网副总编辑孙海峰等出席。

万人艾灸创造新世界纪录

“参与活动 4967 人，成功创造最多人同时做艾灸的世界纪录！”

2017 年 11 月 5 日上午，在湖南长沙国际会展中心一楼，一场声势浩大的“万人艾灸挑战纪录活动”正式拉开帷幕。在世界纪录裁判官的见证下，挑战者统一着装，向该项世界纪录发起挑战。

“我接触艾灸已经 5 年了，今天能参加这个活动非常开心！”长沙市开福区洪山桥社区的黎奶奶认为，艾灸有益身体健康，“有病治病无病防身。”艾灸是传承千年的自然疗法，通过对皮肤不同区域进行热刺激，达到舒缓疼痛的效果。

国医大师孙光荣介绍，艾灸是传承了数千年的中医治未病和治已病的传统疗法，通过艾灸这一中医外治法，可以温经通络、行气活血，可以温散寒邪、消瘀散结，可以升阳举陷、回阳固脱，可以防病保健、益寿延年，而且艾灸在防治疾病和养生保健中具有难以替代的“六易”特点：一是医理易懂，二是方法易学，三是临床易用，四是效果易显，五是场所易选，六是材料易取。因此，艾灸是适合普及和推广的具有中华文化特征的中医疗法。

20 位“护艾使者”在活动现场集体朗诵《亚健康服务宣言》，世界中医药学会联合会创会副主席兼秘书长李振吉，中华中医药学会副会长李俊德，中和亚健康服务中心主任孙涛，中国中医药报社副社长兼副总编辑罗会斌，湖南省中医药管理局局长黄惠勇，湖南中医药大学副校长、中华中医药学会治未病分会主任委员何清湖，广州柔嘉集团董事长沈敬国等共同在国医大师孙光荣专门为活动题词的书法作品上盖章。随后，中和亚健康服务中心主任孙涛宣布世界纪录挑战正式开始。

15 分钟的挑战过后，世界纪录裁判官及记录员上台宣布挑战成功，世界纪录官方工作人员颁发证书。随后，颁发了“现场艾灸挑战世界纪录”牌匾、“现场艾灸挑战世界纪录执行单位”牌匾及“全国艾灸十大热点人物”奖项。

此次最多人同时做艾灸世界纪录由总部在英国伦敦的世界纪录认证机构（WORLD RECORD CERTIFICATION，简称 WRCA）认证。该机构在美国、俄罗斯、中国、日本、印度等国家设有办事处，遵循公平、公正、公开的全球统一认证标准原则，专注于推动和加快世界纪录文化传播发展。被认证的世界纪录将载入世界纪录大全史册。

该活动由中和亚健康服务中心主办，广州柔嘉生物科技有限公司、合灸堂（北京）健康科技有限公司承办，湖南中医药大学等协办。

此次现场艾灸挑战世界纪录活动，旨在继承和弘扬中医艾灸特色文化、传播中医艾灸养生文化、提升中国公民中医养生素养，在全社会强调艾灸对增强国民体质、解决亚健康问题的重要性，让中华儿女感受我国五千年艾灸文化的魅力，同时也让全世界共同见证。

中国民族医药学会 2017 年度科技、学术著作一等奖获奖项目

科学技术奖一等奖:

①土家医传统疗法的抢救性发掘与技术规范研究及其应用，湘西土家族苗族自治州民族医药研究所、湘西土家族苗族自治州民族中医院，田华咏等。②广西黄氏壮医针灸流派的传承与推广，广西中医药大学第一附属医院，黄贵华等。③中医民族医体系类型和限熵健康标准研究，中国中医科学院中国医史文献研究所、中医古籍出版社、河南中医药大学、北京御生堂中医药博物馆，北京中医药大学、云南省彝医院、北京德坤瑶医院、北京藏医院，梁峻等。④中医药治疗毒蛇咬伤系列研究，福建中医药大学附属人民医院，文丹等。⑤白脉散、诃子等藏蒙民族药抗脑卒中神经病变药效物质基础与共性关键技术研究，中央民族大学，刘庆山等。⑥白癜风等皮肤病维医诊疗关键技术与药物的创新及应用，新疆维吾尔自治区维吾尔医药研究所、新疆维吾尔自治区维吾尔医医院、新疆奇康哈博维药有限公司、新疆银朵兰维药股份有限公司，斯拉甫·艾白等。⑦西帕依固龈液关键技术研究及产业化，新疆奇康哈博维药股份有限公司、新疆医科大学，陈金成等。⑧苗药紫金牛、铁扫帚基于多基因水平对 COPD 气道重构干预的机制研究，贵阳中医学院，葛正行等。⑨河北道地中药材产业体系建设示范研究，承德医学院、中国药材集团承德药材有限责任公司、承德颈复康药业集团有限公司、承德御室金丹药业有限公司、承德市中药现代化工作领导小组办公室，高福禄等。⑩《黄帝内经》五音体系的挖掘及诊疗一体化系统研发，中国人民解放军第 306 医院、青旅时代文化发展（北京）有限公司、北京身心康国际中医研究院，许继宗等。⑾萨病（卒中）蒙医诊疗方案规范化研究，内蒙古自治区国际蒙医医院，特木其乐等。⑿斑蝥、大黄、红石膏、手掌参、小白蒿等 5 种蒙药材炮制规范研究。内蒙古医科大学，那生桑等。⒀畲药资源调查与开发利用研究，丽水市人民医院，雷后兴等。⒁蒙医放血穴位体表定位标准，内蒙古自治区国际蒙医医院，乌兰等。⒂雷公藤新化合物和生物活性成份的创新性研究，福建省医学科学研究院，林绥等。⒃新型藏药红花如意丸二次开发及产业化，甘南佛阁藏药有限公司，李富银等。⒄藏药外用治疗乳腺增生新型给药制剂技术研究，甘肃奇正藏药有限公司，刘海龙等。⒅藏药安全与质量控制关键技术研究及应用，中国科学院西北高原生物研究所、青海省药品检验检测院、青海金诃藏医药集团有限公司、西藏藏医学院、西藏甘露藏药股份有限公司，魏立新等。⒆藏药红景天及相关制剂防治缺氧性心脑血管疾

病的研究与应用，成都中医药大学、西藏藏医学院、西藏诺迪康药业公司、西藏宇拓健康品有限公司，张艺等。

学术著作奖一等奖：

①《中国民族药物学概论》，刘圆等。②《中国菊苣研究》，张冰等。③《中国畲药学》，雷后兴等。④《中国满族医药》，刘淑云等。⑤《尔玛思柏—中国羌药谱》，李荣贵。⑥《回医特色诊疗技术》，高如宏等。⑦《全炳烈名老朝医经验集》，林长青等。⑧《苗医绝技秘法传真》，杜江等。⑨《实用瑶医学》，李彤等。⑩《维吾尔医异常黑胆质新论》，哈木拉提·吾甫尔等。⑪《蒙医护理技术操作指导手册》，乌兰等。⑫《藏中西医常见病诊治临床经验》，龙巴。

2017年中医药十大新闻揭晓

2018年1月11日，国家中医药管理局新闻办公室和《中国中医药报》社共同揭晓2017年中医药十大新闻。

1．党的十九大提出“坚持中西医并重，传承发展中医药事业”

2017年10月18日，党的十九大召开，习近平总书记在大会报告中提出，“坚持中西医并重，传承发展中医药事业。”

2017年，习近平总书记多次对中医药做出重要指示。1月，访问世界卫生组织，出席赠送中医针灸铜人雕塑仪式，强调要继承好、发展好、利用好传统医学，用开放包容的心态促进传统医学和现代医学更好融合。7月，致信祝贺金砖国家卫生部长会暨传统医药高级别会议开幕时指出，传统医药是优秀传统文化的重要载体，在促进文明互鉴、维护人民健康等方面发挥着重要作用。中医药是其中的杰出代表，以其在疾病预防、治疗、康复等方面的独特优势受到许多国家民众广泛认可。7月，致信祝贺第十九届国际植物学大会召开时指出，中医药学为人类健康做出了重要贡献。

2．《中华人民共和国中医药法》7月1日正式实施，国粹有了国法保障

2017年7月1日，《中华人民共和国中医药法》正式实施。全国人大教科文卫委员会在人民大会堂组织召开中医药法宣传贯彻座谈会，全国人大常委会副委员长兼秘书长王晨强调，全面准确把握中医药法的精神实质和基本内容，切实抓好中医药法的宣传贯彻实施，抓紧完善相关法律法规制度。两个配套文件《中医诊所备案管理暂行办法》和《中医医术确有专长人员医师资格考核注册管理暂行办法》发布并实施。《河北省中医药条例》发布，成为中医药法实施后首个完成修订的中医药地方性法规。

3．屠呦呦获国家最高科学技术奖，中医药科技创新取得新突破

2017年1月，2016年度国家科学技术奖励大会召开。中国中医科学院首席研究员屠呦呦获国家最高科学技术奖，成为获此殊荣的首位女性科学家。中国工程院院士陈香美等完成的“IgA肾病中西医结合证治规律与诊疗关键技术的创研及应用”获国家科学技术进步一等奖。6月，国际权威医学期刊《美国医学会杂志》（JAMA）全文在线发表了由中国中医科学院首席研究员刘保延等完成的《电针对女性压力性尿失禁漏尿量疗效的随机临床试验》研究报告。科技部和国家中医药管理局共同印发《“十三五”中医药科技创新专项规划》，提出到2020年建立更加协同、高效、开放的中医药科技创新体系，解决一批制约中医药发展的关键科学问题，突破一批制约中医药发展的关键核心技术。

4．第三届国医大师和首届全国名中医评选表彰，中医药高层次人才发展格局初步构建

2017年6月，人社部、国家卫生计生委和国家中医药管理局表彰30位第三届国医大师和100位首届全国名中医，国医大师、全国名中医、省级名中医等有序衔接的中医药人才评价褒奖机制进一步完善。国家中医药管理局启动中医药传承与创新

“百千万”人才工程（岐黄工程），计划选拔造就10名左右“中医药首席科学家”、100名“岐黄学者”，遴选培养近1000名中医药优秀人才、近1万名中青年中医药骨干人才。6所中医药院校和2所非中医药院校的11个中医药相关学科入选“双一流”建设学科名单。中医药一流学科、领军人才、骨干人才、优秀团队统筹推进的中医药人才培养体系建立，中医药高层次人才发展格局初步构建。

5．第四届全国少数民族医药工作会议召开，少数民族医药工作成就显著

2017年11月，第四届全国少数民族医药工作会议召开，总结了党的十八大以来少数民族医药工作取得的重大进展。2017年版国家医保药品目录增加43个少数民族药品种，增幅达95%，远超整体目录17.1%的增幅。2016年全国共有少数民族医医院266所。已有2万多人取得了少数民族医专业医师资格，比2012年增长53%。系统整理了160多部少数民族医药重要文献，编纂了1864部古籍目录，筛选推广了140项少数民族医药特色诊疗技术，30多种常用大宗少数民族药材实现规模化种植养殖。会议全面部署了未来一段时期包括少数民族医药在内的中医药工作。

6．中药材产业扶贫行动计划启动，助力打赢精准脱贫攻坚战

中医药在精准扶贫中的作用更为凸显。国家中医药管理局与国务院扶贫办、工信部、农业部、中国农业发展银行联合发布《关于印发中药材产业扶贫行动计划（2017～2020年）的通知》，以建立切实有效的利益联结机制为重点，将中药材产业发展与建档立卡贫困人口的精准脱贫衔接起来，基本实现户户有增收项目、人人有脱贫门路，首批中药材产业扶贫基地和定制药园建设已开启。甘肃启动建设国家中医药产业发展综合实验区，重点建设11个道地药材标准化示范基地、4个中医药产业园区、7个中医药健康旅游示范基地，实施中药材产业扶贫行动。这也是国家批准建设的首个中医药产业实验区。

7．十二部门发布《关于促进中医药健康养老服务发展的实施意见》，中医药健康服务形成新亮点

中医药健康服务领域亮点频现。为推动中医药健康养老，国家中医药管理局、全国老龄办、国家发展改革委等12部门共同发布《关于促进中医药健康养老服务发展的实施意见》，提出到2020年，中医药健康养老服务政策体系、标准规范、管理制度基本建立，老年人中医药健康养老服务需求基本得到满足。为推动中医药健康旅游，国家旅游局和国家中医药管理局确定并公布了首批15个国家中医药健康旅游示范区。《关于支持社会力量提供中医医疗和健康服务的意见》和《关于推进中医药健康服务与互联网融合发展的指导意见》相继出台，促进形成多层次多样化中医药健康服务新格局，发展个性化、便捷化、共享化、精准化、智能化的中医药健康服务。

8．中医中药中国行第三阶段活动启动，全面提升公民中医药健康文化素养

2017年7月，国家中医药管理局等24个部门共同启动中医中药中国行第三阶段活动——中医药健康文化推进行动，以“传播中医药健康文化，提升民众健康素养”为主题，推广中医药理念、知识、方法和产品。在基层，开展中医药健康教育，普及具有中国特色的健康生活方式；在学校，实施中医药文化进校园行动，帮助中小学生了解中医药并养成良好的健康意识和习惯。北京、上海、浙江、广东、江西出台举措加快中医药文化进校园，浙江中医药管理局组织编写的全国首套中医药小学教材《中医药与健康》被列入该省2017年教学用书目录，于秋季学期在全省使用。2016年中国公民中医药健康文化素养调查结果反映了近年来中医药健康文化传播的成果，全国中医药健康文化知识普及率达91.86%，中国公民中医药健康文化素养水平为12.85%。

9．中医药“一带一路”发展规划发布，中医药走出去再上新台阶

国家中医药管理局、国家发展改革委联合印发《中医药“一带一路”发展规划（2016～2020年）》，提出到2020年，与沿线国家合作建设30个中医药海外中心，颁布20项中医药国际标准，注册100种中药产品，建设50家中医药对外交流合作示范基地。中医药国际化步伐加快，国务院副总理刘延东为中国—中东欧中医药中心（匈牙利）奠基。《中国—中东欧国家合作布达佩斯纲要》明确支持在中东欧国家进一步开展中医药研究与合作，设立更多新中医药机构。为落实G20峰会中美两国在军事医学交流等方面达成的协议，举行中美军医针灸交流活动。第五次世界中西医结合大会汇聚十几个国家和地区的两千余名专家，探讨如何弘扬中西医结合医学发展成果，服务人类健康。

10．山东威海推广中医优势病种收付费方式改革，中医药参与深化医改取得新进展

山东省威海市以中医优势病种收付费方式改革为突破口，调整中医医疗服务价格，扩大中医药医保支付范围，既降低治疗费用、节省医保基金，又让病人收获实惠。广东省中医院通过制度建设和创新发挥中医药特色优势，调动医务人员积极性，推动医院管理科学化、规范化、精细化，被确定为全国现代医院管理制度建设典型示范。目前，公立医院综合改革已经全面推开，全部取消药品加成（不含中药饮片）平稳过渡。其中，北京市在医药分开综合改革中提升中医医疗服务质量、规范中医医疗服务、调整中医医疗服务项目医保报销目录及报销比例等举措成效初显，公立中医医院的中医药特色更加突出。

2017年度世界中医药十大新闻

2017年是中医药发展的关键年。这一年，对中医药来说“大事件”频出。在北京同仁堂（亳州）饮片有限公司支持下，由世界中医药学会联合会主办，邀请了有关媒体及专家评选出《2017年度世界中医药十大新闻》。

1. 习近平会见陈冯富珍总干事，并向世界卫生组织赠送针灸铜人

2017年1月19日，中国国家主席习近平在世界卫生组织诞生70周年之际访问了世界卫生组织并会见陈冯富珍总干事。

习近平在致辞中指出，我们要继承好、发展好、利用好传统医学，用开放包容的心态促进传统医学和现代医学更好融合。中国期待世界卫生组织为推动传统医学振兴发展发挥更大作用，为促进人类健康、改善全球卫生治理做出更大贡献，实现人人享有健康的美好愿景。

习近平和陈冯富珍还共同出席中国向世界卫生组织赠送针灸铜人雕塑仪式，为针灸铜人揭幕。

2. 中国共产党第十九次全国代表大会召开，习近平在报告中指出，坚持中西医并重，传承发展中医药事业

2017年10月18日，中国共产党第十九次全国代表大会在北京人民大会堂隆重开幕。十九大报告做出“坚持中西医并重，传承发展中医药事业”的重要部署，充分体现了以习近平同志为核心的党中央对中医药发展的高度重视，为新时代推动中医药振兴发展提供了遵循、指明了方向。

3.《中医药法》及配套法规正式实施，为全球中医立法提供中国方案

中国首部《中华人民共和国中医药法》（简称《中医药法》）于2017年7月1日正式实施。《中医药法》涵盖了中医药服务、中医药保护与发展、中医药人才培养、中医药科学研究、中医药传承与文化传播以及保障措施、法律责任等多个方面，并就建立健全中医药管理体系、保护中医药知识产权，并对社会力量举办中医医疗机构、中药材质量全程监管等做出明确规定。作为《中医药法》的两个重要配套细则，《中医诊所备案管理暂行办法》和《中医医术确有专长人员医师资格考核注册管理暂行办法》相继实施，直接影响到中医药的“人”“机构”“执业行为”等最为关键的方面。

此外，国家食品药品监督管理总局起草了《关于对医疗机构应用传统工艺配制中药制剂实施备案管理的公告（征求意见稿）》《中药经典名方复方制剂简化注册审批管理规定（征求意见稿）》及中药经典名方复方制剂标准煎液和中药经典名方复方制剂的申报资料要求（征求意见稿）。

4 月 19 日，世界中医药学会联合会在北京发布《中华人民共和国中医药法(中英对照版)》，该版有助于《中医药法》在全球范围内的宣传，推动中医药在世界的法制化、规范化进程。

4. 中医药“一带一路”前行步伐有力，“健康丝绸之路”全球共建共享

《中医药“一带一路”发展规划（2016-2020年）》（以下简称《规划》）发布，到 2020 年，中医药“一带一路”全方位合作新格局基本形成，国内政策支撑体系和国际协调机制逐步完善，以周边国家和重点国家为基础，与沿线国家合作建设 30 个中医药海外中心，颁布 20 项中医药国际标准，注册 100 种中药产品，建设 50 家中医药对外交流合作示范基地。

5. 国际标准化组织 2017 年发布 16 个中医药国际标准

《ISO18662-1:2017 中医药－术语－第一部分中药材术语》国际标准已正式出版发布，这是国际标准化组织中医药技术委员会出版的首个术语标准，为国际范围内规范和统一中药名词术语提供了重要依据。中药材术语作为基础类标准是中医药标准化工作的基石，能够为其他相关国际标准提供很好的支撑作用，同时也将极大地推动中药材国际贸易，促进中医药国际标准化和国际化进程。

2017 年，国际标准化组织中医药技术委员会新发布中医药国际标准 16 项，目前发布标准达到 23 项。其中，有 20 项提案来自中国。

6. 金砖国家卫生部长会议推进中医药海外发展

金砖国家卫生部长会暨传统医药高级别会议 7 月 6 日在天津开幕。中国国家主席习近平发来贺信并指出，传统医药是优秀传统文化的重要载体，在促进文明互鉴、维护人民健康等方面发挥着重要作用。中医药是其中的杰出代表，以其在疾病预防、治疗、康复等方面的独特优势受到许多国家民众广泛认可。

会议中，中国与巴西、俄罗斯、印度、南非共同发布《天津公报》承诺加强与世界卫生组织等国际组织的合作，支持和开展广泛的全球公共卫生合作项目，通过南南合作和三方合作等途径支持国际卫生机构和组织之间的协调与合作，加强金砖国家在全球卫生治理中的作用。会议有利于推动金砖国家在传统医药领域开展交流与合作；有利于提高包括中医药在内的传统医药在国际社会中的认可度和竞争力；有利于中医药自身的海外发展，促进金砖国家之间民心相通。

7. 美国重要医学杂志报道针灸研究，针灸科学性不可否认

2017 年 6 月 27 日，影响因子高达 44.405 的《美国医学会杂志》(The Journal of the American Medical Association, JAMA)发表了由《电针对女性压力性尿失禁漏尿量疗效的随机临床试验》一文。文章通过 500 余例随机临床试验研究，证实了电针刺激腰骶部两个穴位能有效控制女性压力性尿失禁。这是中国针灸学者迄今发表的最具国际影响力的文章之一。

2017 年 2 月 14 日《美国内科年鉴》发表了美国医师学会（ACP）《急性、亚急性及慢性腰痛的无创治疗临床实践指南》。在《指南》中，针灸是唯一被推荐的急性和慢性腰痛治疗均可选择的一线疗法。

2017 年 12 月，《结合医学学报》杂志网络版上发表一篇统计报告，确定 2015 年初美国 50 个州与华盛顿特区加上海外领地共有 34481 名有执照的针灸师。这是美国针灸业界通过给各州主管针灸执照的部门电话咨询并核对各州官网公布的针灸师名录，第一次正式发布此类行业信息。

面对某境外网络百科全书开放平台（英文版）将针灸归为“伪科学”的行为，世界中医药学会联合会发出声明，认为将针灸归为“伪科学”是不正确的，针灸的科学性不可否认。

8. 含马兜铃酸中药致肝癌事件引起广泛讨论

10 月 18 日，美国《科学转化医学》杂志刊发了一篇研究马兜铃酸及其衍生物与肝癌相关性的论文。文章认为，马兜铃酸广泛涉及中国及亚洲其他国家和地区的肝癌发生，提示马兜铃酸可能是肝癌发生的重要风险因素。

中国有关媒体报道，文章中并没有提供马兜铃酸导致肝癌的直接证据，仅仅提供了一种间接的线索，不足以说明其观点。事实上，中国自 2003 年以来，已对含马兜铃酸药材及中成药采取了一系列风险控制措施，包括禁止使用马兜铃酸含量高的关木通、广防己和青木香，调整相关药材使用部位等。有关专家表示，一些中药可能存在毒副作用，这确实值得警惕，但不必感到恐慌，中药的安全性还是有保障的。

9.《自然》杂志撰文评价中药经典名方不需临床试验引争议

1 月 29 日，《自然》网站发表题为“China rolls back regulations for traditional medicine despite safety concerns”（《虽然有安全顾虑，中国（还是）降低了传统医药的规章标准》）的文章，探讨了中国传统中药或将不再需要通过中国的药物安全性和有效性人体临床试验的问题。部分科学家由此对中药产品安全性表示担忧，甚至引起了公众对中药安全性的质疑。

有媒体和专家指出，这些经典名方都已有长期的人用经验，疗效和安全性得到广泛验证。部分“经方”虽然“免临床”，但通过制备工艺、质量控制、生产以及药材四大标准的规范化管理，药物质量进一步得到保障。中国中医典籍卷帙浩繁，经典名方不计其数。经典名方，承载着中医理论，体现着古人的智慧，是“道术并重”的显现，是中医特色不可替代的传统知识。对源自古代经典名方的中药复方制剂简化审批程序，有利于将更多古代经典名方发扬光大，造福社会公众的健康。

10. 全球中医互联网春节团拜会首秀，互联网凝聚世界数十万中医药人

2017 年 2 月，世界中医药学会联合会、世界针灸学会联合会、中华中医药学会联合主办，北京中医药学会，中医在线承办“首届全球中医互联网春节团拜会”。包括 11 位国医大师，数十位国家各级名老中医，61 家中医医院，32 所中医院校，23 个学会，以及海外 26 个国家和地区的 95 个中医团体共计录制 355 个团拜视频。在除夕之夜，直播观看人数突破 37 万人次。后续的转发集赞活动持续发酵，更是在春节假期掀起了整个中医药行业的参与热潮。（中国日报：记者 王晓东）

2018

GUOYI NIANJIAN

國醫年鉴

【中医药名人榜】

中医药名人榜

（按姓氏笔画排序）

王 烈

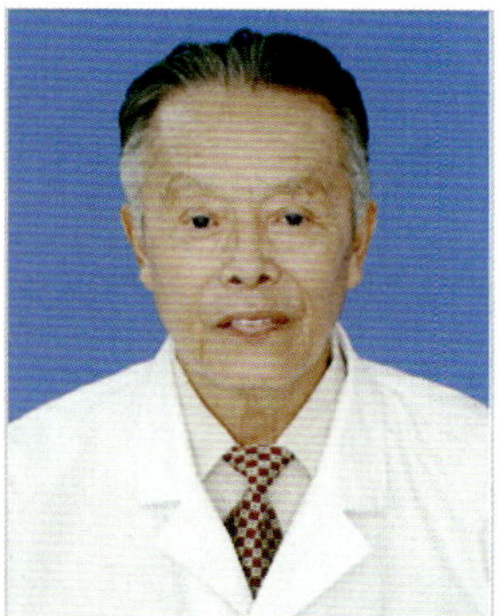

王烈，男，汉族，中共党员，1930年10月生。长春中医药大学附属医院主任医师、教授。享受国务院政府特殊津贴专家，全国老中医药专家学术经验继承工作指导老师，吉林省名中医，中华中医药学会儿科分会名誉会长，中国中医药高等教育学会儿科分会名誉理事长，中华中西医结合学会委员，《中医儿科杂志》《中医外治杂志》顾问。2017年获评第三届国医大师。

名人小传

王老生于1930年，从小就向往治病救人的医生职业。天资聪颖，勤奋好学，1947年参军并被派入辽南建国学院，后入辽宁省医科学校学习。1949年毕业后到辽东省立医院儿科工作并成为科室负责人。1953年，他在哈尔滨医科大学攻读儿科。毕业后到长春一汽医院主持儿科工作。1958年参加卫生部举办的首届西医离职学习中医班，“潜心觅古，凝志探今，备考先贤之论，博采有验之方”，学业日臻向上。王烈1961获得卫生部嘉奖，后调至长春中医学院附属医院，1963年开始担当首任儿科主任、教研室主任，历时33年。作为科室负责人，突出中医特色与优势，励精图治，从建科之初的单个门诊到成立住院病房，直至2016年5月成立长春中医药大学附属医院儿童诊疗中心，目前在全国高等中医药院校附属医院中位居前列。作为国家卫生计生委的重点中医专科以及国家中医药管理局的重点学科和专科的学术带头人，王烈长期坚持工作在临床和教学一线，每周坚持出4次门诊，查房会诊带教讲学，年门诊量1万余人次。就诊的患者遍布全国多个省市自治区，以及十几个国家和地区，创造了良好的经济与社会效益。

至今国家中医药管理局已开展了五批名老中医药专家学术经验继承工作，王烈是中医儿科界唯一的一位指导五批高徒学习的教师。他兼任中国中医科学院全国中医传承博士后合作导师，全国第二批中医临床优秀人才指导老师。

王烈是中国中西医结合儿科学会和中国中医儿科学会重要的建议人、发起人、创始人和领导人。1978年中国中西医结合儿科学会正式成立，王烈担任秘书长。统一中医儿科病名等，主张通过学术交流和合作提高全国中医儿科防治疾病水平。所提建议得到了相关部门的重视，并一一付诸实施。王烈现担任世界中医药学会联合会儿科分会名誉会长、中华中医药学会儿科分会名誉会长、中国民族医药学会儿科分会名誉会长、全国中医药学会高等教育学会儿科教育研究会名誉理事长、中国中医药研究促进会综合儿科分会名誉会长、他为加强全国中医儿科的学术交流、提升中医药防治儿科疾病水平、培养中医儿科人才做出了重要和积极的贡献。

由于多方面出色业绩，王烈1990年获得享受国务院政府特殊津贴，1995年被评为吉林省中医药终身教授，获得吉林省有突出贡献的科技专家，全国中医学会先进个人，吉林省白求恩式医生，吉林省英才奖章，吉林省及长春市先进工作者、劳动模范、科技积极分子，长春市七、八、九届人大代表，吉林省有突出贡献的科技人才以及长春市优秀教师。《光明日报》中国中央电视台誉其为“吉林小儿王”。

主要成就

临床建树

王老擅长小儿肺系疾病的治疗，对哮喘病的防治水平更是位居国内领先水平。他自创“闻声辨咳一指诊法”诊治肺系疾病取得良效。针对哮喘病，他提出“精治细防，根治哮喘”的学术观点，采用“三期分治、序贯治疗”的治疗方法。在大量临床实践中总结出三个创新性理论，又以此指导临床实践，构成“三个理论、五方、十四法、五种新药、六个制剂”进行本病的三级预防，包括预防发病、治疗发作、瘥后防复、愈后调理的全部过程。三个创新性理论即哮喘之苗论、三期分治论和哮咳论。五方即止哮汤、哮咳饮、缓哮汤、防哮汤和固哮汤五个代表方剂。十四法分为总治法和分治法：总治法分清热法、解毒法、温寒法、活血法、调气法、补益法、祛风法；分治法分止咳法、平哮法、定喘法、化痰法、消积法、通腑法和开窍法。研制的五种新药包括小儿治哮灵、小儿肺热平、小儿白贝止咳糖浆、小儿消咳片、小儿清热灵；六个制剂即小儿哮咳喘、小儿抗炎灵、小儿抗毒灵、小儿消咳灵、益气固本胶囊、婴儿壮，均在临床广泛使用。经过多年数万例患儿临床验证，在本病的预防和治疗方面发挥了重要作用。这些理论与创新思想，已被国内同行所公认并被纳入中医院校本科教材。相关研究成果分别获得中华中医药学会科技进步三等奖、吉林省科技进步二等奖、吉林省自然科学学术成果奖二等奖和吉林省中医药学会科技进步一等奖。

王烈从20世纪60年代开始对白屈菜进行系统的研究，亲自采摘、对药用部位、应用剂量考证和亲身体验，验证了其良好的止咳作用，对防治百日咳起到了至关重要的作用，临床应用文献被载入国家药典，相关研究被《人民日报》《光明日报》《吉林日报》等媒体报道，并于1978年获得吉林省重大科技成果奖。

学术观点均有所创新，他认为外感热病乃“热因毒而起，无毒不起热”；小儿咳嗽，肺热作祟；迁延性肺炎“不在炎，而在痰”；宜用开胃法治疗小儿厌食等，并在实践中得到印证，用之指导疾病诊治取得显效。王烈对紫癜性肾炎、抽动症等疑难杂病的治疗亦颇有心得，关于紫癜的研究于2013年获得中华中医药学会科技进步二等奖。

传承育人

他将自己的临床经验毫无保留地传授给学生和弟子，诊病过程中给学生答疑解惑，不仅促进了吉林省中医儿科事业发展，也带动提高了全国中医儿科学术水平。

国家中医药管理局王烈传承工作室2009年被评为全国首届先进名中医工作室。王烈现已培养数十名师承高徒、研究生、进修生和各级人才。许继增、刘玉书为王烈早期高徒代表，是全国著名的中医儿科专家。第二批高徒原晓风、李立新，第三批高徒冯晓纯、孙丽平，分别被评为吉林省名中医、长春市名医、吉林省有突出贡献的专业人才、吉林省第一批中医临床优秀人才、吉林省卫生计生委创新拔尖人才。传承王烈学术经验的高徒、研究生、学生遍布国内外，其中有些人已经成为全国各地区的领军人物。王烈的徒弟中包括两位国家级名中医，分别为北京中医药大学东直门医院徐荣谦、黑龙江省大庆市中医院徐金星；由于在培养人才方面的突出贡献，王烈多次被评为全国老中医药专家学术经验继承工作优秀指导老师。

出版论著

王烈一生著述颇多，编著有反映其临床经验的婴童系列丛书9部，包括《婴童医论》《婴童肺论》《婴童哮论》《婴童病案》《婴童哮喘防治诠论》《婴童医鉴》《婴童翼集》《婴童卮话》和《婴童侧戢》。其中最有代表性的专著是《婴童哮论》，是古今中医论述小儿哮喘病的第一部专著，首次提出了“精治细防小儿哮喘”的学术观点，获得中华中医药学会全国中医药优秀学术著作三等奖。《婴童肺论》则是当今中医论述小儿肺系疾病防治的第一部著作。这些著作汇集了王烈几十年临床实践和教学经验，对其经验继承和发展至关重要。此外，他还协编、参编《中医儿科学》《实用中医儿科学》等著作8部，审订儿科专著5部，评审科研成果15项，在省级以上期刊发表或指导学生撰写学术论文223篇，发表科普作品61篇。

科研成果

王烈勇于创新，基于临床实践的科学研究业绩突出，有关其学术经验的基础与临床研究已取得数十项科研成果，获得国家知识产权局专利3项。研究成果被转化后，“小儿清热灵”“小儿肺热平”“小儿白贝止咳糖浆”“小儿止泻灵”“小儿消咳片”“小儿治哮灵”和“小儿进食片”等7种取得新药证书并投产，并且研究院内制剂100余种，在院内应用多年，疗效肯定，为医院创造了巨大的社会效益和经济效益。

王世民

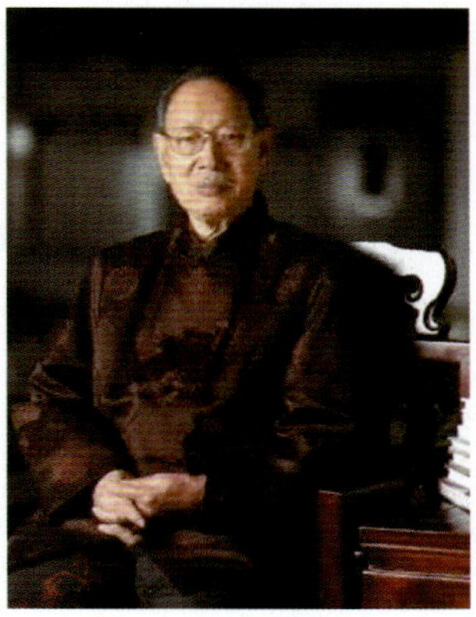

王世民，男，汉族，中共党员，1935年7月生，河北省元氏县人。山西中医学院主任医师，硕士生导师。历任山西省中医研究所方剂研究室主任、学术委员会主任、科教处主任、副所长、附属医院副院长；《山西中医学院学报》主编，中国中医药学会中医药微量元素分会副主任委员，山西省卫生系列高级职称评定委员会委员，山西省普通高校高级职称评定委员会委员，山西省科委系列高级职称评定委员会委员，国家卫生部第四届新药审评委员会委员，山西省1～4届新药审评委员会委员兼中药组组长，《微量元素与健康研究》杂志编委，山西省科普作家协会副理事长，山西省微量元素学会名誉会长，山西省晋城中西医专修学院名誉院长。因其在中药、方剂研究中的突出贡献，获国务院政府特殊津贴并颁发证书。2017年获评第三届国医大师。

名人小传

1. 考学高中幸遇众名师

他是我国第一批中医专业本科毕业生，被戏称为中医界“黄埔一期”学生。

1956年，王世民如愿考入北京中医学院。这一年，北京、成都、上海、广州相继成立四所中医院校，开创了我国中医现代高等教育的先河。

几十年后，王老对那段求学时光历历在目，他回忆说：“同学们年龄、身份、文化差别都很大，我当时21岁，属于年龄偏小的；而且，高中毕业的我在同学中间也属于高学历。”

王世民说：“学校最初只有四位中医老师。

入学先从《内经》《伤寒论》讲起。晦涩难懂的医古文，难倒不少同学。1956年入校123人；6年后，只有100人毕业。”初学中医困难重重，但坚持下来的人都慢慢打好了坚实的中医基础。

1957年，数以百计的医界名士调入北京中医学院，各学科、各流派的老师，用集体的智慧轮番为学生们讲授、临证襄诊。三年后，学校同时开设了西医基础和中医专业的课程。因为打好了中医理论基础，王世民反而可以在中西医课程的同步学习中触类旁通。

老师陆石如，北京早年著名儿科中医。治疗小儿发热的同时，重视调理脾胃。王世民后来的临证方药多遵此理而颇具特色。

老师曹治权，中药微量元素研究专家，后推荐王世民参与多项研究。

老师孔嗣伯，京城名医孔伯华之嫡传。善用寒凉药生石膏，治脑膜炎、病毒性肺炎、细菌性痢疾、肝硬化腹水极有特色，王世民得其倾心指点，并获赠其家传医书抄本。

毕业后，王世民被分配到山西省中医研究所，拜在山西名医白清佐门下。白清佐出身中医世家，善用附子、肉桂、干姜等温补药调脾除湿。王世民是其最“得意门生”。

回忆这段经历，王世民颇有感慨：“古之学者必有师，机缘际会，我得到了各派名家指点，受用终生。”

2. 活用经典广施仁术

王世民理论功底深厚，从医60余载，临证经验丰富。不论什么病，只要有是证就用是方，再根据四诊辨证加减，疗效显著。但王老并不是恪守陈方，还会根据患者的生活环境条件灵活变通，留下很多治病出神入化的佳话。

81岁获评国医大师，王世民并没有就此吃老本安享盛名，他依然每周出门诊。表彰大会前，获知喜讯的记者前去探望住院的王老，却扑了个空。原来，听说门诊上慕名来了几位病人，还在养病的老先生，跟医生请假跑去给病人看病了。

“什么样的病人，让您这么大热天的跑去？”面对记者好奇的询问，王老云淡风轻地回了一句：“婆媳俩闹别扭，梅核气，不打紧。”

20世纪60年代，王世民在大同下乡，遇到了一位患痨病的女孩，身体耗损得极度营养不良。“她们家最基本的药都买不起，哪有钱买营养品？”王老回忆道。

当时正值秋天，地里蚂蚱很多。王世民灵机一动，想起蚂蚱蛋白质含量很高，便教父女俩每日逮蚂蚱，焙干研末来吃；每顿饭拔几丛刺儿菜（即小蓟，有凉血止血效用），水煮了当菜吃。就这样，第二年开春，女孩竟能下地干活了。王世民用蚂蚱和野菜治好了痨病的事，在当地一下子传了开来。

类似的病案，在王世民这里数不胜数：

“一个22岁河北小伙儿到沈阳读书，吃不惯高粱米，每日腹泻三四次。我让他吃藿香正气丸，生姜煎汤送服。两天病好了一大半，4天后，就能和同学一起吃饭了。”

“一位女病人，连续20多天清晨腹泻腹痛，还失眠、头痛、肢体酸胀，来看病前又感冒，为其辨证，原来是脾湿加外感风寒，用藿香正气散加减，两剂后腹痛好转，大便正常；4剂药后痊愈。”

王老先生认为，只要辨证得当，选对了相应的方药，即便是很普通的常用药，也能药到病除。

3. 授课编书洛阳纸贵

积累了一定的临床经验后，王世民渐渐感觉，中医面对急危重症时，总有缓不济急的遗憾，不如西医快捷。他研读文献后发现，不少前辈大家倡导中西医汇通互补，各展其长。这些论点对他后来西为中用的中医药研究，颇有启迪。王世民20世纪60年代末写就的《中医方药手册》，就是治疗现代西医症状的中医经方集结。该书历经七版，选方1000余个，中药

550余味，病、方、药相互对应，内容精炼，阐述简明，实用性强。山西中医医院及协和医学院等学校，都曾经将此书作为学生实习必备的手册。而这本书的问世，始于一次“赶鸭上架”的教学任务。

1963年，山西省西医离职学习中医研究班合并到中医研究所，省办中医学徒班也面临开课，急需中医教师，刚走出校园才一年的王世民被推上讲台。当时并没有适合短期培训的中医教材，为了便于学员快速掌握，王世民独辟蹊径，以方带药，将中药和方剂串联起来编成了讲稿，没想到这一创新大受欢迎，学员们一时间竞相传抄。1968年，王世民将讲义补充完善，定名《中医药方手册》，印刷了5000册用于教学，后更名《实用中医方药手册》。此书经多次再版，总计发行60余万册。

4. 西为中用研究方剂

20世纪80年代，在当时的山西省中医药研究院，王世民开全国之先河，建立了方剂学研究室与实验室，运用实验方法和化学分析法研究中药方剂的功效和药理。王老说：“中药方剂的治病机理过去是个谜，严重影响了中医药学的发展。因为学过西医，我就想，能不能用现代科学技术，来系统研究一下传统中药的方剂，为中药的方剂找到科学依据。”各种实验就此展开。

通过实验方剂学研究，王世民相继用靶向原理解释了中药归经理论，指导了临床用药；用固有作用、次生作用、配伍作用解释了中药治病原理；提出了药食同源理论，并在中药食疗治疗慢性疾病方面取得成效。最终，实验方剂学被国家中医药管理局列为重点学科。几十年来，他所指导的团队，对龟龄集、四逆汤、来复汤等十几剂古方进行了研究，并做出了有科学依据的探索。

就像任何一种新生学科一样，实验方剂学最初也曾遭非议。有人认为中药方剂代代传承，自成体系，干嘛非用西医手段找寻理论依据？对此，王世民不予苟同，他说：“中药方剂绝大部分的功用，都是临床摸索来的。‘神农尝百草，一日七十毒’，中间付出了多少代价。通过实验手法规范中药的配伍和安全用药，是客观科学的选择。”

我国已故著名老中医印会河送给王世民亲笔题字——“恫瘝在抱”，在王世民身上，你能看到这四个字的精义所在——视患者病痛如在己身，视人民疾苦如在己心，视中医未来如同己命。

主要成就

科研成果

1975年以来，王世民对山西特产名贵中成药龟龄集、定坤丹和某些道地药材如党参等都做过一些有意义的探讨，其中龟龄集、定坤丹的实验研究获得山西省科技成果二等奖。

1987年在王世民的主持和指导下，与太原市日化研究所研制成功了卫生洗剂康洁司乐。本品集祛污护肤，防病治病于一体，除用于一般皮肤病外，实验还证明，能杀灭艾滋病毒，防治性传播疾病，如尖锐湿疣等，是北京亚运会指定的卫生用品之一。经卫生部门、日化部门鉴定投产后，救活了濒临倒闭的太原市日化厂，后又发展为中外合资山西康洁力可生保健品有限公司，产品行销国内外。

随着生物无机化学的深入发展和测试手段的进步，王世民敏感地注意到中药方剂中微量元素的研究，并提出络合物化学可能是找寻中药方剂生物活性物质的重要途径和手段。他还与南开大学物理系等单位联合研制了中药党参微量元素标准参考物质和中药连翘微量元素标准参考物质，于1994年8月通过国家中医药管理局组织的鉴定。这两种国家一级标准物质党参定值5种元素，连翘定值11种元素，鉴定委员会认为本项目有较高的实用价值，填补了国内的空白，达到了国内的先进水平。这是我国首次研制的中药微量元素标准参考物质。本项目已由国家标准局核准颁布。

传承育人

1986年王世民被国家学位委员会批准为硕士研究生导师，到1994年已招研究生17名，在已毕业的14人中，已有9人晋升为高级积称（正高2人，副高7人），几乎全是破格或越级晋升，除在国外2人和读博士的1人外，在国内的大多是单位的骨干力量，两人还被提拔到领导岗位。

学术研究

王世民在学术研究上的主攻方向是补肾剂，和他在临床上的特点一样既善补也能用泻。并就补肾剂的强壮，增强性功能而延缓衰老、保肝、降血脂和抗动脉粥样硬化、抗糖尿病、抗骨质疏松、抗老年性痴呆以及对胎儿宫内发育迟缓的治疗作用等进行了研究。这些研究不仅初步揭示了补肾剂治疗有关疾病的某些药理学基础，而且为中医的“肾主生殖、发育”“肾主骨、生髓、通于脑”和“肝肾同源”等基本理论提供了一些实验依据，还给自古以来用补肾剂补肾强精以治疗老年病、延年益寿提供了佐证。

出版论著

先后出版《中医方药手册》《局方别裁》等学术专著，发表学术论文50余篇，创刊并主编《山西中医学院学报》《中医药研究》杂志，所编著《中医方药手册》1970年由山西人民出版社正式出版，一版发行60万册，但该书在1984年再次修订为第二版才恢复王世民的署名，由山西科技出版社出版发行。1970年由谢海洲老师推荐，王世民拜师著名中药文献学家刘寿山先生，从事《中药研究文献摘要》的编写工作，尔后又参加了《方剂研究文献摘要》的编纂。90年代王世民和他的学生们合作，出版了《局方别裁》《中药新用手册》，参编了《微量元素与中医药》《生命元素与药物应用研究》，协助谢海洲教授、孙华士教授整理考订《医药丛谈》和《幼科金针》。

韦贵康

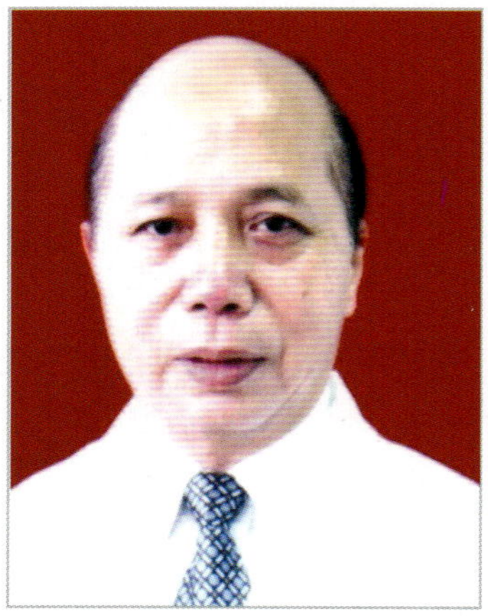

韦贵康，男，汉族，中共党员，1938年10月生，广西中医药大学教授、博士生导师、主任医师。全国名老中医，全国老中医药专家学术经验继承工作指导老师，广西名老中医，桂派中医大师和八桂名师，首届全国骨伤名师，全国优秀教育工作者，全国“五·一”劳动奖章获得者，1992年起享受国务院特殊津贴。2017年获评第三届国医大师。

先后担任过广西中医学院第二附属医院院长，广西中医学院院长，广西中医学院骨伤科研究所所长与名誉所长，广西中医学院骨伤学院名誉院长。

社会职务：广西政协常委、医药卫生委员会主任，广西科协副主席，广西中医药学会常务副会长、代会长，广西国际手法医学协会理事长，中华中医药学会骨伤科专业委员会副主任委员，全国高等中医药院校骨伤科研究会副理事长，世界手法医学联合会主席，世界中医骨伤科联合会资深主席，世界中医药学会联合会骨伤专业委员会副会长，香港中医骨伤科学院院长，俄罗斯依尔库茨克医学院客座教授、依尔库茨克骨科研究所客座教授和副博士生兼职导师，美国疼痛医学研究院名誉院长、美国纽约中医药研究院名誉院长，新加坡中医学院客座教授，澳大利亚自然医学院客座教授，国家中医药管理局中医药科技进步奖终评委员会委员，国家自然科学基金科研项目评审专家等职。

名人小传

丧亲之痛，矢志学医

1938年，韦贵康出生在广西宾阳县高田乡新阳村一个农家，兄长4岁因病早夭。他4岁时，父亲又积劳成疾，因病离世。自幼饱经贫寒的韦贵康兄妹两人，由慈母含辛茹苦养大。1953年，已上初中的韦贵康，又亲眼目睹了与自己形影相伴、年仅15岁的堂哥患重感冒致肺部感染去世。韦贵康堂哥初时只是重感冒，但受当地医疗水平所限，无法有效治疗。等到韦贵康把堂哥用板车拉至县城医院时，堂哥已成严重肺炎并发心衰，错过了抢救时间。疾病夺去了一个又一个亲人的生命，自己却只能看着至亲至爱、学习成绩全校第一的堂哥在自己面前撒手人寰!痛彻肺腑的韦贵康久久不愿放下堂哥早已冰凉的手。抹去泪水，他立下誓言：“我要学医术，将来治病救人!”

1959年，这个长年赤脚奔走在乡间崎岖山路上、三次辍学返乡务农而又念念不忘初心的韦贵康终于如愿以偿，考上广西中医专科学校(广西中医学院前身，今广西中医药大学)。一年以后，学习扎实、成绩优秀的韦贵康，被学校保送到河南平乐正骨学院(后更名为洛阳正骨学院)，攻读中医本科骨伤专业。

平乐正骨学院是我国第一所中医骨伤高等学府，首任院长是著名骨伤专家、河南平乐郭氏祖传正骨医术第五代传人高云峰。高院长的言传身教，以及各位老师的精心指导，加上刻骨铭心的誓言和刻苦钻研的劲头，韦贵康以优异成绩毕业。毕业分配时，他谢绝了去更好省份的机会，坚持回母校(已升格为广西中医学院)工作，并被学院作为优秀人才重点培养。从此，他正式踏上了一边站在“三尺讲台”育新人，一边在附属医院临床治病救人的“悬壶济世”之路。

回到家乡工作多年来，韦贵康从不满足于在学校读过的书本知识，他不仅向民间医生学习传统中医，还辗转进修于天津骨科医院、上海新华医院等国内著名医院，师从高云峰和郭维准(郭氏祖传正骨医术第五代和第六代传人)、尚天裕(被称为“中国中西医结合创伤之父”)、冯天友(新医正骨疗法创始人)、梁锡恩(广西著名骨伤科专家)等中西医骨科大师、名师。外出进修求学多年间，韦贵康掌握了“中西医结合小夹板治疗骨折新疗法”“新医正骨疗法”“镍钛记忆钉固定技术”“人工关节置换术”“脊柱侧弯畸形哈氏棒固定术”等当时的先进技术疗法，并将它们带回广西，与诸多医生一道，一起推动了广西骨伤科的进步。1970年秋，韦贵康的医疗科技成果论文“中西医结合治疗四肢常见骨折273例临床疗效分析”获得国家权威专家的肯定和同行的赞誉。同年底，凭着该论文带来的良好口碑，韦贵康受邀参加了全国中西医结合工作会议，开始在广西医疗界崭露头角。2008年，韦贵康教授是体育明星姚明左脚骨折术后中医康复专家组五名成员之一，他还精心为演员黄晓明治疗过颈椎病和骨伤。2003年、2004年，韦教授两次为著名举重运动员丘乐治疗手腕关节和肘关节肌肉拉伤，令其能够重返赛场创佳绩。韦贵康是八桂中医骨伤流派开拓者与第一代学术带头人。

医技攻关，创立手法治疗

“命运是注定的，推着你向前走。环境可以改变命运，思路决定出路。顺其自然，争取必然！”数十年从事教学、医疗、科研、行政管理的经历让韦贵康得到了教益，总结出了这段格言。在众多科研成果中，韦贵康笑言“手法治疗颈椎性血压异常”的发现最具“偶然性”。

“韦医生，您就帮我治疗一下颈椎痛，其他的不用管！”1975年，一位患有颈痛和高血压的患者找到韦贵康，诚恳请求韦贵康帮他治疗，此前，他已经数次来寻医，但被韦贵康婉言拒绝。在长期的临床实践中，韦贵康熟练掌握了“旋转复位手法治疗骨关节损伤”这一技术。但颈椎是人体脆弱部位，医疗界对手法治疗颈椎病十分谨慎，同时高血压又是手法推拿的禁忌。看到患者难受的模样，韦贵康心里被触动了，作为治病救人的医生，他生出一股“巧手解除患者病痛”的豪气，胆大心细地给患者做了旋转复位手法治疗。谁知效果出乎意料的好，当天患者颈痛头晕的症状减轻，5天后，该患者高兴地送来感谢信感谢韦贵康：不仅治好了他的颈椎病，连高血压也好了！

这一意外发现与收获，令韦贵康在临床实践中特别注意观察伴有血压异常的颈椎病手法治疗影响，陆续治愈了数十例血压异常的颈椎病患者。韦贵康与同事们进一步研究发现，颈椎病血压异常的发病原理主要是外伤或劳损（包括慢性损伤），使颈椎轻度移位或肌痉挛或炎症等局部改变刺激颈交感神经节，其支配的脑内血管运动中枢或上肢血管功能紊乱造成中枢性或外周性的血压异常。“通过手法纠正轻度位移，解除肌痉挛、改善血液循环，随着颈椎病的好转或治愈，其血压异常也逐渐改善或恢复正常。”韦贵康解释手法治疗的目的时说。

经过近8年的艰苦探索，韦贵康与同事们的“手法治疗颈椎性血压异常”成果通过了省级技术鉴定，获广西科学技术成果奖。其进一步的研究成果“旋转复位手法与治疗颈椎性血压异常疗效研究”在1991年获国家“中医药科学技术进步”三等奖，成果被推广至国内外，解除了众多患者的痛苦。

手法治疗颈椎性血压异常的成功，为研究脊柱相关疾病打开了一个突破口。随后，韦贵康与同事们一起，运用手法治愈了一批脊柱损伤引起的头晕、头痛、视力障碍、失眠、心律异常、低热、排尿异常、颅脑损伤并颈椎损伤后综合征、产后损伤性腰腿痛等病症。此类病症被称为“脊柱相关疾病”。

但新生的事物往往会受到质疑，“手法治疗脊柱相关疾病”在很多人看来并不具有普适价值，不少人对其冷嘲热讽。韦贵康不为所动，与同事一起花费大量心血，将人体200多块骨头的与之相关的疾病研究个透彻，建立起脊椎相关疾病的动物模型，用充分的科学理论依据、临床治愈几千病例来回答质疑。最终，“手法治疗脊柱相关疾病”及延伸出的“韦氏脊柱损伤整治36法”（包括韦氏脊柱整治18法母法，后来加增加18法子法），获得了省部级多项奖项，相关专著《脊柱相关疾病学》等先后在国内外出版发行，并由海外弟子带到世界各地。有专家、教授评价，韦氏手法已“成为骨伤科领域具有一定影响的诊治流派”。50年来，韦贵康共诊治国内外患者达30多万人次，治愈率达85%以上；应用其团队创新成果的国内外医疗单位、诊治机构达100多家，诊治患者达200多万人次。

砥砺前行，让中医走向世界

“我曾在1980年到上海新华医院专门进修西医骨科。”韦贵康的讲述令记者有些惊奇。一位中医为什么要去学习西医？其实在韦贵康心中，毛主席曾经的教导“中医是中国优秀传统文化，是伟大医学的宝库，要努力发掘、加以提高”时常谨记。但由于主观客观原因，一些年轻医生更倾向于西医，甚至连中医看病最基本的“望闻问切”都不用了。“我主动申请去学习西医，不是要否定中医，而是为了增加自己发展中医的能力。”韦贵康认为，中医是一门有特色的自然医学、动态的发展医学、传统的开放医学，从《内经》到《伤寒论》，从药王到金元四大家、温病四大家，中医一直都在自我完善，吸收着外来的营养不断发展。韦贵康介绍，古代医学由于当时的条件所限，无法窥知人体奥秘，不像现代医学可在详细分析的基础上做出科学论断来指导医疗实践。而当中医与现代医学相结合，丰富检测和诊断手段，中医的整体观、平衡观、治未病、辨证论治等特点和优势，就可以得到最大体现。“保持中医特色优势，与现代科学相结合。”韦贵康语气坚定地说，中医学要有所发展，不被历史淘汰，必须借鉴包括西医在内的当代自然科学和社会科学等各个方面的研究成果，来充实和发展自己。而在中医药的发展问题上，韦贵康也有着自己的见解。中医是源于临床实践的科学，中医理论和诊疗技术是在临床实践中发展起来的，中医药新药往往是从临床处方、院内制剂的基础上研制的，这是中医药的一个特殊规律。“要改变目前在科研、人才培养、中药研发等方面存在的与临床实践相脱节的想象，坚持医、产、学、研结合，联合攻关，实现突破。”韦贵康表示。

为让中医药走向更广阔的天地，韦贵康从20世纪80年代后期起，逐年增加到广西中医学院的国外医师进修培训名额，进一步扩大招收国外考生到该院攻读中医骨伤等专业。二十多年来，广西中医学院的老师们指导来该院学习中医药、中医骨伤专业的国外进修生已有1000多人次，韦贵康与其他教授合作传带的国外中医骨伤科硕士生、博士生有79人。这些学生身怀中医技艺，成为造福世界各地患者和推动中医发展的“引擎”。

1991年10月，韦贵康在广西民政厅与广西中医学院的支持下，正式创建 “广西国际手法医学协会”。二十多年来，这个已经成长为中国5A级社会组织的协会，推动了中医骨伤、按摩推拿、正骨整脊以及指压疗法等多种涵盖手法操作治疗的交流与合作，在脊柱相关疾病治疗、保健养生、美容、护理、康复等方面广泛应用，深受患者的欢迎。

2005年10月，韦教授以广西国际手法医学协会为基础，在美国牵头成立“世界手法医学联合会”，与世界同行一起，不断深入进行脊柱相关疾病、骨伤康复的学术研究。至2016年，已有来自49个国家和地区的10000多人注册参会，入会会员达2300多人，累计交流论文1104篇，出版《世界手法医学杂志》7期，合编著作5部，编著特色医学丛书11本，在推广中医理论与技法的事业上成绩斐然。

“我们虽然做了一些有益的工作，更仍要继续努力。”已经80岁高龄的韦贵康清醒地认识到前路的不平，神情坚定淡然。这位老人仍在为让中医走向更广阔的世界，砥砺前行。

主要成就

科研成果

在五十多年的教学和行医路上，韦贵康教授在骨伤科专业领域融贯中西医学。他主持、指导课题31项，持有“脊柱损伤性疾病与骨伤手法治疗”等多项科研成果与技术：获得国家专利3项、省部级科技成果奖6项。

临床建树

他通过对上千例伴有血压异常的颈椎病患者进行系统分析和研究后发现，不少患者的血压异常是因为颈椎错位后压迫神经和血管造成的。通过手法治疗使颈椎复位，解除颈部肌肉痉挛，改善血液循环。随着颈椎病的好转或治愈，血压异常的状况可以得到改善，甚至可以恢复正常。

韦贵康率领的团队针对这一“疑难顽症”，从医理和临床开辟了新的治疗之路，率先突破了合并高血压的颈椎病手法治疗禁区，创新了脊柱相关疾病理论，提出了“脊督一体论”“脊柱六不通病机”和“六通治则”，创立了“脊柱整治三十六法”，发明了“移动式脊柱均衡牵引架”以及中药“脊髓康”和“痛安汤”。这一系列成果，得到业界的广泛认可。

韦贵康教授独具特色的“手法治疗脊柱相关疾病”及延伸出的“韦氏脊柱损伤整治36法”被称为“韦氏手法” 。“韦氏手法”已成为骨伤科领域具有较大影响的诊治流派。该手法应用了脊柱力学平衡原理，定位、定向、定量操作，具有“稳、准、轻、巧、透”的特点，疗效显著，在广西各级医疗机构到深度推广，并通过教授的学生和弟子传播到世界各地。

出版论著

主编全国高等中医院校教材《中医筋伤学》，编著《脊柱相关疾病学》等著作26部。发表医学论文166篇。

传承育人

韦贵康教授从事医教50多年，教过的学生、指导过的医生成千上万。他至今已亲手培养出硕士研究生105名、博士研究生8名、博士后2名。他的弟子已形成五个传承梯队，其中不少人已成为国内外著名专家。收徒授道，薪火相传，韦贵康教授坚信这是“太阳底下最光辉的职业”，由衷感到使命光荣，意义深远。

为让中医药走向更广阔的天地，韦贵康教授从20世纪80年代后期开始，逐年增加国外医师到广西中医学院的进修培训名额，大力向国外普及推广中医药学和中医骨伤治疗技术。二十多年来，国外进修生已有1000多人次，韦贵康教授与其他教授合作传带的外国前来留学的中医骨伤科硕士生、博士生有79人。

卢芳

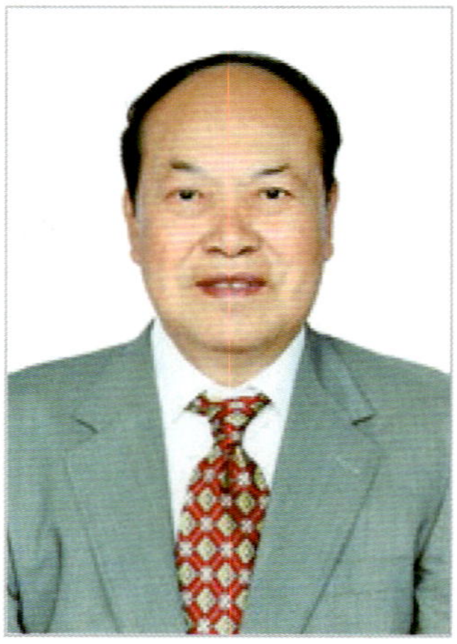

卢芳，男，汉族，中共党员，1939年6月生，哈尔滨市中医医院主任医师，先后任哈尔滨市中医医院院长、黑龙江省中医管理局副局长。全国老中医药专家学术经验继承工作指导老师、“卢芳老中医药专家学术传承工作室”指导老师，黑龙江省名中医。中华中医药学会(三、四届)理事，中华中医药学会糖尿病专业委员会副主任委员，中华中医药学会男科专业委员会副主任委员，中华中医药学会科学技术奖评审专家库专家，中国中医药学会糖尿病医疗中心主任委员，中华全国中医学会老年医学会消渴病专业委员会副主任委员，黑龙江中医药学会会长，享受国务院特殊津贴专家，2017年获评第三届国医大师。

名人小传

家传医风　功力深厚

卢芳出生在一个中医世家。其祖父卢坤从儒而医，在肇东农村家乡行医，很受农民兄弟欢迎，他善用《医宗金鉴》的歌诀治疗疾病，并注意搜集民间验方，如用胡麻（亚麻籽）压面调敷，治疗疔、疖、痈肿，两天即可见效。卢芳的父亲卢永璞是哈尔滨师范学校毕业，从事乡村教师工作，他从他父亲那里学到了一些中医治病的方法，再加之他的文化功底，经常参照《伤寒论》《金匮要略》给人开方治病，从不收分文。在这样的家庭熏陶下，卢芳从小孕育着学医的志趣，而且付诸行动。在小学，祖父就叫他背诵一些《药性赋》《汤头歌诀》等中医启蒙书籍，为卢芳走向献身于中医事业的道路起了积极作用。

1956年，卢芳考取了黑龙江中医学院。卢芳在这里如饥似渴地背诵中医的四大经典，聆听名老中医的授课。凭他原来的功底，加之老师的指导，使他对中医的理论以及诊治疾病的方法有了一个全面的了解和掌握，打下了扎实的基础。他孜孜不倦地度过了5年“三更灯火五更鸡”的寒窗苦读生涯。

很多中医都记得自己的第一个病人，但谁也不会想到卢芳的第一个病人竟是他的亲弟弟卢鑫。1958年卢芳正在上大学，黑龙江麻疹流行，他弟弟只有两岁也未能幸免，先是发高烧继而合并肺炎伴心力衰竭，在县人民医院住院，经多方抢救，效果不明显，医院下发了病危报告，并劝其出院回家，卢芳的父母在绝望中打电话通知卢芳回来和弟弟见最后一面，卢芳赶到时，弟弟脸色青紫，奄奄一息。卢芳凭着家传的医疗经验和在大学学到的医学知识，认为这是麻疹未透，毒邪攻肺所致的麻疹合并肺炎、心力衰竭、呼吸衰竭，他觉得弟弟还有救，遂用宣毒发表汤仅1剂，弟弟竟转危为安了，当时那副汤药花了一角八分钱。经过精心的治疗，弟弟就这样战胜了死神，此事在当地一时被传为佳话。通过此事，卢芳不仅体会到了救患者于危难的成就感，也更加坚定了他一生从医的信念。刚刚迈入而立之年的他便被誉为黑龙江“四小名医”之一。

过去，黑龙江中医学院规定教师在担任临床教学期间可以不坐班，不参加临床医疗。但是，卢芳深深理解“久读王叔和，不如临证多”的内涵，他主动走下讲台查房出诊，他认为病人才是他的良师益友。他的技术专长实际上都是在病人身上印证的。由于他善治疑难杂症，黑龙江中医药大学附属医院曾让他牵头开设杂症病房。

行医五十余载，卢芳遇到无数疑难杂症，他也从中不断总结思考，屡获奇效。

记得有一次，卢芳出诊时，一个病人被人抬了进来。尽管从医多年，见过无数奇怪的病例，但卢芳看到这位患者时仍被吓了一跳。只见患者瘦得皮包骨，头发花白，牙掉得精光，腮向里边瘪着，躺在担架上一动不动，只有眼睛偶尔一开一合。卢芳问了年龄，只有45岁，而从外貌看病人起码有60岁了。

这名病人原是一个职工医院的妇产科医生，被诊断为弥漫性脑萎缩，病人家属抬着她已到外省治了很长时间，医生的结论是不治之症。病人无路可走，因为仰慕卢芳的名气，找上门来了。病人的姐姐说：“卢大夫，你是名医，你不能治，谁还能治。”这种“将军”的话，卢芳已经听到过很多次了，他只能答应让病人先住进病房。

经过观察，卢芳发现病人意识清楚，但说话无力，呈衰竭状态，卢芳对其进行了全面检查。卢芳认为，根据《黄帝内经》“上气不足，则脑为之不满(萎缩)，耳为之苦鸣，头为之倾，目为之眩”，病人必须补中气，重用黄芪，黄芪为君药，用量要达到100克，再加上其他中药饮片。如此服用了一个月，奇迹出现了，病人明显恢复了活力，僵硬的四肢开始能够活动了。原来连说话的力气都没有、吃饭咀嚼能力几乎丧失，现在居然能够下地走动了，两个月就能从二楼到一楼散步了，半年时间就能从病房到汽车站送客人了。后来这位病人脸色红润了，双目也变得有神了，生活完全能够自理，各方面功能恢复非常好，原来只有70斤的体重增加到一百多斤。

卢芳认为，中医博大精深，作为一个当代合格的医生，对中西医两种理论必须找出契合点，有创新、有突破，才有作为。而中医师更要精通中医基础理论。

卢芳在任黑龙江省中医药大学附属医院内科杂病病房主任期间(1980年—1986年)由于管理有方，突出中医特色，中药使用率高，博得院内外好评。因此被调任哈尔滨市中医医院任院长之职。由于坚持专科专病、突出中医特色的办院方针，被国家中医药管理局确认为全国示范中医院建设单位，取得很好的社会效益及经济效益。为此，卢芳被调任为黑龙江省中医管理局任副局长之职，在任副局长期间，他很好地完成了国家二甲和三甲中医院的评审工作，对振兴黑龙江省中医事业做了大量有益的工作。卢芳曾说：“做官是有任期的，做医生是终生的。”他视医生的职业神圣而高尚。卢芳担任哈尔滨市中医医院院长和黑龙江省中医管理局副局长长达15年时间，但他仍然坚持定期带徒出诊、查房、搞科研、撰写论文，出版专著。到各市县检查指导工作时，卢芳仍抽出时间为当地患者诊病、讲课。卢芳说：“临床疗效是中医生命的根。”由于他已形成了自己独有的医疗特色，如辨病与辨证相结合，处方药味少、药量大等，深受同行和患者的信赖，也便于深入基层联系群众，所以行政工作也干得有声有色。

主要成就

临床建树

卢芳在多年的医学实践和理论钻研过程中，在挖掘传统医学精髓的同时，逐步形成了自己独到的见解和理论体系。

1. 调和阴阳巧治阳痿

卢芳认为阴阳学说是中医学理论体系的核心，它不仅是一种朴素的唯物的辨证的哲学思想，在其与医学结合之后，有了很大的发展，不仅内容丰富，而且更具有科学的内涵。因此，学习中医不可不精究阴阳学说之理。他对《内经》阴阳学说的论述颇有研究，博览各家的论著加以探讨，并运用现代科学及自然辨证法的观点分析了阴阳学说科学性，同时列举八纲、八法、六经等强调阴阳学说在整个中医理论体系以及辨证、立法、遣方、用药等各个诊疗环节中的指导作用。

卢芳将阴阳学说运用在临床实践中，他常引用“善补阳者，必于阴中求阳，则阳得阴助而生化无穷；善补阴者，必于阳中求阴，则阴得阳生而泉源不竭”（《景岳全书•新方八略•补略》）之言来启迪后学。他临证时制方用药亦遵循上述原则，总是从调和机体的阴阳入手，并结合每个病人的特殊情况来处理，每每能获取良效。如他用祖传秘方还春口服液治疗性功能减退，他认为性功能减退属老年气虚者，气不化精生阳所致，肾阳不振，导致性功能障碍，在研制的还春口服液中偏重人参、汉三七、取人参益气生精，汉三七补血活血，人参、三七一气一血，一阴一阳，气虚得补，血滞得通，气血调和，阴阳自平，即“阴中求阳，阳得阴助而生化无穷”之意，这才是治疗本病之本，打破了传统治疗性功能障碍惯用壮阳的格局。

2. 首倡脾胰同治法治疗糖尿病并发症

卢芳认为糖尿病病变在脏腑主要责之于脾，由此在国内首创了“脾胰同治法”，临床疗效卓著，尤其是对有并发症者，更为标本兼治之法。

糖尿病在古代中医典籍记载中已有几千年的历史，内容丰富而且完整。对此病的认识，大都认为与肺胃肾三脏功能失调有关，并分为三消，消渴多饮为上消，消谷善饥为中消，尿频量多为下消。卢芳认为这种提法有偏颇之处，他经过反复观察，认为病在脾上。卢芳对此进行深入研究认为，五脏包括心肝脾肺肾，胰的功能可归到脾上，所以说胰有病就可以看成是脾有病，糖尿病的症状确实有脾的症状。卢芳认为糖尿病是因脾气虚弱或脾气呆滞而引起水谷转输运化失常所致。

3. 继承“鼻通于脑”理论创新中风给药途径

中医传统理论认为“鼻通于脑”。《灵枢》云：“十二经脉三百六十五络，其气血皆上注于面而走空窍。”这说明鼻腔给药通过经脉循行可达脑髓。现代医学对鼻黏膜、动静脉、脑及脑脊液的关系也提供了确切的给药依据：鼻腔内具有纤毛上皮黏膜，黏膜下生有丰富的毛细血管网及淋巴网络，十分有利于药物的吸收。鼻腔上部有筛板结构，其周围充满脑脊液；同时鼻腔上部的静脉与海绵窦和上矢状窦相联系，上述两种解剖关系都说明鼻腔给药可直接进入脑脊液。

由于鼻腔给药直接吸收进入脑脊液，避开了“血脑屏障”的阻隔，直接作用于靶向组织，明显减少了用药量，可保药物有效剂量。鼻腔给药避免了口服药物经过肝胃的首过效应，因此生物利用度高，给药方便。

中风鼻溶栓是卢芳数十年的经验方剂，通过现代工艺技术提取而成，具有活血通络、醒脑开窍的功效，适用于脑动脉硬化、脑萎缩、脑梗死、老年性痴呆等病。该产品于2004年获黑龙江省中医科技进步奖。

4. 大剂量川芎治疗头面部神经痛

卢芳对头面部神经痛方面的研究颇具特色。他曾经接诊过一位久患三叉神经痛的老人，老人把过去治病所有的药方全拿来了，足有20多张。卢芳仔细研究了这些中药方，全是治疗偏头疼的药方。既然那些药方已经证明对病无济于事，那么，再开下去肯定还是于事无补，必须另辟蹊径。他一头钻进图书馆的资料堆里，在《名医别录》中看到这样的论述：“川芎，专治面上游风去来，目泪出，多涕唾，忽忽如醉。”卢芳觉得，这是古籍中对三叉神经痛最为贴近的描述。

再看患者治疗偏头疼所有的中医方剂中都有川芎，分析了病人过去治疗失败的原因，他认为，主要症结有两个，一个是有效量不够，另一个是配伍问题。因此他加大了川芎剂量。卢芳决定突破禁区，但不能让病人去冒险，就在自己身上试验，逐步加大剂量，一直加到50克。之后，这位老人仅用了卢芳的3剂药，可怕的疼痛很快消失。老人开始主动把与自己一样受到三叉神经痛折磨的病人介绍到卢芳那里。于是卢芳的诊室里多了一个三叉神经痛的患者群体，每天病人络绎不绝。川芎治疗头痛是人所共知的，卢芳认为川芎剂量小则达不到效果，对偏头痛、三叉神经痛、枕大神经痛等头面部神经痛最低用量为50克，多则达100克。

他认为理论的正确与否不在于理论本身能否自圆其说，能否天衣无缝，而在于能否经受实践的检验。如在治疗自主神经功能紊乱时，则强调滋阴潜阳之法，认为本病阴亏肝旺，由于肾阴虚致心肾不交，由于肝阳旺而致肝脾不和，心肝脾肾俱病，其主要脏腑为肝肾，自拟四生饮，用生地黄、生白芍、生龙骨、生牡蛎以滋阴潜阳，重镇安神。他对前人的方剂不是照抄照搬、锱铢不变，而是灵活运用、化裁创新。所以他在方剂的应用上很有建树，如用《伤寒论》的炙甘草汤治疗席汉氏综合征(虚劳)，而不限于伤寒论(原文是：心动悸、脉结代，炙甘草汤主之)。将仲景的真武汤并附子汤合方治疗寒湿痹症，而不限于水气病等。

任何科学，都需要依靠辛勤的劳动和正确的辨证思维方法。卢芳以精湛的医疗技术名震海内外，成为一代名医，除了具有博大精深的医理知识和丰富独到的经验之外，与他的敏捷的辨证思维方法是分不开的，他在实践中看到刚走上工作岗位的中医临床医生，在辨证施治的过程中，往往按“十问歌”去问诊，问完也没得出主证。卢芳根据自己的临证经验，归纳总结了一辨证程序歌：“望闻问切抓主证，脏腑学说把位定，找出某脏为主导，再用八纲去定性，卫气营血与三焦，经络循行与六经，结合气血与痰饮，高度概括成证型”，这样才能使辨证纲举目张，条文缕晰。

5. 辨病辨证中西合璧

卢芳主张“辨病与辨证相结合”的观点，内含有两层含义：一是既要为病寻药，又要重视辨证论治，二是辨证论治与辨病施治相统一。西医通常寻找有效方剂与药物，希望能找到治疗某一种疾病的有效方药，因此，努力于为病寻药。中医则强调辨证论治，用辨证的方法用药而不拘于一病一方。卢芳认为两者不能偏废。辨证论治是建立在整体观念和动态观念上，以朴素的唯物辨证法为基础，认识疾病过程中的主要矛盾和解决主要矛盾的两个方面。它不是为寻找唯一的致病因素，而是多元的衡量某一方面的主要问题，以此主要问题作为治疗依据。

卢芳在治疗急难重症时，往往病症同辨，急、难、重症，病情复杂，表现多端，认证困难，救治棘手，常非一法一方能效，对此力求稳中有细，缓中有急，既不可图一时之快，治标弃本，也切忌恋本耽时失标。细辨病症轻重，既辨病又辨证，既坚持中医理论原则，又灵活应用西医的认识和研究成果，将现代药理研究成果在辨证论治的基础上，运用临床，酌情用某些有效的药物，确不失为良法。如卢芳治一例扁桃腺癌患者以辨病为主，因病施用大剂量解毒清热、抗癌消炎的药物，如金银花、败酱草、山慈姑、紫地丁、板蓝根、天花粉、玄参、菊花、丹皮、白花蛇舌草、大青叶、蒲公英、栀子、元胡、郁金等。根据情况，出入加减，配合中药漱口剂和西医放疗，使病情得到控制、癌肿缩小、症状消失，已五年余未发。卢芳认为癌症当以攻邪解毒为主，扶正为辅，癌毒去，正才可复，毒邪不去，内里不安，正也不易扶。如非扶正不可，其用量亦轻，或以饮食扶正即可。视病情辨证、辨病交替或同时使用，相机出方用药。

6. 继承不守旧贵在创新

卢芳认为祖国医学源于远古，历经各代，不断发展而成，要振兴中医，首要继承，但非守旧，重在创新。《素问•至真要大论》谓："有者求之，无者求之"，有者求之，继承之意；无者求之，创新之属。一是要认真整理研究中医文献资料，对于古籍经典详加校正、疏义注释，并予熟读深思，领会其理论真谛；二是要把理论研究和临床、科研实际紧密结合，使之相得益彰，同时要整理研究近代老中医医籍及临床经验，掌握其治疗疾病的独特之处。他反对那种理论脱离实际，只强调理论，反对轻视实践的纯理论继承，更不主张治学只是引经据典，毫无新义的守旧思想。卢芳常教导学生，勤于古训，重在新义；治学勿以空谈，重在实践，就是要在继承的基础上提出新问题，通过实践，敢于突破，解决新问题，从而不断丰富中医学说内容，提高诊治疾病之能力。例如，三叉神经痛发病以I或III支为多这一现象，在中西医文献中都无人解释，他根据手足三阳经脉在头面部的循行规律，在医学界首先提出了在六经中除足太阳膀胱经外，都循行于三叉神经的第Ⅰ、Ⅲ支分布区，而第一支分布区仅有足三阳经脉在此通过。从而得出三叉神经痛是经络受邪的观点。在治疗上，他依据药物归经和药物性能，总结出治疗三叉神经痛引经药取得了很好的效果。

传承育人

1990年，卢芳被国家人事部、卫生部、国家中医药管理局选中为国家首批全国名老中医学术经验指导老师，此后，国家批准卢芳招收第二、第三、第四、第五批高徒。他将自己运用中医经典治疗疑难病例的方法、思路毫无保留地传授给学生。尤其是在担任哈尔滨市中医医院院长的8年期间，卢芳无偿为医院献出自己的验方，并成功率领中医院走出"西化"的发展模式，帮助医院形成独有的中医药特色和文化，获得患者的广泛好评。

2014年国家批准设立哈尔滨市中医医院全国名老中医药专家传承工作室，卢芳突破传统的师带徒模式，用新思维、新方法指导带徒工作，提出了"经典是基石、辨证是关键、疗效是根本、科研求发展、打造新名医、传承做贡献"的带徒理念。卢芳被评为全国首届中医药传承优秀教师奖。他的徒弟郎宜男获得全国首届中医药传承高徒奖。

卢芳带出了一批又一批高徒，同时，他的子女家人也在他的真传下取得了不菲的成就。长子卢天罡为黑龙江省济仁药业公司的董事长，次子卢天雄夫妇开办济仁中医医院，儿媳王翠微是卢芳教授第四批继承人，三儿子卢天蛟，是哈尔滨市中医医院中医内科中医师，卢芳教授第五批继承人，在哈尔滨开办"卢医堂"专治疑难杂症。

出版著作

卢芳出版专著四部：《内科辨病与辨证》《三叉神经痛与中医疗法》《中医诊治内分泌代谢病》《卢芳临床思维》。

科研成果

卢芳所获得的省政府级科技成果三项，且均为第一负责人，同时根据他的科研成果开发了新药四种：治疗前列腺增生的前列闭尔通栓、治疗三叉神经痛的颅痛宁冲剂、治疗虚症地参鹿茶、治疗儿童抽动症的菖麻熄风片。他提出的"体质平衡套餐"把人的体质分为寒、热、虚、湿四个不同体质，并研制了相应的膏剂，为中医"治未病"开辟了新的治疗方法。

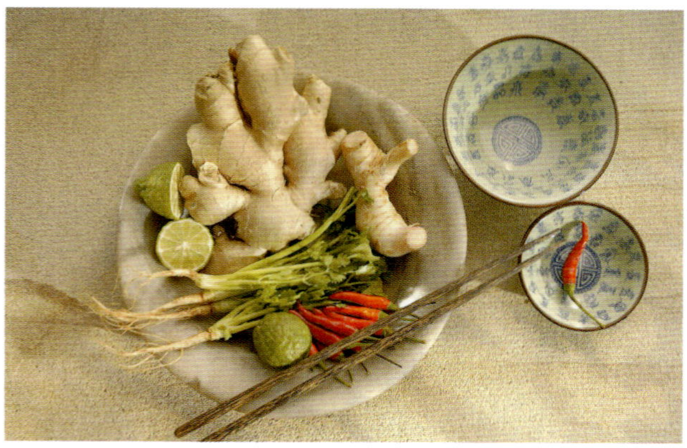

包金山

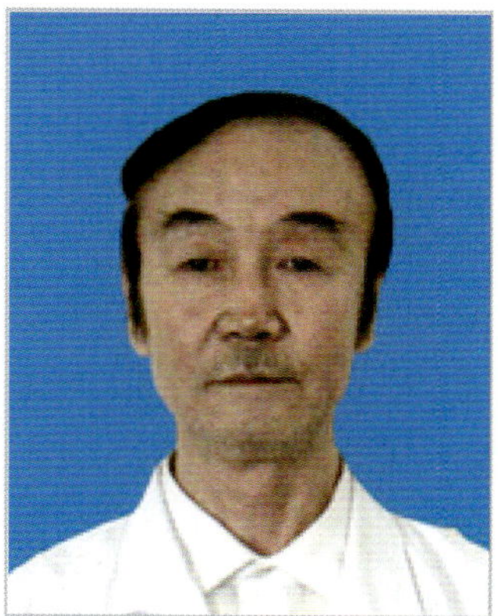

包金山，男，蒙古族，中共党员，内蒙古民族大学附属医院主任医师。国家级非物质文化遗产传承人，内蒙古自治区名老蒙医、硕士研究生导师、博士后合作导师、内蒙古通辽市蒙医整骨医院创建人、《蒙医病症诊断疗效标准》审定委员会专家、内蒙古民族大学蒙医药研究中心兼职研究员、中国医学百科全书蒙医分卷编委、高等院校蒙医药统编教材编委、中华蒙医药学名誉副会长、蒙医骨伤科学会主任委员。享受国务院政府特殊津贴专家，全国老中医药专家学术经验继承工作指导老师。2017年获评第三届国医大师。

名人小传

包金山，1939年6月出生于内蒙古科尔沁草原一个已传承200多年的蒙医世家，从小跟随叔父学习祖传蒙医整骨术，是第四代传人。

包金山自1963年7月起从事蒙医临床工作，他创建了第一家蒙医整骨专科医院并长期担任主要领导职务，使历史悠久的蒙医整骨术得到了与其他医学并肩为更多骨伤患者服务的平台，被中外学者誉为“中国蒙医骨伤科学第一人”“中国蒙医整骨界元老”。他在担任自治区及全国人大代表期间，积极参政议政，提出的“关于加强医疗体制改革步伐，逐步改变农村牧区缺医少药的局面”等议案，得到了自治区党委及政府有关部门的重视，有的被评为优秀议案或建议受到奖励。由于他对民族医药做出了突出贡献，党和国家领导人多次接见并合影留念。1993年荣获“全区民族团结进步奖”；1993～1998年，当选为内蒙古自治区第八届人大代表；1994年荣获“全区优秀共产党员”称号；1994年荣获“全国民族团结进步模范”称号；1998年12月被评为“内蒙古自治区优秀科技工作者”；1998～2003年当选为全国第九届人大代表；1999年被评为“全国卫生系统先进工作者”；2008年被评为内蒙古自治区名老蒙医；2011年荣获全国“郭春园”式好医生称号；2012年月12月被文化部授予“国家级非物质文化遗产项目蒙医药（蒙医正骨疗法）代表性传承人”。

主要成就

临床建树

包金山教授医术高超，以激发与调动人体内在潜能为特征，能动整复与功能愈合为理念；以意念归真、形神归一、心气相应、手随心转、法从手出、功随病至为基点；以内因为根基、外因为条件，蒙医药学基础理论为指导，采取非手术自然疗法的祖传蒙医整骨治疗骨折，这种特色疗法具有疗程短、费用低、痛苦少、愈合快、恢复好等优势，很好地解决了中外治疗骨折史上长期没能攻破的动与静、人与物、主动与被动、骨骼与软组织、手法与艺术等八对矛盾，打破了“广泛固定，完全休息”的骨折治疗中只强调解剖对位，不考虑骨折愈合的误区。他从未间断过对传统蒙医整骨术的理论和实践研究以及创新，使其从师徒式的传承进入了高等学府的殿堂，成就了蒙医整骨学。他在传承先人经验的基础上，把现代系统科学应用到了蒙医整骨理论中，创立了以“三诊”“六则”“九结合”为精髓的中国蒙医整骨学。

三诊包括眼看、心想、手摸；六则包括手法整复、夹板固定、喷酒按摩、对症用药、调节饮食、功能锻炼；九结合包括医生与患者结合、三诊与X线结合、喷酒与手法结合、局部与整体结合、内因与外因结合、治疗与护理结合、固定与锻炼结合、意和气结合、神与形结合。

科研成果

他主持完成的“中国蒙古族奇特医术正骨疗法”“祖传秘方旭日图乌日勒”的研制等16项科研成果在国内外获奖，先后获得了内蒙古自治区科技进步三等奖2项、内蒙古自然科学银奖1项、首届乌兰夫科技铜奖1项以及华佗奖、伊希巴拉朱尔奖等奖项。

出版论著

他编写出版了《祖传整骨（蒙古语版）》《中国蒙医整骨学》《科尔沁包氏整骨术》等8部著作；在《综合整骨》《中国中医骨伤科》《中华医学史》等国内外刊物上发表了“蒙古族喷酒整骨法的由来及奥秘”“中国蒙医整骨术的传承与独特疗效”“蒙医整骨治疗小儿肱骨髁上骨折400例”等学术论文60多篇。

传承育人

他经几十年的探索努力，广收学生、著书立说，先后传授培养了320多名学生和学徒，并出色培养了蒙医整骨第一批研究生。

尼　玛

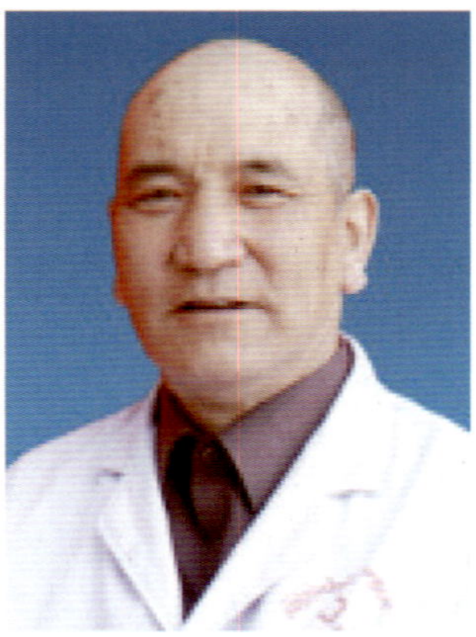

尼玛，男，1933年12月生，藏族，青海共和人，中共党员，青海省藏医院主任医师。全国老中医药专家学术经验继承工作指导老师，青海省名医。中华中医药学会终身理事，青海省优秀专家，2017年获评第三届国医大师。

名人小传

尼玛，1954年1月参加工作，曾师从著名藏医诺果日却智，至今从事中藏医药工作60余载。1983年，尼玛带头创办了青海省藏医院，并担任青海省藏医院第一任领导。他带领同事们首次试制成功了青海省首批藏药名贵药品——“七十味珍珠丸”，并成功加工炮制了濒临失传的藏药金、银、铜、铁、水银等，成为青海首批知名藏医药专家。

尼玛如痴如醉地爱他的事业、爱他的患者，把全部心血都抛洒在服务患者上。60岁后曾两次推迟退休，两次被青海省藏医院返聘，一干又是20年。至今，他仍坚持在临床一线，诊治患者近20万人次。

在藏药炮制研发方面，尼玛对采药、鉴别、筛选、配料、投料、加工制作、品种鉴定等都十分精通，是目前国内藏药传统炮制技术的名老专家、老行家。

为了研发更多更好的藏药制剂产品，他亲自带队先后走遍了平均海拔4000米以上的巴颜喀拉山、祁连山、大坂山等10余座大山，走访了甘肃拉朴楞寺、瞿檀寺等寺院，采集藏药药材，研究藏药炮制工艺，生产出了一批批高效藏药制剂药品。

60年来，尼玛不但教导医生、学徒们时刻注重医德，自己更是身体力行，对来自农牧区、经济条件差、在西宁无亲无友投宿的患者，腾出自家的房间让他们住，并给予他们力所能及的帮助和治疗。

1994年8月被青海省人民政府授予“青海省优秀专家”；2002年被省卫生厅评为青海省名中医；2009年6月被中华中医药学会授予“中华中医药学会成就奖”；2012年5月被中国健康教育中心授予“我最喜爱的健康卫士”；2012年6月被中国非物质文化遗产保护中心授予“首批中华非物质文化遗产传承人薪传奖”。

主要成就

科研成果

在藏药炮制研发方面，尼玛对采药、鉴别、筛选、配料、投料、加工制作、品种鉴定等都十分精通，是目前国内藏药传统炮制技术的名老专家、老行家，并成功加工炮制多种濒临失传藏药。他主持研发的藏药“七十味珍珠丸”“赛太”制备工艺和藏药“阿如拉”诃子配制技术3个传统藏医药项目，被列为国家级非物质文化遗产保护项目。

为了研发更多更好的藏药制剂产品，他亲自带队先后走遍了平均海拔4000米以上的巴颜喀拉山、祁连山、大坂山等10余座大山，走访了甘肃拉朴楞寺、瞿檀寺等寺院，采集藏药药材，研究藏药炮制工艺，生产出了一批批高效藏药制剂药品。

出版论著

为了更好地研发藏医药，他以科学的方法，总结传统临床经验，从长远的发展角度分析研究藏医藏药，先后参与编撰了《藏医药浴对风湿性关节炎的免疫调整作用研究》《中国医学百科全书•藏医学》《青海省藏药标准》《全国中等藏医教材》《藏医临床札记》《藏医药选编》《全国藏医中专教材》《藏医大专教材》等，在藏医药界颇有影响力和较高的临床科研运用价值。作为我国迄今规模最大的藏医药文献《藏医药大典》的首席顾问，为了更好地研发藏医药，尼玛先后主笔、口授、编撰的著作、教材、技术标准、规范等有100部(篇)以上，如今在藏医药界颇有影响力和较高的临床科研运用价值。

传承育人

他以传帮带的形式，传授、带教出的藏医药人才有300余人。

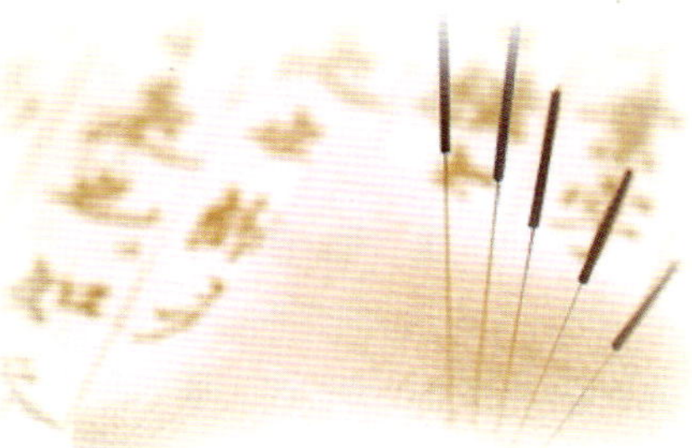

吕仁和

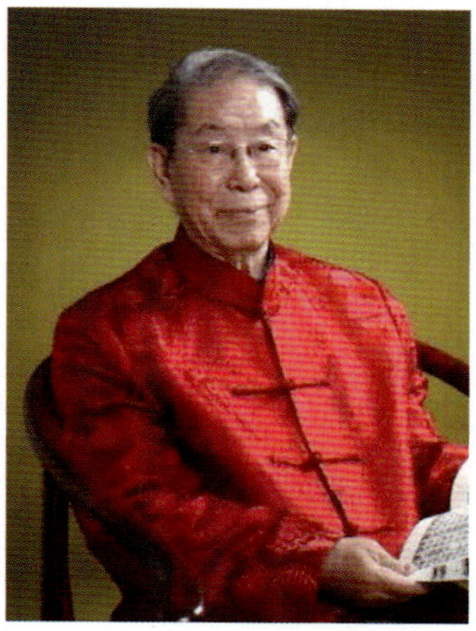

吕仁和，男，汉族，中共党员，北京中医药大学东直门医院主任医师、教授、博士生导师。历任世界中医药学会联合会糖尿病专业委员会会长及名誉会长、中华中医药学会糖尿病分会主任委员、北京中医药学会肾病专业委员会主任委员、北京中医药学会糖尿病专业委员会主任委员；为第三批、第六批全国老中医药专家学术经验继承工作指导老师，首批全国中医药传承博士后合作导师，第二届首都国医名师，享受国务院政府特殊津贴。2017年获评第三届国医大师。

名人小传

吕仁和教授1934年9月出生于山西原平，外祖父是当地知名中医，母亲略知针灸推拿，家庭熏陶很早就接触到中医，尤其童年时得病就是外祖父治好的，所以他很早就倾心于当个好医生。1953年他初中毕业，奔着自己的理想，报考了山西太原第一卫校。幸运的是，这个学校里虽然西医为主，但并不排斥中医，可以学习一些中医知识和针灸方法。他本来就有对外祖父和母亲中医针灸治病的耳濡目染，学起来更有心得，也更积极主动，经常跟同学相互练习针灸技术。机会总是青睐有准备的人，1956年，新中国开办中医高等院校，青年吕仁和毅然报考北京中医学院，如愿被录取，成为新中国第一批中医大学生。1962年毕业于北京中医学院中医专业，留校于东直门医院从事医疗、科研、教学。1969年，响应国家号召，与同窗魏执真一起到桂林南溪山医院内科从事临床工作，在这里接受了协和专家张乃峥、汪家瑞教授系统的西医培训。张乃峥教授采取病例讨论的方法培养年轻人的临床能力，他把年轻大夫的病例都收集起来，展开讨论，尤其是针对现病史的讨论。患者在哪里治疗过，是什么诊断，使用的什么治疗方法，效果如何等等。这种方法显然能高效率增加年轻大夫的临床经验积累，提升临床处置能力。吕仁和到1976年才离开南溪山返回北京东直门医院。中医方面，吕仁和师承施今墨先生、祝谌予教授、秦伯未教授等著名大师，曾应邀与时振声教授等一起为印尼、新加坡等地侨领会诊，同关幼波、施奠邦教授等一起出访阿联酋，为其国家元首会诊，圆满完成医疗任务。

吕仁和教授从事中医内科教学、医疗、科研工作四十余年，建树颇多。主要研究领域为糖尿病、肾脏病的中医药防治等。牵头创建世界中医药学会联合会糖尿病分会、中华中医药学会糖尿病分会、北京中医药学会糖尿病分会、北京中医药学会肾病分会，是中华中医药学会肾病专业委员会的创建者之一。现任世界中医药学会联合会糖尿病专业委员会名誉会长，曾任世界中医药学会联合会糖尿病专业委员会会长，中华中医药学会糖尿病分会主任委员、名誉主任，中华中医药学会肾病专业委员会副主任委员，北京中医药学会糖尿病专业委员会主任委员，北京中医药学会肾病专业委员会主任委员，北京中医药学会常务理事，卫生部新药审评委员等。主张对肾病、糖尿病及其神经血管并发症进行分期辨证、综合治疗。为国家科委“七五”“九五”“十五”攻关项目负责人，先后主持与承担部局级以上科研课题9项，研究成果获得部级科技进步奖7项，获国家新药专利2项。

他重视国际学术交流，1978年曾赴德国洪堡大学讲学，其后多次应邀到日本、韩国、香港等国家与地区讲学与医疗，糖尿病防治“二五八”方案曾在韩国杂志发表。作为世界中医药学会联合会糖尿病专业委员会会长和名誉会长，对中医药防治糖尿病及其并发症国际学术交流和推动中医药走向世界，做出了重要贡献。

主要成就

临床建树

吕仁和治学崇尚《内经》，结合临床实际，提出了糖尿病“脾瘅”“消渴”“消瘅”分期辨证思想、糖尿病微血管并发症“微型癥瘕”病理学说与散结消癥治法、糖尿病及其并发症“二五八”防治方案、“六对论治”辨证论治方法、糖尿病患者自我调整的“三自如意表”、慢性肾炎分期辨证方案和慢性肾衰分期辨证方案。他牵头建立的《糖尿病及其并发症中医辨证标准》《糖尿病中药新药临床研究指导原则》以及他指导的团队建立的糖尿病肾脏病中医诊疗方案及临床路径，已作为行业标准在全国推广。

科研成果

国家科委“七五”“九五”“十五”攻关项目负责人，先后主持与承担部局级以上科研课题9项，研究成果获得部级科技进步二等奖5项、三等奖2项，获国家新药专利2项。国家科委“七五”攻关慢性肾炎项目负责人、“八五”期间国家中医药管理局重点课题糖尿病微血管病变项目、国家科技部“九五”和“十五”科技攻关计划糖尿病肾病项目、国家教育部博士学科点课题糖尿病肾病项目、国家科技部生命科学技术发展中心新药课题“治疗糖尿病肾病新药-止消通脉宁颗粒剂研究”项目负责人。慢性肾炎研究成果获北京中医药大学科技进步一等奖、国家中医药管理局三等奖、北京市科技进步二等奖；糖尿病微血管病变研究成果获北京中医药大学二等奖、北京市科技进步二等奖；糖尿病肾病研究成果获北京中医药大学科技进步一等奖、北京市科技进步三等奖、中国高校科技进步二等奖。

出版论著

主编《糖尿病》《糖尿病及其并发症中西医诊治学》《中医药治疗糖尿病新进展》《糖尿病（消渴病）中医诊治荟萃》等著作9部，发表论文70余篇，主编的《糖尿病及其并发症中西医诊治学》获2002年度中华中医药学会“康莱特”杯优秀著作一等奖。

传承育人

吕仁和培养博士后3人、博士17人、硕士18人，指导全国老中医药专家学术继承人2人，徒弟12人，培养了大批中医药优秀人才，学术继承人已成为中医内分泌病、肾病领域的学科带头人与著名专家。

朱南孙

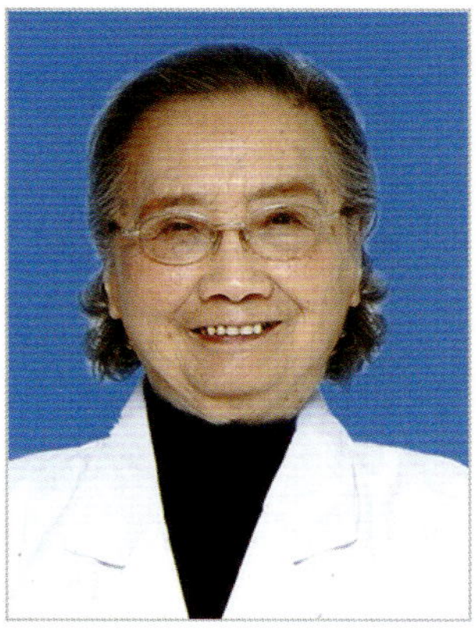

朱南孙（1921年～），女，中共党员，国医大师，上海市名中医，上海中医药大学终身教授，主任医师，享受国务院特殊津贴。其祖父朱南山、父亲朱小南先生是中国著名的中医妇科学家、医学教育家。朱南孙教授作为朱小南先生的长女，自1942年毕业于新中国医学院后， 1952年即随父加入上海市公费医疗第五门诊部（岳阳医院前身），醉心临床，终成一代妇科大家。曾获全国及上海市“三八红旗手”“劳动模范”等荣誉称号，2016年获中国最美女医师终身荣誉奖，作为上海市非物质文化遗产项目（朱氏妇科疗法）的负责人及代表性传承人，她毕生以发展流派为己任，传承中医文化，光大国学精粹。2017年获评第三届国医大师。

朱南孙教授济世七十余载，结合临床实践，创立“动静观”，提出“审动静偏向而使之复于平衡”的观点，总结“从、合、守、变”四法，为诊治妇科疑难病症建立了一套朱氏妇科特色的理论体系和治疗方法，临床疗效显著，引领全国。

她善于推陈出新，先后带领朱氏妇科完成各级课题100余项，推广新技术5项，获国家知识产权2项及各科技奖励10余项。

她潜心传承，2001年即以工作室形式开展流派传承工作，现鲐背之年仍亲自主持朱氏妇科流派建设工作，培养后学，传承队伍已遍及海外，朱氏妇科也成为全国工作室建设的成功典范。

名人小传

在上海北京西路长沙路口，坐落着一幢小楼，名曰“南山小筑”，其主人便是南孙教授的祖父朱南山——上海滩赫赫有名的“朱一贴”所设立的诊所，在当时每日诊治200到300号患者，可谓门庭若市。出生在这样的医学世家，朱南孙自小就因其天资聪颖、性格坚毅而深得祖父南山公的喜爱，取名“南孙”，寄望她长大后能够秉承家学，弘扬祖业。

年轻时期的朱南孙热爱运动，读高中时常常会脚蹬旱冰鞋，从“南山小筑” 一路滑行去永康路上的务本女中上学。当她高中毕业后，没有辜负家人的殷切期望，毫不犹豫地考入由其祖父和父亲所一手创立上海新中国医学院，选择了中医作为她的终生职业。大学里，朱南孙孜孜以求，学贯中西。当时新中国医学院的教学体制可谓完备，制度严明，人才济济。朱南孙在名师指点下研习《伤寒》《金匮》《本草》等经典及解剖、生理、病理等医学基础知识，为日后临诊夯实基础。临床实习，朱南孙有幸跟随儿科徐小圃、内科丁仲英、妇科唐吉父等名医，侍诊左右，耳提面授，获益匪浅。同时，父亲作为朱南孙的医学启蒙老师，谆谆教诲，环境熏陶比上课更有潜移默化之效，好学的朱南孙日就月将，1942年以优异成绩大学毕业。1943年春，朱小南在诊所一隅为女儿单设桌案并登报启事，朱南孙正式独立坐诊，开始了漫长行医生涯。1952年，朱南孙随父同入上海市卫生局开办的中医门诊所（后改为上海市公费医疗第五门诊部，即今天上海中医药大学附属岳阳中西医结合医院名医特诊部的前身）工作，创建了当时上海医院中第一个独立的中医妇科。自那以后，她就一直在岳阳医院中医妇科工作，至今已在这里工作了七十余载春秋。

朱南孙教授承前二世精华，在多年临床实践基础上，晚年医术尤为精湛，创立了“动静观”，提出了“审动静偏向而使之复于平衡”观点，形成了“从、合、守、变”的学术思想。“从”，反治，即动疾制以静药，静疾制以动药；“合”，兼治，遇动静阴阳失匀之证，当用两全之法；“守”，恒，对病程长、症情复杂的慢性疾患，坚证守方，缓缓图治；“变”，变通，妇人之疾、经孕产乳，适时为贵。以此为原则，建立了一套朱氏妇科特色辨治体系：如不孕症培补奇经，调冲促孕，攻补兼施；闭经滋养天癸，疏理肝气，并结合“异病同治”思想防、治兼顾；痛证结合“诸痛属心”原则，加入导引心经之药寓通于荣；血证以“通、涩、清、养”为原则，祛瘀止血，凉血复旧。

在她的带领下，朱氏妇科团队完成了朱氏妇科治疗不孕、闭经、痛证、更年期子宫肌瘤等优势病种的临床研究，梳理了朱氏调经促孕方、加味没竭汤、紫蛇消瘤断经汤、将军斩关汤等验方的用药特色，总结提炼，著书立说。其中，加味没竭汤为院内制剂应用临床30余年，疗效显著，其新药申请已在受理；紫蛇消瘤断经汤治疗更年期子宫肌瘤获国家发明专利；而将军斩关汤为崩漏病•血瘀证的代表方，被各版《中医妇科学》教材引用。

梅之高洁，傲雪凌霜，梅之品格，报春大地。朱氏家族许多亲戚定居美国，朱南孙每次探亲，求医者络绎不绝，众人挽留她驻美行医，她总说：“中医的根在中国，我自当留在中国！”

朱南孙教授不仅自己投身于中医事业，她还采取多种培养模式，潜心教育，所悟岐黄均倾囊相授，为祖国培养了一大批优秀的中医人才，为中医薪火传承贡献力量。她先后担任了全国第一批、第二批继承名老中医药专家学术经验工作导师、国家局优秀中医临床人才导师、上海首席名中医工作室导师等，培养了大批传承人，使他们不断成长，发挥其在中医妇科建设和发展中的作用，其中包括硕博士生导师、全国第五批继承名老中医药专家学术经验工作导师、上海市名中医、国家局优秀中医临床人才、全国及上海重点学科带头人、后备业务专家、国家专业委员会及地方专业委员会的主任委员、副主任委员等，传承脉络已远及美国、香港。

主要成就

在朱教授的躬亲带领下，朱氏妇科自2001年即成立了上海中医药大学附属岳阳中西医结合医院朱南孙名中医工作室。2002年成立了上海中医药大学朱南孙名中医工作室；2004年朱氏妇科入选上海市首席名中医工作室建设项目；2009年工作室被评为全国首批先进工作室；2010年朱氏妇科入选全国首批名老中医专家传承工作室建设项目；2012年海派中医朱氏妇科流派传承研究基地入选上海市发展中医药事业三年行动计划项目；2013年入选国家中医学术流派传承工作室；2014年朱氏妇科流派传承研究基地入选上海市进一步发展中医药事业三年行动计划项目；2015年入选上海市非物质文化遗产保护名录；2016年朱南孙被评为上海市非物质文化遗产项目代表性传承人。在朱南孙教授学术思想的引领下，岳阳医院妇科先后成为全国中医妇科医疗协作中心、国家中医药管理局“十五”“十一五”“十二五”全国中医重点专科建设、卫生部“十二五”国家中医临床重点专科、上海市医学重点学科、上海市重点学科、上海教委重点学科。

主要论著

先后出版著作十余部、发表论文50余篇。代表作包括：中国医药出版社《朱南孙妇科临床秘验》、人民卫生出版社《朱小南妇科经验选》、上海科学技术出版社《朱南孙膏方经验选》、上海古籍出版社《朱氏妇科药对药组精粹》、上海科学技术出版社《海派中医朱氏妇科》、科学出版社《朱氏妇科朱南孙临证经验集》等。

伍炳彩

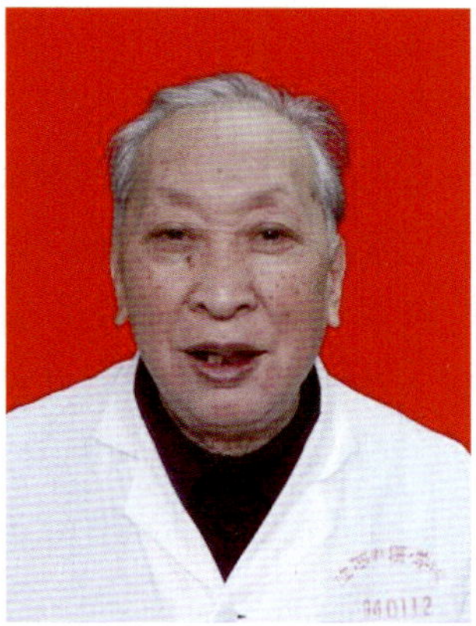

伍炳彩，男，汉族，中共党员，1940年8月生，江西中医药大学主任医师、教授。全国老中医药专家学术经验继承工作指导老师，江西省名中医。2017年获评第三届国医大师。

名人小传

1940年，伍炳彩出生在吉安县，母亲在他出生之前就患上了青光眼，导致双目失明，这使他萌生了学医的想法。20岁那年，伍炳彩考上了江西中医学院中医系。大学毕业后，他便一直留在江西中医学院，一边教学研究，一边给人看病，一晃半个多世纪就过去了。大半辈子都在钻研中医、实践中医，伍炳彩说，中医的生命是疗效。

曾经有一个12岁的孩子得了化脓性心包炎，在南昌某三甲医院治疗了一个月，各种检查化验都做了，激素、抗生素也用了，花费6万多元，病情依然没有好转。全身插满了管子的孩子来到江西省中医院儿科部门，儿科主任喻闽凤将孩子带来找伍炳彩求助。面对这样的疑难杂症，伍炳彩也犯难了。当天晚上，伍炳彩一直在思考孩子的病该如何治，直到凌晨5时多心里有了点眉目才躺下，而且，早上7时30分就赶到了门诊……全身插满管子的孩子，在伍炳彩的几剂中药之下，恢复得很快。最后孩子家人一算费用，总共才花了20多元。

行医50多年，伍炳彩从没有给病人开一张西药方，也没有给病人开过一张检查化验单，看病诊治，全凭望闻问切等扎实的中医诊断功底。“并不是我排斥西医，来我这里的病人，很多都是已经在别的医院治疗过了的，该做的检查都做过了，没必要让病人再花冤枉钱。”伍炳彩解释道。

除了痴迷于经典、临床治疗外，伍炳彩非常重视中医的传承。他长期坚持本科生、硕士生的临床带教和基层医生的进修指导。他的学生中，有珠江学者1人、全国优秀教师1人、全国老中医药专家学术经验继承指导老师2人、博士生导师多人。近年来又指导了多批优秀临床人才，为中医的发展培养了大量人才。辛勤努力所取得的成绩使他自己也获得了诸多荣誉。2001年被江西省教育厅评为“江西省优秀研究生导师”，2001年被评为“江西省又红又专学科带头人”，2005年被江西省卫生厅评为“江西省优秀医生”。当选第三届国医大师。这是新中国成立以来政府给予中医药界的最高荣誉。

主要成就

临床建树

伍老认为，疑难杂病的病机常为寒热虚实错杂，治疗若同时顾及，药物之间又相互牵制，寒温相掣，升降失司，效难如意。他根据《伤寒论》与《金匮要略》的理论，提出杂病当分清轻重缓急、抓住主要矛盾，采取分步治疗（如先表后里，先清后补，先补脾胃等）的方法。临床力倡辨证论治，擅长中医内科杂病，对气管炎、哮喘、心率失常、肝炎、胆囊炎、胃病、神经官能症、肾炎及疑难发热等有较好的疗效。

20世纪60年代末，他下放到吉安农村工作时，还不会治疗钩虫病（中医病名为“黄胖”）。看着病人受疾病的折磨，他发誓一定要找到办法。他遍查中医书刊杂志和浩如烟海的古代文献，终于在宋代的医书中找到了治疗钩虫病的关键药——“绿矾”，疗效达百分之百。

出版论著

出版专著2部，参编著作5部，发表学术论文40余篇。代表作有：谈谈《金匮》的诊脉部位及运用原则，1980年发表于《江西中医药》；葛根芩连汤临床应用举隅，如何理解“寸口脉微而数，微则为风，数则为热；微则汗出，数则恶寒”这段经文?1983年发表于《江西中医药》；2000年发表于《江西中医学院学报》；《金匮要略》中附子应用浅析，2006年发表于《国医论坛》。

传承育人

伍教授十分重视本学科中青年教师的培养。他亲自制订培养计划，从备课、讲课，到临床、科研等各方面对中青年教师进行悉心指导，经常在系里开展学术讲座，组织学术讨论，使中青年教师的整体教学水平以及教师的综合素质大幅提高。1996年以来，学科组共发表学术论文77篇（其中，国家级刊物26篇），出版学术专著30部，承担科研项目11项。1997年度，他所在的金匮教研室被评为院先进集体。他领衔的中医临床基础学科和南京中医药大学中医临床基础学科协作，共建国家中医药管理局重点学科。

刘嘉湘

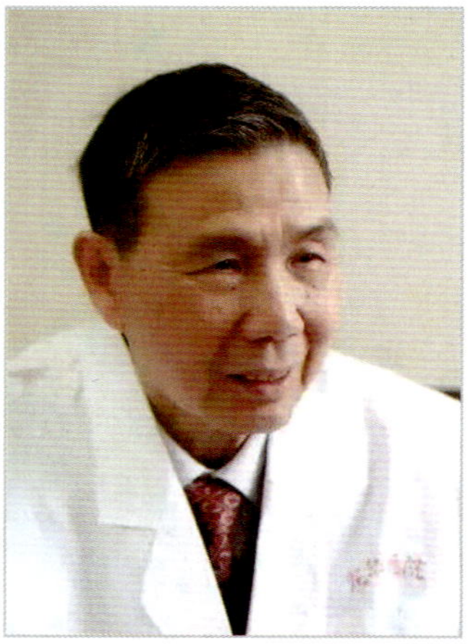

刘嘉湘，男，汉族，中共党员，1934年6月生，上海中医药大学终身教授，龙华医院主任医师，博士生导师，国家中医临床研究（恶性肿瘤）基地首席专家，首届上海市名中医，第三、四、五、六批全国老中医药专家学术经验传承指导老师，首届中医传承博士后合作导师，享受国务院政府特殊津贴专家，上海市名中医，2017年获评第三届国医大师。

名人小传

刘嘉湘，出生于福建省福州市，1950年毕业于福建军医医务学校医科，在军队任西医工作。1952年自学针灸，并治疗多种病症，常获奇效，燃起他学习中医的兴趣。1956年考入上海中医学院，六载刻苦学习，成绩优秀。1962年上海中医学院医疗系本科毕业后留校工作，先后在曙光医院和龙华医院中医内科、校本部内经、伤寒、中医内科教研组从事临床和教学工作，并师从沪上名医张伯臾、庞泮池、陈耀堂教授，深得其传，为他从事内科疑难杂病及常见病症诊治、肿瘤临床工作打下了扎实的基础。1965年起在龙华医院主持肿瘤专科门诊。1968年上海中医学院成立肿瘤研究组，任命刘嘉湘为组长，开展肿瘤临床及实验研究，并于1970年在龙华医院开设30张肿瘤病床，主要从事中医药及中西医结合治疗肿瘤的临床和科研工作。1981年任龙华医院肿瘤科主任、副主任医师、副教授、上海中医药研究院肿瘤研究室主任。1986年晋升为教授、主任医师。1989年任中医内科学博士生导师。1992年获国务院颁发国家有突出贡献专家荣誉证书及政府特殊津贴。1993年起任国家中医药管理局全国中医肿瘤专科医疗中心主任、全国中医肿瘤重点专科主任。1995年被评为首届上海市名中医。2002年起任第三、四、五、六批全国各中医专家学术经验工作指导老师。2003年任上海市中医肿瘤临床医学中心主任。2004年聘为龙华医院终身教授。2009年任国家中医临床研究基地（恶性肿瘤）首席专家。2011年被国家中医药管理局确定为全国名老中医传承工作室导师。2017年评为第三届国医大师，并任上海中医药大学终身教授。先后兼任世界中医药学会联合会肿瘤专业委员会副会长，中华中医药学会肿瘤分会副主任委员、荣誉主任委员，中国中西医结合学会肿瘤专业委员会副主任委员、顾问，中国癌症研究基金会中医药专业委员会副主任委员，中国民族医药学会肿瘤分会顾问，中国抗癌协会理事兼传统医学委员会副主任委员，上海中医学会肿瘤分会主任委员，上海中医学院校务委员会委员、学术委员会委员、学位委员会委员、校高级技术职称评审委员会委员，上海中医药大学专家委员会委员，卫生部药品评审委员会委员，国家食品药品监督管理局审评专家，国家科学技术奖励委员会特邀评审员，国家新药审评专家，国家自然科学基金评审专家。

主要成就

临床建树

从事中医药事业55年，诊治癌症患者50多万人次，1972年在全国率先系统提出“扶正治癌”的学术观点和方法，晚期肺癌疗效国内领先、国际先进，揭示扶正方药在调节机体免疫、抑制肿瘤细胞增殖和诱导凋亡的“双重”作用，发明三种国家新药，推动中医肿瘤事业发展。

1965年他一人开设肿瘤专科门诊，1970年建立肿瘤病区，创立和主持的龙华医院肿瘤科目前拥有6个病区，300张床位，年门诊量45万人次，已成为全国开展中医、中西医结合防治肿瘤规模最大的国家中医临床研究（恶性肿瘤）基地。

科研成果

刘嘉湘将经验方研制开发成治癌新药，《金复康口服液》《正得康胶囊》已获国家批准为治疗肺癌中药新药。将活血化瘀，消肿止痛的经验方，研制成新型外用镇痛制剂——蟾酥膏（现名蟾乌巴布膏），1985年荣获原卫生部科技成果甲级奖，“蟾乌巴布膏”已列入国家医疗保险目录，全国销售额达1.2亿元。

由刘嘉湘负责研究的中医药治疗癌症的临床与实验研究，曾先后30次获国家卫生部、国家教委、国家中医药管理局及上海市政府等部省级和市局级科技成果一等、二等、三等奖，主要有：《中医扶正法治疗晚期支气管肺癌200例》1977年获上海市重大科技成果奖，《蟾酥膏治疗恶性肿瘤疼痛的临床应用及其研制》1985年获国家卫生部医药卫生重大科技成果部级甲级奖，《扶正法为主治疗晚期原发性非小细胞肺癌的临床及实验研究》1989年获国家教育委员会科技进步二等奖，《滋阴生津，益气温阳法治疗晚期原发性肺腺癌的临床和实验研究》1992年获上海市科技进步二等奖，《癌转移过程中癌细胞与血管内皮细胞的关系及益肺抗瘤饮对其的影响》1995年获上海市科技进步二等奖，《金复康治疗非小细胞肺癌的临床观察》1996年获中国中医药学会“辽沈杯”全国中医药防治肿瘤优秀论文一等奖及全国中医药防治肿瘤优秀论文金奖，《正得康对癌症患者扶正作用的研究》1998年获上海市科技进步三等奖，《益肺抗瘤饮治疗271例非小细胞肺癌的临床及实验研究》2001年获上海市临床医学成果奖。《刘嘉湘扶正治癌学术思想在肺癌中的应用》2005年获上海市科技进步二等奖，《中医扶正法治癌理论与实践》2006年获国家教育部科技进步二等奖，《扶正法治癌理论及其应用研究》2007年获中华中医药学会科学技术奖二等奖。

出版论著

主编《实用中医肿瘤手册》《现代中医药应用及研究大系肿瘤科分册》《中国中医秘方大全•肿瘤科分卷》《中医防治癌瘤荟萃》《刘嘉湘谈肿瘤》等5部著作，并参加编写了《现代中医内科学》《肿瘤研究》《中西医诊疗手册》《中药新药临床研究指导原则》《肺癌》等21部著作。

发表学术论文103篇，代表作有：《中医扶正法在肿瘤治疗中的应用》《中医扶正疗法的作用》《中西医结合防治肿瘤方法与途径探讨》《蟾酥膏用于恶性肿瘤止痛的临床观察》《扶正法为主治疗晚期原发性非小细胞肺癌的临床与实验研究》《滋阴生津，益气温阳法治疗原发性肺腺癌的临床研究》《金复康口服液治疗非小细胞肺癌临床观察》《正得康对癌症患者扶正作用的研究》。

传承育人

1978年以来，他培养了博士及硕士研究生35名，博士后1名，带徒20名，高级西医学中医2人。

许润三

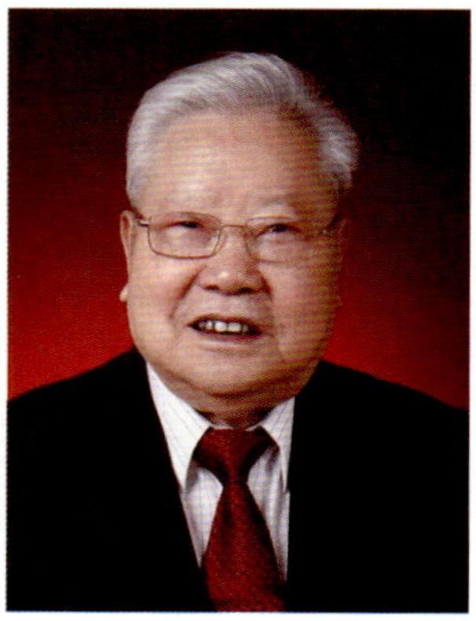

许润三，男，汉族，中共党员，1926年10月生，中日友好医院主任医师。享受国务院政府特殊津贴专家，全国老中医药专家学术经验继承工作指导老师，首都国医名师。2017年获评第三届国医大师。

名人小传

许母40岁时生下许润三，但他自幼体弱多病。许润三小时候得过黑热病，18岁突然浑身水肿，昏迷了48小时。临近中学毕业时，他遵父命拜师学医，1945～1948年拜江苏名医崔省三（崔先生是清代名医赵海仙的弟子）为师，受业期满后1949年7月开始行医。1953～1956年与当地4位西医开设了阜宁县新沟区联合诊所。1956年，他考取南京中医学院医科师资班，毕业后分配到北京中医学院任教。当时中医学院的师资力量不足，临床、教学任务繁重，许润三分别讲过基础、诊断、内科等多门课程，临床带教以及教学更是内、外、妇、儿各科都要从事。他扎实的理论基础和良好的疗效受到师生们一致好评。1961年，妇科急需教员，当时任教务长的祝谌予先生把许润三调到妇科，任妇科主任。经许润三治愈的不孕症患者数以千计，从普通农妇到总统夫人，遍及国内各省、市以及日本、美国、加拿大、新西兰和非洲各国。1999年，许润三在美国进行学术交流期间，曾治疗一位36岁的台湾妇女，她患输卵管不通多年，曾花费9万多美元做过8次试管婴儿，均不成功，抱着怀疑的态度找到许润三。经服36付汤药后，她竟奇迹般地怀孕了，惊喜感谢之情难于言表。

许润三推崇中医，但不排斥西医，早在1953年参加中医进修班时，他即对西医学产生浓厚兴趣。他认为西医在解剖、生理、病理、诊断、抢救、判断预后等方面，都可借以弥补中医学之不足。许润三通过自身60年的临床研究得出结论：中医在现有的十几个分科中，与西医相比，妇科的优势最大！除了少量必须做手术的疾病以外，其他许多妇科疾病，西医的治疗方法和治疗药物都很有限，而中医中药的疗效却占明显优势。

1984年，许润三调至中日友好医院任中医妇科主任、硕士研究生导师。为了办出科室特色，突出中医的优势，许润三团结全科同志，进一步对“四逆散加味治疗输卵管阻塞”进行临床研究和实验研究，1987年该项成果通过专家鉴定，并获科研成果奖。

从2005年开始，随着中日友好医院中医妇科入选国家“十五”攻关项目以来，妇科围绕许润三名医传承研究的工作开展得如火如荼，许润三也积极配合，乐于将所思、所想、所悟及时与后学沟通、交流、总结，妇科在短短5年传承研究中，总结发表许润三经验文章20余篇，先后被北京市中医管理局、国家中医药管理局授予许润三名医工作室、许润三名医工作站的牌匾，许润三荣获2011年北京市中医管理局的特别贡献奖，许润三第三批师承徒弟王清2007年获卫生部、国家中医药管理局优秀继承人奖。工作室（站）分别在2009年获中华中医药学会全国先进名医工作室奖、2011年获北京市中医管理局北京中医药薪火传承贡献奖等。

经过60年的临床实践，许润三深深认识到辨证论治是中医学的精髓所在，同时许润三主张西为中用，衷中参西，发挥中医学的特色和优势。现在越来越多的人在找中医看病，服用中药，中医中药有广阔的发展前景，但现在许多年轻的中医师只看西医书籍，很少看中医书籍，在临床上被西医理论捆住了手脚，只知对症治疗，忘记了辨证论治这个根本。为此，许润三曾赠言中医学院的学生们：“辨证论治乃中医之特色，丢掉了它，也就不称其为一个真正的中医。”

许润三多年来不断总结自己的临床经验，曾发表论文60余篇，其中多篇论文在国内外获奖，著有《中医妇产科学》等专著6部，与人合著多部。

了解许润三的人曾经这样评价：“诗书典籍以润屋，饱学大度以润身，救人治病以润德，这就是润三老人。”这种评价客观且形象。

主要成就

科研成果

主持“四逆散加味治疗输卵管阻塞”的临床和实验研究，于1987年该项成果通过专家鉴定，荣获局级科研成果奖。

出版论著

发表论文60余篇。代表作有：无排卵型子宫出血辨治验案，1984年发表于《中医杂志》；四逆散加味治疗输卵管阻塞115例总结报告，1987年发表于《中医杂志》；冲、任、督、带理论与实践，1987年发表于《中日友好医院学报》；不孕症辨治之我见，2002年发表于《江苏中医药》。出版著作4部：《中医妇产科学》1987年中医古籍出版社出版；《许润三/中国百年百名中医临床家丛书》2006中国中医药出版社出版；《不吃药的养生智慧》 2008年吉林科学技术出版社出版；《许润三---百年百名中医临床家丛书内科专家卷》2013年中国中医药出版社出版。

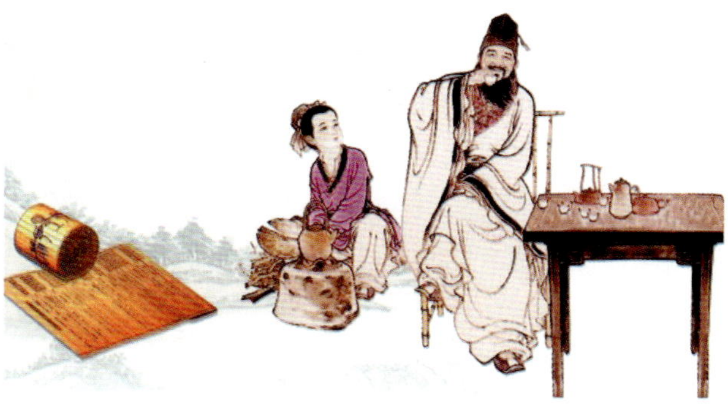

李业甫

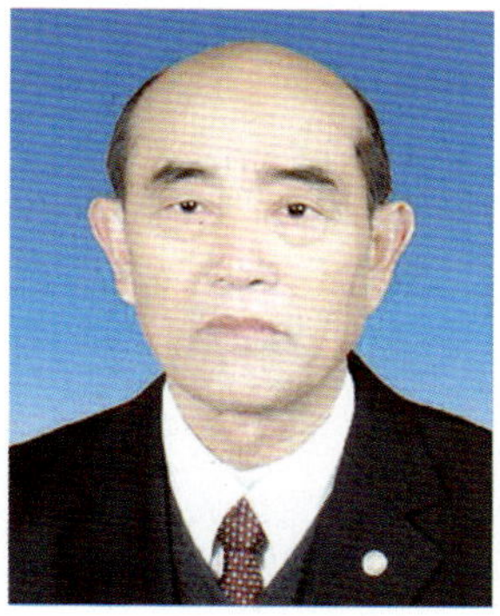

李业甫，男，回族，中共党员，1934年12月生，安徽省中西医结合医院主任医师、教授。享受国务院政府特殊津贴专家，全国老中医药专家学术经验继承工作指导老师，安徽省国医名师。安徽省跨世纪人才中医学术和技术带头人导师。历任全国中医学会推拿学会常务理事，全国推拿治疗中心专家委员会委员，安徽省中医药学会常务理事及省推拿专业委员会主任委员及名誉主任委员，中国传统医学手法研究会常务理事，安徽省第七、八届人大代表主席团成员，全国盲人按摩学会副会长，国家职业技能鉴定专家委员会委员，安徽省中医药学徒教学指导专家委员会委员。安徽中医药大学中西医结合医院“国家级名老中医工作室”学科学术和技术带头人导师。2017年获评第三届国医大师。

名人小传

家道艰难 执着学医

李业甫出生在安徽定远，后随父母一起迁到肥东。幼时家贫，家有兄妹7人，父亲靠给别人种田养活一家人，平时砍柴打零工，后来由于收成不好，种的粮食都不够交租，8岁的李业甫被送到舅舅家，帮舅舅放牛糊口。直到1949年10月1日后，家里分到了土地，他才回家。 18岁时，村里来了位张先生，办了个私塾，可以免费读书，李业甫去了，第一本书是《百家姓》，他认识的第一个字是“赵”，对于这难得的读书机会，李业甫异常珍惜，天天抱着书学习。

19岁时他正式读小学一年级，学校离家30里，“那么大个子在一年级，不好意思了。”他用两年时间读完了小学，考上了合肥二初中(今城隍庙附近)。从肥东步行来合肥上学，需要凌晨3点起床，扒拉几口饭匆匆出发，为了近一点，他申请调剂到了合肥三初中(今三里街附近)。

初中毕业后，李业甫报考了合肥医士学校，“贫困生不用交学费，有助学金，关键还能学医治病。”李业甫曾目睹弟弟8岁时因病去世，一直想自己也能治病救人。在医士学校学习三年，毕业时，安徽省卫生厅要选调5人去上海学习推拿，这对李业甫来说非常有诱惑力，“凭双手就能治病，不用药的，这个很神奇！”经历过最艰难的岁月，他知道对贫困家庭来说，不用买药就能治病，是多幸运。

李业甫立即报名去了上海学习，被上海中医学院附属推拿学校录取，师从朱春霆、王松山、钱卿福、王纪松、王百川、丁季峰、李锡九等推拿界宗师，对中医推拿各流派的手法了然于胸。

学习中医要融汇儒释道，而推拿更特殊，除了理论课，还要练功、学手法。学习期间，李业甫要学习气功、易筋经、八段锦等，真是十八般武艺，样样精通。“一名推拿医生，首先自己要有好身体。”至今他还修禅打坐，强身健体。

学业有成　回报家乡

毕业后，李业甫放弃了留在上海的机会，“安徽培养了我，我当然要回来。”1974年，在安徽省中医院，他首先创建安徽省首个推拿科，设置病床30张，将推拿治疗广泛应用到临床，对内、外、妇、儿、骨伤、五官、神经各科200多种病症都有疗效，治疗无痛苦、无副作用，安全平稳，男女老少咸宜，很受患者欢迎。他提出“病症互参，推药同道；筋骨并举，气血双调；医禅结合，治养并重”学术思想，他认为，推拿治疗疾病应做到“用推如用药”。李业甫的患者超20余万，遍布全国各地及日本、东南亚等。20世纪70年代，我国工人数量庞大，体力劳动让他们都有腰椎、颈椎的毛病，马钢公司有很多工人在李业甫这边做治疗，当时推拿牵引治疗腰椎间盘突出症主要是在人工牵引下手法复位，需要好几个人牵引，非常累。马钢公司负责人看到了，和李业甫商量后，决定帮他做一台牵引床，公司派来了一名设计师，李业甫指导画出了图纸，马钢提供器械支持，创造性地研制出我国第一台牵引复位床，并在全国得到推广，此后的复位床都是在此基础上发展的。

这张床，全国几千人来治疗，还获得了安徽省首届科技大会奖，李业甫也获得先进科技工作者称号。他还首创“李氏推拿牵引复位法”，在牵引床牵引下实施手法复位，并自创“李氏定位旋转复位法”，全国各地的医院都来学习。通过带教和培训，李业甫为省内外培养推拿人才2000余人。通过师承，培养继承人21名，现在省内中医院推拿科主任均为其弟子，多位学生在美国、加拿大等国弘扬国术。 1989年至2002年间，李业甫多次赴我国港澳台地区，及日本、美国等国家开展学术讲座。

在推拿中，他不断总结钻研，1982年筹建成立安徽省推拿学会，任安徽中医药大学推拿教研室主任24年间，亲自编写教材、设计教学方案，建立了完整的推拿学科教学体系，弥补了省推拿学科的教育空白。

捐资助学　广育桃李

李老早年因为家贫，到青年时期才得以入读小学，他不希望别人童年失学，“我18岁才读小学，现在有条件了，想让这些孩子都能顺利读完小学，读到大学。”2004年以来，共捐助资金100余万元，帮助江苏省宿迁市130余位失学儿童重返课堂；2013年捐助26万元建设六安市金安区青松希望小学。

任全国盲人按摩学会副会长和香港盲人按摩学会名誉顾问期间，李业甫培养了400余名盲人按摩师；“推拿医生非常累，待遇低，在医院的地位其实也不算高。”让李老忧心的是现在很多医院都有推拿科，但是推拿医生少。在李老看来，推拿是一门对患者非常有益的学科，凭双手治病，虽然医生累一点，但一般情况下，不用施药，既减轻患者负担，也减轻副作用。从医57年，李业甫最大的心愿就是传承推拿学术，培养更多推拿专业人才。

“常修从医之德，常怀律己之心”，李业甫年过八旬，仍坚持门诊，每周4～6个半天，每半天为十几名患者推拿。

主要成就

临床建树

李业甫从事推拿学科医教研工作已57年，是中华全国中医学会推拿学会第一届理事会教育部长，是我国推拿学科主要带头人之一；率先创建了安徽省推拿学会，是安徽省推拿学科的创始人和带头人；学术渊源有自，为一指禅推拿第五代传人之一。

继1974年在安徽中医药大学第一附属医院创建安徽省第一个推拿病房后，于2003年牵头组建了安徽省中西医结合医院推拿科，均已建设成为国家级重点专科。

李业甫融海派推拿及新安医家推拿精华，以高尚的医德、精湛的技术、卓越的疗效，吸引了全国各地、港澳台及日本、东南亚等地区患者20余万人次。虽年逾八旬，仍精神矍铄，每周坚持6个半天门诊及1次教学查房，近三年每年门诊量均在5000人次以上。

总结颈肩腰腿痛病论文20多篇在全国性和省级以上专业杂志上发表，多数评为省市级科技优秀论文。牵引推拿治疗腰椎间盘突出症临床研究获1975年安徽省科学技术委员会科研课题。1989年“牵引推拿治疗腰椎间盘突出症临床研究”获安徽省科技进步四等奖。

科研成果

获省级科技成果奖项4项。

1. 2016年“国家级名老中医李业甫教授学术思想及特色手法应用研究”获安徽省中医药科技进步一等奖。

2. 1998年《中医推拿手法荟萃》获安徽省教学成果二等奖。

3. 1989年“牵引推拿治疗腰椎间盘突出症临床研究”获安徽省科技进步四等奖。

4. 1995年《自我保健穴位推拿》获安徽省第三届优秀科普作品二等奖。

出版论著

出版推拿医学专著30余部。主编出版《自我保健穴位推拿》《古人养生强身功法》《中医推拿手法学》《中医推拿治疗学》和协编《现代中国针灸、推拿、气功100名人》《中医学》《中医临床实习手册》等十几本专著。

总结发表学术论文40多篇。代表作有：中西医结合手法治疗颈椎病250例，1977年发表于《安医学报》；牵引推拿治疗腰椎间盘突出症远期疗效随访观察，1989年发表于《中国中医骨伤杂志》；牵引推拿治疗根性坐骨神经痛疗效观察与临床研究，1989年发表于《中医临床与保健》；腰椎间盘突出症椎间隙于牵引前、牵引中宽度的比较观察(附46例临床资料分析)，1984年发表于《安徽中医学院学报》；牵引推拿手法复位术治疗腰椎间盘突出症1455例疗效分析，1985年发表于《中医杂志》；继承与弘扬中医推拿医术，2003年发表于《安徽中医临床杂志》。其制作的《自我保健推拿》的科教电影片被译成7 种语言，作为当时中国向世界推广中医医学的主打影片，深受国际人士的喜爱和好评。

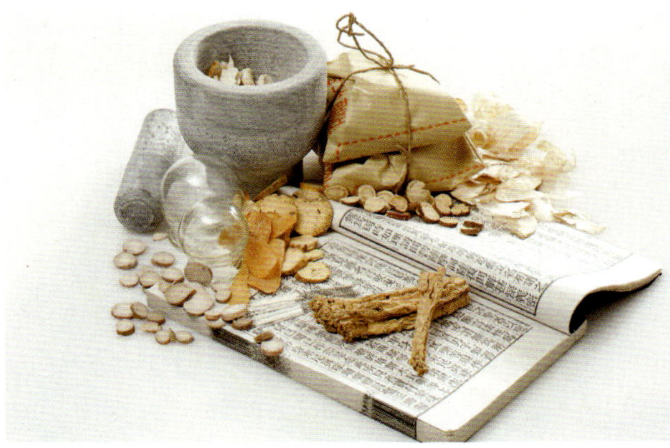

李佃贵

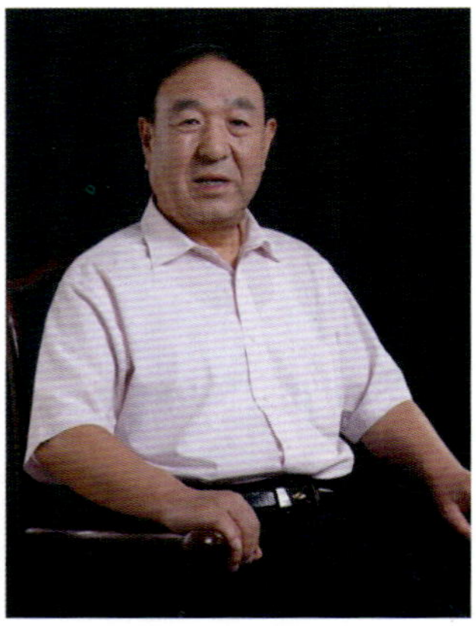

李佃贵，（1950～），河北蔚县人，河北中医学院附属医院教授，博士生导师。全国劳动模范，第三届国医大师，全国首届中医药高等学校教学名师。享受国务院政府特殊津贴专家，省管优秀专家，河北省首届十二大名中医，国家第三、四、五、六批老中医药专家学术经验继承指导老师。河北省第九届人大代表、省第六、七、八、十政协委员，全国青联常委，河北省第六、七届青联副主席，为国家教育部高校设置评议委员会专家、科技部、卫计委科技评审专家，教育部高校设置评委会专家，曾任河北省高级职称评审委员会副主任、中华中医药学会常务理事兼李时珍分会主委、脾胃病分会副主委、中国民间中医医药开发协会浊毒理论研究分会会长河北省中西医结合学会会长、河北省中医药文化交流协会会长等40余个学术职务。以及《世界中西医结合杂志》等17家专业刊物的总编、编委及审稿专家。先后获得中国医师奖、全国郭春园式的好医生、全国首届中医药传承特别贡献奖、省优秀教师、省优秀政协委员等多项荣誉称号,为中医事业的发展做出了杰出贡献。2017年获评第三届国医大师。

名人小传

自小尚医　得缘深造

李佃贵自小聪慧，小学时因成绩优异，连跳两级，提前毕业。1965年他抱着行医济世的远大理想，参加了县里举办的中医学习班，毕业后到公社卫生院参加工作。后又师从当地名医李思琴先生，尽得其传，没几年就已成为当地名医，《人民日报》曾对专门报道，名噪一时。

1970年秋天，由于表现优异，李佃贵被推荐到河北新医大（河北医科大学）中医系学习，求学梦想终于实现。在校期间，他一方面如饥似渴地学习中医知识；另一方面又主动融入集体之中，积极参加学校组织的各项活动，深受师生称赞，毕业时因综合素质优异而留校任教。

心系百姓　大医精诚

李佃贵躬耕临床50余年，尤其在治疗脾胃病方面见解独到。运用首创的“浊毒理论”指导治疗慢性萎缩性胃炎伴肠上皮化生和或不典型增生等胃癌前病变，取得了突破性进展。打破了“胃癌前病变不能逆转”的理论束缚。显著的疗效吸引全国各地以及美国、印尼、加拿大等国内外患者纷纷慕名求诊。锦旗、牌匾数不胜数，门诊号常于数月前就争抢一空。中央电视台《健康之路》《中华医药》栏目、《光明日报》等多家国家级媒体报刊均予以报道。

李佃贵虽已年近古稀，现在仍坚持每日门诊，为了能最大限度满足患者就诊需要，李佃贵教授经常推迟午饭时间，上午的门诊到下午两、三点是常有的事，并且对待病人十分细致入微。他用实际行动完美诠释了大医精诚。曾有一位美籍华人深为随感，赋诗一首曰：大智李君分清浊，医佃半百毒攻毒。精研岐黄贵融理，诚待苍生妙绝论。【注：此首诗为藏头藏尾藏间诗，前面为“大医精诚”，后面为“浊毒理论”，中间为“李佃贵妙”】。

主政院校　福泽一方

1983年，李佃贵被任命为河北省中医院副院长，成为当时全国最年轻的省级中医院副院长，之后历任河北中医学院院长、河北医科大学副校长、河北职工医学院书记、校长、河北医科大学副书记、副校长（正校级）兼任河北省中医院院长、河北省中医药研究院院长等行政职务。

不管在何处任职，他都以高度的责任感和

使命感，精诚团结，奋勇拼搏。主政河北职工医学院期间，上任伊始，他自己借钱给教职工发工资，经过几年的发展，等他离任时，学校已有了质的飞跃，翻天覆地，有目共睹。走马上任河北省中医院院长，医院景象萧条，人心涣散，在任5年，他带领河北省中医院人冲破重重险阻，破茧成蝶，使河北省中医院跻身全国先进之行列。

传奇生涯　四次破格

李佃贵的职业生涯，充满传奇色彩，有四次都是因为表现优异，破格选拔。1983年他从一名普通大夫，直接被任命为河北省中医院副院长，成为当时河北省最年轻的省级医院院长；1984年，他又由助教大破格晋升为副教授，是当年医药界唯一的一位大破格晋升者；1992年，李佃贵从河北省中医院副院长（副处级）提拔为河北中医学院副院长（副厅级），又完成了人生的一次完美破格；2005年，李佃贵荣膺全国先进工作者（全国劳模）光荣称号，按常规来说，只有是省级先进工作者才能参评全国先进工作者，而李佃贵却是先荣获全国先进工作者，之后才获得河北省先进工作者！光环的背后，是他付出了比别人多几倍乃至十几倍的努力和汗水，他的成才轨迹便是对“天道酬勤，业道酬精”的最好诠释！

主要成就

首创浊毒　国医大师

2017年6月29日，第三届国医大师、全国名中医表彰大会在北京京西宾馆隆重举行，李佃贵作为全国最年轻的国医大师，也是唯一一位身兼“中医药高等学校教学名师”和“国医大师”者备受瞩目，受到了刘延东副总理等党和国家领导人的亲切接见。

国医大师是我国中医药领域的最高荣誉称号，李佃贵教授之所以能获此殊荣，在于他50余年躬耕临床，更在于他首创了中医“浊毒理论”，在治疗萎缩性胃炎伴肠上皮化生和或不典型增生等胃癌前病变方面取得了突破性进展。浊毒理论是李佃贵教授在继承《内经》及诸子百家基础上，结合当代人类生存环境的变化以及疾病谱深刻变化的客观事实，通过多年的临床实践总结而成。并提出了“天之浊毒”“地之浊毒”“人之浊毒”等新概念，丰富和完善了中医理论。如今，浊毒理论已广泛用于指导内科多种常见疾病如慢性肝病、心脑血管病、肾炎肾病、尿毒症、风湿免疫病以及外科、妇科、皮肤科、五官科等多种疾病的治疗，均取得明显疗效。截至目前，以浊毒理论为指导的临床报道多达万余篇，涉及多科、多系统40余种疾病。以“浊毒理论”为指导，国家中医药管理局浊毒证重点研究室和省浊毒证重点实验室、河北省慢性肝病重点研究室、溃疡性结肠炎重点研究室等相继成立。以浊毒理论为基础，省中医院脾胃病科被评为国家卫计委临床重点专科、国家中医药管理局重点专科、重点学科。成为中医中药治疗消化系统疾病的重要科研基地。可以预见，随着浊毒理论的日趋系统和完善，必将会对人们的养生保健和疾病诊疗产生更大的作用。

谆谆诲人　教学名师

2016年12月29日，北京人民大会堂灯光璀璨，全国首届中医药高等学校教学名师表彰大会正隆重举行，李佃贵教授作为河北省仅有的2位名师接受表彰，并受到刘延东副总理的亲切接见。

师者，传业授道解惑也，李教授多年来工作在中医药教学一线，他培养学生，首重医德，并严格要求弟子们熟读经典，重视临床，勤学敏悟。如今，他的学生门徒遍及全省及全国多地。在他的严格培养下，成就了一批在省内乃至国内知名的中医专家。其中产生了博士生导师6名，硕士生导师16名，国务院特殊津贴专家6名，河北省名中医8名，省管优秀专家8名，学科带头人12名，全国及省优秀中医临床人才18名，国家老中医药专家学术经验继承人12名，河北省高层次帮带对象5名。为中医药的传承做出了杰出贡献。

撰书立说　科研硕果

他勤于著述，多年来，共编撰医学著作40余部，其中，主编《中医内科学》等中医高等院校教材10余部。《中医浊毒论》等9部代表专著由人民卫生出版社等国家级出版社出版，路志正国医大师亲为该书题名，王永炎、吴以岭两位院士，路志正、孙光荣、张大宁、李士懋四位国医大师作序；研制出复肝丹、珍黄丹、康胃丸、利胆化石丹等多个中成药制剂，治疗慢性胃炎、乙肝、肝硬化、胆结石等多种肝病，达到国内先进水平。 共发表、指导撰写论文400余篇，其中核心期刊200余篇，承担省部级等科研课题30余项。获批国家专利多项。获各类科技奖30余项，其中中华中医药学会科技进步奖4项；河北省科技进步二等奖7项。

中体西用　繁荣学会

李佃贵教授一直主张中体西用，中西医结合，并致力于中西医结合事业的不断发展，任河北省中西医结合学会几年来，学会的各项工作突飞猛进。由原来的十几个学会发展到现在的50多个分会，学术氛围浓厚，跻身全国先进行列。

推崇文化　矢志推进

李佃贵非常重视中医药文化建设，认为这是中医药赖以复兴的土壤和源头，并在全国率先成立了中医药文化交流协会，多次成功举办 “冀港澳台中华传统医药文化发展大会”，有力推动了海峡两岸暨香港、澳门中医药文化交流。

建言献策　心系岐黄

李佃贵担任省人大代表、政协委员25年来，他提出30多项中医药相关议案和提案，大多被省政府采纳。如省中医药管理局的组建和升格、河北中医学院独立设置、制定《河北省中医药管理条例》、召开全省振兴中医大会等。《中医药法》贯彻实施之后，又为《河北省中医药条例》的颁布实施奔走呼吁。在担任省高级职称评审委员会副主任期间，注重向基层倾斜、向临床倾斜，为基层中医人才培养做出了积极贡献。

杨春波

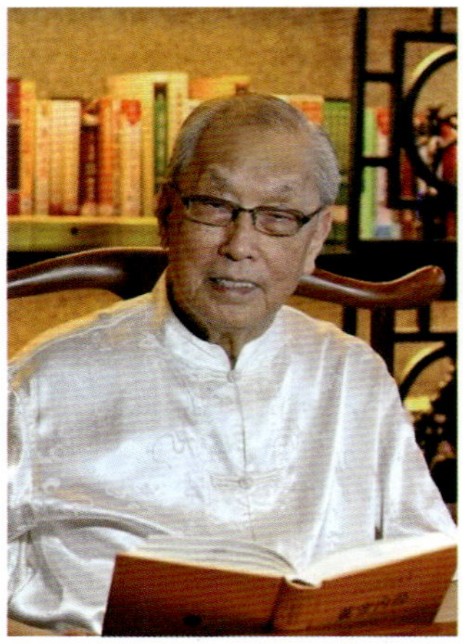

杨春波，男，汉族，1934年1月生，福建中医药大学附属第二人民医院主任医师，福建省脾胃病重点专科学术带头人。全国人大八、九届代表，先后担任全国中医脾胃病委员会委员，中国中西医结合消化病委员会常委，《中国中西医结合脾胃病杂志》《美国中华临床医学杂志》常务编委，福建省中医药学会副会长，福建省中医脾胃学术委员会和福建省中西结合消化病委员会主任委员。福建省中医药重点科研课题首席专家，享受国务院政府特殊津贴专家，全国老中医药专家学术经验继承工作指导老师，福建省名中医。2017年获评第三届国医大师。

名人小传

1934年，杨春波出生在莆田仙游县一个中医世家，祖上四代为医。11岁时，他开始跟随父亲学习识药、配剂、加工、炮制等中药制作技术。14岁那年，遵照长辈要求，杨春波辍学，全心跟随医名显扬的四叔杨嘉端学医。四叔的教学方法颇为苛刻，凡病症有问才答，决不轻易赐教，逼得杨春波只能靠勤记、勤思、勤问和熟读经书的方法学得技艺。三年后，已能助诊和远诊（到外地出诊）。19岁那年，开始在父亲开的药店坐堂。因为勤奋好学，又能悉心研究，内服、外敷、针灸各择其适而用之，很快就博得病人信赖。

1957年，杨春波考上了当时福建中医界的最高学府——福建省中医进修学校。毕业时因成绩优异，从仙游选调到福建省中医研究所，跟随名老中医李建颐临床，总结其治疗肿瘤病的经验；跟随温病学家吴云山治疗“乙脑”及其他疑难杂症。

十几年后，这份经验发挥了巨大作用。20世纪70年代，杨春波调往南平松政县（当时松溪县与政和县合并为松政县）第一医院工作。那几年恰好“乙脑”大流行，山区卫生条件差，死亡率极高。杨春波仔细分析了当地的地理、气候条件，根据不同证型选方用药，并配以针灸，疗效特别明显。经中西医结合治疗后，当地“乙脑”病人死亡率由原来纯西医治疗的20%下降到2.46%，且恢复期明显缩短，无后遗症。杨春波因此名噪闽北。

没多久，杨春波又调回省里。他的研究更加如鱼得水。慢性萎缩性胃炎是一种慢性消化系统疾病，与胃癌的发生有一定关系，西医在这方面缺乏有效的治疗方法。杨春波率先提出慢性萎缩性胃炎的中医病名为“胃痞”，被采纳为国家标准，并主张分为气虚湿热和阴虚燥热两类证型，用胃炎Ⅰ、Ⅱ号合剂治疗，强调“益肾”的作用。

福建人“脾胃湿热证”比较常见，杨春波和学生们在国内率先开展脾胃湿热理论的临床调查。结果发现，“脾胃湿热证”除了影响消化系统外，还与循环系统，血液、神经系统等11个系统，72种疾病都相关联。于是，他创新性地提出了一个“大脾胃”的概念，研究结果被国内临床广泛引用。他还制定了以临床为基础的脾胃湿热证的辨别标准，被中国中西医结合学会消化病专业委员会采纳。

他注重在实践中学习，不盲目迷行权威，继承不泥古，对古代名医的一些结论，根据实践提出了不同意见。清代温病学家叶天士曾提出“温热传营，舌色必绛”的结论。这营指营分，是温病加重，邪盛正虚的表现，由于营通心，心主神，可使神志不清。研究温病的时候，杨春波便有意识地观察“乙脑”这种温病病人的舌头，结果发现刚入院的、未挂瓶的昏迷（病入营，犯心包）病人，他们的舌色并不是绛色的。中医传统的温病理论在他手上也有了新分类，共分时温、温疫、温毒三类，每类再分温热和湿热两类，从而提高临证疗效。

“虽然古人对中医的学术思想有着巨大的贡献，但医家所处的地域、环境、时代不同，有些学术适用现在，有些却不适用，只能到临床去验证，去发展它、完善它，这样才能推动中医学术发展。”杨春波说。

根据杨春波“大脾胃”的学术观点，省二人民医院的便秘诊疗团队以国家临床重点专科为依托，整合了脾胃病科、肛肠科、普外科、精神心理科、消化内镜室、影像科、超声科、胃肠动力室、中医综合诊疗室、生物反馈治疗室等多个相关科室的医疗资源，成立了福建省中医脾胃病医学中心，强调多学科诊疗，成为福建省高水平临床医学中心、医疗“创双高”项目。中心主任是黄春波的弟子柯晓，受到患者欢迎。不仅如此，在国家级重点专科——省二人民医院脾胃科黄恒青的门诊室内，患者也是人头攒动，很多人从省内各地找寻而来。

柯晓和黄恒青有一个共同点，都是杨春波的弟子。从20世纪90年代开始，杨春波陆续收了8名弟子，坚持用传统师带徒的方式教学。柯晓和黄恒青就在其中。但凡杨春波有看诊，徒弟们就跟在他身边抄写病例，陪他看诊。“现在中医都是正规院校毕业，虽然也跟着导师到临床学习了一段时间，但是临症抄方的时间太少，怎么能把老师的经验理论学会？传统中医的师承教育就得耗时间领悟才能学到手。”杨春波说。2006年，杨春波荣获中华医药学会首届“中医药传承特别贡献奖”，2007年杨春波创立名老中医传承工作室。

如今，柯晓已是世界中医药学会联合会消化病专业委员会副会长，福建省中西医结合学会消化病分会主任委员，福建省中医脾胃病医学中心、福建省脾胃病重点实验室主任，博士生导师；黄恒青为国家级脾胃病重点专科负责人，福建省中医药学会脾胃分会主任委员。

除了自身学术的传承，如今杨春波看得更远，“国医大师除了学术上有建树，有好的医德医风外，更为关键的一点，在中医学术的传承之路上得起到承前启后的作用。”

有此感悟，还得从杨春波的四叔杨嘉端说起。他发现，叔叔看病很在行，却不善总结。去世后，仅留下一本油印本，记录自己行医的医案，并未总结自己的学术。后来，杨春波发现像叔叔一样不善总结的老中医其实很多，他们没有精力、没有时间去总结，甚至没有认识到自己的学术有哪些优势、长处。为此，他和福建几十位名老中医一起筹建了福建省中医药学会传承研究分会。这是全国首个中医的传承研究会，让退休老中医药专家有个学术之家，梳理学术思想，讨论经验总结，经临床传播。

他还组建了国家级、省级学会分会4个，创“福建岐黄论坛”，不定期召集热心于中医振兴之士，举行中医学术研讨。

在杨春波看来，中医的60岁，是职业上的黄金期。这时退休，是一种损失。研究会还选取33位福建名老中医，由传承研究会分会组织写作班子，帮助这33位名老中医整理他们的学术思想、临证经验，以便更好地传承。

“广东有岭南中医流派，那么福建中医也同样能根据地域、气候等探索出自己的中医特色，将闽派中医的学术流派进行更好地总结，并将其发扬光大。”杨春波坚定地说，“因此，在传承的道路上还有很长的路要走，不能光喊‘一二一’原地踏步，还需要有人喊‘起步走’。我愿意来起这个头。”

主要成就

临床建树

杨春波率先提出慢性萎缩性胃炎的中医病名为“胃痞”，被采纳为国家标准，并主张分为气虚湿热和阴虚燥热两类证型，用胃炎Ⅰ、Ⅱ号合剂治疗，强调“益肾”的作用。

福建人“脾胃湿热证”比较常见，杨春波和学生们在国内率先开展脾胃湿热理论的临床调查。结果发现，“脾胃湿热证”除了影响消化系统外，还与循环系统，血液、神经系统等11个系统，72种疾病都相关联。于是，他创新性地提出了一个“大脾胃”的概念，研究结果被国内临床广泛引用。他还制定了以临床为基础的脾胃湿热证的辨别标准，被中国中西医结合学会消化病专业委员会采纳。

科研成果

创制胃炎一号、二号口服液，春波益肾潜阳胶囊、口服液、清化饮、仙叶合剂和清化灭幽胶囊等药，获中华中医药学会首届中医药传承特别贡献奖，获中国中西医结合学会科技进步三等奖1项。获福建省科技进步二、三等奖2项，福建省医药卫生科技进步一等奖3项、二等奖1项，中国中医研究院协作奖1项。

出版论著

福建省自然科学优秀论文一、二、三等奖4篇。主编和编写著作14部，正式出版12部，发表论文68篇。

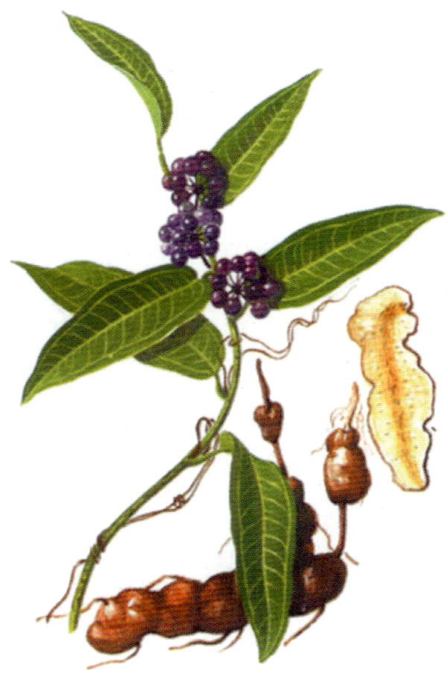

邹燕勤

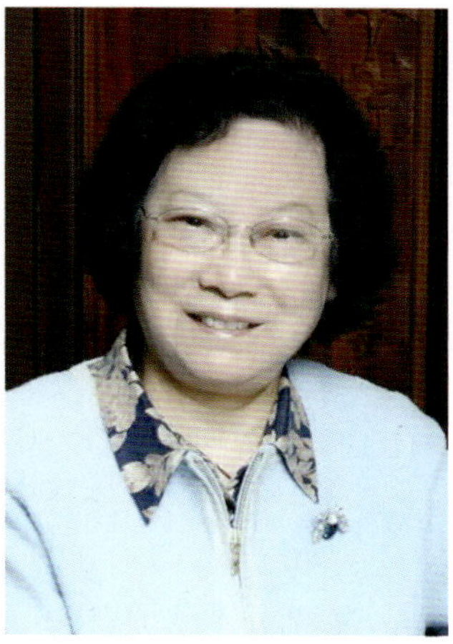

邹燕勤，女，汉族，中共党员，1933年4月生，江苏省中医院主任医师、教授。享受国务院政府特殊津贴专家，全国老中医药专家学术经验继承工作指导老师，江苏省国医名师。全国中医肾病专业委员会副主任委员、常委；全国第二届中医理事会理事；华东中医肾病专业指导委员会委员；江苏省中医肾病专业委员会第一届主任委员，第二、三届名誉主任委员。2017年获评第三届国医大师。

名人小传

邹燕勤出生在中医世家，父亲邹云翔1954年南京中医药大学成立时就担任中医内科学讲师，后来担任过大学副校长和附属医院——江苏省中医院院长。邹燕勤从小就看着父亲治病救人，对医学有一种自然的亲切感。1957年，毕业于南京师范大学生物专业，留校任教。1962年，组织上安排进入南京中医学院中药系任助教，并上了第二次大学，在南中医医疗系六年学习，毕业后留在学校工作，同时进入附属医院——江苏省中医院肾内科，边临床、边教学、边科研。不管是在中医学院6年制医疗系学习期间，还是独立行医，邹燕勤一直坚持跟随父亲出诊抄方、临床查房、整理医案。除系统跟随父亲学习外，还充分利用江苏中医名家荟萃的优势，先后拜学多位名师，博采众家之长，补己之短，力求做到融会贯通，厚积薄发。这样系统知识和临床经验相互印证，相辅相成，得以快速成长，成为江苏孟河学派费伯雄氏第四代传人、江苏邹氏中医肾病的主要代表。

主要成就

临床建树

邹燕勤教授是国家中医药管理局全国中医肾脏病诊疗中心—江苏省中医院肾科学术带头人。邹燕勤教授师承家传，长期从事肾脏病的理论和临床研究，医术精湛，学验俱丰，擅治中医肾系疾病，特别是对多发病肾小球肾炎及肾脏的危急重症慢性肾功能衰竭的研究较深，有独到的见解和较高的疗效。

科研成果

获部省级科研成果二等奖2项、三等奖2项、四等奖2项.代表项目如 卫生部课题：“慢性肾功能不全辨证论治的临床规律和原理研究”，获部级二等奖。

出版论著

出版著作主编4部，副主编2部，任编委的3部，代表作为：①邹云翔医案选；②邹云翔学术思想研究选集；③中医临床家 邹云翔；④现代中医肾脏病学。

以第一作者发表论文有26篇，代表作有：①治疗肾炎的体会 广东新中医杂志 1978年第6期 ②论治疗肾炎水肿的常用方法 中华内科杂志 1979;8(5):382 ③慢性肾功能衰竭的辨证治疗 南京中医学院学报 1985;(4):7 ④肾炎的中医辨证治疗 南京中医学院学报 1990;6(2):17 ⑤保肾丸结合辨证治疗对肾炎患者Lpo水平的影响 中西医结合杂志 1990;10(7):404 ⑥IgA肾病的中医治疗 中华肾脏病杂志 1992;8(2):235 ⑦益气养阴胶囊对慢性肾炎患者血浆栓素β2和6-酮-前列腺F13的影响 中医杂志 1998;(7):38 ⑧中医多途径给药延缓慢性肾衰病程进展的远期疗效 南京中医药大学 1995;(3):8。

沈宝藩

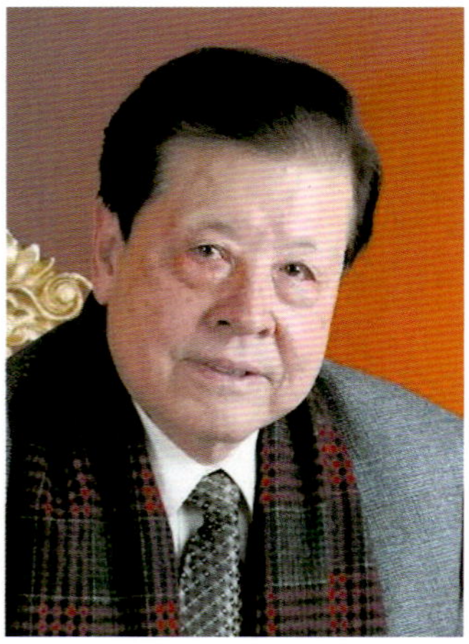

沈宝藩，男，汉族，中共党员，1935年7月生，新疆维吾尔自治区中医医院主任医师、教授、首席专家。全国中医药传承博士后合作导师，世界中西医结合会常务理事、中华中医药学会脑病学会学术顾问、国家中医药管理局脑病中医证治重点研究室学术委员会委员、全国突发公共事件中医药应急专家委员会专家组成员、“十二五”科技重大专项“新发突发传染病中西医结合临床救治平台”专家组成员、全国中医冠心病研究联盟专家、全国名词委中医药名词审定委员会专家顾问、全国中药临床药理专业委员会委员、中医老年学会中医研究委员会委员。曾任新疆维吾尔自治区中医医院副院长、新疆中医药学会副会长、内科学会名誉主任委员、《新疆中医药》杂志副主编、新疆医科大学教学指导委员会专家。享受国务院政府特殊津贴专家，全国老中医药专家学术经验继承工作指导老师，沈宝藩全国名老中医药专家传承工作室指导老师，新疆维吾尔自治区中医民族医名医。2017年获评第三届国医大师。

名人小传

沈宝藩，1935年出生，男，汉族，上海市人。1960年毕业于原上海第一医学院临床医学专业，参加“全国第二届西医离职学习中医班”学习中医，结业后到新疆工作，至今仍坚持在边疆从事中西医结临床教学科研工作五十六年余，有良好的医德医风和教德教风多次被授予优秀教师、优秀共产党员称号，连续二次被国家中医药管理局审定为优秀指导老师，获中华中医药学会传承特别贡献奖、连续三次被新疆评为有突出贡献的优秀专家。在海内外也享有盛誉，多次赴美国、哈萨克斯坦东南亚诸国参加学术交流或会诊工作，曾被上海中医药大学和广东省中医院聘为研究生导师、主任导师，其学术继承人遍布北京上海广东江苏各地现都为学术带头人，中国保健科学技术学会信息中心已将其医疗特长输入国际互联网全球寻医问药世界名医数据注册。

主要成就

临床建树

沈宝藩从事临床内科、教学、科研工作五十余年，擅长诊治心脑血管疾病和老年内科疑难病，特别是针对脑中风、冠心病的临床研究，提出了痰瘀同治法，有着独到之处。首创研制的“平肝脉通片”“补气脉通片”“化痰脉通片”“宁心通痹胶囊”“定痫汤”“益智治呆方”“降脂方”等制剂和验方，临床应用疗效显著，采用维吾尔药材配制的“西红花康复液”获得国药准字。创立“心疼宁”治疗冠心病心绞痛，被收入《全国名医名方》一书。

科研成果

近四十年重点参与老年病、心脑血管疾病的中医和中西医结合的研究，其中中风病临床科研工作获卫生部乙级重大科技成果奖。“通瘀化痰法痰瘀同治心脑血管疾病的临床与实验研究”“复方降脂颗粒的临床与实验研究”获乌鲁木齐市和自治区科技进步奖基础上，进一步深化研究，主持省部级课题“化痰脉通片对高脂血症大鼠血脂、脑脂代谢的影响”“沈宝藩临床诊疗经验及传承方法研究”，国家自然科学基金项目“新疆维汉民族冠心病秽浊痰阻证基因组学分析及与地域因素交互作用研究”等科研课题共3项。

出版论著

先后出版了《成孚民医案医话选》《沈宝藩临证经验集》《沈宝藩临床经验辑要》等著作。《沈宝藩临床经验辑要》获得全国首届中医药优秀学术著作三等奖。

在国内外发表论文40余篇，《中西医结合防治脑中风》《西红花防治老年心脑血管疾病的临床观察和实验研究》发表于1994年第一期美国东方医学杂志，《古方治疗脑中风再认识》于2007年发表于第一期世界中医药杂志。其中《痰瘀同治法治疗中风病160例分析》获新疆维吾尔自治区首届优秀学术论文一等奖，《西红花康复液的临床观察和实验研究》获首届国际民族医药研讨会优秀学术论文一等奖。

张　磊

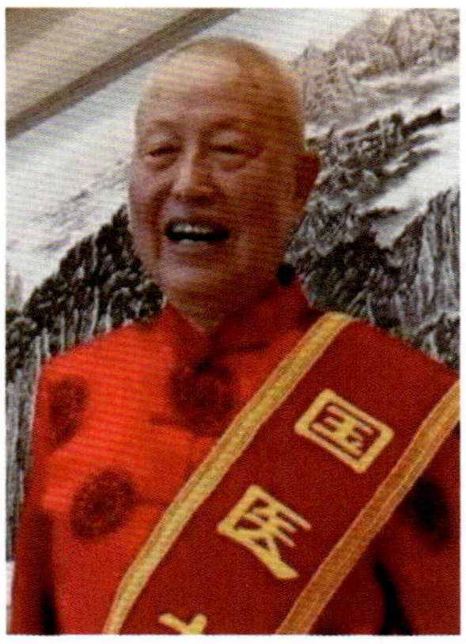

张磊，男，汉族，中共党员，1929年4月21日生，河南中医药大学第三附属医院主任医师。历任教研室主任，医教部副主任，教务处副处长、处长，河南省卫生厅副厅长，河南中医学会会长，中药学会会长，《河南中医》编委，《中医研究》顾问，河南省中药新药评审委员会委员。全国老中医药专家学术经验继承工作指导老师，河南中医事业终身成就奖获得者。2017年获评第三届国医大师。

名人小传

张磊，1929年4月21日出生于河南省固始县，从医61年，从教44载，是全国著名的中医学家。幼上私塾，诵读经史，受儒学之熏陶，崇尚致中和平，具备了高尚的医德，奠定了深厚的古文基础。18岁师事于当地老中医张炳臣门下，出师后，悬壶故里，1947年1月起从事中医临床工作，1952年加入联合诊所，1953年参加区卫生所工作，1958年考入河南中医学院本科，1964年毕业后留校任教，历任教研室主任，医教部副主任，教务处副处长、处长。1977年8月，作为党代表出席中国共产党第十一次全国代表大会。1983年3月调任河南省卫生厅副厅长。1988年离任后，到河南中医学院第三附属医院从事临床工作至今。系国家“十五”攻关“名老中医学术思想、经验传承研究”课题的名老中医。

主要成就

临床建树

张磊博采众家之长，在长期的临床实践中，逐渐形成了“动、和、平”学术思想和自己的临证思维模式，即“辨证思维六要”：辨证中之证与证外之证，注意其杂；辨静态之证与动态之证，注意其变；辨有症状之证与无症状之证，注意其隐；辨宏观之证与微观之证，注意其因；辨顺易之证与险恶之证，注意其逆；辨正治之证与误治之证，注意其伤。总结出 “临证八法”，即：轻清法、涤浊法、疏利法、达郁法、运通法、燮理法、灵动法、固元法，弥补了传统方药的不足，已经被许多中医工作者应用于临床，反响甚好。“八法”之外，还总结出“以常治杂”“以奇治杂”“以杂治杂”“以简治杂”等诸多治疗内科杂病的方法。张磊始终把临证放在首位，突出中医特色，辨证用方，既防止“有方无药”，又防止“有药无方”；既防止药过于病，又防止药不及于病；还很重视开具“无药处方”。从医以来，张磊即以“方精、药少、量小、效奇”蜚声中原杏林。

出版论著

先后在杂志上发表了多篇学术论文，注释《产鉴》一书，著有《张磊临证心得集》《张磊医学全书》《张磊医馀诗声》《张磊学术思想及临床经验》获2009年度中华中医药学会科学技术奖二等奖。

传承育人

培养学术传承人59名。其中全国名老中医药专家学术经验继承人2人，全国优秀中医临床人才

16人，河南省省级名中医9人，河南中医药大学第一、二、三附属医院及中医研究院“名医带徒工程”继承人32人。

张　震

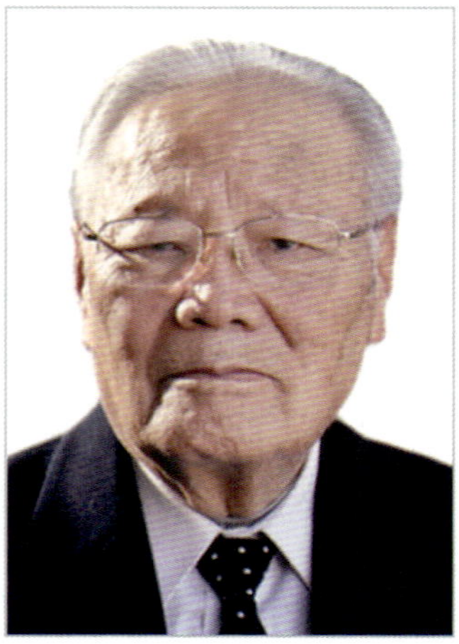

张震，男，1928年11月生，云南昆明人，中共党员，云南省中医中药研究院资深研究员、主任医师，硕士研究生导师，云南中医学院名誉教授。云南省中医中药研究所（现研究院）第一任所长、《云南中医药杂志》首任主编，曾历任国家自然科学基金委员会第三届中医学与中药学学科评审组成员，原卫生部第三届药品审评委员会委员，第一届国家中药品种保护审评委员会委员，中华全国中医药学会中医理论研究委员会委员，中国中西医结合学会理事及中医外语专业委员会委员，全国第四批名老中医药专家学术经验继承工作指导老师，1992年获国务院颁发的政府特殊津贴，1996年被评为云南省荣誉名中医。2017年获评第三届国医大师。

名人小传

张震1945年高中毕业考入云南省立英语高级专科学校学习外语，1948年考入云南大学医学院6年制医疗系，1954年毕业，服从国家统一分配到个旧云锡公司矿山卫生所从事矿井下救护及医疗工作。由于他全心全意地为矿工健康服务，成绩突出，被评为云南省青年社会主义建设积极分子代表标兵。1956年被选派到成都中医学院（现中医药大学）参加三年制全国首届西医离职学习中医研究班学习中医学。他学习态度端正，自觉遵从党中央关于“系统学习，全面掌握，整理提高”的指示精神，勤奋努力，刻苦学习，认真钻研四大经典及各家学说；深入领会扎实继承蜀中多位名师名医的学术思想与诊疗经验。1959年以优异成绩毕业，获卫生部颁发的成绩优异奖状与继承发扬祖国医学遗产银质奖章，毕业论文《中医临床思想方法之初步探讨》曾发表于1959年第9期《中医杂志》，受到国内中医界的赞许、重视和好评。继而一直坚持在基层医院从事中医及中西结合临床诊疗，工作中不断认真总结自身的实践经验，并主动自选课题奋力进行研究，先后完成多项病症的中医药诊疗观察研究课题，成果丰硕而突出，影响较广。1979年受命组建云南省中医研究所任所长（现为云南省中医中药研究院），同年亲手创办《云南中医药杂志》任该刊主编，带领所内人员克服重重困难，积极开展中医研究工作取得显著成绩，有四项研究成果分别获得卫生部和云南省科技进步一等、二等、三等奖，在国内有一定影响，对本省中医诊疗、科研发展交流与学术水平的提高均起到促进作用，因而被评为有突出贡献的优秀科技人才及云南省劳动模范。张老学贯中西且外语功底深厚，在举办国际中医培训班时用流利英语给不懂汉语的外国学员讲授中医课程，很受欢迎。

敢为人先，开创张氏疏调学派

2012年，为积极响应国家“做好名老中医药专家学术思想的传承工作”的号召，张震勇担重任，继承创新，以《黄帝内经》中“疏其血气，令其调达，而致和平”为主导思想，开创“张氏疏调学派”。

张氏疏调学派，倡导疏调气机为中医药内治大法之一，强调“欲求临床疗效的提高，无忘对患者气机之疏调”的宗旨，在维护肝的正常疏泄功能的同时辅以健脾补肾，以保持人体气机的条畅运行，使体内气血阴阳的协调与平衡，以利于病体恢复生理常态，而非单纯疏肝解郁。

张震对中医药学的研究，永无止境。几十年来，他在中医药学的研究上，已经取得了非常卓著的成就，但仍然没有止步，而是继续制定相关的课题开展研究工作。

1. 在辨证的原理和应用方面提出新理念

张震是我国研究证候学的先驱和知名学者，对证候的层次结构等原理提出了创新性的理论，并阐述了中医疑似证候之间的鉴别诊断规律。在此基础上提出“证候三级分类法”，根据各种证候的内在联系和疑似病症之间的鉴别规律，从而提出了系列实用的新理论。用于临床诊疗实践，起到执简驭繁，事半功倍的作用。

2. 在论治方面阐明了人体气机的理论，提出了疏调治疗方法

阐明了人体气机的理论，提出了“一体两翼”的具体治疗方法，拟定了疏调气机的基础通用方及临床应用加减化裁选药方法，用于多种疾病均取得较好的临床疗效。

3. 探索艾滋病的中医病机理论，创制了2个针对性治疗方剂

探索了艾滋病的中医病机理论，创制了扶正抗毒方、康爱保生方2个针对性治疗中药处方，经主管部门批准自2005年即用于临床治疗，迄今历时九年，累计已治疗该病患者13000多人，取得了相应的疗效与社会效益。

4. 研究傣医理论，促进本省民族医药学术发展

进行了傣医理论和中医、藏医、蒙医、维吾尔医、印度传统（阿育费陀Ayuvedo）医学的系统比较研究，阐明了傣医学理论的主要特色，指导了民族医药傣医新药的研究，促进了该省民族医药的发展。

另外，张震对彝族医药也有独特的见解，对云南地方药物如小黑药等进行研究，指导了民族医药的开发，促进了本省民族医药的发展。

5. 积极研制新药

张震是卫生部药品审评委员会委员，指导了本地区多家药厂如昆明中药厂、昆明制药厂、丽江中药厂、腾冲制药厂、施普瑞制药有限公司、盘龙云海药业等新药研制工作。具体指导过“丹灯通络胶囊”、“绿A螺旋藻”、“排毒养颜胶囊”等药品的开发研制工作。在中药新药研制开发方面，起到了学术指导和把关的作用。

救人无数，婉拒“救命王”的赞誉

张老治病，无论长幼尊卑，都一视同仁，热情接待，耐心细微亲切询问病情。他既懂中医又懂西医，治病时遵守“以人为本，中西医结合，认真负责，精心诊治”的原则，在顾护人体正气，舒畅体内气机的基础上消除疾病，尽量减轻疾病痛苦，做到使患者满意。

张震从事中医临床工作60余载，一直坚持在科研、临床第一线，年近九旬仍坚持每周3天门诊，求诊病人门庭若市。他是云南中医界的泰斗，是云南老百姓的福音。曾有病人称张老为“救命王”，但张老辞而不受。古有神医扁鹊医活死人拒受称赞，言其只是辅助而已，后世传为佳话；今有大医张震婉拒救命王赞誉，谦虚谨慎客观待之，可谓大医精诚良医再现。

国医惠民众，杏林育先锋。从一名西医医生到一名纯正中医，从一位普通医生到开创立派的先驱，张震研究员60多年的医学生涯，充满了崎岖和坎坷，但同样也收获了成功与掌声，他以精湛的医术、高尚的为人和一个中医人的情怀，赢得了众口皆碑的赞誉和崇敬。

主要成就

临床建树

1. 继承创新，以《黄帝内经》中“疏其血气，令其调达，而致和平”为主导思想，开创“张氏疏调学派”。

2. 对证候的层次结构等原理提出了创新性的理论，并阐述了中医疑似证候之间的鉴别诊断规律。在此基础上提出“证候三级分类法”，根据各种证候的内在联系和疑似病症之间的鉴别规律，从而提出了系列实用的新理论。

3. 探索了艾滋病的中医病机理论，创制了扶正抗毒方、康爱保生方2个针对性治疗中药处方，经主管部门批准自2005年即用于临床治疗。

科研成果

主持省级课题3项，参与国家自然科学基金课题4项，获云南省科技进步二等奖1项、省科技进步三等奖2项。

指导并参与申报的4项国家自然科学基金项目式："经静脉吸毒感染HIV/AIDS中医证候特点及演变规律研究""稽延性戒断综合征中医证候演变规律及生物学机制研究"和"HIV感染IIA期中医证候特点及演变规律研究""艾滋病中医证候要素提取及其组合规律的研究"，均获国家自然基金委立项资助，并取得成果。

指导本地区多家药厂如昆明中药厂、昆明制药厂、丽江中药厂、腾冲制药厂、施普瑞制药有限公司、盘龙云海药业等新药研制工作。具体指导过"丹灯通络胶囊""绿A螺旋藻""排毒养颜胶囊"等药品的开发研制工作。

出版论著

出版医学著作10部，其中亲自撰写专著3部，主编并撰写总论和部分内容4部，参与撰写3部。代表作有：《疑似病症的鉴别与治疗》（上海科技出版社1983年出版）《中医症状鉴别诊断学总论》（北京人民卫生出版社1984年出版）《中医证候鉴别诊断学总论》（北京人民卫生出版社1987年出版）《中医疾病诊疗纂要总论》（云南科技出版社1990年出版）《中医中药科研方法撷要》（云南科技出版社1991年出版）。其中《疑似病症的鉴别与治疗》一书，经日本学者阵内秀喜等主动译成日文在日交流传播。

先后发表学术论文百余篇。代表作有：阴阳与五行，1959年发表于《成都中医学院学报》；植物神经功能紊乱之辨证论治，1982年发表于《云南中医杂志》；中医辨证应当规范化，1985年发表于《云南中医杂志》；傣医理论之比较研究，1992年发表于《云南中医杂志》；"施普瑞"治疗高脂血症疗效观察-附157例辨证分析，1995年发表于《北京中医》杂志；中医药现代化战略探讨，1997年发表于《云南中医学院学报》。

传承育人

指导中青年医生的临床、科研和教学工作，举办学术讲座，其学术继承人多已成为云南省中医药学术骨干。2012年他的一名学生获"云南省第三届优秀青年中医称号"，2013年一名学生入选第十三批云南省技术创新人才培养对象和云南省中医药学科带头人。

张志远

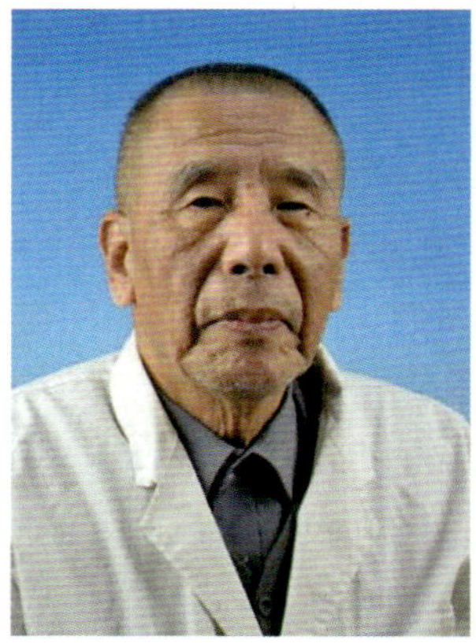

张志远（1920年7月～2017年11月7日），男，汉族，无党派人士。山东中医药大学教授、主任医师，硕士研究生导师，山东省名中医药专家。先后担任济南市第九届人大代表，山东省第六届政协委员，卫生部中医作家协会成员，全国中医各家学说研究会顾问、山东中医基础学会副主任委员、山东中医学会顾问、山东省卫生厅医学科学委员会委员等职务。享受国务院政府特殊津贴专家，山东名老中医。2017年获评第三届国医大师。

名人小传

张志远先生天资聪颖，刻苦好学，很早就奠定了坚实的古文基础，稍长，即涉猎经、史、子、集而成为有名的学者。尤对易学深有体会，并影响到其医学生涯。少时学医，得到父辈及老师的指点，先理解中医基本概念，继而掌握基础理论，然后诵读脉法、汤头歌诀等，再修临床课，始习外科、儿科，后及内科、妇科，羽翼渐丰，终以内科、妇科成家，尤长于妇科。举凡《内》《难》《伤寒》以至后世诸家之书，更是无所不读，促使其医学理论日趋丰厚，造诣渐深。1957年始先后执教于山东中医进修学校、山东中医学院，讲授中医妇科、伤寒、温病、中国医学史、中医各家学说等，医、教、研并举。

主要成就

临床建树

1. 倡论“医易相关”说

张志远认为，《周易》乃“群经之首”，其对中医学的形成和发展，有重大影响。《周易》虽无阴阳二字，但其认识自然、分析事物的“两点论”却很科学。其中乾、坤二卦为基石，由此衍生了八卦、六十四卦，揭示了自然界万事万物的产生、发展和变化规律。乾坤乃阴阳之肇基，因此，一部《周易》所体现的主题就是阴阳变化规律，它为《内经》的阴阳学说奠定了基础。《内经》有关阴阳的特性、阴阳的关系及其变化，以至对自然的认识，无不与《周易》相通。特别是易学“两点论”的思维方法，框定了中医思维模式，如其中的上下、内外、出入、进退、损益、吉凶、否泰、存亡等分析事物变化发展的方式，开启了古医家之悟门。

如《周易》乾卦九五之“本乎天者亲上，本乎地者亲下”，即为《素问•阴阳应象大论》“其高者因而越之”“在下者引而竭之”的滥觞；后世张元素的药物分类、李杲的升阳举陷方剂、张仲景的承气汤，以及吴瑭之温病三焦治疗大法，均沿用了“上下”互相对待关系的理论。

《周易》之卦变不离“盈亏”，每卦都有“—”(阳)“--”(阴)组合的不同，从其阳与阴的变化，可知其损益。鉴于此，《内经》即有“病发而有余，本而标之，先治其本，后治其标；病发而不足，标而本之，先治其标，后治其本”，形成了中医补虚泻实之治则，从而指导了中药的分类遣用，或攻邪，或扶正，用于治病，以求“阴平阳秘”。

其他如“内外”“水火”“刚柔”“动静”等注入医学中，对中医理、法、方、药均产生了深刻影响。在易学思维模式中诞生的阴阳、表里、寒热、虚实之八纲辨证，宣通、补泻、轻重、滑涩、燥湿之十剂，充分体现了“医得易之用”的观点。即便中医史上“贵阳抑阴”观的出现，亦是《周易》中“天尊”“大哉乾元”肇其端。

2. 研究各家重源流

各家学说虽重在研究医家，但不能孤立看待；当然，亦不可专主学派。正确的方法应是考证人物、辨析学术渊源、提炼学术思想并举，以便全面掌握。对每位医家，应按其师承、私淑关系、学术倾向、临证特点划分流派，归于系统；同时，也不拘于流派，而应突出医家各自的特点，否则，就会以偏概全。如叶桂的胃阴学说、久病入络说，即属温病学范畴之外的贡献。

探讨各家学说应注意补偏救弊，对医家的评析应平正通达。每位医家都有自己的学术渊源、学术背景，因而，其主张自各有别；对医学的贡献突出在某一方面，不可能有面面俱到，将中医全面推进的医家。这就要求我们善于把握各家之长，综合为一体，以便获得较为系统、完善的学说。也正是他们各自在不同角度有所研究，取得成就，才使得中医学不断完善、发展。所以，后人不能以某位前贤倾向于某种观点而非之。实际上，他们强调某种理论的重要性，并非轻视其他理论，如刘完素主火热病机学说，但他必不会以苦寒药来治寒证；李杲倡脾胃论，但他也不会以升柴来治火逆。当然，古代医家都有长有短，如张从正主张攻邪已病，对正气不足之治显属缺憾；赵献可善补命门水火，于其他脏腑则重视不够，等等。因而要全面而客观地评析他们的学术思想，取长补短，才能获取较完善、全面的理论和经验。此外，研究者亦不要拘于前人或他人之定论，而应仔细考察，以免认识片面。如，叶桂善养胃阴，但其对胃阳不足的调治，知者甚少。叶氏既重胃阴，亦重胃阳，对治胃阳虚之证有丰富经验，如胃中无火的食谷不化，主用辛甘温煦，鼓舞胃阳，常少加附子以理胃阳，且颇具匠心地用粳米理胃阴，以得通补两和阴阳之妙。叶氏还将胃阳与脾阳作了明确区分，胃阳受伤属腑病，应以通为补；脾阳不足，可用升柴顺其性以补之。

张志远对医家的生平、著作进行严格考证，填补了不少空白；对医家学术的辨析与验证，亦多精辟之论。如“成无己学术思想发微”“丹溪相火论评析”“论景岳阴阳观”及“张仲景《伤寒卒病论》考析”“吴瑭生平史略”“温病学派大师叶桂”“张锡纯用石膏”等论文，均是其悉心研究的成果。尤其重要的是，张氏强调临床实践乃研究各家学说不可或缺的途径。因前人的理论、经验均来自实践，只有在实践中才能理解、运用，并判断其正确与否，才能进一步发展它。

张志远不仅理论上有建树，而且毕生重视临床，善于师法古人而勇于创新。不仅对妇科有独到经验，内科证治亦多体会，如学习喻昌“大气论”及张锡纯“升陷汤”法，自拟“通阳解蔽升气化痰蠲饮汤”（黄芪、肉桂、苍术、茯苓、薤白、柴胡、升麻），用治大气不足、痰饮。

出版论著

①主编《中国医学史》《中医各家学说》《中医妇科学》《医林人物评传》《医林人物故事》等；②主审《山东中医药志》、法文《中医名词字典》；③辑有《张志远医论探骊》；④穷40年之心血著成《中医源流与著名人物考》《空谷足音录》《诊余偶及》《蒲甘札记》等。

发表论文400余篇，其中医易研究、孙思邈《千金方》探讨获国际会议优秀论文奖、中国中西医结合研究会学术贡献荣誉证书

传承育人

培养研究生近20名，他们均成为医教研各领域的带头人。

周岱翰

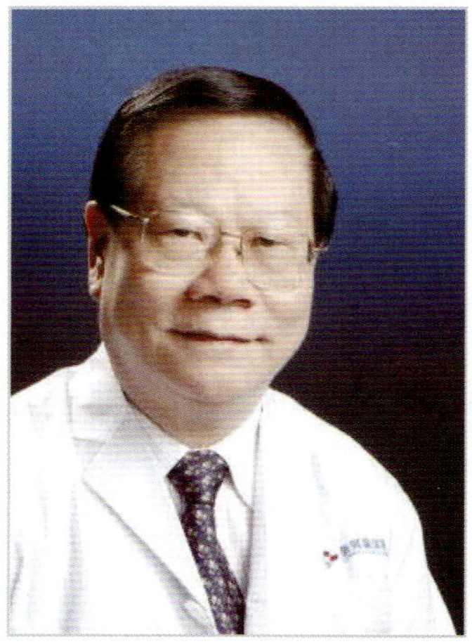

周岱翰，男，汉族，中国农工民主党党员，1941年5月生，广州中医药大学第一附属医院主任医师。享受国务院政府特殊津贴专家，全国老中医药专家学术经验继承工作指导老师，广东省名中医。广州中医药大学首席教授、主任医师，中西医结合临床专业博士生导师、博士后合作教授，全国老中医药专家学术经验继承工作指导老师，中华中医药学会理事、肿瘤分会名誉主任委员，国家药品食品监督管理局新药评审专家，广东省中医药学会肿瘤专业委员会主任委员，东莞康华医院副院长兼肿瘤医学中心主任。1992年被国务院授予“卫生事业突出贡献”证书并享受政府特殊津贴，2010被评为“全国优秀科技工作者”，2017年获评第三届国医大师。

名人小传

周岱翰出生于汕头一个医学世家，受家庭熏陶自小立志从医，1960年顺利考入广州中医学院医疗系。1966年，周岱翰毕业后参加医疗队，在广东的县级医院锻炼，1968年初被分配到广东省泗安医院工作，作为该院第一个中医师，他购置百草柜、开设中医科，正式开始了其长达半个多世纪的悬壶济世生涯。他是中医肿瘤学的奠基人以及中医肿瘤学术的创建者，也是中国肿瘤国际化的第一人。

主要成就

临床建树

在三十余年的临床和科研工作中，对中医肿瘤学颇有建树，是新中国成立后较早从事中医药

治癌、中西医结合抗肿瘤临床探讨和开设中医肿瘤学课程的学者之一。发展拓宽温病学说，根据中医理论、症状分析、治后转归、实验研究等对放射线的中医药属性进行辨证，首先提出放射线属“火邪”“热毒”，辨证归属温病范围，在放疗中配合清热解毒、祛瘀通络可减少放射毒副反应，放疗后予以清热祛邪、滋肾育阴可减轻后遗症、降低复发和转移。

在临床研究中，学识衷中参西，医技推陈致新，认为手术、放射、热疗及射频、冷冻、化学药物等祛邪措施，与中医药、支持及营养治疗等扶正补虚配合，可延长生存时间、改善生活质量；治肝癌强调清肝利胆、健脾益气，开展肝癌移植术后复发的辨证论治；治肺癌首重解毒除痰、益气养阴，探索中医配合分子靶向药物对局部晚期肺癌的治疗。此外，还擅长内外合治，有丰富的癌瘤外治经验。

很多癌症病人治疗以后，肿瘤没有明显缩小，或者肿瘤缓慢生长。但是，它生存下来，去公园散步，可以做日常的工作，生存时间延长，而这种状况以前评价为无效的。1997年，周岱翰提出带瘤生存的概念。到了2006年，世界卫生组织提出肿瘤是慢性病这个概念以后，肿瘤跟高血压病、糖尿病一样都是慢性病，正如高血压病、糖尿病是带病生存，因此肿瘤带瘤生存的理念就获得了大家更好的认可。

科研成果

先后负责省、部级科研课题10余项，为国家“十五”“十一五”攻关课题负责人。研制抗肿瘤系列中成药莲花片、鹤蟾片等已批准投产，曾获卫生部科技成果乙等奖、中华中医药学会科技成果三等奖，2010年获广东省科学技术奖励二等奖，国家教育部科学技术成果一等奖。

出版论著

出版学术专著，包括《常用抗肿瘤中草药》《肿瘤治验集要》《中医肿瘤食疗学》《临床中医肿瘤学》《中医肿瘤学》等8部。

发表专业论文80多篇，代表作有：中医对恶性肿瘤的认识和治疗，1977年发表于《新中医》杂志；浅谈抗癌食物，1986年发表于《新中医》杂志；固金磨积片治疗77例非小细胞肺癌，1997年发表于《中国中西医结合外科杂志》；原发性肝癌临床研究现状与前景，2002年发表于《中医杂志》；试谈中医治疗恶性肿瘤(实体瘤)的疗效标准，2001年发表于《新中医》杂志；乳核散结片治疗42例乳腺增生病临床报告，1984年发表于《黑龙江中医药》杂志。

传承育人

率先在中医院校开办中医肿瘤学本科教育，1978年开始在广州中医药大学筹建肿瘤研究室，先后编写广东省中医肿瘤专科班教材和大学选修课——中医肿瘤学讲义，1982年至1984年举办了3期广东省消化系统癌瘤专科班，为全省基层医疗单位培养了一百余名中医治癌骨干；1985年起在大学主讲《中医肿瘤学》课程；举办4期全国中医内科肿瘤高研班；2005年在中医院校率先开办中医肿瘤本科班和研究生教育，2008年于广州中医药大学设立“周岱翰优秀博士论文奖”，先后培养博士后4名(已出站3名)，博士生19名(澳洲、越南、台湾各1名)、硕士12名。

2008年，他捐出40余万元在广州中医药大学设立“周岱翰优秀博士论文奖”。2014年始，再次捐出20余万元设立奖学金创立“中医肿瘤卓越班”，资助对中医有浓厚兴趣的品学兼优的贫困生。

多次出国讲学，足迹遍及20余国，为皇家墨尔本理工大学中医部聘任的首位外籍博士生导师。

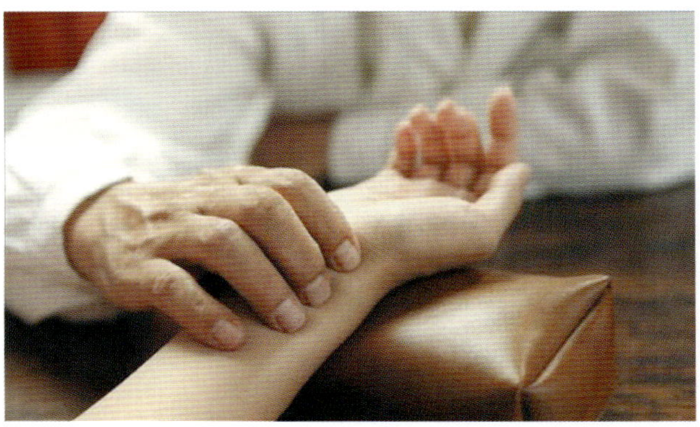

周学文

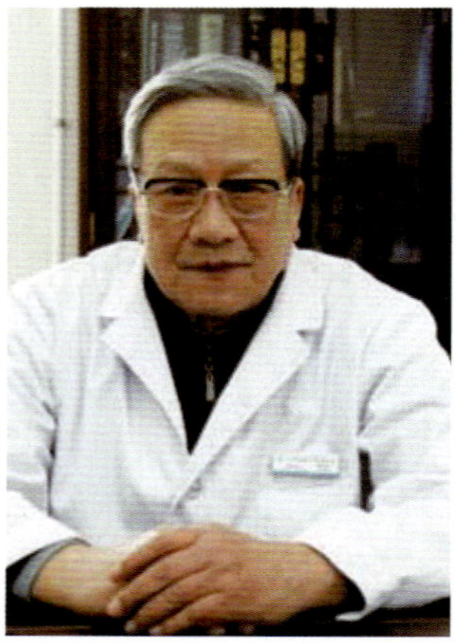

周学文，男，中共党员，辽宁中医药大学附属医院主任医师、博士研究生导师。1938年出生于辽宁辽阳。1985年，破格晋升为主任医师。1992年，享受国务院政府特殊津贴。2003年开始，连续三届任全国老中医药专家学术经验继承工作指导老师。2004年，被授予“辽宁省名中医”称号。2010年，周学文全国名老中医药专家传承工作室成立。2013年，受聘为全国中医药传承博士后合作导师。2014年，被中华中医药学会授予“中医药学术发展成就奖”。2015年，被中华中医药学会脾胃病分会授予“脾胃病学术杰出贡献奖”。2016年，被授予“辽宁中医大师”荣誉称号。2017年获评第三届国医大师。

名人小传

周学文1959年步入岐黄，1965年毕业于辽宁中医学院中医医疗专业，此后长期从事临床医疗工作。任职期间连续6届受聘于内科、内一科、消化科主任，全面主持各项医疗工作。先后7次任大学及附属医院学术委员会委员、副主任委员、会诊抢救组专家等。他学识渊博，基础与临床理论造诣深厚，在医院主治医师以上中高级人员两次业务全面考试和临床技能考核中，两次均获第一名，1985年破格晋升为主任医师。

曾带队参加辽南抗震救灾，抢修震损辽南大堤；在沈阳桃仙机场与兄弟医院一起组织抢救接收唐山地震危重伤员300余人；连续6年主动下乡到基层医疗教学。2003年非典肆虐，依然坚持出诊，其基于“肺胃同治”的理论所创制的中药复方，于北京小汤山医院得到应用，新华社《经济参考报》以“中医药防治传染病大有作为”为题进行专题报道。

他继承创新、引领学科建设，创建并任中医内科博士学科、脾胃病学科国家中管局重点学科学术带头人。时已75岁高龄，仍主持并圆满完成了国家科技部“863”、“973”重大课题研究，荣获多项科技创新成果。在国内首次提出“以痈论治”溃疡病，获得辽宁省政府科技进步一等奖，承担国家科技部基于“以痈论治”胃癌前状态性疾病胃溃疡活动期毒热病因创新研究，提出了“病由毒起，热由毒生”的毒热病因学，将外科“消”“托”“补”引入本病的治疗，经三次规范的大样本临床试验，疗效满意且更安全，经省和国家两次鉴定“理论与临床均有突破”，已广泛用于临床，获得教育部科技进步二等奖。从脾论治血脂异常，提出“脾虚是本病的始动因素”，“痰瘀互结、血脉同病”是本病的关键，确立“内清外柔”即内清痰瘀、外柔血脉的系统创新的治疗理念，经多次临床重复，疗效确切，“为本病防治开辟了一条可行有效途径”。科技部863重大项目“中药新药临床试验关键技术及平台建设”创新性完成临床操作规范、复方药代动力学的初步研究，获辽宁省政府科技进步一等奖。

周学文教授曾受聘国家科技部、卫生部、中管局、药监局技术专家，主持560多种中药新药临床医学的技术审评，起草《临床指南》及《中药新药临床指导原则》，由国家药监局颁布试行10项，建立了15种常见急症的中医辨证诊疗常规。主持研制36种制剂，“溃得康颗粒剂”等2种新药，获得国家中药新药证书。

历任全国中医内科、脾胃科、临床药理学会副主任委员，国家药监局第三、四、五届药审委员，消化专业主任委员，中医脾胃病学会名誉主任委员、《世界华人消化杂志》副总编、《中国中西医结合脾胃杂志》副主编、新发突发传染病中西医结合救治研究平台国家重大科技专项专家组成员。先后培养博士后、博士及师承高徒21人，为中医药事业做出了突出贡献。

主要成就

临床建树

周学文主任医师首次系统的提出将中医外科“消、托、补”法应用于内科溃疡病的治疗。首次运用“肝脾并调、寒热并用”的治则，治疗胆汁返流性胃炎。

科研成果

周学文教授先后承担国家七五、八五、十五科技攻关、国家中医药管理局、辽宁省科委、辽宁省教委等重大临床应用课题8项，溃疡病的辨证治疗、胆汁返流性胃炎的治疗、萎缩性胃炎的辨证施治分获辽宁省科技进步一等奖、二等奖、三等奖各一项，国家中医药管理局中医药基础研究三等奖一项，所研制的“溃得康颗粒剂”等两种新药，已获得国家中药新药证书。

出版论著

主编《实用中医消化病学》等专著多部。

发表论文60余篇。代表作有：气机不调　则病不除，1981年发表于《辽宁中医杂志》；努力提高中医临床科研水平，1999年发表于《世界华人消化杂志》；慢性萎缩性胃炎中医证治旨要，2002年发表于《中医药学刊》；中药系列颗粒剂治疗胆汁反流性胃炎462例临床观察，2002年发表于《中医杂志》；胃溃疡活动期的中医证治，2007年发表于《中华中医药学刊》。

传承育人

自1986年始已培养30多名硕士、博士、博士后研究生。

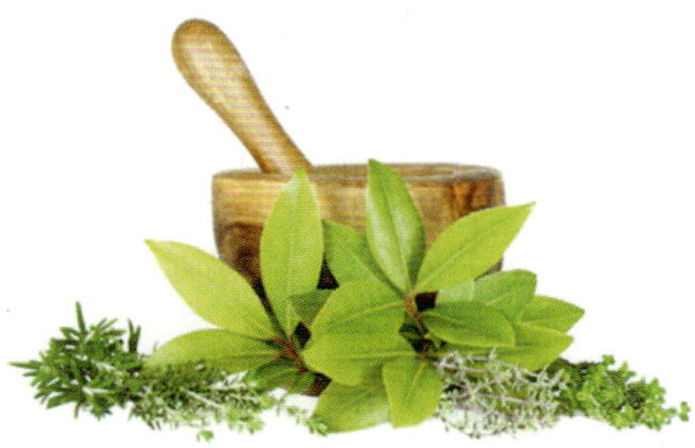

周信有

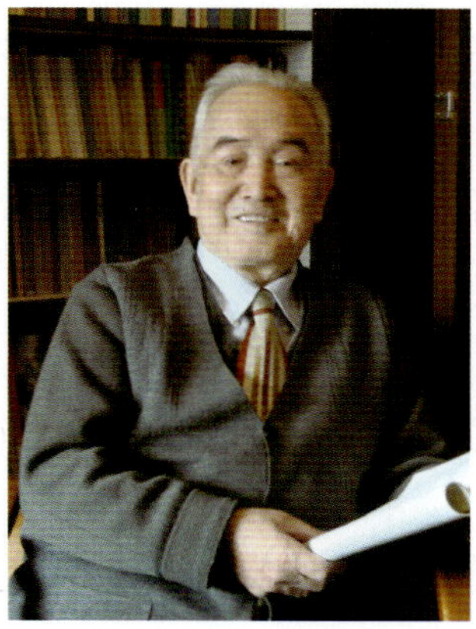

周信有，男，1921年3月生，汉族，中共党员，中国民主同盟盟员，甘肃中医药大学教授。历任安东市中医师公会会长，安东市联合中医院院长，安东市第二人民医院中医科主任，市人大代表和市人民委员会委员，甘肃中医学院（今甘肃中医药大学）内经教研室主任、教务处处长。享受国务院政府特殊津贴专家，全国老中医药专家学术经验继承工作指导老师，甘肃省名中医。2017年获评第三届国医大师。

名人小传

1936年，周信有15岁时拜师安东名中医李景寰、顾德有系统学习中医。1941年11月取得《汉医认许证》，成立了安东信竹药房，开始自立门户、挂牌行医，时精通内科杂病及急症，屡起沉疴而名声日隆，1949年被公举为安东中医师公会会长，1952年创办安东市第一联合中医院，以善治内科疑难杂病而扬名遐迩。1960年调入北京中医学院，任教于内经教研室，并承担临床工作，因精于脏腑气血辨证，善用复方多法治疗疑难杂病，故求诊者众多。1970年先响应国家支援大西北号召，放弃北京优越生活条件，举家西迁到兰州，支援当地医疗卫生事业至今。

1978年周信有参与筹建甘肃中医学院（现甘肃中医药大学），担任中医筹备组组长，积极选拔名医名师，打造了甘肃中医药高等教育的师资队伍。学院建成后，他先后任内经、中医基础教研室主任及教务处处长等职，积极制定中医药各专业培养方案，组织编写教材，完善中医药教学体系，奠定了甘肃乃至西北中医药高等教育的基础，为甘肃医疗卫生单位培养了大量人才。

为发展甘肃中医药事业，周信有先后五次向有关部门提交议案、建言献策，提案内容涉及建立健全符合中医发展规律和特点的制度体系、中医药教育机构建设和人才培养、敦煌医学文献发掘研究等多个方面，进一步助推了甘肃中医药事业的快速发展。

如今已年近期颐的周信有，精神矍铄、耳聪目明、行动自如、老当益壮，这与他注重养生有着密切关系。周信有9岁习武，2002年获国家体育总局武术运动管理中心、中国武术协会颁发的《中国武术八段段位证书》。他兼通武术、书法、京剧，并自创螺旋运动健身法，他认为凡是能够愉悦情志、舒经活络的项目皆可为养生所用。他更重视中医养生，酿造药酒，清淡饮食，强调以神御气、动静结合、涵养精神，认为神静则真气内守，形动则气血流畅，形与神俱，则能尽终天年。

主要成就

临床建树

精研《内经》，发微索隐

周信有精研经典，临证重视五脏与六气相应，提出五脏定位、六气定性的辨证观点，强调主证与病机的一致性，学验独到，是内经学研究领域的开拓者和奠基人之一，被誉为西北内经泰斗。

复方多法，异类相使

周信有精于脏腑气血辨证，认为疑难杂症病机交互错综，治疗“复方多法、综合运用、整体调节”，如寒温并用，升降同调等，用药善于利用药物之间“异类相使”的特点，将温散、疏化、宣导等法集于一方而兼顾之，效验卓著。

精研新药，普惠大众

在理论联系实际和总结临床经验的基础上，相继研制推出治疗病毒性乙型肝炎和肝硬化中药“舒肝消积丸”和治疗冠心病中药“心痹舒胶囊”。

科研课题

[1] 2005年6月，指导“基于信息挖掘技术的名老中医临床诊疗经验及传承方法研究”获批国家“十五”科技攻关计划。

[2] 2010年5月，指导“敦煌医学文献整理与应用研究中心”获批甘肃省省级高校人文社会科学重点研究基地。

[3] 2013年7月，指导“甘肃中医药文化传承发展中心”获批甘肃省省级高校人文社会科学重点研究基地。

[4] 2016年11月，指导“甘肃中医药文化传承发展研究智库”项目获批甘肃省省级智库。

[5] 2016年11月，指导“甘肃省中医药发展政策研究智库”项目获批甘肃省省级智库。

科研成果

[1] 1985年4月，指导筹建的甘肃中医学院中国医学史馆获甘肃省教学成果一等奖。

[2] 1994年9月，指导建设的甘肃中医学院中国医学史馆获国家级优秀教学成果二等奖。

[3] 1997年10月，《冠心病的辨治体会与心痹舒胶囊的研制》一文获“首届国际民族医药科技研讨会及展览会”论著一等奖。

[4] 2001年1月，“舒肝消积丸”获批国家三类中药新药，批准文号为国药准字Z20010044。

[5] 2001年7月，国家三类中药新药“心痹舒胶囊”，通过国家药品监督管理局新药审评会评审，进入二期临床试验阶段。

出版论著

参编出版的《内经讲义》《中医内科急症证治》，独著《全国著名老中医临床经验丛书•周信有临床经验辑要》《内经精义（修订版）》《国医大师周信有医学精华》，主编的《决生死秘要（修订版）》《中国百年百名中医临床家丛书•周信有》。其中《决生死秘要》后经台湾再版发行，成为港台畅销书。《内经精义》一书，获甘肃省普通高等学校优秀教材一等奖。

传承育人

周信有先后培养学生3万余人，他们绝大多数扎根陇原，服务基层，其中不乏杰出人才，王道坤、郭霞珍、李金田、郭义已成为甘肃乃至全国医疗、教学、科研岗位的骨干力量。作为学术带头人，他指导中医学科培养博士后及博士、硕士生347名。

作为全国第一、二批和甘肃省第一至三批老中医药专家学术经验继承工作指导老师，他承担师带徒和硕士研究生临床带教，培养出了何建成、申秀云等140余名国家级、省级学术继承人，举办学术传承班12期，参加者1800余人次。耄耋之年，仍坚持每年为本科生做学术报告4～6次，听众6.8万余人次。

2006年被中华中医药学会授予“首届中医药传承特别贡献奖”，2015年被甘肃中医药大学授予“特殊贡献奖”。

段亚亭

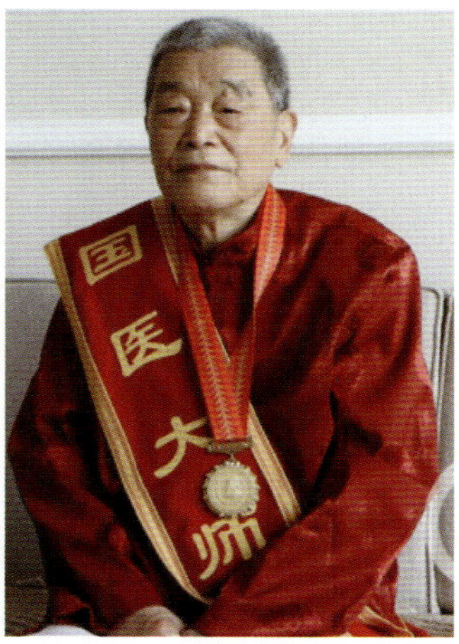

段亚亭，男，汉族，中共党员，1928年3月生，重庆市中医院主任医师。曾任重庆市中医院院长、市针灸推拿研究所所长、市政协委员、四川省中医学会常务理事、市中医学会副会长、市针灸学会会长、市中医药基金会副会长、 市中医药高级职称评委、《实用中医药》杂志副主编，《四川中医》《安徽中医》编委。全国老中医药专家学术经验继承工作指导老师，“全国名老中医药专家传承工作室建设项目” 专家，重庆市名老中医。2017年获评第三届国医大师。

名人小传

段亚亭是家里的长子，却没有出生在中医世家，少年时因为家境贫困还当过童工：“我出生于安徽界首，幼年目睹家人和同乡人遭受病痛的折磨，死亡率也比较高。当时我就发誓有朝一日能解决大家的痛苦，在这种情况下我产生了学医的念头。”

1948年，段亚亭在亲叔叔的帮助下念了初中，又被推荐到豫皖苏军区专科学校学习。一路从军学医，参加淮海战役、渡江战役、解放大西南，尝试收集方剂，为战士和百姓治病疗伤。1949年10月后，段老转业到四川自贡市卫生部门担任科长。“那个时候，当地因为乙脑这种病死了很多人，自贡一些中医自发组织起来为人们分发药，起到了很好的效果。”段老说，这件事再次深深击中了他的心。

1956年，段老考上了刚建立的成都中医学院系统学习中医。他回忆说：“我是学校第一届本科生，还被选为班长，但我没有系统地念过高中，数学和化学都很差。基础差，我就要比别人多付出10倍的努力。”段亚亭说，每天清晨起来，深夜睡去成为他在大学的日常。因为忘我地学习，段亚亭得了肺病，被学校送到了成都市人民医院医治。从接触到医学到自己的命也是医生所救，段亚亭说，他对从医有了更加坚定的追求。

学成后，段亚亭分到了重庆市中医院。“当时医院没有妇科，我就到其他医院去进修了一年，回来后建设医院的妇科。”段亚亭说，“中医是一种体系，需要传承才能发展。”

段亚亭从事中医临床工作67年，主编或参编《新中医学三字经》等著作近10部，撰写学术论文40余篇，主持或指导团队科研课题10余项，创制、研发“除湿汤”“更年汤”“双补汤”等新方及院内制剂近10种。先后收获“重庆市首批名老中医”“全国首批500名老中医药专家学术经验继承指导老师”“全国名老中医药专家传承工作室建设项目” 专家、“第二届国医大师候选人”、中华中医药学会授予的“成就奖”等诸多荣誉。

他还悉心指导和熏陶其他的医生，先后培养了文仲渝、夏敏等26名继承人。医院负责人告诉慢新闻-重庆晚报记者，作为一名党龄56年的老党员，段老总是时不时手写心得体会交给党组织。在市中医院的档案室里，还保存着段老对病人情况做详细分析的手稿。

如今，虽年事已高，但段亚亭并未停止手中的笔，抽得空闲，他总会提笔撰文，或者写信、给素未谋面的患者和医生答疑。他总说：“我没想过要流芳百世，只是想把自己关于中医中药的所思所想所悟所得写出来，把自己积累的所有经验用文字的方式呈现出来，让更多的人能够看到。”

主要成就

临床建树

行医50余年，具有坚实的中医理论基础和丰富的临床经验，治疗阳痿病208例，总有数 率97.2%；治疗更年期综合征54例，总有率100%；《中药治疗盆腔炎》获四川省中医管理局科技奖。自验方“双补汤”被中国中医药报告名医名方专栏发表，“陈湿汤”被《中国中药报》发表。

在学术思想上，段亚亭强调整体观念，辨证施治。他认为人体是一个以脏腑为中心，通过经络联系，气血运行等构成的有机体。故在辨证时一定要从整体观念出发，采用两脏或多脏腑辨证法，才能全面、正确地做出诊断，为治疗提供依据和方向。

在临床中，段亚亭非常重视调理脾胃和培养补肾的气化功能。他认为脾胃为后天之本，肾为先天之本。在临床上，无论脾胃自身之病或其他脏腑之病影响脾胃之证都是比较常见的，而久病又多归于肾。所以，抓“两本”，具有十分重要的临床意义。

这些年来，段亚亭致力于西学中用，用药主张辨证与辨病相结合。如对盆腔炎，除以中医辨证论治外，他还根据现代医学对本病病因、病理改变的认识，常在处方中加具有抗菌消炎作用的蒲公英、紫花地丁、红藤、黄柏、银花等药物；对因过敏所致的皮疹患者，在处方中常添加具有抗过敏作用的乌梅；对慢性结肠炎患者，除健脾止泻外，还加入适量的黄连以消炎抗菌。这样能提高疗效，缩短病程。

出版论著

主编《新编中医学三字经》等书。

发表文章160余篇，多次获省、市优秀论文奖，其中《论发展非药物疗法》被台湾针灸学会1992年录用并获得奖状；《金匮湿病征治探讨》1993年被台湾传说医学会录用并获得奖状。

传承育人

行医60多年来，段亚亭不仅用自己“治病救人”的行动传承弘扬中医药，同时满怀激情为后学授业，不过，段亚亭对继承人的挑选十分严格，“跟师学医学德、医德并重”这是他遴选弟子的标准，他非常注重继承人的品德修养，要求他的继承人首先要有良好的品德修养，其次才是精湛的医术和求学上进的决心。依从严谨的态度，他严格挑选了2位继承人，在他的悉心指导和熏陶下，这两位继承人迅速成长，如今均已成为重庆市的名中医。

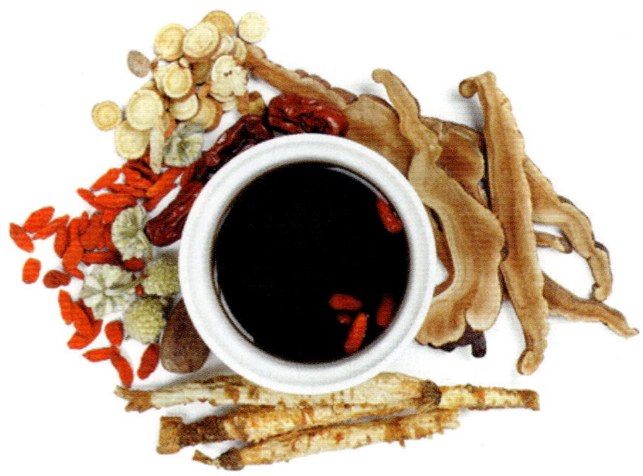

柴嵩岩

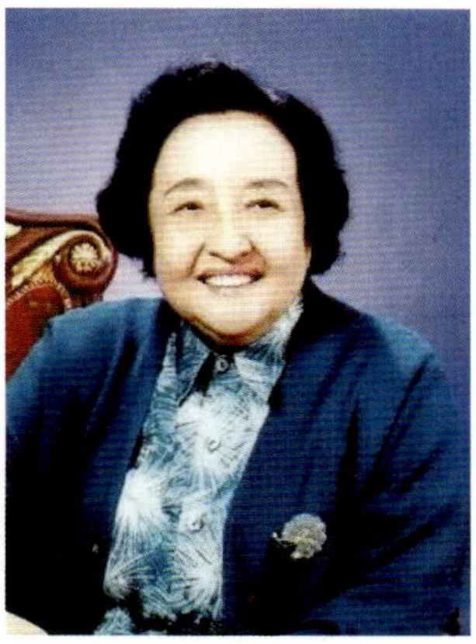

柴嵩岩，女，汉族，无党派人士，1929年10月生，首都医科大学附属北京中医医院主任医师。享受国务院政府特殊津贴专家，全国老中医药专家学术经验继承工作指导老师，首都国医名师。荣获中国福利会宋庆龄樟树奖等多个奖项。2017年获评第三届国医大师。

名人小传

老家在辽宁省辽阳市的柴嵩岩，有着青涩的童年。1929年出生的她，少不更事时就失去了父亲，由母亲辛苦养大。17岁时，因不满时局，柴嵩岩辞别母亲，孤身前往北京寻找新的生活。北京名医众多，何不利用有利条件学点医学知识，将来也能为社会做点什么。小小年纪便经历侵略战争、饱尝离乡之痛的柴嵩岩萌生了这样的念头。辗转经人介绍，1948年，她来到中医伤寒大家陈慎吾门下，被收为入室弟子。

1950年，柴嵩岩考取中医师资格。1952年至1957年，柴嵩岩就读于北京医学院，是新中国成立以来唯一一届中医药专门研究人员班，接受正规现代医学教育。

1983年，受卫生部委派，柴嵩岩赴日本六省市讲授中医论治闭经病，获得好评。1991年、1993年，柴嵩岩分别赴新加坡和我国香港巡诊及讲学。

1957年，柴嵩岩分配到北京中医医院工作。选科的时候，柴嵩岩有着自己的主意。“我在学西医妇产科的时候发现，那个年代，在治疗女性内分泌病方面，西医西药治疗办法不多。我感觉中医在调经、治疗妇女病方面有优势。如果去搞妇科专业，应该还是能发挥作用的。”这一选，就选定了柴嵩岩一生的职业方向。正是靠着勤于临证、善于总结，柴嵩岩开始慢慢有了自己独特的思想，多年以后形成了“柴嵩岩中医妇科学术思想及技术经验知识体系”。这一“知识体系”，从临床实用出发，完整而自成逻辑，分别在女性月经生理理论、中医病因病机理论、中医辨证思辨方法、舌诊脉诊认证技巧诸方面，充实、完善了现代中医妇科学理论。

她完善了女性月经生理理论，强调顺应周期规律、顾护阴血津液、用药以柔克刚、调整气化功能、补肺启肾为临证思辨特点。她提倡尊古学古，按照中医辨证思辨方法，形成“肾之四最”“二阳致病”的理论学说。

她独创“种子论”“土地论”“水库论”的“妇人三论”。即“种地”（生育）要有好“种子”（卵子），有肥沃的“土地”（健康的子宫内膜），还要有“水”（阴血），三者要综合对待、调理，治疗不孕症。她尤重舌诊，临证强调辨舌诊病，辨舌立法，辨舌用药。从20世纪50代起，即以舌象为诊断和用药的重要依据，近40年积累相关舌诊资料近3000份，堪称中医妇科舌诊第一人。

在此基础上，性格坚毅的柴嵩岩直面卵巢早衰、多囊卵巢综合征、子宫内膜异位症、小儿性早熟等世界性疑难病症，执着研究，不懈探索，组方灵活、选药广泛、性味平和，取得了良好的疗效。特别是近些年来，越来越多的不孕患者慕名向柴嵩岩求医问药。经过她治疗，9万多名几乎绝望的不孕症患者终得贵子。卵巢早衰被医学界认为几乎不能逆转，经她妙手，60%左右的患者卵巢功能有所恢复，甚至能怀孕生子，患者亲切地叫她“子孙奶奶”。

27岁到北京中医医院工作，如今已经88岁。60年间，柴嵩岩治人无数，从未停止过临床工作。

2015年12月8日，中国福利会授予柴嵩岩第十七届宋庆龄樟树奖，以褒奖她对妇女儿童事业的卓越贡献。这是自1985年宋庆龄樟树奖设立以来，中医药界首位获得者。手捧奖杯那一刻，柴嵩岩感慨万千：“医生这个职业就是治病救人。我不过看病的年头比别人长一些，感悟的东西多一点罢了。荣誉就是动力，我接受，就应该利用这个动力发挥自己的所学之长，努力为社会、为后人交上一份合格的答卷。”

主要成就

临床建树

从事中医妇科临床工作60余年，创建“柴嵩岩中医妇科学术思想及技术经验知识体系”，分别在月经生殖生理理论、中医病因病机理论、中医辨证思辨方法、舌诊脉诊认证技巧等诸方面，充实、完善了现代中医妇科学理论。

柴嵩岩擅长闭经（多囊卵巢综合征、卵巢早衰、高泌乳素血症）、不孕与不育症、痛经（子宫内膜异位症）、小儿妇科病等疑难病症的治疗。一生致力于妇科病的研究，不仅继承和发扬了古人的学术思想，而且创立了自己独特的学术门派。组方用药，强调患者不同个体、不同时期之不同病理特性，既遵循传统医学之用药理论，又因证制宜、因人制宜、因时制宜。

科研成果

主持研发了“温肾调经颗粒”“菊蝶洁坤泡腾片”“内异痛经颗粒”“葆宫止血颗粒”等多个妇科临床新药和院内制剂，在妇科临床应用极广。

如对不同病因的闭经，柴嵩岩每次都会寻根问源，审因论治。节食减肥后出现的闭经，考虑其节食后损伤脾胃，后天补养不足，不能不充先天之精，故经水不行。治疗时，药用当归、菟丝子等补肾养血药物同时，常加入白术、茯苓等补脾健胃之品，以后天养先天。对于原发性闭经、子宫发育不良的患者，柴嵩岩则从肾入手，补肺肾之气、阴，养肺金以资肾水。

出版论著

1. 佟庆主编，柴嵩岩主审．家传妇科习医记•柴嵩岩祖孙俩门诊实录[M]．北京：人民卫生出版社，2017.11.

2. 柴嵩岩总主编，滕秀香主编．柴嵩岩中医妇科精粹丛书•柴嵩岩卵巢早衰治验[M]．北京：中国中医药出版社，2016.8.

3. 柴嵩岩，滕秀香主编．柴嵩岩治闭经[M]．北京：北京科学技术出版社，2016.5.

4. 滕秀香主编，柴嵩岩主审．柴嵩岩一妇科思辨经验录[M]．北京：人民军医出版社，2009.11.

5. 柴嵩岩．张世杰．郭大生．邓居林．中医谈食物保健[M]．北京：北京出版社．1987.8.

传承育人

在她不懈地努力下，近年来相继已有10位继承人结业，成为中医事业发展的骨干力量。柴嵩岩的学生张巨明体会，老师教书育人，诲人不倦，其言传身教受益匪浅，既体现了名老中医的大医风范，又领略到了柴老治病的辨证准确、用药精炼、疗效显著。另一位继承人滕秀香说，老师尊重科学，博采众长，厚积薄发，在临床科研中取得了丰硕的成果。她严谨的科学精神和持之以恒的毅力值得我们好好学习。

梅国强

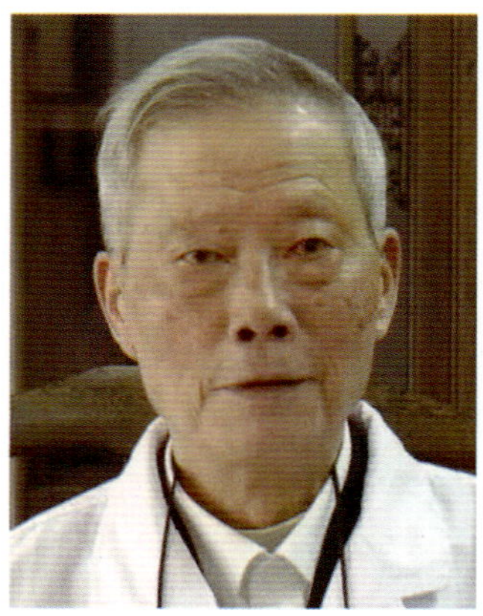

梅国强，男，汉族，中共党员，1939年3月生，湖北中医药大学教授、主任医师。享受国务院政府特殊津贴专家，湖北省有突出贡献的中青年专家，第三、四批全国名老中医药专家学术经验继承工作指导老师，湖北省知名中医，湖北中医名师，湖北中医大师，曾任湖北省重点学科—《伤寒论》学科学术带头人。历任中华中医药学会常务理事、湖北省科学技术协会常务理事、湖北省中医药学会秘书长、副理事长、湖北省仲景学术专业委员会主任委员、顾问。中华医药学会仲景学术专业委员会委员、顾问，《中医杂志》编委。2017年获评第三届国医大师。

名人小传

梅国强，1939年3月生于湖北黄陂县（现为武汉市黄陂区），1964年毕业于湖北中医学院六年制中医本科，长期师承洪子云教授，临床擅长六经辨证为主，结合卫气营血及三焦辨证，灵活运用经方，以经方化裁运用为主，结合时方运用。1992年被中共湖北省委授予有突出贡献中青年专家，同年享受国务院特殊津贴；入录《当代中国中医名人志》和《当代中国科技名人成就大典》；2003年被湖北省教委授予省优秀研究生导师。长年从事教学、科研和临床工作，先后主编和协编全国中医院校《伤寒论》教材及教学参考资料多部，200余万字。其中所主编的21世纪课程教材《伤寒论讲义》，2005年获全国高等医药院校优秀教材一等奖。1982年在河南南阳首届中日仲景学术交流会上，《仲景胸腹切诊辨》一文，被日本东洋学术出版社收入《张仲景学说的继承和发扬》一书。1987年《扩大<伤寒论>方临床运用之途径初探》为扩大经方临床运用奠定了理论基础，具有很高的学术价值。在此基础上，又进一步探讨三阴病症的病理特征及其与三阳病症之间的关系，完成了“太阴、少阴阳虚证阴证转阳的实验研究”，充分证明了中医证候转化的客观性。

主要成就

临床建树

主持“温阳活血利水法（强心口服液）治疗慢性充血性心力衰竭实验与临床研究”“通腑解毒化瘀汤治疗急性出血坏死性胰腺炎的实验研究”等，已取得较好成果。在心血管、消化系统疾病及其他疑难病症方面有丰富经验。主要论文有《拓展<伤寒论>方临床运用途径》《经方为主治疗冠心病临证撮要》《加减小柴胡汤临证思辨录》等。

科研成果

主持“太阴阳虚与少阴阳虚证证治及其关系的实验研究”，用寒湿方法成功地建立了太阴阳虚及少阴阳虚的动物模型，揭示了两证的相互关系及病理生理的异同变化，科学地证明了六经传变理论的客观性，后来又完成了“太阴、少阴阳虚证阴证转阳的实验研究”。1992年主持“《伤寒论》血虚寒凝证实验研究”和关于“心下痞辨证及其客观化研究”“胸胁苦满证象经络电图研究”等课题。

1992年关于“《伤寒论》血虚寒凝证实验研究”和关于“心下痞辨证及其客观化研究”均获得湖北省政府科技进步三等奖。“胸胁苦满证象经络电图研究”课题，是继“心下痞”研究后的又一腹证项目，运用经络电阻值检测技术，对胸胁苦满症与脏腑经络的关系进行探讨。“温阳活血利水法（强心口服液）治疗慢性充血性心力衰竭实验与临床研究”通过省级鉴定，达国内领先水平，“通腑解毒化瘀汤治疗急性出血坏死性胰腺炎的实验研究”等，均取得较好成果。

出版论著

先后主编和协编全国中医院校《伤寒论》教材及教学参考资料多部，200余万字。其中所主编的21世纪课程教材《伤寒论讲义》，2005年获全国高等医药院校优秀教材一等奖、2009年获首届全国高等学校医药教材优秀奖。主编《伤寒论多选题库评述》《伤寒论多选题库》《乙型肝炎的中医治疗》等多种著作。

发表论文30余篇，在其指导下，学生研究梅国强学术思想和临床经验的论文有数十篇，梅国强的代表作有：《论扩大<伤寒论>方临床运用途径》，1999年发表于《湖北中医学院学报》《加减柴胡陷胸汤临证思辨录》，2003年发表于《湖北中医学院学报》《加减小柴胡汤临证思辨录》，2006年发表于《湖北中医杂志》《增损柴胡加龙骨牡蛎汤临证思辨录》，2013年发表于《上海中医药杂志》《经方为主治疗冠心病临证撮要》，2016年发表于《中国中医基础医学杂志》等。

传承育人

1991年获“湖北省优秀教师”荣誉称号，

1998年获中华国际医学交流基金会颁发的“林宗扬医学教育奖”，2003年被湖北省教委授予省优秀研究生导师，2006年获中华中医药学会首届中医药传承“特别贡献奖”，2007年获湖北省教育系统“三育人”先进个人称号。

葛琳仪

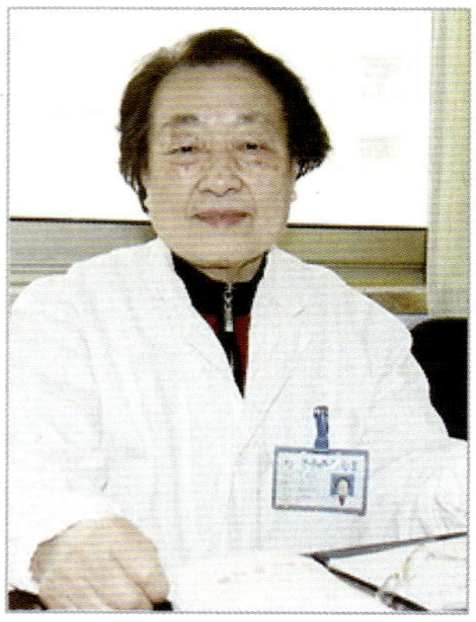

葛琳仪，女，汉族，中共党员，1933月6月出生，浙江省中医院主任医师。历任浙江省中医院院长、浙江中医学院（现浙江中医药大学）院长、浙江省中医药学会副会长、中华全国中医学会理事、内科分会理事。国务院特殊津贴专家、全国老中医药专家学术经验继承工作指导老师，浙江省名中医。2017年获评第三届国医大师。

名人小传

葛琳仪江苏省吴县人。1956年考入上海中医学院中医系，当时的上海中医学院只有一个中医系，共120名学生。“那时对中医一无所知，只是听从母亲灌输的‘中医好’理念便学了。”葛琳仪笑称自己与中医结缘有些“误打误撞”，但在每个学期3～4次的小见习中，葛琳仪受到程门雪、王文东、乔仰先等良师的教诲，实实在在地看到了中医的临床疗效，让她逐渐全身心地入了中医门。1962年毕业后分配至浙江省中医院中医内科工作，初期师从浙江省名医吴士元，后又师从现代著名中医临床学家杨继荪，作为杨氏内科流派的主要传承人，继承、发扬了杨氏内科“谨严求实、术精德高”的流派特色。

1982年，葛琳仪率先在省内开展中医急诊研究，任省中医急诊协作组临床组组长，研制了“止血一号”等七种治疗出血、高热、疼痛及急性菌痢等急诊有效药物；其中“止血一号”获1992年省医药科技进步三等奖。

2007年2月，浙江省政府批准成立了全国首家省级“名中医研究院”，时任中共浙江省委书记习近平亲笔发信祝贺。葛琳仪出任浙江省名中医研究院院长，成为浙江省名中医团队的领军人物。

葛琳仪集医道、医技于一身，探幽索微、奋进不已，为后学之楷模，虽已耄耋之年，却仍为中医事业尽心尽力。葛琳仪名中医传承工作室整理、总结、节选了她的学术思想和临证经验，旨在于传承、弘扬中医学精华，供同道在临床诊疗中参考和运用，部分摘录如下：

1. 三位合一，多元思辨

临证中，葛琳仪倡导辨体、辨病、辨证之“三位”为一体的多元思辨模式。首先，强调辨病与辨证相结合的诊治思路，提倡以中为主，衷中参西。即根据患者症、征特点，结合现代医学检测手段，明确疾病的中西医诊断，此谓辨病，旨在掌握该病演变全过程的中西医特征和规律；同时，在审病的基础上实施中医传统辨证，把握患者该阶段病理变化的本质。指出病症相关的辨证思维方式，固然是中医学分析疾病、提高临床疗效的关键，但尚要参以辨体论治的思维方式。其次，强调体质是中医“证”形成的内在因素，辨明患者的病理体质类型，有助于把握机体对致病因子的易感性、对疾病的易罹性以及病势演变规律，尤其在辨治伏发、缓发、继发、复发等病型的未病先防、既病防变以及养生保健中，辨体论治具有十分重要的思辨优势。如慢性支气管炎、慢性阻塞性肺气肿临床缓解期，中医属“咳嗽”“喘病”“肺胀”等病症范畴。葛琳仪认为，其病虽有宿疾，但刻下症、证不显，宜从辨体结合辨病进行思辨，指出该类病人以阴虚或气阴两虚之病理体质为多见，宜调体固本为要，治如冬令膏方的调治。

这种三位合一的多元思辨模式，通过对体质

的类型归属、病的个性判断以及证的共性综合，达到探明个体与疾病、阶段病症的辨证关系，发挥中医多元思辨及其互补优势，为治则治法的确立、遣方选药的精准奠定了基础，完善了中医辨证论治的内涵，强化了中医学治病求本、因人制宜的整体辨证观。

2. 谨守病机，正本清源

面对现代疾病谱的变更、病症的古今迥异，葛琳仪常藉《素问•至真要大论》中“谨守病机，各司其属，有者求之，无者求之，盛者责之，虚者责之”来强调谨守病机的重要性，指出临证中无论与病机相应之症的有、无，均应探求、辨别，更当责究邪正之气的盛衰，以准确把握病机的归属。她认为在现代医学快速发展的今日，求治于中医者，往往为西医不效的慢性病、老年病及疑难杂病，多属中医复杂多变的内伤病范畴，从中医病因病机学角度审视，以因病（邪、实）致虚（正、本）、因虚致实之本虚标实、虚实错杂的病理状态为多见，应以正本清源为要，主张标本兼治、攻补活用的治疗原则，强调治标不离本、治本兼以治标，灵活应用攻、补二法。

对于以虚实错杂之病机特点的慢性病、老年病，葛琳仪认为脏腑精气亏虚为病之本，湿、痰、瘀、毒诸病理产物郁滞为病之标，治疗上多以补（脾肾）法为守，兼以清（邪热）、和（气机）、消（郁滞）等法开郁逐邪。又如，葛琳仪辨治咳喘顽疾，指出本虚标实是其基本病机，肺（咳）脾（痰）肾（喘）虚为其本，痰（饮）、热、瘀为其标，故当标本兼治，攻以清肺、补以健脾固肾，创立了贯穿“清法”治疗咳喘顽疾的四部分治法，屡获佳效。由此可见，保阴精、护阳气以固本，逐郁滞客邪以安正，这种正本清源的治则理念，为中医学进一步提高辨治疑难顽疾的优势提供了立法依据。

3. 用药简练，衷中参西

葛琳仪临证中以用药简练、轻重有度、衷中参西为特点，力求法捷效速，其遣方选药主要体现在辨证用药、辨病用药和经验用药三个方面。葛琳仪常以汉代名医郭玉“医者意也”之言，强调临证时要具儒家参悟之性、灵活化裁之技。她认为辨证立法、方证相对、据方遣药固然为中医经典的辨证论治手段，但由于现代医学对疾病的早期认识和干预治疗，常常呈现有病无症的临床特点。随着中草药药理的研究深入，如黄连治痢、青蒿截疟的辨病用药优势越来越凸显，此外，历代名医传承而来的经验用药也是有效的手段之一。故葛琳仪博采众长，临证遣方用药融辨证、辨病及经验用药于一体，旨在提高中医诊治的有效性及重复性。如治疗特禀质哮病，在采用分期、分型的中医辨证论治的同时，常配以蝉衣、地龙、徐长卿等，既取其祛风、解痉之传统功效，又发挥现代药理研究的抗过敏作用。

葛琳仪深谙医典，熟知药性，临证中善用药对，取其相须相使之功，以求效捷。如茺蔚子配生槐米，能清肝明目、凉血止血，治眩晕、头痛；枸杞子配玉竹，能养阴润燥生津，治妇人脏躁、虚劳等；玄参配藏青果，能清热利咽，治咽炎、喉痹等；款冬花、紫菀配野百合，能润肺下气，治久咳不已或痰中带血者等。

主要成就

临床建树

1. 治咳喘顽疾，善以清法

葛琳仪强调，咳喘顽疾不惟正气衰疲，更兼有热、痰、瘀稽留，若惟扶正，有虚虚实实之虞。强调标本同治，攻补兼施。治标之法以“清”为要，清法贯穿于治疗全程，立清宣、清降、清润、清补四部分治法。

清宣法：用于咳喘宿疾为外邪触发致肺气被遏、郁而化热之证，方用银翘散加味黄芩、野荞麦根、七叶一枝花等；若痰热壅盛，方用鱼腥草、川朴花、苍术、猪苓、茯苓等；若湿盛、苔白腻者，改川朴花为川朴，加草果。

清降法：用于咳喘复作，痰壅气滞、气逆于上之喘证，方选麻杏石甘汤合三子养亲汤，加味七叶一枝花、蒲公英、前胡、桔梗等；兼哮证者，加徐长卿、地龙等。

清润法：用于咳喘之气阴两虚、余邪未清之证，方选生脉饮加味人参叶、山海螺等；若干咳不止，加紫菀、款冬花、百合、蛤壳。

清补法：用于咳喘顽疾，伏而未发之际，治宜补肾固本为主，佐以清肺化瘀，方用六味地黄丸，加味云雾草、矮地茶、沙氏鹿茸草、丹参等。偏肾阴虚者，重用生地、山萸肉；偏肾阳虚者，重用仙茅、仙灵脾等。

2. 治脾胃病症，巧用柔法

《景岳全书•脾胃》言："凡欲察病者，必须先察胃气；凡欲治病者，必须常顾胃气。胃气无损，诸可无虑。"她临证中十分注重舌诊的运用，从苔根的有无、舌苔的色质、润燥等，来掌握胃气的盛衰、胃中阴津的充盛与否，以此作为治则立法、遣方选药及判断病机预后的依据。如舌苔润者，为津液上承、胃气未伤之象，疾病预后尚佳；舌苔燥，甚或光剥苔者，为津亏液伤、胃气受损之兆，疾病预后不良。故临证中葛琳仪善用甘寒、甘平柔润之品，主张用柔忌刚，善用花类药，忌辛窜、香燥、苦寒之品。如治胃脘痛病症，常以芍药甘草汤加味玫瑰花、代代花、绿梅花、合欢花、旋覆花、川朴花、扁豆花等质轻甘平之剂，以轻拨气机取效。

3. 治癌病顽疾，致以中和

《沈氏尊生•寒•积聚癥瘕痃痞》所言："若积之既成，又当调营养卫，扶胃健脾，使元气旺而间进以去病之剂，从容调理，俾其自化。"葛琳仪非常重视后天脾胃在中晚期癌病中的扶正作用，以健脾和胃为常法，以二陈汤、六君子汤为基本方。若舌苔厚腻，兼或舌黯有瘀，或舌红苔黄等痰、瘀、毒等标实蕴盛者，重用化痰祛湿、理气活血、清热解毒之方药。如诊治肺癌，证属痰浊蕴盛者，二陈汤合千金苇茎汤加减，以健脾燥湿、化痰散结；证属瘀血内阻，六君子汤合桃红四物汤损益，以健脾益气、散瘀消结；证属热毒内盛、气阴两虚者，六君子汤去半夏、改人参为沙参，合五味消毒饮出入，以益气阴、清热毒；常加味白花蛇舌草、半枝莲、藤梨根、三叶青、猫爪草等以减毒增效。

因癌病顽疾多伴有情志郁结，木郁易于乘土，故葛琳仪在顾护脾胃的同时，常加入疏肝理气之品，如柴胡、佛手、合欢皮、郁金、广木香等。对于癌病化放疗后因正气大伤、气虚无以摄津出现严重汗证，她在大补元气的同时，常嘱以五倍子碾粉，每晚外敷于脐部，内服兼以外治，临床收效显著。

科研成果

她领衔在省内开展中医急诊研究，并担任浙江省中医急诊协作组临床组组长，研制了"止血一号"等七种治疗出血、高热、疼痛及急性菌痢等的急诊有效药物；其中"止血一号"获1992年省医药科技进步三等奖。

葛琳仪力倡中药剂型改革，她率先在浙江省级中医院设置中药制剂室，挖掘、开发各学科名老中医的验方验药，创立院内制剂100余种，成果转让4项。

出版论著

撰有《慢性气管炎中西医结合诊断分型》《心力衰竭的中医治疗》《高等中医教学刍义》等论文，参加了全国中医内科学会出版的《临床中医内科学》一书的编写，任编委。发表数十篇论文，代表作有：《辨证治疗原因不明高热》，1990年发表于《浙江中医学院学报》；《略论中风证治》，1991年发表于《浙江中医学院学报》；《"五脏阳以竭"理论对肾小球病辨治探讨》，1995年发表于《光明中医》。

传承育人

身为第二批全国老中医药专家学术经验继承工作指导老师，多年来，葛琳仪毫不保留地传授自己的临床经验和学术思想，培养并指导海内外硕士、博士研究生和学术继承人58人。

雷忠义

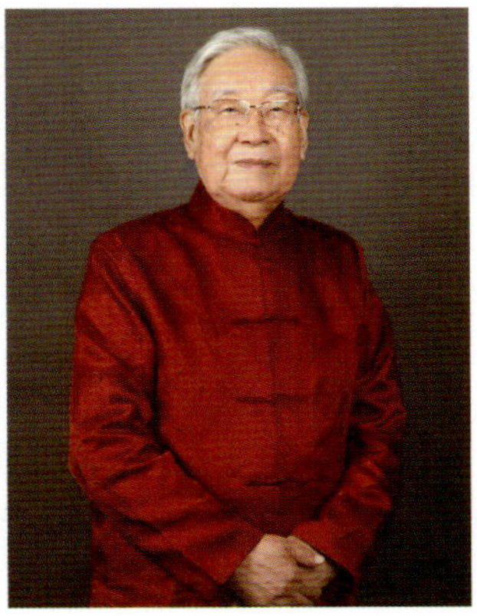

雷忠义，男，汉族，中共党员，1934年9月生，陕西省中医医院主任医师。历任中国中西医结合学会心血管专业委员会委员，《实用中西医结合杂志》编委，陕西省中医、中西医结合学术委员会委员，陕西省中医药学会心血管与活血化瘀专业委员会副主任委员，陕西省老年医学会常委；现兼任陕西省老科协医学会常务理事、陕西省老科协高级职称评审委员会评委、《陕西中医研究》编委等职。全国老中医药专家学术经验继承指导老师，中国中医科学院临床医学（中医师承）专业博士生导师。陕西省名老中医。2017年获评第三届国医大师。

名人小传

雷忠义是陕西合阳人，1952年，雷忠义中学毕业后，考入陕西省第一卫生学校，走上了医学道路。1954年，雷忠义以优异成绩提前毕业并留校工作，被安排到新成立的电针研究室（陕西省中医药研究院前身），在我国电针发明人朱龙玉教授指导下从事临床研究。期间，他对针灸和中医产生了浓厚的兴趣，自行学习《内经》《伤寒杂病论》等中医经典，能熟背《汤头歌诀》《药性赋》等。1961年，雷忠义参加了学制三年的“陕西省高级西医学习中医班”。毕业后，雷忠义在甘肃省中医院实习，当时这家医院的院长是全国著名老中医张翰祥。一次，雷忠义在值夜班时抢救了一名危急重症患者，第二天晨会上，却被张翰祥严厉批评，“在中医医院救治病人，想不到用中医的方法，这算什么中医？”时至今日，谈及此事，雷忠义还非常感慨。

在陕西省中医医院工作期间，为了照顾远路的患者，他常常推迟下班时间，要等诊完患者才回家。有的患者不能来院看病，他便利用休息时间骑着自行车送医送药上门诊疗。在他60多年的行医生涯中，经他之手而重获生机的患者，已难以计数。一位急性心梗患者，在某医院已被误诊为死亡而送至太平间，有单位同事前来探视时，发现患者仍有呼吸。这位患者同事第一时间找到雷忠义，经过4个月的治疗，患者心脏供血情况明显改善，生活质量大为改善。

20世纪70年代，雷忠义发现高血压病和冠心病患者持续增多，职业的敏感促使他加大了对此类患者的关注，心脑血管疾病的中医药治疗成为他的研究方向。恰逢医院选送专业人员到北京学习中西医结合治疗心血管病，他有缘跟随王文鼎、赵锡武、郭士魁、陈可冀、翁维良等名家学习。其后又在阜外医院、北医人民医院学习进修，这些经历为他此后的科研工作奠定了坚实的基础。

回陕后，雷忠义和他所在的心血管病课题研究组开始了草药羊红膻的研究。羊红膻是一种陕北草药，当地民间用以补肾壮阳，治疗阳痿，也用于防治幼畜发育迟缓，以及年老牲畜的倦卧、倒毛等老象，并用于防治克山病。多年来，他们完成了从草药羊红膻到复方羊红膻片（舒心宁片）的临床和基础研究，这一成果作为地标产品，无偿献给了国家，由西安国药厂生产。雷忠义和他的团队获得了1978年度的“陕西省卫生科技二等奖”。在此基础上，医院开发出了有效抗高血压药，打开了从传统医药中开发心血管病防治药物的新思路，印证了雷忠义“从肾治心”观点的学术意义。

在临床中，雷忠义发现胸痹患者有单纯胸痛，可归于瘀血，有单纯胸闷，可归于痰浊，但更多的是痛、闷并见，由此悟出胸痹有“痰瘀互结”的病机。对此，如果单用活血化瘀法，或单用祛湿化痰法，效果皆不理想。将此二法合二为一，由“痰瘀并治”入手，是否是解决这一问题的有效途径呢？雷忠义和他的课题组提出以加味瓜蒌薤白汤治疗胸痹心痛病（冠心病）的临床初试方案，被西安地区冠心病协作组审定并采纳，决定在全市六家市级以上医院进行观察研究。1973年，对44例冠心病心绞痛患者的临床观察取得了进展，首篇论文在《陕西新医药》1974年第1期上发表。在1978年举行的中华心血管学会成立会议上，由雷忠义宣读继续总结的97例观察报告。1982年，在全国首届活血化瘀会议（上海）上，雷忠义宣读《加味瓜蒌薤白汤治疗冠心病心绞痛104例》一文后，被多位专家在讲学或著述中引用，该文发表于《陕西中医》1983年第4期。

1987年，以此为基础，雷忠义将加味瓜蒌薤白汤进一步改进为“丹蒌片”，申请并主持了陕西省科委课题“胸痹痰瘀互结证和丹蒌片的临床和基础研究”，从传统中医理论以及药理学、毒理学、药化学、病理学、生理学、生化学、血流动力学、血液流变学等不同角度，论证了痰瘀互结证型冠心病在临床上的大量存在，同时也证实了丹蒌片疗效的客观性、显著有效性。丹蒌片，这个至今唯一治疗胸痹痰瘀互结证型的国家级中药新药历经十数年，终于研制成功，为冠心病患者的治疗带来了新希望和选择。2003年该项目获“陕西省政府科技成果二等奖”。

近10年来，胸痹痰瘀互结已受到同行的高度重视与密切关注。2003年中国中医科学院广安门医院王阶教授牵头的国家重点研究发展计划863项目子课题，重新对丹蒌片在稳定动脉硬化粥样斑块、抑制炎性反应、降低心血管事件中的作用进行了临床及基础研究，研究结果显示丹蒌片明显优于西药对照组，再一次证实了胸痹痰瘀互结理论的正确性，丹蒌片疗效可靠。我国著名中西医结合心血管专家，第二军医大学长征医院心内科主任教授吴宗贵，在全国各地讲学中提到：陕西省中医医院对胸痹痰瘀互结证及丹蒌片的研究具有“里程碑”意义；在另一篇公开发表的刊物中他又指出：初步观察显示，丹蒌片“有稳定和缩小颈动脉粥样硬化斑块的作用”。丹蒌片的基础与临床研究先后列入多项“国家重点攻关”项目。现在，丹蒌片已进入《中国药典》，并入选由四位院士联合推荐的《中西医结合I期心脏康复专家共识》，作为痰瘀互结证的唯一推荐用药。

耄耋之年的雷忠义，在临床及科研工作之外，更关注人才的培养。雷忠义是全国名老中医药专家师承导师、中国中医科学院博士生导师、陕西省名老中医药专家师承导师。他先后带教学生10名，其中博士4名，硕士及研究生学历5名。他带过的学生不少都成为业界的优秀人才，其中有“西部之光”访问学者2人、“CCTV1最美乡村医生”1人、“全国优秀中医临床人才”1人、“陕西省有突出贡献专家”1人、“陕西省名中医”1人、“陕西省首届优秀中医临床人才”1人、享受“三秦人才津贴”1人；国家及省级重点科室主任4人、主任医师6名、硕士研究生导师3人、“神州奖学金”获得者1人、一专多能复合性人才1人。雷忠义常叮嘱学生说，继承发扬中医学术，要科学传承，实践创新；临床要以中西并重，取长补短，优选方案，以治病救人为终极目标，切戒门户之见，要力戒心浮气躁，更不可学术造假。

近年来，依托省和国家两级雷忠义名老中医工作室，学科开展对雷忠义学术思想和临床经验的系统研究，建立了名医工作室网站，出版了《国医名师雷忠义临证菁华》和《雷忠义临证精华》。目前，陕西省中医医院已成立雷忠义国医大师研究所及传承工作室。

主要成就

临床建树

1. 确立冠心病心绞痛胸痹心痛痰瘀互结证，理法方药一线贯穿，创制国家级中药新药“丹蒌片”，制定胸痹心痛病中医诊疗方案；

2. 进一步提出“痰瘀毒”论治动脉粥样硬化等心血管疾病，创制院内制剂“丹曲胶囊”，在本地区有较大的影响；

3. 提出"痰瘀毒风"新论，从"风"论治心律失常心悸病，开拓中医治疗新视野；

4. 提出胸痹心痛病从肾治心理论，开发研究地方草药羊红膻，并进行了大量的临床研究，确立了羊红膻治疗冠心病、高血压病等临床疗效；并创制了新药"舒心宁片"（复方羊红膻片）-地标产品；

5. 提出中医心衰病心阳气虚为本、血瘀水停痰阻为标，提出益气温阳、活血化痰利水为法，创制养心活血胶囊（院内制剂）；

6. 创立了雷氏养心活血汤、雷氏丹蒌方、雷氏丹曲方，雷氏丹蒌心水方、雷氏丹蒌心悸方等，在胸痹心痛病、心衰病、心悸病中应用广泛且疗效确切；

7. 用百合知母地黄汤治疗焦虑症、更年期综合征等，取得了很好的临床效果。

科研成果

1. 复方羊红膻片（即舒心宁片）作为地标产品，荣获"陕西省卫生科技二等奖"（1978年）。

2. 成功研制治疗胸痹痰瘀互结证型的国家级新药"丹蒌片"（国药证字20000066 号），2003年该项目获"陕西省政府科技成果二等奖"。

"丹蒌片"已载入《中国药典》，并入选由四位院士联合推荐的《中西医结合I期心脏康复专家共识》，作为痰瘀互结证的唯一推荐用药。丹蒌片的基础与临床研究先后列入多项"国家重点攻关"项目，并先后获得"国家科技进步二等奖""中西医结合学会科技进步奖一等奖"等。

出版论著

主编《心脏病养生保健200问》，参编《验方精选》等。

撰写论文数十篇，代表作有：加味瓜蒌薤白汤治疗冠心病心绞痛104例，1983年发表于《陕西中医》；冠心病痰瘀互结证与痰瘀毒互结证探析，2013年发表于《陕西中医》。

传承育人

师承带教博士、硕士研究生10名。

廖品正

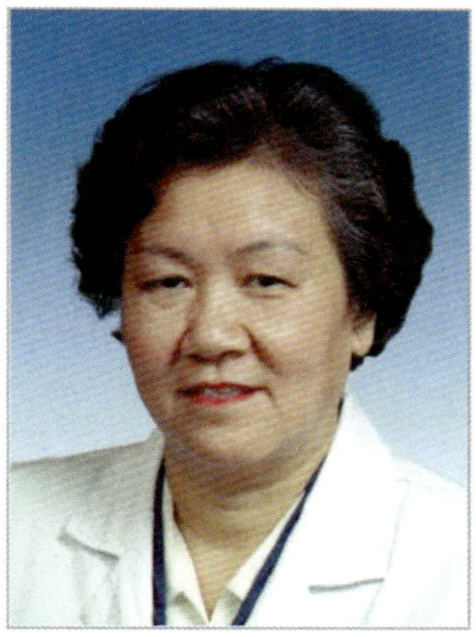

廖品正，女，汉族，中共党员，1938年10月生，成都中医药大学教授。中国中医药学会糖尿病专委会常委，四川省中医药学会常务理事暨眼科专委会副主委，享受国务院政府特殊津贴专家，四川省名中医。四川省首批学术和技术带头人、四川省首届名中医、四川省首届十大名中医。2017年获评第三届国医大师。

名人小传

廖品正，1964年7月成都中医学院中医专业毕业，8月开始从事中医药临床工作，长期坚持在临床、教学和科研第一线，为我国中医眼科学的学科建设、临床医疗、教材建设、人才培养、科研创新、海外推广等做出了突出贡献。

领头中医眼科学科建设。从无到有建立了成都中医药大学眼科教研室，在全国率先开办中医五官专业（本科）。身为学科学术带头人，甘为人梯，呕心沥血培养年轻的学科带头人，带领中医眼科学学科先后成为四川省重点学科、国家中医药管理局重点学科、国家重点学科，居全国领先地位。

坚持临床一线，以仁德为怀，为盲目者启光明。擅治眼科内障眼病，尤精于消渴内障、眼科血症、视瞻昏渺、高风内障等的中医药治疗。博采诸家之长，并举中西之要，强调辨证论治，强调局部与整体关系；重视中医理法与现代技术的结合；强调内外合治；力主"矫枉不可过正"；遣方用药尤注重药物的多效性，以确保药精效达。创新性提出内障眼病多虚多瘀，以虚瘀并治立论，尊攻不伤正，补不滞涩，止不留瘀，寒不凝敛，热不伤阴动血之则，认为调脏腑、理气血，通络窍，以达阴阳和抟，是治疗内障眼病的重要法则。

构建现代中医眼科学教材理论构架及编写体例。先后主编出版《中医眼科学》《中医五官科学》等全国中医院校统编教材、国家中医函授教育与自学考试指定教材6部；主编出版中医眼科和中医五官科使用的参考书7部；作为副主编、编委编写《中华大典•医学分典》《中医大辞典》《中西医结合糖尿病学》等著作6部，2009年、2011年分别受聘主编国家级专业著作《中华医学百科全书》中医眼科分卷和《实用中医五官辞典》，主审第一、二版“全国高等医药院校中西医结合专业规划教材《中西医结合眼科学》，二十一世纪全国高等院校研究生规划教材《中医眼科研究》，教育部卫生部十二五、十三五规划教材《中医眼科学》（人民卫生出版社）和国家中医药管理局十二五、十三五规划教材《中西医结合眼科学》（中国中医药出版社）4部规划教材。其主编的《中医眼科学》第五版国家统编教材，以中医理论“系统性强”“临证实用”“经典精炼”著称，确立了现代中医眼科学教材编写体例及理论构架，成为现代中医眼科学教材范本，国内沿用长达15年，港澳台及海外沿用至今，印刷20余次，印数已达20余万册，为中医眼科学术的发展做出了突出贡献。

潜心精研，硕果累累。主持国家九五攻关计划“优糖明中药复方治疗糖尿病视网膜的研究”，并获四川省科技进步一等奖，被国家科技部等四部委授予“九五攻关先进个人奖”。培养并引领团队从此开启了从基础到临床、从理论到新药的中医药防治糖尿病视网膜病变的系列研究，开发上市我国首个糖网病中药新药—— “芪明颗粒（原名优糖明）”，多中心临床研究表明疗效优于西药，能减少临床终点事件的发生。该系列研究成果广泛应用于临床，600余万糖尿病患者因之受益，产生了良好的社会和经济效益，其后续相关糖尿病微血管病变研究获得四川省空缺十二年的科技进步特等奖。

呕心沥血培养中医眼科学高层次人才。作为全国高等院校首位中医眼科博士生导师，在高层次人才培养方面做出杰出贡献，通过院校培养及师承培养，先后培养硕士、博士、博士后共25人，学术继承人8名。他们分别也成为博士生导师、享受国务院政府特殊津贴专家、全国优秀中医临床人才、四川省名中医、四川省学术技术带头人、四川省有突出贡献优秀专家等。多次应邀赴日本、新加坡、我国香港等国家及地区讲学，并支持学生开设中医眼科中心，为中医眼科学术的海外传播和推广做出重要贡献。

主要成就

临床建树

创新性提出内障眼病多虚多瘀，以虚瘀并治立论，尊攻不伤正，补不滞涩，止不留瘀，寒不凝敛，热不伤阴动血之则，认为调脏腑、理气血，通络窍，以达阴阳和抟，是治疗内障眼病的重要法则。

科研成果

她带领一班人从基础到临床对中医药治疗糖尿病性眼病进行系统研究，先后完成了国家“九五”攻关、“十五” 攻关和“863”计划等近10项部省级重大科研项目，并已完成“优糖明”（又称“芪明颗粒”）和“新优糖明”两个中药复方新药的开发研究与成果转让。其中，她任课题负责人的国家“九五”攻关项目获2001年四川省科技进步一等奖，并由国家科技部、国家发展计划委员会等四部委评为“九五”国家重点科技攻关计划先进个人。

出版论著

先后主编了全国中医本科、大专、中专的中医眼科和中医五官科统编教材7部、主审1部。主编高等中医的眼科教学、研究参考书3部。作为副主编、编委编写《中华大典•医学分典》《中医大辞典》《中西医结合糖尿病学》等著作6部。2009年、2011年分别受聘主编国家级专业著作《中华医学百科全书》中医眼科分卷和《实用中医五官辞典》，主审第一、二版“全国高等医药院校中西医结合专业规划教材《中西医结合眼科学》，二十一世纪全国高等院校研究生规划教材《中医眼科研究》，教育部卫生部十二五、十三五规划教材《中医眼科学》(人民卫生出版社)和国家中医药管理局十二五、十三五规划教材《中西医结合眼科学》(中国中医药出版社)4部规划教材。

传承育人

培养硕士、博士、博士后共25人，学术继承人8名。作为国家级重点学科“中医五官科学”的学术带头人，通过系列重大课题研究，培养了大批硕、博士研究生，建设了国家级重点学科和部省级的重点实验室与临床基地。

熊继柏

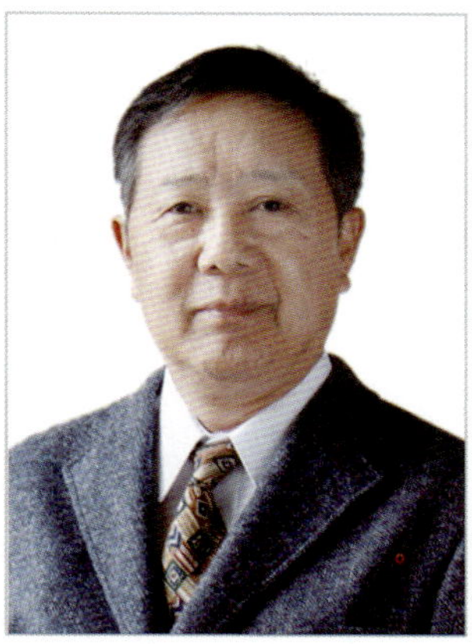

熊继柏，男，汉族，中共党员，1942年8月生，湖南中医药大学主任医师、教授、博士生导师。湖南中医药大学第一附属医院特聘中医学术顾问、终身教授，国家级名中医。历任湖南中医药大学内经教研室主任，中医经典古籍教研室主任，学术委员会委员，并任中华中医学会内经专业委员会委员，中华中医学会内经学分会顾问。湖南省保健委员会医疗会诊核心专家，国家名医工作室导师，全国老中医药专家学术经验继承工作指导老师，湖南省第一届名中医，香港浸会大学荣誉教授，世界中医药学会青年中医培养工作第一届理事会顾问。2017年获评第三届国医大师。

名人小传

熊继柏是湖南省石门县人。幼时家境坎坷，生活艰难。13岁时遵祖父熊玉田之训启蒙习医，14岁时参加农村联合诊所，拜师于常德地区名老中医胡岱峰先生门下。胡老先生自幼习文，先儒而后医，时已80高龄，乃依循序渐进之法教以《医学三字经》《时方妙用》《时方歌括》，并令熟读《医宗金鉴》中之《四诊心法要诀》《伤寒心法要诀》《杂病心法要诀》《妇科心法要诀》和《幼科心法要诀》。15岁时，重点攻读《伤寒论》和《金匮要略》，所读之书悉能背诵。16岁时，开始单独行医，由于年幼少历练，临证时而不知所措。至20岁，再度拜师于名老中医陈文和先生门下。陈师早年曾毕业于日本东京大学，执教颇重针对性，除教习《黄帝内经》之外，并令重点研习《温病条辨》《温热经纬》和《中医内科学》《中医方剂学》。自此，临证水平长足进展。时逢当地“乙脑”流行，病死率很高，熊继柏成功治疗一高热昏迷垂危病人，起死回生，顿即四乡危重患者接踵而来。熊氏用温病理论指导诊治，大多有良好疗效。几年下来，熊继柏的医疗业务已辐射至石门周边几个县域。

熊继柏自1958年实习当医生，直至1979年，在石门县维新中医院连续从事中医临床21年。期间从1964年到1979年的十余年内，每日接诊量常达100人次左右，出诊足迹遍及石门县的每一个乡村，积累了丰富的基层医疗实践经验。1979年参加全国中医选拔考试，以特别优异成绩被破格选拔到湖南中医学院，从事教学兼临床工作，2003年从教学岗位退休至今，每周上四次门诊，累计已接诊病人近百万人次。在中医临床实践中，熊继柏始终坚持中医经典理论与实践相结合，善于辨证施治，精于理法方药，是一名真正的纯中医，纯粹用中医中药治病，从不开无汤头的处方，从不开西药、中成药；是一位名副其实的中医全科专家，擅长诊治中医内、妇、儿科及皮肤、五官科疾病；也是一位全国著名的诊治疑难病、危急病症的中医专家，救治了大量的疑难、危急病人。

主要成就

临床建树

熊继柏最鲜明的特点是：熟读经典，融贯临床。他兼备“学徒派”与“学院派”特长，理论功底扎实，临床技术全面，从事中医临床60年，从未间断，具有20余年农村基层医疗经验和30余年城市医疗经验，据不完全统计，诊治患者达百万人次。2016年并受邀专程赴非洲为阿尔及利亚现任国家总统治愈了疾病，享誉海外。学生概括他的临证诊疗特点为：通熟经典，运用融贯，思路清晰，诊察敏感，辨证准确，方药熟练。并提出了许多独到的学术观点，如：“中医的生命力在于临床”“中医治病必须辨证施治”“融贯经典理论，立足临证实践”；还总结出若干独到的理论和方剂：“中医看病三要素”“临床辨证的关键是辨清病性与病位”“临床施治的关键是因证选方，依方遣药”“治急病有胆有识，治慢病有守有方”“治中风首重治痰”“治肿瘤须四辨”“救治‘流脑’‘乙脑’，必须突破三关”“黄芪虫藤饮治中风半身不遂”“大黄银翘散治小儿急性扁桃体炎高热”“葛根姜黄散治颈椎骨质增生病”等等。

科研成果

1.《黄帝内经研究大成》（副总主编），北京出版社，1997年。该书1999年获国家中医药管理局科技进步二等奖，同年并获国家新闻出版署图书一等奖。

2. 苇茎五虎颗粒剂对小儿病毒性肺炎的临床观察及药理研究，湖南省教委，1989～1992年已完成，课题负责人。获湖南省卫生厅科技进步四等奖。

3. 内经理论精要研究，湖南省教委，1990～1996年已完成，独立完成。获湖南省教委科技进步三等奖。

出版论著

公开发表学术论文105篇，撰写、出版中医专著20部，其中独著10部，并有多部著作已重印再版。国家级期刊《中华中医药杂志》于2015年特设专栏—“熊继柏经典指导临床系列讲座”，已连载19期。此外，《中国中医药报》于2013年设“熊继柏医案专栏”，已连载50期。其独撰著作《内经理论精要》一书，已被美国国会图书馆，英国大英博物馆和牛津大学图书馆列为藏书。副主编著作《黄帝内经研究大成》一书，为我国历代以来研究《黄帝内经》最大型、最完备、最系统的工具书。其个人专著《熊继柏临证医案实录》《中医创造奇迹》《从经典到临床》等著作，不仅详细总结了中医诊治疑难病、危急病的理论与经验，而且成为用中医经典理论指导临床实践的典范。

传承育人

熊继柏在湖南中医药大学执教30多年，主讲《黄帝内经》《难经》《金匮要略》《温病条辨》和《中医内科学》等经典主干课，教学效果甚好，曾8次被评为“优秀教师”“教学效果好的老师”和“学生最喜爱的老师”。

在全国多所中医药大学如北京、上海、广州、辽宁、河南、浙江、江西、云南、贵阳、山西、陕西、四川等大学，还有上海同济、广州暨南、香港浸会、香港中文等大学，以及全国许多省市中医学会作学术讲座200余堂，其学术观点、学术影响颇为深广。

在全国首开中医临床现场教学公开课，从2014年开始，已在长沙举办43期，并在北京东方医院举办1次，听课人数已达8000余人，对提高中医临床医生的诊疗水平极有帮助，影响甚广，收效甚佳。

给全国中医优秀人才班（1～4期）讲学5次，效果极好，反响强烈，屡次被学员投票评为优秀。

带教学徒100余人，其中国家级学徒6人，全国中医优秀人才班学员28人，有许多学徒已成为各地区的名医，有77人已是正高职称。

薛伯寿

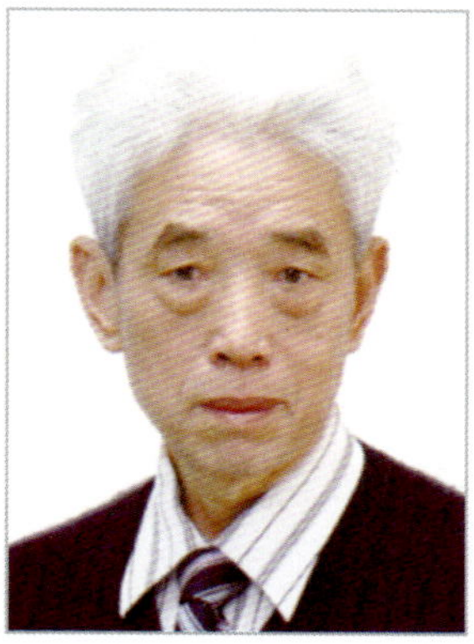

薛伯寿，男，汉族，中共党员，1936年8月生，中国中医科学院广安门医院主任医师、博士生导师。历任中国中医科学院专家委员会、高评委员会委员，中央保健会诊专家，国际中西药学会副会长，中华中医老年学会副主任兼秘书。为享受国务院政府特殊津贴专家，全国老中医药专家学术经验继承工作指导老师，首都国医名师。2017获评第三届国医大师。

名人小传

薛伯寿1957年毕业于江苏省泰兴中学。1957年～1963年在上海中医学院学习。1963年毕业后被选拔拜著名中医学家蒲辅周为师，至1975年。1975年～1989年 在中国中医研究院广安门医院，曾任广安门医院邯郸大学班主任，广安门医院大内科副主任、中国中医研究院西医离职学习中医班主任。1989年～1991年10月 赴荷兰神州医药中心办一期欧洲高级中医提高班，讲学兼临床指导看病。1991年8月～2003年4月 在中国中医研究院西学中班任教授，在广安门医院教研门诊带学员临床看病。

1971年周总理在全国卫生工作会议上指示："蒲老是有真才实学的医生，要很好总结他的医学经验，这是一笔宝贵财富。"他参加整理编写了《蒲辅周医案》，负责编写《蒲辅周医疗经验》，这两本书获全国科技大会奖。先后发表相关蒲氏学术思想继承发挥论文70余篇。主编《蒲辅周学术医疗经验-继承心悟》。一直以传承蒲老学术经验为己任，为继承发扬推广蒲氏学术医疗经验做出贡献。

坚持在不断研读经典名著中重视临床，在临诊中善于思考求索医理奥秘，是广安门医院看病最多，涉及病种最广的全科医生。真正做到关心体贴病人，引导患者形成健康生活方式，自创养生益智太极运动十二式，调动患者防治疾病主观能动性，既可减少病患，又可促进疾病迅速向愈。对于中央保健工作，先随蒲老出会诊，后自己一直承担大量军政首长保健，屡获广安门医院特殊医疗服务奖。对高干、外宾与群众一视同仁，能以寻常药物治好病，平淡之中见神奇。

继承蒲老"气以通为补，血以和为补"，提出治疗外感病、内伤杂病，甚至防治衰老皆必重视调畅气血，认为补药的堆积，既不能防病亦不能治病；提出疑难病症治病求本，必须考虑到伏邪、蕴毒、痰饮、瘀血、积滞等综合辨证。继承蒲老擅治外感热病，在融会贯通中发扬创新，提出外感热病领悟要点为"尊经典；知时节；融寒温；明邪正；重宣透；辨兼挟；知标本；护胃气；察体质；慎立法；选方药"。能尊六经、卫气营血、三焦辨证，掌握恒动变化，知常达变。如蒲老治疗急性热病倡用升降散，他继承发挥，临床辨证灵活运用于急性传染病，可显著提高疗效；辨证灵活应用于四季热病，更可提高疗效；尚可辨证灵活应用于内伤杂病，亦可提高疗效，达到精研一方疗百疾，此经验已获全面推广应用，为中医自身研究提高疗效做出启迪奉献，此可见他传承蒲老学术思想成就之一斑。

他长期肩负医院传帮教工作。年近八旬，仍坚持每周6～7个半天门诊，以解除病人疾苦为乐，以带教学生为乐。曾主办邯郸赤脚医生大专班，有两名已成二级主任中医师；培养数百名西学中骨干，不少成为科主任、学术带头人。培养硕士、博士6名，全国名师带徒10名接班人，皆有较高治病水平。多次获广安门医院师带徒优秀奖。薛伯寿全国先进名医工作站如今已建设成为高水平人才培养平台。

主要成就

临床建树

对防治传染性疾病作救治指导，2003年“非典”初起，及时编著《“非典”辨治八法及方药》，人民卫生出版社印成小册赠予一线人员，荣获中国中医科学院抗“非典”英雄称号及“北京中医药抗击SARS优秀科研论文”二等奖。

继承蒲老“气以通为补，血以和为补”，提出治疗外感病、内伤杂病，甚至防治衰老皆必重视调畅气血，认为补药的堆积，既不能防病亦不能治病;提出疑难病症治病求本，必须考虑到伏邪、蕴毒、痰饮、瘀血、积滞等综合辨证。

继承蒲老擅治外感热病，在融会贯通中发扬创新，提出外感热病领悟要点为“尊经典;知时节;融寒温;明邪正;重宣透;辨兼挟;知标本;护胃气;察体质;慎立法;选方药”。

科研成果

他负责蒲辅周名家研究室建设，为北京市科技重大项目、“十二五”国家科技支撑计划等相关老中医及蒲氏传承10余项课题专家指导。

出版论著

整理编写《蒲辅周医案》《蒲辅周医疗经验》两书，获全国科技大会奖。主编《蒲辅周学术医疗经验－继承心悟》《蒲氏医学真传－薛伯寿热病传承篇》。参加编审《百科全书•中医内科学》，编写《中医证候鉴别诊断学》《医论医话荟要》。

发表学术论文40余篇，代表作有：杨栗山瘟疫证治钩玄——蒲辅周老师对《伤寒瘟疫条辩》的推崇，1981年发表于《中医杂志》；著名老中医蒲辅周的学术特点，1981年发表于《上海中医药杂志》；先师蒲辅周对当归四逆汤的论述——临床运用举例，1982年发表于《辽宁中医杂志》；眩晕、呕吐致胃阴大伤治验1例，1983年发表于《中医杂志》；继承先师莆辅周有阙学术经验一得，1983年发表于《黑龙江中医药》；达原饮加减治高热4例，1983年发表于《上海中医药杂志》；用麻黄剂治疗验案四则，1987年发表于《中医杂志》；浮肿验案四则，1988年发表于《中医杂志》；半身出汗如何诊治，1989年发表于《中医杂志》；从中医理论谈对艾滋病的认识——附临床病例分析，1991年发表于《中医杂志》； 流行性感冒诊治一得，1999年发表于《中国中医急症》；从蒲辅周先生治疫经验谈非典的辨治思路,2003年发表于《中国社区医师》。

传承育人

培养硕士、博士6名，全国名师带徒10名接班人，皆有较高治病水平。

2018
GUOYI
NIANJIAN

國醫年鑒

【亚健康产业年度人物】

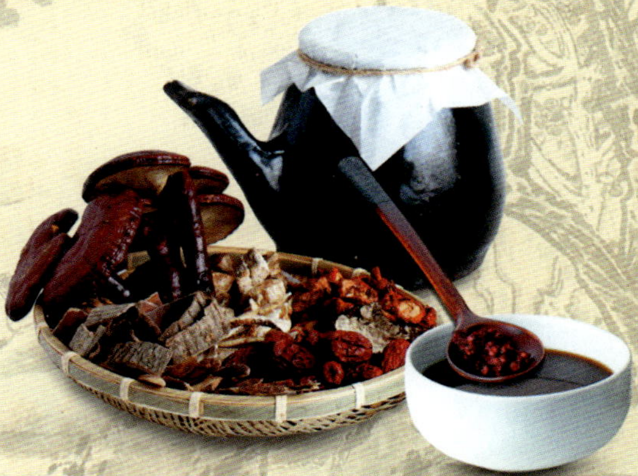

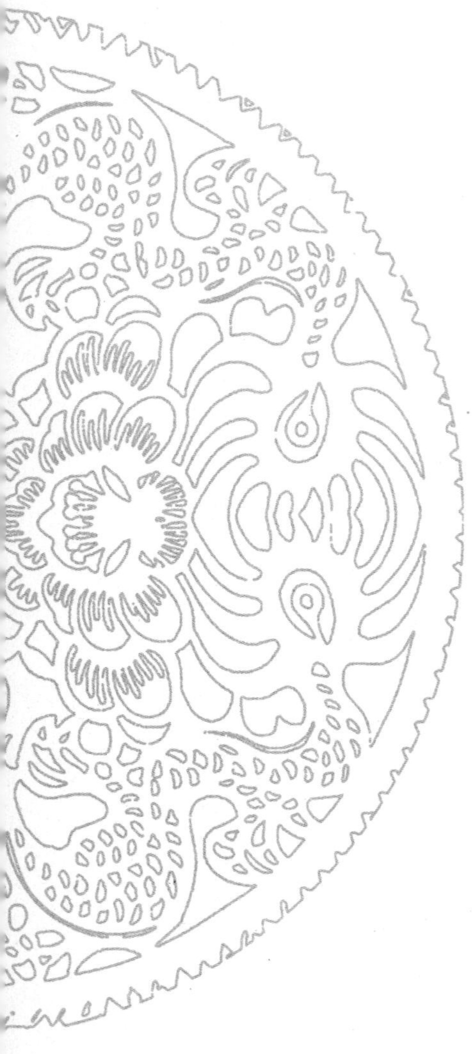

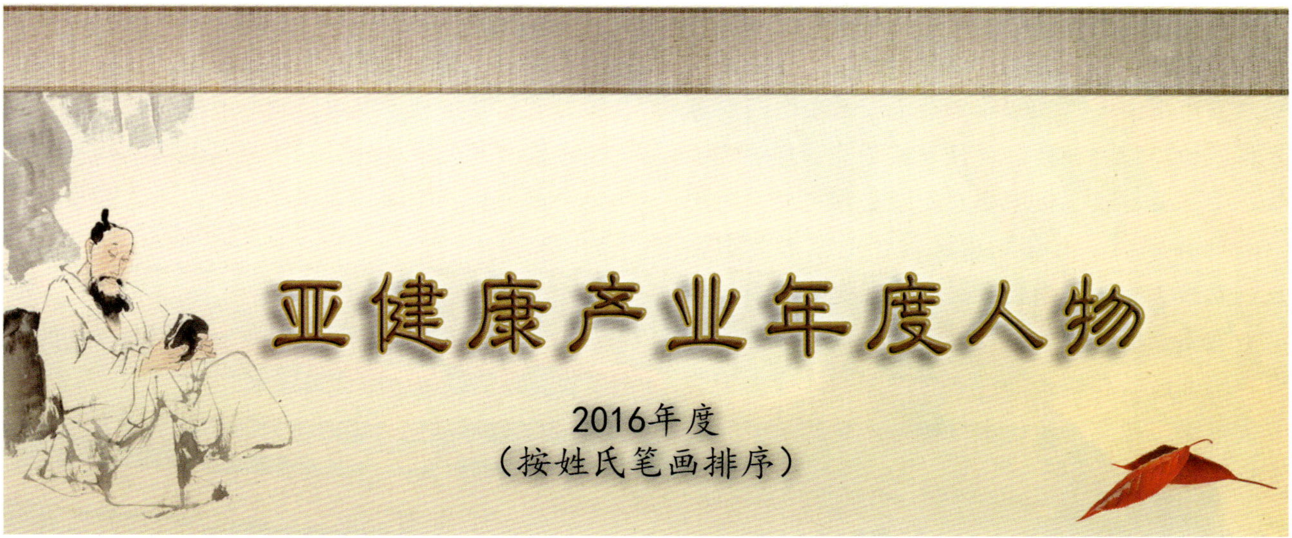

亚健康产业年度人物

2016年度
（按姓氏笔画排序）

刘　　鑫

获奖理由

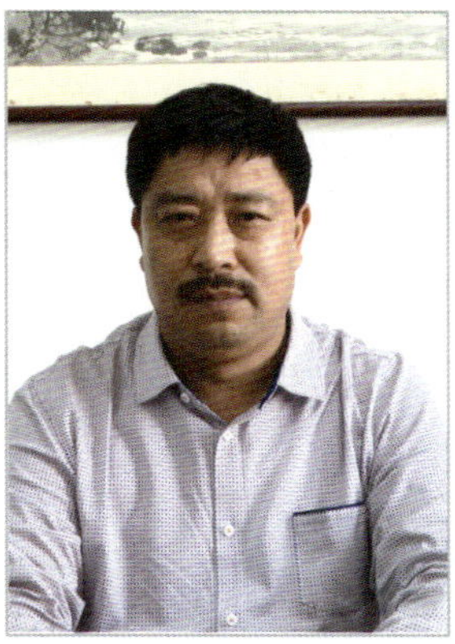

刘鑫，爱再童年健康管理咨询有限公司董事长。2016年创办全国首家三星级儿童亚健康调理机构高碑店中和康贝儿童亚健康调理中心、全国首家亚健康干预效果测评中心高碑店亚健康干预效果测评中心，迈出了高碑店市亚健康产业的第一步。2016年下半年，联合国家中医药管理局业务主管的中和亚健康服务中心、全国中医药儿童健康工程办公室创建全国首个“亚健康专业人才培训基地——高碑店市振兴时代职业技术培训学校”，不断为全国亚健康产业输送合格、专业人才。刘鑫先生始终坚信对亚健康产业未来发展的判断，亚健康产业必将在全国取得前所未有的发展。

人物履历

刘鑫，男，汉族，53岁，河北省高碑店市南虎贲驿村人，大专学历，中国共产党党员，高碑店市2002～2016年度政协委员，世界中医药学会联合会亚健康专业委员会理事，河北省非物质文化遗产南虎贲驿村南乐圣会会长，高碑店市书画家协会主席，高碑店市振兴时代职业技术培训学校、爱再童年健康管理咨询有限公司、华鑫装饰工程有限责任公司董事长。

主要成就

1. 高碑店市中和康贝儿童亚健康调理中心获得2016年度全国儿童亚健康调理服务百强店；

2. 2016年第二届全国亚健康产业技能大赛少儿推拿调理师竞赛杰出组织奖。

刘　会　林

获奖理由

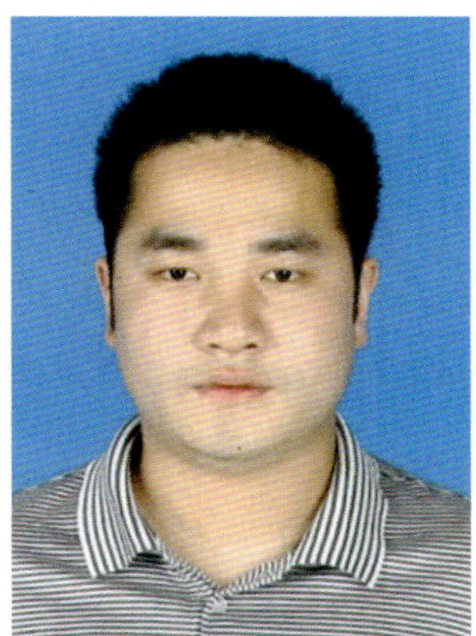

刘会林先生从事亚健康产业多年，乐于奉献，分享经验，大力支持亚健康行业的建设和发展。致力于培养大健康产业高素质技术技能人才，注重成长，为亚健康产业的发展做出了巨大贡献。

人物履历

刘会林，男，汉族，1985年11月出生，安徽六安市霍山人，2007年毕业于安徽中医药高等专科学校，EMBA在读。现任安徽工商管理学院校长、中和亚健康服务中心安徽中心副主任、芜湖六安商会副会长、芜湖市民营企业家协会副会长、安徽省中医药学会中医养生保健专业委员会常务理事、康泰职业教育投资人。拥有丰富的教育、培训经验和较强的资本运作能力。致力于培养大健康产业高素质技术技能人才是其永恒的追求目标。

刘丽君

获奖理由

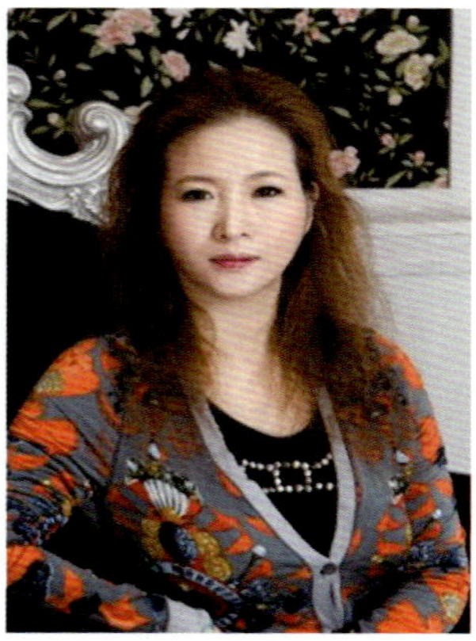

刘丽君女士，从事美丽与健康事业三十余年，于1989年成立阿娜隶健康科技有限公司（现名），秉承佛学文化，专注健康事业。先后研发了数十项产品及调理技术，其中二十余项产品获国家产品发明专利，7项技术获中和亚健康服务中心评选的年度“百项亚健康中医调理技术”，两项科技荣获“中国先进科技成果奖”。曾受邀做客央视CCTV《影响力对话》栏目，对话阿丘，讲述数十年来与美丽健康事业的不解之缘。在全国开展“黄丝带关爱女性”公益活动60余场，召开亚健康高峰论坛会共6届，组织开展亚健康专业调理学习培训班近40期，培养亚健康人才1000余人。为亚健康产业的发展做出了巨大贡献。

人物履历

刘丽君，女。世界中医药学会联合会亚健康专业委员会副秘书长、中华中医药学会亚健康分会委员、河南省（茶元素）工程技术研究中心主任、郑州市茶化妆品工程技术研究中心主任、阿娜隶（中国）企业集团董事长、七星博士（美国）荷尔蒙抗衰老健康管理中心主任、全国茶疗技术推广办公室主任、郑州嘉蓓丽生物科技有限公司董事长、中国管理科学研究院学术委员会特约研究员。

主要成就

1. 7项技术获中和亚健康服务中心评选的年度“百项亚健康中医调理技术”；

2. 以标准化、规范化为前提推出“茶母亚健康专业调理机构”全国连锁体系；

3. 2016年度亚健康产业年度人物候选人提名。

张鹏

获奖理由

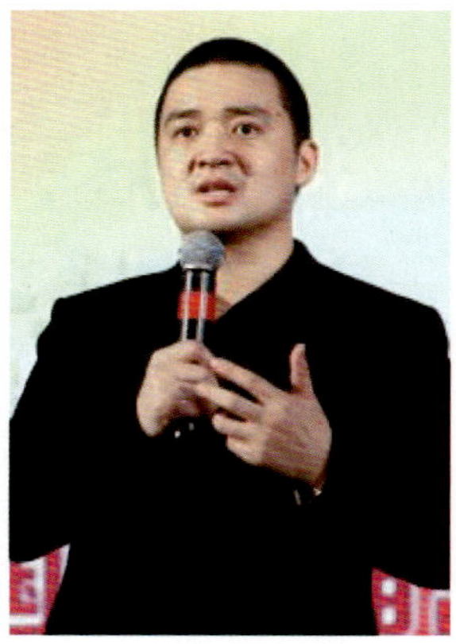

张鹏先生，从事亚健康行业10余年，熟练掌握亚健康行业的运作，立志要把全世界最好的原料、最先进的技术带到中国，用最科学的方法更好的改善国人肥胖亚健康状态，为天下更多肥胖亚健康患者带来福音，引领整个行业朝一个健康、规范、良性的方向发展，致力将轻苗康美打造成国内绿色健康领导品牌。

人物履历

张鹏，男，毕业于西安欧亚学院，中国人民大学市场营销专业EMBA，中山大学时代光华管理学院。现任广州纵贤国际CEO、轻苗康美品牌联合创始人，世界中医药学会联合会亚健康专业委员会理事、中华中医药学会亚健康分会营养代餐与减脂学科组组长、亚健康本科教辅（营养代餐与减脂）副主编。

主要成就

1. 张鹏先生所创造的营养代餐与减脂在各方支持带动下获得了众多认可；

2. 荣获中和亚健康服中心、中华中医药学会亚健康分会“百项亚健康调理技术”称号；

3. 国家权威媒体新华社客户端唯一推荐和央视发现之旅15分钟专题报道，及上百家媒体争相转载报道；

4. 发起【传播健康生活•远离肥胖亚健康】大型公益活动，获得了中和亚健康服中心、中华中医药学会亚健康分会“营养代餐与减脂亚健康调理领域”全国唯一合作战略伙伴；

5. 荣获“2015年度第二届全国亚健康产业十佳年度人物提名奖”称号及荣获第二届全国亚健康产业“振兴亚健康事业突出贡献奖”；

6. 2016年建立了营养代餐与减脂行业标准制定，引领整个行业朝一个健康、规范、良性的方向发展，成为美业大健康的引擎。

张启明

获奖理由

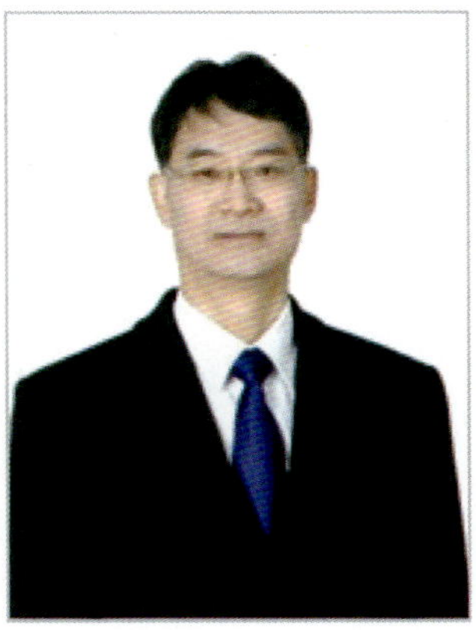

张启明，中国中医科学院教授，博士生导师，学科带头人。张启明教授带团队研发了中医汗出检测仪、中医心藏功能检测仪、中医肺藏功能检测仪、中医肝藏功能检测仪、中医脾藏功能检测仪、中医肾藏功能检测仪，对亚健康的定量诊断和疗效的客观评价做出巨大贡献。

人物履历

张启明，男，中国中医科学院教授，博士研究生导师，学科带头人，国家教育部“新世纪优秀人才”，中国生物医学工程学会中医药工程分会候任主任委员，国家食品药品监督管理总局医疗器械分类技术委员会中医器械专业组组长。

主要成就

1. 运用数理方法开展中医理论的定量和实证研究。研究成果在《中国中医药报》《人民网》等刊物详细报道；

2. 提出中医临床检测的五大特征：功能性、整体性、流变性、实体性、相对性；

3. 健康成人五脏精气变化规律的计算机数值仿真科技成果奖三等奖；

4. 五脏生理病理变化的客观化评价标准和检测指标体系研究科技成果奖二等奖。

林瑞棋

获奖理由

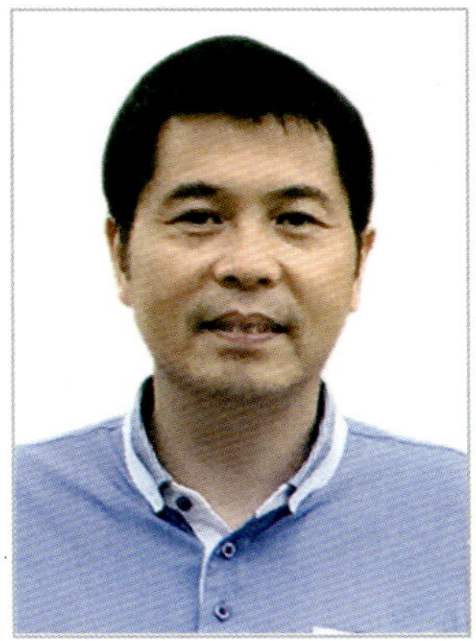

林瑞棋，杭州太和堂健康管理有限公司董事长。致力于中西医学健康产业30余年，组建太和堂中医与中医调理专家团队数十人，开启太和堂亚健康调理连锁经营，以“强健国人，调民于未病”为目标使命，最大限度的继承和发扬中医亚健康调理，推动亚健康调理产业的进步与发展，为民众提供摆脱亚健康，预防慢性病提供更好的健康解决方案。

人物履历

林瑞棋，男，上海长三角医疗投资集团有限公司董事长，中国健康产业总会会员，上海健康产业总会理事，杭州太和堂健康管理有限公司董事长，杭州亚健康干预效果测评中心负责人。2010年着手中医老字号的恢复与传承，2013年担任杭州太和堂董事长，2016年10月，成立杭州亚健康干预效果测评中心。

主要成就

1. 建立太和堂经络调理馆，重点继承和拓展中医“治未病”理念，传承挖掘近乎失传的中医古技，开启中医调理亚健康的新领域；

2. 组织开展杭州市上城区文明办“雷锋日”大型公益活动；

3. 杭州亚健康干预效果测评中心已申报杭州市民政局公益创投项目“好三点”便民工程。

涂 波

获奖理由

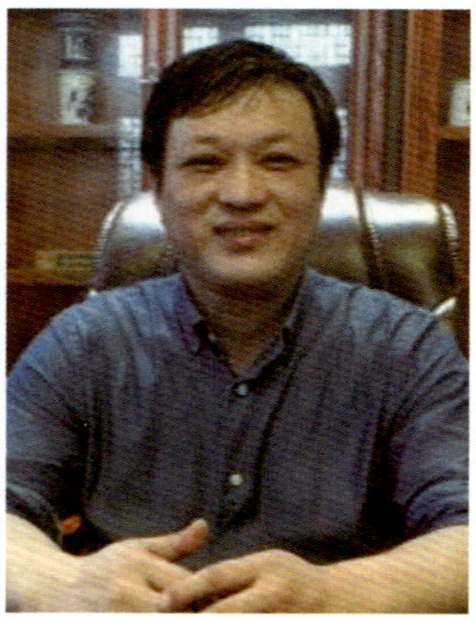

涂波，湖南中和亚健康服务中心主任，中华中医药学会亚健康分会委员会委员，亚健康星级评定委员会专家组成员。涂波先生致力于亚健康产业的研究、管理与服务；组织并参与了亚健康产业相关的技术推广、专业会议、专题文化艺术交流活动。在亚健康人员培训、亚健康机构建设、亚健康星级评定等方面均有建树。在工作期间，严格要求，敢于创新，使湖南亚健康产业的推广与发展跨入了一个新的台阶。

积极推广全国亚健康服务体系的运营，先后在湖南省内完成了多个地区的城市亚健康干预效果测评中心建设工作。并在岳阳市汨罗县开展亚健康社区公益测评站试点工作。同时与多家亚健康行业优秀合作伙伴联合成立了亚健康大产业联盟。为亚健康产业建设做出了巨大的贡献。

人物履历

涂波先生于1984～1988年在长沙市电信局担任职员；1988～2000年在湖南省无线通讯局担任副科长；2000～2004年在湖南国讯国际有限公司担任总经理；2004～2012年在湖南奥讯有限公司担任总经理。2012年至今任湖南中和亚健康服务中心主任。

主要成就

1. 先后在湖南省内完成了长沙市岳麓区、开福区、天心区、雨花区、长沙县、郴州市北湖区、苏仙区等多个地区的城市亚健康干预效果测评中心建设工作；

2. 在岳阳市汨罗县开展亚健康社区公益测评站试点工作；

3. 与多家亚健康行业优秀合作伙伴联合成立了亚健康大产业联盟。

黄 博 明

获奖理由

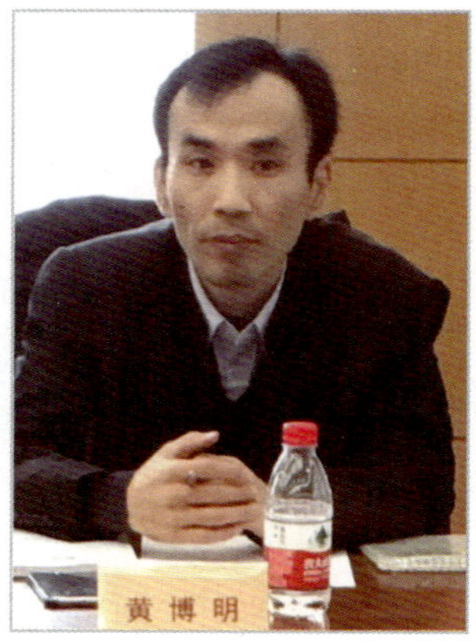

黄博明，毕业于陕西中医药大学，中华中医药学会亚健康分会副秘书长、世界中医药学会联合会亚健康专业委员会副秘书长、中国民族医药学会教育研究会常务副秘书长、现担任四季康贝（北京）健康科技有限公司总经理、中和亚健康服务中心全国中医药儿童健康工程办公室主任。

针对婴幼儿脏腑娇嫩，形气未充，脾常不足的特点，组织研发了中和康贝儿童亚健康健脾胃、增食欲推拿调理技术。为儿童健康成长提供基本保证。黄博明先生曾荣获“亚健康教育突出贡献奖”“亚健康产业突出贡献奖”等多项荣誉。

人物履历

黄博明，男，毕业于陕西中医药大学。2000～2008年在陕西中医药大学继续教育学院从事教育工作；2008年至今工作于中和亚健康服务中心，现担任中和亚健康服务中心主任助理兼培训部主任、全国中医药儿童健康工程办公室主任、北京市中和亚健康科学研究院儿童健康研究所副所长。社会兼职：中国中医药研究促进会综合儿科分会副会长；全国中医药高等教育学会儿科分会常务理事；全国儿童中医养生保健专家委员会秘书长；全国少儿推拿调理专家委员会秘书长。

主要成就

1. 参与世界卫生组织课题《中医药干预亚健康人群标准和规范》课题组；

2. 担任亚健康专业系列教材、少儿推拿专业系列教材总编委会编委：《少儿推拿儿科学基础》副主编；主持参与《少儿亚健康推拿调理》《中医儿科学基础与亚健康》《亚健康刮痧调理》《亚健康芳香调理》《亚健康经络调理》《亚健康体质辨识与调理》等十余本教材编撰工作；《中医药与亚健康》杂志总编委会编委；《三十六行养生谈》总编委会编委；《国医年鉴》编委会编委；《中国民族医药特色诊疗技术年鉴（2013卷）》编委会编委等；

3. 中国中医药报上发表《大健康产业背景下的职业教育新趋势——亚健康产业技能水平资格培训》《不让孩子输在起跑线上》《启动创新人才培养，助跑亚健康产业新发展》《提高公民中医养生保健素养从娃娃抓起》等系列文章；

4. 组织实施《“手”护孩子健康工程》大型公益活动百余场，惠及30多万名家庭，更好地传播了中医药文化；组织实施《国家中医药儿童健康工程试点工作儿童体质大型普查活动》百余场，惠及二十多万名儿童；组织实施《少儿亚健康推拿调理师》全国培训班50多场次，培训学员人数超过3000余名；组织实施《儿童亚健康咨询师中医传承班》全国培训班6场次，培训学员人数超过300余人；联合组织全国儿童亚健康推拿调理中心、儿童健康调理中心、社区卫生服务中心共建了全国中医药儿童健康工程试点单位二百余家；

5. 成功举办2015年、2016年两届《全国少儿亚健康推拿调理技能大赛》；2010～2016年七届《全国中医药与儿童健康学术大会》；2011～2016年六届《全国中医药与少儿推拿学术大会》，受到社会中医药养生保健行业界的强烈反响。

焦　铃

获奖理由

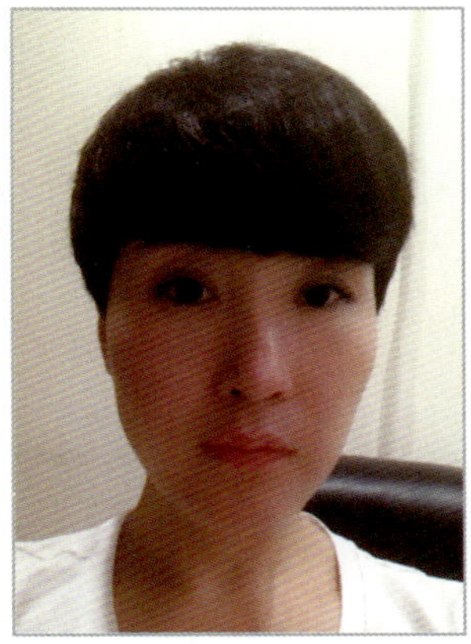

焦铃女士，自创办温州卓颜城市亚健康干预连锁机构，一直致力于推动百项亚健康调理技术的推广和应用，与温州地区政府、企业进行广泛合作，定期开展公益健康讲座，积极培养温州市民亚健康调理理念，并且通过亚健康调理技术造福温州市民，为温州市民解决各类亚健康问题。

人物履历

焦铃，女。中华中医药协会亚健康分会委员、中华中医药协会治未病分会委员、亚健康调理师。于2004年创办温州卓颜城市亚健康干预连锁机构，积极响应国家健康服务业号召，践行城市亚健康干预效果测评中心建设。2016年积极开展多场大型健康公益活动，成为温州行业风向标，致力打造温州地区亚健康服务体系。

主要成就

1. 焦铃女士组织开展20余场大型健康公益活动；

2. 焦铃女士创办温州卓颜城市亚健康干预连锁机构，目前拥有直营店6家，员工100余人，服务上万名客户。

潘跃红

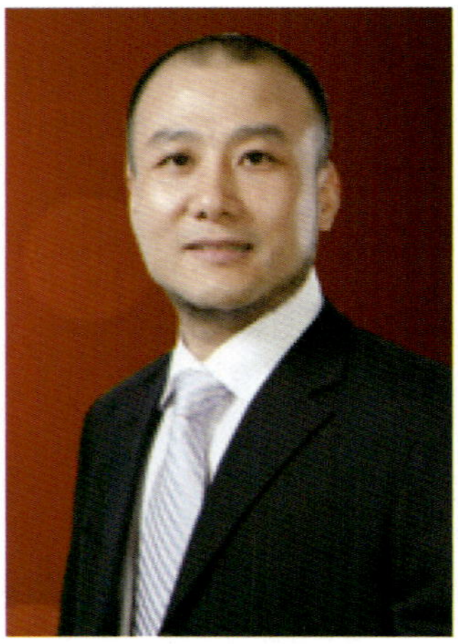

获奖理由

潘跃红，深圳恩鹏健康产业股份有限公司董事长、创始人、首席科学家，深圳市龙岗区政协委员。潘跃红先生以人类健康为己任，本着“健康、关怀、共赢、成长”的理念，投身红外健康产业发展；围绕技术创新、学术升级、智能转型、标准完善、绿色发展、人才培养等关键环节，推动红外健康事业的阳光发展。

人物履历

潘跃红，男，1986年毕业于华南理工大学物理系，专注健康事业30余年。现为世界中医药学会联合会亚健康专业委员会副会长，《亚健康红外技术调理》学科组带头人，《亚健康红外线技术调理》本科教材首席主编，国家工信部便携式远红外桑拿行业标准制定起草组组长，香港远红外线协会董事副会长，中国事业部主席，香港远红外协会行业标准制定起草组副组长，世界远红外线技术专家学者，日本远红外协会技术交流学者，中国红外医学学会创始人之一，北京市中和亚健康科学研究院红外技术研究所所长，深圳市中医药健康服务协会副会长，国际自然医学协会自然疗法杰出成就贡献人物。

主要成就

1. 2015年度第二届全国亚健康产业十佳年度人物；

2. 中国远红外健康科技正念传播者；

3. 深圳市企业创新记录特别贡献企业家；

4. 深圳市关爱行动公益基金会孝文化公益基金主要发起人。

2018
GUOYI
NIANJIAN

國醫年鉴

【世家传承】

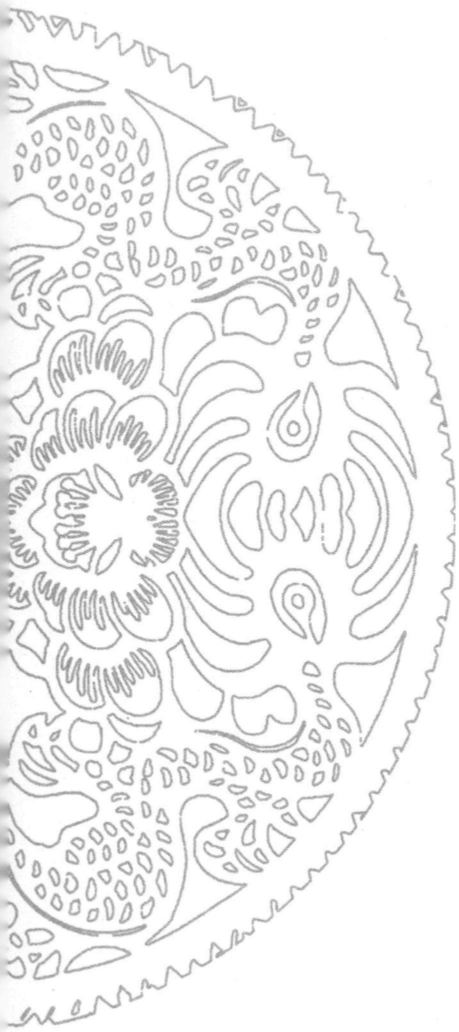

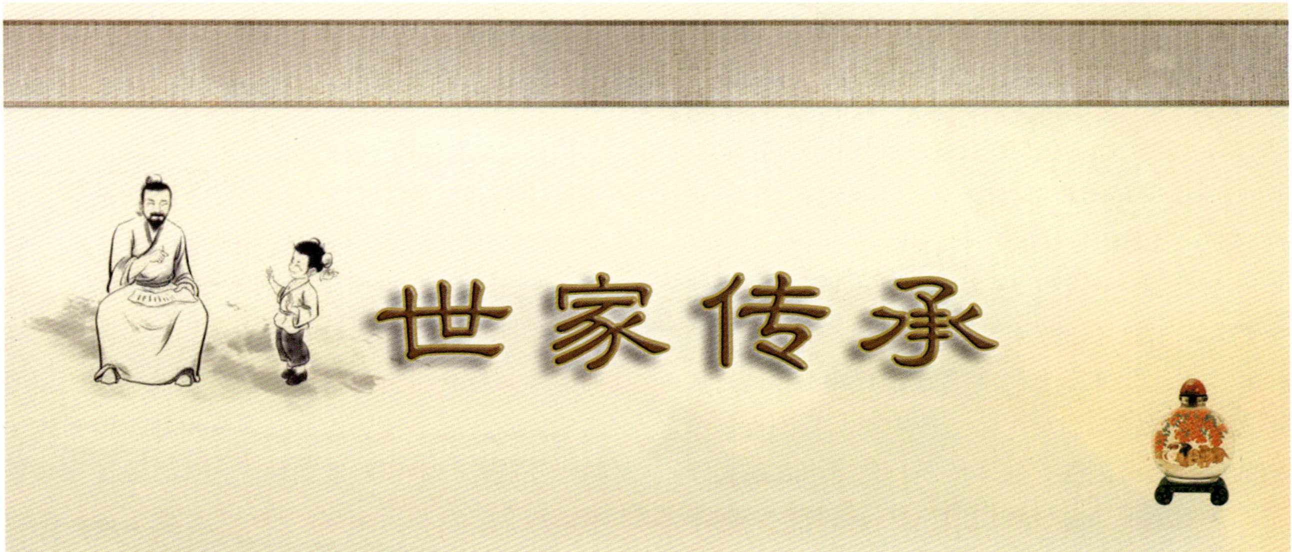

北京 王氏世家

世家传略

王兴治，男，1953出生。北京王氏中医世家第十三代传人。自幼跟随爷爷学习，1985年后跟随父亲从事“王氏脊椎疗法”为百姓治病。上承祖训，奋发有为，传承发扬，其历史悠久，传承有序。从2001年起，开始带徒。曾在多家医疗机构从事脑血栓、颈椎、腰椎等疾病的治疗，受到广大患者的好评。至今已收徒弟8人，王氏脊椎疗法于2011年列入国家级非物质文化遗产保护名录，在党和政府的关怀下，这一独特的、安全有效的中医疗法，将会更好的服务于社会，绽放出更加绚丽的光彩。

特别是北京市级非物质文化遗产申办成功后，先后撰写了“王氏脊椎疗法”的规范，使传统的祖国医学更加符合卫生部门的各项要求，于2011年5月收购了北京国葆堂中医门诊部，作为祖传技法服务社会大众的固定场所，使“王氏脊椎疗法”更好地服务大众。

根据王氏家谱记载，其家门医术传承如下：第一代：王汝清（1611～1689年）；第二代：（此页家谱在文革中遗失）；第三代：（此页家谱在文革中遗失）；第四代：王昭恩（1721～1799年）；第五代：王鸿祥（1743～1806年）；第六

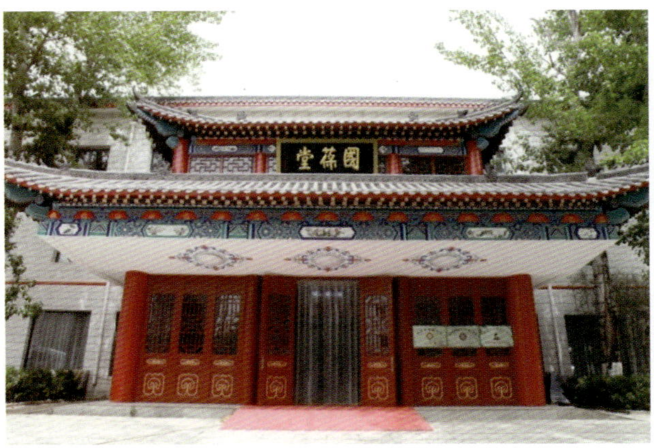

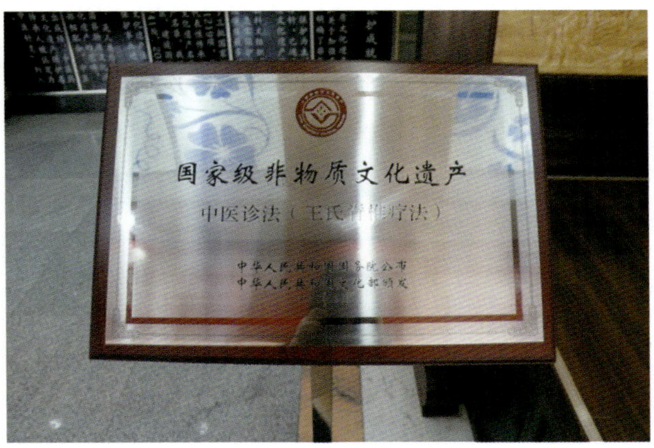

代：王庆德（1767～1812年）；第七代：王师珅（1790～1853年）；第八代：王家祺（1811～1852年）；第九代：王衍昌（1837～1898年）；第十代：王承均（1862～1930年）；第十一代：王泽珍（1890～1973年）；第十二代：王广太（1930年～）；第十三代：王兴治（1953年～）；第十四代：王旭（1987年～）。

“王氏脊椎疗法” 起源于清代顺治年间。清军入关时，在与明朝军队交战中屡屡受到毒箭枪伤的困扰，又因医疗技术所限，使得清军伤亡惨重，故而急征当时以毒伤治疗绝技著称的民间中医王汝清从军。

王汝清在原有疗法基础上综合吸纳传统中医其他治疗手法的精髓，特别是在中草药物组方配伍及使用上，加大药力、加强药效，很大程度上解决了清军因受毒箭枪伤阵亡的问题。由于该疗法疗效可靠、治愈率高，被留为清宫御用。

王汝清又继续潜心研究，针对当时常见多发的颈、腰、腿部病痛，深入探索，反复改进疗法，全面发挥配方药物局部渗透而达到的活血、通络、化瘀、滋养等综合作用，充分调动人体机能，以其独特的药物配方，逐步发展成为完整有效的“王氏脊椎疗法”。

乾隆年间王氏后代王昭恩再度入宫成为御医。后因清末战乱，该疗法又散失回到民间。相传至今已到第十四代。

学术经验

1．“王氏脊椎疗法”治疗腰、颈椎病

“王氏脊椎疗法”世代单传，不向外姓扩散。亦有祖训严格保密，保证其药方的独有性。发展至今，该疗法与现代医学技术相结合，得到进一步的发展和完善，突出体现了中医“外治与内调”“ 整体与局部”“ 长效与速效”的有机配合，使其在非手术治疗脊椎、关节、脑疾疾病等方面显现出独特优势和巨大潜力。

王氏脊椎疗法是根据中医“经脉所通，主治所及”的原理，选择以人体阳经为主，阴经为辅的经脉。综合了传统中医治疗方法的优点，运用内病外治、驱邪扶正的原则，采用防、治一体化的疗法施治，并积极地调动了人体自身的修复机能。经数千例临床实践证明，对于需要做手术的患者，通过王氏脊椎疗法的治疗，全部免除手术之苦。

王氏脊椎疗法治疗的机制：将体内致瘀、致病、致疼物质直接祛除，运用中草药激活体内细胞，通过促进自身血液循环加速机体修复，实现康复。

2. 王氏脑血栓疗法

王氏脑血栓疗法是秉承中医整体观和藏象理论，内病外治的一种独特疗法。王氏脑血栓疗法，能通过药物拔管，有效消除患者脑部皮层水

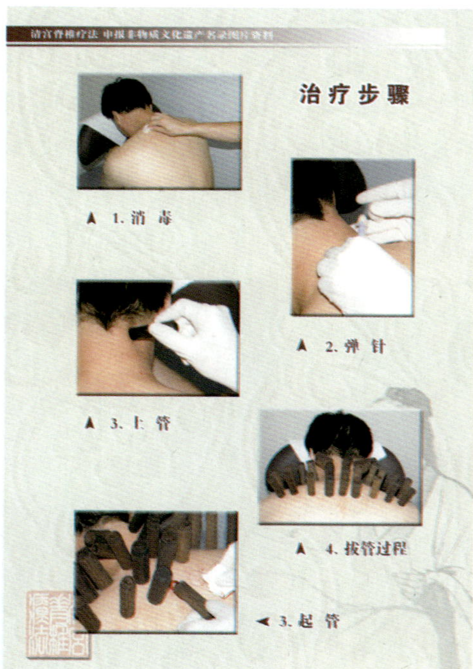

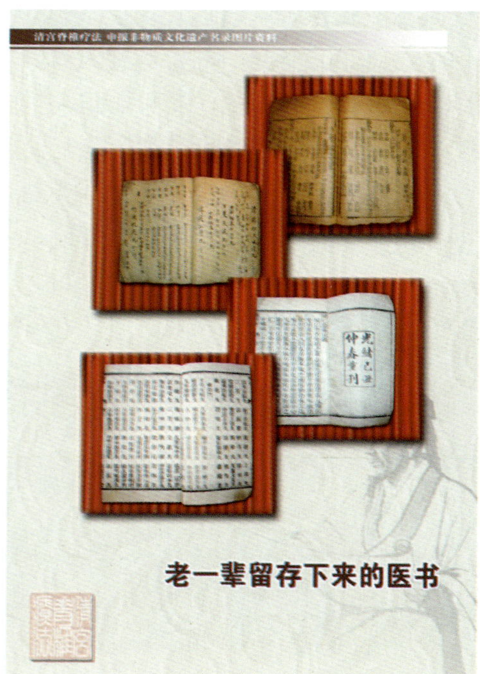

肿，将致栓、致瘀、致病的物质以及病理产物祛除，从而增加大脑侧支循环的供养，直接改善大脑对肢体的支配功能，通过跟踪统计，对6年前做过的300多例患者的调查，至今无一例二次栓塞和反复发作的现象，可见此疗法对预防二次栓塞是十分有益的。对患者加快康复速度将是单一疗法无法比拟的。

目前西医国际上通用的一种康复办法是运动康复法，通过运动的方法增加大脑在运动过程中的记忆，从而提高大脑对肢体的支配功能。

治疗特色：①独特复合配方，提高患者康复的程度与速度；②活血祛瘀，增加脑局部给；③特色拔管辅助，以利于维持脑局部功能；④治疗周期短，不易复发；既可防、又可治，达到防和治的双重目的。

脑中风防治的适应范围：45岁以上的人群，患有高血压、糖尿病、颈椎病、高血脂的人群，以及平时经常出现头痛、头晕、记忆力减退，出现头部麻木、单侧肢体麻木、行走时方向差、失眠等症状的人群应警惕脑血管疾病的发生，及时进行脑中风防治，以推迟和减少发病概率。

轶闻趣事

联合国教科文组织某前官员之夫人，有严重的腰椎和颈椎病，世界各地医生治疗效果都不明显，面临手术。她的女儿腰椎有病，且有较严重的厚皮症，面部僵化。去年底在北京听中国朋友介绍了这个疗法，特来试试。一次治疗，效果挺好。她们延长了在华时间。几次治疗之后，夫

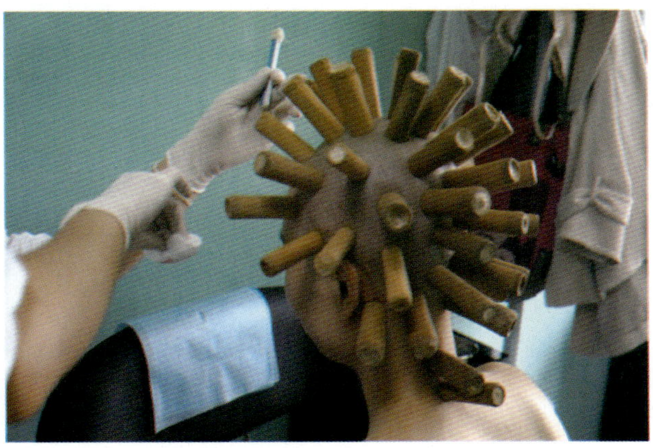

人说：“神奇啊！过去我每天早上那么痛苦的腰疼、脖子疼，怎么都找不到了？”她的女儿治腰椎的同时“搂草打兔子”，面部的厚皮症也缓解了，脸上开始有表情了。今年年初，她们再次来京旅游，同时安排时间做治疗。夫人说“我是怀着崇敬的心情来体会中国神奇的传统医学文化的。我愿意和你们一起配合，把中医医术介绍给世界人民。”

湖南 汤氏世家

世家传略

祖训：首指有士大，兴梦应必贤，四帮能起立，真正保安然。

第一代，汤海南（1845～1929年），男。于1870年许，从江西省迁移湖南省益阳汾湖洲，以贩卖菩荠和土货为生，生活穷困潦倒，前途未卜，加之父母多病，全家生活更加拮据，于是萌生行医的念头，一来解决父母病痛疾苦，二来解决家境贫寒之现状，后来由于其聪明好学被一药店老板相中，收为学徒，勤学苦练，通读古典医书，并经临床磨练，在当地成为一名有声望的郎中，自然积累了一定的财力，于是与其亲属联合修建一汤氏祠堂。为更好地拓展事业，于1893年搬家至益阳南县小北洲，在县城开设“汤济生药房”，由于医术精湛，医德高尚，很快得到当地群众认可，不久便在当时的田管局购买湖泊、田土，后经改造成良田二千余亩，大小房屋数十间，但其富而不奢，乐善好施，带徒教学，家风淳朴，深得当地群众赞誉，鼓励下一代继承家业，并言传身教，视“行医乃为善之道”为家训，并总结了大量临床经验及学术见解，以便惠及后人。

第二代，汤瀚卿（1891～1952年），汤海

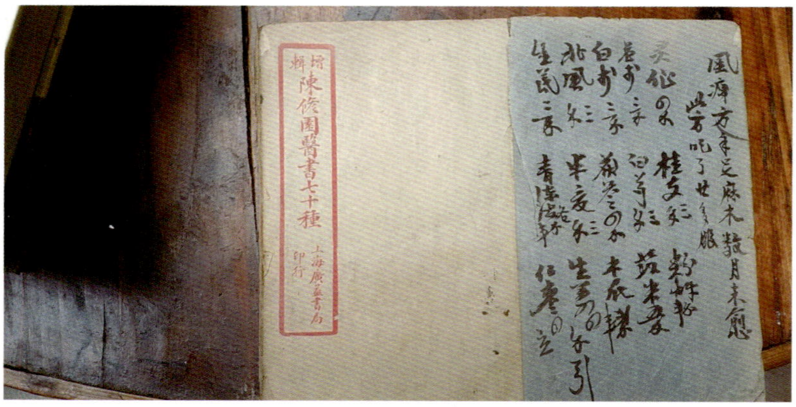

南之五子，自幼学文习武，在父亲的引导下学习医术，熟读经典中医古籍，不但练就了一身好武艺，而且对于中医治疗跌打损伤经验丰富。

陈景云(1882～1965年)，男，12岁时父母辞世且无兄弟姊妹，但其勤奋聪明，独立自强，倍受汤海南怜悯和赏识，收为学徒，学有所成后，助其自立门户，后将其女陈玉芝嫁给汤海南之孙汤碧桂，1932年间因水灾，移居长沙荣湾桥，开设“义生长”药号，由于对汤海南临床经验及医德医风的继承，深得群众信任和爱戴，1944年因日本侵略轰炸长沙，药房被炸为平地，遂返回益阳南县三仙湖水仙庙，重新创业和继续深造，于1951年国家首批由中南军政委员会发给的中医师执照，老年移居长沙湖南牙刷厂附近养老，上门求医者仍络绎不绝。

第三代，汤碧桂之妻，陈景云之女陈玉芝（1902～1978年），本是家庭主妇，对行医治病、医学书籍耳濡目染，因阶级斗争，丈夫英年早逝，家道中落，汤海南及陈景云记录临床经验及学术见解的笔记及古典医书被毁或遗失，陈玉芝独自承担抚养四个子女的重担，并尽全力保住余下的医书和中医古籍，视其为无价之宝，在受到管治及歧视的社会背景下鼓励子女自强不息，学习医术，以解贫困之苦，自身虽医绩平平，但为汤氏医术医德的传承及中医古典书籍的保存做出了贡献。

第四代，汤宗德，男，1938年出生，中医副主任医师，汤碧桂与陈玉芝之子，因父早亡，少年寄养外祖父陈景云家，1952年随外祖父陈景云学医，1955年创办益阳南县中鱼口中医联合诊所，1956年加入南县卫协会，1957年任所长，“文革”期间下放农村，1976年任中鱼口医院主任、院长等职，1984年当选并连任南县政协1、2、3届委员，同年光荣加入中国共产党，1987年被评为“四化”先进工作者，1992年授予益阳地区名老中医称号，同年入选湖南省中医学会中医名人志，1998年聘任《现代名医大典》特约编委，2004年出席在北京人民大会堂召开的全国第二届名医大会。为人清廉正派，以“身着白衣不沾尘”自勉，退休后一直坚持为上门求医的群

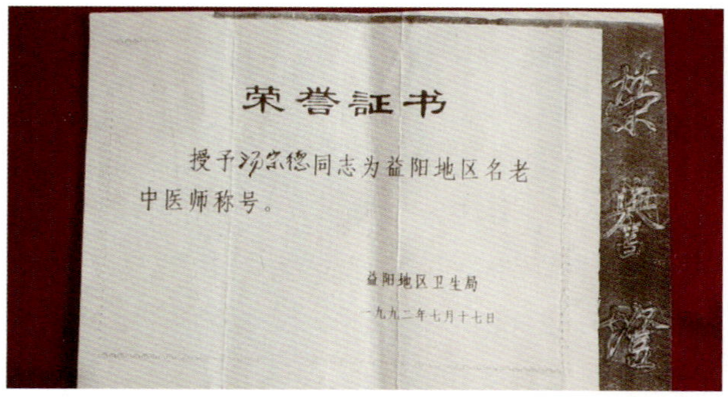

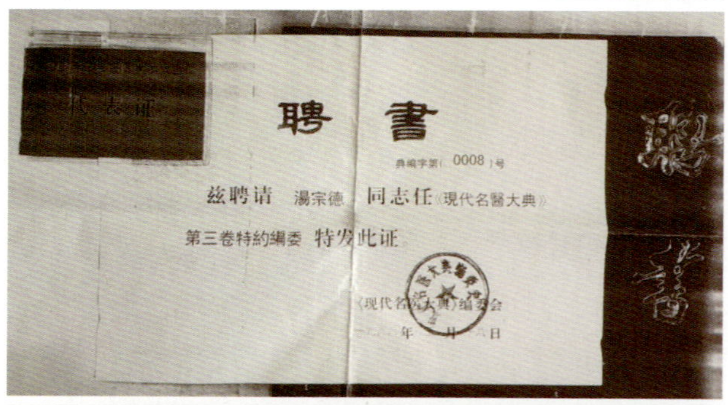

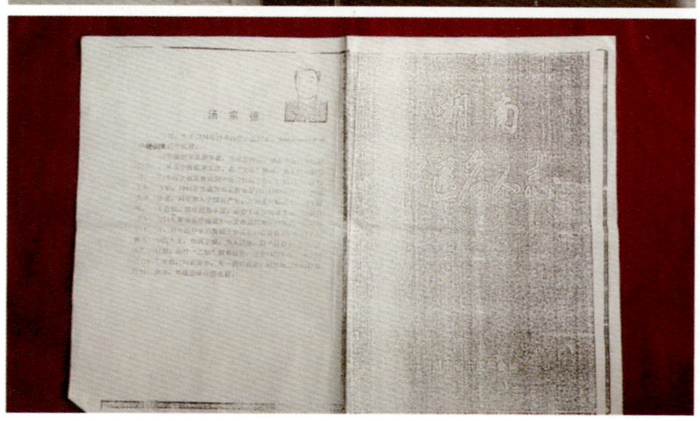

众应诊，在六十多年的中医临床工作中勇于研究，善于总结，积累了丰富的经验，同时支持中医事业的发展，带徒教学培养了一大批基层中医人才，精通中医古籍并善于吸取现代医学知识，为广大群众排忧解难，编写多篇论文，曾在学会及省中医杂志发表。对内、妇、儿、风湿、男性病等疑难杂症治疗经验丰富，广获民众赞誉，八十年代自创“梦觉神枕”，及“静养丹田法”，功法歌诀：梦中静坐练丹田，舌抵天河任督连；经络畅通除百病，气药功法得延年。治疗睡眠障碍深得病人好评，对乙脑、痿证、心血管病及肿瘤等病症的治疗有较深造诣。

第五代，汤宏勇，男，1964年生，高级医疗器械工程师，世界中医药学会联合会亚健康分会理事，中华中医药学会治未病分会常务理事，《国医年鉴》益阳工作站站长，北京中和亚健康科学研究院高级研究员，湖南省中医药和中西医结合学会国际合作专业委员会常务委员，《二十一世纪人才库》第一卷和《世界医学名人录》入选者。出生于中医世家，1978年随父学习中医中药，师承益阳市名老中医胡国良、汤宗德，并多次在益阳卫校中医提高班学习进修。1983年于中鱼口医院担任药剂员工作，1984年中鱼口医院班咀卫生所任医生、所长，1985年参加光明中医函授大学湖南分校学习，1986年任下鱼口卫生所医生、所长，1988年任中鱼口医院小北洲卫生所所长、医生，1995年任南县工商联医疗门诊部主任、医师，2004年在南县中医院工作，

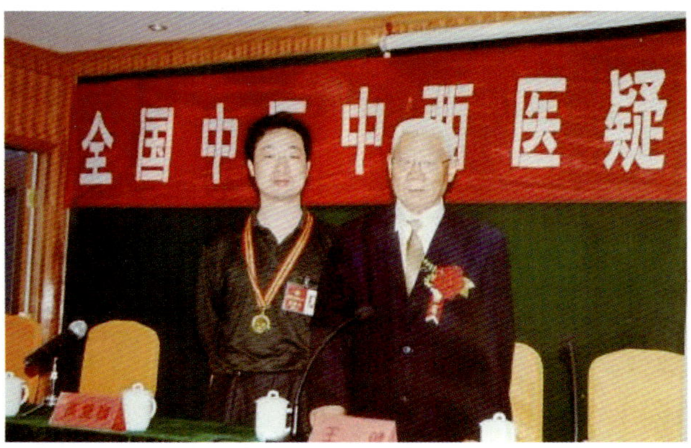

2006年在长沙腾康医疗器械有限公司任总经理兼技术总监，2007年开设长沙市天心区汤宏勇诊所，同时与湖南省中医院及中南大学湘雅三医院联合开发医用臭氧在皮肤科的应用，2012年任湖南海赞医疗科技有限公司技术总监，2017年任气和医疗科技有限公司总经理、技术总监，2018年任“益阳国医馆”专家团组长、首席亚健康调理专家及国医馆负责人。从事医疗工作三十余年，积累了丰富的临床实践经验，尤其擅长对中医内科、妇科、皮肤科等疑难杂病的治疗，创立“温和调理，和谐轻松”的自然疗法和自然康复新理念，首创“气息疗法”增强人体气机功能，达到强身健体，祛病延年的目的。发表多篇学术论文，入选《中国当代效验方药荟萃》《香港国际名医宝典》等书籍，获得过“国际医学交流优秀成果金杯奖”和“发展中国民间中医药学术贡献奖”等多个奖项，并获医疗器械国家发明和实用新型专利十余项。

第六代，汤鉴，男，1988年出生，湖南中医药大学本科毕业，师承祖父汤宗德、父亲汤宏勇及湖南中医大学教授杨志波。

学术经验

1.第二代陈景云治疗已数月未愈的手足麻木，用灵仙、苍术、北风、生芪、桂枝、白芍、茯苓、半夏、青皮、陈皮、粉草、苡米、木瓜、生姜、红枣组成的风痹方治疗，只用二十多剂，就能取得较好疗效。

2.第四代汤宗德在继承陈景云的学术经验基础之上用麦门冬粥治疗痿症，并在湖南中医杂志1991年第三期发表。

3.第五代汤宏勇根据祖传秘方，结合十多年的临床经验，自创外用散剂万应散，对复发性口腔炎、舌炎、齿龈炎、皮肤溃疡、金疮、烧烫伤等疗效甚佳。该方选用苦寒入心、脾、胃经的大黄、地榆，佐以血竭、枯矾配制而成，大黄半生半熟，地榆生用，四药共碾细末。

4.第五代汤宏勇用定喘汤加减及肺俞穴注射

治疗哮喘5～15天能止咳平喘，坚持3～6个月调理，复发率极低，一年后复发的免费继续治疗或调理。

学术成果

汤宏勇根据祖传秘方及临床经验自创万应散，于1997年7月入选《中国当代效验方药荟萃》，并获得过“国际医学交流优秀成果金杯奖”和“发展中国民间中医药学术贡献奖”；同年开展臭氧自血疗法治疗心脑血管疾病及臭氧水疗治疗皮肤病，1999年9月《臭氧临床应用初探》入选《二十一世纪人才库》，后与中南大学湘雅三医院共同研发臭氧水疗仪取得专利证书并转化为医疗器械产品；2017年，独创中医气味气息疗法，并开发了中医气味康复仪，入选中医治未病适宜技术推广产品。长期致力于中医临床工作及基于中医理论与现代科技相融合的医疗器械及亚健康产品的研发，现已有“臭氧妇科治疗仪”“臭氧清创治疗仪”“臭氧水疗仪”“臭氧冰片化茶油”“臭氧床单元消毒仪”“刮痧器”“气味疗法器”“中医气味康复仪”等科技成果转化，其中臭氧水疗仪得到全国近200家医院皮肤科运用，创造了较好的社会效益和经济效益。

逸闻趣事

1. 汤氏中医自汤海南创立起，其后代均对中医中药有较深的造诣，由于家境殷实，1929年辞世时，后人用中药防腐及高档棺木入葬，1950年迁坟时，棺木、尸身、随葬绵段仍未腐烂，当时村民惊叹汤氏中医药之神奇，但因新中国成立之初，后人不敢收尸及宣扬，技术未得流传。

2. 1991年南县九都乡民徐洪万因烟花爆炸，房屋被毁，人三度烧伤，急送益阳市人民医院抢救，45天后出院回家，因烧伤处动则破裂出血，痂皮未脱落，有渗液，不能平卧，听闻万应散在烧伤方面疗效甚好，请汤宏勇视诊，给患者局部清创，撒以万应散，三天后结痂痊愈，无瘢痕。

黑龙江 孙氏世家

世家传略

孙林云，男，1960年4月生。中共党员，高级推拿师、高级针灸师。孙氏正骨第十一代传人，祖籍山东莱州。孙氏正骨已有三百年历史，因年代久远，详细记载是从第七代传人孙海明至今。

孙海明（1861～1945年）是孙氏正骨第七代传人。山东莱州人士，对骨伤病的研究颇深。擅于用中草药治疗骨伤疾病和用中医正骨手法复位，并在祖传中药基础上经过自己的潜心研究，加减中草药，合理配伍，经过临床实践收到了很好的治疗效果。他研究独创的正骨手法和改进的中药方法受到当地患者的好评。孙老先生曾给当时著名的画家、学者张士宝看过病，受到张士宝夸奖，上报朝廷给予孙老先生“杏林大医”的称号。

孙广生（1884～1968年）是孙氏正骨第八代传人。自幼跟随祖父（第六代传人）学习中医正骨。是当时辽宁省宽甸、灌水远近闻名的正骨大师。精通《黄帝内经》，熟读善修《本草纲目》，总结一套正骨新经验，阐明了骨伤内病外治和内外兼治等方法，深受患者的赞扬，他不但医术精湛，而且医德更是让人人敬之，无论何时何地，百姓有求必应，被当地百姓称之为大善人。

孙振远（1913～1995年）传承孙氏医学，擅长骨科疑难病症，自行采摘中草药，按祖传秘方熬制加工膏药，经长时间的临床验证，取得了较好的临床效果。由于年幼时期勤奋好学，对家传正骨技术悉心钻研，在18岁便单独行医。随着正骨技术的不断提高和在临床中正骨经验的日益积累，从20多岁以后病人就越来越多。老先生不仅医术高超，而且平易近人，治病树德，受到广大患者的一致称赞。

孙天杰（1939年～）是孙氏正骨第十代传人，擅长正骨推拿，治疗骨伤注重手法，主张“先扶其正，后接其骨”，无论整复骨折或关节脱位，手法一定要轻柔，用力先由轻逐渐加重，以减轻患者痛苦。老先生严于律己，医德高尚，教子要讲医德，医人先做人。

孙林云是孙氏正骨第十一代传人，自幼跟随祖父学习正骨，熟读正骨八法，随祖父采集中药，虚心学习熬制祖传秘方的药膏。1980年到海林市柴河镇街道卫生所参加工作，1982年在柴河镇开办了“林云正骨所”。1993年到山东中西医结合大学深造。1998年被牡丹江血栓病专科医院中医骨伤科录用。孙林云大夫运用现代中医理论，结合家传孙氏正骨疗法的特点，创造性地配制出骨伤专用“孙氏接骨膏”，经临床运用，疗效显著，大大减轻了患者的痛苦和经济支出。孙林云在牡丹江市血栓病专科医院工作至今整十年，治愈了近千名重症骨病患者，深受患者的信赖和好评。不远千里来此求医的患者数百名，患者赠送的锦旗数十面。孙林云在近30年的正骨生涯中，不断完善与学习先进经验，对于骨伤科疾病逐渐有了自己独特的见解。运用中草药治疗颈椎病、腰椎间盘突出、骨质增生、软组织损伤（膝关节半月板损伤、滑膜炎）取得了新的进展，可嘉的成绩。

孙洪云是孙氏正骨第十一代传人，自幼跟随父亲兄长学习正骨，身残志不残，终于学有所成，于1998年参加工作。

孙鹏飞是孙氏正骨第十二代传人，哈尔滨医科大学毕业，跟随父亲学习正骨，熬制膏药，现已独立工作。

学术经验

孙林云从事骨伤科临床30余年，对家传秘方反复不断地在实践中探索，主张理伤续断应注重活血化瘀、消肿止痛为先，强调疗骨伤先祛瘀，瘀去则骨接，血活则筋续，兼用补益肝肾，方能强筋健骨。正骨手法应做到肌触于外、巧生于内、手随心转、法从心出，用力适度而轻柔，量人而宜。

他在临床实践中把祖传秘方与现代医学理论相结合，经过多次组方和熬制反复临床研究探索独创了“孙三贴”膏药，主要用于治疗骨质增生、颈肩综合征、椎间盘突出、风寒湿性骨关节痛等，几年来收治患者八百多例，均收到满意的效果。

病例1：海林市三道镇张氏，女，61岁。1979年6月坐车时，车侧翻沟中，经诊断为腰椎压缩性骨折、骨盆多处骨折。经过手法复位后，外敷孙氏接骨膏，1个月后痊愈，无任何后遗症。

病例2：海林市道林铁路客运段王某，男，32岁。1995年7月，工作中不慎右手碰到高压线，左手被击穿，双手烧伤重3度。某医院要做双手截肢术，患者不同意前来就诊，经一个月治疗痊愈，至今工作。

病例3：牡丹江市穆棱八面通镇李某，男，26岁。1995年8月，因车祸致左小髋粉碎性骨折，左髌骨骨折，左外踝骨折等多处骨折。经手法复位后，外敷孙氏接骨膏，28天后痊愈，至今无任何后遗症。

病例4：牡丹江市阳明区吴某，女，81岁。2007年8月，走路时不慎摔倒，下肢外翻，不能站立行走。经X光诊断股骨颈骨折，因伤者有严重心脏病不能手术治疗，前来就诊。经手法复位后，选皮牵引，外敷孙氏接骨膏。40天后痊愈，行走自如，随诊无后遗症。

病例5：牡丹江市铁岭四道陈某，男，32岁。2008年5月，抬重物品时不慎扭伤腰部，疼痛明显，并压迫右侧大、小腿外侧神经，不能行动、行走时疼痛加剧。手法复位后，卧床休息，外敷孙氏金丝膏，15天后痊愈。

病例6：牡丹江市西三条路鲁某，男，27岁。2008年10月，因车祸造成左股骨头骨折。在某医院治疗3个月后，CT片显示股骨头坏死。求诊于孙氏，外敷孙氏接骨膏，内服活血化瘀中药。2个月后疼痛消失，走路正常。CT片诊断:痊愈。

轶闻趣事

1. 汶川救灾获殊荣

大医精诚，共赴国难

2008年5月12日四川汶川发生强烈地震之后，在国难当头之时，孙林云心急如焚，寝食难安，以一个普通医生、普通公民的身份，义不容辞为国分忧，用自己辛勤劳动和省吃俭用积攒的6万元钱购买骨伤药品自费飞往四川灾区，去做一名抗震救灾的志愿者。

经受考验，获得荣誉

在地震灾区的27个昼夜里，他不怕苦，不怕死，在余震不断、山体滑坡、巨石滚落这样极其险恶的环境下，在随时都有可能受伤甚至牺牲生命的情况下，他走向了通往重灾区的生死线，做出向重灾区运送救灾物资的惊人举动。

向重灾区押送救灾物资的工作是一项十分艰巨的工作，有些押车的志愿者在押车途中不辞而别，而孙林云却以顽强的意志、崇高的思想境界硬是在崎岖山路的生死线上坚守了27个昼夜，经历了常人难以想象的恶劣环境和生命危险，圆满地完成了向地震重灾区运送救灾物资的工作，运送物资达十趟之多共计100多辆卡车。他利用押运卸车的时间，深入到灾民临时帐篷中，询问受伤情况，把自己带去的药品一一捐赠给他们。他受到四川省红十字会和中国红十字总会领导的赞扬，荣获“汶川抗震救灾优秀志愿者”，中国红十字会授予“抗震救灾优秀志愿者”，四川省委省政府授予“抗震救灾模范”，获得“2008年全国十大影响力人物”荣誉称号及“牡丹江市道德模范”称号等荣誉。他的英雄事迹已载入国务院“抗震救灾志”中。2008年10月22日下午，孙林云收到四川省红十字会寄来的“汶川地震抗震救灾优秀志愿者”荣誉证书。据悉，他是所在城市唯一获此殊荣的人。

2. 玉树救灾，民间中医的榜样

2010年4月14日，青海玉树发生了强烈地震。在第一时间，孙林云联系了北京、山东、辽宁、河南等地的中医，组建了一支民间中医救援队，自备药品，前往玉树地震灾区。在海拔4千多米的高原，严重的高原反应情况下，他义无反顾，冒着生命危险，战斗在灾区的救援第一线，救治藏族同胞八百多人次，受到当地政府和红十字会的高度赞扬，给民间中医争了光。

医学感悟

医为仁术。救治疾病是医家的本分，抵御灾难救死扶伤也是医者的天职。

河南 周氏世家

世家传略

有着厚重百年历史的周氏家族针灸特色在其建设发展历程中，积淀涌现了许多在全县为人知的针灸特色技术品牌。其中“周氏针灸疗法”就是这些颇具声望、影响深远的传统针灸特色之一，在薪火相继中造福惠泽了众多患者百姓。

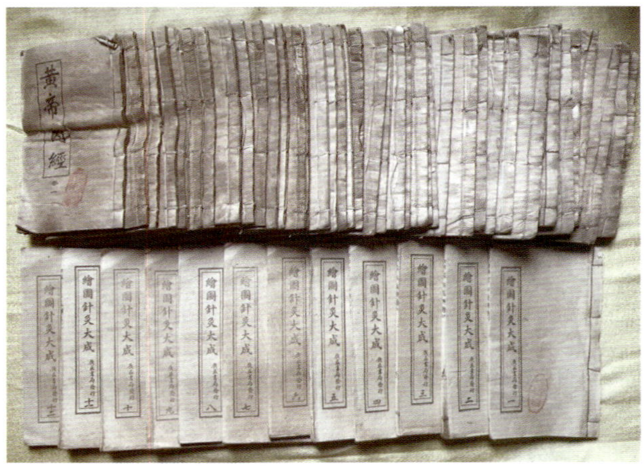

12册针灸大成、44册黄帝内经

周氏针灸五代家传：

第一代，周佰贺，（1869～1952年），男，河南省郸城县人，为周氏针灸的开山高祖，中医师，主要在河南郸城县，鹿邑县等地行医。清朝末年周佰贺成立了神针大院国医馆。

第二代，周芳清（1891～1985年），男，河南省郸城县人，中医师，16岁随祖辈悬壶豫东，而立之年即为民间名医，在当地不少人士均受其

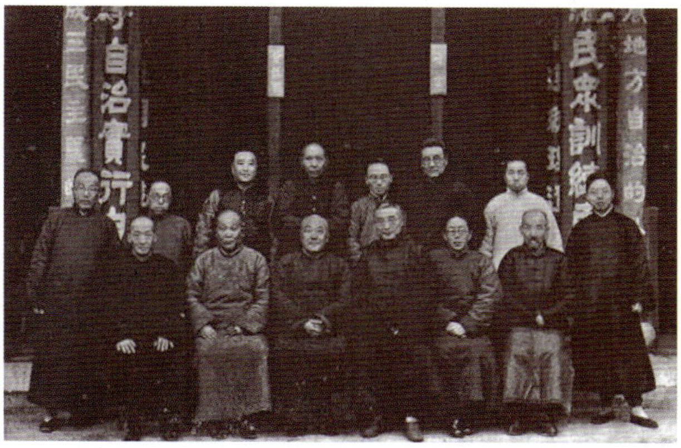

第一代创始人周佰贺师承合影

诊疗。据周家后人讲，周家高祖周佰贺早年在河南鹿邑县开诊所。时局混乱，周芳清才从鹿邑迁回宁平镇，继续行医，他用针灸疗疾在辨证论治的基础上讲究理、法、方、穴、术的统一性，并提出了“辨证宜精、治疗宜专”的见解，总结出了一种易学、易教，病人痛苦小的进针法，取名为“三才快速进针法”，取意天、人、地三才，即是浅、中、深，进针时分皮肤、浅部和深部三个层次操作，他用祖辈的周氏家族针灸治疗中风、瘫痪等难治之症，深受广大患者好评。

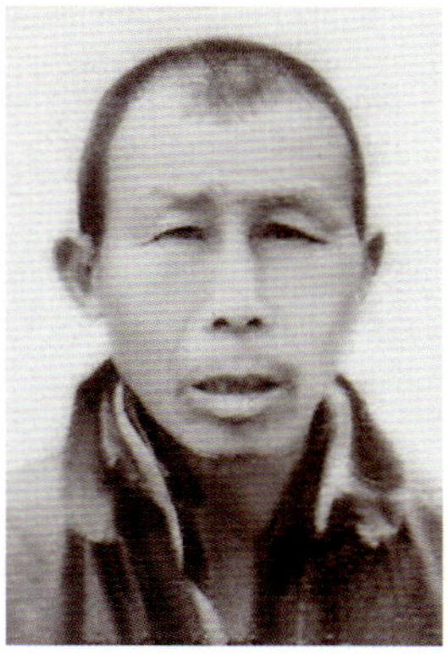

第三代传承人：周景军

第三代，周景军（1926～1999年），曾用名：幕君。男，河南省郸城县人，中医师。周氏针灸技术传到其第三代周景军的时候，其针灸技术已是日臻完善。周景军自幼跟随父亲周芳清长期行医，积累了丰富的实践经验，其针灸技术在周边县市闻名百里。1956年-1997年他在太和县李兴卫生院针灸科工作，他在针灸治疗上辨证准确，技术娴熟，擅长运用针刺或针药结合治疗风湿骨病、周围性面瘫、脑瘫等疾病，开创了针刺治疗腰椎间盘突出症的先河，总结了丰富的临床经验，形成了自己独特的学术思想。在临床上应用40余年，临床疗效甚佳。

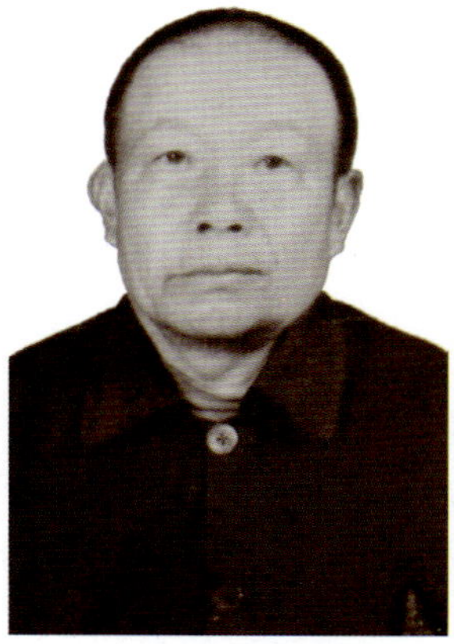

第四代传承人：周文彪

第四代，周文彪（1946～2013年），男，河南省郸城县人。他自13岁随父周景军学习中医针灸医术，1970年毕业于周口市卫校，针灸师，乡村执业医生，曾任郸城县中医药学会名誉会长，郸城县针灸学会顾问，郸城县保健协会副理事长，郸城县疑难病康复协会理事，他创立了“病多气滞，法用三通”的“周氏针灸疗法”，即微通法、温通法、强通法。其中用火针治疗疑难病为其针法的一大特色，他依照古籍中的记载自制针具，挖掘了几近失传的火针疗法，并在实践中不断摸索，终于使火针在临床上得到广泛应用和满意的疗效，特别是在治疗关节炎、风湿骨病、神经元损伤等疑难病方面显示出较好的功效。

第五代：周怀明，男，1977年4月出生，曾用名周神针，河南省郸城县人，他自幼跟随父亲周文彪学习针灸技术，1997年毕业于天津中医学院针灸系，中共党员，第十届郸城县政协委员，三级中医针灸科医师，三级中药调剂员，三级健康管理师，三级公共营养师，周口市青年科技专家，周口市专业技术拔尖人才，享受周口市政府人才津贴；1998年任郸城县城郊医院针灸科主任，2003年创办郸城县中医疑难病研究院任院长，现为郸城县针灸研究所所长兼郸城县针灸学

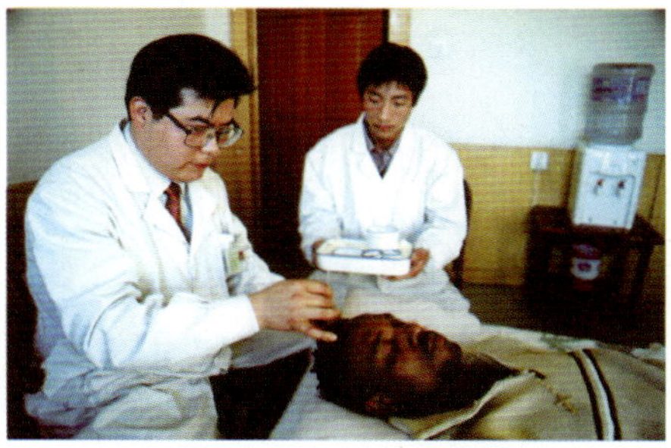

第五代传承人：周怀明

会会长。

周怀明医生精于针术，攻于内服和外用中药，临床讲究方精穴简、理明证清、效专力宏，重视中西合璧，四诊同参，针药并用，内外兼治。加之他勤耕不辍，谦虚好学，博古采今，使得他在诊治疾病中师古而不泥，治法自出机杼，独树一帜。周怀明在行医过程中积累了大量的诊治资料，闲暇之余反复研究，总结出许多行之有效的临证经验，尤其研创的“一针三通疗法”治疗中风偏瘫及神经痛方面更是独具匠心，疗效出众。他善于利用特种针法，如穴位注射、梅花针、三棱针、火针、埋线等，临床应用于内科病、外科病、妇科病、儿科病、皮肤科病等，中西药治疗无效者，运用穴位注射或梅花针和三棱针及火针等埋线治疗颇有收效。周怀明医生在治疗中风偏瘫、面神经麻痹、失语、高血压、冠心病、癫痫病、头疼头晕、失眠多梦、精神病、脑炎、气管炎、胃炎、肾炎、肝病、颈肩腰腿痛、骨质增生、坐骨神经痛、三叉神经痛、四肢麻木、肌肉萎缩、小儿麻痹症、震颤麻痹、乳腺增生、前列腺炎、痛经、不孕症等疑难大症时，将针、灸、药结合，相辅相成，相得益彰，很多顽疾都能针到病除。

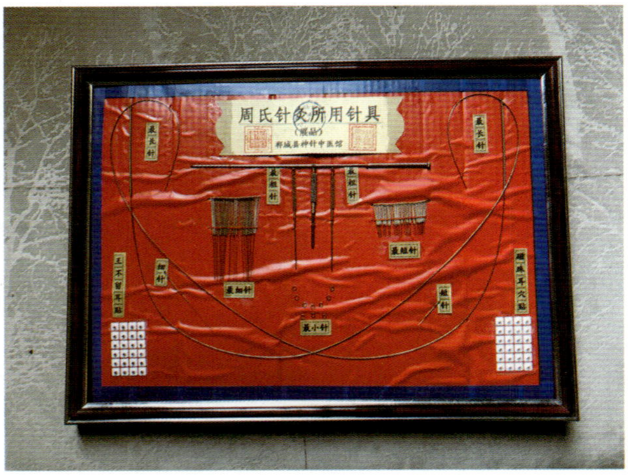

学术经验

周氏家族针灸的核心学术思想，强调针灸要在辨证论治的基础上贯彻理、法、方、穴、术的统一，即“缘理辨证、据证立法、依法定方、明性配穴、循章施术”，五者统一，方能事半功倍，游刃有余。

1. 缘理辨证

是在中医基础理论的指导下，认识人体、分析疾病、做出诊断的过程。周氏针灸强调中医基础理论应以经络学说为核心，强调基于经络系统这一原始而朴素的医学模型而形成的定性诊断与定位诊断相结合的经络辨证方法，从而对疾病的发生发展、愈后转归，往往有独特的视角；对纷杂的症状往往有独特的归纳与分析；亦指导形成了独特的穴位处方和临床技法。

2. 据证立法

是在治疗原则指导下，根据辨证所确立的施治大法。周氏针灸以经络辨证为基础和准则，形成补、泻、温、清、升、降六大治法，并据此合理选择多种针灸技法，发挥不同刺激方法各自的特点和优势，扬长避短，综合起效。

3. 依法定方

是指基于治法确定的具体针灸施治方案。周氏针灸强调正确的处方选穴，应在辨证的基础上，根据所拟定的治法，结合输穴的主治性能而进行。临床取穴的多少亦应以证为凭，以精为准，以适为度，以效为信。在取穴多少上，当以大、小、缓、急、奇、偶、复为原则。针对不同疾病，以周氏针灸百年传承经验总结形成的针灸经穴处方，是临床取效的有效保障。

4. 明性配穴

是指处方配穴时要充分考虑到穴位主治的特异性，这是周氏家族针灸拟定处方的内在规律。周氏针灸认为穴性包括两方面的内容。一是在经络辨证的定性诊断基础上的穴性，即穴位的作用是补是泻，是温是清，是升是降，应表还是应里。二是在经络辨证的定位诊断基础上的穴性，即穴位作用的靶向性特点，包括作用于皮部、络脉、经脉、经筋等不同层次，和作用于头胸腹及四肢的不同解剖部位特点。这些穴性又因配穴不同，或加强，或抑制，或侧重，并受到刺激方式和刺激量的影响。

5. 循章施术

是指作用于经络穴位的刺激方法，包括刺激的方式、强度、时间、频率等，共同形成符合穴性要求的、适宜的刺激量。周氏家族针灸正是基于经脉辨证的层次辨证特点，基于输穴穴性与刺激方式的关联，基于临床中更为精准地刺激病位从而提高疗效的需要，逐渐积累磨合形成的独特而实用的、作用于穴位不同层次的三才针法，以及在三才针法为核心的多种针灸刺激方法的组合应用。

周氏家族针灸技术经历5代传承，技术精湛，施治简便，疗效确切，应用广泛，具有重要的科学价值和实用与传承价值，是祖国传统中医文化的重要组成部分，于2014年被列入郸城县县级非物质文化遗产，2016年被列入周口市市级非物质文化遗产，2017年周氏家族针灸批准为周口市非物质文化遗产周氏针灸展示馆。

主要成果

1. 针灸技术项目保护

（1） 2017年12月周氏家族针灸被批准为周口市非物质文化遗产周氏针灸展示馆。周文广游(2017) 265号文件,2017年12月18日周口市文化广电旅游局已公布。

（2） 2017年06月周氏针灸周怀明被评为周口市非物质文化遗产“最美非遗人”。周文广游(2017)96号文件,2017年06月02日周口市文化广电旅游局已公布。

（3） 周怀明针灸被公布为周口市非物质文化遗产保护项目《周氏针灸》（市级）代表性传承人。周文广游(2017)62号文件,2017年04月5日周口市文化广电旅游局已公布。

（4） “针灸传承发展与非遗保护项目科普宣传”被评为河南省科普成果一项，周怀明为第一完成人。证书号2016-3-156， 2016年12月河南省人力资源和社会保障厅、河南省科学技术协会已表彰。

（5） “中医预防保健调理技术项目”被列为国家中医药适宜技术推广项目，并纳入“中医药适宜技术职业化培训工程”。证书编号：210022017010251，2017年01月国家中医药管理局人才交流中心。

（6） 周怀明针灸被列入市级非遗，传统医学中医项目《传承针灸技术开发》2016年09月28日周口市科学技术局。

（7） 周怀明针灸被列入市级非遗，传统医学类《重点医疗服务项目》2016年07月28日周口市卫计委。

（8） 周怀明针灸被列入市级非遗，传统医学类《重点技术保护项目》2016年07月28日周口市人民政府。

（9） 周怀明针灸被列入第四批（市级）非物质文化遗产保护项目，项目编号：IX-4， 周政(2016)45号文件,2016年07月28日周口市人民政府已公布。

周怀明针灸为宁平镇《非遗重点技术保护》2014年09月郸城县宁平镇人民政府。

（10） 周怀明针灸被公布为郸城县非物质文化遗产保护项目《周氏针灸》（县级）代表性传承人。郸非遗(2015)02号文件,2015年02月26日郸城县非物质文化遗产保护中心已公布。

（11） 周怀明针灸被列入县级非遗，传统医学类《重点开发项目》2014年12月郸城县科学技术局。

（12） 周怀明针灸被列入县级非遗，传统医学类《重点医疗服务项目》2014年12月郸城县卫生局。

（13） 周怀明针灸为郸城县《重点技术保护项目》2014年12月29日郸城县人民政府。

（14） 周怀明针灸被列入（县级）非物质文化遗产保护项目，项目编号：DC02，郸政文(2014)149号文件,2014年12月29日郸城县人民政府已公布。

2. 发明专利4项

(1)《一种治疗风湿骨病的外用温舒灸》专利权人:周怀明，专利号：201510521631.2。专利发明人:周怀明、单玉丽。

(2)《针灸在治疗风湿骨病中的突出技术应用》专利权人:周怀明，专利号：201510743486.2。专利发明人:周怀明、单玉丽、周久凯、周久翔。

(3)《一种治疗便秘的中药冲剂》专利权人:周怀明，专利号：201510743749.X。专利发明人:周怀明、单玉丽、周久凯、周久翔。

(4)《一种治疗颈肩综合征的中药外散膏及配制方法》专利发明人:周怀明，专利号：201510743277.8，专利发明人:周怀明、单玉丽。

3. 发表论文36篇

针灸学术论文14篇，特种针法论文11篇，参加学术会议交流论文11篇，其中两篇为周口市人民政府第十二届自然科学成果项目，其一“针刺及穴位注射为主治疗小儿脑瘫临床研究”，项目编号：20141317。其二“针刺及穴位注射治疗腰椎间盘突出症临床总结”、项目编号：20141318。

针灸学术论文

(1)周氏针灸治疗疑难病研究与技术应用《国医名师传承弟子大全》，2017、10（4）：454-455-456-457-458，名次：第一作者，编委。

(2)针灸治疗失音失语的临床研究《国医名师传承弟子大全》，2017、10（4）：450-451-452-453，名次：第一作者，编委。

(3)针灸治疗神经根性颈椎病的临床研究《国医名师传承弟子大全》，2017、10（4）：447-448-449，名次：第一作者，编委。

(4)针灸治疗周围性面瘫临床疗效总结，《国医年鉴》第九卷2017、5（10）：406-407，名次：第一作者，编委。

(5)传承针灸精髓与发展，《全国养生保健行业精英榜》，2015、8（1）：26-27，名次：第一作者。

(6)针灸传承发展之我见，《国医年鉴》第七卷2015、5（8）：381-382，名次：第一作者。

(7)针灸治疗失音失语的疗效观察，《国史人物大辞典》，2015、5（2）：126-127-128-129，名次：第一作者，副主编。

(8)针灸治疗三叉神经痛的临床疗效观察，《国史人物大辞典》，2015、5（2）：150-151-152，名次：第一作者，副主编。

(9)电针灸治疗精神病的临床实践总结”《国医年鉴》第6卷，2014、4（9）：411-412，名次：第一作者，副主编。

(10)针药结合治疗儿童多动症临床观察，《临床儿科杂志》第26卷，2008、4（15）：336，名次：独著。

(11)针灸治疗抑郁症的临床研究，《上海针灸杂志》，2008、10（1）：26-28，名次：第一作者。

(12)八脉交会穴治疗失音32例临床总结，《中国针灸》，2006、6（1）：21-23，名次：第一作者。

(13)“醒脑开窍”针刺对中风偏瘫的临床研究，《中华医学临床研究》第10期，2006、8（4）：185-186，名次：独著，副主编。

(14)针刺治疗坐骨神经痛急性发作358例的临证体会，《中华医学临床研究》第10期，2006、8（4）：186-189，名次：独著，副主编。

(15)针刺调神治疗癔病110例的临床小结，《中华医学临床研究》第10期，2006、8（4）：189-191，名次：独著，副主编。

(16)针刺治疗中风（脑梗死）的临床观察，《中华医学临床研究》第10期，2006、8（4）：208-212，名次：独著，副主编。

(17)针刺治疗肌萎缩侧索硬化症20例临床研究，《中国针灸》，2006、9（1）：37-38，名次：独著。

特种针法论文

(1)中药及穴位注射治疗痹症的疗效观察，《国史人物大辞典》，2015、5（2）：155-156，名次：第一作者，副主编。

(2)穴位注射治疗妇科疾病的临床应用概论，《中国中医药健康产业大典》，2015、6（2）98-99-100，名次：第一作者，编委。

(3)针刺及穴位注射治疗腰椎间盘突出症临床总结，《中国中医药健康产业大典》，2015、6（2）132-133，名次：第一作者，编委。

(4)针刺及穴位注射治疗震颤麻痹疗效观察，《中国中医药健康产业大典》，2015、6（2）133-135，名次：第一作者，编委。

(5)针刺及穴位注射治疗上肢麻木的疗效总结，《中国中医药技术创新金鉴》，2015、5（4）81-85，名次：第一作者。

(6)穴位注射加灸治疗小儿腹泻疗效观察，《临床儿科杂志》第26卷，2008、4（16）：343，名次：独著。

(7)火针治疗痛风性关节炎2000例临床总结，《世界医药创新杂志》第6卷第6期，2008、12（1）：31-32，名次：第一作者。

(8)穴位注射治疗偏头痛89例临床研究，《世界医药创新杂志》第6卷第6期，2008、12（1）：32-33。名次：独著。

(9)穴位注射为主治疗骨关节炎疗效观察，《世界医药创新杂志》第6卷第6期，2008、12（1）：33-34。名次：独著，编委。

(10)磁极针治疗乳腺增生360例临床总结，《世界医药创新杂志》第6卷第3期，2008、6（1）：12-13。名次：第一作者。

(11)针刺及穴位注射为主治疗小儿脑瘫临床研究，《世界医药创新杂志》第6卷第3期，2008、6（1）：13-14。名次：第一作者。

参加学术会议交流论文

(1)针灸治疗小儿脑炎后遗症的临床研究，在“中国民间中医医药研究开发协会成立30周年庆典”，与会交流，2015年09月29日，北京人民大会堂。

(2)针灸被列入“非遗保护”的传承发展，在“中医药养生文化与健康产业交流大会”，与会交流并收入论文集，2015年05月19日，西安。

(3)针灸治疗面瘫痉挛的临床研究，在“第五届中医药文化与特色医疗学术交流大会”，与会交流并收入论文集，2014年12月28日，北京。

(4)针灸治疗脑神经衰弱的临床研究，在“首届国医大师与铁杆中医论坛”，与会交流并收入论文集，2014年12月22日，深圳。

(5)针灸治疗强直性脊柱炎的临床研究，在“第二届医圣仲景南阳国际论坛”与会交流并收入论文集，2014年10月22日，河南南阳。

(6)针灸治疗肩周炎临床疗效观察，在“第三届国际中西医学汇通学术研讨会”，与会交流并收入会刊，2014年9月，天津武清。

(7)针刺颈椎病的临床研究，在“第二届全国中医疑难病临床研究交流大会”，与会交流并收入会刊，2013年11月2日，广西南宁。

(8)针灸治疗便秘的临床实验研究，在“首届全国中医疑难病临床研究交流大会”，与会交流并收入论文集，2012年11月19日，湖北武汉。

(9)穴位注射治疗顽固性痛经39例疗效总结、针灸治疗痿症临床总结，在“中华特种针法与特色埋线疗法学术大会”与会交流并收入论文汇编，2007年7月。江苏扬州。

(10)针刺结合中药对3600例不孕症的临床实践总结，在“第八届内经学术研讨会”，与会交流并收入论文集，2006年12月，广州中医药大学。

(11)针刺结合电针治疗肌肉萎缩的临床实践研究，在“天津第六届国际针灸暨中医临床学术大会”，与会交流，1999年04月29日，天津中医一附院。

河北 郭氏世家

世家传略

第一代：陆元吉（1883～1966年），清末秀才，河北正定人。幼得游方道士(姓王，名不详)传授针灸、八穴按摩术及民间中医疗法。陆先生一生从医、授徒于民间，尤以针灸和按摩闻名，因在治疗中有一针见效的医绩，誉称“一针先生”。

第二代：郭志辰（1943～2011年），河北正定人，9岁从师陆元吉，尽得师真传，一生行医，正定县注册中医师，尤以“大脾胃论”“八穴按摩术”和火灸疗法著称。1993年创建“郭志辰修养院”，后改名“正定三辰康复理疗院”。期间，不仅使古老医药和按摩技法得以完整传承，而且，汲取众医家之长，使之更加丰富和具有疗效。郭志辰大夫的主要代表性著作有《智能医药学》（花山文艺出版社）、《人体空间医学探索》（中医古籍出版社）、《郭氏舌诊与用药》（中医古籍出版社）等。

第三代：三女郭彦岭，生于1967年，高中毕业后随父郭志辰学习传统医学，1989—1994年师随石家庄新华区合作路卫生院阎印平医师学习内科；1995—1998年于石家庄和平医学专修学院学习消化内科；1999—2000年，入北京师范大学继续教育学院中医学专业专科函授学习两年，获中医师资格。后一直随父主持正定县三辰康复理疗院总体工作，现任该院院长。

五女郭美彦，生于1971年，毕业于石家庄市师范学校。

曾任小学教师，1992年辞职随父郭志辰学医，先后进修于石家庄人民医院专修学院中西医专业、北京科技经营专修学院中医专业，正定县注册中医师。深得其父真传，现应诊于正定三辰康复理疗院。

第四代：郭志辰的外孙、外孙女都对姥爷的空间医学感兴趣，其中邵圆圆和魏佳明作为郭老的外孙女，郭氏医学的第四代传人，目前都在医学院校学习。

学术经验

细胞运动学说

细胞是构成人体最基本的功能单位。由于结构和功能的区别，人体的细胞有百余种，每种细胞都分布于特定的部位，执行特定的功能。但是对于人体细胞或细胞群体而言，其基本功能活动是一致的。人体脏腑、器官、系统其实都可以看成是细胞群。既然细胞是人体与外界进行物质能量交换的基础，那么，如果人体细胞的消化吸收功能正常，人体的各项功能得以维持正常的功能运动，人体自然就会健康。

通过对传统中医“气为血之帅，血为气之母”理论的深入思考和研究，并结合现代医学观点，郭志辰大夫认为：传统医学所讲的营（血）、卫（气），就是人体的细胞内外，胞内的物质为营（血），胞外的物质为卫（气）。对细胞的重新认识，将中西医理论结合点着眼在细胞上。

现代医学认为，细胞的基本功能是吞吐，通过吞吐同外界进行物质与气血的交换。结合传统医学消化吸收的观点，郭志辰大夫对此进行了深入研究，并给予了重新阐释：消是细胞内的物质运动、变化、摩擦；当胞内物质在运动摩擦的过程中，由粗变精，从细胞内辐射到细胞外，由物质转化为气，称之为化；吸，是细胞的吸收功能，即细胞外的精微物质转运到细胞内部；细胞外的精微物质转化为细胞内部物质的过程，称之为收。

郭志辰大夫认识到细胞的功能正常，才是人体健康的标准，祛病健身的核心，就是恢复细胞的正常功能。所以，由此提出了“调功能，祛其疾”的临床理论。

着眼于人体空间

无论是传统医学还是现代医学，促使细胞

恢复正常功能，都是治疗的基本出发点。细胞的开合运动失调，会导致胞内外物质的相互转化失调。如果细胞开得过度，物质就会过多停滞留在细胞内，导致细胞外部精微物质不足；如果细胞过紧，外部的精微物质也无法顺利转化到细胞内部物质，导致细胞内部物质不足。

郭志辰大夫在临床中侧重调整细胞与细胞之间精微物质的运动压力，促使细胞恢复正常的生理功能。他提出：细胞与细胞之间存在空间，人体气血的积聚、流通、混化、异化都在空间内发生。气血运动是生命物质活力的调节枢纽，人体内气血在流通中相互撞击、相互推动，加速了细胞的消化吸收，促进物质的新陈代谢。

1．人体上焦空间

部位：横隔膜以上的空间

区域划分：肺区、心区、头颅区和上肢

作用：体内气血物质与肺吸收的自然界的清气在这里结合。

2. 人体中焦空间

部位：横隔膜以下，肚脐以上之腹部。

区域划分：肝胆区、脾区、胃区、胰腺区。

作用：人体内所需的物质与精微物质的生产地，腐化食物转化气血。

3. 人体下焦空间

部位：胃下口以下到膀胱

区域划分：肾区、腹腔区

作用：制造人体气血的工厂，是推动气血运行变化之动力所在。

4. 人体外焦空间

部位：人体背部空间和腰部空间（包含太阳经区域）

区域划分：各脏腑的投影区

作用：吸纳三焦之废气，与外界交融、异化后，再重新生成新的气血物质，然后行走至各脏腑。

三焦是气血、津液在周身运行的通道，三焦的畅通将会使人身体健康，心情舒适，精神振奋。人体最大的空间不是三焦，而是外焦。

外焦犹如大海，三焦犹如江河，江河之水灌于大海，大海畅通，江河之水自然畅通；大海闭塞，江河之水闭塞。要想身体健康，首先要通大海，即通外焦。大海、外焦的畅通，是江河、三焦畅通的前提和必要条件。所以，人体空间医学注重上、中、下三焦气血的畅通，更注重外焦气血畅通。外焦和三焦属于人体大空间，大空间的气血流通，人体小空间的气血随之流通，人体自然健康。

气血循环理念

郭志辰大夫认为，生命是气血动力循环系统，传统中医的五行学说并非抽象的存在，而是人体五脏气血在细胞与细胞之间的空间中运动的代名词。由于五脏的形状、位置、生理功能不同，从而形成了相生相克的整体作用关系，在变动中完成了气血物质生生化化的过程。

郭志辰大夫认识到人体五行生克关系，皆受气机的清升浊降的作用来完成。三焦气机的变化为清升浊降，其中的清升是五脏六腑细胞运动的动力，也是浊降的动力，其清升之气至上焦，《黄帝内经》言“其气上而越之”。所以，郭志辰大夫发现了外焦空间的重要性，并大胆提出三焦气机的清升和外焦气机的清降为公转。人体的每一个细胞、每一个脏器、每一个系统都在进行自我的气机运动，此运动称之为“自转”。

公转，即人体气血的总循环。就人体整体气血运行而言，大致依循这样的路线：人体气机从会阴向上走，经丹田、肚脐、中脘、膻中、天突，到达百会，向后方下行，经大椎、胸椎、腰椎、尾椎，过尾闾至会阴，再转向前上方运行，称为“公转”。

公转与中医所讲的任督二脉既有联系又有区别：其一，任脉和督脉是两条经脉，郭大夫所讲的公转将任督二脉相连，公转是人体内部气血的总体运行，是气血循环的总路线。其二，按照传统中医的理论，任脉的气血下行，督脉的气血上行，但公转任脉段气血是上行，督脉段气血是下行。其三，公转路线上，气血运行的宽度要远远大于两条经脉，在任脉段上，以任脉为中线，左右各拓宽二寸。在督脉段上，公转走的是督脉的内壁，即脊椎的前方，并左右各拓宽二寸。

传统医学所讲的任督二脉的循环，是人体大风水的运行；其中，公转带动自转，起主导作用，各脏腑正是在公转的带动下，进行自身的细胞气血辐射。人体内部的公转自转，与地球的公转、自转相类，充分体现了人与自然的和谐统一。如果公转的某个环节出现故障，生命活动规律将受到影响。增加或者减少气血，促进公转的正常运行，这是郭志辰大夫重要的治疗依据。

病因——水

《内经•灵枢百病始生第六十六》："百病之始生也，皆生于风雨寒暑"，不同性质的邪气，首先所伤人体的部位不一样。就病邪而言，提到了风雨、寒暑等外邪，以及喜怒等情志因素。病邪的性质不同，所以首先伤及的人体的部位也不一样，《素问•阴阳应象大论》中言："喜怒伤气，寒暑伤形"。所谓"喜怒伤气"，就是喜怒等情志自内而发，首先所伤的是脏腑的气机。"所谓"寒暑伤形"，就是寒暑等病邪自外而至，首先所伤的是人体的形体。而在伤形体方面，风雨首先伤人体的上部；清湿首先伤人体的下部，这是不同性质邪气伤人的一般规律。

传统中医将疾病的原因分为内因、外因和不内外因；现代医学将疾病的原因归为细菌、病毒等；郭志辰大夫认为，这些原因都可以归结为细胞内外物质能量转化失调。具体来讲，如果细胞收缩幅度过大，能量积聚在细胞之间的空间里，不能顺利转化为胞内物质；如果细胞扩张幅度过大，胞内物质过剩，无法顺利转化为胞外能量物质，就会导致人体功能失调。

物质和能量在人体内部存在的形式主要的是水，胞内物质为液态，胞外能量为汽态。能量以"汽"的形式存在。胞内的水分过多，无法转化为胞外空间的"水汽"，或者是胞外空间"水汽"浓度过大，空间浊度增加，"水汽"瘀滞，运行出现阻碍，影响该空间细胞群体之开合，都可能导致人体疾病。从这一点上讲，中西医所讲的疾病病因其实是一致的，细菌、病毒正是人体内环境发生变化的结果，而人体内环境的变化，正是中医所讲的"六淫"，即风、寒、暑、湿、燥、火，六淫虽然形式各异，但都与人体空间"水"之变化密切相关。空间医学提出，人体内部"水"的分布不均是导致疾病的根本原因。之所谓为医之道，在于调水。

水之聚，胞内为瘤，胞外为痞。痞之变化多端，成形者曰症；围于细胞者为癌，癌者，细胞辐射所不能也。水聚于管道之内曰栓，栓于心，则为心梗；栓于肺，则为肺梗；栓于动脉，则为动脉血栓；栓于静脉，则为静脉血栓。其名虽不同，只一栓字而已。其栓之因，为水之聚也。化栓通之，其病自愈。

水湿下注阴部，则阴部病变，湿流关节，关节病变，渗于皮肤，皮肤病焉。通观之，水作怪矣。

舌诊辨证

舌诊是临床综合全面的诊断过程。传统中医舌诊注重舌质和舌苔两方面，舌质又包括舌神、舌色、舌形、舌态四个方面。仅从舌形来看，就可以分为老嫩舌、胖大舌、肿胀舌、点刺舌、薄瘦舌等14种。舌苔又分为苔色和苔质，苔色分为白苔、黄苔、灰苔、黑苔四种，白苔中又有薄白苔、薄白干苔、薄白滑苔、白润略厚苔、白厚腻苔、白厚腻滑苔、白厚腻干苔等十三种。

郭志辰大夫将"舌"作为症候考量的关键因素，患者的其他症状、体征等仅作为参考因素，为中医舌诊提供了新的思路。首先，大量中医临床实践证明，舌象的变化能客观地反映人体气血的盛衰、病邪的性质、病位的深浅、病情的进展以及判断疾病的转归和预后。无论是八纲辨证、脏腑辨证或是其他的辨证方法，舌诊都是不可缺少的。其次，舌象能够直接表明人体内部健康状况，对舌象进行辨析，即可确定疾病原因。

郭志辰大夫将舌诊从舌质代表细胞内部物质、舌苔代表细胞外部能量物质的角度出发，将传统医学所讲的八纲辨证归为物质与能量的相互转化，辨析舌质凸凹和舌体润燥状况的同时，就完成了传统中医的辨证过程，由舌即可明辨病因，观舌即可确定处方用药。

另外，针对疾病，可以观舌用药，针对疾病的临床前段，也可以观舌用药。新的世纪，随着社会的发展、生活节奏及生存环境等不断改变，越来越多的人表现出了介于健康和疾病之间的中间状态——亚健康状态。如，记忆力减退、疲劳、易感冒、食欲下降、头昏等。社会医学普查显示，许多经现代医学手段体检确定的所谓健康人，实际上处于非健康状态，机体某些功能失调，其中部分人某些脏腑疾病正处于临床前段，医疗仪器往往没有办法探查，但舌象已有表现。如果能够诊断，便可防患于未然。正如《内经·素问·四气调神大论篇》中所言："是故，圣人不治已病治未病，不治已乱治未乱，此之谓也。夫病已成而后药之，乱已成而后治之，譬犹渴而穿井，斗而铸锥，不亦晚乎？"

科研成果

"三辰牌抑菌制剂"，纯中药制剂，无毒副作用，安全可靠。在科学的诊断、抓住病因、对症施治的过程中，可使其疗效发挥到极致，充分发挥传统中医药在现代养生保健和医疗中的优势，具有化学医药不可比拟的优越性。

该疗法除了对酒精及本品过敏者禁用、皮肤病患者体质过敏者慎用之外，其他任何人群中免疫力低下者应用。特别是在医疗临床上的辅助作用尤为显著，在对各类慢性病、疑难杂症甚至癌症患者的免疫力方面，有理想的增强作用。

"三辰牌抑菌制剂"在生产过程中，运用现代化的工艺流程和完全遵照国家规定的有关卫生标准进行制作，有效地增加了人体对药物的充分吸收，最大程度地发挥药效。

甘肃 蒲氏世家

世家传略

第一代：蒲振业（1884～1954年），男，出生于书香门第，清末秀才，从小习读四书五经，在本地亲历伤寒、温病等疾病给穷苦百姓带来的灾难，于是下定决心学医、行医，治病救人。后确以医为生，常年着长袍行医于三阳川大地，尽其所学悬壶济世，专长于针灸、按摩、接骨等。据乡间言传，曾数次修善、补充家神蒲雷氏元君庙医药签薄，除瘟治病，广救众生，德高望重。其妻蒲王氏为带下医，当时胎儿成活率低，她以拾娃护理、针灸除四六风之长享誉乡里。遗憾的是所有资料于1954年水灾中连同房院冲毁，无一保留。

第二代：蒲茂松（1920～1996年），男，受祖医熏陶，在天水女子师范求学时便专攻医学，读药性、背方剂，专长于中医妇科，终生以医会友，结识了众多当时名医。曾在武山鸳鸯镇柴家门行医时，与当时名医裴慎结为好友，共论各种疑杂症，专攻伤寒顽疾，受益匪浅。早在1936年，时年仅16岁的他，在天水县中医界为反对县政府、警察局及胡宗南第一师特别党部以所谓考核为名，排斥打击中医，禁止中医到警察局购处方等规定，在家医蒲仁山的组织带领下，发动全县中医药人员集体罢市游行，迫使当局取消了不公规定。此后，得名医赏识，加入了中华针灸学社，丰富了本人的针灸、按摩之特长。1947年，受中医师蒲世荣（县参议员）委托，在新阳镇温家集开办诊所。1949年10月1日后，回三阳川中心陈大村继续行医开办诊所，后受政府号召，诊所带股合并成立了演营卫生院（入股人：王思义、陈补恩、张学敏等），以大股东身份任院长。1953年4月，加入天水县卫生工作者协会，并成为天水县红十字会会员；1956年，于天水县中医进修第一期培训班结业。后因行政区域改变，被划分到中滩管理所（今蒲甸村）卫生站任站长。三年困难时期，当时民众生活辛累，引发了大规模的营养不良性浮肿、干瘦等疾病，并有许多病患致死的病例。他在缺医少药的艰苦条件下，用炒麸皮、煮黄豆等法来补充营养、健脾利水，收效甚好，当时村民将此法颂称为救命散。后在“文革”中，被打成右派，历经多次批斗，1965年被免职下放，取消医疗资格，禁止行医。然而，在改造期间，仍有不少人慕名上门求医，他便暗地里悄然继续行医，解民疾苦，以医终了。天水市北道区《卫生志》、麦积区地方志《三阳川》对此有述。

其妻陈引弟（1923～2009年），随夫好医，继承了家母后志，多为民间接生，以中医针灸护理幼儿为主。1960年创办了东滩产院（蒲甸村）任院长。

在“文革”期间，大多资料和医案被以“四旧”名义劫洗，无完整保留，仅有数份手稿留存。

第三代：蒲朝晖，男，1959年8月出生，天水市麦积区人，中共党员，本科学历，中西医结合主任医师，硕士研究生导师。受祖医家传影响，本人立志于中华医学，从政之余，刻苦钻研中医、中西医结合业务，继父愿，承祖业，对中医妇科、伤寒等疑难杂症有独特见解。先后被评为甘肃省“555创新人才工程”第二层次人选，甘肃省医疗卫生中青年学术技术带头人、天水市“222”创新人才工程市级学术技术带头人。现任天水市卫生局局长，兼任甘肃省中西医结合学会副会长、甘肃省中医药学会常务理事、甘肃省医学会常务理事、甘肃省医院协会常务理事、中华中医药学会会员、中华医学会会员、《中国卫生》杂志编委、《中国医院建筑与装备》杂志编委、《医院报》编委、天水市中西医结合医院名誉院长等。近年来，主持开展的《中药平降饮治疗高血压及对血脂血糖的影响临床研究》等医学科研项目18项，其中获国家科学技术进步三等奖1项，卫生部科学技术进步二等奖1项，甘肃省科技进步三等奖1项，甘肃省皇甫谧中医药科技奖二等奖1项，天水市科技进步一等奖4项，天水市科技进步二等奖5项，天水市科技进步三等奖4项，北道区科技进步二等奖1项；编撰医学论著4部，独著或第一作者在国家、省级权威学术期刊上全文发表医学专业论48篇。

蒲秀英，女，生于1954年10月，毕业于天水市卫校，执业医师，先后在北道区廿铺中心卫生院、麦积区道北卫生院工作，1998年、1999年、2001年、2003年先后4次被麦积区卫生局评为妇幼卫生工作先进个人。

蒲凤英，女，生于1960年12月，中医妇科医师，临床工作三十余年，能够熟练掌握妇科常见、多发病的治疗，对中医治疗不孕不育症、子宫肌瘤等疑难杂症有较丰富的经验，尤其对气管炎、支气管哮喘的根治有独特疗效。先后工作于甘谷县新兴医院、麦积区中医院。

缑自芳，女，1954年出生于本乡缑杨村中医家庭，系中医缑东川之女，1975年成为赤脚医生，后被村卫生所选送到天水县卫校进行专业学习。毕业后到天水县元龙卫生院进修、学习、提高，3年有余，期间受中医师雷光华（元龙卫生院院长）传带栽培。1989年9月，成为乡村医生（中医内科），继续回中滩公社蒲甸村行医，成为一个名副其实的中医世家后裔。天水市北道区《卫生志》有记载。

第四代：蒲成哲，男，1968年9月出生，汉族，甘肃天水市麦积区人，专科学历，中共党员。1991年8月年以优异成绩毕业于甘肃中医学院中医专业，服从组织安排到天水市北道区轻工局标准件厂卫生室工作。曾拜我市名中医李德珍先生为师,得其心传,后又师从甘肃省名中医王自立教授、中日友好医院许润山教授受其亲炙，医术日进。于2000年获中医内科主治医师任职资格。1998年9月，他创办了“康乐诊所”，其后被确定为麦积区北道埠街道大桥社区卫生服务站，至今在该服务站工作。1992年获得中医药学徒出师证，1994年12月获得中医师任职资格，1999年5月获得医师资格证书，2000年12月获得中医内科主治医师职称。从医二十余年来，他始终牢记党的教诲，秉承“全心全意为人民服务”的宗旨，在医疗岗位上为维护广大患者的健康无私奉献，表现出了一位共产党员的优秀品质。现悬壶于麦积区北道埠街道大桥社区卫生服务站（原康乐诊所）济世活人，以医者父母心的胸怀治病救人，不以医术谋利，潜心钻研，业有所长，疗效显著，正如其言，“脚踏康乐之门病好一半，迈出康乐之家，只言谢谢，不言再见”。

蒲成栋，男，出生于1979年，毕业于兰州医学院，中医执业医师，，曾以“中西医结合治疗肝癌肝动脉化疗栓塞术后白细胞减少症临床疗效观察”获天水市麦积区科技进步一等奖，以“中医清胰排毒汤在重症急性胰腺炎早期诊疗中应用的临床观察”获天水市人民政府科技进步二等奖。现任天水市麦积区马跑泉中心卫生院副院长。

蒲瑞霞，女，出生于1964年，毕业于天水市卫校，中医执业医师，运用中医理论，擅长治疗妇人崩漏带下、月经不调等症。现任甘肃省林业职业技术学院职工医院院长。

蒲瑞红，女，出生于1975年，毕业于天水市卫校，中医执业医师，曾在甘肃省中医学院、陆军总院、天水市第二人民医院等数次接受培训和提高，现在天水市麦积区妇幼保健站工作。

学术经验

第一代蒲振业自学中医，专长于针灸、按摩、接骨等。

第二代蒲茂松传承父学，熟读经典，于杂病、妇科尤有心得，对肝胆疾病颇有研究，自创“强力化痔丸”，对内外混合痔疗效显著。

第三代蒲朝晖幼承庭训，早年毕业于甘肃中医学校，获研究生学历，勤于临床，长于管理，精中通西，将中医的形象思维与现代医学的逻辑思维有机地结合起来，疗效卓著。

第四代蒲成哲在许多疾病的诊疗上积累了较丰富的经验，已成为全区中医界的佼佼者。主要表现在以下几个方面：

（1）在慢性胃炎、消化性溃疡、功能性消化不良的治疗方面秉承家学，法宗仲景，以益气建中、温阳通降为法，创系列建中汤。首选黄芪、黄精、黄连、桂枝、白芍、生姜、大枣、炙甘草，并重视通降，倡胃以通为之补、以通为用，临床善用炒大黄、枳壳、川厚朴理气和胃，调中化湿，安和五脏。

（2）在肝胆疾病的治疗方面，重视正邪关系，适时调整扶正与祛邪的比例，祛邪务尽，扶正有法。以茵陈、酒军、白花蛇舌草、虎杖、金银花、半枝莲、土茯苓等清热解毒，利湿退黄；以黄芪、党参、白术益气健脾；当归、白芍、枸杞、女贞子、旱莲草养血益阴；巴戟天、肉苁蓉、淫羊藿温阳补肾；丹参、赤芍、郁金、桃仁活血化瘀，同时时刻不忘顾护脾胃，重视斡旋中焦，有胃气则生，无胃气则病，将疏肝解郁贯穿于肝胆疾病的治疗始终。在各类病毒性肝炎、慢性肝病、肝硬化、肝癌的治疗方面收到了满意的效果。

（3）在肛肠疾病的治疗方面，对祖传“化痔丸”反复验证，并对其药成分进行合理配伍，对其剂型进行改进，经过多年的潜心研究，开发出“蒲氏强力化痔丸”，以大黄、槐角、炒枳壳等祖方，内服配合艾叶、花椒等水煎熏洗，患者屡试屡爽，彰显蒲氏家学，造福痔瘘病友。

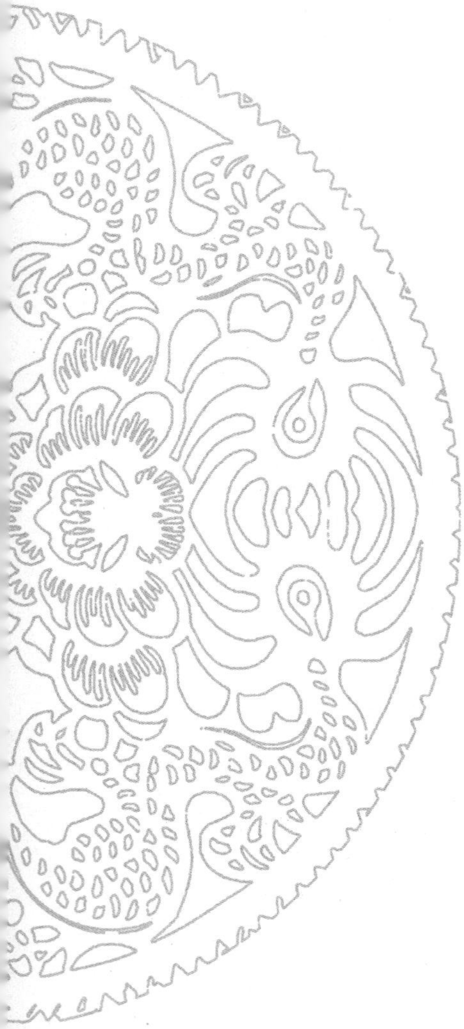

2018 GUOYI NIANJIAN

國醫年鑑

【中医药教育与文化】

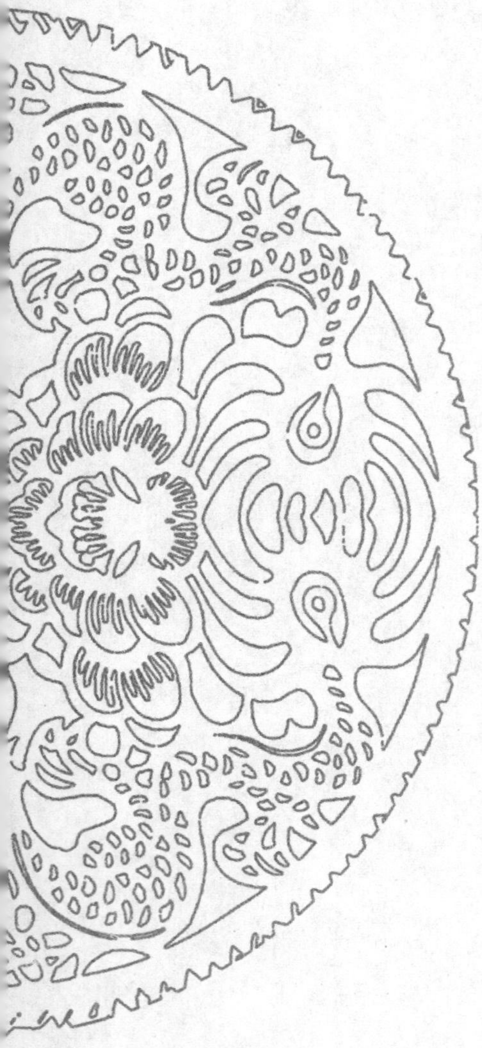

教育

将高等教育打造为中医药人才培养“主阵地”

2017年1月3日，国家中医药管理局党组书记、局长王国强主持召开党组会议，传达学习刘延东副总理与中医药高等学校教学名师座谈时讲话精神。

会议指出，党中央、国务院高度重视中医药事业和中医药高等教育事业的发展，刘延东副总理与中医药高等学校教学名师座谈，国家首次表彰中医药高等学校教学名师，充分体现了党和政府对中医药高等教育的高度重视与殷切希望，也对中医药高等教育提出更高要求。

会议强调，局机关各部门直属各单位以及各省级中医药管理部门、中医药院校要把传达学习、贯彻落实刘延东副总理讲话精神作为当前重要工作任务，通过多种形式，认真学习领会讲话精神内涵，特别是刘延东副总理提出的要把中医药高等教育打造成为深化医改的“新动力”，中医药人才培养和科技创新的“主阵地”，传承中华优秀文化的“火车头”，发展健康产业的“新高地”和中外人文交流的“新名片”的具体要求，理清推进落实的工作思路，研究谋划推进落实的可行举措，确保讲话精神落到实处、见到实效。

一是要进一步强化党管人才要求，深入实施人才优先发展战略，加强中医药高等教育改革发展与人才队伍建设顶层设计，以实施中医药传承与创新“百千万”人才工程为抓手，加强医教协同、科教协同，推动中医药医、教、研领军人才培养和学科团队建设。

二是加强协同协作，各级中医药管理部门要主动与卫生计生、教育等部门加强沟通协作，推进中医药高等教育综合改革，完善中医药人才培养体系。

三是中医药院校要抓住中医药高等教育60周年的有利契机，深入总结办学经验，突出办学优势特色，推动院校改革发展，努力打造知名院校和学科。

四是要强化宣传引导，积极宣传各地推进落实中采取的有效做法、取得的有益经验，系统宣传好60名教学名师先进事迹，为推进中医药高等教育改革和中医药事业振兴发展营造浓厚氛围。

全面推进中医住院医师规范化培训

2017年1月6日，国家卫生计生委印发《“十三五”全国卫生计生人才发展规划》，其中明确“统筹发展，加强中医药人才队伍建设”为主要任务之一。

《规划》提出，到2020年，全国卫生计生人员总量达到1255万人，全科医生达到30万人以上，每千人口执业（助理）医师达到2.50人以上、注册护士达到3.14人以上、专业公共卫生机构人员达到0.83人以上的主要指标 。

在7项主要任务中重点强调要统筹发展，加强中医药人才队伍建设。要积极推动中医药院校教育改革，加强中医临床教学基地建设，重点支持建设一批中医药重点学科、专业和课程。全面推进中医住院医师规范化培训，试点开展中医医师专科规范化培训，加强中医类别全科医师培养，加强中医药继续教育，加强高层次、实用型、复合型人才培养。启动中医药传承与创新“百千万”人才工程，选拔造就百名中医药领军人才，遴选培养千名中医药优秀人才和万名骨干人才，建设一批中医药传承与创新人才培养基地。完善中医药师承教育制度，探索不同层次、不同类型的师承教育模式。继续做好全国名老中医传承工作室、学术流派传承工作室建设，以及全国老中医药专家学术经验继承工作、优秀中医临床人才研修项目等。加强基层中医药人才培养，发展中医药继续教育。

《规划》要求，逐步建立符合中医药不同岗位要求的人才标准，完善体现中医药特点的专业技术人才评价体系。建立健全国医大师、全国名中医、省级名中医等评选表彰制度，构建不同层级相互衔接、政府表彰和社会褒奖相结合的激励机制。建立名老中医药专家学术传承保障机制，加大中医药青年人才培养支持力度，促进中医药优秀人才脱颖而出。

《规划》还要求加强基层中医药人才队伍建设，统筹农村、社区中医药人才培养。围绕健康服务业发展需求，逐步健全中医药健康服务人才岗位设置，建立适应中医药健康服务发展的职业技能鉴定体系，加快培养中医养生保健、康复、养老、健康管理等技能人才。

立法指明中医药特色人才培育路

“中医药教育是发展中医药事业的基础，培养一批什么样的中医药人才直接关系到行业的前途和发展。”甘肃中医药大学校长李金田说，中医药法强调了中医药教育应当遵循中医药人才成长规律、体现中医药文化特色，明确地回答了中医药人才的培养方式，“中医药法出台，全校上下备受鼓舞，多次开会集中学习，其中关于人才科研方面的专章规定更是让大家兴奋不已。”

“中医药法指出，发展中医药事业应当坚持继承和创新相结合，保持和发挥中医药特色优势，运用现代科学技术，促进中医药理论和实践的发展。”北京中医医院院长刘清泉认为，中医药法规范了中医药人才培养与科学研究，指明了中医药科研和人才培养之路，对中医药事业发展具有重大的意义。

中医药法出台后，在科研、教育中突出中医药特色的相关规定引发热议。

人才培养、院校教育与师承并举

在2016年10月教育部就中医药教育改革发展召开的新闻发布会上，教育部高等教育司司长张大良曾指出，中医药高等教育在探索中构建了独具特色的现代中医药高等教育体系，深入开展院校教育与师承教育相结合的中医药人才培养模式改革实践，初步形成了多样化人才培养模式。 国医大师孙光荣认为，中医药法用法律形式确定了“院校教育与师承教育相结合”这一中医药人才培养模式，并为采用师承制度解决中医后继乏术提供了法律保障，中医终于能够“穿自己的鞋，走自己的路”了。

“中医药的很多精华掌握在老中医手中，我曾经是一个中医学徒，师承学习的方式让我很早就接触了临床，在实践中不断学习。”国医大师唐祖宣对此也深有感触。他同时也指出，师承方式不够系统、全面，不能大规模地培养学生。

李金田举例说明师承教育的局限性，“比如有些老师对《黄帝内经》的理解掌握要求高，另一些老师擅用经方，强调要把《伤寒论》背熟。虽然都有道理，但终不见中医理论之全貌，背诵多年不得要领，难逃事倍功半之运。”他认为，中医药的师承教育与院校教育之间具有密不可分、相辅相成的关系，“任何一门专业知识的建立都不是空中楼阁，必须具备一个深厚而又稳定坚实的基础。院校教育更像是为中医药教育奠定坚实基础的过程，有了基础理论再拜师学习，大大缩短一个中医的成才周期。”

刘清泉也认为，师承教育是中医千年来人才培养的基本方式，但培养人才数量有限，不能满足需求；院校教育是现代高等教育的基本方式，可以大规模培养人才，但有时缺乏个性，突出不了中医药特色。中医药法保障了中医药教育以院校教育为基础，融合师承教育，“法律规定可以让中医人定下心来，在研究历代中医名家成长之路的基础上结合60年院校教育经验，找出中医药人才培养规律，制定出人才培养的标准规范。”

需求导向 法律对人才培养提出新要求

北京中医药大学校长徐安龙认为，中医药法对人才培养提出了新的要求和挑战，中医药院校要主动应对国家战略，培养更加适合中医药事业发展所需求的人才，关键是以问题为导向，培养能解决临床需求和中医药发展中关键技术问题的人才。

李金田详细分析了“适合中医药事业发展”的内涵。他认为，中医药法中规定，中医药学校教育的培养目标、修业年限、教学形式、教学内容、教学评价及学术水平评价标准等，应当体现中医药学科特色，符合中医药学科发展规律。在这一要求下，中医药大学应当培养面向二级甲等以上医院和相关制药企业的中医、中西医结合、中药人才，面向基层社区、农村的全科中医人才，面向国外交流的外向型人才，中医法学、药事管理、中医外语等其他专业技术人才等多样化人才，适应中医药事业发展。

在培养方式上，孙光荣建议，增加中医药专业课程、中医药经典教学的比重，同时增加临床、名医带教课时的比重。

对于名医带教师承课时的安排方式，李金田建议，师承教育要在完成2年的基础理论学习后再拜师进行3年的临床学习，最好每年轮换一位老师，“三拜良师始成材”。“老师临床接触病种各异，加之学术观点各见山水，一师一徒培养出来的学生往往知识面不宽，常常有门户之见，我们需要的是全面继承中医药理论体系基础上的临床人才。”

唐祖宣则着眼于此后将出台的细则，“今后院校教育的学子将更多参与师承教育，在目前名师名中医相对紧缺的情况下，如何落实法律，既不浪费资源，又能保证师带徒的效果，灵活地制定规则是非常重要的。”

科研创新 良好继承为前提

除了人才教育，中医药法还专设一章对中医药科学研究做出规定，强调“建立和完善符合中医药特点的科学技术创新体系、评价体系和管理体制”，专家们认为，这符合中医药发展特点，有助于激励培养人才。

李金田指出，中医药科技创新应以中医临床研究基地（平台）为支撑，建立多学科共同参与的协同创新体制机制。要深入研究中医理论的核心内涵，加强对重大疾病、重大传染病防治、治未病的联合攻关和对常见病、多发病、慢性病的中医药防治研究，形成一批重大产品和技术成果。

刘清泉认为，近百年来中医药的发展缺乏对现代科学技术的应用，很难在中医药的理论指导下借助现代科学技术发展中医。中医药法第五章中明确规定运用现代科学技术和传统中医药研究方法开展中医药科学研究，指明了中医药科学研究的发展方向。法律中既强调了辨证论治方法的研究是中医学临床疗效提高的重大科学问题，还明确规定了中医学要广泛地与其他医学融合发展，扬长补短，有利于推动中医药科学技术进步与创新。

2017医师资格考试多项内容有新规

2017年2月4日，国家卫生计生委医师资格考试委员会发出公告，对2017年全国医师资格报名时间、考试时间、考试事项等进行说明。

2017年，实践技能考试全国考试时间为2017年6月17～23日，缩短至7天。医学综合笔试考试时间为8月26～27日，较往年提前半个月。考试报名审核时间提前1个月，网上报名时间截至2月22日24时，现场审核时间为2月24日～3月10日，且从2017年起，不再受理个人报名信息修改，考生须持有效身份证件按有关规定如实准确填报个人信息。

2017年“一年两试”将在天津市、海南省和云南省试点，即医师资格考试临床执业医师、临床执业助理医师、具有规定学历中医执业医师和具有规定学历中医执业助理医师医学综合笔试，在上述考区通过实践技能考试但未通过第一次医学综合笔试的考生可报名参加第二次医学综合笔试。

2017 年乡村全科执业助理医师考试试点增至 24 个省市自治区，并组织中医（朝医方向）、傣医考试，哈萨克医考试试点将继续开展。

中医药文化进校园广东模式发布

为贯彻落实《中医药发展战略规划纲要(2016-2030 年)》和教育部《完善中华优秀传统文化教育指导纲要》，扎实推进中医药文化进校园，广东省教育界与中医药界联手策划中医药文化进校园“6+1”广东模式。

2017 年 5 月 13 日，“本草校园，联动南粤”——中医药文化进校园广东模式现场展示及新闻发布活动在广东东江广雅学校举行。广东省卫生计生委党组成员、省中医药局局长徐庆锋表示，全省中医药系统将与教育系统密切配合，让中医药不断走进校园，走进教育，让同学们更多地了解中医、感受中医、学习中医、认同中医，成为传承和发扬中医药学与祖国文化的使者。

广东省中小学校长联合会常务副会长、华南师范大学博士生导师王红介绍，中医药文化进校园广东模式强调整体性设计，以地方教材建设为核心，针对项目式学习手册、中医药文化主题研学旅行、师生健康沙龙、中医药校园工作坊、中医经络体操、专家讲坛在内的 6 个版块进行系统性设计，组成一套完整的“6+1”体系。

中医药文化进校园广东模式致力于以中医药文化为切入点，推行中国版本的 C-STEAM 课程。项目组计划从基础知识、技术以及品性的培养等方面去挖掘课程内容，把中国传统的课程优势和中国传统文化的优势组合起来，将原有的课程碎片打包，模式化、组合化后形成的中国版创新课程，做到标准化、产品化、产业化、集团化和国际化。

广东省中小学校长联合会与美国常春藤教育协会、美国中学校长协会签署了合作备忘录，通过课程认证展开深度合作，使中医药文化与华文课程走出国门，在“一带一路”国家、海外华人学校落地生根。

徐庆锋介绍，传承发展中医药文化是广东建设中医药强省的主要内容之一。截至 2016 年末，全省创建了国家级中医药文化宣传教育基地 8 个，累计接待 30 个国家逾 100 万人次参观。广东省中医药局联合省旅游局建设了 40 个省级中医药健康旅游示范基地，12 条中医药健康旅游线路。启动拍摄大型纪录片《悬壶岭南》将于今年播出；广东企业创作的中医药动漫作品《本草药灵》对外发布，即将在央视开播；开发中医药手机游戏《药王之王》已与腾讯签约，即将上线。

中医药教育国际化助中国走向世界

2017 年 5 月 21 日，首届全国中医药教育国际化暨产学研协同创新研讨会在江西召开。国家卫生计生委副主任、国家中医药管理局局长王国强出席会议并指出，中医药要走教育国际化之路、实干担当之路、产学研结合之路，助推中国走向世界舞台。

王国强要求，要利用好中医药这把传统钥匙，走教育国际化之路，助推中国走向世界舞台。一要把人才培养放在优先位置。培养一批开展中医药国际化教育的复合型人才。二要把平台建设作为重要阵地。积极探索多种合作办学方式，鼓励国内中医药院校和境外一流高等教育机构之间进行教师互派、学生互换、学分互认和学位互授联授，加强与世界各大医学团体、组织、协会的联系。三要把教育标准作为主要内容。加快建立中医药教育国际标准体系，包含教育宗旨及目标、教育计划及方式、学生考核、教学人员、教育评估、教学资源及教育管理等。

要利用好中医药这种东方智慧，走实干担当之路，助推中国解决世界难题。一要始终坚定信心，让中医药为人类的健康、繁荣、繁衍发挥更加重要的作用。二要不断发掘中医药的潜力。加大对宝贵中医药遗产挖掘、整理、利用和开发的力度，推进中医药现代化，让中医、西医优势互补，为解决新、疑、难、重疾病提供更多新型治疗方法。三要充分发挥中医药优势。探索建立群众支付得起、政府承受得了、中西医相互补充的中国特色医药卫生体制。持续加大援外医疗力度，积极在海外建立中医药中心，将中医药和中国生产的医药产品进一步推向世界，惠泽全人类。

要利用好中医药这块宝贵资源，走产学研结合之路，助推中国创新体系建设。一要将“产”放于市场。中医药企业要积极创新经营模式，稳步提升盈利水平，持续加强品牌影响，全力打造国际化、专业化、规模化的中医药产业集团。二要将“学”贯穿始终。要努力探索中医药高层次人才培养新模式，不断加大中医药教育教学改革力度，积极推动师承教育与院校教育有机融合，建立健全领军人才、青年拔尖人才脱颖而出机制，鼓励中医药院校培养、留住一支专业技术过硬的师资队伍。三要将“研”立在突破。加大中药新药研发，攻克疑难病症，抢先发掘中药新药资源，抢先注册中医药国际专利，抢占市场先机。要加快中医药科技创新体系改革，加快形成有利于体现中医药特点和规律的科技政策体系。

教育部副部长林蕙青作书面讲话指出，中医药走向世界，教育承担着重要职责。“中医药文化+教育国际化”，产、学、研协同创新，将为我国教育国际化改革和中医药走向世界提供新思路，开创新局面。她提出，支持中医药高等教育国际化改革，完善中医药人才培养体系，做用中国智慧解决世界难题的先行者；中医药院校走出去，做服务国家“一带一路”战略的探路者；全国中医药院校试建产学研跨区域协作共同体及其资源共享平台，做中医药产学研协同创新的排头兵；中医药高等院校充分发挥校园平台和师资队伍优势，做文化自信、中医药文化传承创新的引路人。

研讨会围绕中医药教育国际化、中医药产学研协同创新两大主题进行了分会场研讨。与会专家认为，中医药教育国际化在落实“一带一路”重大合作倡议中大有可为，推动中医药走向世界，必须坚持走产学研协同创新之路，不断加大现代中医药人才培养力度，持续加强中医药文化传承与创新，着力推进中医药国际传播，开创中医药全方位对外开放新格局。同时要加快中医药教育国际化试验区建设，形成样板经验，尽快在全国建设若干个中医药产学研区域协作体和资源共享平台。会议期间还举行了国家中医药教育国际化（南昌）试验区揭牌仪式。

研讨会由教育部教育发展研究中心、江西中医药大学、江中制药集团联合举办，江西省副省长李利，国家中医药管理局国际合作司司长王笑频，教育部高等教育司副司长王启明，中国中医科学院常务副院长黄璐琦院士，国医大师刘敏如，中华中医药学会副会长王新陆等出席会议。

坚持中西医并重完善人才培养体系

全国医学教育改革发展工作会议 2017 年 7 月 10 日在北京召开。中共中央政治局常委、国务院总理李克强做出重要批示。批示指出：人才是卫生与健康事业的第一资源，医教协同推进医学教育改革发展，对于加强医学人才队伍建设、更好保障人民群众健康具有重要意义。希望教育部、卫生计生委、中医药局会同相关方面，按照党中央、国务院部署，围绕办好人民满意的医学教育和发展卫生健康事业，加大改革创新力度，进一步健全医教协同机制，立足我国国情，借鉴国际经验，坚持中西医并重，以需求为导向，以基层为重点，以质量为核心，完善医学人才培养体系和人才使用激励机制，加快培养大批合格的医学人才特别是紧缺人才，为人民群众提供更优质的医疗服务，奋力推动建设健康中国。中共中央政治局委员、国务院副总理刘延东出席会议并讲话。她强调，要深入贯彻习近平总书记系列重要讲话精神，落实李克强总理重要批示要求，落实全国卫生与健康大会和全国高校思想政治工作会议精神，遵循规律，服务需求，优化结构，提升质量，做好医学教育工作，为健康中国建设提供人才保障。

刘延东指出，党的十八大以来，医学教育改革取得重大进展，住院医师规范化培训制度启动建立，院校教育、毕业后教育、继续教育三阶段连续统一的医学教育模式逐步健全，人才培养体系基本建立，为保障人民健康培养了大批医学人才。

刘延东强调，要贯彻党的教育方针和卫生与健康工作方针，坚持育人为本、立德树人，强化临床实践能力培养，培育医术精湛医德高尚的高水平医学人才。要把质量作为医学教育的生命线，突出医教协同，办好医学院和综合性大学医学院（部），实现临床、预防、药学、护理等学科有机融合，理论教学与临床实践有机融合，构建成熟完整的教学体系。要围绕生命全周期、健康全过程，加快培养实用型人才和全科、儿科等紧缺人才，深入实施住院医师规范化培训，健全传承与创新并举的中医药人才培养体系。要健全适应行业特点的人事薪酬制度和科学的人才评价体系，吸引更多优秀人才投身卫生健康事业。

师承教育贯穿中医药人才培养始终

教育部和国家中医药管理局联合发布《关于医教协同深化中医药教育改革与发展的指导意见》（以下简称《意见》），计划到 2020 年，基本建成院校教育、毕业后教育、继续教育三阶段有机衔接，师承教育贯穿始终，符合中医药事业发展要求和学科特色的中医药人才培养体系。同时，院校教育质量得到显著提高，毕业后教育得到有效普及，继续教育实现全面覆盖，师承教育优势得到充分发挥。

《意见》明确，未来将重点围绕中医药医疗、保健、教育、科研、产业、文化和对外交流与合作全面协调发展需求，着力推进以“5+3”（5 年中医学本科教育+3 年中医住院医师规范化培训或 3 年中医硕士专业学位研究生教育）为主体、以“3+2”（3 年中医学专科教育+2 年中医类别助理全科医生培训）为补充的中医临床人才培养，加快推进中医药健康服务技术技能人才培养，统筹推进多类型中医药人才培养，建立和完善符合中医药行业特点、以职业胜任能力和创新创业能力提升为主线的人才培养、评价、激励机制，形成有利于优秀中医药人才脱颖而出的政策环境和社会氛围。

为达到上述目标，《意见》提出四项主要措施。一是深化院校教育改革，提高中医药人才培养质量。具体措施为创新中医药人才培养模式，改革中医硕士专业学位研究生教育培养模式，推进研究生教育与中医住院医师规范化培训的深度融合等；优化中医药学科专业结构，鼓励有条件的高校试办中医药健康服务学院，设立中医养生、中医康复等专业，加大应用型中医药健康服务专门人才培养等；改革中医药课程体系，推出一批符合中医药教育规律、适应中医药教育改革发展要求的优秀教材等。另外，《意见》还明确提出，加强中医药实践教学能力建设、强化中医药师资队伍建设、健全中医药教育质量保障体系、加强中医药教育对外交流与合作等四项具体措施。

二是建立健全毕业后教育制度，培养合格中医临床医师。《意见》指出，全面实施中医住院医师规范化培训，完善中医住院医师规范化培训相关政策机制等；探索开展中医医师专科规范化培训，在全面提高中医医师临床诊疗能力基础上，科学设定培训专科，开展中医医师专科规范化培训试点等；

积极推进中医类别全科医生（助理全科医生）培养，健全中医全科专业培训体系，鼓励中医药院校设立全科医学系等。

三是完善继续教育体系，提升中医药人才队伍整体素质。对此，《指导意见》提出，扩大中医药继续教育覆盖面，着力推进基层中医药人才培养，开展中医适宜技术推广、在职在岗医药卫生人员中医药知识与技能培训等面向基层的中医药继续教育和人才培养专项等；创新中医药继续教育模式，探索开展“互联网+”中医药继续教育等；健全中医药继续教育体系，建立能够满足各级各类中医药人员培训需求的中医药继续教育基地等。

四项是加强师承教育，提高中医药传承创新能力。同时，《意见》明确，要从逐步建立中医药师承教育制度，创新师承教育与院校教育、毕业后教育相结合的人才培养模式，推进师承教育模式的人才培养专项建设这三个方面入手，促进该项措施顺利进行。

《意见》要求，要建立推进中医药教育改革与发展的政策保障机制，建立中医药教育投入保障机制，建立完善中医药人才评价与激励机制。积极推动完善中医药专业技术职务评审考核机制，克服唯学历、唯职称、唯论文等倾向。探索建立国医大师、全国名中医、省级名中医等不同层级衔接，政府表彰和社会褒奖相结合的激励机制，促进优秀人才脱颖而出。

中和亚健康服务中心参加国家中医药管理局业务主管社会组织培训班

2017 年 9 月 29 日，国家中医药管理局业务主管社会组织培训班在国家中医药管理局九层多功能厅举行，培训班由国家中医药管理局人事教育司卢国慧司长主持。是专门针对中和亚健康服务中心、中华中医药学会、世界针灸学会联合会等 10 余家国家中医药管理局业务主管的社会组织，其目的是为了充分发挥社会组织服务国家、服务社会、服务群众、服务行业的作用，推动社会组织健康有序发展。中和亚健康服务中心常务副主任朱嵘研究员代表中和亚健康服务中心参加了本次培训班。

本次培训班特别邀请了民政部社会组织管理局副局长廖鸿做了《深化改革 依法监管 促进社会组织健康有序发展》的专题培训，就社会组织的述概念、分类、功能作用和社会组织自身与外部存在的主要问题进行了系统全面的讲述，就十八大后改革社会组织管理制度、加强社会组织顶层设计、法制建设、强化党组织建设提出了新的要求。国家中医药管理局人事教育司卢国慧司长在强化党组织建设、加强自身建设、加强专业队伍建设提出了新的标准要求国家中医药管理局各各业务主管社会组织共同努力，齐心协力把中医药行业的社会组织建设好，管理好。

廖鸿做《深化改革 依法监管 促进社会组织健康有序发展》的专题培训，中心亚健康服务中心常务副主任朱嵘研究员参加培训班后表示，中心亚健康服务中心将坚持在党的领导，在国家中医药管理局的业务指导下，充分发挥自身在亚健康行业的领军作用，凝聚亚健康行业的各位仁人志士，不忘初心、砥砺奋进，不断规范行业管理，加强组织建设，努力走一条具有亚健康事业特色的社会组织之路，助推健康中国建设，以优异的成绩迎接党的十九大胜利召开！

文 化

中医药健康养生文化应共建共享

"习近平总书记指出，中医药学凝聚着深邃的哲学智慧和中华民族几千年的健康养生理念及其实践经验，是中国古代科学的瑰宝，也是打开中华文明宝库的钥匙。"全国政协委员、国家中医药管理局科技司司长曹洪欣说，"中医药因根植于中华文化而发展壮大，承载着中华文化的基因，延续着中华文化的血脉，展现出跨越时空、体现当代价值的魅力。"

2016年召开的全国卫生与健康大会上，习近平总书记指出，要坚持古为今用，努力实现中医药健康养生文化的创造性转化、创新性发展，使之与现代健康理念相融相通，服务人民健康。两会期间，代表委员纷纷表示，推进中医药健康养生文化创造性转化、创新性发展，既是增强文化自信的内在需要，也是服务人民群众健康福祉的必然选择。应创新理论知识、创新技术方法、创新服务产品，让中医药健康养生文化融入百姓生活，为全方位全周期保障人民健康做出更大贡献。

深挖内涵 增进中华民族文化自信

《中国的中医药》白皮书指出，中医药是中华优秀传统文化的重要组成部分和典型代表，强调"道法自然、天人合一""阴阳平衡、调和致中""以人为本、悬壶济世"，体现了中华文化的内核。中医药还提倡"三因制宜、辨证论治""固本培元、壮筋续骨""大医精诚、仁心仁术"，更丰富了中华文化内涵，为中华民族认识和改造世界提供了有益启迪。曹洪欣十分看重中医药文化对人的精神意志的塑造，他认为"大医精诚、仁心仁术"等思想有助于培养正能量的价值观。为此，他提交提案，建议设立"大医精诚日"。他表示，推进中医药健康养生文化承载的价值理念和价值取向，对于弘扬中华优秀传统文化，增强文化自信有着积极的推动作用。

"中医药是中华优秀传统文化的重要组成部分。在数千年的中华文明历史长河中，涌现了一大批医药大家，演绎了不可胜数的杏林故事，彰显着独到的科学观、哲学观、道德观、价值观和自然观。"全国人大代表、宛西制药董事长孙耀志表示，应该对中医药健康养生文化的精髓深入挖掘，彰显其时代价值，释放其文化魅力。为此，他建议国家相关部门成立传统中医药文化宣传领导机构，统一领导、规划、布局，调动企事业单位、社会团体、民众共同参与中医药健康养生文化共建共享。

全国政协委员、北京中医药大学国学院院长张其成非常在意传播中医药健康养生文化的方式方法。"文化的主要目的是育人。"张其成说，"那就要用人民群众易于接受的手段来阐释和表达，激发中医药健康养生文化的内在生命力。"他倡导探索以实践为主的教学方法，将中医药文化科普融入家庭、学校、社会，在行住坐卧的日常生活中加以应用和实践。

融入生活 服务人民群众健康福祉

全国政协委员、西藏奇正藏药董事长雷菊芳告诉记者，奇正藏药开设的两家藏医院不断在微信公众号上推送藏医药养生保健知识。她认为，中国慢性病、代谢性疾病发病率居高不下，普通百姓缺乏相应的健康知识是重要原因。

在千百年的发展进程中，中医药一直强调生活方式和健康有着密切关系，主张以养生为要务，通过情志调摄、劳逸结合、膳食合理、起居有常等方式，达到保健和防病作用。这些理念、理论、方法和技术，至今仍在增进人民群众健康福祉。

找准中医药健康养生文化与时代的对接点，融合现代健康理念，融入百姓日常生活，才能实现文化价值和实用价值的统一。"尽管我们一直在大力倡导，但标志性的、对人们产生巨大吸引力的中医药健康养生文化产品还是很少。”这让曹洪欣感到遗憾。他希望，中医药健康养生文化能够潜移默化地提升群众的健康素养。“比如我们都知道扁鹊见蔡桓公的故事。如果把它改编成动漫作品给青少年看，他们就会知道，疾病是如何由浅入深、由轻变重的。那么自己一旦出现健康问题，就要及早调理、及早治疗，不让小病变成大病。”

《中医药发展战略规划纲要（2016-2030 年）》提出，充分发挥中医药在治未病中的主导作用、在重大疾病治疗中的协同作用、在疾病康复中的核心作用。全国政协委员、中国工程院院士吴以岭建议，可通过中医健康养生文化指导健康人群预防慢病。“中医健康养生文化源远流长，其养生观点涉及人们生活中饮食、睡眠、运动、心理等方方面面，能够很好地应对现代生活中不断出现的养生问题。”吴以岭说，“通过中医药健康养生文化的创造性转化、创新性发展，倡导建立科学、完善、系统的健康生活方式，可从源头减少心脑血管病、糖尿病等慢性病的发病率。”

浙江杭州市中医院国医馆成为省中医药文化养生旅游示范基地

2017 年 2 月，浙江省旅游局、浙江省卫生计生委、浙江省农业厅授予杭州市中医院广兴堂国医馆“2016 年浙江省中医药文化养生旅游示范基地”称号。

广兴堂国医馆由杭州市中医院于 2005 年创立，落址于迄今 200 余年的清代古建筑内，集中医医疗、展示、体验于一体。

国医馆内展示了许多与中医历史相关演变相关的藏品，如各种古方、医书、制药器具等。藏品种类丰富，从一定程度上折射出中医药历史的变迁。同时为国内外游客提供供丰富多样的针灸、推拿、刮痧、拔罐、穴位贴敷等，充分展现了中医在防病治病、养身保健领域的重要作用。国医馆内还不定期举办关于中国传统文化、养生保健及疾病防治等方面的讲座，向市民积极宣传中医常识和健康生活理念；全力打造的特色药膳，融合了传统的中医文化与食疗文化，还被列入杭州市非物质文化遗产名录。

山东将拍摄科普影片《节气与养生》

2017 年 3 月 29 日，山东省中医药管理局组织专家与山东新农村数字电影院线有限公司，在济南围绕即将开拍的中医药健康文化养生系列科普影片《节气与养生》展开研讨。

会上，山东省行业内专家就节气与养生、中医药科普知识等内容进行了学术讨论，并为弘扬中医药文化，普及中医药知识，提升科普影片拍摄质量建言献策。

科普影片将采取在福利机构、社区广场、农家书屋等区域放映以及农村公益电影的放映形式，更好地传播中医药养生文化，满足广大人民群众的健康科普知识需要。

千人诵读传承中医药文化经典

“昔在黄帝，生而神灵，弱而能言，幼而徇齐，长而敦敏，成而登天。”清明时节，梅岭山麓岚烟氤氲、尘嚣尽去，响亮庄重的诵读声在微风中回荡。江西中医药大学校园里，千余名学子神情肃穆、整齐站立在图书馆广场的李时珍雕像前，朗诵诗文《上古天真论》《祭炎帝陵文》《盛世清明颂》等中医药经典和清明颂文，在感悟经典、践行经典中感念先贤。

2017 年 3 月 31 日，江西中医药大学党委宣传部、团委、药学院联合举办了“盛世清明·千人诵读”活动，将清明祭祀杏林先贤与中华民族慎终追远、推崇孝道的民族之风发扬光大，传承中医药文化经典，助推校园和谐的文明之风。

“清明是缅怀先烈、祭祀先人的时节。此时此刻，千人诵读特别有感觉，氛围很好。吟诵华夏经典、感念杏林先贤，有助于激发我们尚德尚学、传承精神的热情，激励我们承先人遗志，将感怀化为实际行动。”活动结束后，参与诵读的宋盼同学激动地分享体会。

该活动迄今已连续举办 3 届，参与学生达 4 千余人，是该校开展“我们的节日”的品牌活动之一。

纪录片《寻找身边的本草》启动仪式在北京举行

“中医药是中华民族的瑰宝，也是中华民族优秀文化的结晶，为中华民族繁衍生息做出了巨大贡献，也对世界文明产生了积极影响。”在北京举行的大型人文纪录片《寻找身边的本草》启动仪式上，文化部原副部长潘震宙表示。

《寻找身边的本草》以“药食同源”为切入点，寻找和记录鲜为人知的中医药感人故事，深度解读中医药文化与中国美食文化蕴含的人文内涵，以及顺应自然和生命规律的养生智慧，普及中医药文化科普知识，满足老百姓对养生的需求，使群众信赖中医药、喜爱中医药、使用中医药。

纪录片拍摄的各项工作已在紧锣密鼓地开展，项目创作专家研讨会、前期调研拍摄、开机仪式等具体工作已基本确定，下一步将邀请知名医药专家、文化学者、美食和营养学专家以及相关人士组成专家团进行指导，力求贴近普通百姓生活，以普通大众身边常见常用的药食同源食材为主要线索，融美食、医药、保健于一体，讲述生活中的故事、饮食中的健康，激发受众群体的兴趣，促进中医药知识和传统文化的普及推广。

该片由中国中医药科技开发交流中心出品，邀请部分国医大师、中国中医科学院研究员进行专业指导，由合众聚影视文化传媒（深圳）有限公司制作，苏州草目寻源文化科技有限公司策划运营。中央电视台原常务副台长于广华、国家中医药管理局原副局长吴刚等出席启动仪式。

中医中药中国行中医药健康文化推进行动启动

“我宣布中医中药中国行——中医药健康文化推进行动正式启动。”2017 年 7 月 1 日，全国政协副主席、农工党中央常务副主席刘晓峰在北京宣布。国家卫生计生委副主任、国家中医药管理局局长王国强出席启动仪式并指出，要认真贯彻落实中医药法，扎实推动中医中药中国行——中医药健康文化推进行动深入开展，普及具有中国特色的健康生活方式。

国家中医药管理局副局长马建中主持启动仪式，全国政协教科文卫体委员会驻会副主任丛兵，环境保护部副部长黄润秋，中央军委后勤保障部卫生局副局长季建华少将，国家中医药管理局副局长于文明、王志勇、闫树江，中医中药中国行组委成员单位有关领导，各省中医药管理局相关负责人等出席启动仪式。

王国强指出，党的十八大以来，以习近平同志为核心的党中央高度重视中医药事业发展，把中医药提升到国家战略高度，作为健康中国建设的重要组成部分加以统筹推进，做出一系列重大决策部署，出台了中医药法，印发了《中医药发展战略规划纲要（2016-2030 年）》、建立了国务院中医药工作部际联席会议制度，向世界发布了《中国的中医药》白皮书，对中医药的认识高度、推进力度、实践深度都是前所未有的。特别是习近平总书记在去年召开的全国卫生与健康大会上，提出了一系列发展中医药的新思想新论断新要求，对振兴发展中医药做出了全面部署，为我们在新的历史起点上推动中医药振兴发展指明了方向、提供了遵循。尤其是习近平总书记强调，要把老祖宗留给我们的中医药宝库保护好、传承好、发展好，坚持古为今用，努力实现中医药健康养生文化的创造性转化、创新性发展，使之与现代健康理念相融相通，服务于人民健康。

王国强表示，在深入总结中医中药中国行活动经验的基础上，国家中医药管理局与全国人大教科文卫委员会、全国政协教科文卫体委员会等 24 个部门共同开展中医中药中国行第三阶段活动——中医药健康文化推进行动。此次活动以“传播中医药健康文化、提升民众健康素养”为主题，举办形式多样的中医药健康文化知识传播活动，推广中医药的理念、知识、方法和产品。在基层，将开展中医药健康教育，建设中医药健康文化知识角，普及具有中国特色的健康生活方式；在学校，将实施中医药文化进校园行动，帮助中小学生养成良好的健康意识和生活习惯。此外，还将组织开展中医药健康文化知识大赛、中医药健康文化作品征集活动和全国悦读中医活动，增进社会对中医药核心价值理念的认知、认同，营造全社会更加关心支持中医药事业发展的良好氛围。

启动仪式上，孙光荣代表国医大师表示，“我们中医人有义务正本清源，传递正确合理的中医养生观。”北京中医药大学东直门医院院长王耀献作为中医药科普志愿者代表发言。北京电视台《养生堂》栏目主持人刘洪悦获颁中医中药中国行形象大使。启动仪式后，中医药文化体育大型表演、中医药健康咨询和中医药文化展览展示等一系列中医药健康惠民活动点燃现场。

中医中药中国行第三阶段活动——中医药健康文化推进行动由国家中医药管理局、全国人大教科文卫委员会、全国政协教科文卫体委员会、国家发展改革委、教育部、科技部、工业和信息化部、国家民委、财政部、环境保护部、交通运输部、农业部、文化部、国家卫生和计划生育委员会、国家新闻出版广电总局、国家食品药品监管总局、国家林业局、国家旅游局、中国民用航空局、中央军委后勤保障部卫生局、中华全国总工会、共青团中央、中国科协、中华慈善总会 24 部门共同主办。

中医中药中国行自 2007 年正式启动以来，已经走过十年征程。2007～2010 年为活动第一阶段，以城市大型现场公益活动为主，主办方先后奔赴 120 多个活动点，总行程超过 10 万公里。2010 年起，中医中药中国行进入第二阶段，立足让基层人民群众得实惠，将活动重心下移，把“进乡村、进社区、进家庭”作为主要工作。十年来，中医中药中国行活动大力宣传党和国家的中医药方针政策，广泛普及中医药文化知识，为基层百姓送医送药送健康，为中医药事业发展营造了良好的社会氛围，活动走遍了 31 个省（区、市）、新疆生产建设兵团和香港、澳门、台湾地区，走进了军营，共举办 366 场，直接参加现场活动的群众达 160 多万人，成为由我国政府部门举办的规格最高、规模最大、影响最广、百姓欢迎的大型中医药科普宣传活动。

《海派中医》纪录片发布

2017 年 8 月 25 日，《海派中医》系列纪录片发布会在上海市举行，上海“海派中医公益行”系列活动拉开序幕。

《海派中医》系列纪录片以海派中医代表人物为主线，用采访名医、聆听名医叙述的纪实手法，记录当代海派中医成长的人生轨迹和心路历程，所展示的当代海派中医的杰出代表都是临床各科的领军人物，平均年龄 85 岁。纪录片抢救性保存了名老中医影像文献，探讨“海派中医”精神实质和文化特征，交流海派中医名家学术思想和传承发展思路，让广大观众领略海派中医群体的独特风貌，弘扬海派中医文化。

2014 年上海市中医文献馆在市卫生计生委的支持下，收集整理名老中医影像资料，在保存视频文献的基础上，制做出适合老百姓观看的纪录片，目前已完成《海派中医》系列纪录片 30 集，另有 10 集正在制作中。

《海派中医》纪录片发布会是今年上海“海派中医公益行”系列活动的序曲，地铁公益专列宣传、中医知识大奖赛、“我和中医不得不说的故事”征文、敬老节中医养生公益咨询、针灸戒烟等系列活动将陆续推出。

上海市文明办、市科委、市卫生计生委相关领导、各区卫生计生委领导、国医大师朱南孙和十几位名老中医代表出席发布会。

2018
GUOYI
NIANJIAN

國醫年鉴

【年度成果】

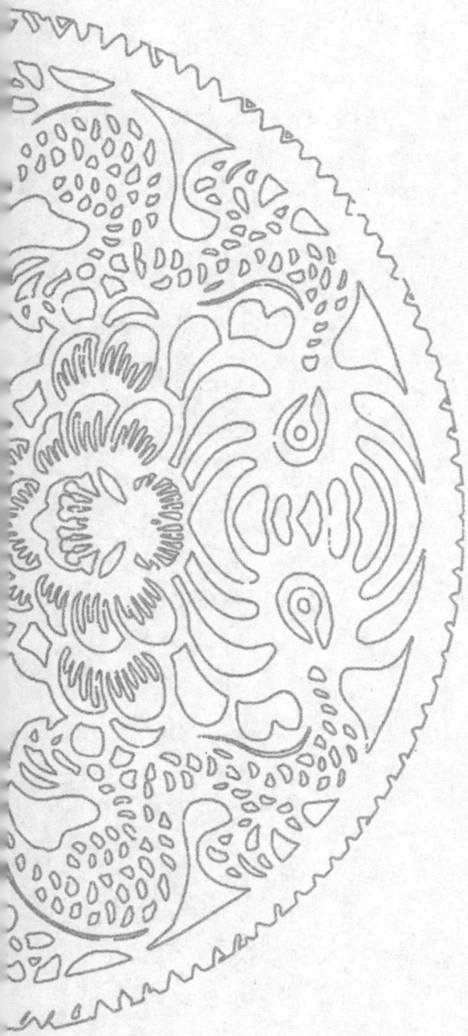

规　范

河南基层中医馆建立省级标准

河南省中医管理局 2017 年出台《河南省乡镇卫生院、社区卫生服务中心中医综合服务区（中医馆）建设基本标准》，规定中医科作为乡镇卫生院、社区卫生服务中心一级临床科室独立设置。并设置中医诊室、中医治疗室、中药房等，有条件的可以设置中药煎药室、中药库、治未病室等。除了基本设施外，要配备 7 种以上中医诊疗设备和 3 种以上中医康复设备。

中医类别执业医师（含执业助理医师）占本机构执业医师总数的比例达到 20%以上，且应不少于 2 名。运用中医辨证论治处理基层常见病、多发病。能够提供中药饮片、针刺、艾灸、刮痧等项目中的 6 类以上中医药技术方法。中医诊疗人次占机构总诊疗人次的比例达 30%以上；中医处方（含中药饮片、中成药）占机构处方总数的比例达 30%以上。能够应用中医药康复手段进行康复治疗。鼓励培育中医优势病种和中医特色专科。

《中医病症分类与代码》等 4 项国标修订会议召开

为贯彻落实全国卫生与健康大会和国务院《深化标准化工作改革方案》文件精神，进一步推进《中华人民共和国中医药法》《中医药发展战略规划纲要（2016-2030 年）》《中医药“一带一路”发展规划（2016-2020 年）》关于中医药标准化工作的部署要求，特别是落实习近平总书记两次会见世界卫生组织总干事陈冯富珍时强调的要加强与世界卫生组织合作的指示精神，深化中医药标准化、国际化改革，更好适应中医药国内国际发展需求，做好世界卫生组织 ICD-11 国际疾病现代医学及传统医学分类工作，国家中医药管理局于 2017 年 5 月 19～20 日在上海召开《中医病症分类与代码》《中医临床诊疗术语 · 疾病部分》《中医临床诊疗术语 · 证候部分》和《中医临床诊疗术语 · 治法部分》4 项国家标准修订专家委员会第一次全体会议暨世界卫生组织疾病分类 ICD-11Beta 版（草案）讨论会议。国家中医药管理局副局长于文明出席会议并讲话。

根据国家中医药管理局《关于开展〈中医病症分类与代码〉等 4 项国家标准重新修订工作的通知》，会议进一步细化审评委员会、工作委员会的工作职责和任务要求，明确修订工作由中国工程院院士、中国中医科学院院长、天津中医药大学校长张伯礼及上海中医药大学原校长严世芸任审评委员会主任委员。张伯礼、严世芸、朱邦贤 3 位专家分别介绍 4 项国家标准的修订思路、原则及技术方案，参会专家充分讨论修订草案，并制定下一步工作计划和工作流程。

于文明就这项工作的必要性、重要性、工作思路及原则要求做了讲话。他说：“这次 4 项国家标准修订工作是在中医药发展‘天时、地利、人和’大好时期进行的，是中医药发展重要机遇期进行的一项极其重要的工作，是国内标准转化为国际标准的一次具有战略意义的主动探索，也是国际发展形势倒逼国内发展的一次机遇。世界卫生组织若干年才进行一次疾病分类修订工作。这次世界卫生组织 ICD-11 版修订，增设传统医学疾病分类内容，是一次历史机遇，是与世界卫生组织合作、深化中医药国际交流的一次重要机遇。”于文明充分肯定专家委员会的前期准备工作、取得的成绩和今后的工作方案及计划，并对修订工作提出四点要求：一是要坚持共识性原则，要充分尊重、收集全行业专家学者智慧，吸收最新临床和研究成果，尽可能形成最大公约数，把约定的规范标准化为广泛共识的规范标准；二是要坚持实用性原则，4 项国家标准必须与临床实践结合，必须实事求是，确保标准“管用、能用、好用”；三是要坚持中西医分类衔接协同一致原则，4 项国家标准，特别是《中医病症分类与代码》要与西医病症分类衔接协同一致；四是要坚持国内外统筹衔接一致原则，统筹国内标准与国际标准分类，保证 4 项国家标准的修订工作，能在世界卫生组织要求的时间内完成。

于文明最后强调，修订工作是一份责任重大、任务艰巨的工作，既辛苦又光荣，大家担负的不仅是本学科专业领域的责任，也是全行业的责任，希望大家负起责任，调动全行业的积极性，共同努力完成好修订工作任务。

国家中医药管理局机关相关部门、上海市中医药发展办公室、中国中医科学院、上海中医药大学等有关学校、医院、中医药学科专业的负责同志 50 余人出席会议。

医疗机构新版标准出台

2017 年 6 月 12 日，国家卫生计生委下发《医疗机构基本标准（试行）》，替换旧版标准，对医院、妇幼保健院、乡（镇）、街道卫生院、门诊部、诊所等医疗机构执业必须达到的最低标准做出规定。其中，要求中医医院的门诊中医药治疗率不低于 85%，病房中医药治疗率不低于 70%，中医药人员占医药人员总数的比例不低于 60%。

中医门诊部的中医药治疗率不得低于 85%，中医药人员占医药人员总数的比例不低于 70%，且至少有 4 名中医师，建筑面积不少于 300 平方米。中西医结合门诊部至少有 3 名从事中西医结合临床工作二年以上的医师，建筑面积不少于 300 平方米。民族门诊部民族医药人员占人员总数的比例不低于 70%，设有三个以上民族医门诊科室，设有民族药药房并具有民族药基本保管与炮制能力，至少有 3 名民族医医师、1 名民族药药士和 1 名检验士、1 名护士，建筑面积不少于 200 平方米。

中医诊所的中医药治疗率不得低于 85%，至少有 1 名取得医师资格后从事 5 年以上临床工作的中医师，经批准设置中药饮片和成药柜的，须配备具有中药士以上职称的人员共同执业，建筑面积不少于 40 平方米。中西医结合诊所至少有 1 名取得医师资格后从事中西医结合临床工作 5 年以上的医师，建筑面积不少于 40 平方米。民族医诊所至少有 1 名民族医医师和 1 名民族药药士，建筑面积不少于 30 平方米。

中药材术语国际标准发布

《ISO18662-1:2017 中医药—术语—第一部分中药材术语》国际标准于 2017 年 7 月 18 日正式出版发布，这是国际标准化组织中医药标准化技术委员会出版的首个术语标准，为国际范围内规范和统一中药名词术语提供了重要依据。

2013 年初，由中国专家王奎领衔在国际标准化组织中医药标准化技术委员会提出了《中药材术语》提案，提案一出即受到成员国广泛关注，澳大利亚、加拿大、中国、德国、印度、意大利、南非、西班牙、泰国纷纷提名专家参与项目，在多国专家的努力之下历时 4 年余，经过反复修改论证，协调统一了大量意见和建议，最终形成共识。

数千年历史发展过程中逐步形成的中药材名词术语由于地域辽阔，内涵外延的复杂演变，加上近年来中药在世界范围内的广泛应用，存在命名和翻译方式多样的现状。中药材名词术语缺乏统一的国际标准对国际学术交流、教育、贸易等均造成了不利影响，因此迫切需要国际权威组织和权威专家团队制定统一的国际规范。

项目团队充分考虑到不同国家和地区对中药材名称的习惯用法以及科研、教育、贸易等不同领域的需求，除了应用英文之外，在标准文本中还有拼音、繁简汉字、拉丁文名字等，极大地扩展了标准的适用性。

中药材术语作为基础类标准是中医药标准化工作的基石，能够为其他相关国际标准提供很好的支撑作用，同时也将极大地推动中药材的国际贸易，促进中医药标准化和国际化进程。截至目前，国际标准化组织中医药标准化技术委员会已发布中医药国际标准21项，其中有18项提案来自中国。

《冠心病痰湿证临床诊断标准》发布

2017年9月19日，中国中医科学院中医基础理论研究所举办的首届中医痰瘀互结证基础与临床学术交流会暨《冠心病痰湿证临床诊断标准》发布会在北京召开。

会上，国医大师陈可冀院士团队付长庚主任医师、中国中医科学院院长张伯礼院士等专家，分别做了《陈可冀团队痰瘀同治理念及实践的研究进程》《痰瘀互结再认识》等报告。同时，国医大师路志正学术思想继承人路京华教授以“路老治时病，轻灵去顽疾”为主题，与大家分享国医大师路志正的临床经验和学术精髓。

期间，由张伯礼院士、中国中医科学院基础理论研究所所长胡镜清为首席专家，中国中医科学院中医基础理论研究所等多家医疗机构共同起草的《冠心病痰湿证临床诊断标准》发布，此标准制定历时3年，汇集华北、西北、东北、中东、南方五个片区、29个省市、63家单位、90余名临床一线专家的集体智慧。

标准的发布和实施，可帮助临床医生更好地掌握冠心病痰湿证的临床特点，提高辨证的准确性，从而提高冠心病痰湿证的中医药诊疗效果。

胡镜清表示，该标准中明确将冠心病痰湿证临床诊断症状分为主要指标、次要指标和其他指标。主要指标包括舌胖边有齿痕、苔腻、苔滑三项，每项3分；次要指标有胸闷、脉濡或滑两项，每项2分；其他指标有肢体困重、口黏、体胖、大便黏滞、脘腹痞满、面色晦暗、嗜睡、纳呆8项，每项1分。症状累积超过6分，就可以诊断为冠心病痰湿证。

团体标准：《类风湿关节炎病症结合诊疗指南》发布

2017年中华中医药学会批准《类风湿关节炎病症结合诊疗指南》发布，本指南由中华中医药学会风湿病分会提出，本指南由中华中医药学会归口。

标准简介：《类风湿关节炎病症结合诊疗指南》的编写是在符合中医药理论、辨证论治原则基础上，通过30年中医治疗类风湿关节炎文献的检索、梳理，结合现代研究成果，并经过中华中医药风湿病分会专家的广泛论证而形成。本指南在于规范类风湿关节炎的中医临床诊断、治疗，为临床医师提供中医标准化处理策略与方法，全面提高中医风湿病临床疗效和科研水平，促进与国际学术发展接轨。本指南参照国际最新的临床实践指南制订方法，并在相关法律法规和技术文件指导的框架下，结合中医药自身特色及临床实践情况，开展了类风湿关节炎病症结合诊疗指南的循证医学研究。

通过专家共识，将RA证候分为8型：风湿痹阻、寒湿痹阻、湿热痹阻、痰瘀痹阻、瘀血阻络、气血两虚、肝肾不足、气阴两虚。

本指南推荐使用的中成药包括：雷公藤多苷片、昆仙胶囊、白芍总苷胶囊、正清风痛宁、湿热痹颗粒、寒湿痹片、尪痹片、瘀血痹胶囊（片）、益肾蠲痹丸、四妙丸；有选择推荐使用的中成药包括：痹祺胶囊、新癀片、通痹胶囊、盘龙七片、祖师麻膏药等。

中药新药临床研究技术指导原则

2017 年 12 月，国家食品药品监督管理总局组织制定并发布《中药新药用于肠易激综合征临床研究技术指导原则》《中药新药用于功能性消化不良临床研究技术指导原则》《中药新药用于咳嗽变异性哮喘临床研究技术指导原则》《中药新药用于类风湿关节炎临床研究技术指导原则》《中药新药用于慢性心力衰竭临床研究技术指导原则》，旨在鼓励和引导中药新药的研发创新，加快完善符合中医药特点的审评技术标准体系。

这 5 个指导原则分别介绍中药新药用于该项疾病的临床试验要点，具体包括临床定位、中西医诊断标准、受试者选择、退出或中止标准、疗程与观测时点设计、有效性评价、安全性评价、合并用药等内容。

科 研

屠呦呦获国家最高科学技术奖

2017 年 1 月 9 日，2016 年度国家科学技术奖励大会在北京召开，国家最高科学技术奖、国家自然科学奖、国家技术发明奖、国家科技进步奖和国际科技合作奖五项大奖结果公布。中国科学院物理研究所赵忠贤院士和中国中医科学院屠呦呦研究员获国家最高科学技术奖。

2016 年度国家科学技术奖共授奖 279 个项目、7 名科技专家和 1 个国际组织。其中，国家最高科学技术奖 2 人；国家自然科学奖 42 项，其中一等奖 1 项、二等奖 41 项；国家技术发明奖 66 项，其中一等奖 3 项、二等奖 63 项；国家科学技术进步奖 171 项，其中特等奖 2 项、一等奖 20 项、二等奖 149 项；授予 5 名外籍科技专家和 1 个国际组织中华人民共和国国际科学技术合作奖。

屠呦呦从中医古籍中得到启迪，改变青蒿传统提取工艺，创建低温提取青蒿抗疟有效部位的方法成为发现青蒿素的关键性突破。屠呦呦及其团队最先从青蒿抗疟有效部位中分离得到抗疟有效单一成份“青蒿素”。世界卫生组织从二十世纪 90 年代起推荐以青蒿素类为主的复合疗法作为治疗疟疾的首选方案，现已为全球疟疾流行地区所广泛使用。屠呦呦及其团队获得多项国内外重要奖励，2011 年获美国拉斯科临床医学奖，2015 年获诺贝尔生理学或医学奖。此次也是国家最高科学技术奖首次授予女性科学家。

本次，中医药领域项目收获多项国家科学技术进步奖。中医药成果“IgA 肾病中西医结合证治规律与诊疗关键技术的创研及应用”获一等奖，“国际化导向的中药整体质量标准体系创建与应用”“中草药 DNA 条形码物种鉴定体系”“益气活血法治疗糖尿病肾病显性蛋白尿的临床与基础研究”“中医治疗非小细胞肺癌体系的创建与应用”4 项成果获二等奖。

国家重大新药专项将瞄准中药经典名方开发

2017年2月22日，科学技术部组织召开重大新药创制国家科技重大专项新闻发布会，中国重大专项重点任务调整为重大品种及其关键技术研发、核心技术创新平台及能力建设，包括重点开展中药经典名方开发，及具有特色优势的中药复方及其活性成份等研究。

新药专项技术总师、中国工程院院士桑国卫表示，“十三五”期间，新药专项将全面提升我国药物非临床研究质量管理规范认证（GLP）平台的创新能力和国际竞争力，使其充分发挥对新药研发创新链的引领式服务，保障用药安全和我国创新药物进入国际第一梯队。

下一步，国家重大专项将重点任务调整为重大品种及其关键技术研发、核心技术创新平台及能力建设。把握国际技术发展前沿，研发具有新结构、新靶点和新作用机制的重大创新品种。促进多学科协同创新，重点开展中药经典名方开发，及具有特色优势的中药复方及其活性成份等研究。加速临床急需品种研制，加快推进处于临床试验阶段的重点品种（200余个）的研发进程，突破一批高端制剂等核心关键技术。充分依托新药专项已建的各类技术平台、国家重点实验室等，推动资源开放共享，建立多学科交叉、产学研深度融合的协同创新机制。

新药专项实施8年来，中国生物医药产业研发创新能力与产业发展持续增强，截至“十二五”末，累计90个品种获得新药证书，135个品种获得临床批件。新药研发创新能力得到国际认可，地奥心血康、丹参胶囊等获得欧盟上市许可。现代中药新药发现和评价技术平台建设等5个项目获得国家科技进步一等奖。生物大分子药物给药、中成药二次开发等一批瓶颈性关键技术得到突破。据初步统计，新药专项中央财政投入128亿，实现直接经济效益1600亿。

重大专项办公室主任陈传宏主持会议，新药专项实施管理办公室主任、国家卫生计生委科教司司长秦怀金介绍了国家科技重大专项整体进展。

研讨亚健康科研合作模式

2017年5月21日上午，由北京市中和亚健康科学研究院主办，富智丰生(北京)健康科技有限公司和中和亚健康服务中心标准部承办的亚健康科研合作模式研讨会在长沙市雅士亚华美达广场酒店6层杜鹃厅隆重召开。本次会议由北京市中和亚健康科学研究院办公室主任马文杰主持；北京市中和亚健康科学研究院院长孙涛、北京市中和亚健康科学研究院副院长朱嵘以及各科研合作项目的代表出席了本次会议并进行经验讲话；北京市中和亚健康科学研究院副院长魏育林及中科院中医临床基础医学研究所临床评价中心主任张启明出席并主持会议的研讨环节；另有全国各地的科研院所、企业机构参加了本次会议。

主持人首先对参会领导及嘉宾作了详细介绍。北京市中和亚健康科学研究院院长孙涛进行致辞，提出要重视数据，搞高质量的科研，并指出目前已经建立了6个科研院所，希望有更多的科研机构成立。

北京市中和亚健康科学研究院副院长朱嵘进行主题演讲，从亚科院是什么平台？做什么工作？有什么规划三个方面进行介绍，并指出日后要形成科研目录和申报管理办法推动院企合作、校企合作，用科研项目带动数据，带动运营。

“红外专项”项目主持人孙涛和项目合作研究方——全国亚健康红外协助网张冀东分别对项目情况和任务分工及获得成果情况进行了介绍。

“睡眠亚健康项目”项目主持人——中日友好医院研究员魏育林、项目合作专家——美国哈佛医学院BID研究中心研究员刘燕辉分别介绍了该项目的背景情况、项目的技术支持情况，指出该技术由美国哈佛医学院BID医学研究中心研发，并成功的为申报国家自然科学基金课题提供了技术支持。

睡眠亚健康项目”项目合作研究方——深圳市亚健康干预效果测评中心主任潘跃红、项目合作研究方——北京市中和亚健康科学研究院办公室主任马文杰分别对项目的合作形式及收益情况进行了介绍，潘跃红主任表达了他对该项目的重视和憧憬，马文杰主任还特别对标准进行了介绍，指出了标准对科研工作成果转化的贡献，并希望更多的人加入标准化的建设。

“岭南人体质测评专项” 项目主持人——深圳市第二人民医院治未病中心主任邓旭光及项目合作研究方——深圳市亚健康干预效果测评中心常务主任陈文良项目背景、来源、合作模式和所取得的成果进行了介绍。

魏育林副院长和张启明主任主持进行研讨，主要围绕着产学研进行合作所遇到的问题和要推动产学研合作急需解决的问题进行讨论。魏育林研究员指出，要推动科研合作必须解决好专家委员会、伦理委员会、数据中心、项目组和亚健康领域的职称评定问题。

张启明主任指出目前研究院的工作重点应在三个方面，首先是需要有对象、目标、思路明确的理论体系；其次是要有合适的亚健康检测和调理方法；再次是标准体系的构建。

潘跃红主任提出建立核心的组织和团队和有前沿性、有创新性的项目是搞好产学研合作的关键问题。

会议最后由孙涛院长进行发言总结，指出企业目前处于爬坡阶段，解决企业主要的合作伙伴问题才能以产业拉动发展，使得企业丰富化、多样化，而科研院校和研究机构正是企业发展所急需的合作伙伴。

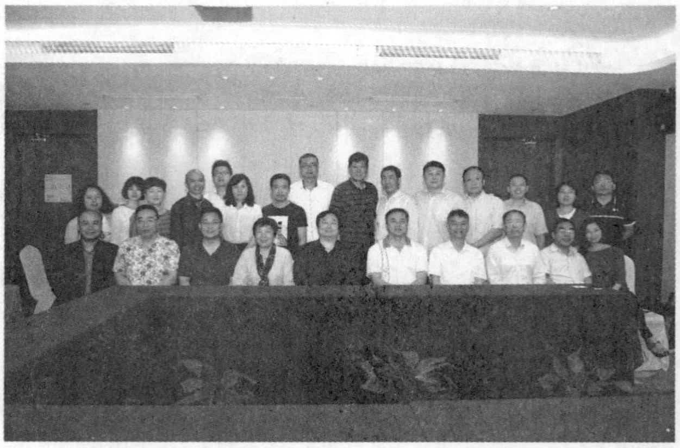

（北京市中和亚健康科学研究院院长孙涛教授、北京市中和亚健康科学研究院副院长朱嵘、“睡眠亚健康项目”项目主持人:中日友好医院研究员魏育林、项目合作专家:美国哈佛医学院 BID 研究中心研究员刘燕辉、睡眠亚健康项目”项目合作研究方:深圳市亚健康干预效果测评中心主任潘跃红、“岭南人体质测评专项”项目主持人:深圳市第二人民医院治未病中心主任邓旭光、项目合作研究方:深圳市亚健康干预效果测评中心常务主任陈文良等人员进行合影。）

中医针灸逐步走向人工智能时代

2017 年 8 月 20 日，国医大师程莘农院士诞辰九十六周年学术传承活动暨国医大师程莘农院士智能经络辅助诊疗系统启动仪式在北京举行。该智能经络辅助诊疗系统由国医大师程莘农院士传承工作室、程氏针灸传承中心和中国中医药信息研究会智能诊疗分会共同研发，目前初级研发工作已经基本完成。

据中国中医药信息研究会智能诊疗分会副会长顾高生介绍，该系统将通过对程莘农的经络辨证学术思想及临床经验进行深度学习，大数据闭环验证，结合多种设备采集患者信息，进行智能解读、多诊合参，让国医大师的诊疗智慧和现代检测技术相结合，为各地中医院、中医诊所提供标准化的检测、诊断和治疗设备，实现标准化复制国医大师学术思想与临床经验。

会上，国医大师程莘农院士传承工作室、程氏针灸传承中心与南京市中医院等单位宣布达成合作，该智能诊疗系统将应用于上述单位的临床、教学、培训等方面工作。

人工智能时代的到来是否会让中医针灸迎来新的发展契机，又将面临怎样的困难和挑战，在同期举行的“人工智能时代的中医针灸传承”圆桌论坛，多位专家给出了答案。

国家中医药管理局对台港澳中医药交流合作中心主任、国医大师程莘农院士传承工作室主任杨金生提出，将人工智能应用到中医针灸是历史的必然，但智能化的前提是共识、便捷和便宜，还需要在针灸标准化上进行不断地尝试和创新，中医流派或许能够成为人工智能与中医结合的突破口。

中国中医药信息研究会副会长徐皖生指出，国务院印发《新一代人工智能发展规划》，明确指出要发展智能医疗，开发人机协同的智能诊疗助手等，让人工智能技术成为改善民生的新途径。可以预见的是，中医针灸与人工智能信息化的结合，将对提高基层中医药服务能力、推广分级诊疗制度等起到积极作用。

世针针灸交流中心主任邓孜在 20 年前曾参与过第一代中医智能化编程的设计工作。他认为，所有的人工智能都有内核，而在内核的核心算法之外可以开放数据共享。目前国内已经出现了多个中医智能辅助诊疗系统，如果开发者能够共享这部分数据，中医与人工智能的结合将迎来新的发展时代。

本次会议由国医大师程莘农院士传承工作室、中国针灸学会主办，北京市中医管理局局长屠志涛、中国针灸学会副会长兼秘书长喻晓春、北京中医药大学针灸推拿学院院长赵百孝等出席会议。

著作·论著

老中医刘景曾画出《神农本草经》

中医界，有这么一位老中医，不仅医术高明，更在绘画上有很深的造诣，他就是山东省青岛市中医专家、书画家刘景曾，一名铁杆中医。

经过二十余年孜孜不倦的努力，《全图神农本草经》终于完成，共上中下三品分三卷，计收录共365 种。其中植物 252 种，动物 67 种，矿物等 46 种，共配书画 400 幅。不仅以个人画展的形式在 2014 年的世界园艺博览会上展出，部分作品还被编入《神农本草经》英法文版全球发行。

《大国医谈健康》新书发布会在北京举行

2017 年 5 月 23 日，由中国保健协会科普教育分会和红旗出版社共同主办的《大国医谈健康》新书发布会暨《健康中国书屋》公益项目签约仪式在北京举行。

《大国医谈健康》一书由王敏清、耿德章、周光生、胡士良、陶国枢、胡维勤六位原中央保健医共同撰稿汇编，红旗出版社出版发行。

《健康中国书屋》公益项目由中国保健协会科普教育分会和红旗出版社共同发起，将围绕全民阅读和健康中国两条主线，组织民众阅读健康科普读物，提高全民素质和全民健康素养，缓解因病致贫，助力健康扶贫。

郑渊洁创作童话《本草纲目》

“皮皮鲁和鲁西西跟着李时珍走进本草纲目超级植物园，无数形态各异的植物在微风中起舞，鲁西西看醉了。”这是《童话大王》2017 年 6 月号中的一段文字。“童话大王”郑渊洁近日创作了一篇以“皮皮鲁、鲁西西”为主角的中医药童话《本草纲目》。中国民族医药学会国际交流与合作分会将进一步推动《本草纲目》形成系列童话和英文版，由国家相关机构推介到世界各地。

《中医药文化》系列教材出版

2017 年 8 月 12 日，由上海科学技术出版社出版的基础教育《中医药文化》系列教材发布会在北京举行。

《中医药文化》系列教材由北京承易启慧文化传播有限公司组织专家团队编写，特聘中国中医科学院中国医史文献研究所副所长朱建平担任主编。教材结构包括横向四大版块和纵向七大系列。全书编写工作历时 3 年，共计 8 册（1～8 年级）。期间，邀请专家 46 位，反复研讨、修改，并由中医药讲师团队在全国多地进行公益课试讲，采用多媒体教学形式，结合动画、微电影、音乐、游戏等形式讲述教材内容，获得学生、老师的好评。

《医道求真》《医道存真》系列丛书出版

2017 年 9 月 27 日，由中国科学技术出版社出版的《医道求真》《医道存真》系列丛书在北京举行发布会，来自中国中医科学院、北京中医药大学和出版界人士出席。

《医道求真》《医道存真》系列丛书共 8 本，作者吴南京以笔记形式总结了师从中国中医科学院陶广正、吴中朝研究员和自己临床实践的心得，对常见病、多发病及一些疑难病的具体辨证思路和独到见解，内容涉及内、外、妇、儿、骨伤科等病症，并按理法方药、临证实战、用药心得顺序条分析缕，还特别针对病种、病案细致讲解选方用药的得失。该系列丛书不但探讨学术，交流临证经验，还将免费用于基层中医药人员的培训。

《让你不生病》7 语种版本在曼谷签约

2017 年 10 月 21～22 日，世界中医药学会联合会在泰国曼谷举办第十四届世界中医药大会，会上设置了《让你不生病》多种语言翻译版本专场签约活动。

世界中联副主席兼秘书长桑滨生表示，经世界中联遴选，由江西中医药大学教授廖利平编著的中医“治未病”科普著作——《让你不生病》成为开展“一带一路”沿线国家中医药交流与合作，提升中医药健康服务国际影响力可持续发展项目之一。世界中联将该书陆续译成 11 种语言版本，为海外推广中医药发挥推动作用。

据悉，此次活动主要签约的为该书俄语版、法语版、泰语版等 7 个语种版本。该书英文版、西班牙语版、日语版、韩语版的翻译工作也即将完成，计划将于 2018 年 5 月出版发行。

《承淡安医集》出版

2017年，由南京中医药大学张建斌、夏有兵教授带领团队，历时十余年系统收集和整理的近现代针灸医学家、医学教育家承淡安先生著述、论文、讲稿、手稿、日记以及门人弟子记录等编撰而成的《承淡安医集》由中国中医药出版社出版。

《承淡安医集》共分《针灸精粹》《针灸传薪》两卷。上卷《针灸精粹》，主要按针科学、灸科学、经穴学和治疗学的内在逻辑，呈现了承淡安针灸学术思想和现代针灸学术的演进过程；下卷《针灸传薪》主要汇编了对中医经典的注释、校译、思考及学术传承等内容。正文后附有承淡安自传和日记。

该书系统总结了承淡安先生针灸学术发展的演变过程，集中展现了现代针灸学科和学术框架的构建过程，也为未来针灸学术发展提供了方法学借鉴和方向性指引。

《漫画失眠》出版

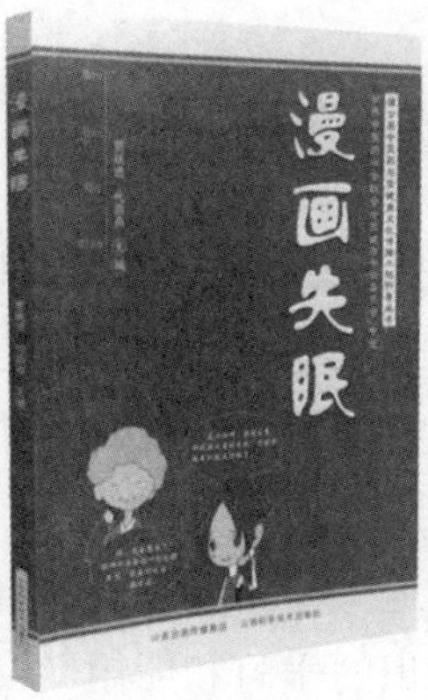

《漫画失眠》以全国名老中医贾跃进主任防治失眠经验为基础，结合代启燕老师的心理调摄经验，采用风趣活泼的漫画风格，以讲故事的方式讲述失眠的防治知识。在此书编写过程中，世界中医药学会联合会亚健康专业委员会会长孙涛教授予以帮助，并在百忙之中为此书作序。《漫画失眠》内容真实科学，系统全面，不仅有西医对失眠的基本认识，还对失眠的病因从医学和心理学的角度详细分析，对当前各种防治失眠的方法经验也做了全面介绍。全书以科普失眠知识为主，重点突出中医学和心理学防治失眠的特点。

主编：贾跃进，主任医师，硕士研究生导师，全国名老中医工作室指导老师，中华中医药学会内科分会常务委员，世界中医药学会联合会亚健康专业委员会第二届理事会副会长，山西省中医药学会亚健康专业委员会主任委员，国家中医药管理局中医药文化科普巡讲专家。现任山西中医学院附属医院治未病中心主任，脑病科学科带头人。

代启燕，女，心理治疗师，副主任护师，曾就读于中国科学院心理研究所心理咨询专业，北京大学心理系。参加家庭治疗、行为治疗、精神分析等心理培训项目，擅长神经症（焦虑症、抑郁症、强迫症等）、失眠、青少年心理问题、婚姻家庭问题等的心理咨询与治疗。

合作交流

川澳开展中医药产业合作

2017年1月12日，澳门投资发展股份有限公司和四川省中医药管理局分别代表澳门特别行政区政府与四川省政府，在澳签署“川澳中医药产业发展合作框架协议”。

此次合作为继粤澳中医药产业合作后，又一个中医药产业方面的区域合作项目，将以粤澳合作中医药科技产业园为载体，发挥澳门平台优势，带动川澳中医药产业合作，推动产业园中医药产业集群发展。

产业园与成都中医药大学、中药质量研究国家重点实验室（澳门大学）、荷兰SU生物医药公司、成都康弘药业集团股份有限公司就中医药产品的欧盟注册签署合作框架协议。

澳门特别行政区政府经济财政司司长梁维特、四川省副省长杨兴平、中央人民政府驻澳门特别行政区联络办公室经济部副部长朱宏等见证签约。

山西省举行中医药“一带一路”中俄荷座谈会

2017年1月20日，山西省中医药“一带一路”中俄荷座谈会在山西中医学院举行。山西省卫生计生委巡视员梅志强表示，去年山西中医药“一带一路”推进小组成立以来，了解沿线国家医疗现状和需求，开展了中医药技术传播的可行性、方式方法的探索，今年迈出实质一步，与俄罗斯、荷兰达成共识并深度合作，实现中医药走出国门的目标。山西中医学院校长李青山介绍了学校的基本情况，他强调，申报来华留学生中国政府奖学金接收院校被纳入省政府重点推进工作，学校正积极探索中医药技术传播的方法和思路。与俄荷签署合作协议，能够取长补短、互通有无，推动该校迈向国际化，实现高水平中医药大学的建设目标。

俄罗斯代表团介绍了中医在俄的发展情况，以及针灸在俄的具体应用。俄罗斯传统医疗委员会主席弗拉基米尔·叶戈罗夫指出，经过60余年的不断努力，针灸在俄已经合法化，很多中医药大学都有针灸系，中药合法化正在有序推进中。

荷兰Thim大学国际康复硕士弗兰克介绍了中医药在荷兰乃至欧洲作为一种替代疗法的应用情况，已被纳入当地医保，希望通过合作能提高荷兰学生对中医药知识的学习和应用。

俄中新丝绸之路文化发展基金会会长高先中介绍一带一路建设情况。“一带一路”战略为中医药发展创造重要合作机遇，要走出去和引进来，发展医疗旅游。

与会专家领导和各中医院院长表示要利用大好时机发展中医药，实现资源互通，推动中医针灸的国际医疗保险，开展更为广泛的民间交流。各省市中医院要发挥中医优势，把对外交流工作做好。

山西中医药管理局局长冀孝如、俄罗斯圣彼得堡中医院主任邓博、荷兰Thim大学任晓琳等出席。

中俄医大联盟：让更多俄罗斯人受益中医

“中俄医科大学联盟理事会暨学术交流会议”在北京举行。该联盟中方主席，哈尔滨医科大学校长杨宝峰院士表示，联盟成立以来，通过在俄罗斯共建中医院，互派留学生，联合教学科研，双方正在用现代化的方法向俄罗斯人阐释中医理论，造福当地民众。

中俄医科大学联盟俄方主席维达利耶维奇院士表示，联盟计划在俄罗斯乌法合作建立一家远程网络医院，创立传统医学中心，通过开展诊断、急救、治疗等合作，推广中医治疗。通过联盟合作，莫斯科医科大学将同哈尔滨医科大学联合培养中医硕士研究生，促进中医的发展。

中俄医大联盟成立于 2014 年，由中俄两国近百所高水平医科大学组成，是中俄两国大学间成立的规模最大、参与院校最为广泛的合作联盟。

王国强会见澳大利亚中医委员会代表团

2017 年 5 月 8 日，国家卫生计生委副主任、国家中医药管理局局长王国强会见了来访的澳大利亚中医委员会主席薛长利和 ISO/TC249 中医药技术委员会主席格雷厄姆一行。

王国强对薛长利在澳大利亚维多利亚州和联邦中医立法进程中所做出的努力表示赞赏。他表示，澳大利亚全国实施中医师注册管理，为当地中医药健康、良好发展提供了法律保障，推动了两国中医药的交流与合作。中国中医科学院、北京中医药大学等中医药机构与澳方在中医药政策、医疗、教育、科研、文化和产业方面已开展了卓有成效的合作，2016 年中医药国际合作专项纳入了 2 个中澳中医药合作项目，给予资金支持。

薛长利感谢中国国家中医药管理局在推动中澳中医药发展领域给予的支持，介绍了目前澳大利亚开展中医师注册的情况和澳大利亚中医委员会现阶段工作内容。截至 2016 年底，澳大利亚注册中医医师已有 4872 名，约占全国注册医疗人员总数的 0.7%。

双方共同表达了加强中澳政府间中医药政策交流、建立合作机制的愿望。

菲律宾议员来华交流称赞中医艾灸调理

2017 年 5 月 1～6 日，第三届湖北黄冈——菲律宾依木斯青少年交流活动在湖北省黄冈市举办，菲律宾依木司市议员雷蒙德等在活动期间，专程寻找中医理疗体验馆体验中国艾灸，大赞艾灸调理很舒服。

“李时珍很了不起，很伟大。”2017 年 5 月 5 日，雷蒙德一行来到该市蕲春县参观李时珍陵园，详细了解到李时珍撰写《本草纲目》的故事时说。

“我一直在寻找针刺、艾灸等中医药治疗疾病的手法。”雷蒙德表示，自己曾经在报纸上看到过艾灸调理的相关报道，这次来中国也想亲身体验一下。

随后雷蒙德来到艾灸馆，艾灸调理师掌握他的身体状况后，首先以中医推拿手法，对他背部的督脉和两条膀胱经进行疏通，接着为其进行艾灸调理，逐渐缓解他身体上的疲惫。“感觉浑身很清爽、很舒服、很解乏。”雷蒙德做完艾灸调理后说，这是第一次做艾灸调理，以后会介绍给身边的家人和朋友，希望他们也能体验到。

交流期间，雷蒙德一行还前往黄冈博物馆、黄冈中学、蕲春一中、李时珍医药集团等单位，进行相关的文化、教育等。

陕西中医药大学与波兰格但斯克大学签合作协议

2017年6月，陕西中医药大学与波兰格但斯克大学就教学、科研领域合作达成共识并签署合作协议。该校副校长蒲济生、格但斯克大学副校长彼德·斯泰普诺夫斯基分别代表双方签署协议。

双方就联合设立国际科研机构开展科学研究、联合举办国际学术会议和联合培养博士研究生、师生交流互访、在格但斯克大学孔子学院开设中医孔子课堂等多方面达成共识。

格但斯克大学是波美拉尼亚省内最大的高等教育学府。该校的生物学、生物科技、化学、心理学以及教育学等专业在省内都属于顶尖水平之列。

辽宁省中医药代表团赴俄促进医疗合作

2017年9月，辽宁省卫生计生委主任王大南带领辽宁省中医药代表团赴俄罗斯洽谈合作事项。代表团先后访问了莫斯科大学临床医院、俄罗斯外交部医院、伊尔库茨克州立医院和伊尔库茨克州卫生部。

伊尔库茨克州州长谢尔盖·列夫琴科接见辽宁省中医药代表团一行，并表示，支持伊尔库茨克州卫生部与辽宁省开展全面医疗卫生合作，特别是中医药合作，服务两地人民健康。

王大南向莫斯科大学临床医院、俄罗斯外交部医院介绍了辽宁中医药大学附属医院等9家中医医疗机构的中医药资源情况，表达了合作意愿和卫生主管部门的支持态度。两家医院先后表达了开展中西医联合疑难病研究、发挥中医药预防康复优势作用等方面的积极合作意愿。双方就下一步医疗机构间互访、人员和学术交流、中医药文化传播等事项达成广泛共识。

王志勇访问意大利、阿联酋:两国分别成立中医药中心

2017年12月，国家中医药管理局副局长王志勇率团访问意大利、阿联酋，出席中国—意大利中医药中心和中国—阿联酋中医药中心成立仪式，并与中国驻外使领馆、当地政府及中医药机构就推动和加强中医药合作进行会谈。

在罗马举行的中国—意大利中医药中心成立仪式上，王志勇指出，意大利的中医药具有良好的发展基础，中医药已成为两国政府合作的重要内容。本次帕拉塞尔苏研究所与罗马萨宾撒大学、世界针灸学会联合会、中国针灸学会等机构合作成立中国—意大利中医药中心，将进一步推动合作各方整合资源，发挥优势，提升合作水平，并为两国中医药领域国际合作树立成功典范。

在迪拜举行的中国—阿联酋中医药中心成立仪式上，王志勇表示，中国—阿联酋中医药中心是中东地区第一所由官方支持合作建立的中医药中心。与迪拜阿瓦尔家族共建中医中心，开展中医医疗和中医药人力资源培训等合作，能将更多中国优质中医药资源引进迪拜，加强本土化中医药人才培养，提升本地中医药服务水平，有利于阿联酋民众享受到更多便捷、优质的中医药服务。

在意期间，代表团分别与中国驻意大利使馆、意大利中华医药学会、意大利北辰之星协会、那不勒斯大学及意大利伊斯基亚市政府就推动和加强中意中医药领域合作进行了会谈。在阿期间，与中国驻迪拜总领馆、迪拜卫生局就加强中医师注册管理、共同支持中国—阿联酋中医药中心建设等内容进行会谈。

国家中医药管理局国际合作司司长王笑频、科技司司长李昱，上海市中医药发展办公室副主任赵致平陪同出访。

2018 GUOYI NIANJIAN

國醫年鑒

【特色医案】

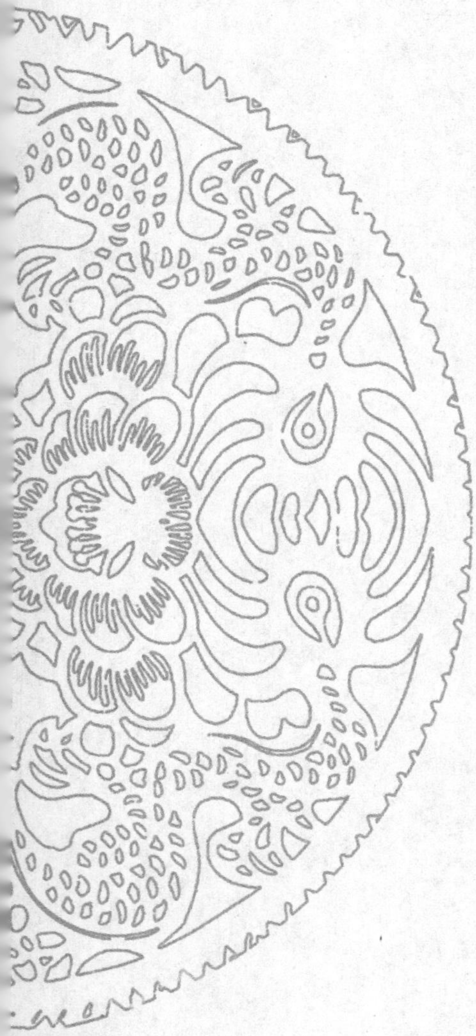

首届国医大师郭子光教授典型病案

周天寒　江 泳

1. 冠心病伴慢性肾功衰案

李 xx，男，64 岁。2007 年 7 月 14 日初诊。

主诉：心悸气短 4 年，发现浮肿乏力，肾功能不全半年余。

病史：患者 4 年前确诊“冠心病心绞痛，心律失常，频发早搏”，长期服用扩血管，抗心律失常西药，素日自觉体力渐衰，精神渐差，倦怠气短，且极易感冒。半年前因一次外感后出现面目及下肢浮肿，小便减少，经某省级西医医院诊断为慢性肾功衰，服用利尿剂，尿毒清，金水宝等效果不佳，遂来就诊。

刻诊：下肢浮肿，全身乏力，疲倦懒言，喜睡少动，行动则心累气短，偶有胸痛；饮食乏味，口干苦；大便正常，小便短黄，泡沫甚多，夜尿 3～4 次。舌淡红，苔白而干中有裂纹，脉沉细略滑数，偶有歇止，左右寸尺无力甚。查体：形体中等，面白少华，精神萎靡；下肢浮肿，按之凹陷久久不起，扪之温。实验室检查：尿素氮 8.5mmol/L，肌酐 177.5μmol/L，尿酸 450μmol/L。多次尿常规检查均查见尿蛋白：+～++。

辨治：肺脾气虚，肾阴亏为本，血瘀浊湿阻滞络道为标。治当补益肺脾之气，兼养肾中阴液，利湿化浊通络。方用“肾甦”方合阴济生加减：北黄芪 50 克，蝉蜕 10 克，黄柏 15 克，牡丹皮 15 克，生地黄 20 克，山茱萸 15 克，淮山药 30 克，炒白术 20 克，茯苓 20 克，车前子 15 克，川牛膝 15 克，石韦 20 克，水蛭 10 克，丹参 20 克，防风 20 克，柴胡 10 克。1 日 1 剂，浓煎 2 次，将 2 次药液混合后分别于早 9 时，下午 4 时，晚 9 时分 3 次服用。嘱饮食清淡，忌肥甘厚味。西药利尿剂，尿毒清，金水宝随证情缓解逐渐减量至停服。

二诊：2007 年 8 月 16 日：患者服上方共 26 剂，服药 2 剂时即停服尿毒清，服药 4 剂时即停服利尿剂，金水宝。现症：浮肿尽消，自觉身体轻快舒适；乏力，心累气短减轻；每晚夜尿 2 次，尿中未见泡沫；面色较前红润；舌淡红，苔薄白，脉沉细滑，左右尺寸较有力，未见歇止。实验室检查：尿素氮 6.2mmol/L，肌酐 112.5μmol/L，尿酸 400μmol/L，尿常规：正常。证情缓解，宗法守方，上方每 2 日 1 剂，其中水蛭一味服 10 剂停 10 剂，以川红花 10 克代之。

患者坚持服药，2008 年 1 月 23 日复查肾功能，各项指标均在正常范围，病情稳定。

按：慢性肾衰竭早期主要以虚证为主。肺脾气虚，不能推动，可见气短乏力，精神不振，面色苍白等。肺为水之上源，脾为水之上源，肾为水之下源，肺主治节及通调水道功能失司，脾主运化水湿障碍，肾主水及气化功能失权，则可导致水肿，多尿或夜尿，以及体内氮质产物等浊瘀滞留。肺虚不能制下，脾虚不能统摄，肾虚不能封藏，风邪内扰于肾，则每见蛋白尿等。而气为“血之帅”“津之帅”，肺脾肾既在全身津液代谢中发挥着重要作用，又承担着气血生成运行的重任，因此若肺脾肾三脏气虚，必然无以运津行血，久则因实致虚，导致湿浊，瘀血等实邪的产生，虚实交织，病程迁延，久病入络，进一步使该病难治，反复不愈。由此，补益肺脾肾便成为治疗的根本大法，而又当以补肺脾肾三脏之气为要，因气固则能摄“精”（即蛋白精微），并佐以通络活血以畅气血运行，故用“肾甦”方作为基础方。再观本患者小便短黄，舌苔白而干有裂纹，脉细偏滑数等症，提示尚有肾阴亏虚，湿浊偏盛的病机要素，遂合阴济生方清养肾阴，又强化利湿化浊之力。如此集益肺健脾，补肾固精，除湿通络，滋阴养液于一体，故起桴鼓相应之效。

2. 病毒性心肌炎后遗室性早搏

徐 xx，女，28 岁，西南交通大学教师。1998

年3月12日初诊。

病史：半年前患病毒性心肌炎住院治疗2月余，一切恢复正常，惟后遗室性早搏未出院，出院后每天服用心律平，复方丹参片，地奥心血康等控制早搏，若不服用则早搏频发，胸闷心悸，十分难受，为求根治，慕名而来就诊。

现症：近半月来，早频繁发，晚间尤甚，发时胸闷心悸，心空悬，心烦躁，心前区隐痛，有时因情绪紧张或稍大的活动时发作，服用心律平疗效已不如当初，只能减轻程度，近日一直早搏频繁，一身乏力，头昏，口苦，心烦，咽干，失眠，纳差，尿黄，大便干燥。察其形体偏瘦，斯文柔弱，面色淡白，神差体倦，少气声低，舌瘦小而红，苔薄白中微黄少津，脉细数而结代频繁。

辨治：热病之后，气阴亏损，余热未尽，夹瘀滞而为患。治当益气滋阴，清热活血，用生脉散加味：太子参，黄芪，麦冬各30克，丹参，生地，酸枣仁，葛根，板蓝根各20克，五味子，黄连，炙甘草各10克，谷芽25克。浓煎，1日1剂。

4月10日二诊。患者服上方共15剂，当服至6剂时已逐步全停西药，诸症缓解，睡眠改善，精神倍增，自觉体力增强，但每于晚间睡醒时发生胸闷心悸，自扪脉搏不规律，良久始能平静。察其舌正，脉细略数有力而规则。上方中去酸枣仁，板蓝根，黄连，加苦参25克，继续与服。嘱其1日1剂，早搏完全控制（晚间睡醒时也不发生）后，2日1剂，服半月以巩固疗效。

7月23日，患者感冒咳嗽前来就诊，叙述已停药2月未见早搏复发，特致谢云。

按：病毒性心肌炎后遗室性早搏，临床所见，以气阴虚夹瘀滞或兼湿热者为多见，如病程不长者治疗较易，个别病例由于病程太久，络道干闭，也很难治。在治疗中，如患者早已依靠某种西药控制早搏，要采取逐步戒除法，因为西药一般针对性很强，中药方剂是一个调节作用，起效较缓，若突然撤除，往往不能适应，而丧失对中药的信心，故欲速则不达，慢则能成。

3. 甲亢后室性早搏

陈xx，女，30岁，成都市铁路医院外科医生，1999年5月20日初诊。

病史：今年3月初因甲状腺功能亢进住院治疗，控制了“甲亢”，各项检测指标正常，但于4月初开始出现室性早搏，越来越频繁，经心电图，“心脏彩超”及其他多项检查，排除“甲心病”，也无心肌缺血等现象，服用心得安，心律平等β受体阻滞剂，早搏更频繁，心悸厉害，非常难受。目前服脉安定维持，但仍然是持续性早搏，从未被控制。慕名而来求治于中医药。

现症：自诉全身乏力，胸闷心悸不适，眠食二便均可，月经正常。察其体质中等，性情偏激，舌质稍淡苔薄白润，脉细弱而参伍不调，仍是气阴未复不相接续之象。

辨治：辨为气阴不足之证，当益气阴为主，佐以疏通经输促其气阴升降，用生脉散加味：红参，五味子，生地，羌活各15克，丹参，麦冬，黄芪，葛根各30克，苦参20克，炙甘草6克。浓煎，1日1剂。

5月27日二诊。陈诉服用上方后感到胸前紧闷悸动难受，与服心得安，心律平后相似的不舒服感觉，乃减量服用（2日1剂）勉强服完3剂，早搏频繁如故。详查脉象细弱无力而参伍不调，舌质淡嫩苔白润。认为其早搏纯属气血不足不相接续所致，前方所用羌，葛过升，苦参过降，与病机不符，当改弦更张，双调气血，用炙甘草汤加味治之，再观后效：炙甘草10克，太子参，麦冬各20克，桂枝，生地，酸枣仁，大枣，阿胶（化），生姜各15克，黄芪30克，丹参18克。浓煎，1日1剂。

6月15日三诊。患者陈诉，服用本方感受到心胸舒适，服第2剂时即停服脉安定等西药，1日1剂，早搏逐日减少，服至第6剂即未出现早搏，今已服12剂，一切正常，惟其胃脘部有痞满之感，而颜面，下肢并不浮肿（有的患者久用甘草可出现浮肿，停药则消，是甘缓滋腻之故），于二诊方中加谷芽30克，白豆蔻10克，嘱其再服4～6剂，巩固疗效。1月后专门来云，停药观察半月后又于近日作心电图检查正常。

按：本案病例服用心得安，心律平等β受体阻滞剂，反使早搏频繁，心悸更甚，而服初诊方后的反应与之相似，这与现代研究证明葛根，苦参具有β受体阻滞剂的作用是符合的。从中医理论考察，患者并无热象或湿热而用苦参，无阳气虚陷或经输不利而用羌，葛，师出无名，辨证之误也。

4. 立足肝虚风动，调治血液疾病

袁xx，男，17岁，学生。初诊：2014年7月20日。

3个月前无明显诱因出现发热，头痛，其母自行购买感冒药（具体不详）嘱服2天后发热，头痛消失，但全身散见针眼或黄豆大小紫斑，以四肢为主。伴随皮疹，时显时消，略痒。当地医院诊断为：过敏性紫癜，紫癜性肾炎。经治后紫斑消退明显，血常规，肾功正常，但尿蛋白，尿血改善情况不佳。目前仍口服泼尼松每日20m克，7月14日尿常规示：尿蛋白 3+，尿隐血 1+。慕名来蓉求诊于郭老。现症：全身未见紫癜，荨麻疹时发，发时痒感明显，伴口干欲饮，大便秘结，2～3日1次，质干；舌红苔薄黄干，脉弦，余无明显不适。

辨证：肝阴暗耗，肝风妄动，兼有胃热。

处方：乌梅30克，生地20克，防风20克，荆芥15克，蝉蜕15克，金银花15克，生石膏15克，知母15克，淮山药30克，大枣1克5，白花蛇舌草30克，仙鹤草30克，生甘草15克。1日1剂，水煎服，7-10剂。

二诊：2014年 9月21日。

患者母亲诉，因路途遥远，第一诊方初服 15剂，药后荨麻疹发作频率明显降低，口干苦减轻，大便正常，8月5日查尿常规：尿蛋白1+，尿隐血1+，自行再连服上方15剂，荨麻疹未再发作，9月14日查尿常规：尿蛋白（-），尿隐血 1+，遂来复诊调治。察：余无所苦，仅小便偏黄。舌淡红苔薄黄略干，脉略弦。

辨证：肝虚风动，下焦热盛，迫血妄动。

处方：生地15克，乌梅30克，僵蚕15克，蝉蜕15克，金银花15克，丹皮15克，地骨皮30克，防风20克，石韦40克，黄柏20克，白花蛇舌草30克，仙鹤草30克，生甘草10克。1日1剂，水煎服，15剂。

嘱停泼尼松。

三诊：2014年10月15日。

自9月22日起停服泼尼松，坚持中医治疗。10月14日尿常规：尿蛋白（-），尿隐血（-）。舌淡红，苔薄略黄，脉平。

辨证：余邪未净。

处方：乌梅30克，生地15克，防风10克，僵蚕10克，蝉蜕10克，金银花20克，黄柏15克，仙鹤草20克，白花蛇舌草20克，生甘草8克。1日1剂，水煎服，10～15剂。

后记：后郭老因病停诊，11月电话随访1次，已停药，无所苦。

【解析】郭老认为，肝藏血，主疏泄，调达体内气血津精，故辨治血液系统疾病常主张从肝论治。本案始终立足于肝虚风动，以滋养肝之阴血，疏散肝风为治疗主线，并配合对症（仙鹤草止血，僵蚕消除蛋白），病症结合，随证治之。初诊不仅肝虚风动，还见胃热炽盛之证，故配以清泄胃热；二诊胃热已不彰，但尿血改善不明显，郭老考虑为下焦热盛动血，故佐清解下焦邪热，且重用石韦通因通用，通涩兼合；三诊继续清解余留之邪风，邪热，以防星火燎原，但病情已稳定，故精减药味，降低剂量以巩固，终收满意疗效。

5. 玉屏风防感冒，需明辨阳与气

代xx，女，30岁，工人。初诊：2010年3月8日。

产后约3个月起无明显诱因自觉恶风畏寒，背部尤甚，稍微受凉即觉背冷如冰，继则全身发冷，频频喷嚏，清涕，并咽喉干痛。症状反复迁延，多方求治未效，已1年有余。近半年来更觉头顶时时冷风习习，天冷或阴雨之时尤甚。1月前到某省级医院行脑CT，B超，X光片，血常规等检查，未发现明显理化指标异常。患者原本打算外出务工，因受抵抗力差，易感冒所困扰而不敢外出，苦恼焦急不堪，遂来就诊。

一周前晨起冒风，恶风怕冷，喷嚏，清涕比以往加重，咽喉干痛，口干不喜饮。自诉穿衣明显多于他人，时时汗出，又不敢随意减衣，减则诸症加重。察其面色萎白不华，神情低落；望其咽喉后壁充血，焮红。舌淡红，苔薄白，脉沉偏弱。

辨证：肺卫气虚，气郁化热。

处方：玉屏风散合桂枝汤化裁：北黄芪 50 克，炒白术 20 克，防风 20 克，桂枝 10 克，白芍 15 克，板蓝根 30 克。1 日 1 剂，水煎服。10 剂 1 个疗程，1 个疗程后休息 2～3 天，再进第 2 个疗程，2-3 个疗程。

二诊：2010 年 10 月 11 日。

上方 10 剂后未再反复感冒，又进 20 剂后，遂前往浙江务工，期间恶风怕冷未再复作，近半年未感冒，此次国庆回蓉，特来求巩固之方。

辨证：表卫气虚，肺卫不固。

处方：玉屏风加味：北黄芪 50 克，炒白术 20 克，防风 2 0 克，板蓝根 30 克。1 日 1 剂，水煎服。7～10 剂后如未再反复感冒，即可停服。

【解析】综合此患四诊资料，郭老辨为肺卫气虚不固，气郁化热。肺卫气虚不能温煦，故尔怕冷恶风；肺气不能固摄，故汗出涕流；肺卫气虚不能防御外邪，当然容易反复感冒。至于咽喉干痛，乃是气郁化热所致。所以初诊以玉屏风散益气实卫固表；桂枝汤祛风散寒，调和营卫；佐板蓝根清解邪热。二诊巩固之方，仍以玉屏风为治，以使在表之藩篱坚固不易被外邪侵袭；佐板蓝根，意在对于易感之人，不仅要防再感，还需考虑感冒之后，邪气的“从化”倾向。如蜀地民风喜辛辣，易从热化，故加板蓝根或虎杖（尤适于兼有便秘者）之类，防邪热化。

6. 从脾论治唇干裂，当需兼顾气与阴

口唇干裂，烧灼样干痛已 2 年余，西医用过维生素及其他西药未效，又请中医治疗服多剂中药未效。近日口唇干裂烧灼样增剧，口苦口干，心烦，大便干燥，小便黄。察其人体质偏瘦，面色红活，口唇红干燥裂，苔黄干，脉细滑。

辨证：脾气不运，脾阴不足，滋生内热，口唇失濡。

处方：参苓白术散加减：炒白术 15 克，淮山药 20 克，北沙参 30 克，茯苓 15 克，麦冬 20 克，生地 20 克，石斛 20 克，黄芩 20 克，丹皮 15 克，生谷芽 30 克，甘草 5 克，火麻仁 20 克。1 日 1 剂，水煎服，4 剂。

二诊：2002 年 8 月 19 日：自诉症状大减，口唇已不觉干痛。察其口唇润泽，已无干裂红燥之象，方药对证，无须更张，嘱原方再服 10 余剂巩固疗效。

后注：两月后带孙子应诊，追问诉已愈未复作。

【解析】患者长期口唇干裂烧灼样干痛近 2 年，多方治疗未效。就诊时火热的表现仍然较为明显，口苦口干，心烦，小便黄。但细查患者形体偏瘦，脉细，且病程长，当以气阴两伤为重。因此实脾气，滋脾阴，清内热，用参苓白术散加减治之。方药对证，自然效如桴鼓。

陈伯英先生特色医案选

河北省中医药科学院　王红霞

陈伯英先生（1929～1978 年）江苏东台人，早年跟随舅父夏少泉学习中医。夏少泉是承淡安的弟子，在中国近代医学史上，二人都有突出的贡献。1946 年抗战胜利之后，陈伯英在故乡江苏东台城米面街自立开业。1953 年，政府号召组织起来，办联合诊所，陈伯英率先组成“新农联合诊所”。1956 年参加了江苏省中医学院医科师资班，期间参与编写《中医学概论》，作为全国中医院校教学教材。1957 年 8 月毕业，由卫生部推荐到河北中医学院任教。河北中医学院 1962 年被撤销之后，陈伯英分配到河北省中医研究院做编审工作。1965 年河北省中医研究院下马后调入天津中医学院，担任教师，去北京中医学院《内经》教研班学习，并参编《内经》教材，结业后回到天津中医学院。1969 年 10 月，陈伯英与一批“天津中医学院”的教师们，来到了石家庄，与河北医学院合并，成立了“河北新医大学”。他见证了河北中医事业的坎坷历程，也在多年的临床实践之中积累了丰富的经验。我们选取其即将出版的一部分临床验案，作为纪念并以飨读者。

1. 外感风寒案

祝xx，男，30岁，工人。

风寒暴感，寒热无汗，体痛呕逆，舌苔薄白，脉浮紧，用疏散法。

处方：杏仁泥12克，紫苏叶12克，制半夏6克，薄橘红6克，嫩前胡6克，白茯苓12克，玉桔梗6克，淡豆豉9克，炒枳壳4.5克，生姜皮0.6克，葱白一根。

【按】此为杏苏散合葱豉汤，为治风寒之证治法。

文xx，男，35岁，教师。

沐浴当风，御寒不慎，遂致寒凉外袭，肺气不宣，寒热无汗，周身酸疼，而左胁疼痛尤为剧烈，一经咳嗽，痛几欲裂。舌薄，脉弦紧。法用轻苦微辛宣开肺气，能得应手，方称佳吉。

处方：光杏仁9克，紫苏叶6克，整豆蔻三粒（后下），制厚朴6克，橘红络各4.5克，白茯苓12克，法半夏6克，淡豆豉6克，玉桔梗6克，炒枳壳6克，慈菇芽四枝，枯荷叶6克。另苏合丸一粒药汤送下。

【按】此杏苏散减前、草，加蔻、朴以宣气化湿，豆豉以发表取汗，苏合丸以宣肺定痛。

二诊：前药得汗，诸恙均减。刻惟入暮微热，脘闷不食，舌中心黄厚，大便不通，究属余邪留肺，气逆不降之象。再主苦辛开降之法。

处方：光杏仁12克，霜桑叶9克，焦山栀6克，香豆豉6克，广玉金6克，炒枳桔各6克，白茯苓12克，法半夏6克，薄橘红6克，姜汁炒蒌皮6克，慈菇芽四枝，荷叶6克。燕医生补丸。

【按】用微苦微辛以清宣肺经余邪，则暮热脘闷可解。但以舌苔中心黄厚，大便不通，乃肠胃积滞化热之征，故参入西药之生补丸以通大便。因肺与大肠相表里。故用脏腑表里同治法。又燕医生补丸用法，约有三条，分述如下：

（1）初病寒热，表邪未解，兼见腹疼肛坠，大便难解者可用之。

（2）表邪已解，而潮热腹疼，大便不通，当用承气等下法，可以此代之。

（3）表里俱和，而脘闷不食，舌根苔厚或黄或黑，亦可以此微下之。

华xx，女，37岁，农民。

风寒外感，咽喉肿痛。

处方：荆芥穗6克，苏荷尖6克，杏仁泥9克，炒牛子9克，京赤芍9克，嫩射干9克，炙僵蚕6克，净蝉蜕6克，粉甘草6克，玉桔梗6克，生姜皮3克，葱白二枚。

【按】本案之咽喉肿痛，由风寒所致。故用荆、薄、蚕、蝉以疏风，葱白、姜衣以散寒，牛、射、赤芍以治咽闭而消肿，杏、桔、甘草以开肺气而止壅。风寒一解，病可自愈。

2. 湿热内阻案

孔xx，男，25岁，教师。

风温头疼，身热微汗，咳嗽气息微促，舌薄白，脉浮数，用桑菊饮加减。

处方：冬桑叶9克，苏荷尖6克，光杏仁6克，焦栀子6克，嫩前胡6克，荷叶6克，杭菊花9克，炒牛子9克，玉桔梗6克，香豆豉6克，薄橘红6克，慈菇芽三支。

【按】温邪上受，肺气郁遏，用桑菊饮合栀豉，为辛凉解表之正法。若身热无汗，玄府不通，则可去清热之栀子，改用发表之葱白。

二诊：药后得汗，热仍不解，气息短促，咳引左胁作疼，舌苔黄，究属风温犯肺化热之象。宜微苦以清降，微辛以宣通，辛温香燥，此在禁例。

处方：冬桑叶9克，光杏仁9克，焦栀子6克，香豆豉6克，广玉金6克，姜汁炒蒌皮6克，橘红络各6克，连翘壳9克，玉桔梗6克，炒枳壳6克，慈菇芽三支，枇杷叶6克（包）。

【按】身热不为汗解，温邪有化热之渐，气促咳引胁痛，肺气郁而不舒，此时用温燥则热炽劫津而神昏谵妄，用苦寒则邪郁不解而气息喘急，惟宜微苦以清降，微辛以宣通，最平稳，最得体，更最易取效。

三诊：风温化热，肺逆不降，此咳逆气促，右胁作痛之所由来也。舌苔灰黄，法当清降。不增喘急，方可无忧。

处方：大连翘9克，焦山栀6克，广玉金6克，杏薏仁各12克，冬瓜子15克，浙贝母9克，济银花12克，香豆豉4.5克，瓜蒌皮6克，桃仁泥9克，橘红络各6克，嫩芦芽30克。

四诊：脉诊均减，仍守原方，再服一剂。

五诊：脉静身凉，恙已脱险，甘寒育阴，以善其后。

处方：南沙参15克，寸麦冬9克，薄橘红6克，浙贝母9克，天花粉12克，川石斛9克，焦山栀6克，连翘壳9克，冬瓜子12克，生薏仁12克，鲜竹叶10片，嫩芦芽18克。

【按】调理方中，犹参以清热化痰之品，盖深恐"炉烟虽熄，灰中有火"也。

缪xx，男，25岁，农民。

风温化燥，邪陷入肺，大热大汗，舌苔灰黄，脉数无伦，症危且险。

处方：生石膏30克（先煎），肥知母12克，杏仁泥9克，桃仁泥9克，冬瓜子12克，生薏仁15克，瓜蒌皮9克，浙贝母9克，橘红络各6克，粉甘草4.5克，枇杷叶9克（包）。

【按】此邪陷肺绝之象，证势虽不可为，而法不可不知。再者，凡喘证脉证细小或伏，指甲青紫者皆为绝象。切记。

李xx，女，35岁，农民。

风温十日，头痛面赤，身热无汗，脉数，此邪热遏肺，肺气不宣之象。证势怕陷，汗解则吉。

处方：冬桑叶9克，杭菊花9克，炒牛子9克，淡豆豉6克，杏仁泥9克，玉桔梗6克，焦山栀6克，大连翘9克，广玉金6克，鸡苏散3克（包），薄橘红6克，枯荷叶9克。

二诊：身热不为汗解，温邪有化热之渐，用微辛以宣通，微苦以清降。

处方：光杏仁9克，炒牛子9克，白桔梗6克，苏薄荷3克，瓜蒌皮6克，浙贝母9克，薄橘红6克，丝通草3克，连翘壳9克，益元散9克（包），焦山栀6克，淡豆豉6克，竹叶6克，嫩芦芽18克。

三诊：刻诊，身热较前减退，而口渴脉数，苔腻黄，此为热邪蕴胃，津液受劫之象，非急下存阴不可。

处方：京元参12克，肥知母9克，焦山栀9克，生石膏30克（先煎），寸麦冬12克，炒蒌皮9克，连翘壳9克，薄橘皮6克，炒枳实6克，淡黄芩9克，益元散12克（包），竹叶心9克，粳米15克，汉箱黄9克（后下）。

【按】热居胃府，津液受伤，于承气法中佐以清热养津，固数当务之急。

3.崩漏医案

郑xx，45岁，工人。

肝脾失藏统之责，冲任无固摄之权，崩漏鲜红，忽逾旬日，内热头昏，心悸肢颤，周身筋脉酸疼，舌淡，苔薄，脉细缓。总缘去血过多，筋脉失养之故。颇虑血势狂澜，变生不测。

处方：潞党参12克，炙黄芪9克，焦于术6克，清阿胶9克，当归身9克，炒白芍12克，朱染茯神12克，酸枣仁12克，龙眼肉4枚，紫石英9克，丹皮参各4.5克，淮牛膝9克，炒蒲黄4.5克，童便1杯。

【按】崩漏不止，应以止涩为主，但血脱气虚，益气尤为首要。至于用石英、杜仲等药，系守"强督肾以实漏矣"之义。

二诊：减丹参、淮膝、童便，加左牡蛎、龙骨、莲蓬炭。

【按】加用龙牡等固涩药，以增强止血作用。

孙xx，45岁，农民。

昨日崩漏鲜红血块甚多，今虽告止，而腰胀频痛，带下如注，口渴心烦，脉弦，苔薄，证属肝不藏血，冲任失司所致。久延有致败之虞。

处方：醋炙乌贼骨9克，左牡蛎12克，软白薇9克，当归身6克，杭白芍9克，丹皮参各4.5克，紫石英9克，川楝子6克，制香附6克，白茯苓9克，盐水炒黄柏4.5克，莲肉八粒（连心）清阿胶9克（蛤粉4.5克拌炒珠）童便1杯。

【按】漏红虽止，带下如注，故从理气活血药中，加入止涩的乌贼、胶、蛎以固崩止带。

二诊：崩漏又发，而腰腹痛坠，证属体虚夹瘀，姑勉用寓泻于补一则以应之。

处方：熟地炭 12 克，当归身 6 克，盐水炒牛膝 6 克，延胡索 6 克，台乌药 6 克，建泽泻 6 克，丹皮参各 4.5 克，川楝子 9 克，桃仁泥 4.5 克，制香附 4.5 克，降香丝 2.4 克，玫瑰花 4 朵。

【按】崩漏腰痛，本是奇经受伤的特征。但腰痛而坠，又是里有积瘀亟欲下行的表现。在此情况下，只有用寓泻于补的方法，才能二者兼顾。

三诊：崩漏腰痛而坠，用寓泻于补法，积瘀下行通畅，今拟扶土温养法。

处方：太子参 9 克，天生于术 6 克，云茯苓 6 克，当归身 6 克，白芍 9 克，杜仲 9 克，沙苑子 6 克，枸杞子 6 克，炙桑螵蛸 9 克，炙甘草 1.5 克。

【按】扶持中土，温养奇经，为崩漏虚极的主要治法。

四诊：脾肾两亏，赤白带下，腰腹痛坠，幸获暂止，近惟腹中不快，水泻，溲热难行，此属湿热，无他歧也。先拟分利阴阳，少佐固摄法。

处方：炙桑螵蛸 9 克，天生于术 6 克，全当归 6 克，炒白芍 9 克，香砂米 3 克，乌贼骨 9 克，建泽泻 6 克，猪苓 9 克，淮山药 9 克，川楝子 9 克，煨广木香 6 克，炒黄柏 4.5 克，青荷叶包陈饭根一团。

【按】崩漏止而水泻，溲热，标急于本，故以分利阴阳为主法。

李 xx，33 岁，职工。

经来淋漓不断，已经月余，二便不利，口渴，腹中热，舌苔黄腻，脉沉实，此湿热壅滞，冲任不调所致。

处方：当归尾 9 克，京赤芍 9 克，川楝子 12 克，延胡索 6 克，制香附 12 克，青陈皮各 6 克，桃仁泥 12 克，淮牛膝 12 克，汉箱黄 9 克，潼木通 3 克，丹皮参各 6 克，猪赤苓各 9 克，降香 3 克，车前子 9 克（布包）。

【按】湿热壅滞膀胱，则小便不利，湿热盘踞大肠，则大便艰难，于理气导血中，加入清利之木通，通降之箱黄，自可覆杤而起。

二诊：药后，二便爽，漏大减，痛止热退，黄腻苔减退大半，再抱原方加减。前方减大黄，木通，赤苓，加川芎、五灵脂、玫瑰花。

【按】二便通行，漏反大减，足见血漏系湿热逼迫所致。转方用川芎、脂、瑰，虽曰通瘀，实所以止漏。

齐 xx，27 岁，农民。

暴崩，血尚未止，忽然大寒大热，汗出稍退，此乃血去气伤，抗力薄弱，以致外邪乘虚而入使然。欲求血止，先去寒热。盖天暑地热，则经水沸溢，所谓："血得热则妄行"是也。

处方：太子参 9 克，野于术 6 克，清阿胶 9 克（烊冲）生蒲黄 4.5 克，当归身 9 克，白芍薇各 9 克，丹皮参各 4.5 克，煅龙牡各 9 克，熟地炭 9 克，炒黄芩 4.5 克，青蒿 3 克，炙甘草 3 克，朱染茯苓神各 9 克，益母膏 30 克（和服）鳖血炙柴胡 3 克，蚕蛹 9 克（烧炭和服）。

【按】此方重点在于用蒿、芩、鳖、柴以退寒热，余如补气补血，佐以固涩，乃治崩之常法。

二诊：夜来寒热未作，血亦不多，症已机转，似为可喜。但以舌苔厚腻，中心浮灰，暑湿热邪，遏伏中宫，颇虑发生歧变。

处方：青蒿珠 3 克，生血鳖甲 15 克，枯黄芩 4.5 克，当归身 4.5 克，炒白芍薇各 9 克，丹皮参各 4.5 克，太子参 9 克，细生地 9 克（炒炭）鳖血炙柴胡 2.4 克，朱染茯苓神各 9 克，益母膏 30 克（和服）清阿胶 9 克（烊冲）蚕蛹 9 克（烧焦入煎）。

【按】舌苔厚腻，中心浮灰，显属暑湿热邪为患之象。崩漏而兼暑湿，最易发生变故，应该引起密切的注意。

三诊：崩后，午后寒热，舌苔白腻，此湿郁卫分之象。亟应宣开，徐议止血。

处方：杏仁泥 9 克，厚朴花 4.5 克，苏藿梗各 4.5 克，大豆卷 9 克，白蔻皮 3 克，薄橘红 4.5 克，广郁金 4.5 克，炒枳壳各 4.5 克，赤茯苓 9 克，益元散 9 克（包）丝通草 2.4 克，青蒿拌炒黄芩 4.5 克，荷叶一角。

【按】亟予宣开，是急则治标法。又病人经服三诊方后，寒热肃清，腻苔亦化，以后转用补气血加固涩药次第调理而愈。

樊 xx，40 岁，工人。

肝不藏血，冲任失司，致令经汛短期，淋漓不断，周身脉络牵掣而痛，亦血不荣筋之故。症已久延，难求速效。

处方：全当归6克，炒白芍9克，绵杜仲9克，左秦艽6克，宣木瓜6克，川楝子6克，煅牡蛎9克，苏梗4.5克，黄芪9克，白薇9克，乌贼骨9克，金橘饼三枚，玫瑰花三朵，清阿胶6克（蛤粉4.5克拌炒珠）。

【按】漏血过多，筋脉失养，自应养血舒筋。

二诊：前药进后，颇合病机，筋脉畅而血摄，惟腰痛白带下注，缘为肝脾两虚所致。

处方：太子参6克，炒于术4.5克，黄芪6克，当归6克，绵杜仲9克，川续断9克，乌贼骨9克，炒白芍6克，清阿胶6克，白薇4.5克，莲子肉六枚。

【按】漏止而腰痛带下，应辨证为肝脾两虚，方从归脾化裁而出。

4.五更泻

李xx，男48岁，石家庄市拖拉机厂职工，1975年1月2日初诊。

主诉：4年来，每于黎明时分腹痛欲泻，说泻就泻，不能稍缓，必须赶紧如厕。多次作过大便常规及胸透，肝功能，钡灌肠等检查，均未发现异常。曾服用中药四百余剂，询查以往处方，大都为二神，四神，附子理中等方剂。因疗效不显，经友人介绍来诊。

初诊时主证：每日清晨腹痛洞泄1～2次，泻后痛减。平时胸胁痞闷，嗳气食少。舌淡红，苔薄，脉弦。

辨证：木土相凌，肝强脾弱。

治法：扶土抑木，理气和中。

处方：焦白术9克，茯苓12克，莲肉9克，炒苡米12克，炒川楝子12克，醋炒元胡6克，炒白芍12克，乌梅6克，苏梗9克，半夏6克，陈皮6克。10剂，每日1剂，水煎二次，共取汁300ml，早晚2次分服。

二诊（1月12日）：上药服5剂后，每日晨泄减至1次，腹痛减轻；服10剂后，已不腹痛，大便较为成型，胸胁痞闷嗳气均退，饮食增加。前方既然合拍，仍守愿意图之。上方去苏梗，半夏，加白蒺藜12克，木瓜9克。10剂，煎，服法同前。

三诊（1月22日）：6天来排便时间推迟到下午两时，且已成形，便时无所苦。但每日清晨仍有便意，嘱除服1月12日方15剂外，并于清晨收听广播，以转移其注意力。

一个月后，病人来诉，自晨起收听广播后，便意已消失。一个月来每日午后排大便一次，成形，其他无不适。随访半年未复发。至此，五更泻已告痊愈。

【按】五更泻即晨泄，又名肾泄。张景岳说：“肾泄证……每于五更之初或天将明时，即洞泄数次，有经月连年勿止者，有暂愈而复作者……。”据此，本案诊为“肾泄”，似乎无啥疑问。但何以前医按“肾泄”施治，投用二神，四神及附子理中等方药四百余剂而毫无效果？可见本案虽然貌似肾泄，而病机实质并不在肾。张韦青说：“肾泄又名晨泄，每至黎明，辄暴迫而下注是也。然肝病亦有至晨而泄者，以寅卯属木，木气旺时，辄乘土位也。疑似之症，将何以辨之哉？盖肾泄是命火衰微，而无抑郁之气，故暴注而不痛；肝病而木旺尅土，则木气抑郁，多痛而不暴注。以此为辨，可了然矣”在这里，张氏不仅指出了肾病与肝病均可造成“晨泄”，而且阐述了肝病晨泄的发病原理和肝病晨泄与肾病晨泄的鉴别诊断。基于此，可以理解到本案的“腹痛洞泄，泄后痛减”，确系“肝强贼脾，得泄泻。稍解其抑郁之苦”之象；至于“胸胁痞闷，嗳气食少”，亦属肝木乘土（胃）之征。总之，本案的病机不外乎“木土相凌，肝强脾弱”。所以初诊时，用茯、术、莲、苡以益脾扶土，梅、芍、楝、胡以制肝抑木，并加入苏梗、二陈以理气和中。病人服10剂后，不仅“每晨泄减至一次”，而且“已不腹痛，大便较为成形”。足证上述的辨证和立法，颇为中肯。不然的话，仍按肾泄常规治疗，用“姜、附、肉蔻、骨脂之类，气热味辣，虽温脾脏，反助肝阳，肝愈强而脾愈受戕”，恐怕病无愈日矣。二诊时因“胸胁痞闷嗳气均退，饮食增加”，故减去苏梗、半夏，另加入白蒺藜佐楝，胡以疏肝理气；木瓜佐梅，芍酸以制肝，且木瓜兼有“疏肝”作用。

三诊时，病人大便正常并推迟到午后，“但每日清晨仍有便意”，从西医学考虑，是“条件反射”的现象，故用收听广播法“使其忘圊”。俞震说：“盖脾主信，泻久则以泻为信，使忘其圊，则失其泻之信，而泻可止矣。”本案洞泻虽止，但清晨仍有便意，此时如不设法消除便意，诚有死灰复燃，旧病复发之虑。

【按】泄泻系指排便次数增多，粪便稀薄，甚至泻下如水而言。本病多包括急，慢性肠炎，肠结核等疾患。

本病在《内经》称为泄，为有“濡泄”“洞泻”“注泄”等名称。汉唐时代多称“下利”。宋以后统称为“泄泻”。本病的成因主要有四个方面：一是感受外邪，如寒，湿，暑，热，而以湿邪为多，致使脾胃受损，功能障碍，清浊不分，升降失常；二是饮食不洁，或恣食油腻损伤脾胃；三是劳损内伤，导致脾肾阳虚，不能熟腐水谷，使水谷停滞，并入大肠而引起；四是情志失调，如恼怒，忧思等情志波动，损伤肝脾，致肝气横逆，脾胃受制，运化失常。在辨证方面，应首先明其寒热，分其虚实。一般而言，粪便清稀者，多属寒证；粪便黄褐而臭，肛门有烧灼感者，多属热证；痛势急骤，腹部胀痛，泄后痛减者，多属实证；痛程较长，腹痛不甚者，多属虚症，在治疗上，对“湿盛”者以祛邪为主，分为芳香燥湿，清热化湿，淡渗利湿诸法。“脾虚”者以扶正为主，分有健脾，温肾，抑肝扶脾法治之。例 1，例 3，均为肝木乘脾之症，前者肝实较重，其治以疏肝为主，兼以理脾；后者以虚为重，故以健脾而抑肝。虽均为肝脾俱病，其偏重不同，故治亦有别。例 2 为顽固性泄泻，经久治未效，马氏根据其证情，宗“无湿不成泻”的理论，以健脾利湿，导滞的方药投之而获痊愈。可见“审因论治”是用药的关键。

5. 虚劳

南 xx，男，35 岁。

营阴不足，虚阳扰灼，以致头晕耳鸣，目眶色青，心悸肉瞤，不能自主，寐则多梦，惊悸不宁，手足出汗，且感凉意。稍涉烦劳，则诸恙毕集，腰腿酸楚，肝肾虚馁，于此可见。拟潜镇滋养法。

处方：生石决明 15 克（先煎），生牡蛎 12 克（先煎），青龙齿 12 克（先煎），酸枣仁 12 克，柏子仁 12 克，朱染茯苓神各 12 克，炒白芍 12 克，清阿胶 6 克（秋石 4.5 克拌炒珠），炙远志 4.5 克，粉丹皮 6 克，黑豆衣 9 克，广陈皮 4.5 克，莲子心 2.4 克，鸡子黄 1 枚（布包悬煎），朱染灯芯 0.3 克。

二诊：服药以来，耳鸣心悸，手足出汗皆已大退，食欲亦旺，诚为可喜。究以水不涵木，虚阳易动，此惊则心悸，烦则汗出，寐则多梦，间或遗泄之所由来也。拟滋阴潜阳，以希逐渐向愈。

处方：生牡蛎 12 克（先煎），生龙骨 12 克（先煎），清阿胶 6 克（石决明粉 6 克炒珠），炒白芍 12 克，大生地 9 克，柏子仁 12 克，酸枣仁 12 克，炙远志 4.5 克，淮山药 12 克，粉丹皮 6 克，天冬 12 克，莲子心 3 克，朱染云苓神各 12 克，朱染灯芯 0.3 克。

三诊：迩来诸证均退，精神逐渐恢复，但每涉惊烦，尚心悸汗出，寐则多梦，脊髓酸楚，晚餐之后，腹闷不舒，此阴虚阳浮，心肾不交，脾胃消化不强之象，治仍率由章，稍事损益。

处方：前方去阿胶、决明、生地、灯芯，加大熟地 12 克，炒杜仲 9 克，广皮 4.5 克，生龙骨 12 克，金橘饼 1 枚。

四诊：述称前受惊烦，神经颇感刺激，心悸怔忡，夜寐不甜，食欲稍逊，大便秘结，种种皆由营阴不足，阳浮不潜。据证论治，仍应滋阴潜阳，至于颐养工夫，尤当加诸药饵之先。

处方：前方去广皮、山药、杜仲，加炙龟甲 12 克，盐水炒黄柏 4.5 克，牡蛎 12 克（先煎），龙骨 12 克（先煎），清阿胶 6 克（石决明粉 6 克炒珠）。

五诊：丸方：路党参 24 克，杭白芍 18 克，青龙骨 30 克，柏子仁 18 克，芡实肉 30 克，京元参 15 克，生牡蛎 15 克，猪羊脊髓各 30 克，云苓神各 15 克，五味子 9 克，粉丹皮 15 克，炙远志 9 克，炒杜仲 15 克，怀牛膝 18 克，生熟地各 30 克（捣膏），湖莲肉 60 克。

诸药共研为末，与诸膏汁加炼蜜 120 克。泛丸空心服 9 克。

【按】虚劳，为中医内科四大证之一，所谓“风劳鼓膈”，虚劳居第二位。气血阴阳虚损，各有偏重。本例乃心，肝，肾三脏均虚，心血虚，心失所养，肝肾亏阴，以致阳亢。故初诊用决明、牡蛎、朱砂潜镇、枣仁、柏仁、白芍、阿胶滋养之后，诸恙均减。循序之渐进，终于以膏代煎收功。

6. 复发性口疮

孙 xx，男，37 岁，石家庄市拖拉机厂工人，1975 年 1 月 27 日诊。

病人生口疮 20 余年，近一年来发作频繁，遍及口黏膜，舌及齿龈等部，少则二，三块，多则七，八块，此伏彼起，痛苦异常。经中西药治疗，效果不显。当即诊查病人舌部有溃疡三块，伴有食欲差，腹胀，大便溏。舌淡有齿痕，中后苔剥（2*3cm），两关脉弱。辨证属清阳下陷，虚火上升，用附子理中汤加味。

处方：制附子 2.4 克，党参 15 克，生白术 9 克，炮姜炭 3 克，炙甘草 3 克，茯苓 12 克，半夏 1.5 克，陈皮 6 克，厚朴 1.5 克，佛手 1.5 克，泽泻 6 克。五剂，每日 1 剂，水煎二次，共取汁 400ml，分两次服。

2 月 4 日二诊：腹胀退，食欲好，大便成形。上方去厚朴、半夏、泽泻，加炒白芍 9 克，炮姜炭改用干姜 1.5 克。7 剂。

3 月 12 日三诊：病情稳定，按前方加炙升麻 2.4 克，炙柴胡 3 克。7 剂。

3 月 21 日四诊：舌部溃疡消退，但右颊黏膜出现一个溃疡，如此单个出现，得未曾有（过去溃疡大都蝉联出现）。剥苔范围较前小（1*0.5cm），关脉较为有力。脾阳渐复，土实则虚火自敛。原方继进。

4 月 5 日五诊：上方连服 15 剂，据病人自诉颊部溃疡消失已 1 周。

检查：整个口腔无溃疡，舌中剥苔消失。前方再服 15 剂，以巩固疗效。

4 月 20 日六诊：口腔溃疡已消失三周余，嘱停药观察，随诊 2 年余，迄今未再发。

【按】《张氏医通》说：“口疮。经云：‘膀胱遗热于小肠，膈肠不便，上为口靡’。盖小肠者，心之腑也，此举邪热之一端耳。心属君火，主五脏六腑之火，故诸经之热，皆应于心，心脉布舌上，脾脉布舌下，二经之火为病，皆当用寒凉施治。”又说：“服凉药不愈者，此酒色过度，劳役不睡，舌上光滑而无皮；或因忧思损伤中气，虚火泛上无制，必用理中汤，甚者加附子。”据此，可见口疮的成因，有实火虚火之分，实火宜用寒凉清解，虚火应予温热升运。

本案除口疮外，伴有食欲减，大便溏，舌淡有齿痕，中剥，关脉弱，脉证合参，确属清阳下陷，虚火上升之象。故主以温运脾阳之附子理中汤，复参入二陈、佛手以理气宣中，厚朴、泽泻以消胀渗湿。将干姜改用炮姜炭者，因该药不仅温中，且可止泻。二诊加入炒白芍，合真武汤，寓有补阳兼以和阴之意。三诊加入升麻，柴胡旨在升旋清阳。因在本案口疮之成因，由于虚火上升，而虚火上升基于清阳下陷，故清阳下陷为病之本，虚火上升为病之标。倘得清阳上升，则虚火自降，虚火得降，则口疮自愈。病人自三诊后，方药未变，连服 30 剂，使绵延 20 余年之口疮竟获痊愈。

英国袁炳胜先生特色医案

袁炳胜简介

袁炳胜主任中医师，英国中医师学会常务副会长，欧洲经方中医学会副会长，《英国中医》学术期刊责任编辑和编委，世界中联常务理事，世界中联名医传承工作委员会常务理事。

15 岁因为偶然机缘由《内经》而喜欢中医，16 岁考入四川省绵阳市中医药学校统招针灸专业班，受业于川北著名针灸专家熊德炀教授，著名中医药专家李孔定教授以及任吉安教授等前辈老中医专家，毕业实习得到曾受业于蒲湘澄吴棹仙的川北针灸名医倪先贵，陈友良主任医师等的指导；最早于17岁开始临床实践，因中医的卓越疗效而对中医萌生坚定的信念。

毕业后，因为在基层医院的临床工作中多次参与所在医院和其他兄弟医院诸如胆道蛔虫，肝胆尿路结石，各种昏迷晕厥，出血案例，术后尿潴留等的临床急症的会诊诊治而深获患者好评。

在“中医之乡”四川梓潼16年的临床工作中，目睹中医药尤其经方临床的巨大优势，自学完成国家自考中医学专科和本科段的学习考试毕业，成都中医药大学在职中西医结合研究生课程进修班学习结业，受业于成都中医药大学伤寒学家傅元谋教授，中药专家黄国均教授等。并拜师全国五百名老中医药专家李孔定（1997～2007年）和著名针灸学家杨介宾教授临床学习（2005～2007年），并得到已故著名中医学者何绍奇教授指导，又拜国际著名中医和中西医结合专家，中西医医学史专家马伯英教授为师研究学习三年，被世界中联授予“优秀临床人才”称号；发表论文60余篇。出国前在《中国针灸》（9篇）及《新中医》《中国中医药报·名医名方录》《中国中医急症》等发表中医临床学术文章近30篇。来英国后在《英国中医》《英国中医针灸杂志》《澳门中医药杂志》《中医药导报》《中国中医药报》第八、十二届世界中医药大会等发表论文近30篇。

现在致力于中医治疗肿瘤，内妇皮肤科及杂病临床，以及中医急症临床和经典中医临床应用研究普及推广。

1.不孕，乳腺癌术后反复崩漏，调经促孕案

Ms.C,28岁。2015年10月9日初诊。数年来希孕，但不成功。2012年9月医院检查过程中发现乳腺癌，已经是Ⅲ期，10月行癌肿切除术（Lumpectomy)及腋下淋巴结切除术，并经放，化疗后，2013年1至2月月经复行，但不规律。2014年3月进一步做双乳切除术（Double Mastectomy）。术前每23天行经一次，量偏多。现经期不规律，行经时间延长；月经量多，色暗，伴腰痛腹痛胀。近来经行已经持续17天不止，伴头昏晕，肢冷，心悸，恐慌，疲乏甚，难以入睡，依赖安眠药获得短暂睡眠，饮食尚可。脉弦，重按乏力，右寸关大于左侧，两尺弱。舌淡红，有齿痕，舌苔白。

诊断：（1）崩漏；（2）乳癌术后。脾肾不足，冲任失调；阴阳失调，寒热错杂，气血大虚，若不能有效止血，恐有厥，脱之虞。

治则治法：先以中药止血为先。业师李孔定经验方“驻崩汤”加减。

中药浓缩粉剂：南沙参15克，山楂10克，炙甘草6克，贯众12克，黄柏12克，大蓟15克，淮山药10克，桑寄生10克，麦冬10克，五味子6克，地榆10克，和匀，每次4克，一日3次。

10月14日，二诊。经服上方1天血出大减，2日即完全停止。除因等待化验报告而焦虑，失眠，头痛偶或心悸，头枕疼痛，疲乏，小腹轻微疼痛外，已无有其他不适。寸脉偏浮，舌淡红，苔白腻。颈3-4，胸5-6棘突及右侧次髎穴压痛。

因经济因素，只能接受针灸治疗。略兼外感，宜表里阴阳气血同调，取任督脾肾肝肺诸经穴。

夏令时11:05（10:05am 癸亥日，巳时），先取灵龟八法开穴公孙，配内关，次取足三里、百会、四神聪、印堂、安眠、中脘、气海、肓俞、天枢、三阴交、尺泽、合谷，留针30分钟。起针后，取大椎、风池、天柱、颈百劳、灵台、次髎，得气出针。针后头颈背腰骶疼痛，焦虑紧张感尽释，全身舒畅。乃述其朋友于2010年左右患乳腺癌，手术后因潮热盗汗等症曾就余诊治，经针灸治疗数月，诸症消除，后于2012年成功受孕，因介绍其来诊。

21日，三诊。因近日将独立开业，而感紧张焦虑；轻微腹痛（下周月经或将至），余无不适。脉沉，舌淡红，苔薄白。

11:10（10:11am,庚午日，巳时），列缺、照海、足三里、尺泽、三阴交、百会、印堂、中脘、气海、关元、肓俞、复溜、天枢、子宫，留针30分钟。出针后速刺背部大椎，灵台、痞根、肝俞、脾俞、肾俞、腰阳关、次髎穴，得气施平补平泻手法后即出针。

11月4日，四诊。10月30日经行，1天半即

净（考虑因前次经行迁延日久出血过多所致，当为常也），基本没有腰腹痛，眠、纳、便调，精神大好，舌淡红，苔白，脉右寸关弦缓，左脉沉。

17:30pm（甲申日，酉时），外关、临泣、百会、通天、上星、中脘、气海、关元、肓俞、复溜、天枢、子宫、三阴交、足三里、太溪、阴谷；背部腧穴速刺如前法。

后于11月11日，20日，23日复诊3次，除因生意轻微焦虑，余无不适。继以前法，加马氏奇穴（于额部发际平刺向神庭、眉冲、头维，静留针，不施补泻）。并与中药粉剂：

熟地8克，当归8克，白芍药8克，川芎4克，酸枣仁8克，知母8克，淫羊藿6克，丹参6克，百合6克，栀子4克，淡豆豉10克，黄柏4克，蔓荆子4克，每次3克，每日3次，开水冲服。

其后因我于11月24日始回中国休假，停止治疗25天。12月20日返英国飞抵曼城，得到其手机短信，她已经成功怀孕了：But I have some great news，I' m pregnant! I' m so happy and I' m sure its to do with your help! So I really want to say thank you.

Thank you for all your help again your amazing!!!

12月29日，停诊5周后，因感疲乏再诊。寸关脉滑，重按有力，右大于左，舌淡红，苔白偏腻。询问知工作劳心，睡眠易醒。夜寐仅4小时许。当以调整睡眠为要。

13:00（己卯日，午交未时），针照海、丰隆、神门、足三里、四神聪、印堂、安眠，以调气血阴阳，交通心肾，和胃化痰，安神宁志。

案：妇科肿瘤及肿瘤的手术，放疗，化疗，往往都因为影响全身气血阴阳平衡，导致冲任督带，肝肾脾，甚或心肺，女子胞等诸脏腑经络功能紊乱，经，带失调。临床应当知标知本，对病对证，审因论治，始有缓解标，本诸症，改善局部与整体状况，获得良效之可能。

如本案患者，长期希孕无果，反查出乳腺癌。经两次手术及放，化疗后，冲任损伤，气血亏耗，阴阳失调；致月经不调，淋漓不净，持续达17日不止；并因失血过多，气亦随之大虚，而现心悸头晕，脉浮，按之无力之象，急宜止血为主，以防气随血脱。用业师李孔定经验方“驻崩汤”合生脉散意化裁。方中南沙参、炙甘草，加桑寄生补肾固下，三药合用以益欲脱之气；麦冬、五味子益肺肾之阴，补敛同施，加淮山药而养心肾脾阴，使气有所归；凡血出之证（即使阳气不足），亦多兼实热或虚热之扰动，方中贯众、黄柏、大蓟，加地榆以代李师原方中地锦草，清热凉血，宁血止血；枳实、贯众、山楂，清热理气活血，现代药理研究可以缩宫止血，取其意对病用之；原方中收涩止血之龙骨牡蛎、英国缺如未用。笔者18年来，用此方加减用于多种原因所致崩漏，几无不效。

血止之后，患者促孕心切。孕乃随机自然之事。考虑肿瘤本为慢性消耗性疾病，前后经两次手术，气血耗伤，兼之长时间崩漏，阴血过耗，宜先针对脏腑气血阴阳失调，予以调理，使阴平阳秘，气血安宁，冲任和调，脏腑功能复常，乃有受孕可能。以时间针法，取公孙、冲脉、列缺、照海等以调理冲任、合尺泽、气海、关元、中脘、足三里、三阴交、肓俞、复溜、太溪等理气血，和冲气，健脾肾；合谷、大椎、灵台、痞根等消痞积，散癥结，天枢、子宫、次髎等调理胞宫功能；并取上星、通天、百会、印堂等壮督回阳，以复生机；因焦虑失眠，复加用马伯英老师马氏奇穴以安神定志。治疗标本兼顾，迨脏腑阴阳调和，经脉气血通畅，故诸症迅速缓解，自然成功受孕。

2.癌症晚期转移伴严重腹水案

Mrs.Alison. F，51岁，住Bot try，本地医院护士，2011年3月7日初诊。

患乳腺癌7年，并子宫卵巢转移2年，血行转移伴腹水半年，加重3月，因严重腹水（肿及上腹）影响呼吸，现呼吸困难，心慌心悸（心率每分钟125次以上），饮食不入，纳则喷射状呕吐，伴腰腿疼痛，翻身转侧均不能，西医诊治已毫无进展，认为仅余2周左右生存时间，故而嘱离院回家，仅予以支持营养及止痛药及/或疼痛剧烈时注射治疗。其丈夫之兄弟曾因严重流感，剧烈咳嗽久治不愈，就余针灸中药治疗很快治愈，不忍其苦痛如此，遂商于余，荐余诊视，希中医治疗能缓减痛苦或能延长生命。

初诊：形体高大，面色㿠白虚浮，下肢水肿，皮肤绷急，按之深陷不起，足膝冷如冰；腹部膨胀，及于心下，喘促不宁，心慌心跳，半卧位，语声低怯，头昏晕，疲乏多寐，口干，饮不多，得饮或食物即喷射样呕吐。舌质紫暗淡胖，苔白厚润，脉沉细虚濡，重按即无，手指腕臂俱凉。

诊断及治疗：癌毒久稽，正气大虚；心脾肾阳气大虚，痰湿水饮为患，三焦升降，气化出入失其常度，肺气失其宣降，脾胃失其运化，清浊淆乱，阴阳相干，经脉瘀滞，五脏六腑，功能紊乱，诚属危急难解之证。然考虑时下正虚邪实，上下内外，气血阴阳，脏腑经络病变之关键，在于阳气大虚与水饮为患，三焦气机升降出入受阻。故扶阳益气，调理三焦气机，兼除水饮，或可有一线生机。当以针灸中药合治为是。

中药：人参精，冬虫夏草片

针灸：（18:40，酉）子午流注开穴纳子法取太溪、阴谷、足三里、百会、中脘、水分、气海、关元、肓俞、气穴、大赫、天枢、阴陵泉、三阴交、尺泽、内关、复溜，留针40分钟，起针后（下肢及腹部穴取针后有淡黄水溢出，顺其自然停止并以清洁棉球拭去），速刺命名，肾俞、志室、脾俞、三焦俞、腰阳关、次髎，治疗后，同时热敷腹部神阙关元及足底涌泉（热敷时行腹式深呼吸），每日早晚各1小时。

中药：①人参精（早晚各一支），冬虫夏草片（早晚各一片）；②五苓散合真武汤加减：桂枝10克，白术10克，茯苓15克，泽泻10克，桃仁10克，薏苡仁30克，白芍药10克，生姜10克，甘草6克，1日1剂。

3月9日，二诊。腹部水肿大消，心悸，喘促因之亦减，可饮水及进少量半流质饮食而不吐。自觉精神大好，谈话亦明显增加。效不更方，继宗前法，以图巩固。

针灸：（19:10，戌），取复溜、内关透间使、百会、余穴同前。

中药继前法。

3月12日，三诊。腹部水肿进一步好转，呼吸平稳，心悸大为改善，心率85～90次每分钟，精神进一步改善。

针灸：（18:50，酉），先取太溪、阴谷、足三里，余如前法，并加热敷两侧腰部，早晚各1小时。

并与食疗方：薏苡仁、怀山药、大米、玉米、百合、银耳为末，每次50克，每日2次，煮粥食之。

3月14日，四诊。腹部水肿甚微，下肢水肿亦减，现呕吐未再发生，呼吸平匀，未觉心悸。昨今日下床行走数次，虽仍疲乏，但精神情绪均觉大好。

针灸：19:05（戌），先针复溜、间使，次取他穴如前。前方加党参10克，黄芪15克，泽兰10克。

3月18日，五诊。自我感觉良好，腹部肿胀已不显，足肿显著改善，舌质暗淡胖，有齿痕，苔白润，脉沉缓细。

18:50（酉），先针太溪、阴谷、复溜，余法如前。

3月21日，六诊。情况良好，近来每日可进3～4餐，嘱清淡温暖，易消化为宜，忌生冷饮食及受凉。治疗宗前法。

24日，其夫之弟告：经治疗感觉非常好。周二医院随访，知其情况改善，认为有进一步治疗之必要和价值，遂复接其住进医院，接受西医药之治疗。

4月20日，其夫之弟来告，前返回医院接受治疗后，水肿复渐渐加剧，多种并发症复发，终不治而亡，甚为之惋惜。

3.食道癌肺肝转移案

Mr.H，48岁，德国人，2016年8月26日（星期五）经朋友介绍初诊，一月前因吞咽困难，就诊于当地医院，经CT扫描等确诊为食道下段食道癌（肿瘤大小已如鸡蛋），伴肺，肝转移。近于8月2、3日及19、20日已经进行化疗2次，化疗以来觉口咽干，严重脱发（虽然仅接受化疗2次，但是几乎头发已经全部脱落），胃脘不适，运动后气紧。睡眠尚可，食欲尚可。晨起心率54次每分，但是慢跑心率达120～140次每分。坚持每周三次左右慢跑，每次一小时。脉沉细涩，舌淡红，前中部少苔，后部苔腻。

辨病：噎隔，化疗药毒损伤

辨证：气阴两虚，痰凝气滞，升降失调；燥湿相混，阴阳不和，气血失调。

治则：益气养阴，调气和血，兼调升降；化痰瘀，除湿化浊，解药毒癌毒。

治法：针灸结合中药治疗。时间针灸结合辨证取足太阴阳明，足少阴少阳，及手厥阴，任督脉，膈肝脾背俞诸经穴。小柴胡汤合栀子枳实汤，半夏泻心汤加减。

庚辰日，19：40/18：40（酉），公孙、内关、太溪、阴谷、足三里、天突、璇玑、膻中、鸠尾、上脘、中脘、气海、盲俞、天枢、阳陵泉。速刺大椎、灵台、神道、至阳，及食道下端对应的华佗夹脊穴、膈俞、肝俞、脾俞、痞根，不留针，针后加罐。

中药：党参8克，法半夏8克，黄芩6克，黄连3克，柴胡6克，白芍8克，麦冬8克，甘草6克，威灵仙10克，枇杷叶6克，干姜4克，栀子6克，枳实8克，麦芽10克，茵陈6克，薏苡仁10克，姜黄6克。每次3-4克，每日3次（与4周量）

2016年8月28日（周日），复诊。舌淡红，前中部无苔，根部白，脉沉，关上略弦。查双侧章门穴至痛。上次针灸后感觉良好，睡眠好，纳可，便调。

10：05/11：05（巳）列缺，照海，足三里，合谷，天突，璇玑，膻中，鸠尾，上脘，中脘，气海，尺泽，三阴交，复溜，地机，中都，太冲，三阳络（轻刺法）。

速刺大椎，灵台，神道，至阳（相应华佗夹脊），膈俞，肝俞，脾俞，痞根后，加拔火罐。带药回德国。

2016年9月2日，发来信息：“Hi，Dr. Yuan, good news - the loss of hair has stopped almost at all, A coincidence? Or due to the herbs?”（“袁医生，好消息- 脱发已经几乎完全停止- 不会是巧合吧？还是中药的作用？”）

2016年9月11日，三诊。感觉良好，自觉明显好转。唯化疗副作用，但是现在化疗后仅4天以内有副作用反应如咽微痛，下午微嗳气，鼻干，涕中带血，大便带血，色红，约第4～5日而止，牙龈微出血，亦4天后即消失；眼佳，纳可，脉右沉缓略弦，左沉细，舌淡红苔白薄。

丙申：14：00/15：00（未时），劳宫、照海、列缺、足三里、合谷、天突、璇玑、膻中、紫宫、鸠尾、上脘、中脘、气海、关元、足三里、手三里、尺泽、复溜、阳陵泉、梁门、梁丘、滑肉门、天枢、天井、丰隆、间使、百会（轻刺法）。

中药粉：党参6克，法半夏8克，黄连4克，黄芩6克，干姜4克，苡仁10克，枳实4克，厚朴6克，柴胡6克，栀子6克，百合6克，山药8克，茵陈6克，麦牙8克，甘草4克，白芍8克，麦冬6克，枇杷叶6克，姜黄6克，蛇舌草10克，半枝莲10克，鸡血藤10克，取1月量，每次3～4克，每日3次，饭前或后半小时，开水冲服。

2016年10月8日（周日），四诊。近一月感觉良好，化疗期间觉有轻微短暂副作用。今为化疗后第七日，化疗期间脘不适，第五日觉好转，现近纳可，脘中和，便调，眠可。现仍坚持工作，每周5日全天，但化疗期间休息3天，化疗导致出鼻血，但化疗后第5到7天好转，有时逆流清涕，化疗时后指节对冷敏感，过后即好转，舌淡红，苔少白薄，有轻微齿痕，脉沉细，右寸关之间有结滞，略浮。

治疗宗前法

针：下午13:50/12:50（午），尺泽、三阴交、手三里、大都、神门、百会、天突、璇玑、膻中、鸠尾、上脘、中脘、气海、梁门、滑肉门、天枢、地机、阴陵泉、阳陵泉、丰隆、三阳络。

中药粉：党参6克，法半夏8克，黄连4克，黄芩6克，干姜4克，苡仁10克，枳实4克，厚朴6克，柴胡6克，栀子6克，百合6克，瓜蒌壳10克，威灵仙15克，茵陈6克，白芍8克，麦冬6克，枇杷叶6克，姜黄6克，蛇舌草10克，鸡血藤10克，射干6克（与4周量，服法如前）。

2016年10月23日（周日），五诊。纳可，眠可，便调，精神好，本周一、二做化疗，化疗后感觉口中无味，有铁锈味，胃脘嘈杂，餐不解饥，体重减轻，每次化疗后体重减轻2千克，指尖冷刺痛，今日为第五日，已觉好转。脉沉细，右寸稍大于余部，怕冷，舌淡，苔薄前中部少。

下午 12:50-13:50（未），照海、列缺、大都、天突、璇玑、膻中、鸠尾、上脘、中脘、气海、阴陵泉、地机、三阴交、梁门、梁关、足三里、手三里、尺泽、阳陵泉、归来，留针 25 分钟，取针后，速刺身柱、灵台、致阳、命门、筋缩、腰阳关、大椎、膈俞、肝俞、脾俞、痞根后加罐。

2016 年 11 月 9 日，六诊。感觉很好，只是近来化疗后手指间麻木刺痛，2 周后仍有金属味道，一些化疗副作用较明显，但近日扫描显示肿瘤得到更好地抑制，瘤体已经较来诊前缩小至二分之一。因此医生考虑已经可以给予手术癌肿清除术，计划将在另外 2 次化疗以后。但是因为冬季飞来 Don caster 的当地航班时刻改变，最近一段时间不能来面诊。舌淡红，苔厚腻，中有深裂。

前方去干姜、莪术，加淮山药 10 克，莪术 12 克，（代姜黄）当归 10 克，苏木 10 克，鸡血藤 10 克，甘草 6 克，旋复花 10 克，半枝莲 20 克，浙贝母 10 克，（三剂）。

2016 年 11 月 25 日，七诊。网络会诊，提供舌苔照片。问诊感觉良好，天气很冷，将给予第 8 次化疗，并于 12 月考虑手术。（医生认为根据情况已可手术）再邮寄给予上述药粉方剂三周量。

2017 年 1 月 2 日，发来 message 告“I'll be receiving surgery this week”（本周我将接受手术），“I'll been well, lots of examination . the surgery will be on the esophagus and the liver”（我会好起来的，大量的检查，手术将在食管和肝进行）。

2 月 26 日，“I am pretty good, on 6th Jan, I received surgery on the esophagus . It has been almost completely removed, so my stomach is now very tiny”（我很好，在 1 月 6 日我接受了食管手术，它（癌肿）几乎被全部切除了.所以我的胃现在很小了）；“on Feb 17th ,I received surgery on the liver ,removed the shrunken (Shrinking) tumors there, I' m receiving well here at Leipzig University clinic ”（在 2 月 17 日，我接受了肝切除手术，去掉了这里已经缩小的肿瘤”）；“The good news: there can no further tumor cells be found,- so they say I got rid of them, I am very glad !”（好消息：没有肿瘤细胞能够被找到--所以医生们告诉我我已经摆脱他们的纠缠了。我是多么高兴!）。

8 月 25 日，八诊。食道及肺，肝手术后半年，携女友来诊。舌淡苔白薄微腻，脉左沉细不显，右寸关濡细。食道及肺肝手术后半年余，恢复良好。只是体重较以前减轻，脘腹部任脉自鸠尾至下脘部纵行手术痕，右胁下横斜手术痕，左腋下手术痕。但无自觉不适，留言记述治疗经过。

肿瘤术后，气血不足，经络损伤，痰湿夹瘀。

治则：益阴阳气血，兼化痰除湿活血通络，兼除余毒。

治法：手足太阴阳明，任督脉及背俞穴。麦门冬汤合四君子汤，栀子、干姜、枳实汤，加黄精、山药、百合、鸡血藤、薏苡仁、山慈姑及焦三仙等一月量巩固善后。

按：本案患者，正当盛年，罹患食道肿瘤，属噎隔之病。盖因工作紧张劳心过度，生活饮食起居乏于节制，将息失调故也。且已经转移于肺肝，其病之恶，令患者及家人焦虑万分。化疗药物之毒，伤损气血，淆乱阴阳，逆乱升降，戗伐生机，令病情更加复杂。好在患者正在壮年，且癌患对全身之影响，尚不甚剧，故尚克耐受。

因随病，辨证施治，经络辨证与整体辨证结合而调治之，手术前时间针灸结合辨证取足太阴阳明，足少阴少阳，及手厥阴，任督脉，膈肝脾背俞诸经穴。小柴胡汤合栀子淡豆豉枳实汤，半夏泻心汤加减，以调气血，和阴阳，调升降，除痰湿药毒癌毒，恢复脏腑经络功能，很快获得显著疗效，化疗副反应时间缩短，脱发停止，化疗得以正常进行；盖小柴胡汤者，少阳病之主方。善补肺脾之不足，化痰湿滞凝滞，除寒热邪气，调肝脾，而和内外阴阳，调理三焦气道水道而复升降，栀子豉枳实汤，治膈间之噎塞，半夏泻心汤，则助之以和中焦之升降寒热，持其法，治疗 3 月余，复查发现肿瘤缩小一半，西医肿瘤专家乃认为可以进行手术清除肿瘤病灶；疗效显著，患者本人及肿瘤专家满意。

手术后则根据几次肿瘤术后，气血不足，经络损伤，痰湿夹瘀的情况，侧重于益阴阳气血，兼化痰除湿活血通络，兼除余毒，手足太阴阳明，任督脉及背俞穴，中药则以补益肺脾，益胃生津，善"止逆下气"的麦门冬汤合四君子汤，栀子、干姜、枳实汤，加黄精、山药、百合、鸡血藤、薏苡仁、山慈姑及焦三仙等补虚和中化浊抑癌共举以巩固善后。

此中医临床与西医化学药临床之所不同者也。现代医药，临床治病，彻头彻尾，使用一种药物，其作用可能强大专一，但是毒性，副作用往往也十分强大，为一般人所难以耐受；而中医药之治疗，则往往随病，随病程变化病机变化临床表现之不同，及其人脏腑阴阳气血强弱偏盛偏衰的体质禀赋差异，旧有疾病的影响，年龄性别及孕产乳对生理的影响和对药物的耐受而选择或调整治疗方法，使临床病因病机证候与治法原则相因应，理，法，方，治，一一贯通，可谓为临床成熟的医学体系。

4. 外感头身疼痛汗出恶风寒案（麻杏苡甘汤）

Ms. R，2016 年 9 月 23 日 20 时因严重头痛疲乏伴恶寒汗出诊。经后淋浴，热水器突发故障，被冷水从头淋至足，事后头痛恶心，恶寒发热，颈背，胛部皆强痛，得汗出则头痛及颈肩痛减。诸症及疲乏下午尤甚。右寸浮紧，左沉细，舌淡红齿痕，苔白腻。

病在太阳，经疏不利，兼太阴脾虚湿郁（麻杏苡甘汤证）。

用麻绒 3 克，杏仁 6 克，薏苡仁 30 克，甘草 6 克，葛根 15 克，姜半夏 15 克，生姜 6 片，白豆蔻 6 克，1 剂。

24 日，二诊。昨日夜服方药，发热，恶寒尽除，头痛颈肩胛疼痛消失，多梦亦消失。继进一剂善后。

按：患者素体不足，经后气血更虚，沐浴受冷水冲击，寒从头颈项背之表而袭，太阳受之，故见头痛，恶寒，颈背肩胛强痛，得汗出则表邪暂透而稍舒，下午申时是足太阳膀胱经经气当盛之时，足太阳因寒邪所郁，故疲乏耳诸症下午加重。右寸所主者肺及太阳之表，肺膀胱脏腑别通，表有邪者，右寸多大。

其治以麻杏苡甘汤，轻剂麻黄以解散其表寒，杏仁宣肺散寒，大剂薏苡仁除湿浊以畅中焦，白豆蔻芳香温化，理气机而散湿浊，葛根甘草生姜散风寒而利经络，故能速效而愈。

5. 小柴胡汤治疗发热水肿，汗出便溏

女，38 岁，2016 年 7 月 9 日告因暑热外受，过食辛辣香燥，致面目肿，足肿，服用抗生素等治疗无效，伴身热多汗，大便溏泻，四季手足心烧，心烦眠差。

柴胡 15 克，黄芩 12 克，姜半夏 12 克，泡参 20 克，连翘 10 克，薏苡仁 50 克，丹参 15 克，茵陈蒿 10 克，生甘草 6 克，茯苓 20 克，猪苓 10 克，白术 10 克，泽泻 10 克，当归 10 克，白芍药 10 克，川芎 10 克，5 剂，并嘱戒酒、戒烟、戒辛辣、刺激、卤腌、火锅、泡菜。

服药 2 天，7 月 11 日告，面肿及足肿已经基本消除，睡眠、饮食、大便也正常，继续服用 5 天，痊愈未复发。

按：此案例因受暑热，食辛辣，兼回国时差影响，休息不足诸多因素引起的。患者素有手足心烧，冬天手足也不冷，性急躁，易于便秘，内因外因俱有。少阳病，实际上既包括胆，也包括三焦经，腑的病，《伤寒论》明言服小柴胡汤后可以"上焦得通，津液得下，胃气因和"，通过疏理三焦，达到对三焦的"通""下（降）""和"而恢复三焦功能的作用。

三焦是什么呢？三焦既是气机升降出入的通道，也是伴随气机升降出入的水液代谢的通道，是"水，气之通道"。五苓散是帮助太阳膀胱气化而调节水液代谢，小柴胡汤和五苓散一样，也可以用于因于少阳三焦水道，气机升降不利所致的水液代谢问题的治疗。气血津液，生理上关系密切，病机上相互影响。寒热失度，表里不和；气机郁滞，气血失调；血不利而为水，当活血利水同施。小柴胡汤则以达表，扶正祛邪，和其表里为主，当归芍药散则以利水活血，安其里气，以消肿胀，恢复经络脏腑气血正常流通及平衡为主，都具有扶正祛邪，正本清源的作用。

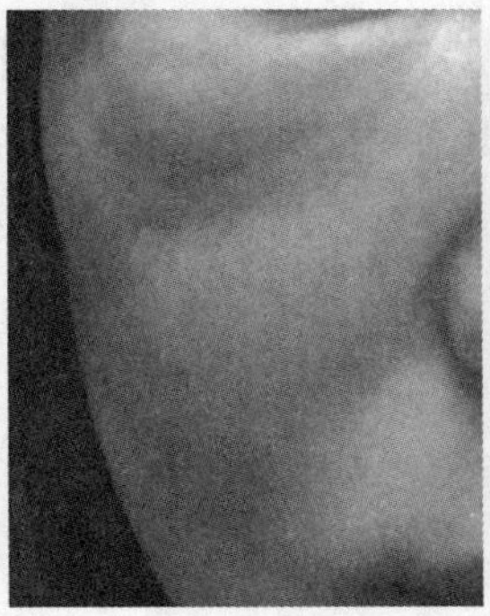

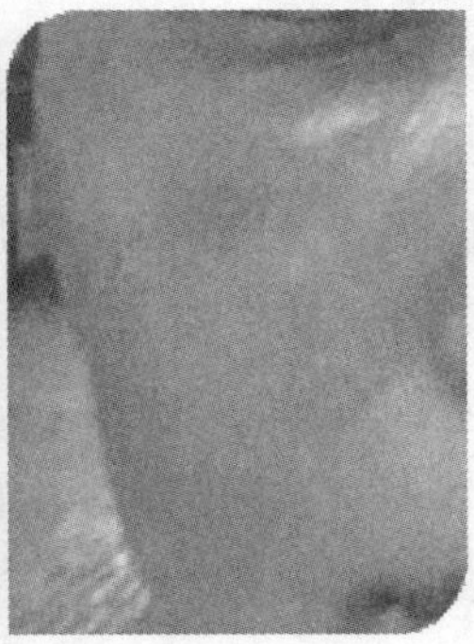

6. 针刺结合葛根汤加味治疗胃肠型感冒伴头颈痛

Mr. L, 20岁。2017年2月18日初诊。上周日（7天前）疲乏感冒受凉，腹痛腹泻如水状，现仍日2-3次；至周二（5天前）出现背胛间痛，周四（2天前）颈枕背皆痛；患病以来纳差，腹痛，目痛（旧常有头痛及偏头痛-以目痛为主，约一月一次），十年花粉症（过敏性鼻炎）史，鼻塞，清涕，遇冷则嚏，每于早晨醒后即发多痰。哮喘史；湿疹史；痤疮史。

脉双关沉弦，右大于左，寸尺沉；舌暗齿痕，苔白偏腻。

13:10（丙子日，未时）先取外关、临泣，次取大椎、身柱、至阳、风府、风池肺俞、筋缩、命门、腰阳关、飞扬、通天、百会、曲池、合谷（针后背颈头枕痛舒）；加罐。

并与中药：葛根汤合二陈汤（浓缩粉剂）。葛根25克，麻绒3克，桂枝12克，赤芍15克，炙甘草8克，干姜6片，大枣15克，法半夏10克，陈皮6克，茯苓10克，神曲10克。每次3克，开水冲服，一日一剂。

2月23日，二诊。述服上方后次日，腹痛腹泻止，现头颈肩大为好转，仅于劳累后酸乏；晨间鼻塞清涕大好。右脉弦缓，关偏大；左脉关大，三部弦缓。舌淡红，苔白偏厚腻微黄。

12:45 辛巳时取照海、列缺、大椎、百会、风府、风池、身柱、天柱、肺俞、腰阳关、复溜、外关、百会、通天（鼻塞大好）。

拔罐巩固，中药继续服用。

按：旧有哮喘，湿疹，痤疮，鼻鼽等症，因疲乏受凉而腹痛做泻，背颈项痛。早春之脉，当沉而兼弦；泻下之脉，沉者为顺；右关大者，正与腹痛相应；弦类于紧，属寒属痛，结合鼻塞清涕，遇冷作嚏，背颈项痛，无有汗出。辨为太阳与阳明自下利（实质则是阳明之里太阴阳虚）并见，中阳不足而表为寒郁的葛根汤证，以葛根汤方为主；腹泻而伴腹痛者，中焦不和，升降失施也，合二陈汤以和中焦，调升降。腹痛腹泻，头颈项背均痛，表里俱急，故先于针刺、风府及大椎、身柱、至阳、筋缩、命门、腰阳关等以疏风解表，宣通阳气；通天、风池、天柱、肺俞、外关等以解太阳表气之郁，逐在表之寒，祛邪者，正所以安正也；曲池、合谷，善治腹痛腹泻，以安胃肠之地；针后拔罐以助之，诸症如失。更用葛根汤合二陈汤，疏表和中而两利，疗效可以预期，而结果信然。

加拿大舒天先生针灸治疗抑郁症的研究

加拿大传统医学研究院荣誉院长　中医针灸开业医生（Xutian01@gmail.com）舒天博士
河北医大三院　曹晓芸（整理并审定）

抑郁症是一种当代常见的精神疾患。全球有超过3亿人患有抑郁症，遍布各个年龄组，是世界各地的首要致残原因，它是导致全球疾病负担的一个重大因素。抑郁症患者中女性居多。最严重时，抑郁症可引致自杀，自残。每年有近80万人因自杀死亡。

中国传统文化，重视和谐，虽然历史上抑郁症发病率比较低，但是近年来生活习惯改变，生活节奏加快，精神压力增大，本病的发病率大幅提升。

自杀是15-29岁年龄组人群的第二大死亡原因。通常抑郁症易伴有多种相关疾病症状，如焦虑症，失眠，紧张,精神敏感症,头痛，疲劳等。

西医学虽有确定的治疗方案：轻，中度患者需要专业的精神疏导（CBT）和心理治疗（IPT）为主；重度患者可选择使用抗抑郁药（血清素再摄取抑郁制剂 SSRI 类和三环类抗抑郁药），但其副作用较大且有抗药性，不太宜长期使用，易形成反复；且不宜用于青少年。

据世界卫生组织（WHA）统计：由于缺乏资源及训练有素的卫生保健人员等，全球只有不足一半的患者（在许多国家中仅有不到 10%的患者）接受有效治疗。20 多年来，我们采用传统中医针灸的经典思路从诊断，针灸治疗+心理疏导，培训患者和家属的积极配合及参与，要求患者每天认真完成医生布置的自我康复自愈训练（点穴，导引，食疗，信息疗法等）的"家庭作业"并做好记录的系统方法，不断的实验研究，取得了可喜的成果。对所有抑郁症患者（轻中重）及他们兼有的数种甚至十数种其他疾病，先用中医理论"治病求本"的原则进行诊断，确定每位患者整体阴阳，脏腑，经络的失衡状态；根据辨证施治的原则确定因人而异的针灸及辅助治疗方案，运用多种机会和方式进行心理疏导（不同于西方的心理治疗）和亲属培训。

在 30 天内，经 5～10 次针灸为主的综合治疗和疏导。几乎所有接受并配合治疗的患者都得到了明显缓解。其中得以治愈的患者率达 61 %，其余39%的患者均得以基本缓解；当然都需要自我坚持各自 家庭作业以巩固疗效。

其中首次治疗后就有效果的比例占 61%，两次治疗后有明显效果的比例达 94.5%；特别突出的是所有患者除抑郁症外还伴生有其他多种疾病，少者2～3 种，多者 10 数种。共列出 198 人次，分属 82种不同症疾，甚至是多年未能得到治疗的症疾；借助中医的治病求本和整体治疗（并非对症治疗）的特性，使得绝大部分未期望得到治疗的疾病也同时奇妙的得到了缓解或治愈，其中治愈和基本治愈率达 52%，缓解率达 45.5 %，未得缓解的症状只占2.5%。

这样的效果大大超出了患者和家属们的预料，传为佳话。但这确实是客观统计的数据，无干扰因素。只是遵循经典，认真实施和把握了传统中医针灸精髓要点而已，从而理所当然地体现出了其固有的效若桴鼓的结果。

实践证明古老的中医针灸技术可以解决十分难应对的抑郁症,并同时解决多种伴随的症状，其中不乏棘手之症。挽救了一批因抑郁症而丢了工作，损害了家庭，甚至时时威胁自身生命的患者；对那些患此病及多种伴随症多年，而求医无望者，甚至自言因多年损害家庭，生不如死者，短短月余，接受了一周 1～2 次精妙，简单，安全的针灸治疗，除了有些疼痛之外，无明显副作用，很多患者还学习训练了一套自我巩固疗效的日常方法，改变了他们的人生。这就是经典中医针灸的魅力所在。由此也启发了对其他类精神疾病的思考，不应只局限于被动的药物控制，而应同时探讨新思路。

1. 临床实验研究的基本情况

（1）患者的基本情况

我们选取了两个诊所的 36 位抑郁症患者。共 6 位男性，30 位女性。分别占总人数的 16.6%和 83.3%，都是在最近几年患了此症，列出的年龄分布是：4 位在 30 岁以下占 11%；8 位在 31～40 岁占 22%；12 位在 41～50 岁占 33%；7 位在 51～60 岁占 19%，大于 60 岁的有 5 位占 13.8%。最小年龄为 17 岁，最大为 67 岁。

对于每个患者，其针灸治疗严格遵循传统中医针灸的 6 条规则，其中包括标准的中医四诊望，闻，问，切。明确进行八纲辨证：即判断阴阳平衡状态，内外，寒热，虚实的状态及部位；脏腑的五行状态；基于中医病因的风、寒、暑、湿，燥火分类；确定每个患者的不同治疗方案；和要求患者配合自疗要完成的"家庭作业"的安排。

（2）治疗的步骤必须遵循中医传统针灸的要求

预先与患者协商连续完成 5 次或 10 次的治疗。其中 8 位选择 5 次治疗（占 22.2%），28 位选择 10 次治疗（占 77.7%），其中 1/3 选择每周 2 次治疗，其他为每周一次。完成治疗的最短时间约为 2 周，最长时间约为 2 个月，60%的患者在约一个月左右完成了治疗。根据抑郁症的轻重缓急程度，分成 0～10，11 个等级，10 为最严重症状，0 为症状全部消失。参考自我评价的数字等级标准（NRS）。这种病症指数（AI）同样应用于其他伴随病症的评价。每次治疗前由患者本人自主认真评价填写到病历上。运用传统中医整体治疗的优势，我们还请患者列出除抑郁症以外的其他病症并且分别用病症指数（AI）记下其严重程度的变化。传统中医的诊断是安排在治疗之前，疾病原因必须明确，但允许在治疗过程不断调整修正。

2. 治疗方案的确定和实施

（1）应用经典中医的标准诊断方式，严格贯彻中医四诊的程序，不得走过场，并作好详细记录。与西医不同，充分体现中医重视症状作为诊断的重要依据，特别涉及精神性疾病，更不能忽略细微的各种反应和症状表现，以捕捉收集病情和病因的相关有用图像的蛛丝马迹；要重视脉诊，舌诊和经络诊断的形象和感知记录，留下每次舌诊的照片；在诊断结束时，争取得出较明确的真实结论。在八纲辨证中重视阴，阳相对变化态势及任，督循环状况有无瘀阻？五脏六腑的运转及内五行的状态；各相关经络的疏通状况，以帮助寻找判断该患者的主要病因。和西医不同，中医病名反映的是各部分的功能状态而不是实体结构状况。大部分抑郁症患者表现出阴阳失衡的阳虚状态，常常发现心，肾不交，肝经气血瘀滞，并与其他病机交错在一起。要注意抓住主要矛盾。

（2）辨证施治，治病求本：传统中医只有遇到急症发作时才先予对症治疗，加以缓解；一般情况下一定是坚持治病求本，这是由诊断而来的，首先调整主要病因，这就是中医整体治疗的思想体现。对抑郁症患者如确系阳虚和心肾不交，通过疏通督任循环，扶阳调整心肾就能缓解整体病情。

（3）传统中医的医疗思想和西医的进攻医学有所不同，重点并不一定在改变实体结构上下功夫，也不把医生当作救世主，治疗过程，一般由医生包办；而是注重调动发挥患者的积极作用。中医对大部分疾病的治疗是在医生指导下调整患者自身能量循环系统，消除现已呈现出的瘀滞和不平衡，充分恢复和发挥患者的自愈能力，改变其功能状态，而战胜和克服疾病。因此患者既是治疗的受体，又是治疗的主体，必须让患者知道他们能发挥的重要作用和不可替代的责任，通过各种方式让他们了解疾病的现状。

患者与医生合作，积极参与和配合治疗，这对涉及精神性疾病尤为重要。所以我们第一次就诊时要求主要亲属代表必须陪患者同来，明确共同合作的协议，并全力配合。除了同意接受治疗外，要帮助监督患者认真接受“家庭作业”的培训。每天在家完成医生布置的“家庭作业”。例如：①完成规定穴位的点穴按摩；②睡觉前的中药泡脚作业；③一天三次静坐冥想练习或手式导引，练习能量信息疗法等；④部分患者还根据医生开出的食疗方案，配合饮食理疗。并及时填写“家庭作业”记录。再诊时，交医生检查；⑤接受医生的建议逐步改掉一些不良的生活习惯。如吸烟，酗酒，夜生活过晚，不能按时睡觉等；⑥对于个别不与医生配合的患者，经多次疏导帮助，仍不完成“家庭作业”者，经和家属及患者协商后，可中止治疗，以免对双方造成不必要的消耗和浪费。

3. 医患结合的综合治疗方案

为了体现中医数千年积淀的多种综合治疗的宝贵财富，我们采取了以传统针灸为主的综合治疗方案。同时培训患者充分理解，积极配合参与的一整套程序，医生和患者都有任务，相互协作，缺一不可。针对诊断确定的主要病因制定出治病求本，统筹兼顾的简明针灸方案，用针要少而精。首先调整阴阳平衡，运转督任脉的循环，针对某些患者脏腑经络中突出的瘀滞，用补其不足，泻其有余的方式加以调整，如常用的天地针，开四通等。对一部分患者，还开出类似《伤寒论》中麻黄，桂枝汤等中药小方剂；个别阳虚严重者还要施加扶阳药物，为适合西方人的习惯，我们一律采用科学浓缩中药，有的根据患者需求，还帮助放入胶囊，深受患者的欢迎。

4. 传统中医针灸中“用心治病”的指导思想

现代量子力学理论及其一系列著名的科学实

验，对传统科学而言是具有颠覆性的。使得一大批传统观念者无比震惊和困惑。在其指导下的现代科学技术却一日千里，毋庸置疑。著名的“不确定原理”，大量实验证明人的意识和潜意识，具有超出常人想象的能量和功能，可以直接影响某些现代科学实验的结果，并可以超速传播到远方，产生可测试到的影响效果。从而充分证实了传统中医针灸经典中，讲述的“得气”“导引”“意到气到”等技术都是具有严密的科学依据，绝不是什么“封建迷信”。

西医重视其医学知识和操作技能技术，而传统中医除了这两个方面外，还要求医生要把同情心，慈悲心，善心和爱心发扬激发到真情实感的激动程度。要“用心治病”，更强调医生要把患者当作自己的亲人，要“医德高尚”“救死扶伤”，最好达到“全心全意，忘我无为”状态。与西医提倡的伦理规范不在同一层次上，还要深入一大层次。这实际上包含着一种不易被理解的、更深层次的含义，那就是医生的意识和潜意识状态会有生物能量性的效应产生，可直接影响其治疗效果。这已被当代科学实验研究所证实。人的慈悲心，善心和爱心可直接影响水的晶花变化。这是日本科学家的研究成果引起了世界科学界的关注，还受邀在联合国总部进行了大会宣讲和演示。患者需要的是身心放松，正面积极思维，信任和谐和。就有可能与医生下意识形成一个协和的生物磁场，甚至收到意想不到的最好效果。许多神奇的治疗效果，就是这样完成的。从现代科学实验的角度来看，这并不“神奇”，只是显示和遵循了量子力学的科学规律而已。

通过这样的治疗和配合，患者症状得到明显缓解甚至好转，患者和家属的信心倍增，其他兼症随之也有好转；只有在这时我们才开始兼顾某些危害明显的兼症。一般在整体好转的形势下，兼症并不难解决，特别是对痛症，常常立竿见影，甚至还能治疗一些我们诊断出的“未病”（目前还没有达到发病阶段的潜在病症），以及明显缓解和治愈一些一般医学界公认的所谓“不治之症”。这就是传统中医针灸的特点。

从这个意义上讲，诊断和治疗的分开来的旧概念也得到了完全的改变。因为医生已经用心（意念及生物能量）参与治疗，那么诊断和治疗就是联在一起色，在诊断时易经开始了治疗。

从另一种意义上来讲，中医是把人体的疾病分成三类：形体病变，思想病变（属浅表思维的）和潜意识病变；分别要用形体的方法，思维意识的方法和潜意识能量的方法去解决！这就把治病的范围大大扩大了。

5. 现举三个病例

第一位是一个现年 23 岁，加拿大的一女大学生（36 号），她患抑郁症已有四年。经医院多次治疗，给予西药控制，也接受心理医生帮助，效果不稳定，药物副作用大，不断反复。2017 年 10 月，抑郁状况迅速加重，兼有头痛，紧张症，眩晕，乏力等近十种相伴兼症，最严重时多次出现自残和自杀行为，引起全家不安宁，不得不暂停学业在家。她母亲辞去工作，在家护理她。经人介绍跨国来本诊所就诊 5 次，治疗调理期间，本人和家属认真配合，积极完成“家庭作业”，病情改善稳定，2 个月后能正常上课，患者和家庭特别反映，他们已习惯和喜欢其“家庭作业”，并成为每天自觉的必修课，是稳定病情的重要依靠。

第二位是 62 岁的美国男士（31 号），他患抑郁症已五年，经医院多次治疗和心理医生帮助。没有得到稳定改进，同样反应药物副作用大。经本诊所 8 次治疗，不但抑郁症消失，而且出其预料的是，本身患十二年的所谓“不治之症”语言障碍症，计数障碍症，书写障碍病，记忆力差都得到改进。这些兼症中两项基本消失，两项改进达 50%。对中医针灸的效果，感激备至。

第三位是 67 岁威州的美国老太太（9 号）患抑郁症不到一年，就发展到自残自杀的严重程度，经医院住院治疗，无法稳定病情，引起全家恐慌，闻讯本诊所抑郁病治疗效果，开车数小时，前来就诊 10 次，第二次治疗后，就显现效果，8 次后症状消失，可喜的是她原有 15 年的高血压和 10 多年糖尿病也得到了明显缓解。她全家感激中医针灸，还专门送来感谢信，肯定她的治疗效果。

赵振兴名老中医儿科医案6则

河北省宁晋县李源草医堂　李　源

1. 脐周不适，疼痛

胡xx，男，9岁，石家庄市翟营大街，2015年10月14日诊。

脐周不适，疼痛1年余，天黑后常诉视物不清，喉中有痰，乏力，不欲活动，纳寐可，大便溏，舌暗苔薄白，脉沉。

证属：肝肾亏虚，痰浊阻滞。

治宜：补养肝肾，化痰降浊。

方药：葛根10克，藿香10克，党参10克，白术15克，茯苓15克，炙甘草6克，炒苍术6克，木香3克，补骨脂10克，乌贼骨10克，小茴香3克，元胡10克，14剂，水煎服。服药一周诸症去半，药尽脐周痛消失，纳食增，已复活泼好动之天性，已无不适。

方药提示：方取七味白术散健脾益气，和调脾胃，方中白术，苍术同用健运脾胃而化气生血，补骨脂助命门之火温脾胃，与乌贼骨相伍可除脐周痛，配以木香、元胡、小茴香温经散寒，行气止痛，脾胃健，运化开，寒凝散气机畅而见效。

2. 便干，夜寐不安案

赵xx，女，5岁，石家庄市3302小区，2015年5月27日诊。

家长述：孩子经常大便干，夜寐不宁，爱哭闹，腹胀，叩之如鼓。便秘5～6天1次，厌食，舌中心苔厚，脉沉。

证属：宿食积滞，脾失健运。

治宜：化滞顺气，健脾助运。

方药：苍术6克，厚朴6克，陈皮6克，炙甘草3克，炒谷芽30克，炒麦芽30克，神曲10克，莪术3克，百部10克，太子参10克，内金 10克，炒莱菔子10克，7剂，水煎服。

方药提示：平胃散加消导药开胃进食，可治小儿食积便秘。百部除虫润肺，莪术行气健胃，炒莱菔子降浊通便，服药后诸症悉除。

3. 秽语抽动综合征案

王xx，男，10岁，阿尔卡迪亚，2015年6月17日诊。

体瘦，西医诊为：秽语抽动综合征，构音不清，舌红中后少苔，脉沉。曾早产一个月，现服用：托吡酯片，盐酸硫必利片。

证属：先天不足，后天失养，血虚风动，气血失调。

治宜：补肾健脾，养血熄风，调畅气血。

方药：菟丝子6克，巴戟天6克，补骨脂6克，五味子3克，山药10克，莲子10克，芡实6克，炙甘草3克，熟地10克，白芍10克，茯苓6克，白蒺藜10克，蝉蜕10克，石斛10克，太子参6克，莪术3克，7剂，水煎服。

2015年6月26日二诊。药后面色改善，说话有进步，舌淡少苔，脉沉数。

处方：菟丝子6克，巴戟天6克，补骨脂6克，莲子10克，芡实6克，炙甘草3克，熟地10克，白芍10克，茯苓6克，白蒺藜10克，蝉蜕10克，石斛10克，太子参6克，莪术3克，藕节10克，丹皮6克，14剂，水煎服。

2015年7月9日三诊。药后精神见好，手足有时仍抽动，舌红苔白，脉沉细。

处方：菟丝子6克，巴戟天6克，补骨脂6克，山药10克，莲子10克，芡实6克，熟地10克，白芍10克，茯苓6克，白蒺藜10克，蝉蜕10克，石斛10克，太子参6克，莪术3克，公英20克，地龙10克，14剂，水煎服。

2015年7月21日4诊。药后语言构音有时不清，舌红苔白，脉沉。

处方：葛根10克，菟丝子10克，补骨脂10克，莲子15克，木香3克，藿香10克，党参10克，白术15克，茯苓15克，炙甘草6克，沙苑子10克，石斛15克，28剂，水煎服。据家长反映：

孩子饮食增加，已不择食，夜寐安，手足抽动减少，秽语几本消失，西药已停。

方药提示：针对患儿脾肾素亏之体，取补肾健脾汤调脾肾，随证加味渐收效。该方为叶天士用药思路，出自《河北中医内科验方选》一书，该方由菟丝子、巴戟天、补骨脂、莲子、芡实、山药、五味子组成。取熟地滋肾水，白芍养肝，石斛，太子参育阴生津，莪术健胃行气，蝉蜕、白蒺藜熄风疏肝顺气。诸药久服先天得补，后天得调，饮食增加，消化力改善，诸症得以好转。

4. 噩梦多，情绪不稳案

王xx，男，9岁，2016年5月18日诊。

头痛，多噩梦半月余。体胖，易患外感，夜间燥热，情绪不稳定，舌边尖红，舌苔白厚，脉沉。

证属：心胆积热，浊气上蒙。

治宜：清心疏胆，降浊升清。

方药：连翘10克，莲子6克，栀子6克，竹叶6克，黄连6克，枳实6克，竹茹6克，陈皮6克，半夏6克，茯苓6克，炙甘草6克，苍术6克，7剂，水煎服。

2016年5月25日二诊。药后第二天头痛即止，现：咳嗽，无痰，夜寐已安稳，情绪已稳定，能静下心来预加载交流，对家长的话能听进去了，舌红苔白，脉沉。

处方：桑叶6克，苏叶6克，大贝母10克，前胡6克，桔梗6克，荆芥6克，紫苑10克，橘红6克，甘草6克，百部10克，白前10克，当归6克，7剂，水煎服。药尽，咳嗽消失。

方药提示：临证凡是烦躁少寐者，可取黄连温胆汤加味治之，收效良好。取连翘、莲子、栀子、竹叶清心火；二诊咳嗽无痰，用止嗽散加减收效。小儿咳嗽选咳嗽四药（桑叶、苏叶、前胡、大贝）单独应用亦效。

5. 体质欠佳，易外感案

潘xx，男，3岁，河北省赵县，2014年12月3日诊。

平素体质欠佳，易患外感，咳嗽，盗汗甚，自汗时作，手足心热，胆小，时受惊后即小便，大便2天1次，寐安，舌暗苔薄白，脉沉数。既往患肾病综合征半年，蛋白尿3+，亚硝酸盐+，现：每天服用“激素”4片半。现症：体弱易外感，食纳不佳，多食即食滞，胃胀，疲倦乏力。

证属：食滞胃脘，营卫不和。

治宜：消食导滞，固护营卫。

方药：苍术6克，厚朴6克，陈皮6克，炙甘草3克，白花蛇舌草10克，白茅根10克，白蔹6克，黄柏3克，黄芩3克，漏芦6克，公英10克，半枝莲10克，桂枝2克，白芍10克，赤芍6克，7剂，水煎服。

2014年12月10日二诊。孩子可正常服药，自觉“药甜”。

处方：苍术6克，厚朴6克，陈皮6克，炙甘草3克，白花蛇舌草20克，白茅根10克，白蔹6克，黄柏3克，黄芩3克，漏芦6克，公英10克，半枝莲10克，白芍10克，羌活3克，青蒿6克，14剂，水煎服。服中药后体质增强，食纳增多。按医生嘱咐节制肉蛋奶量，教导孩子多喝粥，坚持中药调理，手足心热，汗多基本消失。

方药提示：小儿食纳不佳者，要注意节制肉蛋奶的摄入量，药用平胃散即效；脾虚易外感可用桂枝汤温脾胃，生少火，营卫和则症除。肾病综合征可用治肾六药治之有效，此方为国医大师裘沛然教授的用药心得，用其治疗肾病综合征初期有效。其药物组成为：白花蛇舌草、白茅根、白蔹、漏芦、黄芩、黄柏，其用药思路源于《外体秘要》。

6. 咳嗽一个月案

王xx，男，4岁，石家庄市公交公司，2014年10月29日诊。

咳嗽1个月余，近2天夜间咳嗽加重，舌红中心苔薄黄，脉沉数。

证属：胃有积滞，肺失清肃。

治宜：消食化滞，降气止嗽。

方药：苍术6克，厚朴6克，陈皮6克，炙甘草3克，杏仁3克，桑叶6克，苏叶6克，大贝母10克，前胡6克，百部10克，蝉蜕6克，木蝴蝶6克，7剂，水煎服。

2014年11月6日二诊。药后咳嗽明显减轻，现：痰多，余可，舌红苔薄，脉沉。

处方：苍术6克，厚朴6克，陈皮6克，炙甘草3克，杏仁3克，桑叶6克，苏叶6克，大贝母10克，前胡6克，百部10克，蝉蜕6克，神曲15克，焦山楂10克，炒谷芽30克，炒莱菔子15克，7剂，水煎服。

2014年11月12日三诊。药后痰减少，面色改善，仍咳嗽。

处方：仙鹤草10克，当归10克，熟地10克，桑叶6克，苏叶6克，大贝母10克，前胡6克，橘红6克，炙百部6克，白前6克，炒谷芽30克，神曲10克，炒麦芽30克，炒白芍10克，炙甘草6克，7剂，水煎服。据家长述，经过中药调理，诸症渐见轻，疗效优于西药，通过中医调治，增强了信心，表示以后孩子有恙还接受中医调治。

方药提示：取平胃散加杏仁，脾肺双调，积滞去，肺气畅，咳嗽减；治嗽四药（桑叶、苏叶、前胡、大贝）加味，肺金得润，再辅以熟地，当归养血和血，血和气顺而咳平症消。

重庆刘世峰先生特色医案选

河北中医学院 武宁

刘世峰先生，是重庆市荣昌区医院中医科退休返聘的老专家，临证治病多年，具有丰富的临床经验，深受患者拥戴。他出版过《传承中医》等学术著作，得到国医大师朱良春先生，郭子光先生等国家名老中医的赞扬和鼓励，在业界很有影响。现整理他的几个病例，供大家参考。

1. 暑热外感案

初诊：1984年夏

主诉：感冒高热不退，体温高达40c°，在县医院住院输液几天体温仍然不见下降。

诊查：高热疲乏，心情烦躁，口渴饮水不多，舌苔白厚腻，脉濡数。

辨证：湿热内阻

治法：藿朴夏苓汤

更正辨证：暑热外感

更正治法：新加香薷饮

1984年夏季，天气十分炎热，刘世峰医生正在整理病案，忽然朋友的岳母屈xx患感冒高热不退，体温高达40c°，在县医院住院输液几天体温仍然不见下降，故请刘主任去帮她诊治。刘世峰医生查其高热疲乏，心情烦躁，口渴饮水不多，舌苔白厚腻，脉濡数。刘主任诊断认为是湿浊内阻，兼感外邪，于是处以藿朴夏苓汤，服药后仍高热不退。恰好朋友的好友在县医院进修西医，就请他来帮助会诊。他朋友查体后说病人咽部充血，一句话点醒了刘世峰医生，该病当从暑热论治！急书新加香薷饮。一剂热退苔化，二剂而愈。

【评按】该病案属于误治救逆案。当时刘主任正在荣昌县中医院跟师名老中医周泽勋实习，因为看到患者舌苔白厚腻，就妄断为湿热阻滞气机，湿浊偏重，而选用治疗湿热病邪在气分而湿偏重藿朴夏苓汤除湿化浊解表，忽视了当时时值盛夏，暑热当令，暑为阳邪，其性炎热，暑性升散，伤津耗气，故病人高热不退，为感受暑热之气，邪在肺卫，法当清热解暑除湿。所以后改新加香薷饮，方证合拍，热退苔化，药到病除。主治：暑温初起，复感风寒；功用：为祛暑解表清热化湿，香薷辛温芳香，可解表除寒，去暑化湿为夏月结表之要药；厚朴行气除满，内化湿气，为臣药；又用白扁豆健脾和中，祛湿消暑，为佐药；药症相对，故患者热退身凉，其病得愈。刘主任把这个病例介绍出来，就是告诉后来人，临床辨证一定要认真细致，发现疗效不佳的时候，要认真分析，时刻注意证候的变化，“随证治之”才能取得好的疗效，不可按照一般常规思路，胶柱调瑟，才能避免刻舟求剑的遗憾。

2. 痰饮复感风寒案

初诊：2016年冬天

主诉：感冒，咳嗽身痛前来就诊

诊察：属于风寒感冒

辨证：痰饮复感风寒

一次偶然的机会刘世峰回家途中，收到一个痰饮复感风寒的老患者。盛 xx，素有慢支炎病史，2016年冬天患感冒，咳嗽身痛前来就诊。他嚷着要输液，刘主任给他解释说你这种病属风寒感冒，输液就是冷上加冷，好比雪上加霜，效果不好。况且，医院规定中医不准输液，要输液你就到楼下去看西医。因为他是刘主任的老病人，一家人有病都找刘主任看，而且疗效好，所以还是听信了刘主任的劝告，选择用中药治疗。但是他图方便，不愿熬药，要求吃免煎中药颗粒。于是刘主任就给他处方：荆芥、防风、紫苏、杏仁、细辛、苍术、甘草、生姜，二剂。两天后他来到刘主任诊室，非常高兴，说服中药后病已经好了百分之七八十。于是仍用原方，再服二剂而愈。

【评按】该病人素有支气管炎（痰饮症），这次复感风寒邪气，故用荆芥、防风，解表祛风散寒。紫苏解表散寒的同时，加以行气宽中，生姜散寒解表；辅以杏仁止咳平喘，润肠通便，细辛温肺化痰止咳兼以喧通鼻窍；佐以苍术燥湿祛风止痛，佐以甘草调合诸药。散寒解表，温肺止咳共用，诸药合用，相辅相成，切中病机，所以能收捷效。

3. 风热咳嗽案

初诊：2018 年 1 月 16 日

主诉：反复咳嗽

吴 xx，女，37 岁。江苏苏州工业园区。因听朋友介绍来就诊，2018 年 1 月 16 日初诊。来时面色不华，反复咳嗽，咳到脑子疼，吃了很多西药，头孢，抗生素，都没有用。咳嗽，有一点痰，基本上属于干咳。早上起来，有黄色的清痰。口很干，早上起床，嘴唇就很干，自述虽然睡前喝了很多水。有一点鼻塞，白天还好，没有什么感觉，晚上感觉有一个鼻孔老是塞，喉咙（咽喉）特别痒。大便不是特别干。

诊断：风热咳嗽

病机：风热犯肺，肺气不宣

处方：桑菊饮加味

药用：桑叶 15 克，菊花 15 克，连翘 15 克，蝉蜕 10 克，麦冬 15 克，桔梗 15 克，杏仁 15 克，薄荷 15 克，芦根 20 克，苍耳子 10 克，瓜蒌 15 克，浙贝母 15 克，枇杷叶 15 克，甘草 10 克。

3 剂，2 日 1 剂，1 日 3 次。

1 月 19 日，经过桑菊饮加减药的治疗后，吴某告诉刘主任说：您给配的药非常管用，我几乎就不咳嗽了。

【评按】该病人诊断要点为口干，喉痒鼻塞。为外感风热之邪，侵袭肺系（鼻，咽喉均属肺系），肺气失宣，故出现口干，喉痒鼻塞，大便干燥，虽服用抗生素而无效。本证由风邪外伤皮毛，上犯于肺导致肺气不宣所致，治疗以疏风清热，宣肺止咳为主。桑叶、菊花，疏散上焦风热，桑叶善走肺络，清泄肺热为主药，杏仁、桔梗宣肺祛痰。刘主任在桑菊饮基础上加入苍耳子发散风寒，宣通鼻窍，兼有祛风湿的功效。蝉蜕利咽喉，透疹，明目退翳，息风。瓜蒌、浙贝母，清化热痰，宽胸肠；麦冬、枇杷叶祛风止痒，清肺润肺，生津止咳，诸药共用，相得益彰，所以效如桴鼓，病症得以痊愈。

李源中医师妇科医案5则

河北省中医学院　李旭阳

1.产后小便不通一例治验案

王xx，女，24岁，宁晋县某村人，2011年8月23日傍晚诊。

诉：产后小便不通9天。9天前在当地某医院生产，孩子出生后曾小便一次，后再无小便，医院给予导尿，输液4天（具体用药不详），病情略好转，出院回家。回家后第二天仍小便不下，再去原医院住院诊治，给予导尿，输液效果不显。

刻下：患者面色青灰，从今天下午开始出现微心悸，气喘，导尿管没拔除，诉说排尿后总有一种排尿不净的感觉，用手按摩小腹就会再排出尿液，很是痛苦。舌苔白腻，脉浮数，右尺脉略沉弱。

诊为：气化不足，水液内停。

治宜：温阳化气，通利小便，并嘱最好停止输液。

方选：五苓散加减。

处方如下：茯苓30克，猪苓10克，泽泻10克，桂枝6克，白术15克，巴戟天10克，砂仁3克，当归3克，路路通15克。2剂，水煎二次温服。

二诊，2011年8月25日来诊。

诉：第二次服药后自觉急欲小便，随即排出大量小便，导尿管亦被冲落，自觉舒畅。服完第二剂药后，自觉无所苦。

刻下：奶水不足。要求服中药催乳，予3剂催乳药善后，愈。

按：本例患者是通过熟人介绍，在晚上偷偷邀我前去医院把脉诊治的。经询问得知在医院生产后常规输液，用药，曾小便过一次，后来小便就点滴不下了，医院诊为尿道炎，输液用药治疗，略有好转一天，随即又复如前，再与治疗则无效果，患者家属甚是着急，患者本人亦是痛苦异常。

当我进入患者的病房一眼就看到患者青灰的面容，问其是否有心悸，气短的感觉，患者说：不知为何从今天下午输完液后开始出现略微的心悸，气喘。从患者的当前症候来分析，我们可以肯定其目前就是偏于阳气虚的那么一个体质，生产后百脉空虚，这时从中医理论来看应该补气养血。如果输入过多的液体（尤其是输液不加温），给本来气血亏虚的脏腑额外增加了负担，尤其是肾的气化功能就不能很好发挥，导致水液潴留。面色青灰就是水气偏盛的一个明证，再加上已经出现了心悸，气喘的迹象。基本上可以判断为气化不足，水液内停。从其小便排解不净，舌苔白腻，脉浮数等也支持这个诊断。

据此我们处方用五苓散温阳化气，利水渗湿加巴戟天温补肾中阳气，砂仁开胃化湿，温暖中下二焦，路路通疏通经脉气血，有利水之功，因是初产血分亏虚用少许当归以养血。处方，取药后，嘱其第二天尽量想办法阻止继续输液（因护士扎了3次没能成功，家属借口拒绝了输液）。这样可减少体外继续增加额外的水液负担。服药后气化得行，水道得通，病机与方药的对，一剂知，二剂已，出院回家去了。3天后患者妈妈又亲自来门诊告知：3剂药已服完，现奶如泉涌，小便通畅，自觉舒适，已无所苦。

2.子宫肌瘤一例治验案

患者xx，女，44岁，河北省宁晋县某村人，2012年3月9日诊。

诉：计生站普查时怀疑子宫肌瘤，遂去县妇幼保健院进一步检查确诊：子宫前壁肌瘤4.0cm，建议手术切除。现：小腹坠胀满，月经正常，自觉脐以下腹部胀大，稍乏力，余可，舌暗苔白，脉尺部沉涩。

处方：桂枝10克，茯苓15克，桃仁6克，丹皮6克，三棱6克，莪术6克，党参10克，鸡内金15克，刘寄奴10克，泽兰10克，香附10克，黄芪15克，血竭3克冲服。10剂，水煎服，日一剂。

2012年3月19日二诊。

药后效可，现：自觉小腹时时气窜感，有时偶尔微痛，胀满感稍减，余可，舌暗苔薄白，脉沉。

处方：桂枝10克，茯苓15克，桃仁6克，三棱6克，莪术6克，党参10克，鸡内金15克，刘寄奴10克，泽兰10克，香附10克，黄芪15克，穿山龙20克。10剂，水煎服，日一剂。

2012年3月24日三诊。

服药期间月经来潮，较平时量多，有血块排出，小腹痛感次数明显增多，自觉脐以下胀满感消失，自觉轻松，余可。

处方：桂枝10克，茯苓15克，桃仁6克，三棱6克，莪术6克，党参10克，鸡内金15克，刘寄奴10克，泽兰10克，香附10克，黄芪15克，穿山龙20克。10剂，水煎服，日一剂。

2012年4月3日四诊。

诉：服药第三剂时，药下咽少时即感腹部阵发性绞痛（曾打电话询问，告知此乃药至病所，勿惊，继续服药即可），后几剂腹痛逐次减轻，大约服到最后两剂时腹部舒畅，身体轻松，自行去原妇幼保健院B超复查，结果子宫正常，肌瘤消失。原方3剂，隔天一剂以善后，愈。

病方论：该患者为我的一亲戚，自查出肌瘤后，西医又建议手术，甚惧。来我处咨询，告知：多年来临证经验4.0cm以下的子宫肌瘤，绝大多数均可服用中药使之消失。从医以来治愈者不可胜数，劝其不必忧心，安心服药即可，一般服药1～3个月可消除。服药20剂左右很多患者就会出现阵发性，轻微小腹痛或一过性绞痛（不必害怕），这时做B超检查会发现肌瘤有变化（缩小或增大），这就是中医所谓的“药至病所”，继续服药往往会出现月经量增大或大便色黑，次数增多几天，肌瘤亦随之消失。

此患者我们处方用仲景桂枝茯苓丸加减，其中莪术、三棱、鸡内金、泽兰、刘寄奴、香附破血化瘀利水，可消磨痰瘀凝结成块，黄芪、党参补气养血可防止破血药消耗损伤正气，穿山龙药性平和，近年来临证应用广泛，此药有扶正，活血，通络，强壮，调节免疫的功能，现代研究有类似非甾体抗炎药作用，但无副作用。血竭可剥离组织粘连，用于妇科内膜移位，输卵管粘连，肌瘤等症效果良好。

服药十剂左右即感觉小腹时时气窜，有时偶尔微痛，这是“药至病所”的一种反应，告知勿慌，继续服药。出现这种情况继续服药一般会出现阵发性小腹痛加剧，随后出现月经排出血量，血块增多，或大便色黑，次数，量等的增加。随之检查肌瘤缩小或消失。再服药数剂以善后即可痊愈，此例即是。

3.乳泣（溢乳症，乳汁自出）医案二则

（1）王xx，女，24岁，宁晋县某村人，2012年8月13日诊。

生产后8天，乳汁自出，且稀薄，不能自止，甚是苦恼。平素食欲不振，乏力，大便偏稀，虚坐努责，排解不畅。面色萎黄，舌淡苔白舌体胖大，脉濡弱。

处方：党参15克，白术15克，茯苓15克，当归15克，白芍15克，芡实15克，熟地20克，黄芪20克，山药20克，川芎6克，炙甘草6克，神曲10克，陈皮6克，王不留6克，桔梗3克。3剂，水煎服，日一剂。

2012年8月16日二诊。

服药3剂，诸症大减。现：饮食增加，乳汁自出明显减少，乳汁稠厚，婴儿能够吃饱。

处方：党参15克，白术15克，茯苓15克，当归15克，白芍15克，芡实15克，熟地20克，黄芪20克，山药20克，川芎6克，炙甘草6克，神曲10克，陈皮6克，王不留6克，桔梗3克。5剂，水煎服，日一剂。（服后遂愈）

（2）韩xx，女，25岁，宁晋县某村人，2012年4月12日诊。

生产后1个月余，自生产后即乳汁自出，孩子不够吃，稀薄。平素乏力，腰酸，现：大便稀，次数多一日3～6次，面部虚浮。妊娠8个月左右时右侧面腮部长出一个的疣状物，逐渐增大，现约长到直径0.7厘米大小，且淡红涨饱，呈欲长之势。舌淡苔薄，舌体胖大，边齿痕，脉沉弱。

处方：黄芪30克，党参15克，白术15克，

茯苓 15 克，熟地 15 克，炒当归 6 克，芡实 15 克，五味子 5 克，覆盆子 15 克，砂仁 5 克，炒山药 15 克，鸡内金 15 克，金樱子 10 克。6 剂，水煎服，日一剂。

2012 年 4 月 18 日二诊。

药后效可，白天乳汁自出已停，食欲好转，胃口大开，面部疣状物亦明显缩小，现：乳汁自出夜间偶发，大便改善不大，腰酸，乏力。舌胖大，淡薄，脉沉。

处方：黄芪 30 克，党参 30 克，炒白术 15 克，茯苓 15 克，甘草 5 克，熟地 10 克，炒当归 6 克，芡实 15 克，五味子 5 克，覆盆子 15 克，炒山药 15 克，鸡内金 15 克，制首乌 15 克。6 剂，水煎服，日一剂。

2012 年 4 月 25 日三诊。

药后效可，现：大便次数减少，溢乳大减，但乳汁稀薄，不够孩子吃饱。

处方：黄芪 30 克，党参 20 克，炒白术 10 克，茯苓 15 克，甘草 5 克，熟地 10 克，当归 5 克，芡实 30 克，炒山药 30 克，砂仁 6 克，覆盆子 15 克，仙灵脾 10 克，王不留 15 克，猪蹄甲（制）15 克。6 剂，水煎服，日一剂。

2012 年 5 月 1 日四诊。

药后效可，现：乳汁稀薄，大便次数减少一日 2，3 次，面部疣状物又缩小很多，舌淡苔薄，舌胖大，脉沉。

处方：生晒参 10 克，茯苓 20 克，炒白术 20 克，炒山药 30 克，甘草 5 克，陈皮 10 克，芡实 15 克，覆盆子 15 克，砂仁 5 克，黄芪 20 克，桔梗 5 克，升麻 5 克。6 剂，水煎服，日一剂。

2012 年 5 月 7 日五诊。

药后效可，现：泌乳可，孩子基本能吃饱，大便偏稀，日 1～3 次，可，面部疣状物进一步缩小，舌淡苔薄，边有齿痕，脉沉。

处方：生晒参 10 克，茯苓 20 克，炒白术 20 克，炒山药 30 克，炙甘草 5 克，芡实 15 克，覆盆子 15 克，黄芪 20 克，桔梗 5 克，升麻 5 克，葛根 15 克，防风 6 克，仙灵脾 10 克。6 剂，水煎服，日一剂。

病方论：乳泣又称为溢乳症，乳汁自出，是指妇人产后未经婴儿吸吮而乳汁自行流出，甚至终日不断。一般临床可见有气虚和肝郁热二种情况，而以气虚为多见。一般气虚所致者：乳房不胀，面色淡白，气短神疲，心悸头晕，手足发凉，脉多缓弱；肝郁热所致者：乳房胀痛，面色潮红，头昏胁胀，烦躁便秘，脉多弦数。其病机是因气虚不摄，或郁热逼迫，而致乳汁外溢。

病例一，是单纯的气血虚弱，我们处方用大剂量八珍汤稍佐小剂量消导，疏通之品，二诊病即愈。

病例二，除乳汁自出外，伴发大便溏，次数多，该患者平素经常到我门诊就诊调理身体，属偏于脾肾虚的体质状态，此次生产后，气血亏弱，导致脾肾更虚，无以温养，而乳汁自出，大便溏稀，处方用八珍汤补益气血又加入芡实、五味子、覆盆子、炒山药等补肾敛涩之品，服药后乳汁自出好转，而大便情况依旧，又随证加入葛根、升麻、防风、桔梗等升提，祛风之品而收效。且此例最为不可思议之处还在于，患者右侧面腮部的疣状物，亦随服药而缩小，萎缩。这应该是患者脾肾虚，水湿偏胜，类似于天时闷热，潮湿所生长的菌类之物，随着补脾，温肾药物的服用，脾肾虚，水湿之体质亦得到加强和改善，此类疣状物的生长环境，就会发生的根本改变，从而不能继续生常生存吧？

4. 月经先期案

李 xx，女，42 岁，宁晋县某村人，2012 年 7 月 4 日诊。

月经失调，每次提前 15 天左右数月，体质瘦弱，素体不强，体重仅 40 公斤，平素食欲不佳，不欲食，寐差，小便可，大便少而不畅，乏力，精神差，皮肤无光泽，黯淡。舌淡苔薄，脉沉弱，尺脉不足。

处方：新加四物汤合二至丸加味。

生地 30 克，熟地 30 克，当归 30 克，川芎 10 克，赤芍 15 克，白芍 15 克，益母草 30 克，鸡血藤 30 克，旱莲草 15 克，女贞子 15 克，制首乌 15 克，寄生 15 克，菟丝子 30 克，焦三仙各 10 克。15 剂，水煎服，日一剂。

2012 年 7 月 19 日二诊。

药后效可，按平时月经提前的日期，近日月经该至而未至。现：自觉平稳，精神好转，饮食增加，余可，舌红苔薄，脉沉弱。

处方：生地 30 克，熟地 30 克，当归 30 克，川芎 10 克，赤芍 15 克，白芍 15 克，益母草 30 克，鸡血藤 30 克，旱莲草 15 克，女贞子 15 克，制首乌 15 克，寄生 15 克，菟丝子 30 克，焦三仙各 10 克。5 剂，水煎服，日一剂。

2012 年 7 月 24 日三诊。

服药期间于 22 号月经至，提前 6 天，自觉舒畅，自认为效果已出现。

处方：新加四物汤合补肾药组加减。

生地 30 克，熟地 30 克，当归 30 克，川芎 10 克，赤芍 15 克，白芍 15 克，益母草 30 克，鸡血藤 30 克，仙灵脾 10 克，女贞子 15 克，制首乌 15 克，寄生 15 克，菟丝子 30 克，焦三仙各 10 克。10 剂，水煎服，日一剂。

2012 年 8 月 3 日四诊。

药后效佳，自觉精神好，面色红润，饮食大增，欲再服药继续调理。

处方：新加四物汤合补肾药组加减。

生地 30 克，熟地 30 克，当归 30 克，川芎 10 克，赤芍 15 克，白芍 15 克，益母草 30 克，鸡血藤 30 克，仙灵脾 10 克，女贞子 15 克，制首乌 15 克，寄生 15 克，菟丝子 30 克，焦三仙各 10 克。20 剂，水煎服，日一剂。愈。

方药简析：新加四物汤为四物汤赤白芍，生熟地同用，加益母草、鸡血藤组成，养血清热不助火，更加适合当今女性体质状态；合二至丸滋阴，加补肾药组则肾阴阳双补，用药后食欲增，症状减，效果佳。

河洛回生系统涂药圈疗新法治愈玫瑰糠疹验案

河北省中医药科学院　王红霞

石家庄福妙堂传统中医门诊部　时小环　李小川

玫瑰糠疹是春秋季节容易发作的皮肤病，它好发于中青年之间，而且还具有自限性。一般玫瑰糠疹好发于躯干和四肢近端处，在皮损处会出现数目不定的玫瑰色斑片，并且上面附有糠状鳞屑出现。

近年研究表明玫瑰糠疹的发病与柯萨奇 B 组病毒感染有直接关系。而中医学认为，本病多因外感风热之邪，闭塞于腠理：内有血热，耗伤津液，血热化燥，外泛于肌肤所致。对于该病的治疗临床也无特效疗法报道。对于早期治疗大多采用口服小剂量激素（如倍他米松）外加患处皮肤上涂搽炉甘石洗剂的方法，但此法仅对少数病人有一定疗效，对多数病人疗效则不很明显。也有人将蒽三酚等药物加工成洗剂治疗玫瑰糠疹，虽能暂时缓解症状，但难以治愈。中医治疗此病的效果很好，近几年来，国内中医界利用中药制剂治疗玫瑰糠疹也已取得重大进展。现介绍一种简便验廉的外治疗法——五行香灸。

五行香灸属于“河洛回生系统涂药圈疗新法”之立体圈疗，它是精选 20 多种名贵中药加工而成，是调病的药用温烤香。它以阴阳为总纲的中医理论为指导，运用十二经络，奇经八脉，五行相生相克，辨证施治的思想，采用立体螺旋手法，通过五行香灸的“香照”，作用于人体的十二经络，使香气不断深入体内，通过血脉，直达脏腑，调整气血，燮理阴阳，从而达到经脉流注贯通，驱邪扶正，阴阳平衡之功效。治疗本病是通过五行香灸的温通作用使阳气快速到达卫表以祛寒温经，散寒解毒达到缓解瘙痒作用。

典型病例

患者，宋 xx，男，17 岁，高中生，石家庄人

主诉：双下肢瘙痒14天

现病史：患者缘于两周上体育课后大腿处起了一片红疙瘩，伴有瘙痒，就诊于省三院皮肤科，诊断为玫瑰糠疹，给予抗过敏止痒药物治疗，药后三天上半身也出现了皮疹，再次去医院就诊，仍诊断为玫瑰糠疹，要求住院综合治疗，并告知患者家属此病情疗程为6-8周。患者拒绝口服药物治疗，今于中医门诊部要求中医外治疗法治疗。症见：双下肢皮肤布满红色疹子，突出于皮肤，有抓痕出血点及血痂，夜间瘙痒难以入眠，余无明显不适，二便调，舌红苔薄黄，脉弦细。

中医辨证：营卫失和　湿毒内阻　寒凝经络

治疗原则：调和营卫　祛湿解毒　温通经络

治疗方案：五行香灸加顺坤液　日一次

具体方法：先于局部瘙痒部位用五行香灸30分钟，之后涂抹顺坤液药水。

治疗结果：患者治疗一次后瘙痒减轻，偶有瘙痒即自行涂抹顺坤液药水，当晚即能安然入睡。第二天中午放学继续烤香一次30分钟，涂抹药水，晚上没再瘙痒糠疹脱落。为巩固疗效第三天又烤了一次。

按语：患者素体脾虚体湿，加之汗出遇风寒，寒乘虚随风侵入机体，寒湿之邪为阴邪袭击阴位下肢，人体的卫阳之气在体内运行之中遇到寒湿，则阳气运行受阻不畅通，所以下肢会有痒感。人在痒的时候通过挠则可以缓解，其原理就是通过疏通经络让阳气运行畅通而达到止痒的目的。本例患者为寒湿治毒邪闭阻经络引发，单纯搔挠不足以缓解，以至于皮肤瘙痒难忍抓出血痂。而通过五行香灸并且运用其特殊的施灸手法产生螺旋气场，迅速将风，寒，湿等邪毒，提至皮表，驱出体外，使人体正气升，浊气降，经络通，瘙痒止。顺坤液则是一种纯中药制剂，内含清热解毒祛湿止痒的成份，可以快速祛除香灸提至皮表的湿毒止痒，与香灸合用起到标本兼治的目的。此种方法为民间挖掘而来的外治疗法，操作简单，使用范围较广，免除了内服药物需要辨证用药的不利因素，及由于患者自身原因不能接受内服药物的弊端，具有很好的临床推广价值。

中医“杂合以治”对腰椎间盘突出伴腰椎管狭窄

安徽省中西医结合医院　刘　斌

河北医大三院外科　陈　鹏（审定）

摘要：笔者在十几年的医疗临床实践中，运用“杂合以治”中医治疗理念，以“大针调形，小针调气”，以针刀，刺骨针，拨针，椎间盘针，埋线，火针，刺血加拔重罐，钩针，内服中药外敷膏药等多种传统中医治疗手段，为十三例腰椎间盘突出伴腰椎管狭窄（继发性）症患者治疗，全部治愈。

关键词：杂合以治；腰椎间盘突出伴腰椎管狭窄（继发性）症；拨针；腰间盘针；重罐

中医“杂合以治”的思想来源于《内经·异法方宜论》：“故圣人杂合以治，各得其所宜。故治所以异而病皆愈者，得病之情，知治之大体也”。笔者认为，不同地域，人体体质，生活环境和饮食习惯的人产生了不同的易发疾病，单纯的一种治疗方法不能解决所有临床问题，综合多种治疗手段，正确选择相适应的治疗方法进行治疗，疗效将显著提高。

一、资料与方法

1.临床资料

（1）病因

1）风寒湿及火毒侵袭气血痹阻不通，加速腰椎组织退变性改变。

2）生物力学改变，导致筋出槽骨错缝，肌肉等软组织黏连，气血运行障碍。

（2）病理

1）纤维环退变性改变：产生网状和玻璃样变性，失去韧性。

2）椎间盘退变:纤维环呈弥漫性，向后突出，椎间狭变小，椎板向后重叠，黄韧带产生褶皱。

3）组织结构变性：细胞排列减少，髓大小发生变化，软骨终板退变，软骨囊性变及细胞坏死。

4）椎间盘病理改变：渐渐失去水分，缺乏营养而萎缩。

5）关节突退变性增生:内聚倾向中线，椎管中矢径缩小，管内马尾神经受长压，关节间隙变窄。

（3）腰椎间盘突出症的临床表现

1）多发生于30～50岁青壮年，多有反复腰痛发作史。

2）腰痛伴坐骨神经痛。

3）下肢麻木或皮肤感觉减退。

4）脊柱侧弯多突向健侧。

5）压痛伴发射性痛。

6）患侧直腿抬高试验阳性。

7）反射和感觉改变，可发生运动功能和感觉障碍。

（4）腰椎管狭窄症的临床表现

1）中央型椎管狭窄:多数病人有长期下腰背，臀部及大腿后侧疼痛史。间歇性跛行，有的出现马鞍区感觉缺失，括约肌功能障碍。

2）神经根管型:发病年龄比腰椎间盘突出要大，腰部背伸可诱发症状加重。

3）混合型:指中央椎管和神经根管均狭窄，既有间歇性跛行，又有神经根痛症状，此型多见年龄较大病人，有长期慢性腰腿痛病史。

（5）影像诊断

X线片显示	CT显示
椎体退变性增生，骨质疏松，关节突增生肥大，后纵韧带钙化。	中央管和侧隐窝狭小，黄韧带肥厚，一侧或双侧神经根受压。
腰椎侧弯，患侧间隙较宽。	
腰椎生理前凸减小或消失，甚至向后凸，突出椎间盘前窄后宽，椎间隙变窄。	

（6）纳入标准

以病因，病理影像诊断及临床表现特征，作为诊断标准。

（7）排除标准

排除腰椎管狭窄（原发性）病症，腰椎间盘突出伴腰椎管狭窄手术后病症患者。

2. 治疗方法

（1）诊疗思路

吐故纳新，在“通”上下功夫，“杂合以治”，清除体内各循环系统上的障碍，通经络，调气血，激发体内各种干细胞活性，提高自愈力；松解变性及受压迫的软组织，调整生物力学平衡状态；刺骨磨骨加强刺激信息量，加快自体调控速度，变慢治为快治；手法，热传导等的采用，舒筋活络，筋骨并治，内外同治；采用长效刺激机制，增强生命活力连续性；祛除因风寒湿及火毒造成的气血痹阻，以求阴阳平衡，达到水火既济状态。

（2）治疗体位

侧卧位，腹部垫枕头。

（3）体表定位

触诊检查后紧张。硬结变硬或条索处，或阳性反应点及肌肉起止点。患椎骨的关节突关节，椎间孔。臀部及沿神经移行部位，软组织变性部位。腰椎关节突关节。

（4）治疗操作

针刀：棘突及软组织损伤点松解治疗。

刺骨针：透刺关节突关节，棘突及骶骨等。

拨针：对脊部，臀部，下肢部位进行磨骨，挑筋及筋膜通透松解。（见图1）

椎间盘针：主要松解腰椎内口外口及回纳突出的间盘。（见图2）

埋线：沿神经走向，经络穴位埋设。

563针整体调制。

火针沿神经走向，经络走向及病灶点点刺。

刺血加拔重罐，损伤及疼痛部位施术。（见图3）

钩针：筋膜层脊突间黄韧带及关节突关节进行刺，钩，割，磨。

内服中药外敷膏药，物理与化学疗法结合。

手法，热疗，牵引等配合治疗。

强调自身进行功能锻炼，饮食合理调配。

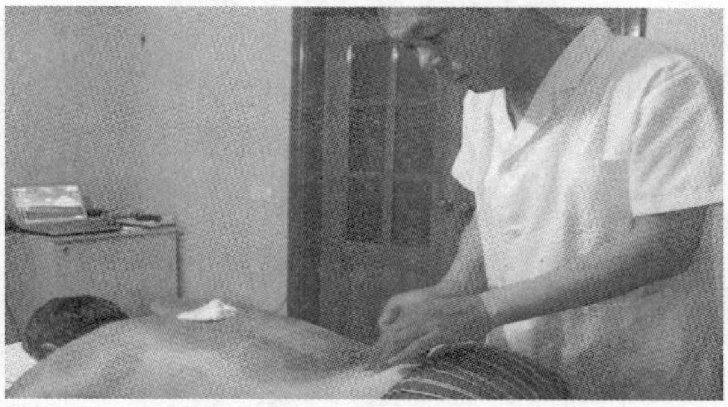

图 1 拨针治疗椎管狭窄症

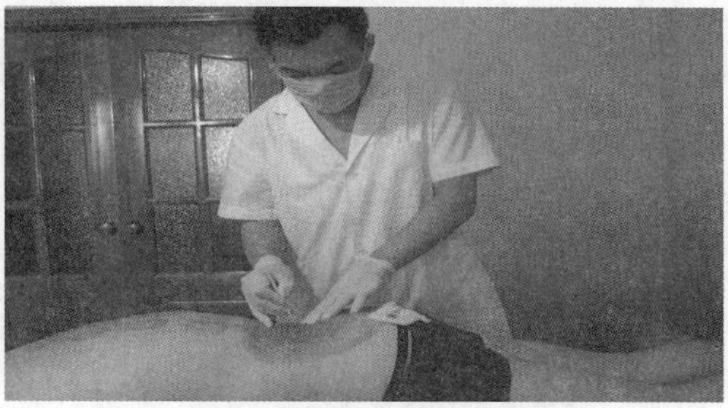

图 2 腰椎间盘针治疗椎管狭窄症

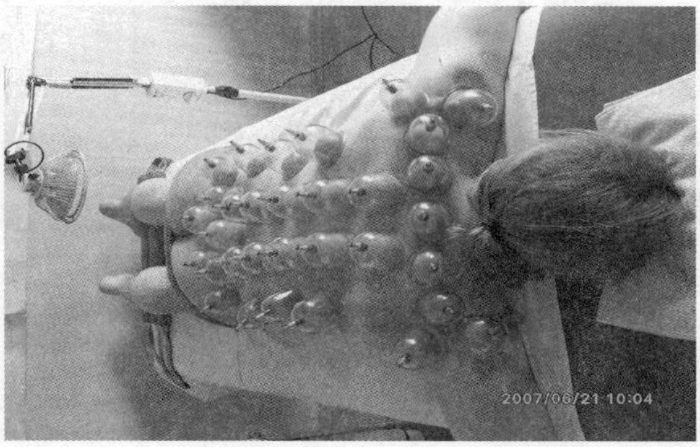

图 3 重罐疗法排除风寒湿火毒

（5）注意事项

用针刀松解，中病即止。整体治疗。腰椎间盘针操作要轻巧。牢记各种针具使用的禁忌症。注意医患沟通。视病情注意其他方面因素。

3. 观察指标

腰椎椎体结构。在全部疗程结束后，通过影像学复查对比腰椎椎体结构改变情况。

腰椎功能。在一年时间之后，对患者进行功能障碍指数的电话回访。提问内容主要包括疼痛程度、日常活动自理能力、提物、行走、坐、站立、睡眠、社会活动、旅行等。

4. 疗效判定标准

治愈：腰椎椎体结构显示自然曲度基本恢复，临床症状消失，直腿抬高试验阴性，恢复日常活动自理能力，并能正常参与社会活动。

5. 病案

姓名：韦大力(Alexander Vitali)

性别：男

年龄：52 岁

国籍：哈萨克斯坦共和国

就诊时间：2007 年 8 月 6 日 初诊

主述：2004 年冬天，抬重物损伤腰部，逐年加重，现身体向左侧偏歪，右侧腰隐痛，走路时间长点，大腿从坐骨处沿后侧向小腿后外侧，胀痛至外踝处，跛行，也不能久坐。2006 年 1 月查出腰椎间盘突出，并腰椎管狭窄症，建议手术治疗，因惧怕，拒绝手术，至今病情加重，前来求中医治疗。

查体：腰部背伸右腿症状明显加重，腰部疼痛加重，右侧直腿能抬高 30 度，降低右腿 15 度时疼痛消失，做右踝关节背屈，疼痛立现为阳性反应。腰部臀部大，小腿部多处浅筋膜，指抓疼痛明显，为筋膜层粘连卡压，腰椎曲度变直，诊断为腰椎间盘突出伴侧隐窝狭窄症。

舌诊：舌淡，舌苔白，舌有齿痕，水滑，为肾阳虚症。

CT 诊断：腰椎退行性变，腰 4/5 椎间盘突出伴椎管狭窄，马尾受压。腰 5/骶 1 水平右侧神经鞘囊肿。腰椎体自然曲度消失。

（1）治疗经过

2007 年 8 月 6 日初诊夹脊穴，用一指禅推经络法松解，背部加刮罐痧，在右侧腰 3/4/5 横突及关节突关节行针刀松解治疗，在腰 4/5 脊突，委中穴（双侧）尺泽穴（双侧），泄血拔罐，每部位泄血拔罐三次，拔出瘀黑色血 120 毫升，开始口服中药汤剂，嘱咐患者在家中每天做两次腰椎康复锻炼。

8 月 23 日二诊。夹脊穴一指禅手法（推经络法）松解后在骶骨，腰 4/5 节，钩针进行钩，割，挑法治疗；在右侧小腿患处拨针通透松解，做腰椎 4/5 椎板磨骨术，出现向下肢放电感，至右侧外踝处。

同时埋线在双侧夹脊，双腿膀胱经及腿部神经走向埋蛋白线共 20 根，后加火针点刺以上经络部位。

9 月 3 日三诊。治疗：夹脊穴，一指禅手法（推经络法）松解，在腰 4/5 脊突刺骨，骶骨刺骨，颈椎拨针松解，右侧胸 8，进拨针至胸 10，胸 11/12，行椎板磨骨术，最后做手法正位。中药汤剂口服照旧。

此后每间隔 20 天左右就诊治疗一次。每次都按病情的实际情况，灵活选用多种治疗方法中的几项给予治疗。

（2）治疗结果

初诊治疗完毕，患者下床即感觉身体轻松不少，腿部疼痛减轻。二诊手术完毕，身体左侧偏歪改善，腰部疼痛缓解。三诊之前，患者反应行走 4～5 公里腿略微出现麻胀痛，久坐坐骨处发紧，发胀。治疗后，当时坐骨处紧胀感减轻，腰部出现热流。每次治疗后都有不同程度好转。

2008 年 3 月 6 日做 CT 检查报告显示：腰椎自然曲度正常，腰椎退行性变，腰 4/5 椎间盘突出；腰 5/骶 1 黄韧带略厚，对照初诊，CT 报告有很大改善，腰椎管内病变已基本治愈。

2008 年 12 月 9 日，第 26 次诊治，体征一切正常。从事室外体力劳作，再也没有任何不适。没做 CT 等检查，给予患者常规手法治疗，埋 20 支蛋白线完成最后一次治疗。

2016 年 3 月回访：近九年来，患者韦大力偶有腰部不适，从未因腰部问题而影响工作，生活一切正常。历时 16 个月的中药汤剂和 26 次中医外治，患者已获彻底治愈，恢复日常活动自理能力，并能正常参与社会活动。

二、结果

十三位腰椎间盘突出伴腰椎管狭窄症的患者，最小年龄 43 至 76 岁，平均年龄 57 岁。女性五人，男性八人，病程最长十二年，最短五年。治疗周期最短为八个月，最长为二十四个月，平均为十八点六个月，一年后根据疗效判定标准，腰椎间盘突出伴腰椎管狭窄（继发性）症未再有复发。

三、讨论

运用外科手术治疗腰椎间盘突出伴腰椎管狭窄（继发性）症，存在一定风险，疗效不确定，易复发。患者往往倾向选择中医保守治疗。但常规中医保守治疗此疾病难度大，治疗效果不明显。本研究采用“杂合以治”，针对不同成因和不同体质病患，综合运用拨针，针刀，腰间盘针，火针，重罐，中药，钩针等治疗方法，围绕病因，病理对症组方进行整体调治，使自身各系统保持畅通，提升了自愈能力，结果提示疗效显著。

现在治疗腰椎间盘突出，伴腰椎管狭窄症，又增加了专用的腰间盘针和五行六气三元针法，更加保证了快速治愈。中医“杂合以治，各得其所宜”，已见证了三大转变，即变不可治为可治，变慢治为快治，变终生病为可根除。

【参考文献】

[1] 王军，王自平主编. 原林主审.《筋膜学与中医学》.[M]. 北京：科学出版社. 2017. 11.

[2] 王自平编著.《全国针刀医学培训讲义》.[Z]. 中华医药科学院. 2013. 6.

[3] 黄帝 岐伯等著.《黄帝内经·异法方宜论》.[M]. 万卷出版公司.

泄浊解毒方配合心理疗法对痛风患者生活质量的影响

河北省中医科学院　王红霞

河北中医学院　张相鹏　曹东义

【摘　要】目的：观察泄浊解毒方配合心理疗法对痛风患者生活质量的影响。方法：对符合入选标准的痛风病人 80 例。随机分为治疗组和对照组各 40 例，治疗组给予中药泄浊解毒方配合心理疗法治疗，对照组只给予中药泄浊解毒方治疗，两组疗程均为8周，同时进行生活质量量表SF-36随访2个月，比较两组治疗前后SF-36生活质量8个纬度积分的变化。结果治疗前后生活质量积分有显著差异P＜0.01。结论：中药泄浊解毒方配合心理疗法能明显改善痛风患者的生活质量。

【关键词】痛风　泄浊解毒方 心理疗法 生活质量 SF-36

痛风是由于嘌呤代谢障碍引起血尿酸升高而导致的一组临床综合征，临床难于治愈且易急性发作，会出现多种并发症[1]。随着社会的发展，人们生活水平的提高，痛风的发病率逐年升高，严重影响到人的生活质量。目前对痛风的治疗，但尚无特效药物和治疗方法。尤其是对生活质量方面的影响研究不多，临床研究发现，痛风患者中以浊毒内蕴型多见，我们近来用泄浊解毒方配合心理疗法对此进行了临床观察，现报告如下。

1.资料与方法

（1）一般资料

本研究观察病例80例，全部来源于2012～2015年河北省中医药研究院风湿病门诊病例，所有患者均经实验室检查及临床确诊为浊毒内蕴型痛风，且初诊时首先进行SF-36问卷调查。随机分治疗组 40例和对照组40例。其中治疗组男30例，女10例；年龄20～55岁；病程最长15年，最短1年。对照组男30例，女10例；年龄19～53岁，病程最长17年，最短2年。两组病例一般资料经统计学处理无显著性差异(P>0.05)，具有可比性。

（2）治疗方法

两组均给予泄浊解毒方（组成：土茯苓60克，黄柏6克，萆薢15克 ，泽泻10克，白花蛇舌草30克，黄芩6克 ，红花6克，穿山龙10克，白茅根20克，虎杖20克，漏芦10克。所需中药均购自河北省中医药科学院附属医院，并由制剂室煎成汤剂），另外治疗组每个患者均给予心理疗法（劝说开导疗法）。

8 周后重新评价 SF-36。比较两组治疗前后及两组治疗后SF-36生活质量8个纬度积分的变化。

采用汉化版 SF-36 健康量表，包括生理功能(PF)，生理职能(RP)，躯体疼痛(BP)，总体健康(克H)，活力(VT)，社会功能(SF)，情感职能(RE)，精神健康(MH)8个纬度36个条目。计分方法：用李克累加法，最后按题值计算原始分数（表1）。再用标准公式计算转换分数。各个纬度记为 0 分(最差)-100分(最好)。

表1 SF-36各纬度初得分的计算公式和范围

纬度条目	最后题值的累加	最高和最低可能分数	可能分数范围
PF	3a+3b+3c+3d+3e+3f+3 克+3h+3i+3j	10，30	20
RP	4a+4b+4c+4d	4，8	4
BP	7+8	2，12	10
克H	1＋11a+11b+11c+11d	5，25	20
VT	3a+9e+9 克+9i	4，24	20
SF	6＋10	2，10	8
RE	5a+5c+5d	3，6	3
MH	9b＋9c＋9d＋9f＋9h	5，30	25

注：生理功能(PF)，生理职能(RP)，躯体疼痛(BP)，总体健康(克H)，活力(VT)，社会功能(SF)，情感职能(RE)，精神健康(MH)

转换分数=（原始分数-最低可能分数）÷可能分数范围×100

2. 统计方法

采用 SPSS13.0 软件进行统计，数据用$\bar{x}\pm s$表示，治疗前后比较采用 t 检验，非参数比较采用 Wilcox on检验。

3. 结果

治疗组与对照组治疗后8个方面积分比治疗前均有显著改善（P<0.01），以治疗组更明显；且治疗组治疗后与对照组治疗后比较有显著差异（P<0.05）。

见表　两组治疗前后生活质量各观察指标积分比较($\bar{x}\pm s$)

观察指标	治疗组(40例)		对照组(40例)	
	治疗前	治疗后	治疗前	治疗后
PF	60.1±14.7	86.1±11.1Δ▲	62.6±13.8	73.3±10.5Δ
RP	42.8±11.6	74.7±14.8Δ▲	43.1±8.6	73.6±13.2Δ
BP	35.5±14.6	34.8±12.5Δ▲	73.6±14.1	63.8±12.8Δ
克H	37.6±12.4	74.2±17.0Δ▲	34.6±9.7	60.6±16.5Δ
VT	32.5±16.8	80.5±12.0Δ▲	33.0±17.9	61.3±11.2Δ
SF	38.1±18.6	64.8±17.4Δ▲	37.2±18.9	52.6±16.9Δ
RE	42.3±10.3	71.3±11.4Δ▲	41.7±19.6	66.8±13.9Δ
MH	36.7±14.7	71.3±11.4Δ▲	36.3±15.4	67.2±11.5Δ

两组治疗后与治疗前比较均ΔP<0.01；而治疗组与对照组治疗后比较▲P<0.05

4. 讨论

中医学有情志致病学说，也就是说七情太过则易伤五脏而导致疾病的发生。痛风的发病近年来已从单纯的生物医学模式发展到“生物一心理一社会”的医学模式。研究发现[2]痛风的发病不仅与病毒感染及遗传等因素有关，还与社会环境及心理因素有很大的关系。过度不良情志刺激，可以使的体内某些激素升高，从而诱发并加重痛风病及其并发症发作。有些患者得了痛风后，认为自己得了不治之症，感到恐惧。特别是得知痛风会诱发关节炎，肾病，心脑血管疾病等，从而对痛风产生恐惧，以致精神抑郁。王晨毅[3]对痛风的发病与精神因素之间做过调查，他认为精神诱因也可能是痛风发病的危险因素之一。而劝说开导疗法是针对患者的病情及其心理状态，情感障碍等，采取语言交谈方式进行疏导，以消除其致病心因，纠正其不良情绪和情感活动等的一种心理疗法，是中医治疗心身疾病的重要方法之一。《灵枢·师专》曰：“告之以其败，语之以其善，导之以其便，开之以其所苦。”提出以语言开导法来消除患者的心理疑虑，解除患者的身心病痛。有研究认为抑郁，焦虑等情志因素与痛风之间存在一定的相关性[4]，故可通过运用“劝说开导法”向患者耐心开导解释，告知该病的发病过程及机制，与患者建立良好的关系，使患者保持积极的心态，解除患者不良情绪，使其精神愉快，心情舒畅，气机条达，气血调和，脏腑气血功能旺盛促使疾病早愈，从而提高其生活质量。本研究结果显示，通过8周治疗后，两组在这几个方面较治疗前均明显改善，并且治疗组和对照组在各方面存在显著性差异（P<0.05）。提示泄浊解毒方配合心理疗法能明显改善汉化版 SF-36 健康量表观察项目，疗效优于单纯用中药，说明其能有效改善患者的生活质量，泄浊解毒方是曹东义老师根据“化浊毒”理论的总结的经验方[5]，配合心理疗法也是“内外相关”理论的体现，临床值得推广与运用。

【参考文献】

[1].Yu KH, Ho HH, Chen JY, et al. Gout complicated with necrotizing fascist is

report of 15 cases [J].Rheumatology, 2004, 13: 1- 4.

[2].秦淑兰.痛风及并发病的防治 [M] .北京金盾出版社, 2000:140.

[3].王晨毅.原发性痛风病因相关因素探讨[J].郴州医专学报,1996,1(1):23-25.

[4].符文豪.痛风与情志因素的相关性临床研究[J]. 河南中医药大学, 2016.

[5].王红霞.曹东义教授治疗急性痛风性关节炎经验[J]. 《风湿病与关节炎》,2017,6(6):47-48.

曹东义主任医师20年前医案三则分析

河北省中医药科学院 王红霞

河北省中医药科学院曹东义主任中医师，1975年开始行医至今已有 40 余年。期间，他多次参加学历教育，读研究生和拜师学习，学术理论素养日渐深厚，临床经验不断丰富。笔者有幸成为他的师承弟子，亲眼目睹他临床经验之丰富，学术思想之深刻，对临床治疗疾病起到了指导性的作用。现从其堆积的病历中撷取 1994 年的 3 个门诊病例，解读一下曹老师的用药思路，每例病历中都可领略到老师的理论丰富，学识渊博，而且临床经验也很值得吸取，分享如下：

1. 静脉曲张案

李培英，女，53 岁。

初诊：1994 年 6 月 1 日。左下肢静脉曲张伴静脉炎，足趾刺痛，皮色不变，畏寒，便干，舌质暗红，苔白，脉细弦。拟活血通络解毒法。

处方：黄芪 20 克，川芎 12 克，桃仁 12 克，当归 12 克，土鳖虫 12 克，水蛭 8 克，丹参 15 克，土茯苓 20 克，连翘 20 克，坤草 20 克，薏苡仁 15 克，金银花 20 克，川牛膝 15 克，元胡 12 克，三七粉 3 克（冲），七剂。

二诊：1994 年 6 月 8 日，患者自诉药后痛减，大便可，余无明显不适，舌脉同前，效不更方，继服前方巩固疗效。

【王红霞评按】

这个医案是曹老师治疗的下肢静脉曲张的一个患者，立法是以“活血通络解毒法”，方取四妙勇安汤（银花，玄参，当归，甘草）之意加减，只记得四妙勇安汤是治疗脉管炎的代表方，其功效也是清热解毒兼活血。回过头看曹老师的方药组成：黄芪用量很大是加强补气作用，因为后面大多数运用了活血药包括虫类药，因为活血药多具有破气之弊。其实也含有补阳还五汤的意思即黄芪、当归、川芎、桃仁、赤芍、地龙，只不过把温燥的赤芍去掉代之以凉性的丹参，更具消肿止痛通络作用的土鳖虫、水蛭、元胡代替地龙，这是曹老师的经验。另外四妙勇安汤加上连翘，土茯苓协助银花的清热解毒作用，加川芎、桃仁、丹参协助当归活血；薏苡仁具有清热祛湿健脾的作用，牛膝作为引经药引诸药下行直达病所。唯独看不出本方用坤草在医案中曹老师的用意，我们习惯于用于妇科或水肿的病人，后查资料《唐本草》记载：坤草敷丁肿，服汁使丁肿毒内消；诸杂毒肿，丹游等肿，才知原来取坤草的解毒之意，相比较我们只了解一点课本上的知识，对于中医来说还远远不够，要提高自己的医术还要更加广泛深入的读书学习。

2. 眩晕案

马文凯，女，40 岁。

初诊：1994 年 5 月 31 日。阵发性头晕，心悸，全身乏力，饮食正常，手足心热，心烦，舌淡红，少苔，脉细数。治以养阴清热安神之法。

处方：太子参 20 克，麦冬 15 克，莲子心 15 克，沙参 15 克，地骨皮 10 克，远志 10 克，柏子仁 12 克，五味子 10 克，知母 10 克，当归 12 克，乌梅 8 克，枣仁 20 克，生龙牡 20 克，朱砂 1 克（冲），四剂。

二诊：患者药后自觉症状有所缓解，仍有心悸，乏力，舌脉同前，继用前方。

【王红霞评按】

根据脉症可辨证为气阴两虚心神证，老师治以养阴清热安神之法，但是据选方用药以益气养阴安神定志为主，生脉饮（人参、麦冬、五味子）合安神定志丸（远志、石菖蒲、茯苓、茯神、朱砂、龙齿、党参）加减，老师的用要之妙在于将方中人参用太子参，沙参代替以改善气阴两虚的症状，加乌梅协同五味子酸甘生津之功能，安神定志丸去温燥之党参及具有利水性质的茯苓加柏子仁、枣仁协同远志安神定志，加莲子心、地骨皮、知母协同朱砂清心火除烦；以生龙牡代替龙齿或许由于价格问题（推测），另外当归补血活血，以防治津枯血瘀之变。细心体悟老中医用药之精妙。

3. 面瘫案

杨德跃，男，57 岁。

初诊：1994 年 10 月 1 日。药后症情平稳，惟食少，寐少。

处方：防风 12 克，白附子 12 克，僵蚕 12 克，蝉蜕 10 克，地龙 15 克，川芎 12 克，葛根 30 克，丹参 20 克，天麻 12 克，全蝎 6 克，钩藤 20 克，白芥子 10 克，桑枝 10 克，姜黄 10 克，川牛膝 15 克，木瓜 10 克，焦三仙 10 克，枳壳 10 克，茯神 15 克，炒枣仁 15 克，四剂。

二诊：1994 年 10 月 7 日。药后症情平稳。

处方：防风 12 克，白附子 12 克，僵蚕 12 克，蝉蜕 10 克，地龙 15 克，川芎 12 克，葛根 30 克，丹参 20 克，天麻 12 克，全蝎 6 克，钩藤 20 克，白芥子 10 克，桑枝 10 克，姜黄 10 克，川牛膝 15 克，木瓜 10 克，焦三仙 10 克，枳壳 10 克，茯神 15 克，炒枣仁 15 克，四剂。

面瘫一证，西医分中枢性和周围性面瘫，前者多见于老年人，后者以青少年为主，前者较少留后遗症，而后者有的出现不同程度的后遗症。

本例患者，第一次就诊之时“抄方”，证候不详。两个月之后第二次来就诊，已经是发病之后两个多月，期间经历过针灸，贴药等治疗，而疗效不理想，所以前来就诊。诊疗思路，以熄风通络为基本治法，兼有利湿健脾，行气化瘀，解痉舒筋等，并且后来加用中药外敷，病情逐渐好转，但是，始终没有完全恢复，直至该患者 20 多年之后，仍然在面部表情变化的时候，可以看出原来面瘫疾病的遗迹。

也许，患者就诊之时年龄偏大，本身阴阳失衡，气血不够通畅等基础性的原因，使治疗不能完全康复。我经历的面瘫患者有几十位，留下后遗症的很少，这一例应该是比较遗憾的一个。曹老师说与该患者的妻子，子女都很熟悉，关系很融洽，当年在社区为其诊治的过程，恍如昨日。其妻子性格开朗，善解人意，但是天有不测风云，其后来其妻子 70 岁左右的时候，患溶骨性破坏，病理性骨折多次，终因不治而撒手人寰，留下这位当时被照顾的患者，独自走过了几年的人生道路。

【王红霞评按】

看了老师的诊治经过及结果，更有老师的评语，可以看出患者对老师的依从性很好，他们的医患关系也很不错，老师的治疗方案也很好，治疗结果已经很理想了。可老师回忆起 20 年前的这个病例仍怀有一种遗憾与愧疚之情，足可见老师的仁爱之心。让我们做学生的感悟到老师 “医者仁心”的品格，我们会更加努力地提高自己的医疗水平，尽量不使自己留下遗憾。但是还要有个好的心态更好，有时想来只要我们尽力了足矣，有时还要相信救人就不了命，有的人的病是治不好的，比如这个患者他本身就有“多发脑梗死伴萎缩”，或许当时他就耽误了恢复神经的最佳时期，病情就是出于不可逆状态，若没有选择曹老师坚持中药调理或许就没有后来的 20 年的人生。

元氏中医李占京医话医案

河北省中医药科学院　张培红 武宁（整理审定）

李占京老中医，行医多年，临床经验丰富，他在实践之中，总结出很多行之有效的特色疗法和方药，下面是他提供的医术经验，供同道参考。

中医药的生命在于疗效，而疗效则来自于明确的辨证和精当的用药，因此，在明确辨证的前提下，只有熟记药物的性能，掌握药物的特点，灵活加以配伍应用，才能提高临床疗效。余临床 40 余载，将长期探索实践之经验方公之于世。请同仁不吝赐教。

组成：生水蛭、龙血竭、土鳖虫、三七、川大黄、川芎、郁金、丹参、全蝎、蜈蚣、降香、路路通等。

功能：活血破瘀，通经消癥。

主治：中风后遗症，瘀血内停所致的头目眩胀，言语不清，半身不遂，心血不足，传导阻滞所致的胸痹心痛，头昏头疼。一切癥瘕聚积，腹部肿块，子宫肌瘤，女子闭经。各种损伤后瘀血不化，红肿疼痛等并皆治之。

用量：每服 4～6 粒，一日 2～3 次，白开水送服。

忌口：辛辣，生冷，油腻食物。

方解：中医曾有“万病皆瘀”之说。“瘀”就是血液黏稠难以流畅，造成各种疑难病症。

1. 生水蛭

味咸，色黑，气腐，性平，为其味咸，故善入血分。为其原为噬血之物，故善破血。为其气腐，其气味与瘀血相感召，不与新血相感召，故破瘀血而不伤新血。且其色黑下趋，又善破冲任中之瘀，盖期破瘀血者乃此物之良能，非其性之猛烈也。《神农本草经》谓主妇人无子，因无子者多系冲任瘀血，瘀血去自能有子也。水蛭纯系水之精华生成，故最宜生用，甚忌火炙。

凡破血之药，多伤气分，唯水蛭味咸专入血分，于气分丝毫无损，且服后腹不觉疼，并不觉开破，而瘀血默消于无形，真良药也。（医学衷中参西录）

有些本草谓其有毒，甚至“有大毒”使其临床应用受到了一定限制，当代一些名医受张锡纯对水蛭运用的启发。本品应用颇为广泛。

如王为兰老中医治疗中风半身不遂，认为瘀血较重必须用破血力量较强的药物，经反复比较，发现水蛭最为理想。他在实践中发现水蛭水煎服未见显效，而改为粉剂大量冲服方显奇效。对于产后恶露不绝，腹痛拒按，血块紫黑者，王老依通因通用之法，用一味水蛭功逐瘀血，药精力专，取效快捷。如治孔某，单用水蛭粉 30 克冲服，一日 2 次，日总量达 60 克服药一天即有烂肉样物从阴道排除，出血量反而增多，但腹痛明显减轻，次日再服血量减少，3 日而愈。

颜德馨教授认为不论瘀血是何种原因所致，均可选用水蛭投之一般新病瘀血多实，宜峻剂功瘀，去瘀务净，以免残废羁留，造成后患，故用水蛭剂量宜大，使瘀血骤化，然后渐次减量以去残留之瘀。用法用量方面多以水蛭粉装入胶囊口服，每日 1～6 克。

李祥云教授用水蛭治疗妇科病，善将其与土鳖虫配伍，作为子宫内膜异位症，卵巢囊肿，子宫肌瘤，卵泡不破裂综合征，输卵管变阻塞等治疗的常用药。临床收效显著，未发现明显不良反应。

杨牧祥教授用生水蛭治疗脑血管病，疗效显著。他认为脉络瘀血阻滞是脑动脉硬化症整个病机过程中的终端结果。特别是对于病程较久，瘀血明显者，用生水蛭以活血逐瘀，搜刮络邪。治疗脑出血也当活血逐瘀，而一般活血通络之品如桃仁、红花、赤芍、地龙等效果均不理想，他发现水蛭能破瘀血而不伤新血，用于治疗脑出血恰合病机，较为理想，并强调运用越早，颅内血肿吸收，神经功能恢复愈快，可减少病残率，降低死亡率。对于动脉硬化性脑梗死，强调本病脉络瘀阻较为严重，应加用生水蛭胶囊，以尽快祛除脉络瘀滞，恢复脏腑肢体功能，缩短疗程。

刘复兴主任医师则发现生水蛭可消水肿，尤善消久肿不退之全身水肿，正虚者佐扶之品，如在补阳还五汤中用水蛭替地龙，化瘀散结更佳。如治汤某，男，74 岁，患红皮症，多形性日光疹 2 年，伴头面四肢肿甚 1 月，予荆芩汤加白蘚皮、地肤子、土茯苓等水煎服。3 日后复诊痒减，但水肿仍甚，加生水蛭 3 剂后肿消痒止。

笔者临证用水蛭治疗各种疑难杂症皆有卓效，如慢性肾炎蛋白尿，脉管炎，心脑血管病，肝脾肿大，淋巴管炎等均有良好疗效。常用量 15～30 克，一般研粉装胶囊服，不直接入煎剂。

2. 龙血竭

味甘咸，性平，归心，肝经。具有活血化瘀，去腐生肌，止血收敛，消肿止痛之功效。千百年来在治疗跌打损伤，内伤瘀疼等方面功效卓著，《本草纲目》中称之为和血圣药。

现代临床发现，血竭不但可治跌打损伤，内伤瘀通，还能治疗脑梗死，脑出血，心绞痛，高血脂，糖尿病，甲亢，再障贫血，脉管炎，子宫肌瘤等多种疾病，因此在多病科中得以广泛应用。

为什么它会有那么广泛的用途？传统中医和现代医学认为，一些不同疾病的病理可能在某方面具有共性。中医曾有“万病皆瘀”之说。所谓“瘀”就是血流不畅，脉络不通，也叫血液凝滞，认为众多疾病与“血瘀”有关。与现代医学微循环障碍有相似之处。中医历来认为活血与止血是统一体。经隧之中，即有瘀血踞住，则新血不能安行无恙，终必妄行而吐溢矣，故以祛瘀为治血要法《血证论》。微循环障碍（血瘀）如果发生在心，脑等重要部位，就引起心绞痛，脑梗死，脑出血等心脑血管病变。如果发生在胰岛就会加剧糖尿病并发症，其他许多疾病如甲亢，再障贫血，脉管炎，子宫肌瘤等与微循环障碍密切相关。

根据对血竭原药，血竭有效成份的基础研究，显示血竭能改善机体微循环。临床表明血竭具有降低血黏滞度，改善血液流变学异常的作用，对血栓形成的影响及溶栓使用研究，显示血竭能明显抑制血栓形成，并明显缩短优球蛋白的溶解时间，对环腺苷酸的影响研究，显示血竭可明显降低毛细血管通透性，防止毛细血管出血。在临床上，血竭能治疗许多与微循环障碍有关的疾病。

3. 大黄

味苦，气香，性凉。归脾，胃，大肠，肝，心包经。功能：泻热通肠，行瘀破积，能入血分，破一切瘀血。为其气香故兼入气分，少用之也能调气，治气郁作疼。其力沉而不浮，以功决为用，下一切癥瘕积聚。能开心下热痰以愈疯狂，降肠胃热实以通燥结，其香窜透窍之力又兼利小便。性虽趋下而又善清在上之热，故目疼齿疼，用之皆为要药。又善解疮疡热毒，以治疗毒尤为特效之药，其性能降胃热，并能引胃气下行，故善止吐衄，仲景治吐血，衄血有泻心汤，大黄与黄连、黄芩并用《神农本草经》谓其能“推陈致新”，因有黄良之名，仲景治血痹虚劳，有大黄䗪虫丸，有百劳丸，方中皆用大黄，是真能深悟。“推陈致新”之皆者也。

凡气味俱厚之药，皆忌久煎，而大黄尤甚，煎一两沸药力皆出，与他药煎宜后入，若单用之开水浸服即可，若轧作散服一钱之力可抵煎汤者四钱。

4. 三七

味甘，微苦，性平，归肝，胃经。功能：散瘀止血，消肿定疼，主要治疗咯血，吐血，衄血，便血，崩漏，外伤出血，胸腹刺痛，跌扑肿痛等病症。三七善化瘀血，又善止血妄行，为血症之要药。化瘀血而不伤新血，允为理血之妙品。现代药理研究表明，三七具有调节免疫，降脂，降糖，抗氧化，抗衰老，抗肿瘤，抗炎等功效，并有较强的滋补作用，因此对心肌缺血性损伤有保护作用，对多种心律失常有治疗作用。

5. 全蝎、蜈蚣

性味咸，辛，平，有毒，常做对药使用，同入肝经。功能，祛风镇痉，攻毒散结，清热，散风，主治中风口眼歪斜，半身不遂，手脚麻木，痉挛抽掣，小儿惊风抽搐，高热神昏，破伤风及疮疡，瘰疬《衷中参西录》张锡纯曰：“蜈蚣走窜之力最速，内而脏腑，外而经络，凡气血凝聚之处皆能开之，虽有微毒专善解毒，凡一切疮疡诸毒皆能消之，其性尤善搜风，内治肝风萌动……外治经络中风……。”与全蝎配伍，其力相得益彰也。现代药理研究全蝎有一定的降压作用，能影响血管运动中枢的机能，扩张血管，并能降低肾上腺素的增压作用，故能降压。治疗各种癌症方中加入蜈蚣，全蝎有一定抗癌作用。

6. 䗪虫

又名土鳖虫，性味咸，寒，入心肝脾经。功能，破瘀血，和血通经，可治疗跌打损伤，瘀肿骨折，血瘀经闭，结块腹痛，肝脾肿大，宫外孕有包块者，现代临床试用于抗癌，子宫肌瘤，卵巢囊肿，有一定疗效，取其有软坚散结作用。

7. 路路通

味苦，微涩，性平，入肝经。功能：通经，利水，除湿热痹疼，产后乳汁不通。月经不调，周身痹通，小便不利，及过敏性疾病。国医大师朱良春认为：路路通之作用在于通利，故无论气滞，瘀血，停痰，积水均可用之以为开路先锋。滞气窜入经络，周身痹通或在四肢，或在腰背，走窜不定，常法用羌活、独活、桑枝、秦艽、防风、川芎、赤芍、姜黄、威灵仙之类，有效者，有不显效者，加入路路通，其效立见。产后乳汁不通，虚者，当补益气血，实证，则宜通利，实证必见乳房胀痛，乳汁涓滴难下，此际用路路通，其效不在王不留行，穿山甲，木通之下。妇女通经，多见气滞瘀血之症，常用当归、川芎、赤芍、柴胡、香附、泽兰、益母草之类，加入路路通即能行气，又能活血。水肿亦可用通通路，赵学敏《本草纲目拾遗》说它“能搜逐伏水”，水伏之处必有瘀血，滞气，此物兼有行气，活血，利尿之长，宜乎其效也。

余认为，不能用它去独当一面，但如能知其所长，用作辅佐，用作向导，亦自有其功效在焉。

8. 其他，如丹参，川芎，郁金等众说皆知，故不赘叙

本方是在祖传秘方的基础上，尤其拜读国医大师朱良春善用虫类药等书及李可老中医急危重症疑难病专辑等书，大受启迪，逐成上方，经反复验证，治疗一切瘀血凝聚之沉疴老病，虚中夹瘀，夹痰，夹积等症，都取得了泛应曲当的疗效。

李占京先生说，由于个人学验浅乏，方中必然存在某些不足或谬误之处，肯望医界贤达，赐予匡正。

蒙医许有福特色医案选登

内蒙古巴彦淖尔市　许有福

1. 冯 xx，女，60 岁，因双腿疲软久治不愈前来就诊

曾做过很多检查，均告诉她无病，都建议她吃中药，所以她找过很多中医，本市名医郭文龙、温志江、杨羔和、刘建平等人，皆以气血不和，瘀堵不通而辨证，治以调理气机，温经活血为主，但收效甚微，让她和家属很沮丧，长期的困乏，让她心里很郁闷。有人举荐我，她以试试的心态找到了我。她进来之后，先让我看了她现在常服的药，然后告诉我各位中医大夫因为她给开出的食疗方，有薏米、红豆、红枣、太子参，还告诉她常服尤妙，但她说她就没好过，或有减轻，但不久又犯。

冯梅舌胖大质淡白，苔薄白有水渍，唇干。面色暗黄，神情机敏，善言，衣袋中有收音机放着佛歌，饮食清淡素喜甜，尤以大枣补气血为主，三七粉活血化瘀为主，脉沉尺弱，怕冷，双下肢沉重。舌脉合参，又怕冷，初步印象肾阳虚，肾阳虚则脾阳虚，脾主运化，脾虚则运化失职，胃产生的营养和浊气不能排放到他们该去的地方，久则胃弱，甜味食品久尝不倦，不断的转换酸源，胃反吸收胃酸，外输行成体酸，体酸中伤原本虚弱的脾，致脾运更加失能，体酸下沉肢体，致双下肢沉重不堪重负。

辨证：胃源性疲软

治则：制酸健脾，补肾舒体

方药：舒心理体丸加减

海蛸 30 克，牡蛎 20 克，五味子 12 克，浙贝 10 克，乌药 10 克，青皮 10 克，木香 10 克，香附 10 克，炒麦芽 15 克，炒神曲 15 克，炒内金 15 克，焦楂 15 克，香元 10 克，砂仁 10 克，茯苓 10 克，陈皮 10 克，肉桂 15 克，附子 8 克，炒白术 10 克，羌活 12 克，桂枝 10 克，川断 10 克，上药五付水煎，一日二次，忌一切甜食，三七也停。

五天之后病人告诉我，好像好点。上方加草蔻 20 克，续进 5 付。

十天之后，冯梅告诉我，明显好转，原方续进五付。吃完二十五付之后，她的困乏消失，病体康复。

2. 杨 xx，女，48 岁，主诉：持续咳嗽三月有余

三个月前因感冒引发咳嗽，开始在诊所治疗，但服药三天之后，病情不见好转，反而开始高烧，输液五天，高烧虽退，但咳嗽吐黄脓痰不止，前往中心医院就诊，胸片显示肺感染，白细胞高，尿有潜血，然后住院治疗十五天，黄脓痰变成了白稀痰，咳不爽，胸片显示正常，白细胞正常，出院让中医调理，两月之后时而咳喘，痉咳有时，她去了呼吸专科在度治疗，火罐，刮莎，放血，中药，还喷了气雾剂，但时好时坏，治疗一月有余，近日不见轻反加重，心里郁闷，家属正准备代她到北京，或内蒙古附院治疗，经人介绍她来到了我的诊所。我听了她的陈述之后，仔细看了她的舌，舌质淡胖大有齿痕，苔腻有水渍，脉沉数，喜食甜。

她咽痒则咳，咳则有痰，咳久则喘促，有时半夜会被憋醒，剧烈的咳嗽，家属狠拍背部，非的咳吐一些痰才会有效，喘促久之后舒缓。

我认为她的肺感染早已治好，但咳喘不止，又久经各种治疗不好，那其中很耐人寻味，是不是酸的缘故呢，久治伤胃，喜甜增胃酸，胃酸被胃反吸收，形成体酸，指向性的伤了气管，而发生痉咳喘促，除了这种解释，我在找不出其他原因，舌脉合参肾阳虚，肾阳不能温脾阳，致脾运失健，体酸伤脾，脾为生痰之源，肺为贮痰之器，所以痰湿粘腻不出，所以发生痉咳喘促。

辨证：胃源性哮喘，咳嗽

治则：制酸健胃，敛咳平喘

方药：舒心理体丸加减

海蛸 35 克，牡蛎 20 克，五味子 12 克浙贝 10 克，乌药 10 克，青皮 10 克，木香 10 克，香附 10 克，炒麦芽 10 克，炒神曲 10 克，炒内金 10 克，焦楂 15 克，香元 10 克，砂仁 10 克，茯苓 10 克，陈皮 10 克，藿香 12 克，草蔻 10 克，肉桂 12 克，附子 8 克，白果 10 克，葶苈子 15 克，五付水煎，一日二次，0.3 克碳酸氢钠片，一次三片，一日二次。忌一切甜食，瓜子豆类。

第六天杨玲霞黏痰减少，痉咳有缓，喘促见轻，原方加蒲公英 30 克，续服。又过了五天之后，吐痰爽利，喘促见轻，但咽痒不减，时而发生痉咳，加黄芪 15 克，续进 5 付。五天之后，病人痉咳更趋稳定，但口咽干燥，原方减蒲公英，加玄参 10 克，麦冬 10 克，续进五付。五天之后，痉咳轻发，咽痒不止，减白果、葶苈子，加金银花 15 克，续进五付。五天之后，咽痒不止，缓咳偶发，上方加干姜 10 克，苏叶 15 克，厚朴 10 克，强化对咽部顽痰清扫。加服扑尔敏。五天之后，咽痒几近缓解，偶发咳嗽，病情已发生质的扭转。病者心情大好。又五天之后，病人已基本没症状，续进 5 付，停药告愈。

酸可致气管痉挛而发生咳喘。

3. 郭 xx，女，49 岁，头眩晕则气短，久治无良方，经其姐介绍来找我

郭招娣形体胖大，言语豁达，思维单纯，虽常发头眩，气短，但视若无睹，只要我说能治，她便充满了信心，这种心态的病人少之又少。她舌体胖大质淡，苔白腻，脉沉弱。素嗜烟，喜美食，尤以瓜子为主。偶发胃不适，藿香正气水(含酒精)常备。她每次发病都是以脑供血不足，心供血不足，输液治疗，但收效甚微，常常是难受着，治疗着，病情或有稍缓的时候，但头从未清醒过。

中医曾以浊气不降，清气不升治疗过，以痰蒙清窍治疗过，以风湿性眩晕治疗过，以瘀堵辨证施治过，皆效果不佳，因为不危及生命，所以她虽病却很乐观，很乐意让家人把她当病人对待。西医以美尼尔氏综合征，耳石症治疗过，皆无效。

我注意到她说偶发胃不适，藿香正气水常备，说明她常常胃不适，不良的生活习惯，加上胃不适，使胃酸盛极而外溢，通过脾升清，把浊气不断的代向大脑，久则浊气占据清气之位，致清气不扬，大脑眩晕生成，浊气不清，故而眩晕时发。

浊气=酸=湿气，即使不完全匹配，但也有他一定的道理。体酸伤气管，而致气管轻挛而发生气短。随着饮食改变，酸源可能被稀释，所以时有缓解，时而加强。

辨证：胃源性眩晕，气短

治则：抑酸健胃，清眩理气

方药：舒心理体丸汤化加减

海蛸 30 克，牡蛎 25 克，五味子 12 克，浙贝 10 克，乌药 10 克，青皮 10 克，木香 10 克，香附 10 克，炒麦芽 10 克，炒神曲 10 克，炒内金 10 克，焦楂 15 克，砂仁 12 克，香元 10 克，茯苓 10 克，苏叶 20 克，肉桂 10 克，附子 8 克，薄荷 15 克，薏米 10 克，鱼腥草 10 克，党参 10 克，黄芪 10 克，柴胡 10 克，升麻 10 克。

五付水煎，一日二次服。 0.3 克碳酸氢钠片，每服三片，一日二次。 忌烟、瓜子、甜食，清淡饮食。五天之后，病人即缓解，郭招娣性格如此，一进我的诊所，便向学生给老师汇报喜事一样，兴奋不已。续进五付，嘱其忌口要严，之后痊愈。

几月之后又犯，再治再好，因忌口不严，屡犯屡治屡好。

脾升清降浊，脾也可升浊而致病。

4. 安 xx，男，58 岁，郭招娣朋友，素以头晕绵绵不绝而闻名亲友

郭招娣好了，把他介绍到了我的诊所。安东治是个很精干的男人，面色晦暗，双目灵光闪动，动作敏捷，言语清晰，完全看不出他有什么问题，经我检查之后，正如印象一般，他果然除了头晕这个症状，从来没有大小毛病。郭招娣嗜烟，那么安东治如何呢？

我看他左手中食指都被烟熏黄了，甚至有黑点，说明他抽烟的力度更大，烟瘾更重。你一天抽多少烟？ 最多三包，安东治不以为然的样子。现在我心中已有初步印象诊断，抽烟过量刺激胃，而致产酸过大，脾无清气可运，自然就把浊气运到了大脑。浊气占据了清气的位置，所以产生了头晕，绵绵不绝正是因为他抽烟绵延不绝。

辨证：胃源性眩晕

治则：制酸健胃，醒脑舒心

方药：舒心理体丸汤化加减

海蛸 35 克，牡蛎 25 克，五味子 10 克，浙贝 10 克，乌药 10 克，青皮 10 克，香附 10 克，木香 10 克，炒麦芽 10 克，炒神曲 10 克，炒内金 10 克，焦楂 15 克，香元 10 克，砂仁 10 克，茯苓 10 克，陈皮 10 克，薄荷 18 克，川芎 10 克，鱼腥草 30 克。

上方五付，水煎，一日二次服。忌烟，停服脑清片，0.3 克碳酸氢钠片每次三片，一日三次。

五天之后，病情有缓续进五付，薄荷加倍。又五天，头晕明显减轻，续进五付。安东治治疗效果还不错，共喝了二十五付中药，头晕基本消失，以后又犯了几次，皆痊愈，被迫戒烟限甜。

烟对胃的伤害导致经久不绝的头晕。

5. 贺 xx，男，15 岁，2014 年的春天经人举荐来到了我的诊所

贺中前因心慌，气短，难眠易醒，软，头晕，轻咳多方求医不见好转。去过呼市、北京，就是查不清患了什么病。小孩的病让一家人背上了沉重的思想负担，但在迷茫和痛苦的煎熬中，他们的小孩一天天长大了，可是病还是个病，未见好转，也未见加重。他们对小儿进行的是精细化管理，总以为小儿是大夫给出的气血两虚的原因，所以红枣、黑糖、鸡蛋、牛奶、杂粮、肉类、保健品不间断的督促小孩进食，即使他们的孩子不想吃，他们也会动员着让他吃下去。我听完他们的陈述之后，心中已了然，这个小孩病在胃，精细化管理让他小小的胃从未得到休养，长期刺激到致胃酸过大，胃酸外溢形成体酸，中伤心脏而心慌，损伤气管致轻挛而气短，浊气即酸气上升蒙蔽清窍而头晕，胃不和则睡不安，酸通过食道经络传导在咽部，轻轻的腐蚀产生了轻咳。

我告诉他们孩子的病我能治，他们一家人流露出的喜悦和期待，让我心情很复杂。只是要喝中药，并且要严格忌口，他们都一一答应了。更让人意想不到的是贺中前的表态：只要能治好我的病，不让我吃饭也可以，吃什么都行，中药我也能喝进去，多长时间都能喝进去，只要病能好，快把我烦死了，整天头昏脑胀的没一点记忆，稍微运动一下就心慌，气短，软的一点精神都没有……舌质淡，苔薄白，脉沉细显数。大人备受煎熬，孩子也因此疲惫不堪，病可以让无数人屈服和失去耐心，坚强。

酸可以损坏记忆，这一点毫无疑问。

辨证：胃源性的心肌供血不足(这些综合征状合在一块我叫他心肌供血不足)

治则：制酸健胃，宁心舒体

方药：舒心理体丸汤化加减

海蛸25克，牡蛎15克，五味子10克，浙贝8克，乌药10克，青皮10克，木香8克，香附10克炒麦芽15克，炒内金10克，炒神曲10克，焦楂10克，香元10克，砂仁10克，丹参8克，枣仁12克，夜交藤10克，藿香10克，陈皮10克，肉桂10克，附子5克，半夏8克。

五付水煎，一日二次服。碳酸氢钠片每次0.9克，一日三次。吃半个月原味馍片。五天之后，许大夫我感觉好多了，我能睡着了，身上也有劲了。续开五付，加党参10克 十付药吃完贺中前便和我讲起了条件，要吃。二十付中药吃完之后，贺中前改成了舒心理体丸水丸继续治疗。

6.吴xx，女，34岁，专业母亲，拆迁户，经济优越，汽车代步，常要外卖，零食很丰盛

主诉：白天极度困乏，晚上睡不着，所有的亲人都叫她迷糊匠。

事实上吴娟为此很痛苦，多方治疗都不见效，中医说她心肾不交，阴阳颠倒，心血虚，西医的诊断是神经衰弱，紊乱，但治疗均以失败告终。吴娟在找我治疗之前，有一个大夫说她有忧郁症，让她晚上强制入眠，结果是晚上睡着了，白天却瘫软瞌睡起不了床，她为此十分沮丧。吴娟体态丰满，面色红润，修饰整齐，舌体胖大水泛白腻，脉沉显数。她说她什么地方也不难受，做过体检，什么病也没有，就是晚上睡不着，白天困的睡不醒，她最相信的结论是阴阳颠倒，她在家人的陪伴下找过好几位神官，但都无济于事。

我问她喜欢吃什么东西，这个问题让她脑洞大开，一下子精神了起来，而且表现得很兴奋。“我是个吃货”她真的很逗，“我爸妈就我一个孩子，从小在吃上没受过制，想吃什么就什么，而且胃口特别好，你看我这一身肉”“没想过减肥吗？你减了肥也许更美，”“算了吧，减肥我做不到，我看见东西就爱，”“不爱美吗？”她笑了一下，“我觉得挺好”“你每天如何安排你的饮食，既然承认自己是吃货，那一定很会吃。”“早上牛奶，鸡蛋，豆浆，油条，包子，白焙子，想吃什么就在楼下选什么，上午有水果，甜点，瓜子，干果，告诉你我特别爱吃甜食，真享受，我的饭量一直很大，饿的特别快，晚上睡不着，半夜我也得起来吃一顿，真是不好意思，”吴娟停顿了一下，又说：“我什么地方也不难受，就是阴阳颠倒了。”

听了她的陈述，我心中便有了底，她饮食不节制，暴饮暴食，甜食又进的多，胃不堪其重，极尽全力分泌胃酸消化食物，致使胃酸内外勾结终于泛滥，所幸她仅仅是影响了神经系统，形成了她所谓的阴阳颠倒。“许大夫你能治吗？我大妗特别相信你，她说你一定有办法治疗我的病，”她期待的目光。“能治”我冲她点了一下头。“那我患了什么病？”她似乎对我的自信有点诧异。“消谷善饥”我不知道脑海中什么时候贮存了这么一条词便告诉她了，我不能直接告诉她是胃酸排出体酸惹的祸，对这个名词她似懂非懂地接受了，“确实我的消化功能太好了”。

辨证：胃源性的失眠

治则：制酸健胃，温阳助眠

方药：舒心理体丸汤化加减

海蛸30克，牡蛎20克，五味子12克，浙贝10克，乌药10克，青皮10克，木香10克，香附10克，炒麦芽10克，炒神曲10克，炒内金10克，焦楂15克，香元10克，砂仁10克，茯苓10克，陈皮10克，肉桂12克，附子8克，枣仁10克，夜交藤 15 克，丹参 10 克，佩兰 15 克，黄连 8 克，鱼腥草 15 克。

五付水煎，一日二次。碳酸氢钠片 1.2 克，每日二次。忌口：一切甜食，小吃，干果等，多步行。吴娟略显难为“那肉能吃吗？”我点了一下头，“可以吃，但要少吃”“那还差不多”。

五天之后吴娟又来了，她在外面看到我的时候就喜笑颜开，让我很轻松。“我好了，白天不瞌睡了，也有了精神，晚上也能睡着觉了。”“不用半夜起来吃饭了？”“不用了，我还用吃吗？”，在我的解说之后，她又吃了五付中药，以后他便恢复了正常。吴娟这个病从表面上看，像是阴阳颠倒了，或者心肾不交，但实质上她是胃酸排出体酸影响了神经系统而引发的病症。病源是暴饮暴食，损害了胃，胃酸外溢所致。

酸有指向性的影响器官的功能？致病因素居然是过度享受美食和安逸所造成，的确让我们有些困惑。

7. 翟 xx，男，58 岁，中旗人

因心慌，气短，软，头晕闷重，记忆力差，胆怯，没有自信，难眠易醒，偶咳，自汗，胸闷，左肩背不适，胃不适，窦性心律，时而哮喘，前来就诊。

下面是我几年前在巴盟《生命时报》上的广告词：

“心肌供血不足，症状：心慌，气短，颤抖，疲软，头晕，难眠易醒，汗多，或具备上述某些症状，不明原因的顽固性咳嗽，哮喘，胃溃疡，慢性胃炎均有良效。找许有福中西医治疗。”翟志中就是看了这则广告找到了我。翟志中患病已有七八年，经多方检测都确诊不了患了何病，但就是不好，不断的治疗，不断的寻医问药，他这七八年就是这么过来的，看到了这则广告，他很快来到了临河。经过我对他所有症状的分析，我确定他患了胃源性的疾病，其他医院给出的是心肌供血不足，代偿性心脏病。我对上面具备多个症状的胃源性疾病，总称心肌供血不足，但和医院给出的心肌供血不足有本质的区别。他的舌体胖大水渍，薄白苔，脉沉细数。

辨证：(胃源性的)心肌供血不足

治则：制酸健脾，安神舒体

方药：舒心理体丸汤化加减

海蛸 30 克，牡蛎 20 克，五味子 12 克，浙贝 10 克，乌药 10 克，青皮 10 克，香附 10 克，木香 10 克，炒麦芽 12 克，炒神曲 10 克，炒内金 12 克，焦楂 15 克，香元 10 克，砂仁 10 克，茯苓 15 克，苏叶 20 克，肉桂 15 克，附子 8 克，枣仁 12 克，夜交藤 15 克，浮小麦 15 克，党参 12 克，黄芪 10 克，红石头 12 克。

五付水煎，一日二次。忌甜禁烟，寒凉。碳酸氢钠 1.2 克，每日二次。五天之后翟志中病情有缓，减苏叶加干姜 10 克，丁香 10 克，加强温胃降逆之功。又五天之后，头晕大幅减轻，心慌有止，喘促消失。又五天之后，诸症皆缓，神情大悦，一次开了十付中药而归。半月之后，病情稳定，换成舒心理体丸水丸(含碳酸氢钠，每次九克，一日二次，每九克水丸中含碳酸氢钠 1.2 克，)，继续治疗三月而愈。翟志中是一个典型的具有复杂症状的胃源性疾病，我无法给出一个标准的答案，所以叫他心肌供血不足。

胃不和则睡不安，是酸在作怪。浊气=酸=湿气，即使不完全匹配，但也有极高的临床价值。

吸烟伤害最大的是胃，因为体酸可以控制气管和肺。强酸可致气管迅速发生痉挛而发生咳嗽，哮喘……酸有指向性的影响器官的功能。酸刺激心脏，让心肌发生应急反应而心慌。体酸严重超标的人，易患心脑血管病，糖尿病……酸可致脑细胞失氧而致记忆衰减，酸是毫无疑问的令记忆衰减的明确因素之一，所以我们治疗记忆力下降，预防记忆力衰退，千万别忽略了酸的致病性。酸可致血管舒缩受限而致供脑血流缓慢。酸可致人肝胆失和而胆怯不自信。所以怪病应该从胃治。

8. 武 xx，男，48 岁，因严重失眠就诊

武军失眠已经记不清有多长时间了，觉得好久好久，我们认识也有十几年了，他抽烟，喝酒，可谓远近闻名，常见他叼着烟，有酒态而让我印象颇深。多年来只知道他有强壮的体魄，神仙般的姿态，优雅的生活格调。殊不知他会常常因为失眠而治疗，可见一个医生干的有多么不容易，近在咫尺却不曾为他治过病，而他患的病恰恰又是我最擅长的，真是可笑之至，可笑之至呀。武军严重失眠隐约记得有七八年，常常胸闷，流口水，偶尔胃不适，烧心。经年累月睡不好，让他心很烦，酒喝的更多，烟抽的更勤，经常治疗，毫无结果。

舌质淡，苔白厚腻。脉弦数有力，过度的放纵生活，烟酒无度，肥甘厚腻不断，让他的胃早已不堪重负，过度分泌的胃酸，过度进食分解合成酸的食物，致使胃酸过盛外溢走脑伤胃。胃不和则睡不安，是酸在作怪。治酸可以安枕，失眠又多了一个更有效的治则。

西医的神经衰弱，失眠症，等等治标不治本的做法让他失去了理性，更加沉浸于烟酒的刺激中。

中医的心血虚，胃不和等法治疗，却忽视了引起失眠的原因，由此可见，一切治疗仅仅是停留于表象，所以病人才久治不愈。找不到根源的治疗就是试治，盲治……所以找到一种病治疗的规律，根本所在，很重要。

辨证：胃源性的失眠

治则：制酸健胃，镇静安神

方药：舒心理体丸汤化加减

海蛸 30 克，牡蛎 20 克，五味子 12 克，浙贝 10 克，乌药 10 克，青皮 10 克，木香 10 克，香附 10 克，炒麦芽 10 克，炒内金 10 克，炒神曲 10 克，焦楂 15 克，香元 12 克，砂仁 10 克，丹参 12 克，三棱 10 克，莪术 12 克，藿香 15 克，炒白术 12 克，蒲公英 30 克。

五付水煎，一日二次。忌烟酒，甜，肥腻……碳酸氢钠 1.5 克，每日二次。五天之后，病情有缓，胸闷消失，不流口水，眠轻度改善，胃不适明显，减蒲公英，加白及，龙骨各 10 克，加强收敛治酸作用。五天之后，病情又缓，眠差好转颇多，胃不适减轻，原方续进五付。二十付中药之后，武军失眠症大幅改善，配舒心理体水丸继续巩固，嘱其严控烟酒而归。

胃不和则睡不安，是酸在作怪。酸即是病态，也是重要的致病因素。控酸必须控口，控病必须弱酸。

9. 刘 xx，男，58 岁，本街居住，他第一次到我的门诊是在家属的护持下，慢慢踱进了我的诊所

本人自述两年前他的双腿就开始发沉，就在附近诊所治疗，然后做过脑 CT，以后经各种治疗无效，又做了核磁，都说他没病，把他指给了中医，中医当风湿给他治疗了很久，但收效甚微，一年比一年严重。他陈述完之后，直截了当地问我，“你说我怎么了”“循环不好”，我当时也是漠名其妙，随口给了他一个搪塞的答案，没有想到他听了我的回答，很干脆地就告诉我，“我知道是循环不好，可是看怎么能治好吧！”他的手很粗糙，面色晦暗，眼球混浊，舌体胖大水渍，腻白苔，脉沉缓。

通过交谈我知道了这么一个情况，原来他的女儿在两年前开了一个糕点厂，从此之后，他与老伴结下了不解之原，早点是快过期的糕点，晚上也是，甚至零嘴也是。唯恐女儿的糕点浪费了却狠狠的做践自己，但一块和他吃的老伴却毫无体征。人与人的体质真是差别很大，问到这里，我心中即有了底，这个治不好的怪病并不是什么循环不好，也不是什么风湿症，也是胃酸外溢，体酸沉积到了双下肢所致。“你能治吗，我这病复杂了，我看过好多大夫，大医院都说我没病，没病我怎么腿沉得走不动呢？”“我能治”我肯定地告诉他，他漠漠地看了我好一会儿。

辨证：胃源性的下肢疲软

治则：制酸健脾，通络举陷

方药：舒心理体丸汤化加减

海蛸 30 克，牡蛎 20 克，五味子 12 克，浙贝 10 克，乌药 10 克，青皮 10 克，木香 10 克，香附 10 克，炒麦芽 12 克，炒内金 10 克，炒神曲 10 克，焦楂 15 克，藿香 12 克，陈皮 12 克，苍术 12 克，薏米 12 克，香元 15 克，砂仁 10 克，党参 10 克，羌活 10 克，肉桂 10 克，附子 8 克，草蔻 20 克，升麻 15 克。

五付水煎，一日二次。忌口：一切甜品，以后好了也不能吃。碳酸氢钠每次 1.2 克，一日二次。

患者听到我让他忌一切甜食，不加思索的对老伴说：“给女儿打电话，糕点别往过送了，大夫让忌口”其实甜点他早不想吃了，只是无法面对女儿，好不容易我让他忌，他正好有了挡箭牌。女儿是出自孝的目的而送糕点，怕浪费了，所以选择了父母。殊不知正是他的理由导致了他的父亲长年被痛苦折磨。五天过得很快，我听到的全是好消息，他的腿在治了几天之后，仿佛绑在腿上的沉重的石块忽然卸去了，他好的这么快我也替他高兴，他又抓了十五付中药回去了，以后在未谋面。

体酸沉积于下肢，让肌肉骨骼，神经全腌渍在酸的环境中，占据清气(氧气)的位置，发生这种情况也不足为奇。我奉劝那些经常以甜品为主的朋友们，适可而止，他会让你的身体失去平衡，失去宁静，让你产生体酸内外溢的好多意想不到的问题。

酸有指向性的影响器官的功能。过度的酸让肌肉毫无蓄氧能力，所以会发生极度的疲软。

10. 潘xx，男，56岁，因心慌久治不愈找到我治疗

本人患有心慌已经五六年了，时有发生，有时会很厉害，经多名医生治疗，效果不佳，市医院建议他放支架，经人举荐找到了我。潘存杰除了心慌这一体症之外，没有任何症状，壮得像一条牛一样。

饮食上他没有特别的嗜好，不抽烟，不喝酒，然后我问了他的工种，搞建筑的，在工地上做小工一类，“那你在什么情况下发病，”“干活一累就心慌”，我想我应该明白了，这就是引起心慌的原因，过劳，饮水少，体能消耗，汗液大量挥发，导致胃液浓缩，胃液浓缩使胃酸迅速升高，胃反吸胃酸，输入心脏，致心脏受酸侵袭产生变异应急反应而致心谎。舌质淡干涩，脉洪大显数。这就不难理解医院为什么让他放支架。

辨证：胃源性的心慌

治则：健胃制酸，镇静安神

方药：舒心理体丸汤化加减

海蛸30克，牡蛎20克，五味子10克，浙贝10克，乌药10克，青皮10克，木香10克，香附10克，炒麦芽10克，炒神曲10克，炒内金10克，焦楂15克，香元10克，砂仁10克，枣仁12克，夜交藤15克，炒白术12克，藿香12克，陈皮10克，肉桂15克。

五付水煎，一日二次。多喝水，注意劳逸结合，多吃碱性食品，碳酸氢钠1.2克，一日二次。五付之后，病人心慌基本稳定，续服五付，然后改服舒心理体丸水丸继续治疗。

过劳引发心慌，是通过胃实现的，很多可能都存在。

保定王海震特色医话医案选

保定田家炳中学　王海震

王海震，学习中医，临床治病多年，尤其是跟随威县衣之镖先生学习《辅行诀脏腑用药法要》之后，在理论认识和临床实践方面，都有很大提高。他还教育学龄前的女儿王玄一背诵将近一万字的《辅行诀》，这个“中医童子功”的奇迹，先后令河北省和全国很多著名专家交口称赞。下面是他的医话医案。

1. 对颈椎病的认识

常见脖子总是发僵、发硬、酸胀、疼痛，颈部活动受限，仰头、低头、左右转头、左右偏头范围变小，不能达到“尽头”。可伴有头晕目眩，耳鸣，恶心呕吐，眼睛发干发涩。失眠多梦，记忆力下降。手臂无力，手指发麻，反复落枕。肩背部沉重感，肌肉僵硬，皮肤感觉减退。颈项的不利，如转动则咔咔作响，头部转动则头晕，颈项之筋肉紧张。总之有局部之不通利造成诸现象，暂名之颈椎病。

吾以为，颈椎病是老年痴呆，脑血栓，脑溢血的前奏，我说前奏，并非论因。因颈部相对来说的络脉的瘀阻，而有颈部诸症。络阻，血液不能供养头部则痴呆，络脉满阻进主管，崩裂则溢血，络脉满阻进主管只瘀塞则血栓。

经言“诸邪在心者，皆心包代受”。吾仿之曰，

"诸瘀在经者，皆诸络代受"。是人本能有排出瘀塞，以入细络微芒，活络即可通经，自然之道也。治颈椎病可称为防，或某种程度上叫治未病，相对主管堵塞而言。实即能防栓，亦能化栓。无论防化，不过化瘀血栓塞罢了。

典型病例：

河北电视台，中医药栏目组，王女士，自述"主要是脖子酸酸的，僵硬，不舒服"，喷剂，嘱其从后发际往下一直到大椎，以及凡自己觉得僵硬不舒服的地方都喷到。因天气已冷，嘱其把药温一温，再喷。大约用药十日后，自述觉得已经快好了，但此时得了外感，嘱其外感好了再用，最终用时大概二十日，一瓶愈。

同事，高 xx，女。刘 xx，女。李 xx，女。用化血栓喷剂而愈。例子众多，可仿可查！

又有吾师，衣之镖先生。邢台威县人，《辅行诀》的传承人。颈动脉血栓，说话则流口水，走路脚蹭地，用我自制化血栓喷剂，喷于后发际至大椎以及脖子两侧颈动脉处。两月后见之，说话时已不流口水，脚走路亦不蹭地。师赞曰：药水很好用。

久病多入血分，或说绝大部分痼病由瘀血而成，现象各异，其因则一。以活血化瘀为第一要义。但久瘀之血必伴有湿与痰，所以所创方剂，只活血化瘀必不能活血化瘀。于是成方思路为：以活血化瘀为主，祛痰除湿为辅，外加补血以固流转之源而成。用药以红花、三七、禹粮石、色姜黄、半夏、南星、当归、大黄、冰片等十八味药组成，打粗粉，泡于五十六度饮用白酒中，浸一个月，再把药液注于喷瓶中，待用。皆常用药，看似平淡无奇，却出于至理。

2. 皮肤瘙痒

高中同学张 xx 父，自述在六七岁时腿后扎了大刺，自此封口后则伤处生癣，刺痒难忍，西医名外伤性皮炎，已六十余载矣，因病苦，这么多年来从未间断寻医问药，各大医院去寻觅，但生癣处只是不断扩张，眼看已是暮年，却痛苦日增。其女自高中毕业，与我已多年不联系，近闻我自学中医似有所成就，病苦乱投"医"。本也不报多少期望，怎耐痛苦相逼。用我自制化瘀积死血之喷剂，一瓶而愈，患者目为神奇。

据患者自述，刚喷上第一次就止了痒，接着不断扩张之泡开始干缩，接着原来之硬结变软，二十日而愈。

3. 肢体疼痛

有同事赵 xx，男，某日膝盖上方肉中痛，脚不能沾地，一用劲则痛不可忍，判断，一用劲则上方筋肉中管道变窄，再加瘀塞则痛不可忍，用化瘀血喷剂，五分钟便如常下楼，走出我的办公室。

其母脑血栓后遗症，项肩痛，他用上次自己所用治腿喷剂，亦很快愈。升旗时，问我你那药能治脑血栓后遗症否，我说当然能。他才说他已给他母亲用上，并且手麻的面积越来越小。

保定张 xx，男，保定中医院工作，其妻肩痛，其母卧床不起因人照料时搬动而后背受伤，其姐膝盖痛，他自己膝盖上部肌肉痛。以及他的亲戚朋友多用此化瘀之品而痊。

化血栓如化冻鱼。打个化冻鱼的比方吧。如果，用开水热水即使把鱼皮烫烂了也化不开冻鱼。体内的坚积死血就如同冻鱼，膏药类用热药如同热水化冻鱼。另外加马前子洋金花之类麻醉剂。最后肉皮贴坏了，也解决不了问题，用凉水化冻鱼的好处，凉水可浸入冻鱼内，因凉水密度大从而能进入。开水则水膨胀而不能再进入鱼体内，从而只见鱼皮烂。此自然之理也。农民能用的好，何医家不能用好。如果西医手术，那细微络脉之瘀塞，也不可寻。

多数坚久之痼疾，因瘀血而成。内服汤药动荡气血，整体气机失调必用，若局部之坚痼用内服药为不得法。用针调经脉，灸法温寒。局部之瘀塞往往散在，成片，肉筋脉中之瘀塞，并不局限于经穴。故创设外喷全覆盖此法以成此功。

膝部之问题比较复杂，可以因筋脉肉之瘀血而疼痛，可以因骨伤而疼痛（因此处承重，易磨损骨头），也可因积液而疼痛。

4. 认知障碍

有民间中医，王庆玉，男，七十岁，家传第四代。曾在保定龙海大药房坐诊，与之交往，甚相得，我每称王老师，他坚不允，自谦说，"你的医术不低于我"，必以兄弟相称。且因后继无人，把其家传秘方给了我。一直感念，老先生的心胸。然，因民间中医的尴尬地位，以及家庭关系的失和，其续妻卷了他卖房的钱远遁。愁苦和郁闷，最终得了痴呆病。

病已淹二载，我打电话问候老先生，知其近况，识人只在恍惚之间，幸老先生还记得我，我把想帮他治疗之意说明，老先生欣然应允。用化血栓喷剂，嘱喷于小脑部位以下到大椎，脖子两侧，现已言语利索，记忆力大为改进。称病体痊愈，必来相聚。我劝其释怀前事，淡然生活，老先生岂不明白，只愿他能康复活的自在。

5. 痹症

唐山刘xx，女，五十岁。电话中自述，右腿比左腿粗，膝部已不能灵活打弯，走路如僵尸，膝以上有一巴掌的距离痛，后腘窝痛，两侧痛，勉强下蹲则嘎吱作响。左腿，外形虽好，但膝部比右腿还疼，仍是腿上一巴掌亦痛。每日彻夜难眠，又浑身怕冷，足部却不冷。自称在唐山市西医院有亲戚，一直找最好的医生来看，但他们都说没甚办法。

找到我时，称要治膝部积液，刚检查完。但我问其症状，并无手按膝部不起，不像积液为因者。于是继续追问，说多年前检查是髌骨软化，于是我判断这髌骨软化是病因，髌骨软化愈则积液自消。

用自制骨病喷剂：骨病喷剂，以三七、红花、雄黄、川乌、白及、自然铜、土元等十八味药，打粉，用五十六度饮用酒，泡一月，取药液注于喷瓶中待用。凡长久之骨病，日喷 2 到 3 次，当下之骨折，未破者加麝香以开窍止痛，接骨愈速。天冷则嘱其温而用之。

喷两日后，右腿即疼痛尽失，且浑身亦暖和了。是气血能上行，故身亦暖。右腿明显好转，左腿却还是疼，但有减轻，晚上已可入眠。又问其腰部如何，自述很多年已不能久坐，腰部的问题更久，说是上高中时便有恙了，又有肩部疼痛。判断是筋脉肉的瘀积，而用另外一种化筋脉肉之瘀。一周后给我报喜说，肩已不疼，腰又有明显改善，左腿亦不疼了。嘱其继续用，告其剩最后那一点原本巢穴，最是难除，须待时日，待气血慢慢润养那点，但总归已是薄弱环节。

又有单位同事李xx，女，西医诊为髌骨软化。同事张xx，女，因运动中撞伤膝部骨头。驴肉店老板骨头上长凸起等。用治骨病者愈。

6. 腋臭，自制外用喷剂

一用上，三天内就有显明效果。出汗时还是有味，但味道减轻，如此，在二个月内基本都能痊愈。注意坚持使用，到完全疏通为止。

略举愈者，同事李xx，女，保定人，四十五岁及其子陈 xx，男，初中二年级。有同事刘 xx，男四十岁。又有原同事高xx，现石家庄正定中学工作。用者皆愈。

经言“诸邪在心者，皆心包代受”。吾仿之曰，“诸瘀在经者，皆诸络代受”。是人本能有排出瘀塞，以入细络微芒，活络即可通经，自然之道也。

方以薏仁、甘草、大黄、冰片等八味药组成，打粗粉，泡于五十六度饮用酒中，一个月，取药液注于喷瓶中，每日两到三次喷于腋下。

腋臭以水液代谢失常为主，瘀积死血为次，而窍闭者。以薏仁除湿，大黄除瘀，冰片开窍。看似平淡，却成神奇，不过辨证之功也。

用酒浸药，主要因问题偏重血分，酒可摧动气血以成神功，且五十六度饮用酒，一则饮用酒安全，一则即使放上十年，功效亦不变，真一举三得之物也。

动手术不能除根，乃是只能除粗腺，细腺微芒则不能除，不能除者再成瘀塞之巢故耳！

我的思路仍是先通微细，主管瘀塞自然排入外部微细管道，而渐痊。

7. 脚气

脚气，奇痒难忍，常起水泡，缠绵难愈，脚臭，一次见效。即治病又享受浴足，畅达足部，运转周身。

脚气乃湿热瘀于足部，而除湿最是见医者工夫者。除湿必得存津液之道，乃其中至奥。脚气虽为小患，但能除之者，必握大道。大道至简，神效乃显。

例，同事马 xx 之妻，脚气甚烦，用此浴足之方而愈。

愈者众，似不为奇，略言之。

8. 膝关节积液

迁安康xx，六十岁，电工，在工厂工作，从屋顶坠落，面朝下跌到电焊机上，危机时刻以双手双臂撑电焊机，落地已不省人事，送入迁安县医院，其女，女婿到时，人已醒，但双臂痛难当，头亦不能稍动，身躺卧亦不能稍动，腿部膝关节已有积液。

医院欲为之手术，言其脊椎稍有错位。其婿亦通医道，观其丈清醒，言剧烈撞击之下，岂有不痛之理，不同意贸然动刀，虽不花钱却恐后患。

医护苦劝，说不手术，明天将肿甚巨，其女，其婿深信吾术，用吾化瘀血喷剂，合骨伤喷剂，不住时喷双手双臂，因仰卧病人不能稍动，只能喷露于外部分，第二日却未如医护描述肿甚，相反疼痛减轻，肿亦渐消，又一日背部亦松，头亦可缓缓转动，继用二种喷剂，又一日则继续好转。如此医护亦哑口无言，说像你们这样，自己又不用掏医药费，何苦自己花线，再者像你们这样，我们也不用吃饭了。又说，你这积液得处理吧，过两天会越来越严重，其女，时急未知有积液，未带外用积液之喷剂，此时其女见父病情已稳定，回家取来治积液喷剂，一日一夜，则积液全消。医护第二日查房，惊得目瞪口呆。

因是公伤，住院中观察，二十日方出院。

出院后，其女其婿嘱其多休息，但一意孤行，蹲在地上砌墙，结果积液又反复，而且甚严重，用手触左则流向右，触右则流向左，哗哗带响。此是关节处伤损未愈，今又干些重活，尤其蹲着使水积留，此时水液之巨，亦因体力之充。

上次只用一瓶，一日一夜愈，这次连用十瓶，十日方痊。

发明除积液方，因其时，有人吃辣木子，邀我同食，因见人用以养生，遂也食了一枚，结果过了十分钟，便口渴异常，不喝水似不能当。

知其吸水之能甚，遂劝众人不要以之养生，窃以为是取死之道。并笑曰，今日我受伤，却能创一方，众人徒受伤了。

终以辣木籽，白芷，六十五度白酒，冰片等十余味打粉浸于白酒中一月，取药液注于喷瓶中，待用。而成可外用取积液之特效方。

9. 胸痛，咯血

同事佟xx，男，三十岁，保定市人。肺结核肺部钙化，胸部疼痛，用化瘀血喷剂数日而愈。

其肺结核，发生于 2005 年，刚得病由西医治疗，后又转中医治疗，后觉效果不佳，找余治疗，咳血，脉并未细数，西医此时检查肺部有钙化。为开内服药，海浮石 10 克以除燥坚且资肺部之阴，白及 10 克，阿胶 5 克，糯米 5 克，山药 10 克，茯苓 5 克，扁豆 10 克，槐角 10 克，杏仁 5 克，蜜制款冬花 5 克，蜜制枇杷叶 5 克，黑豆 30 克。其中黑豆茯苓，海浮石白及以仿《辅行诀》之补泻相参，总体通中有补，通不大通，补不大补，大补则防肺部之瘀涩，大通则气血已然不足用度，是其病必用缓法，其愈亦必缓。服后三日，咳血止，精神亦佳。后又加减此治疗思路，病体渐愈，中间又有遗精，细思此病之根源，必以肾水不得上济心火，火克金而得肺病。于是问得其亦有阴囊潮湿型前列腺炎，用我自制散剂，黄连黄芩大黄山豆根青黛冰片等，一周而愈。后多找我治疗，虽中间亦觅他医，但终觉不甚理想，终归我处。

后又有遗精，思其实证已除，又忆王庆玉，家传方中用人参、熟地、木瓜为秘方治惯遗，《辅行诀》也以熟地、山萸肉治遗精，判断仍心肾不交而遗精，处以六味地黄丸交通心肾，一服而安。

10. 静脉曲张

我的父亲，唐山乐亭人，静脉曲张，血栓凸出。比较严重。用化血栓喷剂，两月而痊！刚开始凸出之硬栓，慢慢变软，血栓慢慢溶化，当血栓已无，失去弹性（长期没有活血供养）之血管却未收回。又过了一段时间，血管能收回了，虽然早上起来已看不到凸出，但到下午，血管又有些凸起。但此时可认为痊愈了。

十年前，吾父之前列腺病，阴囊潮湿，大小便不利，且有肛漏。吾自创散剂，外用，半个月前列腺病愈，肛漏亦愈。

此处采取西医之名，前列腺，因西医能直指其处，且确为局部瘀塞之问题，此处虽不同意西医之治法，但同意西医之判断。

不能只是开内服药，不懂局部问题应局部处理。

汤药内服，动荡气血，以调气机，以运整体。气血失调，阳阳失衡当处汤药。有局部问题当局部处置，不可执着。以上诸例必是断定确为局部问题，乃局部处置，非说此法样样皆能也。

一物有一物之功，一法有一法之能，针法通经，灸法温寒。

吾法在处置局部皮筋脉肉骨之散在瘀塞，以补汤药针灸之不及者。

内丘中医韩健新特色医案选登

河北省中医药科学院　王红霞　张培红　武宁（整理并审定）

韩健新先生，1949 年 5 月出生于河北省邢台市内丘县侯家庄乡，家在白草坪韩家庄，虽然农耕为家，但也是世代业医。韩先生自幼酷爱岐黄医术，14 岁跟叔父韩璋和兄长韩银魁学习中医，包括基础理论，脉学(李时珍)，药性赋四百味白话解，针灸大成，祝由科，傅青主的著作，《黄帝内经》《八十一难经》《伤寒论》《金匮要略》《寿世保元》《本草纲目》《雷公炮制》等经典著作。从 1964 年开始，在本村任赤脚医生，1965 年在县半农半医培训学校学习一年，1966～1967 年在侯家庄乡卫生院工作，跟李浩教授学习中医内科，跟李友蕊教授学习中医妇科，跟李英凯教授学习中医内科，跟名老中医荣述圣老师学习中医内科和中药学。

韩先生通过自我刻苦学习钻研，勤于临床实践，熟习地撑握了各科各种慢性病的诊断和治疗技能，能够独立工作的能力。1967 年底应征参军，任部队卫生员。1971 年退伍后一直从事中医临床工作。1992 年，河北省中医学院实习生在内丘县中医院实习时，请其帮助从学院给购买了一套高等教材十几本，用了 3 年自学系统的中医理论，使其在临床上受益匪浅。尤其是拜了河北省中医药科学院副院长曹东义教授为师以来，通过网上讲课学习曹老师著的七本书讲座平台，认真怜听了各位师生的精彩讲座，使其在晚年得到中医系统学习升华，受益匪浅感悟颇深。实感道术并重，为复兴中医大业献身精神的重要。

病案一：

委 xx，女，29 岁，内丘县城南街村农民。经人介绍于 2016 年 9 月 23 日来健新中医诊所就诊。

本人自述：腰酸腿沉无力，白带多，尿频，心慌气沉，心律不齐。

诊脉：脉象：沉细弱，舌质淡红，苔白腻。

诊断：肾阴阳两虚，寒湿，心血不足。

处方：东参、炒浙白术、炒怀山药、云茯苓、制黑附子、肉桂、山茱萸、熟地黄、巴戟肉、牡蛎、北五味子、炒酸枣仁（打碎)、柏子仁（打碎)、远志、太子参、龙骨、大枣。

一诊：六剂煎服早午晚各一次。

二诊：自述，明显好转，白带减少，腰不酸了，腿不沉有劲了，心慌减轻，尿次减少。继用原方，六剂用法同前。

三诊：自述痊愈没有事了，为攻回效果要求再用三剂。

分析：由于患者属于肾阴阳两虚，寒湿体质。①古用：东参、炒浙白术、炒怀山药、云茯苓、制黑附子、肉桂。温肾阳健脾利湿散寒；②古用炒酸枣仁、柏子仁、远志、太子参、龙骨、牡蛎，养心血安神。

小结：患者年轻，用药得当，辨证准确，所以效果满意，后来又介绍了好几个同类患者。

病案二：

李 xx，男，54 岁，内丘镇西永安村，东庞煤矿工人。经人介绍，于 2013 年 8 月 4 日来健新中医诊所就诊。

自述：胃胀满，胸闷气沉，胸痛，早搏，三年前下了一个心脏支架。医院又让下支架，我害怕了，听别人说韩医生中医不错，我才来找你看看。

诊查：脉象，沉细结间歇频烦数，每分钟 100

多次。舌质红暗，苔白厚腻。

诊断：肾阴阳两虚，心气瘀滞，中医诊断为胸痺症。

处方：太子参、地龙、丹参、川芎、红花、三七、元胡、木香、全瓜蒌、韭白、赤芍、桂枝、制黑附子、远志、节菖蒲、酸枣仁、柏子仁、百合、大枣。

一诊：七剂煎服早中晚各一次。

二诊：自述，胸闷气沉，胸痛减轻了，其他症状都有好转。继用原方，10 剂用法同前。

三诊：自逑，明显好转。继用原方，10 剂用法同前。

四诊：自述，自我感觉良好。继用原方 10 剂用法同前。五诊:自述，自我感觉没问题了，准备上班。诊查：脉象平稳，为巩固效果再继用原方 10 剂用法同前，用完后可以上班。医嘱：如有不适，可间断服药。

分析:西医强调下支架花好几万元，好不了病。中医诊为胸痺症，古用了瓜蒌韭白汤加减，宽中下气，通心阳。古用制附子，桂枝半夏温阳利湿，古用三七、丹参红花、赤芍、元胡、川芎、地龙、太子参滋阴补气，活血化瘀利气通痺止痛。古用远志，节菖蒲、酸枣仁、柏子仁、百合、大枣养心血安神。

小结：从 2013 年 8 月 4 日到上班两年中间断用药，再没有去医院，2017 年没用药。该患者已退休，现在身体健康。

病案三：

闫 xx，女，70 岁，内丘县城南街村农民。经人介绍于 2014 年 9 月 4 日来健新中医诊所就诊。

自述：口干苦，吐红痰，睡眠不好，食欲不振，小便不利频，胸闷气沉，腰腿酸痛无力，心慌，心跳间歇，不做主，头两侧阵发性疼痛，眼昏干，经医院检查心脏需要下支架。

诊脉：脉象，沉细寸脉弦大，舌质红暗，苔薄黄。

诊断：中医认为心肾阴虚火旺型，胸痺症。

处方：地龙、丹参、红花、三七、元胡、赤芍、全瓜蒌、韭白、半夏、桂枝、制黑附子、黄连、莲子肉、川芎、远志、百合、黄精、太子参、龙骨、牡蛎、红景天、知母。

一诊：六剂煎服早中晚每天三次。

二诊：自述，火劲下去了，心里宽松了。继用原方，六剂用法同前。

三诊：自述，胸不闷了，头也舒服了，睡眠好转，也能吃饭了。继用原方六剂用法同前。

四诊：自述，我也能做家务活了，再吃几剂，继用原方六剂用法同前。

五诊：自述，我自觉没有事了，再用 3 剂停药。继用 3 剂用法同前。

分析:因患者虽然是胸痺症，但阴虚火佂，所以古用黄连，莲子肉，知母滋阴清火效果理想。

小结：胸痺症，目前是医界中疑难病症。但取得疗效后，必须巩固一个时期，所以特此医嘱患者要间断用药。现在近一年来没用药也没去医院。

病案四：

吴 xx，女，32 岁，任县盂盟庄村农民。经人介绍于 2015 年 3 月 7 日来内丘县健新中医诊所就诊。

自述：周身不适乏力，腰腿酸痛，头晕，睡眠怕惊，梦多，大便秘，口干，痰多，胃不好，四肢发凉。

脉诊：脉象，沉细迟弱，舌质淡红，苔薄白腻。

诊断：肝肾阴虚，脾肾阳虚，寒湿体质。

处方：党参、炒浙白术、炒怀山药、云茯苓、制黑附子、肉桂、桂枝、山茱萸、熟地黄、黄芪、枸杞子、川芎、菊花、半夏、龙骨、牡蛎、红景天、百合、龙眼肉、大枣。

一诊：因路远，10 剂煎服早中晚各一次。

二诊：自达:症状好转，继用原方 10 剂用法同前。

三诊：自述，身上感觉有劲了，大便通了，口不干了。四肢不那么凉了，胃舒服了，明显好转。继用原方，10 剂用法同前。

四诊：自述痊愈。

分析：患者属脾肾阳虚寒湿体质，古用温阳健脾利湿散寒之药：①古用制黑附子、肉桂、桂枝、云茯苓、半夏；②古用滋肝肾阴之药山茱萸、熟地黄、枸杞子；③气血两亏古用党参、炒浙白术、炒怀山药、黄芪、百合龙眼肉。

小结：由于灵活运用辨证施治法则收到良好疗效。

病案五：

郝 xx，女，51 岁，内丘县西绍明村农民。经人介绍，于 2015 年 3 月 15 曰，来健新中医诊所就诊。

自述：在医院检查是腰椎间盘突出症，已有 10 年多了，难受窜到右边下肢麻痛，胃也不好，睡眠差，烘热汗出，头晕，眼昏，心情不好。

诊脉：脉象沉细迟弱，舌质淡红，苔白腻。

诊断：肝肾虚，腰肌劳损，筋骨失养，更年期综合征。

处方：柴胡、白芍、陈皮、当归、党参、炒浙白术、杜仲、金毛狗脊、川断、骨碎补、鸡血藤、川芎、木瓜、川牛膝、山茱萸、熟地黄、制黑附子、肉桂、桂枝、草竹黄、桑寄生、枸杞子、女贞子、菟丝子、地龙、丹参、百合、红景天、细辛、大枣。

一诊：6 剂煎服早中晚各一次。

二诊：自述：腰腿疼麻减轻，其他症状好转。继用原方 6 剂用法同前。

三诊：自述，都明显好转。继用原方 6 剂用法同前。

四诊：腰腿不疼不麻了，更年期症状明显好转。继用原方 6 剂用法同前。

五诊：自述痊愈，能下地劳动了。

分析：中医诊断为：肝肾阴虚，受风寒。①古用滋阴药：山茱萸、熟地黄、枸杞子、菟丝子、女贞子。通经络祛湿散寒止痛；②古用制黑附子、肉桂、桂枝、草竹黄、桑寄生、鸡血藤、川断、杜仲、川芎、细辛、狗脊。更年综合征；③古用逍遥散中的柴胡、白芍、半夏、陈皮、川芎。舒肝顺气，活血化瘀，去瘀生新调和经血。

治则：标本兼治。

小结：西医诊断为腰椎间盘突出，没见有一个治愈的。按中医诊断为肝肾阴虚，腰肌劳损，筋骨失养。中医从肝肾治起，肝主筋骨，肾主髓，去滋肝强肾活血化瘀通经活络，除湿散寒止痛，可取得理想效果。

病案六：

张 xx，女，50 岁，邯郸，于 2017 年 5 月 8 日，慕名而来内丘县健新中医诊所就诊。

自述：心慌胸气短，胸痛，后背难受，心跳慢。

诊脉：脉象，沉细弱迟缓，舌质淡红暗，苔白薄腻，面色黄无光泽。

诊断：胸痺症。

处方：东参、炒浙白术、炒怀山药、云茯苓、制黑附子、肉桂、桂枝、丹参、桃仁、川芎、赤芍、红花、三七、黄芪、熟地黄、柏子仁、酸枣仁、红景天、远志、全瓜蒌、韭白、法半夏、广木香、陈皮、大枣。

一诊：10 剂煎服早中晚各一次。

二诊：自述胸闷气短，心慌减轻。继用原方 10 剂用法同前。

三诊：自述，明显好转，继用原方 10 剂用法同前。

四诊：基本恢复健康，继服 5 剂巩固效果。

分析：胸痺症分多种类型，此患者，心律迟缓，心肌缺血，肝布型，寒湿体质。①古用东参、炒浙白术、炒怀山药、云茯苓、制黑附子、肉桂、桂枝、黄芪。温阳扶正气补元气祛寒湿；②古用全瓜蒌、韭白、半夏、木香、陈皮，舒肝，宽中下气，通痺；③古用三七、红花、川芎、丹参、桃仁，活血化瘀利气止痛；④古用远志、酸枣仁、柏子仁、红景天、熟地黄，補益气血安神。

小结：西医冠心病常用支架。中医胸痺症，古用中草药，芳香开窍，活血化瘀利气止痛，从根本上解决问题。

病案七：

马 xx，女，32 岁，邢台市。于 2017 年 3 月 2 日谋名而来内丘县健新中医诊所就诊。

自述：后背酸难受，腰酸腿沉无力，头晕头痛，睡眠差，叹气，胸闷。

诊脉：脉象，沉细弱，舌质红暗，苔薄白，面色黄无光泽。

诊断：肝肾阴虚，肝郁，心血不足。

处方：山茱萸、熟地黄、怀山药、云茯苓、木香、柴胡、白芍、柏子仁、酸枣仁、远志、菟丝子、女贞子、枸杞子、百合、红景天、黄精、黄连、莲子肉、大枣。

一诊：6剂煎服早中晚各一次。

二诊：自述，好转，继用原方6剂用法同前。

三诊：自述，基本正常，继用原方3剂巩固效果。

分析：肝肾阴虚，心火旺，水火不济，肝气郁结。

小结：肝肾阴虚。①古用六味地黄汤加减，心血不足；②古用，柏子养心汤加减，肝郁；③古用逍遥汤加减。三方合一，辨证施治，收到良好效果。

病案八：

赵xx，女，53岁，任县天口村农民。于2017年3月26曰，慕名来内丘县健新中医诊所就诊。

自述：病史32年，21岁时生小孩大出血，在医院治疗情况严重，医院说成了席汗氏综合征。为了控制病情用了激素，导致病人全身浮肿 32 年。什么活也不能做，活动时气喘，食欲很差，周身乏力，大便不正常时秘时稀，浮肿，面部重。经多方医治无效，受了这 32 年病苦，太痛苦了。听说韩医生中医很好，就来找你给看看。

脉诊：脉象，沉细弱涩，望，舌质红，苔黄腻，面部浮肿，同身浮肿；闻，说话气沉无力；问，身体发沉困无力无神，什么活也不能做。还贫血病情复杂，体质非常虚弱，是个疑难病案。

诊断：产期后遗症，肝肾阴虚，脾肾阳虚，气血两亏，元气受损。

处方：东参、炒浙白术、炒怀山药、云茯苓、制黑附子、肉桂、桂枝、山茱萸、熟地黄、当归、黄芪、阿胶、龟板胶、鹿茸、红花、桃仁、木香、山楂、谷芽、麦芽、五味子、车前子、泽泻、丹皮、枸杞子、半夏、女贞子、菟丝子、黄精、百合、牡蛎。

一诊：10剂煎服早中晚各一次。

二诊：自述，少有点劲了，感觉轻松了。继用原方用法同前。

三诊：自述:全身浮肿减轻，精神好多了，有笑脸了。继用原方10剂用法同前。

四诊：自述:浮肿明显消了，脸和手皮松了，不像以前那样憋胀了。继用原方10剂用法同前。

五诊：自述:能干点轻活了，愿意活动也不喘了。继用原方10剂用法同前。

六诊：自述:体质恢复好多，要求再吃10付后休息一段时间看如何？需再吃再来。

分析：①产期失血太多，各脏腑都受到一定影响，加上西医用激素造成浮肿，致各器管受伤害。②出院后没有得到正确润养拖延了32年。

小结：中医诊断产后贫血，元气大伤。①古用东参、炒浙白术、炒怀山药、云茯苓、制黑附子、肉桂、桂枝、半夏、黄芪、红花、阿胶、龟板胶、鹿茸、大枣。温阳健脾利湿散寒，大补元气。②古用熟地黄、当归、炒桃仁、木香。顺气活血化瘀，補益气血。③古用山茱萸、菟丝子、女贞子、车前子、泽泻、五味子、云茯苓、百合、黄精。滋阴强肾利水。因病情复杂方剂较大。为什么我用方中间不变？因效方是我祖传用药方。看准病症就下药，讲究稳准狠，决不允许拿病人来做试验。没有特殊情况变化，不轻易调方。

病案九：

赵xx，男，33岁，邢台市新华南路。于2017年3月25日，慕名来内丘县健新中医诊所就诊。

自述：心律不齐，肾囊肿和结石，性功能低下，周身乏力，脂肪肝。

脉诊：脉象，沉细迟弱，舌质红齿痕，苔白腻。

诊断：肾阴阳两虚，寒湿体质。

处方：山茱萸、熟地黄、炒浙白术、炒怀山药、云茯苓、泽泻、丹皮、金钱草、巴戟肉、淫羊藿、肉桔、制黑附子、佛手、香橼、冬虫夏草、鹿茸、海澡、黄秋葵、枸杞子、桑葚子、龙眼肉、女贞子、菟丝子、牡蛎、肉苁蓉、锁阳、大枣。

一诊：6剂煎服早中晚各一次。

二诊：自述：上述症状好转。继用 10 剂用法同前。

三诊：自述：明显好转。继用原方 10 剂用法同前。

四诊：自述:性功能基本正常，肾结石囊肿没有了，有精神了。继用原方10剂用法同前。

五诊：自述:痊愈。

分析：因房事过度，肾精亏耗。①古用冬虫夏草、鹿茸、制黑附子、肉桂、淫羊藿、巴戟肉、佛手，温肾壮阳，利湿散寒。②古用肉莼蓉、熟地黄、枸杞子、桑葚子、龙眼肉、女贞子、菟丝子，滋阴大补精血。③在肾功能强盛基础上，古用金钱草加强排石，取得整体效果。

小结：在治疗法则上灵活运用了辨证施治，标本兼顾，祖传方剂结合现时，与时俱进，因人而异取得了临床较满意效果。

祛腐生肌镇痛膏的传承与验案

安国市　刘文利

我家祖上是行医的，有上千年的历史，积累了许多验方。传统服用都是煎服法，为方便把部分方药制成粉给患者直接口服，后又制成颗粒，散剂，丸剂等多种成药。至元朝中期起名号“顺兴堂”以制药为业，发展于明，鼎盛于清，形成了丸、散、膏、丹、眼药、膏药等系列中成药畅销全国各地。

由于安国药业发源于北宋，历史已逾千年，南关又有始建于东汉时期全国唯一一座纪念药界人士的庙宇建筑群——药王庙，供奉着中国历史上唯一一位被皇帝加封过的药王——邳彤，还有华佗、张仲景、孙思邈、张子和、张介宾、徐文伯、孙林、皇甫士安、刘河间等十位历史名医。自从有了药王庙，各朝代皇宫里的用药都在安国祁州存放几日后才用，所需成药都来顺兴堂加工制作。致使外地的自采，自种，及药商们的中草药，都须经药王庙门前过一次再存放几日，这样才会有更好的药效，久之安国祁州成了全国最大的中药材集散地。这就是发展至今享有“草到安国方成药，药经祁州始生香”的美誉。曾被国务院命名为中国第一药都，随着科学技术的不断发展，现已发展成数字药都了。

自从日本侵略了中国以后，常在我家柜上做成药销售的赵鸿儒以顺兴堂为联络点，做起了党的地下交通站，我爷爷刘子云做起了交通员。1938 年冬交通站被日特捣毁，老掌柜我的曾祖父刘建川被害。为继续做交通站更名“西颐兴”，我爷爷成了掌柜。到了解放战争时期，1946 年聂荣臻司令员来到安国工作，居住在东河村我的老家。我老家位于村中央的制高点，有始建于清朝时期的一套大宅子，分里院、外院，里外院都是四合院，墙高院大不走大门无法进入院内，聂司令员就在里院北屋里居住工作，西屋是发报室，东屋是警卫和工作人员。那个时期各地所有情报先送到柜上“西颐兴”，我爷爷再亲自转交给聂司令员。东河村就在县城的西南边，离柜上很近不到 1 公里，现已规划为城区了。我爷爷有一手做饭的好手艺，除了接送情报还照顾聂司令员的生活，警卫员李至善还常要我爷爷做红烧肉吃。1947 年 10 月 21 日清风店战役结束后，大部队来到安国南关休整，有好多伤员便连夜赶制治伤药。这时朱德总司令第二次来到安国，先看望了伤员又视察了整训的部队，这时在俘虏营里找到了穿着士兵衣服，清风店战役国民党部队最高指挥官罗历戎，把他带到东河村我的老家，朱德总司令和聂荣臻司令员亲自进行了审问，便于 1947 年 10 月 25 日，在我家院子里坐着从邻居家借来地高低不齐的凳子，召开了大型军事会议，朱德总司令命令 5 天内做出 50 罐子治伤药，五天后的 31 日，又在我老家院子里安排部署，宣布了解放石家庄的战斗命令，会议结束后把 50 罐子治伤药分别取走。解放石家庄的战役自 11 月 6 日打响至 12 日仅 6 天结束战斗，石家庄得到了解放。

在此不得不说一下 2002 年 9 月 21 日这天的事，世界第一女将军聂力为完成父亲的嘱托来到安国，看望为抗日战争，解放战争，为党和部队做出杰出贡献的亲人——刘子云。

因我爷爷已过世，便让我会见了聂力将军，聂力将军表示悼念。感谢我爷爷对聂司令员的生活照顾，就像自家人一样，甚至比自己家里人照顾的还周全，今天来到安国就是特意看望亲人来了，非常遗憾来晚了。谈话中重点讲到，在抗日战争和解放战争时期给部队供药，需要什么药就供什么药，尤其是治伤药用量很大，给部队解决了没有西药治伤的大问题。又谈到聂司令员在安国生活，居住，工作了两年多，成立了华北局，坐镇指挥了青沧战役，正太战役，保南战役，清风店战役，解放石家庄的重大战役，在解放战争史上开创了夺取坚固设防城市的先例，拔除了国民党军在华北地区的一个战略要地，总结了解放固若金汤城市的经验，石家庄的解放控制了京广，正太铁路，公路交通要道，使晋察冀和晋冀鲁豫两大解放区连成了一片，为平津战役和淮海战役创造了条件，为解放全中国打下了基础。

1949 年 10 月 1 日后成立了安国县制药厂，我爷爷是制药师，父亲刘丙辰是制药技术工人。1958 年春在大跃进多快好省形势的推动下，成立了新技术改革领导小组，我父亲任组长，通过一年的新技术改革，部分制药工艺由手工改成了机械，把牲口拉碾子碾药粉改成了电动的，在一个碾盘上装上了两个碾砣，在碾砣的框架上装上带有角度的刮板，把碾压到边上的药渣自动刮进去继续碾压。把人工用马尾箩筛药粉改成了密闭的电动筛箱，省工省力还防止了中药粉尘的损失，自制蜂蜜药粉搅拌机，球磨机，把人工用匾打水丸改成了电动水丸机，当时的水丸机外形就像现在的水泥搅拌机差不多，不过那椭圆的滚筒是用铜板做成的，这样可增加药丸表面的光洁度。通过改革功效比以前快了十几倍。

正在新技术改革进入高潮的时刻，也就是 1958 年 12 月 24 日，我们最敬爱的周恩来总理来到安国县制药厂视察。时年我 5 岁半已有了深刻的记忆能力，当时我就在厂办幼儿园里上幼儿园，母亲王荣花任老师。周恩来总理进入厂区前路过幼儿园门口，周总理特别关心祖国的未来，顺便进门看望了孩子们，因教室前面就贴挂着毛泽东、周恩来、刘少奇、朱德领袖们的画像，老师还经常讲领袖们的故事，所以周总理一进门就都认了出来，周总理半弯着腰挥动着右手说：“小朋友们好”，我们一起大声说：“周爷爷好”。周爷爷还说：“你们是祖国的未来要好好学习哦，长大后祖国还需要你们搞建设呢”。我亲眼看到了周总理那和蔼可亲的笑容，浓浓的长眉毛，干练的举止，向来都没有听到过那甜蜜的说话声音，一切的一切都深深地烙在我的脑海里，使我记忆犹新，是我终生难忘的一刻，每次想起就像刚刚的事情一样浮现在我的眼前。我清楚地记得上了小学后老师出的第一个作文题就是写我的爸爸妈妈，不容思考便写了“我的周爷爷——周恩来总理”，这个作文便成了学校的范文传遍了整个学校，深深地记得班主任我的语文老师黄娜在班会上说：“我们班刘文利同学祖孙三代同时见到了周总理，是咱们全班最有福气的同学”。还让我讲了见到周总理的情况，一时成了学校里被关注的学生。然后周总理进入厂区，我紧跟其后这也是母亲当幼儿园老师给的特权吧。

我爷爷先讲解了中成药的制药工艺流程，又讲了蜜丸长期保存的技术工艺，还介绍了安宫牛黄丸、牛黄清心丸、大活络丹、香砂养胃丸、六味地黄丸等几种药的功效，这些都是安国制药厂的主导产品。接着又听了我父亲这一年来新技术改革的汇报。

周总理迫不及待地前去观看，先看了制粉车间又看了水丸车间，询问了改革前后的比较，连声叫好。紧接着又来到蜜丸车间，认真观看了我爷爷从吊制蜡壳开始，直到把蜜丸放进去封好烫上金字药名的整个制作工艺过程。观看中还不断地问药的成份，药效及保质期等有关问题。

我爷爷把安宫牛黄丸的组方形象地分为君药，臣药，佐药，使药而辅助产生的特殊功效，进行了详细的讲解，周总理认真听完后，作了非常重要的讲话说：“药是治疗疾病，保障身体健康的必需品，中药是标本兼治西药而不能的好药，希望以后多出药出好药，中药是咱们国家独特的传统产品，历史悠久，希望以后做强做大，把具有上千年的中药文化传承好”。

吊制蜡壳通常叫吊蜡皮，就是把蜂蜡熔化，有一小木板上面有一排大针，这就是吊制蜡皮的专用工具，每个大针上扎上一个小木球，这小木球很软但弹性很好，是一种特殊的木质材料做成的，它有一种特殊的功能，能粘挂住熔化的蜂蜡少微冷却还能自动分离。把扎有一排小木球的一端置入熔化好的蜡锅里提出，小木球外面就粘挂住一层蜂蜡，反复几次等蜂蜡达到一定厚度即可，然后用小尖刀从针眼处刺开，最后还得错位连着点，把蜡皮取下来放入药丸再用紫铜做的烙铁把口封好，在封好的蜡壳外边打烫上金字药名药丸就做好了。

熔化蜂蜡是吊制蜡皮的关键技术，温度高了小木球外面粘挂的蜂蜡就少，再去粘蜡时又会被熔化掉，温度低了小木球外边粘挂的蜂蜡就厚，也不均匀密封度就差，这样的蜡皮就不合格，老药工熔化蜂蜡到什么程度一看就好。回到接待室后我父亲又汇报了今后的改革设想和计划。

周恩来总理听着连连点头叫好，便挥笔题词“敢想”“敢说”“敢干”“苦干”“实干”“巧干”十二个大字送给我父亲。这一提词始终激励着我父亲直到退休，始终坚守在制药设备研发改革，更新换代，维护修理的工作岗位上。这一提词至今是国家最高领导人最早对中医药的关怀。为纪念这一光辉的时刻，安国市制药厂还耸立着周恩来总理的塑像和提词。

1980 年腊月的一天，我的小儿子 1 周零 4 个月刚会走路，被我 10 岁的小堂妹带到她家去玩，一进门不小心坐在刚做熟的疙瘩锅里，穿着开裆裤烫的那个惨啊，看了心都碎了。我爷爷急忙赶过来看望，开了方子叫我去医院拿药，中药房的人说本院医生开的方才行，急忙找医生开方，医生不给照方开药，说配伍剂量都不对出了事谁负责呀！我急中生智让多个医生一方一药才把药拿全。回家后按爷爷说的方法制成药膏，抹上后就没哭过一周痊愈，皮肤汗腺完好无损没留下一点伤痕。

有烧烫伤的就给人用药效果非常好。有伤口不愈合皮肤糜烂的给药后效果不佳，问过爷爷后又重新开了方药，传授了制作工艺，用药后效果非常好。这就是传承至今的“祛腐生肌镇痛膏”亦名“肌肤康”。纯中药制剂无毒无副作用，特别适合没有医疗技术的人群使用。

再讲几例用过该药膏的范例，有一次教育局副局长王海英的父亲住院，我们前去看望，因长期卧床患了褥疮，经医生同意使用了祖传药膏不日痊愈。把剩余的药膏都使用于其他皮肤糜烂和伤口不愈合的患者，用一例好一例。

再就是市中医院医生焦丽坤的母亲患了化脓性痔疮，本院就有肛肠科，还有从事 20 多年肛肠手术，经验非常丰富的肛肠主任医师，还是转到了高一级医院行了手术，术后伤口不愈合，经多家医院医治无效。回家后用了该药膏三周痊愈。

还有主治医师牛圆圆的爷爷，脚被烫伤后长期医治无效，不断向上糜烂，用过祖传药膏后痊愈。

主任医师张玉芳用该药膏，治痛了多例久治不愈皮肤糜烂和伤口不愈合的患者。

外科主任医师谢建军为血糖高的患者手术也有了杀手锏。

就这样我可成了医生们的宝贝，时不时地有医生前来求药。就这样惊动了市卫生局上报后成为国家保护传承项目。再就是解放军 304 医院，皮肤专家主任医师，博士生导师吴志谷教授，解放军 252 医院手足外科主任医师霍飞，北京安贞医院主治医师康云朋都使用过这药膏。

在那个时期是因为没有国药准字批号，不能大范围大批量生产使用，影响了千年传承具有特效中药良方的使用和发展。

通过多年的践行和临床，该药膏对于久治不愈的皮肤糜烂和伤口不愈合有特效。愿千年传承特效良方发扬光大造福今生。

张建锋医术实践特色医案选登

河北省中医药科学院　张培红　采江英（整理并审定）

张建锋在中医领域的探索与学习，有一个逐渐成长的过程。中医是中华民族的瑰宝，几千年来佑护着人们的健康与成长，每个炎黄子孙都是受益者。张建锋小时候，生了病吃药打针不见效的情况下，父亲就带他到邻村找一个老中医抓中药，往往能药到病除。结婚生子后，也开始了与中医更进一步的接触。

他亲戚封志强先生是一位 70 多岁的民间老中医，医术高超，为别人看病分文不取。找他看病的人总是把家里挤满，这其中就常常有张建锋们一家三口。他儿子现在已经十三岁了，从没有输过液住过院，这就为他了解中医，打下了基础。在一个偶然的机会，张建锋看到有机构招收中医按摩学员，他觉得能够系统学习理论，再学一些针灸按摩技术等，就可以为人服务了。

张建锋就从自学开始，逐渐转为系统学习中医的过程，从记住一些常用穴位，学会了一些按摩手法。并顺利通过了考试，取得了职业资格证书。这期间他开始练习针灸的手法，在封志强老中医手把手的指导下，开始了针灸的学习。第一次用针是扎自己的足三里，封志强先生告诉张建锋下针的角度深度，针下去便有了酸胀麻得气的感觉。他自己又买来几本针灸的书籍，认真学习，记忆经络，俞穴以及作用功效，并在自己及爱人身上验证，常常有不错的效果。后来朋友同学知道了，也过来找张建锋扎针。再后来到了诊所专门从事针灸工作。接触的病人多了，积累了更多的经验。每一个病例都认真思考辨证，选穴。每当帮病人恢复了健康，得到了他们的赞赏就很有成就感。如一次针刺加艾灸治好了永泰中街刘师傅的腹胀痛，五次针灸治好了市二中体育老师王艳的膝关节痛。张建锋会时常把病例与封志强先生探讨，得到更多的指导。

经过几年的不断学习，到了 2016 年 5 月，张建锋的中医学习之路迎来了转折。在封志强先生的引荐下，河北省中医药科学院副院长曹东义教授为师，有幸成为曹老师的一名学生。至此，学习中医有了名师的引领。一年多的时间里，在曹老师的带领下，系统学习了《伤寒论》《金匮要略》。使张建锋从一开始对方剂的浅显认识，到现在能熟练运用一些经方，像桂枝汤，麻黄汤，小柴胡汤，小建中汤，承气汤类的加减应用。另外在老师的安排下，在师兄师姐们的讲课中又学习了老师的七部著作《扁鹊文化与原创国医》《中医近现代史话》《回归中医》《捍卫中医》《永远的大道国医》《中医外感热病学史》《中医群英战 SARS》。对老师的研究领域有了进一步的认知，看到了老师的学术成就以及对中医的巨大贡献。张建锋要立志追随老师的脚步，努力学习中医，为中医的发展尽绵薄之力。通过向老师的学习，以及学习老师的著作，对先师张仲景的“观其脉证知犯何逆随证治之”的指导理论，有了更深的领悟与体会，并应用到针灸实践中，感觉技术有了进一步的提高。

病案一：胁下胀痛

患者张 xx，男，34 岁，住开发区天然城，软件开发。2013 年 10 月 2 日初诊。

主诉：上午与家人争执后即感觉左胁下胀痛。

望：面色如常，舌边及尖红，苔黄。

脉：数弦

辨证：肝郁气滞

治则：平肝息风

取穴：双太冲，泻法

效果：针下去稍做捻转，患者即感疼痛减轻。留针 15 分钟，拔针痛感全消。

按：此例肝郁气滞之胁痛症状较轻，来诊又比较及时，故见效迅速。原本计划针太冲后再加上膻中，期门。但见太冲针下竟如此显效，所以就不再用他穴。

病案二：尾椎骨受伤

患者呼 xx，女，64 岁，农民。2013 年 12 月 15 日诊。

主诉：早上蹲在床上做针线活时，不慎跌落地上，正好撞到尾椎骨，疼痛厉害。

察：患者眉头紧锁，一副痛苦状。尾椎骨处有一点皮损，左小腿承山穴上边有一片瘀血。

辨证：外伤至瘀

治则：活血通瘀

取穴：会阳、承山，瘀血处拔罐放血

效果：瘀血放完还没拔针即感觉疼痛轻很多。15 分钟，会阳、承山穴拔针后，疼痛几乎没有了。

按：外伤所致疼痛，但见有瘀血，放掉瘀血，疼痛大都能当场减轻。

病案三：湿疹

患者姚 xx，女，35 岁，会计，住瑞景华庭小区。2014 年 10 月 20 日初诊。

主诉：近 10 多天左手虎口处，两手肘部出现小红疹，很痒。在他处用激素类药膏涂抹不见效，并显愈发严重。

望：左手虎口部位有许多红疹，并溃破。双肘也有许多但未溃破。

辨证：湿邪聚集体表。

治则：排湿祛邪，活血止痒

取穴与效果：

一诊：合谷、曲池、三阴交、血海

二诊：10 月 21 日，痒显轻，处方同上。

三诊：10 月 22 日，复轻，以上处方加虎口溃破处围刺，肘部刺血。

四诊：10 月 23 日，复轻溃破处收口，面积减小，处方同三诊。

五诊：10 月 24 日，溃破处进一步缩小，肘部疹消亦无痒。处方同上。

六诊：10 月 25 日，溃破处已愈合，肘部已无痒感。处方同一诊。告愈。

按：本例之辨证要点是湿邪不得外越，积聚体表。合谷为近取穴，通附近血脉。三阴交，血海凉血行血。曲池止痒。患处刺血之意为旧血不去新血不生。

病案四：腹胀痛

患者刘 xx，男，65 岁，建筑工人，住永泰中街。2014 年 4 月 5 日来诊。

主诉：时常上腹部胀痛，痛剧时大汗淋漓，床上翻滚。

望：体胖，腹大隆起，面红黑，舌淡苔白。

脉：沉迟。

问：饮食喜好？

答：喜冷饮，尤其夏日喜冰镇啤酒。

辨证：寒凝胃腑，胃气失和

治则：温胃散寒，行气止痛

取穴与效果：中脘（加艾条灸），足三里，公孙，内关。一诊后，隔天，患者专程来告知，两天来没有再腹痛。嘱其以后禁食生冷。

按：本例腹痛因其食寒凉之品，寒凝胃腑，胃气失和，虽然一次针加灸而愈，但以后如再饮食生冷肯定会复发。

病案五：痛经

患者曹 xx，女 19 岁，实习护士，2015 年 4 月 9 日初诊。

主诉：痛经有几年的时间，严重时需输液止痛。今天月经第一天，少腹痛的厉害。

望：穿衣比较单薄，裤子露脚踝，当时气温只有几度。面色苍白。舌淡苔白。

脉：沉紧。

辨证：寒凝血瘀，邪犯胞宫

治则：温宫散寒，活血化瘀

取穴：中极、三阴交、血海、妇科穴(董氏)

效果：患者在留针过程中感觉疼痛愈来愈轻。第二天来上班时说已不痛了。嘱其穿衣要注意保暖，特别是经期。

按：本例之痛经属寒邪侵袭，瘀阻胞宫之痛。故当温宫散寒，活血化瘀。中极为膀胱募穴，近胞宫，取之可暖。三阴交、血海活血通瘀。妇科穴主治痛经，疗效显著。

病案六：失眠

患者姚 xx，女，36 岁，企业会计，2015 年 12 月 20 日初诊。

主诉：经常工作紧张时失眠，近几天又是如此，工作繁重，入眠困难，多梦易醒。

望：满脸疲惫，精神不振。舌尖红苔薄白。

脉：细数

辨证：阴虚火旺，心肾不交

治则：滋阴清火，交通心肾

取穴：泻神门，补复溜

效果：一诊后，失眠明显减轻。三诊后可轻松睡 8 小时。又针两次巩固疗效。

按：阴虚火旺，心肾不交，肾水不能上交于心，心火亢盛于上，则心烦不寐。泻神门具有通心络，清心火开心窍的作用。补复溜则有滋阴补肾之功。故本例之失眠使其心肾交通，水火相济后很快痊愈。

病案七：膝关节积液，韧带撕裂

患者张 xx，男，36 岁，销售经理，2016 年 9 月 15 日初诊。

主诉：平时左膝关节经常疼痛，前几天下雨路滑又跌了一跤，疼痛剧烈。在骨伤医院检查，前十字韧带撕裂，关节腔积液。

察：左膝部明显比右边粗，按之有水液在动。

问：冬天是否穿毛裤。答：否。

辨证：寒湿袭于经隧兼外伤

治则：辛温宣通，气血通外伤易愈

取穴：鹤顶，内膝眼，外膝眼，阳陵泉透阴陵泉。（备注：内外膝眼扎下去两针呈直角。阳陵泉透阴陵泉需用 3 寸针，角度调整好从胫骨腓骨之间穿过，如不用透针而是各扎一针，效果远不如这种手法。）

效果：二诊后，感觉疼痛轻了不少，肿胀亦显消退。八诊后，疼痛已不明显，去骨伤医院复查，撕裂的韧带已愈，积液已消。

按：本例之膝关节积液，疼痛是很常见病症。老年人多是磨损所至，年轻人则是寒邪侵袭的占多数。膝关节的问题用四针五穴的手法屡试屡效。

病案八：腰椎间盘突出

患者张 xx，男，39 岁，程序员，2016 年 11 月 10 日来诊。

主诉：一段时间以来腰痛，不能后仰，右腿麻木不能支配，下车时需手抬。今天在省三院 CT 检查，腰椎 4-5 节突出，专家建议卧床休息，静养。

望：患者手扶腰部，十分痛苦状。

析：此病人长期伏案工作，冬季不喜穿厚棉衣，寒凝加劳累所至腰突。

辨证：腰突压迫血脉神经

治则：通经活络

取穴：肾俞，大肠俞，关元俞，后溪，委中，阴谷。

效果：留针 30 分钟，拔针后，患者感觉腰痛减轻了许多，腿不麻了，弯腰后仰也正常了。

按：腰椎间盘突出所表现出来的症状均是突出的椎间盘周围的脉络受挤压所形成的，针灸使其畅通后，虽然突出的问题还在，但症状会减轻甚至消失。

病案九：偏头痛

患者高 xx，女，41 岁，2017 年 9 月 4 日初诊。

主诉：一个多月前不明原因偏头痛，痛在左耳上部位。时轻时重，重时鼓胀欲裂。在他处针灸服药效果不明显。

望：体胖，面灰暗，皱眉。舌嫩，苔薄白。

脉：寸关紧，尺弱。

辨证：少阳经络瘀阻

治则：疏通经络，通则不痛

取穴：右合谷，左瞳子髎透率谷。

效果：一诊后痛减大半。隔日二诊，取穴同上，痛完全消失。随访至今未复发。

按：本例属少阳经络瘀阻之头痛，瞳子髎透率谷连通了手足少阳经在痛处之经脉及支脉，使瘀阻得通，痛随通消。

病案十：阳明腑实，高热

患者刘可心，女，2 岁半，2017 年 12 月 16 日初诊。

其母诉：一天多来发烧，咽痛，高时达 39 度，服退烧药不见效。

望：面红赤，时而哭闹，舌苔黄，腹胀拒按。

问：饮食，大便情况。

其父曰：两天前在亲戚家吃肉，水果较多，没有大便，排气多。

辨证：阳明腑实

治则：泻下阳明

取穴：中脘，天枢，足三里，脾俞，胃俞，不留针。

效果：第二天早上连续大便两次，腹软烧退。

按：本例属阳明腑实之高热，小儿消化功能差，暴饮暴食极易梗阻而成阳明腑实之发热。宿食停在腑中，单纯退烧不会有效果。天枢为大肠募穴，具有疏调肠腑，理气消滞之功，取之使腑实得通。

宁晋张建临床特色医案选登

河北省中医药科学院　张培红　张相鹏（整理并审定）

张建出生中医世家，2005 年跟随爷爷学习中，并抓药，煎药，2008 年在河北医科大学中医学院针灸推拿专业学习中医。在校业学习期间，假期里跟随著名中医田淑宵老师学习中医妇科常见疾病诊治，能熟练掌握妇科痛经，崩漏，月经量小，不孕不育，宫颈糜烂的诊疗方法。2012 年在宁晋县医院实习，同时跟随当地名医王二喜学习中医，诊治胃痛，胃炎，胃溃疡，十二指肠溃疡，胆囊炎，结肠炎等疾病的诊治方法。2013 年在宁晋县后张孟卫生室在爷爷指导下，用中医方法，临床诊治常见疾病。2014 年，为了对骨病的诊治提高认识，在河北省中医院骨病三科跟随赵建主任学习中医骨病的治疗方法。

病案一：

张 xx，男，26 岁。

初诊：2018 年 2 月 1 日。胃脘痛近 2 个月，加重 3 天，以饭后痛为主，伴烧心，反酸，嗳气，不欲饮食，便有血，自述有痔疮 手足不温，舌白，脉沉略弦。拟薏米附子败将散和承气汤。

处方：败酱草 30 克，薏米 15 克，川朴 10 克，枳壳 15 克，炒地榆 30 克，炒陈皮 10 克，冬瓜子 10 克，红藤 15 克，大黄 6 克，九香虫 6 克，炒山楂 15 克，炒麦芽 10 克，清半夏 6 克，炒鸡内金 30 克，莱菔子 10 克，姜枣为引，三剂。

二诊：药后症减，疼痛减轻，饮食增减，痔疮出血减少。

处方：败酱草 30 克，薏米 15 克，川朴 10 克，枳壳 15 克，炒地榆 30 克，炒陈皮 10 克，冬瓜子 10 克，红藤 15 克，大黄 6 克，九香虫 6 克，炒山楂 15 克，炒麦芽 10 克，清半夏 6 克，炒鸡内金 30 克，莱菔子 10 克，炒黄柏 6 克，姜枣为引，三剂。

本病属于食阻胃脘肠胃不通之症候，治疗大法以理气健脾祛湿为主。

病案二：

陈 xx，宁晋县周村人。2017 年 10 月其儿子说父亲 88 岁，不明原因便血 10 多天没有很好办法，去某省级医院治疗无效，现已不能下床走动，言语不清，前来请出诊，诊查脉象微细软无力脉，观察大便色黑红，腹部肠鸣音明显，胃部有压痛，七天没有进食。

诊断：阴血虚而阳气暴脱

处方：独参汤

生晒参 100 克加工成药粉 1 付，叮嘱取 500 毫升水急煎 15 分钟，取一匙灌服，一边煎一边服等 1 小时后再大量服下。第二天还没开门营业就前来敲门告知便血量小。

处方：生晒参 100 克，土炒白术 50 克，山药 50 克，炙甘草 10 克，2 付水煎服日一剂。

两天后查体精神可，无大便，无肠鸣音，细心询问病情告知腿疼服用镇痛药后出现便血起初不在意，有痔疮病史。严重后去医院就诊。原处方加三七粉（冲服）。5 付水煎服日一剂。服药后仍无大便，原方减量。

处方：党参 30 克，土炒白术 15 克，山药 20 克，炙甘草 10 克，三七粉（冲服）。5 付水煎服日一剂 ，生晒参 100 克泡水服。几日后告知大便下成黑色，原方连服 30 余剂告愈。

分析：独参汤主治元气大虚，神昏气弱，脉微欲绝；或大出血者，或崩产脱血，血晕神昏等病情危急者；或行走之间，暴然眩仆，气微欲绝，喉无痰声，身无邪热，此阴血虚而阳气暴绝，急宜此汤救之。焦树德先生说：独用大量人参浓煎顿服，能挽回性命于瞬息之间，绝非其他药物所能代替。故必须独用而力专，量大而效宏，才能收起死回生之效。气为阳，血为阴，阴阳之在人身，互为其根，不可分离。若阴血亏乏则孤阳无所依附，亦自飞越而脱。这时有形之阴血，不能急生，无形之阳气，急宜护固，况且阴生于阳乃太极之妙，因而取独参汤主之。人参得天地冲和之气以成形，用之以补冲和之气，使其一息尚存，而疗诸疾。

病案三：

炙甘草汤的灵活运用。患者米xx，男，49岁。大曹庄村人 2015年10月6日应诊。主诉心悸怔忡，胸闷气短，阵发性心前区疼痛，晚上床后背不舒，活动后上述症状加重，口唇青紫，舌质紫暗，有紫色瘀斑，脉涩。

辨证为心血瘀阻，治以补气养血，活血化瘀。

处方：炙甘草汤加减，人参15克，炙甘草15克，生地黄15克，桂枝10克，火麻仁10克，麦冬10克，当归尾15克，丹参20克，生桃仁10克，红花12克，阿胶10克（烊化），青皮6克生姜6片，大枣5枚。水煎服，日1剂，早晚温服。

二诊：2015年10月16日，服上方10剂后心前区疼痛及胸闷气短症状明显减轻。

处方：红人参15克，炙甘草15克，生地黄15克，桂枝10克，火麻仁10克，麦冬10克，当归尾15克，丹参20克，生桃仁10克，红花12克，阿胶10克（烊化），青皮6克，川芎10克，生姜6片，大枣5枚。水煎服，日1剂，早晚温服。

服药60剂后，大部分症状明显改善，舌质变红，舌体紫斑变浅，脉搏平稳弦细，心前区疼痛极少发作。连续服上方100余剂，所有症状明显好转。

按：炙甘草汤，出自东汉张仲景《伤寒论》辨太阳病脉证并治第177条：“伤寒，脉结代，心动悸，炙甘草汤主之”。上证主要以涩脉为主 方中炙甘草、人参，大枣益心气，补脾气，以资气血生化之源；阿胶、当归、麦冬、火麻仁滋心阴，养心血，充血脉，共为臣药；佐以桂枝，生姜辛行温通，温心阳，通血脉；青皮、川芎、桃仁、红花助上药行气活血为使。炙甘草汤主要是于涩脉，结脉，代脉，而这几种脉象在临床很少一起出现只要见到这几种脉象灵活加减就能起到很满意的效果。

临床常用于治疗功能性心律不齐，期外收缩，冠心病，风湿性心脏病，病毒性心肌炎等属阴血不足，阳气虚弱者。

病案四：**带下**

田xx，女，59岁，南关村，2014年6月11日初诊。

主诉：白带多，有血丝，腥臭无比，阴痒，伴四肢无力。反复发作多年，视物昏花，停经10年，西医检查有宫颈糜烂。舌胖大有齿痕，苔白，脉弦。证属脾虚肝湿热下注，治以补脾化湿，清利湿热为主。

处方：党参15克，苍白术各10克，薏苡仁30克，芡实20克，甘草6克，车前子10克，陈皮8克，土茯苓20克，白芍10克，黄柏10克，山药20克，苦参12克，柴胡6克。

3剂，水煎服。

二诊：服药后白带好转但仍痒有异味，处方加土茯苓20克。水煎服日一剂，连服60余剂而愈。

本案患者为肝郁脾虚所致，肝气郁结化火克于脾土，脾虚则不能将水谷精微输布周身，脾主四肢，故患者表现为四肢无力，脉弦。《傅青主女科》云：“带脉之伤，非独跌闪挫气已成也，或行房而放纵，或饮酒而癫狂，虽无疼痛之苦，而有暗耗之害，则气不能化经水，而反变为带病矣。”“加以脾气之虚，肝气之郁，湿气之侵，热气之逼，安得不成带下之病哉！”

故以党参、白术、苍术、芡实、山药、甘草补脾益气，健脾燥湿；车前子利水渗湿；薏苡仁、芡实、黄柏、陈皮健脾行气；清热祛湿脉弦故以柴胡、白芍疏肝解郁。因该患者有宫颈糜烂，阴痒，加苦参、土茯苓杀虫止痒。

带下病是以带下的量，色，质，味发生异常，或伴全身，局部症状者，称为“带下病”。本病可见于现代医学的阴道炎，子宫颈炎，盆腔炎，卵巢早衰，闭经，不孕，妇科肿瘤等疾病引起的带下增多或减少。

带下病的主要病因以湿邪为主，主要病机是任带两脉损伤，失约或失养。治疗上重在调理任带二脉。由于带下病以湿邪为患，故其病缠绵，反复发作，不易速愈，且常并发月经不调，闭经，不孕等疾病，是女性患者中仅次于月经病的常见病。症状：带下过多者表现为带下量较平时明显增多，色，质，味异常，或伴有外阴，阴道瘙痒，灼热，疼痛等局部症状。带下过少者表现为带下量较平时明显减少，阴道干涩，痒痛或萎缩，部分患者伴有性欲低下，性交疼痛，月经量少或月经延后，甚至闭经，不孕等。

病案五：痛经

痛经为最常见的妇科症状之一，指行经前后或月经期出现下腹部疼痛，坠胀，伴有腰酸或其他不适，症状严重影响生活质量者。中医多以“不通而痛”与“不荣而痛”概括之。《傅青主女科》则将痛经分为经水忽来忽断，时痛时止，经水未来腹先痛，行经后少腹疼痛，经水将来脐下先痛，其临证实用指导明确。强调肝脾肾冲任为病的观点。治则以痛经肝为先，肝调经自和及扶正祛邪的原则。

朱 xx，女，25 岁，未婚，宁晋县大路村人，2015 年 10 月 6 日出诊。

主诉：痛经，每到月经快来时少府疼痛难忍，拒按，过后症状缓解，量少，经色暗，面色青白，肢冷畏寒，发作多年，月经 28 天，行经 4-5 天，每次吃止通片放了缓解，行经时有腰酸敢，舌暗，苔白，脉沉细紧。

诊断：寒凝血瘀证。

治法：温经散寒，活血化瘀止痛。

处方：桃红四物汤加减。

方药：熟地 20 克，白芍 15 克，川芎 10 克，当归 15 克，肉桂 3 克，小茴香 10 克，干姜 3 克，五灵脂 10 克，延胡索 15 克，熟桃仁 12 克，红花 6 克，五付水煎服日一剂。叮嘱月经来后停药。

二诊：服药后少府不觉难受，月经已至。

方药：熟地 20 克，白芍 15 克，川芎 10 克，当归 15 克，肉桂 3 克，小茴香 10 克，干姜 3 克，五灵脂 10 克，延胡索 15 克，熟桃仁 12 克，红花 6 克，香附 20 克，青皮 12 克，3 付水煎服日一剂。

服 2 付药后电话告知月经至少府没有疼痛，叮嘱停药，月经过后继续服药 3 月愈。

月经后期，量少，色暗，黑如豆汁属寒；月经先期，量多，色紫红，质稠，有块属热；月经后期，量少，色淡，质清稀属虚；周期正常或延后，色暗红或紫暗，夹有血块属实。本病少府拒按，量少，经色暗，面色青白，肢冷畏寒，属虚寒证方中熟地、白芍、川芎、当归养血补血，肉桂、小茴香、干姜，温经散寒，五灵脂、延胡索、熟桃仁、红花活血化瘀止痛牛膝，香附、青皮疏肝理气调理冲任引血下行。新血生，瘀血散病愈。

痛经病错综复杂临床上要遵循急则治其表，缓则治其本的原理，辨证论治，切不可头痛医头，脚痛医脚。

任氏脑脉苏治疗“慢中风”

湘潭市金侨医院 湘潭市中风偏瘫研究所 任开益
湘潭市金侨医院 罗 强 杨美林 黄金铠

中风病又名脑卒中，脑血管意外，表明中风病通常发病急骤，这也几乎是医患共识。中风病往往症状复杂，但是大部分症状都难以做出排他性界定，比如头痛，失语，偏瘫，这些中风病最常见的症状，也会在其他疾病时发生。因此，无论是医生还是患者，习惯性地以中风病最典型症状——突然发生了脑血管梗阻或破损出血，作为中风病的诊断依据。由此，临床主要治疗措施都是基于上述诊断后进行，比如溶栓，止血，降低颅内压等等。

任开益研究员长期从事中医药防治中风病临床研究，无论是多年临床实际所见，还是中医学理论分析，任师认为中风病固然以急性发作最为典型，但是急性发作之前的病变过程中，如果确认患者有脑脉病变，兼而表现出一种或多种中风症状，如头昏头痛，半身不遂，口舌歪斜，言语謇涩或不语，偏身麻木等，可以认为是“慢中风”。这与现行中风病定义并不矛盾。中医学对中风病的定义是：“中风病是由于正气亏虚，饮食，情志，劳倦内伤等引起气血逆乱，产生风，火，痰，瘀，导致脑脉痹阻或血溢脑脉之外为基本病机，以突然昏仆，半身不遂，口舌歪斜，言语謇涩或不语，偏身麻木为主要临床表现的病症”，中风病的临床表现固然是“脑脉痹阻或血溢脑脉之外”，但其因由：正气亏虚，饮食，情志，劳倦内伤，则是一个多方面长期渐变的过程，其主要病症：突然昏仆，半身不遂，口舌歪斜，言语謇涩或不语，偏身麻木，都可能在“脑脉痹阻”和“血溢脑脉之外”之前有所表现，中医古籍有“小中风”记载，现代医家不乏认为中风病实质是全身性慢性疾病急性发作。朱根福（广州中医药大学，2011）在其博士毕业论文中直接陈述：“如何应对中风等慢性病日趋严重的危害，是我国医疗卫生当前急需解决的重要问题。”

任开益研究员以中医“治未病”理念和临床策略诊治中风病，将中风病“欲病早治”“病愈防复”纳入临床方略，发挥中药复方多靶点多途径作用的特点，个人独创任氏脑脉苏方剂，获得国家发明专利和省药监局核发医院制剂批号，临床应用近 30 年，疗效稳定，尤其在用于难以明确诊断的脑脉病变疑难杂症方面，疗效不俗。现举 1 例 7 年西医诊断不明治疗无效，经任氏脑脉苏治疗 40 天临床获愈案例，意在抛砖引玉，与同道共同传承弘扬中医文化，造福民众。

郭 xx，男，生于 1968 年，江西吉安县人，从事木工手艺为生。住院号：2017005648.

初诊时间：2017 年 9 月 24 日。

主诉：头内似异物压迫胀痛感 7 年以上，伴右上肢，双下肢乏力渐进加重，近 3 个月加重明显，最近 1 个月已无法工作而歇业；右面部，口唇周边麻木 2 个月。

患者所携带既往病历资料显示：

1. 2010-4-30 南昌大学附属一医院出院医嘱：建议患者至复旦大学附属华山医院进一步诊治。（未见诊断和治疗情况）

2. 2010-5-6 复旦大学附属华山医院浦东分院头颅 MRI 增强检查报告：右额异常信号，与外院老片（2010-3-22）比较，病灶强化部分有所缩小，考虑炎性病变可能大，继续随访。

双侧额顶页缺血灶。

3. 2016-4-1 同济大学附属东方医院出院记录：精神尚可，仍感头痛，行走不稳，活动后头晕，视物旋转。四肢腱反射（++），右侧指鼻试验（+），右侧跟膝胫（+），闭目难立征（+），直走试验（+）。

未见住院期间治疗记录，出院记录显示：①抽血查肿瘤项：铁蛋白及糖元类 724 偏高；②抽血及脑脊液已送外检，等待结果；③患者不能排除颅内寄生虫感染，建议疾控中心抽血检查。（患者口述：本人主动要求出院。）

4. 2017-3 至 2017-4 上海东方医院吉安分院检查报告：血清癌胚抗原正常，脑脊液各项指标正常；武汉圣康达医学检验所脑脊液检查正常；上海新培晶医学检验所脑脊液检查正常；中国疾病预防控制中心寄生虫病所血清抗体检验 10 项阴性。

5. 2017-4-12 至 2017-4-19 上海同济大学东方医院入院诊断：右侧小脑病变；脱髓鞘？肿瘤？寄生虫？出院诊断：右侧小脑病变；海绵状血管瘤？

6. 2017-8 月湘雅医院出院诊断：（1）颅内病变（脱髓鞘？血管病变？）；（2）自身免疫性甲状腺炎（可能）；（3）腔隙性脑梗死；（4）腰椎间盘膨出（L4/5）。

以上诊疗过程，曾进行脱水，抗渗出，营养神经等治疗，患者本人认为疗效甚微，肢体乏力加重已丧失工作能力，求治。

症见：慢性病容，一字碎步；右侧肌力 5-级，左下肢肌力 5-级；右侧面部浅感觉减退，口周麻木；右侧指鼻试验+，伸舌左偏。舌淡红，苔薄白，脉弦细。

中医诊断：中风病，中经络。痰瘀互结证。

予以本院专科制剂任氏脑脉苏煎剂加味活血化瘀，化痰通络辨证施治，辅以营养神经，改善循环，预防并发症等常规对症治疗。

服药1周，患者述感觉平稳症状没有加重；服药第二周，感觉向好；服药三周，头痛，乏力，面唇麻木等都明显好转，守方继续服用两周，患者自述诸症大好，头部压迫胀痛感消除，头脑清爽，行走正常，面部麻木感消失，口唇周围麻木感减轻且范围明显缩小。继续口服脑脉苏巩固 1 周，于2017-11-4 予以带药出院。半个月后电话后随访，告知因天气寒冷正感冒，无其他不适。任开益研究员指导感冒用药，1 个月后再访，身体状况稳定，有年后开工计划。

按：患者曾有长达 7 年求医史，难以明确诊断，各种对症治疗，疗效不尽人意。究其因，对症治疗着眼于病理结果，没有从根本上纠正病因。此次常规治疗与之前医院大同小异，关键药物为任氏脑脉苏煎剂。任氏脑脉苏方由黄芪，白术，山药，茯苓，天麻，珍珠母，菊花，川芎，丹参，石菖蒲，水蛭，胆南星，防风，决明子，杜仲，钩藤，活血藤，莱菔子，桑枝，怀牛膝，桂枝等组成。方中黄芪甘温，为补中益气之要药；白术，山药，茯苓等补益脾气；天麻祛风通络；珍珠母，菊花，桑叶等平肝潜阳；川芎，丹参，防风，决明子，杜仲，钩藤，活血藤，莱菔子等活血化瘀，祛痰除湿；桑枝祛风湿而善达四肢经络；怀牛膝强筋骨；桂枝温经通脉。方中大队活血祛痰搜风之品，借助黄芪大补元气之力，正气能复，阴生阳长，沉疴可起。

基金项目：国家中医药管理局全国基层名老中医药专家任开益传承工作室建设项目。

附：第一作者简介

任开益，湘潭市雨湖区金侨医院院长，湘潭市中风偏瘫研究所所长，全国基层优秀中医

全国基层名老中医药专家任开益传承工作室指导专家，湖南省农村名中医，湖南省中医药专长绝技“任氏脑中风综合疗法”项目持有人。

赵荣群夹纸膏治疗疮疡特色医案

河北医大三院外科　陈　鹏（整理并审定）

疮疡为一种常见病，轻证易治，重病则能毁人身体，危及生命。本治疗方法充分依据中医学“以人为本”“中庸仁和”的治疗理念，已经在临床取得了确切的疗效。

1. 疮疡的发病及危害

疮疡发病通常表现为急性和慢性，人体的气血状况是导致疮疡发病的其中一个因素。当人体受到外感六淫邪毒，外来伤害，情志内伤等因素影响时，气血的正常运行被破坏，于是形成局部气血凝滞，经络阻塞，病变部就发生变质，渗出，增生等状况，患处皮肤呈现褐色，红斑，继而紫暗，红肿，肿胀，发硬，结节溃烂，肌肉萎缩坏死，周身发热，患处剧痛，最后可能面临手术截肢的风险。

疮疡的发病与其发病部位也有很大联系。发病于人体上部（头面，颈部，上肢）的疮疡，多由风湿，风热引起，风性上行，火毒趁之而上炎。发病于人体中部（腹，腰，背）的疮疡，多由气郁火毒所引起，火俱发于中，而及四末。发于人体下部（臀，腿，胫，足）的疮疡，多由湿热或寒湿引起，湿性下趋，化热则发，乘寒下凝。

疮疡不但使发病部位脓疮溃烂，而且很容易发生转移，尤其是在疮疡的后期，由于患者元气大伤，肝胃功能也无法正常运行，导致生化不足，阴阳两竭，严重者体内毒邪内陷，危及生命。

2. 夹纸膏治疗疮疡的机制及特征

《外科全生集》说：“脓之来，必由气血，气血之化，必有湿地。”根据疮疡的致病因素，夹纸膏疗法正是从其致病的原因而入手，治疗过程在于

使气血运行正常，自始至终采取活血化瘀为主，同时又配合清热解毒之法，疗效甚好。

（1）夹纸膏治疗疮疡的机制

目前针对疮疡的一些疗法，中医传统的油膏，散剂等依然是比较常用的，这也是由古至今以清热解毒方式治疗疮疡的重要方法。本文所说的夹纸膏，其治疗疮疡的机制主要包括箍围消肿，透脓祛腐和提脓生肌，在疮疡的不同阶段，分别采用不同等量的药剂和不同大小的药贴，支架和垫棉。箍围消肿主要适用于疮疡初期，发挥活血，行气，祛风，解毒，消肿，定痛的功效；透脓祛腐法适应于疮疡中期，促使疮疡内蓄之脓毒早日排出，从而毒随脓泄，进而腐脱新生；提脓生肌适用于疮疡后期，主要是在中期脓腐已经褪去的情况下，促使肌肉再生，疮疡收口。

（2）夹纸膏的特征和使用方法

夹纸膏的主要特征表现为，不同于其他外用药之处就是药贴并不是紧贴疮面，而是保持 1-2 厘米距离，利用热香油与药发生之药气进行治疗，也就是清热解毒的原理。

夹纸膏的操作使用便捷，流程简单。取适量本药放于两层油纸之间，压成薄片状，剪去多余油纸，即成“药贴”；纯棉布内裹脱脂棉，做成直径两厘米的粗条，再根据疮面大小缝成环状，即成“支架”；脱脂棉摊成厚片状，中间剪孔如疮面大小，类似现代外科的“洞巾”状，即为“垫棉”。将药贴缝在支架上，形成一个碗状物，“碗”内油纸上用针扎数孔，但不能穿透第二层油纸；纯香油少许加热沸腾，倒入“碗内”药贴上，把垫棉放在疮面上，药贴支架放在垫棉上，药贴外再加一层棉片来保温，最后包扎固定。

流程看似简单，但在操作过程中，还需要在一些细节上增强针对性，因为每一处细节的流程都影响着药效的发挥，稍有操作不当，则会时药帖失效。比如，在固定“支架”和“垫棉”时，为保持良好的通透性，只能使用绷带，不可使用胶布或胶带。每天往药贴上浇香油 3～4 次，每次适量，以不见明油为度，并及时更换吸附了脓液和残油的垫棉。支架，垫棉一定是纯棉，不能使用其他物质，因为纯棉物吸附力强，且能耐高温。患者在用药过程中要静养，不可剧烈运动，辛辣刺激的食物也是可不食用的。

3. 特色案例

夹纸膏的疗法和效用在实际中得到了验证，目前，已经申请了国家“中医药传统知识保护技术研究”的项目。采用夹纸膏治愈疮疡的还有近 40 个案例，疗效确切，得到患者的认可。患者为表示感谢，赠来了数面锦旗。以下是一些特色案例的具体情况：

案例一：

患者张 xx，女，40 岁，河南省平舆县人。

初诊：2015 年 5 月

患者腿部的溃烂脓疮已经长达十年，无法正常行走，自患病以来，溃烂面积逐年扩大，且患有风湿等症状。初诊时，患者左腿的两边分别有一块 6cm*10cm 面积大小的伤口，溃烂特别严重，且发出腐烂发臭的异味。

治疗过程：鉴于其疮疡溃烂面积大，且情况严重，在治疗中，增加了使用的药量，在更换药帖的频度上，也比以往的病例要多，基本是两天一次更换，随着伤腿的好转，适度调整用药量和支架，垫棉的大小。这样，经过了长达五个月的时间，张情的腿终于康复。伤口愈合之后，持续多年的风湿痛也消失了，治疗风湿疼痛的药物也不需要再食用。

治愈后，张情的丈夫赵建修特别开心激动，2015 年 9 月，特意过来探望，说道：“原来的情况，孩子生病，媳妇又是这样，四处求医都快十年了，一直没有疗效，而且越来越严重，我都没有生活下去的勇气了。但是在你这里奇迹般地治好了，药效真是神奇。我可是遇到好人了，一辈子都忘不了你，以后一定来看您。”

2016 年春天，河南省上蔡县火楼村的贾起来，通过张晴的介绍，使用用夹纸膏，治好了多年的老烂腿。同年，宁晋县亭子头村滨河饭店的李银举，经人介绍，经过用药治疗，同样获得康复。

案例二：

中国残疾人联合会，刘 xx，男，54 岁，老烂腿，疼痛不止，伤口十几年不能愈合，且病情不断扩大。

2017 年 10 月 19 日～2017 年 12 月 18 日，用夹纸膏治疗两个月后，伤口愈合，并赠送锦旗一面。

案例三：

中国残联会，张 xx，男，22 岁，脚上胎带血管瘤，手术后 22 年伤口不愈合，脚上没有疼痛感。

治疗时间 2017 年 9 月 1 日～2017 年 10 月 30 日。

用夹纸膏治疗 2 个月，伤口愈合，伤口神经也有了知觉。

案例四：

患者张 xx，女，75 岁，宁晋县北鱼乡北鱼二村，在医院治疗腰椎间盘突出手术的过程中，由于医疗事故，腿部被烫伤，留下伤口，同时，患者患有糖尿病，伤口持久不能愈合。

治疗时间 2017 年 8 月 23 日～9 月 16 日

经过使用夹纸膏 23 天的治疗，伤口已经愈合。

3. 结语

采用夹纸膏治愈疮疡的基本都是经熟人介绍，慕名而来，治愈的患者涉及河北，河南，山东等多个区域，疗效确切，这个药方已经经过了几代人的传承。总的来说，夹纸膏治疗疮疡的方法值得推广应用。

威县武国申介绍泥模灸熨疗法

威县邵固康泰双疗堂　武国申

武国申，30 岁，自述幼儿时患严重脊膜膨出病症。术后不久身体先后出现溃口 7 处（臀部三处左右足跟各两处）。溃口不断流脓血并有腐蚀的骨渣且经常高烧 40 度。十几年来父母带其四处求医包括大医院，病情一直未能得到有效控制。

16 岁那年骨瘦如柴，体重不足 25 公斤。在绝望之时听人说临西有位民间中医善治慢性疑难顽症。父母带其来到临西找到了这位民间中医秦玉华爷爷。当时秦爷爷正在研究泥模灸熨疗法。他说：“孩子，你这顽疾咱就以艾灸为主综合调治。中医先贤早就有艾能灸治百病之说。这种有大小多种造型可适应身体各个部位的泥模，随艾绒可灵活添加各种已调治好的中草药。在既能配药灸疗又能组方熨疗这灸熨兼能的综合利用中，为整体固本兼有重点所向的内病外治搭建了一个可广泛利用的平台。只要你有信心积极配合很可能会有效果。”

武国申说，当时我就住在他家里。他看我十分顽强又很勤奋，就鼓励我一边治病一边学医。经过近三年以灸疗为主的综合调治，多处溃口先后基本愈合。经常发烧的症状也随之消除。体重增至 50 多公斤。为了让我掌握更多的中医针灸技术。秦爷爷又陪我外出学习了平衡针灸。打那以后我就伺学于他左右。经过几年的刻苦努力我们以泥模疗法为主配合其他疗法，不仅治好了许多常见病和多发病，对不少慢性疑难顽症也取得了很好的疗效。我本人既是泥模疗法的受益者，也是本疗法的第一传承人。现在我已离开秦爷爷独立应诊了。在传承泥模灸熨这一特色疗法中又增加了一些中医简便验廉的疗法。

现就我们的特色泥模疗法举几个典型病例如下：

1. 张 xx，男，45 岁，患顽固性三叉神经痛已十多年

病情发作时痛不欲生。为此多方求医包括省城大医院症状始终难以控制。2010 年 6 月患者抱着试试看的心态来这里进行针灸治疗。我们遵循中医通络息风解痉的治则。以灸疗为主配合针刺，经一个月的调治而痊愈。2016 年夏天因劳累加心情不好又有些反复。经十几天以泥模灸为主的调治症状完全消除。

2. 曹 xx，女，49 岁，寒湿重症

2016 年 6 月中旬来这里时，大热天身穿棉裤，精神沉郁。患者自诉周身沉重无力怕冷。端碗也需双手捧着，什么活也不能干。虽经多方治疗效果不明显。经辨证属寒湿困脾日久的顽症。当以健脾祛湿逐寒为基本治则。选取有关俞穴以泥模灸为主配合针刺拔火罐。同时指导她坚持练圆活功。期间未服任何药物。经近两年以泥模灸为主的综合调治症状消除身体恢复正常。由于她亲身体验到了操作简便安全且费用低廉泥模疗法的神奇。现仍常来这里做泥模灸保健。

3. 马 xx，女，64 岁，骨折

2016 年 6 月 12 日下午家中建房在拾掇庭院时，不慎摔了一跤造成左下肢腓骨下部骨折。经临清市骨伤医院检查后打了石膏以固定。回家后当天晚上因打石膏左下肢肿胀疼痛难忍。无奈之下去掉了石膏要求中医保守调治。我们让患者在床上呈半卧状适当抬高患肢并固定，而后用配了骨伤药的中号泥模运动灸肿痛处。局部有明显敏化反应，半个小时后疼痛基本消除。每天用一中号模运动灸患处，再用一小号模固定灸患肢足底涌泉穴。一次历时 30~40 分钟。日灸两次。下午一次选择 5～7 点肾经当令时间段。半月后患者就能拄拐下床轻微活动。一个月就不用拐在院里慢慢走动。40 多天就能正常活动了。事实表明，艾灸治疗骨伤包括骨不连接有其独特优势。

4. 张 XX，男，66 岁，中风后遗症

患脑血管病遗留下右脑侧麻木走路吃力的症状。长期靠药物维持现状。2014 年 8 月其患侧上下肢麻木加重，即使扶拐行动也很困难。因患者惧针刺主要采取泥模灸疗。选一中号模上灸患者双手十宣穴，同时用两小号模下灸其足底左右涌泉穴。历时 50 分钟上下都有敏化反应。灸后练四末同激功 6～10 分钟。日灸一次。经两个疗程一个月泥模灸疗配合练功，患者不仅感到走路稳了而且还能挑半桶水。效果十分显著。

5. 刘 xx，女，6 岁，发热

患儿于 2017 年 8 月 26 日早发热并呕吐。在附近诊所打针吃药后效果不明显。上午 11 点患儿姥姥带她来这里诊疗。触摸患儿额头热，腹胀，初诊外感加饮食不当而引起。当即为其配退热膏贴患儿大椎穴，消胀膏贴中脘穴。嘱家长膏贴如无不适反应贴 6～10 小时，若再用小泥模灸神阙十几分钟效果更好。第二天患儿姥姥来告诉，回家哄着配合灸了神阙穴十几分钟，孩子下午症状全部消失又和其他儿童一起玩了。她连连称赞此外治法的神奇。

有一多病缠身的中年女性，在用大号泥模灸大椎穴区治疗颈椎病时有明显敏化反应而且热感从背部传至双下肢。当时就感到背部沉紧感完全消失周身觉得很轻松。她说此法真是太奇妙了。

在对癌症内外并举的综合治疗中，具有扶阳化瘀之基本功效的泥模疗法已成为这里的一大主要手段。2010 年《燕赵都市报》记者在善行河北采访中，在这里看到一位癌患者与健康人一样，经了解方知是一位被医院判了“死刑”的晚期肺癌患者，经以泥模疗法为主的综合调治已正常生活了五年多。他感到惊奇在报道中特配发了该患者灸疗的照片。在其专版也配发了我们师徒的照片。这位低分化恶性程度高的肺腺癌患者，在医院一年诊疗费 10 余万元。在这里用泥模疗法综合调治每年治疗费平均 5000 元，费用比较十分悬殊。

再举几个病例如下：

6. 王 xx，男，69 岁，肝癌

2012 年在北京一医院做了手术，除服用医院开的一些药外，一直坚持用泥模疗法并配合心疗食疗和功疗。现已五年多表现如常人，几次去医院复查无异常变化。而且先后去西藏新疆等地旅游无不适感觉。

7. 王 xx，女，56 岁，卵巢癌

2007 年在医院做了手术并化疗。六年间因复发先后做了三次大手术并切除了一个肾。2014 年在下腹部又发现了一个肿瘤。医院检查已无法再手术。无奈之下找到这里要求中医保守治疗。我们以泥模疗法固本为主综合施治（内服中药仅 40 余剂），并指导患者从心疗食疗和功疗三个方面积极配合自疗。现已过了十年患者一切表现正常。2015 年河北卫视来这里采访与她和多位癌患者进行了交谈并予以报道。

8. 崔 xx，男，53 岁，肺癌并脑转移

2016 年 6 月患者因发生多灶点脑转移处于阵发性昏迷状态。家人无奈从医院把他拉回家准备后事。在家中用泥模灸疗了一段时间（因没抱什么希望也没用其他疗法）。不到一个月患者又奇迹般自由活动了，并能骑电动车十几里来这里调治。后因家庭负担太重患者难解忧郁心情导致病情再度恶化而病故。事后其家属因本疗法使他痛苦显著缓解且费用很少前来致谢。由于我们所接治的大都是晚期癌患者，大多数最终也回天无力。但是，以泥模疗法为主的综合调治仍达到了减轻痛苦延长生命且费用低廉的基本目的。尤其在控制疼痛上本疗法有明显优势。

鉴于本疗法特色明显，有一癌症患者经亲自体验和耳闻目睹，曾感慨道："本疗法当属中医'效法自然，大道至简'之典范。在慢病高发人们寻求中医简便且又安全疗法之际，向千家万户推广可以说正逢其时。"另一位患者诗赞本疗法："看似真土气，用之却神奇。传统中医药，博深待开启"。经长期使用后废弃的泥模又可作为中药一味名为"伏龙肝"即灶心土的代用品。这味具有温中止血，降逆止呕的中药现已基本绝迹，而且，艾灰也具有很好的止血消炎功效并对脚气有明显治疗效果。真正的绿色疗法可谓名副其实。这种《中医灸熨多用泥疗模》2015年已获国家实用新型发明专利，专利号：ZL201520355850·3。

总之，创新在传承中的泥模疗法以其广泛的适应症且能治大病的事实，又一次表明以效法自然为其源头活水的中医学的确是一个伟大的宝库。其无穷的矿藏可供我们以各种方式加以发掘。有专家说得好："别嫌中医土，要心存敬畏，精勤研究。"有道是"医无万能，法无全灵"。任何医疗方法都有其适应症和局限性。中西医概莫能外，多种疗法的优势互补是治疗各种疑难顽症的正确途径。治疗疑难顽症本疗法也需与其他疗法综合利用。而且，这创新于中医传统艾灸基础上的泥模疗法，包括其配套的东西仍需加以改进和完善。在推广中请愿意使用本疗法的同仁及有关人士继续对其加以改进，以便更好地服务于患者。

佘平男介绍中医康复特色方法

湖南省娄底市娄底平男特殊培训中心　佘平男

1. 脑瘫，癫痫，痉挛，智障之病因分析

儿童脑瘫，癫痫，痉挛，智障主要是大脑神经系统病变或发育障碍导致的功能异常，有的是母体内发育不良的先天性病变，有的是在分娩过程中窒息缺氧导致的脑神经元损伤，有的是在婴幼儿阶段发生的后天性病变[1]。因为脑瘫的发病机制各不相同表现为不同脑区受累的特征[2]。

2. 儿童脑病的治疗策略

（1）利用祖传点穴手法按摩打通受阻经络。根据十二正经子午流注的气血运行规律，针对患儿不同症状判断经络的受阻部位，在气运行到该部位的时辰，运气点击十二正经和奇经八脉交联的枢纽穴位，在关键节点打通连接脑部和四肢的能量通道。要注意午时不可动头。

（2）服用33味补益六腑阳经的中草药方剂排出体内的毒素和湿浊之气，补气安神以打通脑部能量通道，激活大脑神经元细胞，恢复大脑的中枢指挥功能。此祖方和点穴结合可以很快增强患儿眼，耳，口，舌，鼻等感觉器官的功能，提高认知能力；并且疏通手足阳经，帮助恢复肢体运动功能。该秘方所用药物虽然平常，但治疗作用大，时间短见效快(两周至一月内有显效)。

（3）康复训练。用五因教学方法进行特殊培训和教学：因人而异，因人施教，因材施教，因地施教，因时施教。在初步打开智力后，采用语言强化训练，音乐舞蹈训练，图形文字认知训练和感统训练进一步提高神经肌肉系统的协调性。至少训练3个月，每周5天不能间断。

（4）饮食控制：禁吃一切含有人工添加剂（包括防腐剂，保鲜剂，色素，味精，酱油，生抽等调味剂等添加剂）的食品，要吃完全天然的蔬菜瓜果和肉类食品。尤其在服用中药期间，必须禁服一切西药，麻醉药，保健品，禁吃酸，辣，辛，发性的食品。

（5）通过亲子间天然的情感交流，鼓励父母亲和孩子一起培训，提高患儿对环境的敏感性和感知能力。

3. 操作程序：

（1）第一周先点穴打通经络，配合康复训练。

（2）第二周开始用中草药调节，补五脏六腑，安神补脑，排除毒素（1～2疗程，7～14副中草药）。配合康复训练。

（3）根据治疗过程中病情变化加减中草药物，继续康复训练。

4. 病例列举

举出几个具有代表性的儿童脑瘫和癫痫，痉挛的病例，对比治疗前后的状态。

（1）谢 xx，男，5 岁，病症：脑瘫，癫痫，痉挛，耳聋症，下身长期需尿不湿，是平男中心招收的第一名脑瘫学生。曾经去市，省医院多次治疗，两次上北京就医。患儿经爷爷（物价局退休干部），奶奶用婴幼儿车推着，于 2012 年 2 月 14 日进入平男特殊培训中心治疗。经过两周的手指点穴及十副中药的治疗后，就能用双手扶着栏杆上楼梯了，并跟着大人喊一二、一二。为了使平男的一技之长更好地发挥以造福更多的残疾儿童，谢子杰爷爷于 2012 年 3 月 5 日呼吁湖南省残联领导来支持平男特殊培训中心，希望给予大力的扶持。

（2）陈 xx，女，7 岁，病症：脑瘫，四肢体畸形，无法行走，两字词语都吐字不清，经过多年康复训练效果效果甚微，于 2013 年 3 月 5 日进入娄底平男特殊培训中心治疗。经过三个月的手指点穴和中药治疗后，双肢基本伸直，语言能沟通，智力基本恢复，可自行来回上学。现在在娄底市华达小学就读四年级，数学达 80 分以上，语文达到 60 多分。2015 年 9 月 10 日湖南省残联，专家和娄底市残联共 5 位领导进驻平男中心视察，亲临娄底市华达小学现场了解学生，调查老师，咨询家长。（此为国家残障项目的病例，免费治疗）

（3）李 xx，男，9 岁，湖南省怀化市通道侗族，病症：脑瘫，癫痫，无语言，下身长期需尿不湿不能自理。每几分钟双手紧握拳头打自己头部，头撞墙没有痛的感觉，双手的 10 个手指头上全是硬茧钉，于 2015 年 7 月 28 日进入娄底平男特殊培训中心治疗。癫痫在两周至一个月内基本控制，两个月后可以哼一至两句歌词并对音乐，运动课产生兴趣，三至四个月能够听指令独力完成感统训练。经过近六个月的中医药和手指点穴治疗，癫痫捶头的现象基本没发作过，手指头上的硬茧钉也减轻了。2015 年 9 月 8 日湖南省卫生厅中医药管理局领导，专家 6 人及娄底市卫生局中医科领导莅临平男中心进行对平男申请的民间中医药专长绝技项目[5]的二审现场核实；李秀鑫患者做现场演示表现出非常好的指令应答。

（4）汪 xx，男，8 岁，经北京，贵州省医院诊断为脑瘫，唐氏综合征，遗传性智障患者。据叔叔介绍，父亲 44 岁结婚，妈妈是唐氏综合征但自己能上厕所，吃饭。汪永杰患者四肢正常但满头部伤疤，浓沱包凸出，没有语言，不听指令，手脚无法控制，下身长期需尿不湿。2016 年正月十六日来到平男中心，经过一个月的点穴，康复训练和中医药治疗，情绪基本控制。两个月的时候用手拉着父亲指着说出：“爸爸，汽车，来了”。六个月治疗后能听懂简单的生活常用词，可以根据指令做动作。现已进入贵州省遵义市特校读书，生活基本能自理。

（5）王 xx，男，10 岁，唐氏综合征（省医院诊断为 21 号染色体异常，即 21 三体综合征）。2013 年 3 月进入平男中心检测：语言吐字不清并且只能说简单双字，外形非常矮小，近视眼 0.2～0.3 度，舌短厚呈方形，个别牙齿双层，数字上只会模仿 1，2，3。经过三个月手指点穴，中药治疗及康复训练，智力和记忆力加强，九个月基本可以主动与人交流及沟通，生活完全可自理。王铭哲现已是娄底市一名学校二年级学生。

2016 年娄底平男特殊培训中心制作一本画册，内有近 10 种症状例子，家长信件和图片供参考[6]。

5. 临床体会

儿童脑瘫，癫痫是医学难题，病因复杂多样，临床表现各异。目前西医没有有效的治疗方法，癫病，痉挛发作时基本上只有靠镇静类药缓解肌肉紧张挛缩和激素类药物缓解病情，减轻痛苦，但治表不治根，甚至因为药物的毒副作用导致病情转变和加重。脑瘫之病，病在神经，病在经络，病在五脏六腑，病在四肢百骸。佘氏点穴和用药配方的首要是找准病根，釜底抽薪，因人施治。有的患儿病情较轻，只需头部手指点穴和认知强化训练就可以有效开发智力和提高大脑的控制功能，一般不需配置中草药。对语言和运动能力严重障碍的患儿，除了点穴按摩等肢体治疗外，还必须配合中草药进行治疗，这种综合治疗对脑瘫，癫痫见效更快成效更稳定。

本人在 2008 年最早是用祖传的这套点穴手法和秘方半年时间就治愈了自己的瘫痪，此后又在几个中风瘫痪的中老年病人身上得到了验证。但成年人治疗周期长，恢复比较慢，康复程度也不高。后来发现这套技术对于儿童的脑瘫和癫痫有更好的治疗效果，治疗周期短，恢复快，康复程度高。开业五年来，本中心接收和康复训练了 100 多名患儿，包括脑瘫，癫痫，痉挛（肢体畸形），自闭症，孤独症，唐氏综合征，遗传性智力障碍，脑萎缩等各种症状。对于智力低下的残疾儿童有效率高达 80%，而且经济负担比较轻，具有巨大的应用前景和推广价值。

6. 参考文献

[1] 北京华坛医院。形成脑瘫的原因有哪些。http://www.czhsgs.com/ntby/8.ht ml，2017 年 5 月 17 日.

[2] Marion Stanton. Understanding Cerebral Palsy: A guide for Parents and Professionals. Jessica Kings ley Publishers. 2012 年出版.

[3] https://www.cerebral palsy guide.com/cerebralpalsy/types. Categorizing Cerebral Palsy. 2017 年在线文献.

[4] 湖南省佘平男《用专长绝技治疗脑瘫后遗症》专利申请，2016 年 4 月 20 日.

[5] 湖南省民间中医药专长绝技上报项目 Human Province Private Chinese Medicine Expertise 湖南省中医药管理局收集登记 2014 年 3 月 12 日.

刘淑香马文毅圈疗特色医案

石家庄福妙堂传统中医门诊部　时小环　杜明明　（整理）

河北省中医药科学院　张培红　王红霞（审定）

刘淑香老中医生于 1939 年，在 50 多年之前，与刘俊岑先生一起使用中草药圈疗外治方法，治愈了很多疑难杂症，被广大患者赞誉为“癌瘤克星”“神圈刘”。后来逐渐发展到以中草药系统外涂为主，结合药物烤香，红灯照，熥包，黄膏药，黑膏药，栓剂，眼药等，称为“圈疗八大疗法”“立体圈疗”享誉海内外。刘俊岑先生去世之后，刘淑香在传承之中，收马文毅为徒弟，薪火传递，吸收新的经验，进行理论提升，不断受到国家重视。

国医大师朱良春先生在《朱良春医集》之中，对这种疗法给予高度评价，他说：“惠群医院刘俊岑老中医祖传的‘圈药’外治法，疗效很好，颇有特色。我认为这些是否可以组织有关人员进一步深入了解，经过论证，认为合理的，再加以推广，将是特色优势的另一个层面。可能还有很多流传在民间的好经验，好方药，建议各省市中医管理机构，予以调研，给予弘扬推广。”

2013 年国家启动中医药传统知识保护项目，圈疗系列疗法被上报到河北省中医药传统知识保护研究中心，受到河北省，华北片区，国家中心专家好评，被收录于国家数据库，收载于《杏林寻宝·保护中医》一书之中。2017 年 5 月，被国家中医药管理局传统医药国际交流中心批准为“高新适宜技术”，要求组织推广，并搜集和保存资料。现在把一些临床案例，简述如下：

1. 闭角性青光眼病历

患者：叶 xx，男，43 岁，云南省机关干部。2012 年来诊。

患者主诉：其患闭角性青光眼多年，视野范围右眼只有 3%，左眼仅 12%，经云南省多家医院治疗不见好转。2012 年去北京同仁医院检查治疗，经专家诊断，确定西医已无好办法治疗，且患者在 50 岁左右失明概率较大，建议找民间老中医治疗试试有无好转可能。

患者经朋友介绍来石找刘淑香大夫治疗。刘淑香大夫诊断后，让其留下治疗。刘大夫自 2012 年 8 月 24 日开始，为其用五行灸，红灯照，圈疗治疗。患者治疗初期明显感觉全身火热，特别表现在头，脸热明显，火辣辣的感觉。脖子，腹部及耳后，疼，痒，痛，治疗 4 天后右眼感觉眼球轻微跳动，尿道有疼痛感。十天左右，视力开始模糊，有耳鸣现象，右眼到右耳有疼痛感。十五天开始精神见好，有力气，想运动，脸部，脖子脱皮脱完，眼睛直视物体开始清晰，胃口好，想吃东西。二十天时，头部开始脱皮，双眼四周出现红沙点，腰、胸、背、腹部奇痒，双眼中午有雾感，早晚视物清楚。二十五天时，脸脱皮量大，双眼四周疼，眼睛干热，点刘大夫配的眼药后感觉好一些，画圈部位洗不干净，留有印痕。二十八天时，右眼四周及眼底有麻、胀、疼的感觉。三十天时右眼球干，视物花。三十二天时，患者感觉双眼有好转，决定到石家庄爱尔眼科检查，并测试视野及眼底，测试结果如下：视野右眼从原来的 3%恢复到 21%，左眼从原来的 12%恢复到 39%。患者经 32 天治疗，闭角已开，眼睛视野逐渐变大，患者继续治疗。2012 年 11 月 10 日，患者自诉胸口有十三年历史的皮下肿块减小到三分之一，皮肤颜色也恢复接近正常。患者因工作原因，治疗 100 天后停止治疗。

2. 肠癌伴肝转移病历

患者：安 xx，女，73 岁，退休职工。2015 年来诊。

患者主诉：于 2 年前出现大便腹泻与便秘交替且大便带血，于“省二院”查肠镜示：结肠癌伴肝转移，遂进行手术治疗（切除部分结肠，肝脏实施射频及封堵手术），因瘤子不断长大，2 年间共进行 3 次肝脏手术，患者一生操劳，老来得此重疾，患者家属不忍心见老人受此病痛折磨，故试用中医治疗。

诊治经过：患者专一于我科圈疗治疗 100 次，期间身体出现大量皮疹及瘀青，患者及其儿女相互扶持，最后患者从以下方面有改善：

（1）精力较前充沛，饮食较前增多，平素神采奕奕。

（2）肝脏较前缩小，质地较前变软，期间恰逢老年体检，腹部彩超示：肝脏肿瘤较前未予明显增长。

（3）经肠道排出大量瘀毒（大便颜色深黑），对于肠道肿瘤有益无害。

（4）肝脏部位及肝经走向均出现大量皮疹，眼睛干涩较前好转，提示肝经气血较前充足。

（5）夜尿较前减少，提示肾的固摄能力较前增强。

3. 低分化腺癌转移至淋巴结病历

患者：尹 xx，女，45 岁，家庭妇女。2015 年来诊。

患者主诉：发现颈部肿物 4 个月，就诊于“河北医科大学第四医院”行甲状腺右叶及峡部切除+右颈淋巴结活检术，确诊为：①结节性甲状腺肿；②低分化腺癌转移至淋巴结，因未明确癌症原发病灶，故未予手术治疗，分别于 2015-8-13 及 2015-9-7 日给予化疗治疗，后患者头发尽脱，面容憔悴，精神紧张，无法再承受放化疗之苦，故弃西医而就诊于中医。

诊治经过：患者于 2015 年 10 月 9 日就诊于我科，我科刘淑香老专家指示：患者此证中医诊断为瘰疬，属浊毒内蕴型，施用圈疗之法，圈住病邪，防其蔓延，围剿病邪，驱邪外出。患者治疗期间出现身体多处疼痛，精神烦躁，焦虑，刘老中医兢兢业业，仔细体察患者病情变化，多次为患者实施怪圈治疗，经我科 70 余次的治疗，患者体内毒素大量发于体表，皮肤反应异常激烈，刘老中医反复告诫患者：对于圈疗期长的病重患者，表皮可能脱落，不可半途而废，应抱有信心，要有毅力和耐力，过了脱皮关疗效变会日见明显，果然之后患者周身疼痛症状缓解。患者坚持于我科治疗 136 次，体内排出大量寒湿瘀毒，精神日益好转，更可喜之事患者因化疗本已经闭经，经圈疗治疗患者恢复月经。

4. 不孕症病历

患者：孙 xx，女，34 岁，某高校员工。2015 年来诊。

患者主诉：结婚 8 年余，分别于 6 年前及 4 年前怀孕，均于怀孕 80⁺时胎儿停止发育，给予“刮宫”，近4年未再有孕，妇科彩超示：子宫内膜0.4cm。经专家诊断，再次怀孕可能性微乎其微。

患者经朋友介绍来到福妙堂经刘淑香专家诊断后，让其留下给予系统涂药治疗，配合应用“康洁宝”。患者治疗初期出现寒冷乏力感，尤以下腹部为甚，治疗期间加画面圈，面部出现明显水肿，结痂，脱皮等排毒反应，刘淑香专家指示：此反应与患者长期应用化妆品有关。

患者于我科治疗 30 余次，有孕，现已喜得贵子，一家人其乐融融。

5. 慢性肾功能不全-尿毒症病历

患者：谢 xx，女，1994 年出生，23 岁，福建省人。

主要临床表现及诊断：

患者主因：肾功能不全 2 年于 2017-04-26 就诊于我门诊。

现病史：2 年前患者因视力下降就诊于医院，查肌酐明显升高，最高达 1120umol/L 以上，开始透析治疗，一周透析三次，患者为求进一步诊治就诊于我门诊部。患者自发病以来，饮食，睡眠可，小便量少 2-6 次/天，大便正常 1-2 次/天。

既往史：2009 年患者因双眼睑浮肿就诊于医院，确诊为“肾小球肾炎”，给予对症治疗，肌酐降至正常后停止治疗。

望诊：患者体型瘦小，精神可，面色暗黑无光，口唇紫绀。

舌苔：舌红苔白。

切诊：脉细数

查体：血压 140/100mmH 克。

诊断：肾功能不全（尿毒症期）

诊治经过：刘淑香老师亲自接诊患者后给予小圈，大圈综合治疗，治疗前 15 次患者一切情况安好，精神佳，睡眠好，饮食量多，透析之后无疲乏感，偶有颈前，后背瘙痒，小便较前量多，平均每天 4～5 次，大便每天 1～2 次。治疗第 17 次：患者颈项部瘙痒明显，沐浴后更甚；治疗第 19 次：患者出现周身瘙痒，颈项部涂药时蛰痛明显；治疗第 21 次：①患者全身红疹，蛰痒明显，尤以颈部为重（颈部可见局部肿胀）；②小便昨天 6～7 次，量中等；③平素饮食，睡眠可，小便微黄，有异味，大便每日 2 次；此后患者排病反应逐渐加重至治疗第 25 次患者整个躯干部位红疹、脱皮、结痂、水疱层出不穷。正气即起，抗邪外出，故患者排病反应日趋加重，随着体内邪气的逐渐外排，患者肾功能逐渐恢复，自觉身体轻松。于 5 月 31 日（治疗第 26 次）复查肾功能，肌酐降至 515umol/L，较原来明显下降。

6. 肺癌病历

患者：许 xx，女，46 岁，职业：自由职业。2016 年来诊。

患者主因：肺癌 10 个月于 2016-10-17 就诊于我科。

现病史：患者于 10 个月前因后背部沉紧，就诊于“河北省胸科医院”，查出“左肺肺癌”，行“左侧胸腔切开引流术”患者家属拒绝“肺部切除”，行放疗 3 次。此后患者自行中医中药治疗，精神状态可。近一个月患者出现左侧胸胁部憋闷，如有重石压于胸口，失眠，咳嗽（干咳，无痰），左侧胸胁肋下疼痛，后背部沉紧感，左侧肩部下移，患者精神状态较差。今为求进一步诊治就诊于我科。患者现精神差，饮食，睡眠欠佳，二便正常。

既往史：存在双侧乳腺增生。

月经史：正常。

望诊：患者体型中等，面色晦暗，精神欠佳，左侧肩部下移，左侧胸胁部可见长约 15cm 手术瘢痕。

闻诊：可闻及咳嗽声。

舌苔：舌紫暗苔白。

切诊：脉沉细。

诊断：左侧肺癌

治疗方案：系统涂药调理（平面圈疗），其间间断配合五行香灸。

诊治经过：患者初于我科就诊之时，左侧胸胁部憋闷，如有重石压于胸口，坐卧不宁，失眠，咳嗽（干咳，无痰），左侧胸胁肋下疼痛，后背部沉紧感。我科刘淑香老专家亲自接诊患者，首先给予平面圈疗治疗，患者于治疗第 1 次即感涂药过程中左侧胸胁部轻松，有过电样感觉；治疗第 5 次患者咳嗽较前稍减轻；治疗第 6 次左侧胸胁部位疼痛较前减轻；治疗第 8 次患者大便颜色发深；治疗第 10 次患者左胸胁疼痛由闷痛转为丝丝疼痛，刘淑香老专家指示：此时配合五行香灸治疗，温通经络，驱邪止痛。

治疗 20 余次，自觉周身轻松，无憋气，咳嗽等不适，左侧胸胁肋下疼痛明显缓解，睡眠可，饮食量较前增加。患者共于我科治疗 80 余次，精神可，饮食，睡眠好，无不适症状，1 年后回访患者无不适感。

7. 肺部结节病历

患者：徐 xx，男，机关干部。3 年前因单位体检查出“右肺多发小结节”当时未予重视，谁知肺部结节逐渐增长，于 2017 年 6 月体检时显示右肺中叶结节 0.7cm，患者有近 40 年的吸烟史，平素咳嗽，咳痰，就诊于“河北省四院”建议微创手术切除右侧部位肺叶，同期北京专家会议，意见同上。其妻子亦为肿瘤科医师，考虑患者长期吸烟史，加之长期咳嗽，咳痰，增加手术及术后的风险，故拒绝手术，于 2017-10-18 求诊于我门诊部。

刘淑香老师亲自接诊患者，询问病史，诊查病情，考虑患者正气充足，而肺部结节尚小，应用圈疗之法扶正祛邪，通瘀提毒，有治愈之希望，故予以施治。

第一个疗程给予前胸后背小圈治疗，治疗 3 天后脚底原有脱皮基本停止，患者称赞不可思议。与此同时胃肠道症状明显好转，膝关节症状出现改善，心前区不适症状基本消失，自己查脉搏早搏较前明显减少。

第二个疗程前胸后背改为大圈治疗，除皮肤排病反应外，出现小便泡沫减少，颜色黄味重，大便时有黑绿色，晨起咳嗽，咳痰色白带黑等反应。

第三个疗程前胸后背改为双肺圈治疗，晚上咳嗽症状基本消失，胸部肌肉紧束感有所好转。

如此辨证画圈治疗至 60 次，患者精神状态较前好转，周身轻松：①咳嗽消失；②饮食睡眠好，夜间呼吸暂停症状消失；③便秘缓解原来 2～3 天/次大便，现 1 天/1 次；④心脏早搏由原来 8000-9000 个/24h 降至无；⑤右肺部结节由原来约 0.7cm 缩小至 0.3cm；⑥血脂由原来的高甘油三酯及高低密度脂蛋白降低至正常范围。

按：患者中年男性，体胖，根据舌苔脉象均属于痰湿体质，湿为阴邪，湿性黏滞，易伤阳气，阻塞气机，时间久之，聚湿成痰，痰湿化毒，阳化气，阴成形，深伏于体内的痰湿之邪，长时间没有外出的出路，随着人体正气的不足，痰湿之邪侵犯肺脏，聚而为瘤，痰湿之邪阻塞气机，经络不通，故出现心前区憋闷不适，痰湿蒙蔽清窍，故出现头部昏沉。舌红苔黄腻，脉弦滑，偶有结代。均属痰湿之证。

治疗改患者采取圈疗之法，重点在于扶正祛邪，通瘀提毒，扶阳气，化痰湿，通经络，给邪气一出路。患者在治疗过程中，头部，前胸，后背出现红疹，水疱等痰湿之邪外出的表现；并随着身体正气复，痰湿去，自觉神清气爽，痰湿几无，经络通畅，故肺部结节缩小，咳嗽消失，心前区憋闷症状好转。体内瘀毒即去，整个人犹如新生。

8. 冠心病-心梗病历

患者：王 xx，50 岁，机关干部，2015 年来诊。

患者主因：冠心病-心肌梗死，口服西药每逢运动量大或空气污染较重之时会出现胸闷，胸痛等不适，医院建议“心脏搭桥”治疗，患者慕名就诊于我科，经我科系统涂药治疗 15 天，患者颈部，前胸，后背出现大量梅花形皮疹及黑褐色结痂，后胸闷，胸痛等不适症状减轻，患者本欲继续治疗，但因家中有事中断，现半年时间患者未诉明显胸闷，胸痛不适。

9. 痛风病历

患者：吴 xx，男，52 岁，机关干部。2016 年初来诊。

患者主诉：间断性双足大趾趾关节疼痛 10 余年。患者 10 余年前因饮酒较多突发足大趾趾关节疼痛，就诊于医院诊断为“痛风”，此后 10 余年前患者痛风反复发作，查尿酸 690umol/L，口服“别嘌醇，扶他林，秋水仙碱”等药物控制。10 天前患者痛风再次发作，遂寻求中医治疗办法。

患者经朋友介绍来到福妙堂找到刘淑香老专家，刘淑香大夫诊断后，让其留下给予平面圈疗治疗，患者于治疗第二天即感双足大趾趾关节疼痛明显减轻，治疗第 4 次，大趾疼痛再发出现，并于涂药过程中出现咳嗽，咳痰，排气现象，治疗第七次疼痛再次控制，此后未再复发。

患者顽固性痛风 10 余年，经过我科系统涂药治疗 10 余天即可控制疼痛症状，免去患者口服止痛药物引起的毒副作用。该患者疼痛控制以后，转入我调理部继续五行香灸治疗，调理体质防止痛风复发。

10. 银屑病病历

患者：胡 xx，女，62 岁，浙江省人，私营企业老板。

患者主因：10 余年前突发粟粒样大小皮疹，表面覆盖银白色鳞屑，后迅速遍及全身，于当地医院诊断为“银屑病”，辗转多处治疗，病情时好时坏。经多方打听就诊于我门诊部，患者平素饮食一般，口干口苦，寐可，大小便正常。

既往史：慢性萎缩性胃炎病史 5～6 年。

望诊：患者体型中等，精神可，面色有华，周身可见片状皮疹，皮疹上覆盖白色鳞屑。

舌苔：舌红苔薄黄。

切诊：脉弦细

诊断：银屑病

治疗方案：系统涂药调理（平面圈疗）

诊治经过：患者自 2017 年 4 月 4 日开始治疗，刘淑香大夫指示：患者周身满布皮疹鳞屑，圈疗过程中尽可能多的圈住病灶，患者经我门诊部一个疗程 15 天治疗，鳞屑脱落皮疹明显变淡，变平，瘙痒减轻。

11. 神经性耳聋（瘀阻耳聋）病历

患者：罗 xx，男，1993 年生人，云南省曲靖市人，2013 年来诊。

患者主诉：因四岁时服用链霉素失聪，听力障碍 15 年有余。2013 年 7 月 24 日来诊，石家庄市第三人民医院听力测试报告为：神经性耳聋，主症：耳聋伴有耳鸣，时为蝉鸣，时为闻潮声，或如风雷声，尤其在安静环境中感觉更强烈，耳内蔽塞，疼痛，常头晕头痛。

患者经人介绍来石请刘淑香大夫为其治疗。刘大夫诊断后，为其确定治疗方案，给予其立体圈疗红灯照，五行灸加每日平面圈疗的治疗。

患者自 2013 年 7 月 24 日开始治疗，经过十天的平面及立体五行灸圈疗治疗，患者诉病情稍有好转，耳鸣声减少，耳内蔽塞，疼痛，头晕头痛有所缓解，但自觉听力未有所提高。圈疗三十天时，患者听力情况有所好转，耳鸣声音变大，经听力报告测试听力情况有所好转。2013 年 9 月 23 日经圈疗治疗五十五天，电测听检查报告回报示：“右耳：PTA—AC:56dB；PTA—BC:53dB；左耳：PTA—AC: 70dB；PTA—BC:—dB”，听力情况好转。此时刘大夫为患者两耳耳内塞珍珠粉，继续圈疗，观察患者情况，患者耳鸣变为蜂鸣，蝉鸣交替，耳内已无疼痛感；10 月 12 日患者换药时，左耳现水流声，右耳蜂鸣，水流声交替，全身现红晕，换药结束时，患者身上黏液增多，耳鸣声减弱，但仍比治疗前大。患者继续以前述方式治疗。2013 年 11 月 9 日，患者自诉听力明显改善，耳鸣症状基本消失，要求停止治疗。患者经过 100 天的圈疗，耳聋症状消失，听力明显改善。经回访患者，其回家三个月后，听力情况比停止治疗时的更加好转。

杨思远医术实践特色医案选登

河北省中医药科学院 张培红 张相鹏 采江英 武宁（整理审定）

1. 头面肿，腰疼

解 xx，女，42 岁，中学教师。

2017 年 9 月初诊，自述：头面肿，胸闷两年多，口干燥，腰椎间盘突出，腰腿时痛。曾经多家医院诊治，做过各种检查，均被告知无病。亦曾经中医调治，吃过两个多月中药，无效。

查体：可见面部浮肿，上身亦有浮肿，舌头僵硬，吐字不清，左关脉弦硬，右脉芤缓。神可，饮食正常，睡眠不好，夜多梦易醒，大便有时稀溏，小便可，月经大致正常，量偏少。

分析：因担任初中教师，常与学生气。胸痹痰饮，心气郁结，肝风扰动，肝木克土，肝火上亢携水致头面及上身浮肿。治当平肝抑火，健脾补肾，豁痰利水。

处方：炙甘草 8 克，柴胡 25 克，黄芩 10 克，桂枝 9 克，党参 10 克，薤白 10 克，瓜蒌 10 克，川芎 9 克，白术 10 克，茯苓 12 克，半夏 10 克，生姜 4 片，大枣 3 枚。

服五剂后随访，头面及上身肿消，舌头灵活，吐字清晰，胸闷消失。停药。

半个月后，因夫妻生气，脸复肿，时有腰痛，上方去薤白，瓜蒌，川芎，加防已 10 克，生熟地各 15 克，再服五剂。愈。半年后随访，未复发。

2. 耳鸣

贾 xx，女，25 岁，文员。

2017 年 8 月就诊。

自述：耳鸣三年，心烦难眠，到医院检查，诊为无病，多休息。但耳鸣持续，心烦。

查体：神可，饮食可，月经量少，时有腰困。左关微弦，两尺脉微。

分析：在外地打拼，生活不规律，肝实肾亏，下焦虚寒。因不便服汤药，嘱以小柴胡颗粒配桂附地黄丸调理。

半个月后返石再诊：耳鸣减轻，但时有时无。因居家可服汤药。改为汤药调治。

处方：柴胡 25 克，黄芩 10 克，半夏 10 克，白术 10 克，茯苓 12 克，泽泻 12 克，肉桂 10 克，熟地 20 克，炙甘草 8 克，生姜 3 片，大枣 3 枚。

服 5 剂，耳鸣消失，痊愈。至今未复发。

3. 心悸

王 xx，女，45 岁，会计。

2017 年 9 月 15 日就诊。

主述：心悸，短气，脉搏时快时慢，胸闷，心口发紧。

查体：体形瘦弱，吸气困难，每四五息辄需伸腰吸气，神疲，饮食及二便正常，舌淡薄，左右关平弱，时有脉结代，尺脉微弱。证属肾阳不足，胸痹。

处方：桂枝 10 克，炙甘草 12 克，党参 8 克，麻仁 8 克，川芎 6 克，茯苓 15 克，生地 30 克，生姜 4 片，大枣 3 枚，阿胶 6 克。嘱以 300ML 米酒合水煎，阿胶烊化，日三服。共三剂。

随访，服一剂后诸证全无，服完三剂痊愈，至今无复发。

4. 腹泻

王 xx，女，35 岁，文员。2017 年 10 月 8 日就诊。

主述：产后七个月，出现腹泻，已持续半个多月，伴腹痛，气上冲。

查体：面黄身瘦，脉沉细。辨为中焦虚寒气逆。

处方：桂枝 12 克，芍药 12 克，炙甘草 10 克，党参 10 克，吴茱萸 12 克，焦白术 12 克，干姜生姜各 6 克，大枣四枚。三剂。

随访，服两剂后诸证消失，第三剂未再服。痊愈，无复发。

2017 年 11 月 24 日，电话咨询，称感冒，畏寒，嗓子疼，此前口腔溃疡，感冒后加重。

处方：桂枝9克，白芍9克，炙甘草6克，生姜3片，大枣3枚。三剂。

后电话随访，服两剂后感冒症状消的，口腔溃疡亦痊愈。此口腔溃疡系因中焦蓄热所致，服桂枝汤后郁热得以外越，中焦清净，故能因而得愈。

5. 胃炎

李xx，男，15岁。

2017年7月15日就诊。

主述：胃疼，纳差，经医院两次胃镜检查，诊断为浅表性胃炎，服西药及中医20剂未见效。

查体：神可，偏瘦，二便大致正常，右关细弦而微。此系胃寒所致，温中即可。

处方：炙甘草10克，生姜5片，大枣3枚，每日早煎汤一碗服下。连服三日，诸证全无，愈。

6. 腿寒腰凉

张xx，男，50岁，机关干部。2017年12月11日就诊。

主述：体检报告有肝囊肿，肺结节。主要症状是腿脚冰凉，凉气上至丹田，肚子凉，自夏天始时有腹泻，曾服附子理中丸无效，右胁下隐痛，口干。

查体：神可，面色无华，脉细弦。此系肝木克土，脾弱而运化失司兼下焦受寒之证，治当平肝益脾补肾，引火下行。

处方：柴胡25克，黄芩10克，半夏10克，党参10克，生姜6克，大枣3枚，桂枝15克，熟地25克，炙甘草10克，肉桂15克，牛膝12克。七剂。

12月27日复诊：服药七剂后腰腿肚子不再寒凉，口干缓解，大便正常，胁下仍有隐痛，胸满短气。

处方：柴胡25克，黄芩10克，半夏10克，党参10克，生姜6克，大枣3枚，桂枝9克，生地25克，炙甘草10克，川芎10克，茯苓15克。五剂。

随访，服药后诸证全无，愈。嘱以桂附地黄丸调理巩固。

7. 气滞血瘀脚凉

梁xx，男，46岁，文员。

2017年11月30日就诊。

气喘有声多年，今年脚寒凉，小腿肌肤甲错，奇痒难忍，已多处抓破，伤痕累累。查，舌淡白，脉微数，右脉弦，胸闷，胸口多汗。此系三焦瘀滞，中有痰饮虚火，下焦气滞血瘀有寒证，治从豁痰清瘀，疏通二便，引火下行。

处方：桂枝12克，清半夏10克，丹皮10克，丹参12克，茜草10克，白芥子10克，白术12克，茯苓15克，薤白20克，泽泻10克，生地15克，熟地15克，生姜6克。五剂。

12月21日复诊：服上药后脚暖，小腿不再痒，大便正常，小便黄。

处方：桂枝9克，白芍12克，半夏10克，杏仁10克，白术12克，泽泻10克，黄芪9克，知母9克，生地25克，牛膝15克。十剂。服后随访，除陈旧性气喘外，其余诸证全无。

8. 感冒

寇xx，女，32岁，文员。2017年11月28日就诊。

主述：感冒，嗓子疼，有痰。查体：神可，舌有齿痕，脉浮微数。

处方：桂枝9克，白芍9克，党参8克，天花粉10克，炙甘草6克，生姜3片，大枣3个切。三剂。

回访，服药后痊愈。

宁晋马京雪临证特色医案

河北省中医药科学院　张培红　武宁（整理审阅）

宁晋中医马京雪，1997年毕业于宁晋县卫校，在当地县医院实习，后来就独立开业，成为乡村医生。他说，卫校的老师都很好，只是自己很多东西没学会，后来就自己学了，再后来就拜师于河北省中医药科学院曹东义，希望能够不断奋进，成为一个良医。他2002年取得执业助理医师资格。一边行医一边学习，期间看书很多，很杂，诸子百家：兵家、道家、佛家、术数等很多的书都有所浏览。由于身处最基层的原因，缺乏西医设备，技术，再加上药物毒副作用，过敏反应，输液反应等诸多因素的影响，所以就想探索一条更加适合自己的医学之路。2010年获得执业资格后，每年都会花去上千元买中医书来看，最喜欢的古医家是张仲景和黄元御。黄元御的理论很完美，是对河图的阐释。张仲景历来被尊为"医圣"，方子配伍严谨，耐人寻味，现在看来其精髓不是方子，而在于《伤寒例》和《杂病论》。他认为学中医首先需要奠定一个基本的理论框架，这样学起来就不会使自己迷路。现代的院校教材可以作为入门书籍学习，然后选择一个与自己有缘的医家的书籍深造。读书在于明理，理明则法不乱，方药可以千变万化，所以他认为中医没有秘方，有的只是"医道"的传承。10余年执业经历，积累了很多病例。过去没注意总结，仓促之间，找出近期一些案例，供同道批评指正。

1.胸部瘀血证

曹xx，女，50岁，农民，宁晋县人，汉族，已婚，2017年8月5日就诊。

主诉：胸痛一年余。患者于一年前无明显诱因出现胸痛伴有上半身发热感，以胸骨后为重，尤以每日三餐前发作明显。曾与多家医院进行心电图，胃镜，胸部CT等辅助检查无阳性发现，并进行治疗效果不佳，就诊于我处。自发病来精神抑郁，恐惧饮食，大小便可。患者于五年前曾经摔倒而致胸肋挫伤，经治疗缓解。无药物过敏史。月经28±3天，量中等，血块较多。

初诊：身高160cm左右，体重60kg左右，面色稍青。舌尖红，苔薄白，舌下静脉迂曲色青。脉弦涩，左关沉，左寸数。

诊断：胸部瘀血证。拟活血化瘀治疗。《医林改错·血府逐瘀汤》："血化下行不作劳"，故以血府逐瘀汤加减。

处方：柴胡10克，枳壳10克，白芍10克，炙甘草10克，生地黄30克，川芎10克，当归15克，桃仁（捣）10克，红花10克，桔梗10克，怀牛膝10克，川黄连10克，牡蛎15克。五剂，水煎服。

8月10日复诊，诉服药后胸痛好转，近日咽喉不利，刺激性咳嗽，舌苔黄腻，舌下静脉迂曲色青。脉弦涩，右脉为甚。拟活血化瘀，清肺利咽。

处方：柴胡10克，枳壳10克，白芍10克，生甘草10克，天门冬30克，川芎10克，当归15克，桃仁10克，红花10克，桔梗10克，怀牛膝10克，枇杷叶10克，杏仁10克，白豆蔻（捣）10克。五剂，水煎服。

服药后诸症减轻，以血府逐瘀汤为基本方加减治疗20天痊愈。此患者五年前不慎摔倒而致胸肋挫伤，以胸痛伴有发热感就诊。瘀血证的形成不是一蹴而就的，形成瘀血证需要一定的时间，大概是五年左右。女性由于情感细腻，凡病多有肝郁。血府逐瘀汤为王清任名方，由四逆散合桃红四物汤加桔梗，牛膝而成。四逆散疏肝解郁，以理气为主。桃红四物汤活血化瘀，与四逆散合用气血共治。桔梗入气分，善上行而升清气。牛膝，入血分，善下行而降浊。桔梗与牛膝相配，则气血升降无阻。此患者诊断明确，方证对应，故疗效颇佳。

2. 胃气上逆证

李xx，男，80岁，2014年6月19日，初诊。

主诉：呕吐不能饮食月余。一月前无明显诱因出现呕吐，无腹痛，头晕，黄疸。于本地县级医院住院治疗，诊断为“肾功能衰竭，尿毒症”，并嘱其准备后事。自发病来大小便减少，精神可，饮食不佳。舌苔厚腻而白，脉弦大有力。

诊断：寒湿阻滞，胃气上逆。由于患者年龄较大，症状严重，虽处以降逆止呕治疗，以减轻症状。旋覆代赭汤加减治疗。

处方：旋覆花12克，代赭石12克，半夏20克，炙甘草3克，茯苓15克，枳实12克，竹茹15克，陈皮12克，生姜5片，党参10克，大枣3枚。五剂，水煎，每日分早晚饭前服。

6月24日二诊。诉服药后症状减轻，而在体位变动时头晕，恶心，舌苔腻，脉濡。《金匮要略》：“心下有支饮，其人苦冒眩，泽泻汤主之”。

处方：泽泻30克，白术20克，苍术30克，半夏30克，茯苓30克，陈皮12克，生麦芽30克，天麻15克，钩藤15克。五剂，水煎，每日分早晚服。

6月30日三诊。服药后前三天症状减轻，近日由于饮食不慎，依旧体位变动时恶心，呕吐。舌苔腻稍黄。脉弦迟，双关虚。嘱其注意饮食，泽泻汤加减治疗。

处方：泽泻30克，苍白术30克，半夏30克，茯苓30克，竹茹15克，陈皮12克，砂仁（捣）12克，香附12克，郁金12克，佩兰12克，石菖蒲6克，黄连6克，附子6克，干姜9克，党参15克。五剂，水煎服。

7月5日四诊。诉服药后症状缓解，刻诊舌苔稍腻，舌尖红。脉迟而无力。效不更方，泽泻汤加减。

处方：泽泻30克，苍白术30克，半夏30克，茯苓30克，竹茹15克，砂仁12克，郁金12克，佩兰12克，石菖蒲10克，附子10克，干姜12克，党参20克，麦门冬15克，五味子6克。五剂，水煎服。

7月10日五诊。诉服药后无呕吐，近日出现下腹部阵发性疼痛。刻诊舌苔薄稍腻。左脉细弱而迟，寸脉沉细无力。此乃脾虚寒湿，肝木不升，郁搏冲击，故下腹疼痛。拟斡旋中气，升达肝木。

处方：炙甘草6克，苍白术30克，茯苓20克，桂枝20克，白芍20克，元胡15克，乌药9克，附子15克，干姜12克，黄芪30克，党参30克，麦门冬15克，五味子（捣）6克，半夏12克，枳壳12克，莪术6克。五剂，水煎服。

7月15日六诊。诉服药后诸症消失。刻诊舌尖红，苔薄腻。脉细弱而迟。前方加味，继续服药巩固疗效。

处方：炙甘草6克，苍白术30克，茯苓20克，桂枝20克，白芍20克，石菖蒲10克，佩兰12克，附子15克，干姜12克，黄芪40克，党参30克，麦门冬20克，五味子（捣）9克，半夏20克，枳壳15克，莪术6克，肉苁蓉20克，当归15克。五剂，水煎服。

7月20日七诊。诉服药后症状大减，刻诊脉细弱而迟，左脉尤甚，右脉稍弦。患者八旬高龄，脉象细弱而迟，脾肾阳虚，故予以温补脾肾，兼以达肝。

处方：白术30克，干姜12克，茯苓12克，白芍15克，桂枝10克，附子10克，何首乌20克，山萸肉20克，黄芪40克，党参30克，麦门冬20克，五味子（捣）9克，砂仁9克，当归12克，生麦芽20克，半夏10克。五剂，水煎服。

7月25日八诊。诉症状大减，偶尔恶心，呕吐。脉弦迟，右关弱。拟温中达肝，兼以降逆止呕。

处方：苍术20克，干姜10克，茯苓15克，柴胡10克，吴茱萸6克，木香10克，枳实10克，白芍15克，生麦芽40克，党参30克，仙鹤草40克，半夏12克，竹茹15克，麦门冬15克，五味子（捣）9克，泽泻15克。五剂，水煎服。

7月30日九诊。诉由卧位起立时有头晕，无恶心，呕吐，眼黑。查右寸脉弱，右关弦，左寸关弱。拟温中化湿，达肝清风。

处方：苍术20克，干姜10克，茯苓20克，柴胡10克，枳实10克，白芍15克，木香10克，陈皮10克，生麦芽40克，党参30克，仙鹤草50

克，半夏15克，竹茹15克，泽泻20克，当归15克，天麻15克，钩藤15克，川芎6克。五剂，水煎服。

8月4日十诊。诉症状大减，现感觉胃部痞满，偶尔疼痛，脉弱，舌质暗，苔薄腻，口黏腻。

处方：苍术20克，干姜10克，茯苓20克，藿香12克，佩兰12克，砂仁12克，石菖蒲10克，陈皮12克，生麦芽40克，党参30克，半夏15克，泽泻20克，当归10克，川芎6克，天麻10克，钩藤10克，小茴香9克，杏仁6克，薏苡仁15克。五剂，水煎服。

8月9日十一诊。诉诸症消失。刻诊左关尺脉稍弱。舌淡红，苔薄白。

处方：苍术20克，干姜10克，茯苓20克，藿香12克，佩兰12克，石菖蒲10克，砂仁（捣）12克，陈皮12克，生麦芽40克，党参30克，半夏15克，泽泻20克，当归10克，川芎6克，钩藤10克，小茴香9克，杏仁6克，薏苡仁15克，山药30克。五剂，水煎服。

8月14日十二诊。诉口中清水2天，今早腹泻3次，下午恶心，无呕吐。舌苔薄白。右关脉紧，双尺沉弦。

处方：附子10克，党参15克，苍术15克，茯苓15克，炙甘草10克，干姜12克，石菖蒲10克，佩兰10克，半夏10克，陈皮10克，紫苏10克，黄连6克。五剂，水煎服。

此患者八旬老翁，以呕吐为主证就诊，曾在县级医院诊断为“肾功能衰竭，尿毒症？”，并嘱咐家属准备后事，屡次劝家属放弃治疗。出院后症状依旧，以至于影响饮食，体质急剧下降。家属抱着一线希望找我给予诊治，然本人资质愚钝，药物应用比较乱，但不离温中化湿，达肝清风，降逆止呕之大法，历经将近两个月的治疗，患者痊愈，至今患者可以自理，生活质量良好，体现出中医辨证施治的优势。所以临床中一定不要拘泥于现代医学的临床诊断，遵照传统中医思维模式进行治疗，可以获得良好的临床疗效。

3. 肺热咳嗽

田xx，男，33岁，农民，宁晋县人，汉族，已婚，2018年1月23日就诊。

主诉：咳嗽时咽痛一天。一天前患者受凉后出现咳嗽伴有咽痛，无恶寒，体痛，口渴。自发病来，精神良好，饮食大小便无异常。刻诊身高175cm左右，体重80K克左右。舌红，苔黄。脉浮数。此乃外感风寒，传里化热之象，患者年轻男性，喜简便，给予中药配方颗粒，开水冲服。拟宣肺止咳，清热利咽。

处方：蜜麻黄6克，石膏30克，射干6克，桔梗6克，生甘草3克。四剂。日三服。

此患者受凉后出现咳嗽时咽痛，虽属小病，若治疗不正确则有疾病加重之势。肺为娇脏，不扣不鸣，在变动为咳，在经为手太阴。“诸痛痒疮皆属于心”，又少阴心经，挟咽，故为太少两感。麻黄宣肺止咳，石膏清肺热，二药合用共奏宣肺止咳之效。射干苦寒下气，散结，为治咽痛要药。桔梗，甘草，为医圣张仲景的桔梗汤，咽痛之专方。方药对症，应该效佳。

4. 受凉化热证

马xx，男，四个月，2017年12月24日就诊。其母代诉病史。

诉：发热，咳嗽一天。一天前患儿无明显诱因出现发热伴有轻咳，无气促，喘憋。无呕吐，腹胀，腹泻。患儿自出生以来以“小儿肺炎”多次在省级医院住院治疗，其母甚恐慌病情加重。发病以来患儿精神良好，吃奶好，大小便无异常。

刻诊：体重6kg，体温37.4°C,眼睑充血，呼吸均匀，心律规整。患儿年龄较小，予以中药配方颗粒冲服比较方便。此风热外感（阳明经证）。拟辛凉解表，退热。

处方：葛根10克，白茅根15克，板蓝根15克，芦根10克，生甘草3克。三剂，水冲服。每日一到二剂。

历代称儿科为“哑科”，以其问之不能言，易哭闹而影响诊断。我在临床常用观察小儿眼睑的方法进行诊断，若小儿眼睑白则为寒，眼睑充血则为热，在配合其他诊断方法即可明确诊断。该患儿发热，轻咳，眼睑充血，无其他阳性症状，诊断为风热外感（阳明经证）。仿仲景葛根芩连汤用药体例变化而用之。葛根，辛凉宣达阳明经郁热。白茅根，板蓝根，芦根，甘寒清热而不伤胃气。生甘草清肺胃之热，兼护胃气。

张仲景《伤寒杂病论》历来被尊为经典，从书名和仲景序言中可以看出“伤寒”被单独列出，其余均为杂病。从中医历史沿革来看，外感病从来都是历代医家所重视。外感性疾病，由于发病急，变化快等特点，最能体现出中医师的水平。恩师曹东义先生称张仲景笔下的“伤寒”为“广义伤寒”。曹东义先生倡导“寒温一体辨治外感病”，先生说：“《内经》热病，仲景伤寒，明清温病，虽然名称不同，但是有共同的病理基础，可以统一为热病。”先生此说为我辈诊治外感病指明了方向，历代医家对于外感疾病的论述只是论述的角度不同而已。先生在长期的临床中提出：“病似河流，证如舟，方药系列像码头”理论。在先生的指导下我研读仲景之书，豁然开朗，结合《神农本草经》，灵活运用仲景方药于临床之中。

5. 咳嗽类案

马 xx，男，6 岁，宁晋县人，2018 年 1 月 21 日就诊。

主诉：咳嗽，鼻塞一天，肺部湿性啰音，查舌尖红，眼睑红。

处方：蜜麻黄 6 克，石膏 30 克，杏仁 10 克，生甘草 3 克，葶苈子 10 克。三剂，每日一剂。

王 xx，男，48 岁，宁晋县人，2018 年 2 月 10 日就诊。

主诉：阵发性刺激性咳嗽三天，查脉浮数，舌体胖大齿痕，舌尖红。

处方：桑叶 10 克，蜜枇杷叶 6 克，炙百部 10 克，杏仁 10 克，百合 10 克。六剂，每日三剂。禁生冷黏腻辛辣食物，禁熬夜，人多吸烟多场所。

马 xx，女，13 岁，宁晋县人 2017 年 12 月 18 日就诊。

主诉：发热，咳嗽一天，脉浮数，舌尖红。

处方：葛根 10 克，板蓝根 15 克，白茅根 15 克，芦根 15 克，葶苈子 10 克，生甘草 3 克。三剂，每日一剂。

马 xx，男，40 岁，宁晋县人，2017 年 11 月 24 日就诊。

主诉：颈部疼痛并牵涉左上肢不适感月余，咽干。查脉浮数，右寸沉，左关浮，左寸尺沉。

处方：葛根 20 克，桂枝 10 克，白芍 10 克，生甘草 10 克，金银花 15 克，连翘 15 克，牛蒡子 15 克，桔梗 10 克，生甘草 10 克，生地黄 15 克，石膏 30 克。五剂，每日一剂。

二诊，症状减轻，查舌红苔黄，右脉洪数，左脉小。

处方：葛根 25 克，黄芩 15 克，黄连 15 克，大黄（后下）15 克，白芍 10 克，枳壳 10 克，桔梗 10 克，生甘草 10 克。三剂，每日一剂。

马 xx，女，17 岁，宁晋县，2017 年 12 月 21 日。

主诉：咳嗽，查舌红。

处方：桑白皮 10 克，地骨皮 10 克，葶苈子 10 克，陈皮 6 克，石膏 30 克。三剂，每日三剂。

女 xx，50 岁，宁晋县人，2018 年 2 月 1 日就诊。

主诉：胸部气串感，大便黏滞，右关浮大而短，左脉弦，舌苔黄腻。

处方：炙甘草 10 克，茯苓 10 克，半夏 15 克，浙贝母 15 克，陈皮 15 克，杏仁 15 克，当归 10 克，白芍 10 克，柴胡 10 克，旋覆花 10 克，代赭石 15 克。

马 xx，女，3 岁，宁晋县人，2018 年 1 月 28 日就诊。

主诉：咳嗽，不欲食，舌红，眼睑红。

处方：蜜麻黄 6 克，石膏 30 克，桑白皮 10 克，杏仁 10 克，炒莱菔子 10 克。三剂，每日一剂。

马 xx，女，8 岁，宁晋县人，2018 年 1 月 7 日就诊。

主诉：咳嗽，痰多，查舌红。

处方：银花藤 15 克，板蓝根 15 克，桔梗 10 克，枳实 6 克，白芍 10 克。三剂，每日一剂。

6. 心悸自汗

马 xx，女，64 岁，宁晋县人，2018 年 1 月 7 日。

主诉：阵发性心悸伴出汗半月余，睡眠不佳，左脉浮取细弱。舌胖大齿痕，苔薄白，舌尖稍红。

处方：党参15克，麦门冬15克，五味子（捣）10克，炙甘草15克，桂枝15克，川芎10克，丹参10克，石菖蒲10克，远志10克。五剂，水煎服，每日一剂。

7. 痹症

姚xx，女，62岁，宁晋县人，2017年11月19日。

主诉：右膝疼痛一年余。患者于一年前无明显诱因出现右侧膝关节疼痛伴积液，于本县某医院封闭治疗五次，积液消失，疼痛依旧。

刻诊：右侧膝关节肿大，浮髌试验阴性。脉浮，右关重按无力，舌中间裂纹，两侧苔腻。

处方：麻黄15克，细辛10克，附子10克，当归15克，制首乌15克，白芍15克，茯苓15克，泽泻15克，白术15克，炙甘草5克，黄芪15克。五剂，水煎服，每日一剂。

11月24日二诊，诉：右膝疼痛减轻。脉浮，舌中间裂纹，两侧苔腻。

处方：麻黄15克，细辛10克，附子10克，当归15克，制首乌15克，白芍15克，白术15克，熟地黄20克，山萸肉10克，炙甘草10克，黄芪15克，怀牛膝15克。五剂，水煎服，每日一剂。

加减治疗四十五天，膝关节疼痛大为减轻，停药观察。

8. 消渴

张xx，男，39岁，宁晋县人，2017年10月29日就诊。

主诉：口渴，口干二年。患者于二年前无明显诱因出现口渴，口干，查血糖阴性，无其他疾病史。刻诊左尺浮紧，右脉细弱。

处方：炙甘草10克，砂仁（捣）10克，黄柏10克，半夏10克，茯苓10克，生地黄30克，麦门冬20克，天门冬20克，五味子（捣）10克，天花粉10克，山萸肉10克，党参10克，肉桂5克，补骨脂15克。五剂，水煎服，每日一剂。

9. 胁痛

马xx，男，69岁，宁晋县人，2017年5月14日就诊。

主诉：右胁肋部不适伴头晕两个月余。患者于两个月前无明显诱因出现右侧胁肋部不适感，本县医院超声显示“胆囊结石，3*1.4mm”。

刻诊：右脉反关，弦大，左脉涩，寸脉弱。

处方：柴胡12克，郁金12克，半夏15克，枳壳12克，炙甘草6克，仙鹤草50克，党参12克，麦门冬12克，五味子（捣）6克，赤芍12克，制首乌15克，生麦芽40克。五剂，水煎服，每日一剂。

5月20日，二诊，诸症好转，效不更方。上方五剂。

5月26日，三诊，诸症减轻，右侧胁肋部仍有不适感。舌苔厚腻裂纹，舌边尖红。

处方：柴胡15克，郁金15克，半夏15克，枳壳15克，生麦芽40克，炙甘草5克，白芍15克，桂枝5克，党参10克，牡蛎15克，金钱草15克，麦门冬10克。五剂，水煎服，每日一剂。

10. 腹痛

王xx，男，42岁，农民，宁晋县人，已婚。

主诉：下腹部坠痛一年，大小便无异常。查舌红，苔根部黄厚，右脉虚软无力，左脉弦，尺浮，寸无。中气虚弱，肝气不升。

处方：炙甘草10克，党参15克，黄芪30克，当归15克，白术15克，柴胡5克，升麻5克，桔梗5克，乌药15克，麻黄10克，黄柏15克。五剂，水煎服，每日一剂。

11. 外感后内伤

女xx，50岁，宁晋县人，2017年12月6日就诊。

主诉：感冒半月不愈，口苦，头昏。查舌边尖红，左脉弦。

处方：柴胡15克，黄芩15克，半夏15克，仙鹤草50克，炙甘草10克，麻黄5克，葛根10克，生姜15克，大枣4枚，党参10克。五剂，水煎服，每日一剂。服药后避风寒。

隆尧霍立轩特色医案简介

河北省中医药科学院　张培红 张相鹏（整理审定）

霍立轩，1999年卫生学校毕业后，在本村创办了一个诊所，在治病的过程中，对于一些疑难病和慢性病的治疗深感经验不足，遂与2003年将诊所关闭并拜师于隆尧县卫生学校副校长名中医贯景坤先生。在贯先生指导之下，提高了认识和实践能力，并能熟练用中医药疗法治疗一些慢性病。2012年为了提高针灸治病的水平，遂进修于石家庄炎黄针灸学校，得到了李玉森校长的悉心指导，学会了用毫针、火针、腹针，治疗常见病的方法。2014年进修于河北省中医院针灸科，在何立主任医师指导下，对于针灸治疗面瘫、落枕、胃肠病、脑中风后遗症、等疾病又有了更深的认识，并验之临床，效果满意。2017年又在河北省中医药科学院曹东义教授指导下，对于中医治疗肺病和风湿病又作了深入的研究。

霍立轩行医多年，现选择其部分医案，供同道参考。

1. 肩痛治验案

初诊：2017年8月20号

主诉：双肩关节疼痛，活动受限，口服止痛药物，康复按摩无效。

诱因：天气炎热，贪凉，吹空调所致。

诊查：双侧肩关节不能做上举动作，X片显示正常。

辨证：寒邪阻络

治法：桂枝汤合玉屏风散加味。

路xx，女，40岁，隆尧县永兴村人，于2017年8月20号初诊，自述于7月份因天气炎热，晚上睡觉时将空调温度调得很低吹了一晚。第二天早起起床即感觉双侧上肢活动受限，当时并未在意，过了两天后，疼痛逐渐加重，遂就诊于当地卫生室给予口服止痛药，服药后疼痛仍不能减轻，后又就诊于县医院，经X线拍片检查无异常，遂就诊于县医院康复科，经康复按摩治疗几次后，症状也无缓解，于2017年8月20号就诊，根据症状先给予刺血拔罐，治疗结束后即感觉双肩轻松，嘱其隔日治疗一次，22号复诊时患者又诉其疼痛如初，遂详细询问患者除双肩关节疼痛外，还有无其他不适否？诉自发病以来全身怕凉，怕风的厉害。听至此处感觉此于桂枝汤证颇为合拍。

当即处方：桂枝10克，白芍15克，甘草10克，黄芪20克，白术15克，防风10克，丹参10克，当归12克，桃仁6克，红花10克，生姜三片，大枣三枚。后患者反馈，服用上方后，一剂疼止，二剂痊愈。

2. 周围性面神经麻痹

曾xx，女，48岁，隆尧县人，2015年12月6号初诊。

主诉：于2015年12月5号上午10点发现右侧面颊动作不灵，流口水。

诊查：右侧眼裂扩大，鼻唇沟平坦，不能做皱眉、闭眼、鼓气等动作。

辨证：风寒痹阻经络

取穴：患侧，风池、颊车、四白、牵正、颧髎、阳白、地仓、合谷。

泻法：留针30分钟。

12月9号四诊：扎针时已有痛感。

12月10号五诊：今日感觉右侧患部有被风吹凉凉的感觉，在扎针部位加悬灸。

12月11号六诊：昨日加悬灸后，诸证明显减轻。扎针时明显感觉有痛感。

12月13号七诊：皱眉，闭眼，鼓气完全正常。

评按：《诸病源候论》中指出："风邪入于足阳明，手太阳之经，遇寒则筋急引颊，故口眼歪斜，目不能平视"。指出了感受风寒是引发面瘫最主要的病因，与临床上大多数患者由于身体劳倦，又感受风寒侵袭而发病相符合。病机特点是经络瘀滞，但要分清寒热虚实，夹痰夹瘀的情况。病位上与阳明经，手太阳经有较大关系，因此选穴重点主要在这两条经脉上。

3. 鼻炎咽炎

郝 xx，女，29 岁，鼻炎，咽炎，2017 年 2 月 23 号初诊。

主诉：鼻炎从去年开始（2016 年）鼻塞难受，咽炎，嗓子有异物感，咳嗽，头痛。

诊查：面色正常，咽部发红，舌红苔白，舌体胖大，脉浮。

辨证：风寒鼻塞。

治法：疏散风寒。

处方：白芷 10 克，苍耳子 10 克，辛夷 10 克，川芎 10 克，半夏 10 克，厚朴 10 克，茯苓 15 克，陈皮 12 克，紫苑 10 克，百部 10 克，荆芥 10 克，防风 10 克，桔梗 10 克，甘草 10 克。五付，水煎服。

二诊：咳嗽减轻，鼻腔、咽部发黏，无减轻，舌红苔白腻，舌体胖大。脉浮，每晚睡时必有一鼻孔堵塞，咽痒，头痛。

调整处方：五花汤，半夏厚朴汤。银花 15 克，红花 10 克，玫瑰花 6 克，代代花 6 克，辛夷 10 克，白芷 10 克，半夏 10 克，厚朴 10 克，茯苓 20 克，陈皮 12 克，香附 10 克，苏梗 10 克，荆芥 10 克，防风 10 克，生姜 3 片。五付，水煎服。

三诊：鼻咽部症状均减轻，头痛减轻，效不更方，连服二诊处方 60 余剂，鼻炎咽炎均基本治愈。

评按：五花汤是石家庄中医院名老中医赵振兴先生自拟经验方，由银花、红花玫瑰花、代代花、辛夷、白芷组成。临证治疗鼻炎、鼻窦炎效果显著。半夏厚朴汤出自《金贵要略》主治妇人咽中如有炙脔，现多用于慢性咽炎的治疗。

4. 失眠，头痛

袁 xx，男，53 岁，隆尧县马栏村人，2016 年 10 月 27 号初诊。

主诉：失眠、多梦（做梦时，反复做一件事，但就是做不成，因此很着急），头痛（天气炎热时头痛发作频繁，天气转凉后头痛发作减少），若心情急躁后，头痛明显加重。

诊查：舌红苔白，中有裂痕，脉弦细。

辨证：肝气郁结。

治则：疏肝解郁。

处方：夜交藤预知子汤、逍遥散。夜交藤 30 克，预知子 12 克，合欢花 10 克，丹参 10 克，连翘 10 克，栀子 10 克，柴胡 12 克，白芍 15 克，白术 15 克，薄荷 6 克，茯苓 15 克，当归 10 克，甘草 6 克，龙骨 20 克，牡蛎 20 克，生姜 3 片。五付，水煎服。

11 月 1 号二诊：失眠、多梦、头痛均减轻，早晨起床后已有精神。以前吃完晚饭后，脐上痛，自服完药后，此症状也减轻。效不更方，继进五剂。

此患者共服药 20 剂。于 2018 年 1 月 29 号因其他疾病而就诊，反馈去年一年诸症未发作。

评按：夜交藤预知子汤是石家庄市中医院赵振兴老中医的自拟方，专门用于治疗七情为病，病位深，症状错综复杂者，或辨证无从下手，无证可辨等复杂病症。本方能协调脏腑功能，协调人与自然的关系，协调气血，调理情志，能使五脏六腑和谐，能够让人忘掉忧愁，还有改变做梦内容的特殊功效，临证屡用屡效。

5. 头痛

庞 xx，女，63 岁，隆尧县义丰村人，2015 年 5 月 28 号初诊

主诉：前额痛，头顶痛。在家与家人生气所致。

诊查：舌红苔薄白，脉弦。

辨证：肝郁气滞。

治法：疏肝解郁。

取穴：合谷，阴陵泉，太冲，行间。

泻法：留针 30 分钟。

效果：在行针 10 分钟左右时，患者即感觉头已不再痛了。

评按：头痛是临床上常见的一种症状，可为原发性，也可继发于多种疾病。在治疗方面，应按头痛部位辨明所在经络，结合病因选择腧穴。前额痛：属阳明头痛，可选用手阳明大肠经原穴合谷，和足太阴脾经合穴阴陵泉。颠顶痛：属厥阴头痛，可选

用厥阴经原穴太冲和厥阴经荥穴行间。

6. 头晕

孟 xx，女，69 岁，隆尧县北河村人，2015 年 4 月 8 号初诊。

主诉：最近几天感觉上火后出现头晕。

诊查：血压正常，舌红，苔黄，脉弦滑。

辨证：风阳上扰。

治法：火针点刺。

取穴：四神聪、百会、囟会、上星、神庭（点刺神庭既出血数十滴，待其自行止住）。

效果：在出血后数十秒后，即感觉头晕消失。

评按：头晕的火针治疗，取穴以头顶部和头前部督脉穴为主，有通督醒神，直抵病所之效。四神聪位于巅顶，善于调神益脑，火针点刺可平肝熄风。神庭为督脉与足太阳，足阳明经的交会穴，国医大师贺普仁教授善用此穴治疗各类眩晕病。

内丘申合成泡罐特色医案选

河北省中医药科学院 张培红 采江英 武宁（整理审定）

河北省内丘申合成先生，行医多年。他幼承庭训，孩时即背学《药性赋》《医学三字经》《频湖脉学》《汤头歌》《针灸歌》等。初中时则自学《内经》《难经》《伤寒》《金匮》《针灸大成》《本草》等书。1971 年跟河北医大二院医疗队中医专家田永淑教授学习中医，随后到北岭卫生院工作。1978 年在医大二院中医科进修，跟师田永淑恩师。1980 年就读于邢台高等医学专科学校。1983 年到县妇幼院中医科工作。2013 年到北京中医院中医科，针灸科进修，师从全国名中医许心如、黄丽娟、周德安、仇盛蕾。2015 年拜河北省中医药科学学院曹东义教授为师，进一步深入学习中医。为河北省针灸，中医药学会委员。

参编中医针灸书五部，发表论文 20 多篇。首创大排毒泡罐疗法，颈部十字针刺疗法。用穴注疗法，金银水火针，中药等综合疗法，治疗肿瘤、癌性胸水、肾衰腹水、心脑血管病、颈肩腰腿疼、咳喘、咯血、老肺病、胃病、小儿腹泻、咳喘、遗尿、夜啼、产后少乳、乳腺炎肿痛、电光性眼炎、冻伤、湿疹皮炎癣、痛经手足凉、不孕不育症等。更用道家十三针治疗精神病，失眠，抑郁症。用佛家忏悔消业法，治疗业障因果病等常见多发及疑难，顽怪多种慢性病，时获良效，享誉乡里。

下面选择其独特的“泡罐疗法”治疗经验，供同道参考。

所谓“泡罐疗法”是根源于中医“内病外治”理论的一项技术，它主要是在拔罐时必拔出大水泡、拔出水样、血水样、胶体样、胶冻等样的分泌物。因此疗法可改善气血循环，促进脏腑功能恢复，治疗胸腹水故亦称之为“液通法”又因其可治疗癌症，又称其为“散坚消结大排毒法”。

治疗方法介绍：在前胸的任脉，肾经，胃经，及后背的督脉，膀胱经部位施术，术后用粗针横穿泡体，棉签压泡使水液出，再用碘伏消毒，不包扎，罐疮恢复后再行下次治疗。一直循环交替取穴治疗。冬天不方便则停止治疗。

1. 食道癌案

宋 xx，女，63 岁，内丘县北岭乡南岭村人。2001 年夏天，因饮食下咽不顺半年于农历九月初五到邢台市人民医院就诊，诊为“食管下段癌变”即住院放疗。由段肖大夫领去放疗科。共治一疗程。

2002 年春开始用“液通法”治疗。

方法：膻中，中脘，关元交替拔罐，背部督脉及膀胱经交替拔罐，每次施治 60 分钟以上，务使生泡，轮流施治，罐疤愈合后再行下次治疗，天暖时治疗，天冷后停止。

共治疗两年多，后间断巩固治疗多次。至今十四年，患者仍健在。

2. 癌症胸水案

宋 xx，男，47 岁。内丘县北岭乡南岭村人。

先到县，市级医院，后又到河北省医大四院肿瘤科刘丽红主任医师诊为“淋巴癌”住院化疗6次，后又放疗40天。

2006年春，出现胸水，先在县中医院，后又到北岭卫生院由徐金芳院长抽水，三天抽一次，否则就憋得要命。

于2006年农历四月初七下午，用“液通法”施术治疗。

方法：膻中拔一罐。大椎，肺腧各一罐，旁开各一罐，留罐一小时。以后循环交替拔，拔罐后放出泡内水，泡不弄破，否则疼。惊喜的是第一次治疗后就没再抽水，中医院，卫生院均感惊讶，治疗一个月胸水没有再生，其他身体状况亦见好转。

此法对消除胸水效果极好，但终又转移复发于8月初往生。此期间胸水再也没有出现过。

3. 肾衰腹水案

冀xx，女，50岁。内丘县北岭乡新田庄村人。

1999年始感消化不好，脘腹胀满，时发呕吐，曾在邢台、石家庄、保定、北京检查诊为“肾衰”。2002年加重，用药同时加透析治疗。

2006年秋天用“液通法”施治。

方法：在大椎、膻中、气海、关元及骶部拔罐，伍用温阳利水中药（附子、大黄、茯苓、泽泻等）。

第一次治疗后，病人就排了大量小便，顿感腹部轻松，如产后一样，坐了7年的她，终于能平卧休息了。后又治疗多次，体质和一般情况大有好转，但终因顽疾，于2007年7月往生。

4. 肝癌案

郝xx，男，61岁。内丘县官庄乡辛东庄村人。2008年夏末，自述“肝硬化”就诊治疗。其患肝硬化多年，近感腹胀不适加重。在县医院，邢台市医院北京武警总医院确诊为“肝癌”。

处方：①大黄蛰虫丸，一丸每日三次口服，云南白药粉0.4克，日三次口服；②“液通法”前面拔一罐，膻中、中脘交替拔，后面拔三到五罐，大椎、肺腧、肝、胆、脾、胃腧。交替循环施治，病情日益好转，药服至腊月底。共四个多月，自觉身体完全康复。

2009年4月8日因劳累过度。突发脑出血急诊入内丘县医院抢救无效往生。

5. 无效案

裴xx，男，50岁。内丘内丘镇宅阳村人，患“神经黏液纤维瘤”先后做过6次手术，曾用“液通法”只在胸背部拔罐，治疗无效，也用过云南白药，大黄蛰虫丸等。治疗亦无效。

设想：要在头部拔罐效果可能好些。

申合成先生认为：很多书上说：“拔罐时间10至15分钟”“不可拔出泡”，像这样四平八稳，不痛不痒没有刺激量的治法，不能激活“机体功能”不能打通“闭塞的经络气血通道”不能“推陈出新”，改善机体的病理状况重建正常生理功能。据此应该下狠心，革除旧痛“拔出水泡、血水泡、血水冻”。方能出现疗效。此法对胸腔，腹腔内的病变效果好。

呼吁：因此只是个案不能上升到理论层面，指导临床，大医院根本不信拔罐能治这样的大病，大部分医生也不信此疗法，所以很难普及和推广。故在此求广大圣贤师尊，及同道仁者为解救众生顽疾之苦，呼吁推广此绿色、廉价、无痛、高效治法。

申合成先生设想：申请一个科研课题，或找合作攻关研究单位，共同研究，验证此疗法，使之更科学，更完善。升华到理论造福世界……

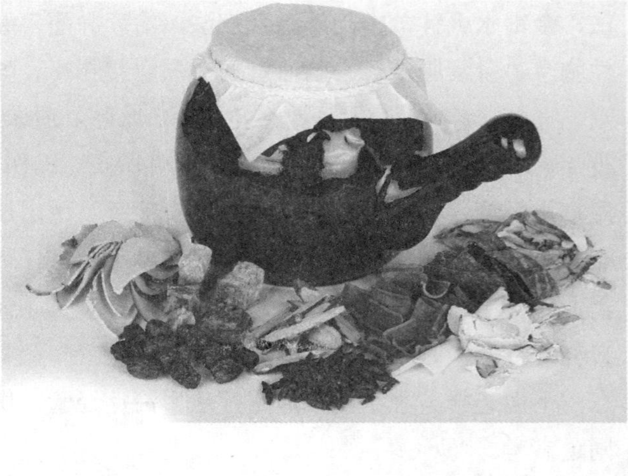

赵利民拔毒膏特色医案整理

河北省中医药科学院 张培红 采江英 张相鹏（整理审定）

赵利民拔毒膏是民间传承多年的中医特色疗法，申报了国家中医药传统知识保护项目，具有以中医基础理论为指导，脏腑经络腧穴学说为核心，通过中药药物对穴位及患处皮肤的刺激和吸收作用，籍经络的传导，以疏通经络，行气活血，调节脏腑，协调阴阳，达到外惹内效，而起防病治病的作用。

内在脏腑疾病大部分会有明显的症状表现于体外，经过侦查，可以判断其病情，以便进行相应的治疗。总的概括为内病外显，外显外治就会内效，因此，采用拔毒去湿膏发泡疗法，直达病灶，拔毒去湿已达到治疗多种疾病的目的。

病例一

刘 xx，男，48 岁，颈椎压迫胸闷，舌头发麻后半夜只能坐着睡觉。

患者自述：发病史有半年多，并做过微创手术效果不理想。

2017 年 6 月 14 号第一次贴药效果不很明显，但轻微感觉好点。7 月 1 号第二次贴药后胸闷舌头发麻得症状基本没有了，晚上睡觉也可以睡好。7 月 18 号贴第三次所有的病症基本都没有出现过。9 月 5 号贴第四次，我们建议他再贴一次，但患者感觉没有问题了就没有再贴。2018 年 2 月 6 号电话回访，患者说：颈部得症状偶尔出现一点，但不重，准备到了夏天再贴两次。

病例二

刘 xx，男，45 岁，腰椎间盘突出椎管狭窄。

2016 年 11 月 9 号来诊时需要两个人搀扶疼得走不了路，贴药十几天没有什么效果就到北京医院治疗，但是专家建议做手术，没有其他别的好的治疗办法。无奈从北京医院直接来我店贴第二次，第二次贴完之后效果特别明显，腰不疼了。第三次贴药的时候自己开车过来的，疼痛症状基本没有了。2017 年春节过后贴第四次巩固了一次，随后又带自己的几个朋友过来调理。随访腰椎间盘突出椎管狭窄病症没有复发。

病例三

张 xx，男，55 岁，腰椎间盘突出椎管狭窄，膝关节增生。

2017 年 11 月 15 号经人介绍第一次来的时候患者口述腰疼，腿走路无力最多只能走一百多米就走不动了。两个膝盖骨膜已磨损并且动过手术，右腿麻木到脚底确诊为腰椎管狭窄。

第一次贴命门和腰 4-5 骶椎，腰疼有所缓解腿走路感觉轻松。12 月 1 号第二次贴命门和腰 4-5 骶椎，贴后腿麻症状减轻走路比以前能多走一段距离，12 月 15 号贴第三次按原来的位置贴没有变，贴后腿不麻了走路有力气了，只是两个脚冰凉，早晨起床的时候感觉腰酸痛，活动一会就好了。2018 年 1 月 9 号贴第四次。这次加上了右腿膝盖（膝盖内膝眼有个囊肿和委中加上了）2018 年 2 月 6 号电话回访效果很好，右脚感觉和左脚发热了，因年前太忙过年后再来贴左腿。

病例四

张 xx，女，45 岁，过敏性哮喘。

2017 年 10 月 3 号患者第一次来诊。

自述：嗅觉有问题不能闻到异味，因本村是做皮子的专业村，闻到异味就喘不过来气，因此每天靠吃西药维持生活。因病情越来越重吃西药无法控制哮喘病情。经人介绍来本店治疗。

经诊断患者除有过敏性哮喘外还有腰椎间盘膨出病症。第一次贴命门、八髎、肺俞 10 月 9 号贴签名檀中穴、天突、云门、中府和期门、鸠尾一次后。吃西药能控制住喘了但每天还是要口服三次西药。10 月 20 号贴第二次时，发现右侧肺部的肋骨明显变形凸起。随后着重贴了凸起得部位和命门、八髎效果明显改善，但是每天还是要吃两次西药控制喘。11 月 8 号贴第三次后西药不经常吃了，只是病症复发时吃一次。

11 月 29 日贴第四次时，已经有十多天没有吃西药也没有喘过，只是临时来这两天病情显点症状，但症状没显多少吃点药就没事了。

12 月 15 号贴第五次患者建议贴药面积大点，我说这个面积就够大了再大能受得了吗？患者说这个疼痛是暂时的，病情发作的时候更难受生不如死也很痛苦。2018 年 2 月 5 号电话询问情况，西药不吃了，哮喘症状也没有了。

病例五

王 xx，男，46 岁，山东人，结肠炎，结肠溃疡.

患者自述：有四处溃疡面。第一次贴药患者只说有结肠炎不敢说实情。第二次贴药时，来了特别兴奋说出了实情，结肠溃疡面有四处，分布在升结肠，横结肠，已状结肠，直肠处。患者说大便次数每天要十多次，并且每次都有脓血。据患者第二次来贴药时口述，第一次贴药后第二天大便就不便血了，大便次数也减少了，第三次贴药病症基本都没有了，大便一天就一两次，共贴药四次。

2017 年 12 月 6 号回访，结肠炎结肠溃疡的病症没有复发。

病例六

王 xx，女，48 岁，北京人，腰椎间盘突出，椎管狭窄。

2016 年 11 月第一次来时，腰直不起来腿脚麻木，到医院检查确诊为腰椎管狭窄腰椎间盘突出。

第一次贴药之后病症明显减轻，因体态胖贴药第二、第三、第四次的时候效果不很理想。我想放弃给患者治疗，但患者一直坚持贴，第五次贴完之后，腰能直起来了，能走路了，效果明显好转。来时特别高兴并带来礼品。第六次贴完之后到公园走了三公里左右路没有难受。病症基本恢复正常，后来又贴了一次也就是第七次。（特注：她是我在治疗腰椎间盘突出，椎管狭窄贴的次数最多的一位患者。）2018 年 2 月 6 日打电话回访，病情没有再复发过。

有关研究表明，膏药贴敷发泡疗法，是中医外治方法的重要组成部分，也是有效的内病外治法，其功能和作用归纳起来大致有：温通经络，祛湿逐痹，温经散寒，健脾和胃，行气活血化瘀，祛风止痒，消肿散结，攻毒泻热，蚀疮消坚，开窍逐饮，通调水道，温肺祛痰，解痉定喘。作为发泡疗法之一，来源于民间实践，方法简单，使用方便，安全，疗效可靠，毒副作用少，治疗范围广泛，可用于内、外、妇、儿、骨、皮肤、五官诸科，尤其是比较疑难的哮喘，骨关节病，结肠炎，结肠溃疡和不明原因的疑难杂症，效果明显，具有其他疗法所达不到的效果和特色。例如：膝关节骨质增生为什么难治愈，其根本原因在于它的发病原因是在腰部瘀堵，它的发病史，开始是腰部先有结节，等结节大到一定程度，首先把膀胱经的经络堵住，在委中穴的部位会出现囊肿，初发病腿部出现的症状是腿沉无力，晚上睡觉腿部麻、冷、凉等症状。

疾病逐渐加重，发展到一定程度后，膝关节就会出现骨质增生或骨膜磨损，中医讲的风湿阻痹也就是此原理。所有的风湿、类风湿、中风偏瘫在肩胛骨缝和胯骨边上都会出现大小不同的结节。腰椎间盘突出、椎管狭窄、颈椎病的发病原因是：如果出现了这类病都是受风寒侵袭，瘀堵在腰部了，它所出现的症状就是，从颈到腿部的肌肉一侧僵硬，一侧柔软，所以就会出现一条腿长，一条腿短，因此，拉拽着脊柱变形而引起病变。

赵利民根据家传经验，在多年的临床经验之中，结合身体内产生的病理病变中所出现的多种结节和硬结，用拔毒祛湿膏拔毒祛湿，活血化瘀，疏通经络的超强效果，对治疗多种慢性病有超强的效果。例如：颈肩腰腿痛、骨质增生、椎管狭窄、甲状腺结节、三叉神经痛、各种鼻炎、结肠炎、结肠溃疡、前列腺炎、痛经、白带异常、乳腺增生、乳房结节、便秘、脱肛、哮喘、痛风、肾结石等多种慢性病有很好的效果。

因此，值得进一步研究，丰富中医内病外治的技术。

化浊解毒法治疗肾功能不全验案

河北省栾城县医院 杨万胜

河北省中医药科学院 张培红

患者xx，女性，59岁，2015年10月13日就诊。患者主因双下肢水肿2月，恶心及呕吐2周。既往史：2型糖尿病20年，间断用胰岛素控制血糖，空腹血糖波动于8.0-10.0mmol/L。现症：面色无华，颜面浮肿，全身乏力，气逆作呃，下肢水肿；舌红苔白腻，脉细数；血压150/85mmH克；尿常规：尿蛋白＋＋＋；肾功能：尿素氮25.69mmol/L，肌酐493.8umol/L，空腹血糖8.2mmol/L，胱抑素4.6m克/L，β2微球蛋白13.54m克/L。西医建议血液透析治疗，患者本人拒绝，就诊我院。

西医诊断：2型糖尿病，糖尿病肾病，肾功能不全。

中医诊断：消渴；关格。证属浊毒壅滞，胃失和降，胃气上逆，治宜降逆解毒通腑泄浊。

方药：旋覆花10克（包），代赭石24克，清半夏15克，党参30克，炙甘草6克，砂仁6克，炒莱菔子15克，焦三仙30克，土茯苓30克，生大黄30克，厚朴10克，地榆30克，苍术10克，藿香10克，白芷30克，荆芥10克，防风6克，生姜3片，黄芩6克水煎服，日一剂。

中药保留灌肠，药用生大黄50克，生牡蛎30克，白花蛇舌草30克，蒲公英30克，土茯苓60克。水煎取液150ml，灌肠，灌肠前嘱患者排净二便，增加药液与肠黏膜接触面，病人呈屈曲腿右侧卧位。中药灌肠液适宜温度在37～39℃，插入深度15～20cm，灌入肠腔后保留30分钟以上。

二诊：10月20日。患者仍有水肿，两足清冷，恶心，呕吐减轻，大便干结。

查：下肢水肿；舌红苔黄腻，脉细数。

方药：半夏15克，陈皮10克，茯苓15克，炙甘草6克，枳实20克，竹茹20克，生大黄30克，厚朴20克，芒硝10克（冲），砂仁6克，炒莱菔子15克，炮姜8克，代赭石24克，旋复花10克（包）中药灌肠继续。

三诊：10月27日。呕呃已止，大便已解，舌苔薄白。

方药：代赭石24克，旋覆花10克（包），清半夏15克，陈皮10克，党参15克，炙甘草6克，砂仁6克，炒莱菔子15克，土茯苓30克，生大黄30克，厚朴10克，枳实20克，地榆10克，苍术10克，藿香10克，白芷30克，荆芥10克，防风6克，生姜3片。

守上方治疗2月，巩固疗效。复查肾功能正常。

按：2型糖尿病肾病属于中医学“关格”等范畴，以先有小便不通，后出现呕吐为诊断要点，即《伤寒论·平脉法第二》指出“关则不得小便，格则吐逆”。由于消渴日久，失治误治及久治失效，使脾肾阳衰，阳不化湿，气不化利，痰浊内生，壅塞三焦，升降失常，使清者如蛋白等营养物质排出体外；浊者如血中尿素氮肌酐等毒素不能排出体外。病位在脾肾二脏，以肾为主，病机关键在本虚标实，本虚以脾肾阳虚为主，标实是瘀血，水湿，浊毒内停，痰浊壅盛，三焦失于宣肠，升降失司，浊阴不降。

本例以旋覆代赭汤加减，方以旋覆花下气涤痰，降逆止呕；代赭石重镇降逆，二药配合则降之中，寓镇纳之功，为本方主药；配伍半夏、生姜降逆化痰散结，组合用以增强降逆化痰止呕作用；党参、甘草、炮姜补脾益胃，温补中气，共成扶正降逆之效，又以防风、荆芥、白芷宣畅上焦，去上焦浊邪，兼清化湿热；焦三仙调理中焦，加砂仁、苍术、藿香健脾利湿，养护胃气；炒莱菔子、厚朴、大黄疏通下焦，通腑降浊；地榆凉血化瘀；土茯苓解毒化瘀，全方具有降逆化痰，温中止呕，通腑降浊，兼宣畅三焦，凉血化瘀之效。在诊疗过程中，使用了旋覆花、代赭石、炒莱菔子、陈皮、枳实、厚朴等药物，以调畅气机为治疗关格之大法。

现代研究表明，清化湿热类药中可消炎，纠正酸中毒；凉血化瘀类药中可改善血液高凝高粘状态，改善微循环，抑制肾病发展，大黄降低尿素氮及肌酐作用，通过调节神经体液免疫系统，促进体内毒素排出，抑制肾小管上皮细胞的过度增生。故全方可改善症状，提高患者生活质量，疗效确切。

李春江多年临床治疗验案介绍

李春江

笔者从医 25 年余，每每遇到久治不愈的疑难杂症，喜欢用《伤寒杂病论》上的方子，往往一剂知二剂已，奇效。现就柴胡桂枝汤的治病验案以资征验：

1. 感冒后遗症

胡 xx，男，56 岁，汝州市寄料镇东沟村人。

感冒二月有余，打针吃药一段时间，病一直不好，身上发冷，发困，无力，口发苦，呈痛苦貌，脉浮弱。

处方：柴胡 10 克，半夏 15 克，黄芩 10 克，甘草 10 克，桂枝（嫩）10 克，赤芍 15 克，生姜 10 克，大枣 15 枚，3 剂，水煎服，日 1 剂，早晚分服。服完复诊，身上不冷了，不困了，口不苦了，身上有劲了。

嘱：粗茶淡饭，少食辛辣，少吃易出汗的西药如感冒通，安乃近等。20 年来临床遇到类似案例不下千余例。

2. 胃疼

王 xx，女，63 岁，洛阳市新安县人，2008 年 10 月初诊。

患者诉说胃溃疡十余年，一生气胃就疼，吃中药西药几十付，数月不愈，反复发作，异常痛苦，余无异常，脉弱。

处方：柴胡桂枝汤：柴胡 15 克，半夏 15 克，黄芩 10 克，甘草 10 克，枳壳 15 克，桂枝 10 克，赤芍 15 克，生姜 10 克，大枣 15 枚，3 付。

患者复诊时口述，服药后，胃不疼了，非常高兴，又处方三剂以巩固。

临床中遇到很多，一生气就胃疼的患者，往往这样处方柴胡桂枝汤，一剂知，二剂已，效若桴鼓。20 年来临床遇到类似案例不下千余例。中年妇女往往上有老下有小，遇事多易生气。这就符合了中医上古人讲的“中年治肝，老年治脾，少年治肾”。

3. 灯笼病

李 xx，女，20 岁，汝阳县刘店镇沙坪村人，2011 年 5 月初诊。

患者年轻貌美，外表无异样，诉说总感觉胸中烦闷，呈火烧状，心里难受，火炙样，月经稀少，脉涩。

处方：血府逐瘀汤加减：桃仁 10 克，红花 10 克，当归 10 克，川芎 15 克，赤芍 10 克，柴胡 10 克，枳壳 10 克，甘草 10 克，川牛膝 15 克，桔梗 15 克，5 付，水煎服，日 1 剂，早晚分服。

服后复诊，心里火烧样症状减轻，又照原方抓药五付，复诊来告，症状完全消失，睡眠正常。见状非常高兴，预嘱饮食清淡，少用凉水。

4. 脸发烘（河南方言：面部发热发红，一种灼热感）

杜 xx，女，21 岁，汝州市寄料镇炉沟村人，2005 年 3 月初诊。

患者年轻貌美，外表无异样，面部潮红，脉数。问诊得知患者感觉面部灼热不舒服 1 月余。不知从何下药，考虑再三。

处方：少腹逐瘀汤加减：小茴香 50 克，炮姜 100 克，没药 50 克，当归 50 克，川穹 100 克，赤芍 100 克，元胡 100 克，蒲黄（生）100 克，五灵脂 150 克，1 付，用制药机打碎研末，每次 9 克，一日三次。

服完药，来复次告诉病愈。嘱患者平时少吃辛辣，少用凉水。

2012年，患者再次来诊所，告诉旧疾复发。再抓原方，打碎研末，每次9克，一日三次。服完，再次复诊，病愈。嘱少喝凉水，少吃冰糕，月经期间不要用凉水。

5. 中风（脑梗死）

刘xx，男，75岁，1993年8月14日初诊。

患者已经7日7夜不能进水进食，少食少饮即喷射而出，生命垂危；家属到我处请我去看一看，望见患者两目炯炯有神，声音洪大，切脉张长。问起往事，患者家鲁山县昭平湖库区，慕名不远百里来到当地一老中医处治疗，病越治越重，无奈暂住亲戚家，患者家属都很焦急。我刚从河南中医学院放暑假归来，家属病急乱投医，找到我让我一试，暂且活马当成死马医。望闻问切后，感觉很符合《医学衷中参西录》一书“药物学讲义”中张锡纯先生讲的代赭石项下的冲脉之气上溢之证。

处方：代赭石30克，山茱萸30克，1剂，水煎服。代赭石粉留一半用药水冲服。

家属立即照办，取药煎药，口服。这次冲下去，相反没有喷射而出，仅仅胃中有种“凹弄”的样（河南方言，想吐而未吐，药水上翻的感觉），这是患者当时的原话。又服一次，从此正常了，吃饭喝水也不吐了。

第二天，患者又提出个难题，患者也已经7日7夜没有睡觉；这时让患者张开嘴一看，舌苔发黑发干，脉洪数。

考虑白虎汤证处方：生石膏 100 克，知母 15 克，粳米15克，甘草10克；1付，水煎服，早晚分服。

一天后看望患者，还是老样子无效。考虑生石膏量小，加大量。

处方：生石膏500克，知母15克，粳米15克，甘草10克；1付，水煎服，早晚分服。

当时患者的妻子还嘟囔了几句，怕生石膏量太大。一天后仍未见效，病还是老样子。一看舌苔，好像不但发黑发干，又长芒刺了。这时考虑到《医学衷中参西录》中张锡纯先生写到用白虎汤时遇到老人，孩子，出力之人，加人参，豁然开朗。

处方：生石膏100克，知母15克，粳米15克，甘草10克，党参15克；1剂，水煎服。当时已是夏天晚上7时左右，看着家属抓药煎药，患者喝下，我回家了。第二日早上8时到患者处，患者一派高兴的样子，叙说着怎样报答我。细问方知：患者这一次喝药1小时后即轰然倒下，酣睡到早上5点钟，醒来后和他的妻子谈论着怎样报答我。但我从中坚定了学习中医的自信心，感觉到中医不可思议，竟然能够用热药人参来退高热。中医真是其妙无穷，桴鼓相应。

赵xx，男，78岁，1998年5月初诊。

患者头晕，脚底下踩一尺棉絮样感觉，站立即头晕，站立不稳栽倒。在汝州某市级医院已住院半年，出不了院，治不好。西医诊断：脑梗死（中风），血压150/80mmH克，脉沉迟无力。

处方：补阳还五汤加减：生黄芪150克，当归10克，川芎15克，赤芍15克，桃仁15克，红花10克，地龙30克，陈皮15克，砂仁10克，生麦芽30克，神曲15克，山楂15克，5剂，水煎服，日1剂，早晚分服。

服完再诊告诉：头晕已大显轻，脚底下如踩棉絮样已变二指厚。又处方5付，服完来诊，头晕消失，脚底感觉已无。告诉他，平时注意粗茶淡饭，少饮酒少吃辛辣之物，多休息。

6. 外感发热

李xx，男，25岁，2005年6月15日初诊。

患者刚从邢台高等医学专科学校毕业，在汝州市中医院实习，期间发热咳嗽，经检查肺纹理增粗，实习老师开药诊治无效。电话告知其母亲，其母亲让其回来，到我诊所医治，发热39℃，咳嗽，出汗，脉洪数。

处方：生石膏50克，知母15克，生地15克，山药15克，茯苓15克，丹参30克，甘草10克，人参10克；3剂，水煎服，早晚分服。

一剂知，二剂烧已退，三剂服完但仍有余热。

又处方：生石膏 50 克，知母 15 克，生地 15 克，山药15克，茯苓15克，丹参30克，甘草10克，党参15克；3剂，水煎服，日1剂，早晚分服。

3付后，患者自己感觉不见效，又有加重之势。考虑到人参改为党参有问题，当时人参改党参是怕人参热，用量过了反产生“热”不利。结果看党参力小不行，又改为人参。

处方：生石膏50克，知母15克，生地15克，山药15克，茯苓15克，丹参30克，甘草10克，人参10克；3剂，水煎服，日1剂，早晚分服。

三剂服完，患者告诉病愈，又回医院上班去了。从这一病例看到人参，党参的区别所在，病人体虚严重的还是得用人参，党参药力小，拿不住病。

秦xx，男，2岁，1997年9月13日下午5时初诊。

患者高热不退，已在当地治疗多日不见好转，又转往县城医院仍然不见好转。从县城回家的路上路遇我，说起小孩的病情，患儿母亲很是焦急，发热39℃，一摸患儿肚子，肚脐周围甚热，灼手。

处方：大黄5克，枳实5克，川厚朴3克，1剂，水煎服，让患儿一点点饮。

下午7时开始服药，家里人急得团团转，夜里11时左右一量体温，患儿体温37.8℃，家里人高兴坏了，继续一点点饮，第二日36.8℃，从此患儿烧退了，病好了。我平时治患儿发烧，一定要摸肚子，摸手心，看实烧还是虚烧，还是外感风寒，风热发烧。实烧吃东西吃坏了，比如小儿吃火腿肠吃多了就会发热，这时我一般让二三岁的患儿吃半个至1个9克重的保和丸大蜜丸，一般情况下都会顺利退烧。不退的话，进一步加服香砂养胃丸，一般1～2小时烧便退了。我也用白术退过烧。食积实在重了，患儿又虚了，这时就要考虑白术或苍术6克，1剂，水煎，当茶饮，1～2小时汗出，热退。小儿发烧一般食烧比较多见，食积重者消食“保和丸”，脾不运者脾运食自化，香砂养胃丸，附子理中丸；白术3克或苍术3克，脾运食自化。

樊迎朝升陷汤临证运用4则

樊迎朝

案一

患者刘xx，女34岁，宁晋县某村人。2017年3月14日初诊。

自诉：近数月来，心烦，心慌，胸闷，常觉焦躁不安，当地医院诊断为甲亢。服用西药效果不佳。现心烦，心慌，自觉胸闷，舌淡苔薄，脉弦细数关前略弱。

诊断为：大气下陷兼肝气不舒，治宜：益气，升陷，疏肝，方用升陷汤加减。

处方：黄芪30克，知母10克，当归15克，柴胡6克，桔梗6克，生麦芽30克，甘草3克，5剂，水煎服，日一剂。

二诊：药后诸症皆减，上方续服20余剂诸症消失。

案二

患者王xx，女55岁，宁晋县某村人，2017年，3月20日来诊。

自诉：自去年食道癌术后，每次大便后全身乏力两腿尤甚，宜饥，每天需吃六七顿饭仍觉饥饿，口干，怕冷，自汗。舌淡苔薄，脉细弱关前尤甚。

诊断：大气下陷，中气不足。治宜：益气，升陷，补中。

方用：升陷汤加减。

处方：黄芪30克，柴胡3克，桔梗3克，葛根15克，党参10克，炒白术15克，炒山药15克，炙甘草5克，山萸肉10克，补骨脂5克。5剂，水煎服，日1剂。

二诊：药后诸症略减，上方加减调服月余诸症消失。

案三

患者释xx，宁晋县某寺院师父，2017年3月11日来诊。

自诉：动则乏力，自汗，气短，喘息，上不来气，便溏。舌淡苔薄脉细弱。

诊断：胸中大气下陷，脾虚。

治宜：益气升陷健脾。

方用：升陷汤加减。

处方：黄芪 30 克，知母 3 克，柴胡 5 克，桔梗 5 克，炒白术 15 克，山药 15 克，茯苓 10 克，葛根 15 克，山萸肉 10 克。7 剂，水煎服，日一剂。

二诊：药后气短喘息略有好转，上方加减续服 20 余剂症状消失。

案四

患者张 xx，女，33 岁，宁晋县某村人，2017 年 3 月 24 日来诊。产后两个多月，乳少，时觉胸闷，余可。舌淡苔白脉细滑略弱。

诊断：胸中大气不足，气机不畅。治宜补益大气，调畅气机。

方用：升陷汤加减。

处方：黄芪 30 克，桔梗 5 克，柴胡 6 克，升麻 3 克，天花粉 10 克，当归 15 克，炒枳壳 3 克，炙甘草 3 克。5 剂，水煎服，日一剂。

二诊：药后奶水略有增加，胸闷症状缓解，续服 5 剂诸症消失嘱其可以停药。

按：升陷汤是近现代医学大家张锡纯先生的名方之一，系张锡纯先生专门为治疗胸中大气下陷而设的方子。在临证中发现，“大气下陷”并不是一个病，而是一类病。很多不同症状，不同病名的疾病都可以看到“大气下陷”的影子，诚然如张锡纯先生《医学衷中参西录》中所言：“种种病状诚难悉数”。在五脏当中，肺居上焦，肝气主升，脾宜升则健，心赖升而能出，肾水亦以升而为用，其都有可能出现“不升”或“下陷”的情况。然肺主一身之气，其一气陷而诸气皆陷。临床又以胸中大气下陷或因胸中大气下陷而引起其他脏腑之气下陷的情况较为多见。在临证中我也总结了一些关于《升陷汤》的运用经验，即凡诸气下陷或在病位在心胸部位的虚证，都可以以《升陷汤》加减治之。

案一，为因胸中大气下陷兼有肝气不升，气机失调，方中用黄芪补气升阳；柴胡即可升阳又能梳理肝气；桔梗、知母、当归功能疏解胸中瘀滞而除烦除满条畅气机；生脉芽功能疏肝解郁；甘草调和诸药。案二，为食道癌手术伤及胸中大气而至大气下陷，中气受损，故方中又加入党参、白术、炙甘草、补骨脂等以助升陷，补中，益气，温阳。案三，为胸中大气下陷兼有脾虚便溏，故加炒白术、山药、茯苓、葛根以健脾除湿。案四，主证为乳少，胸闷，病位在胸部，属于升陷汤的治疗范围，天花粉异知母可助益胃生津通乳，胸府气机不畅，故加入当归，炒枳壳以调畅胸府气机。

导师曹东义临床经验初探

河北中医学院研究生　武宁

曹东义主任中医师，1977 年考入河北医学院中医系读大学，毕业后分配到河北省衡水地区中医院做住院医，1985 年考入中国中医研究院医史文献研究所，硕士研究生毕业之后分配到河北省中医药研究所（今河北省中医科学院），期间曾于 1994 年至 2003 年停薪留职开 办诊所（即今石家庄裕华区省乾中西医诊所），2005 年曹东义拜邓铁涛，朱良春先生为师，传承中医学术。从 2009 年起，担任河北省中医药研究院医院风湿科主任，五年多的临床实践验证“内外结合，补虚益损治风湿”，取得了良好效果，申报了河北省中医药管理局继续教育项目。2012 年开始，担任河北省第四批中医师带徒指导老师，带领高徒王红霞，张培红查房，指导治疗病人。2017 年成为河北省第五批师带徒指导老师，培养高徒石家庄市中医院王秀民，任丘市中医院张海涛。笔者是曹东义老师带教的硕士研究生。

1. 健脾调气血治疗脱发

杨 xx，女，30 岁。

初诊：2015 年 9 月 27 日，脱发加重 8 各月，节食引发，纳少，多食则吐，多梦乏力，月经量少，后期，情志不畅，手足凉，便不畅，舌淡苔白脉沉，慢性胃炎。

辨证：脾虚气血亏

治法：健脾调气血

处方：百合 15 克，生地 15 克，炒白术 15 克，炒山药 15 克，桂枝 15 克，当归 10 克，合欢皮 15 克，川怀牛膝各 15 克，白芍 30 克，丹参 30 克，鸡血藤 20 克，香附 30 克，焦三仙各 15 克。

曹 xx，女，27 岁。

初诊：2015 年 9 月 13 日，脱发加重 2 个月，减肥引发，胃时胀，近日便秘，寐可，舌淡苔白脉沉，月经期间手足易凉。

辨证：脾虚气机郁滞

治法：健脾调气血

处方：百合 15 克，生地 15 克，桂枝 15 克，黄芪 15 克，炒白术 10 克，当归 10 克，制首乌 10 克，白芍 30 克，鸡血藤 15 克，炒山药 10 克，香附 30 克，丹参 15 克，泽兰 30 克，焦三仙各 15 克。

二诊：病情好转，嗳气，仍便秘，寐可，舌淡苔白脉沉。头皮痒，首乌加量，加牛蒡子。

治病特点分析：健脾调气血治疗脱发案，适应于男女老少由于脾虚气血亏导致的脱发案。曹东义受国医大师朱良春先生的启发，认为养正补虚，健脾调气血是治疗脱发案的治本之法，是“特效药”。因此治疗多从滋补肝肾，健脾益气入手。《难经》给出的治疗虚损的原则是：“损其肺者，益其气；损其心者，调其荣卫；损其脾者，调其饮食，适其寒温；损其肝者，缓其中；损其肾者，益其精，此治损之法也。”《难经》的治损方法，是从五脏入手，根据不同脏腑的生理特点，分别有不同的治疗方法，两名患者主诉由于节食引发脱发，可见患者脾胃亏虚，脾胃为先天之本，为气血生化之源，气血生化不足故易脱发。故用山药、白术焦三仙以健脾胃。山药为平补肺脾肾三脏之良药，白术既可健脾又可益气，脾胃健则气血生化充足，气行血畅，头发得以滋养；桂枝、白芍等药滋阴调营卫。桂枝、芍药为仲景经典配伍，酸甘化阴。血属阴液，两者之间可以相互转化，互为补充，古有云：“血为发之余”；丹参、香附、当归、鸡血藤等药配伍，充养血脉，既可以缓解手足凉的症状，又可以补血养血生发，调节月经量少的症状；丹参活血消痈，除烦安神，香附为“妇科之主病，气病之总师”既可调经通里又可行气调中。当归既可补血又可活血调经。鸡血藤行血补血调经舒筋活络；生地、百合滋阴泻火。案一兼有情志不畅，故加合欢皮解郁兼以活血消肿。案二加以制首乌增益精血，黄芪补气升举阳气。兼以补肾诸药相配使脾健，血旺，头发得以充养，气血运行得以通畅。

曹东义对于脱发案的治疗从健脾调气血入手，突出了中医治病求本的特点，又结合脏腑辨证滋阴，健脾，行气补血活血；这对于脱发案的治疗，有重要的指导意义。“脾胃为气血生化之源，气血生化充足则头发得以滋养。血为发之余”。曹东义对于脱发案的治疗，不仅临床学术特色鲜明，且强调因人因病治宜。符合中医辨证论治，而且临床效果十分显著，值得进一步推广造福更多脱发患者。

2. 健脾利水益肾治疗水肿案

苏 xx，女，76 岁，保定乐凯工厂退休。

初诊：2015 年 9 月 3 日，腹胀，回忆，四个月前脾破裂，现足凉，肝胁肋胀，纳少，便次多，双下肢浮肿较重，舌苔腻，脉沉。

辨证：水肿脾肾阳虚

治法：健脾利水益肾

处方：桂枝 30 克，白芍 30 克，茯苓 15 克，猪苓 15 克，山药 12 克，冬瓜皮 30 克，车前子 30 克，炒白术 15 克，半夏 15 克，香附 30 克，泽兰 30 克，鸡内金 15 克，焦三仙各 15 克，7 剂。

二诊：药后食欲稍好，下肢浮肿稍减，胀满依旧，口干，便次多，舌淡苔厚腻脉滑，加党参、黄芪、熟地、山药加量，去川牛膝。

三诊：药后口干好转，寐可，舌淡苔白脉沉滑，足凉，加大腹皮、葶苈子。

四诊：药后食欲渐增，见好转，口干减，便日三次，夜尿不多，白天尿增，有矢气，舌淡苔白脉沉，加附子。

张 xx，女，78 岁，槐中路。

初诊：2015 年 9 月 6 日，双下肢浮肿 20 余年，张力颤麻，纳差，便干，怕冷，舌淡苔白脉结代。

辨证：水肿脾肾阳虚

治法：健脾利水益肾

处方：桑皮 15 克，白芍 15 克，桂枝 25 克，茯苓 15 克，泽泻 15 克，大腹皮 15 克，猪苓 15 克，炒白术 15 克，川牛膝 15 克，香附 30 克，生地 20 克，焦三仙 15 克，7 剂。

治病特点分析：健脾利水益肾法治疗水肿，广义上讲，体内水液积聚，泛溢肌肤而引起面部，四肢胸腹部甚至全身浮肿的称为水肿。曹东义认为，两名患者均下肢水肿严重，辨证为脾肾阳虚，故给予五苓散加减，以温阳化气利水湿。适用于膀胱气化不利水湿内停引起的水湿内停，水肿。水为阴邪，易袭阴位，故下肢易水液停聚为肿；患者腹胀纳少，故用山药、焦三仙、白术、鸡内金以健脾，曹东义认为此药对配伍可以健脾化积助运化，为临床健脾常用组合效果显著。脾健气行湿化胀满消，且白术兼可以燥湿利水；香附、泽兰为活血调经常用药。香附行气，调经通里，行气调中使药效畅达全身，缓解身体的颤麻症状。气行湿化，泽兰，活血调经利水肿；白芍、桂枝配伍，调和营卫，为仲景金典配伍酸酐化阴；加以牛膝引药下行，兼以利水益肾。牛膝为活血通经，补肾强骨兼以利尿通淋的临床有效药物；案一兼以舌苔厚腻故加半夏燥湿化痰，冬瓜皮利水消肿，车前子利尿通淋，为明目祛痰，泄湿浊常用药；案二加以桑白皮、大腹皮行气宽中，利水消肿。曹东义认为水肿主要肺脾肾三个脏器功能失调导致水液不能正常布散到全身，水湿得寒则凝，得温则行，气性则湿化，诸药配伍气行湿化水肿消。曹东义对于水肿的治疗既考虑到了辨证论证，患者属于脾肾阳虚，又在因人制宜的基础上选方配合加减。脾虚则健脾，下肢甚则加牛膝等引经药，引药下行，直达病位，舌苔厚腻则燥湿化痰故临床应用良好，值得进一步推广应用，以患者缓解症状，解除病痛。

3. 健脾润肺，化痰止咳法治疗咳嗽案

高 xx，男，88 岁。

初诊：2015 年 9 月 17 日，咳嗽有痰，喉鸣，已有几个月，纳少，乏力，前期导尿术后，舌淡苔白脉沉。

辨证：痰饮停肺，兼脾气虚

治法：健脾润肺，化痰止咳

处方：瓜蒌 15 克，沙参 15 克，半夏 15 克，麦冬 15 克，辛夷 10 克，百合 15 克，桑叶 12 克，枇杷叶 12 克，川牛膝 15 克，生地 10 克，牛蒡子 15 克，香附 10 克，鸡内金 15 克，焦三仙各 15 克，7 剂。

高 xx，女，45 岁，路桥。

初诊：2015 年 9 月 12 日，咳嗽半月，痰白，咽部干痒，时尿失禁，转夜，浮肿，舌淡苔白脉沉，便日三次，月经两月一至。

辨证：痰饮停肺，兼肾阳虚

治法：润肺化痰，敛肺益肾

处方：百合 15 克，生地 15 克，沙参 15 克，麦冬 15 克，五味子 15 克，桑叶 12 克，枇杷叶 12 克，川牛膝 15 克，炒山药 15 克，元参 15 克，牛蒡子 15 克，乌梅 10 克，7 剂。

治病特点分析：健脾润肺，化痰止咳法，治疗咳嗽。咳嗽的形成原因很多，《内经》有“五脏六腑皆能令人咳，非独肺也”的论述，曹东义认为，肺虽主气，然其属于“藏而不泄”的脏，因此肺也“体阴而用阳”，其“朝百脉”“通调水道”，皆需阴津充沛，才能根本牢固，下生肾水；“金扣则鸣”“不平则鸣”，咳嗽久作，既伤肺气，也损肺津，而且肺配金秋之气，易被燥伤。两名患者主症均为咳嗽有痰，辨证为痰饮停肺。肺为娇脏，痰饮停肺，肺气宣发不利，故咳嗽。肺喜润恶燥，故处方以生地、麦冬、玄参等基础上滋阴润肺。生地凉血养阴津，清肺润燥，养阴生津；玄参，清凉泻火，解毒滋阴；牛蒡子、清肺化痰解毒消肿；桑叶、枇杷叶止咳化痰，清肺润燥；根据患者各自兼症进行用药调整。案一兼脾虚的加以焦三仙、鸡内金以健脾，脾旺则气血充足，纳少乏力症状得以缓解；半夏燥湿化痰，瓜蒌清化热痰，辛夷宣痛鼻窍；案二肺肾气虚的加山药、牛膝以益肾。山药为平补肺脾肾三脏之良药，牛膝引药下行兼以益肾。肺为气之主，肾为气之根，肺气不足，日久及肾，肾气不足，膀胱失约，咳而遗尿。故加以五味子、乌梅收敛肺气。诸药配伍，既缓解咳嗽症状，又治疗了咳嗽导致的遗尿故收效显著。因此，“清补结合，健脾润肺止咳”治疗咳嗽，案一，案二均为咳嗽，治疗均在润肺化痰的基础上针对不同的兼症给予治疗，既强调辨证论治，又对症选方用药。故临床收广受好评，值得经一步推广应用，造福更多咳嗽患者，为进一步弘扬中医文化，彰显中医文化的博大精深做出卓越贡献。

黑龙江中医药大学李富震医案

河北省中医药科学院 采江英

1. 偏于以《内经》为指导

溲便不利案

张××，女，60 岁，黑龙江哈尔滨人。

初诊：2017 年 6 月 22 日。大便不尽，日行三四度，小便无力，气短，略有胸闷、胸痛、心悸，阴雨天易发，畏寒，近日口干，口渴，口苦，口黏，鼻燥。舌暗红，苔白腻，上罩灰黑（食用李子后）；脉左虚细软，右尺虚滑缓。

处方：党参 40g，炙甘草 10g，炙黄芪 25g，当归 15g，陈皮 15g，升麻 5g，柴胡 5g，苍术 15g，厚朴 15g，麦冬 20g，肉桂 10g（后下），生白术 30g，丹参 20g，七剂。

二诊：7 月 4 日。服一剂后，大便不尽消失，小便无力亦改善，口干、口渴、鼻燥、胸闷、胸痛、心悸均减。现已服五剂，仍口苦，口黏。舌暗红，中后苔白黄腻；双脉虚细软。上方加黄柏 15g，六剂。

三诊：7 月 16 日。口干、鼻燥、胸闷、胸痛皆无，小便无力大减，大便溏，仍有大便不尽感，两颞颌关节酸痛。舌暗，苔黄腻；脉双尺虚滑缓。初诊方去升麻、柴胡、苍术、厚朴，党参减为 30g，加青皮 15g，葛根 30g，茯苓 30g，杏仁 15g，半夏 15g，竹茹 20g，枳实 15g，十二剂。

后陪同他人来诊，言服完上方痊愈。

按：气短，脉虚，气虚下陷也。《灵枢·口问》云：“中气不足，溲便为之变”，中气斡旋一身气机之升降，使清者升，浊者降。今中气不足，浊物当降不降，导致大便不尽、小便无力。故以补中益气汤为基础方补气升清；脉右尺虚，故加肉桂温肾；舌苔白腻，故合平胃散。二诊显效，可知上方合度，因舌苔黄腻，加黄柏。三诊继效，因舌苔仍黄腻，去平胃散之温燥，合入温胆汤化痰清热；因大便不尽仍存，故合茯苓杏仁甘草汤之意理气化滞；颞颌酸痛，故加葛根舒筋。

2. 偏于以《伤寒论》为指导

痛无定处案

多××，女，61 岁，黑龙江齐齐哈尔人。

初诊：2017 年 3 月 5 日。后背板滞疼痛，痛处时移至头，时移至胁下，时移至脐中，时移至四肢，有时烘热上攻其面，虽热无汗，移时热消，胸闷，气短，心悸，脐下弦急，足踝以下、腘窝部抽筋。舌紫而嫩，有齿痕，尖红，苔黄腻；双尺虚缓大，时有涩意。

处方：生麻黄 15g，生石膏 40g，桂枝 10g，炙甘草 10g，杏仁 15g，大枣 4 枚，麦冬 20g，熟地 30g，玄参 25g，蝉蜕 15g，僵蚕 15g，七剂。

二诊：3 月 9 日。服后周身温热，欲汗未汗，大便溏，近日痛无定处、下肢抽筋未发，脐下见软。唯今日下午头痛明显，自述与上诊所求诊之头痛不同。舌脉未记。

处方：生麻黄 10g，生石膏 35g，桂枝 10g，酒芍 15g，炙甘草 10g，干姜 10，细辛 5g，清半夏 15g，五味子 10g，全虫 1g（冲），熟地 30g，山萸肉 20g，生山药 20g，七剂。

三诊：3 月 12 日。服至第二剂时汗出，周身瘙痒，服至第四剂，身痒消失，唯头仍瘙痒，略疼痛，脐下弦急消失，痛无定处未发。舌紫而嫩，有齿痕，尖红，苔黄白薄腻；双尺虚缓。

处方：熟地25g，山萸肉20g，生山药20g，茯苓15g，泽泻15g，丹皮15g，生麻黄10g，杏仁15g，桂枝10g，炙甘草10g，生石膏30g，清半夏20g，肉桂10g，全虫1g（冲），七剂。

服后头痒、头痛皆无。

按：《伤寒论》第48条言："若发汗不彻不足言，阳气怫郁不得越，当汗不汗，其人躁烦，不知痛处，乍在腹中，乍在四肢，按之不可得，其人短气，但坐以汗出不彻故也，更发汗则愈。"盖发汗不彻，风寒之邪羁留在表，阳气周流不畅，郁而化热，故躁烦；风寒痹阻，气道不利，故气短；正邪交争，欲逐风寒外出而不得，故痛无定处。本案患者痛无定处，有时烘热上攻其面，虽热无汗，气短，脉涩，与原文甚合，当以发汗为主法治疗。据舌尖红，苔黄腻，症状无明显热象，断为风寒羁留，郁而化热，以大青龙汤加蝉蜕、僵蚕外散风寒，内清郁热为主。惟双尺虚缓大，故配合增液汤以补阴津，如此在大青龙汤鼓动之下，方能阳升阴应，成功作汗。二诊症状缓解，然未能彻汗，盖增液、蝉蜕、僵蚕过凉也，故二诊去蝉蜕、僵蚕，改以"三补"补阴津，加干姜、细辛、半夏、五味子温以助之；因新增头痛，加全虫祛风止痛。三诊彻汗，双尺仍虚缓，改以六味补肾益阴，同时减辛温发散之力。

3. 偏于以《金匮要略》为指导

心痛案

高××，男，53岁，黑龙江哈尔滨市人。

初诊：2016年11月1日。数年前因冠心病心绞痛入住哈市某三甲医院，经冠脉造影后医生建议放置支架，患者不同意出院，辗转求诊于余。刻诊：患者胸闷胸痛，波及两臂胁肋，心悸，家属告知患者服瓜蒌薤白剂疗效尚可，视其舌暗红，苔黄腻，暗忖此患似不宜瓜蒌薤白剂，然合之于脉，脉见双关尺弦紧，不任重按。此正瓜蒌薤白剂证也。

处方：瓜蒌45g，薤白15g，清半夏15g，黄连10g，肉桂10g（后下），桂枝20g，炙甘草15g，生龙骨25g，生牡蛎30g，红参10g，苏木15g，五剂。配服金匮肾气丸。

二诊：11月22日。11月6日电告服后甚效，嘱继服七剂，配服金匮肾气丸。11月13日电告患者证大减，胸痛仅偶发，嘱黄连减为5g，继服七剂。现整体好转，唯上楼仍发胸痛。上方红参增为15g，继服七剂，配服金匮肾气丸。

此后以前方连续加减五十余剂，胸痛几无，继以上方做丸药以资巩固。

2017年4月底又发左胸膺酸痛，行多则甚，舌暗，脉仍双关尺弦紧，不任重按，仍以瓜蒌、薤白、半夏、红参、苏木等迅速起效。

按：初诊舌暗红，苔黄腻，似与偏于辛温之瓜蒌薤白剂不合；然按脉双关尺弦紧，而寸脉不显，正是《金匮要略》"阳微阴弦"之征。脉双关尺弦紧，下焦寒饮也，不任重按，下焦阳虚也；寸脉不显，寒饮上冲，痹阻胸阳，胸阳不振也。故以瓜蒌薤白半夏汤通阳散结，化饮降逆；因舌暗红苔黄腻，恐寒饮久郁化热也，加黄连清热，又成小陷胸汤结构，清热化饮。胸阳不振，故以桂枝甘草龙骨牡蛎汤振奋心阳，安神定悸，合二味参苏饮益气活血，加大补力；下焦阳虚，故加肉桂温肾，配服金匮肾气丸则温阳之力更著。服后甚效，故沿用上法继服十余剂，因恐黄连久服，于阳虚之本不利，故减量；上楼胸痛，仍不任劳，故加大红参用量，益心气，温心阳。

4. 偏于以《温病条辨》为指导

腰痛案

李××，男，60岁，河北省临西县乔屯村人。

初诊：2016年8月22日。暑季炎热，常赤裸上身，近日阴雨连绵之下，突觉腰酸难当，难以俯仰，行走艰难，甚则恶心呕吐，小便不利。初服解热镇痛药无效，改内服金匮肾气丸，外敷热贴后亦无效。微信照片：舌暗红，中后部苔白腻。

处方：炙甘草15g，干姜10g，茯苓50g，炒白术30g，肉桂10g（后下），炮附子6g，生薏米30g，川牛膝15g，四剂，若无不适，一日可进一剂半。嘱勿赤裸上身、坐卧凉席，注意避风。

二诊：8月24日。初服两剂，腰痛不减，但舌苔见化，嘱后两剂合煎顿服亦不效。近日尿热，尿不利。舌暗红，中后苔黄腻。

处方：黄芩15g，滑石30g（包），茯苓皮30g，大腹皮 15g，白蔻仁 6g（后下），通草 10g，猪苓 15g，牛蒡子 25g，僵蚕 15g，姜黄 15g，海桐皮 15g，四剂。

三诊：8 月 28 日。初服两剂，腰痛见减，舌苔尽化。四剂尽，腰痛显减，仍有碍行动，舌中又生白黄苔不多。上方猪苓改用 10g，加威灵仙 15g，萆薢 20g，四剂。

四诊：9 月 1 日。腰痛大减，略有尿热。近日腰痛行动不便，饮食较少。8 月 30 日 FBG：7.5mmol/L，血压：140-150/90-100mmHg。上方去猪苓、威灵仙、萆薢，加穿山龙 40g，地龙 10g，五剂。

服后电告：腰痛几无，嘱停服。

按：初诊之时，考虑暑季炎热，常赤裸上身，又值阴雨连绵，舌中后部苔白腻，盖寒湿着于腰部，殃及肾与膀胱之气化，故致腰痛、小便不利。先用金匮肾气丸无效，又思病重药轻，改以肾着汤加味内服亦无效。两番碰壁，皆惑于患者服后舌苔见化，以为湿邪渐去，实则寒热未明，虽有化湿清热之品，针对性不强，以致疗效平平，至此始思患者腰痛当为下焦湿热作祟，非寒湿也。湿热阻闭经脉，可发痿痹、拘挛、疼痛，不一而足，《温病条辨》皆有详论也，乃改以黄芩滑石汤径直清利下焦湿热，遂取速效。

经方应用验案四则

汪 剑

中医临证，以辨证为要，而仲景方在准确辨证的基础上，往往具有良好的临床疗效，向为学者誉为“经方”。笔者就自己在临床上运用经方治疗疑难病症的一些成功案例，撷取几则，讨论如下。

1．柴胡桂枝汤加减治疗小儿荨麻疹

鲁××，女，11 岁，四川省德昌县人，2002 年 12 月就诊。皮疹瘙痒近 1 个月。

患儿近 1 个月前出现全身皮疹瘙痒，门诊治疗无好转，后到当地人民医院住院一周多，诊断为荨麻疹，予抗敏治疗无效，遂转来我院儿科住院治疗。我院儿科予肌注赛庚啶，口服比特力、敏迪，静滴葡萄糖酸钙、氢化可的松等治疗一周多亦无效，遂请中医会诊。

当日上午九点会诊，刻诊见患儿皮肤苍白，全身满布皮疹，皮疹颜色淡红，伴剧烈瘙痒。家长诉该患儿荨麻疹已近 1 个月，有一显著的特点是每日清晨六点左右开始全身发皮疹瘙痒，上午至高峰，到上午十一点以后则皮疹慢慢消失，稀稀疏疏，到第二日清晨再发，如此循环往复 1 个月。

时为冬月，疹色又淡，舌淡苔薄白，当为寒冷型荨麻疹无疑。又想到患儿每日清晨定时而发，清晨为少阳木气升发之时，至上午皮疹又回，邪气似在少阳一经，少阳证有“寒热往来”一症，而此有“皮疹往来”，其机理实为一致。寒邪外感，胶着少阳一经，反复往来，发为皮疹。治疗当以辛温宣解、调和枢机，遂处以桂枝汤合小柴胡汤加防风：桂枝 10g，白芍 10g，柴胡 10g，黄芩 6g，法半夏 8g，川党参 10g，大枣 10g，防风 8g，生姜 5 片，炙甘草 4g。3 剂，水煎服，日 1 剂。

当日，处方煎好，即吃 1 付。不想疗效出奇的好，第二日便未再发荨麻疹，又住院观察 5 日，始终未再发，遂带药 4 剂出院。出院 1 周后，家长带患儿再来续开 3 付以图巩固，诉出院后亦一直未再复发。遂告治愈。

按：《灵枢经》以太阳为开，阳明为阖，少阳为枢，太阴为开，少阴为枢，厥阴为阖。少阳一经居于阴经与阳经之间，是三阴三阳间的出路，正常情况下，人体气机由此出入阴分阳分，病理状态下，邪气由此出入表里，故少阳为阴阳之道路、表里之枢机。患儿外受风邪不解，邪气纠缠于少阳一经，清晨肝气升发，犹如春生木长，则邪气顺势出表，发为皮疹，午后阳气衰，邪气入里，则皮疹消退，如此邪气往来，皮疹则反复出表入里。方以桂枝汤和解营卫，以小柴胡汤和解少阳，枢机得利，气机得以转动，邪气消灭于无形。

2．五苓散合温胆汤加减治疗高血压眩晕

李××，女，49岁，四川省峨眉山市人，2004年12月诊。眩晕、呕吐1周余。

患者十多天前不慎受风感冒，咳嗽、咳痰、流涕，自服西药治疗后，咳嗽、咳痰、流涕症状好转，但出现眩晕，逐渐加重，视物旋转，动转即晕。5天前眩晕加重，伴发呕吐，渐至不能进食，进食即吐。于外院就诊，测血压180/110 mm Hg，诊为高血压眩晕，予口服心痛定、卡托普利降压，静脉营养补液治疗，治疗数日血压不降，眩晕无缓解。同时又就诊于某中医，处以旋覆代赭汤，但服药即吐，眩晕呕吐反加重。遂来我处就诊。

刻诊：神情疲惫，动则眩晕呕吐，三天来不能进食，自诉喝水即吐，舌淡紫、苔白腻，脉弦滑。诊断考虑：太阳蓄水证。方拟五苓散合温胆汤加减：茯苓20g，泽泻20g，猪苓12g，桂枝10g，生白术15g，枳壳12g，竹茹10g，法半夏12g，陈皮12g，葛根30g，益母草20g，钩藤20g，白菊花12g，丹参15g，　明天麻10g，夏枯草20g，川牛膝12g，生甘草6g。两剂，水煎服，日1剂。

患者自述当天煎好药后，傍晚六点服药第一次，未呕吐，只感轻微恶心；晚八点过再服第二次，未吐，无恶心。晚十点突感眩晕症状消失大半，恶心呕吐症状缓解，胃中产生强烈饥饿感，因已几日未进食，当晚即将家中储存零食全部吃光。翌日，眩晕症状霍然消失，测血压140/100 mm Hg。

按：患者系受风外感后出现眩晕，迁延1周余，渐至不能进食，饮水即吐。《伤寒论》云："中风发热，六七日不解而烦，有表里证，渴欲饮水，水入则吐者，名曰水逆，五苓散主之。"加之自述平素痰多，舌苔白腻，脉弦滑，当为水饮痰湿内阻、气化不利、太阳蓄水证无疑。方中以五苓散化气行水，温胆汤合明天麻、夏枯草、钩藤、白菊花化痰熄风，葛根升清，益母草、丹参、川牛膝活血利尿，川牛膝并有引血下行之功。诸药合用，散水气、化痰饮、熄肝风，故取良效。

3．麻黄细辛附子汤合小柴胡汤加减治疗慢性头痛发热

高××，男，60岁，重庆涪陵人，2012年5月就诊。反复头痛伴发热3年。

患者3年前无明显诱因出现头痛伴发热，证候特点为每日清晨起床后即头痛、发热，体温在38℃上下，发热每日持续两个小时左右而退，病情反复发作，时作时止，发作时迁延一月而发热不退。曾先后就诊于重庆医科大学第二附属医院、第三军医大学附属新桥医院、昆明医科大学第一附属医院等西医院，诊断不明确，治疗无好转。近一年因子女在昆明做生意，随子女长住昆明，遂到云南中医学院门诊部寻求中医治疗。

刻诊：形体略消瘦，神差，神情默默而言语低缓，面色苍白而双颧略红，自诉左侧头痛连耳部、左侧颞部及左侧眉棱骨，清晨低热，舌质紫黯而乏生气，舌苔灰白厚而干，右脉沉细而微，左脉沉细而涩。病机考虑：寒湿闭阻，陈寒痼冷，阳虚气弱，太阳、阳明、少阳、太阴、少阴诸经经气不利。中药拟麻黄细辛附子汤合小柴胡汤加减：制附片（先煎40分钟）15g，生麻黄8g，北细辛6g，桂枝15g，干姜12g，　川芎15g，白芷15g，防风15g，羌活15g，葛根30g，藿香15g，佩兰15g，柴胡15g，青蒿15g，黄芩12g，天麻10g，炙甘草6g。3剂，水煎服，两日1剂。

患者服药3剂，1周后复诊，诉病情减轻大半，早上只有轻微低热，头痛明显缓解。再予上方3剂，又服1周后复诊，早上已不发热，头痛轻微。舌质由紫黯乏生气转为舌淡紫边有齿痕，舌苔由灰白干厚苔转为薄白腻苔，继以麻黄细辛附子汤合五苓散加减善后调治。

按：患者3年反复头痛发热，以清晨短暂发热、左侧头痛为特点，考虑病邪结于少阳一经。牵扯眉棱骨，考虑病及阳明经。舌苔灰白厚干，舌质紫黯、左脉沉涩，为寒邪凝结、血脉不利之征。右脉沉细而微，左脉沉细而涩，神情默默，言语低缓，为少阴阳气不足之征。《伤寒论》云："少阴病，始得之，反发热，脉沉者，麻黄细辛附子汤主之。"此证当因外受寒湿之邪，日久经太阳、阳明、少阳、太阴、少阴诸经入里，故以麻黄细辛附子汤温扶阳气而透少阴阴寒之邪，干姜、炙甘草温扶太阴，柴胡、黄芩、青蒿透少阳邪气、疏利少阳之枢，白芷、葛根透阳明阴邪，麻黄、桂枝、羌活、防风透太阳阴邪，藿香、佩兰、青蒿、川芎芳香化湿辛透。诸药合用，以祛诸经寒湿。值得一提的是，患者第二次就诊时亦回忆提供了肯定笔者辨证的信息，自述数年前在重庆涪陵时主要做豆腐卖，每日早起，豆腐房中蒸汽重而湿度大，豆腐做好后，一大早便要拉出去卖，清晨冷风一吹，则风寒湿邪闭阻。如此日久，陈寒痼冷渐渐侵袭入里，阳气受损，经气不利，发为头痛低热。

4．麻黄细辛附子汤合五苓散加减治疗牙痛伴药疹

赵××，女，58岁，云南省昆明市人，2012年5月就诊。牙龈肿痛2周，药物性皮疹3天。患者既往有甲亢病史，后经西医院治疗，转为甲减，长期服用治疗甲亢、甲减的西药。此次于2周前发作牙龈肿痛，自服“消炎药”“清火药”无好转，5天前就诊于私人诊所，予静脉滴注头孢噻肟钠、甲硝唑抗菌治疗两天，牙龈肿痛无好转，反而出现药物过敏，全身长皮疹、瘙痒，口服抗过敏药无效，遂来我处就诊。

刻诊：神差，行动迟缓，家属扶入诊断室，语低声微，满脸浮肿，双目难睁，牙龈肿痛，全身散在粉红色药疹。舌质紫黯，舌体胖大有齿痕，舌苔白滑，右脉沉细无力，左脉沉细而滑。辨证考虑：阴寒内盛，虚阳上浮，水饮停聚。方拟麻黄细辛附子汤合五苓散加减：制附片（先煎40分钟）15g，生麻黄8g，北细辛6g，茯苓20g，泽泻20g，猪苓10g，桂枝15g，炒白术12g，肉桂6g，炮干姜12g，川牛膝12g，荜茇15g，砂仁（后下）10g，骨碎补15g，紫草15g，玄参12g，白芷15g，防风15g，羌活15g，炙甘草6g。3剂，水煎服，两日1剂。

患者服药3剂，1周后复诊，牙龈肿痛痊愈，满脸浮肿亦霍然消退，全身药疹消散，唯剩右前臂稀疏几处皮疹。续以上方加减3剂善后。

按：患者既往有甲亢病史，后西医治疗转为甲减，长期服用治疗甲亢、甲减的药物，伤及阳气，以致虚阳浮越于上，阳虚阴盛，发为牙龈肿痛。证属阳虚，故服“清火药”无效。又因药物过敏，药毒蕴积体内，更伤阳气，真阳耗伤，风邪、水饮、阴邪泛滥，发为药疹、浮肿。证属阳虚阴盛，故以麻黄细辛附子汤合五苓散加减。方中制附片、炮干姜、肉桂、荜拨、骨碎补温阳补火消阴，五苓散、羌活、白芷、北细辛、防风化气行水、疏风散邪，川牛膝、肉桂引火下行，砂仁回纳阳气，紫草、玄参清血中药毒。诸药合用，浮阳归元、阴邪水饮消散，故病情消退。

作者简介：汪剑（1979），男，四川省峨眉山市人，博士后，副教授，硕士生导师。毕业于成都中医药大学，中国中医科学院出站博士后。云南中医学院副教授，硕士生导师，云南中医学院中医医史文献教研室主任，云南中医学院国家中医药管理局“十二五”重点学科中医文化学后备学科带头人。云南省中医药学会中医基础专业委员会常务副主任委员，云南省医学会医史学分会委员，云南省健康教育委员会中医专委会委员，云南省高校古籍整理委员会委员。研究方向：中医医史文献。

GUOYI
NIANJIAN

國醫年鑒

【传统医药非物质文化遗产】

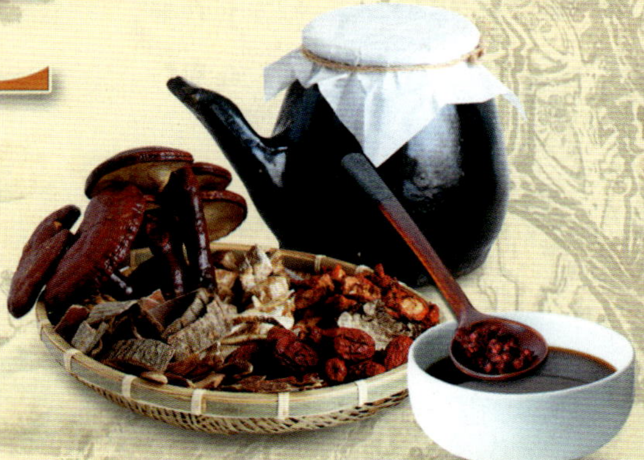

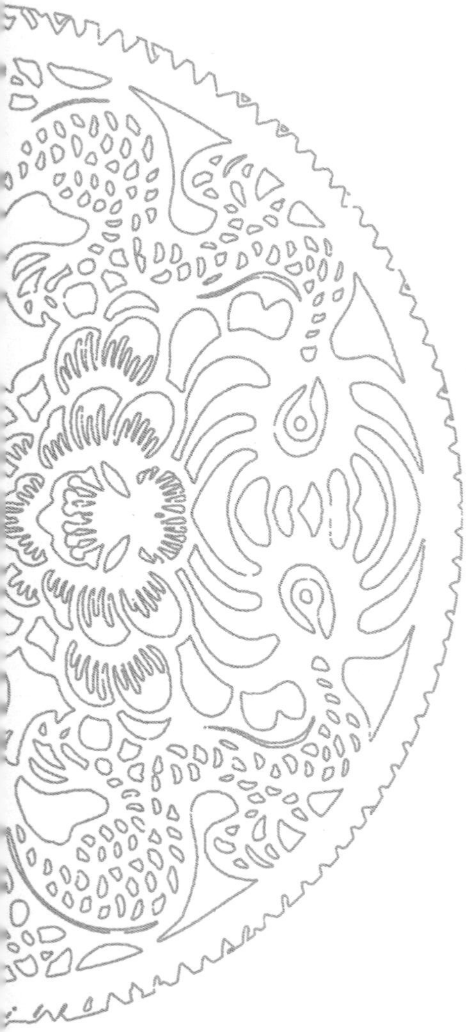

万宝堂中医药文化

级别：省级非物质文化遗产
类别：河北省第五批传统医药类非物质文化遗产
发布单位：河北省人民政府
颁发单位：河北省文化厅
申报单位：保定万宝堂连锁有限公司
授牌时间：2013年9月

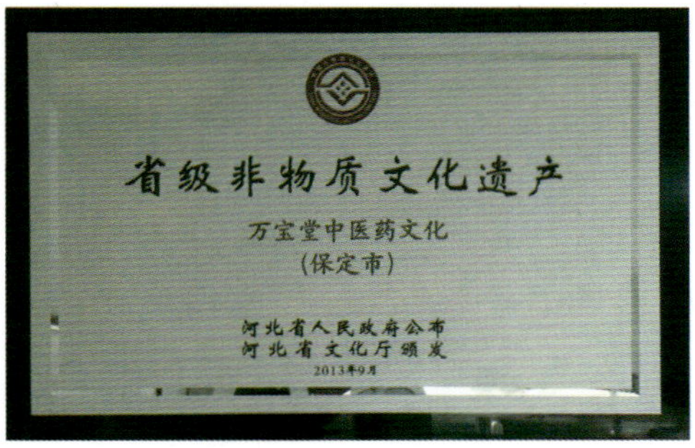

一、项目简介

万宝堂创建于光绪二年（1876年），创始人为陈拙安，系江苏扬州人,郎中出身。开业以后，讲究信用，经营有方，买卖亨通，生意兴隆，不久就压倒了同业各户，成为保定中药业的首户。

万宝堂在清光绪初期，其发展已相当可观。尤其是乘李鸿章任直隶总督，淮军驻保之机，借助江南同乡和医患关系，请李鸿章于光绪乙酉（光绪十一年）年，为之书写了保定“万宝堂”、天津“万全堂”两块牌匾，借以提高其声誉。

民国初年北洋军阀曹锟、吴佩孚驻防保定时，也因病曾先后请当时万宝堂副理沈筱斋诊视，经服该店中草药，颇见功效。故曹、吴给沈送了亲笔所书的两块“济世为怀”“着手回春”的匾额，因而万宝堂的声誉更为之大振。

1948年冬的保定，在党和人民政府的亲切关怀与大力扶植下，万宝堂营业恢复正常，并得到新的发展。不久由账房先生（总会计）李际春为经理，常泽田仍为副经理。李际春系万宝堂学徒，科班出身，通晓业务，自主持企业以来，营业活跃，大有起色，并经常参加社会活动，受到党和政府的重视和培养教育，他从1951年至1966年曾担任保定市工商联副主委、主委，民建保定市委员会副主委等职务。

1956年全行业实行公私合营，后调整商业网点，实行中西药合并经营，“大中西药房”并于西大街万宝堂总号门市部；“华成西药房”并于南大街万宝堂门市部。从此两个万宝堂门市部都经售中西药品，对顾客提供了方便条件。

2002年成立保定万宝堂连锁有限公司,经过近十年的发展,通过直营和加盟的形式,现已有药店40余家,分布在保定市区及周边县城,广大群众也十分认可“万宝堂”这个百年老字号,在同行业中树立了良好的形象，作为保定留存最长的医药老字号，万宝堂已经成为保定中医药界的一面旗帜，在诚信经营、传统技艺方面的独到之处也赢得了多方赞誉。

二、传承谱系

第一代：陈拙安（1876年～晚清年间）；

第二代：陈秀章、陈书恒（民国初期）；

第三代：陈馥汀（民国后期）；

第四代：保定市医药公司，李际春（1949年10月～1990年）；

第五代：保定万宝堂连锁有限公司，李军（1990年至今）。

三、代表传承人

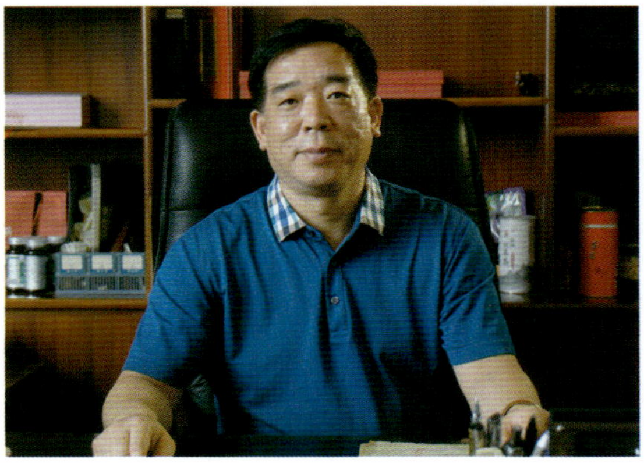

李军，男，1966年生于河北省易县山区的一个中医世家，母亲是一位村医，他自小就跟随大人在山里采药。

1988年李军中专毕业后，一直在保定市药材公司工作。他从基层干起，直到走上领导岗位，工作中与万宝堂的老师傅们接触较多，由于少儿时代的经历，他把对中医药的兴趣转化到中药材的炮制和加工上。

万宝堂百年老店坐落于保定市西大街，是河北省老字号之一，是历史文化名城保定存活最古老的药店。历经陈拙安、陈书恒、陈馥汀、李际春、李军等几代人发展成为目前保定拥有四十多家连锁店面的医药连锁公司。

万宝堂以道地药材而闻名业界百年之久，有着完善的药材加工与管理体制，有更丰富的中医药炮制经验的药材加工团队，世代传承，承前启后。以李军为代表的万宝堂中药文化挖掘团队，将百年老店的丰富文化底蕴，在世事变迁中发挥得淋漓尽致。

李军虚心学习，拜师学艺，经常听万宝堂老师傅们讲解和演示药材加工，耳闻目染，自此与中医药加工结下了不解之缘。期间他学完了中南大学药学本科的全部课程，以优异成绩毕业，还考取了执业药师资格证，对中药材加工从理论上更上层楼。

他最拿手的是利用万宝堂留下来的老器具，加工中药材，其中以加工丸剂最为突出。万宝堂纯手工的醒脾山楂丸成为自留的保护性品种，购买者络绎不绝。

2004年改制后，李军担任保定万宝堂连锁有限公司董事长，保定九天医药公司董事长，总经理。他领衔组建了万宝堂传统中医药工艺与医药文化传承团队，致力于挖掘、传承、推广万宝堂中医药加工工艺和文化。

2010年，李军被保定市文化广电新闻出版局认定为万宝堂药店代表性传承人。

2013年，李军被推选为保定市老字号协会副会长、理事。

2017年，李军领衔的万宝堂连锁公司荣获河北省老字号荣誉称号。

四、传统技艺

万宝堂的中药店面格局陈设是保定市区现存最早的，建店之初所用的坐诊的八仙桌、板凳、柜台、药斗子等还在利用。名医坐堂的惯例依旧执行，成为保定中医药店堂文化的典范。

万宝堂以传统中药起家，坚持“炮制虽繁，不省人工；品味虽贵，不减物力”的传统。药材加工的浸、蒸、炙、炒、研、切，完全按“遵古炮制”的操作方法，上传下流，从不逾矩。例如：加工熟地，要经过九次蒸晾，方为合格。

在中成药的制作上，不但精选原料，而又制作细腻，造型美观，包装完善。如犀羚解毒丸，别的药店使用广东犀牛角，而万宝堂则使用暹罗犀牛角，因暹犀较广犀味既纯正，效力又大。

现珍存《保定万宝堂药目》、药签、店训等，还设置了中药文化墙等内容。

现店内主要保留有部分中药炮制工具如铁药碾等，方便为顾客将药材进行初步加工，进行研碾、打粉、炒制等相关工作，现已恢复万宝堂秘制醒脾山楂丸等多个品种的工艺。

五、传承保护 发展应用

方针：传承古法、继承经典，重点发展传统中医药特色，加强对中药文化的保护。

做法一：在万宝堂非物质中医药文化遗产传承人李军的带领下，抢救、挖掘万宝堂文物，对相关资料设置专门档案，妥善保存；对于相关物品专人保管并在店内适时展出，曾经流落到民间的万宝堂古药目、古药方、古药签等在这个团队的努力下，重新面世。

做法二：自从申遗成功之后，万宝堂加强了对位于西大街的百年老店进行相关修缮工作，恢复古香古色的传统药店形象。

做法三：有计划地加强内部人才培养，传承老技艺、老传统，新老成员结合的团队多次在省内参加非物质文化活动与万宝堂传统制丸技艺演示活动；利用自己现有的连锁规模优势，扩大万宝堂中医药文化的影响范围。

做法四：万宝堂还与媒体合作，挖掘历史资料，开设专栏推广万宝堂中医药文化，从而为万宝堂的中医药文化弥补了推广区的空白，与传统古方古法的中医药加工相得益彰。

中医诊法（道虎壁王氏中医妇科）

级别：国家级非物质文化遗产

类别：国家级第三批传统医药类非物质文化遗产

发布单位：中华人民共和国国务院

颁发单位：中华人民共和国文化部

申报单位：晋中市道虎壁王氏妇科研究院

授牌时间：2011年5月

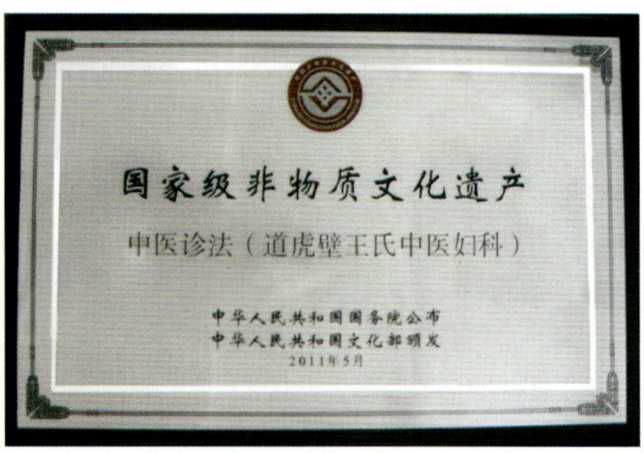

项目简介：

1. 基本情况

中医诊法（道虎壁王氏中医妇科）（以下简称项目）是山西平遥道虎壁王氏中医妇科29代人以中医药理论为指导，结合临床实践，总结形成王氏妇科诊疗体系，施中草药于人体，实现对女性人群疾病的治疗。具有世代家族传承、口传心授的传承特征，是有鲜明的中国传统文化及地域特征的中医妇科项目，医术传承千余年，声名三晋，延及京、津、冀、鲁、豫、陕、甘等地，现由晋中市道虎壁王氏妇科研究院将其原汁原味传承下来。

2. 地理位置

平遥县位于中国黄河中游、黄土高原东部的太原盆地西南。县城东北距首都北京616公里，北至省城太原94公里，西到古都西安543公里，东达天津港口758公里，南及广州海岸2390公里。县境东南部群山环绕，中部丘陵起伏，西北部为广袤的平川。地势南高、西北低，呈阶梯状。最高点孟山，海拔1962米。最低处为境内汾河下游两岸，海拔735米。东南山区森林茂密，草坡遍布，宜林宜牧；雨水充沛、气候温和，得天独厚的自然生态环境，成为丰富的中药材资源的蕴藏地。据考察境内药材共有200多种，地道药材50余种。如柴胡、黄芩、黄芪、甘草等更是治妇科病药中的精品，成为平遥王氏妇科医学发展的有利条件。平遥道虎壁村是中都乡的一个行政村，位于平遥县城西南2.5公里处，是县城通往西南乡村的必经之地。道虎壁村交通十分便利，现居住人口近5000人，已纳入平遥新城区规划，是平遥新城开发区，更是中医药行业重要的竞争地区之一，主干街将成为平遥王氏妇科医药一条街。

3. 历史沿革

项目据宗谱记载，行医源于宋朝，世居太原郡，始祖王厚，为避战乱，率子迁居平遥东泉镇，从事诊疗传习活动，第四代传人王时亨，宋朝进士，弃官从医。他编写有《王氏妇科脉诀》并著有《临证医案》。第八代传人王士能，元朝朝医，编写《王氏脉经》《王氏医学三字经》《王氏临证大全》，因给元朝皇妃医疾有功，皇帝敕赐“龙衣”并封王氏后人为“历代良医”。第十一代传人王景刚，元朝皇庆二年率子迁道虎壁村定居行医。第十二代传人王伯辉著《妇科秘籍》，因给明代皇帝医疾有功，被明朝皇帝封为“世承先代医人”。第二十一代传人王笃生，编著《王氏妇科歌诀》《王氏妇科秘验方》，是明末清初山西一带妇科医家，与傅山有私交。第二十六代人王裕宽，1957年创立平遥县道虎壁王氏妇科医院。第二十七代传人王培昌，1986年在平遥县城关医院内创办“道虎壁王氏妇科”专科门诊部。第二十八代传人王金权，2007年创办晋中市道虎壁王氏妇科研究院。

4. 主要价值和影响

中医学是我国特有的传统治疗技术，是非物质文化遗产的杰出范例。王氏妇科是其中的组成部分，除了中医共有价值外，王氏妇科还有中医妇科内涵中所不能替代的特殊技艺。

历史价值：王氏妇科最早可追溯到宋代，延续至今已有一千多年的历史，长期以来，作为一个重要的医学文化载体，传承脉络历时长而有据可考，具有很高的史料价值。

文化价值、医学价值：王氏妇科具有重要的文化价值、医学价值，正如毛泽东主席所讲的那样“祖国医学是一个伟大的宝库，应当努力发掘加以提高”。利用王氏妇科这一文化瑰宝，为人民健康服务，流芳百世。

科学研究价值：对王氏妇科秘方验方的保护开发，将会发掘出更好有价值的方药，为广大妇女的健康做出贡献。

药品工艺价值：王氏妇科所选用的药物，生产工艺流程要求较多，这些生产技艺是长期智慧的结晶，且难以为现代技术所替代，它蕴涵着丰富的思想，是一份宝贵的历史遗产。

传承谱系：

第一代创始人：始祖王厚（宋）

第二代传承人：王俞（宋）父传子。

第三代传承人：王广（宋）父传子。

第四代传承人：王时亨（宋)进士，父传子。

第五代传承人：王居简等，宋，叔传侄。

第六代传承人：王仲祥等，宋，父传子。

第七代传承人：王思恭等，宋，父传子。

第八代传承人：王士能等，元，朝医，著《王氏脉经》，父传子。

第九代传承人：王鼎等，元，父传子。

第十代传承人：王辐等，元，父传子。

第十一代传承人：王景刚等，元，父传子。

第十二代传承人：王伯辉等，明，朝医，叔传侄。

第十三代传承人：王付等，明，父传子、叔传侄。

第十四代传承人：王聚奋等，明，父传子。

第十五代传承人：王晟等，明，父传子。

第十六代传承人：王问等，明，父传子。

第十七代传承人：王孝春等，明，父传子。

第十八代传承人：王德等，明，父传子。

第十九代传承人：王聘宇等，明，父传子。

第二十代传承人：王兆鳌等，清，父传子。

第二十一代传承人：王笃生等，清，父传子。

第二十二代传承人：王进宾，清，父传子。

第二十三代传承人：王宗伦等，清，父传子。

第二十四代传承人：王贞等，清，父传子。

第二十五代传承人：王德一等，清，父传子。

第二十六代传承人：王裕宽，清，父传子。

第二十七代传承人：王培昌，民国，父传子。

第二十八代传承人：王金权，父传子。

第二十九代传承人：王乾平，父传子。

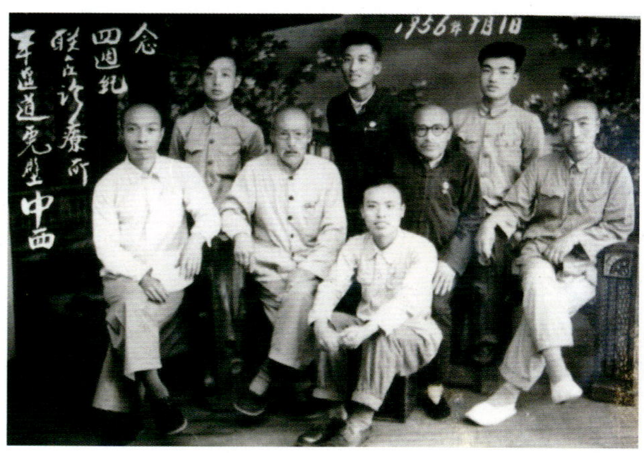

照片说明 ：1956年7月成立平遥道虎壁中西联合诊疗所，正式开始收住院病人，在当时是山西省最早的中医类妇产科诊疗机构。

主要传承人：

1. 基本情况：王金权，男，生于1959年9月，道虎壁王氏中医妇科第二十八代传人。大学本科学历，主任医师（二级正高）、教授、硕士生导师，晋中市中医院副院长，晋中市道虎壁王氏妇科研究院院长。从事传习工作40余年，项目省级代表性传承人，全国首批三晋王氏妇科流派传承工作室负责人。国家级“十二五”重点专科中医妇科学科带头人，第六批全国名老中医药专家学术经验继承工作指导老师。

2. 社会兼职：《中华中医妇科杂志》等6部杂志编委；中华中医药学会妇科分会常务理事；山西省中医药学会妇科分会主任委员；中国中医药研究促进会妇科分会副会长；中医妇科流派分会副会长；中国民间中医药研究协会；中西医结合妇科分会副会长。

3. 著作、论文：主编参编妇科及医学专著14部，发表会议交流学术论文70余篇。

4. 科研：主持省、市科研9项；已获省、市科技进步奖3项。

5. 荣誉：山西省“卫生系统有突出贡献人才”； 山西省优秀专家；山西省优秀科技工作者；山西省名中医；山西省高级职称评审委员会评审专家；荣获山西省五一劳动奖章；山西省劳动模范；晋中市委联系的高级专家，享受政府特殊津贴。

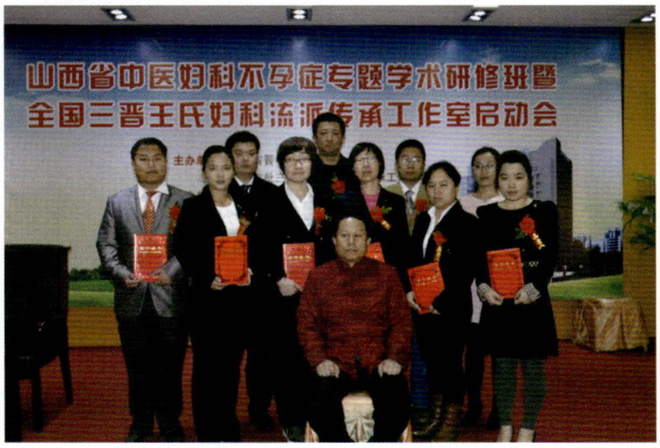
山西省中医妇科不孕症专题学术研修班暨
全国三晋王氏妇科流派传承工作室启动会

2013年举办的三晋王氏妇科流派工作室启动暨拜师大会。

6. 贡献：传承人全面掌握项目的技艺，并积极开展传承活动，带教硕士研究生9名，培养传承弟子23名，创办了晋中市道虎壁王氏妇科研究院，建立王氏妇科非遗项目传习所，创办国家级非物质文化遗产项目王氏中医妇科博物馆和全国首批三晋王氏妇科流派传承展示馆。

传统技艺：

1. 项目基本情况

1). 带下病从肾论治，月经病补脾为先，产后病调肝为用。2). 善用奇经八脉辨证论治，调补冲任督带为治妇科病大法。3). 治崩漏、胎漏首用化瘀生新之法。4). 顺应月亮圆、缺、盈、亏时机、立法调治闭经。5). 女子四期用药大法：补、行、养、和治久婚不孕。6). 治带下病，内病外治，外病内治，内外合治；7). 治痛经，重健脾，轻化瘀；先补后攻，攻补兼施。

2. 表现形态

1). “问病下药”：问月经期、量、色、质投方施药；2). “巧用闻诊”闻经、带、溲、便的气味立法用药；3). “侧重望诊”望经、带、排泄物的色泽、质地立法选方；4). 抓主症，用家传验方治疗；5). 地道药材自种、加工、炮制；6). 丸、散、膏、丹加工制作。

3. 家族传承特征：采取家族传承“传男不传女，传媳不传女儿”的保密传承方式，相传二十九代人，历时千余年。

4. 感悟特征：采用口传心授、死记硬背、临床活用的传承方式，传承王氏妇科的技艺真谛。

5. 诊病特征：观察月经的期、量、色、质、味及主症，便可辨证立法处方用药治疗疾病的特征。

6. 中药加工的特征：自己炮制的中草药临床治病，如：日晒、雨淋、雾炼、上蜜、酒泡、醋泡、盐泡、蒸、煮、炒、煨、炼、焦、炭等法，自制的丸散膏丹临床治疗。

7. 验方特征：用王氏妇科世家千余年千锤百炼的临床经验方传承治病，独具特色。

传承保护 发展应用：

1. 传承价值：项目起源于宋朝时期，相传二十九代人。展示了中医活态文化传承的独特价值。也为中医学术流派传承提供了示范，对维系中华文化传承做出了范例。

2. 医疗价值：通过二十九代人的临床实践传承，总结形成了治疗妇科病的辨证思路、验方、自制剂。体现了重要的医疗价值。

3. 科研价值：项目的临床研究，可发掘诸多有价值的观点和思想，开发验方、新制剂产生很好的科研价值。

4. 保护价值：项目虽有较好传承、医疗、科研价值。但是在目前的条件下，采用传统的传承方式很难维持传承下去。为此保护就显得更为重要。这也就凸显出其保护价值。保护好该项目，是对中医药治病传承的活态保护，对项目的保护传承有较强的中医文化和社会民生影响力。

同仁堂中医药文化

级别：市级非物质文化遗产
类别：第一批国家级非物质文化遗产
发布单位：中华人民共和国国务院
申报单位：中国北京同仁堂（集团）有限责任公司
授牌时间：2006年5月

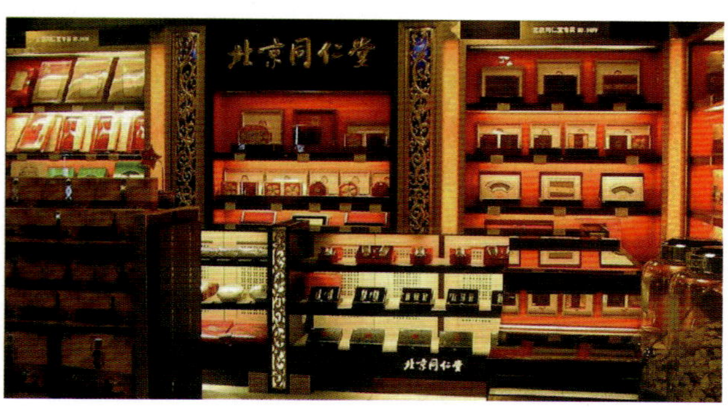

项目简介：

北京同仁堂创建于清康熙八年(1669)，创始人乐显扬。同仁堂自创建至1954年公私合营，近300年一直是祖遗共有，世代相传。故又称为乐家老铺。

创始人乐显扬精通医药，他曾提出“可以养生可以济世者惟医药为最”，为同仁堂创建奠定了良好基础。之后，其子乐凤鸣接续祖业，并在宫廷秘方、民间验方及祖传配方的基础上，总结前人的制药经验，编纂了《乐氏世代祖传丸散膏丹下料配方》，该书汇集了乐家祖传秘方、太医良方、宫廷秘方等共362种，对这些方剂的制药标准进行了严格的规范，同时提出了“遵肘后，辨地产，炮制虽繁必不敢省人工，品味虽贵必不敢减物力”的传统古训，后成为历代同仁堂人恪守的信条。

1723年，清雍正帝钦定同仁堂供奉清宫御药房。在其后的188年里，同仁堂独办官药，同仁堂遵照皇家挑选药材标准、恪守皇宫秘方和制药方法，形成一套严格的质量监督制度，同仁堂与清宫太医院、御药房之间有机的融合和影响，形成了同仁堂中药的特殊风格和传统知识。供奉御药，历经八代皇帝。

1954年，乐氏第十三代传人乐松生带头申请公私合营，并成为同仁堂合营后的首任经理。

代表传承人：

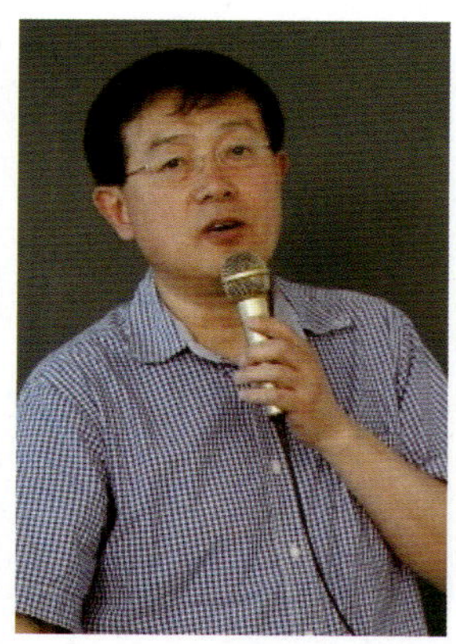
同仁堂中医药文化国家级代表性传承人之一：田瑞华

田瑞华，1982年从北京中医药大学毕业后，就职于北京同仁堂。1990年到日本留学，1997年在日本熊本大学获博士学位，1999年回国后继续到同仁堂工作。2002年始至今任中国北京同仁堂（集团）有限责任公司任总工程师，负责科研创新、技术开发和应用、质量管理、药品安全、医疗管理等方面的工作。同时参与同仁堂海外发展方面的产品开发、品种注册、文化宣传、业务培训等方面的工作，并主要参与解决出口产品质量技术等问题。2007年被国家文化部命名为继承同仁堂传统中医药文化，并使之与现代科技相结合不断创新发展的代表性传承人。是同仁堂博士后科研工作站的筹建人和导师。任第八、九、十届国家药典委员会、全国中药标准化技术委员会等委员。

传统技艺：

同仁堂中医药文化特色主要体现在三百多年的历史长河中，将传统的中医药文化和优秀的中华文化有机结合，形成了有自身特点鲜明的企业文化，如“同修仁德，济世养生”的价值观，“修合无人见，存心有天知”的自律意识，“以义为上，义利共生”的经营哲学，“同心同德、仁术仁风”的经营理念、“炮炙虽繁必不敢省人工，品味虽贵必不敢减物力”的质量观和“讲信义，重人和”的经营理念，“童叟无欺，一视同仁”的职业道德，以及同仁堂的品牌和特有标记，《乐氏世代祖传丸散膏丹下料配方》和《同仁堂虔修诸门应症丸散膏丹总目》，同仁堂传统中药炮制技术，同仁堂的制药特色即传统中医药与宫廷制药的融合，概括为“处方独特、选料上乘、工艺精湛、疗效显著”。这些都为同仁堂发展乃至成为百年老店起到了至关重要的作用。

诚信以产品、服务的过硬质量为基础。同仁堂经营的中草药和丸、散、膏、丹等各种中成药，以选料真实、炮制讲究、药味齐全著称于世。其产品以"配方独特、选料上乘、工艺精湛、疗效显著而享誉海内外。以牛黄清心丸、大活络丹、乌鸡白凤丸、安宫牛黄丸等为代表的十大王牌一直在市场上供不应求，这些中成药不仅行销全国各地，而且远销世界各地。同仁堂也因此成为质量和信誉的象征。

“炮制虽繁必不敢省人工，品味虽贵必不敢减物力 ”的质量观，“修合无人见，存心有天知”的自律意识。同仁堂的这一古训是在康熙四十五年(1706年)乐凤鸣所著《同仁堂乐氏世代祖传丸散膏丹下料配方》一书的序言中提出的，指在制药过程中绝对不可偷工减料，要严格按照工艺规范。比如在制紫雪散过程中，按古方配制加工时需要用黄金百两一起蒸煮，为了遵古炮制就收集了家中金首饰铸成百两金块，放在锅里煎煮，可见同仁堂制药一丝不苟。

企业价值观：

同仁堂的企业价值观，蕴涵在其企业名称“同仁”中。同仁堂堂名，有一副对联来解释其含义：“同修仁德，亲和敬业；共献仁术，济世养生”。这也成了同仁堂基本堂训之一。

什么叫“仁德”？仁德与养生、济世有什么关系？什么是“义”“利”？又为什么“义利共生”？

首先，必须明确，中国文化是“道”的文化。这个“道”，不是指狭隘的“道教”之道，而是指的根本和整体的“道”。在中国文化中，一切万事万物，都是、也都应从道的高度来统摄认识和实践。所以，商亦有道。

仁，是中国造字六书中的会意法，指出了一个人，包含了性命二个关键点：头脑中的性及五藏六府中的命二个根本，也就是功夫家说的上下丹田中的上下丹，在功夫家知道，修出上下丹，上丹可以透视、可以预知，可以直接把握形而上；下丹则可以固命，身体中具有了多余的储备能量，可用于提升和修复五藏六腑、经络等形而上的“气”的阴阳平衡。所以孔子说“依于仁”。所以屈子言：“吾将上下而求索”，乃是屈子执着性命来探求宇宙的奥秘，非建性命修真性命不足以求索也。

德，不是伦理的德，而是中国文化发现，从道的整体境界上，只有也必须对宇宙根本规律进行次第把握，才能完成好认识与实践。这个次第，就是老子说的“道生之。德蓄之。物形之。势成之”，也是孔子说的“志于道，居于德，依于仁，游于艺”。所以，德，在中国文化的实践中，特别是在中医中，是讲的人的自我修复的潜力与状态。

人具有了仁德，即身心性命具有多余的自我调节能量和信息储备，并且处于与整个自然和谐一致、与自然同步协调的很好的自我调节状态中。仁德是有实证的真实。

《诗经》讲:朋比为修。修，就是人通过学习做人，在与他人、与天地生活中调整自己，达到自己身心、自己与自然、与社会的深层和谐平衡。

同修仁德，济世养生，是同仁堂人以共同修养仁德为其事业的共同基础，并以仁德内养生而外济世，以实现人与自然深度和谐为基础，并行人与社会在自然基础上的和谐平衡。故同修仁德，乃是真修也，而有同修之言，是大道行也;济世养生，正所谓道随身昌也。正如《大学》所言:大学之道，在明明德，在新民，在止于至善。

所以，同仁，就是“同修仁德”，就是同仁堂的人与事业，都以修仁德为基础，以通过学习和调整“做人”与自然。

代表性制作技艺 - 安宫牛黄丸传统制作技艺

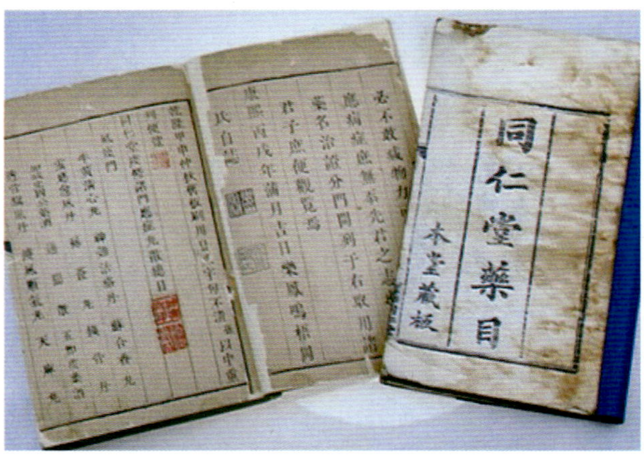

安宫牛黄丸起源

1798年，《温病条辨》首次出现了对于安宫牛黄丸的记录。“安宫”形容服药后能使心“安居其宫”。1870年，乐十世乐平泉先生再次修订《同仁堂传统配本》，收载中成药十六个门类近495种药品。首次列出瘟疫门，安宫牛黄丸是瘟疫门首药，处方与《温病条辨》原方相同。

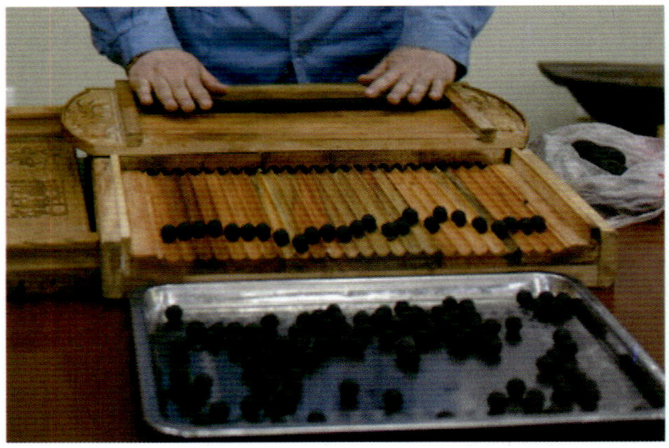

安宫牛黄丸处方

牛黄一两、郁金一两、犀角一两、黄连一两、朱砂一两、梅片二钱五分、麝香二钱五分、珍珠五钱、山栀一两、雄黄一两、黄芩一两、金箔衣。牛黄得日月之精，通心主之神。犀主治百毒，邪鬼瘴气。珍珠得太阴之精，而通神明，合犀角补水救火。合四香以为用，而邪秽自消，神明可复也。

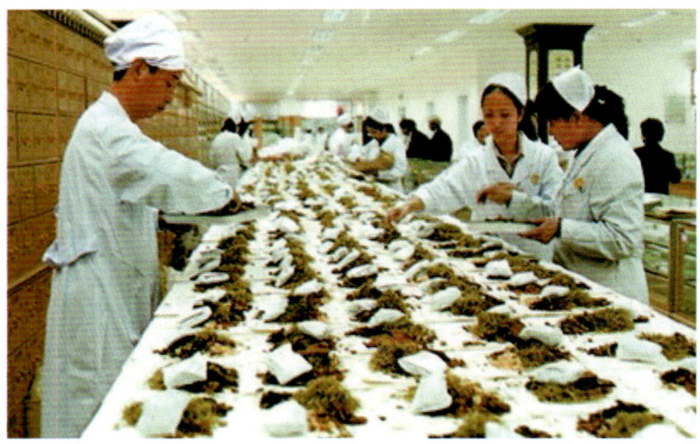

安宫牛黄丸制法

以上十一味，珍珠水飞或粉碎成极细粉，朱砂、雄黄分别水飞成极细粉；黄连、黄芩、栀子、郁金粉碎成细粉；将牛黄、水牛角浓缩粉、麝香或人工麝香、冰片研细，与上述粉末配研，过筛，混匀，加适量炼蜜制成大蜜丸600丸，或包金衣，即得。

传承保护 发展应用：

受西方现代化的影响，同仁堂原有的传统中药炮制技术和制药特色面临着生存发展的困境，传统的制药方法受到束缚，独特的技术面临流失的风险。

精准承袭、发扬创新是同仁堂对传统文化和技艺的态度，而这也正与非物质文化遗产保护的目的不谋而合。根据联合国教科文组织《保护非物质文化遗产公约》，非物质文化遗产指被各群体、团体，有时为个人所视为其文化遗产的各种实践、表演、表现形式、知识体系和技能及其有关的工具、实物、工艺品和文化场所。各个群体和团体随着其所处环境、与自然界的相互关系和历史条件的变化，不断使这种代代相传的非物质文化遗传并得到创新，同时使他们自己具有一种认同感和历史感，从而促进了文化多样性和激发人类的创造力。同仁堂为保护这一优秀的传统文化做着不懈努力，并亟待得到全社会的尊重和保护。

回族医药·回族汤瓶八诊疗法

级别：国家级非物质文化遗产

类别：传统医药

发布单位：中华人民共和国国务院

颁发单位：中华人民共和国文化部

授牌单位：宁夏汤瓶八诊文化产业发展有限公司

授牌时间：2008年6月

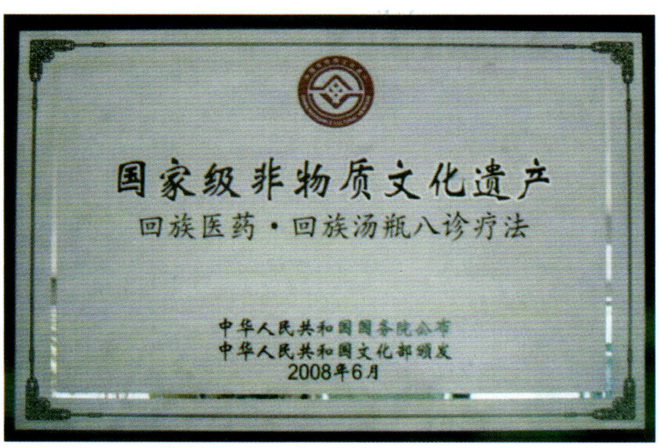

项目简介：

海纳百川有容乃大，回族是中华56个民族的重要组成部分，国家级非物质文化遗产汤瓶八诊是丝绸之路所留下的记忆。

汤瓶八诊的由来：

源于波斯医学、古阿拉伯医学并吸收了罗马、印度及中国等传统民族医学及博大精深的中医学的精华，所形成的养生、医疗、保健的一套整体方案。汤瓶八诊在长期与疾病抗争的医疗实践中不断总结、实践、探索。由明末清初杨氏家族第一代传人杨明公整理完善创始命名，是具有代表性的回族养生保健医学，通过杨氏家族执着的努力，本着以善为本、以诚为荣的遵旨，代代相传，流传至今。特别在第六代传人杨耀钧的倡导下为了让汤瓶八诊分享与各族人民，正式推向社会，为大众服务。1986年在宁夏回族自治区政协五届、六届政协委员、第七代汤瓶八诊国家级传承人杨华祥通过政协提案获得了自治区人民政府、及卫生管理部门的批准成立了宁夏第一家回民医院，正式将回族医学用于临床。为宣传宁夏起到了积极的作用，宁夏回族自治区人民政府为表彰杨华祥的不懈努力，特授牌匾“情系宁夏，爱洒回乡”予以鼓励。

汤瓶八诊源流：

汤瓶八诊的雏形是在中东阿拉伯通过丝绸之路来中国经商及学习交流的先贤们在长期的徒步旅行中为了减轻和消除疲劳，结合日常生活习俗和原始的民间保健的基础上吸取了中国民间及中医学的按摩保健方法，通过挤压、按揉、搓、捏、点、颤等手法促进四肢末梢的气血循环以达到祛风散寒、舒筋活络的保健目的。在长期的实践中，特别是通过中原著名回族医师杨明公经过吸收、融合了中医的阴阳、经络理论后又发展为具有中国回族特色的自然医学保健疗法——末梢经络根传法。末梢经络根传法至盛唐贞观之治，又得到了新的发展机遇，即在保持回族传统理论特色的基础上，通过不断地消化和吸收传统中医学的阴阳理论、经络理论、腧穴理论、脏腑理论和辨治理论等，从而形成了更具科学性、先进性和实用性的民族医学理论体系——汤瓶八诊。至此汤瓶八诊基本建构了较为完整的防治理论体系。

漫长而动乱的战争年代，回族聚集的区域缺医少药，为了求生存在不断的实践中汤瓶八诊也随之殁入相对偏僻而封闭的边远乡舍，成为中国本土回族养生、医疗、保健的一种行之有效技能。至此汤瓶八诊开始小范围流传于回族聚居区的漫长历史。元以前，祖居北平顺天府通州汾县的中亚后裔——伯颜察尔的后代子孙改姓杨氏，是回民杨氏的始祖。回民杨氏宗族的先辈们素有崇武善战之传统，曾为元朝的安邦定国大业立下过赫赫战功。杨室名医辈出，在荆楚大地享有盛名。其中，杨令公一脉，香火甚旺，尤赖回族医术，子代相传，著有《杨氏家藏方》（现已散失）一书，于1585年刊世，当时流传甚广。

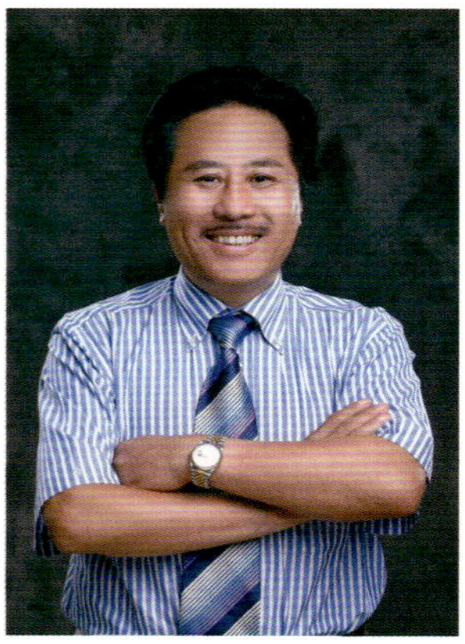

国家级传承人、杨氏第七代传人：杨华祥教授

传承谱系：

第一代创始人：杨明公（1710～1850年）

第二代传承人：杨振山（1744～1844年）

第三代传承人：杨万运（1780～1879年）

第四代传承人：杨岭云（1825～1928年）

第五代传承人：杨瑞堂（1863～1950年）

第六代传承人：杨耀钧（1903～1991年）

第七代传承人：杨华祥（1952年～）

第八代传承人：杨庭亮（1977年～）

代表性传承人：

杨华祥

杨华祥，男，回族，主任医师，传统医学教授，国家级代表性传承人，回族汤瓶八诊疗法第七代传人杨华祥教授一生致力于民族文化的弘扬和回医药汤瓶八诊疗法的传承与发展。主编出版著作10本，获国家技术发明专利3项，主持编写“汤瓶八诊教材”8本，发表学术论文20余篇，主持参与国家课题项目3个，自治区级课人，国家级非物质文化遗产项目回族汤瓶八诊国家级传承人。“国家十二五少数民族地区医疗项目”--汤瓶八诊防脑病危险因素高发疾病防治适宜技术研究项目负责人。世界中医药联合会一带一路健康产业联盟副理事长、中国民族医药学会回医药专业委员会副会长、宁夏回医药所高级顾问、宁夏医科大学回族汤瓶八诊学院院长。获国家民族医药科学技术奖“民族医药传承贡献奖”一等奖。获文化部非物质文化遗产保护“薪传奖”。

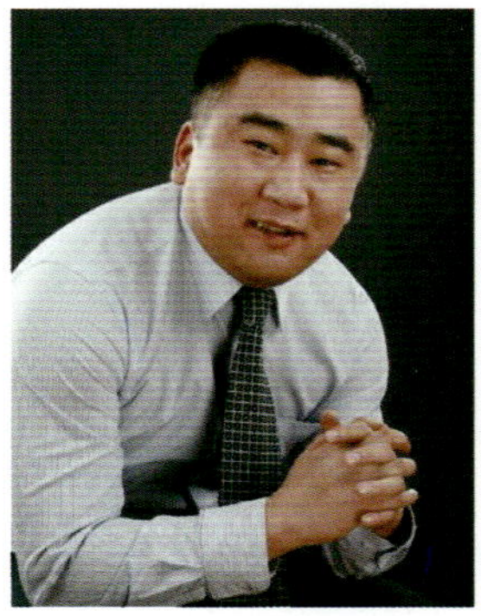

杨氏第八代传承人：杨庭亮博士

杨庭亮

杨庭亮，男，回族，毕业于甘肃医学院，传统医学博士，回族汤瓶八诊疗法第八代传人，国家级非物质文化遗产项目回族汤瓶八诊疗法银川市级传承人。主要从事回医药汤瓶八诊疗法基础理论、诊断、治疗与回医药产品的研究与开发工作。编著《回族汤瓶八诊疗法》教材3本，编著《回族汤瓶八诊疗法》初、中、高诊疗师培训教材6本。发表回医药“汤瓶头诊疗法”治疗脑中风后遗症90例临床观察、“中国回族汤瓶八诊疗法对亚健康人群的保健作用及理论探讨论”“振骨板”在回族汤瓶八诊疗法之骨诊诊疗中的作用与意义等5篇学术论文，荣获中国国际民族医药特别贡献奖。负责国家中医药管理局公共卫生服务适宜推广和“十二五”国家科技支撑计划基层及少数民族地区高发疾病防治适宜技术研究及示范课题项目2项。

传统技艺：

汤瓶是穆斯林族群在洗小净的过程中用来清洁身体的水壶，因内盛热水，故名“汤瓶”。

他们发现洗小净所涉及的头、耳、面、手、

脚都是中医学所论述的末梢经络，对促进人体血液循环，激发自身潜能，促进强身健体并对人体脏腑和局部以及全身的气血循环都有很大的影响，他们通过总结把人体的头围、颈围、腰围、手围、脚围称之为“五围”也把此五围称为“异经”。认为这五围就像人体经脉的五大闸口，此五围疏通将会促进人体气血循环。同时在通过羊角板和牛角棒、推经锤对背部进行推经、刮痧，在运用过程中发现，不但可以驱风散寒、活血排毒，而且也可以激发调动自身的潜能以提高人体自愈力，于是就将通往头部至尾骨连接脚跟及两臂的循经路线称之为“奇脉”，在此“异经奇脉学说”的基础上，形成了内病外治、上病下治，下病上治，前病后治，后病前治及通过震骨板、骨诊棒、经窍仪、推经锤等传统器具进行保健医疗的一套系统的诊疗方法。通过此方法配合活血汤、排毒汤起到疏经活血、通络醒脉、祛除人体骨垢、血垢、毒垢的作用。

在明末清初通过杨氏家族的第一代传承人杨明公的潜心探索与整理，形成了具有中国回族汤瓶八诊独有特色的四大医疗保健体系。一：回医回药汤瓶八诊内病外治非药物疗法，通过头、面、耳、手、脚、骨、脉、气以传统器具为辅助的诊疗方法。二：回医回药汤瓶八诊内病外治药物疗法，通过以阿拉伯香药为主的组方用于药疗、火疗、油疗、药浴、薰疗、香药经脉贴等疗法。达到通经行气，活血化瘀，祛病健身的目的。三：将养生与生活融为一体，通过汤瓶养生功、食疗、茶疗的方法达到强身健体、修心养生。四：吸取了阿拉伯医学的部分理论，以中华民族医学为基础采用阿拉伯香药和中草药为主要配伍所行成的内外兼治的汤瓶八诊回医回药。如香药经脉贴、祛寒消风散、茯苓人参片及香药消疖疏络膏药等。

传承保护 发展应用：

1．技术方面的价值

回医药是我国传统医药体系中的重要组成部分。近年来，宁夏回医药事业在文献挖掘整理、

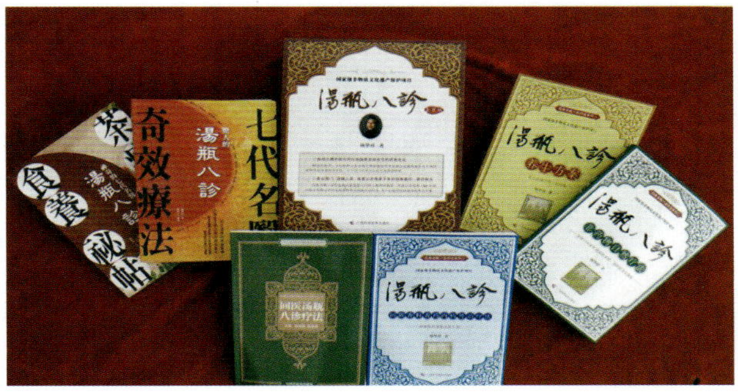

汤瓶八诊出版的书籍

特色诊疗技术挖掘和应用等方面取得了初步成效，为全区人民群众身体健康发挥着重要作用。实践证明，回医药临床疗效确切、预防保健作用独特、治疗方法灵活、费用较低廉，是宁夏医疗卫生事业不可缺少的重要组成部分，也是宁夏医疗卫生事业发展的特点和优势所在。在养生、保健、治未病、抗衰老方面有独特之处。

2．医疗方面的价值

汤瓶八诊是中国回族医学一个典型代表，是源于古阿拉伯医学理论体系，吸收和融合了当时古罗马医学、古印度等民族医学，尤其是汲取了中国传统医学精华，并经过千年的防治实践检验，逐步升华为一门较为系统的具有中国本土回族医学文化特征理论体系的民族医学，属自然医学范畴。其主要内容包括汤瓶八诊的生理观、病理观、防治观和养生观。

3．文化方面的价值

国家级非物质文化遗产回医回药汤瓶八诊疗法源自波斯保健医学和中东伊斯兰医学并吸取了祖国传统中医学理论，而形成的具有中国回族特色的保健医学文化。随着习主席提出的重建丝绸之路经济带和中阿博览会在宁夏的召开，以汤瓶八诊为桥梁，让世界更了解中国，同时为宁夏与阿拉伯国家进行医学文化交流做了一个很好的纽带。

回医汤瓶八诊具有较高的东西文化交流及中国回族民族文化、民族医学、民族养生学价值。是回族民间传统医学与中国中医经络学相结合的回族民间传统文化的结晶。

安国中药材加工炮制技艺

级别：省级非物质文化遗产
类别：安国中药材加工炮制技艺
发布单位：河北省人民政府公布
颁发单位：河北省文化厅颁发
申报单位：河北汉草堂药业有限公司
授牌时间：2013年9月

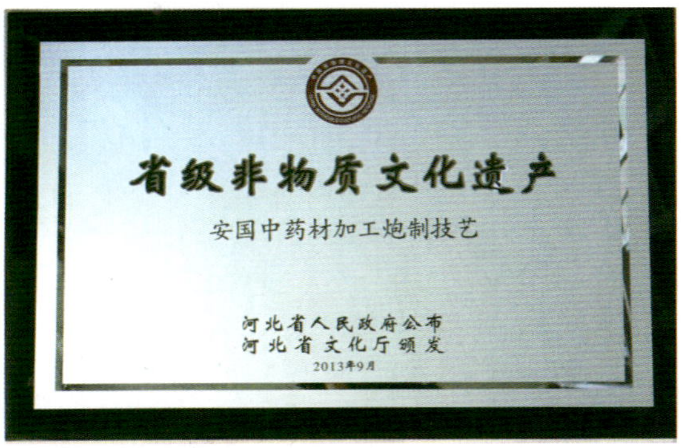

项目简介：

安国古称祁州，位于太行山东麓，冀中平原中部，京、津、石三角腹地。始建于西汉武帝元狩六年(公元前117年)，寓“安邦定国”之意，至今已逾两千余年。在中华民族五千年药文化发展史上，因其悠久绵长的历史，优越便利的地域位置，厚重深邃的人文底蕴而形成了以“药王庙”为代表的中医药文化，成为全国著名的中药材集散地之一，赢得了“天下第一药市”的美名。“商贾辐辏，药材极山海之产”的中药材交流记载着安国药业的辉煌；精湛独特的中药饮片加工技艺，以“祁州四绝”而天下名扬；世代相传的中药炮制鉴别经验丰富了中医药理论及实践的内涵，为中国中医药学的形成和发展做出了重要贡献，在中华医药史上留下了靓丽的一页。

宋、元时期，安国药材加工已有简单的拣选去杂，去粗存精。明初，安国人已掌握蟾酥的采集加工方法，并作为贡品进献朝廷。永乐年间（1403-1420年）开始出现切片和炮制加工，并迅速发展起来。同时，枣强人王某因在安国经营的药刀坊“福盛炉”而远近闻名，人称“药刀王”。他制作的丸药用药准子、药球子、药罐子、药鼓子等工具畅销各地。到明中期，安国药材集散市场日益兴盛，各地药商纷集，加工技艺得到广泛交流，药材加工随之发展到一个新阶段。药市上经营饮片和成药的“片子棚”和“熟药铺”到处可见，切制的饮片种类有1000多个。

自明初兴起的安国药材加工业，经过数百年的生产实践，从选料、配方到工艺流程等环节，积累了丰富经验，经过加工的药材形、色、味、性明显变化，药效显著，这精湛的加工技术为安国赢得“药不经祁州没药味”的信誉。

中药材加工炮制根据药物的形体和用药的需要，可加工成咀、段、块、丝、菲薄片、薄片、磅片、刨片、顶刀片、斜片、盘香片、蝴蝶片等多种片(体)形。切制药材的工具主要是刀，有片刀、刨刀、药刀之分。安国“福盛炉”生产的药刀由刀片、刀条、刀鼻三个部件组成，锋利耐用。切药省力“药刀王”名牌，历500年不衰。安国镑制的鹿茸片、犀角片久负盛名，因刀法独特，被冠以“云片鹿茸”，“刨花犀角”，其制作是用特制的钢锉排刀，把坚硬如铁的犀牛角镑成片子，形似薄薄的木刨花，剔透照人。它的“百刀槟榔”绝技，可以一个红枣大小的槟榔被切成100多片，且片片见边，薄如白纸，可随风飘扬。

安国中药材炮制，注重药效，在“浸、泡、锻、煨、炒、炙、蒸、煮”等方面，形成了独特的地方特色。药材的炮制加工汇集了历代传统加工技艺，因药制宜，技艺独特，制作精细，最讲究药物疗效，药材地道、炮制得法。药工把炮制药材的技艺同治病救人紧密相连，药材炮制作坊都贴有“修合无人问，存心有天知”“人命至重，贵于千金”“法效雷公，术遵岐伯”的警句，以自我监督，这种习惯代代相传。安国的炮制加工主要遵从水、火和水火共制法，有炒、煨、焙、煅、焯、蒸、炙等多种方法。其功用各不相同，有的可使药性改变，有的可使质地软脆，有的可降低毒性。如炒制有单料清炒和加辅料合炒。清炒有炒黄、炒焦、炒碳等种类。辅料合炒有土炒、沙炒、麸炒、盐炒、姜炒、酒炒、醋炒、滑石炒、蛤粉炒、童便炒等多种方法。

中药材的加工炮制技术传承历史悠久，内容丰富、种类繁多，数百年来，形成了一套传统的炮制加工工具，积累了丰富的炮制方法与技术经验，是中国几千年传统中医药文化的结晶，是中华文化的瑰宝，加以保护、研究、传承对弘扬传统中医药事业意义重大。

传承谱系：

第一代传人：清末，刘进福。

第二代传人：刘东汉。

第三代传人：刘显章。

第四代传人：刘振法。

第五代传人：刘明、刘俐利、刘顺。

代表传承人：

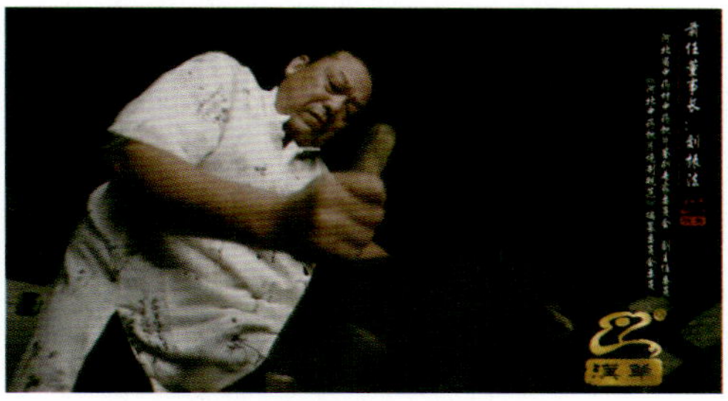

第四代传人：刘振法

代表性传承人：刘振法，男，1945年6月出生。原为河北光明饮片有限公司董事长。现为《河北省中药饮片炮制规范》编纂委员会委员。被河北省食品药品监督管理局聘为河北省中药材中药饮片鉴别专家委员会副主任委员。安国中药材加工炮制技艺第四代代表性传承人。

传统技艺：

净制是指药材收割后有的要去芦头、须根、茎叶，有的要去皮以减少毒性。

切制是安国中药材加工的传统工艺，可根据饮片配制需要，切成咀、片、丝、段、块等各种规格。切片刀法有直片、圆片、斜片、丝片、刨片、镑片等，技术非常讲究。安国数百年的技工实践，形成独特技艺。切制的标准咀片完整、均匀、美观、鲜艳、不卷曲、不变形，且药效提高。切制的程序和方法有闷润、浸泡、切片、镑片、剁劈等。闷润，讲药物用清水浸湿或喷淋清水，置适宜容器内，让水分慢慢渗入药材内部，使其软化便于切制。浸泡时根据药材的大小、粗细、软硬分类处理。安国药工“百刀槟榔”的切制技艺声名远扬。一个大如枣坚如石的槟榔，经过浸泡润制后，可切出100多片，片片薄如纸张，边缘完整，可随风飘扬。另外“蝉翼清夏”“云片鹿茸”“镑制犀角”也反映中药材加工技艺的高超，该四项切制技艺被称为安国药材加工技艺中的四大绝技。

安国药工根据多年的积累经验，将中药材炮制理论编成歌谣，代代相传。如“酒制升提而散寒，姜制和中而去痰，醋制入肝益收敛，盐制走肾而软坚，麸炒健脾咨鼓气，土炒守中助脾官，米泔水制去燥性，蜜制甘缓补益气，砂烫炮鼓打松脆，滑石烫制吸油干”。对炒制的程度有“炒黑入血炭止血，炒焦消化开胃宽，清炒树粒爆香味，炒炭存性最关键”。中药材的炮制以做工精细，用料讲究，火候把握得当而闻名于中药行业。

传承保护 发展应用：

中药材加工炮制是中药材使用前必不可少的环节，加工的方法和技艺直接影响着中药材的药效。经历数百年的技艺传承，积累了丰富的加工、炮制经验。又因手工操作、师徒相传，加以收集、整理对中药文化的传承、推广有很大的促进作用。 中药材的加工炮制技术传承历史悠久，内容丰富、种类繁多，数百年来，形成了一套传统的炮制加工工具，积累了丰富的炮制方法与技术经验，是中国几千年传统中医药文化的结晶，是中华文化的瑰宝，加以保护、研究、传承对弘扬传统中医药事业意义重大。

周氏针灸

级别：市级非物质文化遗产

类别：传统医药类周口市第四批非物质文化遗产

发布单位：周口市人民政府

颁发单位：周口市文化广电旅游局

申报单位：郸城县针灸研究所

授牌时间：2016 年7月

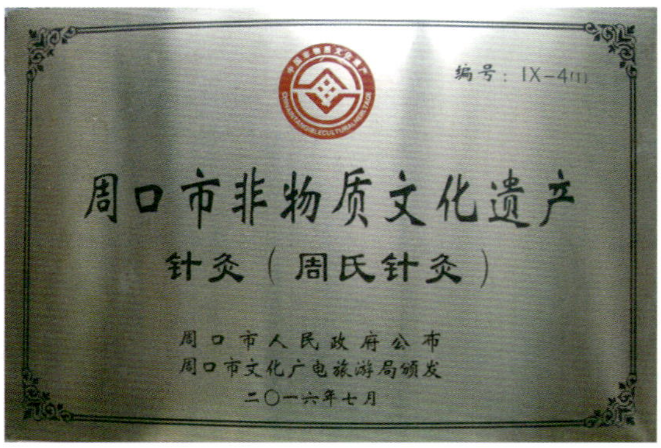
编号：IX-4(1)
周口市非物质文化遗产
针灸（周氏针灸）
周口市人民政府公布
周口市文化广电旅游局颁发
二〇一六年七月

项目简介：

郸城县位于豫东平原，东临安徽省的太和、亳州和界首，西邻淮阳，北界鹿邑，南与沈丘、项城接壤。这里历史悠久，物阜民丰，文化底蕴深厚，传统中医项目针灸技术，在这里被人民群众高度认可和高度赞扬。针灸是针和灸的总称。“针”是按照一定的穴位，把针具刺入患者特定部位，从而达到治疗疾病的目的；“灸”是由艾叶等药草点燃后，在人体某部位进行烧灼、烘烤，在体表局部进行温热刺激，成为防病治病的手段。

针灸技术是中国特殊的治病方法，至今有几千年的传承历史，它是人民群众在长期的与疾病斗争中积累下来的宝贵经验，凝聚着中华民族的智慧和创造力，至今仍具有极大的科学研究价值和实用价值。

周氏家族自清代就开始用针灸技术给人们治病。据周家后人讲，周家高祖周佰贺、曾祖父周芳清早年在河南鹿邑县开诊所。时局混乱，周家祖父周景军才从鹿邑迁回郸城县宁平镇，继续行医。周氏针灸技术传到其第五代传承人周怀明的时候，其针灸技术已是日臻完善。周怀明自幼跟随父亲周文彪长期行医，积累了丰富的实践经验，其针灸技术在周边县市闻名百里。

传承谱系：

第一代创始人：周佰贺（1869年～1952年） 男　汉族

第二代传承人：周芳清（1891年～1985年） 男　汉族

第三代传承人：周景军（1926年～1999年） 男　汉族

第四代传承人：周文彪（1946年～2013年） 男　汉族

第五代传承人：周怀明1977年04月生，男　汉族

第五代传承人：单玉丽1981年01月生，女　汉族

第六代传承人：周久凯、周久翔、周久超、周久惠

代表传承人：

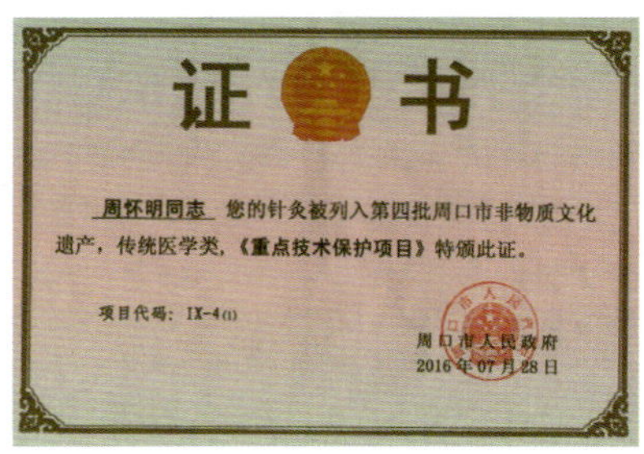
证　书
周怀明同志 您的针灸被列入第四批周口市非物质文化遗产，传统医学类，《重点技术保护项目》特颁此证。
项目代码：IX-4(1)
周口市人民政府
2016年07月28日

周氏针灸五世传人周怀明

周氏针灸技术方法传承有序，现珍藏在五世传人周怀明手中有：五代人用过的针具10多种，周氏家族针灸治病手抄本1册，古代医书200多册，中医治病用具100多件。

周怀明，男，1977年4月出生，河南省郸城县人，他自幼跟随父亲周文彪学习针灸技术，1997年毕业于天津中医学院针灸系，中共党员，第十届郸城县政协委员，三级中医针灸科医师，三级中药调剂员，三级健康管理师，三级公共营养

师，周口市青年科技专家，周口市专业技术拔尖人才，享受周口市政府人才津贴；1998年任郸城县城郊医院针灸科主任，2003年创办郸城县中医疑难病研究院任院长，现为郸城县针灸研究所所长兼郸城县针灸学会会长。

周怀明医生在传承祖传的针灸技术外，又根据30余年的实践经验，创新出“一针三通疗法”，可谓一绝，对治疗中风偏瘫及神经痛方面有着独特的疗效，被患者称为”周神针”。他先后进修于天津中医药大学一附院、北京中医大学高级中医针灸综合班、河南省中医管理局中医项目培训班、北京中医大学东直门医院等部门，从事针灸技术的学习与研究。

周怀明医生精于针术，在临床上按中医方法找出病因，辨别性质，明确病变属于哪一经脉，哪一脏腑，辨明表里，寒热，虚实中哪一类型，做出诊断，然后用针调气血，通络脉，使阴阳归于平衡，脏腑趋于调和，从而达到防病治病的目的。

周怀明用精湛的针灸技术，赢得了方圆百里病痛患者的高度赞扬和政府医疗机构的表彰。2009年被授予周口市科技奖；2010年被评为河南省优秀科技工作者；2014年被评为周口市第十二届自然科学成果奖2项。2016年河南省科普成果奖。2017年被评为周口市第十四届自然科学成果奖2项。他在《中华医学临床研究杂志》《中国针灸杂志》《世界医药创新杂志》等学术刊物上发表论文数十篇，他多次应邀出席美国、韩国、法国、新加坡等地的针灸学术交流活动，为传承发展祖国的针灸技术做出了积极贡献。

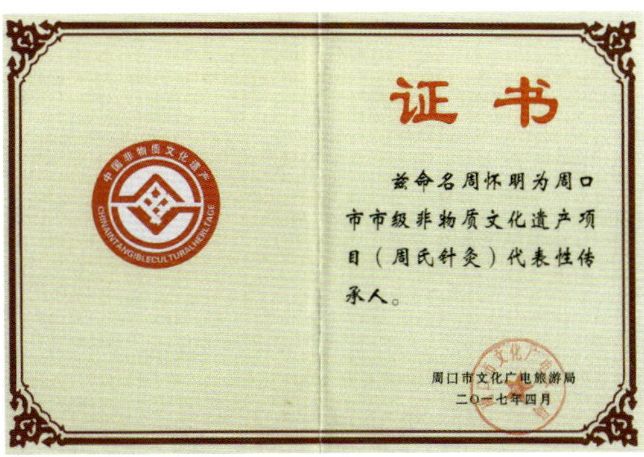

证书

兹命名周怀明为周口市市级非物质文化遗产项目（周氏针灸）代表性传承人。

周口市文化广电旅游局
二〇一七年四月

周怀明事迹载入《郸城县志》《郸城年鉴》《国医年鉴》《郸城文史》《周口市志》《周口年鉴》《献计中原史册》《中国中医药技术创新金鉴》《国史人物大辞典》《中国中医药健康产业大典》《国医名师传承弟子大全》《中国中医疑难病博学荟萃》《周口市拔尖人才风采录》等历史记载。

传统技艺：

“针”是在中医理论指导下，把针具（通常称为毫针）按照一定的角度刺入患者的特定穴位，从而达到治疗疾病的目的。“灸”也是在中医理论下，把艾叶等药物点燃后在人体的一定穴位烧灼、熏熨，利用热的刺激来治病。针灸技术是一种内病外治的医疗手段，主要功能是通经脉、调气血，使阴阳归于平衡，脏腑趋于调和。

周氏针灸是周怀明及家族前辈四代，在传承中国针灸这一传统诊疗技艺的基础上，经过多年的临床实践、研究发展而来的独特的“从外治内”治疗方法。该疗法通过经络、腧穴的作用，应用一定的手法，治疗全身的疾病。有头针疗法，主治小儿脑瘫，急慢性脑血管病，脑血管病后遗症，以及手术或外伤引起脑组织损伤；腹针疗法，治疗胃炎，肠炎，食道病，急腹症，小儿腹泻，各种泌尿系疾病；运动针灸疗法，主治各种急慢性损伤性疼痛、面瘫，偏瘫；舌诊方法，通过观察患者的舌苔、舌质的表现分辨“虚、实、寒、热、表、里、阴、阳”等病症属性，辨别疾病部位，是一种以外看内的特殊诊断方法，具有操作简单，无创伤，安全、快捷、准确的特点；无痛手法等。

周氏针灸疗法简单、便捷，对婴幼儿腹泻、病毒性感冒、中风、疼痛症、风湿性关节炎等常见疾病，和各种疑难杂症都有特殊的疗效，基本做到“针到病除”的神奇效果。

周氏针灸是典型的家族传承模式，传承面不宽，是影响其传承的一个重要因素。该项目的许多技法，仍然是采取“口传心授”的方法，许多技法面临濒危，需要加以文字整理，才能更好地传承下去。

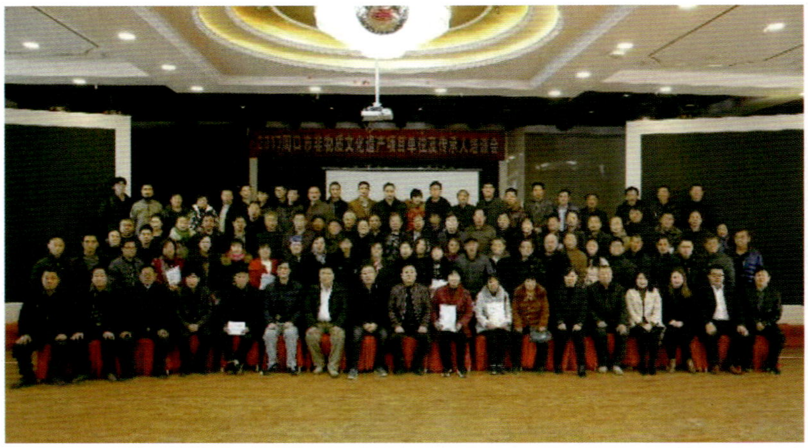

1. 技术特征

针灸疗法，治病不靠吃药，操作方法简便易行，只是在人体一定局部用针刺入，促进经络通畅，气血旺盛，从而达到治病目的。

2. 理论特征

针灸在长期的实践中，形成了十四经脉，以及361个穴位等组成的经络理论，形成了经络学说。

3. 针与灸的相互脱节

针、灸并称，足见二者关系紧密。而目前临床上大多是有针无灸，二者脱节的现象具有普遍性。灸疗法的独特作用，绝不是局部热疗可以比拟的。自古以来，针刺和灸疗就在针灸学术领域各占半壁江山。《黄帝内经》曰：“针所不为，灸之所宜”。临床上对针刺治疗效果较差的病症，改用灸法或根据不同的病情而选用不同的灸疗间隔物，往往能收到较好的疗效。针和灸虽然同是作用于经络腧穴，但因所用方法的不同，其作用也有差异。近年来，有些医生为了避免灸疗时的烟熏火烤，为了节省人力，临床上以针刺代替艾灸，或用红外线照射来取代灸疗法，则是忽略了灸法的独特功效，临床疗效必然会受到影响。

4. 针灸治疗疾病的疗效

治病疗效是针灸的生命。人们不仅要求针灸治疗诸多的常见病、慢性病，而且越来越希望能用针灸帮助解决那些西医束手无策的疑难病。因此，提高针灸临床水平，向疑难病症挑战，是今后针灸临床研究的重要任务。现在看来，已经出现了针灸攻克某些疑难病的苗头，如头皮针治疗中风及其后遗症，舌针治疗脑性瘫痪、帕金森氏病，小剂量药物穴位注射治疗萎缩性胃炎，火针治疗慢性骨髓炎，穴位电磁场疗法治疗过敏，瘢痕灸法治疗难治性结核病，针刺穴注法治疗强直性脊柱炎、骨质增生等。此外，针灸有提高免疫能力，缓解放、化疗副作用的效果，特别是在作为辅助疗法，减轻晚期患者的痛苦，提高病人的生存质量方面，能够有所作为。

5. 用针刺手法来提高疗效：

用针刺手法治疗各种疾病（特别是疑难病），再结合经络理论来交叉验证；争取5年或10年内能够系统治疗50种重要疑难疾病，用手法把疗效拿下来，再进行有效的总结，那时我们针灸临床会大为改观，这既能促进针灸技术交流与合作发展，也能促进传承推广。

6. 针灸传承的重要条件

针灸是知识型与技术型紧密结合的科学，书本是知识的载体，老师是技术的载体，针刺手法是门“手艺”，跟老师学艺才能口传心授，手把手教，才能真正学会。

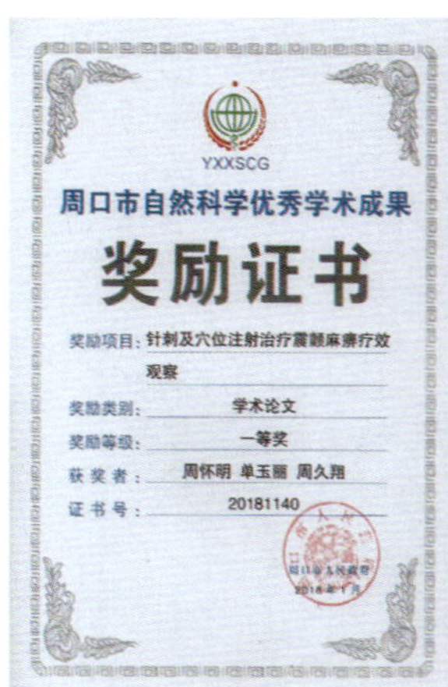
YXXSCG
周口市自然科学优秀学术成果
奖励证书
奖励项目：针刺及穴位注射治疗震颤麻痹疗效观察
奖励类别：学术论文
奖励等级：一等奖
获奖者：周怀明 单玉丽 周久翔
证书号：20181140

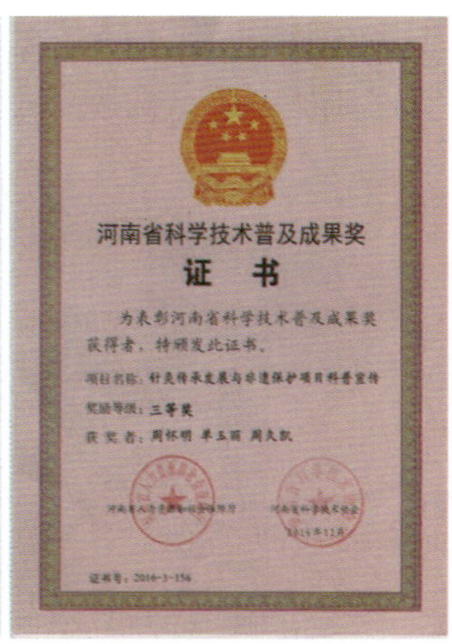
河南省科学技术普及成果奖
证书
为表彰河南省科学技术普及成果奖获得者，特颁发此证书。
项目名称：针灸传承发展与非遗保护项目科普宣传
奖励等级：三等奖
获奖者：周怀明 单玉丽 周久凯

药囊防病法（苍香玉屏袋）

级别：省级非物质文化遗产

类别：河北省第四批传统医药非物质文化遗产

发布单位：河北省人民政府

颁发单位：河北省文化厅

申报单位：河北省石家庄市井陉县中医院

授牌时间：2013年9月

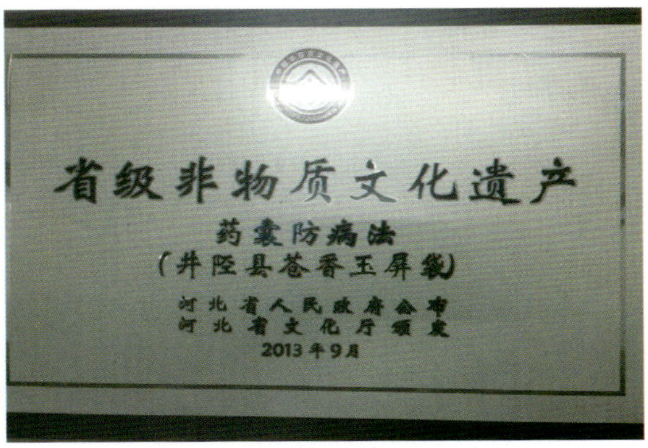

项目简介：

苍香玉屏袋是原井陉县中医院院长、河北省名中医、石家庄市十大名中医、全国基层名中医药专家传承工作室以及省一、四、五批老中医药专家学术经验指导老师武小妮主任医师，根据祖母口传清代家传秘方，查阅大量资料，进行药物筛选，进一步研究、实验、改进、创新，经省专家定名的，可以有效防治小儿上呼吸道感染和消化不良的一种中医特色疗法。得到了各级专家好评和群众的认可，被省卫生厅、石家庄市政府评为科技进步二、三等奖。全国著名中医专家赵玉庸教授1996年在河北省卫生厅、中医药管理局组织的全国知名专家论证会上对此疗法给予了很高评价：传承苍香玉屏袋，本袋设计较严密，资料完整齐全、统计数据可靠、分析论证合乎逻辑、选题实用、具有科学性和先进性。

根据中医学“治未病”的思想，“苍香玉屏袋”运用整体观念，进行选方遣药，既考虑疾病的表现，又考虑疾病的本质，重点放在“防”字上，处方包含黄芪、苍术、荆芥等16味中药，方药疏风散寒、健脾和胃、理气止痛、开窍醒神、芳香泻浊，提高人体免疫能力，抑制感冒细菌病毒，对上呼吸道感染形成一个多方位、多层次的立体攻势，达到防治效果。

“苍香玉屏袋”由纯中药制成，佩戴胸前，预防小儿感冒等疾病。根据年龄，2～5岁，每袋3克，6～8岁每袋5克，成年人、老年人，每袋15克，家庭卧室、汽车、办公室每袋20～10克。白天佩戴胸前膻中穴，晚上临睡时将药袋放置枕旁，六个月为一个疗程，通过呼吸道吸收及皮肤接触，透皮毛腠理吸收，达到防治目的。

“香袋”系清朝雍正年间时任“皇戚国子监”的井陉武氏九世先祖武庆昌所创，武小妮由祖母口传亲授后，研究改良为“苍香玉屏袋”，经省非物质文化专家评委改名为“药囊防病法”代表性传承人为武小妮和武治红，已有三百余年。

“苍香玉屏袋”的特点是药源充足、制作简便、价格低廉、应用广泛、无痛苦、易于接受。因其选方遣药独特、配伍严谨，具有科学性和先进性，有着很高的社会效益和经济效益。

井陉县中医院非常重视此项目的研究、开发和推广，成立了由名誉院长武小妮为组长的项目研究组，定期召开研讨会讨论和研究项目的传承和购药、加工、质量保证、提高疗效工作。几年来，投入了10多万元，用于购药、加工、制袋和发放，并且制定了五年保护计划，预算再投入资金三千万元，用于出版中医专著、继续研究开发、加大宣传力度、建立成品药厂和专科医院，力争早日将此中医特色疗法广泛运用和在全社会推广。

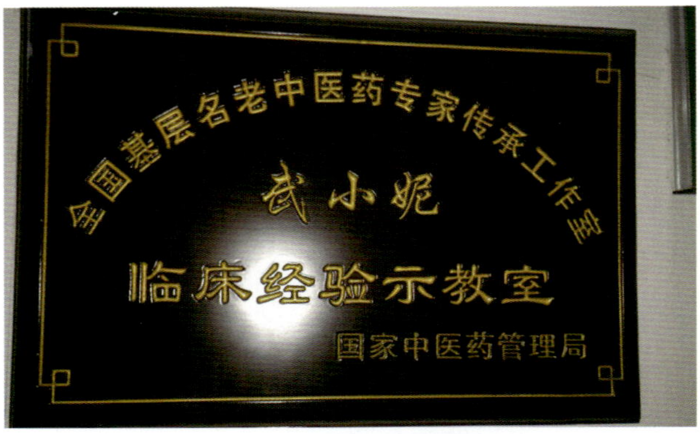

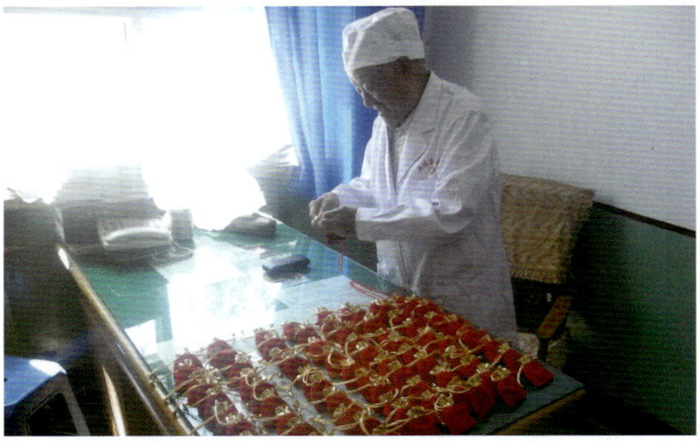

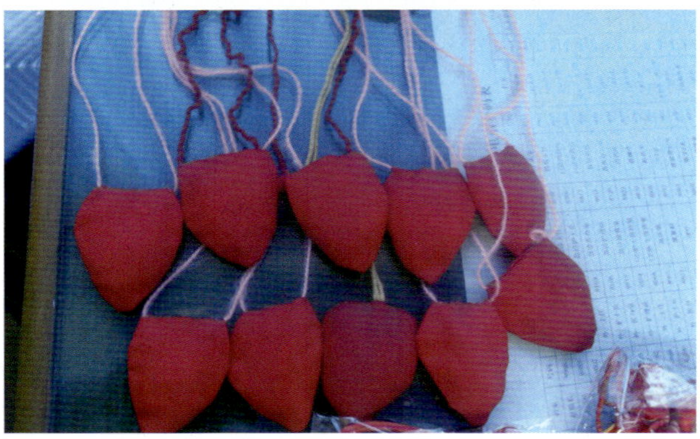

传承谱系：

清朝雍正年间九代祖先武庆昌任职于“皇戚国子监”创“香袋” →武琮（清乾隆年间）→武崇文（清乾隆年间）→武响（清嘉庆年间）→武昌荣（清道光年间）→武启（清咸丰年间）→武焕玉之妻齐金妮（1899～1963年）→武锡富之子武小妮（1940年～）；武小妮主要传给→武治红（1975年～）、曾素文、张兵文、尹建永、李向东、尹国强；武治红传给张建毓、武健琦、刘鑫、吴学恒、刘浩、程祎、李海鹏、梁海生、岳德勇。

传统技艺：

据国际卫生组织（WHO）报道，全世界每年死亡的1400万小儿中，有600万死亡于上呼吸道感染。我国农村12岁以下的儿童上呼吸道感染的发病率高，且城镇高于农村，国内外有试图用特异性免疫原理，研制病毒活疫苗进行预防，但因病毒种类繁多，疫苗难以制备，临床价值不大。

药囊防病法（苍香玉屏袋）防治小儿上呼吸道感染和消化不良等疾病有效率为97.8%，本方药源广、价低廉、易制作、群众易接受，同行专家认为对儿童的健康成长及保健具有重要意义。省专家鉴定委员会鉴定达到国内先进水平，收到好的社会效益。

“药囊防病法”是武小妮主任医师在祖传秘方“香袋”的基础上经查阅大量资料，精心筛选药物，进一步研究、实验、改进、创新的中医疗法，后经省知名专家定名为“苍香玉屏袋”，用于防治小儿上呼吸道感染和消化不良等疾病，在河北省卫生厅、中医药管理局组织全国知名专家进行论证，一致认为：本袋设计较严密，资料完整齐全、统计数据可靠，分析论证合乎逻辑，选题实用，具有科学性和先进性。

“药囊防病法”由纯中药制成，佩戴胸前，预防小儿感冒等疾病，起到防重于治，防病于未然的目的，在用药途径、剂量改革有创新，选方遣药独特，配伍严谨，发挥了中医药优势，突出中医特色，通过2000例（观察组、对照组各1000例）观察，观察组与对照组相比，有非常显著性差异，该项研究达到国内先进水平。

“药囊防病法”药源充足、制作简便、价格低廉、应用范围广，已被小儿和家长接受，推广应用后会产生很好的社会效益和经济效益。

“药囊防病法”研究受到国家级、省级专家好评，得到使用过的小儿家长认可，被评为省卫生厅、石家庄市政府科技进步二、三等奖、井陉县政府科技技术进步一等奖。

传承保护　发展应用：

“药囊防病法”药物组成系根据中医学“不治已病治未病”的观点，运用中医学的整体观念，进行选方遣药，既考虑疾病的表现，又考虑疾病的本质，重点放在“防”字上，方药具有疏风散寒、健脾和胃、理气止痛、开窍醒神、芳香泻浊、提高自身免疫能力、抑制感冒细菌病毒的作用、疗效全面的方药。对上呼吸道感染形成一个多方位、多层次的立体攻势，达到防治效果与特点。

2015年传承人武小妮主任被评为全国基层名老中医，并成立传承工作室。工作室成立以后，划拨专项资金制作苍香玉屏袋，多次组织下乡义诊，向当地群众讲解并免费发放苍香玉屏袋，收到了良好的社会效益。

现在武小妮已78岁，正在将“药囊防病法”传授给武治红（河北中医学院毕业）、尹建永（张家口医学院中医系毕业）李向东（河北中医学院毕业）等。

院领导非常重视，由名誉院长为领导小组组长，定期召开研究解决技术改造等问题的会议，如确定传承人、购药、加工、收集资料、观察疗效、改进提高创新、保质保量，确保疗效，搞好宣传，扩大社会效益。

处方中药材共研细粉（100目筛），根据年龄2～5岁每袋3克，6～8岁每袋5克，根据年岁胖瘦增减量，白天佩戴胸前膻中穴，晚上临睡时将药袋放置枕旁，隔3-5天手轻柔一下防治结块影响疗效，三个月为一疗程，中间药味不浓可以转换药粉，通过呼吸道吸收及皮肤接触，透皮毛腠理吸收，达到防治目的（选用花艳纯棉布做袋，达到实用美观）

保护内容：由小组专人采购地道优质中药材，选中药材品种数量保密，只有小组主要成员知办，专人加工制作，专人发放、收集资料、观察疗效，分工明确，各负其责。

姚氏太和医室诊疗

级别：省、市两级非物质文化遗产

类别：西安市第四批传统医药类非物质文化遗产
　　　陕西省第五批传统医药类非物质文化遗产

发布单位：西安市人民政府
　　　　　陕西省人民政府

颁发单位：西安市文化广电新闻出版局
　　　　　陕西省文化厅

申报单位：西安姚氏太和医室中医研究所有限公司

授牌时间：2014年12月

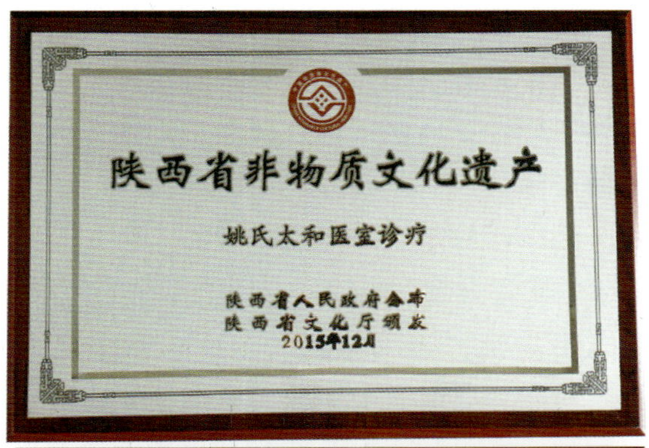

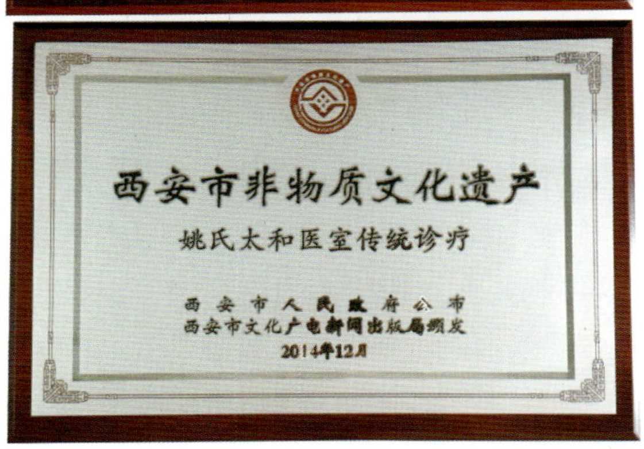

项目简介

“清•太和医室”创建于公元一八六一年，百年老字号。“太和医室”为县城三街姚氏于清咸丰末年所创。创始人姚福年（1838～1923年），晚年号嘉我公。幼家贫，18岁赴五台山习武学医，受傅青主（傅山）派影响颇深。1861年回武安创太和医室，太和发药店，坐堂行医。二代传人姚占铭，擅针灸。“太和”取“以能保安合会大利之道，乃能利贞于万”之意，即愿天下之人平和安舒、健康长寿矣。在一百五十余年六代人的传承中沿袭至今。姚氏后人坚韧不拔，遵从祖训，代代相教，以身示范，言传身教以医为业，遵从姚氏祖训“立言立功裕后立德最好，业儒业商济众业医为先。”

1947年，三代传人姚兴华率全家迁居西安。新中国成立后，在党和政府的医药政策关怀下，姚氏太和医室中医事业得到了长足的发展。1958年，姚兴华被邀请至西安第二医院担任中医科主任，六十年代学术活动活跃时，外事活动屡被《西安日报》《陕西日报》《健康报》、西安电台、陕西电台报道刊登。

四代传人有姚树森、姚树棠、姚树锦、姚树铮、姚树峰、王凤楼，四代著名弟子陆秀芳、宋培林，均师从姚兴华先生研习太和医理，毕生从事中医临床诊疗工作，为姚氏太和医学的传承及中医学的发扬光大，贡献一个中医世家的力量。

其中，姚树锦为四代传人中最负盛名之代表。陕西省首届名老中医，国家级名老中医。国家人事部、卫生部、中医药管理局遴选的第二、三、四、五、六批名老中医药专家学术经验继承指导老师。2007年被国家中医药管理局评为“第三批全国老中医药专家学术经验继承工作优秀指导老师”。其在临证中重视阴阳升降的运动规律，形成以 “扶正固本”为主的学术观点，对疑难病有虚损类疾病有重要的临床指导价值，主持研制“胆胃通降片”“固本咳喘丸”等多种中药制剂，疗效显著，获得多项科技进步奖。

太和医室五代传人姚艳萍，自幼随父姚树森在桑梓河北武安学习中医，数十年如一日为家乡患者服务。五代传人姚安萍、姚永平在家学的熏陶下，一直随父姚树锦系统学习中医，从事中医诊疗工作多年，为太和医室中医学术教学科研及传承发扬做出了很大的贡献。

太和医室传承至今已六代，培养的师承人员弟子队伍壮大。其中六代传人姚蕤作为西安市非物质文化遗产代表性传承人，带领团队以现代管理方式发展传承中医药，2017年，姚蕤作为中国代表团一员，参加“第十九届世界青年学生联欢节”，发表《“一带一路”战略下中医药文化传播》主题演讲，展示中国新时代青年中医人的风貌，被《人民日报》《中国中医药报》、“陕西中医网”“俄罗斯卫星通讯社”等媒体广泛报道。六代传人杨振宇于2013年取得“传统医学出师证书”，姚舜现就读陕西中医药大学，均为太和医室传承队伍中的新生力量。

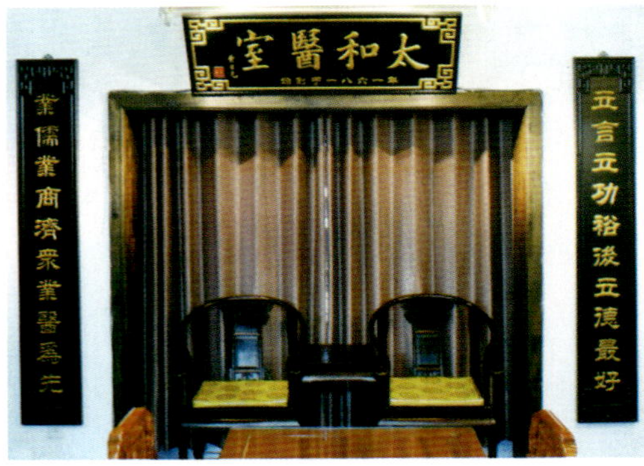

图1：太和医室牌匾

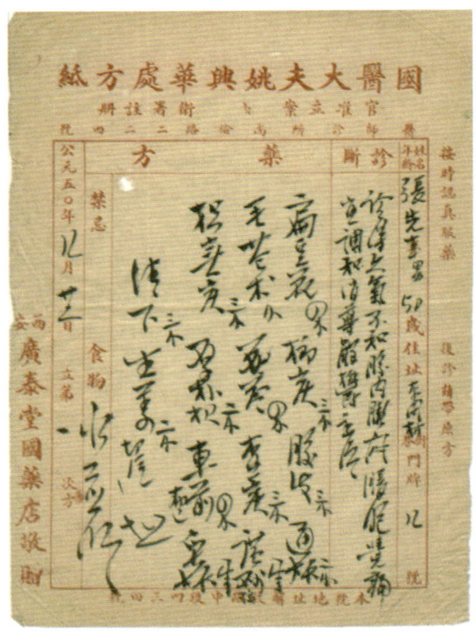
國醫大夫姚興華處方紙

图2：解放初期三代传人姚兴华手稿处方

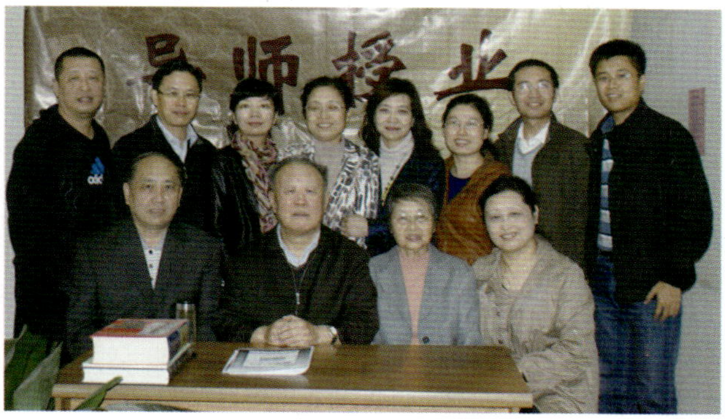

图3：四代代表性传人姚树锦夫妇（中）与众弟子合影

传承谱系：

创始人：姚福年（1838～1923年）；

第二代：姚占铭（1865～1916年）姚占贵（1903～1970年）；

第三代：姚兴华（1899～1967年）；

第四代：姚树森（1921～2004年）姚树棠（1923～2007年）；

姚树锦、姚树铮（1941～2016年）、姚树绵、姚树峰；

第五代：姚艳萍、姚安萍、姚永平；

第六代：姚蕤、杨振宇、姚舜。

代表传承人：

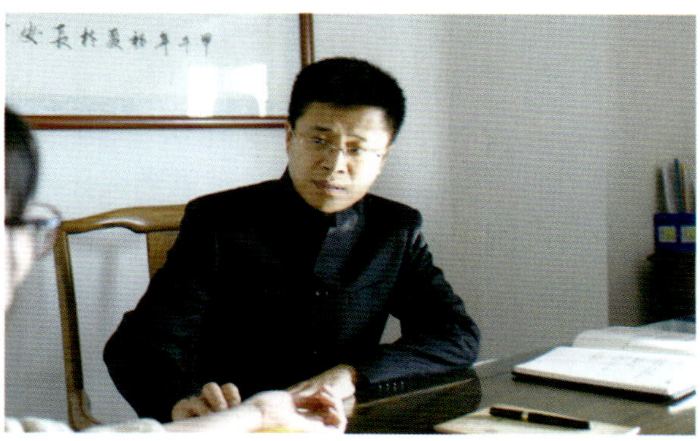

姚蕤，男，1979年生，太和医室第六代传人。姚蕤作为西安市非物质文化遗产代表性传承人，从事中医传承工作近20年，治医治学，不但习古诸家之学，更不断创新，崇尚中医“治未病”之理论，推崇未病先防之原则。并且，突破传统，开放思想，以全新视角传承发扬祖国中医药文化理念。他将《太和医室秘录》一书应用临床，融医治于一炉；施治则结合家学，经方时方并用，中西之法融合，反映出博采与灵通的治疗特色。用现代的管理方式介入到传统的中医传承中去，取得了很好的成绩，同时得到了行业的普遍认可。

其社会职务有：西安市统战部新的阶层代表人士自由职业者分会 副会长、陕西省中医药科技开发研究会副秘书长、长安中医学派秘书长、九三学社西安市委员会委员，青年工作委员会副主任、莲湖区政协第十四届委员会委员等。

传统技艺：

“太和医室”传承至今已延续了一百五十多年，在继承和弘扬的基础上，四代传人姚树锦进一步完善了姚氏的学术思想：“祛邪勿伤正气，治病勿犯胃气；扶正勿忘祛邪，顺应脏腑升降之性”，成就斐然。其学术思想可概括总结为“扶正固本、阴阳升降、补脏通腑”。主要体现在诊病治疗、指导原则、中医药研制和传承四个方面，其中诊病治疗尤以内科见长，且在内、妇、儿科等均有建树。

诊病治疗方面：姚氏认为，中医药的免疫调节作用是长于整体，短于局部；强于扶正，短于祛邪。并系统总结出一套“扶正固本”的治法及方剂，不脱于“辨证论治”范畴，但颇有自己的特色及显著疗效。即调补法、平补法、清补法、温补法、峻补法、食补法。

指导原则：无论因虚致实，还是因实致虚，均以虚为本，以实为标。临证时，先判正气受损程度，斟酌与邪斗争的情况，衡量标本虚实的性质，确定辨证论治的依据，从而定攻补之先后、时机、分寸。特别应遵循：祛邪不可伤正；治病勿伤胃气；扶正勿忘祛邪；顺应脏腑气机升降之性原则。

中医药研制：太和医室”炮制方法可分为五大类型：修治、水制、火制、水火共制、其他制法，在此基础上，将家传秘录成药方剂应用于临床，其中“小儿疳积散”“丙丁解毒丸”“天顺玉液”被列入国家中医药行业科研专项中医药传统知识保护技术研究名录。

传承保护　发展应用：

“太和医室”历经一百五十余年六代沿袭、传承至今。谨遵祖训，以传承中医药为主旨，建立中药材种植炮制示范基地，从源头保证道地药材；虔心整理和总结历代诊疗经验，将其整理出版，如《太和医室医案选》等；“太和医室”百余年来传承了大量的中成药秘方，一直广泛应用于临床，通过积极推进中成药剂的临床应用使其应用更为广泛；整理挖掘、抢救濒临失传的中医古籍文献资料，自发组织保护，使更多的人参与其中，旨在集众之力传承古籍，每年众筹书籍6～7本，参与人数众多；加强师承教育，进行传承人才培养和储备，入驻关中书院，创建“聚隆光明中医药传承教育中心”，以师承为阶梯，以临床为课堂，系统性、规模性、连续性地开展传承教学；创新思维结合“互联网+”模式，建立“德聚西中医药网络传承平台”，新模式储存运用资料，新思路传承拓展诊疗，多样化、时代化传承国粹，实施中医远端诊疗、教育、教学，完善中医医疗服务网络。2018年，在西安兴庆宫的“花萼相辉楼”创办中医药文化会客厅，开拓新模式发展中医“治未病”理念，为社会服务。

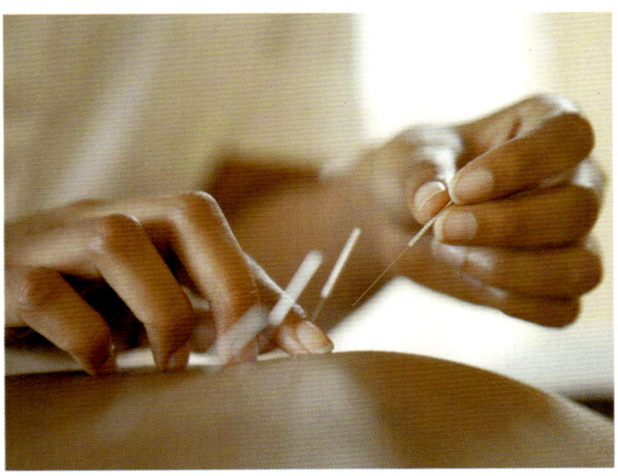

陶济堂膏药（陶氏膏药）

级别：市级非物质文化遗产

类别：山东省淄博市第五批传统医药类非物质文化遗产

发布单位：淄博市人民政府

颁发单位：淄博市文化广电新闻出版局

申报单位：淄博陶济堂生物医药科技有限公司

授牌时间：2015年4月

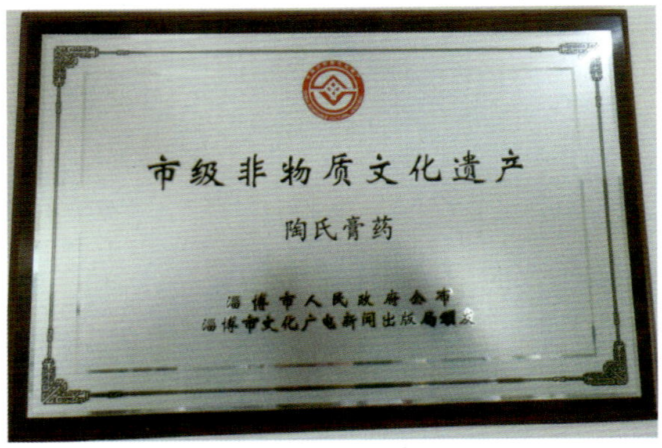

一、项目简介

清末民初，家住淄川城西贾村（今淄川经济开发区钟楼街道办事处贾村）的陶云修老人，救了一个由河北去泰山修行的道人的命，道人为答谢其救命之恩，临走时相赠一个治腰腿痛病的中药方。后来，陶云修按药方的配方和熬制方法制作了膏药，果然药到病除，疗效极佳，被人们称为“陶氏膏药”。

为了给更多的患者解除痛苦，并进一步扩大陶氏膏药的影响，1911年，陶云修成立了“陶济堂”药店，开始正式制作膏药、做堂行医，至今已有100余年。

陶氏膏药由地龙、僵蚕、蜈蚣、红花、制川乌、牛膝等80多味中草药，用纯香油炮制、纯手工传统办法，经过多道工序熬制而成。其具有渗透肌肉、松解粘连、软化骨刺、消炎止痛、改善微循环、增强肌体细胞活力等神奇功效，对治疗颈椎病、腰椎间盘突出症、腰腿痛、椎管狭窄、肩周炎、膝关节痛僵直、关节炎、风湿类风湿性关节炎等疾病有独特疗效。

为维护陶氏膏药的信誉和为病人负责的态度，陶氏膏药不随便经营出售，一律亲自临诊开方，对病重患者实行上门服务。

百年来，陶氏膏药以良好的疗效和历代传人的优质服务，在淄川及周边地区树立了良好的口碑和信誉。尤其陶氏膏药第四世传人、非遗项目传承人陶海峰的努力，更使陶氏膏药的社会信誉和知名度得以提高。现在，陶氏膏药，陶济堂膏药在淄川地区已经不是一种单一的药品，而是成为了一个孺妇皆知的品牌。2017年9月，陶济堂被认定为山东省第四批老字号企业。

二、传承谱系

第一代创始人：陶云修（1880～1944年）

第二代传承人：陶继诚（1911～1975年）

第三代传承人：陶守明（1951～1996年）

第四代传承人：陶海峰（1981年～）

三、代表传承人

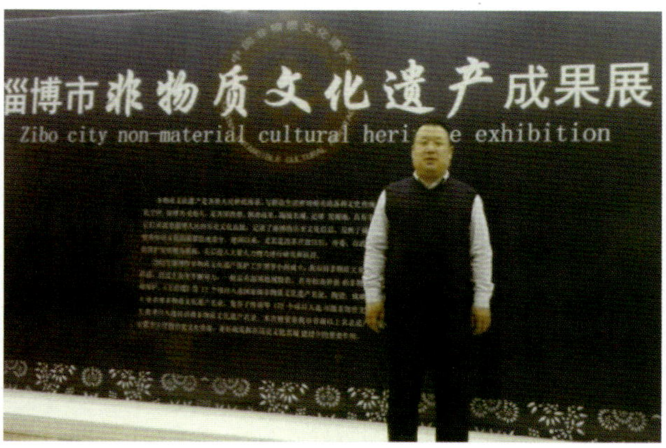

陶氏四世传人:陶海峰

陶氏膏药秘方传承有序，秘方现珍藏在四世传人陶海峰手中。

陶海峰,男， 1981年生，1999年淄川卫校毕业，2014年山东大学临床医学本科毕业。现为淄川经济开发区钟楼街道办事处夏庄新村卫生室主任、淄博陶济堂中医馆主任、淄博陶济堂中医药

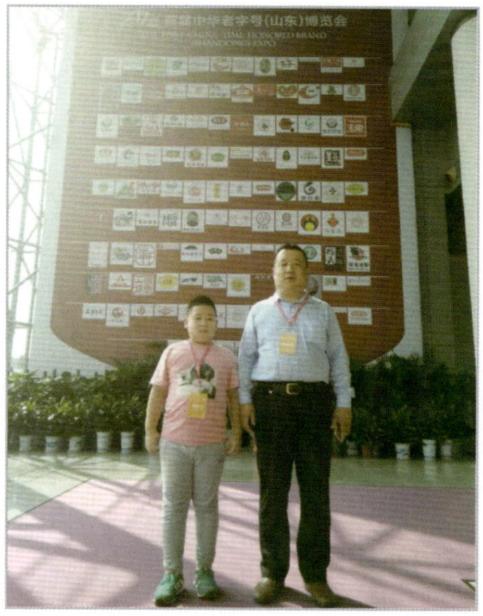

2017年9月陶海峰和儿子陶宗泽参加山东老字号博览会

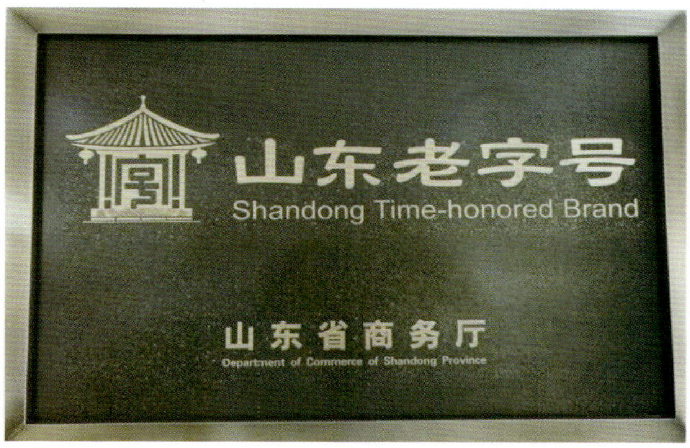

研究院院长、淄博陶济堂生物医药科技有限公司董事长、山东省地方名医、非物质文化遗产陶氏膏药第四世传承人。

陶海峰2007年撰写的论文《颈椎病、骨质增生、腰椎间盘突出症临床观察70例》被《中国名医创新成果大典》编委会入库存储并刊发。

四、传统技艺

熬制膏药应掌握的技术要领：1.药勿太过或不及，如不及则功效难求，太过则影响膏药黏度。2.下丹注意掌握火候和剂量大小，温度低影响丹油化合，其色不泽。大火易燃，丹量小则膏嫩，易流失起不到固定作用。丹量大 则膏老，质脆而不粘，贴敷易脱落。3.祖曰：膏药之黑功

在熬，亮之功在搅，下丹后要不停的搅拌，并用扇子或风扇煽动，尽量使油丹化合时产生的气体跑掉，则膏药光亮，黏腻。

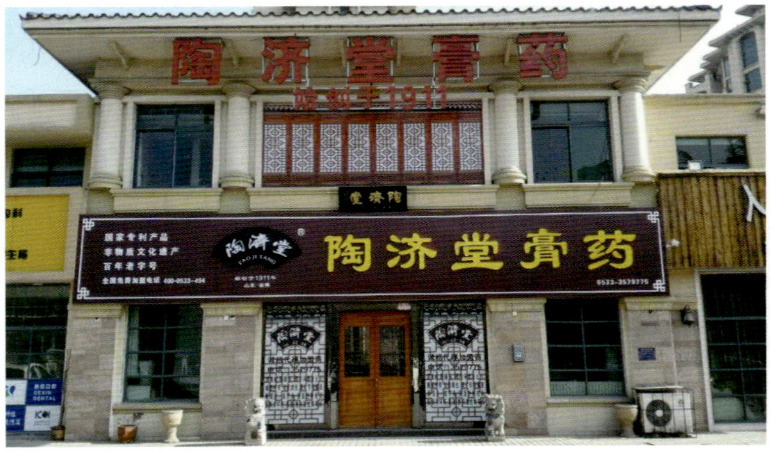

备料：黑膏药系以食用油榨取药料，去渣后在高温下与黄丹反应而成的铅硬膏。

基质原料选择与药料的处理：1.植物油，以质地纯净的麻油为好。其优点是炼时泡沫少，有利于操作。且制成的膏药色泽光亮，性黏，质量好。亦可以采用棉仔油、菜仔油、花生油等，不宜用豆油。2.黄丹：又称章丹、铅丹、红丹、陶丹，橘黄色，质重，粉末状，主要成为为四氧化三铅，纯度要求在95%以上。3.药料的处理：药料可分为一般药料（粗料）与细料两类。粗料为一般性的中药根茎叶等，细料为贵重药与芳香药。粗料按处方取好，并进行适当的粉碎，为熬枯去渣作准备。细料如麝香等研成细粉备用，摊涂时撒在膏药表面；可溶性或挥发性的细料如冰片、樟脑、没药、乳香等可先研为细粉备用，在摊涂前投入熔化的膏药中混匀。（细粉要过120目筛）

制作：1. 药料的提取（熬枯去渣）：取植物油置锅中，微热后将药料投入，加热并不断搅拌，直至药料榨至表面深褐色内部焦黄为度。此时温度可达220度，炸好后可用铁丝筛捞去药渣，去渣后的油为药油。（锅最好用铜锅，控制温度可用专用高温温度计，医疗器械商场都有卖）2.炼油：取上述药油继续熬炼，待油温度上升到320度（一定要达到温度，很关键），改用中火。炼油的火候：一是看温度计，达到规定温度；二是看油烟，开始为浅青色，渐为黑而浓，进而为白色浓烟，无风时白烟直上；三是看油花：沸腾开始时，油花多在锅壁周边附近，当油花向锅中央聚集时为度；四是看滴水成珠：取少许药油滴于水中，不散开成珠状为度。（本关最难，一定要炼油到滴水成珠，一定要注意防火，温度太高。）3. 下丹成膏：药油炼成后，离火下丹，一般500克油可加250克左右丹，黄丹在下前先干燥并过100目筛。少量加丹，边加边搅动，一定要向同方向搅拌。搅成黏稠的膏体，膏药不黏手，拉丝不断为好，过硬则老，过黏则嫩。4. 去火毒：膏药制成后放入冷水，浸泡，每一日换一次水，七日后膏成。5.取膏药团置于容器中，在水浴或文火上熔化，将细料兑入，搅匀，用竹签取一定量的膏药在牛皮纸或膏药布上即可，麝香等特别贵重的药可最后撒上。

炼制：需有麻油浸药→烈火煎沸→文火久熬→药枯过滤→药油滴水成珠→下黄丹→加香药或贵重药或胶体性药物→去火毒→涂布冷却→烘化贴用等程序。

五、传承保护 发展应用

陶氏膏药配方，源于道人相赠，其不论是药物的选入、剂量的多少，还是熬制的火候、时间的长短，都有严格的讲究。其不仅为繁荣了祖国中医药学，而且在现代医学和生命科学高度发展的今天，无论是从阴阳互动的平衡观、脏腑经络的整体观、天人合一的生态观、以人为本的生命观，其都有着深刻的内涵。研究陶氏膏药，对于了解历史，促进人们身体健康，优化社会环境，具有重要意义。尤其对于我们解读中国中医药学和传统文化，传承历史文明，更有不可替代的作用，有着较高的历史研究价值和文化研究价值。

GUOYI
NIANJIAN

國醫年鉴

【治未病与亚健康】

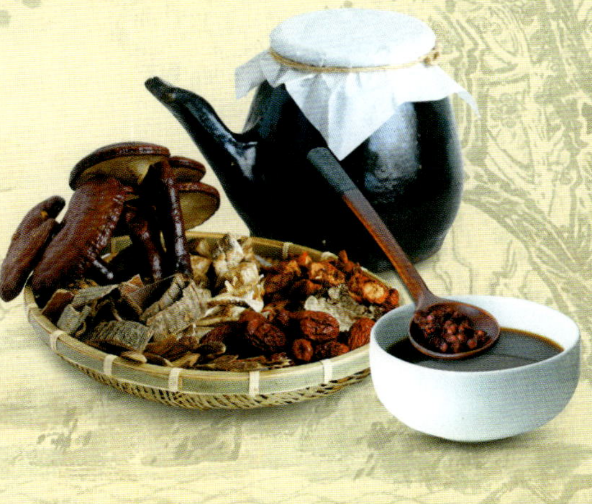

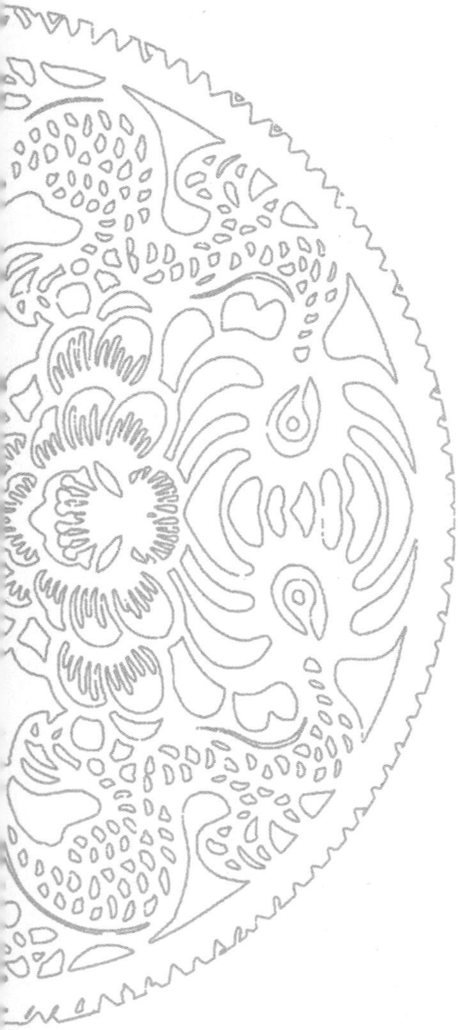

治未病与亚健康

一、治未病健康工程进展

首届全国大健康产业人才培养高峰论坛暨中和亚健康服务中心附属学校揭牌仪式在芜湖县成功举行！

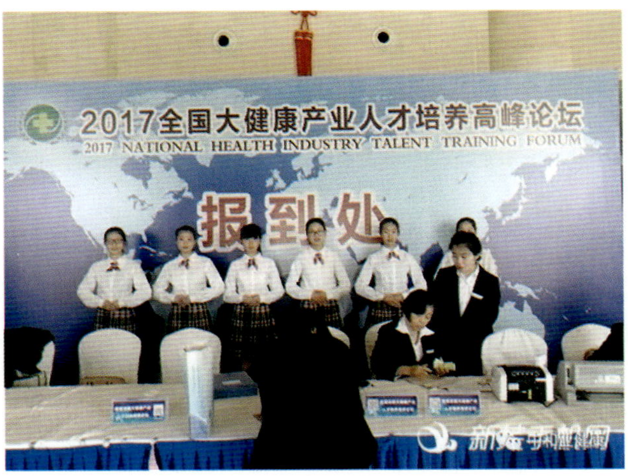

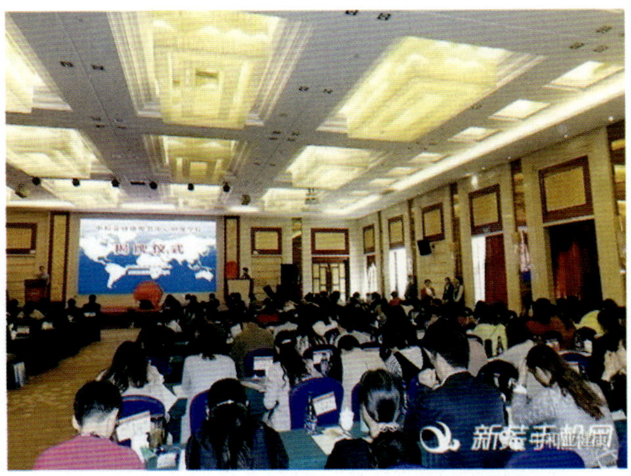

2017年4月22日，首届全国大健康产业人才培养高峰论坛暨中和亚健康服务中心附属学校揭牌仪式在芜湖县成功举行。

由中和亚健康服务中心、世界中医药学会联合会亚健康专业委员会、中华中医药学会亚健康分会、中华中医药学会治未病分会、中国民族医药学会教育分会发起，国家中医药管理局业务主管、全国中医药儿童健康工程办公室等机构承办，论坛内容涵盖《亚健康产业人才培养体系建设暨中医世家新学术流派培育工程》《职业教育产教融合、校企合作、协同育人政策及培养模式解析》《医药卫生人才培养政策、模式解析》

《技能人才成长规律、途径及培养模式》《大健康行业产教深度融合，校企协同发展新模式》《新型儿童中医药与亚健康服务高技能人才培养模式新探》等，全国大健康产业大咖集聚芜湖县，为大健康人才培训事业拉开序幕。

高峰论坛上，重点围绕人才需求、岗位实习、技术转移、大众创业、万众创新等方面展开阐述，就实现校园文化与企业文化、专业建设与产业发展的有效融合；专业设置与用人需求、教学科研与企业创新的无缝对接达成共识。确定了芜湖医药卫生学校为“企业实践基地”并举行“人才培养基地”揭牌仪式。

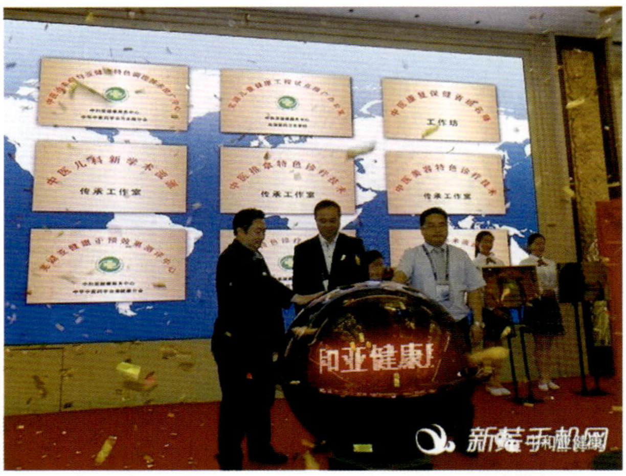

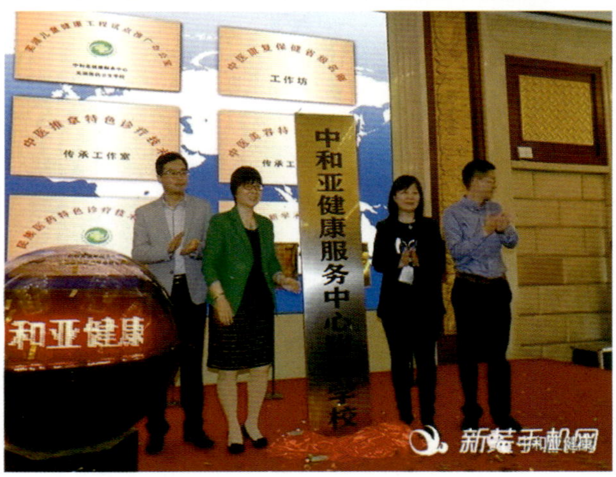

近年来，随着科技的发展、人们环保意识的觉醒以及国家政策的扶持，健康产业发展势头迅猛，已然成为耀眼夺目的热点行业。“健康”正在从传统意义上的医疗医药概念，跨入多维度、多产业协同的“生态健康”时代。面对即将成为“下一个黄金产业”的大健康产业，在新形势下，如何审时度势、抓住机遇？如何融合创新，打造合作共赢的生态健康产业经济圈？正是此次高峰论坛着重探讨的问题。

2017年4月22日首届全国大健康产业人才培养高峰论坛会上，国家中医药管理局业务主管的中和亚健康服务中心常务副主任朱嵘、全国首批名老中医传承室专家徐荣谦教授等发表精彩演讲，深入解析财富第五波——亚健康产业的发展方向和趋势。

中和亚健康服务中心朱嵘教授介绍，新版《职业大典》中推出“中医亚健康医师”这一新职业，确立亚健康测评、调理、咨询和管理的专业从业人员的市场地位，从源头解决人民健康需求，亚健康行业获得国家正式认可。亚健康专业人才培养即将从目前的零散式培养变成大专院校的专业化、规模化培养，有望极大提升亚健康专业调理机构的服务水平。

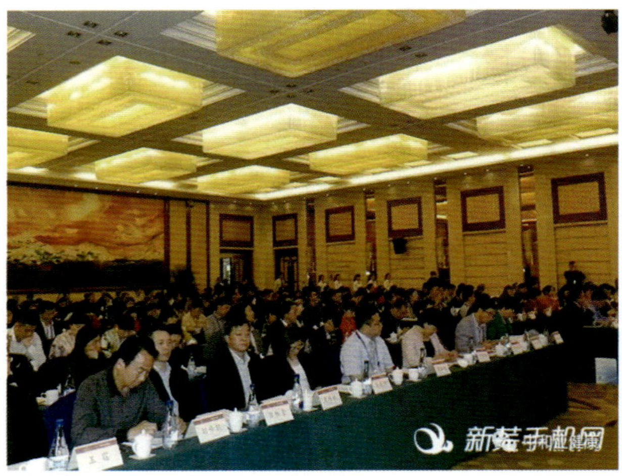

依据《国务院关于促进健康服务业发展的若干意见》这一指导健康服务业的纲领性文件，国家中医药管理局根据重点任务分工，正在研究制定中医药服务发展规划和措施，要立足于探索建立一个包含中医药健康服务的提供体系、技术产品体系、支撑体系等子体系的中医药健康服务体系；探索制定一个以“治未病”为核心理念、

以个体人健康状态为中心，融健康文化、健康管理、健康保险为一体的中医药特色健康保障服务模式；探索建立一个政府引导、市场主导、多方参与的工作运行机制，着力打造一批中医药健康服务的知名品牌，形成中医药服务的产业集群。

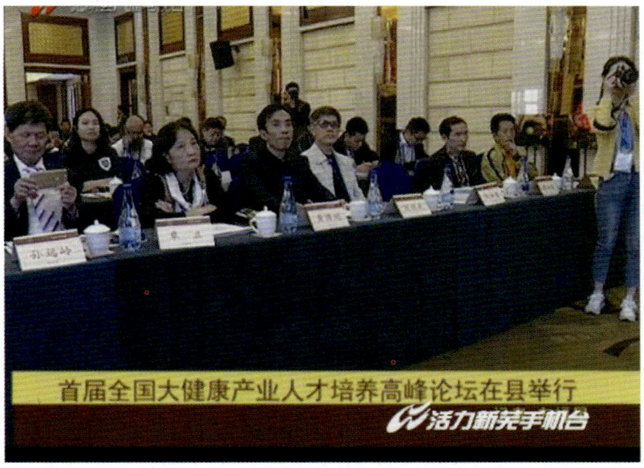
首届全国大健康产业人才培养高峰论坛在县举行
活力新芜手机台

高素质、专业化的健康管理人才，是健康产业的重要支撑和核心竞争力，也是解决芜湖县软硬件制约的突破点。一支高水平的领军专家团队，一批适应市场需求的综合型人才，是未来芜湖县发展健康产业的“主力军”，也是芜湖县建设重要人才储备。对于加快芜湖县健康产业发展，实现产业经济转型升级具有重要意义。然而，目前芜湖县健康管理人才缺口较大，难以与源源不断增长的需求相匹配。可以说，培养一批高素质、专业化的健康产业服务及管理人才迫在眉睫。

健康产业是具有巨大市场潜力的新兴产业，是辐射面广、吸纳就业人数多、拉动消费作用大

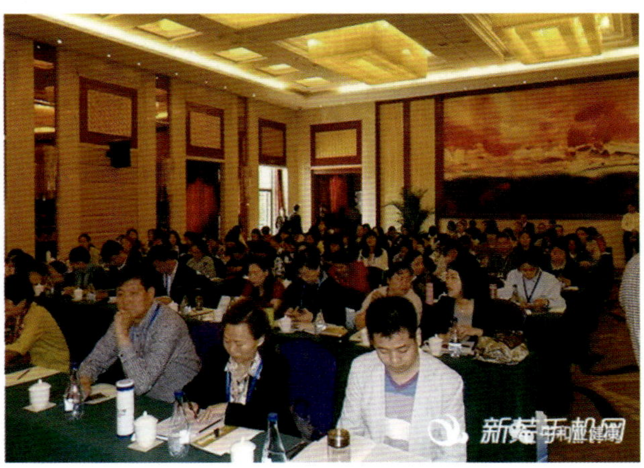

的复合型产业，具有拉动内需增长和保障改善民生的重要功能。本次高峰论坛中，学界、商界嘉宾齐聚一堂，共同研讨健康行业的发展方向。

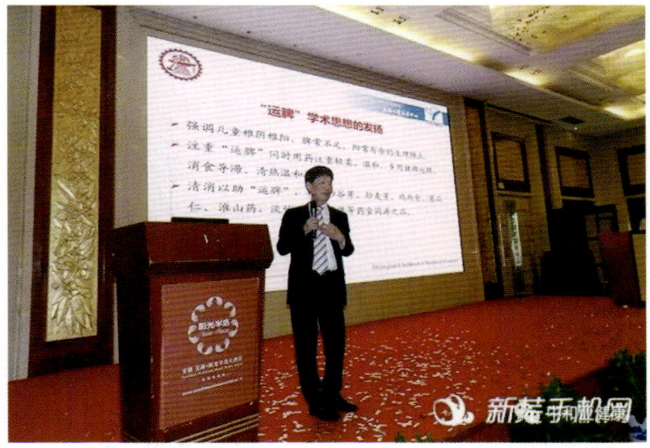
“运脾”学术思想的发扬
新芜手机网

嘉宾们均从自身的经验和领域出发，以事实为基础，用事例说话，畅谈了各自对生态健康产业的理解，一致看好该行业的未来变革，并共同展望了产业发展的全新蓝图。

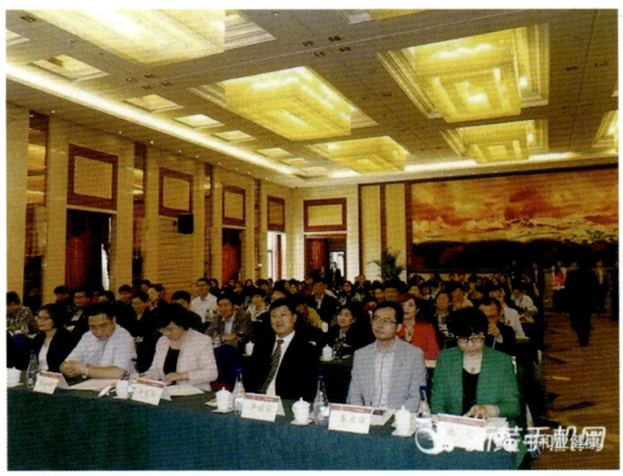

随着我国居民收入水平不断提高，消费结构升级不断加快，人们对生活质量的要求日益提高，我国健康产业蓬勃发展并呈现新趋势。因此，健康产业是未来的战略性产业，同时也是民生产业，发展健康产业不仅关乎经济发展，更关乎民众的健康。芜湖县正是基于独特的资源优势和健康产业良好的发展态势，发展健康产业必将大有可为，为芜湖县的发展注入强劲动力。（新芜手机网 严俊）

第十一届国学国医岳麓论坛隆重召开

2017年5月20日，由中和亚健康服务中心联合湖南中医药大学、中国中医药出版社、中华中医药学会亚健康分会、中华中医药学会治未病分会共同主办的“第十一届国学国医岳麓论坛”在长沙隆重召开，主题为“《中医药法》与大健康”。

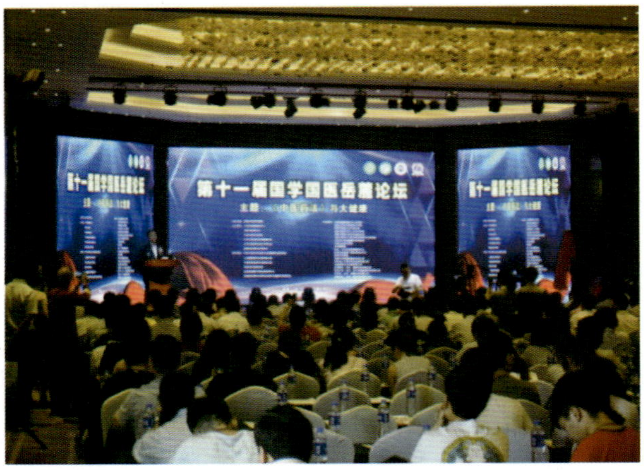

大会现场

大会由中和亚健康服务中心常务副主任朱嵘教授主持，国家中医药管理局、湖南省中医药管理局、中和亚健康服务中心、湖南中医药大学、北京中医药大学、中华中医药学会亚健康分会和湖南省中医药学会等单位的相关领导和专家出席。

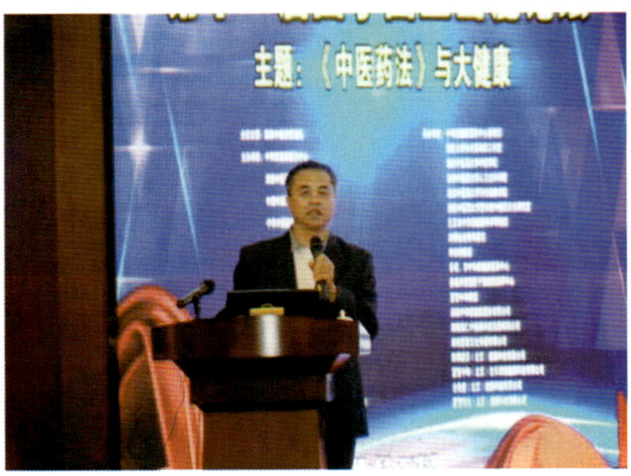

主任孙涛教授致辞

主论坛上何清湖教授做了题为“以中医药+思维推动大健康产业发展”的主题报告，引起了强烈反响，新时期中医药的发展出现了新的机遇，成为中国几千年来的中医药文化走向世界新的驱动力。

据了解，第十一届国学国医岳麓论坛是在《中医药法》即将实施以及大健康产业蓬勃发展的背景下召开，着力于宣传《中医药法》，探索中医药、亚健康在大健康产业里面的市场新模式。推广亚健康测评体系的建设，打造城市大健康产业资源整合平台，引导亚健康产业规范化建设，推动亚健康产业发展。本次会议延续了以往十届论坛的内容及形式，同期举办中医治未病与亚健康论坛、亚健康产业论坛、慢性病论坛、国学论坛、中医世家与新学术流派论坛、传统医药非遗论坛、孙光荣国医大师“中和医派”学术思想研讨会、中医骨伤论坛、中医健康旅游论坛等不同主题的分论坛，以及举办“国家儿童健康工程”公益科普讲座、“传统医药非遗特色诊疗技术”义诊等系列活动。

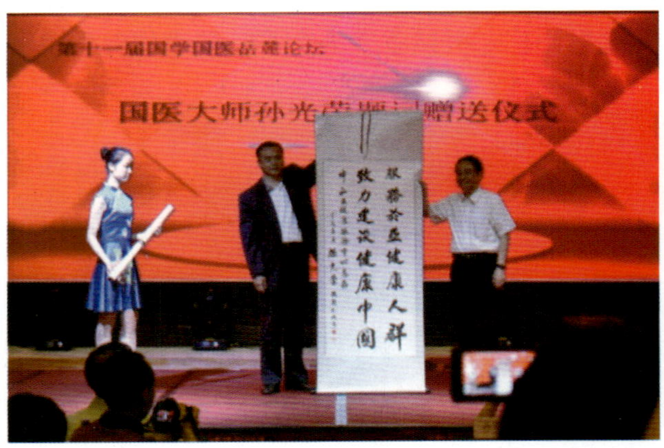

国医大师孙光荣为大会及中和亚健康服务中心赠送题词

今年论坛在往年已有的学术交流以及文化活动的基础上，还增加了第三届全国亚健康产业文艺汇演、全国十佳亚健康产业评选活动颁奖盛典、中国亚健康产业总部基地的参观考察、重点产品和企业的展览体验等丰富多彩的活动。丰富了中医养生保健文化的内涵，更好的推广《中医药法》，进一步推动大健康产业发展。

中国亚健康产业总部基地正式落户大汉金桥

2017年8月25日，由中和亚健康服务中心主办，中华中医药学会亚健康分会、中华中医药学会治未病分会、世界中医药学会联合会亚健康专业委员会协办的“首届中国•长沙大健康产业发展模式高峰论坛暨中国亚健康产业总部基地落户大汉金桥新闻发布会”活动，在大汉金桥•未来城•创客大学二楼拉开帷幕！

本次会议聚集了中医药行业领导专家、政府各级领导、大汉集团领导、中国亚健康产业总部基地企业领导、及多家媒体单位等。中和大汉健康城将为亚健康产业提供最好的硬件配套、运营服务，并提供学术交流、科研成果转化、创新创业平台。

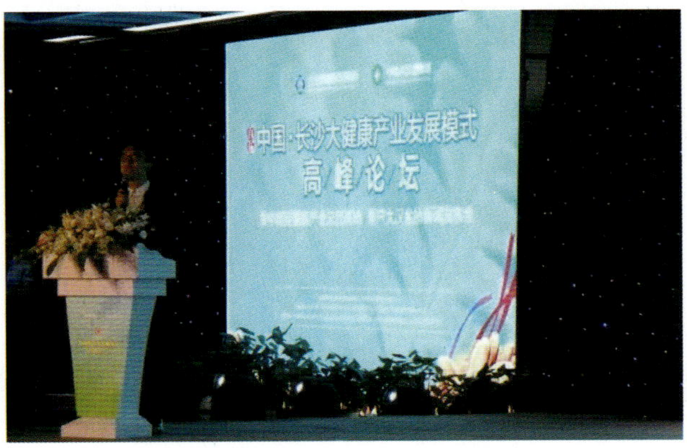

主持人国生老师开场致辞

傅胜龙总经理表示中国亚健康产业总部基地落户大汉金桥，对大汉金桥、乃至望城、长沙、湖南都是有着深远意义的大事件！它标志着一个健康时代到来！

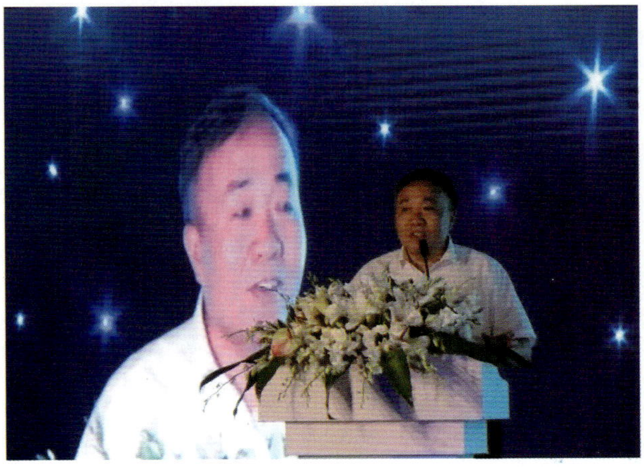

大汉集团董事局主席傅胜龙致欢迎辞

中医药健康产业是人民的奋斗目标，是文化的自信！我们有两把钥匙：打开灵魂的钥匙——致良知金桥学院，这把钥匙是对接中华文明的最好方法！另一把钥匙则是，开启人们身体健康的钥匙——中和大汉健康城。

傅总笑言：从《中庸》的第一章：致中和，“致中和，天地位焉，万物育焉”，而《大学》的第一章：修身、齐家，治国平天下，说的是顶天立地的“大汉”；所以说，中和与大汉两个企业的聚合是文化的聚合。

中和亚健康服务中和与大汉集团的合作，一定会带来健康产业的新时代！我们大汉金桥这个地方是一个风水宝地：望城是兴旺之城，是雷锋的故乡——好人之乡；加上我们地方各级政府多层政策的叠加，为入驻企业提供最好的保障！大汉金桥将努力做好“三保”的角色，为入驻中和大汉健康城的所有企业提供保安、保洁、保姆的“三保”服务！

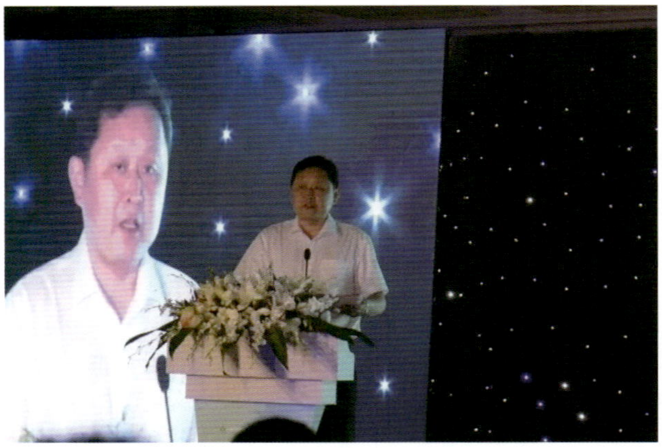

望城区委副书记、经开区党工委书记 张毅致辞

张毅书记对中国亚健康产业总部基地落户大汉金桥，表示衷心的祝贺！也对所有与会领导和各界嘉宾的到来表示热烈的欢迎！在现场，他表示，大汉金桥作为望城经开区重点打造的商贸物流板块的龙头企业，也是省市区三级政府重点项目，望城经开区将为所有入驻企业提供良好的政策服务；也诚挚欢迎各位企业家入驻大汉金桥、入驻望城经开区。

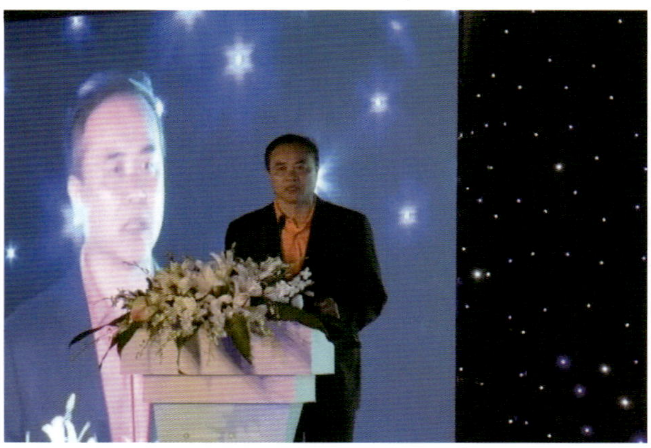

国家中医药管理局机关服务局原局长、
中和亚健康服务中心主任孙涛致辞

国家中医药管理局机关服务局原局长、中和亚健康服务中心主任孙涛、国家中医药管理局政策法规司原司长、世界中医药学会联合会秘书长桑滨生等领导和嘉宾们对大健康产业的发展趋势非常看好！并对中国亚健康产业总部基地落户大汉金桥表示衷心的祝贺！这对长沙乃至湖南省大健康产业的所有企业无疑都是一大利好消息！湖南中医药大学葛金文副校长也表示，对于亚健康总部基地落户大汉金桥由衷感到欣喜和并觉得肩上的责任更重了，今后湖南中医药大学必将为构筑总部经济提供中医药和健康产业的专业人才，扛起输送人才的重任！

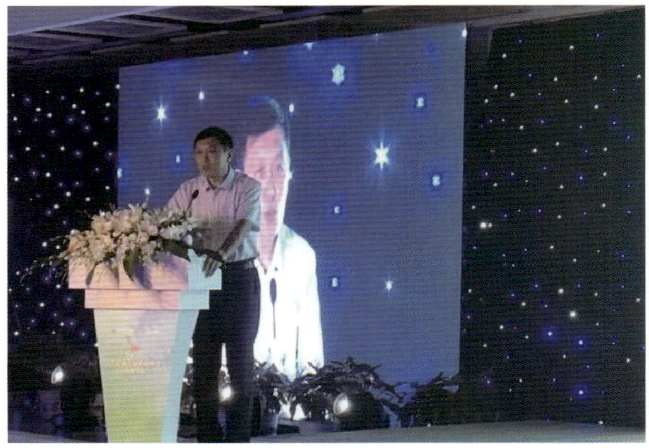

国家中医药管理局政策法规司原司长、世界中医药学会联合会秘书长桑滨生致辞祝贺

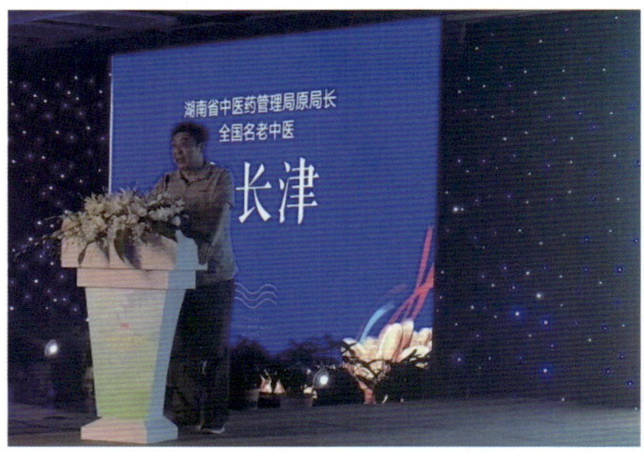

全国名老中医 袁长津致辞

在高峰论坛上，各位嘉宾们纷纷就自己所在领域与健康产业的发展关系进行了精彩对话，健康产业是未来大趋势，选择正确产业投资方向，前景无限！

高峰论坛上举行了中国亚健康产业总部基地揭牌仪式、中和大汉健康城揭牌仪式、中国亚健康产业总部基地运营管理中心授牌仪式以及首批企业入驻中和大汉健康城的签约仪式。

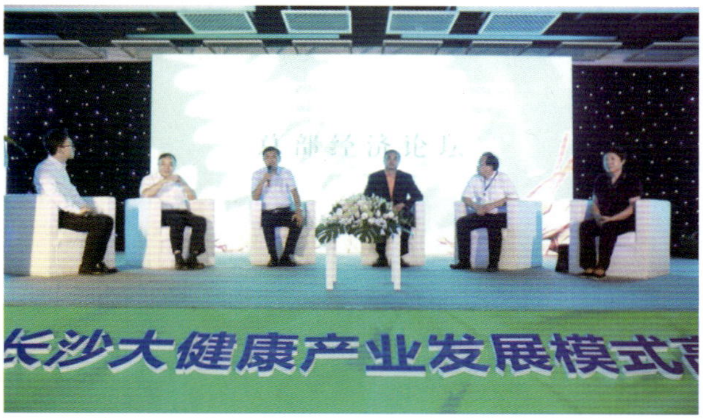

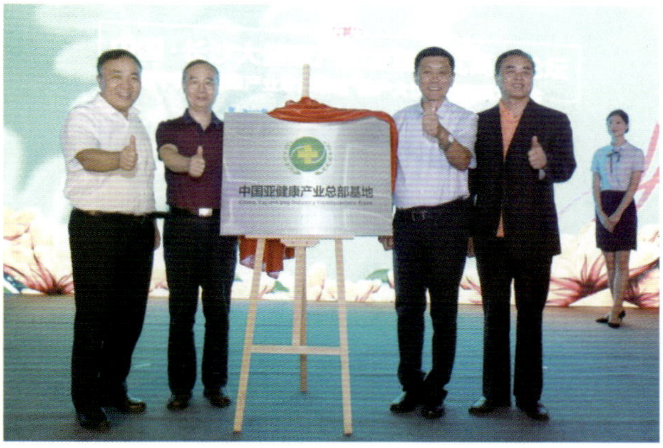

中国亚健康产业总部基地揭牌仪式

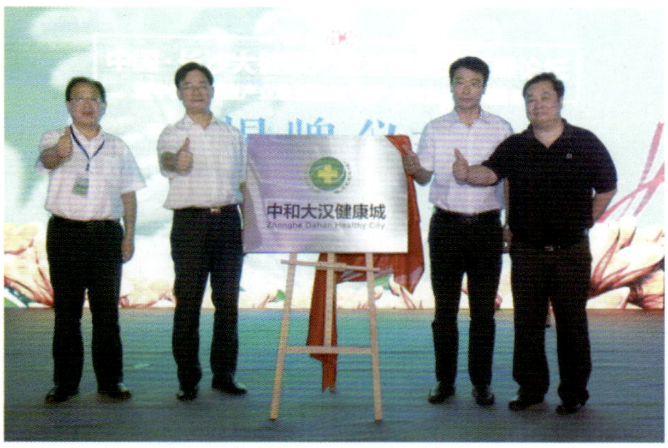

中和大汉健康城揭牌仪式

首批企业入驻中和大汉健康城签约仪式部分入住企业签约名单:富智中和（北京）健康科技有限公司、郴州市神农蜂蜂业有限责任公司、株洲扶阳医疗器械有限公司、湖南秘艾生物科技有限公司、多项中医医疗器械发明者汤宏勇医生、山西运城少儿推拿学校、湖北华御生物科技有限公司、湖南加延华健康管理有限公司、广州柔嘉传美化妆品有限公司、浙江佰络通生物科技有限公司、在高峰论坛结束后，众位专家领导以及企业家纷纷前往大汉金桥项目各版块参观。

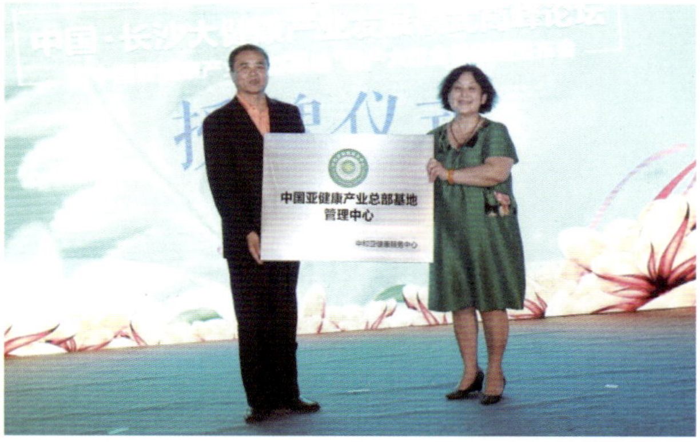

中国亚健康产业总部基地运营管理中心授牌仪式

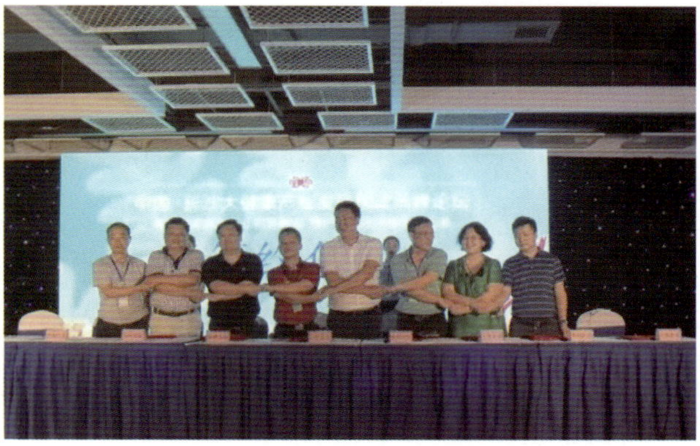

中和大汉健康城由中和亚健康服务中心与大汉集团强强联手，打造全球首家、规模最大的（10万平方米）亚健康产业总部基地；为亚健康产业提供最好的硬件配套、运营服务、置业大计。这里是大健康生产企业，服务企业，专业人才，科研、教育、培训、金融、会展机构汇聚之“城”。这里是政策宣传、规划实施的推动平台；是产业落地、产业发展的一站式服务平台；是学术交流、科研成果转化、创新创业的孵化平台；是金融资本助力产业腾飞的高速发展平台；是城市健康教育与科普、健康服务的体验平台；是中国大健康企业资源共享、优势互补、强强联合、聚合+裂变，走向中国、走向世界的战略发展平台。

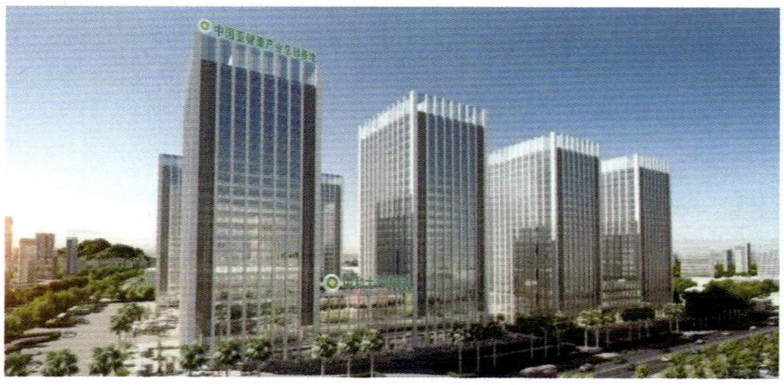

中和大汉健康城 外观图

【相关介绍】

中和亚健康服务中心——亚健康产业的缔造者

中和亚健康服务中心是经民政部批准，并在国家中医药管理局的业务指导和监督管理下，具有独立法人资格的社会组织。中和亚健康服务中心是国家批准的唯一的从事亚健康研究、服务、管理，并构建亚健康服务体系，培养亚健康专业人才的一级专业组织。

中和亚健康服务中心以传播中医药文化为先导，以推广中医常用养生保健方法为主要手段，以预防保健专业服务人才培养为突破点，联合有志于亚健康服务的各类机构和企业，共同发展亚健康产业、服务全民健康。构建一个集学术、产业推广；第三方权威质量监督；标准、规范制定；专业人才培训；新产品、新技术研发为一体的产业服务平台。

修正药业集团领导莅临全国亚健康干预效果测评中心参观交流共商合作创建新模式

2017年9月5日，修正修养堂大健康产业集团一行9人在总裁孙向光的带领下莅临全国亚健康干预效果测评中心参观交流，并共商工作。中和亚健康服务中心常务副主任朱嵘、全国亚健康干预效果测评中心副主任付中原、标准部主任马文杰、全国儿童健康工程办公室副主任李继杰、全国亚健康干预效果测评中心市场推广办公室副主任薛喜军、查文锋等领导及全国亚健康干预效果测评中心全体工作人员热情接待了来访客人。

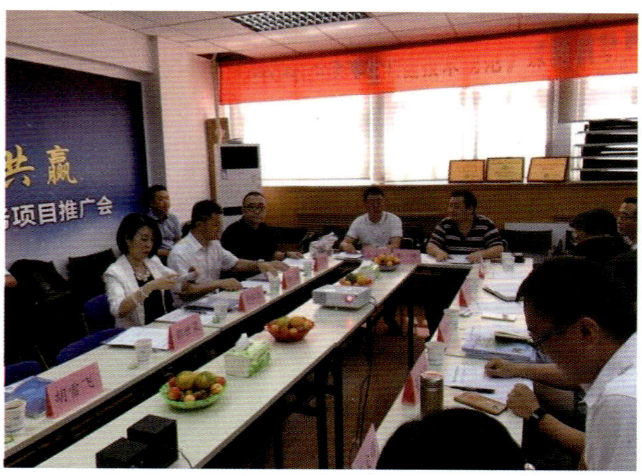

会议期间，朱嵘常务副主任重点就全国亚健康测评体系建设与运营、城市亚健康干预效果测评中心建设与运营、中国亚健康产业总部基地建设与运营等项目做了详细介绍，并对未来发展规划、发展方向、交流合作等方面提出了设想和希望。

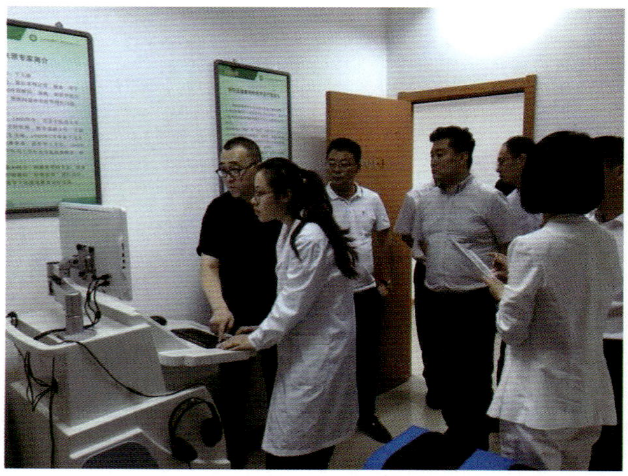

修正修养堂大健康产业集团孙向光总裁也在修养堂品牌、修养堂连锁机构发展等方面做了详细阐述。据小编了解到，修养堂是继“修

正”“斯达舒”“通药”后修正集团全力打造的第四个中国驰名商标。修养堂运用中医养生学“培元固本”“整体观念、辨证论治”理论，为亚健康人群、中老年慢性疾病人群和康复病人提供修正平衡，祛病强身的专业化服务，是集健康咨询、健康服务、专业指导为一体的健康连锁机构。

第六届城市亚健康服务体系建设与运营研讨会暨全国第六场城市亚健康干预效果测评中心项目推介会

“亚健康”对于现在长期生活在高压力的环境下人们来说并不陌生，在社会上有不少人群，身体上有乏力、疼痛、吃饭不香、睡眠不安、血压波动、心慌，像偷东西一样，心情烦闷、焦虑、爱发脾气、潮热等种种不适症状，去医院检查却没有器质性病变，都正常，说他有病，证据不足，但说他健康，却有这或那样的不舒服症状出现。其实，这是处于健康与患病之间的过渡阶段，也是我们常常称之为“亚健康”状态。“亚健康”可以发生在任何年龄段，但以脑力劳动者为多见，人体青春发育期也会出现，所以青少年“亚健康”问题也令人担忧；进入老年期，由于人体自然衰老会出现各种各样的“亚健康”症状”，因此，老年人“亚健康”问题复杂多变，一些特殊职业人员“亚健康”问题亦常常突出。等等。

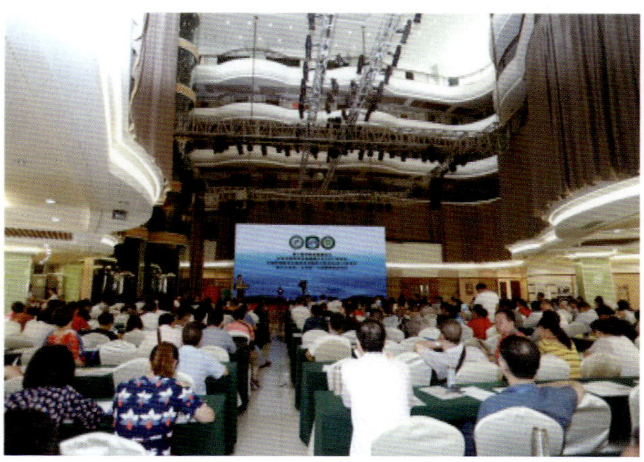

针对上述的亚健康问题急需一套专业、权威、完善、系统化的亚健康解决方案。全国亚健康干预效果测评中心是目前国内最具权威、专业、系统完善、政府指定的测评机构。

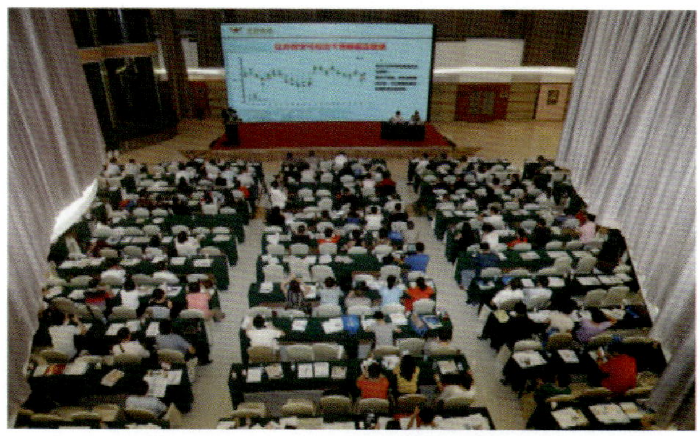

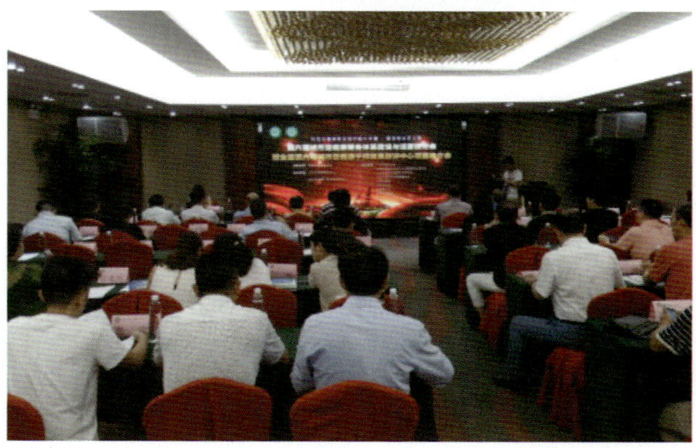

2017年9月23日下午，由中和亚健康服务中心、全国亚健康干预效果测评中心联合主办，广东中医药大学，世界中医药学会联合会亚健康专业委员会、北京市中和亚健康科学研究院、中华中医药学会亚健康分会等协办的“第六届城市亚健康服务体系建设与运营研讨会暨全国第六场城市亚健康干预效果测评中心项目推介会”在深圳大梅沙海景酒店隆重召开。

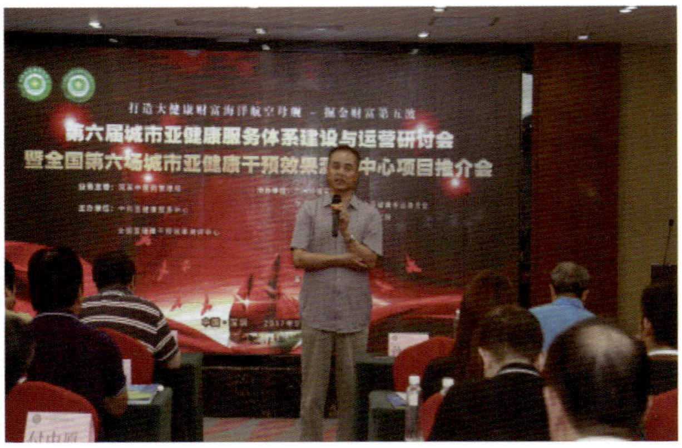

中和亚健康服务中心主任，孙涛教授致辞。指出：目前国家对发展大健康产业的大力支持，让亚健康行业的发展迎来良机！

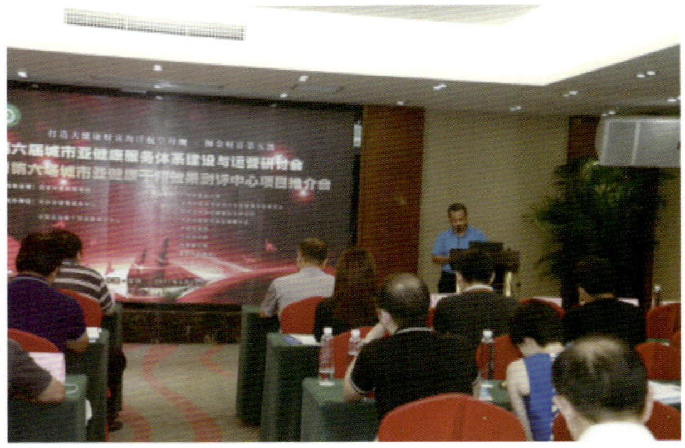

广州中医药大学医学信息工程学院曹东院长致辞

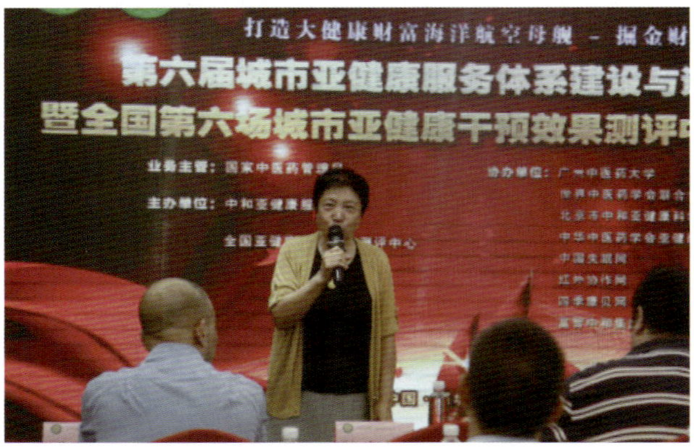

世界中医药学会联合会亚健康专业委员会秘书长魏育林研究员代表学会发言

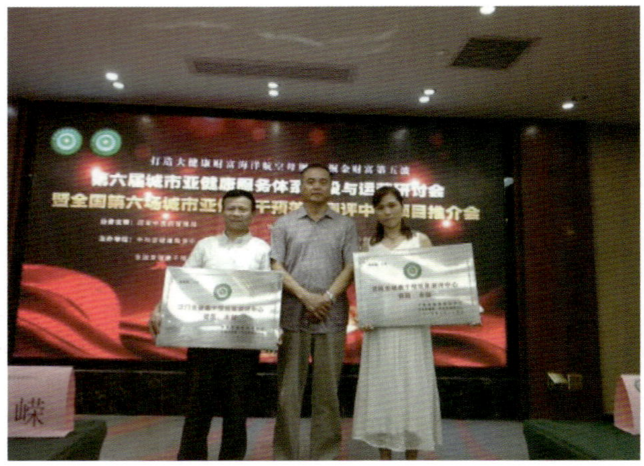

中和亚健康服务中心主任，孙涛教授为城市亚健康干预效果测评中心授牌仪式

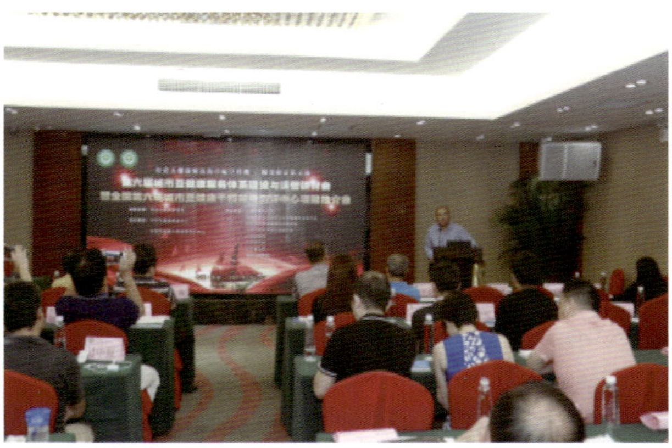

深圳恩鹏健康产业股份有限公司董事长、世界中医药学会联合会亚健康专业委员会副会长、北京市中和亚健康科学研究院红外技术研究所所长潘跃红代表战略合作伙伴致辞

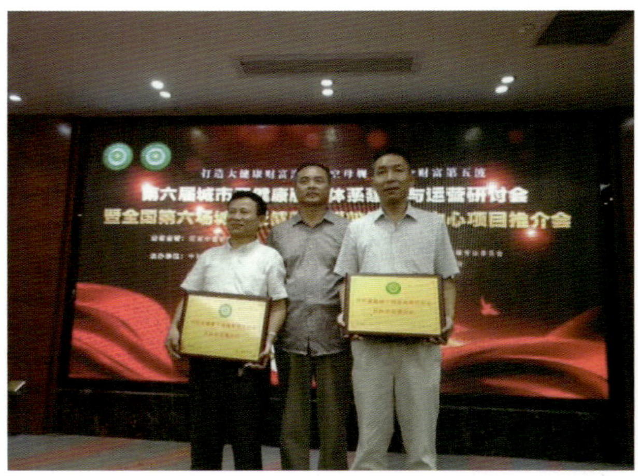

中和亚健康服务中心主任，孙涛教授为社区公益测评站授牌仪式

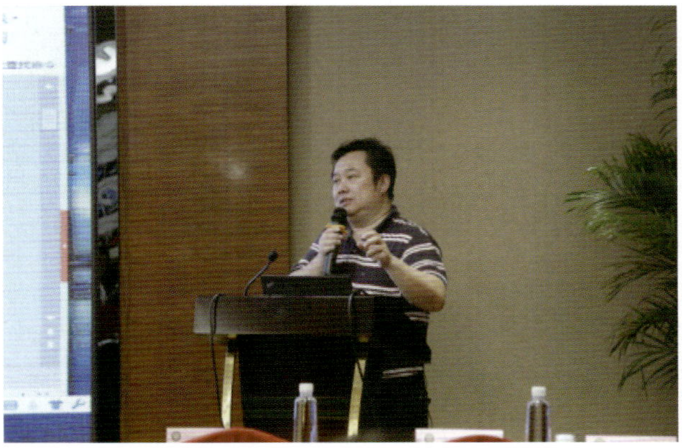

中和亚健康服务中心常务副主任，朱嵘研究员现场解析城市亚健康干预效果测评中心建设与运营

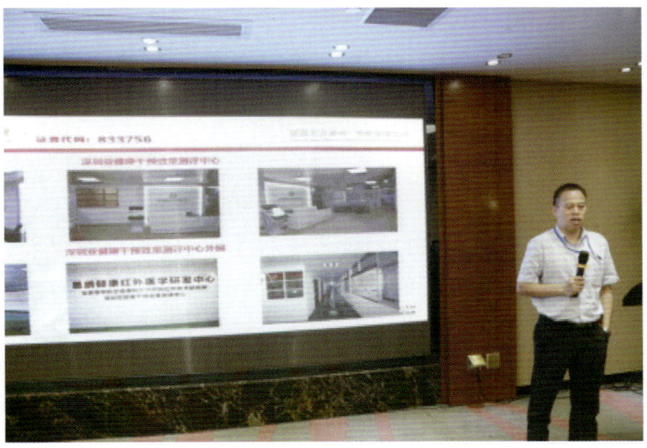

深圳亚健康干预效果测评中心主任陈文良主任进行深圳城市亚健康干预效果测评中心运营经验分享

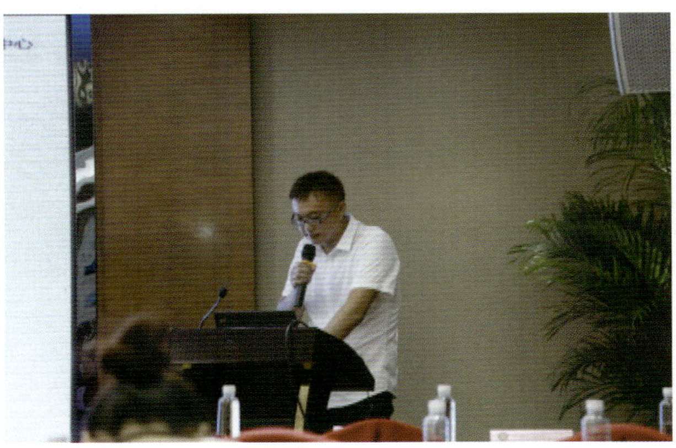

全国亚健康干预效果测评中心市场推广办公室副主任查文锋现场解读测评中心社区公益测评站和居家调养市场拓展

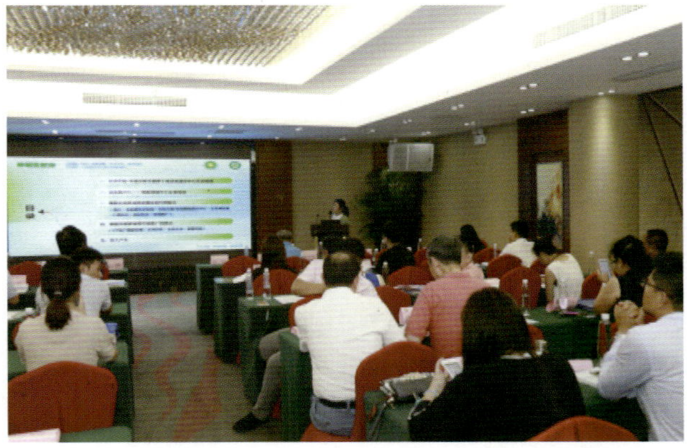

中国失眠网左英主任现场解读测评中心睡眠亚健康调理室建设与运营

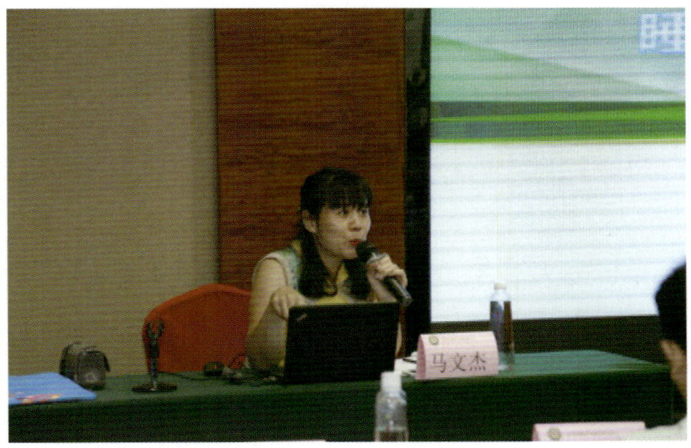

中和亚健康服务中心标准部马文杰主任担任此次项目推介会的主持人

本次推介会上儿童、女性、慢病康复、失眠调理室建设与运营方案及测评中心社区公益测评站和居家调养市场拓展方案得到大家的高度赞扬和好评。第六届城市亚健康服务体系建设与运营研讨会暨全国第六场城市亚健康干预效果测评中心项目推介会取得圆满成功。

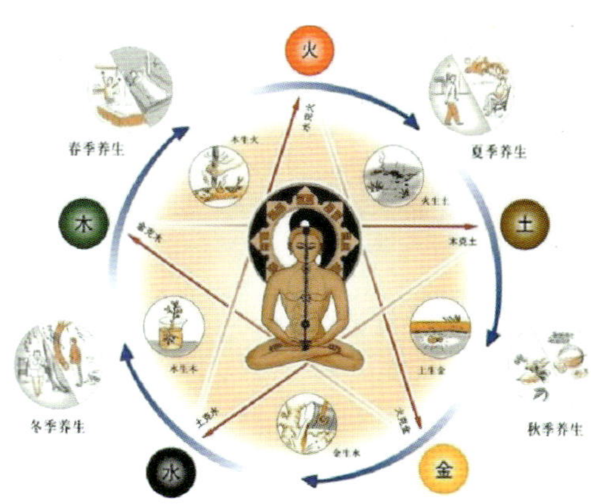

首家"亚健康测评中心"落户温州市南塘街

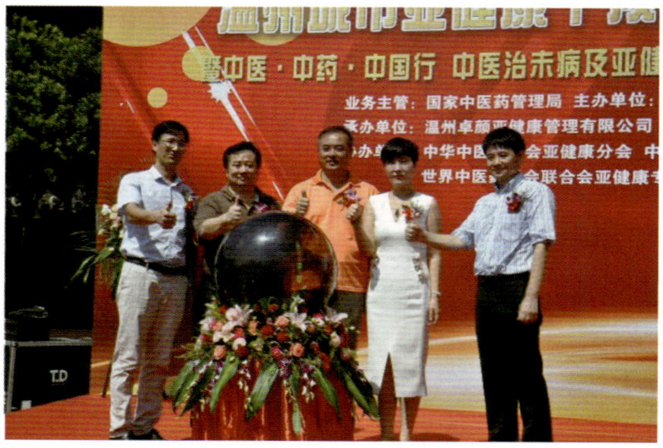

温州测评中心成立领导剪彩

哪些人需要进行亚健康调理？调理的结果如何？今后，消费者都可以到测评中心看到专业的测试数据，不再由养生机构"信口开河"。今天上午，我市首家"城市亚健康干预效果测评中心"落户市区南塘街，致力于为亚健康人群提供权威、全面的监测系统，通过干预调理等手段调整亚健康人群的身心状态。

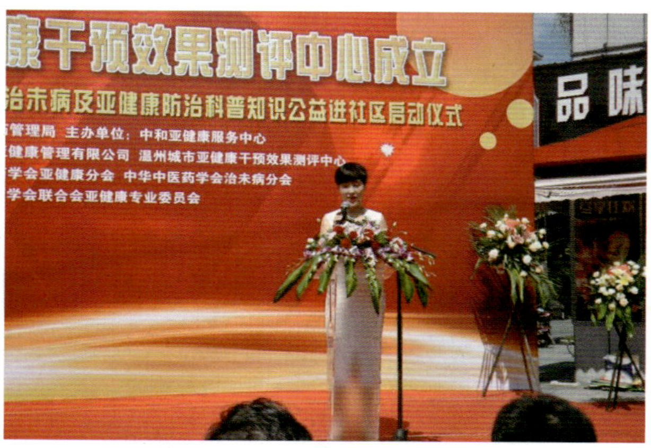

卓颜调理馆创始人焦玲女士致辞

因缺乏行业规范和标准，一直以来，不少美容院、养生会所挂的是美容、保健的招牌，从事的则是"问诊治疗"的项目，行业发展乱象丛生。温州"城市亚健康干预效果测评中心"负责人、卓颜调理馆创始人焦玲介绍，目前"城市亚健康干预效果测评中心"已完成星级亚健康专业测评标准制定，测评中心不仅可以为辖区范围内的亚健康专业调理机构提供红外热成像、CPC睡眠监测、体质辨识等先进的测评技术，而且还可以共享名医专家库资源，来自北京、上海等地的中医专家为市民提供线上远程问诊服务，而且还将不定期来到温州，为亚健康人群进行专业调理。

目前温州测评中心可为市民提供人体整体健康度测评、睡眠质量测评、睡眠呼吸暂停猝死风险因子监测、中医体质亚型测评和优生优育检测、乳腺疾病隐患检测（女性）、冠心病早期隐患检测、中风早期隐患检测、疼痛专项测评、脏腑功能检测以及人体七大系统功能状态测评等亚健康测评服务。

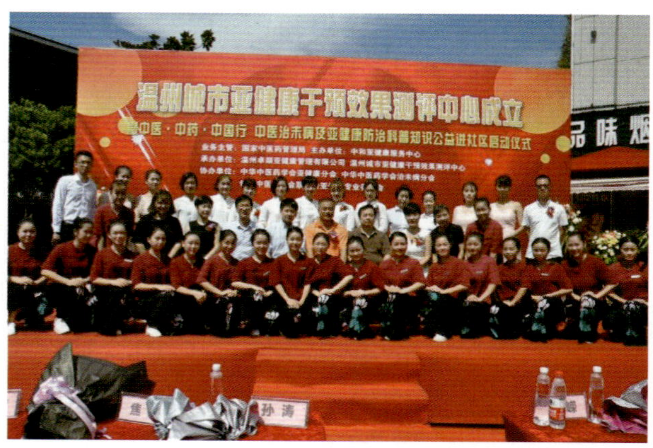

温州测评中心成立大会合影

成立当天，温州测评中心正式启动"中医中药中国行——治未病及亚健康防治科普知识公益进社区"活动。作为一家专业的健康测评中心，温州测评中心致力于打造"健康4S店"，在未来的三年内，该中心将联合平台上的中医资源走进基层，将定期为社区居民开展亚健康测评公益活动，定期为社区居民开展亚健康科普讲座活动，开展相关公益活动。焦玲介绍，接下来，他们还将走进社区，教年轻妈妈如何进行膳食营养搭配、小儿推拿、食疗指导等，打造妈妈级“养生能手”；特别针对高龄二胎妈妈，他们还将推出备孕妈妈乳腺保养、产后乳腺疏通、产后塑身等服务项目。

据悉，温州城市亚健康干预效果测评中心将在温州地区征集百名女性免费提供乳腺疾病红外检测，有需要的女性朋友可以通过关注“卓颜亚健康调理”微信公众号了解并进行报名预约。

“万人艾灸挑战世界纪录”活动在湖南隆重召开!

“万人艾灸挑战世界纪录”活动新闻发布会

2017年10月15日下午，由湖南省中医药管理局、中和亚健康服务中心主办,广州柔嘉生物科技有限公司、合灸堂（北京）健康科技有限公司承办,湖南中医药大学、湖南中医药高等职业专科学校、湖南医药学院、湖南省中医药学会亚健康分会、湖南中和亚健康服务中心、湖南中和大汉健康产业运营管理有限公司等协办的 “ 万人艾灸挑战世界纪录活动新闻发布会”在湖南长沙潇湘华天酒店潇湘厅召开。

国医大师孙光荣，国家中医药管理局机关服务局原局长、中和亚健康服务中心主任孙涛，湖南中医药管理局局长黄惠勇，湖南中医药大学副校长何清湖，中国中医药报社副社长罗会斌，湖南省中医药管理局副局长李国忠，中和亚健康服务中心常务副主任朱嵘，柔嘉集团董事长沈敬国等领导出席了新闻发布会。湖南卫视、湖南经视、CCTV中央电视台、人民网、新浪网、凤凰网等多家媒体对发布会进行报道。

本次会议由中和亚健康服务中心常务副主任朱嵘主持并介绍到场领导及嘉宾。会上播放了万人艾灸挑战世界记录宣传片，为现场来宾讲述关于艾灸的起源及活动意义。

由中和亚健康服务中心咨询部副主任张轩铖介绍了于11月4-5日开展的中医中药中国行之“万人艾灸挑战世界纪录活动”方案。中医中药中国行活动是由国家中医药管理局在全国范围内发起规格最高、影响最大、范围最广、内容最丰富的中医药科普宣传活动，以传承中医国粹、传播优秀文化、共享健康和谐为主题，大力宣传党的中医药政策，弘扬中医药文化。本次活动的亮点在于，活动当天举行“颂天火”古典传统艾礼仪，由护艾使者身着统一专属古典服饰表演传统歌舞《傩舞》、颂咏词。万人在艾灸师的指导下开始艾灸，由世界纪录裁判员现场记录，活动结束后颁发世界纪录奖牌。发布会现场，世界纪录认证官从世界记录的角度介绍了此次活动的真实性、权威性。现场为参与活动的单位颁发了“万人挑战世界纪录活动承办单位”牌匾、“万人艾灸挑战世界纪录活动执行单位”牌匾、“万人艾灸挑战世界纪录活动代表单位”牌匾。

“万人艾灸挑战世界纪录”大型中医药科普宣传活动，宣传中医“治未病”的理念和方法，使广大人民群众了解中医、了解亚健康、掌握艾灸养生知识，让中医药惠及百姓，为大健康的发展服务。此次新闻发布会也为中医中药中国行之“万人艾灸挑战世界纪录活动”的成功举办奠定了坚实的基础。

“万人艾灸挑战世界纪录”活动现场

2017年11月5日，5000名挑战者统一着装，向现场艾灸世界纪录发起挑战，最终世界纪录裁判官及记录员上台宣布挑战成功，世界纪录官方工作人员颁发授牌；主持人颁发“现场艾灸挑战世界纪录”牌匾、“现场艾灸挑战世界纪录执行单位”牌匾及“全国艾灸十大热点人物”奖项。

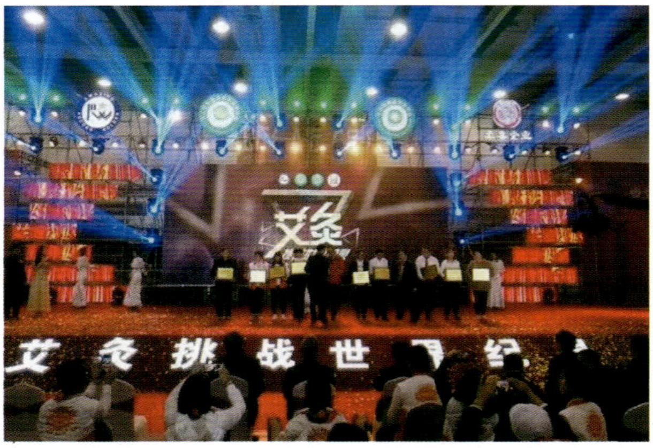

此次现场活动由湖南省中医药管理局、中和亚健康服务中心主办，广州柔嘉生物科技有限公司、合灸堂（北京）健康科技有限公司承办，湖南中医药大学、湖南中医药高等职业专科学校、湖南医药学院、湖南省中医药学会亚健康分会，各省、市中和亚健康服务中心等协办。

现场领导致辞：

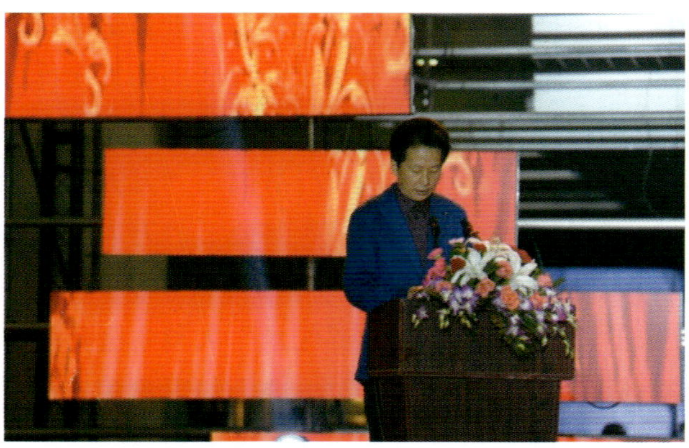

广州柔嘉企业沈敬国董事长致辞祝贺

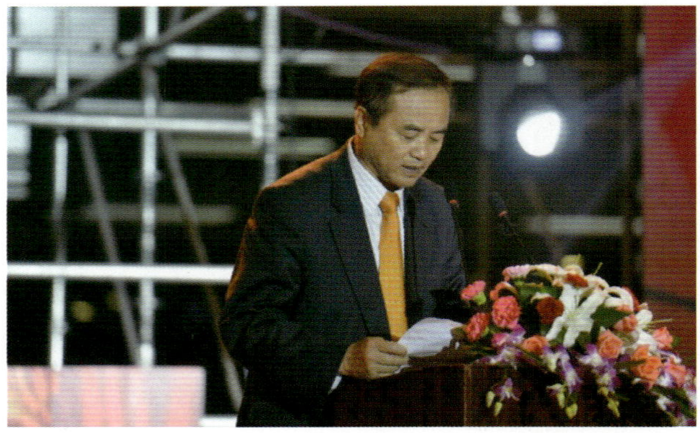

中和亚健康服务中心主任孙涛教授致辞祝贺

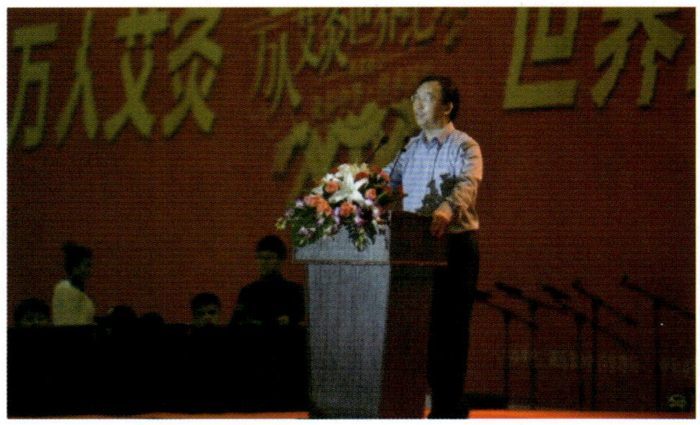

湖南中医药大学副校长何清湖教授致辞祝贺

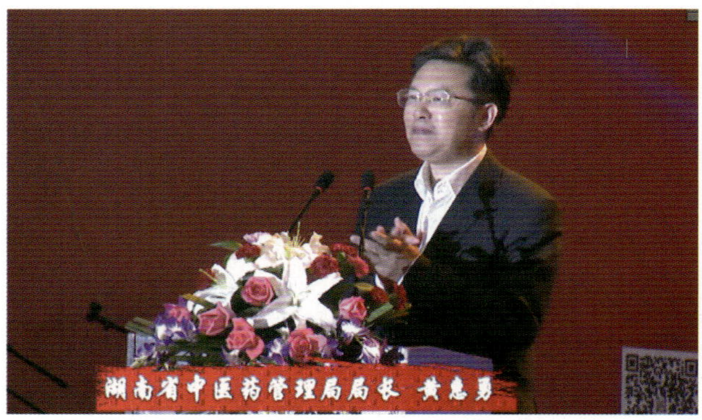

湖南省中医药管理局黄惠勇局长致辞祝贺

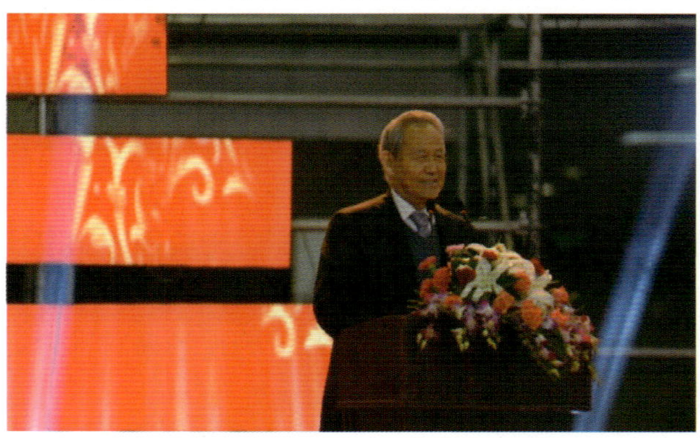

世界中医药学会联合会创会副主席兼秘书
李振吉致辞祝贺

“万人艾灸挑战世界纪录活动”在长沙湖南国际会展中心一楼举行，在世界纪录裁判官的见证下，5000名挑战者向该项世界纪录发起挑战。20位“护艾使者”在活动现场现场集体朗诵《亚健康服务宣言》，随后国家中医药管理局机关服务局原局长、中和亚健康服务中心主任孙涛教授宣布世界纪录挑战正式开始。

活动现场

1. 5000名挑战者统一着装，有序进入会场，等待挑战开始。

2017年11月5日早上8点，参与者络绎不绝进入会场，队伍如长龙一样，甚是壮观。

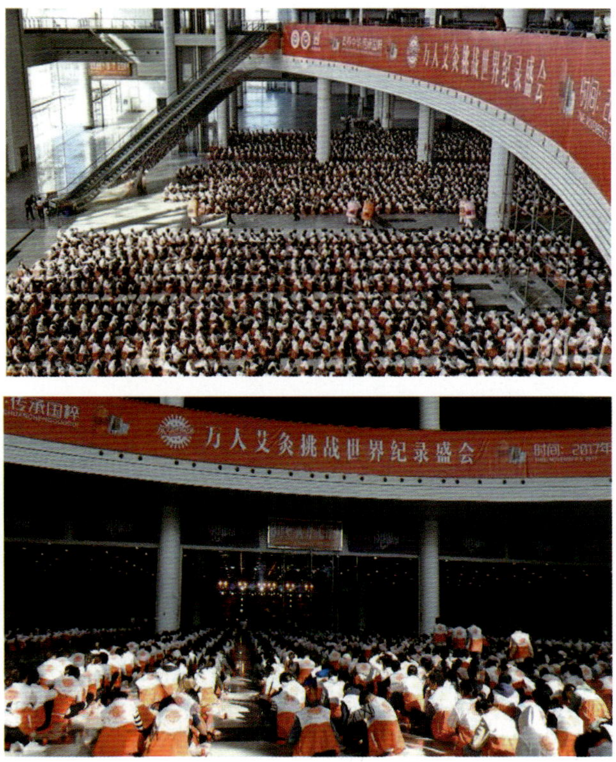

活动现场

2. 在挑战正式开始之前，现场还安排了精彩绝伦的表演；紧接着20位“护艾使者”在活动现场集体朗诵《亚健康服务宣言》。

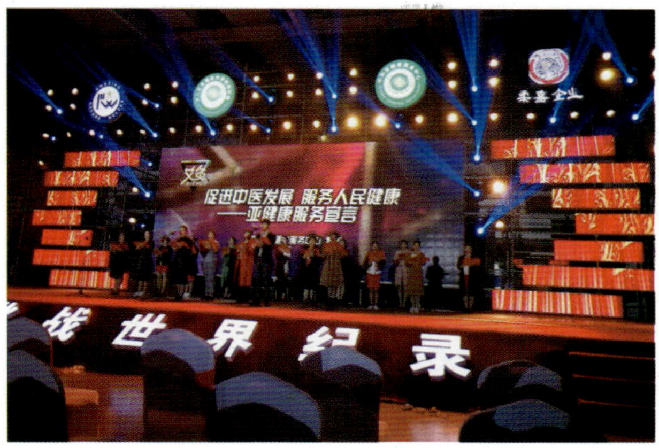

促进中医发展　服务人民健康

——亚健康服务宣言

巍巍华夏，盛世鸿运，岐黄之术，世代传承。
未病思想，防病强身，科学发展，惠及人民。
亚健康学，应运而生，一脉相承，转化创新。
为国为民，主动请缨，弘扬国医，利己及人。
十大法则，砥砺前行，亚健康人，自愿遵循。
一要明志，奉献真诚，护佑生命，职业神圣。
二要明德，君子务本，恪尽职守，大医精诚。
三要敬业，服务精心，仁慈大爱，和谐共生。
四要深研，继承创新，勤学苦练，疗效为尊。
五要规范，质量保证，技术标准，严格执行。
六要检测，阴阳平衡，数字图形，科学测评。
七要精准，准确辨证，三因制宜，调养有成。
八要普及，服务大众，康乐美寿，理法宣通。
九要合作，开放包容，学术流派，共存共赢。
十要创新，学无止境，健康中国，我在征程。
谨以至诚，立誓明心：
为促进中医发展，奋力前进！
为服务人民健康，奉献终身！

在世界纪录裁判官的见证下，现场艾灸正式开始，15分钟的艾灸挑战，最终共有4967人挑战成功，世界纪录裁判官及记录员上台宣布挑战成功，世界纪录官方工作人员颁发授牌。

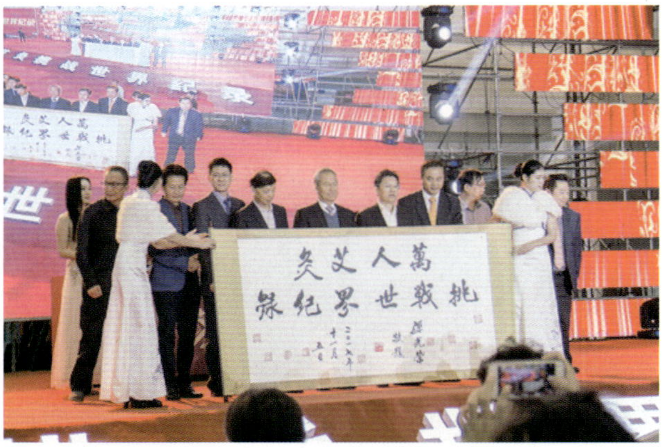

此次现场艾灸挑战世界纪录活动，旨在继承和弘扬我国传统的中医艾灸特色文化，传播中医艾灸养生文化、提升中国公民中医素养，在全社会响应艾灸对增强国民体质，解决亚健康问题的重要性，让所有中华儿女感受到我国五千年传统优秀艾灸文化的魅力，同时也让全世界共同见证这次无与伦比的艾灸盛宴。

附：

在“万人艾灸挑战世界记录活动”新闻发布会上的致辞

北京中医药大学 孙 光 荣

（2017年10月15日•湖南长沙）

今天，在全党、全军、全国各族人民喜迎党的十九大的日子里，在宣传、贯彻、落实《中华人民共和国中医药法》的热潮中，在这地灵人杰的历史文化名城长沙市，由国家中医药管理局指导，由中和亚健康服务中心联合主办，由中华中医药学会亚健康分会、中华中医药学会治未病分会、世界中医药学会联合会亚健康专业委员会协办，由湖南中医药大学、湖南医药学院、湖南中医药高等职业专科学校、湖南广播电视台广播传媒中心、广州柔嘉生物科技有限公司、合灸堂（北京）健康科技有限公司、湖南中和大汉健康产业运营管理有限公司、湖南暨各省市中和亚健康服务中心、各城市亚健康干预效果测评中心、各城市亚健康干预效果社区公益测评站共同承办的“万人艾灸挑战世界记录活动”，正式启动了！这是在建设“健康中国”大道上迈出的坚实脚步，这是“中医中药中国行——中医药健康文化推进行动”的一次盛大活动，这是继承发扬我国传统中医的艾灸特色文化、增强人民体质的重大举措，这是努力创造养生保健活动世界纪录的壮举，我作为一名“岐黄老兵”，谨对这一活动的正式启动，表示衷心的、热烈的祝贺！

随着中国的和平崛起和人民生活水平的提高，人们更加重视生命质量、注重中医养生。艾灸，是传承了数千年的中医治未病和治已病的传统疗法，通过艾灸这一中医外治法，可以温经通络、行气活血，可以温散寒邪、消瘀散结，可以升阳举陷、回阳固脱，可以防病保健、益寿延年，而且艾灸在防治疾病和养生保健中具有难以替代的“六易”特点：一是医理易懂，二是方法易学，三是临床易用，四是效果易显，五是场所易选，六是材料易取。因此，艾灸是适合普及和推广的具有中华文化特征的中医疗法。这次的“万人艾灸挑战世界记录活动”，确实能够传递正确的、合理的中医养生观，普及健康生活方式，引导人民大众养成具有中国特色的健康生活习惯，推动简验便廉的中医养生方式走进家庭、走进农村、走进基层、走进校园，走进百姓生活、服务百姓健康，使中医养生成为中国人的生活方式，促进实现“中医药健康养生文化的创造性转化、创新性发展”。

中医药是独具特色的国家“五大”优势资源，我们一定要遵照习近平总书记的指引，“把中医药这一祖先留给我们的宝贵财富继承好、发展好、利用好”，将包括艾灸在内的、已有数千年历史、植根于中华文化的济世活人中医药学，将这原生始创、兼容并蓄、继承发展的中医药学，将这跌宕起伏、迤逦向前、源远流长的中医药学，传播到千家万户，传播到天南海北，并沿着“一带一路”传播到五洲四海！

衷心预祝“万人艾灸挑战世界记录活动”

取得成功，成为引领人类养生防病活动的世界纪录，衷心预祝“万人艾灸挑战世界记录活动”就在此时此刻从此地出发，走遍中国、走上世界，走向辉煌！

【致词人简介】孙光荣，男，1940年11月生，湖南浏阳人（祖籍安徽庐江），无党派人士。第二届国医大师，著名中医药文献学家、中医临床家，中医药文化学者，中医药现代远程教育创始人之一。首倡中和思想、中和辨证、中和组方，擅长治疗肿瘤、脾胃病、妇科病、情志病，对中医养生亦有精深研究。现任中央保健专家组成员，北京中医药大学主任医师，研究员，教授；国家中医药管理局改革与发展专家委员会委员、全国中医药文化建设与科普专家委员会委员、中医药继续教育委员会委员；中华中医药学会学术委员会副主任委员、常务理事；“国医大师孙光荣工作室”指导老师，国家中医药管理局、北京市中医药老专家学术经验传承指导老师；北京市和平里医院名医工作室指导老师，北京同仁堂中医大师工作室顾问；湖南中医药大学顾问兼中医学院名誉院长，湖南中医药大学第一附属医院终身教授，中和亚健康服务中心副理事长、澳门科技大学荣誉教授等。

中和亚健康服务中心召开全体员工学习十九大报告精神会议

2017年11月13日，中和亚健康服务中心全体员工系统学习了党的十九大报告精神。会议要求，各部门要高度重视，认真学习宣传贯彻党的十九大报告精神，用习近平新时代中国特色社会主义思想武装头脑、指导实践、推动工作，奋力开启新时代亚健康事业新局面。

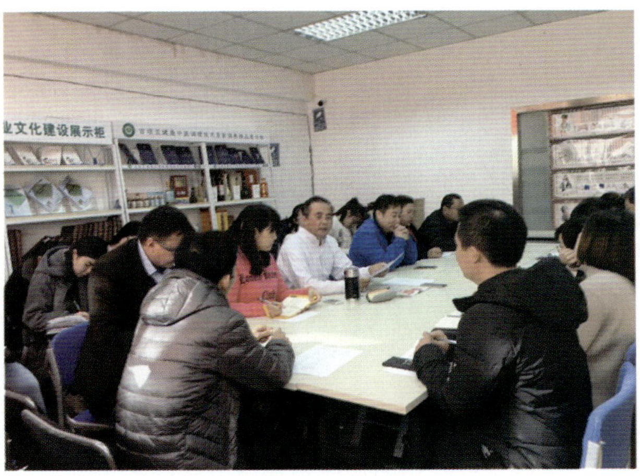

党支部书记孙涛同志通过理论联系实际，紧扣党的十九大报告，紧紧围绕习近平新时代中国特色社会主义思想这个主线，对党的十九大报告中的13部分内容分别做了系统的梳理与阐述，对全面准确深入理解中国特色社会主义进入新时代的根据、标志、目标进行了详细解读。

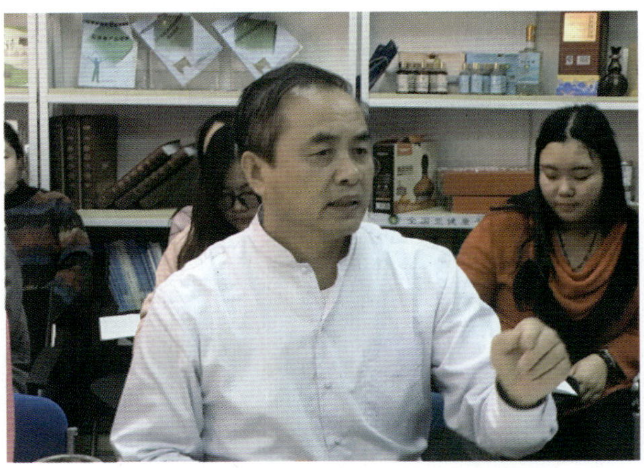

孙涛同志在主持学习时指出，深入学习好、领会好、贯彻好党的十九大精神，既是当前和今后一个时期的首要政治任务，也是一项长期任务，要紧密按照中央的要求和部署，深刻领会习近平新时代中国特色社会主义思想的历史地位和指导意义，以学习党的十九大精神为新的起点，

在实际工作中融会贯通，切实将十九大精神贯彻到亚健康事业发展的全过程、体现到各部门各项工作的各方面，增强学习贯彻活动针对性和实效性，确保党中央确定的目标任务和战略部署顺利实现，确保亚健康事业更好更快的向前推进。

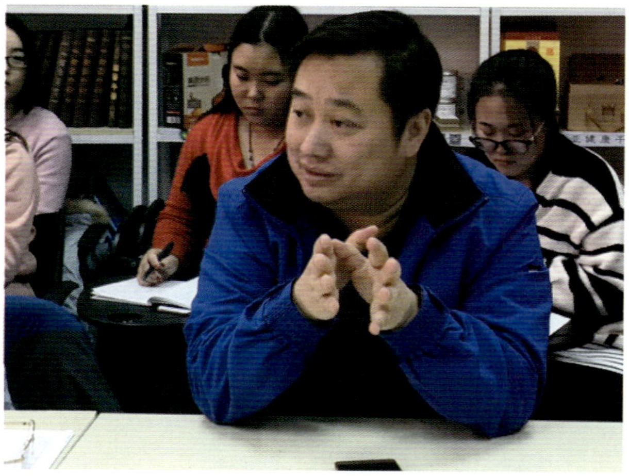

朱嵘同志强调，要用习近平新时代中国特色社会主义思想武装头脑、指导实践、推动工作。坚定不移把学习宣传贯彻党的十九大精神不断推向深入，落实到每一位员工的实际工作中，结合实际制定学习计划和贯彻落实方案，推动党的十九大精神在本单位本部门落地生根。要坚持学以致用，扎实做好各项工作，切实把学习成果转化为推动亚健康事业快速发展的强大动力，以实际工作的成果检验学习成效，更好地为全民健康服务。

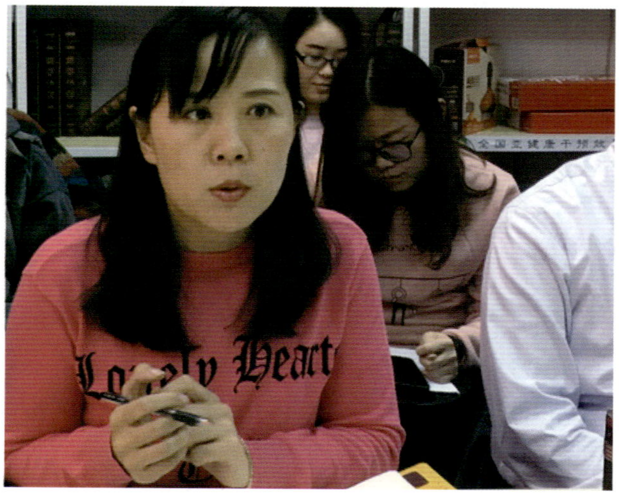

马文杰同志也谈了对十九大报告的精神领会，全体干部员工要更加紧密地团结在以孙涛同志、朱嵘同志的领导班子周围，始终以人民对健康生活的向往为奋斗目标，以时不我待、只争朝夕的劲头，和全体员工一起，为着一个共同的目标，在亚健康事业的道路上不忘初心，牢记使命，砥砺前行，为实现中华民族伟大复兴的中国梦、中医梦、亚健康梦不懈奋斗。

随后，各党员代表、部门负责人纷纷谈了自己对十九大的体会以及如何指导自己开展各项工作，以实际行动践行十九大精神。会议持续了2个多小时，会议精神鼓舞人心，掌声不断。通过深刻学习、领会十九大精神，增强了全员凝聚力，用十九大精神武装头脑，为亚健康事业开拓性发展奠定了坚实基础。

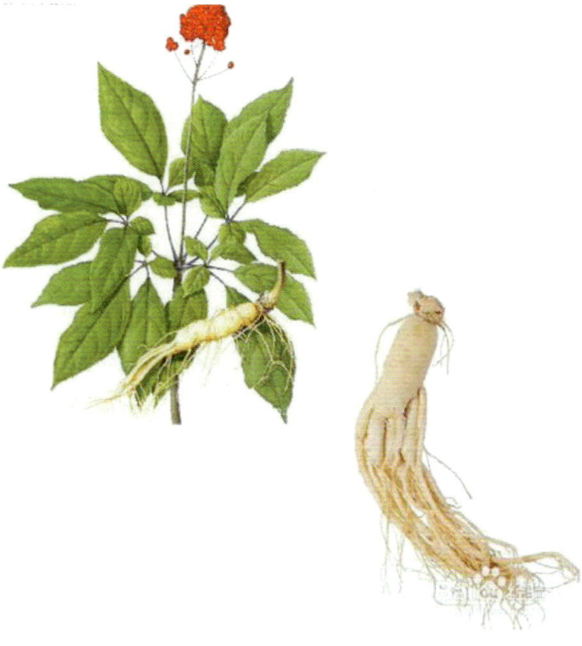

二、亚健康特色调理技术

本韵益肾理疗泥灸亚健康调理技术

【技术原理】

肾位于腰部，脊柱两侧，左右各一。《素问•脉要精微论》说："腰者，肾之府。"肾是人体脏腑阴阳的根本，生命的源泉，故称"先天之本"。肾主藏精主要作用促进生殖、生长发育、调节整体机能活动；肾主水液对膀胱有调节功能；肾主纳气，为气之根。肾在体主骨，其华在发，开窍于耳及二阴，在志为恐，在液为唾，与冬季通应。

随着生活节奏加快，生活压力越来越大，饮食没有节律，作息时间不规律，导致多数人都有肾精不足，影响脏腑功能引起一系列症状，出现腰酸腿疼，手脚冰凉，耳鸣，记忆力减退，夜尿频多，齿松，发落，早白等。肾精的强弱决定脏腑功能影响人体健康，补肾藏精尤为重要。因此肾脏调养至关重要。

柔嘉本韵益肾理疗泥灸亚健康调理技术：药油+保健活络霜循经按摩+玉石滚轮温通疗法+天然火山矿物泥+远红外旋磁灸。

步骤：

1. 药油与保健活络霜循经按摩：本法着重遵循经络与对人体重要穴位进行点、按、揉、搓，推的操作，由上至下对人体进行自我点穴推拿按摩调理，配以子午流注时辰，可令人体经络畅通，气血充足，营血运化排泄功能正常。药油内的本草精华可促进肾功能，排毒、调节性激素的分泌，提高人体抵抗力。

2. 玉石滚轮温通疗法：含有人体所需的硒、镁、钙等多种对人体有效的微量元素，可活化人体细胞，促进血液循环和新陈代谢，全面提升人体抵抗力。热疗：热属于物理能量的一种，其生物学上的变化，在物理治疗中是最常用的一种方法。对人体表面的经络、穴位、疼痛部位进行一定程度的刺激，使气血循环通畅，减轻疼痛，增强血液循环。

3. 天然火山矿物泥+精选中草药配方：将天然矿物泥运用高科技方法进行催化，通过纳米分离法，使其具有活性。可促进血液循环，加快新陈代谢，化瘀通络，活血止痛，补肾壮阳，强健机能。

4. 远红外旋磁灸疗法：用五年以上陈艾草70%，配以多种名贵本草植物30%制成艾条，配合专用的罐灸，在相应部位施灸，可起到疏通经络、通畅气血，全面调整亚健康状态。

【适应症状】

肾虚，发育迟缓，筋骨痿软，肌肉无力，手足肌肉僵硬，未老先衰，疲劳，精神不振，失眠多梦，食欲不振，厌食，下腹虚寒。排尿不利，或尿多尿频，头发稀疏，枯萎脱落，早白，耳鸣听力减退等症状。

【作用功效】

强肾健体：固本培元，改善肾虚各种症状，帮助排出身体多余水分和毒素，预防人体虚胖；健体：全方位调节各脏器的功能平衡，调节免疫功能，提高机体抵抗力；美颜：延迟更年期的到来，有效延缓衰老，改善由肾虚所引起的黑眼圈，皮肤发黄、斑点、暗疮等；舒压：缓解紧张状态及压力，振奋精神，平衡血压；调节内分泌：调节月经，痛经，改善性冷淡，缓解阳痿早泄，温补肾阳。

【调理方法】

标准手法+工具+天然火山矿物泥+远红外旋磁灸疗法：

1. 标准手法：药油开穴，足底涌泉穴、太溪、照海、复溜、三阴交、命门、关元；推足少阴肾经和足太阳膀胱经，按摩腰肾部位。

2. 玉石滚轮温通疗法：将玉石滚轮加热后，腰肾部按韵律滚动，顺两条经络滚动。

3. 用微波炉将暖肾泥灸加热3分钟左右，待温度适宜后，摊涂在灸区，厚度在5mm，盖上专用薄膜，40分钟取下。调理区域：神阙区域（肚脐部位），腰部区域（以命门、双肾俞为主），小腿区域（承山穴为主），涌泉区域（涌泉穴部位）。

4. 灸罐操作，温通经络，行气活血，散瘀清毒，平衡调理五脏六腑的功能。按照本韵的健康调理艾灸阵法：双龙戏珠灸和腰椎调理灸、生理康复灸配合。

如下图：

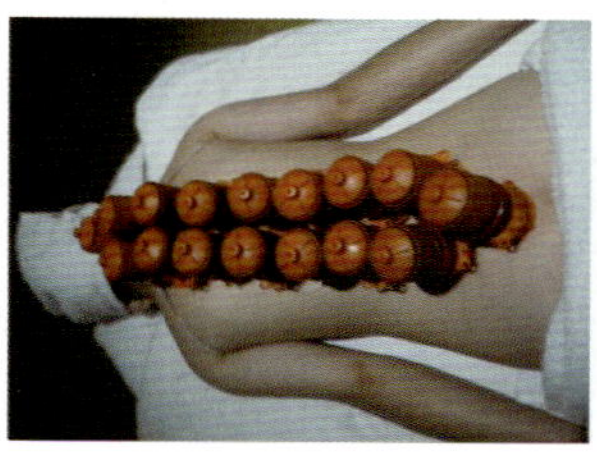

双龙戏珠灸

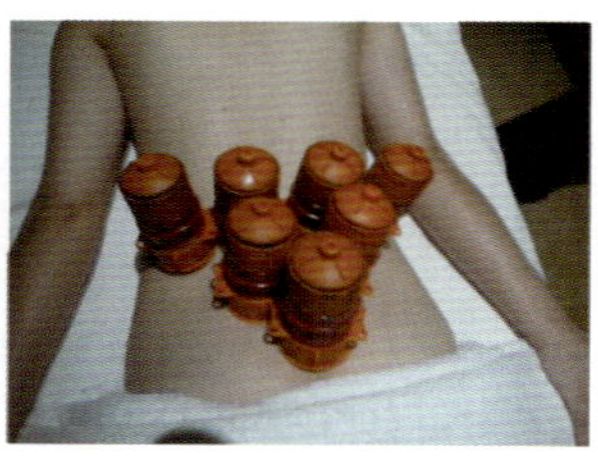

腰椎调理灸

操作方法：将补肾元素艾药点燃放入艾灸器中，按图排好阵法；或灸疗：太溪穴，复溜穴，肾俞穴，关元穴，气海穴。

【注意事项】

①妇女经期慎用，孕妇及哺乳期禁用；②护理结束后应注意保暖，夏天时勿对空调或风扇进行操作；③饮食尽量清淡，少食辛辣油腻及煎炸食物；④调理前后各喝一杯温开水。

【案例分享】

河南美泽妍果墨机构分享：

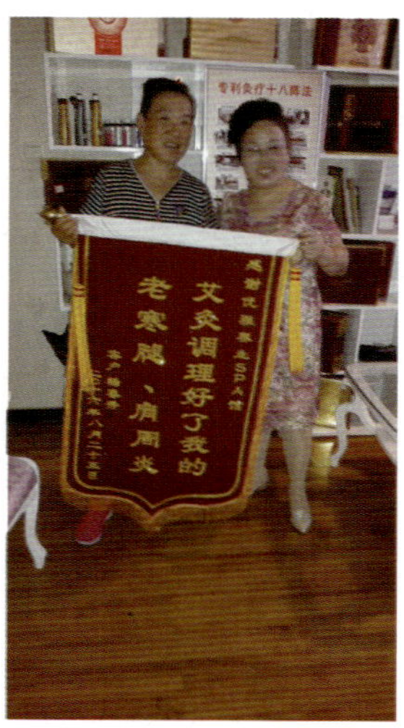

李女士，37岁，主诉患有肩周炎多年，腰膝酸软，手脚冰凉，经朋友介绍，来到店里咨询，在用了该技术旋磁灸配泥灸调理了一段时间，手脚暖和了，肩周炎也得到了有效缓解，李女士老公有点肾阳虚，看到调理效果非常明显，也选用了此技术进行调理，2次调理后疼痛难忍的腰肌劳损症状得到缓解，感到非常高兴，在没有口服任何药物经过理疗的到了改善，对此后的调理充满了信心。

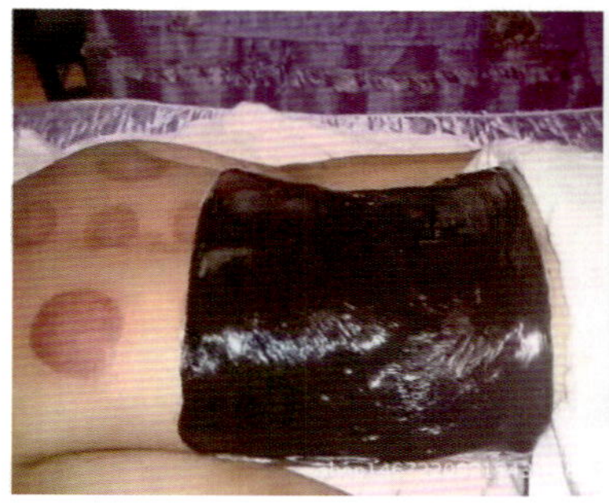

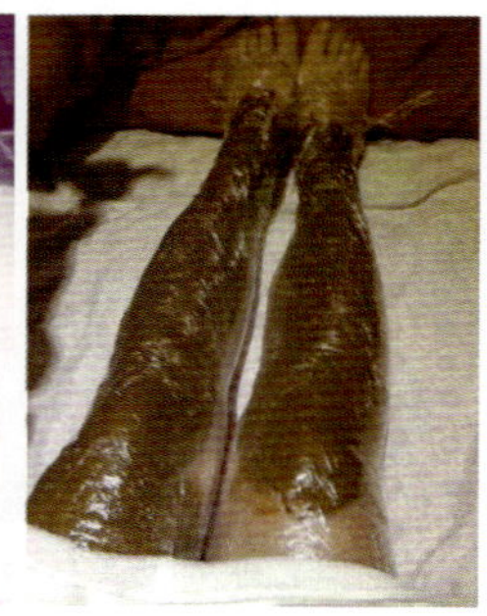

柔嘉清肺驱霾亚健康调理技术

【技术原理】

中医认为肺主金，鼻属肺窍，肺藉鼻而外通天气，肺在呼——吸之间，不断将体内浊气排出，外面的清气吸进，卫气也跟着散布全身。《素问•痿论篇》曰："肺主身之皮毛"，《素问•六节藏象论》也说："肺者，气之本"。可见，肺的外延部分是皮毛，皮肤需要肺经的经气充养，如果肺经经气过盛，皮肤血液循环过程易出现过敏；但是，肺气不足，皮肤表面也会缺少卫气的保护，这样一来，也易受到外部刺激而发生过敏现象。

肺主气司呼吸，主皮毛，是唯一与外界相通的脏器。西医所说的细菌、病毒，中医所说的就是外邪，风、寒、暑、湿、燥、火等首先会进入肺脏，堵塞经络，则肺部功能就会下降，抵抗力下降，出现呼吸系统问题；肺不宣发肃降，就不能与脾胃运化的水谷精微结合，则气血生成不足；肺虚极易出现肠道功能紊乱，形成便秘，便溏，长痘等，所以，调补肺气，匡扶正气，可康复肺部亚健康。

柔嘉清肺驱霾亚健康调理技术通过中草药油对经络气血引导，疏通经络调理+循经刮痧+胸部火龙疗法+远红外旋磁灸疗，达清肺毒，增肺气，增加活氧量，强化肺功能，协调各脏器功能的正常运转，由外而内全面调理亚健康的专项技术。本技术主要调理作用为：

1. 珍贵中草药油：采用中医经络气血引导，经络疏通调理，配合穴位按摩，打通经络，加强肺气的补充。

2. 循经刮痧：清肺除烦，止咳平喘，通利关节的功效，也主治胸中烦闷、肩臂痛、上肢活动受限等症。

3. 胸部火龙疗法：清理浊气，排出湿寒，吸入清气与脾运化的水谷清微结合，化为宗气，维持生命。温经散寒，驱逐“外邪”。

4. 特有的远红外旋磁灸疗法：用五年以上陈艾草70%，配以多种名贵本草植物30%，制成艾条，联合专用的施灸仪，在相关部位施治，可起到疏通经络、扶正祛邪、温经散寒的功效。

【适应人群】

经常吸烟及吸二手烟、生活和工作环境差；易感冒，精力不足，心烦不安；胸闷气短，心慌心悸，口渴咽干；易出现鼻塞、流涕、畏寒，过敏体质者；皮肤毛孔粗大、易长粉刺。

【调理方法】

手法+刮痧+火龙疗法+远红外旋磁灸疗法

手法：中医按摩，经络气血疏通调理，推肺经，膀胱经。动作轻柔效果显著。开穴：太渊、经渠、商丘、商阳、少商、天容、列缺、膻中穴采用按压，揉擦，等方法。

循经刮痧：手太阴肺经，足太阳膀胱经。刮到位，痧出透，效果最佳。

火龙疗法：按摩刮痧后，保鲜膜盖上需做的部位，三层湿毛巾盖上，倒上95%酒精，点燃，感觉烫了，熄火，停五分钟继续做。共做三次。

远红外旋磁灸疗方法：温通经络，行气活血，散瘀清毒，平衡调理五脏六腑的功能。按照艾安康的健康调理艾灸布阵法：五行肺气灸和除燥滋阴灸配合。 如下图：

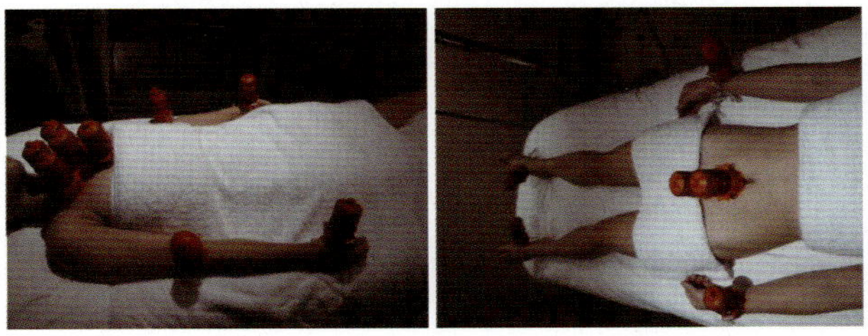

五行肺气灸　　除燥滋阴灸

操作方法：将清或肺元素艾药点燃放入艾灸器中，按图排好阵法。

【注意事项】

①内外科急症，严重高血压、心脏病、癫痫病等禁用；②妇女经期慎用，孕期及哺乳期禁用；③护理结束后应注意保暖，夏天时勿用空调或风扇进行操作；④饮食尽量清淡，少食辛辣油腻及煎炸食物；⑤调理前后各喝一杯温开水。

【案例分享】

浙江宝丽来美业旗下机构分享：

杨女士、33岁、初中英语教师、由于教学环境差导致双肺纹理增粗、慢性咽炎多年、每个月都要去医院开很多西药喷雾，而且效果也不理想。 顾客第一次进店咨询我们有什么解决方法？当时刚好柔嘉项目负责人在培训，给顾客推了荐该技术。当时做了一次后，顾客感觉嗓子瞬间清爽了很多，并没有异物感。当时顾客就订了一个疗程3个月套餐。 大约第四个月时候，杨女士去县人民医院胸透检查，发现双肺轮廓清晰，医生说没有炎症了。杨女士高兴极了，看来调理非常有效果。

柔嘉养脊通督亚健康调理技术

【技术原理】

人体的脊柱是身体的骨干，人体的第二生命线，督脉分布在脊柱周围，两者密切相关，同时位于脊柱两侧的穴位影响着身体80%的健康问题。一个人的脊柱是否健康，关系着人们的生活质量。随着社会、工作、生活压力的增大，人们超负荷劳作，久行、久立、久坐以及不正确坐姿、卧姿等造成大量的脊柱亚健康问题，脊柱的问题同时影响督脉的畅通。

自古以来，人们已经很重视脊柱与督脉的调养，柔嘉养脊通督亚健康调理技术秉承《黄帝内经》“圣人不治已病，治未病；不治已乱，治未乱”的思想及中医“上医治未病”的要求，是对人体的脊柱亚健康进行保健的保健技术。通过药油调理手法+保健活络霜整脊柱调理手法+热石疗+远红外旋磁灸疗，矫正椎体错位，恢复督脉畅通，消除致病隐患，调理脊柱亚健康达到人体健康。

本技术分为调理手法和热石穴疗、远红外旋磁灸疗法三大类。

调理手法包括药油调理手法和保健活络霜整脊柱调理手法

调理手法是指运用按揉、捏拿、点穴、指压、分筋、理筋等方法，传统医学称之为理筋手法。此方法对脊柱周围组织或肢体软组织进行刺激，使其发挥由外向内的力学和信息学效应，推动壅滞之气血运行，调和营卫，缓急解痉，舒筋通络等，即对机体的物质能量和信息进行整体的调节，使其达到正常的动态平衡。

保健活络霜整脊柱调理手法的作用机理为：

1. 调整软组织结构状态

手法治疗可以缓解或消除肌紧张或肌痉挛，改善血液循环，消散气滞或血瘀，增强新陈代谢，以达到肌体恢复活力的目的。

2. 改善有关系统的功能

系统功能或能量代谢失调，可导致该系统出现系列亚健康症状。通过对失调的系统功能进行调节，使其恢复正常，就能起到积极的调理作用。如肌肉痉挛性症状，通过手法的调理作用，使肌肉放松、使变形得到恢复，痉挛就可解除，血液也因此通畅，相关系统的功能也随之改善，相关的症状也得到缓解。

热石穴

热石穴是指热石穴位点压，调整机体信息机能系统，人体的各个脏器都有特定的生物信息，各脏腑之间及各部位肢体之间，总是通过一定的信息通道来联系沟通，以传达各种生理和病理信号。当脏器发生改变时，有关的生物信息就会发生变化，这种改变可能进一步影响到整个系统甚至全身的内环境稳定和机能平衡。不同强度、频率的热石刺激作用于人体体表的特定部位后，将产生特定的生物信息，这些信息通过信息通道传输到有关脏器后，将对失常的生物信息节律加以调控，从而对病变脏器起到调理作用。例如用热石背部夹脊穴来调理相关内脏的问题，就是利用了这种信息的调节作用。

传统医学将其作用机制归纳为以下几点：①活血散瘀、消肿止痛；② 舒筋活络、解除痉挛；③顺理筋络、整复错位；④松解粘连、通利关节；⑤ 通经活络，祛风散寒。

远红外旋磁灸疗法

远红外旋磁灸疗法是用五年以上陈艾草70%，配以多种名贵本草植物30%制成艾条，联合专用的施灸仪，在相关部位施灸，可起到疏通经络、通畅气血的作用以振奋体内正气。对风寒所致经络不通、气血不和所致的肢体麻木、疼痛等症状，可温通经络、驱风散寒、调和气血，同时配合其相关穴位，矫正椎体错位，解除压迫，重塑形体，全面调整亚健康状态。

【适应人群】

慢性颈肩腰背部劳损，不明原因的疼痛者；失眠健忘、头痛、头晕等；女性内分泌失调，更年期；肾功能低下，肾虚者；身体疲乏，机体抵抗力低下者；所有由脊柱劳损或损伤引起的诸亚健康症状的调理。

【作用功效】

效舒缓脊椎两侧肌肉，平衡韧带扩张；运用整脊放松的手法，释放关节压力，缓解不适；有效补充肌肉能量，润滑营养关节，强劲脊椎；从而改善因脊椎疲劳造成的内脏及美容方面的问题；使人精力充沛，充满活力。

【调理方法】

调理手法+工具+热石穴疗+远红外旋磁灸疗法

调理手法：

1. 打油：从尾骨向上沿脊椎两侧上行，再沿肩颈下移。油打满打匀。2. 按摩：①从尾骨向上沿脊椎两侧上推。包肩沿颈下移，腋下淋巴排出。②从肩颈向下按揉至尾骨处。③点穴：脊中、中枢、筋缩、至阳、灵台、神道、身柱、陶道、大椎、巨骨、天宗、至室、腰阳关，命门、悬枢。④劳损点按揉。⑤滑压督脉（对督脉的良性刺激达到改善体质，强筋健骨的作用）⑥轻拍。3. 整脊：需要整体摸，阳性点重点调理。整脊的首要目的在于使椎骨合缝。如果椎骨真正合缝，则颈，胸，腰曲都可以调理。

工具：玉石滚轮

玉石滚轮温通疗法：将玉石滚轮加热后，颈肩腰背部按韵律滚动，顺脊柱经络滚动到位。太极磁石刮痧：从脊椎两侧开始至整个背部。肩颈、肩胛处重点刮。相对应的脏腑如不适，可重点刮。

热石穴疗

热石穴疗按摩热石经过特殊加热后，放置在脊柱两侧经络上，因为热石具有温和的能量，作用于身体局部和整体系统，通过深层的热传导方式把热力源源不断地输入体内，再经由反射穴点的传导，对肌肉组织及关节具有调节功能。

远红外旋磁灸疗法：温通经络，行气活血，散瘀清毒，平衡调理五脏六腑的功能。

按照柔嘉的健康调理艾灸布阵法：双龙戏珠灸和丁字调理灸配合。如下图：

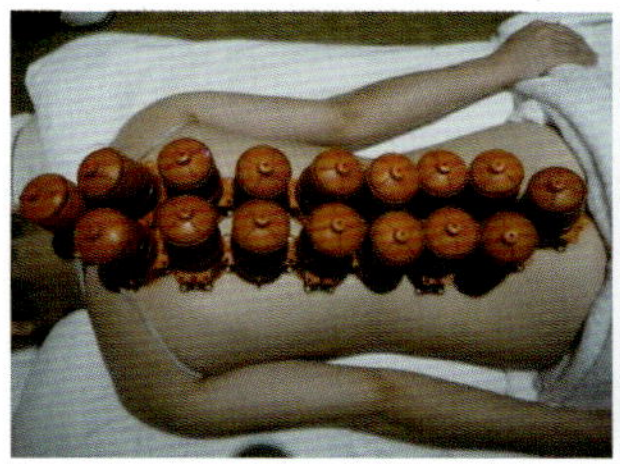

双龙戏珠灸

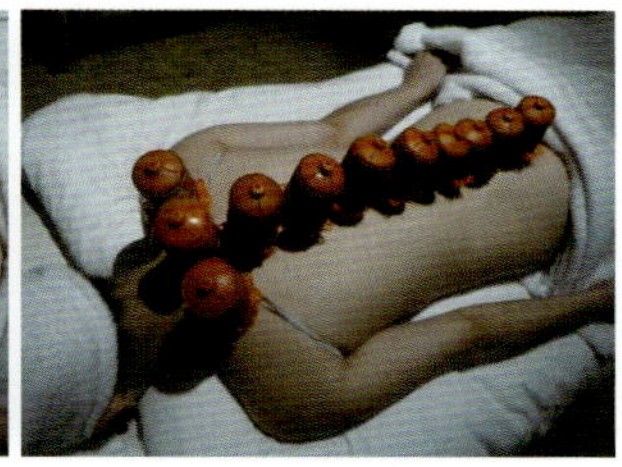

丁字调理灸

操作方法：将健元素艾药点燃放入艾灸器中，按图排好阵法。

【注意事项】

①操作时注意皮肤清洁，第一次做时必须去角质，随后热敷至皮肤微红；②操作时脊椎骨处动作要轻柔，有骨刺，椎间盘突出者尽量避开。大椎穴不宜垂直大力点按。刮痧力度适中、不能破皮；③此疗法不能代替药物，使用后症状未改善，一定就医；④请按建议疗程配合；⑤皮肤敏感和体质敏感者，请先做测试；⑥做完后最好喝一杯花草茶，坐5～10钟后再离去。4小时之内不要洗澡。

【案例分享】

本韵艾安康天源蓉城延安机构分享：

曹女士，41岁，2017年6月初次进店咨询，当时曹女士跟我们讲自己有强直性脊柱炎，腰疼、关节痛，肢体麻木。我们按着她说症状，给他制定了3个月的调理计划运用改技术。肾部套+养脊通督套+气血循环套+六合理疗罐。现在顾客走路正常了，腰也直了，背也不痛了。

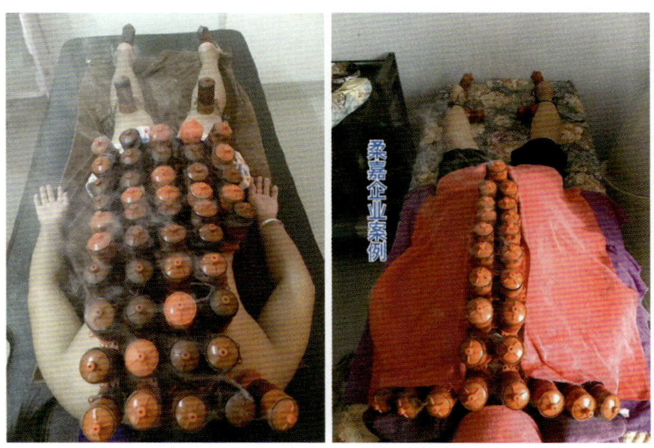

调理过程

柔嘉远红外旋磁艾灸《清淋巴、调免疫》亚健康调理技术

【技术原理】

人体免疫系统是重要的防御系统，人体的免疫功能或免疫力来自淋巴器官及淋巴细胞，对人体的健康起到决定性的作用。目前人体多种自身免疫性疾病均在医学界难以解决。给人体造成持久的损伤。且年龄越大，症状越严重。通过淋巴系统的调理，增强淋巴免疫细胞的健康活性，平衡免疫功能，减轻给人体带来的不良症状，舒缓病况。

中医按照“凡治病总宜使邪有出路”的原则，经络是运行气血，联络脏腑肢节，沟通上下内外的通路。清•高士宗《黄帝内经•素问•直解》指出：“五脏循行之路，皆从出于经脉之隧道”。经络既可运行气血，作为通道可以成为邪毒由外入内侵袭的途径，反过来，邪毒也可以在治疗方法下，由五脏沿经络排出体表。

淋巴的畅通，防御的强弱，直接影响五脏六腑及免疫功能。相关人士指出，由于现代生活方式简便，身上的“三件宝”——流汗、放屁、打喷嚏，正在不自觉中失去。正常出汗可以排出多余的水和尿素等毒物，运动和沐浴是促进排汗的主要途径；放屁排出的带有臭味的气体无疑包含了胃肠道中的有毒成分，不要因为不雅而勉强憋住；打喷嚏可以把呼吸道中的有毒物质和病菌排射出去，是人体免疫功能的正常表现。浊气就是通常放出的屁。浊气若处于身体中未及时排出，上窜下走，对身体就会有很大的危害。浊气堵在心窝处人就会觉得胸口堵闷，心里憋得慌，走到脑袋处就会觉得头晕眼花，窜到胃部就会胃胀胃痛，恶心呕吐。浊水就是我们体内的湿浊。经常吐痰的人，就是因为体内浊水太多。浊水对人体的危害很大，它若窜到腿上，就是水肿；若跑到皮肤表面，就成了湿疹；若上到头部就导致晕眩症。浊物就是我们常说的宿便，宿便堆积体内会导致身体抵抗能力迅速衰退，病痛也会越来越多，皮肤和五脏六腑都会受到侵害，可以说宿便是人体衰老的重要杀手，所以一定要注意按时排便，保持体内排毒系统的畅通。淋巴堵塞，功能减弱，淋巴免疫细胞不健康，直接影响人体免疫功能。淋巴细胞活性低，免疫功能低下，身体抵抗力差，易得病且不容易痊愈。淋巴免疫细胞异常，会引起身体的免疫变态反应，如过敏，哮喘，湿疹，荨麻疹，妇科疾病，肠道疾病等。可见有效排出淋巴循环内的毒素，体内通畅，自我清排调理功能加强，可以有效改善体内各种不适症状。

柔嘉远红外旋磁灸疗【清淋巴、调免疫】亚健康调理技术通过三灸一贴法：液体灸+本草能量热膜灸+远红外旋磁艾灸疗+九窝清青贴；温通经脉，排湿驱毒以达到五脏六腑功能平衡。强化淋巴免疫系统，按顺四时变化,主动维持人体与外界环境的平衡,从而保持人体本身内在平衡。

【作用功效】

排浊祛湿、调节淋巴循环、增强免疫功能改善皮肤质地，增强肠蠕动，清除肠垢；清肝理气，平衡气血改善脏腑功能。

【适宜人群】

亚健康状态人群；先天免疫功能异常需要调理人群。

【调理方法】

（一）艾药油手法操作：“推腹法”清三浊+经络淋巴温玉刮痧疏通。

操作：

正面手法：

1. 铺油：3、4、5号药油各2毫升调和从心窝到下腹涂匀。

2. 做“推腹法”排三浊：方法：推腹，顾名思义就是推肚子，用手指，手掌，拳头皆可。第一步从心窝向下推到小腹，7次；第二步从左侧推，7次；第三步从右侧推7次；第四步用手掌在腹部顺时针转圈7圈。这是比较简单的方法，做的时候动作要慢，手要用力，必须是客人能承受范

围的，最重要的一点腹部必须放松，不能憋气。

3. 顺经络走向做淋巴排毒手法按摩。

4. 玉石刮痧：

（1）腋下及胸腺淋巴　2号油5～8滴（疏通腋下及胸腺淋巴）

（2）正面胸肋两侧肝胆经　4号油5～8滴（疏通肝胆郁结气血）

（3）下腹盆腔部　3号油5～8滴（疏通盆腔气血）

（4）腹股沟淋巴　5号油5～8滴（疏通散结腹股沟淋巴）

背面手法：

1. 头部按摩至头皮发热。

2. 铺油：用6号和7号药油各3毫升调配，背部涂匀。

3. 做经络疏通穴位按摩。

4. 玉石刮痧：

（1）后头颈部　1号药油5～8滴（疏通下丘脑垂体）

（2）背部+委中　6号+7号药油调和（疏通经络排瘀毒）

（二）本草能量热膜灸：每次一袋，用30° C的温水调和，敷在问题突出的相应淋巴处。20～30分钟结束。

（三）远红外旋磁艾灸疗：

1. 特色专利技术 ：39项专利认证的远红外旋磁灸罐；柔嘉独家秘方十三味中草药黄金艾柱。

2. 艾灸罐疗操作：温通经络，行气活血，散瘀清毒，平衡调理五脏六腑的功能。

按照柔嘉艾灸的健康调理艾灸布阵法：长龙灸法和旋磁肠胃灸 如图：

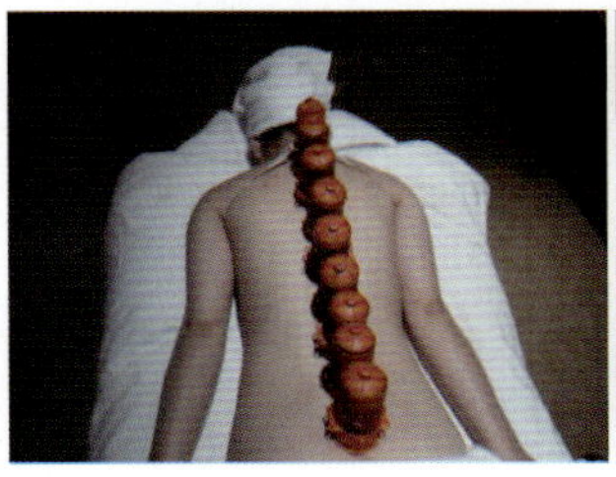
长龙灸法

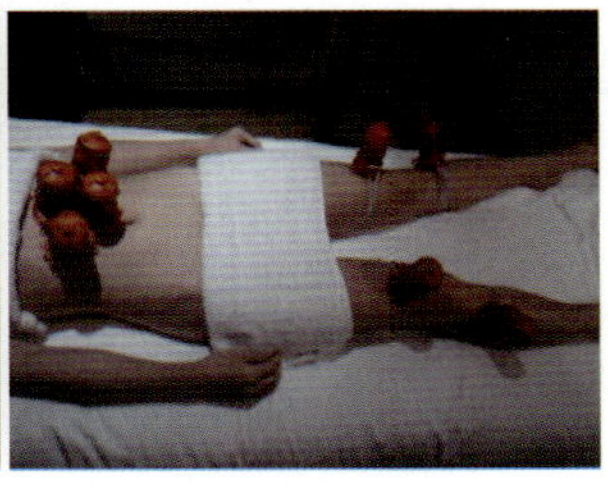
旋磁肠胃灸

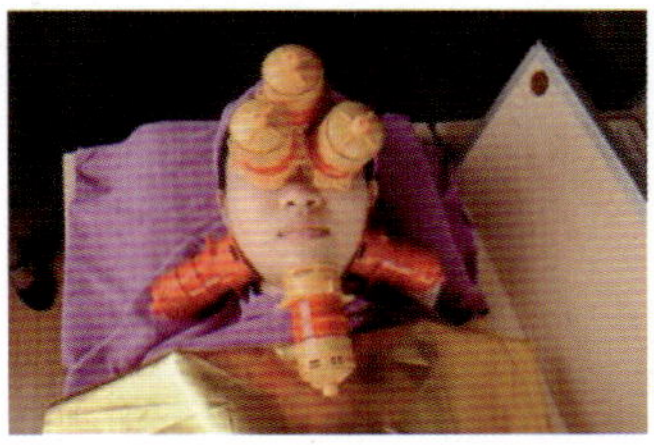
颈淋巴调理阵法

加配穴：肝俞、胆俞、肾俞、期门、太冲、三阴交。

操作方法：将肾元素艾药点燃放入艾灸器中，以脊椎为核心，按图排好阵法。

（四）专项调理灸法：

1. 湿疹、荨麻疹的特效灸法

荨麻疹

阵法：除烦滋阴灸

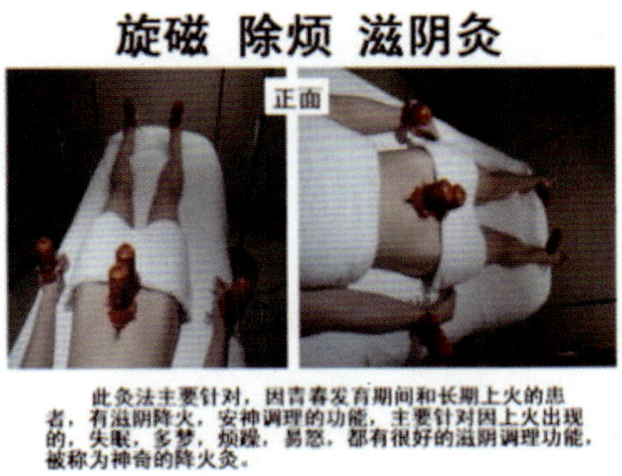

肠胃调理灸

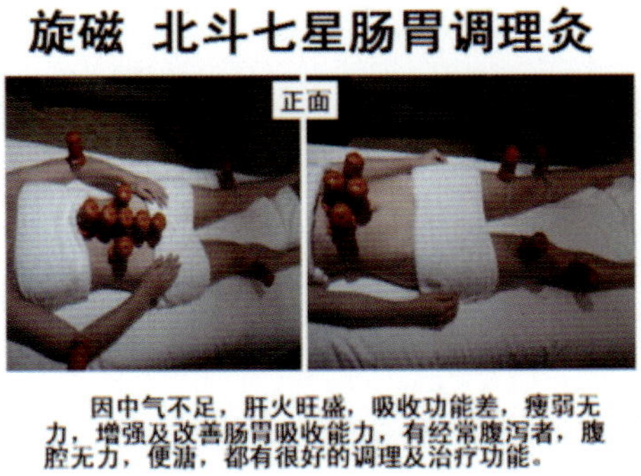

配穴：血海、风池、百会、常强、膈俞、百虫窝、足三里、三阴交。

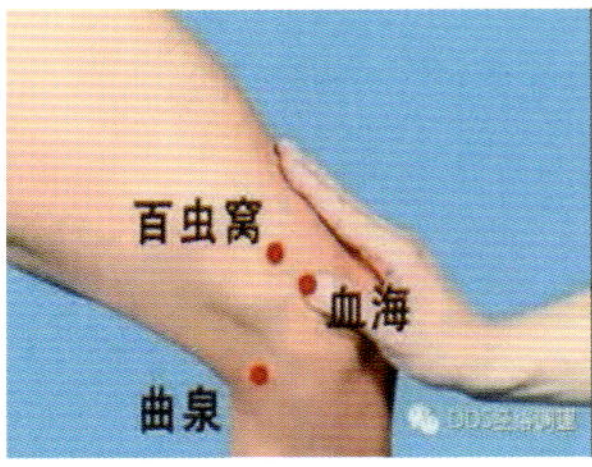

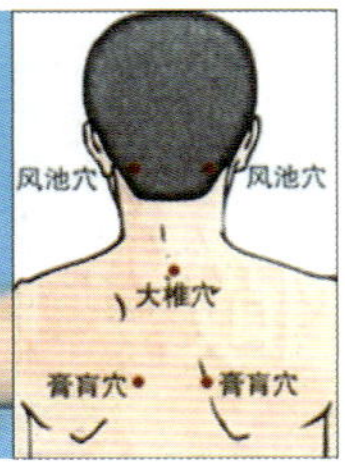

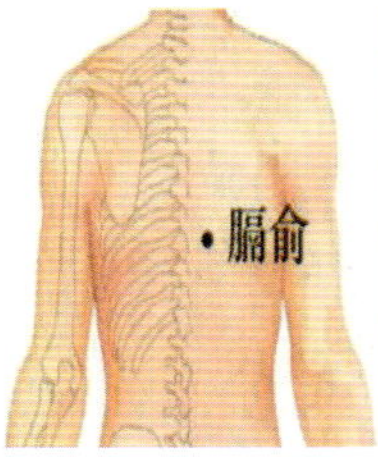

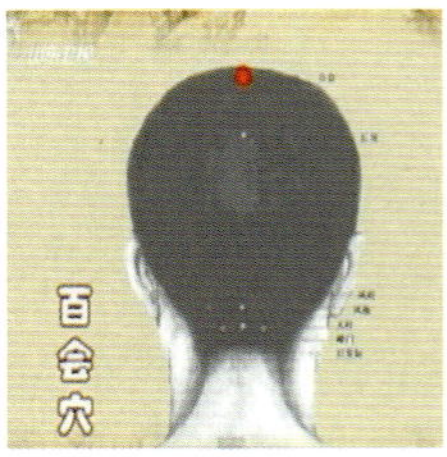

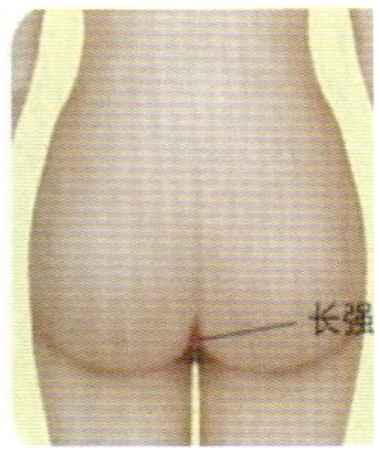

湿疹

阵法：同上

配穴：大椎、血海、委中、三阴交、风池、阴陵泉

2. 儿童成长发育，强化免疫系统灸法

鼻炎、哮喘、支气管炎

手法：颈淋巴疏通为主，清三浊加肾部疏通。

阵法：生理康复灸的背面（如图）

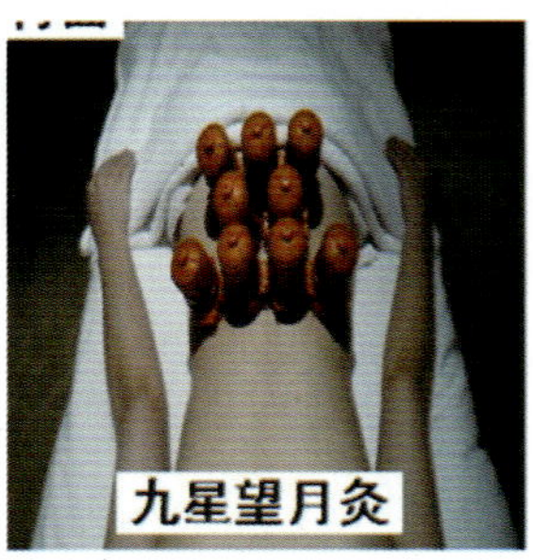

配穴：迎香穴、风池穴、合谷穴（鼻炎）；列缺穴、大杼穴、巨阙穴、灵台穴（支气管炎）；肺俞穴、大椎穴、身柱穴、神阙穴（哮喘）。

上述属于免疫系统异常影响儿童的生长发育。从中医理论讲：中医认为免疫疾病的发生和发展主要与先天禀赋不足、外感六淫之邪、营卫气血失调、腑脏功能紊乱、痰浊瘀血内生等因素有密切相关。外感六淫之邪是疾病的外在原因，先天禀赋不足、营卫气血失调、腑脏功能紊乱等是内在原因。中医认为肾为先天之本，因而强调肾具有调整和维持免疫平衡及其稳定的重要作用。因此在调理上主要以强肾为主。

感冒咳嗽

感冒咳嗽是儿童常见病，因儿童的免疫系统尚未健全，机体抵抗力低引起。多次反复发病会转成慢性病，也会影响儿童的生长发育，因此用自然的方法——艾灸调理淋巴系统，改善儿童的免疫功能，提高机体抵抗力。

手法：颈淋巴疏通为主，清三浊加肾部疏通。

配穴：身柱穴、风府穴、太渊穴（感冒）；丰隆穴、大杼穴、濂泉穴（咳嗽）。

阵法：生理康复灸的背面（如图）

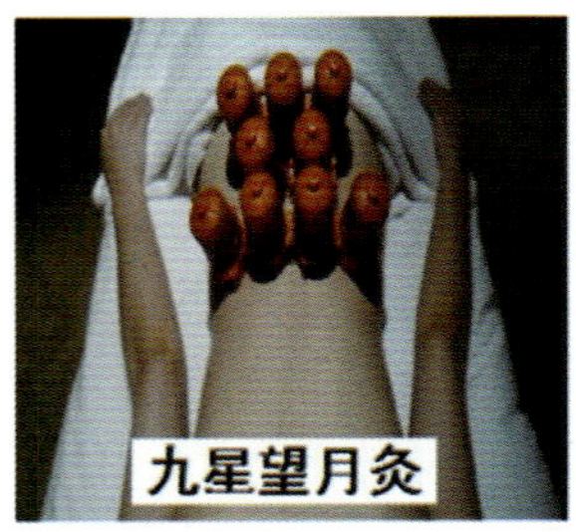

【注意事项】

①女性妊娠、哺乳期忌调理，月经期慎调理；②癌症、急慢性炎症等患者不适合；③动作频率缓慢、一致、有规律、用力轻巧，不可过重；否则，反而阻碍淋巴液的流动；④排三浊注意手法准确，力度适中；⑤顾客调理后有皮肤痛，肌肉酸痛，嗜睡，失眠，口内特干、苦，眼屎鼻屎增多，小便色泽黄味道重，拉肚子，便秘，腿软乏力等症状，属秘现反应（如人体就像一个从未加过油的车轮，突然加了油，自然会出现反应），坚持调理几次反应就会好转；⑥儿童艾灸时，注意从少量开始逐步加大灸量，注意温度的调节；⑦必须坚持按疗程施灸，循序渐进，方能达到所需效果。

【养生建议】

①气滞血瘀体质宜选用有行气、活血功能的

食物，如：白萝卜、柑橘、大蒜、生姜、茴香、桂皮、丁香、桃仁、韭菜、黄酒、红葡萄酒、洋葱、银杏、玫瑰花茶、茉莉花茶等；②常食以下食物：桃仁、油菜、黑大豆具有活血祛瘀作用；黑木耳具有清除血管壁上的瘀积功能；适量的红葡萄酒能扩张血管，改善血液循环；山楂或米醋能降低血脂、血黏稠度；③气滞血瘀体质宜少吃盐和味精，避免血黏稠度过高；④保持心情愉悦，防止肝气郁结；⑤随时减压放松，减少身体内部的气血和精力的损耗；⑥适当运动，保持良好睡眠；⑦儿童调理，注意合理饮食，尽量避开刺激性强的食物，忌辛辣厚味，少食牛、羊肉，海鲜等。避开诱发患病因素。适当运动，不可激烈。注意情绪和休息。

【案例分享】

河南育泰美业旗下机构分享:

周女士，女，36岁，以前手脚冰凉，经常感冒咳嗽，而且还患有“纳氏囊肿”，十多年了。一直以来在各大美容院养生馆调理也没见到好转，直到17年在东方美连锁店8月份用了该技术使用安康灸品牌的淋巴套+暖宫套+肾部套+肝胆套+柔嘉特色私密艾灸。前后共调理了6个月，现在手脚暖和，不生冻疮。月经正常、颜色鲜红。感冒咳嗽至今未犯，更神奇的是“纳氏囊肿”在阴道内窥镜和宫颈活检后发现竟然好了。周女士也第一时间给我院带来的佳讯并亲自把锦旗送到店里，非常感谢柔嘉研发的该技术及产品调理她的多年问题。 好产品不用你张口，顾客都认可。

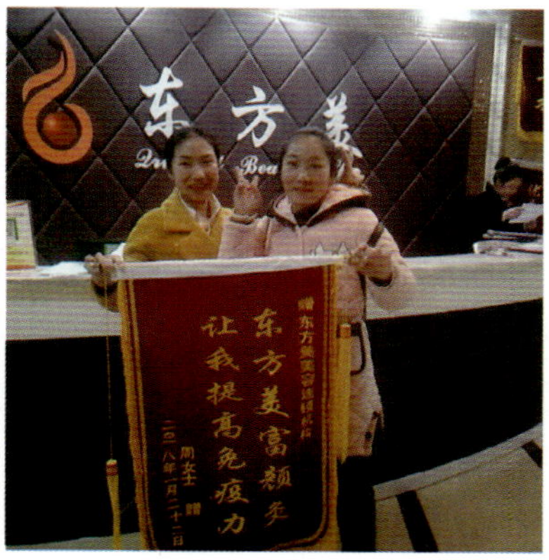

安康灸脾胃亚健康调理技术

【技术原理】

唐•孙思邈《千金方》，分别论述脾胃虚实证治，提出“五脏不足，求于胃”的论点。在中医理论中，脾胃属土，有脾土、胃土之称，它们就是人体内的土地，为身体提供能源，故而是人的后天之本。正如《慎斋遗书》所说：“脾胃一伤，四脏皆无生气”。

熏蒸运用“透皮吸收法”，通过药物的热辐射作用，使患部血管扩张，血液循环改善。药物经熏蒸作用于肌体后，其挥发性成分经皮肤吸收，局部可保持较高的浓度，能长时间发挥作用，吸入正气，排出浊气。调理胃肠功能。

点穴循经按摩：本法着重循经与对人体重要穴位进行点、按、揉、搓的操作，由上至下对人体进行自我点穴推拿按摩调理，配以十二子午流注时辰，达人体经络畅通，气血充足，营血运化排泄功能正常，在按摩的过程中，如能加以意念，效果更佳。

玉石滚轮温通疗法：所用器具玉石含有人体所需的晒、镁、钙等多种对人体有效的微量元素，这些元素散发的启动波和人体细胞的启动波是同一种波动状态，人体细胞随着从玉石散发的波动产生共鸣和共振，使人体细胞组织更具活性化，并促进血液循环和新陈代谢，全面提升人体抵抗力。

热疗：热属于物理能量的一种，其生物学上的变化，在物理治疗中是最常用的一种方法。对人体表面的经络，穴位，疼痛部位进行一定程度的刺激，给予经络温暖的气息，使气血循环通畅，能提高细胞组织的能力，减轻疼痛，增强血液循环，缓解炎症性反应的水肿，起到很好的效果。

特有的远红外旋磁灸疗法：用5年以上陈艾草70%，多种名贵本草植物30%，配方制成艾条，联合专用的施灸仪，在脾胃局部施治，可起到疏通经络、通畅气血的作用，增补并奋发人的正气，扫除体内的邪气，由于灸法的温热安宁感，使人感触安宁、轻松、愉悦，体内有阵阵暖意，同时配合其相关脏腑穴位，全面调整脾胃亚健康状态。

【作用功效】

①疏通经络，促进气血回升，调整五脏六腑功能；②调整胃肠道功能，增强肠蠕动，改善便秘、腹泻，腹胀的症状；③润肺祛燥，养护肺阴，改善体质；④改善肤色，面部无光，有痘，皮肤松弛等问题；⑤排解水湿浮肿，赘肉等；⑥改善精神不佳，乏力等状态。

【适合人群】

①消化不良，腹泻、便秘、水湿水肿肥胖者；②易疲劳，乏力、犯困、免疫力下降；③妇科疾病（经量过多或过少，经期紊乱）等；④腹泻、大便不成形无力下行、皮肤松弛等；⑤面色枯黄、无光、长痘、斑、精神状况不佳；⑥消化不良、胃部疾病胃炎、胃溃疡等。

【调理方法】

①熏蒸或浸泡，五行之土调理元素（药油）至皮肤发热出汗；②手法操作：运用 五行调理元素（药油）进行点穴按摩：胃穴：四白、天枢、水道、阴市、梁丘、足三里、条口、丰隆。脾穴：公孙、三阴交、地机、血海、大横、腹哀。按摩胃腹，疏通足阳明胃经，足太阴脾经；③玉石滚轮温通疗法：将玉石滚轮加热后，胃腹按韵律滚动，顺两条经络滚动到位；④艾灸疗操作：温通经络，行气活血，散瘀清毒，平衡调理五脏六腑的功能。

按照安康灸的健康调理艾灸布阵法：北斗七星灸法 和三阳开泰灸和肠胃调理灸法如图。

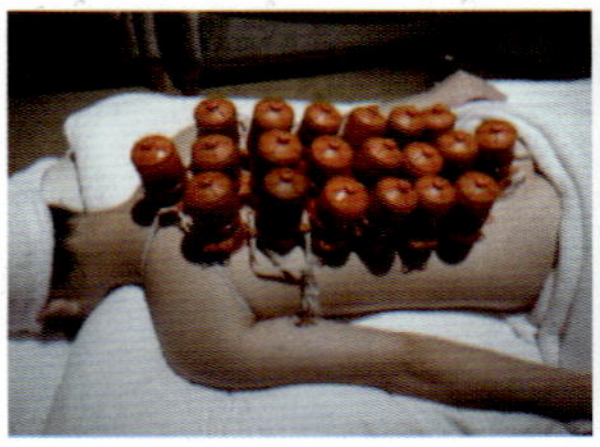

三阳开泰灸

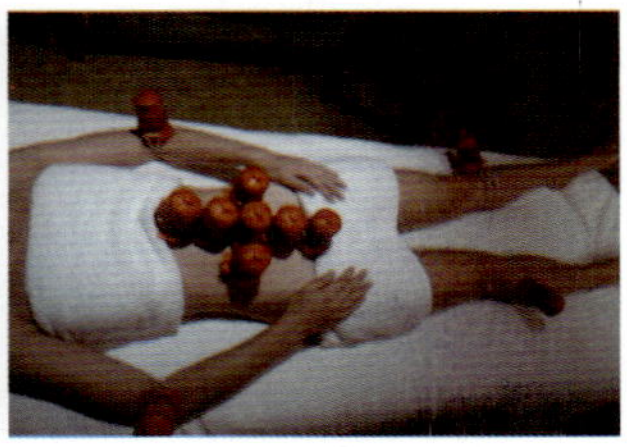

北斗七星灸

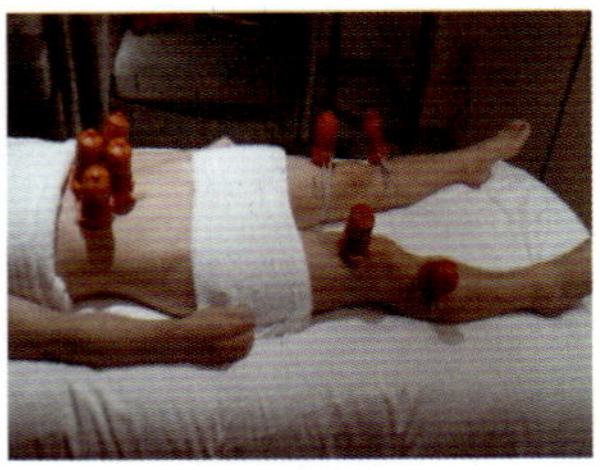

肠胃调理灸

操作方法：将脾元素艾药点燃放入艾灸器中，以胃腹为核心，按图排好阵法。

【注意事项】

①严重肾衰竭者禁用；②女性三期忌用；③禁口服、外用可不需清洗；④注意饮食，休息、情绪；⑤忌吸烟，注意防寒保暖；⑥适当运动，饭后勿立刻做剧烈运动。

【养生建议】

①注意饮食：不宜过冷过热，过肥腻或厚味，勿嗜酒和饮食不洁。不过饥过饱，避免引发脾胃损伤；②注意环境变化，保护脾胃功能。分清寒热，辨证保养：脾寒一健脾化湿；脾热一清热利湿；胃寒一平补平泻；胃热一泻热；③防血虚和气虚，多食大枣、山药、薏米、熟藕、栗子、豇豆、马铃薯、香菇、葡萄等；④注意劳逸结合，保持良好心情，中医认为：“脾在志为思”，避免过度思虑，适当运动。

【案例分享】

广西合悦合美旗下柳州伊莱雅机构分享：

刘xx、男、5岁，从出生就有荨麻疹，瘙痒、疼痛多年。近半年来多次出现胃积食现象，看过中医，西医。吃了3个月的中药及西药，未见任何好转。2018年7月，小儿胃胀疼痛不适，母亲带小儿进店咨询，经导师推荐使用该技术运用柔嘉三伏和悦套+肠胃套+艾灸。做了肠胃推拿后，肚子立即温热起来，调理师再结合柔嘉艾灸罐灸完以后。小帅哥说身上热的舒服，身上出汗了（曾经从来不出汗），胃痛缓解了，灸完以后立即跑进卫生间大便。母亲看孩子做完后效果这么好，当时就购买了三个月的调理套餐。套餐结束至今，未见其再次发生胃积食现象，荨麻疹也好了。

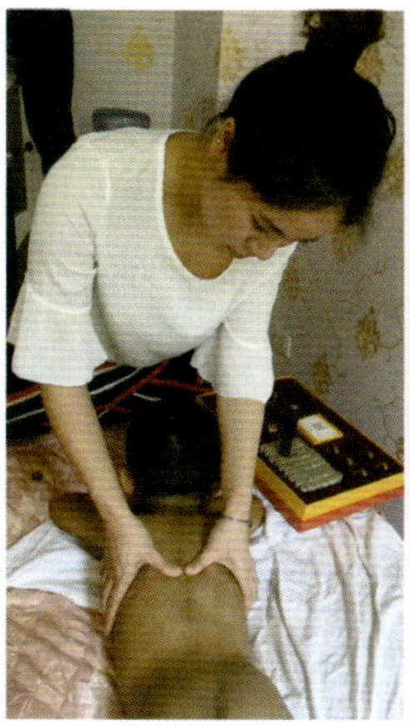

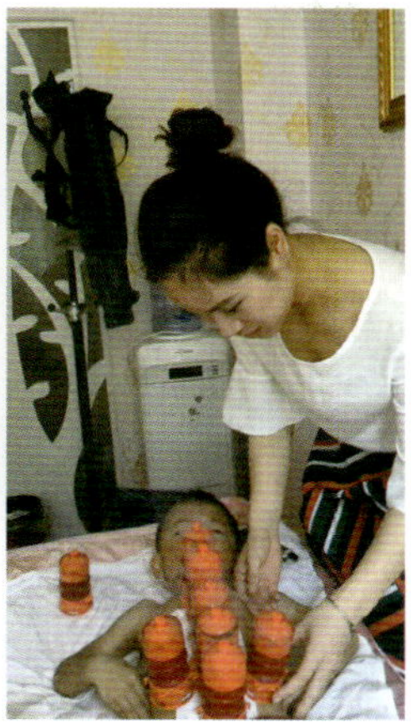

安康灸清青盈春亚健康调理技术

【技术原理】

按照“凡治病总宜使邪有出路”的原则，经络是运行气血，联络脏腑肢节，沟通上下内外的通路。清•高士宗《黄帝内经素问直解》指出：“五脏循行之路，皆从出于经脉之隧道”。经络既可运行气血，作为通道可以成为邪毒由外人内侵袭的途径，反过来，邪毒也完全可以在治疗手段的驱使下由五脏沿经络排出体表。

专家们指出，现代人为刻意让自己生活过得舒适，身上的“三件宝”——流汗、放屁、打喷嚏，正在不自觉中失去。正常出汗可以排出多余的水和尿素等毒物，运动和沐浴是促进排汗的主要途径；放屁排出的带有臭味的气体无疑包含了胃肠道中的有毒成分，不要因为不雅而勉强憋住；打喷嚏可以把呼吸道中的有毒物质和病菌排射出去，是人体免疫功能的正常表现。

浊气　是身体代谢产生的有害气体，呼吸、打嗝、放屁都可排出浊气。浊气堵在心窝处人就会觉得胸口堵闷，心里憋得慌，走到脑袋处就会觉得头晕眼花，窜到胃部就会胃胀胃痛，恶心呕吐。

浊水　就是我们体内的湿浊。老爱吐痰的人，就是因为体内浊水太多。浊水对人体的危害很大，它若窜到腿上，就是水肿，若跑到皮肤表面，就成了湿疹，若上到头部就导致晕眩症。

浊物　主要指宿便。宿便堆积体内会导致身体抵抗能力衰减，病痛也会越来越多，皮肤和五脏六腑都会受到侵害，可以说宿便是人体衰老的重要杀手，所以一定要注意按时排便，保持体内排毒系统的畅通。

可见“淋巴堵塞”和“三浊”是人体健康的杀手。安康灸《清青盈春康体亚健康调理技术》通过淋巴排毒手法与“推腹法”排三浊+背部及淋巴玉石刮痧+艾灸旋磁远红外灸疗法，全面疏通经络，有效排除淋巴循环内的毒素，排出三浊，令身体通畅，自我清排调理功能加强，各种不良症状改善，身轻体健。

【作用功效】

①全面排出“三浊”令身体通畅；②排出人体淋巴循环内的各种毒素，增强免疫力；③改善长斑长痘问题，改善皮肤质地；④去除体内湿毒，调节腹部脂肪，增强肠蠕动功能，清除肠垢；⑤改善慢性妇科炎症。⑥调理肝气郁结，气滞血瘀症状；⑦均衡全身气血运行，调节五脏六腑功能。

【适合人群】

亚健康人群。

【调理方法】

（一）手法操作：

正面手法：

1．铺油：3、4、5号药油各2ml调和从心窝到下腹涂匀。

2．做“推腹法”排三浊：推腹，顾名思义就是推肚子，用手指，手掌，拳头皆可，第一步从心窝向下推到小腹，7次。第二步从左侧推，7次。第三步从右侧推7次。第四步用手掌在腹部顺时针转圈7圈。这是比较简单的方法，做的时候动作要慢，手要用力，必须是客人能承受范围的，最重要的一点腹部必须放松，不能憋气！

3．顺经络走向做淋巴排毒手法按摩。

4．玉石刮痧：

（1）腋下及胸腺淋巴　2号油5-8滴（疏通腋下及胸腺淋巴）

（2）正面胸肋两侧肝胆经　4号油5-8滴（疏通肝胆郁结气血）

（3）下腹盆腔部　3号油5-8滴（疏通盆腔气血）

（4）腹股沟淋巴　5号油5-8滴（疏通散结腹股沟淋巴）

背面手法：

1. 头部按摩至头皮发热。

2. 铺油：用6号和7号药油各3ml调配，背部涂匀。

3. 做经络疏通穴位按摩。

4. 玉石刮痧：

（1）后头颈部　1号药油5-8滴（疏通下丘脑垂体）

（2）背部+委中　6号+7号药油调和　（疏通经络排瘀毒）

（二）艾灸疗操作

温通经络，行气活血，散瘀清毒，平衡调理五脏六腑的功能。

按照安康灸的健康调理艾灸布阵法：长龙灸法和旋磁肠胃灸。

如图：

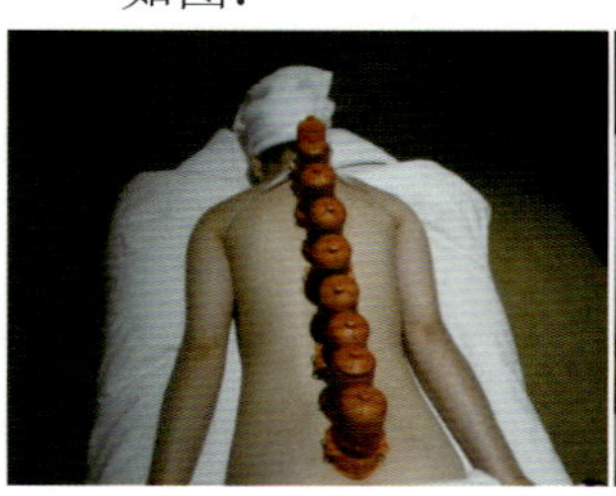

长龙灸法

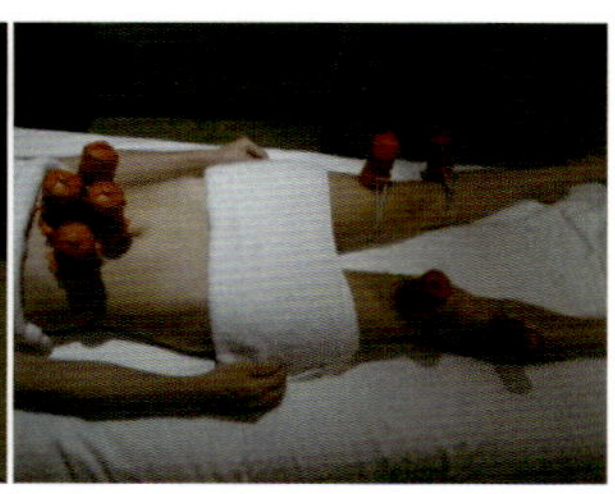

旋磁肠胃灸

加配穴：肝俞、胆俞、肾俞、期门、太冲、三阴交。

操作方法：将肾元素艾药点燃放入艾灸器中，以脊椎为核心，按图排好阵法。

【注意事项】

①女性三期忌做；②癌症、急慢性炎症等患者不适合；③动作频率缓慢、一致、有规律、用力轻巧，不可过重；否则，反而阻碍淋巴液的流动；④排三浊注意手法准确，力度适中；

⑤顾客做后有皮肤痛，肌肉酸痛，嗜睡，失眠，口内特干、苦，眼屎鼻屎增多，小便色泽黄味道重，拉肚子，便秘，腿软乏力等症状，属秘现反应（如人体就像一个从未加过油的车轮，突然加了油，自然会出现反应）。坚持做几次就会好转。

【养生建议】

①气滞血瘀体质宜选用有行气、活血功能的食物，如：白萝卜、柑橘、大蒜、生姜、茴香、桂皮、丁香、桃仁、韭菜、黄酒、红葡萄酒、洋葱、银杏、玫瑰花茶、茉莉花茶等。②常食以下食物：具有活血祛瘀作用的——桃仁、油菜、黑大豆；具有清除血管壁上的瘀积功能——黑木耳；能扩张血管，改善血液循环的——适量的红葡萄酒；能降低血脂、血黏稠度的——山楂或米醋。③气滞血瘀体质宜少吃盐和味精，避免血黏稠度过高。④保持心情愉悦，防止肝气郁结。⑤随时减压放松，减少身体内部的气血和精力的损耗。⑥适当运动，保持良好睡眠。

【案例分享】

安康灸品牌衡阳美衡机构分享：

吕女士，已婚，45岁。到店主诉头晕，四肢乏力臃肿，易疲劳，舌苔白腻，口苦口臭、犯困无精神。导师看诊后运用该技术调理配方如下：排三浊套+肾部套+四大排寒套+肩颈套+气血循环套+艾灸。经过6个月后调理。现在的情况如下：嘴巴说话明显不歪，精气神十足，后背明显薄了，爱于社交，性格开朗很多。特别阳光、特别自信。

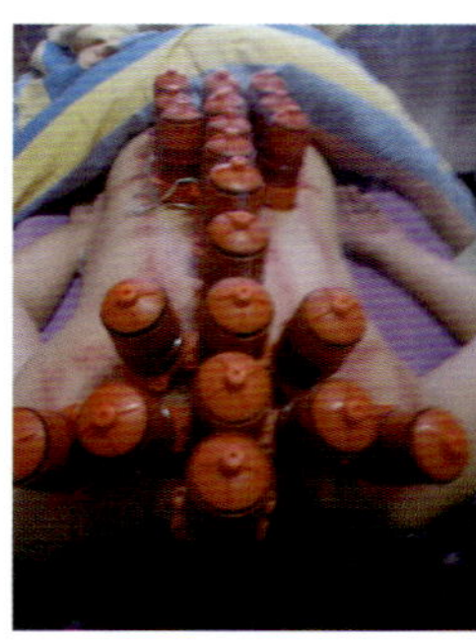

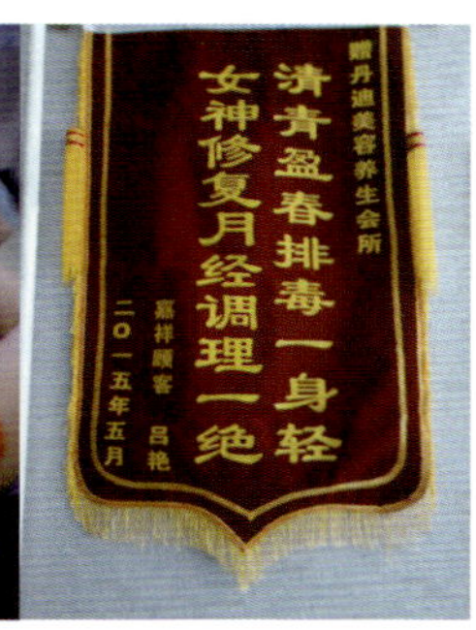

柔嘉儿童艾灸法亚健康调理技术

柔嘉企业灸品牌是一款创新专利艾灸养生产品，传承五千年中医养生文化，将古代传统灸疗技术发展创新与中草药油调理，并融合现代养生技术，让身体的亚健康状态快速改善，保持生命的自然健康活力。

秉承《黄帝内经》中提到“圣人不治已病，治未病；不治已乱，治未乱——”最终达到不病而治，不治而愈。“上医治未病”的最高养生境界。

柔嘉《儿童艾灸法亚健康调理技术》针对儿童的生理特点，以及在生长发育过程中常见的问题，用中医艾灸的方法加以解决。从而让儿童远离抗生素的危害，健康成长！

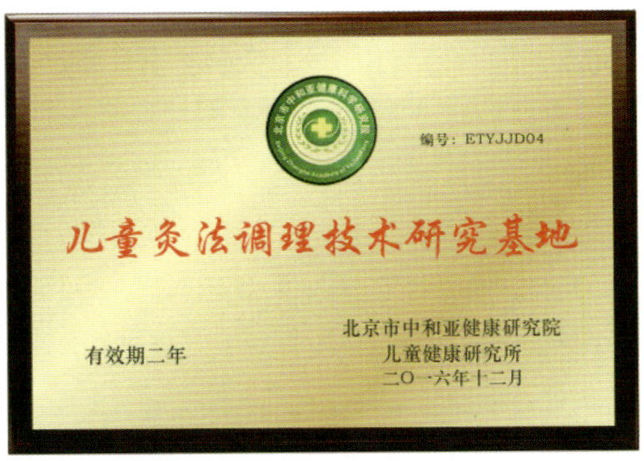
编号：ETYJJD04
儿童灸法调理技术研究基地
有效期二年
北京市中和亚健康研究院
儿童健康研究所
二〇一六年十二月

【技术原理】

中医认为，儿童在生长发育过程中，许多脏腑的功能还不够健全，称之为“稚阴稚阳”之体，脏腑娇嫩，形体未充。历代医家对儿童保健都根据这一实力特点提出了许多方法，艾灸在其中。对儿童施艾灸疗法，可起到防病保健的目的。

阳气是生命的根本，艾灸最大的功能是扶补阳气，主要是扶脾肾的阳气。肾是先天之本，它主管我们生长、生殖和发育，管着我们的生老病死，脾胃就是我们的粮库。所以我们需要扶补先天后天之阳气。

孙思邈的医案中记载着用灸法给小孩清热，所以清热泻火用得最多的就是发烧的孩子和急性扁桃腺、腮腺炎、手足口病、反复高烧不退的孩子，用灸法特别好。消肿散结的作用非常大。

艾灸是通过打通穴位经络来调节身体系统的平衡，激发孩子自我恢复能力，及时调理疾病，平时经常艾灸提高机体抵抗力，促进儿童健康生长发育，预防减少疾病的发生。

【适合人群】

生长发育期的儿童，先天后天体质弱，易患病儿童。

【作用功效】

①柔嘉儿童保健灸，扶正祛邪，温寒清热，温暖脾肾，祛湿化瘀；②儿童常见病调理。如：发烧，头疼，肠胃不适，感冒，咳嗽，消化不良等症；③促进生长发育，增智增高；④儿童生长发育期的健康保健，提高机体抵抗力，预防疾病；⑤让儿童远离药物的伤害。

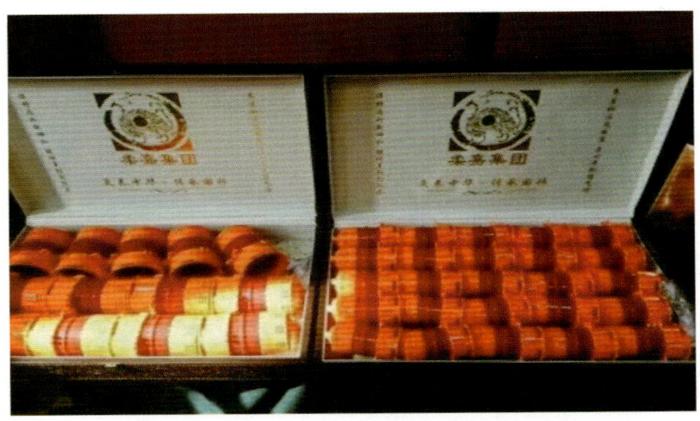

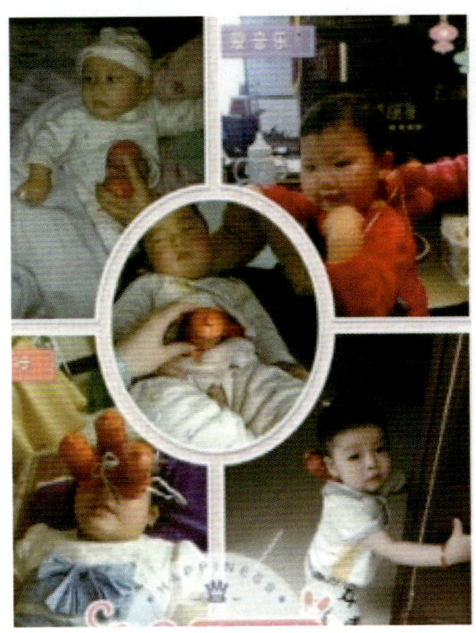

【调理方法】

儿童脏腑娇嫩，行气未充，尤其是肺、脾、胃，因此儿童常容易患肺部和脾胃的疾患。现提供肺、脾胃的调理方法。

1.脾胃调理

（1）摩腹法

展油：儿童调理油1ml　儿童护养舒缓油1ml调和。腹部 以脐周围为中心展油。

按摩：用手掌掌面或食指，中指，环指的指面，附于小儿腹部，以腕关节连同前臂反复做环形有节律的按摩。每次3～5分钟。

便秘：顺时针，顺大肠方法按揉。

腹泻：逆时针按揉。

积食：平推脾土穴、揉板门穴。

穴位按摩：足三里、身柱穴。

（2）温玉疏通法：中脘—下脘—神阙—脐周—气海--关元。5～7遍。

(3)柔嘉远红外旋磁灸

配穴：大椎、身柱、中脘、神阙、胃俞、四缝、公孙。

柔嘉阵法灸：旋磁　天王灸

旋磁 天王灸

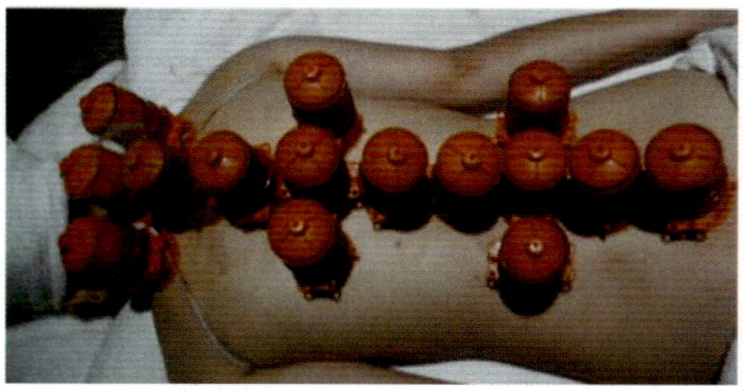

(4)持续稳固效果：艾艾贴—中脘、神阙。

2.肺部调理

(1)按摩法

展油：儿童调理油1ml　儿童护养舒缓油11m调和。按摩部位展油。

背面：①分推肩胛骨：从两肩的肩井往下沿肩胛骨的内侧向下分推，经背部肩井、风门，肺俞，下推脾俞、肝俞，两侧分推排出。②重点按揉：肺俞、脾俞、肝俞。（每穴2～3分钟）③脊柱两侧搓热，以透热为度。

（2)温玉疏通：从大椎—风门--肺俞—膏肓—心俞—膈俞。（5～7遍）

正面：①推揉：从天突—膻中---中脘，向外两侧分推排出（5分钟）②重点按揉：膻中、中脘穴（每穴3～5分钟）

(3)温玉疏通：从天突-膻中-到中脘。（5～7遍）

(4)远红外旋磁灸

配穴：背面：　肺俞、身柱、定喘、脾俞。风寒：加风门、列缺；风热加 大椎、曲池；

正面：天突、膻中、中脘、气海、合谷、尺泽。

柔嘉阵法灸：旋磁五行灸

旋磁 五行 肺气灸（除寒）

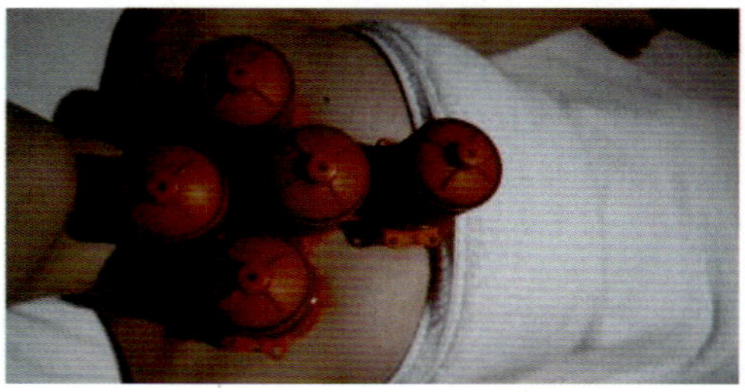

(5)持续稳固效果：艾艾贴：　大椎、肺俞、膻中。

【儿童保健常用穴位】

1.发热：　积食引起的：大椎、中脘、天枢、神阙、身柱、公孙穴。　感冒发热：大椎、身柱、风门、肺俞穴。　体弱发热：大椎、曲池、合谷、外关。

2.过敏性鼻炎：百会、迎香、印堂、大椎、肺俞、神阙、身柱。

3.反复咳嗽：列缺、尺泽、肺俞。

4.儿童遗尿：关元、气海、中极、肾俞、命门、腰阳关、百会。

5.腹泻：天枢、中脘、关元、上巨虚。

6.便溏：中脘、身柱、神阙。

7．便秘：天枢、关元、大肠俞、支沟、承山。

8．湿疹：大椎、肺俞、血海、曲池、合谷、神阙。

9．呕吐、腹胀、腹痛：胃俞、天枢、中脘、内关、足三里。

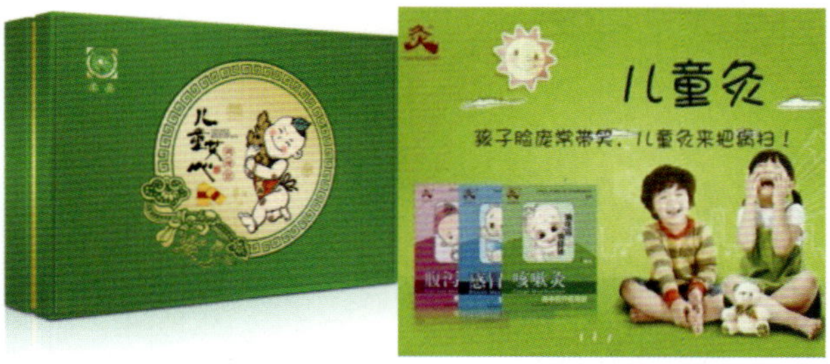

【注意事项】

儿童艾灸注意事项：

①儿童保健艾灸可根据小孩不同的具体情况进行不同的施灸方法，一般要坚持1-6个月，直至儿童健壮为止。②儿童皮肤对温热疼痛感觉敏感度较差，加上小孩好动，不能配合，故在施灸时要格外小心，大人要将自己的手放在小孩施灸部位，以感知小孩灸温的强弱，谨防烫伤。③最好在空气流通，清洁干燥的房间中进行。④对不会说话的儿童要密切观察，隔姜、蒜灸时，要轻轻移动姜片、蒜片，谨防烫伤。⑤给小儿艾灸时，为避免温度过高，可以边灸边将手置于施灸部位两侧，以感知施灸部位的温度，避免温度过高烫伤皮肤或温度过低没有效果。⑥穴位选择上，不需要全身穴位都灸，只需要针对小儿身体的特点，几个常用的穴位如肺俞穴、身柱穴、脾俞穴、胃俞穴、神阙穴等。⑦另外，要注意艾灸时间不可过长，一般每个穴位每次灸10分钟即可，年龄大些不超过20分钟。

儿童推拿按摩注意事项：

①小儿推拿适用对象为12周岁以内的孩子。②小儿推拿时，应选择避风、避强光、噪音小的地方；室内应保持清静、整洁，空气清新、温度适宜。推拿后注意避风，忌食生冷。③推拿时家长要保持双手清洁，摘去戒指、手镯等饰物。指甲要常修剪，刚剪过的指甲，一定要用指甲锉锉平。冬季推拿时双手宜暖。④小儿过饥或过饱，均不利于按摩疗效的发挥。在小儿哭闹之时，要先安抚好小儿的情绪，再进行推拿。⑤小儿皮肤娇嫩，按摩时切勿抓破小儿皮肤。家庭推拿一般可使用按摩油或爽身粉等介质，以防推拿时皮肤破损。⑥小儿推拿手法的基本要求是：均匀、柔和、轻快、持久。⑦小儿推拿手法的操作顺序：一般先头面，次上肢，再胸腹腰背，最后是下肢；也可先重点，后一般；或先主穴，后配穴。拿、掐、捏、捣等强刺激手法，除急救以外，一般放在最后操作，以免小儿哭闹不安，影响治疗的进行。⑧一般情况下，小儿推拿一次总的时间为10～20分钟。但是由于病情和小儿年龄的不同，在推拿次数和时间上也有一定的差别。年龄大、病情重，推拿次数多，时间相对长。反之，次数少，时间短。一般每日1次，重症每日2次。⑨在施行手法时要注意小儿的体位姿势，原则上以使小儿舒适为宜，并能消除其恐惧感，同时还要便于操作。⑩小儿推拿的禁忌证有：骨折、创伤性出血；皮肤破损、皮肤溃疡；烧伤、烫伤；急性、烈性传染病；癌症及危重病症等。⑪每次给孩子推拿最好只针对一个不适症状，如果保健和治疗目的太多、推拿的穴位太杂，会影响最终效果。⑫最后一点，也是最重要的一点，小儿推拿治疗前，必须有明确的诊断。如果家长不能肯定，请先送医院就诊。⑬发烧时不宜捏积，皮肤易过敏的小儿不宜穴位贴敷。

【儿童日常保健建议】

儿童日常健康保健主要是让孩子，能够健康成长，预防减少疾病的发生。

①多让孩子喝白开水，少喝饮料。白开水具有调节体温，促进人体新陈代谢，止渴解渴的功效。而饮料对儿童牙齿发育造成威胁。会引起肥胖，影响孩子的食欲及消化功能。对儿童的身心健康都都会造成很大危害。②注意营养均衡，

避免偏食、挑食的恶习。引导儿童营养均衡，鼓励孩子饮食多样化，注意荤素搭配。按时饮食，不暴饮暴食，少食零食。避免让孩子过多食用生冷蔬菜及瓜果。③注意做好孩子脸部器官的保健。不要让孩子长时间看电视，玩电子产品，保护视力。不要随意使用眼药水，让儿童有专用毛巾，全方位预防眼部感染。预防感冒，注意用药安全，避免药物引起的中毒性耳聋，及对其脏腑器官的损伤。不挖鼻孔，预防鼻腔感染及损伤；做好孩子的口腔卫生保健，正确处理孩子的乳磨牙，反牙合，替牙障碍等也是日常儿童保健的关键。④注意避免各种意外伤害。避免蚊虫叮咬，防止阳光紫外线危害，防止烫伤，碰伤等意外伤害。⑤给孩子营造温馨的家庭氛围。让孩子在舒畅的环境下生活，促身心健康。全方位地给孩子最健康的生活方式，养成良好的生活习惯。

【总结语】

儿童的健康状况直接关系到民族素质和国家的长远发展。生长发育水平不仅反映的是儿童营养和健康状况，也发映出一个国家政治、经济、文化的综合发展水平。为传播儿童生长发育与促进健康知识，提高全社会的重视程度，提高儿童健康教育，柔嘉企业“儿童灸法调理技术研究基地”儿童灸法健康调理项目正式立项。远离抗生素，柔嘉艾灸从儿童做起。

【案例分享】

福建泉州新广州美容院分享：

一个8岁女孩，不愿吃饭，吃饭后难受，消化不良，吸收功能差，吃药过段时间后又反复，父母看到孩子到医院及吃药很是难受，抱着用艾灸试试态度接受调理，通过运用该技术进行推拿和艾灸一个疗程的调理，症状明显减轻，而且不再厌食，延续调理两个疗程，孩子的身体素质明显得到改善。

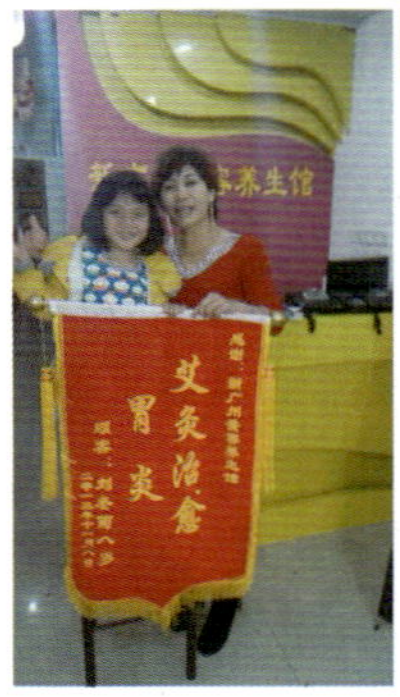

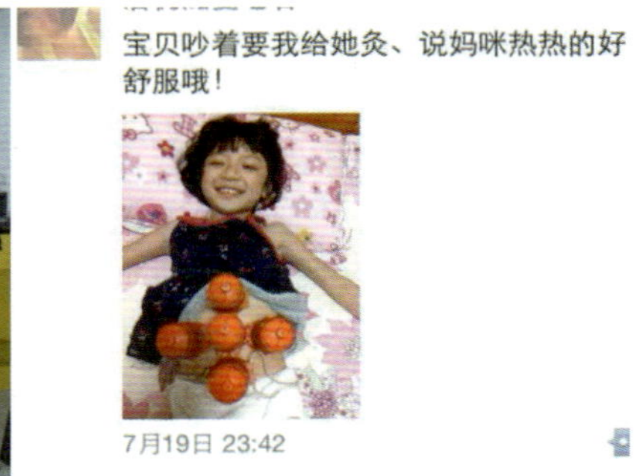

柔嘉艾眼灸亚健康调理技术

【技术原理】

眼睛通五脏贯六腑，其实任何一种眼病（眼外伤除外），都是由于脏腑功能失调，经络不通畅，人体气血津液上贯于目不能达到正常指标，久而久之形成各种眼病，眼睛的病变过程，只是脏腑、经络、视路等中间环节出现故障后的一种外在表现。任何一种眼病都有着发生、发展变化的过程，只有认识了这个过程，掌握它的变化规律，及时纠正脏腑功能，疏通血液循环，调整脑神经、视神经，使人体处于正常免疫状态，任何症状都迎刃而解，不攻自破。

柔嘉企业推出的明目灸是以中医理论为基础，专为近视人群研制的防治近视、弱视、远视、散光的调理方案。近视套盒是由近视眼贴、明目艾柱、明目原液组成的黄金组合，此组合是按照中药君臣佐使的配伍理论，分别根据各产品内不同中草药成分的性质及其作用机理相辅相成，通过“一拔、二排、三补”三效合一，同步作用于眼部，从根本上解决问题，迅速康复视力。

一拔：柔嘉明目原液是根据传统眼药制作工艺的基础上，加麝香HDM 渗透因子，通过穴位透皮吸收，刺激穴位周围神经和血管末梢，打通血液到眼睛的屏障，拔出致病因子，加快眼部的新陈代谢，恢复睫状肌弹性，迅速提高视力。

二排：柔嘉近视眼贴采用二十余味名贵中草

药，根据《黄帝内经》“五轮”及经络学说，运用高科技萃取技术精制而成，渗透到病灶部位，清除眼部垃圾，使提高的视力得以巩固，而且作用待久。

三补：柔嘉明目灸运用艾灸的原理，从中医整体理论调整机体，打通经络、补充眼睛所需营养成分及微量元素，从根本上提高视神经和三叉神经的兴奋度，清肝明目，标本兼顾。

柔嘉艾眼灸起源于明代，用特殊药物处方制成的条柱，与传统灸法相比，柔嘉艾眼灸除具有温热穴位的物理作用外，还有其特殊的植物药物配方而起的药理作用，比其他艾灸温和，渗透力更强。

【适应症状】

明目灸套调理：任何年龄近视远视；

光明灸套调理：老花眼；

醒目灸套调理：散光、视力下降等；

退翳灸套调理：飞蚊症、白内障尚有视力者；

健目灸：针对普通人群视力保健，预防视力障碍问题发生，可使眼睛永葆健康，少年预防近视，老年预防眼花。

【作用功效】

艾眼灸采取中医整体理论及透皮吸收，刺激穴位周围神经和血管末梢，改善眼部周围血液循环，从而获得睫状肌和屈光系统的良好状态，达到恢复眼球的正常生理功能。本品对青少年近视有显著效果。因这种特殊配制的药灸活血化瘀、通关利窍之力特别强，灸治时产生的特殊气味，对视神经刺激后又可使头目气血通畅，五脏六腑之精气灌注于目，从而达到了治疗眼病、提高视力的良好效果。

【调理方法】

第一步：取明目中药原液半支做眼部按摩；

第二步：敷近视眼贴，并以热毛巾热敷，换三次；

第三步：将两眼用无纺布盖上后再上，远红外旋磁灸疗法温灸60分钟；

第四步：疗程设置：前期可连续灸3次，后3～5天一次。10次为一小疗程，3套为一大疗程。

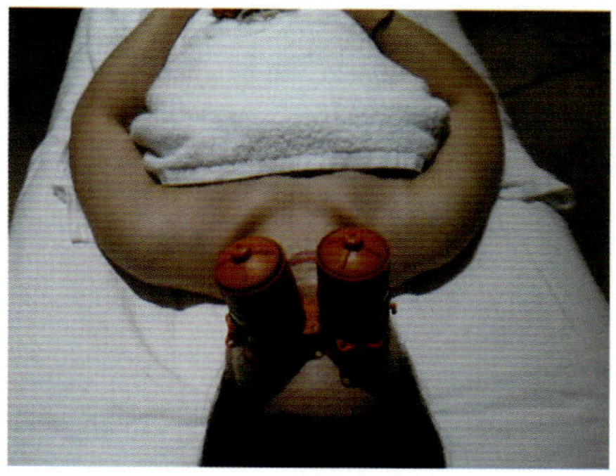

【注意事项】

①注意睡眠，休息，情绪；②坚持疗程，持之以恒；③注意饮食；④严重眼部疾病和眼出血者禁做；⑤眼部灸时一定隔布灸；⑥灸后半小时内不沾凉水，勿着凉。

【案例分享】

福建丽美嘉旗下伊丝曼加盟机构分享：

尹女士，28岁，手机党、低头族。2017年3月进店咨询主诉：眼睛近视达375度，干涩、易疲劳、迎风流泪，经常感觉眼睛酸胀、眼袋严重，眼球充满红血丝。曾经通过激光手术矫正后，又二次复发。导师诊察后推荐艾眼灸调理技术进行调理，使用艾眼灸调理产品3套。经过3个月调理后。如今扔下了眼镜，眼袋消失，红血丝消失。数月后眼睛仍无其他不适，整个人也很精神。

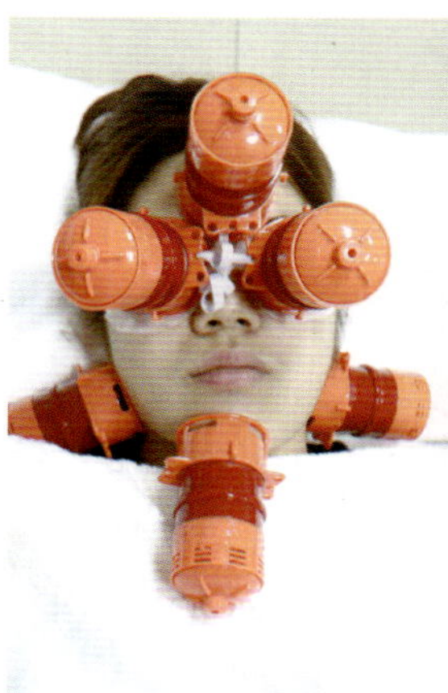

艾眼灸调理过程图

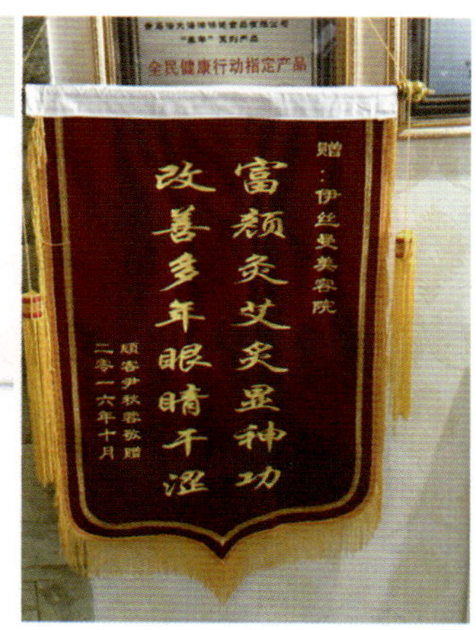

感谢锦旗

柔嘉肩颈无忧亚健康调理技术

【技术原理】

中医对肩颈不适常见于"痹症""痿证""头痛""眩晕""项强""项筋急"和"项肩痛"等范畴中。一般主要分为风寒湿痹、肝肾亏虚等类型。认为是因气血渐衰不能濡养筋骨，或感受外邪导致经络阻塞、气血运行不畅而致。从而引起肩部疼痛和功能障碍等一系列症状。临床表现为肩周疼痛、有急性慢性发作，受凉和劳累后诱发，不能完成扭头，梳头穿衣等动作，日久则会出现不同程度的萎缩，慢慢的疼痛会不明显，因此前期发现应引起重视，属于可防之症。

柔嘉肩颈无忧亚健康调理技术是根据人体颈椎生理学，采用纯中草药油，对肩颈肌肉进行按摩，同时配合阴阳能量石穴压推疗手法+中医独创本草火山能量泥膜+艾灸旋磁远红外灸罐的系统疗法，通过经络、穴位、神经、体液、循环、免疫系统作用于机体，从而起到疏通经络、温中散寒、活血化瘀、促进血液循环，保养护理因肩颈疲劳、劳损、肌肉僵硬、血脉不通等所引起的肩颈亚健康状况。

【适应人群】

长期伏案工作的上班族肩颈脊椎僵硬酸痛、经常头痛、头晕者；常失眠、有高血压人群；记忆力下降、视力障碍、颈肩综合征者；慢性肩颈病的慢病患者。

【作用功效】

疏通经络，促进血循：缓解颈肩部肌肉劳损、僵硬及不适症状；改善症状，缓解疼痛：调理颈椎弯曲、凸出等症，缓解颈椎供血不足、活动受限、头部不适、手麻等症状；温通经络，活血化瘀：风寒湿引起的活动受限等症状。

【调理方法】

手法操作步骤

开穴：用开穴舒缓药油3毫升～4毫升，铺油开穴。主要穴位：阿是穴、风池、风府、大椎、天宗、肩井、肩贞、肩中俞、肩外俞等穴。配合传统阴阳能量石穴压推疗手法，护养肩颈疲劳，缓解僵硬肌肉。

舒经活络，行气止痛：用肩颈气血引导精油3～4毫升，痛点按摩，经络疏通按摩法。疏通肩颈经络，通畅排瘀。

祛风除湿，活血化瘀：火山能量泥膜涂摊在调理区域。膜中有效能量成分，由络脉入经脉，层层推进，循经感传，作用于相应穴位。消除酸痛，改善肩颈不适症状。

艾灸操作

温通气血　扶正祛邪　清肿散结　除寒利湿

"灸安康"健康调理艾灸布阵法:肩颈飞行灸法。

操作方法：将肾元素艾药点燃放入艾灸器中，以大椎穴为核心，按图排好阵法。

如下图：

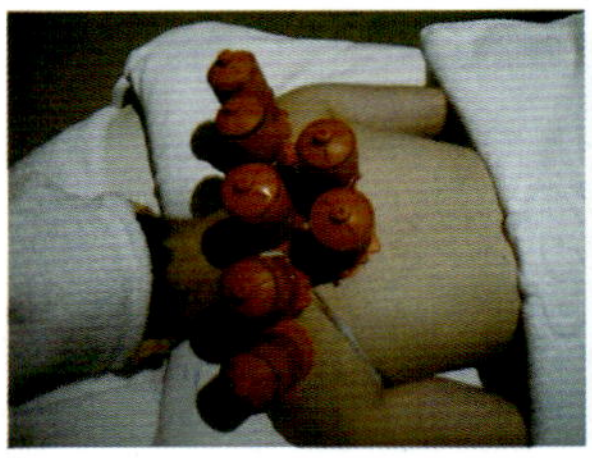
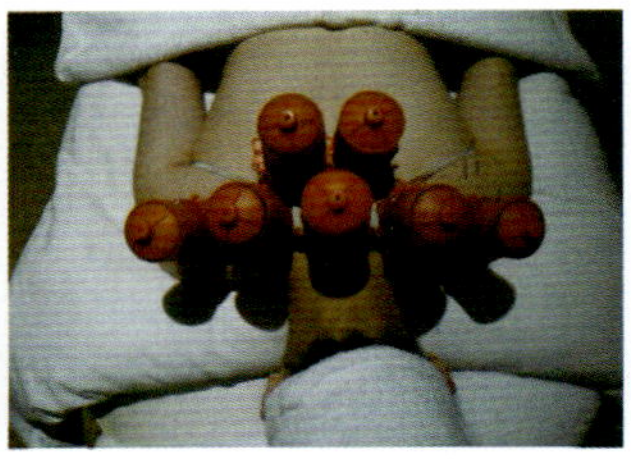

【注意事项】

①女性妊娠期、哺乳期、月经期间忌调理；②按摩前30分钟不宜进食，以免引起胃部不适；③护理完毕后，两小时内勿冲凉、饮酒，以免寒湿侵体；④操作过程中，顾客应身心放松，养生师的手法配合顾客的呼吸，来调整节律；⑤操作完毕让顾客喝杯温开水或糖水，稍事休息再行返回；⑥部分受调理者调理后有皮肤痛，肌肉酸痛，嗜睡，失眠，口干、苦，鼻眼分泌物增多，小便色泽黄气味重，拉肚子，便秘，腿软乏力等症状，属正常调理反应，一般调理几次后会自行好转。

【案例分享】

永大集团旗下艺竹美丽汇机构分享：

顾客朱xx、男，47岁。初来店里，大椎瘀堵严重，肩颈沉重酸痛，背部很厚，有点驼背。颈项短、颈部颜色呈褐色。经导师诊察推荐中和艾安康的药油做了一次手法疏通，配合六合理疗罐。做一次后，效果如图所示。顾客感觉整个头部温热，面部红润，背部明显直了很多。中和艾安康，艾草药油提取的精华，分子量小，易吸收，经过三个疗程的调理，颈背瘀堵消散，肩颈症状消失，效果很好。

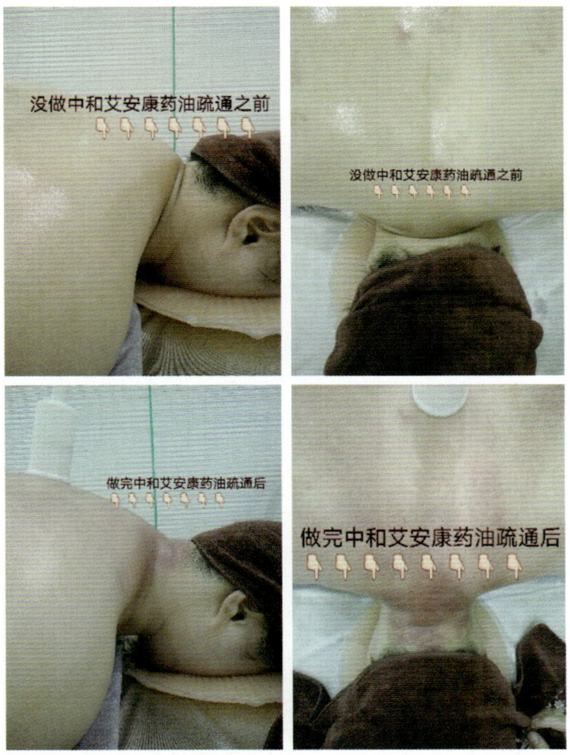

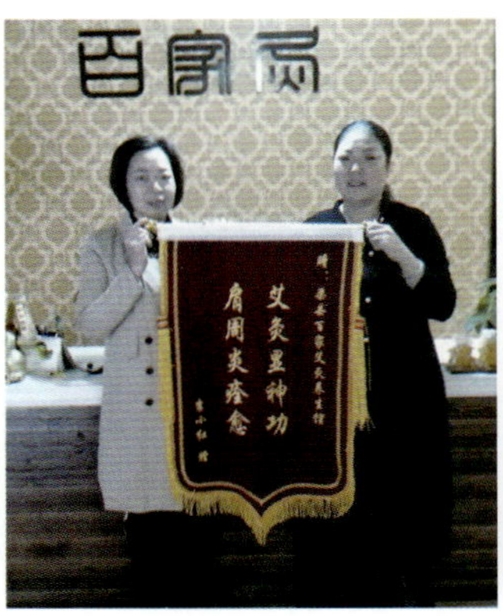

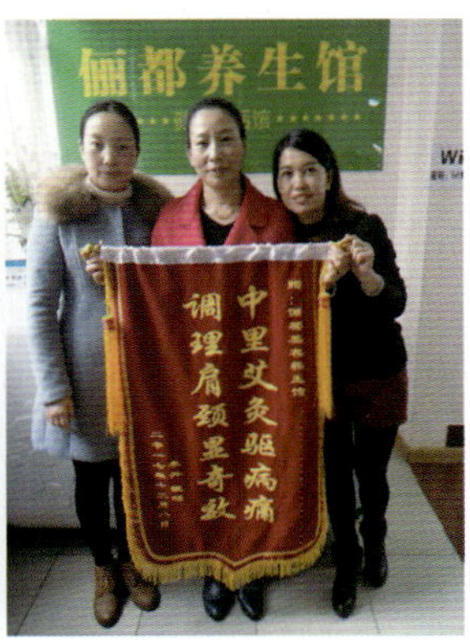

柔嘉经络养生亚健康调理技术

【技术原理】

经络，是通气血，联系脏腑肢节，沟通人体内外上下的一种特殊联络通路。把人体所有的五脏六腑、肢体官窍以及皮肉筋骨等组织紧密地联结成一个有机整体，保证人体生命活动的正常进行。如果人体经络受阻，气血运行不通，传导失调，机体机能就会出现不平衡。

1. 心藏神，心神不宁，神不守舍而致不寐。常见中医证候为心火亢盛，痰热内扰和心气虚等证候表现。调理前通过经络辨证，明确拟调理的主要经脉（心包经）和有母子、生克和表里关系六条经脉（肝及胆经、脾及胃经、肾及膀胱经）及主要腧穴。进行循经调理疏通。

2. 肝藏魂，魂不安藏，心神扰乱而致不寐。常见中医证候为肝火上炎证、肝气郁结证、肝郁化火证和胆郁痰扰等证候表现，并常伴不寐，调理前通过经络辨证，明确需调理的主要经脉（肝胆）和母子及对应被克的三条经脉（肾、心、肺），甚至扩展到表里的六条经脉（肾及膀胱、心及小肠、肺及大肠），进行循经调理疏通。

3. 脾藏意，意不能藏，思想多变，则心神扰乱。常见中医证候为食滞胃脘、脾气虚等证候表现伴不寐，经络调理从脾论治。调理前通过经络辨证，明确需调理的主要经脉（脾胃）和母子及对应被克的三条经脉（心、肺、肝），甚至扩展到表里的六条经脉（心及小肠、肺及大肠、肝及胆），进行循经调理疏通。

4. 肺藏魄，肺气虚，神魂失守而不寐。常见中医证候为肺气虚证候表现伴不寐，调理前通过经络辨证，明确需调理的主要经脉（肺及大肠）和母子及对应被克的三条经脉（脾、肾、心），甚至扩展到表里的六条经脉（脾与胃、肾及膀胱、心及小肠），进行循经调理疏通。

5. 肾藏志，肾阴不足、阴虚火旺，内扰心神而不寐。常见中医证候为肾阴虚证候表现伴不寐。调理前通过经络辨证，明确需调理的主要经脉（肾及膀胱）和母子及对应被克的三条经脉（肺、肝、脾）和心，甚至扩展到表里的六条经脉（肺及大肠、肝及胆、脾与胃），进行循经调理疏通。

柔嘉经络养生以中医学理论为基础，以五脏经络为主，针对身体不同亚健康状态而设定的系统养生项目，根据五脏六腑症候及关联的经络进行调理。

【适应症状】

手少阳心经异常引起的前臂酸麻胀痛，胸胁胀痛等；足厥阴肝经异常引起的胸胁胀满，烦躁易怒，失眠多梦，口苦纳差，肝血不足引起的月经调等；足太阴脾经异常引起的脘腹胀痛，大便及放屁后感到轻松等，长久站立引起的大腿肿痛等；手太阴肺经异常引起的肩背疼痛，麻木，怕冷等；足少阴肾经异常引起的腰背酸痛，四肢厥冷、麻木、痿软等，两目视物模糊不清，时常恐慌不安等。

【作用功效】

辨证施治、疏通经络、行气活血；调节脏腑，提升脏腑功能；平衡阴阳，补虚泻实；改善体质，使面色红润；促进新陈代谢，活化细胞；调和体内营养状态，平衡内分泌，使停滞在人体内的毒素排出体外，使身心保持气血充盈、经络通畅、脏腑安和，使人体达到“阴平阳秘”的健康状态。

【调理方法】

整体强调人体“系统器官平衡于协调”“防病胜于治疗”“人与自然平衡及人的心态平衡”三大养生理念，采用中医传统按摩技法，结合五脏经络异常引起的亚健康状态，配以纯中草药精华介质，通过对肩部、背部、腰部、腹部及全身经络穴位按摩，由外及内调理，主要步骤：第一步：清毒素——调气血、清脏腑、特级驱邪扶正排毒药油，让排毒可以看得见。第二步：调脏腑——脏腑阴阳调理药油，让阴阳平衡，气血充沛。第三步：养筋骨——特效百草温灸液，迅速养足人体筋骨能量。第四步：补气血——以阴阳平衡方式补气补血，以能量输送为基础。第五步：固体质——特效药油有针对性的调理。从而达到人体健康状态。

【注意事项】

①不宜做完马上起床，可倒一杯温水或红糖水给顾客喝；②不宜马上吃生冷，寒凉的食物；③不宜马上洗澡洗头；④孕期、哺乳期女性禁用；⑤人工流产后，100天内禁用或正常恢复两次月经后使用；⑥调理后有部分人群会出现皮肤痛、肌肉酸痛、嗜睡、失眠、嘴干苦、眼鼻分泌物增多、小便色黄味重、腹泻便秘、腿软乏力等等症状，是为正常调理反应，一般连续几次调理后会消失。

【案例分享】

柔嘉企业凤凰山矿萱姿机构分享：

2017年7月、顾客刘女士，38岁，进店主诉背部、小腿酸痛。感觉腰部僵硬、臀部闪电疼痛、足跟痛。经检测发现患有坐骨神经痛3年有余。导师推荐艾灸调理项目（肾部套+臀疗套+肝胆套+气血循环套）。经过长达三个月的调理过后。现如今已经正常走路，丝毫没有不适感。顾客2017年11月底送来了锦旗表示感谢。

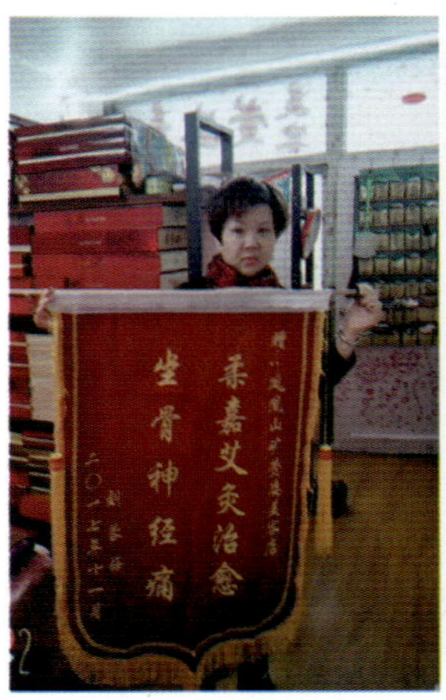
柔嘉艾灸治愈
坐骨神经痛

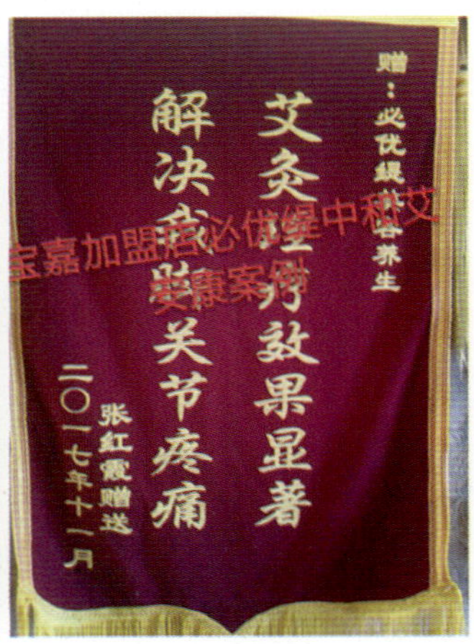
关节疼痛
张红霞赠送
二〇一七年十一月

柔嘉艾灸养生亚健康调理技术

【技术原理】

柔嘉艾灸养生亚健康调理技术是根据中医学及国学理论为基础，中医穴位是人体 脏、腑、气、血、筋、脉、骨、髓八者精气会聚点，本着“治未病”的医学理念，针对身体部位亚健康状态而设定的系统养生项目。主要强调人体 “系统器官平衡协调”“防病胜于治疗”“人与自然平衡及人的心态平衡”三大养生理念，更有效、更快速、更根本地解决亚健康状态。

该技术运用专利远红外旋磁灸罐配以十三味道地中草药研制的五元素艾柱，以五元素艾柱火的温和热力，结合灸罐药物离子的作用、旋磁的作用、远近红外线的作用、艾药烟的药理作用，激发人体穴位，疏通传导经络起到养生保健作用。

该技术融合了透皮吸收、经络调理、呼吸系统给药，直达脏腑和病灶，对身体进行整体调理，从而解决亚健康状态。

【适应症状】

女性卵巢功能下降引起的亚健康状态、多见肥胖、失眠、免疫力下降、色斑、皮肤松弛、生育及性生活质量下降、白带增多，腰膝酸软、更年期提前、月经失调等；男性肾虚引起的亚健康状态等、多见于腰膝酸软，痴睡易疲劳、遗精，性生活无力、眩晕耳鸣等；对湿寒体质、痰湿体质、过敏体质，血糖升高、慢性疲劳综合征、胃肠功能紊乱、体虚血液循环不佳等引起的亚健康症状；视疲劳、近视症状。

【作用功效】

调节人体免疫、内分泌系统，提高五脏六腑机能，温通经络、活血散瘀、益气补血、回阳固本、消肿散结、除寒利湿。增强心肺功能、疏肝利胆、健脾补肾、通便利尿、调理血糖血脂代谢、稳定血压、强壮筋骨、活化细胞、缓解压力、松弛肌肉、安眠镇定、止痛等。

【调理方法】

卵巢保养

中医认识：卵巢是雌激素的产生、妇女生育、性功能等重要的生殖器官。妇女正常雌激素的产生是青春活力、生育力、性生活愉快的保障，它的健康与否直接关系到女性的健康和美丽，女性随着年龄增长卵巢功能会逐渐衰退发生萎缩，引起皮肤松弛，失去皮肤光泽，色素斑点增多等问题。因此想延缓衰老，推迟更年期，就不能忽视对卵巢的保护。

灸疗部位：少腹两侧，神阙至曲骨，腰椎至腰骶椎中部，骶骨部位，骶椎至尾椎。穴位：背部灸：肾俞、腰眼、阿是穴、长强、八髎穴。腹部灸：神阙、关元、气海、中极、曲骨、子宫、围道。腿部灸：血海、足三里、三阴交。

专利罐灸法:神奇妇科灸、常规灸法（诊断灸法）、腰部倒凸字灸法。

操作顺序:先灸上面；再做下面；先做阳（背）面；再做阴（胸腹）面。

操作步骤:

背部灸法：①点燃十三味中草药艾柱放入专利灸罐，然后将专利灸罐排上（腰部倒凸字灸法）从腰3椎灸至长强，②分别将腿部针对性的穴位用专利灸罐固灸，③每灸一柱大约20分钟每穴调理灸三柱。（可根据顾客情况调整温度）。

腹部灸法：①先灸神阙穴，然后将专利灸罐排上（神奇妇科灸）②顺任脉线，从神阙至曲骨灸关元、中极、曲骨、子宫、围道、三阴交，③每灸一柱大约20分钟每穴调理灸三柱。（可根据顾客情况调整温度）

男性肾保养

中医认识：肾为先天之本，藏真阴而实有元阳。宜固藏，不宜宣泄，男性16岁左右，“肾气盛，天癸至”，说明性发育基本成熟，故有精液泄出，开始具有生育能力。64岁左右，“则五脏皆衰”“天癸尽”说明性功能已衰竭，故生育能力下降。所以肾病多为虚证，实则阴阳虚也。

临床表现：水肿、遗精、阳痿、腰痛、耳鸣、耳聋、眩晕等症状。也有阴虚火旺之症。所以男性必保养肾，男性肾为之重要。因此肾宜固，不宜泄，保养的实质就是节制性生活，自身调养很重要。

施灸部位：两肾区，腰1椎至腰3椎，尾椎向阴囊部位，两侧少腹，耻骨联合处至阴毛之间。背部灸：肾俞、腰眼、阿是穴、长强、八髎穴。腹部灸：神阙、天枢、关元、归来。腿部灸：血海、足三里、三阴交。

专利罐灸法:长蛇灸法、任脉神剑长龙灸、腰部倒凸字灸法。

操作步骤

背部灸法：①俯卧位，点燃十三味中草药艾柱放入专利灸罐，然后将专利灸罐排上由腰1椎灸至腰3椎，用纵向灸法（腰部倒凸字灸法）温灸两肾区；②分别将腿部针对性的穴位用专利灸罐固定灸；③每灸一柱大约20分钟每穴调理灸三柱。（可根据顾客情况调整温度）

腹部灸法：①受灸者平卧，用纵向灸法（任脉神剑长龙灸）灸神阙、天枢、关元、归来至耻骨；②每灸一柱大约20分钟每穴调理灸三柱（可根据顾客情况调整温度）。

延年益寿

中医认识：《素问•上古天真论》云：“上古之人，其知道者，法于阴阳，和于术数，食饮有节，起居有常，不妄作劳，故能形与神俱，而尽终其天年，度百岁乃去。”就精辟的撰述了中医养生延年益寿的观点，中医的灸疗在延缓衰老，延年益寿中通过临床实践，建立和总结出独特抗衰老调理方法，调节改善人体阴阳失调、脏腑衰弱、精、气、神亏损，可有效的抗衰防老。

灸疗部位:背部位,大椎、两侧脾俞、肾俞、（女性加）八髎穴、（男性加）长强穴。腹部位,天突至中脘、耻骨区。穴位,背部长强、大杼、命门、天宗、大椎、肩颈、肩俞、风府。腹部,天突、膻中、中脘、神阙、气海、水分、天枢、关元、中极、子宫、阴包。手部：合谷。

腿部：双足三里

专利罐灸法:长蛇灸法、双龙戏珠灸法、三阳开泰灸法

操作步骤

调和阴阳平衡：

灸疗部位：背部位：大椎至长强，穴位：风府、风池、大椎、两侧脾俞、双肾俞、双足三里、（女性加）八髎穴、（男性加）长强穴、神阙、关元、三阴交。

背部灸法：①俯卧位，点燃十三味中草药艾柱放入专利灸罐，然后将专利灸罐排上风府、大椎至长强灸法（三阳开泰灸法）温灸整个背部；②分别将腿部手部针对性的穴位用专利灸罐固定灸；③每灸一柱大约20分钟每穴调理灸三柱（可根据顾客情况调整温度）。

腹部灸法：①受灸者平卧，用纵向灸法（长蛇灸法）灸神阙、天枢、关元、归来至耻骨；②每灸一柱大约20分钟每穴调理灸三柱（可根据顾客情况调整温度）。

调和脏腑补脾健胃：

灸疗部位：神阙至耻骨联合处；穴位：两侧（肺俞、肝俞、脾俞、肾俞、足三里）、（男性加）双命门、（女性加）双归来。

背部灸法：①俯卧位，点燃十三味中草药艾柱放入专利灸罐，然后将专利灸罐排上（双龙戏珠灸法）灸两侧（肺俞、肝俞、脾俞、肾俞、足三里）。若遇男性，加灸双命门；若是女性，加灸双归来，各腧穴各灸三柱；②每灸一柱大约20分钟每穴调理灸三柱（可根据顾客情况调整温度）。

若用于保健，夏天每半月灸一次，冬天每半月灸1～2次；若治疗脾胃犯病，灸10天为一疗程，连续可灸1～2疗程。

保养精、气、神：

灸疗部位：神阙灸至气海、灸胸11椎至腰2～3椎之间的两侧；穴位：三阴交、涌泉、内关、大椎、百会、足三里。

背部灸法：俯卧位采用温灸法，点燃十三味

中草药艾柱放入专利灸罐，灸大椎、百会、足三里。

腹部灸疗法：从神阙灸至气海，加三阴交、涌泉、内关、灸胸11椎至腰2～3椎之间的两侧灸。每灸一柱大约20分钟每穴调理灸三柱（可根据顾客情况调整温度）。

青少年近视

中医认识：近视多因先天禀赋不足、劳伤心神，或久视伤血，使心肝气血阴阳受损，造成眼珠形态异常，或用眼习惯不良，如看书、写字目标太近，坐位姿势不正以及光线过强或不足等，使目络瘀阻，目失所养所导致。

灸疗部位：双眼部、额部、双耳部、双耳心。穴位：双睛明穴、双鱼腰、双瞳子髎、双四白、双合谷。真性近视加灸风池、风府、大椎、肝俞。

专利罐灸法:阴阳玉版灸。

操作步骤

患者取坐势（头直立勿仰，以免火灰掉入眼内）。

1.采用温灸法，点燃十三味中草药艾柱放入专利灸罐，双眼闭合在双眼部来回平行摆动，灸至皮肤发红，深部组织发热为度。

2.身体躺平点燃十三味中草药艾柱放入专利灸罐结合阴阳玉版，双眼闭合用横行灸法灸双眼，每灸一柱大约20分钟每穴调理灸三柱。（可根据顾客情况调整温度）

3.用温玉灸疗法：结合提升手法灸双睛明穴、双鱼腰、双瞳子髎、双四白，每灸一柱大约20分钟每穴调理灸三柱。（可根据顾客情况调整温度）

4.用横行灸法灸双眼：双眼张开，平视前方，将专利灸罐火头距离皮肤2～3cm，在双眼部来回平行移动，每灸一柱大约20分钟每穴调理灸三柱。（可根据顾客情况调整温度）

5.真性近视加灸风池、风府、大椎、肝俞，各灸三柱，用专利灸罐针对主要穴位灸。

施灸完毕，患者闭目休息三分钟。每日用本法调理一次，每周为一个疗程，一般调理2～5个疗程。恢复后可作保健性调理。成年近视患者采用本法，可稳定视力。

【注意事项】

①孕妇在调理师的指导下施灸，装有心脏起搏器患者忌灸，月经期慎灸，痛经患者可止痛灸，醉酒者忌灸；②大雨、雷电、大雾、大雪、大风慎灸；阳光明媚天施灸效果最佳。

【案例分享】

河南民权县靓明妆机构分享：

李静：靓丽妆美容店的老板，我对柔嘉企业的评价是“柔嘉艾灸是一个健康的事业，也是回馈社会的一件大事。我特别喜欢这个行业，本来就在做爱心事业经常去孤儿院看望一些小孩、做一些公益活动。我认为柔嘉艾灸将会是未来的抗生素”。我的客户张女士患有子宫肌瘤一年多，导致月经不调、性生活质量下降。刚做完手术三个月，来到我这里咨询调养，经导师检测为：痰湿体质，肝火旺盛，血热妄行。她自诉晚上经常失眠多梦，咽干口苦。导师推荐使用臀疗套+四大排寒套+私密套+肝胆套+肾部套+艾灸调理。经过一个疗程的调理身体不适症状基本消失，心情舒畅。为此还给我送来锦旗表示感谢，金杯银杯都没有客户们给我们的口碑，心里很是欣慰。

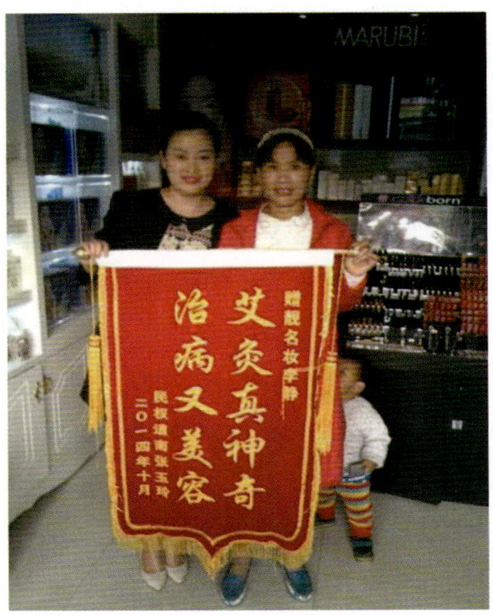

柔嘉玉石艾灸法皮肤亚健康调理技术

【技术原理】

本技术以中医理论为基础，独创皮肤养生——清、调、养、补、健五步方法。精选五年以上陈艾草70%配以多种道地中草药30%，制成相对应的清、调、养、补、健艾绒。通过本韵独创的玉石温面艾灸仪，将皮肤由内而外清通，调顺，养白，使之嫩滑，柔润。

玉石温面艾灸仪——远红外保健磁片的磁力作用，清洁血液，畅通血脉，促进皮肤的气血运行，活化细胞，美养肌肤。特配玉石片，加强经络疏通，促进毒素排出，温玉更有微量素吸收，润肤生肌的效果。

【适应症状】

有色素沉着、色素不均、皮肤萎黄、干燥等皮肤亚健康状态。

【作用功效】

加速皮肤的血液循环，使老化细胞代谢，新细胞再生加强，淡化色斑，减少皱纹，使肤色红润白嫩，延缓衰老。眼部方面：可改善眼袋、黑眼圈、眼睑下垂、皱纹、延缓眼部的松弛老化现象，使眼部恢复光彩。

【调理方法】

1.手法调理：运动皮下组织，疏通毛孔，排出深层污垢，激活皮肤细胞，促进皮肤的吸收与代谢，焕活皮肤新生。

（1）大量给水，精油导入；

（2）平面按压皮肤，深层运动皮下组织；

（3）按照皮肤生理纹路进行按摩。（从里向外上方打圈,从下颌至额头九线行进）

2.面部温灸使用方法：点燃艾绒放入艾灸器中产生温热的刺激，用温热的玉石面旋转、提拉按摩肌肤，配合艾油（或精油）的渗入在肌肤经络四周，帮助肌肤温通经络、温补元气、调和气血、润泽肤色。艾灸操作：根据皮肤的纹理以下向上转圈，上重力下轻力，提拉平熨。额头——太阳穴——眼部（瞳子髎、承泣、四白）——脸颊——鼻翼——嘴周——颌尖——颈部——耳周。

3.配合柔嘉皮肤养生五步法穴位艾灸疗，针对性解决皮肤问题，加强皮肤弹性。

清：“雪耳•清肌套”清理皮肤内外环境，畅通毛孔，减轻皮肤压力活化肌肤。配合穴位：太溪穴：（清毒素 保健康）。

调：“人参•调肤套”调整与修复，调理皮肤功能。配合穴位：神门穴：（调心神 固容颜）。

养：“灵芝•养颜套”疏通皮肤经络，养气血，养颜化斑。配合穴位：血海穴：（养娇颜好气色）。

补：“虫草•臻补套”补充抗氧化，抗衰老的活力能量，补充流失的胶原蛋白，维生素及微量元素。配合穴位：足三里：（补元气 抗衰老）。

眼：“悦活新生美眸套”通过眼部皮肤疏通补水，促进吸收与代谢，从源头解决各种眼部皮肤问题。

配合穴位：太冲穴：（促循环 添神采）通体：“丝滑嫩白通体套”本草花香通体护肤，清调养补，活化身体每寸肌肤，细白嫩滑。配合穴位：足三里、阴陵泉（清）、神门、太溪（调）、三阴交、太冲穴（养）、涌泉穴、内关穴（补）。

【注意事项】

①有传染性皮肤病禁用（例：病毒性疱疹、湿疹、皮癣等）；②认真清洁，消毒玉石片；③按疗程设置进行护理；（基本疗程）连续三天，后3天/次，根据皮肤恢复情况5～7天/次；④温玉艾灸疗一定配合相应的精油使用，保持皮肤润滑状态；⑤检查玉石面是否光滑，防止划伤皮肤；⑥注意玉石片的温度适宜，（勿过烫、过凉）；⑦根据皮肤的需求配上相应的艾绒。

【案例分享】

福建厦门鑫爱人公司旗下机构分享：

机构女店长：面部肌肤粉刺、痤疮非常严重。柔嘉企业的负责人亲自做了量身定制的调理方案，从饮食、运动、外排、内调等多方面为改店长制定了调理计划，运用该技术：面部通经套（配合艾灰敷脸）+淋巴排毒套+肝胆排毒+肠胃套+艾灸调理；调理一次就有明显消除红印现象，经耐心调理后，面部已全部好转，痘印也开始恢复。对产品效果充满了信心，从此柔嘉艾灸在此成为最受欢迎产品项目。

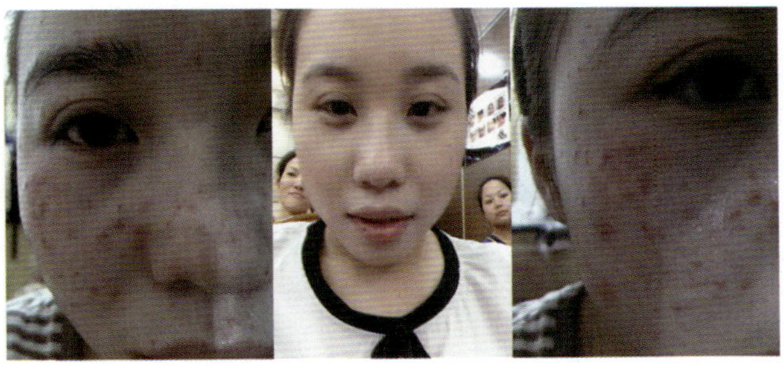

柔嘉女性乳腺亚健康调理技术

【技术原理】

中医文籍中记录："男子乳头属肝，乳房属肾；女子乳头属肝，乳房属胃"，指出了乳房的经络归属，故肝、肾、脾胃的功能与所属经络是否正常，对乳房的生理病理影响最大。

健康丰满的乳房是建立在气血充足、经络通畅、阴阳协调的基础上的。乳房的健康发育关键在"气血"两字。在生理上气为血之帅，血为气之母，而经络的闭阻往往导致气血的功能发生异常，故疏通经络是调理乳房的关键。

柔嘉女性乳腺亚健康调理技术根据人体经络运行的特征，独创打通任、脾、胃、肝、冲、肾六脉，使胸部经络畅通，培元固本，气血双补的调理原则，达到疏通经络，行气化瘀，全面滋养的效果。

结合独创乳腺净化热能中药膜，可通过经络、穴位、神经、体液、免疫系统等多种管道作用于人体，增强乳腺功能。

采用纯中草药油点穴按摩疗法，作用于机体，通过循经运行，从而起到疏通经络，温中散寒，活血化瘀，促进全身血液循环，改善、预防乳房易产生的多种问题。

特有的远红外旋磁灸疗法：用五年以上陈艾草70%配以多种名贵本草植物30%，制成艾条，联合专用的施灸仪，在乳房局部施治可起到疏通经络、通畅气血的作用，增强人体正气，全面调理乳房亚健康状态。

【适应人群】

1. 胸部下垂松软者，乳房偏小、位偏下者；2. 生活不规律，引起的乳房胀痛者。

【作用功效】

①疏通乳腺管及淋巴管，促进腺体排毒功能正常；②增强胸部的血液及淋巴循环，减少胸部疼痛；③使肝胆的排毒解毒功能达到正常，解除因肝气郁结引发的乳房胀痛；④提升胸部的肌肤，紧实乳房，使胸部更富有弹性。

【调理方法】

手法操作：

①铺油开穴：用开穴舒缓药油3～4毫升铺油开穴。主穴用太冲和膻中，常用配穴有：胆经的肩井、阳陵泉，胃经的梁丘穴、丰隆穴，脾经的三阴交。②疏经活络：用乳腺气血引导中药油3～4毫升，手法按摩：疏通胸部瘀堵。③用乳腺净化热能中药膜：通过局部、痛点贴敷、穴位贴敷、借助磁疗独特的物理性能改善局部微循环、组织环境的碱性化、器官供养，从而达到舒筋活络、活血化瘀止痛的作用。

远红外旋磁灸疗法：

温通经络，行气活血，散瘀清毒，促进胸部血液循环。按照灸安康的旋磁暖宫灸和五行肺气灸 健康调理艾灸法：如下图：

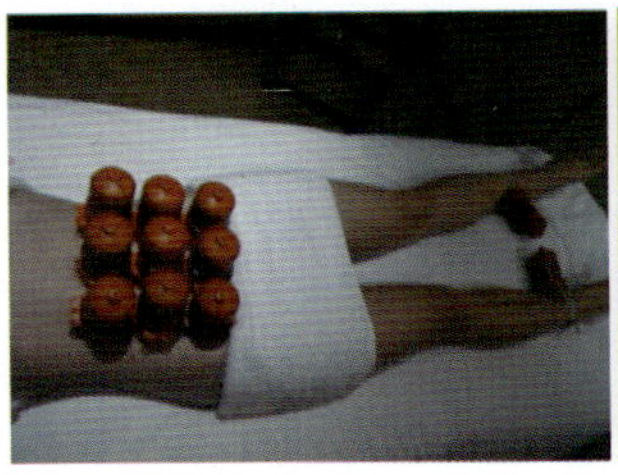

旋磁暖宫灸

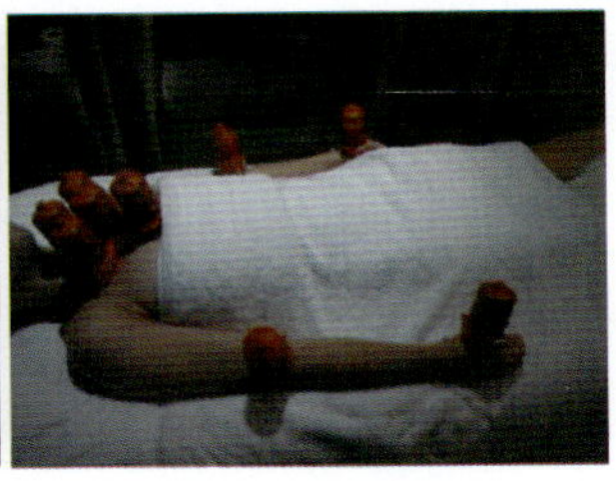

五行肺气灸

配穴：膻中、乳根、期门、肝俞、膈俞、内关、气海、地机、三阴交。

【注意事项】

女性三期（孕期、哺乳期及月经期）忌做；

如初次调理后出现乳房微微胀痛、发痒等属于调理反应，可不必特别处理。

【案例分享】

富颜灸品牌加盟机构分享：

2017年12月4日，马女士、患乳腺增生多年，曾去过很多地方调理，也未见得效果。来到店内，经过咨询，导师推荐了运用该技术调理，经过两个月调理后，再去医院B超复查，发现乳腺小叶增生没有了！顾客马女士心情也开朗了很多。胸部松软、挤压无痛感。2018年2月25日特送锦旗表示感谢！

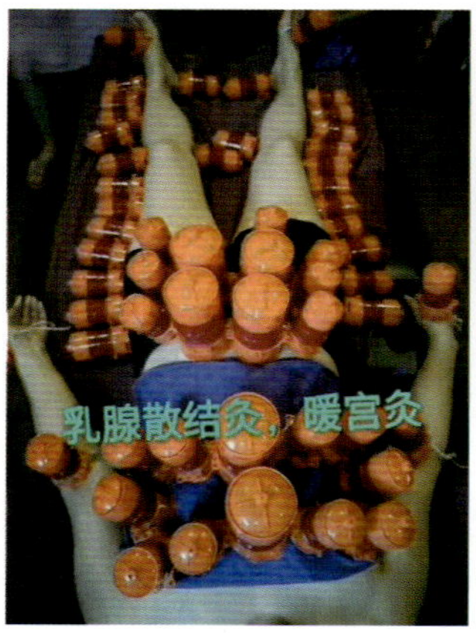

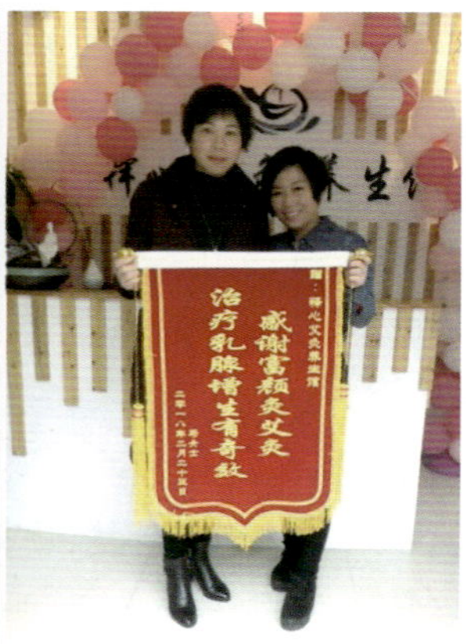

柔嘉女性生殖亚健康调理技术

【技术原理】

根据世界卫生组织的调查显示，我国有96%以上的已婚妇女患不同程度的妇科疾病，常见的妇科发病率在87%以上。尤其女性因生产等原因导致盆腔瘀血后，盆腔组织的血液回流受阻，导致免疫力下降。而瘀血的组织被细菌、微生物感染，这样，就容易出外阴炎症、阴道疼痛、性欲低下等各种亚健康状态。通过活血化瘀，促进盆腔组织的血液循环，加强盆底肌的锻炼与运动，则能改善相关症状。

《本草纲目》载“艾叶能　灸百病。”《本草从新》中又说，“艾叶苦辛，生温，熟热纯阳之性，能回垂绝之阳。通十二经，走三阳，理气血，逐寒湿，暖子宫……以之灸火，能透诸经而除百病。”《名医别录》：艾主灸百病，治妇人止漏血，利阴气，生肌肉辟风寒，使人有子。根据古方原理，柔嘉精选玫瑰果、安息香、雪松、茶树、苍术、厚朴、何首乌、当归、肉苁蓉等中草药油配合五年以上陈艾草70%，辅以各种名贵本草植物30%，制成艾绒，加之灸安康专利远红外旋磁灸疗罐结合调理，可疏通经络、活血化瘀、温暖子宫，有效调节女性荷尔蒙的分泌，改善盆底瘀血症状，增强女性体质，恢复生殖系统的正常功能，提高性生活质量，从而养护女性生殖系统。

远红外旋磁灸疗罐：远红外保健磁片的磁力作用，清洁血液，畅通血脉，促进机体的气血运行，活化细胞。通过透皮吸收、经络的传导直达脏腑和调理部位，达到延缓女性衰老，健体美肤的效果。

【适应人群】

①产后疼痛；②女性性生活质量下降；③乳房松弛、乳房下垂等女性生殖亚健康状态的改善。

【作用功效】

①改善盆底肌肉松弛；②强化恢复生殖系统的正常功能；③提高性功能和改善性生活质量；④提高肛肠的收缩和弹力，刺激肠蠕动；⑤有效促进腰部和腹部脂肪分解，有美腰塑形之效。

【调理方法】

手法操作：

背部：

1. 点涂药油：用一号药油（八髎）6～8滴涂八髎，增加盆底肌的机能，用二号药油（肛肌）6～8滴涂肛门肛肌。

乳腺增生 子宫肌瘤 不孕症

柔嘉集团

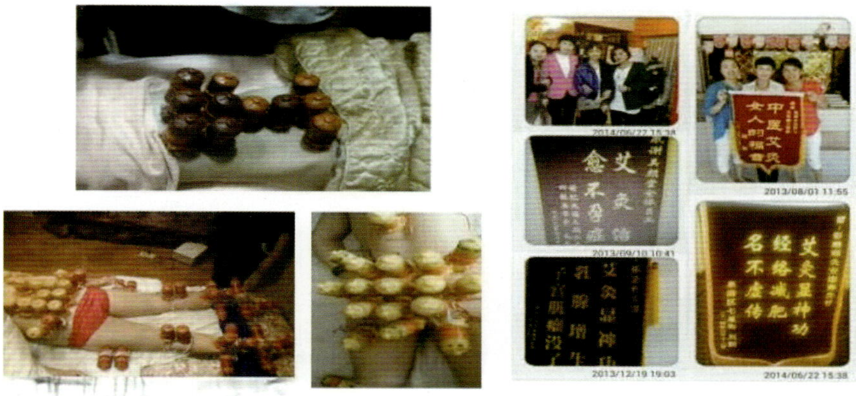

2. 铺油：先用6号药油（生殖调理液）20～25滴铺油，从大腿腘窝处到臀部交界处，从委中高腰部，点穴、推腿部6条经络促进血液循环，提升臀部肌肉。

3. 震肌：仪器震动从大腿腘窝处到臀部交界处，提高性感知能力，增强盆底肌弹性。

4. 拍打腿部腘窝30～50下，直至出痧。

正面：

点涂药油：用3号油（会阴）3～5滴涂会阴。用4号油（阴肌）3～5滴涂阴周、阴唇，排出毒素。

1. 用7号药油（生殖激活液）20～25滴铺油，子宫卵巢腹股沟部位，点穴，打圈排毒，提升盆底肌机能。

2. 震肌：仪器震动阴部，帮助体内垃圾代谢，提高性感知能力，增强盆底肌弹性。

3. 腹股沟排毒：用5号油（淋巴）6～8滴涂腹股沟淋巴，按淋巴走向排毒。

艾灸罐疗操作：

为了强化药油的功能，通过艾灸以温通温补调养与保健达补阳平阴、调节功能，预防生殖系统亚健康状态。

按照柔嘉的健康调理艾灸布阵法：代脉灸法和常用暖宫灸。 如下图：

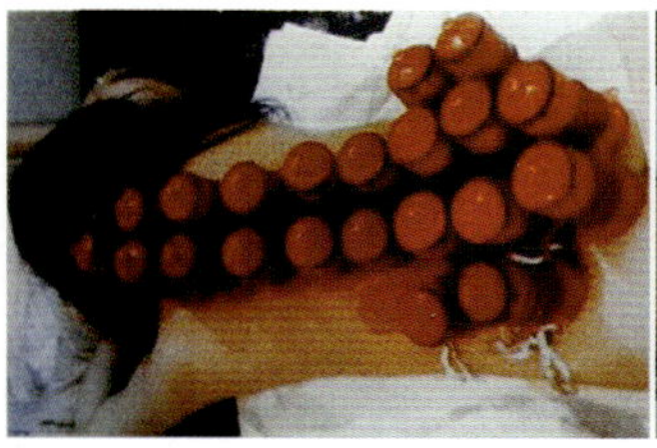

带脉灸法

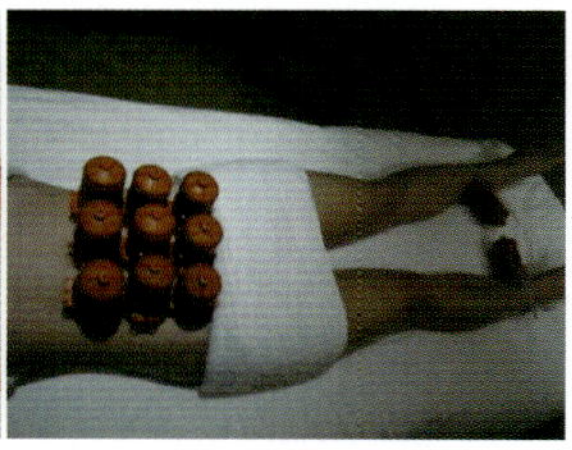

常用暖宫灸

操作方法：将肾元素艾药点燃放入艾灸器中，以带脉为核心，按图排好阵法。

【注意事项】

①调理师以女性为主，保护客人隐私；②调理结束后，应在调理床上休息片刻；③调理结束后，不宜马上吃冷、寒凉的食物或洗澡洗头；④产后恶露未干净或月经期不宜做；⑤调理当日不宜同房；⑥孕妇腹部不宜做；⑦部分受术者第二天出现阴道分泌物增多等情况，为调理后的正常反应，经过几次调理后会消失。

【案例分享】

柔嘉企业本韵公司分享：

2017年6月，山西省兰欣隰县，张女士，结婚4年一直都没怀孕，经到医院检查发现卵泡发育不良，3年来苦寻良医，良医，试管婴儿也尝试过、但是结果都以失败告终。张女士姐姐张大姐加盟柔嘉企业旗下富颜灸品牌多年。张女士就抱着尝试的心态到自己的亲姐的店做艾灸调理，当时张姐给她妹妹用该技术进行调理，坚持调理了2个月，她妹妹成功怀孕了！张姐和她妹妹都没有想到的奇迹就这么发生了。经回访发现：张女士两个月来一直坚持艾灸肝俞、脾俞、命门、肾俞、神阙、气海、子宫、归来、内关、血海、足三里、三阴交、太溪、涌泉这些穴位，每次选取6～8穴。 传统医药的调理确实可以给人带来健康和意想不到的结果。

柔嘉六合调理养生疗法

【技术原理】

老子曰：“六和为贵”。人体的阴阳气血必须六和，方能健康无病。六和疗法就是根据这一理论进行设计研究的，朱丹溪曰：“气血六和，则百病不生”。

本疗法集冲、和、刮、拔、闪、叩六种手法于一体，具有舒筋通络、活血化瘀、行气止痛、散寒除湿、强腰补肾等作用，起效快，疗效好，具有很大的实用性。该疗法诊断规范化，将一切疾病高度概括为寒、热、郁、虚四大类别，每一类简单总结出几大证，列成表格，患者只要查表，对号入座，就能诊断出自己是什么症状，选什么方法。

【技术构成】

柔嘉六和神罐是集按摩、刮痧、拔罐、针灸四位于一体的医疗器械，与传统中医按摩、刮痧、拔罐、针灸手段相比，六和神罐具有其突出的优势，详见下表对比：

柔嘉六和神罐与传统中医疗法对比表

	传统中医	六和神罐
按摩	劳动强度大，力度小；对操作者有较高技术要求。	力度大，劳动强度小；操作方法即刻掌握。
刮痧	患者易产生恐惧感；损伤皮肤有非常强的疼痛感。	无痛苦，患者无恐惧感；损伤皮肤性小，无疼痛感；对皮肤无刺激，无损伤。
拔罐	静态负压即罐拔在患处。	通过提拉走罐产生冲击性和牵引性动态负压，效果更好。

柔嘉六和调理养生疗法配合六和神罐使用，操作简便，疗效显著，既能达到有病治病、无病强身的效果，也可以作为一种很好的保健强身养生器械，调理后使人舒畅清爽，肢体倍感轻松。

【调理方法】

柔嘉六和疗法寒热辨证：患部发凉、喜温怕凉、手足发凉、身体怕冷则为寒证；全身发热、患部发红或舌红、唇红、面红；口苦、口渴、思凉饮食；舌苔黄、小便黄则为热证。

柔嘉六和疗法十六字要诀：自上而下、先急后缓、由内而外、先轻后重。

柔嘉六和神罐的使用方法：柔嘉六和神罐使用方法包括：冲、和、刮、拔、闪、叩六种手法。

1. 准备工作：治疗前先将患部用热湿毛巾擦净皮肤，将辨证所用精油或药油均匀涂在患病部位。

2. 操作手法及要领：

（1）冲罐法：简称“冲法”，将罐口按于患部或穴位上，右手提起手柄活塞，在产生适当负压吸起皮肤的情况下，双手配合在原处固定，反复多次提、拉手柄活塞，加强对穴位的刺激，从而加强治疗效果。作用：产生冲击性负压。用冲击性负压比用静态负压力量大得多（传统拔罐为静态负压）。要领：由轻渐重，力量适度，每处冲和30～60次左右。

（2）和罐法：简称“和法”，涂适量精油和药油于治疗部位，左手按罐口于患部，右手提起活塞，在产生适当负压的情况下，双手拉罐向前或顺、逆时针方向运行。按照治疗部位上的经络走向，拉罐行走要有渗透力，才能起到最佳治疗效果。作用：如同按摩的推、揉、擦等手法，有活血化瘀、疏通经络等作用，同时使毛孔扩张，汗腺开放，药物更容易透入皮肤。要领：力度、速度适中，由轻渐重。起痧为正常反应，每处和10～30次左右。

（3）刮罐法：简称“刮法”，和罐法完毕，在原来部位用罐口刮之，每处刮20～30次，然后用揉法，使精油或药油全部透入皮下（同刮痧法）。

（4）拔罐法：在患部或选定穴位处拔罐，如同传统拔罐原理，但无须用火，用右手提起手柄即可。作用：祛风，活血，清热，拔毒。要领：在患者耐受前提下，力度较大拔后呈深紫色。

（5）闪法：简称“闪法”，在拔罐的同时，迅速提拉罐体，离开患部（似中医闪罐法）。作用：清热、消炎、止痛。要领：闪罐部位要准确，力度适中，主要治疗部位每次闪罐10次左右为宜。

（6）叩罐法：在和罐过程中，大部分自然加入叩罐法，即用罐口在患部叩击10次左右。作用：如同按摩的击叩法、打法、和棒击疗法，有疏通经络、调和气血的作用。要领：力量要适度，骨骼处勿叩。如下图：

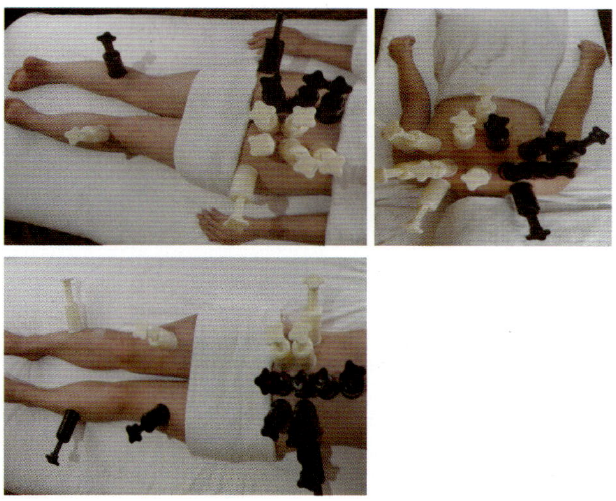

【禁忌症】

①皮肤病及皮肤损伤者，包括：湿疹、脓肿、蜂窝组织炎、溃疡性皮肤病、烫伤、烧伤等；②有感染性疾病者，如骨髓炎、骨结核、化脓性关节炎、丹毒等。③严重心脑血管病、急性十二指肠溃疡、急性腹痛等疾病的急性发作期；④有开放性损伤者、血液病及出血倾向者，如恶性贫血、紫斑病、体内有金属固物等治疗后易引起出血者；⑤极度疲劳、醉酒神智不清者，饥饿过度及饭后半小时之内的患者；⑥经期或临产的妇女。

【案例分享】

鑫蓝日化机构分享：

2017年7月28日、黄女士、新顾客，40年来头一回做身体疏通，身体最不舒服的就是肩颈并伴随便秘问题的困扰多年。当天过来给诊断完后建议调理顾客说先调肩颈，舒服有效了再调便秘，于是就趴床上开始用柔嘉安康灸品牌肩颈三灸疗法技术＋六合理疗罐升阳平衡调理技术，当时做完背感觉舒服了，“富贵包”小了，顾客感觉肩颈像卸了一块石头！顾客姐姐特别高兴！当场就又定下了之后的疗程的调理项目。

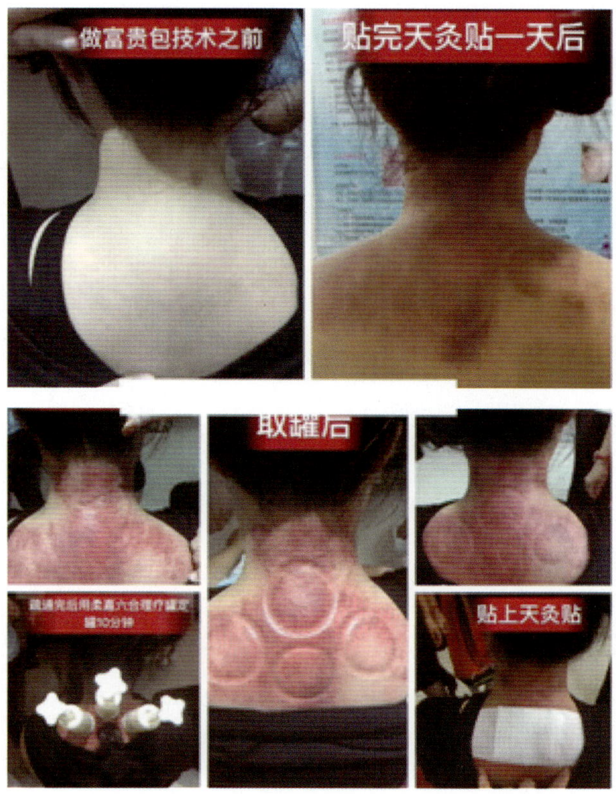

柔嘉七窍养生亚健康调理技术

【技术原理】

人体有七窍，七窍即目、鼻、舌、口、肛门、耳、尿道；人体脏腑健康与七窍密切相连。

《灵枢•脉度》：“五脏常内阅于上七窍也。故肺气通于鼻，肺和则鼻能知臭香矣；心气通于舌，心和则舌能知五味矣；肝气通于目，肝和则目能辨五色矣；脾气通于口，脾和则口能知五谷矣；肾气通于耳，肾和则耳能闻五音矣。五脏不和，则七窍不通。”

《寿世传真》：“耳乃精窍，目乃神窍，口鼻乃气窍”。五脏的精气分别通达于七窍，五脏有病，往往从七窍的变化中反映出来。

《现代简明新中医概论》中的“七窍”说明：①目：目在面上部眼眶窝内，左右各一，为视觉器官，它包括眼球和眼副器两个部分。眼目有病可以影响其他脏腑，其他脏腑有病也能影响到眼目。如：青光眼可引起头疼，肝火盛可引起目赤肿痛。所以眼目也是脏腑病变的反应部位。因此，有人说目是肝之苗。 ②鼻：鼻在面部中央，分外鼻、鼻腔、鼻旁窦三部分。鼻为嗅觉器官。主嗅觉。它又是呼吸的门户，还能对吸入的空气起净化，湿润和加温作用。也可辅助发音。鼻有病可影响肺和其他器官，肺有病也能影响到鼻。所以说，鼻是肺之苗。③舌：舌位于口腔内底部，是味觉器官。还具有协助咀嚼，吞咽和辅助发音的作用。舌质鲜红为热甚，心火上炎，舌尖赤红，舌红而出血，是热积伤心。从舌质可以看出心病，所以有人说，舌为心之苗。 ④口：口是消化管道的开口。它有咀嚼和吞咽的功能。口唇内含丰富的微细血管，一般呈红色。当机体缺氧时口唇发紫称为发绀。脾虚口唇发白，唇焦而干为脾有热积。口为脾之苗。⑤耳：耳在头颅两侧，耳是听觉器官，主听。脑病反应在耳上，所以，耳为脑之苗，或谓脑开窍于耳。如：脑萎缩可见耳背，耳聋。头火盛可见耳鸣。⑥肛门：肛门是胃肠消化道的排泄口。它主要功能是排便。胰热可出现肛门刺痒，大便干燥，胰虚便会脱肛。所以胰开窍于肛门，也谓肛门是胰之苗。⑦尿道：尿道是排尿的最后一段管道。肾，膀胱有热可引起尿道有烧灼感。这就是肾开窍于尿道的佐证。尿道是肾之苗。

柔嘉科研组根据七窍对应脏腑原理推出七窍养生理念：调体质、调温度、调气血、纯中药古法养生；气血主健康；温度定生死体质延寿命。该技术定位：来自专业中医健康养生品牌； 顶级中草药配方，专业传统养生；健康、环保、绿色、安全、简单有效。

【适宜人群】

脏腑对应七窍引起的亚健康状态相关人群。

【作用功效】

通经络、调气血、调温度，结合人体七窍相对应的五脏六腑，调节脏腑功能改善七窍亚健康状态。

【调理方法】

1. 七窍养生之：艾眼灸 先清洗眼部肌肤。用明目原液做眼球按摩，排出眼部毒素，激活眼部循环。贴明目舒缓眼贴。用五行旋磁灸罐结合十三味五元艾绒做眼睛艾灸。

2. 七窍养生之：（鼻、耳朵、口唇保养）蒸脸仪结合产品使用；脸部净化组合（脸部净化液、出水芙蓉凝露、出水芙蓉乳液）；作用：熏蒸眼睛、脸部、嘴巴、鼻子和耳朵，调节呼吸系统，促进血液循环，快速渗透、深层净化、促进吸收。同时为眼睛、鼻子、耳朵和口唇保养。

3. 七窍养生之：尿道（幸福密语组合）；效果：中药植物精华提取物配合生物活性因子，从根源入手，排宫、清阴、养卵巢，调理与滋养相结合，有效提高性生活质量。使用方便，效果持久。分三期疗法：动情期：提高性欲，滋润收缩阴道，改善子宫收缩力。排卵期：防止卵巢早衰，提高生育力，抗衰老。黄体期：促进女性荷尔蒙的分泌，提高细胞活力，促进新陈代谢，维持子宫的正常功能。

【注意事项】

七窍养生之：艾眼灸：①眼睛不要随意睁开。②旋磁罐要放到安全线上。七窍养生之：脸部净化组合：③随时注意温度，离仪器5～10CM为佳；④嘴巴、眼睛最好是以一张一闭较适宜。七窍养生之：尿道（幸福密语组合），女性来月经期间不能用，月经过后三天才使用。

【案例分享】

雅丽中里康安灸艾灸馆分享：

张先生，46岁、人民教师，多年教书生涯让他患上了职业病，不仅经常感到眼睛干涩，还口干舌燥。2017年6月，接触到艾灸养生这一块，抱着试一试的态度他选择了该技术，蒸脸仪结合产品使用，第一次灸完感觉就非常好，立马又预约了几次，2个月过去了，张先生现在是见人就眉开眼笑。气色红润，整个人看上去年轻了好几岁。

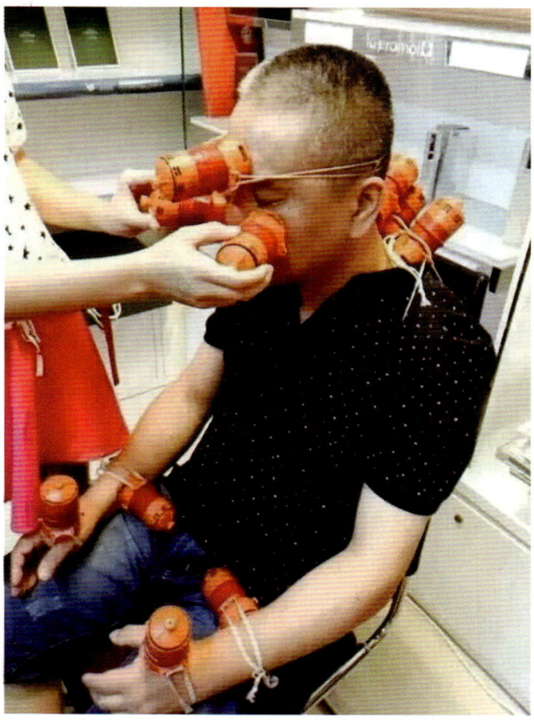

柔嘉远红外旋磁灸《二十四节气养生灸》亚健康调理技术

【技术原理】

人类自然界与二十四节气密切相关，人也不能脱离天地气息而生存，人体的五脏六腑、七窍四肢、筋骨皮肉等组织的机能活动也无不受节气变化的影响。“阴阳四时者，万物之终始也，生死之本也，逆之灾害生，从之则苛疾不起，是谓道也。”这清楚地说明了人在养生中要顾应四季阴阳之根本。

有关人士指出，二十四节气不仅是指导农业生产的“圣经”，也是指导人们养生、保健的秘宝。这是因为，人与自然界是统一的整体，人的生命活动也必然与二十四节气紧密相连。一年四季的变化随时影响着人体，二十四节气的变化不一，也必定会引起人的生理和心理机能不断地发生更替。因此，非常有必要依从二十四节气的要求，进行养生保健。 依据如下：

1. 人体经络与二十四节气

人体十二经络在一年里面的一进一出，恰好对应着二十四个节气。经络上有365个穴位，而自然界一年有365天，这也是人体与自然相联系的一个表现。我们知道每隔四年的二月份就会润一日，那么全年就变成366天，而人体也会相应的每四年出现一次膏肓穴，这个膏肓穴就叫作第366穴。在人患病的过程中，如果生病四年都还没有痊愈，那就会危及生命，这就是古语所说的“病入膏肓”。在治疗的过程中，膏肓穴出现的这一天也是很关键的，如果利用二月份润日这一天，通过膏肓穴对人体进行调整则可有效治疗与调节疾病。

人体又是如何与二十四节气对应的呢?人体有十二经脉，阴经通于脏，阳经通于腑，十二经脉和十二脏腑结合起来，形成二十四经脉与二十四节气相吻合、相对应的关系。对应关系：

足厥阴肝经——肝脏——惊蛰、春分；足少阳胆经——胆腑——清明、谷雨；手厥阴心包经——心脏、大脑——立夏、小满；手少阴心经——心脏——芒种、夏至；手太阳小肠——经小肠腑——小暑、大暑；足太阴脾经——脾脏——立秋、处暑；足阳明胃经——胃腑——白露、秋分；手太阴肺经——肺脏——寒露、霜降；手阳明大肠经——肠腑——立冬、小雪；足少阴肾经——肾脏——大雪、冬至；足太阳膀胱经——膀胱腑——小寒、大寒；手少阳三焦经——六腑之和——立春、雨水。

2. 人体脊柱与二十四节气

脊柱是人体最大的能量传输中心，通过神经系统的传递，可与人体五脏六腑相通。人体的脊柱由颈椎7节，胸椎12节，腰椎5节，共24节椎体组成，恰与一年二十四个节气相吻合。

据《黄帝内经》所载，人体每一个器官的能量，都是由特定的脊椎位置所控制，与大自然二十四个节气所对应。这种巧合正是体现了“人为小宇宙、天地为大宇宙”之观点。常人的脊柱内的炁机，冬至从第5节腰椎开始，每个节气上移一个椎体，一年内完成一次脊柱整体炁机变化，这正符合地球绕太阳运转一周轨迹的炁机变化原理。

颈椎

第一颈椎——大雪——头、耳、鼻、喉、脸，头痛、失眠、眼疾、记忆减退、眩晕；

第二颈椎——小雪——喉、舌、声带、口，昏眩、耳鸣、扁桃腺炎、腮腺炎、直肠炎；

第三颈椎——立冬——咽、颊、肩，咽喉炎、颈、肩酸痛、呼吸困难、痤疮、湿疹；

第四颈椎——霜降——颈部肌肉、臂，肩酸痛、牙痛、甲状腺；

第五颈椎——寒露——手肘、食道、气管，气管炎、咽喉炎、手臂酸痛上臂或手腕痛、甲状炎、五十肩、大姆指酸麻痛；

第六颈椎——秋分——甲状腺、手腕肌、大拇指，上臂或手腕痛、甲状炎、五十肩、大姆指酸麻痛；

第七颈椎——白露——甲状腺、中指、肱肌，甲状炎、手臂外侧、中指、肱、无名指酸麻痛。

胸椎

第一胸椎——处暑——心脏、气管、食道、前臂，心脏病、气管炎、气喘、手腕痛、胸痛、手臂内侧酸麻痛；

第二胸椎——立秋——心脏、气管、食道、背肌，食道炎、胸痛、手臂内侧酸麻痛、血压、心跳不规律；

第三胸椎——大暑——肺、支气管、食道、胸腔，支气管炎、肺炎、食道炎、肋膜炎；

第四胸椎——小暑——肺、食道、乳房，乳房炎、慢性胃症；

第五胸椎——夏至——肝、胆、胃、脾，肝炎、胆囊炎、低血压、胃炎、面疱；

第六胸椎——芒种——胰、胃、胆，肝炎、胃炎、胆囊炎、胃胀、食欲不振；

第七胸椎——小满——肾、胰、十二指肠，胃溃疡、糖尿病、十二指肠炎、扁桃腺炎；

第八胸椎——立夏——肝、胃、胰、肾、小肠，小肠炎、头痛、便秘、风湿；

第九胸椎——谷雨——小肠、肾上腺，肾上炎、过敏、频尿、湿疹、膀胱炎、排尿困难、不孕、下腹痛；

第十胸椎——清明——肾、盲肠、大肠，肾炎、水肿、痛风、不孕、输尿管炎、带状疱疹、静脉曲张；

第十一胸椎——春分——肾、大肠、输尿管，肾炎、输尿管炎、大肠炎、性无能、痤疮、痢疾、水肿、牛皮癣；

第十二胸椎——惊蛰——肾、大肠、淋巴、输尿管、膀胱，膀胱炎、不孕、生殖器疾病、风湿关节炎、输尿管炎。

腰椎

第一腰椎——雨水——大肠、输尿管、股四

头肌、大腿前侧，大腿痛、便秘、尿床、疝气；

第二腰椎——立春——卵巢、输卵管、肾、膀胱、外阴、大腿内侧，月经不调、子宫卵巢炎、小产、大腿中段酸麻痛、便秘；

第三腰椎——大寒——生殖器、下腰、坐骨神经，月经不调、生殖器疾病、水肿、坐骨神经痛、血压不正常；

第四腰椎——小寒——前列腺、下腰、坐骨神经，下腰痛、小腿痛、坐骨神经痛、前列腺障碍；

第五腰椎——冬至——子宫、膀胱、直肠、足，膀胱障碍、小腿至足踝酸麻痛、痔疮、尿酸。

荐椎与骶椎

荐椎——直肠、肛门、大腿后侧、前列腺、脊椎弯曲，髋骨关节炎、臀部痛、前列腺炎、踝骨痛；

骶椎——直肠、肛门、痔疮、瘙痒症、肛门炎。

3. 传承发展中国古老的二十四节气灸

二十四节气灸的意义,根据中医“天人合一”思想，“天”的变化自然影响人体，而节气对人体影响有两个方面：

（1）由于节气前后气候变化比较大，一个人如果有旧患或宿疾，他的适应能力和机体抵抗力就弱，往往会在这个时候发病或病情加重。据医学统计：心脏病、中风、哮喘等疾病多发于节气前后和半夜。因为当外界气候条件的变化超过身体的应变能力时，人就会发病。这正是《黄帝内经》所讲的“邪之所腠，其气必虚”。

（2）由于宇宙能量在节气前后变化较大，如果我们在这个时候运用一些特殊的方法进行干预，把宇宙能量转化为我所用将起到事半功倍的作用。节气灸就是在中医理论指导下成功地把宇宙能量转化为我所用的典范。通过做节气灸不但可以起到最佳的治疗效果，还可以调节机体免疫力、提高抗病能力。这样，当外界环境及气候等因素发生变化时，人就不容易生病，正如《黄帝内经》中所说的“正气存内，邪不可干”。

二十四节气灸的作用：“节气灸”是在特定的时令节气，选择具有强壮作用的腧穴进行艾灸，以温壮元阳，激发经气，调动机体潜能，提高机体抗病与应变能力。“节气灸”为我国历代医家及百姓所喜闻乐见并沿用至今，在传统防病保健领域里占有特殊的地位。

（1）扶正祛邪：用以预防治疗感冒、体虚易感、慢性气管炎、过敏性鼻炎、哮喘、荨麻疹等呼吸系统疾病及过敏性疾病；

（2）助阳祛寒：用以治疗胃寒、胃胀、胃痛、腹胀、腹泻等脾胃病及颈肩腰腿疼痛、畏寒、手脚寒凉、风湿、类风湿、骨性关节病等；

（3）疏肝理气：用以治疗失眠、易怒、焦虑、抑郁等；

（4）扶阳固本，强身健体，调整五脏正气，增强身体抗病能力。

三伏灸、三九灸

三伏天和三九天灸治，根据《内经》“春夏养阳，秋冬养阴；夏养三伏，冬补三九”。前者乃“冬病夏治”，后者乃“夏病冬治”之理。

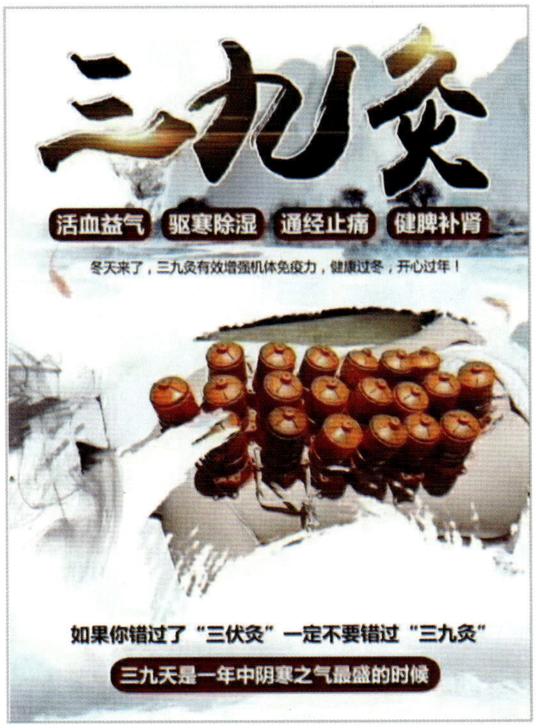
三九灸
活血益气
驱寒除湿
通经止痛
健脾补肾
冬天来了，三九灸有效增强机体免疫力，健康过冬，开心过年！
如果你错过了“三伏灸”一定不要错过“三九灸”
三九天是一年中阴寒之气最盛的时候

三伏灸在最热的季节，三九灸在最冷的季节；三伏灸在每年夏季最热的三伏天，顺应大自然阳热降伏收藏的力量，以艾灸的阳热之力补充人体阳气；三九灸在每年冬季最冷的三九天，顺应大自然阳热萌动上升的力量，以艾灸的阳热之力来补充人体阳根，帮助人体阳气源源不断的升华。

三伏灸是三九灸的延续和加强；二者互为始终、相互加强、相互补充；二者都是扶助正气、调节人体免疫机能，达到增强人体抗病能力的作用；二者出发点基本相同，但灸养的目的不同，《内经》指出："春夏养阳，秋冬养阴"，春夏不可伤中下之阳，秋冬不可伤中上之阴。夏养三伏、冬补三九，"三九灸"与"三伏灸"相配合，能显著提高人体抵抗力。

根据二十四节气养生原理与流传至今的二十四节气灸的中医科学，柔嘉艾灸开发出二十四节气养生灸专项技术。

【作用功效】

根据节气对应脏腑，可针对性强调理脏腑功能的亚健康状态。

【适应人群】

亚健康人群以及慢性病及某些疑难症疾的康复调理。老年人心血管问题的预防，康复调理，儿童成长发育的健康调理。如过敏症：过敏性鼻炎，慢性支气管炎，哮喘，湿疹，荨麻疹等；妇科男科慢性炎症；长期脾胃不和，气滞血瘀，肾阴阳虚；风湿性关节炎，长期痛经月经不调；长期失眠，头痛，头晕；三高症，肥胖等症的康复调理；预防并发症。

【技术特色】

艾灸＋天灸：远红外旋磁雷火灸+液体灸+本草能量热膜灸+天灸贴

【技术应用】

二十四节气经络部位穴位灸

（一）、技术操作：

1. 每节气一瓶油5毫升，点揉穴位，按摩对应部位到发热、推相应经络。

2. 各季能量油滚动、能量瓶底加强穴位和经络。

3. 各节气相应反射区部位或阿是穴敷本草能量热膜，进行热膜灸约20分钟取下。

4. 按照各节气相应经络取穴，专利阵法施灸。

5. 各节气相应反射区部位或阿是穴贴天灸贴。

（二）、各节气调理方案

1. 立春（立春油）：主调肝，养阳。

重点配穴：督脉：大椎、命门、肺俞、肝俞；任脉：关元、神阙、中脘、太冲。

专利阵法：旋磁天王灸，远红外旋磁雷火灸；灸第二腰椎。

推经络： 主推：肝经；辅助：胆经、肾经。

配合调理：肝胆套+肾部套+天灸贴+九窝清青组合（天灸）。

2. 雨水（雨水油）：主调脾，祛湿。

重点配穴：督脉：大椎、肾俞、肝俞；任脉：期门、关元、神阙。

专利阵法：旋磁肠胃调理灸，远红外旋磁雷火灸；灸第一腰椎。

推经络：主推：脾经；辅助：胃经，肾经。

配合调理：脾胃套+排寒套+肾部套+天灸贴。

3. 惊蛰（惊蛰油）：主调体质。

重点配穴：督脉：大椎、肝俞、肾俞；任脉：合谷、太冲、关元、神阙、中脘。

专利阵法：旋磁工字灸 ，远红外旋磁雷火灸；灸第十二胸椎。

推经络：主推：膀胱经。

配合调理：气血双补套+夹脊畅悦组合（天灸）。

4. 春分（春分油）：主调阴阳。

重点配穴：督脉：大椎、肝俞、命门、脾俞；任脉：关元、神阙、中脘、膻中、太冲。

专利阵法：旋磁工字灸或旋磁滋阴除烦灸，远红外旋磁雷火灸；灸第十一胸椎。

推经络：主推：肾经；辅助：督脉或任脉。

配合调理：阴虚、阳虚体质套+肾部套+夹脊畅悦组合。

5. 清明（清明油）：养肝护阳。

重点配穴：督脉：大椎、至阳、命门；任脉：鬼哭穴、足三里、合谷、关元、神阙。

专利阵法：旋磁三阳开泰，远红外旋磁雷火灸；灸第十胸椎。

推经络： 主推：肝经；辅助：胆经。

配合调理：肝胆套+肾部套+天灸贴+九窝清青组合（天灸）。

6. 谷雨（谷雨油）：主调肝脾，祛湿。

重点配穴：督脉：大椎、百会、命门、心俞；任脉：关元、神阙、神门。

专利阵法：旋磁肠胃调理灸，远红外旋磁雷火灸；灸第九胸椎。

推经络：主推：脾经；辅助：肝经、胆经、肾经。

配合调理：肝胆套+脾胃套+肾部套+缝隙修护组合（天灸）。

7. 立夏（立夏油）：主调心。

重点配穴：督脉：大椎、心俞、肾俞；任脉：关元、神阙、膻中。

专利阵法：旋磁乾坤灸 ，远红外旋磁雷火灸；灸第八胸椎。

推经络： 主推：心经；辅助：心包经、肾经。

配合调理：心肺套+头面通经+九窝清青组合（天灸）。

8. 小满（小满油）： 主调脾胃，清热祛湿。

重点配穴：督脉：大椎、肾俞；任脉：关元、神阙、足三里。

专利阵法：旋磁肠胃调理灸，旋磁滋阴除烦灸，远红外旋磁雷火灸；第七胸椎。

推经络： 主推：脾经；辅助：胃经、大肠经。

配合调理：脾胃套（或体三浊）+肾部套+淋巴免疫套+九窝清青组合（天灸）。

9. 芒种（芒种油）：主调心神。

重点配穴：督脉：大椎、脾俞、心俞、命门；任脉：神阙、关元、足三里。

专利阵法：旋磁三阳开泰灸，远红外旋磁雷火灸；第六胸椎。

推经络： 主推：心经；辅助：心包经、膀胱经。

配合调理：心肺套（或气血双补套）+头面通经套+肾部套+夹脊畅悦组合（天灸）。

10. 夏至（夏至油）：主调肾脾胃排寒湿。

重点配穴：督脉：大椎、至阳、命门；任脉：膻中、关元、神阙、巨阙。

专利阵法：旋磁双龙戏珠灸，远红外旋磁雷火灸；第五胸椎。

推经络： 主推：脾经；辅助：胃经、肾经、胆经。

配合调理：脾胃套+四大排寒+肾部套+天灸贴。

11. 小暑（小暑油）：主调心阳护胃肠。

重点配穴：督脉：大椎、肾俞、心俞；任脉：神阙、关元、膻中、涌泉、合谷。

专利阵法：旋磁固本培元灸，旋磁肠胃调理灸，远红外旋磁雷火灸；第四胸椎。

推经络： 督脉、心经、小肠经、胃经、大肠经。

配合调理：心肺套+体三浊+肾部套+夹脊畅悦组合（天灸）。

12. 大暑（大暑油）：主调肾脾胃。

重点配穴：督脉：大椎、肾俞、心俞；任脉：神阙、关元、膻中、涌泉、合谷。

专利阵法：旋磁生理康复灸，远红外旋磁雷火灸；灸第三胸椎。

推经络： 主推：肾经；辅助：脾经、胃经。

配合调理：脾胃套+肾部套+缝隙修护组合（天灸）。

13. 立秋（立秋油）：主调肺。

重点配穴：督脉：大椎、肾俞、脾俞；任脉：关元、神阙、中脘、章门、太白。

专利阵法：旋磁五行肺气灸，旋磁除烦滋阴灸，远红外旋磁雷火灸；第二胸椎。

推经络：　主推：肺经；辅助：大肠经、脾经、肾经。

配合调理：清肺套（或心肺套）+肾部套+脾胃套+九窝清青组合（天灸）。

14. 处暑（处暑油）：主调脑肺脾　滋阴清暑湿热。

重点配穴：督脉：大椎、肾俞、心俞；任脉：神阙、关元、膻中、涌泉、合谷。

专利阵法：　旋磁除烦滋阴灸，旋磁肠胃调理灸，远红外旋磁雷火灸；第一胸椎。

推经络：主推：肺经；辅助：大肠经、胃经、脾经。

配合调理：清肺套+头面通经套+脾胃套+天灸贴（根据体质配：阴虚体质套）。

15. 白露（白露油）：主调心肝脾胃，防燥滋阴。

重点配穴：督脉：大椎、肺腧、肾俞、脾俞；任脉：关元、神阙、足三里、中府。

专利阵法：旋磁三阳开泰，远红外旋磁雷火灸；第七颈椎。

推经络：　主推：心经；辅助：肝经、脾经、胃经。

配合调理：肝胆套+脾胃套+肾部套+九窝清青组合（天灸）（根据体质配：阴虚体质套）。

16. 秋分：主调肺，祛寒燥。

重点配穴：督脉：大椎、肺腧、大肠俞、肾俞；任脉：关元、神阙、天枢、足三里、合谷。

专利阵法：旋磁五行肺气灸，旋磁除烦滋阴灸，远红外旋磁雷火灸；第六颈椎。

推经络：主推：肺经；辅助：大肠经、脾经、肾经。

配合调理：清肺套（或心肺套）+四大排寒套+肾部套+九窝清青组合（根据体质配：阴虚体质套）。

17. 寒露：主调肺，祛寒护关节。

重点配穴：督脉：大椎、肺腧、肾俞、八髎；任脉：神阙、关元、太渊、足三里。

专利阵法：旋磁五行肺气灸，旋磁腰椎调理灸，远红外旋磁雷火灸；第五颈椎。

推经络：主推：膀胱经；辅助：肺经、胆经、肾经。

配合调理：清肺套（或心肺套）+四大排寒+脾胃套+缝隙修护组合（天灸）。

18. 霜降（霜降油）：主调肺，清郁火。

重点配穴：督脉：大椎、脾俞、肾俞；任脉：涌泉、关元、神阙、膻中。

专利阵法：旋磁五行肺气灸，旋磁坐骨神经灸，远红外雷火灸；第四颈椎　。

推经络：主推：肺经；辅助：肝经、胆经。

配合调理：清肺套（或心肺套）+肝胆套+体三浊+肾部套+九窝清青组合（天灸）。

19. 立冬（立冬油）：主调肾。

重点配穴：督脉：大椎、肾俞、京门；任脉：涌泉、神阙、关元。

专利阵法：旋磁生理康复灸，远红外旋磁雷火灸；第三颈椎。

推经络：主推：肾经；辅助：膀胱经、胆经。

配合调理：气血双补套+肾部套+天灸贴（天灸）。

20. 小雪（小雪油）：主调肾，防寒祛内火。

重点配穴：督脉：大椎、至阳、肾俞、心俞；任脉：涌泉、关元、神阙、膻中。

专利阵法：旋磁生理康复灸，旋磁除烦滋阴灸，远红外旋磁雷火灸；第二颈椎。

推经络：主推：膀胱经；辅助：肾经、脾经、胃经。

配合套盒：肾部套+四大排寒+体三浊（或脾胃套）+缝隙修护组合。

21. 大雪（大雪油）：主调肺肾。

重点配穴：督脉：大椎、至阳、肾俞、心俞；任脉：涌泉、关元、神阙、膻中。

专利阵法：旋磁五行肺气灸，旋磁生理康复灸，远红外旋磁雷火灸；第一颈椎。

推经络：主推：肾经；辅助：肺经、大肠经。

配合套盒：肾部套+心肺套+脾胃套+天灸贴。

22. 冬至（冬至油）：主调胃，养阳。

重点配穴：督脉：大椎、肾俞、脾俞；任脉：太溪、关元、神阙。

专利阵法：旋磁肠胃调理灸，旋磁双龙戏珠灸，远红外旋磁雷火灸；第五腰椎。

推经络：主推：胃经；辅助：脾经、肾经。

配合套盒：肾部套+脾胃套+天灸贴（根据体质可配阳虚体质套）。

23. 小寒（小寒）：主调肾，防寒。

重点配穴：督脉：大椎、肾俞、心俞；任脉：神阙、关元、膻中。

专利阵法：旋磁固本培元灸，旋磁三阳开泰灸，远红外旋磁雷火灸；第四腰椎。

推经络：主推：肾经；辅助：膀胱经、肝经、胆经。

配合调理：肾部套+四大排寒+脾胃套+缝隙修护组合（天灸）。

24. 大寒（大寒）：主调肝脾肾。

重点配穴：督脉：大椎、肾俞、心俞；任脉：神阙、关元。

专利阵法：旋磁天王灸，远红外旋磁雷火灸；第三腰椎。

推经络：主推：肝经；辅助：胆经、脾经、肾经 。

配合调理：肾部套+肝胆套+脾胃套+天灸贴。

【注意事项】

柔嘉艾灸的二十四节气灸技术就是根据《黄帝内经》的理论，对脏腑、气血经行应季艾灸调理。以达到“未病先治”“既病防变”的目的。同时，把普通的艾灸养生上升到慢性病，疑难症疾的康复调理。遵循：柔嘉艾灸——来自自然，取之自然，顺应自然，回归自然的养生法。为亚健康调理提供最绿色、最安全、最有效、最持久的亚健康调理法。二十四节气养生必须坚持，并根据二十四节气调整饮食、情绪、睡眠及生活起居，定能达事半功倍的效果。

【案例分享】

御容堂优秀美容院分享：

张女士，33岁、自小时候起身体就比较虚弱，每到换季的时候就容易浑身乏力，腰酸背痛，旧疾缠身，2016年11月，路过美容院就走进去试了试，店长了解情况，推荐二十四节气养生灸，按照节气时间对应灸了一年，2017年11月，经过调理，整个人的精神状态就好起来了。

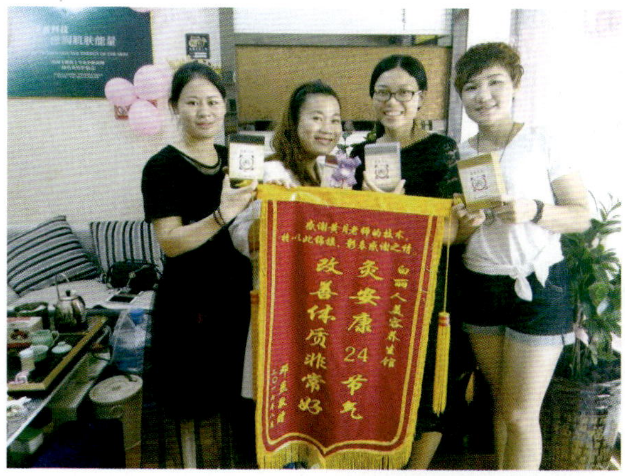

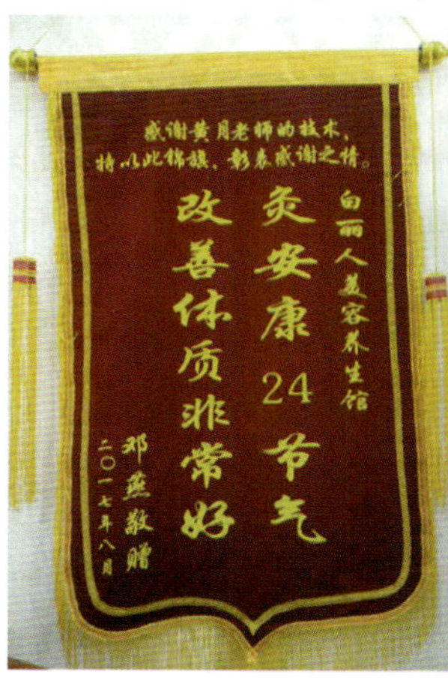

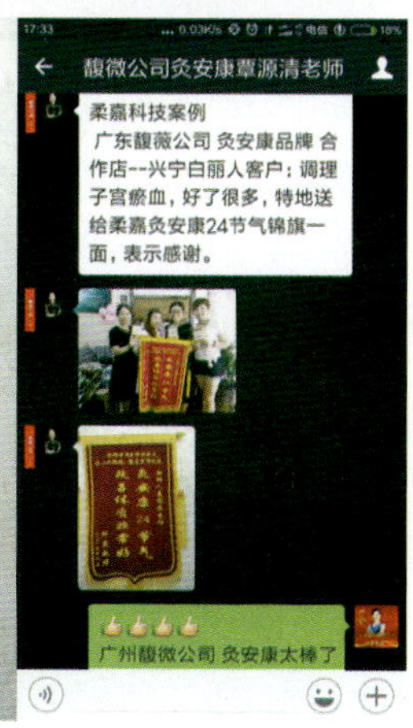

柔嘉远红外旋磁艾灸《艾灸蒸骨肝胆调养》亚健康调理技术

【技术原理】

中医理论指出，肝主 “疏泄”，主要调畅人体的气机，使人体内气血通畅，营养得以濡润，代谢产物得以排出。肝功能下降，则肝气郁滞，经脉不通，气血不畅；面部皮肤得不到气血濡润，新陈代谢缓慢，逐渐枯槁成斑。而郁结之肝气横逆犯脾，使脾之运化功能失常，气血生化乏源。久而久之，可导致相关脏腑功能整体下降。特别是脾对气血的统摄作用和肝对气血的贮藏作用失常，往往直接引起女性月经周期、经量、经色、经质的异常改变，诱发内分泌失调等系列症状出现。 柔嘉远红外旋磁灸《艾灸蒸骨肝胆调养》亚健康调理技术，借鉴传统中药浴、薰、蒸，采用现代远红外透皮吸收力强和中药汽化装置，使中医外治的中药粉剂产生富含中药离子的蒸汽流，利用蒸汽流透蒸作用，舒张肌体毛孔，使毛细血管网放开，中药有效成分渗透关节组织，机体内邪外出，达到疏通经络，化瘀散结，促进邪毒排出，活络关节，强化脏腑机能的良好效果。远红外旋磁艾灸疗可平泄温补，达阴阳平衡，同时，保健旋磁疗的作用，加速体内大量难以排出的重金属物质的排出，净化血液，大大减轻肝胆的负担，强化了各脏腑功能；再配合特质足灸拔毒贴，将毒邪从肝胆排出要穴涌泉穴，顺利排出。此技术聚焦增强肝胆功能，预防疾病，康复慢性疾病，减轻药物及有害物质对肝胆的侵蚀，效果目标清晰。操作简单，易复制，便于普及。

【作用功效】

功效

散结：通三焦、淋巴瘀毒、增生结节、筋肉酸痛；扶阳：舒肝利胆、强肾助阳、平衡线轴、精力充沛；化瘀：清血毒、排血瘀、通瘀堵；祛湿拔骨毒：深层祛湿，骨缝拔毒，改善风、湿、热寒、痛症。

作用：

能刺激损坏的肝细胞再生；增加肝脏的血液循环，保持肝脏气血通畅，调畅人体的气机，使人体内气血通畅，营养得以濡润，代谢产物得以排出；从而达到了保肝解毒的目的，能有效地防止酒精性脂肪肝的形成；预防各种肝胆疾病，康复调理各种慢性疾病。

【适宜人群】

长期脑力工作者，缺少运动，思想压力大；腰酸背痛，颈椎增生，膝关节痛，怕风畏冷，经常性头痛，失眠，心烦者；脱发，白发，近期发现头发越来越干枯稀疏无光泽，头皮屑过多；口臭，口腔溃疡，脸上背上长痘，便秘；女性月经不调，手脚四肢及腹冷，长斑，皮肤干燥脱屑；肥胖，腹大，长期减肥无效者；面色发黄，肝胆不适；亚健康人群，早衰人群；各种慢性疾病；酒精肝、脂肪肝、胆囊炎、眼睛干涩、近视、记忆力减退、乳腺增生等。

【调理方法】

1. 足浴：艾瑶足浴泡足

2. 排邪调养蒸骨油：开穴：肝胆湿热：丰隆、解溪、太冲、曲泉、肝腧穴。肝胆排瘀毒：合谷、内关、足三里、肝腧穴、三阴交、期门、阴陵泉。推敲肝胆经。

3. 活络霜：双腿部按揉搓热，加强蒸骨油的吸收，加热促舒活代谢。

4. 足灸贴：贴涌泉穴，拔出代谢的邪毒。

5. 腿足蒸骨艾灸桶：根据症状的轻重，在体内，骨内病灶处产生80大卡“体内骨发热效应”对病灶进行“蒸、煮”蒸出骨内的风、湿、寒、邪、毒、并快速溶解附着在骨关节的瘀毒。

6. 柔嘉远红外旋磁艾灸疗灸法：配穴：太冲、阳陵泉、涌泉。阵法：旋磁天王灸和旋磁三阳开泰灸。

7. 调养疗程：

普通调养：10次为一小疗程，30次为一大疗程。第一小疗程：2～3天调理一次；第二小疗程：2～5天调理一次；第三小疗程：5～7天调理一次；根据身体调理的情况，以后可以维持7天一次。持之以恒，保持健康少得疾病。

慢性病康复：10次为一小疗程，50次为一大疗程。第一小疗程可隔天一次；第二小疗程，2～3天一次；第三小疗程，保持3天一次；第四小疗程，根据身体恢复情况可5天一次；第五小疗程，可维持5～7天一次。长期坚持才能有意想不到的惊喜。

【注意事项】

①注意饮食配合：每日按时合理饮食，勿暴饮暴食。以新鲜蔬菜和水果，富含蛋白质的食物，对肝有益的酸性食物为主；②少食不洁食物，不酗酒，戒烟；③适当加强运动，如走步、慢跑等；④减轻压力，放松心情，保持乐观情绪；⑤保证充足良好睡眠；⑥配合柔嘉艾灸家居养生，天灸贴，缝隙组合贴，夹脊畅悦组合贴，九窝清青组合，以保持每日对淋巴、关节、脊柱的保养以及经络的畅通。从而减轻肝胆负担，加强五脏六腑的功能。

【案例分享】

柔嘉企业本韵加盟商巴马机构分享：

张师傅，男，30岁出头，阴囊潮湿有好多年了，又痒又痛，在医院吃了很多药，一直未改善，通过调理师三天的调理，睡眠睡得特别好，阴囊潮湿的症状也好多了，轻松了好多，继续调理了一个疗程，现在基本不用喝药了，后续坚持进行柔嘉蒸骨肝胆排毒灸调理，整个人精气神好了许多。传统艾灸养生对人身体的不适症状改善效果非常好。

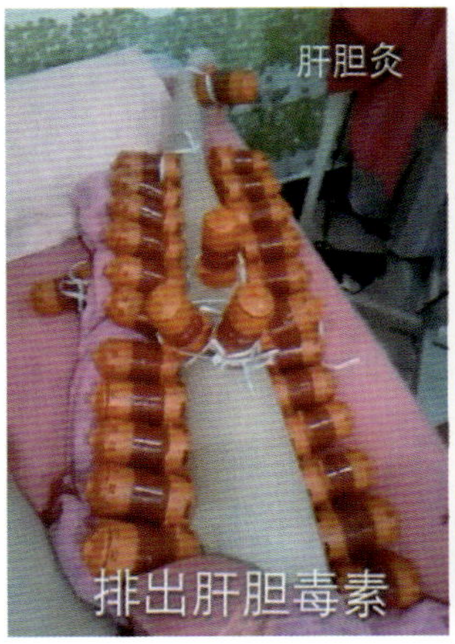

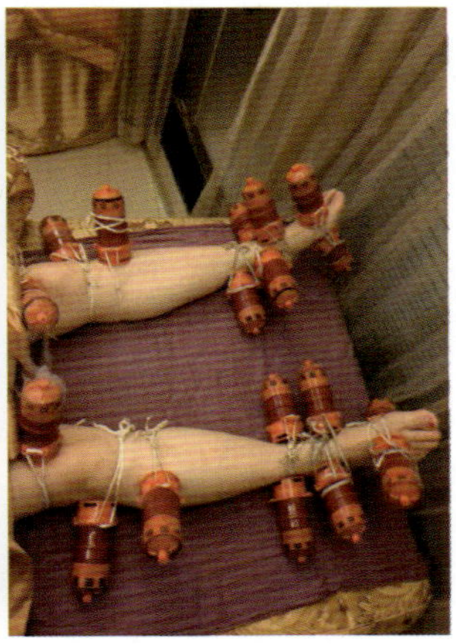

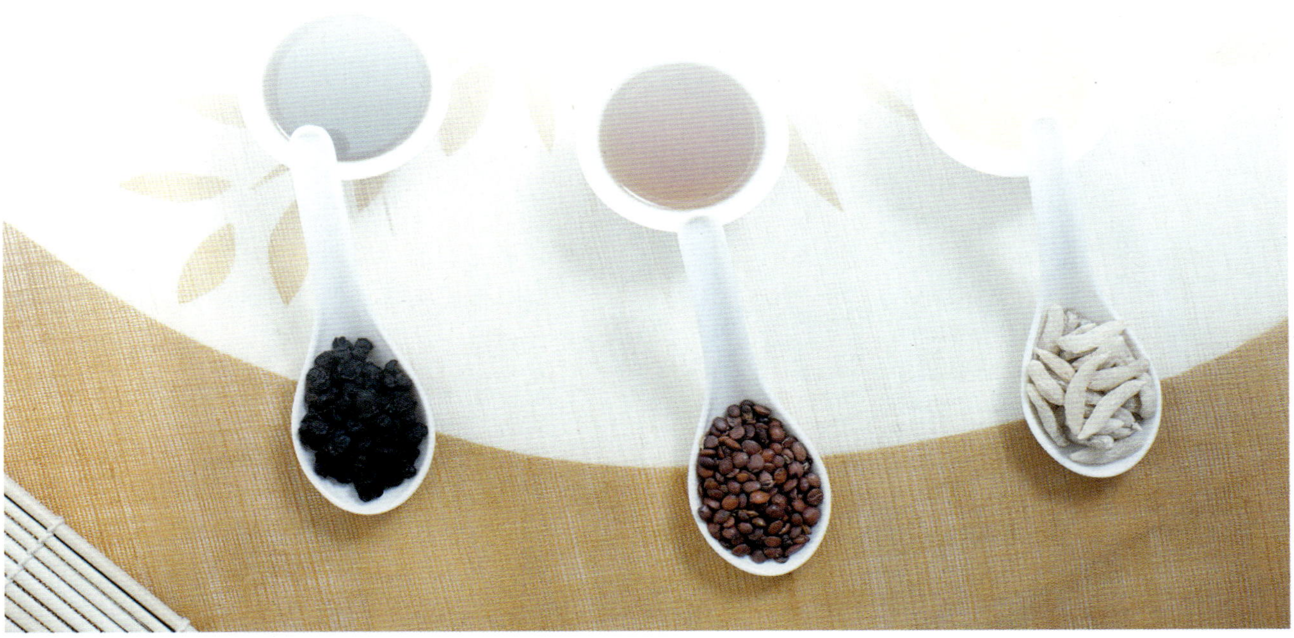

三、2016年度“全国十佳亚健康专业调理机构”

（按机构笔画排序）

千禧亚健康调理中心

获奖理由

千禧亚健康调理中心是一家提供亚健康咨询服务、未病预防、已病调理等综合性调理服务机构。2015年度湖南省湖南十佳亚健康专业调理机构称号。

机构简介

千禧亚健康调理中心从各大医院引进临床经验丰富的特级、高级、中级理疗师二十余名。主营项目包括颈肩腰腿痛调理、男性调理、女性产前保养、产后恢复、月经调理、小儿推拿、失眠调理、田氏反射足疗等，运用经络穴位等中医理论对常见亚健康症状进行预防和调理。

机构展示

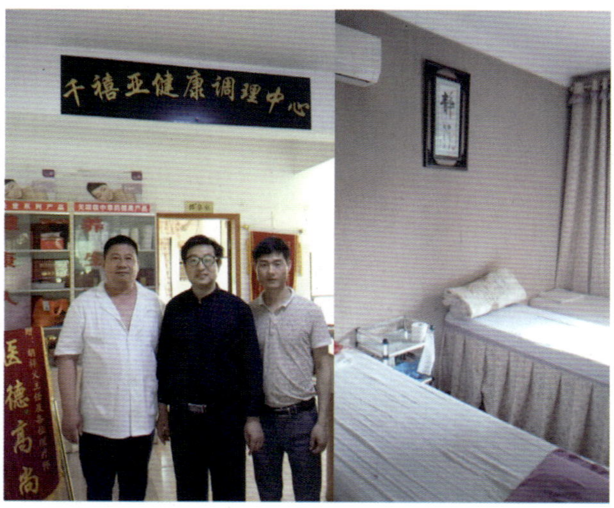

中梅养生亚健康调理机构

获奖理由

中梅养生亚健康调理机构是一家专门为女性打造的美容养生会馆。于2012年成为中华中医药学会亚健康分会、中和亚健康服务中心的亚健康体质调理干预产品示范单位；2013年12月成为代县唯一的亚健康“四星级专业调理机构”；2015年5月荣获“全国十佳亚健康调理机构”提名奖；2016年3月获得“国家公共卫生中医药儿童健康管理服务规范项目推广示范单位”。拥有多种亚健康调理项目，深受广大亚健康群体的赞誉。

机构简介

中梅养生亚健康调理机构，位于山西省忻州市代县东关吊桥绿缘小区，是一家专门为女性打造的美容养生会馆。成立于2008年，经过李中梅女士多年的不断努力，机构不断发展壮大，逐渐发展为一个集美发、形象设计、生活美容、健康咨询、亚健康测评、亚健康专业调理为一体的大型综合亚健康专业调理机构。店内有顾客接待区、咨询室、调理室、熏蒸室、煲汤区。有小儿脾胃养护项目、女性产后养护调理项目、老人关节养护项目、小儿预防感冒发热项目和头部经络养护技术、面部经络养护技术、全身经络养护技术、阳虚体质调理养护技术、阴虚体质调理养护技术、气虚体质调理养护技术、血瘀体质调理养护技术、痰湿体质调理养护技术、湿热体质调理养护技术等，可以调理各种亚健康状态。店内引进了美国哈佛医学院最先进的CPC睡眠健康检测设备，针对各种睡眠亚健康状态，进行专业调理。目前已开设两家分店，精湛的技术和热诚的服务，获得了顾客的一致好评。

机构展示

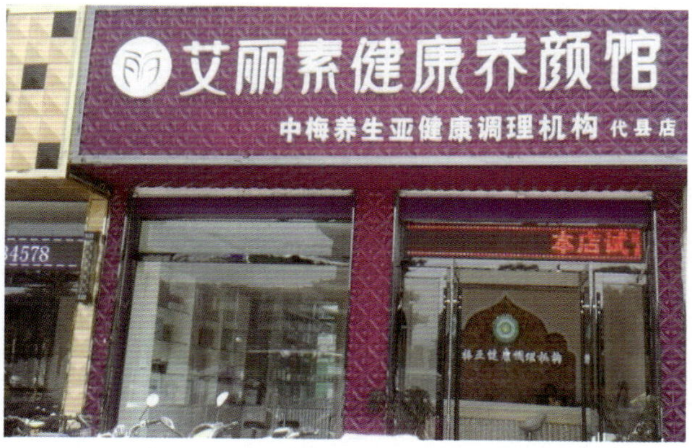

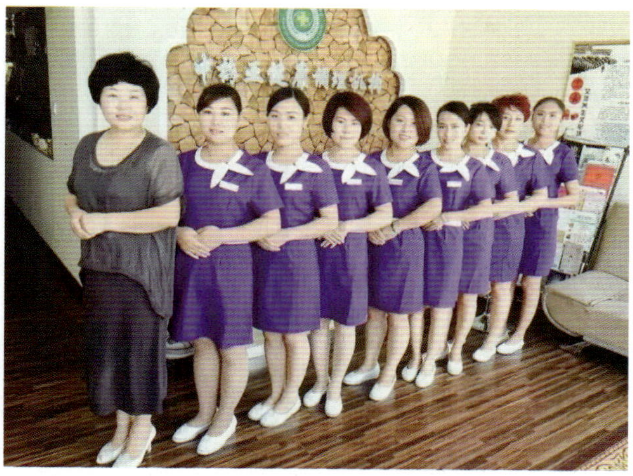

北京地球村环境教育中心

获奖理由

北京地球村环境教育中心是致力于社区服务二十年的社会组织，由知名公益人士廖晓义女士创办。将社区治理和社会创新为己任，在四川、重庆、湖南、山东的城市社区和乡村社区进行社区服务模式探索。

该中心发挥自身在社会治理和创新上的优势，立足社区。以“政社一体”作为机制，“医养一体”作为服务内容和人员培养方式，“云地一体”作为宣传和推广形式，动员社区居民一起探索社区公共卫生健康服务新模式，已成功建立多个社区亚健康专业调理机构和社区公益测评站。

机构简介

北京地球村环境教育中心服务内容包括：亚健康状态检测与评估，包括各类重大疾病的筛查与预警、专项检测服务项目、亚健康调理、居家调养产品销售、针对社区内其他店家的项目加盟或专业产品销售、公益活动合作、其他亚健康+N服务内容，如策划和共建健康主题幼儿园、健康主题旅游、健康主题公园等。服务人群包括社区内所有居民，出现“亚健康”症状的成人、儿童、慢性疾病患者等。

北京地球村环境教育中心探索的模式可以利用社区健康服务激活社会治理，使国家和地方制定的有关公共卫生政策更好的落实和执行。提高居民对自身健康的认知水平，为更科学合理的改善居民健康状况提供群众基础。丰富社区公共服务内容，促进基层政府部门与基层医疗卫生部门更多合作，提高资源和信息的使用率。

合灸堂亚健康专业调理机构

获奖理由

合灸堂亚健康专业调理机构是全球首家社区自助型健康4S店，其宗旨为：“合古今灸法百技于一道，为中外苍生福寿立万堂”，合灸堂打造以“灸”为特色，运用“合灸七步养生调理法”特色技术，以提供“终生服务解决方案”为核心的4S服务模式。2015年8月机构调理师获得全国首届亚健康产业技能大赛北方赛区选拔赛团体赛冠军；2015年9月获得全国首届亚健康产业技能大赛团体赛亚军。

机构简介

合灸堂是全球首家社区自助型健康4S店，全国首家社区型二星级亚健康专业调理机构，首家全国亚健康干预效果测评中心社区公益测评站，首家北京市中和亚健康科学研究院科研合作基地。

安徽三递健康管理有限公司芜湖中医门诊部

获奖理由

安徽三递健康管理有限公司芜湖中医门诊部，是以中和亚健康4S专业调理机构规范设置的芜湖市亚健康服务中心。中心亚健康检测设备齐全，设有7个亚健康调理室，多种亚健康调理项目。

公司与安徽省中医药高等专科学校、芜湖市医药卫生学校共同被誉为亚健康校企合作共建单位和教研实训基地；同时也是亚健康就业对口单位。可以为亚健康行业就业人员提供4S专业调理机构全方位的实习、岗前培训，为亚健康同行交流提供良好平台。

机构简介

安徽三递健康管理有限公司成立于2015年6月主要从事健康管理业务，2017年3月成立安徽三递健康管理有限公司芜湖中医门诊部，是以中和亚健康4S专业调理机构规范设置的芜湖市亚健康服务中心。公司在芜湖市中心芜湖市第一人民医院旁，独幢三层楼，面积约2000平方米，交通便利，环境优雅，内设四个板块分别为一楼检测中心、二楼评估中心和国医堂、三楼调理中心。亚健康检测设备齐全，有中医四诊仪、红外成像检测仪、心理亚健康检测系统、无创动态功能检测系统、基因检测服务等；二楼评估中心具有检测报告分析、专家会诊、亚健康调理推荐及远程服务功能；国医堂设名医工作室、男性亚健康科、女性亚健康科、儿童亚健康科、颈肩腰腿痛科、慢病管理科等诊疗科室，可以服务各类亚健康人群；三楼调理中心有7个亚健康调理室，十几张调理床，配备多种理疗仪器和设备，能对亚健康客户进行常规推拿、针灸、火罐、刮痧、艾灸亚健康调理和特色扶阳罐、罐诊罐疗、小儿推拿等中和亚健康百项适宜技术的开展。

机构展示

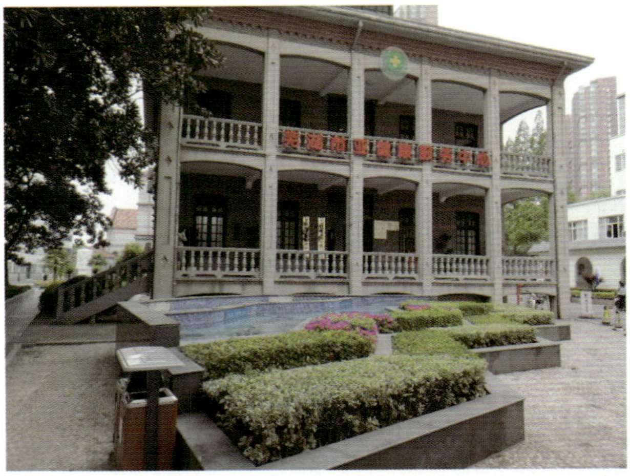

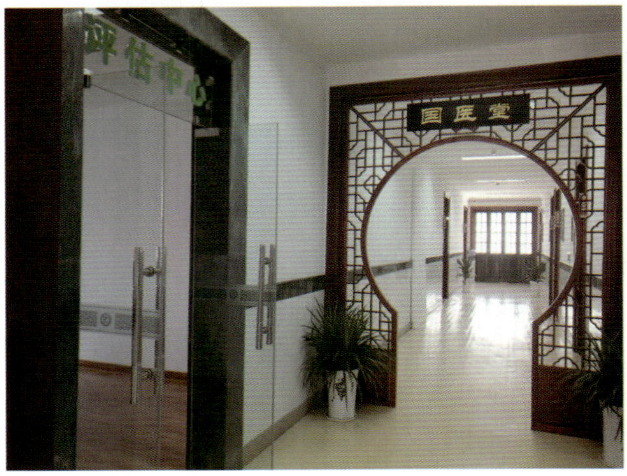

丽人行亚健康专业调理机构

获奖理由

安徽铜陵丽人行亚健康专业调理机构成立于2013年，机构成立后开展多项亚健康防治科普宣传活动，为亚健康产业做出了巨大的贡献。

机构简介

安徽铜陵丽人行亚健康专业调理机构，位于安徽省铜陵市石城大道南段，交通便利、环境优雅、亚健康检测设备齐全。

自成立以来严格按照亚健康专业调理机构的建设标准，连续六年联合市妇联开展女性乳腺公益普查活动，取得了良好的经济和社会效应。从2015年面向社会至今，积极开展亚健康防治科普宣传活动，已组织亚健康科普宣传活动42场次。

机构展示

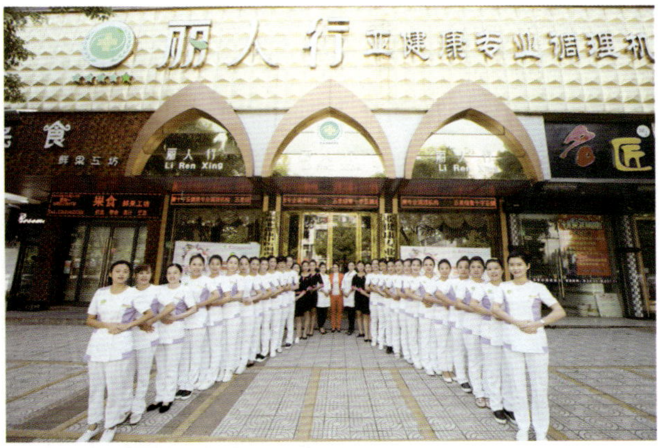

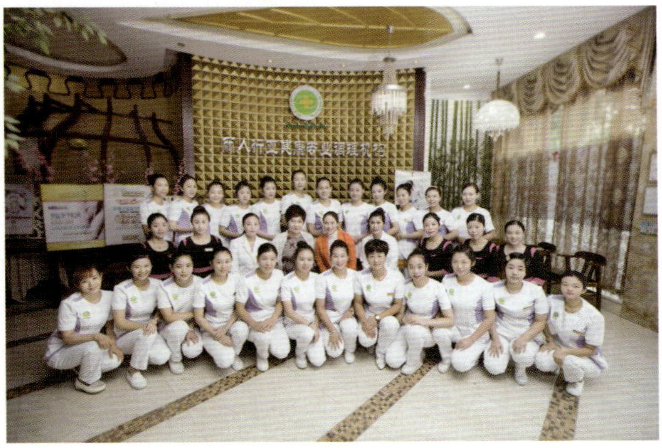

佳人健康管理·美丽定制亚健康调理机构

获奖理由

佳人健康管理·美丽定制亚健康调理机构位于山西省太原市小店区寇庄西路文兴苑。由王彩英女士创办，于2012年成为亚健康体质调理技术推广示范单位，机构拥有多名专业技术人员及亚健康调理项目。

机构简介

2005年，王彩英女士创办《佳人·美容沙龙》；2008年又成立了《佳人健康美疗生活会所》；2009年，四季康美品牌入驻本店，响应国家号召“治未病”工程，2012年《佳人私人定制》成立于太原市小店区长治路阳光银座；2015年，技术人员参加了中华中医药学会亚健康分会中和亚健康服务中心创办的养生人才培训，并取得优异成绩。佳人为了更好的辨证论治，引进了健康特工“ZR-007”。2016年《佳人健康美疗生活会所》被中和亚健康服务中心颁发“黄十字”牌匾，正式更名为《佳人健康管理•美丽定制》成为亚健康调理技术示范推广单位；2016年7月，引进了第四军医大学组织研发的护肤品牌——“芙茔集”，为激素依赖性皮炎、荧光脸、铅贡中毒肌肤带来了福音。

机构展示

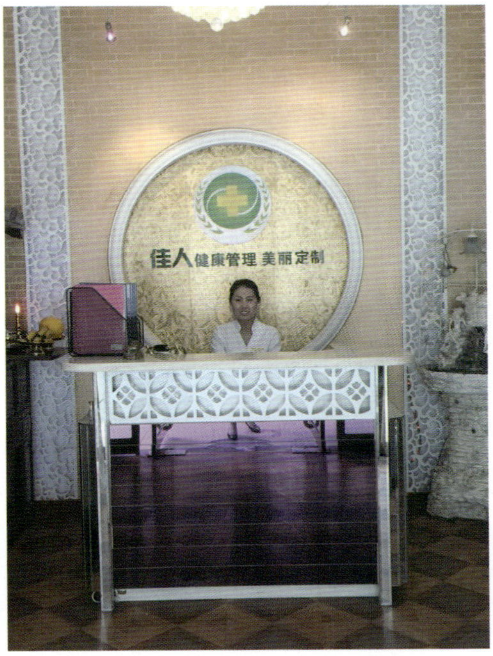

茶母中和亚健康调理中心

获奖理由

茶母中和亚健康调理中心，是在河南中和亚健康服务中心指导下，按照亚健康专业调理机构星级评定标准建设的郑州市金水区第一家亚健康专业调理机构，郑州首家三星级调理机构，国家公共卫生中医药儿童健康管理服务规范项目推广示范单位。

机构简介

茶母中和亚健康调理中心总面积273平方米，分为产品展示区、测评区、少儿调理区、老人调理区、茶疗区、休息区等。机构设施完整，服务人员专业，亚健康服务项目丰富，能为社区居民提供完善的中医预防保健服务。茶母亚健康调理机构共有15名员工，其中获得亚健康调理证书有8名。机构内有亚健康体质测评系统，红外热成像检测设备。目前所使用的亚健康干预与调理的技术与方法：阿娜隶腰腿疼痛亚健康调理技术、阿娜隶皮肤亚健康拨金调理技术、阿娜隶女性乳腺亚健康调理技术、腹部太极能量调理技术、阿娜隶肌肤亚健康调理技术、阿娜隶失眠亚健康调理技术、阿娜隶徒手整形调理技术。

机构展示

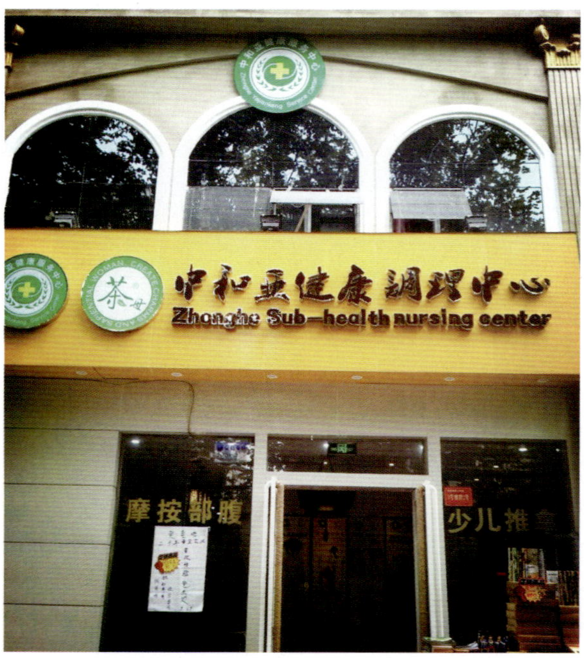

高碑店中和康贝儿童亚健康调理中心

获奖理由

高碑店中和康贝儿童亚健康调理中心成立于2016年7月，位于河北省高碑店市。目前已开设三家调理中心，服务会员近千人。中心拥有国家级权威专家理论、技术支持，有国家一流的儿童推拿技师队伍。以传统中医小儿推拿为主，全面改善儿童亚健康状况，为宝宝提供绿色、安全、有效的调理。2016年第二届全国亚健康产业技能大赛少儿推拿调理师竞赛杰出组织奖。

机构简介

高碑店中和康贝儿童亚健康调理中心目前员工近20人，其中高级测评师2名，调理师12名。调理中心成立至今，深受上级主管部门指导和关怀，被评为“全国三星级儿童亚健康调理机构”“国家公共卫生中医药儿童健康工程推广示范单位”“少儿亚健康推拿调理技术推广示范单位”“全国儿童中医体质测评与调理数据采集单位”“2016年全国儿童亚健康调理服务百强店”。中心已开展“妈妈大讲堂”10余期，公益讲座5场，惠及全市近万儿童。

机构展示

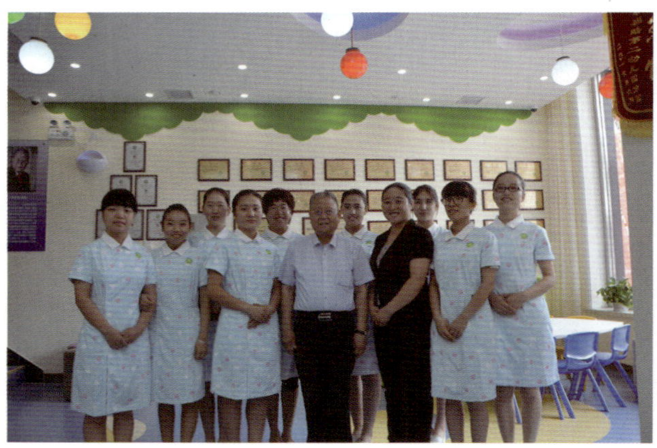

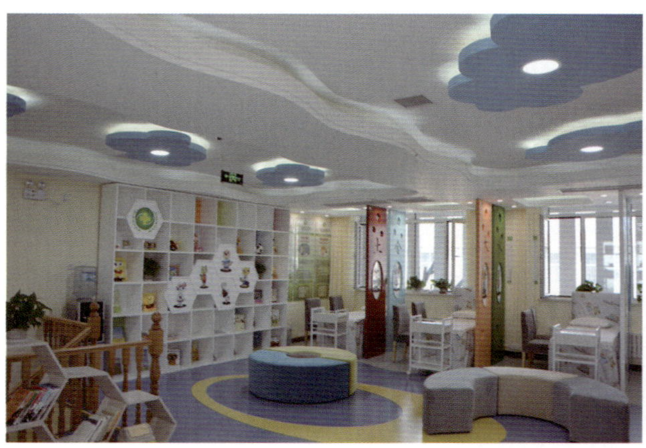

博纳亚健康调理中心

获奖理由

嘉兴市秀洲区新城街道博纳亚健康调理中心创立于2004年，是一家集美容、中医养生、健康咨询等多项专业服务为一体的健康调理机构，是国际防癌联盟UICC防癌抗衰健康中国合作伙伴。

机构简介

嘉兴市秀洲区新城街道博纳亚健康调理中心在嘉兴地区现有5家门店，在10年间从一家小店逐渐发展成为健康养生领域的佼佼者。拥有美容护肤、中医“治未病”及专业的亚健康检测项目。在护肤方面，与国际接轨，引进德国及我国台湾等先进仪器及高端产品为爱美人士解决皮肤问题。在养生方面，长期聘请知名专家为指导老师培训中医养生知识。始终坚持顾客至上，服务优先的服务理念。是一家由亚健康专业人员对亚健康人群进行辨证、分类、评估、调理、咨询和管理的专业化调理机构。

机构展示

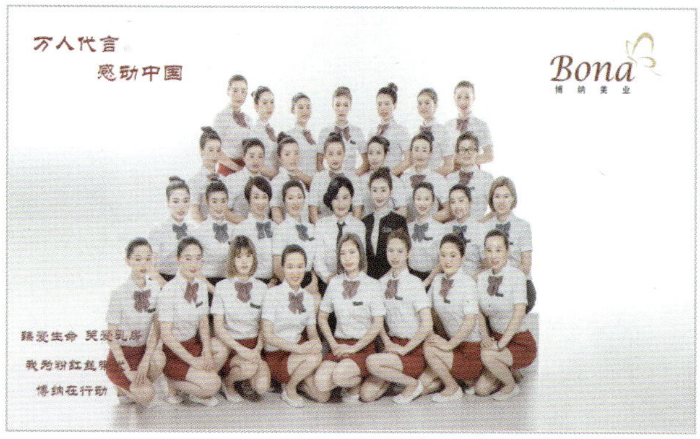

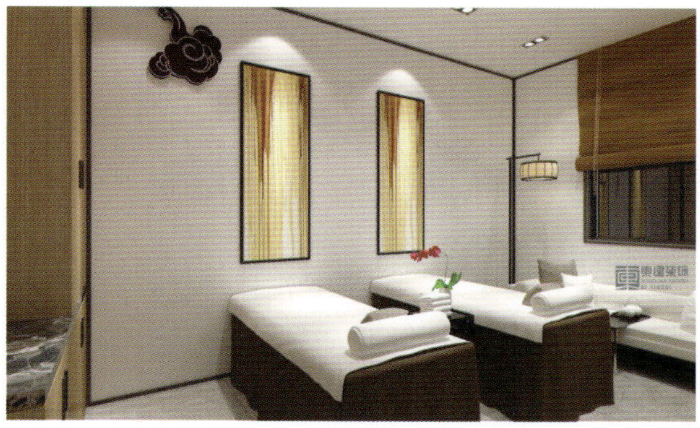

四、2016年度“全国十佳亚健康中医调理技术”

（按技术名称笔画排序）

女性灸养管理系统生殖养护技术

获奖理由

女性灸养管理系统生殖养护技术，是以妇科温宫养血手法与灸法相结合为基础，以独有的楚灸进行温煦，靶向型透皮给药为特点，具有扶正祛邪，平衡阴阳的作用。获得2015年度“百项亚健康中医调理技术”称号。

申报单位：湖北华御生物科技有限公司

技术简介

【原　　理】

依托中医学的经络穴位原理，以妇科温宫养血手法与灸法相结合，以药物外治为辅助，温通经脉、调和气血、协调阴阳、扶正祛邪，通过养护油独有的配方对经络进行疏通。

【功　　效】

使凝滞的气血通畅，有效排除子宫内堆积的毒素，整体上达到扶正祛邪，平衡阴阳，提升机体免疫力的作用。

【适 应 症】

痛经、宫寒、性冷淡、月经不调、妇科炎症、面色暗黄、无光泽、色斑等。

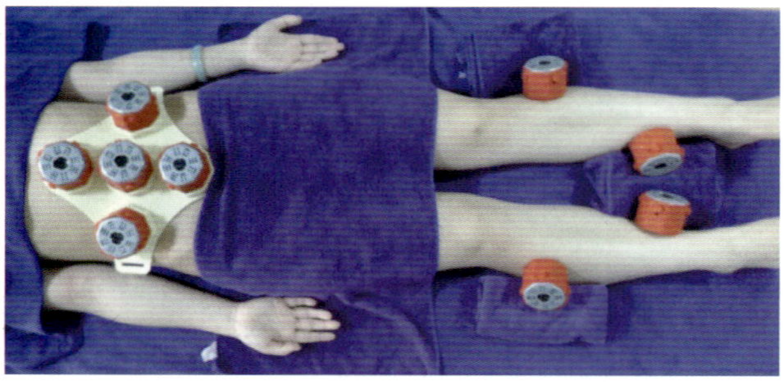

中医外治透皮给药技术

获奖理由

中医外治透皮给药技术，由石家庄市延生科技发展有限公司研发。该技术是孟氏家族企业、祖传保密处方，历史悠久。以疗效好、见效快、无痛苦、用法简单、无毒副作用为特点，对临床四大症状“痒、烂、肿、痛”有较好的调理功效。曾获全国百项亚健康中医调理技术推广单位、全国中医外治发展特殊贡献奖等几十项国家级奖项。

申报单位：石家庄市延生科技发展有限公司

技术简介

中医外治透皮技术，是孟氏家族企业，祖传保密处方，始创于清乾隆48年间，到目前为止已有两百多年的悠久历史，孟氏中医透皮技术“长泰灵系列产品”，凝集着孟氏家族七代传人的执着、探索与追求。

公司成立九年来，所生产的纯中药“长泰灵系列产品”疗效好、见效快、无痛苦、用法简单、无毒副作用，对临床四大症状“痒、烂、肿、痛”有较好的调理功效，深受广大患者、医务工作者、按摩理疗、保健师们的喜爱。

中和康贝儿童亚健康健脾胃、增食欲推拿调理技术

获奖理由

中和康贝儿童亚健康健脾胃、增食欲推拿调理技术，由四季康贝（北京）健康科技有限公司研发部研发。针对婴幼儿脏腑娇嫩、形气未充、脾常不足、生长发育迅速、所需营养物质较多等生长特点，通过强健脾胃、增强食欲、调理气血、提高儿童身体素质，研发了系统养护理疗儿童亚健康相关的健脾养胃，增强食欲推拿技术。获得2015年度“百项亚健康中医调理技术”称号。

申报单位：四季康贝（北京）健康科技有限公司

技术简介

【功　　效】

通过增强脾胃功能，使孩子脾运健旺，气血充足，体质健壮，发育正常。

【适 应 症】

厌食、挑食、积食、消化不良导致的腹泻、腹胀、口臭等。

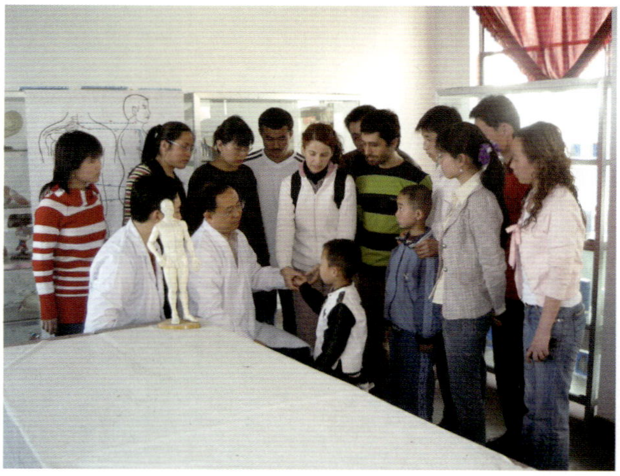

甘本堂宫寒亚健康调理技术

获奖理由

甘本堂宫寒亚健康调理技术，是由富智中和（北京）健康科技有限公司研发。该技术集医用红外热成像测评、中医传统手法调理为主体的心系综合调理技术及调理效果评价和客户追踪管理服务为一体的智能集成化应用系统。2015年度入选“百项亚健康中医调理技术”。

申报单位：富智中和（北京）健康科技有限公司

技术简介

【原　　理】

该技术利用扶阳罐运用红外热能、磁能将金艾、豆蔻中药提取油导入，有效地驱寒补阳气，疏通膀胱经、肝经、脾经、胃经，温经养血，增强脾胃功能，从根本上改善身体健康和调理女性生殖系统。

【功　　效】

科学调理子宫环境，从根本上改善身体健康和调理女性生殖系统，有利于优生优育。

【适 应 症】

痛经、宫寒、妇科炎症等。

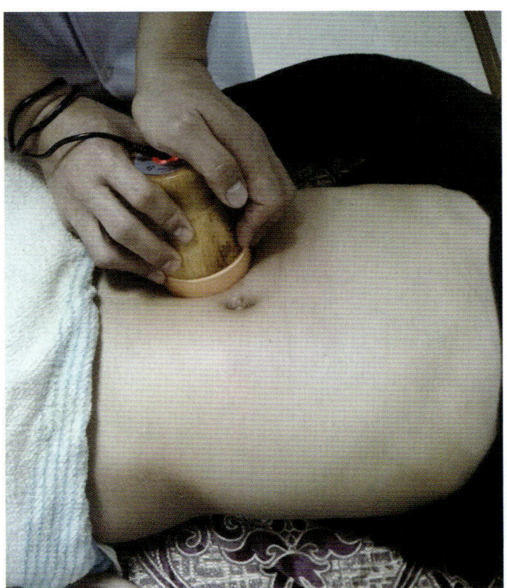

甘本堂益气养心亚健康调理技术

获奖理由

甘本堂益气养心亚健康调理技术，是由富智中和（北京）健康科技有限公司研发，该技术效果显著，目前已在众多亚健康专业调理机构推广使用。

申报单位：富智中和（北京）健康科技有限公司

技术简介

【原　　理】

该技术集医用红外热成像测评、中医传统手法调理为主体的心系综合调理技术及调理效果评价和客户追踪管理服务为一体的智能集成化应用系统。根据《金匮要略》中“胸痹”归纳病机为“阳微阴弦”、温通散寒方药治疗为指导原则，辅以中草药提纯精油进行调理。

【功　　效】

宽胸理气、通络止痛、益气养心。

【适 应 症】

体虚心慌、心律不齐、胸闷气短、胸痛彻背、冠心病早期等。

本清速溶抗菌剂

获奖理由

本清速溶抗菌剂，是由湖北甲天下生物科技有限公司研发。采用现代先进的生物合成技术，利用高效透皮因子使其有效成分迅速渗透到皮肤深部。具有杀灭皮肤表面、皮肤伤口内、皮肤溃烂内的各种病原微生物功效。获得2016年度“百项亚健康中医调理技术”称号。

申报单位：湖北甲天下生物科技有限公司

技术简介

【原　　理】

采用现代先进的生物合成技术，以护肤型羧

甲基纤维素钠（CMC）为载体，迅速在涂抹表皮形成渗透性保护膜，利用高效透皮因子使其有效成分迅速渗透到皮肤深部。具有杀灭皮肤表面、皮肤伤口内、皮肤溃烂内的各种病原微生物功效。

【功　　效】

防止创面感染，减轻水肿和创面刺激。

【适 应 症】

烧、烫伤皮肤等。

丽人行亚健康综合调理技术

获奖理由

丽人行亚健康综合调理技术，是由安徽丽人行美容服务有限责任公司研发。该技术针对女性健康、骨骼、肩颈等采用综合调理技术，从而达到活血化瘀、祛寒除湿、疏通经络、温经止痛、改善代谢、促进垃圾毒素排出的目的。搭配百项亚健康中医调理技术，综合为病患调理亚健康状态。获得2016年度“百项亚健康中医调理技术”称号。

申报单位：安徽丽人行美容服务有限责任公司

技术简介

【原　　理】

通过穴位按摩，配合中药提取药油的方法，改善身体亚健康状态。

【功　　效】

活血化瘀、祛寒除湿、疏通经络、温经止痛、改善代谢。

【适 应 症】

调理血压异常、血糖异常等代谢障碍引起的系列亚健康症状。

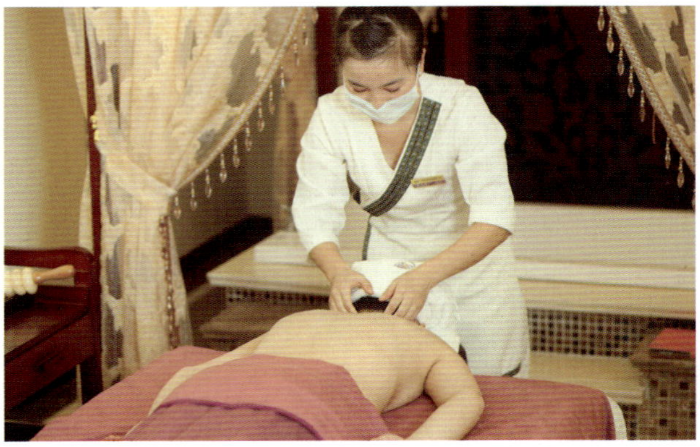

赵红军拔针灸

获奖理由

赵红军拔针灸技术，是由赵红军针灸工作室研发。该技术将砭术、针法、灸法、拔法、温蕴、熥蕴等作用于一体，从而达到通经脉调气血，拔除体内各种毒邪的功效。曾荣获2016年度“百项亚健康中医调理技术”称号。

申报单位：赵红军针灸工作室

技术简介

【原　　理】

赵红军拔针灸技术源自于古法，发明于现代，是蕴含了砭术、针法、灸法、拔法、温蕴、熥蕴等诸多作用于一体的疗法。

【功　　效】

通经脉调气血、扶正祛邪、补虚泻实。

【适 应 症】

产后疾病、痛经，月经不调、中风、风湿、类风湿性关节炎、失眠等。

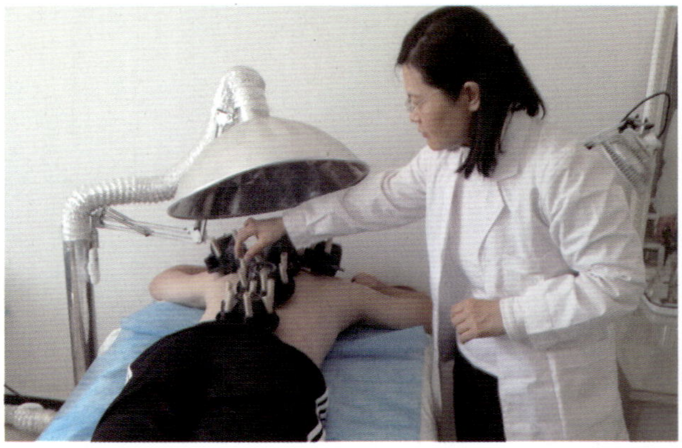

康童堂脐疗·少儿便秘调养技术

获奖理由

康童堂脐疗·少儿便秘调养技术，是由山西康童堂健康管理咨询有限公司研发。该技术采用传统中医少儿推拿结合时尚酵素疗法，配合脐部疗法，针对各种原因所引起的虚证、实证便秘，通过酵素，调整肠道菌群，调理实证便秘；同时结合脐部定位调理神阙、腰部按摩、神阙刺激，快速解决便秘问题及便秘带来的不适症状。荣获2016年度“百项亚健康中医调理技术”称号。

申报单位：山西康童堂健康管理咨询有限公司

技术简介

【原　　理】

少儿推拿，古称葆婴神术，在中医理论指导下，通过辨证论治，对特定穴位施以补泻的手法操作，以手代针，采用传统中医少儿推拿结合时尚酵素疗法，辅以脐部疗法，调理儿童便秘。

【功　　效】

增加肠道蠕动功能，疏通经络，行气活血，调节脏腑功能。

【适 应 症】

各种原因所引起的虚证、实证便秘等。

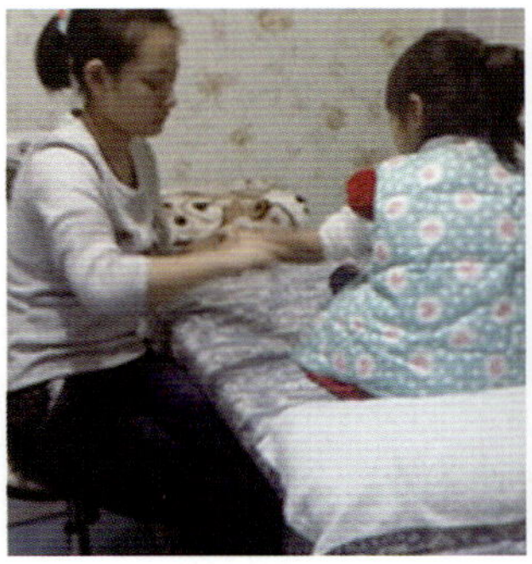

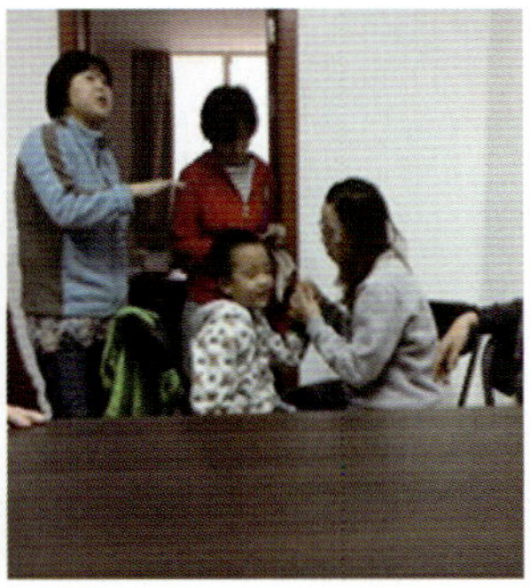

腹部太极能量调理技术

获奖理由

腹部太极能量调理技术，是由郑州市嘉蓓丽生物科技有限公司研发。以独有的中医腹部推拿按摩手法进行按摩，可以祛除脏腑瘀滞达到调节阴阳，调理脏腑，健脾益肾，疏通气血，镇静止痛的效果；有效改善对于脏腑功能失调或亚健康的状态；达到未病先治，多病治愈的功效。荣获2016年度“百项亚健康中医调理技术”。

申报单位:郑州市嘉蓓丽生物科技有限公司

技术简介

【原　　理】

采用多种纯植物精华，以独有的中医腹部推拿按摩手法进行按摩。

【功　　效】

祛除脏腑瘀滞达到调节阴阳，调理脏腑，健脾益肾，疏通气血，镇静止痛。

【适 应 症】

脏腑功能失调。

【调理方法】

取督脉按摩膏和督脉按摩油调和、均匀涂抹。

①在尾椎旁开1.5寸处，用双手拇指以螺旋状打圈，向两侧移，每个动作3遍，每做完一个动作做安抚一次。（力度以顾客耐力而定）；②由尾椎旁开1.5寸处沿两侧膀胱经，用双手拇指以螺旋状打圈至膈腧，每个动作做安抚一次；③双手握拳分三步推膀胱经，从尾椎处沿脊椎上推90度至膈腧，拉回（此组动作做三遍，每做一遍安抚一次）；④双手握拳搓腰椎，四指相对，从肾腧到肝腧，由慢到快，由快到慢，搓热脊椎（此动作3遍，每做一遍做安抚一次）；⑤打“非”字，双手握拳四指相对，由尾椎推至膈腧处分开，沿肋骨向下，回拉，向下从胃腧分开沿肋骨向下，回拉，向下至肺腧分开沿腰部向下，回拉至尾椎。

（此动作3遍，每做一遍做安抚一次）；⑥点按巴髎穴，双手拇指点按巴髎穴，沿膀胱经从巴髎穴点安至膈腧（此动作3遍，每做一遍做安抚一次）；⑦点按巴髎穴，双手拇指叠加从一侧点按巴髎穴，由巴髎穴沿膀胱经点按至膈腧，3遍（力度以顾客耐力而定）；左手虎口分开，右手肘关节，由巴髎穴沿膀胱经点安至膈腧，3遍；左手虎口分开，右手肘关节，按压，弹跳，由巴髎穴沿膀胱经点按至膈腧，3遍；⑧开环跳穴，以那双手拇指叠加，点按臀部最高点，环跳穴、3遍；左手虎口分开，用右手肘关节，点按臀部最高点，环跳穴、巨暸穴；左手虎口分开，用右手肘关节，按压、弹跳臀部最高点，环跳穴、双手拇指交替，向外揉拨，从臀部最高点至巨暸穴，向外揉拨，3遍；⑨打“D”字 双手重叠，从腰部向下横拉至腰椎向下拉至环跳，再拉回腰部，在向上推出，3遍安抚；⑩环跳穴按摩打圈21下，再由下往上推整个臀部21下。

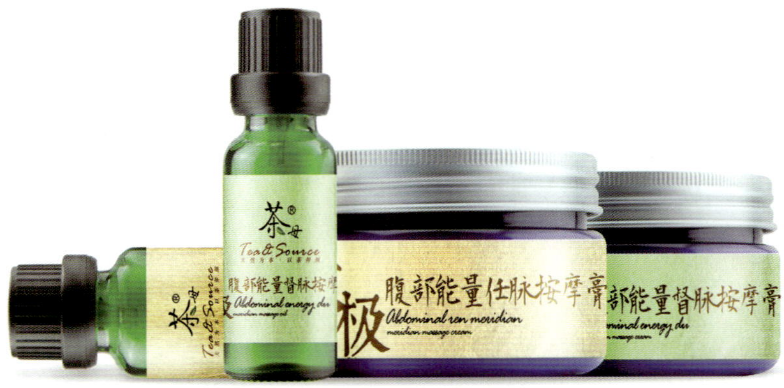

五、2016年度“全国十佳亚健康咨询师”

（按姓氏笔画排序）

王海叶

获奖理由

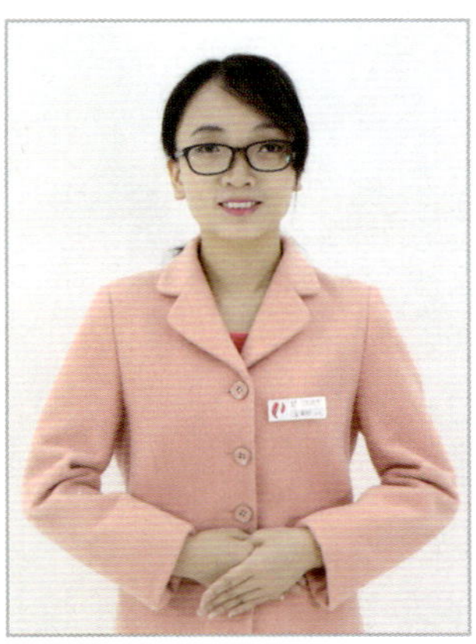

久美神话医疗科技股份有限公司亚健康调理机构店长。2006年进入亚健康行业，系统的学习中医理论知识，掌握大量的中医养生保健知识，参加过红外检测的专业培训，能够熟练的解读红外检测报告，实践经验丰富。并于2014年荣获“全国十佳亚健康咨询师”称号。

方玉华

获奖理由

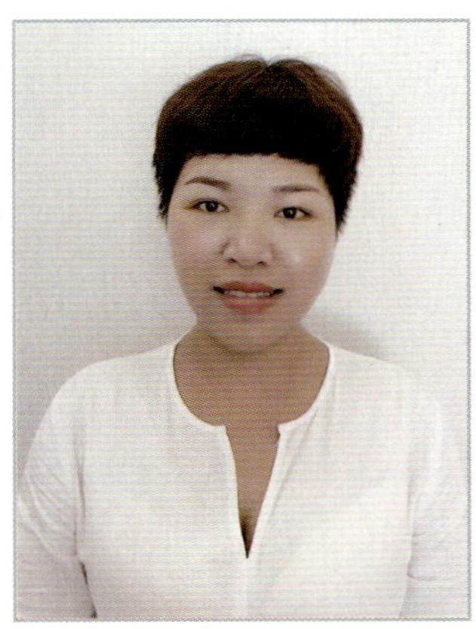

楚灸棠亚健康调理机构亚健康咨询师、高级灸疗师。于2015年获得高级灸疗师证书，2016年考取了亚健康咨询师、调理师证书，熟练掌握多项亚健康调理手段与方法，能对常见的亚健康症状和体质进行判断，并提供专业性的解决方案，曾荣获“温州建国事业部优秀督导”称号。

胡云霞

获奖理由

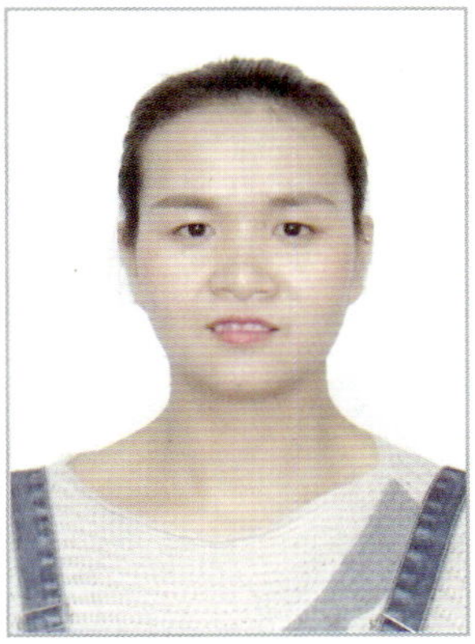

衡阳市巴布母婴会所店长，亚健康咨询师、催乳师。于2016年9月获得亚健康咨询师证书，工作以来努力学习中医养生知识，积累了丰富的实践经验，不断提升自身水平，并将所学知识与实践经验相结合，为顾客解决各种亚健康问题。

郭　珍

获奖理由

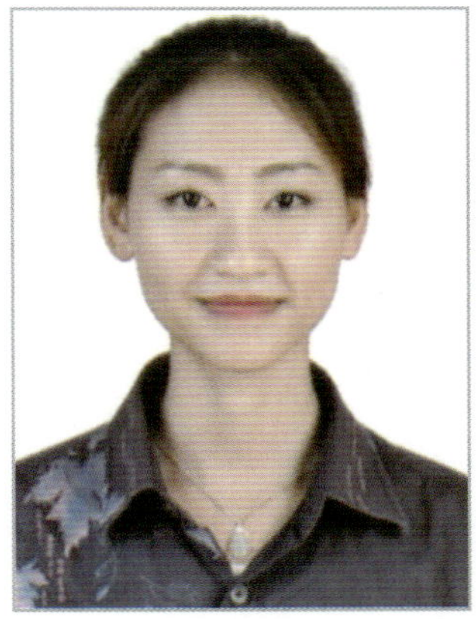

毕业于湖南中医药大学，现工作于楚灸棠亚健康专业调理机构。于2015年9月获得亚健康咨询师资格证，系统的学习过中医理论知识，能够对常见的亚健康症状进行辨别，提出适合的调理方案和建议，帮助多名亚健康顾客恢复健康，受到顾客的信赖与认同。

袁祚民

获奖理由

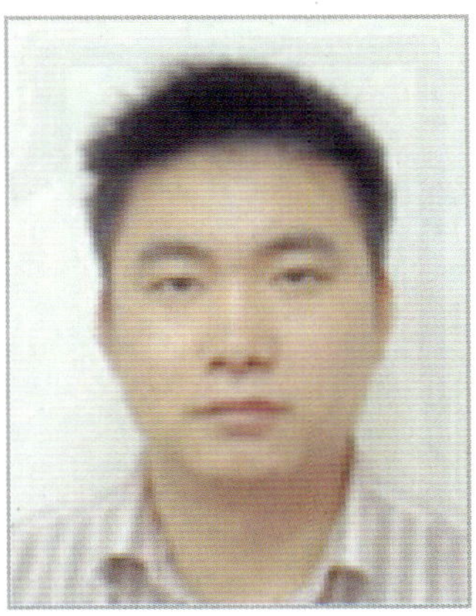

2013年就职于湖南中和亚健康服务中心技术部，对百项亚健康调理技术进行学习、操作，对砭经、扶阳罐、砭石、封包、四诊仪等工具进行专门的研究。曾组织负责中和亚健康服务中心湖南分中心“黄丝带”关爱女性大型公益活动，并在活动中担任测评师、咨询师。

郭　霞

获奖理由

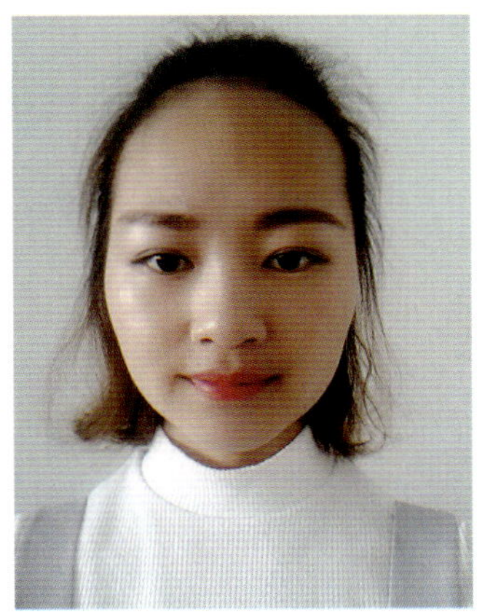

2012年于楚灸棠亚健康调理中心从事亚健康调理师工作，2016年于湖北华御生物科技有限公司担任培训总监，负责亚健康专业技能技法的培训。通过系统的学习中医养生方面的专业知识，能够熟练的对亚健康症状和中医体质进行评估，并给出合理化建议，深受顾客信赖。曾荣获2015年全国亚健康产业技能大赛优胜奖。

涂小春

获奖理由

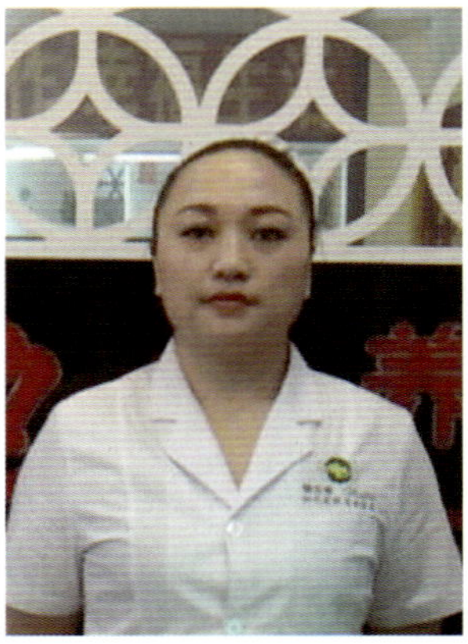

湖南张家界市红妍名妆养生会所亚健康咨询师、调理师。于2014年开始从事中医养生行业，系统的学习过中医理论知识，并在实践中不断积累亚健康中医专业理论知识，已熟练运用所学知识，为顾客提供咨询方案，帮助更多的亚健康人群解决亚健康症状，走向健康。

谢碧莲

获奖理由

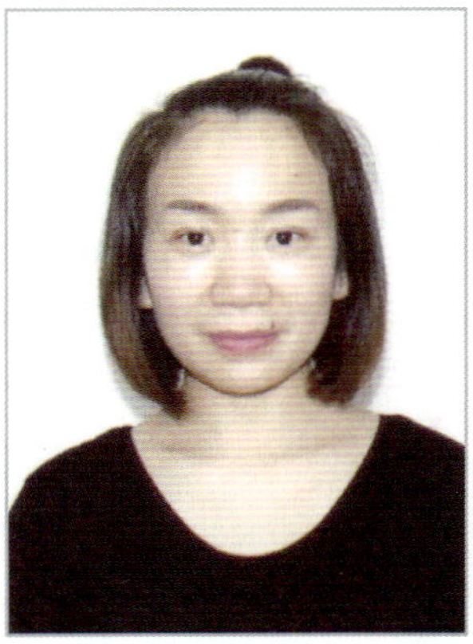

巴布母婴会所亚健康咨询师、经络调理师。从事美容养生行业十余年，先后在多家中医养生、亚健康调理机构从事亚健康调理咨询工作。熟知中医养生保健理论知识，拥有丰富的实践经验，针对各类亚健康症状给予专业性的调理方案和指导建议，为千余名顾客解决了亚健康问题。

曹　毅

获奖理由

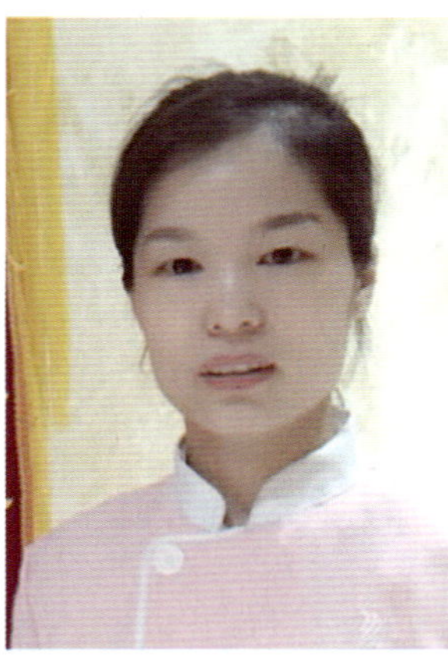

超英亚健康调理中心店长。于2005年进入超英亚健康调理中心，经过系统的学习，能够熟练掌握中医基础理论，亚健康调理特色技术，脊椎调衡、五行椎体养生等一系列的调理方法。于2016年6月荣获"全国第二届亚健康产业技能大赛亚健康咨询师"称号，同年11月荣获高级亚健康咨询师。

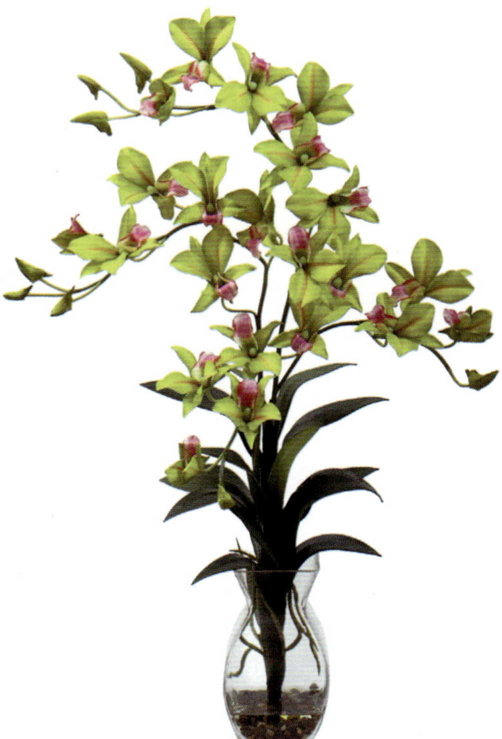

六、2016年度“全国十佳亚健康调理师”

（按姓氏笔画排序）

王彩丽

获奖理由

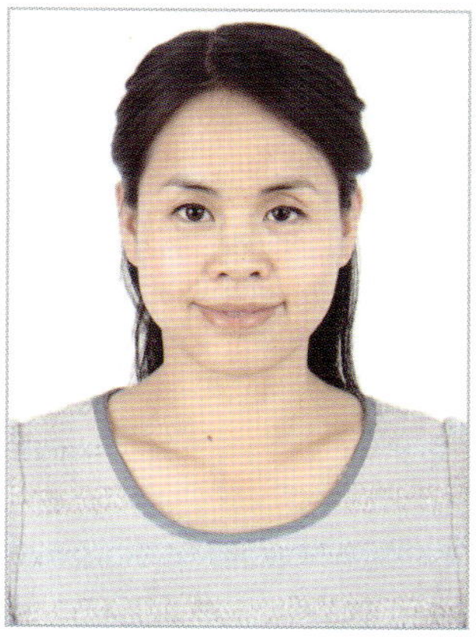

佳人健康管理•美丽定制顾问，亚健康调理师。2012年7月获得初级养生资格证书，期间不断参加四季康美举办的时尚中医简单养生的课程，并实践于广大顾客，获得很好口碑。擅长用原始点手法，发明了一套独特的调理技术，调理效果显著。

李聪

获奖理由

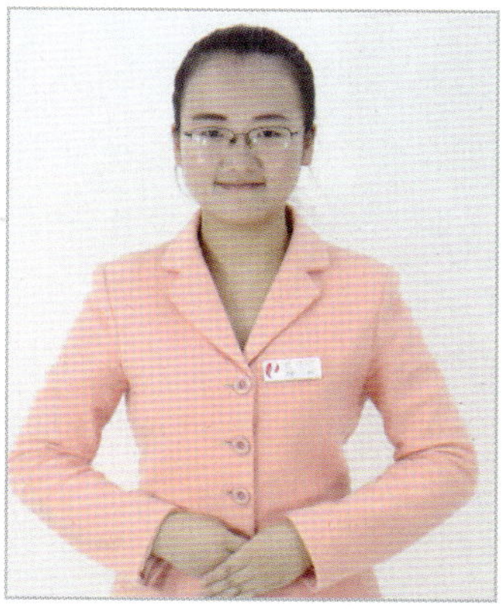

久美神话医疗科技股份有限公司的亚健康调理师。2013年9月加入久美神话医疗科技股份有限公司，接触美容养生行业，有扎实的理论基础和实践经验。能够熟练运用中医推拿调理等多种亚健康调理方式，改善顾客亚健康症状，深受顾客的欢迎。

李坤华

获奖理由

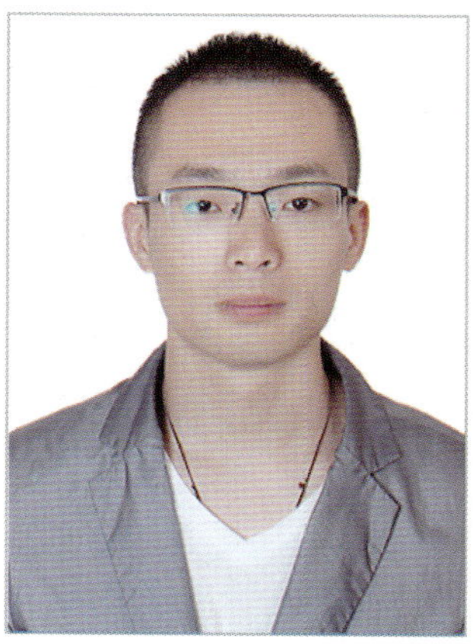

湖北华御生物科技有限公司经理，亚健康调理师。从事中医学方面的学习与研究多年，于2016年11月获得亚健康调理师资格证书，已掌握多种亚健康调理手段与方法。其扎实的中医理论基础以及丰富的实践经验，获得了客户和领导的一致好评。

何驰芳

获奖理由

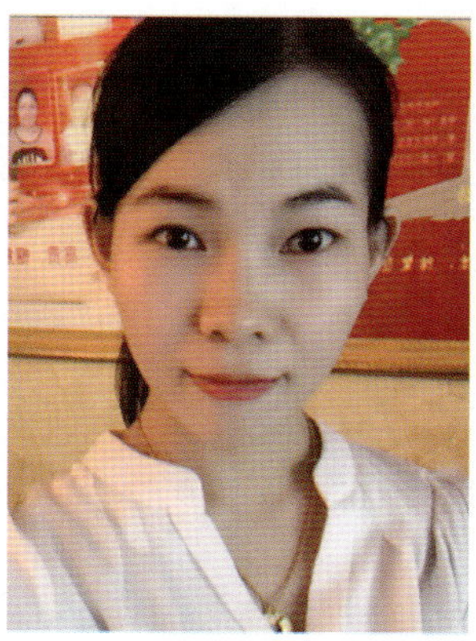

超英亚健康调理中心顾问。盆腔调理师、健康管理师、北京高级亚健康咨询师，2016年6月荣获“全国第二届亚健康产业技能大赛亚健康调理师”称号。熟练掌握推拿、拔罐、艾灸等常用中医调理技术，对常见亚健康症状调理有显著效果。

张宝伟

获奖理由

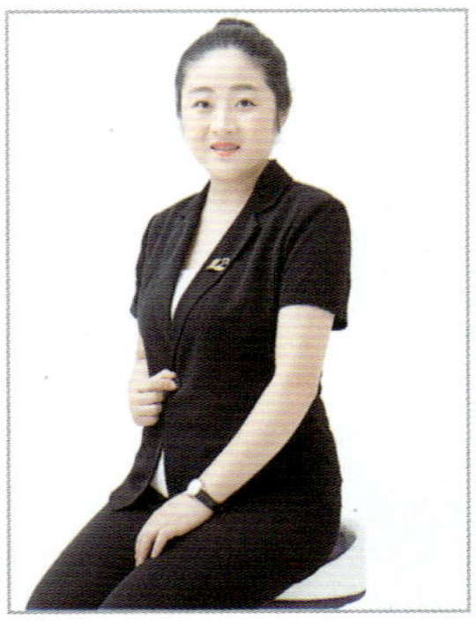

中和康贝儿童亚健康调理中心主任、全国中医药儿童健康工程办公室儿童亚健康中级咨询师，中级少儿亚健康推拿调理师，儿童亚健康咨询、辨识及调理专家，全国少儿推拿专家委员会委员亚健康调理师、中级少儿亚健康推拿调理师、全国少儿推拿专家委员会委员。曾在多家医疗机构进修学习，在外科及儿科临床方面经验丰富。于2015年荣获“全国十佳亚健康咨询师”称号。

胡祥义

获奖理由

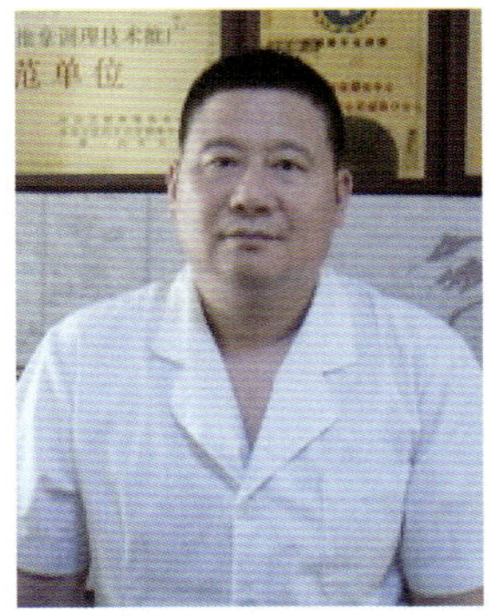

长沙市开福区千禧亚健康调理中心主任，少儿亚健康调理师。从事亚健康调理工作多年，擅长中医推拿，艾灸等多项亚健康项目。2015年5月荣获中和亚健康服务中心颁发的“全国十佳亚健康调理师”奖项，2016年九月荣获“全国第二届亚健康产业技能大赛”优胜奖。

胡艳艳

获奖理由

安徽铜陵丽人行亚健康专业调理机构高级调理师。于2013年8月进入安徽铜陵丽人行亚健康专业调理机构从事亚健康专业调理。2016年10月获得亚健康调理师证书。熟练掌握常见亚健康状态干预调理方法，对肩颈、腰椎、乳腺、妇科采用中医外治理疗手法，疗效显著。

袁程程

获奖理由

楚灸棠亚健康调理机构亚健康调理师。2015年就职于广东佛山美约焕彩美容连锁，2015年于湖北襄阳楚灸棠亚健康调理机构学习研究。从事中医养生工作多年，对亚健康调理技术与手法有独到的见解，实践经验丰富，得到广大顾客的认可与信赖。

章海燕

获奖理由

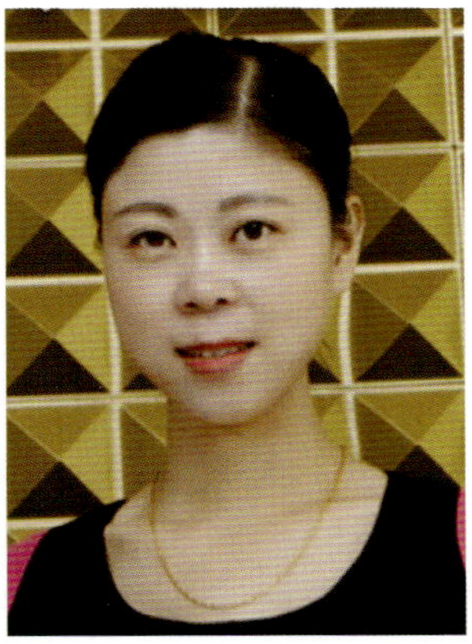

安徽铜陵丽人行专业亚健康调理机构亚健康调理师。于2016年10月获得专业亚健康调理师证书，熟练掌握常见的亚健康状态干预调理手法，如中医外治幻夜理疗手法，治疗肩颈、腰椎、乳腺、妇科等。积极参加丽人行亚健康专业调理机构组织的公益活动，面向社会开展亚健康防治、科普、宣传工作。

熊裕娥

获奖理由

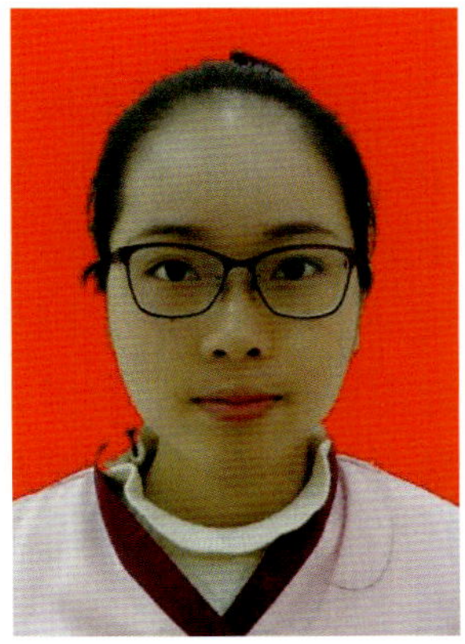

上海俊辰儿童健康调理中心亚健康调理师。于2014年开始学习中医文化，2015年深入系统地学习了小儿推拿及中医外治法的相关课程，2017年参加了“李湘授特种刮痧”的课程学习，并将学习内容和经验总结切实地运用到临床实践中去。曾多次获得“俊辰技能之星”“俊辰服务之星”和“俊辰月度服务之星”等荣誉。

七、2016年度“全国十佳亚健康测评师”

（按姓氏笔画排序）

王晓雪

获奖理由

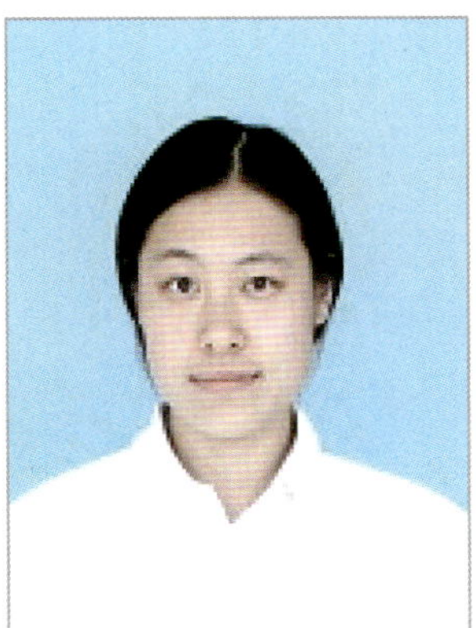

富智中和（北京）健康科技有限公司高级红外测评师。全国亚健康红外测评协作网管理中心成员，全国亚健康干预效果测评中心成员，全国医用红外特色专科百名工程办公室项目主管，高级保健师，经络调理师，对健康评估和亚健康调理项目有丰富的经验，熟悉亚健康红外评测仪器的标准规范化操作，科学分析亚健康问题并给出合理化的调理方案，曾多次协助亚健康行业开展各类活动。

池肖兰

获奖理由

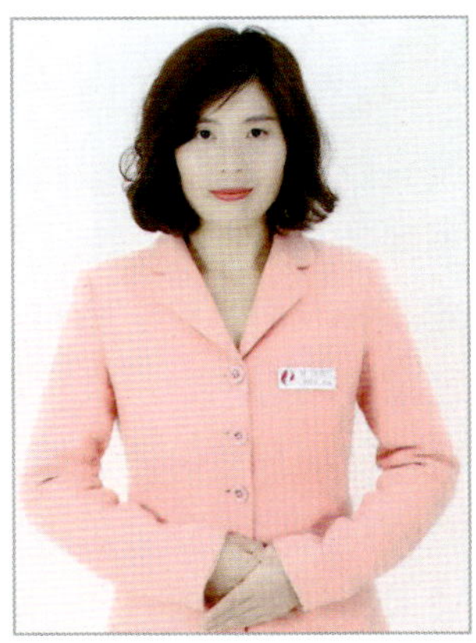

久美神话医疗科技股份有限公司红外测评师。2006年加入久美神话医疗科技股份有限公司，从事中医养生工作十余年，是中华中医药学会会员，拥有中和亚健康服务中心颁发的亚健康咨询师证、女性生殖亚健康调理师证、初级红外测评师证，劳动局颁发的养生指导师证，擅长面诊、背诊、经络调理、脏腑调理、9种体质辨识及调理，凭借其专业规范的测评技术，得到了顾客的一致好评。

吴奕伟

获奖理由

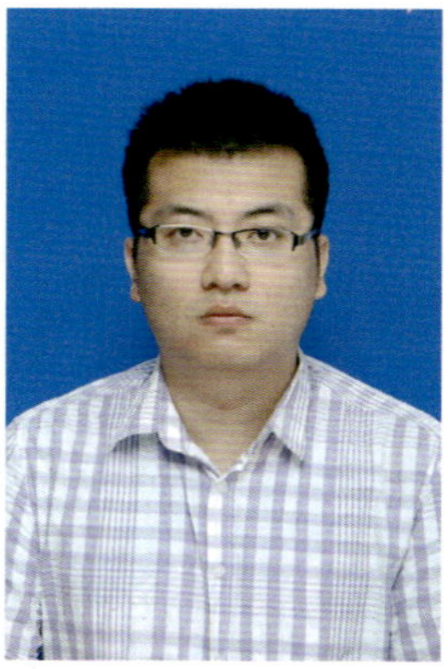

湖北中和亚健康服务中心任红外测评师。毕业于湖北中医药高等专科学校，主修中医学。因为兴趣而进入亚健康行业，在学习中医的过程中接触红外。2016年12月在北京进行红外测评的学习，并于2017年1月获得红外测评师资格证。

张高陟

获奖理由

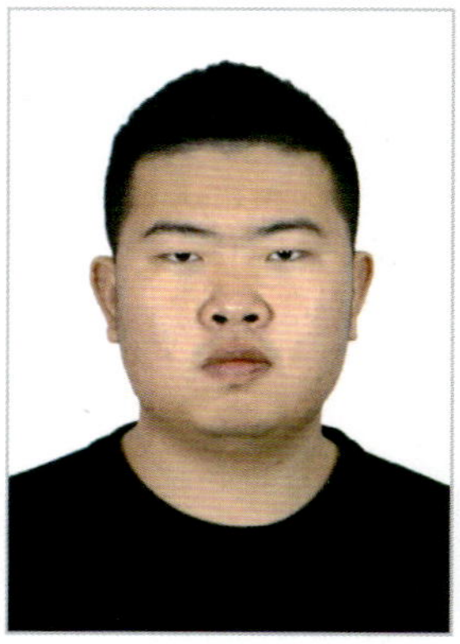

湖北华御生物科技有限公司红外测评师。毕业于湖北中医药高等专科学校，学习中医学。2016年7月接触亚健康行业，经过公司领导的认可，在北京学习了红外测评知识，认识了中医第五诊，并且一直从事测评工作。擅长红外亚健康状态测评工作，精通红外测评技术，实践经验丰富。

张进羽

获奖理由

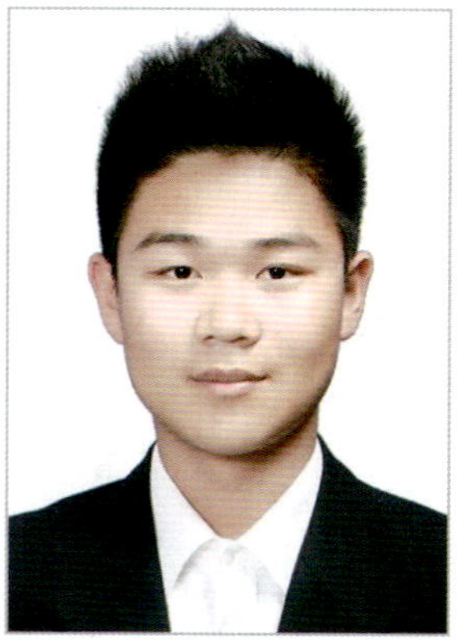

富智中和（北京）健康科技有限公司高级红外测评师。毕业于山东中医药高等专科学校中医系，现就职于富智中和（北京）健康科技有限公司。能够熟练掌握亚健康调理技术和红外评测技术，独立完成拍图、评图、出报告、调理整套体系。并且能判断亚健康症状，给予多种亚健康调理方案。

林瑞棋

获奖理由

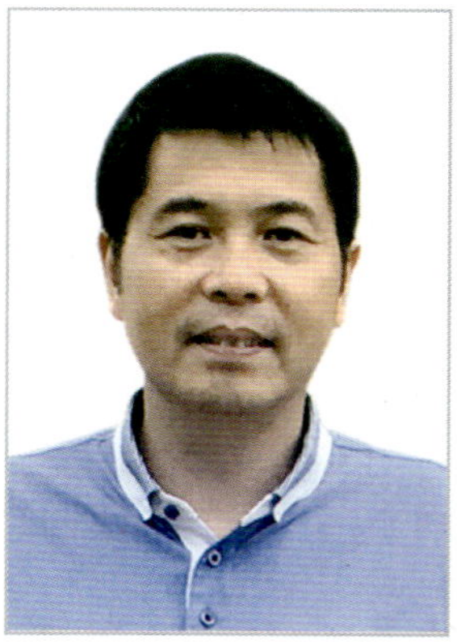

李瑞棋致力于中西医学健康产业30余年，2010年着手中医老字号的恢复与传承，2013年在杭州市政府的扶持下，重建和修复浙江中医老字号——杭州太和堂，相继成立太和堂中医文化研究院，建立太和堂经络调理馆，重点继承和拓展中医“治未病”理念，传承挖掘大部分近乎失传的宫廷秘法和外调绝技，开启了中医亚健康调理的新标杆。

查文锋

获奖理由

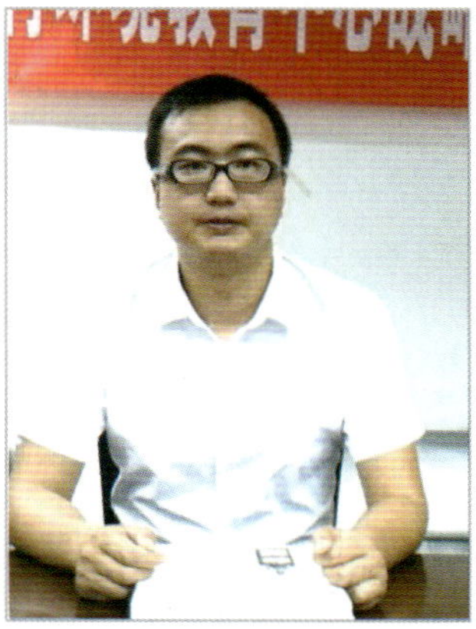

中和亚健康服务中心全国亚健康干预效果测评中心推广发展部项目推广办公室副主任，北京市中和亚健康科学研究院标准部副主任，天津中和亚健康服务中心副主任，从事多年亚健康方面的学习和研究，在CPC测评、红外测评和中医四诊技术上拥有丰富的实践经验。

袁祚民

获奖理由

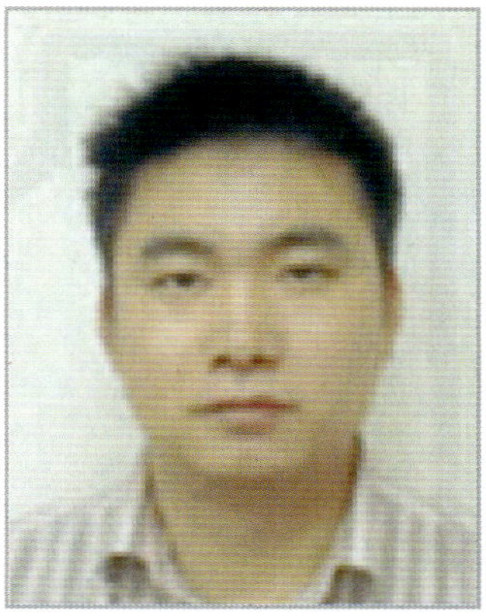

湖南中和亚健康服务中心测评师。毕业湖南中医药高等专科学校，中西医结合（临床）专业，对砭经、扶阳罐、砭石等工具进行专门的研究。2015年获得“全国十佳亚健康测评师”称号，组织负责90多场“黄丝带”关爱女性大型公益活动，并在活动中担任测评师，现为全国亚健康测评中心湖南分中心负责人。

姚　娟

获奖理由

就职于高碑店市亚健康干预效果测评中心。毕业于河北省保定市卫生学校，已在多家亚健康调理机构工作与学习，并于2014年7月获初级公共营养师证书。精通红外亚健康测评技术，工作认真踏实，有责任心，测评技术专业规范，赢得了客户和领导的一致好评。

徐菊芳

获奖理由

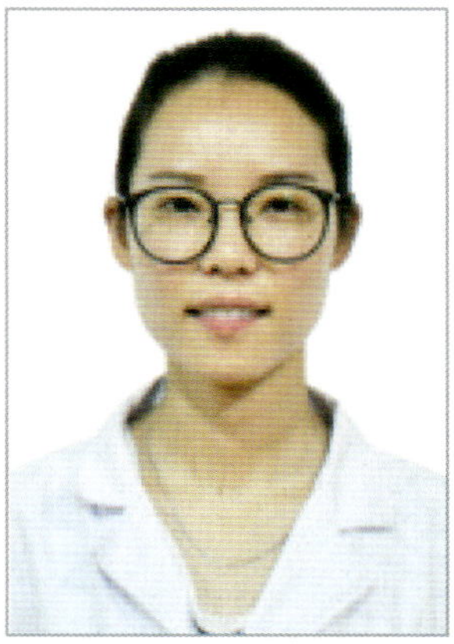

毕业于浙江农林大学中药学专业。2016年5月，被派驻全国亚健康干预效果测评中心学习，并取得亚健康测评师证书。能熟练操作亚健康红外测评仪，严格按照专业服务标准开展测评，测评准确度高。积极参加社会公益活动，在把红外热成像测评项目推向社会、推向企业的过程中，做了大量科普宣传工作。

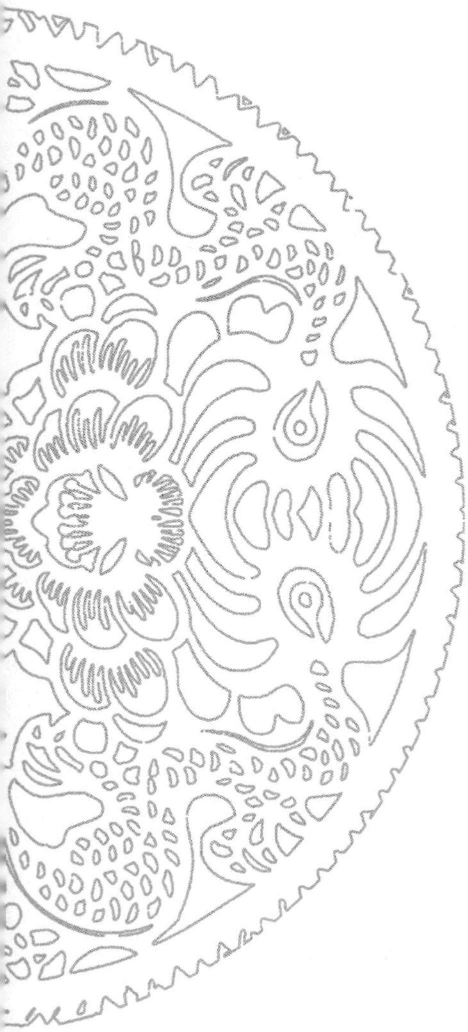

2018
GUOYI
NIANJIAN

國醫年鉴

【非药物疗法】

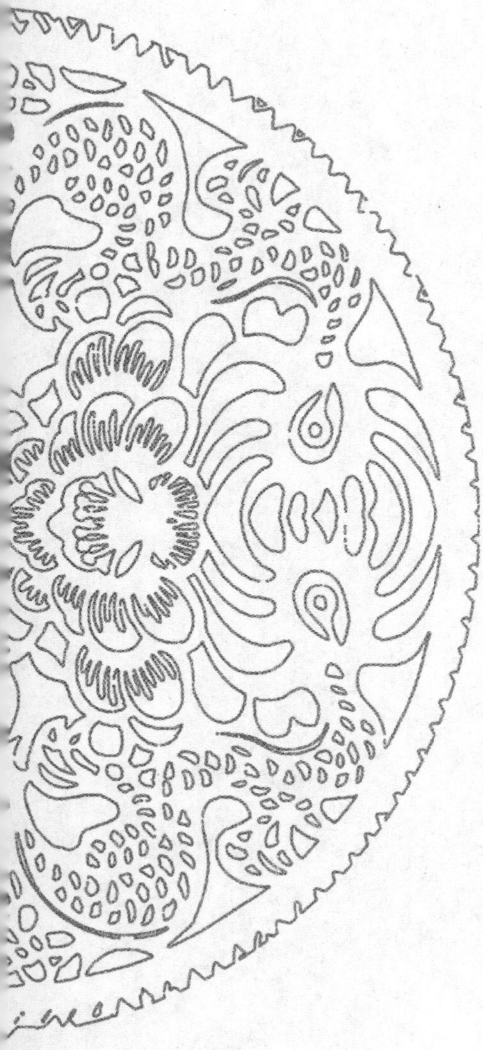

中医草本灸外治疗法的应用

美群健康产业集团有限公司　魏晓兵

摘要：笔者从事中医养生行业多年，发现在中医养生众多疗法中，草本灸疗法在使用的安全性及功效性方面效果显著，更适用于养生保健行业人员的操作，成本低，易复制，方便推广。草本灸属于中医外治的范畴，针对亚健康问题，只要能辨证病因，准确找到病灶部位或者通过经络穴位予以施灸，药灸粉能通过穴位或病灶部位快速渗透吸收，以达到非常显著的效果，并且免除了如针灸等其他外治疗法的皮肉之苦，而且起效速度更快，更强，疗效更持久。

关键词：草本灸　中医外治疗法　调理亚健康　起效快　易复制

中医草本灸疗法，是将中药粉敷在体表病灶部位或者特定穴位用来缓解病痛和治病的方法。早在原始社会，人类就开始用树叶、草茎等涂敷伤口以减轻疼痛和止血，长沙马王堆汉墓出土的《五十二病方》中，有烤熟的肥猪肉贴敷患处治疗跌打损伤的记载，晋唐时期，随着针灸学的发展，一些医家把外敷法和经络腧穴的功效结合起来，出现了穴位贴敷疗法，明清时期有了进一步发展，《本草纲目》中记载：吴茱萸贴敷足心涌泉穴可以治疗口舌生疮。清代的吴师机所著的《理瀹骈文》中载有外敷方药200余首，涉及内、外、妇、儿、五官等科病症，是一部外敷疗法的专著，认为药灸疗法比针灸疗法在病人接受的程度上更容易一些。

中医草本灸疗法以中医经络学说为理论依据，采集浸透力强的中草药经过合理的配伍，用特有的介质如温水、姜汁、黄酒、陈醋等调和后外敷到特定的位置或穴位，可以借助外部热源如理疗烤灯烤灸大约 20 分钟左右，更快速地在患处发挥热疗、穴位刺激和药物作用三种疗效，利用药性的渗透吸收，循经入脏腑或直接作用于皮肤病灶部位，从而达到调理相关疾病及亚健康的效果，亦是内病外治，外病外治也。清朝吴师机在其《理瀹骈文》中明确指出："外治之理即内治之理，外治之药亦即内治之药。所异者，法耳。"

从传统中医学角度看，人体是由经络联系在一起，经络内属脏腑，外络肢节，连接四肢百骸，行气血，通阴阳，沟通表里内外。穴位是经络上特定的信息窗口，草本灸外敷经络穴位可以通过穴位归经入腑，从而达到调理疾病的目的。再如肚脐给药，肚脐即神阙穴，它是先天真息的唯一潜藏部位，人体养生长寿的大穴，居于任脉而处于中下焦之间，具有承上启下的作用，可以通过神阙穴以补虚泻实，升清降浊，培补人体正气，调节脏腑阴阳，通达气机，调理血脉。肚脐给药，可以扶正祛邪，拔毒外出，抑邪气而内消，通营卫，以调治百病。小儿草本脐疗粉在使用的过程中，此法体现得淋漓尽致。

在多年从事中医养生及中医传统疗法的学习及推广期间，我一直更多地从事草本灸的学习和研究。这期间我奔赴北京、广州、青岛、宁夏包括河南等地不断向业内的专家、名师学习中医学基础理论和方剂配伍，2016 年 2 月份我在青岛跟随民间名老中医，国家非物质文化遗产、道家移毒疗法创始人严浩翔老先生学习道家医学并在 4 月份赴宁夏银川随师临床系统学习。3 月份我在北京跟随北京中医药大学原基础教研室主任，中医学专家，德高望重、年岁八十高龄的刘文龙教授及北京中医药大学基础教研室硕士生导师李晓君教授系统学习传统中医。经过系统认真的学习，我把不同的学术思想融会贯通，结合自己的经验，用于草本灸外治疗法的研发中来。在此基础上经过不断地创新、临床、总结，2016 年的 7 月份，我向国家专利局申请 7 项中药草本粉外治专利，9 月份又向国家专利局申请 4 项小儿中药草本粉外治专利，这一系列的成果归结于我对中医药文化热爱、传承及推广的持之以恒的情怀。

为了更好地宣传和推广中医草本灸外治疗法，我从 2014 年 11 月开始，每个月举办中医草本灸外治疗法的学习会坚持推广草本灸疗法，让更多的中医养生爱好者和从业人员认识和学习草本灸疗法。时光荏苒，接近两年时间，受众学员由最初的十多个到现在的三万多人次的培训量，从以前的一个省份目前推广了十多个省份，学员的临床调理案例总数超过五十万人次，我通过大量的案例观察总结将草本灸疗法不断地提升、创新，使效果能够体现得更好，安全性更好，操作更加的简便，以便得到更好地推广。

下面我将中医草本灸外治疗法的原理和临床验案列举一些，请前辈、同仁们指正，共同学习、切磋、精进，共同致力于草本灸疗法的传承和发展、推广。

一、中医草本灸外治疗法的原理

中医治病，不外乎内治与外治两法，均是以经络学说为指导。内治可疗内外诸疾，外治同样可疗内外诸疾，只是给药途径不同。外者外治，药物直达病所，尤为捷者，其理自明。而外病用于内病者，道理同于内治，所异者法尔。

内治，服药须先入胃，经过消化道分别清浊后，再输送全身。药物之糟粕不能入于经脉，能入者乃药物气味。草本灸切近皮肤，同样能将药之气味透过皮肤直达经脉，摄于体内，融化于津液之中，具有内外一贯之妙！正如《理瀹骈文》中所说的“切入皮肤，彻于肉里，摄入气味，融于津液” 随其用药，能祛除体内毒气之外出，抑制邪气以内消，能扶正通透，调升降，理阴阳，安五脏，挫折五郁之气而资化源。

草本灸外敷疗法除了内治疗法所具有的效果，还具有以下特有的特点：

1. 快：药灸渗透力强、起效快，药物通过皮肤毛孔吸收，就近于患者局部，直达病灶部位避免了口服产品经消化系统产生的多环节灭活作用，也缩短了药物到患病局部的起效时间。

2. 效：药物的疗效物质含量高，效果力度大。根据辨证结果合理配伍中药，局部渗透，浓度高，药物治疗作用更强，再加上特殊调和的药引，引药快速到达病灶，可以促使药效更快地吸收，效果更明显。

3. 广：适用范围广泛，不良反应小。中药药灸外敷不经过消化系统和血液循环系统，就不会出现服用内服药引起的常出现的不适反应，如恶心、便秘、多汗、成瘾，甚至消化性溃疡等不良反应的发生。不良反应甚小，适应的人群也很广泛，从小儿到老年人，无论男女都可以使用。所以在临床推广起来更加方便，更能让大众人群接受。

用本经穴：药灸用药与针灸、贴敷等疗法一样，亦是以经络学说为依据，经络内属脏腑，外络肢节，沟通表里，运行气血，是人生命活动的根本，同时也是一切疾病的反映渠道。病以外入，由表达里，即有外治以应之，故先取其外，无论病以外入，或病从内生，都离不开经脉及十二皮部，而穴位又循序分布于十二经脉之上，药敷到皮肤穴位之上，药气到经脉，摄于体内而达皮部，故药灸用药，实本于针灸、贴敷、经络、穴位治病之理，方法异而作用则同。再加上药物本身的作用和刺激经络穴位而收到的效果，达到药物穴位等多重功效。

药同内治：《理瀹骈文》中讲“外治之理，即内治之理，外治之药，亦即内治之药，所异者法耳”由此可见凡是临床上内治有效的汤剂、丸剂，一般都可以打粉熬煮。无论以什么方法，只要以“愈疾”为目的，同时又可补内治之不足，既可避免服药怕苦，或格拒不纳，又可避免治不及时，或医治失误之弊，此也实为外治法一大优点。

二、中医草本灸疗法的应用范围

药灸疗法的应用比较广泛，涉及中医内外、妇、儿、骨伤、痹病、血液、肌瘤等疾病。人体无论发生什么样的疾病，都可以运用望闻问切，四种诊断方法，收集临床表现，结合阴阳、表里、虚实、寒热和心、肝、脾、肺、肾等八纲和脏腑辨证方法，找准疾病的根本原因所在，配伍相应的中药、经络、穴位及相关的配穴，就能快速达到缓解乃至治疗的效果。弥补了中医内治法所达不到的不足，拓宽了中医治病的范畴。

三、中医草本灸疗法调理的部分案例

1.药灸疗法在调理痹症中的具体效果

实证痹症采用此法更好，如在调理肩颈部的痹症问题时，可以在整个肩颈区敷粉，约 15～30 分钟后可缓解疾病疼痛。

肩颈病是一种常见病，多发病。起病缓慢，绝大部分患者无外伤史或仅有轻微外伤史，有的患者可因受风受寒而发病。又由于现代人驾车过多，久坐不动，伏案过多，活动量少等导致的肩颈部肌肉经络郁堵不通，导致局部酸楚、疼病、麻木甚至出现明显的功能障碍。

“正气存内，邪不可干”《素问遗篇•刺法论》，“邪之所凑，其气必虚”《素问•评热病论》。中医认为当人体正气充足时，所有外邪都不易侵袭机体，不容易产生疾病。反之正气不足，卫外不固时，若起居不慎或长期劳累，导致腠理空虚，风寒之邪乘虚而入，致使寒凝经脉，经脉不通，气血运行受阻，不通则痛，出现肩颈部的疾病。所以我在调理治疗颈椎病时，通常先推背部、督脉及膀胱经，打通五脏腧穴之气，后点按大椎穴、大抒穴、天柱穴、肩井穴等穴位。拔罐五分钟左右，使穴位充分得气后，在拔罐穴位施以药灸粉，有时为了操作方便，更快速的达到效果，我们通常也会在颈椎三角区整体敷药灸粉，也达到非常满意的效果。

2.药灸疗法在调理急、慢性疾病中的效果

在调理慢性疾病，如脾胃问题，根据中医整体观和全局观思想及三焦辨证学说，脾胃为中焦，又有任脉、脾经、胃经所过，故取治疗脾胃的药粉可直接敷胃脘部。同时根据“经络所过主治所及”，取穴中脘、天枢、大横、足三里穴等拔罐五分钟后敷粉烤灸大约 25 分钟。“腧穴治脏病”，又可以同时采用脾俞、胃俞穴，相得益彰。药效可直达病灶，又可通过经络穴位，循经入脏腑，快速治疗或者缓解各种胃部问题。如脾胃功能虚弱引起的气血亏虚、少气乏力、食少纳呆、胃脘部隐隐痛、甚至贫血、低血压等亚健康和疾病。在两年的专业培训中，学员用此法调理各种胃部问题近万例，有效率达到百分之九十五以上。

在调理急症时，如急性肠胃炎引起的泄泻、呕吐等症状，结合拔罐疗法，效果立竿见影，多一次见效。可在肚脐上下左右各三寸的位置拔罐 15 分钟，后在肚脐周围敷脾胃粉 30 分钟。腹泻停止或次数减少，呕吐现象缓解，伴有高热的，体温可降低至基本正常水平，如由于急性肠胃炎引起高烧 38 度，经过调理可以降到 37 度左右，病情好转达百分之九十。缓症、急症只要辨证准确，均可采用药灸疗法进行调理。

对于虚症，如乏力、盗汗、耳鸣等可采用肾部药粉敷腰部，1～2 次可缓解耳鸣、乏力等现象，使用药灸调理 3～5 次，盗汗、耳鸣现象可明显缓解，甚至有百分之八十的盗汗、虚鸣现象可完全消失。因此，药灸疗法针对实证、虚证、急症、缓症均可适用，调理覆盖面广泛，而且操作简单易掌握、效果明显。

3.学员利用草本灸调理的案例

分享人：徐 xx（洛阳）

顾客：菜女士 年龄：37 岁 亚健康状况：经前期乳房胀、硬、疼。

搭配草本灸：调理乳腺草本粉

调理方法：第一天:屋翳、乳根等穴位拔罐，足三里、太冲等穴位点按。乳房敷草本粉烤灸后乳房变软。

第二天：肝腧、日月、阳陵泉、太冲等穴位拔罐，乳房敷草本粉烤灸。

第三天：大包、天宗等穴位拔罐。乳房敷草本粉。

调理效果：第四天顾客反应没有症状了。

分享人：韩 xx（新乡）

顾客：王女士 年龄：38 亚健康状况：乳腺增生，不能穿文胸，疼得厉害，盆腔炎，吃药也不行，以前自己在家用盐袋敷，有点效，但不是太明显。

搭配草本灸：调理乳腺、妇科草本粉

调理方法：疏通胸部经络，配穴膻中、大包等穴位拔罐，艾灸。腹部在关元、中极等穴位艾灸，分别敷以上两种草本粉。

调理效果：5 次后，胸部一点都不疼了，盆腔炎也有好转。

分享人：翟 xx（沈丘）

顾客：刘女士 年龄：30 亚健康状况：昨天感冒发烧了，嗓子非常疼。

搭配草本灸：调理心肺草本粉

调理方法：我在大堆，肺俞还有天突，少商等穴位拔罐、点刺，在穴位和部位敷了草本粉。

调理效果：第二天下午嗓子就明显的减轻了也好多了，到第三天的时候已经完全好了，现在非常相信我的技术还给我介绍了一些新顾客。

分享人：董 xx（郑州）

顾客：李某 年龄:8 亚健康状况：无缘无故流鼻血。

搭配草本灸：调理心肺草本粉

调理方法：在上星穴、迎香等穴位刮痧排瘀、敷草本粉。

调理效果：调理一月后，孩子不流鼻血了，精神也好了，食欲也好了，也不挑食了，孩子妈妈说孩子性格也开朗多了，和同学们关系也好处了，说会积极配合调理！

分享人：陈 xx（驻马店）

顾客：苗女士 年龄：31 亚健康状况：眼部有真皮斑，脸很红，长了很多痘，有两年了，去了很多大医院都没治好，容易反复。

搭配草本灸：调理祛痘、心肺、肝胆草本粉

调理方法：推经络，用调理长痘的配穴排瘀，敷粉，烤灸，脸上面部用祛痘膜粉。

调理效果：调理了两次效果非常明显，脸没有那么红了，现在调理了一个月，好了，她说她身边很多长痘的朋友都像她一样也好几年了一直反复，回去了给我们介绍客户，主要是因为调理有效果。

分享人：陈 xx（焦作）

顾客：李女士 年龄：38 亚健康状况：膝关节上楼时疼，腿觉得伸不展的感觉。

搭配草本灸：调理寒湿草本粉

调理方法：在鹤顶，阳陵泉刺血，敷驱寒除湿粉烤灸。

调理效果：做完后起来顾客感觉腿一下子能伸直了，到第二天早上我问顾客上楼感觉如何，她说轻多了，稍微还有一点疼，到了下午，直接过来再做调理，顾客说这么多年腿都没伸展过，现在感觉很舒服，觉得做好了！我婆婆，也是这样，我把她给你带过来，还有我老公血压高，看到顾客这么兴奋，我也非常开心！

分享人：聂 xx（开封）

顾客：陈先生 年龄：70 亚健康状况：偏瘦，脾胃不和，夜尿多，排尿困难，尿等待，大便溏稀，睡眠差。

搭配草本灸：调理脾胃、肾部草本粉

调理方法：配穴：肝俞、肾俞、中脘、天枢等穴位，疏通背部经络和胃脘部及腿部经络，腰肾部和小腹部敷粉烤灸。

调理效果：做了两次，夜尿减少，排便也顺了，大便也成型了，顾客非常开心，做到第 3 次时睡眠质量也改善了，总说以前是花钱还受罪，这次终于遇见大好人了！

三、药灸疗法的辨证要诀及注意事项

辨病因：一般在辨证问题时，根据病因，选取相应的经络及适当穴位。无论内治法还是外治法，准确的辨证出疾病的根本原因才是解决问题的基础所在。根据中医诊断的方法，望闻问切四诊合参，收集病人的临床表现症状，运用“阴阳、表里、虚实、寒热”八纲辨证和脏腑辨证原则，正确的诊断和辨证出疾病发生的根本原因。

配药性：由于草本粉是中药合理的配伍制作而成，所以要先把疾病原因辨证清楚了，才能根据药性的原理和君臣佐使配伍原则，挑选出合适的中药材，加工制作成针对性的药灸粉。

综上所述，中医草本灸外治疗法效果明显，而且更能为广大人群接受和人员操作。它不但弥补了中医内治法的不足，扩大了中医治病的范围，而且把中医治病方法简单化，让更多从业人员和爱好中医学术的人学习、掌握和复制。

正所谓“真师难觅，高徒难求。”在传承中医的道路上我不断的学习，我愿为中医草本灸外治疗法的研发、创新、推广而不懈努力，深入钻研。若遇真师、前辈指点一二，晚辈幸甚至哉！

作者简介：

魏晓兵：国医大师唐祖宣老先生亲传弟子；中医泰斗郭立严老先生；亲传弟子移毒疗法创始人严浩翔老先生亲传弟子；传统医学医术确有专长人员；中医针灸师；中华中医药学会会员；中国健康管理联合会会员；中国针灸推拿协会会员；美群健康产业集团有限公司领航人。

参考文献：

《理瀹骈文》清.吴师机(1806～1886)；《外治寿世方•劳伤》清•邹存淦（1849～1919)；《素问•遗篇•刺法论》；《黄帝内经•素问》；《素问•评热病论》；《中医外治方全书》主编：周德生/肖志红　湖南科学技术出版社；《外敷偏方》主编：谭红/卢祥之/田思胜　陕西科学技术出版社。

季秦安手诊疗法

陕西季氏泓源职业技术学校　季秦安

季秦安先生，自幼秉承家传医术，精研不辍，先后求学于国内名医和民间人士，四十余年遂成体系，形成治疗一体、诊疗同途的独特风格。长期以来，致力于中国传统医学非药物疗法、人体反射疗法等领域的研究，在临床诊疗与保健应用上，不断探索新的技能和操作手法，大胆创新，勇于实践，总结创立了一套既能从手部、脊柱、腹部脏腑等特定部位进行诊断，又能达到治疗与保健目的的“季秦安疗法”。仅通过对手部反射区的触摸，即可以查出人体五脏六腑的病变。许多疾病尚在萌芽状态，即使西医的仪器也很难测出，却能通过手部反射区较准确地诊断疾病，为患者在治疗上赢得时间。

季秦安疗法对一些常见病、慢性病，尤其是颈椎病、腰痛病、疼痛病和一些脊柱病有非常明显的疗效，2006 年被全国健康工作委员会确立为全民保健推广项目之一；荣获联合国国际交流医科大学医学贡献奖，医学终身奖，并被授予“医学博士”。其独特的手部针刺法、太极香熏灸法、太极按摩法、点穴法、瘦身法、脊柱调理法、特技针刺法、无损伤整形美容法等也深受广大患者的欢迎。“季氏疗法”“季秦安疗法”已在中国国家商标局正式注册。

季秦安手诊手疗，是在季秦安微经络的基础上，通过多年的实践与反复考证，结合张颖清教授的全息理论而成。它在古老家传知识的基础上有所创新发展，并且，通过在手部观察、触诊查健康，可知过去曾得过的病，目前正发生的病，还可了解未来要侵犯你身体的疾病，较直观，快速了解自己、他人身体健康信息，做到除旧疗现健未来，是一个家庭和个人自我保健养生的好帮手。

季秦安手诊手疗法的内在原理包括了生物全息、神经反射、太极八卦及经络气血原理。它是所有季秦安疗法的基础课程，又具有自身独特的诊疗系统。

双手是人体健康的窗口，人体各个部位，各器官都在双手有相对应的反射区，也就是说全身的脏腑组织器官，在手都有其相对应的部位。当人体某个组织器官发生功能失调或有器质性病变时，疾病的信息就会从手部反映出来，通过对双手颜色、形态、温度、湿度等观察及触摸，即可查出人体内包括五脏六腑的病变。有许多疾病尚在萌芽状态，用西医各种仪器也很难测出，却能通过手部反射区早期诊断，为患者在治疗上赢得时间。运用这种诊断方法结合计算机技术发明的无创伤、无辐射的医疗检查系统已经被欧洲和美国用于早期诊断。

季秦安手诊手疗法的独特优势：其一，简单、直观、易行；其二，经济适用，自诊自疗，防治结合；其三、早期诊断、早期治疗；其四，双向调节，无副无害；其五，疗效独特，经济实用、易于推广普及。

季秦安手诊手疗，无药、无创伤、无任何副作用的物理疗法。它是一种标本兼治的全身治疗方法，尤其是对一些慢性病和痛症的治疗，能显示出其独特的疗效，同时又不受时间、地点、环境、条件的限制，又具有易学、易掌握、易操作、方便灵活、见效快的特点。

郭氏火灸疗法

正定县三辰康复理疗院　郭美彦

“郭氏火灸疗法”以舌诊为诊断依据，以火为使，以药与酒的气、味为用。传统中医认为“气为血之帅，血为气之母”，气运则血行，气血畅通，病自可愈。郭氏火灸疗法正是依此理而行之外治方法。

该疗法虽然易学易掌握，操作亦简单，但其理论与临床却十分严谨。首先必须通过诊断，正确掌握患者的健康状况，才能有的放矢准确地确定操作部位，并根据患者体质之虚实，掌握补泻、时间以及火候等方面的尺度，方可达到事半功倍的效果。火灸疗法的诊断依据于人体空间医学舌诊，此舌诊比传统舌诊更全面、细腻，是郭志辰大夫在临床实践中的新发现、新应用。

郭氏火灸疗法重点着眼于对人体空间气的调节，即细胞之间、脏腑空间的能量调节。使人体空间能量由压力大、浓度高的部位，随着人体能量整体的运动得以疏导、转化，达到行中有泻，行中有补，实现人体气血运动的动态平衡，亦充分发挥了“气为血之帅”的作用。

从舌上看，舌尖区域是上焦空间及心肺、背部细胞群之缩影。尤其是肺气（金）通过背部太阳区域空间下行推动两肾（水）运动是否顺畅，取决于舌尖的虚实、软硬、大小和舌苔的多少。其中，大椎部位和右肩胛空间是肺气运行的门户，因此，开导、疏通大椎和肩胛空间是火灸调节的重要部位之一。通常情况下，凡是舌尖胖大、瘀紧、色红或紫者，或者头胸部的一切症状，皆宜火灸大椎、右肩胛部位，以疏导上焦能量，使之得以正常转化。上焦的能量向太阳区域转化，从而降低了上焦的压力，而中、下焦空间的湿浊必然向上焦蒸腾转化而舒缓了细胞外侧的压力，胞内的物质自然向胞外转化为能量，达到恢复细胞的活力。中焦区域空间的能量与细胞内物质的变化亦如此。这就是火灸大椎与右肩胛所产生的效应。

而舌根部位对应于下焦。下焦是人体能量生发之地，动力之源，特别是会阴区空间的能量推动力尤为重要。因此，通过火灸尾闾（或少腹）部位，可以增加少腹动力，以增强三焦能量的清升浊降，推动了人体能量的整体运动。同时，带动人体整体气血的运动。所以，无论中焦是何种情形，都会在整体运行中而得以改变，无须刻意去调理中焦。

至于头部和四肢的问题，主要应着眼于对脏腑的调理。只要五脏六腑生理功能正常，头部和四肢自然能够得到调节。当然，任何疗法都具有片面性。火灸疗法是外理之法，虽然可以调外而动内，但是，如果单一地运用火灸疗法调理，不足以获得全效，且时间久延，患者会多承受病痛之苦。若配合内调法，如中药内服，使得内外调理两相助益，临床疗效则会更为理想。

郭氏火灸疗法所操作的部位不仅仅是上述几个部位，还有足部和头部也可以火灸。当依据舌诊诊断，视患者具体情况来确定最佳方案。

操作方法：将药酒（中药特制）倒入器皿中点燃，戴上手套（用水浸湿、扭干）蘸取点燃的药酒带火操作。具体可分为扫火式和拍火式两大方法。

1. 扫火式火灸，是明火与皮肤相接触，可以达到祛风散热的作用。操作时，在火灸部位做扫火动作，以手扫动的频率和控制火苗的大小来恰当地掌握热度。将药物、酒与火三者的效应融为一体，药借火势，火助药力，加上酒的祛风活络、活血的作用，增进人体对药物的吸收。既舒活腠理、筋络、经脉，又开通穴位、关窍。重要的是疏通了人体空间，推动了能量运动。三者之中，以药物气、味的浓淡来决定补与泻，以火灸部位面积的大小和时间决定补、泻的强度。

2. 拍火式火灸，是在火灸部位盖上毛巾，在毛巾上拍火的操作方式。此法热度持久，适于祛风散寒，大椎、肩胛和尾闾、少腹部位皆适用此法。

郭氏火灸疗法的应用在于一个“活”字。针对不同病情，灵活运用往往会达到奇特的效果。这是郭志辰大夫继传承该疗法之后，在历经近 30 余年的临床应用、探索和不断总结完善中打造成的一朵中医药疗法奇葩，使上千、万患者得其所益。方法简单易学，药物价廉适用，实为居家百姓之福荫！

排瘀疗法简介

郑州心天教育咨询服务有限公司　赵金平

黄帝内经有云：“万病之源在于瘀”。瘀血阻塞血管会造成血液循环不畅，从而导致疾病。放血、拔罐、针刺等能促进血液循环的方法，成为治疗疾病的有效方法。

中医的放血疗法最早的文字记载见于《黄帝内经》，如“刺络者，刺小络之血脉也”；“菀陈则除之，出恶血也”。并明确地提出刺络放血可以治疗癫狂、头痛、暴喑、热喘、衄血等病症。相传扁鹊在百会穴放血治愈虢太子“尸厥”，华佗用针刺放血治疗曹操的“头风症”。唐宋时期，本疗法已成为中医大法之一。

《新唐书》记载：唐代御医用头顶放血法，治愈了唐高宗的“头眩不能视症”。宋代已将该法编入针灸歌诀“玉龙赋”。

在科学技术发达的当今世界，医学领域上把许多疑难病的治疗寄希望于中医，中医学是有着数千年历史的古老而深奥的学科。排瘀疗法是在刺络放血和拔罐的基础上发展而来的又一种新的方法。世界上不少民族在古代都有过放血治病的经历，我国藏医、蒙医至今还盛行放血疗法，但是这些放血疗法同针灸学所讲的刺络放血疗法和排瘀疗法有所不同。

排瘀疗法是向人体各个器官供血末端最易瘀塞的穴位上，系统并针对性排出堵塞在毛细血管里的瘀血，使血脉畅通达到治疗病症的方法。万病的根源是血液循环不畅，血液循环不畅的理由是因为瘀血堵塞了毛细血管，只要使血液循环通畅，就能解除病症。不幸的是，我们的身体随着年龄增长，会逐渐出现血液循环障碍，不能向全身各器官正常供氧和输送营养，使各器官的功能与人体免疫力逐渐降低，导致持续老化，最终产生各种疾病。

那么，引起血液循环障碍的直接原因是什么呢？其实就是瘀血的产生和瘀血量的增加。排瘀疗法就是从人体内的瘀血入手，合乎逻辑地以人为手段，排出自身无力清除的瘀血，从而恢复人体各个器官原有的功能。经我们二十多年的临床证实，排瘀疗法可以治愈人体百分之八十以上的常见病和疑难杂症，并且操作简单、见效快、治愈率高、治病彻底、不易反弹，且无任何毒副作用，是人人都能学会的自然疗法、绿色疗法。

瘀血，指不在经脉内循行而积存在体内的血液，其既可因血液运行不畅而阻滞于脉中，也可溢于脉外，或凝聚于某一局部并结块而形成的病理产物。

瘀血有两种，一种是一出体外，立刻凝固成果冻状；另一种是溏稀状的黏稠物，时间长了会化解得像水一样的。这样的瘀血在排出时，像水一样流速很快，但因血色呈黑色，一眼就可判断出是坏死的血。根据我们的经验，黏稠的瘀血化解得如水一般，大约需要耗时 30 年以上。大部分年龄在 50 岁以上。最常见的是痴呆与中风患者。

瘀血产生通常因为肾功能低下、肝功能低下、重金属的累积、化学物质的累积、跌打磕碰、精神压力过重等等，这些因素导致各种毒性物质，造成白细胞的尸体堆积。

排瘀疗法对人体病症的主要作用有：

1. 通络止痛

排瘀疗法，最突出的作用是止痛，中医学认为："通则不痛，痛则不通"，意思是说，凡伴有疼痛症状的疾病，在其经脉中必有闭塞不通气滞血瘀的地方，而排瘀疗法可直接排出瘀血，疏通瘀滞，故疼痛立止。

2. 活络消肿

排出瘀血之后，可以疏通经络，畅通气血，祛除瘀滞，舒筋活络而达到消肿，止痛，解毒等目的。因此临床广泛用于各种因气滞血瘀所致的疾病，如跌打、软组织损伤引起的肢体肿胀、活动受限等病症。再者此类作用不仅是即时效应，而且在 30 分钟内达到高峰，60 分钟保持稳定、其调节作用不仅是局部而是全身都有疗效。

3. 泻热解毒

排瘀疗法具有很好的泻热解毒作用，尤其适用于外感发热，因此，常用于改善上呼吸道感染及各种类型感染疾病，既能退热，又能抗炎，法简效捷，最为常用。

4. 调气和营

凡因气血悖行，营卫逆乱而致的头痛、眩晕、胸闷肋痛、腹痛泄泻、失眠多梦等皆可用排瘀疗法。使营卫气血和调，疏肝解郁，开窍醒神。

5. 镇静安神

排瘀疗法有镇静安神作用，对失眠、癔症、癫痫等疾病有一定效果，这种作用是通过调气理血，通经活络，舒经解郁，使脏腑气血和调而恢复正常生理功能。

6. 恢复五脏六腑的功能

基础 2-3-6-8 穴位的调理，可恢复五脏六腑的功能。

7. 和血养血

人体以气血为物质基础，气血以流通为贵，气血旺盛，五脏调和，机体抗病力增强，自可祛除病邪。排瘀和血还可养血，祛瘀生新，是养血补血的依据之一。

8. 美容养颜

排瘀疗法对改善面部痤疮以及色斑疗效显著，其机制在于清泻肺胃之火，清利脾胃湿热，调节皮下组织的微循环。

排瘀疗法属于天然绿色疗法，越来越受到广大民众的喜爱，而且在实操过程中，对心脑血管疾病也起到了非常好的效果，因此可以大力推广，为健康中国的理念添砖加瓦。

喜颐健非药物调理技术

喜颐健集团　陈学智

中医非药物疗法是治未病和保健养生的重要手段。中医治未病有三个层次：一是未病先防，这是非药物疗法的最主要的任务，当邪气刚刚侵犯人的皮毛、经络、肌肤，还没有进入腠里和脏腑的时候，对身体进行保健和调理，可以有效地防止邪气进入身体内部，从而达到防病防疫的目的；二是已病防变，当疾病还处于人体表征或者仅仅停留在 1～2 个脏腑的阶段，通过非药物疗法健脾，护肝，养肾，利胆，清腑，宁心可以有效地增强未病脏腑的抵抗力，不让疾病进一步发展；三是保护重要的脏腑，促进康复。

中医非药物疗法调理的目的有三条：

一是调理营卫，增强机体抗病能力。主要针对卫气虚弱，易罹外邪，抵抗力低的患者。经过调理患者抵抗力明显增强，已有的不适或者症状很快消失，阻止了原有的发展过程。

二是调理脏腑，使得原先失常的脏腑功能恢复到正常的水平。

三是调理经络，理气止痛。大多数的亚健康患者并没有内脏脏腑的疾病，仅仅是邪气侵犯经络皮肤，造成一定程度上的经络不通，或发生肌肉痉挛疼痛，均是"为外皮肤所伤也。"所以中医非药物疗法在某种程度上有效疏通经络，理气止痛，解决了很多人的亚健康问题。

另外非药物疗法还避免了因为使用药物带来的副作用，这样就保证了养生保健可以生活化经常化，不至于因为养生保健而带来新的问题。

喜颐健现代中医非药物疗法调理技术主要依据中医的阴阳五行学说，重点以经络调理为主，利用多功能淋巴引流排毒仪的经络调理系统配合植物高能量分子活化油的活化机理，迅速渗透和激活人体细胞组织，打通人体经络，有效改善气血畅通，使疼痛迅速缓解和消失。其机理和作用就是在中医经络调理的基础上，把能量医学和自然生物学深入其中，使传统中医学与现代保健医学完美结合. 该调理技术具有双向调节作用，对血压、心率异常，能在较短时间内迅速恢复常态。特别是对经络穴位的刺激后，脉搏很快恢复平静、血压下降显著，心脑、肌肉的耗氧量下降，检测指数均显示心脏功能和脑供血状况得到不同程度的改善。

喜颐健现代中医非药物疗法调理技术是经过长期不断的研究和大量的临床验证，利用传统的中医经络学和先进的能量学技术。其调理过程中结合身体平衡调理能量油、能量平衡仪、细胞能量补充仪、多功能淋巴引流排毒仪、远红外热灸仪等独有工具，疏通全身经络，使人体脏腑的功能趋于平衡，从而使身体达到一个平衡点。并结合物理学能量激活的原理，启动人体自身强大的自愈功能，以达到治未病，即健康养生的目的。

喜颐健身体平衡能量油是喜颐健现代中医非药物疗法研究的一项重大技术成果。

能量油共十六款，覆盖了中医八法之中“汗、下、和、温、清、消、补”七种，是遵循中医辨证施治理论而设计的系列用油。身体平衡调理能量油根据中医药理论，对植物进行四气五味的分析，精选出16款能量油，完全可以代表16项中医治疗原则，分别起到祛寒、祛湿、温补、清热、发汗、和解、消肿、祛瘀、活血、通便、收敛、宣肺、止咳平喘等功效，而且可以根据身体的实际情况联合使用或者单独使用。

喜颐健的身体平衡调理能量油是纯天然调理油品，不含任何化学品。是百分之百的植物精华。采用机械轧制方法，完全没有化学萃取工艺，整个生产过程中不使用任何添加剂和辅助产品。从源头上保证了身体平衡能量油的使用安全。

喜颐健现代中医非药物疗法更是融入了古老的芳香疗法，芳香疗法是建立在嗅神经功能上的一种疗法，芳香分子经过鼻腔上方的黏膜上的突触，刺激嗅神经，然后把信号传到大脑皮层。跟脑神经联系最密切的内脏神经就是交感神经和副交感神经。不同的嗅觉可以激动交感神经或者副交感神经。能够激动交感神经的喜颐健能量油具有温肾，补阳气，补气，通络，活血的作用；而能够激动副交感神经的能量油则具有滋阴，宁神，解除痉挛，平静呼吸，促进消化道蠕动的作用。

喜颐健中医特色非药物疗法调理技术的特征：安全、速效、简单易学、省时、省力。

1. 由于喜颐健技术的安全性，至今为止没有任何安全方面的投诉，要做到安全，并不是很容易的。

2. 速效：一个项目一般我们调理 5-10 分钟，一般都能得到很好的调理效果。

3. 一般零基础的人最多九天就能够学会上手。

4. 由于项目速效，所以大大增加了门店接待客户的能力。

5. 由于使用特殊能量刷和部分高科技设备，操作者非常省力。说到省力，对于我们来讲真的很重要。首先我们自己要明白，不是手法重就一定有好的效果。一个人的筋膜就是包裹在肌肉表面的结缔组织，当病气仅仅侵犯人的表面的时候，其肌肉血管神经都是正常的，受到影响的仅仅是筋膜而已。如果我们每次都用重手法，往往筋膜的损伤没有修复，反而给肌肉血管神经带来了新的损伤。所以一定不能以自己的手法来判断患者的需要。客户也不是看你出多少汗来决定你的手法有没有到位的。

总之：喜颐健中医非药物疗法调理技术是把博大精深的中医文化和复杂繁琐的中医技术，取其精华，以大道至简之理念，转变为安全、速效、简单、易学的中医特色非药物疗法调理技术。该技术省时、省力、省工、省投资、易操作。

2017 年 8 月，“喜颐健非药物疗法调理技术”被列入国家中医药管理局传统医药国际交流中心高新适宜技术推广项目。

御尔康毛孔疗法

烟台王来运生物科技有限公司　王艳霞

随着现代医学的发展，药物的使用成为治疗疾病的重要途径，然而大多数药物都如同一把双刃剑，在治愈疾病的同时，也会对人体代谢功能脏器运行产生一定的负面影响，特别是一些长期服用的药物，其中蕴含的有害物质和毒性也会在人体内长期沉淀，对脏腑和身体机能造成不可逆转的破坏。

是药三分毒，除服食中药方剂外，我国传统中医自古以来就辨证治疗、内外兼顾，外敷、针灸、推拿、刮痧、拔罐等传统医疗技艺，都遵循了由表及里，由皮肤入经脉、由经脉调节脏腑的治疗理念，最大限度地激活人体自身恢复和免疫能力，改善人体整体和局部健康状况，在数千年的实践和传承中，取得了良好的效果。

《黄帝内经·素问》有云：“其在皮者，汗而发之”，谓之“汗法”，除了外感六淫之邪的表证外，凡是腠理闭塞，营卫不通而寒热无汗，或腠理疏松，随汗出而寒热不解的病症，皆可用“汗法”调理。这便是“毛孔疗法”的理论依据之一。

御尔康毛孔疗法作为一种自然自身疗法，依据人体水液代谢的规则，发挥毛孔吸收与排泄作用，利用热胀冷缩的原理，传输热能、氧能、药能。遵循生物对刺激的应激性适应性，调节人体表里虚实寒热平衡，改变胃肠静脉等不良用药途径，使皮肤黏膜防御功能得到发挥，从人体自身代谢康复出发，使繁杂的中西医变得简单明朗。

御尔康毛孔疗法主要通过毛孔治疗仪，使热力、压力、药力、氧气刺激双脚皮肤，在毛孔扩张后的血液流行中增加营养，在毛孔治疗仪的作用下，毛孔吸收剂最大限度发挥扩大中草药性能，使中草药物的利用度显著提高 ，清除病灶废物，使病变得到治理，达到康复。

“通则愈”是毛孔疗法的根本所在。经过几十年临床实践的总结，御尔康毛孔疗法针对各类常见病、运动系统疾病、呼吸系统疾病、消化系统疾病、循环系统疾病、妇科类疾病、男科类疾病、肿瘤类疾病、皮肤病等都有极佳的疗效，是自然健康绿色环保的合理医学。

广济天下，普惠于民，御尔康毛孔疗法问世以来，引起了医学界的高度重视和患者的普遍关注。毛孔医学使现代科技与传统医学相结合，使医学走出了独特的新路，让人们脱离打针吃药的痛苦，让人体在和谐自然中得到健康幸福！

蒸砭灸立体循环疗法简介

北京经道国医中医药科技有限公司　柯龙瑞

蒸砭灸立体循环疗法充分利用传统中医理论下的经络辨证，结合脏腑情志以及生活习惯，采用外调内养的方式，根据中草药的调理性和药油的高渗透性及中医养生专业技术配合独创“水沐沉药浴+古老阴阳砭疗推疗手法+艾灸 360° 红外灸疗法”，科学合理的组合方式，通过经络，穴位，神经，体液，循环，免疫系统作用于机体，从而达到疏通经络，排除毒素，调和脏腑，补虚扶正“通、排、调、养”的目的。使经络通畅，体内代谢废旧物质可以及时、顺利地排出体外，改善身体代谢缓慢以及容易劳损，功能退化的部位和组织，补充充足的生命所需物质，巩固五脏精气不至于过度外泄，从而使身体达到机体平衡由内而外的健康。

蒸砭灸立体循环疗法是根据中医学理论为基础，采用独特的三段式养生达到让自身机能快速提升，内脏器官返璞归真之疗效。是本着“治未病”的医学理念，针对身体不同亚健康而设定的系统养生项目。本技术通过第一阶段：疏（疏泄情绪）、清（清毒祛积），激发气机，梳理通道 。第二阶段：调（调和脏腑）、补（补虚扶正），激发疏通，气息运动。第三阶段：养（形神兼养），激发机能 ，调整全身。使机体状态以及体内的信息通道和能量传递发生变化，以实现调节平衡，完成调理的作用。

根据调理方式又可分为单项定位调理和三维立体循环疗法两大类。

经道蒸灸秘蒸法采用“量子蒸灸仪”配合精选特制药包中纯中药，使药物直接作用于全身及病灶部位实施透皮吸收。梳理畅通全身经络，推动阻滞之气血运行，调和营卫，缓急解痉，使其达到正常的动态平衡。

经道驭经砭疗，以石为刀。精湛古法与现代科技工艺完美结合量子砭石经络养生仪，通过仪器作用使砭石所具有的高分子能量投射，促进“本草养生素”靶向吸收，激发经气，针对瘀堵部位重点调理疏通，使经络条达舒畅。

经道水沐元药浴系列：药浴，在中国已有几千年的历史。据记载自周朝开始，就流行香汤浴。所谓香汤，就是用中药佩兰煎的药水。其气味芬芳馥郁，有解暑祛湿、醒神爽脑的功效。伟大爱国诗人屈原在《云中君》里记述：“浴兰汤兮沐芳华。”其弟子宋玉在《神女赋》中亦说：“沐兰泽，含若芳。”从清代开始，药浴就作为一种防病治病的有效方法受到历代中医的推崇。经道养生水沐元药浴系列蒸、疗、养三位一体对亚健康机体进行多重功效调理。

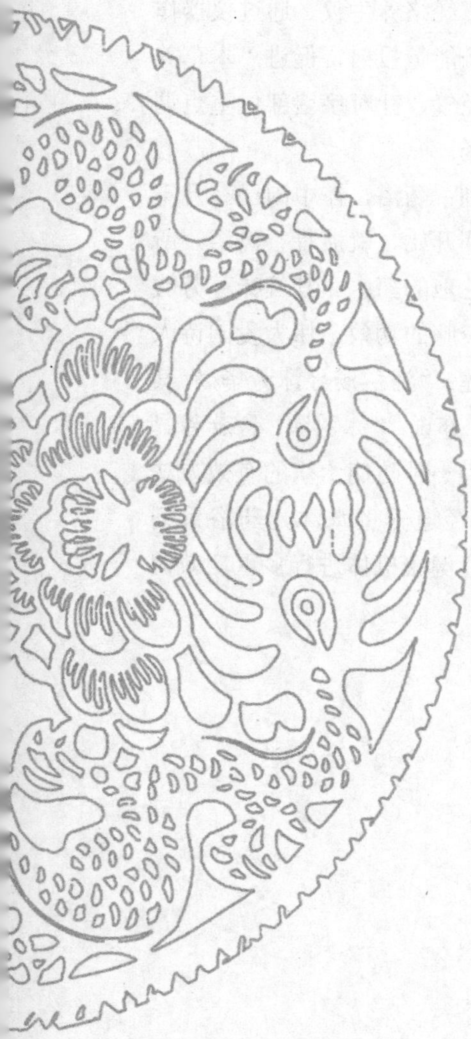

2018
GUOYI
NIANJIAN

國醫年鑒

【百家学说】

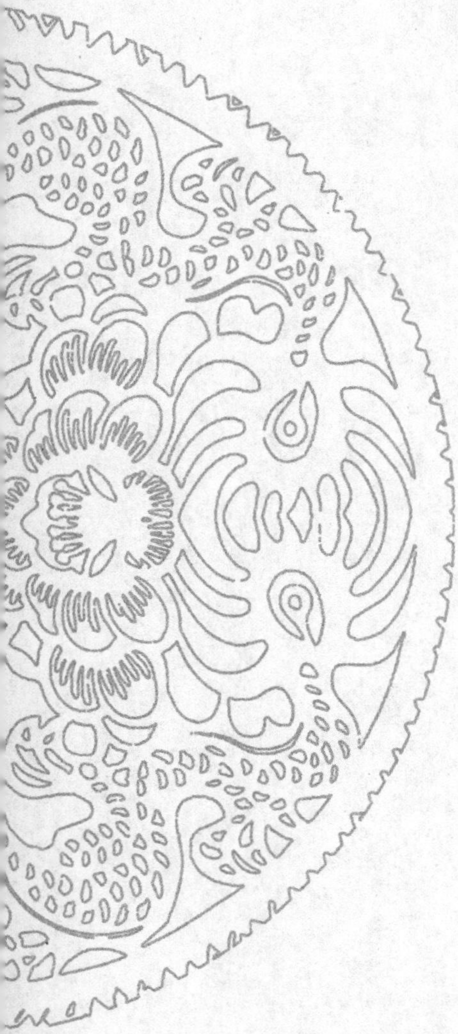

“协调疗法”的临床应用

山西中医学院第二中医院 马文辉

协调疗法是“三部六病”学术的重要组成部分，它与纠偏疗法，共同组成“三部六病”两大疗法，广泛应用于内伤杂病中。

1. 协调疗法的理论依据。《伤寒论》148 条“伤寒五六日，头汗出，手足冷，心下满，口不欲食，大便硬，脉细者，此为阳微结，必有表，复有里，脉沉亦在里也。汗出为阳微结。假令纯阴结，不得复有外证，悉入在里，此为半在里半在外也，脉虽沉紧，不得为少阴病，所以然者，阴不得有汗，今头汗出，故知非少阴也。可与小柴胡汤，设不了了者，得屎而解”。从证候看，“头汗出”属少阳，“微恶寒”属太阳，“手足冷”属厥阴，“心下满”属太阴，“大便硬”属阳明，“脉细”属少阴，六病具全。然而此证既非表证，也非里证而为半表半里证，既非阳证，也非阴证，而为寒热错杂症，给临床辨证带来极大困难。张仲景独具匠心，创立小柴胡汤和解表里阴阳，通调三焦气机，从而达到“上焦得通，津液得下，胃气因和，身戢汗出而解”或“得屎而解”的奇特效果。

2. 协调疗法的组方原理。机体内，胸为至阳，接纳天阳之气，主“上焦开发，宣五谷味，薰肤充身泽毛，若雾露之溉”。腹为至阴，受纳水谷之气，主“泌糟粕，蒸津液，化其精微，上注于肺脉，乃化而为血，以奉生身”。它们是新陈代谢两大物质（氧和饮食物）摄取和转化利用的场所。同时胸腹为五脏六腑寄居之地，借三焦气化来相互沟通，完成整体的协调统一，小柴胡汤七药伍用，可使三焦得通，气机得畅，营卫得调，阴阳得和，从而达到整体协调。

通过大量临床实践体会到，小柴胡汤以苏子代半夏，苏子降而下气，利膈宽肠，以除半夏之燥弊。在非呕非恶疾病中，以川椒代生姜，川椒除湿散寒，解郁温中，热而不伤津液，并有解痉缓急止痛之用。这样既不失原方剂的组方精神和临床疗效，又使得方剂更加平和。小柴胡汤既已更药，故改称“协调方”。

柴胡 15 克，黄芩 15 克，党参 30 克，苏子 30 克，川椒 10 克，甘草 10 克，大枣 10 枚。

方中柴胡主升，苏子主降，黄芩主清，川椒主温，柴胡主疏泄，党参、甘草、大枣主补益。七药相互制约，协调共济，共同组成和解大法。

3. 协调疗法的临床使用。在临床上，整体气机不调，表里阴阳不和，并非像 148 条那样各证俱显，往往只有一证或数证。针对这种寒热虚实分辨不清，表里定位不明的情况，全国首批 500 名老中医、山西省太原市中医研究所刘绍武主任医师生前大胆地提出，凡人体疾病矛盾双方，呈现非对抗性的矛盾，不出现大热、大寒、大虚、大实的四大证，都可采用小柴胡汤协调整体，以发挥机体的自然疗能进行双向调控，从而达到宣通表里，疏调三焦，充津液而使五脏戴泽，和气血而使生机衡常。

4. 整体阴阳、气血、脏腑功能失调的诊断和治疗。整体阴阳气血功能的失调，不是一朝一夕所能形成，它与人的体质、心理、性情，环境等诸多因素密切相关，并且综合作用，日积月累逐渐发展而来，通过大量临床实践证明，气血的失调变见于寸口，形成病理性的特异脉，是整体病最客观，最本质的指征。

（1）溢脉证：此脉的特点是，脉出寸口，直达鱼际。刘绍武主任医师经过千万人次的临床统计指出，凡是具有上鱼际脉者，大多性格刚强，脾气急躁，至少在三年以上的时间里心情不畅，对自己的性格采取压制态度，用理智克制自己的冲动性情，辨证为肝郁火旺，肝阳上亢，90%以上的病人有头痛，头晕，失眠多梦或萎靡不振，多睡，目花耳鸣，记忆减退，胸胁苦满，心中烦躁，吞酸神倦，身重难转，周身乏力等证候，多属交感神经亢奋的一系列表现，治疗采用柴胡加龙骨牡蛎汤的变方（柴胡 15 克，黄芩 15 克，苏子 30 克，党参 30 克，桂枝 10 克，石膏 60 克，车前子 30 克，川军 10 克，川椒 10 克，甘草 10 克，牡蛎 30 克，大枣 10 枚），更名为调神平亢汤。

（2）聚脉证：此脉的特点为，寸尺俱弱，关脉独盛，宛如豆状。凡有聚关脉者，性格多内向，性情压抑，沉默寡语，至少在半年以上为一件事，反复考虑，不能言之于口，不愿告之于人，反反复复，百思不得其解。辨证为肝郁气结，95%以上的病人有心烦，叹息，易怒，胸膈满闷，胃脘不适，食欲不佳等症状。多属迷走神经兴奋的一系列表现。治疗上采用大柴胡汤的变方（柴胡 15 克，黄芩 15 克，苏子 30 克，党参 30 克，陈皮 30 克，白芍 30 克，川军 10 克，川椒 10 克，甘草 10 克，大枣 10 枚），更名为调胃舒郁汤。

（3）紊脉证：此脉的特点为节律不齐、快慢不匀、有力无力不等。有此脉者，性情温和，忍让性强，自我克制，而内心深处都有一种与现实相抗争的不满情绪，久而久之，则出现心烦易怒，坐卧不安，不易入静，胸满烦惊，喘息咳嗽，短气，胸背痛，四肢乏力等证。提示心功能受到影响，气滞血瘀，治用调心宽胸汤（柴胡 15 克，黄芩 15 克，苏子 30 克，党参 30 克，百合 30 克，乌药 10 克，丹参 30 克，郁金 15 克，瓜蒌 30 克，五味子 15 克，牡蛎 30 克，川椒 10 克，甘草 10 克，大枣 10 枚）。

（4）覆脉证：此脉特点为，脉弦而长，超出尺部向后延续数寸，右侧多见。凡有此脉者，因泻痢失治，痰饮停滞，多有五年左右的消化道病史，症状多见腹满，便溏、纳呆、疲乏，身体消瘦，面色萎黄等一系列消化不良的反映。辨证为痰湿停滞。治用调肠解凝汤（柴胡 15 克，黄芩 15 克，苏子 30 克， 党参 30 克，陈皮 30 克，白芍 30 克，川楝子 30 克，川军 10 克，小茴香 15 克，川椒 10 克，甘草 10 克，大枣 10 枚）。

整体四脉证，多由情志为患，现代医学称之为身心疾病，它发病率高，覆盖面广，几乎占到慢性病的一半以上，或单一或复合，因此四脉是内伤杂病的共同诊断指征，同时协调疗法也成为慢性病根本治疗大法。

5. 协调疗法的性能。历代医家对小柴胡汤推崇备至，素有“有诊断之误，无治疗之错”的美称。现代理药研究表明，小柴胡汤重在协调机体自身调节功能，如神经系统，内分泌系统，免疫系统等，是一首严谨的和解剂。

（1）充分依靠和发挥人体自身的自调节功能。人体是一个繁杂的自调节系统，同时也是一个完善的自防御系统。如果整体功能协调，机体则可根据自身的需要进行取舍、调配，抗御外邪，以保证生命运动的正常进行，否则就会造成气血失衡，功能失调，发生病变。协调疗法旨在最大限度地恢复人体自身的自调节功能，充分发挥机体的自然疗能，以达到治疗疾病的目的。它模拟了饮食的消化吸收利用过程，只要输入人体所需的二十种氨基酸，脂肪，糖和各种无机盐，机体就会用来生成皮、毛、筋、骨、肉等各种组织，这一过程并非营养学家所能完成的，它完全靠人体自身的自调节系统。协调疗法也是如此，它把中医治病的八种元素：温清补泻升降收散融于一方之中，完全地供给人体，依靠机体自调节系统，有选择地加以吸收利用，使疾病矛盾在相互作用中达到新的相对平衡。这样就可避免人为纠偏所造成的太过或不及，使高血压降低，低血压升高，心动过速者减缓，心动过缓者加快，亢者得抑，陷者得扶，便秘通畅，溏泄者收敛。

（2）清除机体代谢产物，使潜在病变表面化。治病去邪要与以出路，这是协调疗法十分重视的治疗原则。疏理三焦，开发毛窍，通调二便，保持体内清洁，以求推陈布新。临床上许多患者在接受治疗过程中，出现了一些治疗前未曾发现的病变，或者使以前不曾重视的病变表面化，引起了患者的担忧。我们认为，这是机体自身抗病外出的一种表现，虽一时性诱发加重，但随着治疗过程的继续，多种疾病会一齐消除。实践证明这一推断是正确的，使得许多潜在疾病得到早期发现，早期治疗。

（3）显示治疗和预防的双重效能。治疗和预防是一个矛盾的两个方面。没有治疗作用的药物则不会有预防作用，而有预防作用的药物必须是安全高效无副作用。协调疗法具备了这一特点，并且在临床中得到证明。《内经》中早有记载：上工不治已病治未病。协调疗法有病可治，无病可防，长久服用可去病，健身、抗衰老。例如：有脉无症的人，虽然目前没有形成病变，或不被重视，但这种发病趋势和病因已经存在。如能早期诊断，早期治疗，则能起到防病健身之目的。

针灸+体控电疗法治疗疾病简述

银川懿健堂中医经络养生馆　周友芳（民间针灸师）

随着"健康中国"上升为国家战略，大健康产业在给人带来健康的同时，也给人们带来发展的机遇。根据笔者临床经验，把针灸学运用到体控电疗法中，可以治疗调理多种病症。

一、体控电疗的定义

体控电疗法的全称是"体控电流通经活络疗法"，它是由体控电疗师操作"体控高能生物电疗仪"，以输出的电能作用于人体，达到通经活络而祛病强身。体控电疗师在施术过程中需要时刻关注受施者的感觉、呼吸和体表的反射力度，以便做适当的调整。该技术将电学、人体生物电学、经络学、针灸学、生理学进行有机结合。

二、体控电疗的原理

体控电疗把中医的经络学与现代生物电学结合为一体，以经络学为机理，经培训过的电疗师通过控制电流量作用相关经穴，使阻塞的经穴瞬间打通，使人体气血畅通，改变病态生理，获得"通则不痛"效果。

"体控"是操作要点，瞬间打通经络靠的是电流；选准穴位，合理手法是施治关键；经通络活之后，疼痛及诸病症消除是本疗法的效果。

三、体控电疗的作用

①疏通经络；②活化细胞；③活化神经与肌肉组织；④促进血液循环；⑤调节消化作用；⑥具有止痛作用；⑦具有消炎作用；⑧美容、瘦身塑形、健体；⑨消除疲劳；⑩净化身体。尤其是对患者排风、排寒、排湿、排毒具有奇特的效果。

四、体控电疗法的特点

1. 人性化。电疗师以自己的指腹和患者的肌肤直接接触，消除患者对治疗的恐惧感，对疾病的治疗不用针、不用药、不手术、无痛苦，体现人性化。

2. 快捷化。只需几十分针即可完成对患者健康情况快速检查和治疗调理的全过程。

3. 全面化。能改善治疗肌肉、骨骼、脏腑、血液等慢性病，可以美容美体。

4. 便捷化。随时随地可以进行治疗调理，避免了治疗需要特定场所的繁琐，并可以自疗。

5. 早预警。理疗师的指腹通过患者的身体，凡是患者有疼痛感的部位，提示该部位的经络不通、有隐患，以利于早诊断、早治疗，可达到上医治未病的效果。

6. 易推广。只需通过短期培训，掌握基本经络穴位知识，非医务专业人员也可学习操作。

五、体控电疗的禁忌症

1. 有皮肤疾病的患者。传染性皮肤病、脓疮、紫癜病、急性化脓炎症、皮肤有开创性伤口等。

2. 体内安装有金属类物质。心脏搭桥、支架、心脏起搏器等。

3. 心脏有严重疾病等。

4. 对电解质过敏者、高度紧张者慎用此法。

5. 有严重精神病人群。

6. 有出血倾向的患者。内脏器官出血、外伤出血等。7. 孕妇禁用此法，老、幼、体弱者慎用此法。

六、体控电疗的适应范围

1. 软组织类病症：急性软组织扭伤、粘连、腱鞘炎、肌纤维炎等；

2. 骨关节病症：肩周炎、颈椎病、风湿（类风湿）性关节炎、骨关节炎、骨折后期愈合、股骨头坏死等；

3. 神经系统病症：神经炎、坐骨神经痛、三叉神经痛、面瘫、失眠、更年期综合征等；

4. 消化系统病症：胃炎、肠炎、十二指肠溃疡、胃下垂、胆囊炎、胆结石、腹泻、便秘等；

5. 泌尿系统病症：肾结石、输尿管结石、尿失禁、阳痿等；

6. 妇科病症：盆腔炎、附件炎、子宫内膜炎、子宫肌瘤、卵巢囊肿、乳腺炎、乳腺增生等；

7. 呼吸系统病症：感冒、流涕、鼻塞、咽喉疼痛、鼻炎、鼻窦炎、扁桃体炎、哮喘等；

8. 其他：静脉曲张、高血压、心脏病、牙痛、近视、面部祛皱、面部提升、面部淡斑、塑身、减肥等；

9. 疑难杂症：银屑病（牛皮癣）、肿瘤包括癌症及癌症术后康复有效。

七、体控电疗的诊断检查

1. 诊断检查的原理。当人体有病理变化时会在组织病变部位释放出多种化学物质，这些物质均有一定的导电性，随着电场的改变，可使电疗师、患者都有不同程度的电性反射感，这就为我们提供了超前诊断病情的条件和依据。许多疾病的形成人们是毫无察觉的，体控电疗师在临床上可轻而易举地诊断出来，将潜伏的疾病处理在萌芽状态，弥补了现代医疗诊断的不足，不再错过最佳治疗的时机。

2. 背诊。背诊，相当于“望、闻、问、切”切脉，通过电疗师的指腹在患者的督脉及内膀胱经滑指，根据患者背部不同皮部、穴位的电性反射感强烈，问询患者对应脏腑的健康情况，以便确诊及调理。

3. 阿是穴的应用。寻找痛点，以痛为输。电疗师在患者全身不同部位的滑指，凡是患者有痛点的部位，都是经络有瘀阻、需要调理的地方，这就为我们提供了超前诊断病情的条件和依据，及时疏通可以治未病。

八、体控电疗的取穴原则

1. 远部取穴原则：为了体现人性化，根据“经脉所过，主治所及”针灸的治疗规律，可先在患者病灶经络的远端取穴治疗调理，减轻患者的疼痛。治疗头面、五官、躯干、脏腑的病症可以在四肢肘膝关节以下取穴。《灵枢•终始》所说的“病在上者下取之，病在下者高取之，病在头者取之足，病在腰者取之腘”都属于远部取穴。

2. 近部取穴原则：根据“腧穴所在，主治所在”的治疗规律，可以近部取穴，近部取穴是指选取病痛所在部位或邻近部位的腧穴。近部取穴适用于所有病症，尤其以经筋病和筋骨病最为常用。

3. 对症取穴原则：对症取穴是根据疾病的特殊症状而选取穴位的原则，是腧穴特殊治疗作用及针灸的临床经验在体控电疗中的灵活应用。比如落枕选外劳宫、面瘫选牵正、痰多选丰隆等。

4. 辨经取穴原则：辨经取穴就是根据疾病的症候特点，分析病因病机而辨证取穴的方法。根据病症的性质进行辨证分析，将病症归属于某脏腑或经脉，然后在按经取穴。

5. 整体论治原则：要注重中医的整体观念，认识人体的内脏和体表组织、器官之间都是不可分割的、有机联系着的。取穴可以采取上病下治、左病右治，表里经配穴、同名经配穴、泻南补北的方法。

九、体控电疗的补泄方法

体控电疗也要遵循“虚则补之、实则泻之”的原则，虚症用补法，实征、热征用泻法。顺经为补、逆经为泄，短刺为补、长刺为泄，小电为补、大电为泄。

十、体控电疗治疗调理程序的“五步法”

应用体控电疗治疗调理各种病症，要遵循以下“五步法”：

①开通督脉；②开通任脉；③开通中焦；④开通四肢经络（先上后下）；⑤排风梳理。

十一、加强对体控电疗师的饮食与营养

由于体控电疗师每天长时间、高强度的工作，每天大量出汗，电流在电疗师体内会产生生理效用、物理效应（热效应）、化学效应，电疗师的饮食营养必须注意已补水、补钙、补血、补蛋白质，微量元素，每天要大量喝水，喝水量要在 3000 毫升以上，吃豆制品、鸡蛋、红枣、蜂蜜、水果等。

把针灸学运用到体控电疗法能治疗、调理多种病症。鉴于体控电疗法有诸多优势特点，可以弥补

就医难的现状，但对电疗师自身的长时间带电操作是否有副作用有待论证。

参考文献

[1] 王玉玲,《生物电医学与中医》；学苑出版社，ISBN: 9787507730326.

[2]《生物电技术与常见病理疗手法》(教科书).

[3]酸碱平 DDS 美容养生按摩器参考资料（内部资料）.

古籍研讨:《伤寒论》热入血室考论

天马医院　胡不群

热入血室是以妇女为主的伤寒热病过程中的一种特异性疾病，首见于张仲景的《伤寒杂病论》。在现存《伤寒论》与《金匮要略》中，对热入血室的病因、临床证候、治法、药方、针方及其禁忌都有详细的说明，作为一种特异性病症，其病脉证治的各个方面，都有非常完整的阐释。因现代对热入血室的方方面面，尤其是对血室等方面的认识，存在着一些偏离经典原创意义的认识，这些偏离经典原创意义的观念，是通过对经典原创注疏名家的有关经典原创意义疏证的篡改而逐步形成的，因此而极具欺骗性，令不善查考经典原创注疏的读者们，不经意间就偏离了经典原创意义。而经典的学习与掌握又是学好中医最为重要的基础，只有在尊重经典原创意义的基础上，才能谈得上对中医的继承与发展。为了恢复经典的原创意义，还经典原创的本来面目，特以张仲景的原创经典《伤寒论》《金匮要略》为基本文献，再结合经典原创注疏名家对经典原创意义的疏释，进行考证性阐释，以使有志于经典学习的读者能较快地掌握经典原创意义，勉力撰此小文，全为引玉之砖。

（一）关于热入血室之血室

关于血室，当代几乎成为共识的观点是“血室，指子宫或胞宫。”并引明代著名医家张景岳的《类经附翼》“故子宫者，医家以冲任之脉盛于此，则月经以时下，故名曰血室”作为证据。这样的论断实在失之粗陋，既忽略了古人的其他看法，也错解了张景岳这段文章的原创意义；既是对原创经典的不负责任的乱说，也是对张景岳的厚污。细考这种观点的来由，突然发现这种认识，首先是由日本一位年轻的医家山田正珍提出来的。他在其名著《伤寒论集成》中写道：“血室，谓胞，即子宫也。”清末民初时期的学者们，崇尚日本，以日本人之观点为标准者，对日本人之观点多有不加考量而全盘接受者。张山雷《伤寒论今释》就多取材于山田正珍之《伤寒论集成》。日本侵略我大中华后，有的人已开始不直引日本人的观点了，但又心中默许，对于山田正珍氏的“血室，谓胞，即子宫也”的观点实际上是完全接受的，尤其现代西医解剖生理学的出现，更是肯定了山田氏的这一观点，于是就篡改古代名家的观点来作伪证，说早在明代，张景岳就说了血室就是子宫，其实他们是截取张景岳《类经附翼·求正录·三焦包络命门辨》中的部分文字，来作伪证的。血室即子宫或胞宫，是日本人的观点，与张景岳一点关系都没有。

首先让我们来看看张景岳到底是怎么说的，为了让读者能准确地把握张景岳的原意，我在这里将不厌其烦地把张景岳《类经附翼·求正录·三焦包络命门辨》的全文都引出来，看看景岳到底说血室即子宫或胞宫没有？

景岳说：“客曰：‘既三焦心主为表里，何以复有命门三焦表里之说？’曰：‘三焦包络为表里，此《内经》一阴阳之定耦，初无命门表里之说，亦无命门之名。唯《灵枢·根结》《卫气》《素问·阴阳离合》等篇云：‘太阳根于至阴，结于命门，命门者目也。’此盖指太阳经穴终于睛明。睛明所夹之处，是为脑心，有至命之处，故曰命门。此外并无左右肾之分，亦无右肾为命门之说，而命门之始，亦起于《三十六难》曰：‘肾有两者，非皆肾也，左者为肾，右者为命门，命门者，精神之所舍，原气之所系，男子以藏精，女子以系胞。’王叔和遂因之，而曰：‘肾与命门俱出尺部’。以至后世遂有命门表里之配，而《内经》实所无也。’客曰：‘《内经》既无命门，《难经》何以有之？而命门之解，终当何似？’曰：‘《难经》诸篇，皆出《内经》，而此命门，或必有据。意者，去古既远，经文不无脱误，诚有如《七难》滑氏之《注》云者。（滑氏注《七难》曰：‘首篇称经言二字，考之《灵》《素》无所见，岂越人之时，别有所谓上古文字耶？将《内经》有之而后脱简耶？是不可知也。）唯是右肾为命门，男子以藏精，则左肾将藏何物乎？女子以系胞，则胞果何如而独系右肾乎？’此所以不能无疑也。予因历考诸书，见《黄庭经》曰：‘上有黄庭下关元，后有幽关前命门。又曰：闭塞命门似玉都’，又曰：‘丹田之中精气微，玉房之中神门户。’梁丘子注曰：‘男子以藏精，女子以约血，故曰门户’。又曰：‘关元之中，男子藏精之所。元阳子曰：命门者，下丹田精气出入之处也。是皆医家所未言，而足为斯发明者’。又《脉经》曰：‘肾以膀胱合为府，合于下焦，在关元后，左为肾，右为子户’。又曰：‘肾名胞门子户，尺中肾脉也’。此言右为子户者，仍是右者为命门之说。细详诸言，默有以会。夫所谓子户者，即子宫也，即玉房之中也，俗名子肠，居直肠之前，膀胱之后，当关元气海之间，男精女血，皆存乎此，而子由是生，故子宫者，实又男女之通称也。道家以先天真一之气藏乎此，为九还七返之基，故名之曰丹田。医家以冲任之脉盛乎此，则月事以时下，故名之曰血室。叶文叔曰：‘人受生之初，在胞胎之内，随母呼吸，受气而成，及乎生下，一点元灵之气，聚于脐下，自为呼吸，气之呼接乎天根，气之吸接乎地根，凡人之生，唯气为先，故又名为气海’ 。然而名虽不同，实则一子宫也。子宫之下有一门，其在女者，可以手探而得，俗人名为产门；其在男者，于精泄之时，自有关拦知觉。请问此为何处？’客曰：‘得非此即命门耶？’曰：‘然也。请为再悉其解。夫身形未生之初，父母交会之际，男之施由此门而出，女之摄由此门而入，及胎元既足，复由此出，其出其入，皆由此门，谓非先天立命之门户乎？及乎既生，则三焦精气，皆藏乎此。故《金丹大要》曰：‘气聚则精盈，精盈则气盛’。梁丘子曰：‘人生系命于精’。《珠玉集》曰：‘水是三才之祖，精为元气之根。然则精去则气去，气去则命去，其固其去，皆由此门’。谓非后天立命之门户乎？再阅《四十七难》有七冲门者，皆指出入之处而言。故凡出入之所，皆谓之门。而此一门者，最为巨会，焉得无名？此非命门，更属何所？既知此处为命门，则男之藏精，女之系胞，皆有归着，而千古之疑，可顿释矣。’客曰：‘若乎然，则命门既非右肾，而又曰子宫，是又别为一腑矣，所配何经？脉居何部？’曰：‘十二经之表里，阴阳固已配定，若以命门而再配一经，是肾脏唯一而经居其两，必无是理。且夫命门者，子宫之门户也，子宫者，肾脏藏精之腑也，肾脏者，主先天真一之气，北门锁钥之司也。而其所以为锁钥者，正赖命门之闭固，蓄坎中之真阳，以为一身生化之原也。’”

综观全文，我们可以清楚地知道，景岳在这里所说的子宫，不是现代医学解剖学所指的生殖系统中孕育胎儿的那个器官——子宫，而是指的右肾命门，也就是人的生命之门，这个命门的作用主要是“男子以藏精，女子以约血”，所以景岳说“男精女血皆存乎此”，对于女子胞（现代解剖学意义所指之子宫）亦系于命门。男精存乎此，故古代医家又有以精室称之者，女血存乎此，故景岳又以血室名之。可见景岳在这里所讲的血室、子宫，都不是现代通常所说的解剖学意义上那个孕育胎儿的子宫，那个孕育胎儿的子宫，景岳称为“胞”“女子以系胞”的“胞”，这是十分明确的。

景岳对热入血室的血室有没有解释呢？有，那就是《景岳全书·伤寒典·下》解释《伤寒论》“热入血室”的原文时所加的按语。景岳说：“血室者，即冲任血海也，亦血分也。凡血分之病，有畜血者，以血因热结而留畜不行也；有热入血室者，以邪入血分而血乱不调也。 故血畜者，去之则愈；血乱者，调之则安。调之之法，则热者宜凉，陷者宜举，虚者宜滋，瘀者宜行，邪未散者宜解也。然此皆病在下焦，故曰无犯胃气及上二焦，必自愈，是又不可不察。”

可见景岳对热入血室的血室，是有确估的，那就是指“冲任血海”，其实在景岳之前后指血室为冲脉者实多，非只景岳一人而已，说血室指冲脉是中医学术团体的共识也未为不可。成无己《伤寒明理论》“人身之血室者，荣血停止之所，经脉留会之处，即冲脉是也”，吴又可《温疫论》：“血室者一名血海，即冲任脉也，为诸经之总任”，就表述得十分清楚。方有执、喻嘉言、钱潢等也与此说同。

当然还有指血室为肝者，柯韵伯《伤寒来苏集》“血室者，肝也，肝为藏血之脏，故称血室。”秦皇士《伤寒大白》“因经水适来，血海正开，热邪乘虚入于厥阴藏血之室。”就是典型的例证。

后来又出现了和会二说者，以沈金鳌《伤寒论纲目》“……然则血室之说，成氏主冲，柯氏主肝，二说虽异，其实则同，主冲者就其源头处而言，主肝者就其藏聚处而言，血必由源而出，不有源则无根，血必聚处而藏，不有聚则散漫无所收，于此二处而为血室，其旨同也。”为最典型的代表。

就我所见到的古人对热入血室之血室的认识，大概就是这三种，我称之为主冲脉或冲任说，主肝说，和会说。唯独没有主现代解剖学意义上的子宫说。

当然，《伤寒论》所讲的“热入血室”证，首先是与月经有关，也就是所讲的“经水适来”“经水适断”。既然所有的症都与月经有关，有现代解剖生理学知识的人，就自然会理所当然地认为这里所讲的所谓血室，实际上指的就是现代解剖学意义上的子宫。这种判断方法，简单粗暴，对中医经典原创意义在未弄清楚弄明白弄懂之前，就直接与现代的观念对号入座，是不负责的表现，这样做的结果，最终将使中医理论走向消亡，爱中医的一片冰心，求中医发展的一颗爱心，将会变成害中医，消灭中医的一颗毒心！本欲爱之，实则害之，良有以也。

血室既与月经有关，而月经之生成与定期之潮止则是一个系统的参与，仅有子宫，月经是不能完成其生成与潮止的。

《素问·上古天真论》“女子七岁，肾气盛，齿更发长；二七而天癸至，任脉通，太冲脉盛，月事以时下，故能有子。”

在《内经》对月经之生成与定期之潮止所关乎的主要因素，已经说得十分清楚，那就是肾气盛，任脉通，太冲脉盛，其实月经的定期潮止，还与肝藏血和肝之疏泄密切相关，从热入血室的临床表现来看，有“谵语者”“暮则谵语，如见鬼状”等阳明经主症，但仲景明确提出“无犯胃气及上二焦”，显然与仲景“但见一症便是，不必悉具”的识证主旨不合，原因是什么呢？其实，我们只要联系“冲脉隶属于阳明”，就知道“谵语者”“暮则谵语，如见鬼状”等阳明经主症，只是冲脉病症的标象，其本则在冲脉。所以基本上可以认定血室为冲脉的集合系统，这个系统既包括冲脉自身又包括十二经脉的部分相关功能（冲脉为经络之海），也包括肝藏血与主疏泄的部分功能，这是因为冲为血海，海为纳蓄与调节之大本，而肝藏血主疏泄，其主疏泄作用之一就是调节血量，与冲为血海功能相通，是以连带及之。还与阳明经关系密切，因《难经》谓冲脉并足阳明之经，则冲脉与阳明亦同气矣，所以有“冲脉隶于阳明”之说。此外冲脉亦并足少阴之经，则冲脉之气亦与足少阴之气相关联，当然冲脉受邪，其气以逆为特征，气既逆则可能不及肾，但足少阴之脉络心，是以冲脉为病，亦可累及于心，然则心不受邪，而包络代之，手厥阴心包络与足厥阴肝其气相连通，当然，冲脉起于胞宫，自然与胞宫也是血肉相连的。综此以观，则血室自然是指冲脉，这里的所谓冲脉，实质上是指包括胞宫、肝足厥阴、胃足阳明及心包手厥阴在内的冲脉系统。

（二）关于热入血室的证治

关于热入血室的证治，我们还得从张仲景《伤寒论》《金匮要略》的病脉证治谈起，《伤寒论·辨太阳病脉证并治下》关于热入血室的病脉证治有三条原文，陈列于次。

“妇人中风，发热恶寒，经水适来，得之七八日，热除而脉迟身凉，胸胁下满，如结胸状，谵语者，此为热入血室也，当刺期门，随其实而取之。”

“妇人中风，七八日续得寒热，发作有时，经水适断者，此为热入血室，其血必结，故使如疟状，发作有时，小柴胡汤主之。”

“妇人伤寒，发热，经水适来，昼日明了，暮则谵语，如见鬼状者，此为热入血室，无犯胃气，及上二焦，必自愈。”

《伤寒论·辨阳明病脉证并治》关于热入血室的病脉证治只有一条原文，亦陈于后。

“阳明病，下血谵语者，此为热入血室，但头汗出者，刺期门，随其实而泻之，濈然汗出则愈。”

《金匮要略·妇人杂病脉证并治》所载热入血室之“病脉证并治”与上引《伤寒论》所载之热入血室的“病脉证并治”条文相同，其所不同者，仅个别字词而已，因无关宏旨，故不再引录。

从仲景先师有关热入血室的病脉证治原文分析，可以得出如下结论：

1. 关于热入血室病的病机

共同的特异性证候之病因病机，是伤寒热病过程中，适逢经期，阴血下注，形成相对的阴血亏虚，致令邪气乘虚入里，或邪热与血结，或邪热与血搏，或寒邪与血凝，或热邪扰于厥阴肝经血分，或热邪循冲脉上逆扰于厥阴心包等热入血室（冲脉及其冲脉系统）证，这与伤寒热病过早妄下，伤其胃气阴津，令邪热乘其新下之虚而内陷入里，或与痰浊结为结胸，或与胃中糟粕结为腑实，或与虚气结为痞，或与水结为蓄水，或与血结为蓄血等证一样，其病变机理基本相同。

2. 关于热入血室的证候

仲景先师关于热入血室的证候，共有四个，兹逐条分析如下：

（1）“妇人中风，发热恶寒，经水适来，得之七八日，热除而脉迟身凉，胸胁下满，如结胸状，谵语”。

“妇人中风，发热恶寒，经水适来，得之七八日，热除而脉迟身凉”者，这是说妇女在外感热病的过程中，适逢月经来潮，病至七、八日传经已尽之时，热除脉静（和缓）身凉，不再传经则病愈，今热除身凉脉不静而反迟，知其非病愈之象。迟为在脏，此病邪乘血室新虚而入于血室（冲脉系统）之验也。

“胸胁下满，如结胸状，谵语”者，冲脉挟脐上行，至胸中而散，胸胁亦为少阳经脉之分野，肝又为厥阴藏血之脏，与少阳相表里，腑脏相连，故少阳亦病而胸下满如结胸状。谵语者，肝藏魂，肝之阴血为邪热所扰，神魂不宁之故也。即陈念祖：“热与血搏，神明内乱，而发谵语者”是也。（《伤寒论浅注·卷一·太阳篇下》）

（2）“妇人中风，七八日续得寒热，发作有时，经水适断者，此为热入血室，其血必结，故使如疟状，发作有时。”

中风至七八日，本来寒热已罢，而又出现寒热症候，故曰“续得寒热”。此寒热非太阳表证之恶寒发热而是寒热往来之寒热间歇发作，观其后文“如疟状，发作有时”便知，既如疟状，则非太阳表证亦可知也。之所以如疟状者，是因邪热乘血室新虚而内陷厥阴血分，厥阴少阳表里之经，转出转入之枢机也，故使寒热如疟状。经水适断者，钱潢说：“盖因中风发热恶寒之时，经水适来，以至热入血室，既入之后，邪热阻绝，遂至经水适断”，（《伤寒溯源集·卷七·少阳全篇》）此之谓也。

（3）“妇人伤寒，发热，经水适来，昼日明了，暮则谵语，如见鬼状”。

“妇人伤寒，发热，经水适来”机理与前同，不再释。“昼日明了，暮则谵语，如见鬼状”者，一则成无已说：“若昼日谵语，为邪客于腑，与阳争也。此昼日明了，暮则谵语，如见鬼状，是邪不入腑，入于血室，与阴争也。”（《注解伤寒论》）二则方有执说：“昼属阳，明了者，阴邪退也；暮属阴，谵语者，血证得阴而剧也。”（《伤寒论条辨·卷一·太阳上篇第一》）此即暮则谵语为后世温病学派诊断邪入血分之渊薮。三则肝藏魂，邪热入于足厥阴肝经血分，肝魂为邪热所扰，故令谵语如见鬼状。

（4）“阳明病，下血谵语者，此为热入血室，但头汗出”。

“阳明病，下血谵语”未言妇人，亦未言经水适来或适断，则男女之通病也，所以张隐庵说“无分男妇”（《伤寒论集注·卷三》）、王三阳说“男子亦有之”（转引自陈亦人《伤寒论译释·卷第五》）、吴谦说“男子…亦为热入血室”（《医宗金鉴·订正伤寒论注·卷四》)、柯韵伯说“是故男女俱有是证”(《伤寒论注·卷三》)等诸家,都认为热入血室通指男女,下血者,其在男子则大便下血也。阳明病而谵语,多属胃家实,与此阳明病而热入血室最难鉴别,阳明病胃家实,必汗出通身,而此证则但头汗出,此其一,下血为阳明病所无,此其二,至其“但头汗出”,则成无已以为“夺血者无汗,故但头汗出”(《注解伤寒论》),张隐庵确信“但头汗出者,热气上蒸也”(《伤寒论集注·卷三》),柯韵伯责其“因入血室而肝实也,肝热心亦热,热伤心气,既不能主血,亦不能作汗,但头有汗而不能遍身”(《伤寒论注·卷三》)。证之临床,当以隐庵之说为常规。

3.关于热入血室的治法

(1)从少阳转出厥阴血分之邪

吕仲名说:“按三阴三阳,少阳为从阳入阴之枢纽,阳经热邪,已越少阳,而陷入阴分,亟当从阴分领出其邪,使还从少阳而出也。”(《伤寒寻源·下集·小柴胡汤》)少阳为阳枢,厥阴为阴枢,邪虽已入厥阴阴枢,但仍可从少阳阳枢转出,此仲景“小柴胡汤主之”之义也。后世温病治法之“入营犹可透热转气”,可能受此影响有关。

(2)直接泻厥阴血分之邪

若邪入厥阴血分已深,则不能从少阳阳枢转出了,当直泻厥阴血分之邪,仲景选择了针刺,“刺期门”。期门为足厥阴肝经之募穴,厥阴肝主藏血,所以用刺期门的方法,来泻厥阴肝经血分之热邪。所以方有执说:“期门,肝之募也,肝纳血,故刺期门,以泻血分之实热也”.(《伤寒论条辨·卷一·太阳上篇第一》)肝经血分即血室之分也,故成无已则直接说“刺期门者,泻血室之热”。

(3)无犯胃气及上二焦

热入血室,厥阴心包经所藏之神、厥阴肝经所藏之魂为热所扰,至神魂不宁而现神昏谵语。若因其神昏谵语而以为阳明腑实所致,用承气汤攻下阳明胃家之实,则误也。阳明胃腑无实,则攻下之法必然伤其胃气、劫其胃汁,是以仲师谆谆告诫:“无犯胃气”。若以为“伤寒发热”,当从汗解,而用发汗之法,邪已入里,发汗之法,妄攻其表,劫夺津液,伤其胃气,劫夺津液,是犯中焦,伤其卫气,是犯上焦,是以仲师谆谆告诫:“无犯…及上二焦”。犯胃气及上二焦,必至变证蜂起,是以恳切戒之。此中医论治之精神,活活泼泼跃然纸上,论治以识证为前提,以识证为圭臬。

4、关于热入血室的治验

(1)古代名家治验案

一妇人,患热入血室证,医者不识,用补血调气药,迁延数日,遂成血结胸,或劝用前药。予曰:“小柴胡用已迟,不可行也,无已,则有一焉,刺期门穴斯可矣,但予不能针,请善针者治之。”如言而愈。或问曰:“热入血室,何为而成结胸也?”予曰:“邪气传入经络,与正气相搏,上下流行,或遇经水适来适断,邪气乘虚而入血室,血为邪迫,上入肝经,肝受邪则谵语如见鬼,复入膻中,则血结于胸也,何以言之,妇人平居,水当养于木,血当养于肝也。方未受孕,则下行之以为月水,既妊娠则中蓄之以养胎,及已产,则上壅之以为乳,皆血也。今邪逐血并归肝经,聚于膻中,结于乳下,故手触之则痛。非汤剂可及,故当刺期门也。”(宋·许学士《普济本事方·伤寒时疫上》)

(2)当代治验案

①当代名家治验案

胡某某,女,30岁,1986年10月24日初诊。

发热一周,寒热往来,发热在38~39℃之间,经水适来,血量不多,胸胁苦满,心中烦乱,睡卧不安,头晕头痛,外院诊为病毒性感冒,经服抗生素及解热药,治疗不愈。脉弦数,苔白且厚,根部淡黄。证属热入血室,治以和解枢机,清热凉血,服小柴胡汤,加丹皮、栀子、杭菊、生地,三剂,热退病愈。(聂惠民《伤寒论与临床》)

②本人偶遇治验案

王某某,女,35岁,望城县丁字镇人,1984年5月7日初诊。

患者素喜经期感冒,发热身痛,胸胁满,口苦纳呆,久治不愈,适逢余去其镇执业,因余与患者远房沾亲,故请余诊之。余以为肾虚而然,因予二仙汤合小柴胡汤,有时热轻而倦怠,则用二仙汤合丹栀逍遥散,三、五剂即愈,连用四个月后,经期不复感冒。

本次临经前又患外感，适逢余外出，患者又不愿易医以治之，两日后经潮，病情加重，遂入医院留观。医诊为重症感冒合并感染，用解热抗病毒抗生素和中药银翘散等治疗，热随降随升，病情益重，“昼日明了，暮则谵语，如见鬼状”，高热，口渴引饮。第六日，我从外地归，急邀余诊：苔灰黄乏津，舌质偏绛，脉数急无伦，此热入血室症也。治从少阳引出厥阴之邪热，以小柴胡汤加丹皮 24 克，赤芍 15 克，生地 15 克，白薇 12 克，银花 30 克，茅根 30 克，三剂，药后热退神清，予益气养阴之品善后。

综观全文，仲景“热入血室”之“血室”，不是指现代解剖学所讲的子宫，而是指冲脉系统。质言之，就是指包括冲脉、任脉、胞宫、肝足厥阴、胃足阳明及心包手厥阴在内的冲脉系统。

而热入血室证的总病机则是患者在外感热病过程中，适逢经期，邪热乘血室新虚而入，与血搏结。治之之法，因势利导而已，邪入厥阴血分未深，仍有如疟状之寒热，则从少阳阳枢以转出厥阴血分之邪，若其入已深与血又结，则直针肝足厥阴之募穴“期门”，泻出已深入血分之邪热。此外，对于热入血室证，不可因其有寒热证候而用汗法以犯未病之上焦，亦不可因其谵语而用下法以犯中焦胃气。不当之处，肯请同道先进，幸以教我，则幸甚！

古籍研讨:《叶天士医案》温养胃阳法小结

孙曼之

1. 患者刘 xx，胃阳受伤，腑病以通为补，与守中必致壅逆。

人参　粳米　益智仁　茯苓　广皮　炒荷叶

按：此案点出胃阳虚弱的治疗原则。盖胃属腑，以息息下降收纳为用，故虽阳气虚弱不能腐熟水谷，然而治疗方法仍必须以通、降为要，切不可呆腻纯补，以免窒塞胃气，反而导致胃气上逆。本方以人参、益智仁温养胃腑，陈皮理气和中，茯苓渗湿，荷叶升清。若阳虚甚者辛热之味如姜椒等均可加入，然胃腑属阳，喜湿恶燥，必须药证相当，用药不宜过于辛燥，此温胃与温脾之不同也。

2. 患者张 xx，食谷不化，胃无火也。

生白芍　浓朴　新会皮　益智仁　茯苓　砂仁

按：食谷后不能运化为胃阳虚弱的主要见证，此当留意者。本方以生白芍固护胃阴，厚朴、陈皮理气燥湿，益智仁、砂仁温养胃阳，而益智仁、砂仁均有沉降之力，亦取通降之义。《会约医镜》:“益智仁，其性行多补少，须兼补剂用之，若独用则散气”。杨仁斋《直指方》云:“古人进食药中，多用益智，土中益火也”。叶氏喜用益智仁于脾胃寒湿证，取其温阳固精而又有通降之力也。

3. 患者成 xx，阳微痰黑，食入不化。

人参　生益智　桂心　茯神　广皮　煨姜

按：本方与上方相似，桂心取苓桂术甘汤通阳化饮意义，加生姜宣散水汽。

4. 患者高 xx，脉小带弦，知饥不欲食，晨起吐痰，是胃阳不足，宜用外台茯苓饮。

又：人参　白术　茯苓　广皮　半夏　枳实皮　白蒺藜　地栗粉

按：外台茯苓饮主治原文：“心胸中有停痰宿水，自吐水出后，心胸间虚气满，不能食。”功能为“消痰气，令能食”。盖吐后胃阳损伤，水饮内停。用于本案正为契合，但本案知饥而不能食，是仍有一分伏热在内，故二诊去原方生姜不用，加地栗即荸荠以清热生津、化痰消积，另外当有外邪见证，故加白蒺藜宣透风热。

5. 患者刘 xx，食谷不运，脘胀呕恶，大便不爽，脉弦，色黄。此胃阳式微，升降失司使然。法当温通阳气。

吴萸（八分） 半夏（三钱） 荜茇（一钱） 淡干姜（一钱） 生姜汁（五分） 广皮白（一钱半）

按：脘胀呕恶，大便不爽，是胃阳虚弱而水湿阻滞，胃气失降，故以半夏、陈皮宽胸降逆，荜茇温胃，吴茱萸通阳，干姜劫水，生姜汁通便滑肠。

6. 患者王 xx，初用辛通见效，多服不应，想雨湿泛潮，都是浊阴上加，致胃阳更困。仿仲景胃中虚，客气上逆，噫气不除例。

人参 旋复花 代赭石 半夏 茯苓 干姜

按：本案当为呃逆证，由于胃阳虚乏，浊阴上逆，故以旋复代赭汤补气降逆化痰，原方治疗吐下后胃虚客气上逆，本案为胃阳虚乏，故去生姜之温散，易以干姜之辛热通阳化饮。

7. 患者王 xx，味淡，呕恶嗳气，胃虚浊逆。

白旋复花 钉头代赭 炒黄半夏 姜汁 人参 茯苓

按：本案虽属呕恶嗳气而非呃逆，然与上案病机相近，故用方相近，未用原方之生姜者，应该是属于胃气虚弱而痰饮内聚，湿阻气滞，大便不利，故改生姜汁通阳滑肠。

8. 患者汪 xx，壮年饮酒聚湿，脾阳受伤已久。积劳饥饱，亦令伤阳。遂食入反出，噫气不爽，格拒在乎中焦，总以温通镇逆为例。

白旋复花 钉头代赭 茯苓 半夏 淡附子 淡干姜

按：嗜酒导致脾阳受伤日久，则平素溏便可知。然后饥饱劳役损伤胃阳，因而嗳气不畅。不畅者，嗳气复不能大口而出，故为“格拒在乎中焦”。日久溏便，故以附子温阳，寒湿格拒故以干姜通阳解结，加入茯苓以分利阴阳，引阳入阴，此皆为用药常法。

9. 患者徐 xx，噫气不爽，食后甚。

杏仁 半夏曲 橘红 浓朴 郁金 桔梗

按：嗳气不爽而食后为甚，则胃气失降，湿浊阻滞于中焦可知，本案属于实证，故以半夏、橘红宽胸化痰，厚朴燥湿理气降逆，郁金芳香化湿，杏仁、桔梗宣肺通肠降气。

此方之郁金即今之姜黄，今所售郁金实为三棱，并非一物，不可混淆。

10. 患者陈 xx，多噎，胸膈不爽，胃阳弱，宜薄味。

生白术 茯苓 新会皮 半夏曲 益智仁 浓朴 生姜

按：此案属噎证。胃阳虚而湿浊阻滞，故以外台茯苓饮化裁，湿浊阻滞，实证为主，故去人参，加半夏、厚朴，又加益智仁者，益智仁具有芳香化湿，开胃进食，温脾散寒等功能。此药《秘录》称“止呕逆”，诸子皆降，温阳而又有通降作用，故为叶氏温阳健脾诸方所常用。

11. 患者张 xx，嗳气，腹微痛，脾胃未和。

人参 焦白芍 茯苓 甘草

按：本方为四君子汤去白术加白芍，以方测证，虽然嗳气属于胃气失降，而本案之嗳气当为胃虚见证，故以四君子汤去白术以补胃气，腹微痛，又加白芍以止痛，此《伤寒论》用法。

12. 患者黄 xx，《灵枢经》云：“中气不足，溲便为（之）变，是崩淋泄泻，皆脾胃欲败之现症”。今汤水下咽，少顷倾囊涌出，岂非胃阳无有，失司纳物乎？奈何业医者，中怀疑惑，但图疲药，待其自安，怕遭毁谤耳。此症一投柔药，浊升填塞，必致胀满。仲景于阳明满实，致慎攻下者，恐以太阴之胀误治耳。今舌微红微渴，皆是津液不肯升扬，脾弱不主散精四布。世岂有面色如白纸，尚不以阳气为首重也耶！

人参 熟于术 炙甘草 炮姜 茯神 南枣

按：宜于热，宜于寒，应以病机为准绳，所谓“有则求之，无则求之，以平为期”，此叶氏所以斥责其前医畏缩延误救阳耳。叶氏实为温阳治法高手，而今人多不知也。本案与上案相似，均为呕逆反胃，然上案为胃虚，本案同时兼有崩淋泄泻证，为脾胃两虚，故以理中汤合四君子汤加红枣温阳健脾，阳回则呕逆自止。若与通降，必致阳气愈弱，浊阴愈逆而呕吐也。

13. 患者张 xx，呕吐胀闷，虚中气滞。

人参 茯苓 砂仁

按：本案为胃虚证，方只三味。呕逆胀满为主症，故去四君子汤甘草之甘缓，又去白术，加砂仁芳香化湿，辛苦降气止呕。与益智仁比较，砂仁理气降气为胜而无益智仁之补益心肾、收涩敛精之功。

14. 患者徐 xx，脉微肢冷，呕吐清水，食不下化，带下脊髀酸。阳气素虚，产后奇脉不固，急扶其阳，用附子理中汤。

附子　人参　生白术　炮姜　炙草

又：暖胃阳以劫水湿，带下自缓，照前方加葫芦巴。

又：脉象稍和，已得理中之效。议用养营法。

养营（汤）去远志、黄（芪）、五味，即作丸方。

按：叶氏常称干姜为“劫水之药”，劫水二字最宜深究。干姜辛燥悍猛，辛温之品鲜有其雠者，故凡阳气虚弱，寒饮内聚，若夫宣通阳气，力挽狂澜，非干姜无以破阴散饮。本案脉微肢厥，呕吐清水，用理中汤正为其宜。二诊带下已减，再加葫芦巴温养肾阳。三诊寒饮大消，改气血两补之法以善后。

15. 患者蔡 xx。凡论病，先论体质形色脉象，以病乃外加于身也。夫肌肉柔白属气虚，外似丰溢，里真大怯。盖阳虚之体，为多湿多痰。肌疏汗淋，唇舌俱白，干呕胸痞，烦渴引饮，由乎脾胃之阳伤触，邪得僭踞于中，留蓄不解，正衰邪炽。试以脉之短涩无神主义之，阳衰邪伏显然，况寒凉不能攻热，清邪便是伤及胃阳之药。今杳不纳谷，大便渐稀，若不急和胃气，无成法可遵。所谓肥人之病，虑虚其阳。参拟一方。仍候明眼采择。

人参　半夏　生于术　枳实　茯苓　生姜

按：“凡论病，先论体质形色脉象，以病乃外加于身也”，乃点明中医辨证论治理论本质之精论也，大约叶氏时代中医临床医生莫不知此理者，及至今世则受到西医方法论之影响，中医医生竞相以驱逐病邪为务，鲜有知道中医理论立足于何地者矣。本案属于阳衰邪伏，干呕胸痞，直用外台茯苓饮补胃温阳，此案若与今人疗之，必以降逆止呕、豁痰化饮为首务矣。

16. 患者吴 xx，壮年形伟，脉小濡，恶闻秽气，食入呕哕。缘阳气微弱，浊阴类聚，口鼻受污浊异气，先入募原。募原是胃络分布，上逆而为呕吐，此病理（之）标者。用芳香辟秽，扶正气治本，以温上通阳。

藿香　草果　公丁香　茯苓　浓朴　砂仁壳　广皮　荜茇

又：人参　茯苓　生益智　葫芦巴　煨木香　煨姜

按：壮年形伟，自不应阳虚，而“恶闻秽气，食入呕哕”者，偶然感受秽浊寒湿之邪气也，病在于胃府，故云“此病理之标”，以明体质本不当如此。本方以藿香化浊止呕，砂仁、草果芳香化湿降气，厚朴、陈皮燥湿理气消胀，丁香温中止呕，荜茇散寒止痛。大抵以上药物，均有温中化湿理气作用，而藿香、草果均以化浊辟秽止呕见长，而草果燥烈尤甚，又可以消果积化寒湿痰饮。砂仁则性情较为温和，虽然可以燥湿而不辛烈耗气，功可降气而直入于肾故可安胎。丁香长于降气，故以止呕止呃为优。荜茇为未成熟的果实，蓄势违发，故其疏泄理气之力尤强，临床应用以止痛为选。本案虽然未提及胃痛，以方测证，当有此证。二诊燥湿理气已获效，改以温润法。

17. 患者张 xx，脉虚缓，不食不饥，形寒浮肿。

人参　生益智　广皮　半夏曲　茯苓　生白芍　煨姜

按：缓为气虚，虚为营虚，不食不饥湿邪停滞，故以四君子汤补益脾胃，去甘草之甘腻碍湿，加半夏曲宽胸豁痰，降气开胃，益智仁温阳燥湿，醒脾益胃，白芍益营，煨姜化湿通阳。

18. 患者杨 xx，胃伤恶食，络虚风动浮肿，先与荷米煎。

人参　新会皮　檀香泥　炒粳米　炒荷叶蒂

按：此案大约与胃风汤所治证相近，以面部浮肿为主症。胃虚何以面部浮肿？盖土虚则不生肺金，金虚不制木则虚风入络而浮肿。风入经脉则动摇，风入络脉则肿胀，其治不在风木而在于培土，土旺则风自熄。

19. 患者王 xx，脉微弱，面亮戴阳，呃逆胁痛，自利。先曾寒热下利，加以劳烦伤阳。高年岂宜反复，乃欲脱之象！三焦俱有见症，议从中治。

人参　附子　丁香皮　柿蒂　茯苓　生姜　干姜

按：此案高年而自利面潮脉微，显然下焦阳脱之戴阳证，故以四逆汤回阳救急，再合丁香柿蒂汤以降气治呃，虽戴阳尚未即脱而刻下以呃逆为急，故云“从中治”。

20. 患者陈 xx，食伤脾胃复病，呕吐发呃下利。诊两脉微涩，是阳气欲尽，浊阴冲逆。阅方虽有姜附之理阳，反杂入归呆钝牵掣。后方代赭重坠，又混表药，总属不解。今事危至急，舍理阳驱阴无别法。

人参　茯苓　丁香　柿蒂　炮附子　干姜　吴萸

按：本案与上案相近，均为脉微下利的少阴虚寒证兼浊阴上逆的呃逆证，故叶氏指责前医方虽有姜、附而又夹杂当归，呆钝牵掣致使疗效迟缓。本方与上方相比，加入吴茱萸者，以本证呃逆之外还有呕吐，属于吴茱萸汤证。

21. 患者徐 xx，脉歇止，汗出呃逆，大便溏。此劳倦积伤，胃中虚冷，阴浊上干。

人参　茯苓　生姜　淡干姜　炒川椒　炒乌梅肉　钉头代赭石

按：汗出呃逆为胃气虚弱，浊阴上逆，便溏则脾阳亦弱，脉结则肝气不能舒达，故以四君子汤减甘草之滞缓，加乌梅、川椒、干姜辛苦酸法以开泄解结，平肝降逆，再加生姜宣散水饮，代赭石重坠降逆。

22. 患者黄 xx，脉小舌白，气逆呃忒，畏寒微战。胃阳虚，肝木上犯。议用镇肝安胃理阳。

人参　代赭石　丁香皮　茯苓　炒半夏　淡干姜

又：舌白苔浓，胃阳未醒，厥逆。浊阴上干为呃。仍用通法。

人参　淡附子　丁香皮　淡干姜　茯苓

又：照方加姜汁、柿蒂。

又：人参　炒川椒　附子　茯苓　淡干姜　炒粳米

按：本案亦为胃阳虚的呃逆，大凡呃逆虽为胃病，而胃气之上逆却必得肝气攻冲之助，故呃逆治疗不可仅治胃气。

23. 患者吴 xx，阳虚恶寒，恶心吞酸，泄泻，乃年力已衰，更饮酒，中虚，治法必以脾胃扶阳。

人参　茯苓　附子　白术　干姜　葫芦巴

按：此为脾胃阳虚，脾虚则泄泻，胃虚则恶心吞酸，不宜甘腻，故以四君子汤去甘草，加干姜、附子辛温回阳，葫芦巴温肾。

24. 患者赵 xx，晨泄难忍，临晚稍可宁耐，易饥善食，仍不易消磨，其故在乎脾胃阴阳不和也。读东垣《脾胃论》，谓：“脾宜升则健，胃宜降则和”，援引升降为法。

人参　生于术　炮附子　炙草　炒归身　炒白芍　地榆炭　炮姜灰　煨葛根　煨升麻

又：肠风鸣震，泄利得缓，犹有微痛而下，都缘阳气受伤，垢滞永不清楚，必以温通之剂为法。

生茅术（三钱）　炙草（五分）　生炮附子（一钱）　浓朴（一钱）　广皮（一钱）　制大黄（五分）

按：本案初诊“易饥善食”而又“不易消磨”，已经提示此证非尽为虚证，叶氏援引东垣温升法，二诊果然效不著，于是改用温脾汤法。本案药物注明药量，在叶氏书中鲜见，值得注意。

25. 患者金 xx，能食不化，腹痛泄泻。若风冷外乘，肌肉着冷，其病顷刻即至。上年用石刻安肾丸，初服相投，两旬不效，知是病在中焦，不必固下矣。自述行走数十里，未觉衰倦，痛处绕脐。议用治中法，足太阴阳明主治。

生于术　生茅术　生益智　淡干姜　葫芦巴　茯苓　木瓜　荜茇

按：石刻安肾丸见于《饲鹤亭集方》，其组成为：鹿茸 1 两　赤石脂 3 两　山药 4 两　戟肉 2 两　肉果 2 两　补骨脂 2 两　苁蓉 2 两　柏子仁 2 两　菟丝子 2 两　茯苓 2 两　远志 2 两　萸肉 2 两　茅术 2 两　附子 2 两　石斛 2 两　川乌 2 两　小茴 2 两　川椒 2 两　韭菜 2 两　青盐 4 钱，其功能为温肾固精。本案泄泻而又腹痛，安肾丸功能固涩，自然不宜。叶氏予方以白术健脾，苍术燥湿，干姜温阳散寒，荜茇、葫芦巴分别于中焦下焦温阳止痛，茯苓渗湿，益智仁温肾醒脾，木瓜敛肝和胃。盖能食而不化，自是胃腑阴血亏虚，故曰“足太阴阳明主治”，此所以酸敛之意也；“自述行走数十里，未觉衰倦”者，问诊以明非清阳下陷之证。阳气下陷则头晕身倦，与一般泄泻情况不同也。

26. 患者王 xx，3 年久损，气怯神夺。此温养补益，皆护元以冀却病，原不藉乎桂附辛热，以劫阴液。今胃减咽干，大便溏泄经月。夏三月脾胃主候，宜从中治。

人参　炒白芍　炙草　煨益智　炒木瓜　茯苓　广皮

按：3 年损病，气怯神夺，显然可见气血亏虚之候，而非温阳辛热可治者，故叶氏谓当“温养补益，皆护元以冀却病，原不藉乎桂附辛热，以劫阴液。”因前医过用辛热致使纳呆咽干、大便溏泻，故以温养脾胃法治之。方用异功散去白术之香燥，加入白芍补益脾阴，木瓜酸甘益胃敛肝，益智仁温阳开胃而不辛燥，本方温润平补，叶氏称之为治中法，为叶氏常用方剂，应该很好研究。

27. 患者金 xx，冲年（幼年）遗恙，先天最薄，夏秋疟伤，食少不运，痞胀溏泻，都是脾胃因病致虚，当薄味调和。进治中法。

人参　益智　广皮　茯苓　木瓜　炒泽泻　谷芽　煨姜

按：脾胃虚弱不能运化，必以甘淡扶养，若与厚味必致壅遏伤耗，亦“不藉乎桂附辛热，以劫阴液”，此“薄味调和”为治中汤之制方出发点也。本方加泽泻者，当有小便短、口干症状，此叶氏加减法，取五苓散之意。

28. 患者某 xx，阳微浊滞，吐泻心痛，当辛温开气，胃阳苏醒乃安。

炒半夏　浓朴　广皮　益智仁　煨木香　乌药　香附汁　姜汁

按：浊者，湿浊痰饮。吐泻心痛，痛则不通，故以辛温宣通开气，方用半夏、陈皮宽胸化痰，厚朴理气化湿，生姜温阳散饮，木香温通，香附降气，乌药散寒止痛，益智仁温阳开胃。

29. 患者虞 xx，面色萎黄，脉形弦迟，汤水食物，入咽吐出，神气恹恹，欲如昏寐。此胃阳大乏，风木来乘，渐延厥逆，俗称慢脾险症。幼稚弱质，病延半月有余，岂可再以疲药玩忽！宗仲景“食谷欲呕者，吴茱萸汤主之”。

人参　吴萸　茯苓　半夏　姜汁

又：昨用泄木救胃土法，安受不见呕吐，然中焦阳气大虚，浊气上僭，则为昏厥，津液不升，唇舌干燥，岂可苦寒再伐生气！今如寐神倦，阳陷于阴何疑？仲景通阳理虚，后贤钱氏薛氏，皆宗其义。

人参　炒半夏　茯苓　广皮　煨姜　南枣

按：泄泻不止，阳气大虚则肝风厥厥动摇，病入危途，古称慢脾风证。清代庄在田《福幼编》逐寒荡惊汤为治疗此证最著名方剂，本案叶氏径用经方吴茱萸汤以泻木救土，二诊呕泻大止，改温脾益气法以善后。本案阳虚浊逆，而唇舌干燥，津液不升，神倦如寐，为清阳下陷表现。呕泻既久，脾营亦亏，故用药以温升为主，并不用姜附辛燥之味。

周氏针灸“治神针法”技术应用

河南省郸城县针灸研究所　周怀明
河南省郸城神针大院中药馆　单玉丽
河南省郸城县针灸学会　周久凯　周久翔　周久超

“神”是生命活动的主宰，神是生命活动的外在表现，神是生命活动的主宰与本质。掌握针刺的真正技术关键在于治疗生命之神。所以治病先治神，“得神者昌，失神者亡。”说明人的精神状态与生命盛衰息息相关，人的情绪、精神、意识等，直接影响脏腑气血。这也意味着，“神”在疾病的发生发展和预后中都有着重要的作用。周氏家族针灸代表性传承人周怀明有一套完整的“治神”针法，提出了“治病先治神”的理论，在长期的临床实践中，制定了针对不同证情的镇静安神、补益安神、重镇安神等“治神”原则，创立了针灸治神的基本方剂——“四神方”和治神十法，扩大了周氏家族一针三通针法“五脏俞加膈俞”“督脉十三针”和传统“开四关”等方法的临床应用范围，取得了良好疗效。

一、“治病先治神”的含义

“神”对于疾病的发生、发展和预后均有重要作用，针灸“治神”对于疾病治疗有重要意义，“治神”是针灸治病大法，为针灸治病的要旨。

所谓“先”，有两层含义：其一，治病以“治神”为先，强调“治神”在针灸治疗中的重要性。针对精神、情志因素对疾病的发生、发展、转归的重要影响，以及疾病对患者情绪的不良影响，在治病时均施以“治神”针法；其二，针刺以“刺神”为先，强调针刺腧穴时的先后顺序，即先针刺“治神”腧穴，再针刺其他腧穴。

二、“治病先治神”的理论依据

“黄帝内经”中对于“神”的多篇论述，是针灸医师周怀明 “治病先治神”学术思想的理论基础。《素问·上古天真论》曰：“恬淡虚无，真气从之，精神内守，病安从来。”说明我们的先人早就认识到精神内守、情绪安定是保持身体健康的重要前提。周怀明医师认真体会“凡刺之真，必先治神”“凡刺之本，先必本于神”等《黄帝内经》理论，充分认识到“治神”在针刺治疗中的重要性。他根据《素问·宣明五气》“五脏所藏：心藏神、肺藏魄、肝藏魂、脾藏意、肾藏志。是谓五脏所藏”和《灵枢·本神》“肝藏血，血舍魂，肝气虚则恐，实则怒。脾藏营，营舍意……必审五脏之病形，以知其气之虚实，谨而调之也”等论述，认识到神是脏腑生理功能、病理状态的重要外在表现，既可通过针灸“治神”，帮助调整、恢复脏腑功能，治愈疾病，又可通过调整脏腑气血功能，改善人的精神状态。

三、“治神”针法形成

“治神”针法的形成有两方面，一是通过对经典理论的学习与思考，加上长期的针灸临床实践，逐渐摸索形成，如针灸“四神方”为代表的镇静安神法。二是拓展了周氏家族一针三通针法“五脏俞加膈俞”方和“督脉十三针”方的应用范围。针灸“五脏俞加膈俞”方属于周氏家族一针三通针法治疗疑难病的“中风十三治”处方之一，原本治疗卒中后遗症，五脏虚损，阴阳、气血俱亏诸症。根据“五脏藏神”和“从阴引阳、从阳引阴”的理论，将其广泛用于久病、虚证为主的精神、情志疾病，形成了“补益安神”法。“督脉十三针”方亦属周氏家族一针三通针法“中风十三治”处方之一。根据《难经·二十八难》督脉循行“入属于脑”理论，将督脉十三针应用于癫痫、失眠及儿童多动、抽动、自闭症等治疗，发现可有效改善疾病症状，发挥“重镇安神”的作用，形成“重镇安神”法。

四、“治神”针法及应用

1. 镇静安神法

处方：四神方：百会、神庭、本神、四神聪、神门。

方义：本方由神庭、本神、四神聪、神门4个含有“神”字的腧穴及百会穴组成。中医里的神有两种含义，一种是指人的思维意识活动的神，另一种是指人体一切正常生理活动的外在表现。治神取用神字穴，主要是根据古人的经验，具有镇惊安神的作用。四神之中有三穴在头部，盖因“头为精明之府，神明出焉”之意而用。百会、神庭均为督脉经穴，百会穴具有安神镇静、益气升阳和清热泻火之功；神庭乃神所居之处，居庭则神安，离庭则神动，故取神庭以安神；百会与神庭相配，具有较强的镇静安神、开窍醒神和益气健脑作用。四神聪安神定志，常用于治疗中风、头痛、眩晕、癫痫、痴呆等病症，其另有益智开窍之功；本神补元益智、增强记忆。头部诸穴相伍，可加强精明之府（脑）的功能。神门为心经的原穴，既可养血，又可安神。因此，此方既有安神益智之功，又有镇静安神之效。诸穴配伍，则成为治疗神经衰弱、小儿大脑发育不全及老年性痴呆等病的主方。

此外，内关、攒竹也是镇静安神的常用穴。内关，《针灸甲乙经》曰：“心澹澹而善惊恐，心悲，内关主之……心惕惕不能动，失智，内关主之。”

攒竹，《针灸甲乙经》曰：“小儿痫发，目上插，攒竹主之。”《针经指南》曰：“脑昏目赤，泻攒竹以偏宜。”也是经多年临床使用十分有效的镇静安神的常用穴，此二穴配合四神方使用，可以加强镇静安神之功。

四神方作为“治病先治神”理论应用的主方，广泛应用于临床内、外、妇、儿各科疾病的治疗，临床凡出现以精神、情志、记忆、思维为主要病变的疾病，包括小儿多动症、抽动症、小儿弱智、脑炎后遗症、失眠、中风、眩晕、痴呆、癫痫、帕金森病、抑郁症、焦虑症、更年期综合征等，均以“四神方”作为主方；其他与精神、情志密切相关的疾病，包括耳聋耳鸣、各种疼痛、银屑病、湿疹、痤疮、带状疱疹、黄褐斑等多种皮肤病和月经不调等多种妇科疾病，在治疗原发病的同时使用“四神方”，往往获得佳效。

例如在治疗神经衰弱方面，周怀明医师就有独到的经验。神经衰弱是一种临床常见病和多发病，与中医学中的不寐、虚劳、郁证类同，临床主要表现有失眠健忘、眩晕头痛、心悸气短、心烦易怒、遗精阳痿、自汗盗汗、纳呆乏力、哭笑无常、精神萎靡，严重者会产生悲观厌世情绪，不仅患者的身心健康受到极大伤害，而且会给家庭甚至社会带来不良影响。周怀明医师早自二十世纪 90 年代即对该病重点治疗。他在辨证论治理论指导下，总结归纳出“治神十法”。主穴为“四神方”。配穴：①失眠健忘加三阴交。②眩晕加太冲。③头痛加行间。④心悸气短加内关。⑤心烦易怒加四关（合谷、太冲）。⑥遗精阳痿加关元。⑦自汗盗汗加太渊、太溪。⑧纳呆无力加中脘、足三里。⑨哭笑无常加人中、少商、隐白。⑩精神萎靡加灸关元。以上即为“治神十法”。

对于与精神、情志相关病症偏于实证者，亦常配合“开四关法”。《针灸大成》曰：“四关四穴，即两合谷、两太冲是也。”合谷、太冲分别是大肠经的原穴和肝经的原穴，位居要冲，是手足经脉分布于四肢的重要关口。合谷主阳属气，位居于上，具有清热解表、疏风散邪、通降胃肠等作用；太冲属阴主血，位居于下，可调和气血，平肝潜阳，兼有疏泄下焦湿热的功能。针刺四穴，开关口气血之通路，可促进全身气血运行，发挥调和气血、平肝潜阳、镇静、止痛、祛风止痹、急救等作用。

2. *补益安神法*

处方：“五脏俞加膈俞”方：肺俞、心俞、脾俞、肝俞、肾俞、膈俞。

方义：此方用五脏背俞穴，在于调整五脏之气血阴阳，另加膈俞，分理胸腹上下。背俞穴是脏腑精气输注于背部的腧穴，属太阳经，在表属阳，五脏在里属阴。《素问·阴阳应象大论》曰：“故善用针者，从阴引阳，从阳引阴，以右治左，以左治右，以我知彼，以表知里，以观过与不及之理，见微得过，用之不殆。”本方即“从阳引阴”之意，通过针刺五脏俞，达到调理五脏功能的作用。膈俞居于胸腹之间，分理胸腹上下，可调理血气、升清降浊、疏通气血。五脏俞加膈俞的总体功能可概括为调和气血、扶正固本、调理阴阳。根据“五脏藏神”理论，针刺五脏俞调理五脏之气血阴阳，改善失调之功能，可以达到“治神”的目的。

临床应用：本方为四神方应用之补充，从调整五脏整体功能入手，既顾先天，又顾后天，偏于补益，扶正固本。对于久病虚损、焦虑抑郁、癫痫、不寐、遗精、月经不调、小儿多动症等均有良好疗效。

3. *重镇安神法*

处方：“督脉十三针”方：百会、风府、大椎、陶道、身柱、神道、至阳、筋缩、脊中、悬枢、命门、腰阳关、长强。

方义：督脉腧穴共 28 个，本着精简、实用之原则，从百会、风府、大椎、陶道以下，每隔 1 椎取 1 穴。督脉主一身之阳，针刺督脉可振奋诸阳，以期阳生阴长。通过补、泻不同手法，既可达到补阳益气、强筋壮骨、补髓益脑的目的，又可以达到抑阳清热泻火、醒神开窍、疏通经气、调理气机的目的。

临床应用：治疗以阳盛、实热、痰浊为主要病机的精神、情志相关疾病，如癫痫、小儿多动症、抽动症、帕金森病、眩晕、老年痴呆、抑郁焦虑等疾病属于实证者，可用泻法针刺“督脉十三针”，以重镇安神、醒神开窍。

五、“治病先治神”应用要领

以上3个针灸方为“周氏家族针灸治神要方”，其应用范围略有区别。“四神方”可镇静安神、补元益智，加强精明之府（脑）的功能。因此，此方既有镇静安神之功，又有益智醒神之效，常用于小儿弱智、脑瘫、脑炎后遗症、小儿多动症、老年期痴呆等，强调益智安神、开窍醒神；而对于不影响智力的小儿抽动症、成年人的焦虑症、抑郁症等情志疾病，以及头痛、失眠等与社会心理密切相关的疾病，则以百会、神庭、神门三穴为主以镇静安神。“督脉十三针”和“五脏俞加膈俞”这2个处方，除上述疾病治疗中可与“四神方”交替使用外，更要发挥“督脉十三针”的重镇安神作用和“五脏俞加膈俞”的补益安神作用。因此，对于帕金森病、癫痫、小儿多动症等辨证偏实证者，常使用“督脉十三针”重镇安神；对于久病者、偏虚者，常使用“五脏俞加膈俞”以调理脏腑气血阴阳，补益安神；综上所述，“凡刺之真，必先治神”道出针刺乃至中医治病、防病之至高境界，加强该方面研究对指导临床、提高临床疗效。

论古代指针点穴法

黄旭升

世间万物都受阴阳五行生克制化，人也不例外，故《黄帝内经》有：“阴阳者，天地之道也，万物之纲纪，变化之父母，生杀之本始。”就是说，阴阳五行生克是主宰万物生化之权的。

《周易•系辞》有：“原始及终，故知生死说。阴阳交合，物之始，阴阳分离，物之终，合则生，离则死。”现代医学也认识到，人之所以生病，以至死亡，或发生其他伤事，凶灾之事，都是阴阳五行生克制化在起决定的作用，八卦就是根据阴阳五行生克变化的规律，预测和诊断以及治疗人体疾病的。

古代指针点穴法，早于针灸一千多年，后来以《黄帝内经》《针灸大成》《难经》等为理论基础，用经络穴位来调节脏腑经络气血的运行，达到调理全身疾病的目的。古代指针点穴法为秘传，全程口授，很多宝贵的经验随之丢失，以至于传流至今很少有人知晓。

在传承了祖辈诊断、治疗以及预防疾病的基础上，经过二十多年的研究及探索，四处走访，总结出了一套八卦指针点穴疗法，简称八卦点穴法。通过医者的手、指、掌、肘等部位直接点按患者身体的经络穴位，同时以意领气，以气灌指，以指代针，八卦指针，意气相和，意至气至，对症相求，以去其疾。这套八卦点穴法以：“人体正面六八四十八个穴位，背面八八六十四个穴位，头部按摩八法等”为纲领，再配合八卦诊疗和中医理论的基础上，总结出了一些特效穴位和一些特殊手法，在治疗：“颈椎病引起的头疼眩晕，肩周炎引起的胳膊不能抬起，膝关节疼痛引起的上、下楼疼痛和蹲起困难，足跟骨刺引起的走路疼痛等”方面，有着立竿见影的疗效，尤其是疼痛方面，做到了：“一分钟见效，三分钟止痛，十分钟活动自如”的神奇效果。

八卦指针点穴疗法，有它独特的治疗风格和技术特点，是现代医学界治疗疑、难、杂、急、怪疾病的捷径，而且纯属绿色治疗，对人体无毒副作用。这种疗法最大的特点是不扎针，不吃药，更不用做手术。通过手诊，了解病症，就能治好病。在上述适宜病症中，准确程度甚至胜过中医里的传统把脉。

"腿痛宁"治愈坐骨神经痛和"神宁解毒液"治愈无名肿毒

湖北省黄石市西塞山区朱氏百岁堂健康管理工作室 朱国林

一、"腿痛宁"治愈坐骨神经痛

坐骨神经痛是指沿坐骨神经分布区域，以臀部、大腿后侧、小腿后外侧，足背外侧为主的放射性疼痛。

坐骨神经痛归属于中医学的"痹证"范畴，临床上多按风寒湿、顽痹及筋痹等论治。早在《黄帝内经》中就有关于痹证的专论，虽然所涉及面较广，其中也包括本病在内。汉代张仲景从实践中总结出了治疗历节病、风湿痹的甘草附子汤、乌头汤等，至今仍应用于本病临床。隋代巢元方在《诸病源候论·贼风候》中对本病症候作了明确描述："其伤人也，但痛不可得按抑，不可得转动，痛处体卒无热。"唐宋时期，治疗方法有较大的拓展，除内服药外，还广泛采用针灸、药酒、膏摩等法，宋代又扩充虫类药物，使疗效进一步提高。至金元时期，将本病另立痛风一名，对病因病机作了较深入的探讨。明清时期，认识更趋深入，特别是清代王清任提出的血瘀致痹的观点，及所创制的身痛逐瘀汤，对现代医家仍有重要的影响。

坐骨神经病多见于中老年人，以单侧较多，起病急骤，首先感到下背部酸痛和腰部僵直感，或者在发病前数周，在走路和运动时，下肢有短暂的疼痛，以后逐步加重而发展为剧烈疼痛，疼痛由腰部，臀部或髋部开始，向下沿大腿后侧，腘窝，小腿外侧和足背扩散，在持续性疼痛的基础上有一阵阵加剧的烧灼样或者针刺样疼痛，夜间更严重。

1.根性坐骨神经痛

起病随病因不同而异，最常见的病因是腰椎间盘突出，常在用力，弯腰或剧烈活动等诱因下，急性或亚急性起病，少数为慢性起病，疼痛常自腰部向一侧臀部，大腿后，腘窝，小腿外侧及足部放射，呈烧灼样或刀割样疼痛，咳嗽及用力时疼痛可加剧，夜间更甚，病员为避免神经牵拉，受压，常取特殊的减痛姿势，如睡时卧向健侧，髋，膝关屈曲，站立时着力于健侧，日久造成脊柱侧弯，多弯向健侧，坐位进臀部向健侧倾斜，以减轻神经根的受压，牵拉坐骨神经皆可诱发疼痛，或疼痛加剧，如 Kernig 征阳性(病员仰卧，先屈髋及膝成直角，再将小腿上抬，由于屈肌痉挛，因而伸膝受限而小于 130 度并有疼痛及阻力)；直腿抬高试验(Lasegue 征)阳性(病员仰卧，下肢伸进，患肢上抬不到 70 度而引起腿部疼痛)，坐骨神经通路可有压痛，如腰旁点，臀点，国点，踝点及跖点等，患肢小腿外侧和足背常有麻木及感觉减退，臀肌张力松弛，伸拇及屈拇肌力减弱，跟腱反射减弱或消失。

2. 干性坐骨神经痛

起病缓急也随病因不同而异，如受寒或外伤诱发者多急性起病，疼痛常从臀部向股后，小腿后外侧及足外侧放射，行走、活动及牵引坐骨神经时疼痛加重，压痛点在臀点以下，Lasegue 征阳性而 Kernig 征多阴性，脊椎侧弯多弯向患侧以减轻对坐骨神经干的牵拉。

体检发现：①压痛点，沿坐骨神经分布区有压痛点如腰旁，骼点，臀点，腓点，踝点等。②坐骨神经牵扯征阳性，如 Kernig 征，Laseque 征，Bonnet 征等阳性。③坐骨神经支配范围内，有不同程度的运动，感觉，反射和自主神经功能障碍，致患侧脚趾背屈力弱，小腿外侧皮肤痛觉减退，跟腱反射消失，臀部肌张力降低等。

治疗方法：①西医对症治疗：疼痛可口服抗炎镇痛药，维生素注射，使用活血，扩管类药物打点滴，封闭疗法等，保守疗法部分可缓解，无效病例可考虑手术治疗。②中医治疗：可用中药煎服及针灸，推拿，小针刀，拔罐，热敷，超短波疗法，红斑量紫外线照射等治疗。该病西医治疗只是对症治疗暂时缓解疼痛，中医常规治疗有一定的效果，但是疗程较长，给病人带来的痛苦和经济压力也较大。

纯中药“腿痛宁”是本人在祖传秘方基础上加减化裁而来。主要组方：由当归，秦艽，牛膝，木瓜，芍药，白芷，甘草等十几位常用中药材组成。该方唯一与众不同的是这些中药的煎法，该方必须用酒煎，否则无效。自二十世纪九十年代末，我用该方加减化裁治愈缓解坐骨神经痛患很多，疗效非常显著，通常 1-3 剂药显效乃至痊愈，最多不超过 6 剂药。该药疗效好，疗程短，经济实惠。

病案举例：（1）涂××，女，40 岁，农民，2012 年 8 月 24 日左腿外侧疼痛，经西医诊断为坐骨神经痛，半年来不断发作，严重时，彻夜难眠。曾用西药，中药，针灸，封闭等疗法治疗未愈。经人介绍找到我，我给予详细诊治后，叮嘱停用其他所有药物，立开“腿痛宁”加减化裁 3 剂，每日 1 剂，白酒煎 2 次服。服 1 剂后痛减，服 3 剂后疼痛痊愈，至今未发。（2）华××，男 50 岁，卖肉屠户，右侧腰部疼痛已 3 个月余，近日伴随腿痛加重，只能跛行。遇冷，弯腰，直腿抬高痛甚，曾经中西药物，针灸等治疗，迁延不愈。服用“腿痛宁” 加减化裁 4 剂后诸证消失。一年后随访未有复发。

二、“神宁解毒液”治愈无名肿毒

无名肿毒是骤然于体表局部发生红肿的一种证候，因无适当名称，故名。无名肿毒生于意想不到之处，而其势凶恶，有生死之关。其主要症状为或痛或痒，严重者焮赤肿硬，患部附近的淋巴结肿大。可因内有郁热或感受外邪风毒而发。发无定处难于命名之痈疽疮疡。见《医学入门》卷六。又名肿疡、虚疡。《辨证录》卷十三称：“无名肿毒生于思想不到之处，而其势凶恶，有生死之关，皆可以无名肿毒名之。”《外科大成》卷四则谓：“无名肿毒者，以其随处而生，不按穴位，不可以命名也。”皆因风邪寒热客于经络所致者。若因风邪内作而引起者则无头无根；若因气血相搏者，则有头有根；因风寒而成者，则肿坚色白；因热毒而成者，则肿焮而色赤。”并以此作为辨证之依据。其治：有表证者散之，有里证者下之，外治参之以敷贴之剂。

个人认为该病包括古代的痈疽疮疡，现代的疖，痈，蜂窝组织炎，急慢性乳腺炎等急慢性化脓感染性疾病。“神宁解毒液” 纯中药组方，是本人在祖传秘方基础上加减化裁而来。该方主方仅由几味常见中药组成，唯一与众不同的是，这些中药的煎法，该方必须用水和白酒混合煎，否则无效。我用该方十多年来，治疗相关病人无数，适应症为无名肿毒具有红肿热痛的急慢性化脓性病症。

病案举例：（1）姜××，女，62 岁，农民，三天前左手拇指内侧突起红肿疼痛，伴寒颤发热，经西医输液抗生素治疗和口服清热解毒中药 2 日后效果不佳，近日疼痛加重，彻夜难眠，被告知需手术治疗，因年纪较大和畏惧手术，于是找我诊治。证见：左手拇指肿胀明显，有平常两倍粗，焮红发烫，局部化脓，疼痛显著，呈搏动性疼痛，西医诊断为拇指头急性化脓感染，个人认为应该就是中医的“蛇头疮”。叮嘱停用其他所有药物，急拟“神宁解毒液”加减化裁 3 剂，速用水酒混合煎服，日服 1 剂，每剂 2 煎。3 日后病人家属特来告知，当天喝完 1 剂后疼痛大减，生病几天来晚上难得睡个安稳觉，喝完后面 2 剂后肿消痛去，病已愈勿须再服药。前些年喜听老乡说姜婆婆还健在，甚为心愉。（2）张××，女，28 岁，商人，已婚，小孩 3 岁，突发乳腺炎，经住院抗菌消炎，手术治疗 1 个多月后，效果不十分明显，遂找我诊治。只见病人身体消瘦，表情痛苦，右侧乳房肿大局部溃烂而发黑，有 3～4 个窦道正向外流脓.将敷在上面的敷料都浸湿。我详细检查和诊断后，叮嘱病人停用其他所有药物，逐开“神宁解毒液”加减化裁 3 剂，速用水酒混合煎服，日服 1 剂，每剂 2 煎。3 天后复诊，病人气色大有好转，右侧发炎乳腺明显消肿，基本看不到流脓了，窦道变小开始愈合，病人及其家属甚喜，信心百倍，效不更方，续开前方 3 剂。一周后夫妻二人欣喜带些礼物特来酬谢，见病人基本已经康复，未再用药，叮嘱后期加强营养。二年后，他夫妻俩不知从哪儿打听到的，在我结婚之日，他俩特意赶过来表达他们深深的谢意。我为能减轻，解除病人痛苦而感到欣慰和自豪，更为自己将来的国医之路增加好多信心。

作者简介：

朱国林：男，汉族，湖北省黄石市人，行过医，采过药，扎过针灸……，目前专攻康复科疼痛症的治疗和亚健康调理。毕业于湖北省中医药大学，本科学历，国家注册医师，注册中药师，中医康复理疗师，国家一级营养师，一级安全评价师，高级针灸推拿师，高级健康管理师，高级中医特色调理师，亚健康体质调理师，中华中医药学会会员，中国针灸学会会员，中国执业药师协会会员，中国营养学会会员。

从“清镇汤”谈方剂组方方式

内蒙古赤峰市喀喇沁旗西桥医院中医科中医师　李　寅

中医诊病，必遵理法方药之规律，即所谓“药随症转，方随法出”，而组方亦多遵“君臣佐使”之原则。

但今日中医所诊之病，多非初诊患者，往往西医、专科各处求治不效者方来求诊。由于失治、误治，致使病情错综复杂、缠绵难愈，故很难有单一的方剂与之对应。所以大方、复法越来越受到重视。很多名医对此类方剂的态度也由否定、轻视而转为重视。这类大方很难说清原理，但验之临床，又确有疗效。如《千金方》中的“耆婆万病丸”、著名成药“六神丸”等皆属此类。

今读《南方医话》魏善初先生治失眠的验方“清镇汤”，也是此类大方的典型代表。其方并非单纯的或补或镇，而是根据治失眠之常用方法，“清”“镇”“潜”“补”各法均处药、四类药物杂凑而成，全方如下：

黄连、黄柏、旱莲草、竹叶、川贝、龙眼肉、朱茯神、菖蒲、远志、龙骨、牡蛎、黄芪、当归、熟地、白芍、沙参、甘草。

此方若为经方家所见，必会被斥为“无稽”，但确有效验当为不虚，故必须引起足够重视。现就此问题，总结前人经验、略参己见，试述如下。

名医施今墨先生治消渴之验方“降糖对药方”，是由其经验药对组成，含：玄参、苍术、黄芪、生地、葛根、丹参。此方很难说清君臣佐使，但我应用数年，均有不同程度的效果。

姜春华先生治喘名方“截喘汤”，由旋覆花、五味子、防风、鼠曲草、瓜蒌、野荞麦根、合欢皮、老鹳草组成，该方结合了现代药理（防风）和民间验药（老鹳草、野荞麦根）等，很难以传统的方剂组成理论去解释，但这并不影响其疗效。

今冬我处咳喘患者较多，多为病程较长、病势较重者，部分病例用西药效果不佳，转求中医。我欲用我师经验方却似属方证不符；欲用姜春华先生“截喘汤”又有几味药无处采购。情急之下忆及朱良春先生之验方：威灵仙、猫爪草、蜂房、乌贼骨，皆为此等病症之达药；而炒山药、牛蒡子合用可使黏痰易咳。故综合诸家之法，自拟一复方，随症加减，每方药味多在 20 味，用于肺心病、肺气肿、慢支急作、肺炎等，效果极佳，故暂名“三草一仙麻杏石甘汤”，作为成方保留下来。此方若用理论去分析方义，则很难自圆其说。

某年夏，接诊一肾病综合征患者。蛋白 4+、潜血 4+，浮肿较甚，在北京协和医院因拒用激素而返回。当时我对该病并无多少经验，因患者是我的邻居，故勉为其难，将西医药理证实有效之单味药杂凑一方，药味也在 20 味以上，实则有药无方也。意外的是，患者连服十几剂后，肿势大消，遂自行化验，蛋白、潜血均减一个“+”号，医患皆大喜过望，仍用原方随症加减药物，连服 100 多剂（其间一日未停），竟收化验（－）、症状全消之临床痊愈之功，今已数年，一直平稳。

综上所述，临证处方时，若有症状相应之成方，自当以原方为是，亦即“辩方证”是也，但决不可强求以方套证。传统理论虽属经典，但并非完美，尚有许多领域未知。故我辈当勤于临证、勇于探索。

前辈大家岳美中先生虽被世人视为“经方派”，但实际上岳老先生临证并不拘于经方，时方、验方皆为其重：遇“五苓散”证时，强调以“不加减一味药”为主；遇怪病时，也曾用过“耆婆万病丸”这样说不出道理的大方。可见为医者切不可拘泥、偏执，圆机活法方为正途。

关口前移　调治失眠

山西中医药大学附属医院　山西太原　贾跃进

山西中和亚健康服务中心　山西太原　孙琍

摘要：睡眠不足会影响健康状况，导致工作失误而引发恶性事故。“正常睡眠”是健康第五大基石。中医辨证治疗失眠有优势，治疗失眠应该“关口前移”，重视失眠亚健康态，并采用“阶梯疗法”调治失眠。

关键词：中医　失眠亚健康　调治

我们每天近三分之一的时间花在睡眠上，但遗憾的是，存在睡眠障碍的人不在少数。据世界卫生组织对 14 个国家、两万余名在基层医疗就诊者调查发现，有 27%的人存在睡眠问题。

中国睡眠研究会 2016 年公布的睡眠调查结果显示，中国成年人失眠发生率为 38.2%，高于西方发达国家，超过 3 亿中国人存在睡眠障碍。3 亿，一个如此庞大的数字。因睡眠问题引发的惨案可谓触目惊心。比如：广为人知的美国“挑战者”号航天飞机失事，以及（前苏联）切尔诺贝利核电站爆炸，都是由于现场工作人员严重的睡眠不足造成工作失误进而导致的重大事故。此外，由于睡眠问题而导致的交通事故也频频发生。

1. “正常睡眠”是健康第五大基石

睡眠，这一自人类诞生之时便已存在的自然行为，关乎机体整体健康，睡眠障碍则会不同程度地加快衰，影响皮肤的新陈代谢、降低人体免疫系统功能、导致肥胖、生长发育迟缓、生活质量下降，还可能引起其他躯体和精神疾病。失眠问题在社会各界广受关注。

2014 年，中国失眠网发表《北京宣言》，将“正常睡眠”定义为“合理饮食、适量运动、戒烟限酒、心理平衡”人类健康四大基石之后的第五大基石，睡眠的重要性日渐凸显。

2014 年 1 月，北京市中和亚健康科学研究院孙涛教授领衔与美国哈佛医学院 BID 医学中心彭仲康教授研究团队合作，以失眠为切入点，达成中美共建睡眠健康工程。2015 年 1 月在《中国中医药报》蒲公英中医药与亚健康文化传播工程专版上发布了“中国城市健康生活新主张——百城万人睡眠健康大数据公益活动”的通告。睡眠问题已经引起中外医学界的高度重视。

2. 中医学辨证分型个体化治疗失眠

失眠通常指患者对睡眠时间和（或）质量不满足并影响日间社会功能的一种主观体验。失眠可以独立存在，也可以是各种类型睡眠障碍的一个症状，还可能并发或并存于其他多种躯体和精神疾病。

失眠症是失眠的疾病状态，当失眠的症状符合失眠的疾病诊断标准时，就称为失眠症。目前，临床上对失眠的干预可谓举步维艰：诊断上，标准不统一，缺乏客观地评估手段；治疗上，失眠症病程长，易反复，加之镇静助眠类药物的依赖性、副作用及不规范用药，致使现代医学对失眠的疗效不尽人意。患者对睡眠问题认识不充分也影响积极治疗。

失眠在中医学称之为“不寐”。中医治疗失眠以“整体观念，辨证论治”为指导思想，将人作为一个整体，宏观地看待疾病，认为邪扰心神和心神失养是导致失眠的病理机制，并根据发病的具体因由将失眠分为“肝郁化火”“痰热内扰”“阴虚火旺”

“心脾两虚”“心胆气虚”“心肾不交”等不同的辨证分型，采用不同的治疗法则和方药。此外，按照国际睡眠障碍论坛专家研讨会上提出的“按需治疗、小剂量间断使用催眠药物”的原则，必要时可借用助眠药。

3. **“亚健康失眠态”及早干预**

在临床中我们发现，就诊的很大一部分患者，并未达到失眠的诊断标准，几乎以失眠为唯一的症状，包括难以入睡或醒后不易再睡（>30 分钟）、睡眠不深、多梦、早醒，醒后不适感、疲乏，或白天困倦等，但未引起社会功能受损或其他疾病，且每周发生少于 3 次，持续时间亦较短。也就是说，出现了失眠症状，但并未达到失眠症诊断标准，是介于正常睡眠与失眠症之间的状态，即亚健康失眠态。也可以称之为睡眠的“灰色状态”“中间状态”。此时，患者处于健康与疾病的“过渡阶段”还未达到睡眠障碍的程度。依据中医“上工治未病，不治已乱治未乱”思想，关口前移，调理亚健康失眠态，治未病，预防失眠症，尤为重要。

导致亚健康失眠态的原因不仅有生理问题，还包括心理、社会等诸多因素。现代社会高速发展，生活、工作压力不断加大；熬夜、倒班打乱睡眠节律；生活物质水平的不断提高，暴饮暴食，过食“辛辣肥甘厚腻”等多重因素，均可诱发或者加重失眠症状。可见，亚健康失眠态的解决之路，必然是系统、综合的干预。为此，我们提出医养结合、中西并重的“阶梯调理”方案，充分发挥中医学优势，为健康睡眠保驾护航。

对于亚健康失眠态的调理，我们以“提高患者生活质量，改善睡眠质量和（或）增加有效睡眠时间”为总体目标，逐步予以“心理行为治疗、非药物治疗、中医药治疗、必要时巧用安眠药”的阶梯调理方案，并始终注重个人生活起居的调理。失眠往往伴随多种心理因素，而心理因素又能加重失眠。因此，首先做好心理调整，充分放松，消除对睡眠及害怕失眠的恐惧心理，有意识地使自己的活动遵循正常的自然节律。之后，对其进行睡眠卫生教育、刺激控制疗法、睡眠限制疗法、认知及松弛疗法等，改变患者的信念系统，发挥其自我效能，进而改善失眠症状。在心理行为治疗的基础上，再针对个体体质，采用食疗、针灸推拿、耳穴、足浴、药枕等非药物调理方法进一步调治。

论天人合一视野下子午流注

台湾经筋医学研究中心　黄国松

天人合一是说如何应用自然科学的知识去预测疾病的发生和发展的规律，并应用这规律，正确诊断治疗，这是医学领域研究方式之一，子午流注与五运六气，就是在这一基础上产生出来，并经过数千年反复验证的一种理论。

一、子午流注

子午流注是说气血在人体每日流动的形态规律。

1.子午代表时间

《灵枢·卫气行》篇云：“岁有十二月，日有十二辰，子午为经，卯酉为纬。”子午指一年十二月中阴阳盛衰的转折点，每年冬至一阳生在子月（农历十一月），夏至一阴生在午月（农历五月）；一日十二时辰，子为夜半，午在日中，是为阴阳的分界点。

2.流注代表经脉循行

“流注”一词最早是经脉循行的代称。据《中国医籍考》记载，至隋朝已有专以“流注”命名的医学著作，如《黄帝流注脉经》《亡名氏明堂流》《流注针经》等。至唐·王焘《外台秘要·卷三十九》中始载有“五脏流注傍通”与“六腑流注傍通”，并明确指出：所出为井，所流为荥，所注为输，所行为经，所入为合，所过为原。表明“流”是水流，“注”是灌注；流注二字在这里，是用来代表人体气血运行如水流灌注的意思。

3.新旧子午流注的差异

古老的子午流注，解说人体气血在五脏六腑的流动形态，用地支的排列与五脏六腑结合，并以穴位的井荥输经合用针灸来做治疗，并以之改善人体的脏腑功能。

新编的子午流注，解说大自然气机是与人体的气机相搭配，把大气用二十四节气，套入每年的十二个月里，并用人体的十二经筋呼应，借助大气的能量来修补人体劳损不足的能量，这些都可以用手法及药物来做修补的工具。（参阅图一、图二）

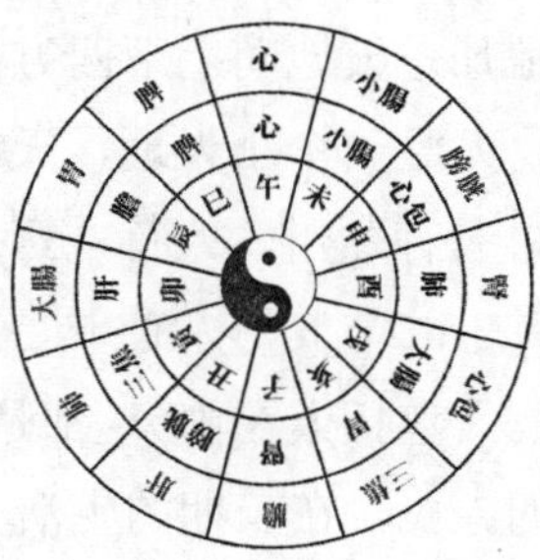

图一：新旧子午流注一日时辰对比图

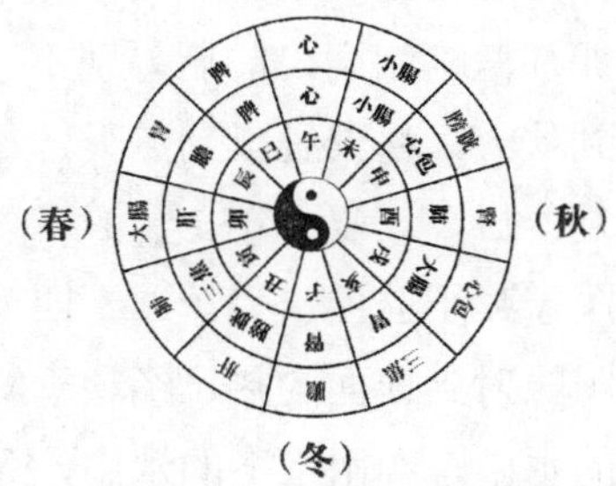

图二：新旧子午流注一年四季对比图

二、五运六气

五运六气，又称运气学说，这一学说是在天人相应、阴阳、五行等基本观点指导下提出的，它认为整个宇宙存在着一部分相对静止和另一部分相对活动的气。这些变化不但对自然界的生物有着生长壮老死的影响，而且对人的生理病理变化有着巨大影响，正如《素问·天元纪大论篇》所说：“五运阴阳者，天地之道也，万物之纲纪，变化之父母，生杀之本始，神明之府也。”《素问·至真要大论篇说》“天地之大纪，人神之通应也。”所以很多医家常常把认识了解自然界气候变化的规律及其对病因、病理、生理的影响，作为衡量医生辨证论治水平的指标。

三、阴阳五行学说

1.阴阳学说

《黄帝内经》云：“阴阳者，天地之道也。”是指阴阳是天地万物生杀变化的规律。世界上的一切事物都有其相对的事物，它们有互相对立制约、依存、消长平衡及转化的规律，这规律就是阴阳关系。

阳性直上，阴性直下。阴阳交合，彼此相随，遂成一个圆运动。阳性动，阴性静。静则沉，动则浮。由静而动则升，由动而静则降。升浮降沉一周，则生中气。中气者，生物之生命也，亦大气圆运动的由来。（参阅图三）

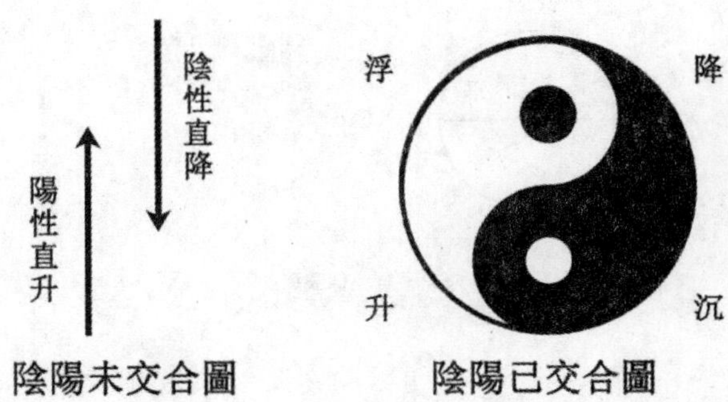

图三：气的阴阳浮沉

阴阳总是相伴相随，不可分割的，同一人或同一脏腑也是由阴阳组成，所谓阴中有阳，阳中有阴。例如：人的肉体是属阴（可看见的）、气属阳（只可感觉到的），气是依存于肉体与血管中，肉体要靠气与血的流通才可活动，人没有阳气就是只有阴气的死尸。因此阴阳学说被顺理成章的用来说明人体结构、生理功能及病理变化，也用作疾病的诊断和治疗。

中医将疾病归纳为寒（阴）热（阳）、虚（阴）实（阳），说明疾病会跟随阴阳的消长规律转化，可能阴中有阳，或阳中有阴，变化无穷。譬如说：阴虚体质的人，会出现口咽干燥，体形偏瘦；阳虚体质的人，会怕冷，大便软烂，肌肉松软。

2.五行学说

五行者，为阴阳二气整个升浮降沉的五种物质。五行不是代表着五种不变的元素，它代表世间万物的变化，同一物件会跟随时间、环境、物质变化的影响而改变五行状态，例如树木是属木，但燃烧后，它的灰已不再属木。而“行”代表的是一种对运动状态的描述，一年之中的大气圆运动，由夏天太阳照射到地面的热，经秋天收敛而降于土下，又经冬天收藏于土下的水中，经火水化合，水气温暖，则往上升，此温暖之气，在春天升发出土，使草木生长。

此理论放在人体上亦同理可证。圆运动的逻辑以春天为始，冬天为终，终即始之根也，环环相扣，生生不息，是以木火土金水为大气圆运动之物质也，亦为中医五行之来源。

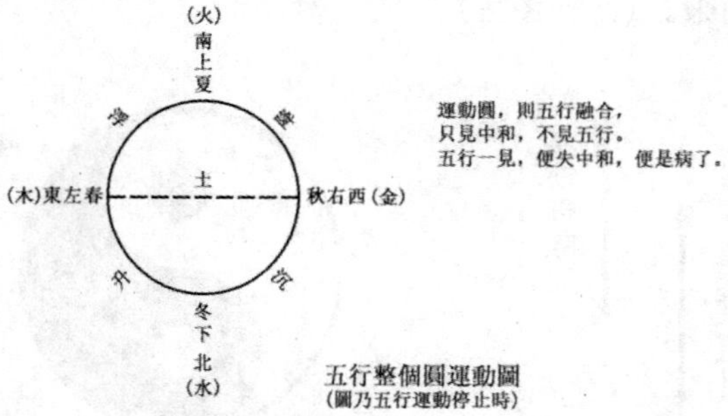

图四： 五行的动静思考

天地有五行，人体亦有五行，五行谓南方为火，西方为金，北方为水，东方为木，中央为土。

土为五行之中轴，主运化，在正常的情况下，健康的人体是看不到五行运转形态的，因为圆运动即生生不息，不能有一刻停止，是以当在一个人身上看到五行的其中一行，甚至五行全现时，即代表这个人中轴出现了障碍，造成五行圆运动失去协调，亦成病态。(参阅图四)

五行学说的基本原理，自然界的天地、日夜、方位、季节、五谷、五味等，以及人体的五官、五指、五脏等，都是离不开阴阳五行。因此，中医把五行对应五脏为肝(木)、心(火)、脾(土)、肺(金)、肾(水)，它们各有能力，分别为木主疏泄，火主宣通，金主收敛，水主封藏，土主运化，彼此间亦有其相生相克的规律性。

五行相生规律：木生火，火生土，土生金，金生水，水生木。火木生火：烧木生火；火火生土：火灭化灰，成土；火土生金：金由土中沉淀而出；火金生水：以金属工具掘井取水；火水生木：树木赖水而生。

五行相克规律：金克木，木克土，土克水，水克火，火克金。火金克木 ：斧（金）可伐木；火土克水 ：土堤可防河水泛；火水克火 ：水可降低火的温度；火火克金 ：火可溶化金属。

四、二十四节气

《素问·生气通天论》中指出“天地之间，六合之内，其气九州、九窍、五脏、十二节，皆通乎天气。意思即是凡是天地间上下四方的万物，都是和天气相通的。人是一个小天地，天地间有什么，人身也有什么。天有九州，人有九窍；天有五音，人有五脏；天有十二节气，人有十二经脉。所以说天地之间的万物（包括人在内），都是关乎天气的。

中国古代的人民，在长期的生活实践中逐步认识到季节更替和气候变化的规律性，结合日月的运行位置，把一年平分为二十四等份，并各自给与一个专有名称，这就是二十四节气。每年、每月、每节气的日期都概略相同，前后差别不过一、二天。夏天过了到秋天，秋天过了到冬天，冬天过了又是春天，日复一日，年复一年。

民国医家彭子益便认为，二十四节气，代表着夏季的太阳照射到地面的热，经秋季降入土下，冬藏于土下的水中，春由土下的水中，升出地面，夏浮于地面之天空，再同夏季太阳照射到地面的热，降入土下。升降一周，则生中气。图五中之太极图，表示中气之所在。中气者乃万物之生命。

五日为一候，三候(十五日)为一气，每月有一个节，一个气。月的第一个十五日为节，第二个十五日为气，每年有十二个月，共有二十四节气。

节气的“节”字，可以比拟为竹节的“节”。节与节之间，是滑利的，一到节上，便难过去。

宇宙大气，交节必郁而后通。故久病之人，交节前三日多死。大气郁，人身亦郁。久病之人，腠理阻塞，交节不能通过，是以死也。凡病在交节前起色，以后即痊愈得快。由此可见中医学是人身一小宇宙之学矣。“气”是气象、气候的意思。

二十四节气可分为四类：

1. 寒来暑往的变化：立春、春分、立夏、夏至、立秋、秋分、立冬、冬至。

2. 象征气温变化：小暑、大暑、处暑、小寒、大寒。

3. 反映降水量：雨水、谷雨、白露、寒露、霜降、小雪、大雪。

4. 反映物候现象或农事活动：惊蛰、清明、小满、芒种。

二十四节气（参阅表一）除了用于农事及季节辨识之外，古中医更是将二十四节气运用在人体的结构变化上。前述有提到，大自然是个大环境，人亦是大环境中的一员，离不开大环境的影响。在《灵枢》篇中提到："经脉流行不止，与天同度，与地同纪。"是指人体的健康，时时刻刻受节气变化、地理环境，以及时间运转的影响。所以人体的活动如果符合大自然的规律时，身体处于自然的状态，亦即有消耗也有补充，环环相扣，生生不息，形成一个圆融；如果破坏了此规律，则只有消耗而无法补充，生命即会处于能量加速损失状态，进而衍生为病。

表一：每年二十四节气的日期与功能简述表

节气	日期	意义
立春	国历2月3、4、5日	大地万物开始复苏，大地回暖。
雨水	国历2月18、19、20日	降雨概率增高，农民开始耕种。
惊蛰	国历3月5、6、7日	万物逐渐萌芽。惊蛰前打雷，意谓之后日子可能会雨水连绵。
春分	国历3月20、21、22日	日夜对分，表示春季已过了一半。
清明	国历4月4、5、6日	万物生长在此时，皆清洁而明净，谓之清明。
谷雨	国历4月19、20、21日	农民布谷后望雨的心态，称为谷雨。
立夏	国历5月5、6、7日	开始迈入夏季。
小满	国历5月20、21、22日	稻谷渐渐结实饱满，称为小满。亦是台湾梅雨季节的开始。
芒种	国历6月5、6、7日	稻谷成穗为芒种。亦是秋天作物播种的最适当时期。
夏至	国历6月20、21、22日	昼长夜短为夏至。此日中午太阳位置最高、日期最短、阳气最盛。
小暑	国历7月6、7、8日	天气开始逐渐炎热，俗话说：小暑过，一日热三分。
大暑	国历7月22、23、24日	气候酷热达到最高峰，若热不够，则表示气候不顺，会有水灾或风灾影响收成。
立秋	国历8月7、8、9日	秋季开始，气候会开始变得凉爽。
处暑	国历8月22、23、24日	暑气渐消为处暑。亦是台风频繁的季节，容易带来豪雨。
白露	国历9月7、8、9日	夜间下降的露水特别丰沛，表示天气渐凉，若刮南风则降雨多。
秋分	国历9月22、23、24日	日夜对分，表示秋季已过了一半。
寒露	国历10月7、8、9日	夜寒水气渐凝结成露，天气更凉，早晚接触到的露水，感觉寒意沁心是为寒露。
霜降	国历10月23、24日	开始露结成霜，称为霜降，表示天气更为寒冷。基本上，霜降过后，台风季节也跟着结束。
立冬	国历11月7、8日	秋去冬来，冬季开始为立冬。民间习俗会在此时进补，意指一年辛劳，历经寒暑，体力衰弱，进补以恢复元气。
小雪	国历11月21、22、23日	气候寒冷，逐渐下雪，称为小雪。若于此月打雷，表示气候不顺，猪牛六畜易有灾疫。
大雪	国历12月6、7、8日	天气变得更加寒冷，小雪转为大雪。同时也是台湾乌鱼的盛产期。
冬至	国历12月21、22、23日	昼短夜长为冬至。民间习俗会在此日吃汤圆，象征圆满、丰硕，并增添一年岁月。
小寒	国历1月5、6、7日	天气更加寒冷，却还未到最寒冷的时候。此时作物发生低温寒害的机会很高。
大寒	国历1月19、20、21日	一年之中最寒冷的时候，若大寒不寒，害虫未死或未伏，则人畜必有灾殃。

五、二十四节气套用五脏六腑的辨证思考逻辑

《内经》云："经络者，决生死，处百病，调虚实，不可不通"。

人之所以成为一个有机能的整体，是由于经脉纵横交错，出入表里，贯通上下，内连五脏六腑，外至皮肤肌肉。若没有经络的这种沟通和联系，人体的组织和器官就无法得到滋养。中医言不通则痛，则胀，则肿，倘若气血不流通，脏腑之间的各种联系就会发生障碍，疾病随即而来，严重者甚至导致死亡。

人体经络是无形的，它就如阳气的高速公路，贯通五脏六腑及到达全身上下的通道。宇宙万物是生于无，无形主导有形。在人体，无形的思维主导肢体的实践及创造，而无形的经络则主宰有形的器官及肉体。

在深入研究中医学理论，并透过许多临床案例的验证后，发现传承二千多年的十二经脉流注理论，其经脉对应时辰的顺序与在临床上所验证出来的结果有很大的出入。在抱着好奇与实验的精神下，作者尝试着将传承二千多年的十二经脉流注做了些更动，并以此在临床上做了许多案例验证，最终确认了自己所怀疑并改正的方向是对的。

下面会将为何如此分配十二经脉顺序的原因做详细说明。至于是非对错，有兴趣的读者们不妨亲自验证一下。

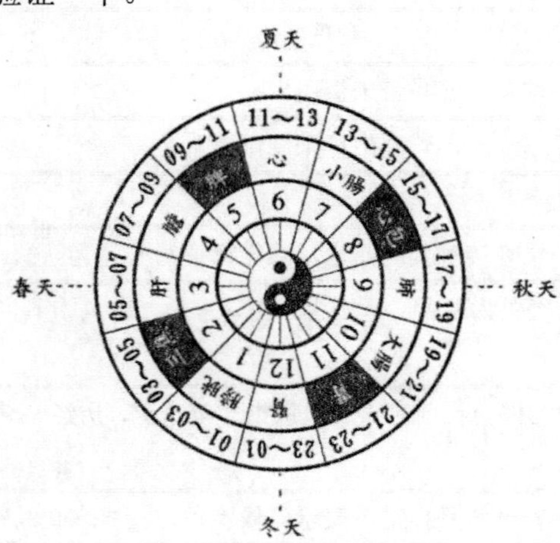

图六：　新修子午流注时辰图

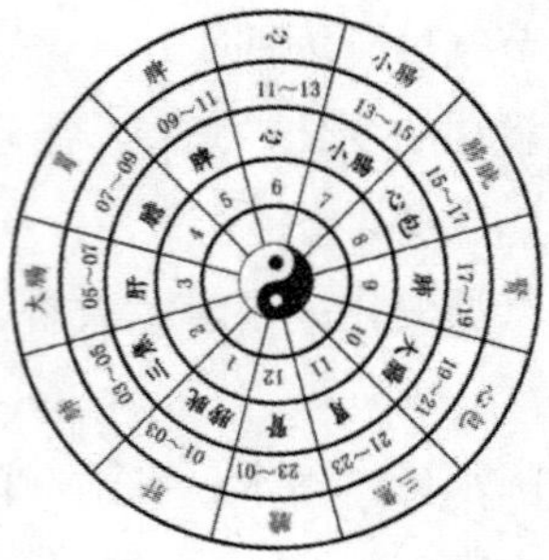

图七：　新旧子午流注时辰对比图

以图六为例，夏属火，是一年之中最热的时候，心、小肠同样属火，故将其列入南方；秋属金，乃暑气渐消，热气开始收敛，即将进入冬天，肺、大肠同样属金，故将其列入西方；冬属水，是一年之中最冷的时候，这个时候无论是动植物都会想要躲起来，肾、膀胱同样属水，故将其列入北方；春属木，乃寒气退去渐渐回暖的时候，肝、胆同样属木，故将其列入东方。

在上述的分配中，十二经筋只列入八个，还有四个经筋是未曾被列入二十四节气里，分别为足太阴脾经、足阳明胃经、手厥阴心包经、手少阳三焦经等四个经筋，我分析把不曾被列入的四个经筋，重新排入二十四节气之中。

"心包"又名心包膜，指的是心脏外围的膜，功能在于保护心脏，因此将它同样列在火属性的位置，而"三焦"为"心包"的表里经，互为阴阳，所以放在对侧。而脾、胃属土，主运化，在中医里将它归于长夏，不属于四季之中。在藏象学说里解说，"脾主升清，胃主降浊"，是以"脾"我们将之列在春天的尾巴，而"胃"则列在秋天的尾巴。

将十二经筋与时辰重新组合后，图六为新修的子午流注时辰图；图七将新旧子午流注归在一起做比对，外圈为传承二千多年的子午流注顺序，内圈则是重修过后的子午流注顺序。

修改过后的十二经筋在临床上得到许多令人感到兴奋的真相，许多以前想不通，没有方向感的疑惑，在新修的十二经筋顺序验证里，得到很好的解释。但这样的结果，还不能让作者满意，花费了大半辈子研究中医理论，深切地了解到中医是个极大的宝库，是必须要精益求精去深入挖掘，才能理

解到中医传承二千多年的博大精深。是以，在验证新修的十二经筋之后，继续将二十四节气的理论也加入到十二经筋里面，以求让整个辨证论治系统更加完整，更加细腻以及能够更精准地找到疾病的方向感，让养生者可以事半功倍地提高效率，让治疗者可以更容易地找到关卡，并破除之。

如果地球上的气候是一个大环境，而人在地球上则是一个小个体，如果地球属阳，人体则属阴；中医论病论阴阳，上下、左右、前后、里外。

子午流注把人的十二经脉在十二个时辰中气血流动的盛衰规律，有序地联系起来，又通过人体的五脏六腑与十二经脉相配的关系，预测出某脏腑在某个时辰的盛或衰。我们也依据子午流注的原理，将每天十二个时辰与十二经脉及脏腑的对应关系套入二十四节气中，来解说“天人合一”。

二十四节气搭配十二经脉的论病法则，我们以阴阳经来论。(参阅图八)

譬如说：06/05~08/07 这个时间点，十二经筋归入心经，那阴阳经就是位于它正对面的肾经，换句话来说，如果在这个时间点生病，或者疾病突然加重的话，不论是何种疾病，一定是肾经有问题所引发出来的问题。

肾经起于脚的第 5 脚趾，病源关卡落在右脚的第 5 脚趾、脚底和趾掌关节。

有人一定会好奇地问：为什么一定是在右脚而不是在左脚呢？肾经不是左右脚都有吗？

原因在于前述所提到的，人顺应大自然而生，大自然为阳，人就为阴，所以我们论病也要以阴阳来论治。简单地说就是，心脏在人体的左边，心脏有问题，心经的通道同时会出现紧张或劳损形态，而且会以左手的心经比右手的心经来得更为明朗化。以此类推，心经与肾经互为阴阳经，心经既然关卡在左，那相对于阴阳经的肾经，关卡就会在右，这样才能达到一个整体的平衡，否则全部在左，或全部在右就不平衡，就是背离了大自然的运转原则。

下面作者将十二经筋与二十四节气的搭配整理成图，让读者们可以更容易了解到各个节气的主要关卡出处。

六、新编子午流注的用药归范

中医认为，疾病的发生都是由形成疾病的因素作用在人体后，使脏腑功能失去协调，阴阳气血偏盛偏衰，使机体处于病态。药物的作用是消除病因，使之恢复脏腑功能的协调一致，纠正阴阳气血的偏盛偏衰，从而使身体机能获得痊愈。

中药治疗疾病的偏性是多种多样的，将其复杂的性质与功能概括起来，主要有四气、五味、升降浮沉、补泻、归经、有毒无毒等方面。这些性能理论，是我国历代医家在长期医疗实践中，根据药物的治疗作用，在中医的阴阳、脏腑、经络等理论指导下总结出来的。它是中国医学理论体系的重要组成部分，是我们赖以学习、应用和研究中药必须掌握的基本理论知识。

子午流注是中医的时间医学，改变了子午流注的排列，自然在用药方面也应该有所不同，应该重新思考。(参阅表二)

表二 新编子午流注用药规范

※重点摘要：

一、阳药为温、为热；阴药为凉、为寒。

二、药的入、补、泻逻辑，虚者补其母，实者泻其子，不虚不实强化本经。

时辰	月令	十二经脉	性味	用药规范
23-01	12 月	足少阴肾经	咸	咸味之阳
01-03	1 月	足太阳膀胱经	咸	咸味之阴
03-05	2 月	手少阳三焦经	酸	酸味之平
05-07	3 月	足厥阴肝经	辛	辛味之阳
07-09	4 月	足少阳胆经	辛	辛味之阴

09-11	5 月	足太阴脾经	酸	酸味之阴
11-13	6 月	手少阴心经	甘	甘味之阳
13-15	7 月	手太阳小肠经	甘	甘味之阴
15-17	8 月	手厥阴心包经	甘	甘味之平
17-19	9 月	手太阴肺经	苦	苦味之阳
19-21	10 月	手阳明大肠经	苦	苦味之阴
21-23	11 月	足阳明胃经	酸	酸味之阳

七、新编子午流注手法的筋分阴阳

1.木分阴阳(肝、胆属木，主筋)：阳筋柔软，手指灵活；阴筋顺畅，脚步轻稳。手沉臂重，松阳筋；抬腿脚弱，解阴筋。关卡：阳筋在右脚大拇趾，阴筋在左脚大拇趾。

2.火分阴阳(心、小肠属火，主血脉)：阳火上烧，肤亮声宏；阴火下燃，腿轻步稳。肤白声轻，点阳火；腿重步实，开阴火。关卡：阳火在左手第5指，阴火在右手第5指。

3.土分阴阳(脾、胃属土，主肌、主四肢)：脾阳康泰，手握有力；脾阴健壮，腿健步稳。手弱无力，强脾阳；腿疲脚软，健脾阴。关卡：脾阳在左脚大拇趾；脾阴在右脚大拇趾。

4.金分阴阳(肺、大肠属金，主皮毛、主声、主气)：阳气上浮，肤满声亮；阴气下移，步履轻快。肤暗声弱，导阳气，举步维艰，输阴气。关卡：阳气在右手大拇指，阴气在左手大拇指。

5.水分阴阳(肾、膀胱属水，主骨)：阳水上濡，肤柔眼亮，阴水下行，腿稳步沉。肤干神弱，注阳水，身重肢肿，导阴泉。关卡：阳水在右足跟外侧，阴水在左足跟外侧。

天人的“天”字，乃整个造化的简称；造化二字，乃宇宙大气圆运动时，生育万物之称，亦即宇宙之称。天人之气，和平则无病。相生则和，相克则病。是故相生相克者，为中医学的生理、病理、医理之大事也。一年的圆运动要归纳于一日看，每个人的身体犹如大自然，会随着四季更迭而产生不同的变化。

《黄帝内经》中还提到，人的生活必须有规律，同时配合自然界的日月盈亏，因此更需要截取春夏秋冬各季的特点：即春生、夏长、秋收和冬藏。把这些与人体的生物钟相互配合。清楚明白地剖析养生方法，就可以解开长寿的养生之钥。

子午流注是中医的时间医学，从上述解说中，我们只要能掌握到经筋与时间的搭配，随时都可以出手或用药救人，也可以推论这个月会来的病人，都是哪一类型的病人，下个月，甚至下下个月都一样可以推论出。这是老祖宗留传给我们救人的“尚方宝剑”，能挽救许多生命于水火中，我们不该继续放任它“冷冻”在冰箱里而置之不顾。

重新认识五味入五脏

台湾经筋医学研究中心　黄国松

一、前言

五味意指为人能尝到的五种味道，同时亦对应五行与五脏。历代传承所定义的五味有辛、甘、酸、苦、咸五种，另有淡味与涩味，但因为此二种味道不显著，所以仍称五味。五味，味不同，归经与作用自然也不同。

《素问·生气通天论》中指出：“谨和五味，骨正筋柔，气血从流，腠理以密。”明白地告诉大家，谨慎地调和五味，对人体是必要的，不要太过，不要偏嗜，这样的话才可以达到骨骼坚强，筋脉柔韧，气血充沛，腠理固密而不疏松，自然就不容易受到外邪的侵犯，身体自然健康强壮。

如何调和五味才适合呢？

首先要思考一件事，就是五味与五脏的排列法。

《黄帝内经》传说为中医最早的一本医书，它所讲述的五味入五脏的排列法为酸入肝、苦入心、甘入脾、辛入肺、咸入肾，在中药的搭配上，古往今来也都以这样的排列下药治病，理论上来说应该是没问题，但有没有思考过一件事？若是没问题，为何中医药的疗效都仅是差强人意或力有未逮呢？甚至还被标上中医无用论的标签。

二、文献探讨

《吕氏春秋》和《礼记·月令》所记载的五行配五脏(习称古文经学)，是根据五脏的实际解剖位置，肺居上，故属火；肾居下，故属水；脾居左方属木；肝居右方属金，心居中央属土；由于心居中央，故称中心。清楚地说明了当时五脏的解剖部位及五味的排列搭配。

1.战国末期，秦国丞相吕不韦组织门客编写《吕氏春秋》提出以下的文字记载：

（1）孟春之月：日在营室，昏参中，旦尾中。其日甲乙。其帝太皞。其神句芒。其虫鳞。其音角。律中太蔟。其数八。其味酸。其臭羶。其祀户。祭先脾。东风解冻。蛰虫始振。鱼上冰。獭祭鱼。候雁北。天子居青阳左个，乘鸾辂，驾苍龙，载青旂，衣青衣，服青玉，食麦与羊。其器疏以达。

（2）孟夏之月：日在毕，昏翼中，旦婺女中。其日丙丁。其帝炎帝。其神祝融。其虫羽。其音征。律中仲吕。其数七。其性礼。其事视。其味苦。其臭焦。其祀灶。祭先肺。蝼蝈鸣。蚯蚓出。王菩生。苦菜秀。天子居明堂左个，乘朱辂，驾赤骝，载赤旂，衣赤衣，服赤玉，食菽与鸡。其器高以觕。

（3）中央土：其日戊己。其帝黄帝。其神后土。其虫倮。其音宫。律中黄钟之宫。其数五。其味甘。其臭香。其祀中霤。祭先心。天子居太庙太室，乘大辂，驾黄驷，载黄旂，衣黄衣，服黄玉，食稷与牛。其器圜以揜。

（4）孟秋之月：日在翼，昏斗中，旦毕中。其日庚辛。其帝少皞。其神蓐收。其虫毛。其音商。律中夷则。其数九。其味辛。其臭腥。其祀门。祭先肝。凉风至。白露降。寒蝉鸣。鹰乃祭鸟。始用刑戮。天子居总章左个，乘戎路，驾白骆，载白旂，衣白衣，服白玉，食麻与犬。其器廉以深。

（5）孟冬之月：日在尾，昏危中，旦七星中。其日壬癸。其帝颛顼。其神玄冥。其虫介。其音羽。律中应钟。其数六。其味咸。其臭朽。其祀行。祭先肾。水始冰，地始冻。雉入大水为蜃。虹藏不见。天子居玄堂左个，乘玄辂，驾铁骊，载玄旂，衣黑衣，服玄玉，食黍与彘。其器宏以弇。

2.《礼记·月令》也提出了与《吕氏春秋》相同的五行五脏及五味的配位方法，其文献记载如下：

（1）孟春之月，日在营室，昏参中，旦尾中。其日甲乙。其帝大皞，其神句芒。其虫鳞。其音角，律中大蔟。其数八。其味酸，其臭膻。其祀户，祭先脾。

（2）孟夏之月，日在毕，昏翼中，旦婺女中。其日丙丁。其帝炎帝，其神祝融。其虫羽。其音征，律中中吕。其数七。其味苦，其臭焦。其祀灶，祭先肺。

（3）中央土。其日戊己。其帝黄帝，其神后土。其虫裸，其音宫，律中黄钟之宫。其数五。其味甘，其臭香。其祠中溜，祭先心。

（4）孟秋之月，日在翼，昏建星中，旦毕中。其日庚辛。其帝少皞，其神蓐收。其虫毛。其音商，律中夷则。其数九。其味辛，其臭腥。其祀门，祭先肝。

（5）孟冬之月，日在尾，昏危中，旦七星中。其日壬癸。其帝颛顼，其神玄冥。其虫介。其音羽，律中应钟。其数六。其味咸，其臭朽。其祀行，祭先肾。

从上述的文字了解到。五脏与五行、五味的对应关系是脾-木-酸，肺-火-苦，心-土-甘，肝-金-辛，肾-水-咸。(参阅表一)

表一：《吕氏春秋》五行、五脏及五味排列表

五行	木(春)	火(夏)	土(中)	金(秋)	水(冬)
五脏	脾	肺	心	肝	肾
五味	酸	苦	甘	辛	咸

3.《黄帝内经》共十八卷，《素问》《灵枢》各有九卷、八十一篇。内容包括摄生、阴阳、脏象、经络和论治之道。其成书年代一向有争议，大约是西汉以后的作品。成书时间一般有三种流传说法：

（1）《黄帝内经》是“三坟之书”其中之一，有人认为是黄帝所写，但黄帝年代各方面几乎没有任何留下资料说明当时的医学背景，可信度非常低。

（2）认为它是春秋战国时候的著作，北宋程颢、司马光都持这种立场。因一百六十二篇文章里，从文字、语言、修词以及所涉及的社会背景等角度，都不乏春秋战国的背景。因春秋战国长达数百年之久，确实可能包含多种观点、不同习惯的内容。程、司二人不觉阴阳五行为儒生伪造，由于利益冲突，故隐没之，此称春秋笔法。

（3）认为《黄帝内经》非一时一人之作，成书时间约在西汉。《黄帝内经》最早见于《汉书·艺文志》《汉书·艺文志》作者班固是根据《七略》删其要而成；而《七略》是刘向、刘歆父子，作为图书分类目类来主持的，分工校正方技类，而由李柱国来分工、校正医书，时间是西汉成帝河平三年，也就是公元前 26 年。是以《黄帝内经》被认为最晚也要在公元前 26 年成书。最早是在司马迁写《史记》的时候，史记中记载不少当代医学，如公乘阳庆、仓公、扁鹊等，但唯独没有记载更为重要的《黄帝内经》，所以被认为不可能早于写《史记》的时代，司马迁是在公元前 99 年入狱时撰写了史记，从上述推论《黄帝内经》大约是在公元前 99 年至公元前 26 年。

1973 年，在马王堆 3 号墓所出土的简帛医书有《足臂十一脉灸经》《阴阳十一脉灸经》《五十二病方》《脉法》《导引图》等 14 件医书，而墓主是西汉初年封于长沙的軑侯利仓之子，下葬时间为汉文帝十二年，即公元前 168 年，这些文献较为简略粗糙，例如只有十一经脉，而黄帝内经是十二经脉，从理论的简繁、完善程度上认为，十一经脉要早于十二经脉，也就是完备的《黄帝内经》的成书年代要晚于公元前 168 年。

4.《黄帝内经》里提出下列的文字：

（1）黄帝曰：愿闻谷气有五味，其入五脏，分别奈何？伯高曰：胃者，五藏六府之海也，水谷皆入于胃，五脏六腑，皆禀气于胃。五味各走其所喜，谷味酸，先走肝，谷味苦，先走心，谷味甘，先走脾，谷味辛，先走肺，谷味咸，先走肾。谷气津液已行，营卫大通，乃化糟粕，以次传下。

（2）黄帝曰：余闻上古圣人，论理人形，列别脏腑，端络经脉，会通六合，各从其经，气穴所发各有处名，谿谷属骨皆有所起，分部逆从，各有条理，四时阴阳，尽有经纪，外内之应，皆有表里，其信然乎。岐伯曰：东方生风，风生木，木生酸，酸生肝，肝生筋，筋生心，肝主目。……南方生热，热生火，火生苦，苦生心，心生血，血生脾，心主舌。……中央生湿，湿生土，土生甘，甘生脾，脾生肉，肉生肺，脾主口。……西方生燥，燥生金，金生辛，辛生肺，肺生皮毛，皮毛生肾，肺主鼻。……北方生寒，寒生水，水生咸，咸生肾，肾生骨髓，髓生肝，肾主耳。……

从黄帝内经的文字可以了解到。五脏与五行、五味的对应关系是肝-木-酸，心-火-苦，脾-土-甘，肺-金-辛，肾-水-咸。（如表二）

表二：《黄帝内经》五行、五脏及五味排列表

五行	木(东)	火(南)	土(中)	金(西)	水(北)
五脏	肝	心	脾	肺	肾
五味	酸	苦	甘	辛	咸

5. 结论：

《吕氏春秋》与《礼记·月令》成书于战国末期至先秦时期。另外成书于西汉中期的《史记》记载的《扁鹊仓公列传第四十五》中的医案也可证明东汉之前，医学界是用《吕氏春秋》内所记载的五行配五脏的搭配法。而到了西汉末年，由于当时思想意识的改变影响下，史官刘向、刘歆父子及侍医李柱国等人整理《黄帝内经》一书时进行了重大修改，调动了五脏与五行的排列，但却没有调动五味的跟进排列。（参阅表三）

表三：《吕氏春秋》与《黄帝内经》对照排列表

五行	木（东）	火（南）	土（中）	金（西）	水（北）
《吕氏春秋》五脏排列	脾	肺	心	肝	肾
《黄帝内经》五脏排列	肝	心	脾	肺	肾
五味	酸	苦	甘	辛	咸

上述的对比，五味入五脏，从黄帝内经开始就错，二千多年来都在错误中传承，我们还要继续错下去吗？

三、五脏、五行与五味的探讨

五行学说的基本原理，自然界的天地、日夜、方位、季节、五谷、五味等，以及人体的五官、五指、五脏等，都是离不开阴阳五行。因此，中医把五行对应五脏为肝(木)、心(火)、脾(土)、肺(金)、肾(水)，它们各有能力，分别为木主疏泄，火主宣通，金主收敛，水主封藏，土主运化，彼此间亦有其相生相克的规律性。

五行相生规律：木生火，火生土，土生金，金生水，水生木。

五行相克规律：金克木，木克土，土克水，水克火，火克金。

中医清楚解剖之五脏于此在证，弃解剖之径而走功能之路，正是因应医学构建之需，以及解剖方法当时难以突破的审时度势之结果。

藏象学说中五脏的功能，再配合五味的作用，其整理如下：

表四：藏象学说中五味五脏对照表

木	肝	肝主升发—辛才能升发；酸是内收，可助胃消化，不能升发。
火	心	心主喜悦、主笑—甘才能喜悦；苦不会喜悦，会把笑收回来。
土	脾	脾主运化助消化—酸才能起化学作用助消化。
金	肺	肺主肃降—苦才能肃降；辛会升发。
水	肾	肾主封藏—咸可以封藏，食物不会腐坏。

经综合比较古文经学对今文经学五行与五脏关系，及藏象学说与实例验证，五味归五脏、五行的关系，应修正如下：

表五：五味归五脏、五行的重新排列表

五行		木	火	土	金	水
五脏		肝	心	脾	肺	肾
五味	旧	酸	苦	甘	辛	咸
	新	辛	甘	酸	苦	咸

如果“新"的五味入五脏理论是正确的，那我们就可以翻转中医体质。

而目前方剂学的五味归经，若不符合辛入肝，甘入心，酸入脾，苦入肺，咸入肾等规则，则方剂学就需修正。

酸入脾，辛才能入肝，酸能制肝。

苦入肺，甘才能入心，苦能制心。

甘入心，酸才能入脾，甘能生脾。

辛入肝，苦才能入肺，辛被苦制。

值得深思的是，经统计，一个经过正规教育培训出来的学子，是要临床培训三十年以上岁月的基础，才能登堂入室，得心应手；为什么要花上三十年的岁月？是哪一个阶段或环节出了问题吗？

一个医者，双手抓药可以救人，如果用错“药”，也可以杀人。当医者“把脉”同一个患者时，十个医者，就有十种脉象，此外若患者身体为寒性体质，医者把脉时，寒气会否从患者的被把脉点，移入医者的指腹中？……如果会的话，那多把几个脉，医者指腹的敏感度自然会降低。依此类推，早上把脉的脉象，与下午或与晚上把脉的准确度，是否会有不同？……脉相有别，用方自然应当有别。

譬如“针灸”，针足三里是欲感传身体的其他部位，倘若足三里上方的膝关节有功能性退化或筋膜紧张的现象，足三里的针感，自然不如预期。经实际临床实验，很多膝关节疼痛的源头都跟腹股沟的筋膜收缩有密切关系。

四、用新五味入五脏的用药规范

古法方剂传承久远，随着科技的进步，现代人们几乎脱离了头顶阳光，脚踩土地的劳动生活，现今六成以上的人们，早晚都是在冷气房，而且不再遵循日出而作，日落而息的作息，长期睡眠不足已然是个常态现象。加上现今食物为追求美味与高效率，从种植、生长、采收、加工、制成食物的每一过程，都添加入化学添加物，如：激素、膨松剂、QQ 剂……等，造成现代多数人体质属性均较偏酸性、寒性。如此一来，继续延用古法方剂真的适合吗？……再者，古法方剂真能在每个患者身上达到相同的效果吗？……如果不能，是否考虑过下列的原因？

再如，一患者居住在寒凉干冷的北方，一患者居住在湿润多水的南方，试问居住环境不同，相同的疾病，能用一样的方剂吗？

再如，一患者五味偏嗜，喜欢重口味饮食，一患者着重养生，喜欢清淡口味饮食，试问长期的饮食习惯不同，相同的疾病，能用一样的方剂吗？

再如，一患者的工作环境是在室外大太阳下的劳动作业者，一患者工作环境为长期在冷气房的作业者，试问工作环境不同，工时不同，工作压力不同，相同的疾病，能用一样的方剂吗？

中医传承二千三百多年，用药方剂自古留传，用药逻辑千变万化，现今学习中医的医者总是容易陷入一个误区，无论何病，开方须君臣佐使具备，方觉有效，此自然与套用经方有关。而单方往往是老百姓常用的偏方。其实有些病，单方即为特效，无须再画蛇添足，单方治病，精一不杂，方证相对，其效甚捷。但是目前却有一种不良倾向，即方子越开越大，十几味药是常事，数十味的处方也不足为奇，好像方子越大越能治病，其实不然。

以客观的角度来讲，临症对于病症单纯者，应以单方治之；病症复杂者，则应以复方治之。在特殊情况下，对于复杂的病症亦可以酌情采用单方治之，即以单方小剂，或先治其标，或先治其本，先解决主要矛盾，再各个击破。

张景岳曾批评："今之医者，凡遇一证，便若观海望洋，茫无定见，则势有不得不为杂乱而用广络原野之术。盖其意谓虚而补之，则恐补之有害，而复制之以消；意谓实而消之，又恐消之为害，而复制之以补。……"（《景岳全书·传忠录·论治篇》）

历史是一面镜子，古代有「广络原野之术」的庸医，当今之医者如何？现今医者应当引以为戒。

五、翻转经典·再造中医。

中医传承二千三百多年，其中历经多次战乱，朝代更替，经典或有遗失，或有失传，全赖后世医家兢兢业业的整理还原，正因如此的一波三折，经典传承无绝对的正确，是以才需要更多的人，从不同的角度来共同研究中医的课题。

我在阅过林阳生先生《中医无用论》一文后，仅可以一句话概括："子非鱼，安知鱼之乐。"啼笑皆非的同时，也感叹其一叶障目的眼界，中华五千多年的历史传承，语言与文字的博大精深是全球公认最难学的一门学问，以小看大，中华文字已是如此，更遑论中医传承范围之广阔，往上可连接天文地理，往下可明了万物的生长变化，对比之下，我们凡人何其渺小，在仅有的岁月里能取其万一，并了解其中，已然受用无穷。从过去到现在，我们中医人一直很努力地去发掘中医药的精髓，没有一个实验能回答所有的问题，因此中医药的研究是渐进式的，需要更多的人，从不同的角度来研究中医药的问题，更迫切需要国家及所有社会大众，不断地鼓励与鞭策，将来才能造就更高质量的研究，科技越发达，才会有更多更好的成果来取信于全世界。

因此中医、西医在辨证论治上无优劣之分，更无主副之别，各有其优点，乃因彼此的论病逻辑从来都不一样，如此又岂可相提并论，还言之无用呢？

开张邪路为治病第一要诀

四川省宣汉县人民医院 王 勇

治病以开张邪路为要，肇端于《内经》，成熟于《伤寒论》，发展于温病诸家。盖天地之邪气，感则害人致病。邪气袭人，多从窍入，外邪入侵，由浅入深，先表后里，变化颇多，为害亦甚。恰如《素问·缪刺论》所说："夫邪之客于形也，必先舍于皮毛，留而不去，入舍于孙脉，留而不去，入舍于络脉，留而不去，入舍于经脉，内连五脏，散于肠胃，阴阳俱感，五脏乃伤。此邪从皮毛而入，极于五脏之次也"。如风寒之邪多从毛窍而入，温邪病毒多从口鼻而入，馨饪之邪必从口入，淋病等性病之邪毒常从前阴而入。邪从窍入，亦可从窍出，仲景常借诸窍而作为祛邪外出之途径，称开张邪路法。《温疫论·标本》谓："诸窍乃人生之户牖也。邪自窍而入，未有不由窍而出"。临床实践证明，无论邪从窍入或邪自内生，均可据情开张邪路逐之，可见开张邪路法在治疗学上的地位。

1. 究治实邪 放开出路

《内经》首倡"治病必求于本"；"谨察阴阳所在而调之，以平为期"；"实则泻之，……"；"善治者治皮毛"等治疗法则，《灵枢·师传篇》谓："夫治民与自治，治彼与治此，治小与治大，治国与治家，未有逆而能治之也，夫惟顺而已矣"。这一原则提示治病贵在因势利导，祛邪外出，才能收到事半功倍的效果。

清徐灵胎说："凡病有留邪无出路，必发肿毒"。凡人体与外界相连通之孔窍，包括九窍、肌腠，皮肤八万四千毛孔，均为可导邪外出的通道，实乃人体"减压阀"和"排气孔"。开张邪路就是因势利导，对人体来说是有效地减压、排毒。如感受寒热之邪以及受邪以后产生的痰饮、湿浊、胃肠积滞等病理产物，都宜驱之使出。治寒滞经络，血脉凝滞，用麻、桂、姜、辛之属祛风散寒；热在气分，用葱豉白虎汤发散郁热；热在营分，用清营汤配银翘透热转气；肝风内动，用羚羊钩藤汤配桑菊疏散风热；热伏阴分，用青蒿鳖甲汤透热达表，都是令邪从表去的例证。用吐法去胃中痰食，用下法泻胃肠积滞，用利水法引导三焦湿浊下行，用逐瘀法去胞宫瘀血，又都是为病理产物导出路的实例。如瘀血内结致经脉不通而经闭，用抵挡汤开通邪路则瘀血自去；水湿停蓄，多致小便不利，后世有"治湿不利小便，非其治也"之说，利水诸方多有通溺之功。《灵枢·刺节真邪》云："为开通，辟门户，使邪得出，病乃已"。开通门户，就是开辟邪路，施以汗吐下利诸法，使不通者通之，使通而不利者畅之，以利邪外出。金元四大家之一的张子和认为："夫病之一物，非人身素有之也，或自外而入，或自内而生，皆邪气也，邪气加诸身，速攻之可也，数去之可也。"而欲邪之速去，唯通窍开张邪路最佳。故张氏最善用汗吐下三法，使邪出窍而病自解。

2. 表里攻邪 防风通圣

民间有谚："有病无病，防风通圣"。防风通圣散为春天的良药，在民间广为流传，应用也很普遍。往往在冬去春来之季用该药发表清里以散冬日蓄积之毒物，预防百病的发生。临床广泛用于皮肤疾病，如风丹隐疹、土漆过敏、牛皮癣、疮疖、湿疹、扁平疣等；用于防治中风、高血压、高血脂、治疗肥胖病等；防治春温、肺炎、流脑等疾病。究其理，盖由防风通圣散为表里俱实邪的风热所设。寒邪伤于表，毛窍表卫闭郁，或温邪上受，首先犯肺，邪在气分，化热伤津，三焦热炽，外见憎寒壮热，内见口渴口苦，上而头目昏眩，目赤睛疼，惊狂谵语，手足抽搐；下窍大便秘结，小便赤涩，肠风痔漏，一言以蔽之，都是热盛使然。故吴昆谓："表里客热，三焦大实者，此方主之"。

三焦邪热炽盛，法当表里双解以逐邪。方中故配开表泄邪的防风、麻黄、荆芥、薄荷，使邪从表汗而散，以给出路；外邪相侵，影响气血流通，故以桔梗上浮开肺窍以清肺热，主升主出主开，协助麻黄恢复肺卫功能；大黄、芒硝泻热通便，山栀、滑石清热利湿，使热邪从下窍而出，共呈解表通里，表里双解之功效；石膏、黄芩、连翘清肺胃之郁热；当归、川芎、芍药活血调营，恢复营血正常运行，共呈调和营卫之功。佐健脾的白术、甘草，又在防止石膏寒凉害胃，成为有制之师，此方犹如韩信用兵，多多益善，药味虽多而各有所主，所以能愈重疾。因此春三月用此药，能外达表邪，内清体内毒素，防止病变的发生与复发。

3. 正不胜邪　扶阳达邪

《内经》有言："邪之所凑，其气必虚"。正不达邪，宜"攘外必先安内"，一正可以避三邪，此驱邪不忘扶正之义也。扶正之法，大要在于扶阳气，存阴精二端，医圣仲景最有特色，扶阳气：大法有助阳、固阳、温阳、回阳、保养胃气诸法；存阴津：大法有护阴、存阴、益阴与救阴诸法。今约言扶阳达邪以概其要。

参究经典《伤寒论》，仲景以寒立论，创六经辨证论治，统八纲、脏腑、经络、气化，赅理、法、方、药。究六经本阴阳，以阳气变动为伤寒六经证治的着眼点，契合《素问·生气通天论》"阳气者，若天与日，失其所则折寿而不彰。"仲景融通经旨，勤求古训，博采众方，着力于祛邪与扶阳。从桂附的运用，可以领悟伤寒论经方的灵活、简练、严格、捷效。仲景在热病方面，十分重视阳气的盛衰存亡。这是由于六经病中，不仅阴寒湿邪最易伤人阳气，就是火热之邪，亦劫阳，又伤阳。况且阳主卫外，人之感邪，在一定意义上说，与阳气卫外功能不足亦有关系。仲景从外感热病的最初阶段起，就周密地考虑了如何扶阳气的问题，如桂枝汤就是一张很明显的"扶正以祛邪"的方子：既用芍药益阴和里，复以大枣扶阳营阴；甘草合桂、姜则辛甘化阳，合芍药则酸甘化阴，合大枣则养胃气以滋汗源，是为一物三用者。且服后啜热稀粥一升余，以助药力，并温覆令一时许，使精胜而邪却，于是遍身漐漐汗出而愈。

总之，治病须善为病邪找出路，医者若不明此理岂不误治乎？所以，凡外感之邪未除而留伏于经络，饮食之滞不消而积聚于脏腑，皆宜开张邪路，不可固涩滋补，但凡一切开张邪路之法，必赖胃阳之敷布，始能驱邪外出。所以张仲景《伤寒论》之桂枝汤、小柴胡汤、大青龙汤、皆用姜枣，调和营卫而振奋胃阳，俾邪外出，所谓"攘外必先安内"，一正可以避三邪，驱邪不忘扶正之义也。

舒天先生论中医与量子力学有关

河北省中医药科学院　王红霞（整理）

传统中医学是创建于中国古代的理论医学，曾是中国沿用数千年的主流医学。经过几千年的实践总结，证明其对宇宙及人体具有博大精深的认识，成功创建了整套的防病、治病、健康、养生、开发智慧的实用理论及技术，为中华民族和部分其他民族的繁荣昌盛做出了不可磨灭的巨大贡献。她的理论与科学形式不同，大多只保留了古哲人的智慧结论而没有留下背后的数学计算和（逻辑）推导过程，也因此留下了争议，被认为无法用当代科学完全解释。近一个世纪以来，量子力学，完成的成果引发了当代科学的伟大革命性变革，促成了各个领域，特别是电子和前沿技术领域的巨大进步，极大改变了当今世界的面貌，一次次冲击着人们的传统观念。在事实面前，绝大多数人的认识也正在改观。越来越多的科学家逐步支持量子力学崭新的科学结论。

特别令人振奋的是，在传统文化和中医理论中许多曾一直不易理解、被人质疑、甚至嗤之以鼻的关键性结论，却和量子理论不谋而合。值得注意的是传统中医的理论却是于约 3000 年前创立的。例如量子的“波-粒二重性”，其本质是由量子波函数表达，无论传统概念的粒子或波都不能表达这种状态。它揭示了物质是由实/虚，可见/不可见，能量/物质（阴阳）两种存在形式组成并相互转化的事实。“量子纠缠态”充分说明了物质系统彻底的整体观念，只要来自同一量子系统的两事物，不论被分离多远距离，彼此都是相通并联系在一起的，且它们之间如果真有信息“传递”，似乎也不受空间影响，无时间差 。从而为远隔千万里之遥的双胞胎发生的心灵感应现象及科学实验中远距离效应之谜，提供了有力的启示。量子测试中的“不确定原理”，正在将一直被传统科学排斥在外的人的意识和心灵纳入了现代科学范畴，并显示出其超常的能量性；意识可以影响或改变某些科学实验的结果，即可直接在不接触物质的条件下影响物质的变化，且似乎不受时空局域性的“限制”。这是对传统医学中强调意识（炁）的作用及‘导引’效果的最佳诠释。

下面是与量子理论有关的著名当代前沿科学实验例证：

1. DNA 的光子效应

第一个介绍的是由俄罗斯（前苏联）科学院，量子生物科学家波波宁(Vladimir Poponin)及其同事盖瑞耶夫(Peter Gariaev)首次设计完成的，为探索人类基因（DNA）样品对光子行为影响的 “DNA的光子效应”之系列开拓性实验。其实验是首先将一个专门设计的试管抽成真空，当然有光子无序地弥漫其中，光子的位置可由仪器准确探测到。但当将人的DNA样品置入封闭的试管后，光子受到了确定的直接影响，似乎在一种不可见力的作用下，光子分布由无序变成了有序。更使人惊讶的是，当将此DNA 样品从试管中移走后，光子群排列并没有恢复原来的无序状态，而是继续保留其有序态，就好像DNA 并未移走，或仍在无限远距离上作用于光子群。实验结果证实了基于量子理论的“不确定原理”，人体的不可见能量场（炁场）可直接影响周围世界；而量子理论的“纠缠原理”使这种生命-物质间的影响态一经建立后，就不再受时-空的影响。此实验也是对中医一系列令常人不可思议的神奇疗效的极好诠释。

2. 人的情感变化可直接影响到其已分离开的基因样品，不受时空干扰

另一个著名实验是由美国军方开启的，由贝克斯特博士（Cleve Backster）完成。其目的在于探索人的情绪或意识会直接影响与实验者分离开的DNA 样品，无论实验者与 DNA 样品是分置在同一楼房的不同房间，还是相距 350 公里以外，结果是完全相同的。DNA 细胞的反应由电子表分地计时；实验者的情绪发起和 DNA 细胞起反应的时间差是零，也就是说：反应是瞬时的，好像不受空间距离变化的影响。似乎量子场确实把实验者及与其分离的DNA 始终联在了一体，阐释了量子理论的“纠缠原理” 。

3. 人的“外气”可以直接改变科学实验样品的性质

第三个实验是由一位训练有素之中医生与中国科学院高能物理研究所于 1986 年在北京完成的。他用意识对实验室内放置的自来水样品发放“外气”（下意识驱动之高能量）数分钟，但并不直接接触样品。经测试表明样品已发生变化。

1987 年同一组实验人员在同样的实验室，实验探索能否运用该中医生发出的特殊“外气”影响放射性物质的半衰期。根据物理常识，不论用什么常规方法（声，热，电、磁，高温，高压）都无法改变放射性元素的半衰期。如果没有量子理论的支持，这样的实验结果是很难被传统科学所接受的。

4. 心脏的奇特功能与意识相关联

近年来，科学研究证实，意识的产生与心脏的脉搏具有相关性，意味着心脏代表的“整体意志”会影响大脑中不同信号的竞争力度，即各信号所含的自由氢离子能否与血液中的氧发生化学结合，取决于血的优先供应；只有得到“整体意志“支持的信号才能得以优先供应，并促使其他信号参与协调共振。

近 20 年来不断有从事心脏移植的专家及医生报道，接受心脏移植的人士出现个人性格和行为的变化，经过追访调查，令人惊讶的是这些新出现的性格和行为习惯似乎都与心脏的捐赠者相一致。通过各国信息交流，并举办数届国际年会，根据收集到的大量数据，普遍认为这种现象具有代表性。接受心脏移植的人士不仅是接受了一个活的血泵，而且携带了大量原主人的生命信息，证实了古代中医认识的无比深刻性 。

量子力学帮助揭示了中医经络和针灸技术的某些机理：

量子的波-粒两重性反映了宇宙中物质和能量两种存在形式的可转化性，即可见性和不可见性的转化。局限于三维空间的经典科学只承认能观察到的事物，否认所有看不到的事物，甚至有人把不同意他们这一错误看法的人称其为“伪科学”者，予以打压！

古代中医创建的“炁一元论”学说，成为中医和针灸的核心理论基础。传统中医认为 ：炁是宇宙中客观存在的，充满整个空间，形成无形的场，它连续运动，不断变化，包含着物质·能量·信息，是宇宙一切事物存在的根源。 通常它以两种形式存在，一是暂时的聚集状态，形成一种似乎稳定的可见形式；另一种是散布开来的混沌状态，不可见。合起来被描述为“炁聚成形，炁散成风”。和万物同性，炁也一分为二：阳炁代表万物向上的生命力量，阳刚，进取，活跃；而阴炁代表阴柔，生命孕育，滋润，收藏，阳主阴从。两者相互依存，转化，互生，又彼此相克制，互相消耗但不能分离，从而保持一种动态平衡状态。

“量子纠缠”事实上揭示了宇宙中的所有系统具有彻底的整体性能，帮助我们进一步理解自然界的“全息原理”。正是根据这一现象中国古人创造了利用局部治疗全身的方法，如腹针，耳针和足疗方法。过去一直无法解释的在特殊情况时针灸中可以用直系血统亲属代替接受治疗，也有相当疗效。这一令人难于思议的结果，却与某些量子实验具有类似的特性；一旦我们认同人体就是宏观的量子体，那么其实中医·针灸中的一些奇妙现象本身就是一种量子类实验。人们怎么能用常人在三维空间中对远距离的感受来理解高维空间中两点间的距离呐？

“量子的不确定性”原理表明人的意识可以直接影响科学实验的结果。 这真是对于经典科学和常人理念的粉碎性爆炸！“量子”这个当代科学的小精灵，不但把现代技术发展推动得一日千里，也把 人们的旧理念打翻了个！但作为前沿科学的一个革命性突破却和数千年前传统中医的认识和经验是如此的相一致，这是令人惊叹的。传统中医早就认识到人的意识和下意识是由心脏和大脑产生的带智慧的炁（一种微观能量），可以在人的“统一意志”引导下，常常会发挥关键作用。量子力学的创始人普朗克（Max Planck）认为：“所有的物质都来源于原子运动并维持紧密一体的力量。我们必须认定这个力量的背后是意识和心智，是一切物质的基础”。中医从古代就重视这方面的应用。要求中医生把患者当成自己的家人一样关爱，下意识地同情和爱护；医生不光凭靠自身的学识和技术，还要求他们训练“用心治病”。TCM 不把这种要求仅作为普通的社会道德层面的需要，事实上也是一种必须的技术要求！因为从理论和实践上他们相信：医生本身深切的慈悲心和同情心以及下意识的大爱，才能在关键时刻调动出高能量的真炁来，强化病人的正气，打通瘀滞，恢复正常循环。特别是对一些严重和危机的病人，效果更显著。当然，病人和家属的良好配合也很重要，比如消除埋怨，保持积极乐观情绪，全身放松，诚心接受·支持医生的治疗等。

为什么中国传统文化的先哲们早在数千年前的“易经”“道德经”“黄帝内经”中就能那么深度地窥测到宇宙和人体的奥秘，却被质疑“蒙羞”于今天？这是因为当今人类受到西方科学的机械论的影响。随着前沿量子科学的推动，及当今信息社会的发展，正在打破了传统科学理论体系的束缚，冲击着人们的旧理念，前沿科学实验不断引导我们思考：为什么中国先哲们的核心论断绝大部分是真实的？而今人们才刚刚开始关注这一变化。可喜的是，我们看到，当代的中国学者也已经在这方面开展了有益的探讨，关于量子与道的知识体系正在形成。

这里提醒了我们，有效地学习和研究了解中国传统文化及中医学知识是很重要的。中国传统文化的一大特点是教育和鼓励人们从小确立人生大志！不是只为个人、家庭和一部分人群，而是为整个国家民族社会，甚至整个宇宙的生态平衡服务。其典型的代表是宋代张载提出的：为天地立心，为生民立命，为往圣继绝学，为万世开太平。正是在这种高远宏伟的壮志鼓舞下，古代的圣贤们才不畏艰险勇于探索，在揭示宇宙和人体奥秘方面做出了非常超前和杰出的贡献！

脑出血急性期活血化瘀药的应用

河北省河间市人民医院　金　栋

关键词： 脑出血　急性期　活血化瘀药

脑出血急性期应用活血化瘀药，目前在医学刊物上报道较多，大多数中医及中西医结合学者比较认同此观点。这是因为活血化瘀中药及其制剂（丹参、川芎嗪、毛冬青、当归注射液、水蛭口服液等）有利于迅速止血，对减少颅内血肿形成，加速血肿吸收，改善脑血液循环，防止脑疝形成有一定作用……离经之血即为瘀，瘀之不去，脉络不通，一可加重脑组织损伤，二可造成血脉为瘀所滞，脉络不宁易出血，故活血化瘀药亦为急性出血性中风的宁血之法[1]。

现代中药药理学研究也表明，活血化瘀中药具有减轻脑水肿，降低颅内压，促进颅内血肿吸收及消除，改善病灶周围微循环；对抗脑水肿变性坏死，防止运用脱水剂而致的高黏滞综合征；对纤维蛋白及血小板有双向调节作用，能改善血小板质量，加速血凝，降低毛细血管通透性，减少血浆渗出；增强毛细血管张力，减少血管壁脆性，促进侧支循环建立，提高神经组织对缺氧的耐受性；缓解脑组织缺血缺氧、乳酸堆积和自由基反应；具有保护脑细胞，延长和保护病灶周围神经元细胞的功能，继而促进神经功能恢复，使脑出血患者较早地恢复意识，降低病死率、致残率[2]。

有的学者认为：用的越早，效果越好。如常氏认为，脑出血后立即形成血肿，CT 显示发病 2～3h 血肿已形成，一般不再扩大，6～7h 仅为单纯性血肿，所以脑出血使用活血化瘀药治疗是必要的，而且时间很重要，在脑出血开始 48h 较为理想[3]。对此笔者不敢苟同，兹不揣浅陋，陈述管见。

脑出血是脑内血管破裂，血溢脑络之外的急性脑血管病变，又名脑卒中，中医称中风病。脑内络破血溢，形成颅内血肿，“离经之血即为瘀血”“瘀血阻络可致出血”，故脑出血属于中医血证——瘀血范围。有瘀血就必须使用活血化瘀药，脑出血亦不例外，此系出血性中风使用活血化瘀药的理论基础。

但是由于脑出血的时期、时间不同，治疗方法也有差异。临床上中风病分为急性期、恢复期和后遗症期。根据有无神识昏蒙而分为中经络与中脏腑两大类。由于出血量和出血部位的不同，急性期的具体时间不同。若出血量少，无神识昏蒙（无意识障碍）者，中医称中经络，急性期时间大约在 1～2 周以内。若出血量多，有神识昏蒙（意识障碍）者，中医称中脏腑，急性期时间大约在 2～4 周以内。急性期为发病 2 周以内，中脏腑可至 1 个月[4]。

脑出血急性期病情最不稳定，特别是在 24～48h 以内，最易发生再出血。一般情况下一次性出血通常在 30min 内停止，致命性出血可直接导致死亡。近年来利用头颅 CT 对脑出血进行动态观察，发现 20%～40%患者在 24h 内血肿继续扩大，为活动性出血或早期再出血[5]。传统的观点认为脑内出血在起病内数分钟完成，神经功能的恶化归因于脑水肿和出血周围的占位效应；近期观点认为早期血肿持续扩大，继发多灶性出血，损伤组织的再出血表明早期出血是持续性的，有 38%的患者其血肿体积增加高达 33%以上。孙氏等认为，继续出血是指一次性出血不断发展直至停止的过程。CT 应用以前，人们普遍认为脑动脉破裂后出血仅是一个短暂的活动性出血，一般为 20～30min，入院后症状加重是由于脑水肿、脑积水或全身因素所致。随着 CT 的广泛应用，人们发现脑出血后存在血肿继续扩大的情况。继续出血的发生率为 20～75%[6, 7]。由于早期持续性出血量和体积的不同，有的病情患者无明显变化，有的则成加重趋势甚至危及生命。

对于中风病的治疗，中医历代医家虽积累了丰富的临床经验但大部分已被时代所淘汰。因为在医学发展过程中，中医治病已失去过去的优势主导地位，实践证明，对于危急重症的抢救，西医疗效是优于中医的，但中医治疗仍有优势。中风病急性期的治疗是综合治疗，西医的基本治疗原则：脱水降颅压，减轻脑水肿；调整血压；防止继续出血；减轻血肿造成的继发性损害，促进神经功能恢复；防止并发症。给药途径一般采取口服和静脉用药，但对有神志昏蒙、意识障碍的中脏腑之证，必须是静脉给药。虽活血化瘀的中药目前亦有注射剂，如川芎嗪、血塞通、疏血通、银杏叶、红花、灯盏花素、复方丹参注射液等，可静脉用药，但此类药物非西医《防治指南》之药品。若此时用之，恰巧碰上病情变化，血肿继续扩大或活动性出血，病情呈加重趋势甚至死亡，是药物所致还是病情的正常发展变化所致，很难明确区分，此时最容易发生医疗纠纷，导致医患矛盾，增加不必要的负担[8]。

综上所述，笔者认为，脑出血急性期活血化瘀药的应用，必须根据患者病情，若生命体征平稳，病情不再发展即可使用。中经络者宜在发病后 1 周使用；中脏腑者可在发病后 2 周使用为宜[8]。

参考文献：

[1].史大卓，高思华，编著. 中医内科辨病治疗学[M]. 北京：科学技术文献出版社，1995：485-486.

[2].顾维明. 浅谈脑出血急性期活血化瘀药的应用[J]. 中国中医急症，2004，13（6）：398.

[3].常文. 脑出血为啥还用活血化瘀药[N]. 健康报，2008-4-3（4 版）.

[4].周仲瑛，主编.中医内科学[M]. 第 2 版. 北京：中国中医药出版社，2008：308.

[5].王维治，主编. 神经病学[M].第 4 版. 北京：人民卫生出版社，2001：143.

[6].孙旭文，王桂兰，张艳祥. 自发性脑出血早期血肿扩大相关因素的临床分析[J]. 脑与神经疾病杂志，2008，16（6）：684.

[7].诸晓凡，曲松滨，石锋. 高血压脑出血继续出血问题研究[J]. 中风与神经疾病杂志，1998，15（1）：25-26.

[8].金栋. 脑出血急性期活血化瘀药应用之管见[J]. 中医杂志，2008，49（增刊）：25，25.

岐黄医工必须坚持传统

福州瑞来春堂国医馆　陈锦明

地球自有人类以来，唯独我中华民族一枝独秀，繁衍昌盛于中华大地，至今未被后始民族替代。其他如罗马、埃及、印度，则无此殊荣也。《春秋元命苞》曰："天地开辟，至春秋获麟之岁，凡二百二十六万七千年，分为十纪。"春秋及今，又近三千年矣。考古发掘发现，元谋猿人（1965 年在云南元谋发现），距今约一百七十万年。我中华历史之悠久，民族之伟大，身为炎黄子孙，能不引以为傲乎？！

有问曰："其基石何？其既柱何？其后盾何？"曰："然。一国学也；二国医也；三国药也。"

《易经》者，国学之本，诸子百家赖以为源。中华民族圣人，创造了七八万个"音形义"于一体的"汉字"，一字如一图，优美壮观，虽万年而能识能解，焉逊于 26 个音符乎？

《神农本草经》《黄帝内经》《难经》《伤寒杂病论》者，国医之本，号曰"岐黄医道"，中华医工千万年赖之以为教本。赖之以为治病，赖之以为健身，赖之以确保中华民族之茁壮成长旺盛。

中华民族古圣，发掘了七八千种取之不竭的国药——“本草”，虽万年，无甚变异，能治病，能健体，永无失效，人类赖之永无“耐药性”。岂逊于“道高一尺”、永远难抵“魔高一丈”之“病毒细菌”之化学品？

国学与国医、国药，齿唇相依，国学亡，则国医亡；国医亡，则国药亡。盖国学乃国医之载体，国医复为国药之载体也。

三者最大命运共同体在于“形神合一”。老子曰：“形而上为道，形而下为器。”去其道，则仅剩其器也。道者，精神也；器者，形体也。神去，形虽存，仅僵尸也。

国学国医认为，“天地人”号曰“三才”“天地合气，命之曰人”“人生于地，悬命于天”，故号人为“三才”之一，乃“形而上”与“形而下”之无缝结合体。然西人仅察“形而下”，而无视“形而上”，故喻人体为一台机器。国医强调“天人相应”，言天地生病，人应感亦生病焉。“五运六气”，详述而实用，惜哉！今有几人而知之！

“上医治国，中医治人，下医治病”，故知“道”者，号“上工”“上工”者，“上医”也。今举其说，可窥一斑。观“䷋”卦，“乾为天，在上；坤为地，在下。”此为“形而下”，视而知之，故曰为“体”；若其“用”，当悟而知之，当从“形而上”而解之，命之为“否”卦。相反，“䷊”卦，“坤在上，乾在下”反赞曰之为“泰”卦。何哉？盖地在下，要其地气上腾；天在上，要其天气下降，“云出地气，雨出天气”，此之谓顺。顺者，岂不为“泰”乎？！反之，地在下，地气不上腾反下潜；天在上，天气不下降反上升，岂非天地决裂，曷不为逆？逆之非泰，岂不“否”乎？此“否”“泰”之深意也。复观，“䷾”，乃水火之“既济”卦，“䷿”，则为火水之“未济”卦。《内经》云观古者，验之于今；观天地者，验之于人。“䷿”，号曰“未济”卦，言肾水在下，心火在上，此为“形而下”，目可视而知之；然从“形而上”去体悟，则称之为“病态”，何哉？盖肾水本在下焦，且“水曰润下”；心火本居上焦，且“火曰炎上”。试想，心火在上，本炎上，今复炎上；肾水居下，本润下，今复润下，岂非水火离决，而“未济”乎？人若此，岂非病态乎？考之，“䷾”，号曰“既济”卦，从“形而上”而言，肾水上腾，上济心而润上，则心火不过亢，不过亢则不复炎上也；心火下降，则少阳龙火能潜归大海，则肾水不致冰冻，肾水不冻，则肾水腾腾蒸上。夫如是，水火交融，上下交泰。人若常此，岂非健康而体壮乎？！

故岐黄医工，当加大力量，向祖宗“接轨”。岐黄医籍，杏林诊案，汗牛充栋，何逊“小白鼠试验”。虽国医泰斗邓铁涛，亦慨然叹曰：仅知百分之一二。有继承，才有发展，倘若舍本而求末，“去医留药”“去医验药”，与洋医“接轨”，只能使“形而下”的小部分勉强结合，而“形而上”的绝大部分，将遗失殆尽。其结果，只能是岐黄医道断代无继。夫如是，我们将愧对祖宗，将愧对子孙也。身为岐黄后学之行事者，当慎之！

浅谈中医亚健康的“一路一带”建设

山西中医药大学附属医院治未病中心　贾跃进

山西中医药大学　刘志慧

山西中和亚健康服务中心　韩　笑

摘要：中医亚健康事业在“一带一路”战略的推动下，在沿线国家地区蓬勃发展，取得了很好的成绩，但同时也在实践中发现了诸多问题，沿线地区群众中医药接受程度不一、中医药相关标准体系未健全、部分国家的法律壁垒障碍等等，严重阻碍着中医亚健康国际化的步伐，基于此，笔者认为主要应从自身出发，加强中医传承和人才培养工作。在对外发展中，逐步健全相关中医亚健康标准建设。

关键词："一带一路"　中医亚健康　人才

2013年9月和10月，自中国国家主席习近平在出访中亚和东南亚国家期间，先后提出共建"丝绸之路经济带"和"21世纪海上丝绸之路"的战略构想概念以来，中国许多行业借势"走出去"，得到了很大的发展。中医亚健康的发展也面临着走出国门、国际化的问题，在这三年的发展中，中医亚健康搭乘"一带一路"的快车，发展也是硕果累累。但是，中医亚健康在"一带一路"发展中也遇到了诸多问题，如何更好地解决这些问题，成为中医亚健康事业发展的关键。

1．"一带一路"推动中医亚健康事业蓬勃发展

近年来，随着人类健康观念和现代医学模式的转变，传统医学在替补现代医学方面越来越发挥着重要作用。尤其是中医药在防治常见病、多发病、慢性病及重大疾病中的疗效和作用日益得到国际社会的认可和接受，而中医独特的"治未病"理念也对世界亚健康学产生了重要影响。中医药作为国际医学体系的重要组成部分，正为促进人类健康发挥积极作用。中医针灸被列入联合国教科文组织"人类非物质文化遗产代表作名录"，《本草纲目》和《黄帝内经》列入"世界记忆名录"；国际标准化组织（ISO）成立中医药技术委员会，并陆续制定颁布10余项中医药国际标准；以中医药为代表的传统医学首次纳入世界卫生组织国际疾病分类代码（ICD－11）。

目前，中医药已经传播到了世界上183个国家和地区，中医药从业人员大约30万人，其中中医药医疗机构有8万多家，估计世界中医药服务市场约为每年近500亿美元。而且，中国已经先后同国际组织、外国政府和地区签署了86个中医药的合作协议，中医药也先后在澳大利亚、加拿大、奥地利、新加坡、越南、泰国、阿联酋、南非等国家和地区以国家立法形式得到了认可。据报道统计，2011年～2014年间，俄罗斯、法国、马来西亚、意大利、澳大利亚等30多个国家通过元首会见等多种渠道，提出与我国合作在海外建设中医中心，开展中医药合作。2016年8月，中和亚健康服务中心主任孙涛代表中医亚健康行业出席参加了《2016"一带一路"与联合国可持续发展目标高峰论坛》的分论坛——《2016中医流派国际发展论坛》。2017年1月，我国发布了《中医药"一带一路"发展规划（2016～2020年）》，计划与"一带一路"沿线国家合作建设50家中医药对外交流合作示范基地，推出20项中医药国际标准。世界中医药学会联合会也已发布了17个标准，包括发布制定了"中医药常用的名词术语翻译标准"，收集了中医药常用名词术语6000多个条目，先后发布了中英、中法、中西、中葡、中意、中俄、中匈的对照标准。这些重要成果都为中医亚健康的国际化提供了重要的基础条件，促进了中医亚健康事业的发展。

2.中医亚健康"一带一路"的建设障碍

"一带一路"战略为中医药国际合作与交流迎来了崭新的历史机遇，但中医亚健康走出去也面临着诸多的困难与挑战。

首先，中医亚健康在"一带一路"沿线各国发展不均衡，各国立法及民众认可程度存在较大差异。就地区而言，由于历史地缘原因，中医药在东南亚地区得到政府及民众的认可度较高，中医学在东亚及南亚也普遍得到了政府及民众的认可；而在中亚、西亚、非洲等地区情况较差，中医药普遍缺乏立法及管理，当地人民的认可度也较低；对于欧洲地区，多存在文化壁垒，当地政府多以安全性为由，或者限制性法律法规复杂，影响中医亚健康的传播和发展。

其次，"一带一路"沿线国家缺乏统一的中医亚健康相关国际标准及规范。目前，尽管有90多个国家参与制定了植物药注册标准，但就整体而言，其主要还是参照西药标准而制定的，这在很大程度上不符合中医药的民族特色发展。而且实践也证明，中医药相关产品的质量控制、生产工艺、药理毒理、临床评价和产品注册等标准不能完全仿制现代西药和植物药，尤其是在中药的炮制方面，传统方法的炮制在增效减毒方面作用显著。目前中医亚健康特点、被国家社会普遍认同的标准规范等尚未建立，制约了中医亚健康的国际交流与合作发展。

再次，“一带一路”中医亚健康国际合作面临着诸多法律障碍和贸易壁垒。许多国家在立法认可和规范中医亚健康时，纷纷利用法律法规，对中医亚健康的准入设置各种技术壁垒，使得中医药国际贸易在原有困难的基础上，面临着新的障碍。有些国家为保护本国传统医学的发展，出现故意提高进口中药材、中成药、中药饮片等的监测标准，而对国内的中药材等产品方面的监测则较为宽松，这也对各国间中医亚健康交流造成了障碍。

最后，中医亚健康知识产权面临威胁。我国“一带一路”沿线国家，尤其是东南亚、南亚各国拥有独特的传统医学理论体系、治疗方法及传统医学药品。欧美部分发达国家意识到传统医学天然药物中蕴藏的巨大财富，利用其先进的技术对传统药物进行改头换面，然后再申请知识产权保护，此类生物海盗事件频频发生。如印度用于治愈伤口的植物姜黄及治疗低血糖症的植物苦葫芦在别的国家被授予了专利，给原创传统医药知识产权国家造成了巨大的经济损失，也成为阻碍中医药国际合作发展的重要因素。

3. 破除壁垒，扬帆远航

中医是我国优秀的民族文化遗产，是我国的国粹，它记录着中国人民几千年来同疾病做斗争的丰富经验和理论知识，是中华民族在长期医疗实践中逐渐形成的具有独特理论风格和诊疗特点的医学体系，取得的成就令世人瞩目。让中医在“一带一路”战略中走出国门，为世界人民所接受，发挥中医的“上工治未病”优势，是我们中医人共同的愿望。

第一，　必须培养大量的中医亚健康优秀人才。打铁还需自身硬，只有我们中医人扎实继承了中医药事业，才可以谈论将来的创新和发展。中医作为中国传统文化的活化石，最为重要的是其作为医学的本质——防治疾病，因此培养基础扎实经验丰富的优秀中医人才，是保证中医疗效的前提，亦是中医能够走出国门的基础。而且在中医亚健康传播发展中都需要大量的新型人才，已经不局限于临床中医人才的培养，我们还需要中医对外形人才，比如中医翻译人才、中医管理人才、中医推广人才等。外向型中医人才不仅要有坚实的中医理论知识，熟练的中医临床诊疗技能，更要能够自如地进行跨文化交流，让祖国的中医药走向世界。

第二，　中国传统文化及中医文化的普及和传播。王旭东[0]教授认为，唯有在中医药学术领域内才能全方位地看到中国传统文化的全貌，而只有领会了中医学体系中贯穿始终的文化内涵，才能熟练地运用中医药技术。中医根植于中国传统文化，精气学说、阴阳五行等基础思想都是源于中国古代哲学思想，因此一个好的中医大夫，没有扎实的中国传统文化基础是不可能的。李俊[0]教授认为中医学要得以传承和发展，必须立足于自身传统文化特色，坚持中医特色的研究思路和方法，才能确立自己的学术定位和科学价值，才能自己赢得世界的尊重。同样，让大众接受中医的重要方法，也是中国传统文化的普及，如果没有中国传统文化作为基础，群众对中医就会没有认同，开展中医服务工作就会举步维艰。

第三，　加快建立中医亚健康对外的标准规范体系。中医亚健康标准化体系由中医药标准基本体系和支撑体系组成，其中，基本体系由中医药标准构成，是中医药标准的共同体，另外还需建设完善支撑体系，它是中医亚健康标准的推行保障体系，包括管理体制、运行机制、技术平台、专业团队、实施保障、监督评估和信息服务等，是建立和完善基本体系的支撑和保障，是实现中医药标准体系整体功能的重要组成部分。在此点上，我国政府一直在努力，先后推出 20 项中医药国际标准。

中医学有几千年的辉煌历史，为中华民族的繁衍昌盛做出了巨大的贡献。推动中医药走向世界，不断提升中医药在世界上的影响力，将成为今后中医药发展的一大重点。中医亚健康事业也将在世界中医药学会联合会亚健康专业委员会的引领下，走向世界，以服务“一带一路”为重点，开展更高水平、更深层次的交流合作。

参考文献：

[1] 林凡儒．浅谈“一带一路”战略与中医药“走出去”[EB/OL]．http://health.people.com.cn/n1/2016/0307/c398004-28179259.html

[2] 王新陆．中医人才培养模式的思路与构想[J]．中医教育,2005,(05):1-3.

[3] 童兴红．中医药外向型人才培养模式初探[J]．中医教育,2005,(03):27-28.

[4] 王旭东．中医文化价值的基本概念及研究目标[J]．医学与哲学(A),2013,34(04):8-10.

[5] 李俊．传统文化教育与高等中医人才培养[J]．医学与社会,2008,21(12):58-60.

[6] 王茂．行业标准《中医药标准体系表》研究制定[D].湖北中医药大学,2013.

儒家文化是中医赖以存在和发展的文化环境

王世保

孔子和孟子上承夏商周三代文化的积淀，开创以仁义为思想核心的儒家学派。自从汉武帝听从儒士董仲舒所提出的“罢黜百家、独尊儒术”的建议之后，儒家思想就上升为历朝统治者治国理政的意识形态。就像今天的数理化教育是国民基础教育一样，儒家思想教育在汉代以后成为各个朝代的国民基础教育。作为中国固有文化的重要组成部分，中医与儒家思想可谓同根同源，具有相同的元理论框架、思维方式和研究方法，而且悬壶济世本来就是儒家实现个人的社会价值的重要途径，所以中医也受到历代儒生的青睐。纵观中国文化的演进历程，儒家文化在历史上形成了有利于中医发展的深厚文化环境，为中医创新与发展提供了不竭的思想资源和动力。如果探讨中医与儒家之间的直接关系，不难发现其主要体现在两个方面：一是中医伦理观的形成，二是宋明理学对后世中医家和中医理论产生的深远影响。

（一）儒家道德学说与中医伦理观的形成

与道家具有本质不同的是，儒家思想的终极意义指向的是社会，正心修身的目的是为了实现家庭与社会的和谐，而为了实现社会和谐就必须要规范社会中人与人之间的伦理关系。孔孟儒学为下自平民百姓上至君王提供了一套以仁义为核心的伦理规范，也为各个阶层提出了相应的道德义务。中医家发挥着济世救人的社会功能，作为社会中的特殊群体，他们自然比普通人具有更高层次的道德要求，而仁爱作为儒家的最高道德要求也就自然成为了中医家的最高医德追求，因此中医也被古人称为仁德之业。

中医理论本身是治病的工具，它的具体运用依赖的是具有主观能动性的中医家。面对遭受疾病折磨的病人，一位中医家能不能为病人提供简便廉验的中医医疗服务在很大程度上取决于该医家的德行。如果他是一位具有仁爱精神的医家，那么他就会根据病人的情况给予最经济的且最有效地治疗；如果他是一位仅仅为了获取利益的医家，那么他就会采取种种手段从病人身上谋取利润，对病人的病情也是冷漠以待，甚至导致不该发生的医疗事故。另外，那些具有仁爱精神的医家往往为了能够更好更快地解除病人的疾苦，都会努力钻研自己的医术，不断地提高自己的医疗水平；而那些图谋私利的医家，并不是想着如何提高自己的医疗水平，而是经常采取卑劣的手段，甚至不惜对病人进行诈骗，戕害生灵。因此，古代的医家对医德十分重视。唐代大医家孙思邈在其所著《备急千金要方》第一卷《大医精诚》一文中提出了医家在治病时要“安神定志，无欲无求，先发大慈恻隐之心，誓愿普救含灵之苦。若有疾厄来求救者，不得问其贵贱贫富，长幼妍蚩，怨亲善友，华夷愚智，普同一等，皆如至亲之想”。一位医家要能做到这样的要求是需要达到儒家所提出的“仁”的境界的。

正是医家对病人体现出的仁爱精神，同时把人的性命看作世上最为宝贵的东西，所以悬壶济世在古代被看作很崇高的事业，比如民间有“救人一命，胜造七级浮屠”“不为良相，必为良医”“良医良相本相同”之说，从这些话语可以看出古人把悬壶济世所内含的人生价值意义与儒家的“治国平天下”等同起来。治国与救命虽然是两种不同的行为，但是其内涵的价值意义是没有区别的，都是为了在世俗社会中建功立业。因此，历代儒生在科举不中的情况下，多转向悬壶济世。这体现出的就是中医文化内涵的人文价值和意义。仁爱精神是中医文化内在的灵魂，一支没有医德的医疗队伍，是不可能取得患者信任的，更不能提高自己的医疗水平。

（二）宋明理学与中医理论的发展

我们知道孔子在《易传》中开创性地阐述了儒家的天道性理的思想，这部分内容合着子思所著的《中庸》一起被看作儒家思想的最高层次的理论，为历代儒生所尊奉。在汉代以后，印度的佛教开始传入中国并对中国既有的文化形成了一定的影响，佛教对儒家最大的影响就是其教义所注重的思辨特征被儒家的一些人士所效仿和吸收，这直接导致了宋代理学的兴起。宋代理学就是以孔子的《易传》和子思的《中庸》所形成的天道性理为最高法则，然后通过对宇宙的演化、社会的治理以及个人的修身进行思辨而形成的系统的文化体系，其核心思想是关于太极、阴阳五行、天道性理以及人欲等思想的阐释。宋明理学的主要创始人为周敦颐、邵雍、张载以及程颢和程颐二兄弟，集大成者则是南宋朱熹。

正是因为太极、阴阳和五行理论是中国文化的元理论框架，宋代理学的兴起必然会对中医理论的进一步发展产生深远的影响。从中医学在宋代以后的发展过程来看，儒家理学对中医产生的影响主要体现在两个方面：一是导致宋代以后的中医学家直接从理学的角度去阐释人体的机理，并在理学的启示下，创造了不少新说；一是间接导致从宋代开始的中医学家越来越重视运气学说，为中医的另一个重要学派温病学派的产生奠定了基础。就像战国时期的医家在当时的阴阳五行理论的基础上奠定了中医的基本理论一样，宋代以后的中医学家在进行说理时也汲取了大量的理学内容，主要体现在金元四大家对医理的论述上。比如四大家中最晚出的朱震亨，早年曾拜求过朱熹四传弟子许谦学习理学，而后弃儒从医，跟随罗知悌研习中医，他在自己长期的临床实践中不断地总结自己的经验与认识，创立了有名的“阳常有余，阴常不足”以及“相火论”的学说，在中医学史上卓然一家，而理学对其学术的影响仅从其所著书名《格致余论》就可见一斑。《四库全书提要》中记载说：“儒之门户分于宋，医之门户分于金元。”正是理学的门派林立，启示了那些受理学影响的中医家们在诊疗理论上各执一隅，独立门派，创立新说。

理学对中医造成的另一个重要的影响就是从宋代开始运气学说重新得到中医学家的重视，并促成了温病学说的形成。纵观医学史，人们容易产生疑问：运气学说的内容在唐代就被王冰补充进《黄帝内经·素问》之中，为何到宋代医家才开始重视运气学说？事实上这依然是与理学有关，宋代理学的创始人陈抟、邵雍等人都对周易的象数和阴阳五行理论进行过精深的研究，周易的象数合着阴阳五行理论具有显著的预测功能，而运气理论正是利用阴阳五行来推算每年的气候和疾病流行的情况的。早期的理学家们对易学的象数和阴阳五行理论预测功能的丰富与完善开创了宋代学者重视运气学说的风气，可谓上自朝廷、下至普通的学者学习运气学说蔚然成风，比如宋徽宗就崇信五运六气，由他支持编撰的中医名著《圣济总录》就将运气学说列于全书之首，以明运气学说对医家学习中医的重要性。正是宋代以后中医家开始从运气学说中去领悟中医理论的精髓，才使得一些中医家把同属于六气之一的寒与热所导致的疾病分开，继而开创了与伤寒学派鼎足而立的温病学派。由此可见理学对宋代及其以后的中医学的贡献之巨。

儒家文化为中医近两千年的发展提供了肥沃的土壤，中医在儒学的滋养下自发地走向丰富与完善。只是到了民国以后，伴随着西学东渐，儒家思想退出了国家意识形态的地位，逐渐式微和被边缘化。中医从此失去了母体文化的支撑，在以科学为核心的西方理性主义文化中就像无根的落叶，日趋枯萎和凋零。今天的中医人需要回归儒家的精神家园，乘着我国重新开始重视中国固有文化的重要性，树立起既往的文化和理论自信，推动中医的复兴与发展。

针罐排毒通经防治糖尿病并发症3则

上海崇明　沈荣生 沈姬颖

2006年底，联合国通过决议，决定将每年的11月14日列为“联合国糖尿病日”，目的是让全球所有国家都能够重视对糖尿病的宣传教育、防治和监测工作，以及积极开展对糖尿病预防措施及相关治疗手段的研究工作。据有关资料显示，目前全世界共有糖尿病患者约二亿人，该病已被世界卫生组织列为全球三大疑难病之一，是全球第三大导致人类死亡的疾病。中国目前已是糖尿病的大国和重灾区。糖尿病患者有九千二百多万人，而“潜在”糖尿病人则约有1.2亿人，“前期”人数有1.5亿人，每年大约有100万人因为该病被截肢，400万人因该病而死亡。糖尿病已经成为严重危害我国人民健康并给社会造成沉重经济负担的重大疾病之一。

糖尿病属于顽固性疾病，病人一旦患病，得的不仅是一种病，而是一群病，其并发症之多，让人防不胜防。由于是全身性疾病，该病对人体各个器官、脏腑都会造成损害，即它会伤害人体足、眼、肾、肝、人体血管（神经），并会使这些器官、系统并发难治之疾，且无良药和医方，最后病人将死于并发症。

糖尿病首先发病于腿足，原因是人体肢端缺血、血浊，而80%的足部溃疡会由外伤引起，最大的困扰就是绵延难愈的溃疡，85%的足部最终不得不截肢。于是，在2005年的世界糖尿病日，联合国就曾提醒全球患者要“把足部放在首位，预防截肢”的口号。

西医把糖尿病分为1、2型，认为它主要由胰岛素抵抗及胰岛素相对缺乏造成的，并以高血糖为特征的一种代谢性疾病。传统医学认为，人体内的血糖很难管控，三分之二的糖尿病患者都未能得到有效的血糖控制。该病一般治疗方法有食物疗法、运动疗法、药物疗法（注射胰岛素）等。据说，目前世界上对该病尚无公认的治愈方法，而最有效疗法是血糖控制（即终身用药）。

而我国传统中医认为，糖尿病是由于饮食不节、情志失调、劳欲过度等阴虚所致。历代医家主张健脾补肾“滋补肾阴为基本治法”，即患者当清心寡欲，薄滋味，减思虑，补肾阴，则治可瘳。若有一毫不慎，纵有名医良剂，必不能有生矣。

上海崇明岛沈氏中医外科历经四代传承，擅长中药膏、丹、散治疗各种外科疾病，包括糖尿病烂足。而第三、四代继承人在总结、继承前代用药排内毒治病基础上，根据中医经络理论，采用针灸和拔罐法的优点，创立针罐排毒通经法：排病毒、通经络，调气血，养脏腑，防治糖尿病诸症并发。针罐排毒通经不仅可以打通人体“任督两脉”，还可以疏通人体十二正经和奇经八脉，血脉流畅和合，病不得生也。

糖尿病并发症有三种，而沈氏针罐排毒通经法对这些并发症都能做到可防可治。

防治糖尿病并发症一：　足皮破溃烂截肢

足，是人之根本，也是人体疾病的反射区，它对应人体五脏六腑各个器官。足，亦是全身的支柱，双足下肢共有肝、脾、肾三阴气脉和胆、胃、膀胱三阳经脉，三阴三阳六条经脉气血的起止、始终在下肢末端交接。奇经八脉，有四支（跷、维脉二对阴阳）在足部运转交接。这样双足有十条经脉，七十多个穴位，它是人体气血运行艰难的通道。《内经》称之为“地道”，华佗论之“足心道”。人体气血从头到足下行较顺畅，但从足上行（升）则困难。气不足，而浊血浊气容易下沉瘀淀于足底（道），把人体气血之“地道”瘀堵，影响人体气血下行与上升循环，人身供血供气输送营养受到影响，日久会病。糖尿病人的足底大都有皮红、皮裂、湿癣、厚皮、老茧、鸡眼，本人称之为“地沟血”瘀血积液沉淀足底形成的代谢之垃圾废物污垢。这种瘀血，亦可称之“糖血”，血的含糖成份高了，如果含酸成份高，称为“高尿酸血症”痛风患者。针罐排毒通经法除掉这种瘀血，把长期滞留足部的这种不流动的污血、积血、败血、恶血、死血、毒（糖）血，“泻之、决之、疏之、导之，使毒外出”，大大改善了人体大血管、微血管瘀阻，“自然壅则易通，郁则易达，结者易散，肿者易消，溃者易愈，无须截肢。”

附：典型病例

张木付，女，85 岁，患者有 30 年的糖尿病病史，其右足第三指已溃烂枯萎发黑。2016 年 5 月并发心肾衰竭，送入上海中西医结合医院进行治疗，医院给出的诊断结果是要做手术：即搭桥或截肢，费用十万元。患者五个子女凑出十万，准备手术，并转入上海中山医院心血管外科进行治疗。医院检查后认为，病人年事已高，且伴有心肾衰竭情况，手术治疗风险大，不宜手术。病人病情出现反复，被送入重症病房，监护一周，病情不见好转，且病人疼痛不止。院方开出病危通知，建议出院疗养。病人小女儿从挪威赶回家，准备后事。五个子女各处探听，寻找名医良方。

5 月 16 日，病人被送到民间中医世家，在三个子女的陪同下，同意针罐排毒通经以救命。观看民间中医在足部（背、底）针罐排毒，先从足背溃烂处排出一罐黑厚瘀血，三个子女见之，异口同声说：“好！好！”足底“涌泉穴”二次拔罐不出血，第三拔，终于排出满罐血糖瘀血，三个子女见状再一次高兴地说：“好，好，好，此办法真好，老娘算是有救了！”这一罐，可谓是“一罐决死生”。当“地道血坝”打通，足部几条气血经脉被疏通，病人身上很快就能出现“通则不痛”立竿见影的效果。据病人子女们说，当夜睡觉，由小女儿陪伴，病人不吭声，不喊痛了，能够睡觉了。从第三个晚上起，病人的小女儿就可以不陪床了，理由是“老娘睡得好，打呼噜了”。

从 2016 年，5 月 16 日至 7 月 30 日，病人坚持每周一次排毒用药，在第七周治疗时，子女们说：“老娘现在是三个好——睡得好，吃得好，走路好。”在第九周至 11 周时将烂了的足指用剪（钳）刀剪掉（烂肢），再用罐拔去腐肉脓水，外敷麝香和金枪药，至 2016 年 8 月 28 日，先后三个月共排毒通经 11 次，烂指皮肉去腐结皮，所花费用 2500 元。这是针罐排毒通经防治糖尿病烂足的一个经典病例。

防治糖尿病并发症二：眼底病变或眼瞎

人眼精气神最足。人眼通五脏之气血。瞳孔通肾脏，黑框通肝脏，白框通肺脏，眼内外眦通心脏，上下眼睑通脾脏。眼得血能视。眼伤先伤于气血，气血供应不足，眼就会发生病变。糖尿病并发症，一般先伤于足，其次是眼了，三分之一的糖尿病人眼都有问题。人体肝脾肾三支气脉从足至头目，奇经八脉有四支奇经在足部升降起始。《难经》曰：“跷脉从足至目。”“阴维脉发于足太阳金门穴，在足外踝上行，入头至目。”足部有六条正经，四条奇经，气血上升，降沉运转正常通畅，五脏六腑功能正常，眼病不得生也。反之，慢病缠身，难于愈合。

比如糖尿病患者黄先生，男，58 岁，中学老师，因病提前退休。糖尿病头昏、头晕，手足发冷，走路无力，双眼视力衰退，左眼病变，先后四次在市汾阳医院眼科开刀治疗，费用 5．6 万（自费 1.5 万），开 3 刀，视力没有好转迹象，自知死期在眼前。

2004 年 8 月慕名试用针罐排毒通经防治足与眼病。先后排毒通经 4 次，一个月后，感到头、眼、足都有好的感觉，脚感到轻松点，有热感，走路变得灵活点了，眼压低了点，血糖下降点，用药从 5 减到 3，血糖最好在 5．8，每天能慢步锻炼。九年后，2013 年 12 月，病人侄子告知黄先生近况：“足、眼能保持现状，没有恶化，致盲，每天注射胰岛素保养。”

防治糖尿病并发症三：心、肾衰竭症

人体的血糖增高会损害心脑血管系统器官，其中特别损害人体肾脏。西医认为糖尿病是一种常见的内分泌疾病，可导致大血管、微血管变化，造成多种器官组织病变。高血糖过度控制或控制不好，会造成低血糖，更可诱发脑卒中、心绞痛、心力衰竭、心肌梗死等从而增加心脑血管出现意外的危险性，甚至可能还会危及人的性命。中医认为糖尿病患者中后期必然会出现气血两虚的状况。气虚则运血无力，血虚则血行艰涩难成行，“久瘀多病”，从而形成一种渐进性、隐匿性、全身性恶化的疾病。一般治法为控制饮食，用药控糖，健脾补肾。针罐排毒通经法，防治心肾衰竭，是循经络，排瘀（糖）血，调气血，疏通人体十二经脉，清除大小血管之“污血、积血、败血、毒血”，包括滞气、积液，使之“泻之、疏之、决之”将病毒排出体外。该方法的好处是：三管齐下，即一是疏通双脚“三阴三阳”气脉；其次，排除手部心、肺、肠“三阴三阳”之瘀血，三是打通人体阴阳主脉——任督两脉。

现选典型病例如下：

禹良巧女士，49 岁，有 13 年糖尿病史，每日注射胰岛素 3 支，眼、足、肾三症并发，双眼出现视力模糊；双足发冷、发麻、肿痛，泡足不慎皮损溃疡；肾功能衰竭，已经预约换肾。2005 年 7 月起，通过针罐排毒通经法，防治足部溃疡，经过四次清除瘀血积液（已变成白色脓血水），外敷金枪药，双足开始不冷不麻，溃疡处开始收敛结皮。从 2005 年 7 月至 2008 年 7 月，三年间不间断排毒通络，调气血，足部与眼部病变均有好转。2008 年换肾，先是每季调养一次，后是每年保养 2 次。2013 年合家来拜访时说：“身体康健正常，换肾亦没有‘排异反应’。” 2016 年春带领女儿、外孙来排毒通经保养，十一年防治疗效很好。

针罐排毒通经法治疗糖尿病及并发症，是一种安全、有效、经济、方便、简单的民间中医疗法。

汤氏气味气息疗法与中医治未病浅析

北京中和亚健康科学研究院　汤宏勇　刘春华　汤鉴

1. 气机理论

1.1 中医关于气的概述

“气”是指构成人体和维持生命活动的精微物质，如水谷之气、呼吸之气等等，及其所包含的能量，表现为各脏腑组织的生理功能。这种精微物质的运动及伴随发生的能量转化，谓之“气化”。气化的过程及其表现形式，称为“气机”。气机的升降出入是人体气化功能的基本形式，脏腑的气化运动，就是升和降的矛盾统一，即所谓气机升降。

在生命过程中，“非出入则无以生长壮老已，非升降则无以生长化收藏”（《素问•六微旨大论》），没有升降也就没有生命，故曰“出入废则神机化灭，升降息则气立孤危”（《素问•六微旨大论》）。“气和而生，津液相成，神乃自生”（《素问•六节藏象论》）。“升降出入，无器不有，故器者，生化之宇，器散则分之，生化息矣，故无不出入，无不升降”（《素问•六微旨大论》）。由此可见气机升降出入对人体生命活动的重要性。随着医学的发展和中西医结合研究的深入，现代医学对于“气”也有了不同的解释与定义，如玉米渠认为“气”是功能基因的组合，张永忠等认为中医学人体之气的实质是新陈代谢，李梢等则用现代“熵”的概念解释“气”的运动，等等。这些解释既符合现代科学理论，也与传统中医气学理论相通，证实了“气”在病理学、发病学及治疗学上的作用。

气的升降出入之间是互为因果，相互协调，共同完成人体内部及其与外界环境之间的气化过程。升者升其阳，降者降其阴，出者吐其故，入者纳其新。升降侧重体内的气化过程；出入则侧重人体与外界环境的物质交换。升降出入，内而脏腑，外而皮毛，上而头面，下而百骸，纵横往来，并行不悖。

1.2 气与人体健康

人体脏腑经络、气血津液、营卫阴阳，无不有赖于气机升降出入而相互联系。而人体的生命活动，内而消化循环，外而视听言行，无不是脏腑之气升降出入的体现。就五脏而言，心肺在上，主降，肝肾在下，宜升。其中肝之升发，肺之肃降为一对升降的两方面；心火下降，肾水上升，共同构筑阴阳平衡体；脾胃居于中焦，脾气上升，胃气下降，为一身气机升降之枢纽。而六腑，虽传化物而不藏，以通为用，宜降，但在传化过程中，亦有吸收水谷精微，化生津液作用，可见六腑亦是降中寓升。五脏六腑的气化正是在这种升已而降、降已而升、升中有降、降中有升的状态中，共同维系全身气血津液的代谢平衡，从而维持人体正常的生命活动，保持健康状态。

反之，气机不调则致疾病，故有“百病生于气”之说。正如《素问·举痛论》中所说：“余知百病生于气也，怒则气上，喜则气缓，悲则气消，恐则气下，寒则气收，炅则气泄，惊则气乱，劳则气耗，思则气结。以上九种气机失调的形式被统称为九气为病，旨在说明许多疾病的发生都是由于脏腑气机失调所致。气之活动循常有序，则人体呈平人常态；气之活动失常，则一变而为异常的生命活动过程，即疾病状态，“故百病皆生于气”。 气机失调是指气的升降出入运动失调。《素问·六微旨大论》曰：“出入废则神机化灭，升降息则气立孤危。故非出入，则无以生长壮老已，非升降，则无以生长化收藏。升降出入，无器不有。故器者生化之宇，器散则分之，生化息矣。”首先，各种致病因素引起气的升降出入改变，抑或气量的减少，表现为气滞、气逆、气陷、气闭、气脱、气虚等基本的病机变化。其次，内在脏腑功能失调，亦可发生内生五邪为病，影响全身气机的运行，导致阴阳气血失调。表现为肺失宣降、胃失和降、肝失疏泄、脾失升清、肾失气化等脏腑气机异常的病理变化。再次，气的异常运动变化，影响血和津液的循环代谢。因气能生血、行血、摄血、生津、行津、摄津，若气机失常可致气血不足、气滞血瘀、气虚出血、气滞水停、气脱大汗淋漓等病理变化，出现痰饮、水肿、汗液异常、血液运行障碍等多种病变。正如张介宾在《景岳全书·疾病类》中所云：“凡病之为虚为实，为寒为热，至其病变，莫可名状。欲求其本，则只一气字足以尽之。”

2. 气味疗法概述

2.1 什么是气味疗法

气味疗法是人类利用各种动植物的不同刺激气味来治疗疾病的方法，国外的芳香疗法是气味疗法中的一种类型。芳香疗法是用气味芳香的药物制成适当的剂型，作用于全身或局部以防治疾病、促进健康的医疗保健方法。

2.2 气味疗法的由来

中医气味疗法历史悠久，我国古代就有记载使用气味芳香的药物（如艾叶、藿香、木香、白芷、冰片、麝香）制成适当的剂型，以中药熏、蒸方式作用于全身或局部以防治疾病、强身保健。西方芳香疗法是指利用从植物材料（花、香草和其他芳香植物、器官）萃取的精油作为媒介，并以按摩、沐浴、熏香等方式，经由呼吸道或皮肤吸收进入体内，以达到舒缓精神压力和增进身体健康的一种自然疗法。

2.3 气味疗法与治未病

根据王强跟随张庆荣导师采用中药气味熏蒸临床治疗鼻炎、咽炎、支气管哮喘合并鼻炎、伴有气道阻塞症状的感冒等几种呼吸道疾病，说明中药气味疗法方法简单易行，疗效显著，起效快，药效持久，价格低廉，使用方便，无不良反应，无毒副作用，能为广大患者所接受，可广泛应用于呼吸道疾病患者伴有气道反应及气道阻塞症状者。曹汝芹《中药气味疗法治疗过敏性鼻炎 85 例》指出，中药气味疗法多选取芳香、易挥发之药物，使气味能够最大浓度地到达鼻腔，而揍祛风散寒、除湿通窍、清热解毒、除肿消胀之效，以达治疗目的。此法治疗过敏性鼻炎起效快，疗效稳定、持久，不易复发，不易形成药物依赖性，副作用小 。李光武博士也在文献中指出“选择既有效，又安全、经济的方法来预防和治疗疾病，将养生、保健、预防及医疗融为一体的手段将成为现代医疗保健的趋势，相信气态物质的治疗学具有广阔的前景。”

这些研究资料无不证实中药气味疗法对呼吸道疾病，如咳嗽、哮喘、咽炎、慢性支气管炎、鼻炎等疾病具有预防治疗效果，运用中药气味疗法可保健养生治未病。

3. 气息疗法概述

3.1 什么是气息疗法

“息”，现代医学指呼和吸的总称，中医指一呼一吸谓之“息”，正常 1 分钟 3～5 息。

气息疗法在中国传统养生学中是常用的呼吸训练法。即通过有意识延长吸、呼时间，以腹部起伏进行深、缓有规律的呼吸运动，达到自我身心调节的目的[6]。

3.2 气息疗法的由来

早在 1938 年美国的 Soldy 等即提出腹式呼吸训练治疗疾病的概念，有研究认为“腹式呼吸”能增加腹肌运动的深度，提高吸取氧气和呼出浊气的功能，“逆腹式呼吸”除具有“腹式呼吸”的功能外，还能动员胸肌、肋间肌和横隔膜，加强胸腹肌肉块的运动量，不仅使腹腔内的器官得到有效的按摩运动，还能加深呼吸深度，增加吸氧量，提高肺的气体交换效率，从而加大肺的通气量和气体交换水平，提高练习者的肺活量，使人的肺功能由弱转强，为人体健康奠定坚固的基石。

3.3 气息疗法与治未病

文献资料认为健身气功从中医学角度分析具有促进人体经络通畅运行，达到防治脏腑疾病发生以及调节人体阴阳平衡，养气调心的目的。西医学认为肺活量增加，血氧含量增高，新陈代谢加快，能够提高人体免疫系统机能，增强抵抗力；提高神经系统机能，延缓神经衰弱；提高呼吸系统机能，成就一副健康的肺；改善运动系统机能，提高运动能力；改善消化系统机能，促进人体消化吸收的功用。

由此说明气息疗法是通过有意识的呼吸训练来调节气机的升降出入增强机体的气化功能，无论是从中医学角度还是从现代医学角度都能够改善人体系统机能，提高各器官的抗病防病能力，缩小疾病产生的空间。故《黄帝内经》云：“正气存内，邪不可干”。通过气息疗法的训练，完全可以增加吸氧量，提升肺通气量，提高血氧含量，提高机体免疫力，调畅人体气机，这样气就可以充分发挥其功能来行气血，安五脏，促进人们身心健康达到治未病的效果。

4. 汤氏气味气息疗法与治未病

4.1 汤氏气味气息疗法的由来

汤氏气味（气息）疗法是由中医世家传承人、中和亚健康科学研究院高级研究员、高级医疗器械工程师汤宏勇提出，是在多年对中医气机理论研究的基础之上结合临床实践，与现代科技相结合研制出中医气味（气息）康复仪使用的一种特殊疗法，是替代传统中用中药焚烧或熏蒸等中药气体防病治病、净化空气消毒和在特定场所锻炼呼吸功能、调节气机的中医药现代化产品，主要作用是利用中药气味改善人体亚健康，辅助人体进行气息训练。

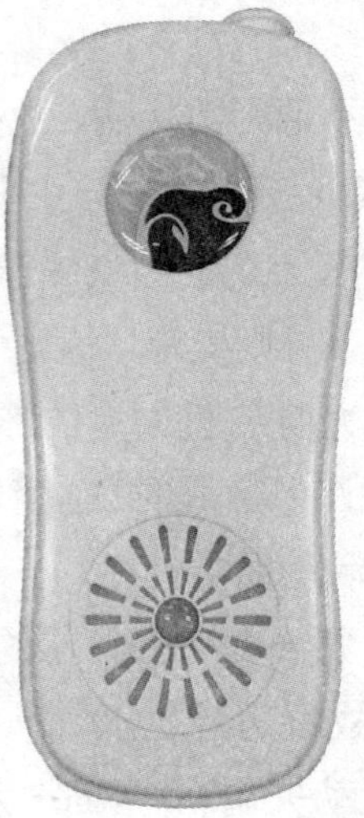

中医气味（气息）康复仪主机（图 1）

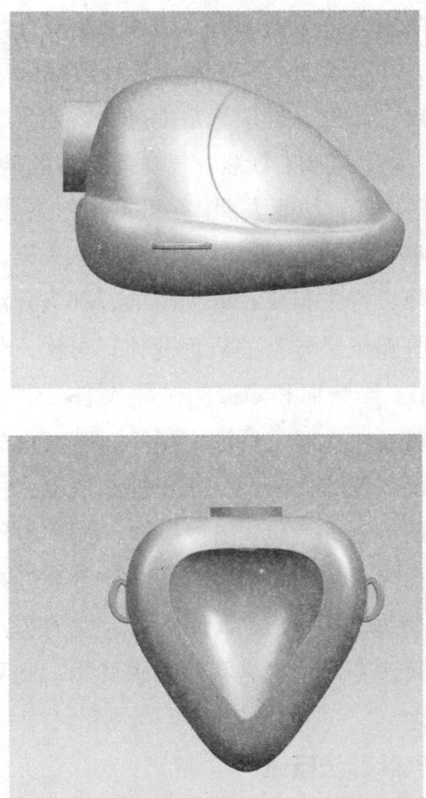

中医气味（气息）康复仪鼻罩（图 2）

4.2 利用中医气味（气息）康复仪进行气息疗法的意义

气息疗法可以更好、更完善的使全身气血、内气集中与爆发，其健身防病效果特别突出。随着社会的发展，人们越来越注重防病养生，气息疗法这种具有民族特色的保健运动逐渐深入人心，如太极、八段锦等。但需要注意的是，气息疗法为有氧运动，那么练习气息疗法的前提条件就是最好在空气新鲜的环境下练习，如若环境污染严重，空气中氧含量低，不仅会引起剧烈的咳嗽、窒息、胸闷、气短、头晕等现象，还会损伤肺泡和呼吸功能，影响血红蛋白的携氧能力，久而久之，形成潜在的疾病，这样不仅达不到防病养生效果，还会适得其反，由此可见，空气质量对健康影响之大。

随着城市雾霾不断扩大，亚健康日趋年轻化，老龄人口不断加剧，上呼吸道疾病高发的大环境下，一款将个人养生防护与城市雾霾的特殊环境结合起来的创新型气味康复仪，不仅具有提神醒脑，改善疲劳，缓解亚健康的作用，还为气息疗法的练习提供了清新的个人呼吸气源保障。气味（气息）康复仪可以引导人体有意识地进行气息训练，气息疗法不再受时间场地的限制，人们随时可以进入到神清气爽、如沐春风的状态，这对于改善人们肺功能，增加肺活量，加快新陈代谢，促进血液循环，以及增强抗病能力，远离亚健康状态会产生更明显的效果。

气味（气息）康复仪为人们防病健身及治未病工程提供了良好的基础和方法，为人类有效地预防疾病和治愈疾病提供了有力的保障。常言道“凡事贵在坚持”，一朝一夕不成气，坚持佩戴气味康复仪练习气息疗法，那么就能相得益彰，使肺部得到良好的锻炼，成就一副好肺，使肺活量增加，并充分利用肺活量，向血液提供更多的氧气，使精力更加充沛，达到治未病的目的。

4.3 气味（气息）康复仪作用原理

是在中医局部芳香疗法和古方神圣避瘟丹的基础之上研制而成。利用白芷、艾叶、苍术、山柰、公丁香、薄荷脑、菖蒲等中草药按适当比例粉碎制备成气味易散发的中药空气过滤包，并利用涡流靶向给气方式研制出 气味（气息）康复仪，将中药过滤包持续散发出的具有辛凉、宣通肺气、舒畅通窍、过滤杀菌的中药清香气味通过气味康复仪输送管路直达鼻腔，并经呼吸道进入肺泡。经常佩戴气味（气息）康复仪不仅具有防雾霾，提神醒脑、烟民清肺作用，还对人们呼吸道疾病，如咳嗽、哮喘、支气管炎、慢性支气管炎、鼻炎等疾病起到预防和缓解作用。

主机部分（如图 1 所示）根据空气动力学原理设计而成，避免产生气流的局部集中，使呼吸舒畅，并能实现自主定向给气，减小吸气阻力，增加肺部通气量，提高血氧含量，改善亚健康，同时利于人体对中药气味的吸收。主机中的空气过滤装置+中药空气净化器+紧密贴合的鼻罩（如图 2）设计，不仅能强效净化空气，高效防雾霾，预防流感和上呼吸道感染，还能辅助人体进行鼻吸口呼的深度气息训练。

4.4 气味（气息）康复仪的价值

气味（气息）康复仪为人们防病健身及治未病工程提供了良好的基础和方法，为人类有效地预防疾病和治愈疾病提供了有力的保障。常言道“凡事贵在坚持”，一朝一夕不成气，坚持佩戴气味康复仪练习气息疗法，那么就能相得益彰，使肺部得到良好的锻炼，成就一副好肺，使肺活量增加，并充分利用肺活量，向血液提供更多的氧气，增强和调节人体脏腑气机功能，使精力更加充沛，达到治未病的目的。

5. 小结

运用气味疗法和气息训练防病治病历史源远流长，是在中医理论基础之上逐渐发展完善起来的一种治疗方法，疗效确切，中医理论依据充分，推广气味（气息）疗法不仅有助于人们的保健养生，而且是对中医文化的传承。汤氏中医气味（气息）康复仪是在中医基础理论指导下，结合现代科技所创立的中医现代化产品，是实现中药气味疗法和气息训练的中医创新型产品，除辅助人体进行气息疗法强身健体之外，还可根据适用范围调整中药组方，其运用范围广，对于改善现代人群亚健康状态，提高中医药养身保健的治未病理念有积极作用。

希望在国家振兴中医药文化的时代背景下，能编撰《中医气味气息学》，促进中医气味气息学新学科的创立和发展，培养专业人才，挖掘、培育各类气味（气息）疗法学派，同时推广中医治未病适宜技术产品——中医气味（气息）康复仪，创造更好的社会效益和经济效益。

五行与波及脉诊原理

于建成　于子惠

《尚书·洪范》：“五行：一曰水，二曰火，三曰木，四曰金，五曰土。水曰润下，火曰炎上，木曰曲直，金曰从革，土爰稼穑。润下作咸，炎上作苦，曲直作酸，从革作辛，稼穑作甘。”

一二三四五，水火木金土，在这里仅仅是个符号，没有什么微言大义。它来自于河、洛。《尚书大传·五行传》：“天一生水，地二生火，天三生木，地四生金。地六成水，天七成火，地八成木，天九成金，天五生土。”具体缘由参看笔者的文章《揭开易经的神秘面纱》。

润下：《论衡·雷虚》：雨润万物。用雨水形容向下的运动。

炎上：《说文》：炎，火光上也。用火焰形容向上的运动。

曲直：《玉篇》：曲，不直也。用一弯一直形容一个波动。

从革：《说文》：从，相听也。从二人。凡“从”之属皆从“从”。随行也。从辵从，从亦声。《说文》：革，兽皮治去其毛。引申出两个含义，一是改变。《玉篇》：革，改也。二是皮革。《周礼·天官》：掌秋敛皮，冬敛革。从革，一个接着一个的改变，形容连续波动。

爰稼穑：《说文》：稼，禾之秀实为稼，茎节为禾。《说文》：穑，谷可收曰穑。结实为稼，归仓为穑。《说文》：爰，引也。爰稼穑，引粮食归仓。

润下、炎上、曲直、从革、爰，结合在一起，不难发现这是在形容波，或称振动。向下运动形成波谷，向上运动形成波峰，一曲一直形成波幅和波长，一个个随动形成的波的频率，爰是波的传播方向。联系曲直作酸诸句，《尚书》这段话显然是描述生理的。爰稼穑，把水谷精微营运到身体各处。这一生理就是蠕动，除了消化、循环之外，还应包括一切管、腔体和骨骼肌。蠕动，准确讲还包括搏动或振动。

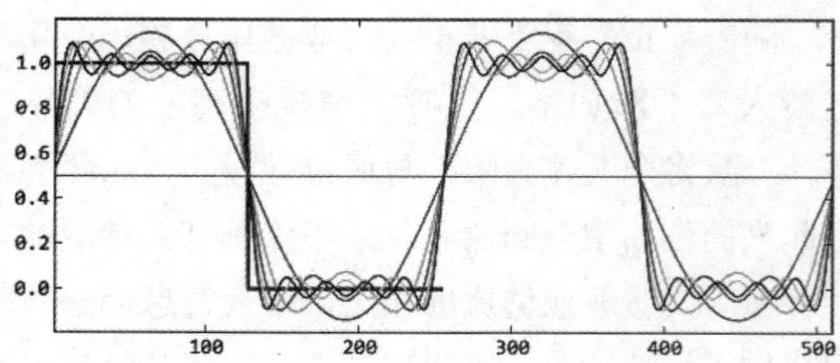

《黄帝内经》没有借用木火土金水这些名词，而是借用了血脉营气精主管蠕动，血脉营气精又借用肝心脾肺肾做为宿舍。所谓宿舍，是指肝藏血、血舍魂的藏、舍。当然，这个宿舍里还有其他住客——五神：魂、神、意、魄、志，五主筋脉肉皮骨。也就是说五藏与上面的木火土金水是一个概念，名称不一样，内涵是一样的，肾主管收缩，心主管扩张，肝主管波幅与波长，肺主管频率，脾主管营运方向。在这里，表述五藏功能的时候，五藏的肝心脾肺肾，不再具有解剖元器件的内涵。在《黄帝内经》看来，木火土金水是天体运行的周期，应该描述时相。虽然蠕动也有时相，但这里主要描述的是功能，而且血脉营气精是五精，五藏所藏的五精，应该属于五藏的机械联系。所以，标题应该是五藏与波。之所以写成五行与波，是对《尚书·洪范》这段话的解读。五行是一个系统，子系统是系统的一部分，且他们之间必须构成联系。经典中医之所以只有五藏，除了对应五运之数，还有其生理决定。五藏就是波，波有五个参数足够，故藏实在无须太多。

现代人很难理解中医的切脉，手腕处的一段桡动脉搏动，怎么会提供五脏的生理病理信息？其实是把表述蠕动功能的五藏，误解成了解剖元器件的五脏。脉诊仪没有革命性的突破，原因也在此。不是收集的数据出了问题，而是对数据处理出了问题，当然对收集数据的设计也有问题。例如，洪脉和沉脉，如果指向解剖元器件的心脏和肾脏，那么永远无解。把它指向使血管扩张和收缩的乙酰胆碱、肾上腺素、ATP、能量代谢率之类，这个问题就迎刃而解了。绝大多数现代中医不会切脉，根本原因也在于此。不是分辨不清浮沉、迟数、大细、长短等等，而是不知这些脉象提示哪些功能失调。

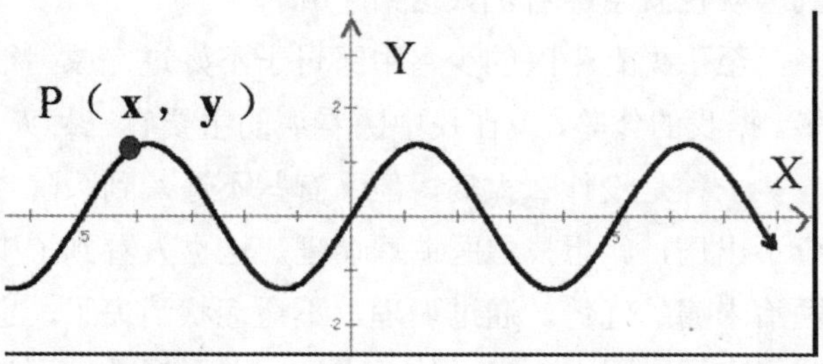

不是中医无法利用和享受现代科技成就，实在是我们现代人没有理解经典中医概念的真实内涵。一个简单的蠕动，动用了神经、内分泌、免疫共同应用的分子。这些分子的异常，形成病理，体现在机体任何层面的蠕动上，也就是神经——内分泌——免疫（NEI）网络上。现代西医对消化道蠕动，心脏搏动研究得比较细，其他的不是不细，就是还没有着眼研究呢。中医若是研究起来大有可为，中医症候指标客观化，会大大拓宽理化检查。中医即可用自己的理论解读心电图，也可解读那些理化指标。称之为第三状态的，70%患者的痛苦，西医是检查不出来的，中医有望给出病理指标。脉诊仪就是一个开端，甚或可以把脉诊仪做成人工智能可穿戴设备。

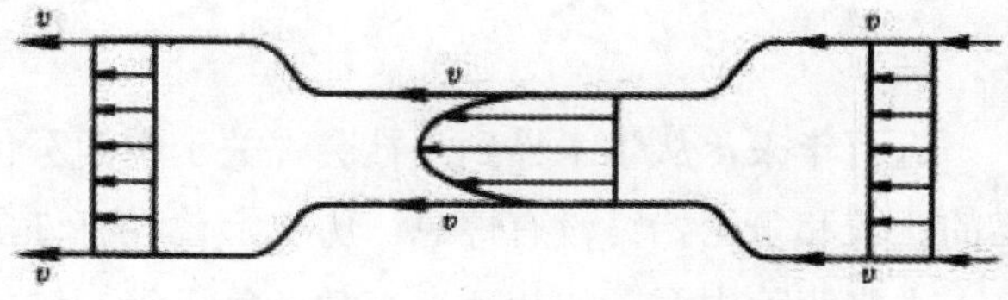

图2 运动坐标系中的定常蠕动流

脉诊还涉及全息原理，需另文阐述。不要认为，五藏皆为神经，神经决定波动，似乎中医就这么简单。虽然每一处的蠕动，基本原理相同，同样是波，但是，其性质和所处的位置，还是决定了不同的病理。有的医生，一个方子变来变去，看了一辈子病——王清任，用了五个逐瘀汤，改善了很多病人的症状；经典中医，却是大费周章，形成了一个庞大的理论体系。每一味中药的作用，在经典中医学里，靶向确切。也就是说，一味中药可以用于治疗若干症状，其作用机理只有一个。即便很多中医典籍亡佚，通过对经典中医的解析和现代科学的实验验证，都能揭示每一味中药的靶向作用。如，枳实调节平滑肌纵波，厚朴调节平滑肌横波。由于现代中医，把这些具体的病理，笼统总结成阴阳、寒热、表里、虚实之类，也就无法露出靶向的端倪了。中医复兴，首先要回归经典，因为经典中医才是中医的巅峰。

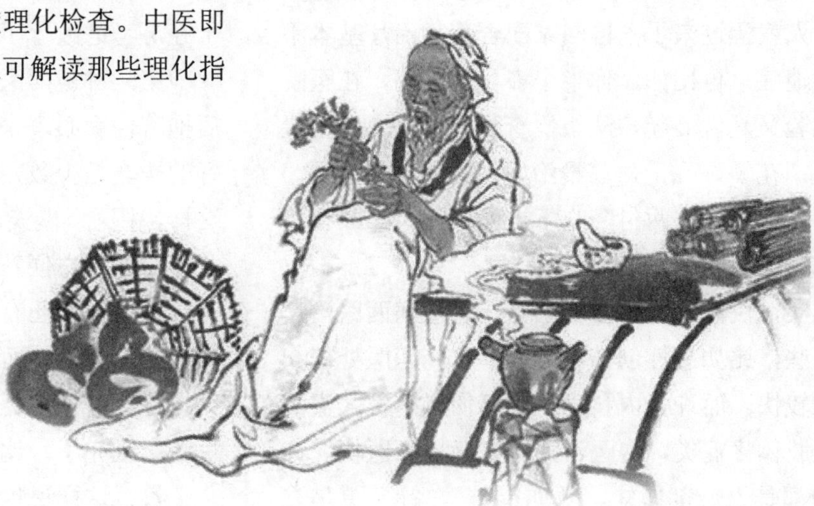

杨思远关于中西医差别的论述

河北省社会科学院　杨思远

近百年来，从学术界到全社会，关于中西医优劣的比较和争论始终没有停息。历史上曾经有许多名人主张废除中医，如胡适、李敖、鲁迅等。解放1949 年 10 月前，国民党政府甚至将废除中医上升到法律层面。但历经磨难，中医不死，并在抗击乙脑、战胜 SASI 等重大疫情中，发挥出不可替代的作用，充分展示了自身的价值、优势和勃勃勃生机。近年来，在党和政府的关怀下，中医更是呈现出蓬勃发展的势头，越来越多的人重新认识中医，并主动寻求中医的帮助。但在西医已经成为主流的情况下，中医的发展依然面临许多困难。一些中医甚至难以维持生计，许多中医学院毕业的学生被迫改行。

谈起这些，一些受益于中医的人士表示不解，因此有了如下对话和讨论。现略加整理呈现给广大读者。

1. 谁疗效更快？

问：中医历来被认为是慢郎中，人们不来看中医，是因为中医疗效太慢。看中医的少了，中医的日子自然就不好过。你说是不是？

答：说中医是慢郎中，这完全是一种误解。中医在急救方面有着独特的优势。比如中风，中医通过针灸，一个十宣放血，加上针涌泉、人中、百会放血，人就醒过来了，再回家配合药物治疗基本不会留后遗症。再比如，你半个多月的腹泻，在医院又是化验又是做 B 超，从头检查到脚，输了一个星期的液，花了好几千，也没治好。我只是看一看、问一问、把把脉，两付药吃下去就好了，一共花了不到 30 元钱。你说哪个更快？

其实，快慢并不是决定因素。有些病西医治疗可能快些，比如急性创伤、外科手术，西医处理起来就比较快。而许多内科病，包括伤风感冒之类的疾病，肢体疼痛类，中医治疗起来远比西医快。许多方剂都是“一剂即知，效如桴鼓”，针灸更是立竿见影。当然，有些慢性病无论中医西医都要有个过程。同时还有些病，如狂犬病人，西医说死亡率是百分之百，而中医治愈率是百分之九十多。问题的关键是，现在西医占主导地位，人们不了解中医独有的优势，一旦生病首先想到的就是去医院，而现在的医院主要是西医。一般人都认为那里设备好，急救措施多，保险系数大。可像狂犬病人，送到医院也就意味着把人送给了死神。

至于说看中医的少，中医日子不好过，原因很多。据我的体验，现在找中医看病的主要有三种人。

一种是没什么大病，但又有些不适，到医院也查不出病，就想找中医调理调理。这类人看到了中医治未病的优势，通过调理，不适症状消失了，也就算完了。因为本来没什么大病，调理好了也不觉得中医有什么了不起。尽管这种调理消除了得大病的隐患，也不会引起人们的重视。

第二种是真心相信中医，也特别忌讳西药副作用的人。这些人多少懂一些中医，知道中医的优势，不会等得了大病再找医生。所以也多是来治些小毛病。这两类人因病情不重，治疗起来也比较容易，中医也不可能收费太多。比如五十肩，扎几次针就好了，能收多少钱？所以中医挣钱很难，一些人出于经济考虑改行了。

第三种是西医治不了的大病重病晚期患者，最后抱着侥幸心理来找中医。但因已病入膏肓，能治好的毕竟是少数，所以也难以显示中医的疗效。就这样，中医慢慢淡出人们的视野，逐渐被边缘化了。

2. 谁更方便？

问：也许还有一个原因，看中医太麻烦，又得抓药又得熬药，而且中药汤子实在验难以下咽，针灸拔罐刮痧也很耗时间。西医打个针输个液吃个药片胶囊就完了，比起中医来说更便捷吧？

答：这样说也有失偏颇。看起来西医的针药确实很方便，但西医的检查也很麻烦呀！抽血化验，透视拍片子做CT，哪个不得排队等结果？而且很多时候用于检查的时间和费用比用于治病的还要多。而且西医的检查项目，很多都对人体有破坏性。人们都知道放射线是癌症的重要诱因，而透视、拍片、CT、核磁共振等，都是通过放射线诊断。没病的人都不能接触，得了病为什么就不怕了呢？中医诊断靠的就是望闻问切，方便快捷，对人体没有伤害。至于说到药，现在很多药店都供提代煎服务，而且中药有汤剂，还有膏、丸、散、丹多种剂型，买回家去吃总比住院输液方便吧？再说针灸拔罐刮痧等理疗办法，让医生给你定个位，许多都可以让家人帮着做，既能治病又能增进家人之间的感情，是不是更好更方便。说西药方便，主要是那些需要终身服药的病，可以随身携带，看似方便。可在中医这里根本就没有终身服药这回事，治好了就是治好了，就不用再服药了。比如高血压、糖尿病等。是治好了不再吃药方便这是终身服药方便？

3. 谁更容易普及？

问：西医毕竟容易普及，什么病吃什么药，很简单。可中医又是阴阳五行，又是虚实寒热，听起来云山雾罩，让人很难接受，更别说普及了。

答：此言差矣！其实上点岁数的人多少都懂些中医知识，很多人都知道伤风感冒了熬点姜糖水发发汗就好了，人受凉身上发紧刮刮痧、拔罐就行了，还知道汗不当风、酒不入房等。这些都是中医知识，是老祖宗给我们留下的宝贵财富。至于说到学中医难，我同意也不同意。要说把中医学深学透不能说不难。历史上留下的医书难以计数，再加上多是古文，读起来确实不容易。但要说容易也容易。历史上有位叫陈修园的名医，他专门写过一本书，叫《学医实在易》，他说，只要你识的一个“人”字，就能学好中医。古人还有一句名言，叫“秀才学医，如笼中抓鸡”，在笼子里抓鸡能说难吗？在中国古代，大凡知识分子都懂得一些中医知识。过去不识字的人多，医书也很难找，许多都是秘而不宣。比如《金匮要略》这本书，就曾经是皇家秘藏的医书。因为放在皇家藏宝贝的金匣里，所以才叫《金匮要略》。现在人们文化水平提高了，医书到处都能买到，网上也很多，要想学医只要肯用功就行。历史上许多名医都是自学成才的，你见有几个西医是自学成才的？

当然，这里确实存在一个问题。现代教育已经远离传统文化，形成了新的语言体系，对古代传统文化用语比较陌生。而过去，像阴阳五行、五运六气，在启蒙教材中就有了，比如《千字文》《三字经》《弟子规》等蒙学课本中，这些概念就已经灌输到孩子中了。现在人们虽然对这些概念不熟悉，但过去蒙童都能熟背的东西，现在的高中生、大学生应该用不了几天就能掌握。学中医何难之有？我的医学知识也是自学来的，现在才刚刚拜了名师。

至于说到药材，中药比西药更容易掌握和找到。西药都是化学品，相信没有几个人能制造出来，而中药用的都是身边常见的虫草金石，随便一座山、一块地，上面都会生长着许多中草药，而且我们日常食用的米面疏果，也都可以入药。

说到药物，我这里不妨多说几句。中西药对比一下，中药中许多药材就是食材，没有病吃了可以充饥，有病可以治病。虽然说是药三分毒，但中药材中只有极少数是含有毒性的，多数健康人都可以吃，如蒲公英、马齿苋、甘草、白茅根等等，好找而且少毒。而西药中有哪种药是可以随便吃的？健康人吃了都不行，却用来治病，你能相信？比如治癌症常用的化疗放疗，都具有很强的致癌性，健康人用了都会得癌症，现在却用来治疗癌症，有多少癌症病人是被化疗放疗杀死的？你可以去调查。

4. 中医能应对重大疫情吗？

问：中医确有很神奇的地方，可面对重大疫情还得靠西医呀。

答：这可得好好跟你说说。你知道为什么中国人口这么多吗？历史上人类曾经历过多次重大疫情，象鼠疫、天花、黑死病、干热病等，在疫情发生时，许多国家是十死七八，像欧洲的黑死病，曾经导致许多地方全城死光，有的全国竟无埋尸之人，更有的因疫病亡国灭种。而中国同样经历了多次疫病，但正是因为有中医，因为有针灸草药，中国从来就没有因为疫病发生过灭绝性的事，所以中国人口基数才这么大。远的不说，二十世纪五六十年代的乙脑，二十一世纪初的SASI，可谓来势凶猛，同样是靠中医才力挽狂澜。虽然我们说是中西医共同努力战胜了SASI，但你可以去查一下统计资料，看看中西医治疗的效果哪个更好。而且治疗天花的种痘法、治疗伤寒、疟疾的重大突破，中医都发挥了不可替代的作用。现在医院里治疗心脑血管疾病，除了手术，最后靠的还是中药制剂。你说中医能不能应对重大疫情？如果不信，你可以找我老师曹东义教授的书来读一读，他的书很多，记载了许多真实的案例，更有说服力。

5.中西医在理论上有根本区别吗？

问：你说了中医那么多好处，那么中医和西医在医学理论上有什么不同？现在中医还不景气，将来中医会有什么样的发展前景？

答：你问得好！其实就事论事地进行中西比较并不好，一方面可能引起不必要的争论，虽然这种争论已经持续一百多年了，而且还会争论下去。我讲中医的好处，并不是要说西医不好，而只是想说，中西医各有所长，中医还有很好的发展前景，并希望人们了解中医，支持中医。我们讨论医学，最根本的一点，就是为了让人们更健康、更幸福。党的十九大讲的好，党的初心和目标就是让人民过上美好的生活。而健康是一切幸福美好生活的基础。中医的发展与中国共产党满足人民对美好生需要的目标是高度一致的，贯彻党的十九大精神，是中医自身发展的内在需求。

说到中西医的区别，如果就事论事地讲是讲不清的。我觉得应该从哲学角度，从世界观、方法论的角度去说，可能更容易说清楚。

中医和西医，具有不同的哲学基础，不同的世界观，不同的方法论。因而也就有着根本不同的医学理论。

中医的哲学基础是中国古代的朴素辨证唯物主义。它认为世界的起源是无，是气，是道，是混沌，是一种无名无形的状态，大概就是霍金说的奇点吧。混沌开，生太极，分阴阳，出五行。中医哲学特别强调，世界从诞生那天起，就是运动不息，相互联系，充满生机的整体。而人是大自然的产物，也是大自然的一个重要组成部分，与大自然密不可分并受大自然运行规律的制约。人是一个具有生命力的有机整体，人的肌体内部的各种脏腑器官，是一个有机联系、互相制衡的整体，按着自然界的运行规律，维持自身的运行并与大自然交换信息和物质。人的肌体的最高价值是生命。所以，中医关注的是以生命为核心的肌体的健康。要说局限性，中医的研究对象仅局限在生命这个特定阶段。

西医的哲学基础是机械唯物论，它承认世界的本源是物质的，也承认物质能够运动，能够产生联系，但它并不把世界视作一个整体，而一直试图通过细分去寻找世界的本质。它认为物质是无限可分的，整个世界的根源存在于物质的基本粒子当中。面对人，他看到了生命，但更关注的是人的肌体，以及组成人体的器官、细胞、分子和元素的结构与功能。问题在于，物质是无限可分的，但分下去也就失去了原有的属性。比如人是有生命的肌体，切开来还有生命吗？这样分下去人都不存在了，还讲什么医学？然而正是这样两种不同的哲学，产生了两种根本不同的医学理论。

中医认为，人是一个有机生命体，人体内部是具有不同功能并互相影响和制衡的脏腑，而不是独立于人的生命体和大自然的器官。一旦离开生命体，所有的脏腑或器官就失去了生命价值。人和自然都由木、火、土、金、水及其属性风、热、燥、湿、寒、暑构成。人的生命依赖与自然界的物质信息交换，维持着自身及与自然的平衡关系。风、热、燥、湿、寒、暑出现“过”或“不及”，就是邪淫，邪淫伤人则成病。中医的作用，就是利用大自然中一些物质（虫草金石）的偏性，去影响和纠正疾病造成的人体的偏性。对于现代西医所说的细菌病毒等，中医从来不是要去杀死它，而是通过改变人体自身环境，增强免疫力，使其不适合细菌病毒生存，并通过汗、吐、下法，将其排出体外。其诊断与治疗的着眼点都是维护平衡，人体内外平衡了，不良证状消失了，肌体恢复正常，就是治愈了，而且免疫力随之增强了。

而西医认为，人体是由器官、细胞、分子、元素构成的，人体生病是因为器官失能，器官失能是因为细胞受到了细菌或病毒的感染，导致分子结构变异、元素构成异常。所以西医治病，第一步是找病灶，如果有病灶就切除它。如果是全身性的疾病就找细菌或病毒，找到了就用药物或放射手段杀死它。如果找不到细菌或病毒，或找到了但用药物和放射方法杀不死，就通过改变基因或调整元素含量去让细菌病毒不能存活。从一般意义上讲，西医的理论似乎很科学，目标（靶向）明确，使用的药物或放射、切除手段，作用直接又直观。

但在中医看来，这实在是个笑话。病灶切除了，形成病灶的环境还在，还会有新的病灶产生，你总不能把人一截一截地切完吧？再说自然界细菌病毒多种多样，而且还不断变异，人体内同样存在多种细菌和病毒。人得病后特别是得急病后，你总不能先去培养分析细菌病毒，再去研制针对性的药物或作基因干预、元素调整来治病。那病人早等不及了。于是西医就大量使用广谱抗生素，对病人肌体进行“无差别屠杀”。结果，细菌病毒不一定杀死，特别是一些新的变异病毒用原有的药是杀不死的，人身上的有益菌和人体自身的免疫功能却被破坏殆尽。病可能是“治好了”，可人却失去了健康，治疗的意义何在？这样的例子太多了，有多少人本来身体健康，没有任何不适感，但因被查出了不明病灶，进医院做手术。手术是成功了，但手术造成的创伤，以及为治疗创伤大量使用抗生素造成的身体极度虚弱，免疫力严重受损却只能由病人承担。

总起来说，中医将自己的使命和作用限定在一个明确的范围内，那就是生命和健康。而西医是在不断深入和细化，已经从人体、器官、细胞、走向分子、基因、元素、原子了，我们无法知道西医会走多远，我们期待它能找到终极点，找到奇迹。但对于我们这些世俗常人来说，找医生就是为了生命和健康。让西医继续深入，且行且珍重吧，我们只关心病人的健康和感受，让人们快乐健康地生活就是中医的目标。

要说中医的前途和未来，我就想说一句话：看疗效！

“以道驭术”纠正中医学术与管理的失误

北京五洲陈欣九天肿瘤防治研究院　陈　欣

1. 只有整体分析认清事物产生、变化之“道”，才能准确落实治理之“术”

从理论概念讲，说“整体观”与“天人合一”两个词汇，包涵着与天地自然、社会人文、生物与疾病防治等类型事物存亡动态的规律一点不为过分，甚至可以说这是对“大道至简”这个词汇内涵的正确理解。从具体角度说：任何事物的产生、存在、发展和变化，都有其符合自身特点的规律。人们要处理好一件事物，事先必须全面了解、深刻认识这件事物表面现象背后的简单规律，把握内部简单规律与时空环境交感变化产生的复杂现象的联系，就可以避开把复杂现象误认为必然规律的错误，用相应简单的方法直截了当地顺势而为，达到预期的目的。

那么，简单规律的内涵是什么呢？从认识分析问题的角度说，我认为无非四点。首先，把该事物当作一个原始主体看待，进行由表及里、由局部到整体、由功能到器质、由静态到动态、由原因到结果全过程逐一分析认识。观察整体事物的全貌，研究构成整体的内部要素、分析各要素之间的联系性与整体从属关系的稳定性。其次，弄清楚常规情势下，该事物整体动态统一的规律性。这个概念在东方文化中称为“整体观”。第三，再将该事物所处的天地自然、社会人文环境与该事物内部环境进行对应研究，找出该事物整体在与客观环境进行能量与信息交换中那些因不具备物质形态被科学拒绝承认的“阴阳交感化生万物”全过程的客观规律。这个规律决定了无论是社会事物，还是生物与疾病的产生，从始发到终点都无一例外地要经过“无形”和“有形”两个阶段；也无一例外地要跨越看不见的生、长、化、聚四个“实有似无”的前期过程，才能以可量化的形态展示给人们。

事物形成之前这四个“实有似无”的演化阶段，在古典哲学中通称为“道”，而“道”指的就是事物产生发展与变化的规律。而演化后形成的新事物则被称为“器”“道”为规律、为真理，无论处理社会问题还是处理健康与疾病防治问题，都首先要弄清该事物整体在与外部环境进行能量和信息交换中产生变化规律，才能顺应“道”的规律制定出处理(经变化而产生的)疾病物质即“器”的方法和技“术”。把宏观的规律与微观的“器”或技“术”关联起来理解就是“道术并重、以道驭术”。

2. 整体调控与分而治之是“以道驭术”的具体体现

整体调控与分而治之，是建立在整体分析基础上产生的，处理存在问题时的整体方案和具体实施细节。

在古代哲学中，天地自然、社会人文之间与人体健康和疾病防治的道理是相通的。“围魏救赵”“不战而屈人之兵”这两种方法都是以保存自己为目的，采取的消灭敌人的具体措施。“无为而治”、与“文武之道、一张一弛”的施政立足点同样是以维护整体利益为前提实施具体的施政措施。在这里，制定具体处理措施进行整体调控让失衡的事物恢复平衡时，必须以确保国家控制系统的稳定运行为标准。将这一标准移植到疾病防治中，就是“以人为本”，而“人本”指的主要对象就是人体自主调节控制系统，无论保健、养生、治未病还是对疾病的治疗，中心目标都不是病，都是把确保人体自主控制系统的稳定运行视为重中之重，对疾病的处理都应放在次要位置。只要守住了这条底线，就守住了疾病防治全过程的主导权。“道术并重、以道驭术”说的其实就是这个宗旨。

在行政事务中，国家中央及各级政府、纪委、监察、公检法司、警察军队、监狱、构成了国家机器的控制系统。而保证控制系统平稳有序运行的，是中央政府从宏观大局考虑制定的宪法、基本法以及再低一层次的经济发展规划，都依次属于“道”的最高或较高层次。而为确保这些宏观目标实现而制定的具体实施条款，则属于“器(即术)”的低层次。政府的行政行为就是通过国家机器，把高层次的政策政令，落实到低层次的实施细则中，通过政府控制系统一级级传达落实下去，而民心、民意与各事业领域的变化情况，也同样经过系统逐一上达，以便中央政府及时正确地做出相应决策再落实下去，达到维护国家的稳定和推动社会的发展的目的，这是社会平衡稳定时的常态。

如前所述：“天人合一”与“整体观”不仅是《内经》《难经》中重点阐述的医学核心思想，同时还是社会学的核心基础。一个国家政体在与所处社会人文、自然环境的内外交融中，必然产生不协调的矛盾，解决矛盾的过程，就是推动社会文明发展的过程。放任矛盾积累势必侵蚀国家控制系统，出现或懒政不作为或权力寻租的腐败，使政令不能畅达，民意无法上传的肠梗阻，引发社会不稳定、阻碍文明发展的步伐。对其中尾大不掉、政令难以贯彻实施的现象，如果不强力整治势必累积成引发社会动乱的恶果。当此之时，政府第一要紧的事，无一不是：一改无为而治的行政风格，针对各种危害社会的态势开展或宽严相济，或乱世用重典以对应性属于“术”层次对抗性质矛盾的政策措施，清除腐败的恶疮，让控制系统恢复平衡有序的运行状态，发挥扶正祛邪的免疫防御能力，对构成祸乱的因素分而治之、逐一处理，以确保国家宪法、基本法精神不受侵犯，维护社会稳定与文明的发展。这种社会发展规律决定了制定和执行政策法规，必须以确保国家控制系统的稳定运行为中心。

把这个以确保国家控制系统稳定运行为中心的标准移植到免疫性的疾病防治中，同样必须是以维护和恢复人体生物自主控制系统的运动平衡为前提，所有针对人体疾病的防治方案和执行措施，都必须以这个前提为规范来制定，即：防治的主体首先是保护自主调控系统的稳定！所有的防治措施都必须在服从这个前提的基础上展开。

3. 分而治之之“术”方案的制定，必须以恢复整体控制系统的平衡为前提

疑难性(免疫性)疾病防治的之所以这么难，关键在于现代医学理论中没有把常见疾病与免疫病的性质差异区分开来，他们不明白常见疾病病因来源于外部，入侵人体后造成的伤害仅在肌体浅表，处方用药时以入侵毒邪为主要标的没有大错；而免疫性疾病则是由常见疾病因失治、误治、治疗不彻底留下的隐患，在随时空跨度发展的过程中毒邪累积，伤害到人体自主控制系统的调控功能，使系统丧失防卫能力所致。此时处方用药的标的物已不是入侵毒邪，而是受到伤害的自主控制系统机制本身。医疗的着眼点在于通过合理的调节，让系统功能恢复有序与平衡，即“治本”。医家分不清标本，用治疗常见病的“术”层次的技术去应对“道”层次的免疫病失败是必然的！

事实上，免疫病防治问题与治国理政维持社会稳定、推动文明发展的思想纲领都属于“道”这一高层次。国家控制系统的平衡稳定，保证社会的健康发展；人体控制系统运行的稳定确保人体生命的健康，两者之间虽学科领域不同，但都属“天人合一”“整体观”这类概念所统辖的范畴。古代士子兼攻岐黄之术，称“达则兼治天下，不达独善其身”的训条，就是治病与治国同属一理的凭证。

人体生物特有的自主调节控制系统，是由以心、脑为中心的五脏六腑、十二经、十五络、奇经八脉之间既有从属性、联系性，又有互相制约互相依存的结构所组成。气血津液的升降浮沉运动，跟国家控制系统中民心民意上达、政府政策政令下传以维系国家机器运转常态一样，没有气血津液周而复始的升降浮沉运动就无法维系人体生命的常态。

在疾病防治中，如果医药卫生保障体系始终坚持文化自信，并把公益性摆在管理日程首位，把保护人体自控系统的运行规律摆在疾病防治的首位，那依托中医整体观理论的包容性，吸纳现代声光电等诊断技术以补充中医四诊的不足，依据会诊结果以中医整体系统理论为指导，搞清楚把患者在与外界进行能量与信息交换过程中，自主控制系统规律受到的伤害的性质与程度，弄明白疾病在产生、发展、壮大、转归四个“实有似无”阶段中，导致系统运动失衡的病因、病理及病机转化规律。那么，就可以认识清楚清代名医张潞称为“阴阳偏阻之处”，被美国肿瘤学家詹韦称为“肿瘤起始因子”的物质结构与性质；就能找到美国生物免疫学家CharIes.A,Janeway 先生提出的“基因突变和基因逃逸不受监控”背后的原因。做到了这些，就等于让以“天人合一”“整体观”为核心的中医理论插上了翅膀，加速中医药现代化、国际化的目标就可以轻易实现！

从理论上讲，尽管《内经》《难经》没有就恶疮(即癌症)等免疫病给出具体的治疗方案、并不适当地切断阳聚疮疡与阴积癌症的必然联系，把互为因果的两个阶段当作两种疾病看待，使后人找不到方向。但《难经-五十六难》“气失转榆之机”一语，却无意间给后人打开了一扇窗。以“气失转输之机”为切入点，用“道术并重、以道驭术”的原理，可以推演出：任何疾病的产生，都是渐进性、整体性的，都无一例外地要以自控系统运行常态为前提，以内外环境交感变化态势为主线索，跨越产生、发展、壮大、转归四个“实有似无”的阶段，方以可供诊断的形态展示出来。这种整体分析的结果，把阳聚与阴积用环境恶化递进的因果关系联系起来，这种联系无疑为樊代明院士提出的整体调控思路提供了理论依据，也为中医临床、中医包容西医的结合，确定了切入的要点和结合的具体方法。分而治之的方案从这个要点切入，那完成整体调控实现中医药现代化、国际化是轻而易举的事！

4. 只有整体调控才能消除中医药学术与管理失误埋下的危机

对世界上任何与天地自然、社会，人文相关联事物的产生、发展和变化，都要经过生、长、化、收四个“实有似无”的阶段后，才能从可以量化的低端起一步步成熟上升到高端。这是客观规律，中医药学术发展、事业发展也不能违反这个规律！

由于现代文化背景下社会各方面对中医认知的偏见和误解，尤其是公知人士层面的误解，一定程度上影响到管理决策，多方面的原因造成中医后续发展的不利因素。

第一种危机，是学术理论错误的危机。“天人合一”“整体观”是中医生理、病理和疾病防治学的核心思想。这一《内经》“阴阳者、天地之本始、变化之父母、生杀之权柄”的物种起源理论，远比误诊误治率达 28%～33%的西医科学更靠近客观规律，更能全面清晰地认识和处治阴阳二气交感变化形式存在的生、长、化、收四个实有似无阶段的疾病。避免非要把疾病像杀猪一样等到养大了再治的科学笑话和灾难。

第二种危机，是文化背景嬗变以及管理理念的偏差影响到中医学后继乏人。世间事物的发展都是由低端起步逐步向高端发展，低端是高端的基础。中医药博大精深的体量，来源于民间广泛散乱存在的医药知识，经收集整理而一步步向高端升华，汇集成内容博大、流派林立、蕴涵精深的中医药宝藏。甘肃、运城中医药兴旺发达正是遵循这个客观规律取得的成功。这个成功确保优秀医药文化在传承中创新，在创新中传承，有效地结束了民众的健康灾难，为中医接受现代科学的探索研究，为现代化国际化打下牢固的基础。可令人惋惜的是这种积极典范还没有被社会各界充分正确认识，基层低端中医从业和发展都还有诸多人为限制。长此以往，可能导致最多三十年民间医生彻底消亡；即便已经取得行医资格的民间医生，也将随源头水的干涸，掉头步入西医分支——现代中医的行列。

第三种危机，来自药品西化研发监管的机制。现代中医使用还原与循证思维研发药物，其性质是当然的西药身份。如果光明正大地承认自己研究开发的药物西药，没人敢说三道四，毕竟没有哪家的法典规定西医不能研发植物矿物药。可专家不知出于什么心理需要偏要以高科技中成药来加以大肆渲染，这种渲染本来就给中药的研发创新埋下了祸根，如再在法律的高度上把这种偷梁换柱的方法贴上传统中药现代化的标签，其后果的严重性亟需深刻认识，因为——名器是不可轻易给人的！如果以高层管理这样做，所传达给社会的会是中医只有废医存药，接受科学改造才有出路。

在这里，行政法律和客观规律发生了冲突。中药的研发本来是以执行中医从整体上对人体生物自主控制系统的调控任务为目的，而要精准地完成这个任务，靠的是针对任务内涵规律的相应需求，选择药物四气五味升降浮沉的属性进行配伍。现在要求按药物微量元素的分子成份为标准，用佛教的教义指导道教修行，其结果是什么还用说吗？任何事业的成败原因多种多样，但其中最重要的共同原因无疑是政出多门、权责界限不清晰。一个事业没有直接的权责部门主导负责的结果，跟两个和尚抬水吃、三个和尚尿尿吃的粗糙比喻别无二致。

既然中央政府要下决心打开中医药宝库，让它承载五千年文明为解决因病致贫、因病返贫的社会问题；打造唯我中华独有的全人类健康保障经济体系，其战略格局与任务远比国家卫计委承担的份量要大得多。这个格局、份量足以值得中央政府为中医药事业的发展与推广普及，设立独立行使权责不在国家卫计委之下的“中医药事业委员会”。选择像甘肃刘维忠、运城田康立那样热心中医药事业，愿意承担自己的政治前途风险而奋力推进中医药事业的优秀精英，授以全权按中医教研药医自身发展规律主导立法、统筹全局，主持中医药事业委员会的管理工作。设能如此，前面三个危机不解自解，三年后国内健康灾难可以结束，五年内医药卫生市场主导权必然易主、十年后世界健康保障领域将是中国医药经济这匹黑马攻城略地任意驰骋的疆场。

要实现这一目标，决定性的条件不是技术，技术深藏于民间，一张通行证就可为天下苍生造福！不是师资，大道至简的规律可以快速复制大批传统中医的速成学校！也不是资金，民间山野的木草只要有中医药学理论的指导，就可转化为黄金！能否变非法为合法、变卑微为重器、化腐朽为神奇、化灾难为福祚，在于合理合法发展地道中医！

中医学辨证论治的永恒价值

张有和　王彦晖

摘要：辨证论治是中医学临床和理论价值的集中体现。文章首先对证候进行了现代解读，然后用临床疾病辨证治疗的具体事实，展现中医诊疗体系在西医难治或不治疾病中取得可以重复的极佳疗效，和在临床各科广泛应用的价值。由于中医、西医在学科定位、学术和临床实践上，分属两个不同范畴，中医学整体状态与局部共治所产生的巨大临床实践价值，与西医《现代病因病理》诊治，必将成为人类现代临床医学互补的两大支柱，从而展现了辨证论治永恒的魅力。

关键词：永恒价值　辨证论治　整体状态　临床实践价值

中医学的古老理论和天然药物，让近百年的现代解读众说纷纭，它直接影响着中医临床疗效和中医教学效果的正常展现，不论是中医临床执业还是中医学术传承，都有必要对证候做符合其学术体系的解读和合理应用。

一、中医证候的临床表现和认知

医学的第一宗旨是治病救人，解除病痛。病痛的诊治，可以从不同角度或不同层次，使用不同的诊治方法，这就是当今不同医学体系长期并存，各有所长的客观现实。

有必要指出，西医学不等同于现代医学，它从《现代病因病理学》角度诊治病痛，是现代医学的主要支柱之一，其诊治核心是现代病因和器官、组织的病理改变，而不是针对症状、体征。

中医学把症状、体征的诊治放在首位，以解除各种症状、体征为第一目标。与西医对症状、体征的“对症治疗”不同，中医把症状、体征的诊治，置于寒、热、虚、实的整体状态辨识上来进行诊治，建构了一个切合临床实际的独特诊疗体系，在二千多年的临床实践中，创建了八纲、六淫、六经、卫气营血、三焦、气血津液和脏腑等七大常用辨证方法。

中医七大辨证方法以寒、热、虚、实、表、里、阴、阳八纲辨证为首，其中寒、热、虚、实的辨识是各种辨证的最基本元素，由此在二千多年的实践中发展，形成今天辨证论治的多种辨证方法，以应对千变万化的临床病痛。

中医证候的划分，以症状（主观感受）、体征（客观的形态异常）为依据，是一种经验积累式的整体状态辨识。它有以下特征：

1. 整体状态是全身多临床指标的综合辨识。如：

（1）望形体、舌象、排泄物；

（2）闻声音、气味；

（3）问恶寒发热、疼痛等症状和发病时间及相关事物；

（4）切脉和必要的触诊。

寒证的临床表现：多见恶寒喜暖、口淡不渴、面色苍白、肢冷蜷卧、小便清长、大便稀溏、舌淡苔白而润滑、脉迟或紧等。

热证的临床表现：多见发热喜凉、口渴饮冷、面红目赤、烦躁不宁、小便短赤、大便燥结、舌红苔黄而干燥、脉数等。

虚证的临床表现：“不足为虚”，虚证是各种机能和形态不佳的各种整体状态失常病象。如：面色苍白或萎黄、精神萎靡、身疲乏力、心悸气短、形寒肢冷或五心烦热、自汗盗汗、大便滑脱、小便失禁 、舌少或无苔、脉虚无力等。

实证的临床表现：“太过为实”。如：症见发热、腹胀痛拒按、胸闷烦躁、甚至神昏谵语、呼吸喘粗、痰涎壅盛、大便秘结、小便不利、舌苔厚腻、脉实有力等。[1]

从寒、热、虚、实各证的临床主要所见，可以清楚地认识中医证候的本质是：病患整体状态的一种人为的多临床指标的综合经验辨识。

2. 证候无形、无边、无现代理化指标

从寒、热、虚、实等基本证候的辨识可以看到，证候是一种全身多因素的综合经验分类，没有具体的边界和形状。从近50年的中西医结合实践来看，至今还没有把体温等各种理化数据成功用于辨证的例子。

中医证候寒、热、虚、实交错、变化无穷，各种基础常用证候如单纯的气虚、血虚、阳虚、阴虚等证候，在临床上很少见，教科书上的相关内容，是为了教学需要进行抽象总结，临床中多为混合证候。

如：小柴汤证

组成：柴胡、黄芩、人参、法夏、炙甘草、生姜、红枣

功用：和解少阳

主治：①伤寒少阳证。往来寒热，胸胁苦满，嘿嘿不欲饮食，心烦喜呕，口苦咽干，目眩舌苔薄白，脉弦者。②妇人伤寒，热入血室，以及疟疾、黄疸与内伤杂病而见少阳证者。[2]

从此方可以看到，柴胡、黄芩性寒以清实热，人参大补元气、补肺益脾，法夏燥湿化痰，炙甘草补中益气、利咽止咳，生姜、大枣益胃气、生津液、和营卫。在这个著名方剂里，呈现了寒热虚实、温清消补同时诊治的临床实境，说明了病痛的临床表现没有固定模式，也证明中医辨证论治的优势在整体和局部共治。

“以方名证”就是因为临床实践面对中医证候的复杂多变，很难准确命名证候，因而产生了以著名方剂的名称命名证候的临床现实。如：龙胆泻肝汤证、桂枝汤证、小青龙汤证等。

此外，中医方剂药物用量只是参考，因为处方必须依据辨证的实际情况，加减药物和调整药物剂量的大小。这是证候之中的状态、局部病痛和个体差异因时、因地不同，需要酌情处治。

证候的上述特征，反映了人类整体和个体医学的真实面貌，正是中医学科学性的体现。这些与西医的诊疗标准看似矛盾的医学方法，真正说明了人类临床医学的复杂性和多个医学体系并存的必然性。

3. 横向、波动、方向不定

在西医诊断明确的病例，如：细菌性肺炎，病因细菌和肺组织的炎症水肿等病理改变贯穿始终，不同的肺炎病人，均使用大致相同的诊治措施。

而中医则大不相同，寒、热、虚、实的整体状态，咳痰多少，痰色黄、绿、白，日咳或夜咳，饮食、大小便等，不同病人差异很大，即便同一患者，症状、体征都在随时间不断变化。所以，中医辨证论治必须是即时诊断、及时治疗，相对于西医的病，中医证候是横向(整体) 的、波动的和方向不定。

4. 证候与现代病因病理学没有必然联系，从横向大于后者

近百年来，随着西医学的高速发展，和西医学在中国的广泛使用，并成为当今中国的医学主导。用西医方法解释和发掘中医药宝贵财富，曾经成为二十世纪六十至八十年代中国医学界的重要工作。应当说动机良好，花费不少。到二十世纪九十年代末，中国中西医结合进入低潮，中西医结合、中医现代化进入死胡同；用西医方法解读中医，不仅未达预期目的，用西医思维指导中医治疗，使中医疗效跳水，教育变质。

近五十年，用西医方法研究寒证、热证(北京. 梁月华) 、血瘀证(北京. 翁维良) ，以及脾虚、肾虚的王建华(广州) 、沈自尹(上海) ，这些医学大家没有一个能用西医方法把几个看似简单的证候说清楚，更不可能去搞清临床上数不清的复杂证候。归根到底，中医证候与西医现代病因病理是两个完全不同的临床范畴，中医证候不需要西医理论的解释，因为现代病因病理相加永远不等于证候，而且小于证候，临床上也无法替代证候的辨识和治疗。

5. 辨识证候可存在误差，但没有诊断不明

6. 关于个体差异

个体差异举目皆是，高矮胖瘦与常见病无必然关系，同一对夫妻生的子女应当也没有绝对相同者。早在 1975 年，美国《医学索引》开始把“个体性” individuality/clinical individuality 列

入专门主题目录，但临床医学意义上的个体差异，即便是临床经验丰富的医生，也没有公认的定义和操作方法。

医学意义的个体差异，很难用单个的症状、体征或理化数据去辨识。原广州中山医大侯灿教授认为：中医的寒热虚实表里阴阳八纲辨证，本质上是整体状态的辨识，同时也是个体性的具体表现。[3]

通常在中医的辨证论治中，如：气管敏感干咳痰少者，多为体热、身体较强壮，哮喘急危情况少见；敏感咳嗽痰多者，多体弱、虚寒，易见哮喘痰阻重症；又如：皮肤湿疹，除皮肤敏感的基本问题外，胃肠功能失调或湿热、紧张失眠和过食辛热都可以加重皮肤损害，笔者所见 2/3 以上病例多为体热，用笔者的湿疹方以大剂清热祛湿，多取良效，然而不到 1/5 的湿疹患者，因虚寒体弱服湿疹方后可能出现头晕、胃肠不适等而中止治疗。

综上所述，中医证候是全身多种临床指标的整体状态的经验辨识，其无形、无边、无现代理化指标，相对西医疾病命名的纵向的现代病因病理，证候有整体、横向、波动、趋向不定的特征，任何西医的现代病因病理相加均不等于证候，也不能替代证候，更无从替代辨证论治产生的临床疗效。

中医学以“证候”为核心的医学模式，为人类临床医学整体状态和个体差异的辨识和治疗，提供了思维和具体操作的范式，并由此在二千多年的临床实践中，积累了数量巨大的疗效卓著的方药总结和针灸诊治经验。

二、中医证候的临床实践

对于二十、二十一世纪的现代人来说，与现代理化科技无法对话的中医理论难以接纳，中医方药的神奇疗效似乎没有科技数据支撑。现代人包括中医行业怎样认识中医，至今没有各方满意的答卷。

笔者 1982 年 12 月中医学院毕业。直白地说，经过五年系统的中医学习之后，自己在书本上看不到中医治病的信心。三十多年过去了，对中医基本理论的反复思考和辨证论治的临床实践，让笔者重新认识了祖先的伟大医学智慧，一个曾经妄言改变中医的初生牛犊，最终被中医改变，进入一个新的医学境界。

Asthma 在中国医科大学《儿科学》教材名为支气管哮喘，是变应原性呼吸道炎症。主流的思维是，敏感性疾病西医有多种功专效宏的药物，可的松类是代表。澳大利亚的水土可能不同，哮喘病、皮肤湿疹、鼻敏感等有如感冒一样多见。

笔者称 Asthma 哮喘病为敏感性气管炎。因为临床所见的 Asthma 患者以咳嗽为主症，反复数周难愈，常用止咳药疗效不佳，引发哮喘重症上医院者不多；因咳嗽使用可的松类药物的弊大于利，除哮喘重症外，西医临床上也少用可的松类治疗敏感性咳嗽。可见，抗过敏西药对 Asthma 咳嗽的疗效让人失望。

十五年前，邝女士的 5 岁儿子 Davy 因感冒咳嗽来诊。该患儿每于感冒引起咳喘，来势急危，当地 Westmead 医院给了专科医生电话，随时传唤，到医院不必候诊(澳大利亚医院候诊 2-3 小时为常态），直入救治。本人的中医治疗是：

处方：银柴胡 8g，防风 6g，五味子 6g，乌梅 6g，陈皮 6g，法半夏 12g，蝉蜕 6g，莱菔子 10g，苏子 8g，防风 6g，白术 10g，黄芪 30g。

服药后病情极大改善，感冒咳喘大幅减少。邝女士平时准备上述中药 6～8 剂，起病及时服用。邝女士告诉笔者，医院知情人士对这男孩几年来不再入医院感到意外。

某 2 岁女孩，因咳嗽看儿科医生，按医嘱服抗生素两周，咳嗽未好却见腹泻不止而住院治疗 8 天，之后经观察拟为敏感性气管炎之咳嗽，改用上述中医方药治疗获效；2000 年 9 月，该女 10 岁时因感冒鼻塞 2 日未及时治疗，引发重症哮喘持续状态，经用过效敏煎、小青龙汤合人参、制附子，服药 30 分钟危重病情缓解。

2014 年 12 月初，一个 11 月大男婴因咳嗽痰多气阻来诊。

处方：银柴胡 5g，五味子 3g，乌梅 3g，防风 3g，蝉蜕 3g，陈皮 3g，法半夏 6g，白芷 5g，桑白皮 3g，野菊 3g，莱菔子 7g，黄芪 20g。(嘱观察随诊)

服用 3 剂获效。这是笔者诊治 Asthma 年龄最小的病例。

笔者在20多年诊治敏感性气管炎Asthma的临床实践中，加味过敏煎取得很好疗效，颠覆了敏感性疾病中医疗效不佳的观念。1例5岁男童、1例4岁女童敏感咳嗽，都是服药当晚止咳，这些临床成效说明了中医方证的可重复性。与西医“现代病因病理”的重复不同，中医学诊疗体系是“证候”的重复，即只有证候相近(绝对相同极罕见) 和辨证用药 ，才能产生好的疗效。必须强调方证是主证的重复，具体病例要依实际见证加减药物，以上的Asthma病例都是基础方辨证加减，体虚者使用黄芪30g几乎是常规。

荨麻疹Urticaria是多种不同原因所致的一种常见皮肤、黏膜血管敏感性疾病，临床表现为时隐时现的瘙痒性风团。

2011年7月26日，14岁的黎巴嫩裔女学生，因患严重荨麻疹多年，经西医皮肤科专家诊治4年未见改善来诊，临床所见：身高约1.62m形体雍肿肥胖，躯干四肢皮肤地图样片块状皮损隆起，怕热，舌红脉数，发作时运动、触热水和用护肤物可使病情加重，因皮肤剧痒难忍而哭喊，其母在侧亦无奈落泪。

处方：桂枝10g，麻黄6g，杏仁10g，白芍12g，甘草6g，生姜15g，红枣15g，丹参30g，牛蒡根50g，地肤子15g，白术15g，茯苓15g，生石膏50～100g。

经4周治疗大幅改善，诊治近3个月临床痊愈，此后1年如常人。2013年二月仅见皮肤痒没见风团等皮肤异常。

2014年8月，15岁华裔男学生因严重湿疹，经皮肤专科诊治4年余未效求治，首诊后服药5天未效，二诊见患者手臂大块风团，拟为“荨麻疹合并湿疹”。

处方：前(荨麻疹)方加生地 30g，苦参 15g，荆芥10g，枳实15g，牛蒡根70g，淮山15g，白术15g，马齿苋30g。

该病例疗效极佳。这个皮肤专科诊治4年多的难症，在2个月内临床痊愈。

天津长征医院中西医结合皮肤病专家边天羽教授，在皮肤病专著中谈到：用桂枝麻黄各半汤加味，辨证治疗荨麻疹多获良效。

笔者用桂麻黄各半汤加味，辨证治疗：①多发性末梢神经炎；②行经水肿等各种周围神经损害性疾病获得极好疗效。

肺炎Pneumonia是指终末气道、肺泡和肺间质由不同原因导致的炎症。即便是今天的中医教授，面对肺炎首选方法仍是西医治疗。以今天的医疗技术，理论上，西医治好肺炎是毫无疑问的。

2013年7月，原籍广东高龄80岁的朱先生，因肺炎咳血痰半年余，多方求医，曾远赴广州市广东省人民医院，先后CT扫描检查对比诊治1个月未效，经朋友介绍来本诊所求治。查：一般情况尚可。2013/1/29X线胸片见右中肺不张。

处方：柴胡 10g，黄芩 15g，荆芥 10g，甘草8g，陈皮9g，法半夏15g，白芷15g，桑白皮12g，野菊12g，莱菔子20g，防风10g，白术15g，黄芪30g，鱼腥草30g。

患者服中药期间，因内热眠差(上方) 加牛蒡根 50g、丹参 30g ，连续用药 17 天后血痰消失，之后再服用上方12天停止治疗。至今已18个月未见复发。

2013年11月1日，67岁欧裔男士因7周前在加拿大、美国患病咳嗽，经西医诊治无好转，返回悉尼诊断为肺炎，治疗亦未改善。经邻居(台湾) 介绍来诊：呼吸困难、咳嗽夜甚、咯深绿色痰、怕冷乏力、纳差、大便稀水样 3 次/天、舌红剥苔、脉欠力87/分。

处方：上(朱先生)方加干姜10g，5剂病愈。

以上支气管哮喘Asthma、荨麻疹Urticaria、肺炎Pneumonia病例全部是笔者所见和亲手诊治。这些病例都是西医难治或不治的疾病。

请注意，上述病例不是个案，有可重复性，有清晰的西医病名和现代病因病理，相关中医诊治是基础方和辨证加减(论治) ，这些病例不使用辨证论治，不可能获得以上佳效 。

从中医《状态应对医学》的学科定位可以看到，任何西医①诊断明确和②诊断不明的病痛，中医学都可以运用整体状态兼顾局部病痛的辨证论治获效。这正是中医学从另外不同角度诊治西医各科疾病的取得意想不到疗效的原理。

我们必须强调中医治疗各科疾病切记不可用西医思维组方遣药，因为现有中药现代药理研究中，中药的所谓有效成份与西药相比，连二线药都算不了，绝不可能从西医角度用中药治好西医一线药治不好的疾病。

简而言之，温(寒)、清(热)、消(滞泻实)、补(虚)四大基本法则，是中医整体和个体医学取效的基本原理，是中医使用不同思维和诊治方法自立于世界医学舞台，与西医学互补和长久并立的基础。

三、中医学辨证论治的永恒价值

中医证候与相关解读，对于现代人而言，是陌生“原始”的医学概念和理论，中医辨证论治的临床实践，则提供了中医学能治愈或改善诸多西医不治和难治病痛的客观事实。

对于现代人和中医从业者而言，因为中医理论“原始”、语言“古旧”，且与现代理化科技不能直接沟通，临床疗效就成了解读中医理论的唯一锁匙。

笔者曾经说过，中医学被误读、被边沿化或许无人在意，但是中医辨证论治没有得到正确运用，让很多病患失去治愈疾病、减轻痛苦的机会，才是人类临床医学不可弥补的巨大损失。

在深入解读中医辨证论治的同时，有必要再次强调，西方医学用“现代病因病理”定义和诊治疾病，虽然有方法和运用的局限，但肯定是一个成熟、与时俱进、有时代特征的医学体系。

西医的病与中医的证候，代表的是两个从完全不同角度诊治病痛的医学体系，和两个完全不同的临床诊治范畴。

长期以来，医学界用西医的理化指标和医学统计方法，来衡量、评判中医证候和疗效的“科学性”，这是一种看似“科学”而实质是错误的思维。为说明笔者观点，我们从中医和西医的学科定位来分析。

自然科学研究十分重视重复，西医学有现代病因病理的重复，有药物和其他疗效的重复。物理学、化学的重复，常常可以用 100%来证明，只要有 1%例外，这个方法或理论就可能存在缺陷。但生物学例外，遗传变异、成长过程中环境等因素可能使生物个体改变；人类是最复杂的生命个体，除个体差异外，整体状态在每天 24 小时内不断波动、变化。因此，临床医学难有物理学、化学的 100%重复，世界顶级医学家也不可避免地出现误诊、误治。

中医学的“证候”是整体状态和局部病痛的立体的、综合诊断。以症状、体征为依据的，以寒、热、虚、实为基础的整体状态分辨，贯穿中医每一个证候，整体状态是临床多方位的综合经验辨识，其“无形、无边、波动变化”，没有现代病因病理的辨识因素，它是人类临床医学的一个独特范畴。因此，用西方医学方法验证和重复中医理论、证候和疗效的思维，有如用物理学方法去验证化学理论，违反了方法与理论的对应关系，是完全错误和实际上行不通的。

本文反复强调，中医证候是以寒、热、虚、实为基点的经验分类，七大辨证方法和脏腑、经络理论，是前人的临床经验和主观分析的理论表述；换言之，中医理论应当根据临床实践进行切合实际的更新，为了与现代社会对话、接轨的需要，进行必要的梳理、重建。

Davy 是患 Asthma 的五岁男孩，每因感冒而引发哮喘重症，成为 Westmead 大医院的常客。这是一个失控的哮喘重症、反复发作的病例，让医生、病儿父母都头痛无奈。西医的常规治疗以糖皮质激素控制消除急危的哮喘症状，“病情缓解后应继续吸入维持量糖皮质激素，至少 6 个月至 2 年或更长时间”。[3] Davy 经过中药抗敏、止咳、温肺固表治疗后，病状得到控制，在 3 个月内身体渐强，感冒大幅减少，从而减少了 Asthma 的发生和哮喘重症出现，让 Davy 从医院的哮喘重症常客，变成稀客。可以说，到本诊所许多 Asthma 病患，经中医抗敏化痰止咳益气固表治疗，咳嗽感冒大减，身体抗病力增强，使 Asthma 难症变易。

有经验的临床医生知道，西医在控制哮喘重症之后，用糖皮质激素维持量至少 6 个月至 2 年或更长时间，是无奈之举。中医用补气固表的黄芪等天然药物强壮病体，使感冒、咳嗽大减，进而减少了哮喘发生，从而展示了中医之神奇。

笔者的临床(悉尼)所见是：Asthma 在身强体热的儿童和青少年，哮喘发作时痰涕较少或无，所以气道阻塞、呼吸困难的危险性较低；反之体弱虚寒者，不仅感冒受凉机会增多易至本病重现，哮喘发作时痰涕很多，气阻、呼吸困难险象频生，因而成为重点诊治的难症。

从笔者治疗 Asthma 的主方看，过敏煎(银柴胡、乌梅、五味子、防风）蝉蜕治过敏；莱菔子、桑白皮、野菊治咳嗽；陈皮、法半夏燥湿化痰；黄芪、白术、防风名为玉屏风散，是增强抗病力的名方。这里除过敏煎、蝉蜕与气管敏感直接对应，止咳、化痰、补气固表增强体能，成就了中医整体与局部多点全方位诊治的优势和极好疗效。

如同前文中两例支气管肺炎的西人和朱老先生，经过理论上抗菌有绝对优越的西医治疗未效后，笔者用柴胡、黄芩、荆芥、甘草、陈皮、法半夏、桑白皮、野菊、莱菔子、白术、防风、黄芪、鱼腥草等加味(西人患者加干姜 12g，朱老先生加丹参 30g、牛蒡根 30～50g），治愈这两例肺炎顽疾，至今一年多未见复发，同样展现了中医整体与局部共治强大魅力。

这里简述自己应用桂枝汤加味在内科和皮肤科中治疗的经验。十余年前，一位 30～40 岁男士因阴茎发凉数年就诊，处方：桂枝、白芍、甘草、制附子、人参等。先后服用 9 剂，亦未见病情改善。无奈之际，把生姜 3 片、红枣 15 克加入前方，以符合桂枝汤原方加味，稍后患者回应称：阴茎发凉已愈。

之后，笔者多次用桂枝汤加麻黄、杏仁为基础辨证加味治疗荨麻疹，获效者颇多。结合二十世纪 50～60 年代有关现代研究认为，桂枝汤有调整自主神经功用，笔者把桂枝汤、麻黄、杏仁加味用治末梢神经炎、妇女行经水肿、带状疱疹后神经痛，取得佳效。

例如：马先生，年近 50，双手背皮肤干燥脱屑 6 个多月，曾多方诊治无效后来诊，笔者以其双手背对称病变，推断为神经末梢功能损伤性疾病，给桂枝汤、麻黄、杏仁、人参、当归等中药五剂；复诊见大效，再原方五剂而愈。马先生亲口对我说：“中医太神了，我要学中医。”两年后他到西悉尼大学读中医。

又如：2008 年，来自上海的移民刘先生，患末梢神经炎半年余，全身异样不适难以名状，有时如垂死状，主诊西医建议刘先生看中医。

处方：桂枝汤、麻黄 6g，杏仁 10g，白人参 15 g，防风 10g，白术 15g，陈皮 9g，丹参 30g 等。

第一周用五剂已明显收效。此病例经四个多月间断性中医药治疗后临床痊愈。期间，刘先生说某日煎中药用较多生姜，当日疗效特好；这与阴茎发凉病例加入生姜后收效相同，即桂枝汤如果没有生姜，就疗效大减。

2013 年 12 月，刘先生因感冒再次出现末梢神经损害，经悉尼 Concord 医院在澳大利亚排名第二的神经科专家诊治，该专家建议刘先生再到本诊所做中医治疗。这次只用了五剂中药后，刘先生除感觉乏力外，其余病状尽除。

良好的临床疗效，是中医学二千多年传承和广泛传播的原动力，也是中医学近数十年在西方社会不断扩展的基础。但中医学理论与操作体系至今未能与现代科技接轨和难以被今人理解，让中医药、针灸的良好疗效更显“神奇”。为此，我们以中医基本理论为框架，提出了中医“状态应对医学”的学科定位[5] [6] [7]，与西医《现代病因病理医学》的学科定位对应，为中、西医学在学术和临床实践的对话交流提供了可能。

如果站在人类现代整体和个体医学的立场，中医学在此范畴已然领先二千多年，是迄今唯一可以思维和操作的整体和个体医学；从中医《状态应对医学》的学科定位着眼，寒、热、虚、实等概念和理论，就当之无愧地成为整体和个体医学的科学理论元素，许多临床常用的中医理论，都可以在状态应对医学的框架内确立其恰当的科学位置。可以客观地说，从《状态应对医学》的定位出发，以临床实践的需要为准则，梳理、重建现代中医学体系，是摆脱用西医方法错误度量中医科学性的唯一方法。也只有这条道路，才能彰显中医学作为人类现代意义的整体和个体医学范式的伟大医学智慧，让中医在各科疾病广泛应用中产生的“神奇”疗效，得到合理、恰当的认识。

用中医《状态应对医学》的学科定位，与西医《现代病因病理学》的学科定位比较，可以清楚地看到“人体疾病客观上需要从①状态和②现代病因病理两个方面认识和治疗，两者在方法论和临床实践上互相不能取代，必须用两个体系来操作，因而决定了中、西医学的长久并立”[8]；中医整体状态与局部病痛共治是辨证论治的核心价值，它与西医《现代病因病理》诊疗体系，形成互补的、并立的学术和临床实践关系。中医学二千多年积累的丰富实践经验，和近半世纪的现代临床验证，有如本文笔者的中医临床亲历，这许多西医难治、甚至不治的疾病难以置信地在恰当辨证论治之下，取得超乎预期的极佳疗效，真正展现了中医学辨证论治的永恒价值。

（本文承蒙原北京中医药大学黄振兴教授、原广州中医药大学杜同仿教授、悉尼中医学院院长杨伊凡教授、悉尼科技大学陈建运中医师、墨尔本皇家理工大学中医讲师古旭明百忙中审阅指导，谨致谢意。）

主要参考文献：

[1]. 北京中医学院等，中医学基础，上海科学技术出版社，1978 年第一版第 99-105 页.

[2]. 许济群等，方剂学，高等医药院校教材，上海科技出版社 1985 年 6 月 第一版 46 页.

[3]. 侯灿，对进一步研究八纲的一些看法，迈向 21 世纪的中西医结合，中国医药科技出版社，1991 年 10 月第一版第 222-227 页.

[4]. 薛辛东等，儿科学，高等院校七年制教材，人民卫生出版社 2005 年 1 月第 241 页.

[5]. 张有和，状态医学——中医学的现代概念，广州中医药大学学报 1996 年 vo1.13 No.3、4 第一页.

[6]. 张有和，状态医学——中医学的现代概念，医学与哲学 Jun1999 Vol 20 No1 第 6 页.

[7]. 张有和，状态应对医学——应对万千的中医学体系，www.ifeng.com.hk 悉尼张有和的博客.

[8]. 张有和，中医药临床实践的价值，医学与哲学. 临床实践版，Vol 26 Dec.2005，No.12 第 68 页.

说明：

（1）由于澳大利亚中医注册管理条文中，制附子、麻黄等中药尚未允许合法使用，本文临床病例使用上述药物者均在管理条文实施之前。

近两年笔者诊治咳嗽或 Asthma，均避免使用麻黄等中药。实践证明，麻黄并非咳、喘“圣药”。

（2）多位为本文审阅并提供修改建议的教授都谈到：中医能治疗西医不治的病痛之说，恐引起争议。笔者的认识是，西医学在近百年快速发展、日新月异，成长为世界第一医学，但仍然面对太多难以计数的难治、不治的病痛，这是不争的现实。再者，西医的学科定位《现代病因病理医学》，一方面凸显其与时俱进的医学科学先锋性质，另一方面其学科定位也指明了西医学的局限性，即西医学将永远面对诸多难治或不治的临床病痛，这是每一个学科存在盲区的必然性。

中医学复兴的理论基础——普及“证-状态病”认知

悉尼(澳大利亚)　张有和

摘要：中医学能够复兴的原因在于：①它揭示了人类临床医学中状态病存在的普遍性，建构了自成体系的诊疗方法，且其他医学方法不能取代；②它不仅有广泛的临床实践价值，且能治愈或改善诸多西医难治和不治的疾病。

“中医学复兴”完全是一个耸人听闻的命题。因为对于中医爱好者和诸多名老中医、专家而言，“复兴”只是不切实际的想象；对于那些撰文预言“中医五十年内自然消亡”的人来说，则无异于天方夜谭。不过，笔者会以平实有据的论述，基于正反两方面争论的意见，让各位对中医药来一次有意义的再认识。

《黄帝内经》和《伤寒杂病论》成书于1800年前，迄今为止仍是中医不可动摇的经典。中医药在过去的两千多年里是泱泱大国的主流医学，并惠及东南亚各国。进入二十世纪之后，民众和官方在中、西医学的积极结合过程中，都形成了“把中医药学的优点纳入现代医学，造福于人类”的良好愿望。

但是，五十多年过去了，应当说，经过两代人（包括西学中的高级医药专家、中医专家）、从基础医学到临床实践层面，甚至经过全国范围内的努力，仍未能从现代医学角度解决两个问题：①中医学的自然科学属性；②中医学在临床医学中的实践价值。前者是在理论上明确中医与西医本质上的异同；后者是明确，中医在人类临床医疗实践中存在的必要性和必然性。

有鉴于此，笔者撰文指出，在科技高度发达的二十一世纪，中医学能否继续存在和发展，取决于它能否揭示西医未能认识的疾病，以及能否治好西医难治和不治的疾病。在《中医药临床实践的价值》一文中，笔者以西医学为参照物（这样的论证有纯粹的自然科学立场），通过六个方面的比较分析，指出：“证候”与“器官病”分别是中、西医学的核心。中医证候的本质，是人体疾病时的全身的综合反应状态；称它为状态是因为“证”所反映的是全身问题，而不是单纯的局部器官问题。比如：肺炎病人在不同时期全身状态可以有很多不同的临床表现（相信有临床经验的医师一定认同），西医的重心在肺脏炎变和致病原上，中医则重在不同的全身状态的分辨和治疗上。这就是中医药抗菌成份血浓度不足也可以治好肺炎，而西医超高浓度抗生素加静脉滴注也未必能治愈肺炎冷休克病人的原因。

中医学与西医学都以症状和体征为临床诊断的主要依据。虽然西医对人体的认识已达到超微结构、DNA和分子水平，但临床上仍无法对很多患者的病痛做出明确的现代病因病理诊断。诊断不明并不能否定疾病的存在，因为症状和体征的出现是客观的，诊断则体现的是我们对疾病的认识水平。就如感冒，对西医来说是一种感染病毒为主因的常见病；对中医来说却是包含了风寒、风热、寒热往来等数以十计的方证。前者是从病因、器官病理角度着眼，而后者则是从全身反应状态着眼。对于中医来说，以症状和体征为依据，以寒热的多少、太过或不足为状态分类的出发点，每个病人都可以辨证——诊断；而很多病人经西医反复检查，仍然不能做出明确的病因病理诊断。

综上所述，中医学诊疗的重点在全身状态。这是西医学和其他医学体系所未能涉及的、另一个反映人类疾病客观存在形式的范畴。中医学揭示了西医学未能认识的疾病的另一个方面，这是中医学存在的第一个意义。

中医学的临床实践为人类临床医学开拓了一个特殊的领域——人体状态失常的诊断与治疗。笔者把医疗层次分为：细胞——DNA——分子、器官——系统、状态——全身综合反应等三个层次。中医学的优势就在后者，且状态的分类、诊断和治疗，在方法上是一个十分特殊的体系，是其他医学或方法不能替代的范畴。

近一百年来的中医现代研究，主要是从物理、化学，以及人体局部器官的结构与功能方面，对中医学进行“验证和发掘”。应当说研究成果是极为丰富的。但是仍存在以下问题：中医理论的科学性至今无法确认；单味中药的“有效成份”不能称为药物；复方虽有临床疗效，却不知有效成份所在。在这种情况下，中医行业里十有八九的人，内心里有一个天大的问号，而病人只有以疗效来选择中医。可以说中医的继续存在和怎样发展，在中医专家和中西医结合专家心目中，都是一本糊涂账，更不要说医疗管理机构了。事实上，中医至今还能够存在，最重要的是其临床疗效。笔者曾遇到一位中亚（阿富汗）人，他说：“中国什么都不好，只有中医好”；在一些华人心目中，病医不好，是没有遇到真正的中医。

笔者学过西医，有五年西医的临床实践经验。当年“误入”中医学院，却不知深浅地妄图改变中医被轻视、被误解的现实，单枪匹马地思考、推演了二十余年，得出另外一个答案：人体疾病客观上需要从状态和病因病理两个方面去认识和治疗，两者在方法论和临床实践上不能互相取代。换言之，现代医学实际上只反映了人类疾病的一面，中医学则客观地反映了人类疾病的另一面，而且两个不同的面，必须用两种完全不同的方法来操作。现代医学的方法不能验证中医学的科学性质正是这个原因，而中医的神奇疗效也因此才变得不可思议。

中医学的核心是证候，其本质是一种全身综合反应状态，与器官的病因病理没有必然关系，因此不能用理化数据来表达。将中医证候——状态进行标准化、客观化的研究是违反客观病象的，因而五十年来的相关工作劳而无功。因为某一状态的形成与辨别是“即时”的，随时间的推移而改变。由于不同个体内部的协调状态不同，不同的状态对相同的病因病理必然有不同的反映。因此，体内平衡与状态失调成为日常疾病的普遍性，永久与人类相伴。人类作为生命存在的最高形式，绝不会置切身病痛不理。当人们从相对科学的知识中对中医学进行再认识，从而对自身和人类疾病有了更客观的认识之后，中医学被世界各国不同人种接受，就水到渠成。这就是中医学在理论意义上的复兴——即切身病痛的诊疗需求，必然使中医学——状态医学成为人类临床医学的一个主要分支。

西方医学是当今世界的主流。任何一个其他医学想要生存，不仅需要治病有效，而且必须能治好西医难治和不治的疾病，唯有这样才有与西医学长久并立的能力。

如果说中医在中国的存在，是因为文化背景和政府相关政策的支持的话，那么，海外华人和西方人自己花钱使用中医药，只能是疗效使然——特别是在西方人的文化背景不同，加之中医学的科学地位不明的情况下。事实上，由于中医学的科学性质至今未明，不要说中国的民众，就连中医院校对中医的认识也问题多多。大家知道，迄今为止中药的现代药理有效成份与西药相比，不能称“药”，因此西医治病绝不会选用，别说一线药，连二线都算不上。在这种情况下，以西医思维用中药的医生(含中、西医)，说他们“糊弄病人，给病人安慰剂”绝无夸张。问题在于中医的声誉因此大滑，那些西医思维下的“中医博士、硕士”又占据了中医高等学府和医院的领导要职，不难想象，如若这般，假以时日，不用五十年，中医学非入考古专业不可。

但各位不必悲观，人类是现实和聪明的。面对诸多西医难治和不治的疾病，不少遭受病痛折磨的人却通过中医药和针灸的治疗，取得了好的疗效。要搞清原因，我们就要追寻其内在机理，从理论的高度来认识事物。

什么是科学的理论？任何反映事物的客观存在及其相关规律的理论，都是科学的理论。它来自于实践，反过来又能有效地指导我们的实践，这就是科学的理论。揭示人体疾病综合反应状态的理论，虽然不涉及理化指标，但仍不会减少其科学价值。

在这里，我们再次强调：治好西医难治和不治的疾病，是中医学立足世界的根本。

首先要指出的是：证候是疾病客观存在的一种形式。这就要求西医学从新的角度来认识临床病象，而不再以现代器官病因病理为唯一的视角。只要把各种证候——状态，名正言顺地看作临床疾病的一大类别，很多无法用现代病因病理作出诊断的病痛，就可以在状态病这个庞大类别中找到它们的名号，然后用辨证论治的方法取得不同程度的疗效(在笔者的临床实践中，有效率至少60%～80%；我不是妇科专家，治疗不孕症的成功率也在50%以上)。这是中医学临床价值的第一个方面：把状态病的概念和定义摆上医学科学的台面，还人类临床医学一个完整的面貌。

第二方面是大量西医难治和不治的疾病，用中医治疗取效的事实。①各种病毒性疾病。如出疹性疾病，西医主要是退热、皮肤止痒等对症治疗；中医的辨证治疗可以大大加快病情好转并改善各种症状。又如病毒性感冒，中医辨证疗法能切合病人身体的不同反应，使患者的各种病痛尽快痊愈。病毒危害最典型的例子，是让全球闻风丧胆的SARS，广州中医药大学收治的病人无一死亡，中国多个地方治疗SARS的结果也证明中医辨证论治的优势。此外，病毒性肝炎的中医治疗结果大大优于西医，也证明状态诊疗对临床医学的重要实践价值。②妇科疾病。例如不孕症，西医人工受孕成功率不到20%，与中医药针灸合作治疗（澳大利亚·墨尔本，笔者同窗高旭光医师）后，成功率超过 60%，单独使用中医治疗成功者亦不在少数。先兆流产中医治疗成功者很多，且未见保胎成功后所生婴儿有什么特别问题。西人妇女 Debra 习惯性流产，经西医手术缩窄宫颈后仍然流产，后经郭富宁医学博士用“丹栀逍遥散”加黄柏、蛇舌草治疗，成功产下幼子——这个病例不仅对西医，对中医亦是一个医疗思维的典范。众所周知，部分妇女患严重月经失常，但荷尔蒙数据正常，西医无从入手，中医疗法多可获良效。③皮肤病。这类疾病常常伴有体内失调，部分病人的皮肤病表现往往是体内失调的外在表现——“副产品”。因此，中医皮肤病内治是十分科学的方法。中医的内治法使体内环境趋向正常，是停药后病情不反跳的根本原因，也使敏感的皮肤在好的内环境下减少了疾病复发可能性。同时，不少中药和特定的配方对某些皮肤病确有奇效。④治疗因体内环境的严重失调，使部分理论上西医药应有效的病例而无效的特殊疾病。最典型的情况是细菌感染性疾病。30 年前笔者目睹一患两肺大叶性肺炎伴冷休克，表情淡漠、全身冰凉的年轻男子，虽经西医及时抗菌抗休克治疗仍无力回天，只能眼睁睁看其死去——如果当时用大剂附子麻黄细辛汤加人参干姜桂枝等中医治疗，必能还阳身热而治愈。又如部分属中医脾肾阳虚体质的人，使用抗生素后全身状况更加恶化，必须恰当使用中医治疗。笔者在临床中看到，支气管敏感咳嗽/哮喘病人，属脾肾阳虚者，每因感冒致哮喘发作，且多十分急重。经中医相关治疗不仅疗效奇好，而且体质改善，哮喘发作大幅减少，使顽症、难症变成小病。

第三方面，单味中药现代药理的有效成份不如西药功专效宏，但组方针对证（状态）之后，就展现了状态治疗的长处。很多有效抗菌成份浓度远远不足的处方，产生了抗菌愈病的疗效。在病毒性疾病和其他诸多疾病的临床治疗中，中医药针灸的优点更多。因为中医在全身状态协调上的优点，所以基于全身的感觉，即使遇到西医治疗同样有效的疾病，有些病人亦不惧多付金钱和煎药的麻烦而选用中医药进行治疗。

第四方面，全身状态的改善使中医对器官疾病进行治疗时，对有效药物浓度的依赖减少，因此通常不考虑停药后病情反跳的情况。笔者告诉病人，治疗期间如果数日的短暂停药，一般不致病情反复；全身和局部正常后，至少在一段时间内可以保持良好。中医用药是以方证对应起效，补虚泻实、清热散寒，以改善状态失调，是面的综合治疗，而不是西医病因病理针对点的有效浓度疗法。当然，中医状态诊疗的面与西医病因病理核心的有效浓度相加，应当是最理想的目标。

这里要重复说明，在辨证处方遣药得当的病例中，中医的疗效是很快的，通常第一剂即显效——症状体征明显改善。这是临床上病人反馈的信息。笔者的香港朋友陈医生的母亲说，服用她儿子的第一煎中药后，病情明显改善。这证明笔者文章里的论述千真万确。其原理就是中医治疗直接干预全身状态，通常在服药后三十分钟内显效。

中医学的证，是疾病客观存在的一种形式。它向我们揭示了器官系统之间关系失调的大量临床病象。面对这类无法用器官病因病理方法度量的全身状态失调性疾病，中医学用寒热虚实为基点的分类方法，构建了一个行之有效的中医临床医学体系，积累了超过两千年的临床实践经验。它与西方医学一起，展现了人类临床医学中“状态病”与“器官病”这两个不可或缺的层面。

正视“证候是人类临床医学的一个庞大类别”，是中医学复兴的根本。让科学界和世人认识并接受“证——状态病”的存在，就意味着使人类对自身和疾病的观念更接近客观实际，其本质就是中医学的复兴。

有了上述进步，中医学就有可能在全世界更大范围内，在解除各种不明病因病理的病痛方面，在治疗诸多西医难治和不治的疾病方面，发挥其“神奇”效用；我们祖先的聪明智慧才有可能成为人类科技宝库的一部分，中医学才可以说真正意义上的复兴。

“骨椎康”合埋线治疗颈、腰椎病

钟思冰

摘要：腰椎间盘突出症、颈椎病、骨质疏松、骨质增生是常见问题病、难治病。它是由于年老体衰，腰、颈椎劳损致骨骼，纤维环膨出或突出，刺激并压迫血管、神经、络脉，造成头、颈、腰、骶椎及上肢、腿部经络受到挤压，气血瘀结使人感觉疼痛、麻木、运动失调等病症。临床分为膨出、突出、脱出、游离型等几种类型，其中有65%老年人同时伴有骨质疏松、骨质增生等病症。古代中医无此诊断，但有类似疾病的记载。认为肾气不固是内因，而劳损、寒湿、瘀血等均与该病的发生与转归有关。

60岁左右的老年人，因年老体弱，操劳过度等，引起骨骼退化病变，如骨质疏松、骨质增生等病变。发病部位多以腰3-4-5椎骨最多，腰5及骶1次之。现代青少年因功课伏案、玩手机、电脑长期埋头而致。中医认为“肾主骨”，肾气劳损，骨骼受压、磨损，造成肾阴虚，肾阳不足，是主要内因；劳损、寒湿、瘀血、坐姿、用力不当，均与该病转归有关。笔者根据中医原理自制“骨椎康丸”30多年来，治疗颈、腰椎间盘突出，取得满意效果，现予报道。

关键词：骨椎康丸　腰椎间盘突出　颈椎病　骨质疏松　骨质增生

一、腰椎间盘突出防治现状

西医诊断，中医辨证论治，是我国中医科学发展的正确方向。传统中医无腰椎间盘突出、骨质疏松、骨质增生等病名，可见于腰痛、劳损，属督脉、脊椎病变范畴。认为该病多因先天由肾阴虚、肾阳不足，后天劳损、寒湿、瘀血等因素而致。现代医学属骨伤科，常用手术、牵引、按摩治疗，但疗效不稳定。该病是一种由肝、肾、骨骼、神经、血管、肌肉、纤维等脏器和组织，多系统、多器官、多组织相互影响的疾病。神经系统是人体传送感觉、痛觉的唯一组织结构。患者初期出现的下肢麻木、疼痛多为早期症状，多系腰部及下肢神经牵扯而致。手术、臭氧、小针刀、针灸、按摩、体育锻炼、中药、膏药、外敷、按压、腰带、热胶热凝等等治疗方法可暂时奏效。

“颈椎病（Cervical spondylosis CS）（以下简称CS）是指颈椎间盘组织退行性改变及继发病理改变累及周围组织结构（神经根、脊髓、椎动脉、交感神经等）出现相应临床表现的一种病变”。其主要临床症状有头痛、头晕、颈、肩、臂、上肢、手指、前胸及后背疼痛、麻木等骨骼神经性病症，还可引发类似脑缺血、高血压、心律不齐、心绞痛、心脏房颤、失眠多梦、视物不清、昏厥等心脑血管病病症。中医认为颈椎病是由于肝肾亏虚、先天不足以及急慢性劳损、外伤、风寒湿痹等，导致颈椎骨骼变异及肌肉、经络、血管、神经等组织结构发生循环和生长障碍而致。笔者近十年来采用中医辨证和针灸方法结合现代医学诊断及X线、CT等影像学检查，以微创埋线为主，配合自制“颈椎康丸”治疗颈椎病，取得较满意效果，现报道如下：

椎间盘脱出导致的马尾神经或坐骨神经损伤、下肢瘫痪，手术治疗后大多劳民伤财、事倍功半，不少患者留下后遗症。损伤神经的治疗恢复应在半个月之内。否则神经创口在半个月内未能生长愈合，便会发生缺血性瘢痕，使神经末梢转向周围生长，不能与原有伤口吻合，导致术后部位永久性功能缺失。腰椎间盘突出挤压脊椎神经或马尾神经，将导致马尾缺血而发生脊髓缺血变性、坏死和功能障碍。而补钙不能修复神经损伤，也不能替代胶原蛋白等骨骼营养成份。

常言道“痛则不通”。中医认为，该病属足少阳胆经循环受阻压而致。病人体征自我感觉外，还应以CT或核磁共振摄影结论作为诊断标准。因为病人产生疼痛现象是经脉传导受阻的结果。LDH初期仅是腰椎膨出，患者偶腰痛及下肢痛容易被误诊。经过一段时间，由于劳伤、冷刺激、性生活、饮食不当等，病情加重，渐出现下肢及尾椎骨下段疼不堪触、麻木、行动不便(占发病率的 65% 以上)，这是纤维环破裂后骨骼髓核突出，刺激和压迫坐骨神经或马尾神经根，气血瘀结所致。针灸学认为是足太阳膀胱经及足少阳胆经，受椎间盘压迫所致。

马尾神经损伤，是腰椎间盘突出的主要特征，约占患病率 65%。即经络循行的肾俞穴以下，(脊椎骨髓圆锥以下的腰骶神经根称为马尾)，马尾由 L2-5、S1-5 及尾节发出的共 10 对神经根组成。 脊髓下端逐渐变细并成为脊髓圆锥。脊髓圆锥逐渐变细呈锥状，末端移动为终丝。终丝一部分位于硬膜囊内，称之为内终丝并抵达硬膜下界；一部分进入终线鞘内并在骶管内形成扇状，将脊髓固定在尾椎上。脊髓的每个节段都发出一对脊神经根。脊神经根在椎管内走行方向在各节段有明显不同。在腰膨大部位的神经根纵行向下并围绕终丝形成马尾，这就是我们常说的马尾神经。压迫马尾神经产生的症状和体征与神经内血流变化、轴浆运输及直接机械压迫有关。是临床最难解决的问题。笔者认为，微创埋线合并中医是解决问题的最佳选择。直接的机械压迫可作用于经络，即神经纤维、神经内血管和连接组织。压迫神经纤维造成神经纤维华勒氏变性和脱髓鞘，4kPa(30mmHg)的压力可造成轴浆运输受阻。血管因受压而屈曲、狭窄，特别是压迫小静脉造成瘀血，这将引起毛细血管逆行淤积，发生组织缺血、缺氧和炎症反应。直接的机械压迫造成损伤的作用主要发生在压迫早期，以后神经组织结构和功能的变化，主要还是因神经组织内部血流和营养供应障碍所致。实验证实，缺氧对神经传导功能的损害比机械压迫本身更重要。缺血、压迫造成毛细血管通透性升高，使液体和大分子物质进入神经组织，发生离子失衡、轴浆分离、液压升高。液压升高又可加重神经内血管受压而形成恶性循环。减压术后水肿需一定的时间才能恢复，使它比压迫对神经根的损伤时间还长。长时间的水肿会使神经根发生纤维化，这样神经功能就更难恢复。所以，无论是外伤性或椎间盘脱出等导致的马尾神经损伤，都必发生水肿导致神经功能麻痹，其受累神经治疗恢复应在早期，延误治疗等于杀死神经，原因是受累神经发生缺血变性被瘢痕组织所替代，所以神经功能恢复不佳。对腰间盘脱出刺激马尾受损的神经讲，多为患者自己延误治疗导致马尾缺血时间过久而发生脊髓缺血变性，严重时发生坏死，临床常见永久性的不能完全恢复。患有马尾神经功能障碍的患者，手术进行了减压，而减压只能为神经恢复创造条件，并不能恢复神经的营养生长，所以神经修复成为马尾神经功能恢复的一大问题。有的腰、骶、臀部及外侧、髋关节疼痛、麻木或牵扯样痛；腿后、外侧或内侧，腓骨侧或足趾麻木疼痛；腰椎棘突点、臀部或下肢有明显压痛点。并放射至大腿外侧后侧及足趾部；直腿抬高 30～60 度呈阳性，拇趾伸肌力减退；大部分患者有明显跛行及躬腰，行走抬脚时疼痛；少数患者出现腹股沟疼痛（足厥阴肝经受压)。

二、“骨椎康”的临床应用

“骨椎康丸”由川芎、当归、黄芪、熟地、鹿角胶、龟板、骨碎补等 36 味中药组成，该方有补肾、活血化瘀、疏经通络、益气补钙、驱寒止痛之功。根据中医关于肝肾不足、劳力过度、长期姿势不当、瘀血内阻、寒湿侵袭，导致骨椎变性，经脉循行障碍，及现代医学血管神经学说、缺钙等因素组方而成，对于治疗后期扶正祛邪，巩固疗效，阻截椎间盘突出，预防复发，有举足轻重的作用，多年来用于临床，屡用有效。部分患者采用“微创埋线”收到明显效果。因惧怕针刺疼痛，路途遥远治疗不便，经服用“骨椎康丸”三个月左右也可基本治愈。30 多年来先后治愈颈椎病、腰椎间盘突出病人三千多例。均获痊愈或基本痊愈，重新走上正常生活和工作。这说明，该药丸对骨质增生、骨质疏松症、骨折、急性腰扭伤、腰腿痛等病症均有显著和长远疗效。实践证明，“骨椎康丸”可显著提高临床治愈率和远期疗效。有的患者通过治疗已长达 20 多年未复发。

三、结论

“异病同治”是中医的一大特色。颈、腰椎病是一个多组织、多器官、多部位受损的复合性病症。该病的防治是医学急需解决的问题，也是临床多见、难治性疾病。它是受腰、颈椎骨病变，压迫纤维环致髓核膨出或突出，刺激并压迫颈部及臂丛神经、督脉、坐骨神经、马尾神经等部位，如足阳明胃经、足太阳膀胱经等多条经络及其末梢神经，造成腰、骶椎及腿经络受到挤压，气血瘀结、疼痛或麻木等病症。

临床分为膨出、突出、脱出、游离型等几种类型。中医认为肾气不固是主要内因，而劳损、寒湿、瘀血等均与该病的发生与转归有关。神经受压才是腰椎间盘突出症造成人体病痛的根本原因。

颈椎病早期常被误诊为头痛、颈痛、肩痛、痹症，或脑缺血、心肌缺血、背丛神经痛等心脑血管及神经性疾病。一般多采用驱寒解表、疏经活血、温经止痛、补血、营养等方法治疗。有的患者虽可奏一时之效，但病情经常反复，迁延不愈。使这些患者因误诊而贻误病情，失去早期治疗机会。

清·徐大椿《医学源流论》云："病之从内出者……若不究其病根所在，而漫然治之，则此之寒热，非彼之寒热，此之痛痒非彼之痛痒。病之所在，全不关键著，无病之处，反以药攻。诛伐无过，则故病未已，新病复起，医者以其反增他病，又复治其所增之病，殊不知病之所以来，杂药乱投愈医而病愈深矣，故治病必先分经络脏腑所在。"

腰椎间盘突出分为：膨出型、突出型和脱出型。椎间盘脱出也叫椎间盘游离，是指髓核完全脱离纤维环，脱离椎间隙进入椎管内，成为游离组织，并与周围组织有粘连。该病症以突出和膨出两种最多。纤维环破裂、腰椎间盘突出后，除直接从椎体骨突出到前纵韧带下以外，其余主要向后外侧及后方突入椎管，侵及后纵韧带，腹层硬膜、神经根及马尾神经，产生一系列病理变化，其中，神经根的受刺激引起麻木疼痛在整个过程最为重要。中医分为膀胱经、阳明经、肾经、胆经和肝经。肾气不固，骨骼发育不全是主要内因，而劳累、寒冷、饮食不当特别是性生活后的损伤、造成气血不足、骨骼生长损害、营养不良、寒湿、瘀血等因素造成客观原因，由此导致的气血受阻，经络不通均与该病的发生与转归重要相关。该病症同时伴有骨质增生、骨质疏松、骨萎缩、骨折、血管病等并发症，而老年、劳伤，过早、过多的性生活，是导致腰椎间盘突出和骨质疏松、骨质增生的重要原因。颈、腰椎病是一组常见、多发的难治性疾病。常被误诊为腰腿痛而延误治疗，严重危害患者的工作和生活。该病与先天遗传、骨骼发育不良、劳伤、受寒冷刺激或突受外力损伤等有关。临床表现为纤维环膨出或突出，骨骼表面磨损、萎缩、韧带弹性降低、脊髓受损、血管、神经根受压、髓核退变、骨髓磨损、血液耗损等，从而引起椎间盘退行性改变；腰椎骨关节之间连接失用、骨椎之间松动、失稳、腰椎间盘突出等；体征为一侧或两侧腰腿痛，腰、尾椎骨、脊椎骨后突、反弓、侧弯，臀部及下肢麻木、疼痛，活动受限等。

颈、腰椎病是一组常见、多发的难治性疾病，常被误诊为腰腿痛而延误治疗，严重危害患者的工作和生活。该病与先天遗传、骨骼发育不良、劳伤、受寒冷刺激或突受外力损伤等有关。临床表现为，纤维环膨出或突出，骨骼表面磨损、萎缩、韧带弹性降低、脊髓受损、血管、神经根受压、髓核退变、骨髓摩损、血液耗损等，从而引起椎间盘退行性改变；腰椎骨关节之间连接失用、骨椎之间松动、失稳、腰椎间盘突出等；体征为一侧或两侧腰腿痛，腰、尾椎骨、脊椎骨 后突、反弓、侧弯，臀部及下肢麻木、疼痛，活动受限等。

毛主席早在 1958 年就指出："中国医药学是一个伟大的宝库，应当努力发掘，加以提高"。

针灸是中医药学中的重要组成部分。循经穴位微创埋线是传统医学和现代医学发展的一门新技术。它以针灸和神经学为理论依据，穴位注射和肌肉注射为治疗手段，羊肠线为载体，埋线针为工具，穴位为受体，针感为反射，长效针感为动力，留针效应为依据，作为治疗 LDH 最新型而经济实用的简、廉、便、捷、效治疗手段。适用于农村、社区等基层医疗单位治疗各种神经性及内科疾病。30 多年来，笔者通过对 LDH 的临床研究，将中医、针灸及神经、营养学和现代科技相糅合，用穴位埋线治疗 LDH ，取得显著实效，先后在多种期刊上发表。并于 2013 年的世界中医药等杂志及全国第十届科技大会、第二届中医科技成果大会上交流。

因此，临床应结合中医辨证论治，对这类疾病防治应按照科学规范的中医药保健治疗配以补肾、补钙、活血化瘀、驱寒类药物治疗。研究报告，软骨组织的营养不是通过血液供给的，而是通过压力的变化来进行营养交换。如果缺乏活动的话，软骨就会遭遇营养不良，进而导致退化。

中医历来重视“治未病”因此，平时应注意防范保健：

（1）注意不久坐、久站、久弯腰、埋头。

（2）不劳累过度、注意肾脏的保健养生，尽量减少性生活。

（3）增加户外活动，如散步、打太极拳、做广播体操。

（4）加强颈、腰部运动，闲暇时，背部晒太阳是补充钙质。

（5）注意食疗：炖骨头汤、胡桃、山萸肉、生地、黑芝麻、牛骨、乌龟、鳖、牡蛎等具有补肾功能，有滋阴补肾、壮骨补钙、保养之效。可以把这些食物加入三餐，以强壮筋骨，防止或推迟肾与脊柱蜕变。

中药治疗脑梗有优势

李树月

据相关媒体报道，每年心脑猝死的人数达到 50 万，有 50%的患者都经急救而复活，但生存质量堪忧；另还有数十万的脑梗脑溢血中风瘫痪死亡者，不仅给国家和人民带来不堪重负的压力，也给医疗界添加了诸多挑战。目前心脑血管梗死普遍采用的疗法是安支架和手术。医患双方均认为安支架只起到扩充血管，增加血流速和量的治标作用，没有起到治疗血管炎、心肌炎或病变等心脏猝死之本，还会对心气通过血管蠕动，有节律地助推血液运行的生理功能产生障碍或刺激。脑梗开刀，也只能把脑梗死的节点打通，排出瘀血。而脑梗的病因病理不单在血管通否，更主要的元凶是血液中发现的六淫七情和现代医学发现的高血压、高血脑、胆固醇、高血糖等有害因素在作祟，所以应以血管和血液标本兼治，不能顾此弃彼。

笔者研制经验方药为了不伤及患者，亲口尝药试验，在服用后证明药性确属安全，效果明显，无副作用的前提下，才开始上处方用于病人。如 2015 年 4 月 15 日笔者中风，进住丽江市医院住院做 CT，磁共振，脑心电图，血管造影等全套检查显示：①左侧颈椎动脉起始端狭窄；②左侧颈内动脉起始端斑块形成；③高血压三级，极高危组；④二型糖尿病；⑤双侧颈总动脉窦部肉壁粥样硬化；⑥脑动脉粥样硬化；⑦脑缺血急性发作。经住院两次共 28 天，用西药治疗无果。2016 年 8 月 20 日在家改用“心脑血管梗死”中药复方治疗，服药至十多天后，左半身麻木无力、头晕等就大有改善。药服至 11 月 11 号去市、县医院复查显示，未见异常。原来颈部和脑部所有血管粥样硬化，梗死之类的病状全没了，高血压、高血糖并发症都不再发作。连脸上、双手表皮上的斑点都已全部消失；坐飞机、高快客、爬山等高血压都未升高。今年 80 岁了，体力、眼力都比同龄人好多了。

笔者用中药复方成功治愈自身心脑梗死疾患的消息传出去后，远近同患者都赶到诊所咨询和查阅笔者在市医院住院期间的病理检查和愈后的病理证据，先后有数百人开始服用此药，均反馈疗效独到。其中丽江市玉龙县九河乡九河村青江自然村农民赵某某，男，白族，61 岁。近年来脑闷、头晕、高血压、偶尔呕吐、嗜睡。2017 年 5 月 22 日到剑川县人民医院检查，CT 显示，双侧基低区及侧脑室旁腔隙性脑梗死，左侧颌窦部炎症。经 100 多天住院，用西药治疗，至同年 9 月 11 日复查，CT 显示病情与 2017 年 5 月 22 日检查无异。患者当天出院找到我诊所求医。确诊后当天就让他服“心脑梗塞一服通”中药复方剂，服至 10 月 20 日，去剑川县人民医院复查，CT 显示：大脑半球对称，灰白质对比正常，未见局灶性密度异常，各脑池大小形态正常，中线结构后中、幕下小脑，脑平无异常。

蔡氏脏腑经络微循环整体疗法-穴位注射法

蔡昌晋

微循环是微动脉与微静脉之间毛细血管中的血液循环，是循环系统中最基层的结构和功能单位。健全的微循环功能是保证体内重要脏器执行正常功能的首要前提，医学已证明：人体的衰老，肿瘤的发生，高血压、糖尿病及许多心脑血管等疾病、主要是微循环障碍所致，因此微循环正常与否，是人体是否健康的重要标志。微循环发生障碍会使很多人处于亚健康状态，严重时会导致心梗或中风等其他重大疾病。

一旦人体的微循环发生障碍，其相应的组织系统或内脏器官就会受到影响而不能发挥正常功能，就容易导致人体的衰老、免疫功能的紊乱以及疾病的发生。正常情况下，微循环血流量与人体组织、器官代谢水平适应，使人体内各器官生理功能得以正常运行。因为人的毛细血管极细极长，而且其中的血液流速极慢，每秒只能流动 0.41 毫米。在这么长的血管中，经常有杂质混浊在血液中，如胆固醇、酒精、尼古丁、药物残渣、化学残留物等，它们不但使血管壁变厚，有时经常堵塞血管，造成血液运行不畅，新陈代谢不能正常进行，轻则造成机体功能退化，严重时就会导致疾病的发生。

改善微循环有助于身体的强健和疾病的康复，寻求好的改善微循环的方法一直为医学界所重视。在此主要讨论微循环的治疗方法及应用。应用蔡氏脏腑经络微循环整体疗法一穴位注射法活血化瘀通经络，可以改善机体微循环，达到治病健身。

穴位注射又称“水针”，是相对于原来针灸所采用的“金针”而言，始创于二十世纪 50 年代。由于使用了现代提纯的药物，这种疗法又不同于传统的针灸。药物进入经络，其治疗规律和传统的针灸治疗规律不尽相同。且在个人数十年丰富的实践中，我认为穴位注射对机体五脏六腑有特殊的调理作用，对人体的消化、呼吸、循环、泌尿、代谢、免疫系统等均有不同程度的调整作用，且多呈整体、双向调整。如对消化系统的调整作用，主要表现在可解除胃肠平滑肌痉挛，调整消化液分泌，调整胃肠蠕动等方面，当功能亢进时，通过穴位注射使其功能缓解；当功能低下时，通过穴位注射使其功能增强，其调节作用是双向的。对消化系统的调整又涉及到代谢、循环、免疫等多个系统的协同调节作用。穴位注射疗法还有其综合作用优势：表现在：①即时效应，在进针数分钟到 1 小时内产生。多为针刺和药物注入对局部刺激而引起；②慢效应，可在治疗 1 小时至数小时内出现，与药物在穴位进行生物化学作用有关；③后效应，是在前两个治疗效应基础上调动和恢复患者自身的调节功能而实现。这种初期为机械刺激效应，通过经穴的传导得到即刻效应，中期为药物化学效应及后期的后效应，则使经络穴与活血化瘀药物的综合作用得到有效的发挥。这就必然使穴注后疗效的有效期得到延长，使疾病在这个较长的治疗过程中得到更彻底的治疗。穴位注射时药效的发生与持续，有经穴功能的参与和协调。在这个过程中，经穴和药物的亲和性、归经性、直达性、趋病性、速效性及延长性等特殊功能，促成了穴注的高效和速效，在穴位注射活血化瘀的中、西药针剂治疗机理中起到了关键作用。相当于把饱含细菌、病毒、高黏、高脂的血液，通过活血化瘀改造成高氧、高能量、高营养的健康纯净血液；把流速较慢的血液改造成流速较快的血液；把老化呆滞、缺乏活力的血液改造成年轻活化具有活力的血液；如同把黄河水改造成长江水，水流清澈，河道自然通畅。

中药现代化标准化应用初探

彭振镝

传统中医开方治病通常是饮片煎煮，因为过程繁琐，医家运营成本高利润空间小，患者难以接受而疏远中医。笔者通过十几年的探索和百万人次的临床试验，形成了自身独特的“中药现代化标准化应用”发展模式，并相信这是提高盈利和稳定用户的有效方法。

1. 中药现代化--通过把相应的中药经方药对组方，用超微粉体技术加工成为粒米至纳米级的散剂，然后制成每包 1 克的散剂包装。每包上注有按相应的阴阳五行处方的名称，例如：“肾阳”“肾阴”“肝阳”“肝阴”“心阳”“心阴”“脾阳”“脾阴”“肺阳”“肺阴”等，对应的“水阳”“水阴”“木阳”“木阴”“火阳”“火阴”等。

临诊医生或中医调理师按四诊的证候开出相应的散剂处方包（每包 1 克）。中医是按药对的偏性来调理患者脏腑经络的偏性，从而达到阴阳平衡消除病症。同时按调理脏腑经络的时辰治疗学，将调理的中医阴阳节拍与调理脏腑经络的生命节拍重合，效验比传统服用方式更高。

另外，方剂药粉已经打成了粒米和纳米级，在食道到胃部之间的食道黏膜就能实现细胞生物大分子的吸收。纳米中药饮片载体尺寸小，是一种比人体组织细胞还小的超微粒饮片载体，容易进入细胞而实现高疗效。被组织和细胞以胞饮的方式吸收，大大提高了生物利用度。从而使用药量大幅度减少，而疗效却能提高。

2. 中药标准化——从证候选取的标准化达到相应经方药对的标准化，再到时辰治疗学上的标准化，再加上述加工方法的标准化而实现的。并通过对病因病机不同的分类，制成三个阴阳五行组合：②亚健康系列组合。②妇科系列组合。③心脑及代谢系列组合。三个系列组合都是按阴阳组合的系统分别组成，都有五行的脏腑经络的肾、肝、心、脾、肺的阴阳，但每个子系统又都有隶属对治其病因病机不同的经方药对。分为亚健康系列的肾阳、肾阴，肝阳、肝阴，心阳、心阴、脾阳、脾阴，肺阳、肺阴的子系统，以及妇科系列和心脑及代谢系列组合隶属下的，有如上述的各子系统。

每一个子系统围绕着各个脏腑经络系统的阴证和阳证提供相应的调理方剂，分出 10 个处方，这就是阴阳五行的施治各点，每个散剂处方里有 20 味左右的中药，都是分别隶属于该脏腑经络的阴证或阳证的主治和兼治的组方。它们调理的覆盖达到中医内科 1400 个以上的证候。

笔者公司 10 多年来，跨 26 个省，100 多个店和网点，上百万人次应用，实现降低成本，提高疗效，扩大了利润空间，有助中医药的伟大复兴。

尿酸排泄的第三条通道——一个被忽略的医学发现

北京市中和亚健康科学研究院畲族医学研究所所长　邱文卿

人体内的尿酸主要有两个来源，分别为内源性和外源性。其内源性的尿酸来源于体内小分子化合物的合成或核酸分解；外源性尿酸来源于人体摄入食物的分解。正常情况下，血循环中 99%以上的尿酸以尿酸盐形式存在，在较窄的范围内波动。任何原因引起的尿酸生成增多或排泄减少，都会引起血尿酸水平升高。

体内嘌呤核苷酸的合成与分解主要是在肝脏、

小肠及肾中进行，正常生理情况下是处于相对的平衡状态，所以尿酸的生成与排泄也相对恒定。尿酸的排泄通道主要为肾脏和肾外途径。人体的尿酸1/3 由胆道、胃及小肠排出体外，进入消化道的尿酸被大肠杆菌酶分解破坏后，直接从粪便排出，因此这一过程叫作尿酸的酶解；另 2/3 经肾脏排出。

高尿酸血症发生痛风的患者中，其尿酸盐的清除与肾小球滤过率的比值要低于正常人群。在肾功能不全或衰竭时，肾小球过滤率降低是高尿酸血症原因之一。肾小管重吸收增多和肾小管分泌尿酸减少与血尿酸升高也有重要的关系。同时，尿酸盐和尿酸的结晶沉积可以造成肾脏的损害，引起一系列的相关肾病，尤其是高浓度的尿酸经肾小球滤过，超过了近端肾小管的重吸收能力，留存在肾小管腔内，随着尿液的进一步浓缩，尿液 PH 的降低，大量的尿酸盐从尿液中析出，形成结晶，梗阻在肾小管内，特别是集合管，严重时可累及肾盂和输尿管。沉积在肾小管内的结晶体使肾小管内压力增高，使得肾内血管阻力增加，肾血流量下降，最终导致肾小球滤过率下降，出现急性肾衰竭。而实际上，高尿酸血症只有 10%是由尿酸生成增加引起的，90%的高尿酸血症是由尿酸排泄减少所致。所以说，一旦肾脏出现种种问题，高尿酸的排泄通道就会受阻，这个时候，发现尿酸排泄的第三条通道，就显得非常有必要。

那么，人体中是否存在尿酸的第三条排泄通道呢？我们经过大量的临床验证与思索，发现人体皮肤是尿酸化解与排泄的第三条最有价值的通道。

皮肤是指身体表面包在肌肉外面的组织，是人体的最大器官。主要承担着保护身体、排汗、感觉冷热和压力的功能。皮肤覆盖全身，它使体内各种组织和器官免受物理性、机械性、化学性和病原微生物性的侵袭。皮肤保持人体内环境的稳定，同时皮肤也参与人体的代谢过程。由于人体皮肤表面存留着尿素、尿酸、盐分、乳酸、氨基酸、游离脂肪酸等酸性物质，所以皮肤表面常显弱酸性。如果尿酸的清除速度慢于尿酸生成的速度，尿酸结晶即可沉积在软骨、滑膜、骨骼、肌腱、韧带、关节囊及除大脑以外的其他任何地方。有的痛风结节越来越大，最终会把皮肤“撑破”，流出牙膏一样的尿酸盐结晶来。这些破损部位皮肤的修复能力非常差，伤口往往长时间不能愈合。而经久不愈的创面又给细菌可乘之机，经常会形成反复发作的慢性化脓性感染病灶。

因此，那些不在血管内而是沉积于软骨、滑膜和软组织的尿酸盐，尤其是体积较大难以流动的尿酸盐结晶体，其清除难度是可想而知的。因为它们在没有被组织吸收并进入血液循环系统和泌尿系统之前，肾脏的尿酸排泄功能对这部分尿酸盐结晶体来说，暂时是无能为力的，没有任何的帮助作用。这时候，寻找第三条排酸通道就显得特别有意义了！

皮肤，作为一个人体最大的代谢器官，让一部分尿酸盐不通过肾脏直接排出体外，应该是非常可行的一个举措。以什么样的方式，由皮肤参与尿酸代谢过程，这是一个值得我们尝试的有价值研究方向。

从中医、畲医角度来看，湿、热是痛风的病理基础，瘀滞是痛风的病理因素，湿、热、瘀往往互相影响，瘀又可加剧气机的阻滞，使阳气不得舒展而易郁化成热，使水液不得气之运化而停聚成湿。总之，外感风邪为病之因，湿、热、痰、瘀为病之标，脏腑功能失调为病之本，其病位在肝，涉及脾肾两脏：素体脾肾亏虚，加之情志内伤，肝失疏泄，气机不利，又喜膏粱厚味，水湿失于运化，损伤脾胃，酿湿生浊成毒，羁留肝经，流注关节、筋脉，发为痛风。而水湿离不开肺的肃降和通调水道的功能。肺主皮毛，宣发卫气，主一身之气和全身的水液运行和排泄，卫气虚则身体抵抗力弱，容易受外邪的侵袭。如果肺失肃降，就会影响水液的代谢，导致水湿停留，出现小便不利或水肿。西医对痛风的理解主要认为肝是尿酸生成器官，肾为尿酸排泄器官，忽略了脾对水液有吸收、传输和布散的作用。而代谢后的水液及某些废物，亦要经过脾传输至肺、肾，再通过肺、肾的气化作用，化为汗、尿排出体外，维持人体水液代谢的协调平衡。所以，目前中医界对痛风的叙述只强调肝、脾、肾的功能，而忽略了肺及其他五脏六腑的协同作用，是有失偏颇的。畲医认为，脾肾阳虚，肺失肃降以致水湿内停，是痛风发病的主要病理基础。湿久成痰，流注关节皮毛，是痛风结节的重要成因，畲医把痛风命名为“湿毒证”是符合道理的。

水湿的排泄其实就是两个途径：汗和尿。而汗液的排泄必须通过皮肤来完成，因此，以皮肤为另一个排湿通道不但可行，还非常符合现代医学与祖国传统医学的科学理论。大量的临床案例证明了，通过红外酸碱平衡舱和畲族凤凰水的细胞共振、溶晶化酸，结合山哈茶的脏腑内调，清理人体内环境，可以达到肾外快速排酸而没有转移性疼痛的目的，大大减轻了肾脏的负担，大大缩短了疗程，明显减少了排酸过快引起的副作用，是痛风及高尿酸血症很有前景的解决方案，值得推广应用。

一个来自畲族医学研究者的新发现，也许可以给广大痛风及高尿酸血症患者带来福音！

化酸理论——痛风治疗新思路

北京市中和亚健康科学研究院畲族医学研究所所长　邱文卿

漫步书店，痛风专柜琳琅满目的各种与痛风相关的书籍，基本上都是教大家怎样从饮食方面调理痛风及高尿酸血症，似乎只要在饮食方面注意了，人类就可以远离痛风和高尿酸血症的困扰。不容置疑的是，高尿酸血症确实与日常饮食习惯关系密切，但是，造成尿酸代谢异常的原因是多方面的，饮食仅仅是其中的一个方面。这就说明了，有些人吃海鲜吃火锅喝啤酒却没有痛风，血尿酸完全正常；有些人平时十分注意饮食调控，却得高尿酸血症或痛风发作寝食不安。

尿酸是嘌呤代谢的产物，人体内各种细胞衰老、死亡后会分解出嘌呤，而嘌呤经过肝脏的处理就会变成尿酸。这是尿酸的最主要来源，也是我们主观上基本不能控制的来源。另外，三磷腺苷是能够直接被人体利用的能源，人类的一切生命活动都离不开它。三磷腺苷也含有一种嘌呤——腺嘌呤。人体在进行剧烈活动时，三磷腺苷就会分解产生能量，与此同时也产生大量的腺嘌呤。这些腺嘌呤同样要经过肝脏代谢成为尿酸。经常受寒、剧烈或过度劳累都会使三磷腺苷分解，产生大量的腺嘌呤，从而使血尿酸升高。

正常人体内尿酸总量（尿酸池）平均为1200mg，其中 60%参与代谢。健康人体每天生成尿酸约750mg，其中 80%为内源性生成，20%来源于富含嘌呤的食物分解。因此，如何解决内源性尿酸生成或如何使尿酸池的水平下降，如何在嘌呤分解成尿酸时就予以某些纠正，这才是我们目前要解决的难题。只有把尿酸池的总体水平控制到一定的水准，才可以在尿酸的调节机制方面找到另外一种解决途径。此外，如何消除细胞炎症，延缓细胞衰老与死亡，也是调控内源性尿酸生成过多的一条有价值的路子。

尿酸池是一个大家经常会忽略的名词，这是形容人体的尿酸总量，好比水池一样的东西。尿酸的“库容量”平均 1200mg 是其最高峰值，健康人体每天生成尿酸约 750mg，排泄尿酸约 500～1000mg，体内的尿酸生成与排泄大致相当，维持一个动态平衡。无论来源和去路哪一方面出了问题，动态平衡被打破，都势必会引起高尿酸血症，乃至痛风。

水池装满了水，一旦下雨就会溢出来。如果经常处理库容量，让其保持在合理的范围，就算下雨或继续往水池放水，一下子也不会流到池外。人体的尿酸池也一样，如果能够减少内源性增加，或把尿酸的总量控制在合理的低位置，就算每天补充一定量的嘌呤，也不至于血尿酸过多从而诱发痛风发作。正常人的血尿酸生成与排泄可以做到动态平衡，或者其尿酸池的容量本来就不高，所以饮食对这部分人就影响不大。因此，“开源节流”与“脏腑环保”非常重要。一个人经常洗澡，对外在的卫生十分注重，但是，有谁会经常给自己的身体内部

“打扫卫生”啊？清理内环境，恢复人体的正常生理功能特别关键。做到这一点，人体尿酸的动态平衡才能真正的有保证。到那时，高尿酸血症及痛风就不会“兴风作浪”了。基于上述的认知，既然内源性尿酸是我们所无法调控的，而尿酸的清除又要看肾脏的“脸色”行事，那么，让有形的尿酸化于无形之中，这就是很有诱惑力的选项。

顾名思义，化酸，就是要阻断嘌呤生成尿酸的进程，或者当尿酸产生时，不仅仅是排酸，而是把它化解，通过皮肤或肾脏、肠道排出体外。这个清除途径应该是以皮肤为主体，不但把血清中的尿酸通过肾脏往外排泄，更要通过红外酸碱平衡舱和山哈茶，纠正细胞代谢轨道，打通尿酸化解通路，让尿酸随着汗液而化解并排出。

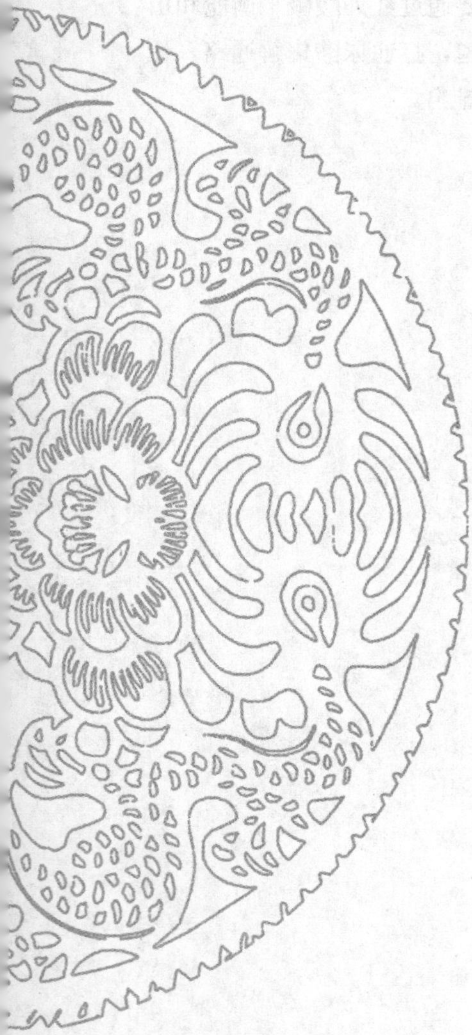

2018
GUOYI
NIANJIAN

國醫年鑒

【数字中医药】

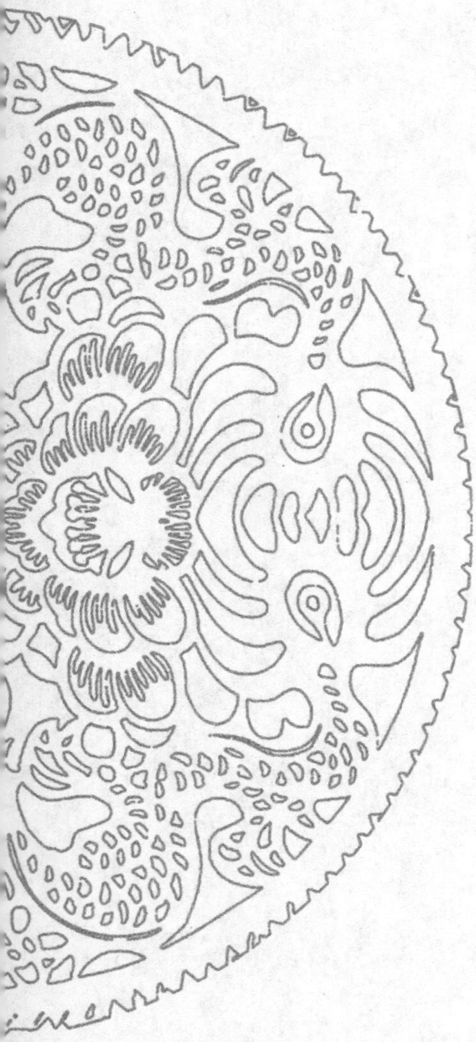

近年来，随着中国的数字化进程逐步推进，各个行业的价值链都将经历彻底变革。虽然这种创造性变革将发生在世界每一个角落，但由于我国的传统行业效率低下、拥有巨大的商业化潜能，因此这一变化在中国将尤为迅猛和激烈。而处在数字化浪潮中的中医药行业，既面临着巨大的挑战，同时也迎来了重大的发展机遇。如何更好地实现中医药与数字化的结合，把传承数千年的国之瑰宝发扬光大，中医药人也走出了自己的发展道路。

数字化技术在中医药领域的应用

人工智能技术（AI）的应用

中医云脑——中医智慧传承系统

继2015年10月中国科学家屠呦呦凭借青蒿素对疟疾的突出疗效获得诺贝尔医学奖后，中医中药蕴藏的不可估量的潜在价值再一次引发了人类对中医药的探索和关注，一直以来被当作西医“专利”的医疗AI，也逐渐踏上了与中医的融合发展之路。

以“道生中医云脑”为核心技术引擎，“道生四诊仪”为载体，海量中医药大数据、中医特色机器学习算法、强大云计算算力为基础技术要素，具备了感知、连接、语言、决策4大中医人工智能能力；能够读懂中医语言，像医生一样思考，像名医导师一样给出答案，是基层年轻医生的最强中医外脑，是中医领域目前最前沿的人工智能创新成果。

中医云脑-中医智慧传承系统通过数据分析挖掘、知识图谱、自然语言处理等技术的辅助将此过程优化，深入挖掘名医、名派、名方，实现“医案采集结构化--分析自动化--学习智能化”。通过客观化四诊数据，实现名老中医医案舌面脉信息可视化记录；基于医案数据，智能挖掘名老中医诊疗规律及核心方。这项创新实践既利于名老中医经验知识挖掘与传承，更利于提升广大基层年轻医生的诊疗能力和诊疗水平，帮助其进行辅助辨证及开方，为他们提供了难得的临症学习机会。此外，系统的决策引擎更是一个自我学习的“大脑”，随着医案数据的不断丰富，决策引擎会持续地学习，并越来越懂名老中医的诊疗经验与规律，分析与辅助决策结果将会越来越精确。

高分辨率数字化中医诊疗系统的应用

高分辨率数字化中医诊疗系统是用高分辨率的信息技术和数字化方法来研究中医，是一个集中医药研究、临床实践、资料共享、应用开发及服务于一体的高分辨率中医信息系统。高分辨率数字化中医诊疗系统能有效地实现中医诊疗数字化和现代化，解决继承与创新中国传统的中医诊疗技术，解决制约中医发展的关键技术问题，使中医诊疗依据客观化、标准化、可视化、定量化和深刻化。

用于临床可提高医疗和疾病预测，预防水平，增强人体健康，延长人的寿命；用于中医药学，有利于解释和理解经络、阴阳、脏腑、寒热、虚实、气血等的本质含义。它能有效地实现中医的数字化，解决继承与创新中国传统的中医诊疗技术，解决制约中医发展的关键技术问题，整合多学科、多部门、多地域的中医研究力量，保持发挥中医药特色优势，促进中医诊疗设备的研究开发。应用数字化中医诊疗系统使中医“早期诊断”“个体化诊疗”“综合调节”的优势充分发挥。

高分辨率数字化中医诊疗系统在疾病辅助诊断中的应用：高分辨率数字化中医诊疗系统将专家的诊断经验转发为规则，只要向系统中输入患者的症状，就能迅速地做出判断，这样可以减少医生主观判断的失误。

在医院信息管理中的应用：高分辨率数字化中医诊疗系统可以实现数据的录入、修改、查询等功能。通过数据库系统管理医学数据，并可以通过数据挖掘技术、相关性分析等，来探求疾病与其各构成因素以及各个因素之间的相关影响，进行大量统计、运算分析，从一个全新的角度来认识中医诊疗的本质及规律，提高中医诊疗效果。

在中医基础理论研究方面，将中医学与信息技术、可视化技术、人体复杂系统的物质流、信息流、能量流结合起来研究，可以进一步探索中医治疗原理，为发展中医基础理论和中医治疗技术、中医制药理论的创新发展具有重要的应用前景。

中医 020 模式

020（Oline To Oline），是指将线下的商务机会与互联网结合，通过线上支付和线下服务使网上生活与线下服务无缝对接，为消费者服务提供跨界无缝、良好服务体验的一种商业模式。中医 020 模式的本质是通过互联网信息优势分享医疗富余资源和改善医疗服务非理性溢价，通过互联网直接对接患者，延伸实体医院服务链，对医疗资源进行再配置，改善医患供需平衡，为患者提供便捷、优质、高效、消费透明的良好就医体验，对我国优化现有医疗服务体系有着巨大的现实意义。

目前国内中医互联网医疗主要模式有：020，在线咨询、问诊，传统中医馆互联网化。

由于中医从古就有上门诊疗的传统，与移动互联网结合，线上预约与上门诊疗完美结合，020 在中医互联网医疗的实践也是对传统中医习俗的沿袭与传承。随着人口老龄化，老年病人口上升，慢性病、老年病高发，中医在治未病方面具有独特的优势，而老年人多行动不便，更倾向于选择上门服务。我国人口主要集中在大中城市，快节奏的生活和巨大的工作压力，使大多中青年人存在着颈腰椎病等职业病，而他们具有更高的健康理念，对康复理疗的接受程度高，养生保健与康复理疗是目前中医互联网医疗提供的主要医疗服务之一。

数字化“虚拟人体”

“虚拟人体”运用真实人体的数据通过计算机模拟控制技术构造得来，进而使得人们可以开展在真人身上无法进行的研究实验。古时有针灸铜仁模拟人体，现在有“虚拟人体”，它不仅给针灸模拟教学带来新的发展契机，甚至，可以探索穴位的层次结构、断层面结构、CT 断层面结构，以及探索穴位大体空间形态学方面的特征，也可以结合针灸子午流注、灵龟八法、飞腾八法选穴等内容。

中药真伪鉴别技术的应用

运用计算机识别技术对药物的形状、组织构造、粉末、种子类的截面积、直径、周长、体积及不规则参数等特征信息进行分析，对照样品的标准信息加以鉴别。在中药化学成份的探索方面，研究人员通过收集药材的色谱图、质谱图等相关材料，建立有关资料的数据库，利用数据库技术进行查询鉴别。

网络优秀中医药文化资源

电子书与电子期刊

1.《中国中医药文化文献集(2000～2016)》

作　　者：北京中医药大学中医药文化研究与传播中心

出 版 社：社会科学文献出版社

出版时间：2017 年 3 月 1 日

简　　介：中医药是中华文化宝库中的一颗璀璨明珠，是中华民族几千年来与疾病做斗争创造出的有关医药健康智慧和医药科技文化的知识体系，为中华民族的繁衍昌盛和世界医药文明进步做出了不可磨灭的重大贡献。北京中医药大学中医药文化研究与传播中心、北京中医药文化传播重点研究室在组织 “中医文化蓝皮书”的研发中，发现了不少具有史料价值的现代中医药文化文稿，由此组织汇编了这本具有较高学术价值和史料收藏价值的文献集。

2.《走出失眠：这样调理失眠更好》

作　　者：贾跃进、代启燕

出 版 社：中国中医药出版社

出版时间：2016 年 4 月 1 日

简　　介：《走出失眠:这样调理失眠更好》内容有美妙的音乐治失眠——音乐疗法、不要做气炸自己的气球——给愤怒一个出口、一个小丑进城胜过一打医生——寻找久违的笑容、有快乐的心就有快乐的容貌——快速乐观法、做自己的幸福建筑师——对自己的情绪负责、学会欣赏路边的风景——活在当下的智慧等。

3.《漫话中医治未病》

作　　者：孙涛、朱嵘

出 版 社：中国中医药出版社

出版时间：2015 年 6 月 1 日

简　　介：中医治未病理念源远流长，是中医学理论体系中独具影响的理论之一。“未雨绸缪”“未晚先投宿，鸡鸣早看天”，凡事预防在先，是中国人谨遵的古训。中医治未病理念的形成，正是根植于中国文化的“肥沃土壤”。《素问·四气调神大论》曰：“圣人不治已病治未病，不治已乱治未乱，此之谓也。 中医治未病理念源远流长，是中医学理论体系中独具影响的理论之一。“未雨绸缪”“未晚先投宿，鸡鸣早看天”，凡事预防在先，是中国人谨遵的古训。中医治未病理念的形成，正是根植于中国文化的“肥沃土壤”。《素问·四气调神大论》曰：“圣人不治已病治未病，不治已乱治未乱，此之谓也。

4.《脊柱亚健康保健学》

作　　者：韦春德

出 版 社：中国中医药出版社

出版日期：2016 年 3 月 1 日

简　　介：本书根据《中华人民共和国职业大典》的“中医脊柱保健师国家职业技能标准”的要求编写，内容经专家论证，并参考世界卫生组织《脊骨神经医学基础培训和安全指南》《韦以宗论脊柱亚健康与疾病防治》《韦以宗整脊手法图谱》等著作，可作为我国中医脊柱保健师培训教材。主要内容包括脊柱大体解剖知识、中医脊柱运动力学知识、脊柱亚健康表现、保健康复手法技术和练功康复法。

5.《中华文化与中医学丛书》

作　　者：张介眉、江幼李、李金田、戴恩来

出 版 社：中国中医药出版社

出版时间：2017 年 5 月 1 日

简　　介：本套装包含：《兵学与中医学》《道家文化与中医学》《敦煌文化与中医学》《古典艺术与中医学》《民俗文化与中医学》《儒家文化与中医学》《文物考古与中医学》《武术与中医学》《象数与中医学》《饮食文化与中医学》《周易文化与中医学》《典籍文化与中医学》《佛学与中医学》《古典文学与中医学》《甲骨文化与中医学——中华文化与中医学丛书》。

6.《黄帝三部针灸甲乙经新校》

作　　者：[晋]皇甫谧著；王心远、干祖望 编；高保衡、孙奇、林忆等校

出 版 社：学苑出版社

出版时间：2017 年 08 月

简　　介：《医道传承丛书·医道准绳（第 2 辑）：黄帝三部针灸甲乙经新校》的内容主要取材于《素问》《灵枢》《明堂孔穴针灸治要》三书，包括：精神五藏、五藏六府阴阳表裹第三、五藏五官第四、五藏大小六府应候第五、十二原第六等。记录了晋代以前在医学基础理论和针灸治疗等方面带有总结性的主要医学著作，还有丰富的理论知识和实践经验。是我国针灸学专著，在针灸学史上，占有很高的学术地位。

特色节目

1.本草中国

《本草中国》是云集将来传媒（上海）有限公司制作的一部关于中医药文化的纪录片，由干超执导，国家卫生计生委宣传司支持、国家中医药管理局办公室指导、中国人口文化促进会监制，是中国电视史上第一个跨平台播出的纪录片，也是中国首部反映中医药文化的系列纪录片。

该片以“本草”为切入口，以温暖真实的视觉力量和纪录隐遁的中医药传承人的故事，深度解密中医药文化的奥妙精髓和悠远历史。在传播和普及中医药文化专业知识的同时，探讨中华传统文化中“感动生命的奥义”，完成一场生生不息的寻觅之旅。

2.正本清源

《正本清源》是中央新影集团《发现之旅》频道推出的大型中医药类电视专题节目，栏目旨在探索中医药发展脉络，展示中医药制作精髓。《正本

清源》为您解开中医药的制造秘密，打造中国医疗养生的电视辞典。历史、文化、工艺、传承，《正本清源》带您走进中医药生产第一线，追踪溯源。

《正本清源》栏目是中央电视台一档关注中医药、保健品、医疗器械等产品种植、加工、生产、使用的专题节目，旨在探索中医药发展脉络，展示中医药制作精髓。

3.巧说本草

《巧说本草》以诙谐幽默的故事风格讲述中草药来源、功能和小常识。系列作品中每一味草药故事及功效并不仅仅在于只是医好病人的表证，更传达一种人文情怀，一种人与人之间的人道关爱。每集讲述一个中草药的名称由来和传说故事，普及中国传统文化知识。用新颖活泼的动画形式解读《本草纲目》可谓是巧说。

以中医药为题材的400集动画系列剧《巧说本草》动画系列剧，参考《药性歌括四百味》的故事传说，选择《本草纲目》中的400味常用中草药进行动画形象设计，对药名及由来的传说故事加以改编，是动画单元剧短片。

中医药数字化成果

网络平台类

1.基层医疗卫生机构诊疗区（中医馆）健康信息平台

中医馆健康信息平台是中国中医科学院中医药数据中心构建的数据平台之一。将提供统一的中医电子病历、辨证论治、中医药知识库、远程会诊、远程教育、中医治未病系统，通过对基层医疗卫生机构医疗业务数据的实时汇总、整理和分析，为业务监管提供支撑，与基层医疗卫生机构现有信息系统互联互通、资源共享，推动各级中医药管理部门加强基层中医药服务监管，全面提升基层医疗机构中医药服务能力和水平，不断满足基层人民群众日益增长的中医药服务需求。

2.中医临床术语系统

中国中医科学院中医药数据中心基于中医临床术语应用技术体系的研究，开发了中医临床术语系统，旨在有机连接中医临床术语标准化基础性研究与实际规范化应用的术语管理平台。

中医临床术语系统在内容上，以中医临床术语集、中医临床术语字典为核心，初步兼容了中医学、西医学已有标准，在收词量上基本可满足实际工作需求，同时具有开放性，允许来自临床的新生概念、术语经过审核后纳入框架相应位置。系统以临床评价重点关注的 27 种术语分类为框架，便于临床工作者依据实际需求选用。

中医临床术语系统在参与人员上，以终端用户为主体。注册后，具有个体化需求的临床、科研人员，可根据结构化电子病历书写、数据挖掘、CRF表构建等实际工作的不同目的，筛选自己所需标准化术语，并可反馈、增加系统中暂缺的术语。从而形成量少、质优，实用性强的个体化标准术语字典，以支撑各类作业系统。核心组人员负责临床术语集与术语字典的运维，并有专家组负责审核、认证等专业支撑。

该系统自 2013 年起，已服务于国家中医药临床科研基地建设工作，全国范围内 20 余家大型中医院、26 种重点病种应用系统建立起个体化的专病种标准化术语字典，较理想地支撑了中医结构化电子病历书写及模板系统的构建。

手机 APP 类

1. 抗菌中药检索助手

“抗菌中药检索助手”是由中国中医科学院中医药信息研究所科学数据研究室于 2017 年研发上线的一款可提供中药抗菌数据检索服务的手机软件。用户既可检索到针对某一菌群有抑制作用的中成药、单味药或成份；也可检索到某个中药的抗菌谱及其作用机制、药理实验方法等相关数据；同时，也可以统计来源文献数，并可查看来源文献详细信息。

2. 方剂识别助手

“方剂识别助手”是由中国中医科学院中医药

信息研究所科学数据室研发的一款批量中药识别成经典方剂的识别软件。本程序将自然语言描述的文字自动识别出中药名词，通过相似度系数计算找出相似方剂和来源经方；并且能够查看中药及方剂的详细信息。支持拍摄图片，通过 OCR 识别出方剂文本，然后识别中药。支持通过语音输入方剂，识别出方剂文本，然后识别中药。支持文字录入方剂内容，然后识别中药。支持自定义的中药组成，进行包含经方识别。对输入的方剂进行相似的经典方识别，并按照相似度系数高低进行排序。

3. 非处方中成药智能推荐系统——“找对药”

“找对药”是一款非处方中成药智能推荐系统手机 APP 软件——通过人机互动，远程问诊，智能筛选，为用户提供常见病的非处方中成药推荐服务。

软件特色功能包括：

1）智能推荐：用户只需要手动或语音简要输入疾病名称或症状，即可开启非处方中成药人工智能用药推荐体验。以海量中医药知识库为背景，对用户症状进行有针对性的智能问诊，一问一答间，用药推荐动态调整、即刻呈现；

2）普通检索：“药品名称、症状名称、功效名称、疾病名称、证型名称、中药名称”等中医药特色关键信息一应俱全，单一输入框联合检索，用户只需动动手指，海量新药好药说明书任意浏览；

3）药品筛选：可对是否纳入医保、用药禁忌及以往用户评价情况进行二次筛选，多种筛选需求一次满足；

4）用药禁忌温馨提示：特别提示用药禁忌、不良反应及十八反十九畏配伍禁忌，指导用户有效用药、安全用药；

5）药品使用评价：收集并整理以往用户的药品评价信息，动态调整智能推荐结果；

6）我的收藏：用户关注药品一目了然。

4. 天弦坊

手机 APP 睡眠健康筛查系统——“天弦坊”，是为满足“百城百万睡眠健康大数据公益活动”所研发的一款具有睡眠质量测评功能的 APP 应用小软件，分为手机版和网页版。包括睡眠质量测评、睡眠城市排名、养生课堂、睡眠案例、活动介绍、产品与技术等板块，是一个为国人提供免费的睡眠质量测评、获取城市满意度，为国民讲解健康小知识的公众平台。

5. 华佗驾到

上线于 2014 年。其商业模式是整合线下优势资源和线上大数据健康管理技术，用户在平台上在线预约中医理疗师，可以选上门或者到店推拿按摩服务；平台队技师和用户提供保险措施，通过 GPS 定位系统保障技师安全，同时提供报警按钮保障消费者的安全。平台用大数据促进信息共享，并通过线上线下建立通畅的信息共享通道将线下门店整合到线上，突出店铺特点和优势，提升了门店的运营效率，实现从预约、支付、点评一体化的统一系统管理。

6. 劲医卫

上线于 2015 年，创始人蒋诗超是针灸推拿学博士，中华医药学会推拿分会青年委员，团队凝聚了一大批研究慢性劳损、推拿、康复、疼痛等针灸推拿硕士以及博士医学背景的医学专家，是个定位于医疗级别的康复理疗的 O2O 项目，平台的一边汇集了有医学专业资质的针推、康复科医生，以便聚集了有颈椎、腰椎劳损等慢性肌肉骨骼劳损问题的患者，基于 LBS 定位就近预约医生，提供定点，上门以及在线咨询等服务，将供需双方紧密连接在一起，医生与患者高频互动形成良性循环，为患者提供高品质、高标准的康复理疗服务。

7. 叮当快药

在互联网医疗处方药监管禁止下，中药和中成药是互联网医药企业补缺的一剂良药。2015 年叮当快药推出叮当中医服务，打通中医馆，提供在线预约、咨询、送药等业务。送药 O2O 是互联网医疗的重要一环。叮当中医现已与北上广 50 多家中医馆进行合作，中医馆在叮当中医平台上开放号源，用户可随时预约挂号，执业药师在线提供安全的用药指导后，患者下单确认药品，中间排队取药煎药的过程由药店专业人员代煎并配送专业人员免费送药上门，核心区域提供 24×7 服务，服务范围内 28min 免费送到家，患者只需在家中等待最后成药即可。

8. 看中医

成立于2015年6月。看中医是一款以预约中医上门出诊为切入点的O2O平台，平台主要瞄准预防市场和康复市场。12月获得5000万元人民币A轮投资，成为中医领域创业最大融资，之后看中医收购北京圣仁剂方中医门诊，既有线上平台，又有线下门店的“看中医”实现了线下医疗实体与移动互联网资源的完美对接，综合了上门O2O、按方抓药和网络挂号三方特点。用户在登录APP后填写问卷得到体质报告，用户基于LBS和时间安排预约适合自己的中医，医生收到患者体质报告，对患者的症状进行判断从而选择是否接单，因为自有线下门诊，执业医生拥有处方权，可以对患者进行辨证论治在线下开方、煎药，再送到患者手中，实现医药结合的效果。

特色诊疗设备

1. 胃肠动力治疗仪

胃肠动力治疗仪是一种以中医学、现代睡眠医学等相关学科为理论基础，以脾胃亚健康（如腹胀、嗳气、恶心、早饱、乏力、烦躁、精神不振、注意力不集中等）导致出现的睡眠亚健康人群为调理对象，利用计算机技术将心理疗法、胃肠电起搏和中频电穴位刺激等技术融合，“三位一体”地对胃肠及失眠症状同步进行整体、多靶点协同调理的技术。

治疗仪对脾胃亚健康的症状特点和发病因素设计针对胃肠放松治疗的语言（包括入静语言、胃肠放松语言、结束语言）并配合背景轻音乐录制于电脑，通过计算机软件控制达到根据语音变化控制中频电和胃肠电起搏输出，使语音、中频电、胃肠电起搏协调工作，按语音指令输出中频电、胃肠电起搏治疗电流（包括时间、强度变化同步），通过治疗电流和心理语言的互相正强化作用达到治疗目的。同时，在调理过程中，通过心理语言的诱导，使患者进入一个非常放松的状态，抑郁和焦虑情绪得到缓解，增加了穴位刺激、胃电起搏的疗效，穴位刺激、胃电起搏治疗时患者躯体紧张得到缓解，也增加了其对心理语言的顺从性。穴位刺激能够通过手阳明大肠经及足阳明胃经的级联调节作用，促进胃功能的恢复，加强了胃电起搏的作用。并且胃肠起搏电极为加热电极可增加腹部温暖舒适感觉，能更好地配合心理语言达到治疗效果。通过恢复胃肠道功能、调整自主神经功能状态、放松紧张情绪，达到同时调理睡眠亚健康的目的。

2. 智能体感检测仪

智能体感仪是以“电磁感应技术”为核心所设计的精密设备，适合医疗单位、养生保健机构以及远距居家健康促进系统。其原理是利用电磁感应技术，检测手掌发出的生物电磁讯息，可得知五脏六腑的经络能量，进而可分析六气的正邪气机，了解人体各个部位的健康状况。因智能体感仪是直接在人体外感应人体电磁场的强度，所以对人体没有任何的影响。

智能体感仪的价值：①可弥补现代医学检验方法的不足；②可预先观察疾病的走向并采取预防措施；③可量身定做适合每个人的健康方案；④可评估治疗效果；⑤可随时调整最适当的饮食与生活作息。

3. 佩带式电子经穴治疗仪

佩带式电子经穴治疗仪是在借鉴、利用迷走神经刺激法的基础上，结合中医经络穴位刺激治疗癫痫经验而开发的新型癫痫发作控制仪，经临床和部分实验工作证明具有较好的特异性作用。

佩带式经穴治疗仪是在充分利用迷走神经治疗的有效性，结合针刺治疗癫痫长期临床经验的基础上设计的，其结果一方面揭示了穴位特异性的（神经相关）作用的本质，另一方面通过经穴迷走神经刺激，为安全，可靠的治疗癫痫提供了依据，而且该疗法属于外治法，避免了药物治疗的毒副作用和手术治疗的痛苦。提高了患者的生存和生活质量，降低了因癫痫而致的意外死亡率，是治疗癫痫的一条绿色通道。

2018

GUOYI
NIANJIAN

國醫年鑒

【杏林故事】

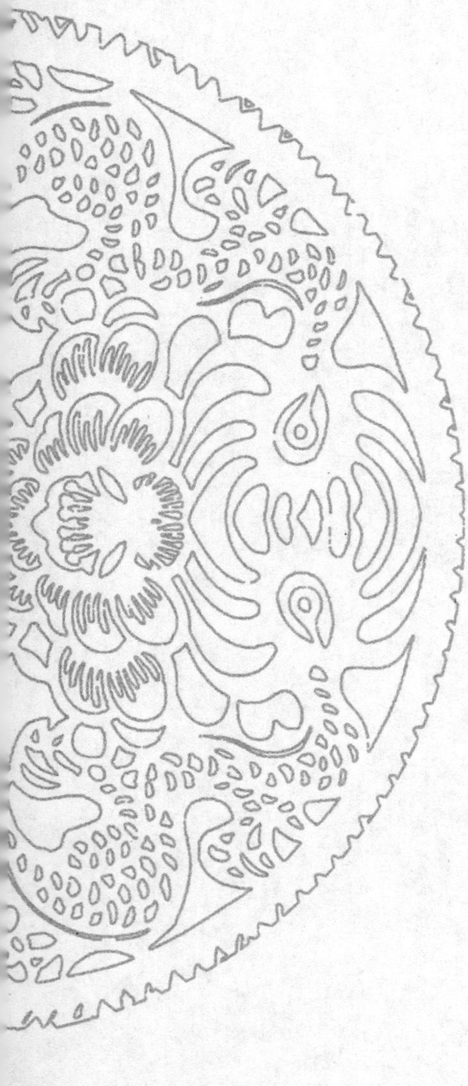

《中医药法》出台，央视对话王国强

河北省中医药科学院　曹东义 整理

《中华人民共和国中医药法》于 2017 年 7 月 1 日正式实施。此前人们曾经广泛议论这部历经 30 多年起草，艰难出台的首部中医药法，它关系到很多中医人，尤其是民间中医的命运。

4 月 27 日，国家中医药管理局组织召开党组理论学习中心组（扩大）2017 年第三次集体学习会议，旨在通过学习培训，全面准确了解、把握中医药法精神实质和基本内容，推动中医药法的宣传贯彻执行。国家卫生计生委副主任，国家中医药管理局党组书记、局长王国强主持会议并强调，精准把握中医药法的制度创新，抓紧抓好配套制度建设，确保中医诊所备案管理等重大创新制度如期出台。

王国强表示，要充分认识中医药法的重大意义和深刻内涵，牢牢把握中医药法在推动中医药振兴发展中的基础性和全局性的作用，把实施好这部法律及配套制度作为贯彻落实依法治国基本方略，依法推动中医药发展、推进健康中国建设的重要抓手，认真学习、广泛宣传。

王国强强调：全面准确把握中医药法的精神实质和重要内容。

一 要深刻领会中医药法的立法背景、立法宗旨和基本原则，准确把握中医药法保护、扶持和促进中医药事业发展的精神实质。

二 要全面深入学习理解中医药法的基本内容，熟练掌握法律条款，使中医药法所有规定都能得到正确理解、严格执行。

三 要精准把握中医药法的创新制度。中医药法在中医诊所、中医医师准入、中药管理等多个方面对现有的管理制度进行改革创新。要深刻认识这一系列创新规定对中医药改革发展的引领和推动作用，积极转变管理理念，着力推动制度创新，出台配套管理措施，使法律规定切实得到贯彻落实。

王国强指出，把中医药法学习宣传和贯彻落实好，是当前和今后一个时期中医药工作的重要任务，要当作头等大事来抓。各部门各单位要按照局里的统一方案部署，围绕 7 月 1 日这个时间节点，加强组织协调，抓住重点，积极整体推进。要广泛深入开展学习宣传。认真抓好中医药法及配套制度的学习培训及宣传普及工作，为法律的顺利实施打牢思想基础，营造良好氛围。

要抓紧抓好配套制度建设，配套制度建设是推动中医药法有效实施的重要保障，抓好配套制度的制定是当前工作的重中之重。

一 要抓住配套制度出台的时间节点，确保中医诊所备案管理、中医医术确有专长人员分类考核、经典名方注册、医疗机构中药饮片炮制及制剂备案管理、中医养生保健规范等重大创新制度如期出台。

二 要抓好配套制度的起草质量，确保配套制度的合理性、实用性和可操作性。

三 要加强沟通协调，与相关部门在配套制度重点环节和关键问题上最大程度形成共识。

四 要做好与相关法律法规的衔接，依据中医药法及配套制度，全面清理相关的法规、规章和规范性文件，进行必要的立、改、废、释。

五 要加强对各地中医药立法工作的指导，推动各地尽快制定或修订地方性法规。

要认真抓好法律的贯彻执行。适应依法治理、依法行政、依法兴业新形势的要求，做到有法必依、执法必严、违法必究。正确研判中医药法及配套制度实施后中医药监督工作面临的新形势，提前谋划安排，积极做好应对。

千呼万唤的《中华人民共和国中医药法》出台，已于 2017 年 7 月 1 日起施行。这是我国第一部全面、系统体现中医药特点的综合性法律，对于中医药行业发展具有里程碑意义，中医药正式迈入了有法可依的时代。

中医师收入低的问题如何解决？为民营医馆、院内制剂“松绑”有哪些好处？全国十几万行医多年却没有正式身份的民间中医如何“转正”？怎样杜绝“假名医”“假专家”乱象？中医行业会发生什么样的改变？

2017年7月16日，国家卫计委副主任、国家中医药管理局王国强局长作客CCTV-2《对话》栏目，结合来自卫生计生系统、公立医院、民间医馆的嘉宾们分享的经验，为大家做出权威解答。

主持人问：综合医院中医科能不再赔钱？

原甘肃卫计委主任刘维忠分享了在甘肃通过“中西医同病同价”等政策的施行，提高中医收入、留住中医医生的经验。

王国强：中医服务项目提升价格，使中医师的疗效与收入挂钩，是非常好的政策；在综合医院设立中医科，使老百姓看病有中医西医两种选择。中西医结合解决更多医疗难题。

刘维忠主任还分享了在舟曲县泥石流救灾期间，名老中医和西医专家会诊，帮助受灾少女免遭截肢的故事，精彩的讲述引得现场掌声雷动。

王国强：在综合医院发展中医，有利于中西医相互学习切磋，共同提高治疗水平；中医科应合理制定收费标准，自身也应通过发扬中医特色，吸收西医学习中医，也为自己争取更多支持。

国医大师孙光荣也表示，在西医院工作的中医专家要承担更重的任务，应在收入方面采取一定的平衡措施。

院内制剂备案制能给百姓带来哪些实惠？

王国强：过去，由于审批手续的复杂，一些医院不得不放弃疗效显著的院内制剂，这是非常可惜的。《中医药法》的出台，不仅将院内制剂从审批制改为备案制，更将部分院内制剂纳入医保报销的范围，为中医药服务水平的提升带来了重大利好。

民营医馆会不会更容易开了？

圣爱中医馆创始人刘琼：十年前，民营医馆的开设有诸多困难，除了选址、建造的困难之外，民营医馆在聘请医师时还遇到了公立医院和社会的歧视。

云南省卫生计生委副主任、省中医药局局长郑进表示，通过实地考察，他发现民营中医馆在中医药文化的传播和对老百姓的吸引力方面，并不弱于公立医院；郑局长表示，民营医馆是当今社会经济发展的背景下，代表老百姓对中医药不同需求的产物。

王国强：民营医馆曾经遇到的困难，都是过去式，随着中医药法的颁布，开设中医诊所从审批制转化为备案制，也是非常利好的消息。推进公立医院医生实行多点执业，包括到民营医疗机构执业，这是政府所倡导的，如今正在推进，也获得了大家的接受。

民营医馆备案制对公立中医院是挑战吗？

北京中医药大学东直门医院院长王耀献：《中医药法》的颁布迎来了中医药事业发展的春天，对中医院的发展也会产生深远的影响，当然是机遇多于挑战。

第一个挑战是对医疗业务的冲击，知名的专家资源是稀少的，容易出现患者分流，大型中医医院往往是大门诊、小病房，门诊量少了，医疗业务必然受到冲击；

第二个挑战是人事管理难度大，多地点执业加上中医诊所备案制，竞争非常激烈；

第三个挑战是科研教学影响大，医院培养一个知名专家不容易，民营医院争资源，专家想出去赚大钱，必然会影响科研教学工作。如果没有一流的师资力量作担保，大型中医院很难保证年轻大夫和医学生的教学质量。

中国中医科学院张伯礼院长认为，民营医馆和公立医院的竞争，是中国医改体制过渡时期必然出现的事物，这代表了未来的方向。民营机构的发展和多点执业都是大势所趋，院长必须要适应。

王国强：民营医馆获得了政府和医疗机构的广泛支持，如果还有违反规定，非法行医的情况出现，就要坚决取缔。

这部法是基层中医药发展利好政策，面对江苏省东台市中医院副院长、党委副书记周晓祥关于基层医疗机构中医药服务利好政策的咨询，王国强局长表示，在提升基层中医药服务能力方面，各级基层医疗机构都有相关项目的支持。

以后我们是不是就吃不到假中药了？

如今，人们对中药材质量有一种普遍的关心和担忧，对此，好医生药业的耿福能董事长以中药附子为例，指出了假冒伪劣药材对正宗药材的恶劣影响。

如何管控假冒伪劣药材？耿福能提出从源头管控，将第一车间设在地里，自己种自己收；如果不从源头着手，后续的一系列监测步骤都是起不到作用的。

王国强：对中药材的质量和安全，中医药法有许多条文加以规定，条文对中药材的种植、养殖、采集、贮存和初加工都做出了明确的规定。药材质量不好，毁的不仅是中药，更是中医。中医药法还对中药材种植养殖中使用农药、肥料等做出明确规定，严格禁止使用剧毒、高毒农药。在中药材流通方面，将建立药材追溯体制，为查询药材的来龙去脉做出明确规定。

如何保证药材品质？

片仔癀药业董事长、党委书记刘建顺分享了保证药材品质的心得：所有在原产地的材料，集中采购时都可追溯，可以细致到查出药材是由哪一个农场、哪一垄、哪一个管理人员生产的。

中国中医科学院创新了中药药材的基因条形码，可通过条形码检测药材品质。

张伯礼院长将基因条形码形容为发给植物的“身份证”，可以对90%以上的中药品种都做到鉴定无误，如今已在多地建立第三方可溯源的追溯机制。

“无证”大夫如何能拿到医师资格证？

广东省卫生计生委副主任、省中医药局局长徐庆锋分享了广东省当地将长期在农村基层为群众服务的民间中医纳入乡村医师管理，在农村取得了合法的执业资格的经验。

徐庆锋局长表示：“通过杏林寻宝，传承祖宗留给我们的宝贝，绝对不能让它丢失了。”

如何避免“中医骗子”的出现？

王国强：我们虽然说降低了民间医生这个门槛儿，但是水准、疗效不能降低。如果发现这个民间医生获得了资格以后，他没有按照法律的规定去行医，或者还出现了其他的问题，那一定要毫不犹豫地坚决依法取缔他的资格。另外，这些获得了资格的民间医生，他还要定期地接受我们相关部门的培训，接受继续教育，他自己也要不断地更新知识，提高水平。

有了法，能帮助中医药走多远？

王国强：全球有183个国家在传播中医，中医在“走出去”的过程中得到了很多认同，但中医的“走出去”也是一个漫长的过程。中医要“走出去”，文化上的差异是根本的差异，中医医学包含着中华传统优秀文化的理念。

面对中西医文化的区别，中药厂商们八仙过海，各显神通，采用先进的技术理念，通过对外传播方便、正确的服药方法，助力中医药“走出去”；同时，中药厂商们也聘请了西方医药专家研究中医药，并将研究成果发表在世界先进的医疗杂志上，进一步提高外国人对中医药的接受度。

最后，王国强局长分享了他在访问吉尔吉斯斯坦时的一个故事：吉尔吉斯斯坦外长评论两国首脑签订的协议，认为有关中医药中心的协议最为重要，中国把中医派到吉尔吉斯斯坦，这是民心相通非常重要的项目。王国强局长深受启发，鼓励在场的中医人要更有文化自信、民族自信。

世界中医药学会联合会帮助一技之长人员成立组织

河北中医学院　张相鹏

中医药是中华民族的优秀文化，是我国医学科学的特色与优势，是国家医药卫生事业的重要组成部分。最近颁布的《中医药法》是新中国成立以来第一个传统医药方面的国家大法，该法制定了一系列保护、扶持、发展中医药的方针政策和法律规定，为中医药的全面可持续发展提供了有力的法律与政策保障。

《中医药法》第十五条规定："师承与医术确有专长人员，经省、自治区、直辖市人民政府中医药主管部门组织实践技能和效果考核合格后，即可取得中医医师资格。"

最近，社会上出现了误读、曲解《中医药法》第十五条的问题，更有少数骗子打着落实《中医药法》的旗号，举办各种学习班培训班，欺骗广大民间和基层的中医药人员，许诺他们几周或一个月培训后即可给受培训人员颁发"中医执业医师证书"，他们动辄收费三万元五万元，甚至有收八万和十万元的，收钱后就人间蒸发，致使很多基层医务人员和民间中医上当受骗，蒙受巨大的经济损失，同时造成了极力恶劣的社会影响。

2017 年 8 月 8 日在世界中医药学会联合会总部，召开了一技之长专业委员会筹备会的预备会。

世中联领导：李振吉副主席、潘平主任、邹建华主任、关涛主任、焦云洞，以及分会筹建负责人：曹东义教授，以及付永德先生、李青江董事长、张培红主任、张相鹏研究生等秘书部人员参加会议。

一、李振吉副主席说

《中医药法》规定："以师承方式学习中医或者经多年实践，医术确有专长的人员，由至少两名中医医师推荐，经省、自治区、直辖市人民政府中医药主管部门组织实践技能和效果考核合格后，即可取得中医医师资格。"因此，中医确有一技之长人员，经过有关部门考核，可以获得医师资格。这是一个很大的突破，国外很多同行都羡慕我们有这样的接地气的好政策，有些人的认识还不到位。该法还说："社区卫生服务中心、乡镇卫生院、社区卫生服务站以及有条件的村卫生室应当合理配备中医药专业技术人员，并运用和推广适宜的中医药技术方法。"因此，中医一技之长人员及其技术，将来一定会受到重视，对于其技术，也将随着中医药传统知识保护数据库、保护名录和保护制度的建立，得到法律保障。国家对中医药传统知识持有人所持有的中医药传统知识，保障其享有传承使用的权利，对他人获取、利用其持有的中医药传统知识，享有知情同意和利益分享等权利。因此，搭建学术交流平台，学习有关法律法规，利用天时地利的好政策，做好一技之长的搜集整理、研究验证、总结提高、成果展示、开发推广，以及探索培育后继人才，强化继续教育等，都是很有意义的事情。

李振吉老局长，多年分管中医科研顶层规划，他说："一技之长分会从开始酝酿到筹备，这些年付永德先生做了很多都工作，他善于做市场，因此，适合做秘书长；我与曹东义今天是第二次见面，但是 10 年前就了解他的文章著作，学术能力很强，由他做会长很合适，你们两个人密切配合，就能做好这个分会"。李局长对于重新启动筹建工作，表示有极大信心。李局长从《中医药法》对"中医确有专长"的论述和规定中，重新给世界中医药学会联合会——一技之长分会，从战略高度提出了新的发展思路、定位，提出了未来的目标和任务。主要体现在四个方面：

（一）搭建平台

李局长分析说，当前民间中医中，很多确有专长人员所面临的困境，是没有一个合法身份，或者没有一个展示的平台。这个一技之长分会就是要成为他们的家，为他们说话，争取《中医法》所赋予他们的权利。一技之长人员所学和所掌握的医疗技术，长期得不到发展与推广，更甚者传承都成了大问题。平台对于中医确有专长人员是非常重要的，一技之长分会就是以《中医药法》、国家中医发展战略为指导思想，给广大中医确有专长人员提供一个机会、一个平台，是服务中医、中医确有专长人员的世界性中医学术组织。李会长还特别谈到了朱汉章小针刀的发展过程，李局长当年给予其很多关心与扶持。

（二）扩展知识

李局长强调中医一技之长分会要做好确有专长人员的培训指导工作，从理论上给予指导，强化中医根基，深厚的中医理论功底加上精湛的中医技术，是中医一技之长的出路和突破，也是将来发展壮大，转化为成果的前提。要突出发挥该组织为中医确有专长人员起到“点石成金”的作用，在协调运作中还要团结一致，不忘本组织的宗旨。

（三）研究提高

李局长说：“任何优秀的成果、技术，都要经得起历史检验，都需要做学术研究。整理经验，需要科研数据的支持。通过的科学研究，上升为完整的理论技术体系，而不是零星的、碎片化的临床个案体会，既有理论指导又有科学评价，才能保证该技术的有效性、安全性、实用性”。这个分会就是要形成一个专家团队帮助指导、总结提高他们的技术，让技术具有规范性、标准性，这样可以丰富中医的治疗方法，有利于中医的发展。

（四）推广传播

世界中医药学会联合会是一个国际性的中医组织，将来一定要发挥“国际性”的优势，向全世界推广传播。李局长结合当前的督脉灸、热敏灸等一些新技术的开展情况，特别嘱咐，在未来的工作中，一技之长分会要挖掘筛选一批“确有科技含量的”的一技之长技术，推广到全国、全世界；同时，也提出要求：如果一年要挖掘整理 10 项技术，那么，3 到 5 年就可以形成一批成果，也可以出版专著传播出去。

最后，李局长强调，一定要按总会的管理要求，在分会的组织结构、具体运作、协调配合等方面，细致考虑、缜密严谨的做好将来的工作。

二、曹东义教授说

分会一定按照世界中医药学会联合会的章程办，一定要按总会领导的指示和安排做好一技之长分会的工作，让一技之长人员都可以在这个平台上展示技术、转化成果、推广应用。曹教授谈了下一步工作的具体步骤：

筹备会在 2017 年 9 月召开，成立大会拟定于 2018 年 4 月份召开。

介绍了秘书长、副会长、理事的产生办法的设想。

介绍了暂由河北省中医药科学院做挂靠单位，负责前期的筹备工作。

三、付永德先生说

一定服从总会领导的安排，全力支持配合曹教授的工作部署，将发挥运作市场的优势，为分会的建设筹备工作做出最大努力。他谈了分会未来资金来源的设想，及寻求支持单位的建议和想法。他把前几次的筹备情况，做了简要的说明，并向曹教授做了相关人员的介绍和交接。

四、潘平主任指示说

曹东义教授多年以来，出版了很多著作，发表了大量文章，在中医界很有影响。长期以来，他从事民间中医传统知识的保护、挖掘、整理、研究工作，还是国家中医药管理局高新适宜技术评审专家，并且关注《中医药法》关于中医确有专长的规定和政策动向。总会相信由曹东义教授主持该分会，一定能成功。世中联学术部将为一技之长分会的筹建，做好服务工作。对于筹备会议也提出了要求：

同心协力，共商大计。顶层设计，考虑周全。队伍建设，科学合理。分会运作，持续健康。资金管理，安全有序。

五、邹主任指示说

一技之长分会的建立，李局长、桑司长（秘书长）都很关心，经过一段时间的协商和磨合，逐渐达到了成立分会的要求，而且《中医法》的实施，展示了一技之长分会未来发展很好的前景。就目前的工作来看，主要要做好以下几项具体的事情：

向世界中医药联合会提交成立分会的申请表。重新向曹东义教授授权“委托书”。适时召开筹备会，协商如何开好成立大会。

分会要形成有企业支持的“产、学、研”于一体的可持续、良性发展的组织。

六、关涛主任指示说

我参加了前一次的筹备会，现在的情况有比较大的变化，重新确立了组织结构，希望你们配合好，发挥“一加一大于二”的效果。关主任针对这次即将召开的筹备会议，指出了具体的要求，要组织得力的人员，组成核心筹备人员，为成立大会做具体服务。

七、李青江董事长发言说

御生堂公司是一家很有实力的企业，很关注和支持一技之长分会的成立。目前企业所做的工作，近期收编了1000家医馆，大多是亏损并购进来的，加上了御生堂的名号，以及合理配套产品，培训有关人员，改善营销措施，大多在半年内收回成本，开始创收，将来还要按“众筹”的思维模式，在全国开展医馆连锁服务，预计打造万家中医医馆连锁。其次从企业经营的角度，谈了他们所面临的主要问题——缺乏适用技术和相关人员。李总表示愿意配合分会的工作，并且作为筹备组的核心成员可以提供资金，支持分工作会的筹建工作。

2017年9月12～13日，世界中医药学会联合会“一技之长专业委员会”筹备会，在河北石家庄正定金星假日酒店举行。会议由一念健康全程协办。

河北省中医药科学院副院长曹东义主持会议，首先介绍了出席本次会议的世中联领导、国家和省中医药管理局相关领导和嘉宾。来自各地的60多位中医药精英、行业翘楚参加了本次会议。

为了落实《中医法》，做好师承与确有专长人员的组织培训，发展学术，展示成果，辐射广大农村社区、带动国际中医药界的学科建设，专业委员会的设立是世中联的重点工作之一。会议播放了世界中医药联合会成立十周年的宣传片，世中联已在74个国家建立了学术分支组织，有140多个专业委员会成立。随后，世界中医药学会联合会学术部潘平主任介绍了“一技之长专业委员会”组织管理规定及筹备成立工作程序，世界中医药学会联合会一技之长专业委员会筹备组组长曹东义，作了世中联一技之长专业委员会筹备工作报告。

河北省中医药管理局高庆丰处长到会并发表讲话，他首先对本次会议的成功举行表示祝贺，并向来自各地的学者表示欢迎。他说，世界中医药联合会“一技之长专业委员会”的成立将对河北的中医药工作起到推动作用，对河北的中医药强省建设具有重要意义。代表们纷纷发言，表示将对一技之长专委会的成立献计献策，尽己所能，将这个国际学术平台建设好，为中医药走向世界做出自己的贡献。河北电视台《魅力中医药》栏目，跟踪报道这件事。

网络热议“中药马兜铃酸致肝癌”

河北省中医药科学院　曹东义

香港《凤凰周刊》在2015年发表了一篇名为《大陆中草药肝损害调查》的文章（以下简称“文章”），声称“传统中草药正在损害国人肝脏，长期、大剂量服用中成药和草药可造成致命损害”、造谣“超过一半的药肝病例跟中药相关……急性肝衰竭最主要的病因是中草药”。于是，财经网在2016年更是借此使用语言暗示来误导，把肝癌和中草药联系起来。2017年公众号“知识分子”又转载一番后，《凤凰周刊》自以为是其文章的生命力强，又搞出个所谓精编版。

有学者指出，该文章貌似客观，拿出数据，也部分揭示了中草药现实中存在的问题，但是，却是个不折不扣地先结论后搜证，颠倒黑白、哗众取宠的报道，满满都是作者的偏见与傲慢。文章美其名曰“呼吁国内外的医师重视药物性肝损害（DILI），特别是中草药引起的肝损害”，实质上是在掩盖我国部分肝病研究人员的学术慵懒和不严谨的偏颇思维。对于这种文章，我们只需要告诉大众关键点，比如按照文章所说的统计数据，我们可以得出这图，致肝损肝衰里，西药远远大于中药。

记者就《科学-转化医学》杂志发表马兜铃酸与肝癌相关性的文章采访了国家食品药品监管总局新闻发言人。

问：如何看待《科学-转化医学》杂志发表的《马兜铃酸及其衍生物与台湾和亚洲其他地区肝癌相关》的文章？

答：我们注意到10月18日美国《科学-转化医学》杂志发表的《马兜铃酸及其衍生物与台湾和亚洲其他地区肝癌相关》的文章。首先，这是一篇学术论文，对亚洲有关国家、中国台湾地区肝癌发生提出了一种解释。文章发表后，在科学界引起广泛讨论，有人赞同也有人质疑。对这个问题，我们鼓励科学界进行研究和探讨。食品药品监管部门的职责是确保药品安全有效，我们要根据人们对药品和疾病的认识，及时调整完善监管措施，确保公众健康。

问：如何看待马兜铃酸的毒性？

答：马兜铃酸具有明显肾毒性，可造成肾小管功能受损，甚至存在引发肾癌的风险。2002年，世界卫生组织（WHO）国际癌症研究机构将马兜铃酸列为一种潜在的致癌物质，2012年将其列入Ⅰ类致癌物质，截至目前列入Ⅰ类致癌物质的还有黄曲霉毒素、烟草、酒精饮料等共116种，可以在总局政府网站查询。

问：对防范含马兜铃酸药物风险采取了哪些措施？

答：首先要明确，不是所有马兜铃科植物都含马兜铃酸。这些年，美国、英国、德国等国及中国台湾地区均对马兜铃酸采取限用、禁用措施。我国自2003年以来，也已对含马兜铃酸药材及中成药采取了一系列风险控制措施，包括禁止使用马兜铃酸含量高的关木通、广防己和青木香；调整药材使用部位，将马兜铃科植物细辛的药用部位由全草改为根和根茎，根和根茎几乎不含马兜铃酸；明确安全警示，对含马兜铃属药材的口服中成药品种严格按处方药管理；制定《含毒性药材及其他安全性问题中药品种的处理原则》。采取上述措施后，马兜铃酸肾损害病例数量大幅下降，未收到直接引发肾癌报告。

问：我国肝癌患者发病主要原因是什么？

答：根据流行病学大样本、大数据分析，我国肝癌患者主要由乙肝病毒感染引起。是否与马兜铃酸有直接关系，尚无直接有力的数据支撑。

问：服用含马兜铃酸药物需注意哪些问题？

答：含马兜铃酸的药材在我国已有上千年的使用历史。在魏晋南北朝时期的《药性论》中，就有马兜铃科药材的入药记录，如马兜铃，有"主肺气上急，坐息不得，咳逆连连不可"的功效。目前，收载于中国药典、部颁标准和地方药材标准的马兜铃科药材有24种，含马兜铃属药材的中成药口服制剂有47种，均可在总局政府网站查询。

我们提醒患者，药品要严格按照医生处方和医嘱使用，注意含马兜铃属药品的肾毒性、致癌性的风险。任何药品都不能大剂量、长时间服用。

问：下一步总局将采取什么措施？

答：确保药品安全是企业的主体责任，所有药品生产企业都必须对其上市药品开展持续性研究，都必须严格履行对不良反应进行监测和报告的责任，并根据研究结果以及不良反应监测情况，采取风险控制措施。所有把含马兜铃酸药材作为原料生产制剂的企业，都要对其产品进行安全性评价，限期提供评估结论，逾期未能提供评估结论，要停止生产，注销药品批准文号；有评估结论的，要提出风险控制措施，经药品审评中心审评后，对获益大于风险的修改完善说明书，对风险大于获益的予以淘汰。

马兜铃酸安全性问题，直接关系公众健康，关系中医药事业发展。食品药品监管部门要进一步加强监管，监督生产企业严格执行国家药品标准，严格执行细辛类药材只能用根茎，禁止使用地上部分作为饮片和中药制剂的原料。对上市的含马兜铃酸产品进行专项检查，加强检验检测，严厉打击违法生产、经营行为。加强中成药基础性研究，开展相关药材和中成药使用的流行病学调查，有针对性地对国家药品不良反应监测数据中肝损伤病例进行系统分析，并组织技术机构和专家对含马兜铃酸药材和中成药进行风险评估，研究采取慎用、限用、停用等风险控制措施。

唐略说："马兜铃致癌的这口锅，我奉劝中医还是背着吧！"

他论述说，最近，又有人拿出马兜铃来攻击中医。他们的逻辑依然是层层加码：本来是说马兜铃中含有致癌物，长期或过量服用，会致癌；接着就放大为马兜铃必然致癌，然后又放大为一切含有马兜铃酸的中药都致癌，然后又被放大为一切含有上述中药材的中成药都致癌，最后放大为中药危险，中医害人。

这么一来，就有很多中医跳出来反驳。也是有理有据：有人说：抛开剂量和用法谈毒副作用，就是在耍流氓。西药不也有毒副作用，不照样在用？有人说：谁让你长期大量服用马兜铃了？毒是用来攻病的，用于病中，反不会伤人。用错了，米饭也能把人撑死。总之是有理有据，拒绝背黑锅！

不过，作为最传统的中医，我奉劝各位：别争啦！马兜铃致癌这口黑锅，中医还是背了吧！为什么呢？有下列五大原因：

第一，长期以来，中医背的黑锅已经太多了，不在乎再多这么一口。

第一口黑锅，中医不科学。殊不知科学也有局限，不科学只是他不理解。

第二口黑锅，龙胆泻肝丸、木通导致肾衰竭问题。其实在临床一线，龙胆泻肝丸照样在卖，照样在用，而且效果很好。

第三口黑锅：犀角、虎骨等入药，违反动物保护精神。殊不知中医对动物药向来敬畏，从不滥用。倒是禁用之后，奸商囤积，使这些药材价格暴涨，偷猎层出不穷，使动物更受其害。

第四口黑锅，流传千年的中医经典，历代医家的医论、医话、医案，都是谎言。这句话虽然没有人明说，但在那些彻底否定中医人的眼里，是成立的。

背着这么多黑锅，中医不是照样活得好好的吗？而且在近十来年越来越火。可以说，中医是在争论中越辩越明，越辩越火的。也可以说，中医是在无数黑锅中奋起的。中医不怕黑锅，背就背吧。

真正的中医，是不在乎这点黑锅的。中医历来都是在质疑甚至打压中成长起来的，不经历中医临床的第一线，你不可能理解何谓忍辱负重，何谓雨洗风磨！

第二，不用马兜铃，中医照样能看好病。

中药从来就只是中医的武器，而不是中医本身。任何一种武器，都是可用可不用的，因为我们有很大的选择余地。说实话，因为有了上述那么多黑锅，什么马兜铃、木通、生麻黄、何首乌、犀角、虎骨之类的药，我就从来没有用过。影响疗效了么？丝毫都没有！不是不敢用，不是不会用，而是怕遇到钻牛角尖的人。我另辟蹊径，乐在其中，不足为外人道也。

中医治病的方法很多，药物也有很多。完全可以绕开走的。药无难代之品，只有不善代之人。

第三，黑锅有利于医生与病人之间的双向选择。

我们不争论到底中医好还是西医好。关键是，病人必须遇到适合自己的医生，在观念上不冲突，才能安心治疗，积极配合。因此，病人要选择医生，医生也要选择病人。

如果某个病人，认同这些黑锅，认为中医不科学，认为马兜铃、木通不能碰，一碰就致癌，就肾衰，那他可以心安理得地放弃中医，去找西医，免得犹豫不定。如果某个病人能从这些黑锅中看出别的什么名堂，甚至看出某些学者的居心叵测，他会增大对中医的信心，他还会看中医的。

健康，其实不是医生决定的，而是病人自己的选择的。一个病能否治愈，也取决于病人对医生的选择，到底选择中医还是西医，选中医又选哪位中医。

经过了黑锅过滤，依然选择中医的人，他们有坚定的信心，跟中医观念一致，也就更容易配合，更乐观，更容易康复。

第四，不要跟别有用心的人讲道理。

明眼人都知道，拿着点儿马兜铃就想消灭中医的人，是别有用心的。你跟这种人讲道理是讲不通的，中医黑怎么可能被中医说服呢？即使没词儿了他们也会乱骂一通，因为黑中医是他们的工作。个女人把私生子送到寺庙，硬说是跟方丈生的，方丈把孩子接过来，尽心喂养，丝毫不管外面的流言蜚语。后来呢？

寒山问拾得："世间谤我、欺我、辱我、笑我、轻我、贱我、恶我、骗我，如何处治乎？"拾得云："只是忍他、让他、由他、避他、耐他、敬他、不要理他，再待几年你且看他。"

第五，穷寇勿追。

多少年了，为了黑中医，不是木通就是马兜铃，还能有点儿新鲜的吗？比如，人参、白术、茯苓、当归之类，何不多研究研究这些药物的毒副作用呢？怕是投入多少经费都研究不出来吧？其实，即使是这些药，也是有毒副作用的，古人明言：使用不当，人参也可以杀人；白术可以壅气，可能把人憋死；茯苓利水，可能把人渴死；当归滑便，可能把人拉死……但是只要你运用得当，它们都是救命的良药。

不是木通，就是马兜铃，隔一阵子就闹一阵，这些人黔驴技穷啦。加上现在国家重视中医，在中医政策上有所放宽，中医黑岂能不慌？所以，对于它们给中医的黑锅，中医背了也就背了，你要是不背，它们再想出什么其他的辙儿，或者是想办法从政策上、法律上来打压中医，误导中医，那就坏了。如果那样，这些只知道读书、临床、治病、救人的中医，是玩不过那些手眼通天的专业中医黑的。

古人云：穷寇勿追。这个道理值得深思。

尹璐发表文章说，2017 年 10 月 18 日，Science 旗下转化医学子刊以封面故事的形式发布了题目为 Aristolochic acids and their derivatives are widelyimplicated in liver cancers in Taiwan and throughout Asia（马兜铃酸及其衍生物与台湾和整个亚洲的肝癌广泛相关）的研究论文，研究者对包含台湾、中国大陆在内的 1400 个肝细胞癌肿瘤组织样本进行了一次回顾性研究，利用近期非常热门的外显子组测序手段，发现中国样本的马兜铃酸暴露突变印记明显高于北美和欧洲的样本，进而得出了亚洲肝癌的发生与马兜铃酸存在相关性的结论。

从比利时广防己减肥和龙胆泻肝丸事件之后，一些中草药中马兜铃酸带来的肝毒性、肾毒性为大家所认识，中药不再是用之无过的代名词，人们逐渐认识到滥用中药、中成药会导致严重的后果，相关研究发现了马兜铃酸可能会导致尿毒症、肾癌、膀胱癌、尿道上皮肿瘤等，这次，马兜铃酸似乎又为肝癌的发生买了单，有不少舆论将矛头直指中草药，就像这篇文章的封面评论"The dark side of an herbal medicine"（中草药的阴暗面），实为欠妥。在这里，作为中医，我们理应发声。

中国是肝炎大国，"肝炎--肝硬化--肝癌"被称为肝癌三部曲。临床调查资料显示，病毒性肝炎约有 10%会发展成慢性活动性肝炎，而慢性活动性肝炎中有 50%可发展成肝硬化，肝硬化发生肝癌的概率约 9.9～16.6%。其中以乙型肝炎为主，其次为丙型肝炎。而中国的乙型病毒性肝炎患病率为 71%，美国为 11%，中国是美国的近 7 倍。巨大的乙肝病毒携带人口基数，为肝癌的发生提供了"温床"。此次台湾研究者将中国大陆肝癌发生直指含有马兜铃酸的中药，避重就轻，实为一场哗众取宠的诽谤。

是药三分毒，"是药三分毒"这是老百姓常挂在嘴边的一句话。中药中毒事件每年都在发生。新中国成立以来，仅单味药引起中毒就达上百种之多，其中植物药九十多种，动物药及矿物药各十多种。大毒、剧毒的固然有中毒致死，小毒、微毒，甚至无毒的同样也有中毒病例发生。这让我们不禁唏嘘，惶惶舆论之下难道把问题都归咎于中药？

从古至今，中医从未否认中药的毒性。最早《本经》三品分类法即以药物毒性的大小、有毒无毒作为分类依据之一，并提出了使用毒药治病的方法："若有毒药以疗病，先起如黍粟，病去即止，不去倍之，不去十之，取去为度"。《本草纲目》中亦有说明，如"有大毒、有小毒、不宜久服、不作内服"等。中医对于中药的毒副作用并非视而不见，好的中医能够握好这把双刃剑，判断何时病去何时止。

知药方能用药，知药不单单是了解中药的性味、作用、配伍，更要了解正确的用法用量以及毒副作用，指导患者合理用药，落实在用药的人身上。

一、中药中毒的主要原因有以下几方面

①剂量过大。如砒霜、胆矾、斑蝥、蟾酥、马钱子、附子、乌头等毒性较大的药物，用量过大，或时间过长可导致中毒。

②炮制不当。如使用未经炮制的生附子、生乌头。

③误服伪品。如误以华山参、商陆代人参，独角莲代天麻使用。

④制剂服法不当。如乌头、附子中毒，多因煎煮时间太短，或服后受寒、进食生冷。

⑤配伍不当。如甘遂与甘草同用，乌头与瓜蒌同用而致中毒。此外，个体差异与自行服药也是引起中毒的原因。

1.谁来把控这“三分毒”？

（1）国家把控，回顾2016年国家食品药品监督管理局的新药审批，中药/天然药仅录得2个新药批文，占比10%以下，造成这种局面的最重要一点就是中药复方制剂成份复杂，得到各方共识的科学评价方法缺失。为了挽回局面，国家食品药品监督管理局起草了经典名方复方制剂简化注册审批管理规定，一是要促进中医药发展，二是要为中药新药注册划定规范。其中“标准煎液”的概念引起关注，它是质量控制的基准线，保障中药药用物质按照经典名方制备方法去制备。此次规定中还特意声明，经典名方虽免于做临床试验，但仍要做非临床安全性研究，包括给药毒性试验、遗传毒性试验、生殖毒性试验、致癌性试验等，这些内容最终都将体现在药品说明书上，“不良反应尚不明确”字眼将不复存在。

（2）医生把控，此次简化注册政策中还明确规定处方中不能应用“剧毒、大毒或有毒”的药味。然而，中药的作用在于纠偏，在安全剂量下合理使用即是安全的，如《伤寒论》“半夏泻心汤”中“半夏”为“有毒”、《重订通俗伤寒论》中的“附子理中汤”中“附子”为“大毒”。前者“半夏”降逆止呕、消痞散结，在脾胃病中应用广泛，药典指明炮制后用量为3～9g；后者“附子”药典指明久煎后用量为3～15g，临床为补火助阳、散寒止痛要药。一味规避中药的毒性将一定程度削减中医药的临床疗效，给患者减小了治愈疾病的可能性。

既然要用，这把度量的标尺就握在了医生的手中，这要求中医医师能够按照药典规范开具处方，传授患者正确的煎煮方式，尤其是有毒中药的特殊煎法、时间等，严格控制服药疗程，叮嘱患者及时复诊，切忌自行抄方继服。同时，西医医师理应了解中医辨证论治的基本原则，使用中成药时不再仅仅是对“症”下药，提高用药的准确性，追踪患者病情变化，适时停药。

就临床比较常用的细辛而言，宋代陈承在《本草别说》便说明“细辛不过钱”，按照现代药典，细辛用量规定是3g以内，常见的三种细辛总马兜铃酸含量在0.17%～0.35%之间，中药炮制还会削减掉一部分的马兜铃酸含量，复方中甘草里的甘草酸等成份对肾脏具有保护作用。这也就是说细辛在合理剂量下是不会引起马兜铃酸中毒的，在正确的辨证使用下，损伤小到可以忽略不计。

2.你信任的是“中医”还是“庸医”

中医医师的成长是相当漫长的。正统的培养过程分为中医、西医理论基础学习、中医“师承”跟诊抄方、临床见习与实习、临床住院医规范化培训等多个阶段。然而现今出现在我们身边的中医却是良莠不齐，个别伪中医更是言辞偏颇，神乎其神。超量、超疗程用药屡见不鲜，为患者身体健康带来长久、不可逆的伤害，更将舆论推向了深渊。

近年来，媒体、互联网发展成为新型购物平台，宣传成本低，平台广，许多打着中草药、纯天然等旗号的药品、保健品肆意壮大，许多冒牌“老中医”的骗局被竞相拆穿。不少中草药从购物网站上就可以买到，不需要出示医师处方，更没有剂量上限。很多未经注册生产的药物流入市场，组成不明，毒副作用不明，患者拿着自己给自己开的处方或是网络搜索的处方进行用药。用药乱象不仅仅存在于抗生素，还有我们的中药、中成药，患者群体对于中药毒性的认识远远不够。

中医治病“一人一方”，药物组成和剂量都因人而异，一张处方中包含了基本的用药章法和治疗经验，这就大大避免了药物的不良反应。此外，一个合格的中医医师理应可以引导患者正确用药、遵疗程服药，指导患者健康生活方式，综合调节身体状态、治疗疾病。不作与疾病本身无关的诱导，更不会夸夸其谈。作为患者，选择中医医师治病时，必须擦亮双眼，选对人才能用对药。这次，马兜铃酸的相关研究一石激起千层浪，许多媒体让名单上百余种中药背了肝癌这口大锅，亦有许多人为中医中药谋不平。只是这次，我们不该坐以待毙。风波一出，有关专家召开紧急会议，对于这次的研究及问题进行了探讨，认为直接关联证据不足，要进一步研究。讨论结果如下：①样本量少；②患者是否有马兜铃酸接触史不明确；③马兜铃酸引起的突变是否和肝癌驱动突变不明确。全国转化医学肝病学组的教授们纷纷响应研究号召，筹划下一步精准研究，在中国肝癌患病和马兜铃酸这件事儿上给出我们自己的说法。

陈家功先生说，“马兜铃酸致癌”是无知的结论。

他论述说，“马兜铃酸致癌”，成为热点话题之一。 从媒介了解到的信息看，争议的焦点是争议者对“标准”的认同问题。抛出“马兜铃酸致癌”话题，是以西方文化的代言人和形象大使——科学为标准的，并且，争议都是自觉不自觉地在西方文化语境展开。在我看来，以科学为标准，这个争议的大前提设定，是根本性问题与错误。很显然，放弃以科学为标准，争议自然消失，但是，“马兜铃酸致癌”论者及其同盟者，是不会接受的。在这里，笔者试图从两大方面谈一下个人看法，一方面，以西方文化为本位，另一方面，以人类文化为本位，但是，只能在西方文化语境。

首先，以西方文化为本位。癌症，是西医学的称谓，是西医学未解之谜。癌症病因，迄今为止西医学也没有能够揭示出来，于是，致癌的种种假说纷纷出现，但都不敢确定，只能给出一种“可能”性的结论。这种“可能”性的说法，其实同“你能死”说法一样，貌似“正确”——当然也不能说是错的，却没有多大价值。因为癌症是生命一个演化的结果，是多重因素促成的，任何单一因素都不足以决定癌症这个结果，并且，多重因素又是变化不定的。任何将单一因素指向致癌，都是不严肃、不严谨的。被世人忽视、无视一个重要的问题是，科学无力揭示演化。以科学认识任何演化问题所得出的结论，都不可能正确。这里涉及的是逻辑问题，不在本话题讨论范围。

为什么出现了“马兜铃酸致癌”问题？因为马兜铃酸是许多“中药”的内含成份，而中药是治疗疾病手段之一，换言之，只有当含有马兜铃酸的中药用于治病时，才会出现“马兜铃酸致癌”问题，否则，不存在这一个问题。马兜铃酸致癌，西医通常称之为药物副作用。何谓副作用？某药出现的与用药目的无关的作用，称之为副作用。药物副作用是相对的，取决于用药的目的，譬如，阿托品，如果用于缓解平滑肌痉挛性疼痛，出现的口干、止汗作用，则称之为副作用；但是，有机磷中毒出现的大汗，阿托品的止汗则是治疗作用，而不是副作用，其收缩括约肌则是副作用（阿托品舒张平滑肌同时收缩括约肌）。任何药物都是人使用的，不可否认，即便是西药，其“副作用”也取决人，并不取决于药物本身。因此，任何药物“副作用”的发生，责任都是人而不是药物本身，包括“马兜铃酸”在内。所以，“马兜铃酸致癌”说法，根本不成立。

其次，以人类文化为本位。人类历史创造遗留下来的文化存在多样性。文化多样性，以佛文化、中华文化和西方文化为代表。佛文化、中华文化和西方文化是独立的三种文化体系，存在根本性不同。西方现代哲学即量子哲学认为，“对象只有在主体面前并被主体赋予意义时才成为对象”，这就告诉我们，对象与主体携带的意义有关，并不是与主体无关的存在。唯物论认为，对象，独立存在于主体之外，与主体无关；对象，是唯一的。量子观认为，对象，离不开主体而存在，总是与主体携带的意义相关。在文化多样性面前，当主体分别携带佛文化、中华文化和西方文化指向同一个“东西”时，呈现出的是三个不同的“对象”。三个对象，对人类来说根本不存在一个谁对谁错的问题！以其中任何一个为标准，去判断另外两个对象的对错，都是对人类历史创造遗留下来的文化亵渎，是对人类文化的无知！马兜铃酸，原本就是主体携带西方文化构成的对象，只能在西方文化语境里具有意义。在中华文化语境，这个意义与含有马兜铃酸的任何“中药”无关！如果以此根据得出含有马兜铃酸的“中药”致癌结论，那么，不是无知就是别有用心！

老中医王昆文说，尽管我在临床上治疗咳嗽很少或几乎不用马兜铃，但我还是想对目前热议于网络和媒体的“马兜铃酸事件”谈点个人的认识。

二、对马兜铃酸事件的认识

1.中医是怎样看待马兜铃的

首先，中医不以成份论药物。当然，也就不知道什么马兜铃酸及其肾毒性。但这并不影响中医对该药的应用。只要我们掌握了中医自己的一套理论和依据，就能在临床上有效地使用它而不至于发生危害。

如我们中医师经常阅读的《药性歌括》有云：“兜铃苦寒，能薰痔漏，定喘消痰，肺热久嗽。”清代医家徐灵胎曰：“马兜铃苦辛微寒，轻虚象肺，入肺而清金治嗽，降气定喘，为湿热伤肺专药。”

中医用此药的历史由来已久，已有壹仟多年，至少在唐代已开始应用于临床（见《千金方》）。而在晋代的《肘后方》中也已有用马兜铃根捣烂治疗疔肿的记载。宋代钱乙的《小儿药证直诀》有一个名方补肺阿胶散，治肺阴虚损。咳痰带血，方中就用有马兜铃。陈潮祖先生在阐释本方时说，马兜铃用量宜轻，重用可能导致吐泻不止。他已经意识到用此药要审慎，注意用量。这种不良反应也许就与其所含的某种成份有关，但更可能是与患者当时的病情与体质等不宜用此药有关。

《本经疏证》的作者邹润安先生就是以象形论药，即用的一种象思维。他说：“观其匪能自立（指其绕树而升），偏出高巅（有似于肺之居于胸廓上焦），如铎如铃，率皆下向，……而苗春花夏，结实非晚，偏至霜降以后，叶已尽脱，铃已四裂，累累骈悬，犹傲睨寒风，浸淫霜雪而不坠，此其苦寒为何如？”这里，他就是从马兜铃生长的时间。形状，结合五行学说（其于秋冬系铃成实，由于金水以成者）来分析其所对应的病机。他指出马兜铃“所治之热，为缘木而升之热；其所治之痰，为附金而壅之痰。”他认为：“痰之所以结者因乎火，火缘木而升者因乎郁。郁极斯升之火，……一旦受侮弥深，情极激发”，此说明马兜铃有理郁而解浮越之火之效。

总之，中医用药之原理，正如徐灵胎所说：“药之用，或取其气，或取其味，或取其色，或取其形，或取其质，或取其性情，或取其所生之时，或取其所成之地。”这就是中医衡量一切中药的药理观。可见马兜铃之用，就是取其形。质和所生之时等，而不是取其所含的什么成份。

2.中药当用还需用，治病见药更要见人

尽管马兜铃含有马兜铃酸，但二者并不能等同。我们使用的是一味天然的中药而不是其中提纯的某种单一的化学成份。虽然有些人说“马兜铃酸可致肝癌”，但它仅是一种推论，并无直接证据，因而值得怀疑。

据说马兜铃酸的水溶性差，在煎剂中含量极低。它经过高温煎煮后，是否还有原先那么明确的毒性？加上它通常是与其他一些中药配伍应用，在共同混合煎煮中又会发生哪些化学反应，以及进入人体后的消化吸收过程，都是难以明确的，很难说得清。

因此我认为，关于治病，我们不能只论药。不论人。归根到底，是人“化”药，而不是药“化”人。人本身的调节作用或机能，才是在疾病的发展和治疗过程中起主导作用的。何况中医历来有许多有效掌控和驾驭中药的方法，包括合宜的配伍组合及炮制加工等，从而能最大限度地减毒增效或化毒为利，并就此已积累了相当丰富的经验，值得我们学习和研究。

因此，中医在临床上，当用之药还是得用。关键是要用得其当，用得其宜。即使是生半夏。附子。南星。细辛。山慈姑。马兜铃等药，也不应该忌讳。所谓中药的毒与非毒都是相对的。正如王孟英所云：“用得其宜，硝黄可称补剂；用失其当，参术不异砒硇。”

我们中医人从来不否认某一些中药有毒，但问题是如何来驾驭和应用它，如何化毒为利，如何减毒增效，如何以毒攻毒。张仲景所创立的经方中使用的有毒药还少吗？

马兜铃以及它所含的马兜铃酸，并不是如有的人说的那么可怕，它不是洪水猛兽。我们中医人并不畏惧它。如果今天有人想利用当前在媒体热议的所谓“马兜铃酸事件”来夸大“马兜铃酸致肝癌”的宣传，从而企图达到冲毁人们几千年来对中医药所建立起来的信仰与信任，那是徒劳的。由“马兜铃酸事件”所掀起的一股抹黑。贬低和否定中医，从而使人们对中医药心存疑虑甚至畏惧的这样一股风潮应当遏止。

当前，在对癌症的成因还不是很明确的情形下，单纯地谈论某种化学成份致癌，是否有些片面性和简单化？癌症（包括肝癌）的成因是复杂的，绝不是由单一的因素尤其是某种药物成份所造成，不应过分夸大某一中药的致癌作用，何况它仅仅是一种“可能”即推测而已！“可能”不是“必然”，不是“肯定”，更不是直接证据！

3. 中医药不能走用西药的成份标准来衡量和控制的路。

如果那样作，那现行的不少中药都成了问题药而不能使用了。比如现在在中药店里就很难配齐含生半夏。雄黄。轻粉等所谓毒药的处方——即使是有正规的中医师处方也不行。药店根本进不到货，或者说不允许你卖。这样做，那张仲景所创立的一些经方都难以应用了（因缺少当用的一些药），或者说因此而使药效降低。这哪里还谈得上什么继承和发扬？

近期有一篇题为“对中医药争议话题，我们需要更多‘冷思考’”（见10月30日中国中医药报）一文中说：“对于危害人们健康的中药，中医药工作者肯定会……去其糟粕……。”我认为，这句话中“对于危害人们健康的中药”这几个字说得欠妥，值得商榷。哪里有“危害人们健康的中药”？不能笼统地这么说吧？我们能够因为马兜铃含有马兜铃酸，就把它看成是“危害人们健康”吗？就应当去其所谓糟粕吗？就丢掉了中医自己的用药理论和依据而屈从于西医以成份论中药的标准吗？

当然，我们在临床上应用这些目前有争议且已引起众人关注和担心的中药时，还是要更加谨慎，更加把细和小心，多方面权衡。比如细辛。既然据研究说北细辛（多为根茎）不含马兜铃酸，且散寒祛痛的功能又较南细辛强，而南细辛多为叶，且含马兜铃酸，那我们何不就一律使用北细辛呢？——尽管北细辛的价格要高于南细辛（在我们这里，前者的价格为后者的两倍多）。我的一位同行说，他早就不用南细辛了——不过他主要还是从药效方面的强弱来考虑的，而不是因为含不含有马兜铃酸。他甚至还不知道最近这个闹得沸沸扬扬的舆情。

他对我说，我们要坚持传统的中医药理论，不能离经叛道。

河北省中医药科学院曹东义，在《中国中医药报》发表文章“勿以‘成份论’评价中医”：

中医几千年的发展历程，经历过很多考验，有伏羲制九针的不容易，也有神农尝百草的艰辛，还有宗师扁鹊创立学术体系的曲折。

“捧杀”与“棒杀”，考验过很多著名中医药学家，如今又有中药损肝的传闻泛滥于网络之中，混淆视听，误导大众。追往思今，不胜感慨。

扁鹊秦越人作为中医学开宗明义的大师，他的传奇经历之中，就有“捧杀”与“棒杀”。他刚从一个旅舍经理，成为医学家的时候，就有人传说其能“见垣一方人”，他自己却从来没有使用过这种“特异功能”。对于这种过分的赞誉，秦越人也许只是一笑置之不加分辨。但是，在他和徒弟们一起抢救虢太子尸厥成功之后，“故天下尽以扁鹊能生死人”之时，面对整个社会大众的赞誉，扁鹊秦越人却不敢轻易接受。他绝对不做高高在上的“白衣天使”，而要坦然地做一个“病道少”医生。他说：“越人非能生死人也，此（虢太子）自当生者，越人能使之起耳！”扁鹊真诚而宽广的胸怀，绝非一般成功人士可以比拟。他面对魏文侯的时候，推崇大哥治未病，不认为自己“救死扶伤”水平高。

扁鹊有先见之明，却被桓侯误解为想要从没病的人那里获得名利；他为三秦人民的健康做出了贡献，却被太医令李醯杀害。文挚治好了齐闵王的忧郁症，却被生烹而死。华佗医术高明，深受民众爱戴，也是“因技见秧”，死于非命。

往事越千年，换了人间，青蒿素获得诺贝尔奖，让国人深感鼓舞，但是这项“源于中医的创新”，却不是中医未来的发展方向，其中有很多难以理解的特殊原因。

有人说：“到底是青蒿素杀死了疟原虫治好了疟疾，还是青蒿素按中医理论治好了疟疾？”

这个问题，的确提得很好。

杀死疟原虫，可以治疗疟疾，这是青蒿素有效的主要原因，这里边不需要中医理论作指导，也是事实。但是，辨证地看问题，中医历史上治疗疟疾的方法很多，除了青蒿之外，还有常山截疟、小柴胡汤治疗疟疾，鳖甲煎丸治疗疟母等，有很多记载。并且，针灸也可以治疗疟疾。当年，解放战争时期，在大西南爆发很多疟疾病人，缺乏奎宁，部队的官兵，都是依靠针灸治愈了疟疾的流行。

朱良春国医大师也介绍过“日下一节”，判断疟疾病情发展，中医治疗很有效。因此，治疗疟疾，绝对不是只有杀疟原虫一条路。

人体不是化学实验场，不一定需要化学武器战胜疾病。人体内在的卫生资源，需要挖掘和调动，这是中医的长处。西医的化学制药，大多数情况下对人体有帮助，成就不容埋没。但是，药源性疾病很多，也很严重，其根源是忽视人体“内在卫生资源”“自组织能力”造成的。这种错误的后果很严重，再加上“过度医疗”，市场阴谋，因此，其危害不可低估。

青蒿素不能代表中医未来发展方向，青蒿素是“源于中医药的创新”，与中医有关系。然而如果要求中药都变成“青蒿素”之类的药物才能使用，就会推理出“不提纯”的药物，都是作用原理不明、质量不可靠、安全性没保障的“初级药物”“问题药物”。这就把中医、中药，放在二级、初级的水平，永远不能与西医平等。而且，按照这样的标准，中药汤剂必须立即停止使用，认为只有经过提纯、实验之后，才能使用。

这就是“废医存药”“废医验药”，这样就危及到中医事业的存在了。所以，不能用西医药的标准，来评价中医药。

中医不能被捧杀，也不能被棒杀。胡萝卜加大棒的事情，混淆了人们的思维。

最近，网上有文章说，台湾学者找来 98 个台湾肝癌病人的肿瘤组织后，他们发现其中 76 个（高达 78%）病人的基因突变特征和马兜铃酸导致的基因突变特征一致。因此就有人添油加醋，肆意发挥为《大陆中草药肝损害调查》，他们谈的不再是马兜铃酸了，而是变成了整个中药不安全，号召大众远离中药，不看中医。

这场风波越演越烈，已经漂洋过海，影响到制药的国际形象。

笔者认为，有关马兜铃酸导致肝癌，进一步怀疑中药安全性的文章存在不严谨，甚至故意“以偏概全”，故意抹黑中医，歪曲事实，误导大众的问题。

中医治病，从来不是用化学成份做依据（那是西医、西药的方法），也不是只使用单味药，而是主要靠多味药组合起来的复方，其中有大智慧。

海外中医学者吴侃阳、杨观虎发表文章说，无知乱用中药而无意识中毒的问题，应该均为“成份论”误导所致，因为其所认为的无毒中药，常常会使人产生可以肆意服用的幻觉，直到身体出现危险症状都还不自知。类似的误导比比皆是，正是由于（中药成份论）误导，人们才会放心大胆地胡乱服用那些“无毒”中药，才使得（药证相反）问题频频发生，所以人们在指责中药毒性成份导致中毒事故的时候，应该好好地想一想，到底是谁使得人们大胆地违背中医药学术规律而滥用中药？而倡导中药无毒论的始作俑者又到底是谁？

中医历史上经常把毒与药连在一起，正因为中医心中有“是药三分毒”的畏惧敬畏之心，才在神农尝百草“一日而遇七十毒”之后，历代本草之中对于药物的毒性都很认真记载，并且依靠加工炮制、君臣佐使互相组合制约来“减毒增效”，尤其是辨证论治，因人、因地、因证制宜，随时调整治疗方药，有一些列的预防出现毒性反应的措施。如今，这些内容不被尊重，只按照提纯之后的化学成份来衡量，并且要求在临床上不能经常更换治疗药物，说那样做是“偏倚”，不符合“统计学要求”，是质量不可控。

马兜铃酸不安全，它是一个化学提纯之后的成份，有些中药植物之中含有它。

但是，含多少？单独煎煮，可以溶解出多少来？没有资料可以说明。

即使溶解出来了，有多少可以被吸收？也没有资料可以说明。

在复方里，这些所谓马兜铃酸是原型存在，还是与其他成份结合在一起存在？能不能像单体的马兜铃酸那样“发挥作用”？

这都是问题。中药很多成份在煎煮的过程之中，并没有溶解出来，就像我们喝茶一样，扔掉的东西很多。也就是说，即使马兜铃酸可以致癌，含马兜磷酸的中药未必致癌。

这些问题需要研究，没有研究，就发表文章进行推测，那只是猜测；把猜测当做依据，已经不够严谨，再把猜测的东西往前推，说中药致癌，是严重扩大化。把一切含有马兜铃酸的中药、中成药，都说成是毒物，号召人们远离中药、取消中医，这就是“攻其一点不及其余”的做派，而且是“株连九族”的霸道思想。

用中药的化学成份说事，用西药标准要求中药，是错误的评价标准，这样做就会危害中医事业，2012 年我主编的《挺起中医脊梁——“废医验药正在危害中医”》（中医古籍出版社出版），用很大的篇幅论述了“废医存药”与“废医验药”对中医事业的危害。

“西眼看中医”，误解、歪曲和抹黑中医的事件不断发生，从 100 年前余云岫的“废医存药”，再到摇身一变的“废医验药”，迷糊了很多中医，忽悠了更多的大众，它是不断升级的取消中医错误思潮。不论他们的主观愿望如何，客观上都是帮助西方制药资本在中国扫清障碍，为西方资本利益服务，是违背中华民族利益的行为。

《世界肝病学杂志》（World Journal of Hepatology，2017 年 10 月，第 18 卷第 9 期：1141～1157 页），刊发了戴京璋等 9 位专家在德国的一项研究，得出中药对肝损伤危险极小的结论。它是北京中医药大学魁茨汀附属医院完成的，研究对象为 21470 例病人，通过前瞻性队列研究方法进行研究，研究周期从 1994～2015 年共 21 年。研究结果发现，有 95.95%（20600 例）的病人丙氨酸转氨酶在正常值范围内，有 3.93%（844 例）的病人转氨酶高于正常值最高值 1-5 倍，仅有 0.12%（26 例）的病人转氨酶高于正常值最高值 5 倍以上。除了使用中草药治疗病人外，治疗方法还包括中国针灸、按摩及其他放松疗法。

基于如上认识，我提醒广大读者朋友：首先要认清西药、化学制药危害，不要把造成肝肾损害、引发癌症主要责任认错了；不要把一个相对安全得多的中医药体系污损了、败坏了。

当然，中医从来不说中药无毒，而是善于“化毒为药、变废为宝”。因此，对于有证据证表明存在风险的中药，中医在临床上要慎用，不要轻易否定善意的提醒，也不要害怕故意的抹黑与“棒杀”。

中药经典名方制剂免临床试验惹争议

河北省中医药科学院　曹东义

国家食品药品监督管理局（以下简称 CFDA）毕井泉局长，2017 年 8 月 29 日在第十一届药典委员会成立大会上说：“要研究现代药的本质特征和传统药的本质特征，以及现代药与传统药的区别，要研究现代药与传统药的基本概念，明确界定其内涵和外延。”10 月公布了《中药经典名方复方制剂简化注册审批管理规定（征求意见稿）》，关于部分中药制剂无须临床试验即可上市的规定，表明我国中药监管、发展模式，出现了新的思考和战略。

2017 年 11 月 29 日，《自然》发表了记者 David

Cyranoski 的文章，对此表达了忧虑。《凤凰周刊》发表的《大陆中草药肝损害调查》的文章，声称“传统中草药正在损害国人肝脏，长期、大剂量服用中成药和草药可造成致命损害”，谎说“超过一半的药肝病例跟中药相关……急性肝衰竭最主要的病因是中草药”。经过财经网等媒体的误导，把肝癌和中草药联系起来。引起了大众的热议。

有学者指出，这些文章貌似客观，拿出数据，也部分揭示了中草药现实中存在的问题，但是，却是个不折不扣地先结论后搜证，颠倒黑白、哗众取宠的报道，满满都是作者的偏见与傲慢。文章美其名曰“呼吁国内外的医师重视药物性肝损害（DILI），特别是中草药引起的肝损害”，实质上是在掩盖我国部分肝病研究人员的学术慵懒和不严谨的偏颇思维。对于这种文章，我们只需要告诉大众关键点，比如按照文章所说的统计数据，我们可以得出，致肝损、肝衰的药物，西药远远大于中药。

2017 年 1 月 20 日北京“同写意-古典也流行”，关于经典名方制剂研发是否应该免做临床试验，六位辩手唇枪舌剑，你来我往！

正方认为经典名方制剂应该免临床试验：

第一、经典名方制剂不是新药，而是传统经典名方的延续，严格保持了处方、剂量、功能主治等不变，《中药注册管理补充规定》明确指出经典名方制剂不发给新药证书，既然经典名方制剂不是新药，当然有理由免临床试验。

第二、经典名方制剂免临床并不是缺失了临床，反而恰恰是因为经典名方有长期的临床应用基础，经典名方目录的制定过程包含了对经典名方长期临床应用的回顾性研究，属于临床研究的一种。

第三、经典名方制剂具备药品上市条件：它的有效性是明确的，主要基于上面提到的长期临床应用的回顾性研究。另外，它的安全性也是有保障的。首先经典名方免临床是有前提条件，这是保障安全性的重要措施。主要包括：处方中不含有配伍禁忌，不含药品标准中标识有“剧毒”“大毒”“有毒”及现代毒理学证明有毒性的药味；处方中的药味必须有国家药品标准；其制备方法、剂型、给药途径、日用量应与古代医籍记载一致；其功能主治应当采用中医术语表述，由中医医师处方应用。而且经典名方制剂适用范围不包括急症、危重症、传染病，不涉及孕妇、婴幼儿等特殊用药人群。

还有，经典名方必须进行严格的非临床安全性研究。加上药品上市后不良反应监测。那么，完全可以认为经典名方制剂的安全性是可控的。

基于经典名方制剂是传统经方的延续，它的有效性明确、安全性可控，因此，我方认为经典名方制剂应该免临床试验。

反方认为中药经典名方制剂不能免临床：

首先，正方刚才第一个理由就是“因为延用多年，所以有效”。但事实上，就像一句经典上的话让我印象深刻，“千方易得，一效难求”，虽然经典名方已经在临床上用了许多年，但它从来没有经过系统性的评价。

第二，有个普遍观点：中药难以在现有评价体系下做临床试验。但正因为这样，所以我们更应该在现有的基础上，发展适合中药的评价体系。

第三，有人说日韩和 FDA 也是免临床的，但我了解过，FDA 是对膳食补充剂才做免临床的，大家要做的是膳食补充剂吗？

第四，有人说做临床周期长，打击企业积极性。但我们是要讲究科学性的，不是只想着挣钱的，因此，以这个理由不做临床，那太可笑了。

所以，我们认为中药经典名方也应该做临床。临床试验是检验药品安全性、有效性的直接手段，是让中医中药走出国门，成为国际认可的好医好药最重要的、唯一的途径。

由此我们看出，用什么方法评价、管理中医药，不仅关系到不同学术观点的差异，其背后的经济利益、资本阴谋，也是昭然若揭的事实。

我们居住的地球，已经有 45 亿年的漫长历史，在逐渐发展变化的过程之中，诞生了生命，这是一个开天辟地的过程，一气生阴阳，天地生万物。万物并生而有序，五行生克成繁茂。

人类诞生在这个独特的星球上，在世界的东方，居住着一群智慧的先民。

神农尝百草，黄帝论医药；伊尹创经方，仲景治伤寒。历代用中药，名医有经验。

中医用药物的方法，不是使用单味药，而是把不同的药物组合起来，形成相对固定的方剂，产生了减毒增效的组合效应，体现出“多元共存，整体和谐”的大智慧，是一个天地精华聚成药，四气五味入脏腑，人与天地相关的过程。

满天的星斗日月，围成人类的生存时空。有寒热温凉的变化，有生长收藏的不同。

东方青龙，西方白虎，南方朱雀，北方玄武，都是七颗星星，却是不同的形象，代表不同的时空，对应着不同的气味，也影响着人体的脏腑，气血运行、饮食消化、津液输布、升降出入，都与天地万物相关。

这种思想，既见于《易经》《道德经》，也见于《黄帝内经》《神农本草经》。

单一药物治疗疾病，虽然可以有效，但是经常因为有偏性，而带来不应该出现的毒副作用，因此，自从人类脱离了石器时代，用砂锅熬汤煮制食物之后，在青铜文明的商代，伊尹宰相把中华美食的汤夜，呈献给中华民族，形成了中华饮食的特点，也为中医治疗疾病提供了方法。

药食同源，养生治病，分工不同，道理相通，都是“多元共存、整体和谐。”

经典名方，突出的是方剂，不是单味药组分，更不是化学成份，对应的是复杂机体的整体反应，而不是单细胞分子靶点。

《汉书艺文志》的《汤液经》，是记载经典名方最早的著作，人们把创始人归到商朝宰相伊尹名下。它流传到汉代，被张仲景吸收到《伤寒杂病论》之中，经过历代传承，至今被中医界称为“经方”，它在日本被制成固定制剂，远销世界各地。

古老的《汤液经》虽然失传了，但是记载《汤液经》比较完整的《辅行诀》，从敦煌出土之后，流传到河北省威县，“文革”期间赤脚医生张大昌先生，献给了中国中医学科学院。

《辅行诀》中，收载了《汤液经》60首的古典经方，治疗各种内科疾病，按照五脏虚实，分成补方、泻方，并且根据虚实的情况，分成大补方、小补方；大泻方、小泻方。治疗传染病，按照青龙汤、白虎汤、朱雀汤、玄武汤、阳旦汤、阴旦汤，组成方阵，分为大小，号称“六合正精、神明之剂。”

山中宰相陶弘景说：“阳旦者，升阳之方，以黄芪为主；阴旦者，扶阴之方，柴胡为主；青龙者，宣发之方，麻黄为主；白虎者，收重之方，石膏为主；朱鸟者，清滋之方，鸡子黄为主；玄武者，温渗之方，附子为主。此六方者，为六合之正精，升降阴阳，交互金木，既济水火，乃神明之剂也。张机撰《伤寒论》，避道家之称，故其方皆非正名也，但以某药名之，以推主为识耳。”

张仲景运用“医经家”的理论，整理了“经方家”的经验，创造了流传千古的经方。后世医家善于继承，不断创新，发展了经方，形成了更多的名方。

经典名方，按照君臣佐使、治疗大法，精选药物，配伍得当，体现出“组方魅力，加和效应”，不是单味药的混杂堆积，也不是某种化学成份的载体。

“上善若水”，水能浇花，能灭火，能洗脸，能煮饭，能解渴，这些特性，不能用它的组成氢元素来解释，也不能用氧元素来解释，它们简单地加在一起就爆炸。水的特性，只能用水的整体性来解释。方剂的作用也是这样，不能用拆方研究对待经典名方，也不能用化学成份来解释经典名方。

经典名方，承载着中医理论，体现着前人的智慧，是“道术并重”的显现，是中医特色不可替代的传统知识。

坚守古典名方，坚守的是中医特色，是传承几千年的思想体系，是中医千年不改的元神。防止西化，杜绝异化，传承发展，走向世界，弘扬经典名方，是中医复兴的旗帜。

经典名方的安全性，依靠中医的“用药之道”

河北省中医药科学院　曹东义

《中医药法》颁布实施之后，国家即将推行经典名方不做临床试验就可申报生产的管理模式，很多人对这样做的安全性表示担心，也有的人对经典名方为何从清代之前的方剂选取提出疑问。

要说清楚这些问题，必须从中西医使用药物的差异、特点来论述，才能表达清楚。

中药，是中医理论指导下可以使用的药物，不是等同于天然植物药，虽然它们大多源自天然的植物。

中药理论的创立，经历了几千年反复实践的摸索，有一整套化毒为药、变废为宝的大智慧。背离了中医理论做指导，用提纯化学成份来看待中药，几乎所有的中药都如同垃圾、潜藏着说不清的风险，就像是说不清、理还乱的一堆烂麻。

中医说中药，用象不用数

神农尝百草，中医用中药，不是用化学成份做指导，也不用定性定量说明疗效，而是用中医概括的升降浮沉、君臣佐使、四气五味说明治疗的作用。

中医的语言，大多属于“象思维”，也就是虽然中药内部含着海量化学成份的数据，但是中医不用数据说话，而是用图像概括数据。中医的图像，是时空化的图像。比如寒热温凉，不是温度，而是东西南北与春夏秋冬的代名词。东西南北、春夏秋冬背后有很多数据，甚至是海量数据也难以穷尽、表达它们的时空整体变化，但是，中华文化用“四象”就代表了许多复杂的事情。

不用数，而用象，这是中华文化大智慧的体现。这就比如我们使用的手机，如果我们不是使用高级计算机语言，而是用原代码0与1书写各种操作的数据，那就会陷入非常复杂的境地，很多人就用不了手机，远不如使用其他通信工具方便，而且用原代码更容易出现错误。

中药不用成份说事，就如同选择水果不用化学成份做标准一样。

用化学分析说明苹果与梨、桃的区别，很复杂，也说不出有多少差异，都含着一定的糖蛋白脂肪酸微量元素等，拿着这些数据到市场上去购买，就容易出现“张冠李戴”的低级错误，如果用“象思维”做指导，绝对不会有“买桃买成梨”的笑话。

对证则无毒，治病都是药

中医对于毒与药的界限，从来都是动态掌握，而不是固定不变的。不对症的人参、甘草，也是毒药；对症了，蝎子、蜈蚣、雄黄、砒霜都是良药。这就像刀的安全性评价，不是抽象地说刀安全与否，而是看掌握在谁手里：厨师手下的刀是必须，儿童手里的刀不安全，暴徒手里的刀是凶器，医生手里的刀是治病的工具。

中医重视状态，而不是形态

状态可以包容形态，形态不能代替状态。

中药经典名方，主要针对病人的整体状态，而不是形态相对固定的病灶形态。因此，中医不推荐一种方药长期服，而是辨证论治，随时调整方药，这在急性传染病之中最为突出，有六经辨证、三焦辨证、卫气营血辨证等，虽然是不同的指导理论，但是都是反对始终只用一种方药。那叫“胶柱鼓瑟”“守株待兔”“刻舟求剑”，是愚昧的表现。危重症的救治，也需要随时调整方药。因此，经典名方如果有中医指导使用，只要是辨证准确，随时都可以采用，不是用某个方剂对应某个传染病、某种危重症。

回归古典名方，远离现代污染

清代之前，中医受西方还原论、机械论医学影响很少，所以目前国家选择经典名方，主要从古代入手。

西方医学对中医，虽然提供了另一个医学体系的参照系，但是，也构成了对中医固有理论体系巨大的冲击，就是不承认中医的指导理论，让中医的健康观、疾病观、治疗观、用药观，都发生了“转基因”的“畸形化”变化。

由此看来，经典名方的安全性，主要看使用它的人是否具备了中医理论的素养，有没有临床用药经验，而不是依靠化学分析，看看它所含的化学成份。

当然，放开经典名方的审批，不是放任，而是为中医临床使用中药，提供更多的选择机会，更方便调整治疗方药，有利于提高疗效，造福大众。

选择名方主要看专家的水平，看这位医生的理论基础和临床经验，而不是其中的化学成份。庸医杀人不用刀，自古以来中医重视每个医生的道德修养、技术水平的提高。把临床用药的安全性，建立在医生是否具有变废为宝、化毒为药的智慧，是否具有勤求古训、博采众方、活法巧治水平等基础上。扁鹊名闻天下，可以“生死人”；华佗、张仲景医术高明；孙思邈提出“苍生大医”“大医精诚”；李时珍采药修本草，父子一起努力，30多年著成《本草纲目》，都是刻苦奋进，不断实践才有的成就。

只有回归经典，让名方为中医临床提供选择，不是执方疗病，摆脱西医疾病模式的束缚，道术并重，才能走向中医的复兴。

山东省开展民间中医资源调查

山东中医药大学　李玉清

2017年7月1日《中医药法》正式实施，随后有关部门又正式公开《中医诊所备案管理暂行办法》和《中医医术确有专长人员医师资格考核注册管理暂行办法》。10月，十九次大会报告“实施健康中国战略”章节中提出：“要坚持中西医并重，传承发展中医药事业。”中医药发展迎来了“天时、地利、人和”的好时机。

山东省卫计委与山东省中医药管理局发布了《关于展开全省民间中医资源普查工作的通知》（以下简称《通知》），明确从2017年10月到2018年底，山东将对全省民间中医资源开展大规模的普查。

根据《通知》要求，包括在医疗机构、养生保健机构、推拿康复门店等机构或居家从业，未经过系统学历教育，通过家传、拜师、自学等方式学习中医且有中医药特色技术，或者虽有系统学历教育，但仍以家传专长为主要健康服务特色，且从事中医药工作3年以上的人员，都在普查范围内。

普查工作分为五个阶段：

第一阶段：2017年10月底前各地建立普查工作办公室。

第二阶段：2017年11月底前将引导民间中医开始积极填表申报。

第三阶段：2018年5月底前集中受理民间中医机构和人员申报，并对申报信息逐份审核；2018年3月底之后的普查申报，每月上报一次，建立动态管理的长效机制。

第四阶段：2018年10月底前，由省普查工作办公室组织专家对普查信息进行筛选，并实地考核甄别确认。对于报名参加全省中医医术确有专长医师资格考核的人员按照考核管理办法规定的程序进行考核认定，对于未报名参加考试的另行组织专家实地确认。

第五阶段：2018年12月底前，由省普查质控办汇总统计全省报送数据，研究分析全省民间中医现状，形成普查工作报告。

普查内容包括：

（一）民间中医从业人员数量及其结构状况。包括民间中医基本信息、服务能力、技术水平、接受继续教育情况。

（二）民间中医传承发展、中医医疗技术、医疗器具、经验方、中药炮制、制剂方法及其特色技术等情况。主要包括：

1. 技艺名称：概括该技术或方法的名称。

2. 应用地区：该技艺传承、应用的地域范围（村镇、县市、省内、全国等）。

3. 传承时间：从该技艺起源算起，传承应用的时间以及传承的世代数。

4. 传承情况：简要概括该技艺应用的来源、传承历史、传承谱系（各代传承弟子）等信息。

5. 类别：所属种类（诊断、治疗、中药炮制或制剂、养生等）。

6. 主要内容：指根据上述类别，总结该技艺的主要内容。

7. 相关文献与实物：指该技艺起源发展过程中形成的文献、特殊的工具、器具等实物。

8. 主要特征：概括该技艺最主要、鲜明的特征（独具特色的地方）。

9. 民间中医药品来源及处方特色。

通过普查，主要摸清三个方面的情况，即民间中医从业人员数量及其结构状况；民间中医资源减少与濒危的原因；以及民间中医传承发展、中医医疗技术、医疗器具、经验方、中药炮制、制剂方法及其特色技术等情况。并通过普查，建立民间中医普查数据库和资源共享平台。

从《通知》中提到的工作目的和完成要求可以看出，政府对民间中医的重视度极高，这也是一件利国利民的好事。目前正值民间中医填表申报的重要阶段，希望大家都能积极主动起来，相互转告，尤其是山东省的民间中医们，11 月底前要填表普查申报了，一定别错过，配合有关部门完成普查工作，为以后光明前途做好铺垫！

河北省三项中医“高新适宜技术”被批准推广

河北省中医药科学院　曹东义

中医是“道术并重”的医学体系，术以载道，道以御术，协同发展，传承千年。

但是，一百年以来，中医的指导理论阴阳五行、脏腑经络、气血津液，都不被科学界、学术界所接纳，认为这不是科学语言。

学术界，只承认中医有技术，并且“技术需要规范”；或者认为中药有疗效，但是需要“按照科学的要求进行研究”，去掉“阴阳五行老一套”。因此，以西医的标准要求中医，造成了中医事业的衰落：乡以下难见中医的身影，群众必须“进城看中医”；城里的中医院“不姓中”，严重西化。因此，“重术轻道，衰落难逃”；要想中医复兴，必须“道术并重”！

目前，河北省有三项中医“高新适宜技术”被国家局认定，并督促其推广应用，它们是：

（1）国家中医药管理局传统医药国际交流中心热心推广中医高新适宜技术，为基层培训有关人员。2017 年 5 月 22 日，经过专家评审，发专函（国中医药国交函[2017]22 号）推广“河洛回生系统涂药圈疗新法”。

（2）2017 年 8 月 8 日，河北省又一项中医技术“郭氏火灸疗法”，被国家中医药管理局传统医药国际交流中心列为中医高新适宜技术，并发专函（国中医药国交函[2017]53 号），催促组织推广。

（3）2017 年 8 月 8 日，河北省第三项中医技术“《扁鹊时空医学》五维系统中医药调理技术”，被国家中医药管理局传统医药国际交流中心列为中医高新适宜技术，并发专函（国中医药国交函[2017]51 号），催促组织推广。

复兴中医的措施逐渐增多，中医依靠确有专长的实用技术，必将走向世界，造福于大众。好技术越多，走向世界的步伐越有力量，中医的影响力就越大，受益的人就越多。

国医大师朱良春先生，在 2005 年 12 月 4 日写了一篇文章《展示特色优势，促进中医发展》一文，他开篇说：国家中医药管理局召开“保持发挥中医药特色优势工作经验交流会”，对振兴中医事业，具有重要意义，我谨表示热烈的祝贺。

朱老继续论述说：中医的事业，是大家的事业，是中国的事业，也是世界人民的事业，需要大家一起努力，推动这个事业的不断壮大发展。但是，要搞好这项工作，必须摆正继承与发扬、传统与创新的关系。卫生部陈敏章老部长说得好：“继承不泥古，弘扬不离宗。”要搞好继承，不能丢了传统，不能走了样，不能用西医的标准评价、取代中医，中医有自己的体系，有自己的标准。中医事业也是一个不断创新与发展的事业，只有创新，才能与时俱进，也才符合人民群众的需要。但是，创新不能背弃传统，不能丢了中医的特色，丢了特色，也就没有了优势。而特色优势，正是中医药无穷生命力之体现，精髓之所在，必须紧紧抓住特色，发挥其特色的优势，解决当前一些疑难杂症，减少化学药品的毒副作用，“回归自然”，让人们享受健康长寿，颐养天年，度百岁乃去的幸福。

中医的特色优势，主要表现在天人合一的整体观，运用阴阳五行、四诊八纲为手段，去辨证论治，因人、因时、因地制宜，可以无往不胜，征服一些顽症痼疾，为人类健康做出应有的贡献。

中医基础理论，特别是经典著作的学习研讨，当前有些放松、淡化了，某些中医院校甚至已将经典著作列为选修课了，怎不令人浩叹！中医药学要想真正掌握运用它，不熟读勤研经典，精思敏悟，通过实践，融会贯通，是不可能得其精髓而有所造诣的。“自古医家出经典”，历代著名医家多数是依靠经典而获得成就的。因此，要发挥中医特色优势，必须努力精研经典，吸取精华，为我所用，才能为发挥特色优势打下坚固的基础。

中医的特色优势表现在两个方面，一是诊疗手段，二是临床技巧。

中医诊疗手段主要是望、闻、问、切，无损伤的四诊，其中尤为重要的是望诊和切诊。“望而知之谓之神”“切而知之谓之巧”。望神察色，便知寒热虚实，气血盛衰；观舌苔色泽、形态，而知病在何脏何腑，病势深浅，阴阳胜复。脉诊更为一绝，凡精于脉理者，多能断病情，决生死，在处理危急重症时，尤为关键。据此便能正确的辨证施治，取得较好的疗效。目前某些医生对望诊、切诊多是形式而已，得其神韵，了然于胸者，已寥寥可数，这是应该切实狠抓的基本功，也是中医特色优势之所在，不可忽视。

当然，不排斥现代有关的精密仪器的检测，可以参合融汇，但审证用药，还应以四诊八纲为准，否则便偏离中医辨治之核心，疗效受到影响了。

至于临床技巧，这是取得疗效的关键，审视一个医者水平高下之标尺。“实践出真知”“勤求古训，博采众方”，只有在中医理论指导下，勤于实践，广搜博采，善于汲取前辈活的经验，心领神会，方得个中三昧。国家中医药管理局连续举办全国名老中医专家学术经验继承拜师工作，随后又进一步遴选了400多名优秀中医临床人才，进行研修，培养学术骨干，以及广东省中医院率先聘名师、带高徒的模式，都取得很好的效果。因为一位老中医，经过数十年的实践积累，均各有所长，高徒们汲取众长，为我所用，必能在较短时间里，得到较大的提高，而成为明日之名师，中医药之特色优势，必能得到继承与发扬。此外，某些独特传统的技巧和新的方法，也应及时加以弘扬推广，这也是中医药特色优势的一个方面。例如：广西中医学院附院黄英儒教授对舌诊有新的突破，他将舌面分成9个区域诊察疾病，判断疾病的病位、病性，非常准确；北京申亚医药学技术研究所王炳申教授运用生物场效应诊病，使用生物场效应诊断仪筛选药物，达到对症下药，有的放矢的要求，效果很好（详见《人民政协报》2005-11-23，B2版）；湖北罗田万密斋医院闫群副院长应用量子共振检测仪与中医脏象全息技术，诊察疾病，筛选药物，攻克疑难，提高疗效；西安惠群医院刘俊岑老中医祖传的“圈药”外治法，疗效很好，颇有特色。我认为这些是否可以组织有关人员进一步深入了解，经过论证，认为合理的，再加以推广，将是特色优势的另一个层面。可能还有很多流传在民间的好经验、好方药，荐议各省市中医管理机构，予以调研，给予弘扬推广。

此外，在发挥中医药特色优势之际，还有一个问题，就是那些不法的游医，打着几代世医、祖传秘方的幌子，蒙骗患者，谋财害命，混淆视听，给中医脸上抹黑，必须严厉打击，肃清败类，整顿队伍，给广大人民一个好的印象。

继承与发扬，传统与创新，保持中医药的特色优势，是时代赋予我们的历史使命，任重而道远，艰巨而辉煌。相信经过大家的不懈努力，一定能把代表中华优秀文化的中医药事业，发扬光大，长盛不衰！（写于 2005.12.4）

2005 年的时候，刘俊岑先生还在世，不知道他发明的“圈疗”是如何让朱良春先生知道的？

我 2005 年 5 月，拜师朱良春先生，在南通参加了首届名师与高徒的传承大会，会议期间，朱老让我陪伴一位江西的民间中医，他有道家背景，也有独特诊治技术。

只是，那个时候，我很敬仰朱老挖掘民间经验，培养了南通民间中医“三支花”。那时，我还不知道“圈疗”。

2002 年，刘俊岑先生给他的合作伙伴和继承人刘淑香女士，写了一份“证明书”，其中说：“余所创新的内病外治理论，摆脱临床固有的授药方式，透皮吸收为途径，这种授药方式至今尚有无法理解之谜。药物圈疗法问世五十余年，已得到无数病患者赞叹，但医界对这一独特疗法不重视，至今没有第二人进行研究。同时毕业医学大中院校所分配时，不愿来学此疗法，因为这疗法的大夫须亲自给患者涂药较苦，所以不愿来学。在 1973 年间，刘淑香因自身有病，吃药打针无效，来求医，勿药而愈，从那时起潜心热学这一门医术，为人类健康事业尽一分力量。她有不怕苦和累的精神，跟随我对圈疗技术精益求精的研究，辨证施圈达到了治疗的高水平。还同我的大女儿一同研究经络，提高疗效，今后圈疗传授问题，依靠她二人　。特此（证明）。圈疗发明人刘俊岑 2002 年 4 月份”

那时，国家还没有启动“中医药传统知识保护项目”

朱老和刘俊岑先生，都没有预料到“圈疗”不久即将成为保护项目之一，而且，也不曾想到“圈疗”会被国家中医药管理局传统医药国际交流中心评为“高新适宜技术”，批准在全国推广。

更不曾想到《中华人民共和国中医药法》42 条、43 条，把中医药传统知识保护列入其中，浓彩重墨，占有重要地位。

第四十二条　对具有重要学术价值的中医药理论和技术方法，省级以上人民政府中医药主管部门应当组织遴选本行政区域内的中医药学术传承项目和传承人，并为传承活动提供必要的条件。传承人应当开展传承活动，培养后继人才，收集整理并妥善保存相关的学术资料。属于非物质文化遗产代表性项目的，依照《中华人民共和国非物质文化遗产法》的有关规定开展传承活动。

第四十三条　国家建立中医药传统知识保护数据库、保护名录和保护制度。中医药传统知识持有人对其持有的中医药传统知识享有传承使用的权利，对他人获取、利用其持有的中医药传统知识享有知情同意和利益分享等权利。

国家对经依法认定属于国家秘密的传统中药处方组成和生产工艺实行特殊保护。

刘俊岑先生在二十世纪 60 年代，发明了治疗肿瘤的独特外用方法“圈疗”，用它治疗了千万例各种肿瘤患者，由陕西咸阳开始，到西安儿童医院，影响日渐扩大，被请到首都北京，在中医院、北京社会福利院附属老年病医院，2 年多的实践之中，先后系统治疗 500 多例癌症患者，总有效率在 90% 以上，陈洪波院长因此而把总结材料上报国家有关部门，但是，并未引起重视。因此，2002 年，82 岁的刘俊岑，写给他的助手刘淑香一封《证明信》，希望她能够传承下去。

前不见古人，后不见来者的刘俊岑先生，为这项好技术得不到有效发挥作用，不能迅速传播感觉很是悲哀。

出生于 1939 年的刘淑香，曾经与刘俊岑先生“携一技而走天下”几十年，对圈疗的应用、推广，倾尽心血，她在 2003 年与酒泉卫星基地的医学专家姜明翔先生一起，留下一份“协议书”，如同立下生死合同一般，悲壮地走到大西北，为技术人员治疗疾病，见证了杨利伟乘坐宇宙飞船，飞向太空，实现了中国人的飞天梦。

中医人的翻身梦想，也有上百年，过去“传男不传女”的绝活，如今沦落到“白给不要”的境地。恰如狱中的华佗，临走的时候“出书一卷，曰：此可以活人！”但是，狱卒不敢要，怀才不遇的华佗，无奈之下“索火烧之”。

刘淑香很幸运，她治好了一个患者马文毅，这个留过洋的法律率硕士，投行法律顾问。圈疗涂药、香灸、药包、膏药、栓剂、红灯照等，一系列的神奇外治方法，在刘淑香的手里运用自如，变化无穷，治疗效果非常神奇。因此，马文毅放弃了原来让人羡慕的工作，一心要学习“圈疗八大疗法”，并决心让它们发扬光大，造福于广大民众。 要传承和推广这个原创于民间的特色技术，在当今的医疗环境下，谈何容易。 首先是政策的障碍，没有医疗机构、行医资格，再好的技术也没人敢要，因此，必须想办法找到可以落脚的医疗机构，马文毅和几个投资人建立了石家庄福妙堂传统中医门诊部。作为使用圈疗，再现神奇的第一步。当然，此前她已经通过“中医药传统知识保护”申报项目，上报给河北省中医药科学院的“河北省中医药传统知识保护研究中心”，获得了河北省中心、山东分中心专家的赞扬，增强了信心。

马文毅所在的河北惠群投资公司与河北省中医院科学院共同申办的“河北惠群中医院”，2016年11月获得河北省中医药管理局的批复，3年建设期之后，一座2级中医院建成之后，也将把“圈疗八大疗法”等中医技术的推广作为主要特色，并逐渐走向世界，造福于广大民众。马文毅的设想与决心，得到各级领导的支持。

国家中医药管理局政策法规与监督司原司长桑滨生、河北省中医药管理局刘彦红副局长、河北省中医院孙士江院长与中国社会科学院陈其广研究员，曾到福妙堂传统中医门诊部视察指导工作。

国家中医药管理局传统医药国际交流中心，发专函鼓励“河洛回生系统涂药圈疗新法”的推广。

2017年，福妙堂办了10期培训班，学员们经过五天左右的培训，在刘淑香、马文毅团队的指导下，既学习理论，也进行技术操作，很快就学会了基本方法。有些学员，比如衡水的王群才在自己的君安诊所，沧州孟村回族自治县中医院的刘敬章，山东东营的景辉，河北盐山中医院等单位，引进“圈疗八大疗法”之后，“落地生根”迅速开展工作，取得了初步的成效。

为了巩固培训效果，石家庄福妙堂传统中医门诊部，建立了学员微信群。大家一起交流心得，谁有了疑难问题，发到群里，请刘淑香老人指导，加以改进；有的人，取得了初步效果，就把自己的喜悦与大家一起分享。

为了“包教包会”，把这项好技术切实推广出去，石家庄福妙堂传统中医门诊部决定11月21日开办第10期培训班，此后紧接着举办“提高班”，让前几期的学员回来“再培训”：成功的人员，报告自己的初步经验，并有刘淑香、马文毅、曹东义等专家点评指导，以便进一步提高疗效，扩展应用范围；不成功的学员，谈困难，说担心的事情，也由刘淑香、马文毅、曹东义进行再指导，讲述学术原理，破除顾虑，解疑释惑，尽快落地生根，把国家局认定的“高新适宜技术”推广出去，解决患者的痛苦，造福广大民众。

因为，“圈疗八大疗法”都很独特，不仅可以治疗癌症这样的重病，而且可以治疗冠心病、乳腺增生、妇科疾病、类风湿等常见病，通瘀提毒，恢复正气，是一个系统的外用“共用技术”；对于一般的亚健康，也可以很快见效；还可以作为养生保健的调理技术，其中的有些项目，已经获得“百项亚健康调理技术”批准证书。

治疗糖尿病的民间中医陈勇先生不幸逝世

河北省中医药科学院　曹东义

陈勇先生于2017年10月9日早晨，突然病逝，想到他治疗糖尿病的突出成就，以及他的曲折经历，还有我与他交往的历历往事，不胜感慨。我发表了为他的新书所做的序言，作为纪念。同时，心中还有许多未知的事情很疑惑：不知道陈先生的著作，是否还能出版？他陈氏膏药、糖渐康，可有传人？

但是，很幸运的一件事，是我在2013年到2015、2016、2017年的《国医年鉴》的“特色医案”栏目里，连续四年收录了他大量的论文、文章，让天下关心这件事的同道，可以再“中国知网”的“年鉴”栏目里查阅到这些文章，可以像古人追求的那样“立功、立德、立言”，达到“三不朽”的境界。

我为他的著作做了序言，介绍了湖南长沙陈勇先生，他是一位很有建树的老中医。我这样说，也是出于多年的了解，他不仅有祖传的陈氏膏药治疗各种烧烫伤，而且擅长治疗各种疑难杂症。他用脐疗膏治疗糖尿病的临床案例，让我深受感动，因此将其特色医案收录到《国医年鉴》之中。

我与陈勇先生相识，应该是在十几年前，从讨论非典的时候开始，然后在我去长沙参加“国学国医岳麓论坛”会议，几年之间多次见面，我和他以及彭坚教授、毛以林教授、郑陶先生等人，交谈学术，甚至一起去衡阳访问民间老中医。

有一次，陈勇先生把我和湖南科技出版社原社长张碧金女士约在一起，座谈《四圣心源》的临证价值，他们希望我能整理这部著作，以便对学习中医的人，有所帮助。陈勇先生对《四圣心源》十分推崇，他还送给我一本黄元御的著作合订本，十分珍贵。他谦虚地说，自己的文字水平难以胜任整理阐发《四圣心源》的重任，因此很看重我。我回来之后，的确有一段时间认真阅读这部书，并且和一部分徒弟分工合作，整理这本书。只是平时很多事务缠身，也由于体会还不够深，几年时光过去，仍没有完成这项工作。

陈勇先生深感中医传承的历史责任，因此，他发起了纪念黄元御活动，开办学习班，教授黄元御的学术成就；并且用心整理《四圣心源》，把自己的研究心得整理成册，即将出版。他请我做一篇序言，我因此首先看到他的书稿。由于上述的缘分，我很敬重陈先生，知道他做这件事情很不容易，借此机会把我对于《四圣心源》的认识，浅述出来，供各位同参考。

在中西医并存的当代，中医的原创思想十分重要。

我觉得，自古以来，东西方最大的学术分歧，就是生成与构成的不同。

西方世界由于深受《圣经·创世纪》的影响，认为世界都是神造的，是不容置疑的金科玉律，这种思想禁锢了人们的认识，不能问“世界万物从哪里来？”于是只好研究现有万物的结构，构成论是其不二选择的指导思想。

因此，布鲁诺宣传哥白尼的日心说，挑战《圣经》的神创论，会被教会烧死，在中国就不会发生这样的事情。因为，中国历来没有神造世界的统治思想，而是自古以来就主张，天地万物都是自然生成的。不仅《易经》的太极生两仪，《道德经》的道生万物，属于生成论，甚至盘古开天地，无字天书《河图》《洛书》也都是生成论。

研究构成是西方科技的优点，催生了工业革命的系列成果。研究生成是中华文化的精华，可发挥人体内在的卫生资源。研究构成不需要看环境，而研究生成的东西一定要看环境。时空之中的天地万物，都是生命不可或缺的存在条件，人不能产生于恐龙时代，一刻也离不开与天地万物的“升降出入”。

黄元御《四圣心源》关于脾胃为枢，水升火降的学说，与《河图》展示的“天一生水，地六成之；地二生火，天七成之；天三生木，地八成之；地四生金，天九成之；天五生土”完全一致。这也是《圆运动古医学》的学术源头。

《国语·郑语》把这个规律，概括为“土与金木水火杂而成万物”；陶弘景《辅行诀脏腑用药法要》说大小阴旦、阳旦，青龙白虎，朱雀玄武系列方药，是“六合之正经”“神明之剂也”。

黄元御《四圣心源》把“升降阴阳，交互金木，既济水火” 的规律加以概括，把违背这个原理产生的疾病，归结为“水寒土湿”，有其提纲挈领的价值，也难免以偏概全的缺憾。善于学习黄元御的著作，可以在复杂临床诊治过程之中，找到执简驭繁的金钥匙，但是不要把“水寒土湿”绝对化。有人不善于学习《四圣心源》，无限夸大扶阳抑阴的作用，把自己神话为“火神”，那就背离了辨证论治的正道，成了知其一不知其二的旁门左道。

也就是说，黄元御的《四圣心源》是一部非常重要的学术著作，只要善于学习，加以继承发扬，就有利于树立中医观念，成为一代大医。

陈勇先生年逾古稀，仍然以勤奋顽强的拼搏精神，热心于中医学术的传承，他总结和整理的《四圣心源》，必将有助于中医事业的发展与复兴。相信大家在他的引领下，逐渐提高自己的水平，达到理想的境界。

再读这篇序言，不知道这位民间中医的著作是否可以顺利出版，心中很是忧虑。

民国大力主张“中西医并重”的孔庚先生

河北省中医药科学院　曹东义

2017 年实施的《中华人民共和国中医药法》，确定了“中西医并重”的卫生体制，也鼓励中西医之间的互相学习，以及中医科研和中西医结合。其实，为了实现这种卫生体制，前人已经奋斗了几十年，是一个来之不易的梦想。

1941 年，留学过日本的民主革命老人孔庚（1871～1950 年），在国民政府参政会第二届会议上，提出了有关医政改革的提案：《调整卫生行政机构，中西医学并重，渐求汇合为一，增进民族健康以利抗战案》。这是第一次由参议员向政府以参政议政的方式，提出中西医并重，并希望将来逐步达到“汇合为一”，也就是“中西医结合”的构想。他说这样做的目的，是为了“增进民族健康”，并且有利于抗击日本侵略。

此前，北洋政府漏列中医教育，余云岫等人提案取消中医，也都是说为了民族健康，“强国强种”摆脱“东亚病夫”、积贫积弱的面貌。余云岫甚至把取消中医称为“医学革命”，因为在他和很多海归派的心目中，中医就是“旧医”，代表着落后和不卫生的陋习，是“卫生事业的障碍”。他们强加给中医很多莫须有的罪名，大力推行取效、改造中医的政治策略，或者从制度设计上，挤压中医未来生存空间。

也就是说，近代西方学术大举东进之后，中西医之间的学术差别被政府和学术界作为一个关系到国计民生的大问题，提到了议事议程之上，由此产生的一系列的法律法规，决定了中医与西医在卫生事业之中的地位，以及未来发展方向。

1941 年，皖南事变之后，民族危机成为压倒一切的问题，孔庚在这一背景下，将中医争夺生存权与民族求生存结合起来，他提出的议案使中西医冲突上升到政治高度。引起了反中医人士傅斯年（1896-1950）等人的激烈反对。

台湾柏杨先生的《投奔中医记》说：“吾友傅斯年，因为家人被中医治死，以致恨中医入骨。”“先生在世时，一提起中医就七窍生烟，一些新派、洋派，对中医更是摇头摆尾。”

傅斯年是五四运动的学生骨干，创办《新潮》

杂志，曾留学欧洲多年，归国后在多所大学任职教学，很有名气，他也是拥蒋反共的著名学者。1937年，他赴重庆，担任中央研究院史语所所长，兼任西南联大的教授、北大文科研究所所长，也曾代理过北大校长、到台湾后担任过台湾大学校长。他与孔庚先生等一样，连续四次当选国民参政会参政员。

1934年，傅斯年在《大公报》发表了《论所谓国医》，说“中国现在最可耻、最可恨、最可使人短气的事，不是匪患，不是外患，而应是所谓西医中医之争。”他把中西医论争看成比“匪患”“外患”还可耻、可恨，认为中医早就应该取消了，其“扶西抑中”的思想，有意无意地把中西医之间的矛盾，一定要扯进政治权利的斗争里，使这一问题复杂化了，引发了半年多长时间的争论。参与论争的既有天津中医公会，也有西学背景的学人，但论战的硝烟并没有弥漫到政界，没有触及社会高层。

孔庚先生在参政会第三届会议上，继续为中医提案《请政府设国立新药厂达到药物自给加强国民经济动员案》《动员全国中医设立中央国医院，各机关设立中医治疗所，保障军民健康案》。在会议期间，孔庚的提案得到了广泛的声援，四川参议员曹叔宝提出《协调中西医主张，设会研究而使医学健全，以保人类生命案》《请政府设立中医学校用示中西教育平等，以重民命而利抗战案》。这些观点，与傅斯年等新潮人士的观念大相径庭，一场辩论和争执在所难免。

有学者评论说，这是“科学主义”第一次遇到了自己的对手“民族主义”，争夺话语霸权的硝烟弥漫开来，深受西式教育的傅斯年暴跳如雷，与年逾古稀的孔庚老先生互相谩骂。秀才遇见兵，两个人激烈辩论的时候，年迈的孔庚虽然是一个阅历丰富的民主革命人士，当然辩不过年富力强的大学者傅斯年，于是在座位上开始辱骂傅斯年，说了许多的粗话。

傅斯年气得说：“你侮辱我，会散之后我要和你决斗！”傅斯年曾留学多年，学西方的东西惟妙惟肖，要以决斗来解决中西医理的论争。但是等到会散之后，傅斯年拦在门口要和孔庚决斗时，仔细一看这位黄埔背景、武将出身的孔庚，已是70多岁的年纪，身体非常瘦弱。傅斯年不仅小了20多岁，而且身体很胖，二人恰成对照。学者的身份让傅斯年冷静下来，无奈地说：“你这样老，这样瘦，不和你决斗了，让你骂吧！”这是围绕着“废止中医”而留下来的一段历史。

故事的背后，是中医近代不被理解，长达百年的曲折经历。孔庚先生对此有深刻的了解。

孔庚先生自幼从父读，聪慧过人，中过秀才，因带头殴打学官及劣绅子弟，被捕入武昌府狱。时值除夕，他思绪万千，写了一付对联，贴在监狱的门口：“天将丧斯文未丧斯文羑里示良模玉乐于成当大任，我不入地狱谁入地狱神州成苦海问君何术救同胞。”学务总办梁鼎芬新春佳节视察监狱，很欣赏这副对联的文采，就把他送入经心书院就读。后来他随进步青年出洋留学，在日本士官学校学习。在东京加入同盟会。曾任广西督练公所参事官兼经理科长、教育科长，创办广西陆军小学堂，任北京政府陆军部军学司一等科员，北洋陆军第六镇统制吴禄贞的高级参谋。后入山西任阎锡山部大同镇守使、旅长，晋北军总司令、晋军总司令。

辛亥革命爆发时，他往来于北京、孝感间，联络同志，传递消息。本打算亲赴武昌参加革命，途径石家庄市，他的老上司吴禄贞留他担任行营参谋长。吴被刺之后，他转赴太原投奔留日的同学阎锡山，被委为朔方招讨使，与清军战于碓门关一带，因功晋任晋军总司令。

袁世凯称帝前，封孔庚为子爵，他复电谢恩。但是后来汤化成请他“联阎讨袁”，拥戴藜元洪恢复共和，孔庚于是通电反袁，遭到阎锡山的软禁，不久获释。此后，主持湖北旅京同乡会会务，兴办《诚报》，专事揭露湖北军阀王占元之暴行，与阎锡山一起组织起义，光复山西，任山西陆军第一师师长，晋西镇守使和混成旅旅长。

孔庚先生有很多传奇的经历，他曾在护法期间，任湖北自治军副总司令，1921年12月到广州，被孙中山任为大本营参议、军法处长，驻粤湖北讨贼军总司令，还在1921年底孔与毛泽东、施洋三人结拜为兄弟。1922年孙中山委任他为讨贼军中央直属鄂军军长、鄂讨贼军总司令，先讨陈炯明，后伐曹琨，又想搞垮湖北督军萧耀南。1925年，孔庚任黄埔军校少将教务长，后兼军校编译局局长。次年参加北伐，任国民革命军总司令部军务局副官长、中将总参议。这期间他与董必武相交，反对蒋介石背叛革命，以“倾共”嫌疑而被捕，由冯玉祥、阎锡山保释；后被蒋介石软禁，经谭延闿等说情释放，回到武汉与同乡创办私立张楚中学，自任董事长。该校后来成为进步人士从事革命活动，进步学生求学的重要场所。此后，他担任过湖北省政府民政厅长、建设厅长，湖北省政府主席。

1937年抗战军兴，孔庚任湖北抗敌后援会执委会常委。10月，与邓初民、孟宪章等创办《民族战线》周刊，成立湖北战时乡村工作促进会。武昌蛇山公园岳武穆遗像亭，亭上是民国二十六年(1937年)孔庚题《岳武穆遗像亭》。楹联为：“撼山抑河易，撼军抑何难，愿忠魂常镇荆湖，护持江汉雄风，大业先从三户起；文官不爱钱，武官不怕死，奉说论复兴国家，留待乾坤正气，新猷端自四维张。”

1938年起任国民参政会第一至四届参政员。

1941年，孔庚七十岁生日，蒋介石亲书“寿”字屏、国币一万元和照片一张送他。据说他收下这些礼物后，政治立场彻底改变，在日常交往，与老朋友谈不拢，在参政会上，常和董必武顶撞。1947年11月21日，他晋升陆军二级上将，委湖北省省府委员兼民政厅厅长。1949年初，湖北各界人士倡导和平运动，在省参议会举行大会，孔仍然作保存蒋家法统的发言，被轰下台。1950年2月，在武昌粮道街寓所病逝。武汉解放前夕，有人劝他南逃，他说：“自幼爱国爱乡，不愿做他乡之鬼。”

孔庚先生是一位阅历非常丰富的人，留洋归国的经历没有改变他对祖国与家乡热爱，多年的政治斗争，人民大众缺医少药的苦难，使他深刻认识了中医药的历史价值，他带头为中医参政议政提建议，绝对不是狭隘的民族主义，而是有一般人难于理解的家国情怀，也许他还经历过很多被中医药帮助的故事，我们还无从知道罢了。

对于中医的苦难，孔庚先生一定是了如指掌，感同身受，才会在那个时候挺身而出，勇于斗争。这也是我们不该忘记的历史：

1912年北洋政府教育部公布了《大学规程》，“漏列”了中医，法规颁布后，上海神州医药总会会长余伯陶等人带头提出抗议，还联合了其他省市的中医药同业组织“医药救亡请愿团”。至1913年10月已有19个省市的医学团体响应此举，推举的代表晋京请愿。争取办学立案，将中医教育列入学制系统之内。

中医争取教育权的请愿活动，遭到教育总长汪大燮的拒绝，他于1913年12月29日，在接见请愿代表的时候说：“余决意今后废去中医，不用中药。所谓立案一节，难以照准。”又说：“按日本维新已数十年，其医学之发达，较之我国不啻天壤，乃日本乡间仍有中医者。我国欲全废中医，恐一时难达目的，且我国所有西医不敷全国之用也。”此论一出，全国哗然。

1915年4月，丁甘仁、夏应堂、谢观联合发起，成立上海中医专门学校。他们向北洋政府递呈了备案申请，其《呈大总统文》说：“教育为国家之基础，医学实民命之攸关。我国光复以来，各省学校林立，恩准奉行，仰见我政府陶铸医学真才，为四百万兆生灵造仁寿无疆之福。洵乎民之强，即国之强也。” 教育部答复说：“今丁泽周等欲振余绪于将湮，设学堂而造士，兼附设医院，兼聘西医，具融会中西之愿，殊足嘉许。”教育部看重的是形式上的现代化，勉强同意了中医办学校振兴图强的要求。内务部认为：“教育部既深嘉许，本部有所赞同，应准备案。”批准了他们的申请，近代中医教育因此而开端。经过筹备，上海中医专门学校1917年正式开学。

1916年，余云岫《灵素商兑》发表，开始了从理论上向中医的围剿，并积极准备全面封杀中医。

1920年的论战缘于余云岫在《学艺》第2卷4号的文章《科学的国产药物研究之第一步》。这一文章，被《东方杂志》主编杜亚泉读出了对中医的“鄙薄蔑弃”之意，杜亚泉当即在《学艺》发表回应文章《中国医学的研究方法》

1922年3月，北洋政府内务部颁布了《管理医士暂行规则》，规定发给医士开业执照的资格，必须经各地警察厅考试及格领有证明文件者，或在中医学校、中医传习所肄业三年以上领有毕业文凭者；医士诊病必须开设二联单，汇存备查，如有药方不符或医治错误，经查“予以相当处分”等。如此摧残医生、束缚医学的条款受到中医界的强烈反对。因为当时西医人数很少，90%以上的医生都是中医。在一片反对声中，内务部被迫宣布暂缓实施《医士规则》。

梁启超1923年5月在《东方杂志》上发表“阴阳五行说之来历”，其文开篇便说：“阴阳五行说为二千年来迷信之大本营，直至今日在社会上犹有莫大势力。今当辞而辟之”。1926年，章氏太炎在《医界春秋》上发表“论五脏附五行无定说”，从而掀起一次讨论五行存废的高潮。

1928年全日教育会议上，汪企张首次提出废止中医案，未获通过。

1929年1月15日在南京国民政府颁布了《医师暂行条例》。这个“条例”只字不提“中医”，因此，“全国医师联合会”认为它“不合国情，窒碍难行”，上书行政当局，要求废止。国民政府行政院下令，让卫生部“核办”。李敖说“这下子政府失败了，在立法院法制委员会的‘审查’之下，确认该‘医师暂行条例’为专为西医而设，当将条例标题改为‘西医条例草案’，改过后，还要‘修正’才成，最后三读之下，就出现了《西医条例》”因此，在1930年5月27日正式公布。

此前，1929年2月23～26日，南京政府卫生部召开第一届中央卫生委员会议，由卫生部副部长刘瑞恒主持。会上讨论了有关废止中医药的提案共四项，1929年2月26日，上海《新闻报》首先披露此事。消息传出，全国为之震动。上海市中医协会首先发起召开上海市医药团体联席会议，邀集神州医药总会、中华医药联合会、上海中国医学院、医界春秋社等40余个中医药团体的代表商讨对策，议决筹备召开全国医药团体代表大会，定会期为3月17日。中医药界仍未摆脱危机四伏的险境。全国医药总会执委裘吉生、蒋文芳、蔡济平等虑及此情，忧心如焚，认为症结在于当局者对中国医药学内容不甚明了，遂决定具文呈请国府仿国术馆设国医馆。

经过多方努力，中央国医馆部冲破重重阻力，终于1931年3月17日宣告成立。国医馆理事会召开全体大会，推选陈立夫为理事长，推举焦易堂为馆长，陈郁、施今墨为副馆长。后陈立夫以政务繁忙迭请辞职，7月21日常务理事会议决定准其所请，由彭养光代理理事长之职。该馆成立之初，即延聘施今墨等学术整理委员，其任务是负责起草、制定中医药学校整理工作计划及中医药学术标准等。

1943年9月22日南京国民政府颁布实施的《医师法》，逐渐建立了“执业医师许可制度”，抗日战争后期，南京国民政府公布实施了《医师法细则》等法律文件，对《医师法》的实施作了补充说明。

随着西医人数的逐渐增多（清末中医80万，西医很少；建国初期西医不足2万，中医50万），对中医的围剿、限制、改造，也就越来越严格起来了，破除这些制度障碍，绝非容易的事情。

“医随国运”，《中医法》的实施，为中医事业的复兴，筑牢了法律政策的保障，这是长达几十年，几代人不懈努力的结果，是很不容易的。

读过《岭南医学史》沧桑巨变你能懂

河北省中医药科学院　曹东义

2016年9月3日，我到广东惠州罗浮山参加全国第三届中医科学大会，报到之后，推门进入房间，迎面见到广州中医药大学刘小斌教授，既意外也很高兴。

我2004年11月到广州参加“邓铁涛学术思想国际研讨会”的时候，刘教授做主持，给我一个机会汇报“非典过去，中医收获了什么？”，因此，我两个人相识也有十几年了。第二年我也成了邓铁涛先生的徒弟，因此逐渐了解到刘小斌教授多年前就是邓老的研究生，留校后主要从事医学史的研究与教学，有很深的造诣。

葛洪炼丹、洗药的遗址就在身旁，世界几位诺贝尔奖获得者也来参观葛洪纪念馆，我与刘小斌教授的话题自然也更多地聚焦于中医的历史。

刘教授说他近几年，下大力气主编了一套《岭南医学史》，系统介绍了国医大师邓铁涛先生倡导的岭南医学的起源、传承与发展的整个过程，搜集了很多资料，编成了四册书籍，2015 年刚出齐。它作为《岭南中医药文库》130 种图书的一部分，既是纲目，也是门径，要想了解岭南医学，这是很重要的参考书。

会议之后，我收到了刘教授寄来的大作，其内容之丰富，印制之精美，令我赞叹不已。

岭南特殊的地理位置，孕育了独特的岭南医学。

刘小斌教授并没有就岭南说岭南，而是把岭南医学放在整个祖国医学的大背景里，看它的萌生与成长。

《山海经》曾经以南方的山和海为起点，述说古人对于“大荒”“海外”的猜想与传闻，其中的医药内容，长生不老药的传说，令秦皇汉武心动神往，因此，在燕赵齐鲁方士的鼓动之下，徐福多次东渡，入海求仙，带着三千童男女，五谷的种子，百工的技术，把华夏文明，炎黄文化，传播到了当时还是荒岛的日本。

徐福东渡，比鉴真和尚早了近千年，他们遇到的困难，应该比鉴真和尚更多，挫折会更大。因此，才有了“失道”之后，求仙的船队，来到广东惠州，以罗浮山为基地，炼丹说道，追求长生。这里特殊的地貌，丰富的物产，虔诚的人群，留住了原来打算去交趾一带的葛洪，他在这里定居下来，与来自山西的夫人鲍姑一起，治病救人，编辑《抱朴子》《肘后方》，冶炼仙丹，探求长生。

要说广东追求健康长寿的传统，当然不是从葛洪开始的。1983 年，广州市象岗山西汉南越王墓被发掘，其出土的文物之中，有大量的中医药文物，有捣药工具铜臼、铜杵、铁杵，以及装药丸的鎏金银盒，出土时，盒内盛着半盒中药丸。出土的中药雄黄、硫黄、紫石晶、绿松石、赭石等五石药和羚羊角等，这足以证实岭南地区医药历史，至少已有两千年之久，并且与追求健康长寿关系密切。

尽管如此，岭南毕竟与中原不同，山水阻隔，气候环境不同，政治风云迥异，很多早期的医药，大多是南迁的人带过去的。落地生根的岭南医学，大约在唐宋之后逐渐繁荣起来。大放异彩，惹人注目，引领潮头的辉煌时节，应该是“一口通商”之后。西风东渐，大清王朝不得不向世界开放大陆，而开放的窗口就选在广东。洪秀全、孙中山、康有为、梁启超等，首先从南中国发迹，中医药的教育、救亡图存，开放包容，大胆创新，也在广东一带崭露头角。

近现代中国的历史，很多故事都是从岭南开始的。

中医的崛起，也离不开岭南医学家的贡献。

岭南医学名家很多，我了解不多。我的师父邓铁涛先生给我很多启发，在他的身上，我看到了中医崛起的力量。他自称是中医上书的专业户，为中医复兴而呐喊。他给徐向前元帅写信，呼吁“救中医”，他的信件成了政治局传阅的文件；他建议非典之时重视中医，“战胜非典我们有个武器库”，敢于担当的精神震撼神州大地；他关于《中医与未来医学》的研究，得出“21 世纪是中医腾飞的世纪”；他说“当今最大的医改，就是要大力发展中医”。

以邓铁涛大师为代表的岭南中医，是当今中医界的榜样。

邓老的弟子刘小斌教授，主编《岭南医学史》，深刻地揭示了岭南医学发展的历史轨迹，及其深厚的学术内涵。阅读这些著作，可以进一步登堂入室，了解“岭南中医药文库”琳琅满目的无数珍宝。

因此，我认为《岭南医学史》是一部很重要的学术著作，读懂了它，你就明白了中医学发展的脉络，以及中医必将在未来走向世界的原因。

三位七十多岁老中医，出书论述癌症治疗

河北省中医药科学院　曹东义

癌症猛于虎，治疗很困难。

近日拜读三位老中医的书稿《肿瘤中医临证精析》，使我眼前一亮，看到了中医多年以来诊治经验的精华。

根据有关资料，2012 年全世界新发癌症 1400 万，死亡 820 万，我国新发 307 万，死亡 220 万，并且还以每年 1.3%的速度递增。其中很多人，不是死于病，而是死于恐惧、对医学的无知和过度医疗，也有一些人能找到正确的治疗方法，走过患病的劫难，这是很幸运的。

幸运的人群里，也有中医工作者，赵献龙就是这种幸运者之一。他 1946 年出生于江苏省睢宁县，如今已经 71 岁了。在青年时期很多可能之中，他选择了中医专业，1970 年毕业于南京中医药大学，先后从师江苏名老中医邹云翔、张泽生、许履和、张谷才、陈亦人等，深得名师们的真传。不幸的是，1999 年 53 岁的他患了贲门胃底腺癌。他按照流行的诊疗标准，做了手术切除，术后也进行化疗，但是仅一个周期，剧烈的化疗反应就把他击垮了，体重降了 50 斤，人消瘦得只剩下 83 斤，不得不中止这种“规范治疗”，开始自救，踏上中医抗癌之路，很快步入健康，又一次开始为别人看病。

由医生变成病人，再由病人变回医生，神奇变化的背后是不懈的思考，传奇恢复的经历让广大癌友看到了“榜样的力量”，求他治疗的癌症患者，来自远近的地区，闻名遐迩，络绎不绝。求医问药的患者，似乎找到了救命的稻草，他把患者的问题，以及自己的思考，总结出来，写成了文字，在马继松先生的帮助下，出版了《癌症中西医防治 60 问》，受到广大患者的好评，书籍很快销售一空。

马继松先生之所以能够帮助赵献龙先生，不仅是他们几十年前结下的缘分，还有他自己多年来对于癌症的诊疗经验，他不仅是教授、中医，更是治疗癌症的专家。

回民马继松先生，1943 年出生，1968 年毕业于安徽中医学院，在基层工作 14 年之后，调入安徽中医药高等专科学校，退休后仍然悬壶济世，并应邀去浙江温州市苍南县、平阳县不定期出诊，每年几次，每次近半月，以诊治肿瘤、肾病、失眠及风湿性疾病为主，是当地远聘的特约中医专家。他不仅学验具丰，而且擅长著述思考，曾编辑《名家教你读医案》《国医大师学术经验研读录》《伤寒论表解——衷中参西论伤寒》《原汁原味用经方》《现代名医医案选析》《闻过喜医辑》《实用方剂辞典》等近 10 部医著，著作等身，名重杏林。

第三位出场的中医专家，名叫孙锡高先生，1947 年出生，1970 年毕业于南京中医药大学，执业于南京医科大学第二附属医院，国医肿瘤泰斗孙秉严学术传承人，江苏省南京市癌友康复协会特聘医学顾问，出版过《中医治疗中晚期肿瘤经验》。

三位老中医，都年过古稀，各有所长，合在一起编辑一部著作，的确是一种缘分，也是一种使命感让他们站出来，传经送宝，把自己的心得体会，和盘托出，有益于后学，造福于病患。

赵献龙先生治肿瘤，强调西医的辨病与中医辨证相结合，方药多以健脾益气、化痰活血为主。扶正祛邪，主张“培土生金治肺癌，健脾益气治胃癌”，用自拟健脾益气活血汤（黄芪、太子参、白术、茯苓、甘草、陈皮、制半夏、莪术、丹参）加减，治疗多种中晚期肿瘤，效颇满意。

马继松先生强调用中医理论指导辨证治疗，用鲜活的病例证明中医治疗特色。

孙锡高先生在肿瘤治疗中，强调扶正以抗癌，治癌先治人；清热解毒，不忘温散；活血化瘀，气行血行；痰瘀凝，癥积瘤，软坚散结；正气盛，邪毒深，以毒攻毒；谨守病机，各司其属；结合辨病，

大胆用药。力争“稳、准、韧”地将“不治之症”的肿瘤变为“可防可治的慢性病”。

三位“70后”老中医，不敢说自己可以治愈所有的患者，也不敢说所有不同类型的癌症都能治，但是，他们竭尽全力，把中医关于肿瘤的病因病机、治疗大法、主要方药、饮食调节等理论，进行了系统阐述，并且用病例把西医各科肿瘤，都用自己诊治的病例与其对应，绝非偶然得之，侥幸得来。

讲述了这些自己的“囊中之密”“箱底珍宝”“看家绝活”之后，三位老先生“意犹未尽”，又把杏林同道凡是善于诊治癌症、肿瘤的“专家经验”，都尽可能取其精华，尽数展现给中医同道。这虽然也是“文献研究”“摘录抄书”的事情，但是“行家一出手，就知有没有”，相信经过他们搜集编辑、加以推荐的抗癌医家经验，一定不同于初学者自己的摸索。

有鉴于如上认识，我不禁心生感慨，中医几千年的经验传承，是那样不容易，也是那样令人起敬的“自信、自觉”，因为扁鹊曾经说过“人之病，病疾多；医之病，病道少。”有了三老这种不懈探索的精神，中医治疗癌症的方法，一定会逐渐丰富起来。

杨思远论述“你就是最好的医生”

河北省社会科学院　杨思远

人人都渴望幸福美好的生活，人人都有自己对美好幸福生活的理解与追求。但没有健康的身体，一切都是虚妄。为了身体健康，很多人都特别重视养生和健身，特别希望在生病时能遇到一位好医生。然而，在这红尘滚滚，物欲横流的世界，庸医贪医常见，名医良医难求。其实，踏破铁鞋无觅处，得来全不费功夫——你就是最好的医生。

好医生，标准有三：

其一，有良心。好医生一定是真心为患者健康幸福着想。所谓医者仁心是也。就这一点来讲，你一定是当之无愧的。你不会害自己，不会总想着掏尽自己的钱包，你最希望自己健康幸福。

其二，让人少得病、不得病。医者，道也。懂得医道的人才是好医生。医圣张仲景说，“上工治未病”。医祖扁鹊也说，他们兄弟都是医生，但大哥的医术最高明，因为他能“治未病”，也就是让人不得病。你肯定不希望自己生病。因此你已经具备了成为“上工”的条件。当然，要做“上工”，就得学一点养生知识，也就是医道。

现在养生学很热，养生书籍很多，但不论多少书，也不论书多厚，基本道理都是一致的，而且是简单的。所谓“大道至简”。

何为医道？这里有几段文字，讲的就是医道。读懂了，记住了，照做了，你就“得道了”，就要成为“上工”了。

《黄帝内经·上古天真论》

昔在黄帝，生而神灵，弱而能言，幼而徇齐，长而敦敏，成而登天。乃问于天师曰：余闻上古之人，春秋皆度百岁，而动作不衰；今时之人，年半百而动作皆衰，时世异耶？人将失之耶？

岐伯对曰：上古之人，其知道者，法于阴阳，和于术数，食饮有节，起居有常，不妄作劳，故能形与神俱，而尽终其天年，度百岁乃去。

今时之人不然也，以酒为浆，以妄为常，醉以入房，以欲竭其精，以耗散其真，不知持满，不时御神，务快其心，逆于生乐，起居无节，故半百而衰也。

夫上古圣人之教下也，皆谓之虚邪贼风，避之有时，恬惔虚无，真气从之，精神内守，病安从来。是以志闲而少欲，心安而不惧，形劳而不倦，气从以顺，各从其欲，皆得所愿。故美其食，任其服，乐其俗，高下不相慕，其民故曰朴。是以嗜欲不能劳其目，淫邪不能惑其心，愚智贤不肖，不惧于物，故合于道。所以能年皆度百岁而动作不衰者，以其德全不危也。

《伤寒杂病论 · 脏腑经络先后病脉证第一》

夫人禀五常，因风气而生长，风气虽能生万物，亦能害万物，如水能浮舟，亦能覆舟。若五藏元真通畅，人即安和。客气邪风，中人多死。千般疢难，不越三条：一者，经络受邪，入藏府，为内所因也；二者，四肢九窍，血脉相传，壅塞不通，为外皮肤所中也；三者，房室、金刃、虫兽所伤。以此详之，病由都尽。

若人能养慎，不令邪风干杵经络，适中经络，未流传藏府，即医治之，四肢才觉重滞，即导引、吐纳、针灸、膏摩，勿令九窍闭塞；更能无犯王法、禽兽灾伤，房室勿令竭乏，服食节其冷、热、苦、酸、辛、甘，不遗形体有衰，病则无由入其腠理。

以上几段文字，就是养生之道。其要点就是"养慎"，其核心就是：法于阴阳，和于术数，食饮有节，起居有常，不妄作劳。用现在的白话来说，就是遵循自然规律，不暴饮暴食，生活有规律，不透支体力精力。

其三，懂得一点医术。医术虽然繁杂，但也只是术的层面，属于下工应该掌握的范畴。以你的聪慧与才智，这点微末之术，应不难掌握。故此仅罗列以下几点供你玩味。

1. 什么是健康——你的身体你做主

学医术，首先要知道什么是健康，什么是病。在这个基本问题上，中医和西医不同。中医只关注人的健康，所以学中医首先要知道什么是健康。中医认为，你是身体的主人，身体有没有病都会通过各种症状显示出来，你的感觉才是最可靠的。通过望、闻、问、切，看到你面色红润、发肤明亮，人有精气神，能吃、能睡、不痛、不痒，九窍灵敏通畅：耳聪、目明、鼻能正常呼吸、口能正常饮食、二便通利而有规律，四肢灵活有力，这就是健康。如果有病，就一定会有证，有不舒服有感觉。而西医关注的是病，认为人的感觉是靠不住的，要通过各种仪器化验、透视、甚至体内探查，看身上有没有细菌、病毒，体内有没有病灶，不管你主观感觉如何，只要没有细菌、病毒、病灶，就是有疼痒酸麻胀、吃不下、睡不着、没精神，也认为是没病。

2. 什么是病——过犹不及

中医认为，维护平衡与中庸是确保身体健康的根本。"平衡"包括人与自然关系的平衡和人体各脏腑的平衡。人要依靠与自然交换物质能量和信息维持自己的生命，所以人要能呼能吸，能吃喝还要能排泄，这样才能维持平衡，也才能维持生命。同样，人体各脏器之间也要保持平衡。中医根据阴阳五行学说，将主要脏腑与自然界的五行属性相联系，认为肝、心、脾、肺、肾具有木、火、土、金、水及其相生相克的属性，"过"或"不及"都是病，并且一个脏腑有病会累及其他脏腑。所以张仲景说，在诊病时"脉当取太过不及"。无论阴阳、虚实、寒热、表里，过和不及都会致病。但初期的过与不及，多是功能性的问题。在这个节段，西医是不会发现病的，只有发生器质性病变，形成了病灶，西医才说是有病。中医的优势，就在于早期发现，早期治疗，即所谓治未病。同样，每个人在这个阶段就会有所感觉，也就成为最早的医生。

3. 怎么治病——虚补实泄

中医治疗疾病的基本原则，依然是平衡与中庸。《黄帝内经》讲"虚虚实实，损有余，补不足"。对此虽然不同解释，但其基本内涵是一致的。即虚则补之，实则泄之，热则凉之，凉则温之，湿则燥之，燥则润之。在实际运用中，要结合脏腑特点及其相生相克的关系，结合针灸、推拿、药物的属性灵活运用。同时根据阴阳平衡理论，和孤阳不存，独阴不生，阳升阴自随的规律，扶正祛邪。

在人的五脏六腑中，以其五行之性对应五色五味，青酸入肝、赤苦入心、黄甘入脾胃、白辛入肺、黑咸入肾。在食物和药物中，酸主收、苦主降能坚、甘主缓能补、辛主散、咸主水能软坚。辛甘发散为阳，酸苦涌泄为阴。理解了五脏六腑和食物药物的属性，就可灵活运用去调节人体的平衡。

中医属于仁道，从不以肃杀为用。比如人得了感冒，无论是细菌性还是病毒性，均不以杀菌灭毒为目的，而是通过药物增强人体自身免疫力，通过汗、吐、下法将致病细菌或病毒排出体外，在治病的同时提高了人体的抗病能力。归根到底，是依靠人自身的能力治病。所以说你才是最好的医生。

这一点在治疗寄生虫病中体现的最典型。如治疗蛔虫病用的乌梅丸，只是通过提高肠中温度，使之不适合蛔虫生存，并用酸辛之味将其驱出体外，排出的虫体虫卵还是活的。而西医则是要杀死细菌病毒。但由于人体染病可能由各种各样的细菌病毒感染引起，西医一时难以确定，就用广谱抗生素或抗病毒药物灭杀。在杀死致病细菌病毒的同时，也杀灭了人体必需的有益菌，造成人体免疫力下降。由于体内环境未变，免疫力下降，人体更加虚弱易感染。因此，许多人通过输液治好了感冒，以后会多日不精神，而且容易重感。

在治疗脏腑疾病时更是这样，中医讲，见肝之病当先实脾。因为中医认为各脏腑相互关联，一个脏腑得病会殃及其他，在治一脏之病时特别注意顾护相关脏腑。而西医关心的只是病灶，哪里有病治哪里，在治的同时伤害了其他脏腑。所以才出现治糖尿病造成肾衰竭的问题。

4. 当个好医生——学点中医知识

你就是最好的医生，但要当好这个医生，除了懂得养生、懂得医道，还是要学点中医知识。许多人觉得学中医很难，其实中医并不神秘，学起来也不难。中医属于经验医学，其理论和方法都来自生活实践。比如，一个人被蚊子咬了一口中，觉得痒，会下意识地去挠一挠。这就是中医按摩的起点。人们渴饮饥餐，炒肉时放点姜，就是中药的运用。医书不过是把这些经验写成的书。读一读就能用。历史上有位叫陈修园的名医，他专门写过一本书，叫《学医实在易》，他说，只要你识的一个“人”字，就能学好中医。古人还有一句名言，叫“秀才学医，如笼中抓鸡”，在笼子里抓鸡能说难吗？在中国古代，大凡知识分子都懂得一些中医知识。过去不识字的人多，医书也很难找，许多都是秘而不宣。比如《金匮要略》这本书，就曾经是皇家秘藏的医书。因为放在皇家藏宝贝的金匣里，所以才叫《金匮要略》。现在人们文化水平提高了，医书到处都能买到，网上也很多，要想学医只要肯用功就行。

过去讲，大医医国，中医医人，小医医病。作为一名知识分子，如果上不能治国理政，中不能疗疾侍亲，下不能养生健体帮助他人，何来忠孝义礼义？

在此，特分享张仲景《伤寒论》前言中的一段文字，以为共勉。

余每览越人入虢之诊，望齐侯之色，未尝不慨然叹其才秀也。怪当今居世之士，曾不留神医药，精究方术，上以疗君亲之疾，下以救贫贱之厄，中以保身长全，以养其生，但竞逐荣势，企踵权豪，孜孜汲汲，惟名利是务，崇饰其末，忽弃其本，华其外而悴其内，皮之不存，毛将安附焉。卒然遭邪风之气，婴非常之疾，患及祸至，而方震慄，降志屈节，钦望巫祝，告穷归天，束手受败，赍百年之寿命，持至贵之重器，委付凡医，恣其所措，咄嗟呜呼！ 厥身以毙，神明消灭，变为异物，幽潜重泉，徒为啼泣。痛夫！举世昏迷，莫能觉悟，不惜其命，若是轻生，彼何荣势之云哉！而进不能爱人知人，退不能痛身知已，遇灾值祸，身居厄地，蒙蒙昧昧，蠢若游魂。哀乎！趋世之士，弛竞浮华，不固根本，忘驱徇物，危若冰谷，至于是也。

孔子云：“生而知之者上，学则亚之，多闻博识，知之次也。”余宿尚方术，请事斯语。

名师引路善传承，疑难病症方法多

河北省中医药科学院　曹东义

我与毛以林教授认识已有几年，也有过几次比较深入的交谈，深知他平时工作繁忙，苦于读书，善于临证，勤于笔耕，因此成就很大，著述颇丰，各地请看病、会诊的患者遍及海内；仰慕他学术成就，邀请前去讲学的事情也很多。

最近，他的新作《步入中医之门》第六部“疑难病辨治思路详解”即将出版，他高看我，希望我写一篇序言。

我捧读他的书稿，首先映入眼帘的是他对自己学习过程的叙述。他感谢了很多人。36年之前，把他领进中医之门，有一群值得敬佩的老师。那时，中医的高等教育虽然伴随着高考已经恢复，但是，家境困难的毛以林只能迈入芜湖中医学校，这是一个不算高的起点。但是，当时的老师都很敬业，对这批童子军式的中医学子呵护备至，老师教得认真，学生学得刻苦。他们大多来自经济不发达的地区，但是根据政策，他们只要毕业就是“国家干部”了。因此，这群年轻学子，很有感情地做了中医的传人。书声琅琅，滋润心田。那时，不用为前途忧虑，不用考虑就业问题。

毕业之后的毛以林，虽然有了干部身份，但是，按年龄尚未成年。他被分配到皖南南陵县奎湖乡，虽然是“三不管”的边远地带，但是当地就有精于脉诊的老中医。10年的跟师临证，毛以林也成长为一个合格的中医。

不甘寂寞，刻苦学习，让坚信奋斗可以改变命运的毛以林逐渐走出了基层，奔向了高等学府，成了让人羡慕的硕士、博士、教授、博导、专家。他一路走来，他遇到了很多贵人，马继松、彭坚、朱良春先生，都是我熟悉的中医大家、名家，能与这些人交往，得到他们的帮助与扶持，是一种幸运，也是他不断努力的结果。

所谓贵人，就是当你需要帮助的时候，就遇到了帮助你的人。

毛以林教授很幸运，他遇到了这么多贵人，但是，他也逐渐成长为一个能够帮助别人，被别人称为贵人的人。很多患者把他看作救命恩人，很多学生把他看作恩师，在不知不觉之中，已经把自己的人生升华为贵人。

现在，毛以林教授，又一次把自己临床所得，和盘托出，“明告天下”，为的就是神州杏林的不断繁荣。很多人有了一点经验，奉为珍宝，私密不传，毛教授不仅把方子的组成、用量、用法都写出来，而且还深入细致地讲解其中的道理。条分缕析，加以概括，提纲挈领，琳琅满目，美不胜收。

能够做到这一点，不能说不是一种大爱的体现。

古人把修、齐、治、平的理想看得很重，我觉得“利天下”是中华文化很重要的内容，也是中医文化之中很高的境界。要做到“利天下”，就必须有著作，能传承。为师之道，不外授业、解惑、传道。授业的过程，应该在大学阶段完成；解惑与传道，需要在中医临床实践之中实现。

毛以林教授这部新作，既延续了《步入中医之门》的特有风格，也是以“疑难病辨治思路详解”为切入点的传道、解惑，很有意义。当然，所谓“很有意义”，就是阅读之后，可以引起共鸣，有助于同道交流、后学成长、事业复兴，这才有意义。

阅读书稿，感慨良多。我想，我的感慨应该不是孤立的个别现象，只是我有机会在这里写出来，并随着这部著作的流传，与大家一起分享读书的快乐。因此，我感谢毛以林教授给我这样一次机会，与同道们一起学习，共同快乐。

疾病复杂需研究，医门推敲很重要

河北省中医药科学院　曹东义

武汉张胜兵先生，号称中医鬼谷子，祖籍湖北汉川，我和他通过网络认识，了解一些情况，过去对他的学术成就所知不是很深。最近，他即将推出《医门推敲》第二部，希望我能写一篇序言。

说实话，这是一件不容做好的事情，由于我自己水平所限，也由于工作很忙，不能深入学习张先生的著作。

清代名医徐大椿先生在《中国医学源流论》之中，提出“医非人人能学”的观点，很大的原因是疾病复杂，健康面对的问题是整个人生的问题。因此，从神农尝百草、岐黄论医理、扁鹊发明脉学、仲景辨治伤寒、金元医学争鸣等，都是前赴后继的不断探索，这才有了中医的辉煌历史。

由此可见，“医门推敲”是一个重要的方法，并且还要看和谁推敲？推敲什么？如何推敲？推敲的结果怎样？

张胜兵先后在湖北中医学院、安徽中医学院读本科和研究生，后来又拜师于著名中医学家李今庸教授，并且他自己也开始招收徒弟，传承中医。由此可见，和他推敲的中医同道不少，谈论的学术领域也很宽阔。他还经常走访民间，访杏林高人，收集土方、秘方、偏方，结合众师之长，融会贯通，逐渐整理总结形成自己独到的诊疗经验，集腋成裘，渐成体系。临床擅长针灸与方药结合，针药并用，在内、外、妇、儿、男、皮肤等科疾病均有所长，是一个比较全面的医林高手。

当我了解到这些情况之后，知道他“中医鬼谷子”的称号，也不只是一个虚名，而是把古代兵法的“用兵之妙”，巧妙地结合到与疾病邪气斗争的医术之中了。

鬼谷子何许人也？据说他是春秋战国时代隐居山林的高人，不是神仙，也不是鬼怪，而是一个精明的军事家。鬼谷子的徒弟、传人，个个都是精明的杰出人物，也有史实依据。

“老张家”的张良以权谋著称于世，天师道、太平道的道教集大成人物，大多姓张。在两汉时期风云一时的“张家人”，既是黄巾军起义、推翻东汉王朝、开启三国的领袖，也是张仲景被迫“坐堂行医”，在《伤寒杂病论》之中“避道家之称”的原因。

东汉末年，“道家”变成了“道教”，传教讲道，除了利用《道德经》等古籍宣传政治主张，就是利用中医有效的诊疗方法，除民疾苦，接近大众。画符念咒，只是外在的形式；炼丹服食，也只是一种理想。

复杂的历史瞬间，张陵、张鲁、张角、张宝、张梁等把中医与道教搅在一起：道家传教利用中医，中医看病颇似传道。这在东汉末年，医学与政治界限模糊，逼得名医董奉避居杏林，华佗不能安心地做民间医生，也让张仲景免谈道家，不得已而“坐堂行医”。

时光如梭，穿越千年。中医遇见了西医，阴阳五行、脏腑经络都受到了质疑，如何阐明中医的学术本质，成了时代的难题。重术轻道，衰落难逃。求同存异，丢了自己。一百年来，中医不断衰落，其指导理论阴阳五行不被科学共同体所承认，因此一直处于“末法时期”。

在这个时期之中，不甘寂寞，热心中医学术的有识之士，奋起图强，著书立说，继承与发展中医学术。张胜兵先生就是其中颇为勤勉的一员。

他善于提出问题，从临床各个病种出发，在继承前人经验的基础上，订立新方，以方类证，讲述诊治经验，令人眼前一亮，耳目一新。

假如有人问我，张胜兵先生在医门之中，推敲得如何？他的经验是否具有普适意义？这都不是三言两语可以概括的，需要在实践之中加以检验，不断验证。我的恩师朱良春先生就说过“所谓经验”，就是经自己验证过的临床总结。

因此，即使是张胜兵先生和盘托出了自己的经验，学习他的人在实践之中传承、发挥的效果如何，也要看这个传承者所达到心领神会的程度。因为张仲景的著作，理论与方法都明明白白，还有历代注家的解释与阐发，但是推崇他、学习他的人，还有很多不会用中医思维看病。中医学术的传承，古往今来都不是一件轻松的事情。

在中西医并存的当代，随着老化社会到来，一人多病，一病多因，使很多慢性病的诊治，都显得很复杂，奏效不是那么容易。但愿随着《医门推敲》的出版，广大读者能够按照作者指引的方法，不断深入研究理法方药，推敲治病思路，解除广大患者的病痛，造福于天下众生。

借助张胜兵先生著做出版，抒发感慨如上。

医术承载中医理论，立志解除民间疾苦

河北省中医药科学院　曹东义

2017 年春节前夕，75 岁的封志强先生送给我一本内部出版的医学著作《医道探索》。这是他几十年临床经验的积累，也是一部很有特色的医话医案汇编。他说，由于不甘心被编辑按照固定的格式修改，也担心被出版社套取了利益，因此，只好“遵古炮制”，按照古代医学家的老方法，自己先把这本心血之作，用这个形式印制出来，藉此可以交流学术，可以教育徒弟学生，也可以为将来出版打基础。

听了封先生的叙述，我这个出过不少书的人，为他坚持自己特色、不肯随波逐流的精神所感动。他所说的“医道”，以及他在论坛里、微信群经常说的“中医不是科学，科学也不科学”，引起我的深思。

为师之道，授业、解惑、传道，这本《医道探索》即将作为一个载体，广为流传。为此封先生高抬我，希望能写一篇序言，或者书评，以便有助于其更好地实现这个理想。

我虽然了解过一些道家、道教、道理、道术的有关知识，对于道医、医道的认识还不很深刻。因此，鸡年的春节期间，我查阅了有关资料，借此抒发一些感想。

道家思想原创于春秋时期的老子，其著作之中丰富的哲学思想，可以用来养生治身、怡情悦性，也可以用来治国安邦，实现人生理想。因此，自先秦时代开始，道家思想受到人们重视。孔夫子问道于老子，主张克己复礼，修身齐家治国平天下，为的是“大道之行，天下为公”，并且把道家思想用到《易经》的解释之中，还说“道不行吾将乘桴浮于海”。

在儒家与道家争鸣与交流的时候，扁鹊建立了四诊合参、集成创新的医学体系，司马迁称扁鹊是医学的宗师。

道家思想与医学的融合，是一个逐渐形成的过程。成书于汉代的《黄帝内经》，大量使用了“道”的概念，与“扁鹊言医罕言道”明显不同。

西汉初年，“黄老之学”“无为而治”的思想受到窦太后等上层人士的重视，出现了与民休养生息的文景盛世。大儒董仲舒以阴阳五行的哲学理念，阐发天人合一思想，进一步把道家的思想融入儒家的体系，儒道交流，深入人心。

东汉末年，巨鹿张角创立太平道，经过十余年的发展，信众遍布海内，达到几十万人，后来发动“黄巾军起义”，成了推翻东汉王朝，开辟三国的政治势力。与此同时，入蜀沛人张陵在鹤鸣山创立天师道，传承几十年，他的孙子张鲁在汉中建立了政教合一的政权，长达 20 多年。

太平道、天师道共同的特点，都是一方面借用道家的经典说政治，一方面借用医学的知识，以及符咒方药治病救人。把老死不相往来、独善其身的道家思想，上升为救民于水火，治理天下，干预国家政治的群众运动。

医术载道，治病救人，受到民众的广泛欢迎，也受到统治者的残酷迫害。太平道的黄巾军，被称为“逆贼”，几十万信徒或被屠杀，或被诏安（如曹操的 30 万青州军）；天师道被称为“米贼”，由于接受了曹操的招降，日后逐渐传道于北朝，成为北魏的“国教”。

老子《道德经》说：“天下有道，却走马以粪。天下无道，戎马生于郊。”

太平道、天师道创立的时期，也是华佗、张仲景生活的时代。连年征战，流民失所，“白骨露于野，千里无鸡鸣”的严酷现实，造成伤寒肆虐，疾病流行。

华佗兼通数经，游学各地，“沛相陈珪举孝廉，太尉黄琬辟，皆不就”，但是他没能逃离官府的迫害。按理说，他想做一个自由自在的民间医生的要求并不高，但是，由于他医术高明，不肯伺候权贵而被曹操杀害。

华佗有什么罪？都是欲加之罪。“匹夫何罪？怀璧其罪！”

张仲景在大堂上“坐堂行医”，也许是被迫无奈的“避嫌”措施。

因为，医术高明的医生，可以排忧解难，很多患病的群众前来就医，或者被患者接来送去，就像“会道门”传教的骨干。

一个好医生，居家之时，民众前来就医，相望于道路，络绎不绝。出门之时，多被请去会诊，机会难得，看诊者三五成群，都像是“宗教活动”。在那个“遍地黄巾军”的时代，在那个“老张家”出了很多宗教首领的东汉末年，张仲景“坐堂行医”的举动，的确是避免嫌疑最好的方法。

陶弘景《辅行决脏腑用药法要》说《汤液经》的六组方剂，“阳旦者，升阳之方，以黄芪为主；阴旦者，扶阴之方，柴胡为主；青龙者，宣发之方，麻黄为主；白虎者，收重之方，石膏为主；朱鸟者，清滋之方，鸡子黄为主；玄武者，温渗之方，附子为主。此六方者，为六合之正精，升降阴阳，交互金木，既济水火，乃神明之剂也。”

这是一套传承千年的经方，是“六合正精”“神明之方”，但是“张机撰《伤寒论》，避道家之称，故其方皆非正名也，但以某药名之，以推主为识耳。”

陶弘景不身临其境，不知道东汉末年的道教，就好像现在的邪教一样被政府打击，远不如南朝的时候那样受欢迎。张仲景的难处，陶弘景不了解。

“往事越千年”，一晃到了今天。

封志强先生虽然是享受国务院特殊津贴的高级工程师，年逾古稀，但是他热爱传统文化，以古人为师，励志学道，济世救民，深入钻研经典，精究医术，妙用古方，学以致用，屡获良效。

毫无疑问，具有几千年辉煌历史的中医，在“西化”“异化”十分严重的当代，其学术传承遇到了前所未有的困难：乡以下民众“看中医必须进城”，城里的“中医院不姓中”。

为了弘扬中医，纠正时弊，传承学术，封志强先生从自身做起，验案传法，出书施教，立功当代，显名未来。

古人说“君子务本，本立而道生”，封先生从医道入手，以法类证，用鲜活的临床医案，一点一滴，按照望闻问切的步骤，一案一讲，详细阐明诊治机理，用疗效反证中医理论的指导作用。道法理术，丝丝入扣，环环相接，循循善诱，让人读案明理，以效求道，举一反三，美不胜收。

读过封先生的《医道探索》，使我浮想联翩，因此抒发感慨如上。

正本清源说中医，问道岐黄向高峰

河北省中医药科学院　曹东义

福建陈锦明先生与我网络相识，互相交流中医学术多年。最近，接到陈先生书稿《岐黄医道归真》——《素问》《灵枢》条分缕析，拜读之后，感慨良多。

一百多年以来，西学东渐，汉字、国学、中医一度成为“岁寒三友”，被一些留样的书生列入了行将取消的行列。随着汉字顺畅地进入计算机，中国综合国力的增强，民族文化复兴也已经日渐繁荣，唯有中医复兴仍然处于黎明前的阶段。

虽然政府领导高度重视，人民大众深切期盼，《中医药法》也进入实施阶段，但是目前科学界、学术界，不承认中医的指导理论具有科学性，阴阳、五行、脏腑、经络、气血精津液等，都被排斥在科学大门之外，只承认中医有技术、方药，并且方药要“研究”，技术须“规范”，所以，中医还处于“废医存药”“废医验药”的阶段，这个阶段仍然是“中医的末法时期”。

反思一百年的发展道路，虽然前贤也很努力，但是由于发展道路出了问题，用西医擅长的解剖和疾病诊断为标准，评价中医学术体系，造成了自身的信心大失，事业逐渐萎缩。这是因为“求同存异，丢了自己”。

汇通，实汇而不通；科学化，为城下之盟；中西医结合，乃没实现之美好理想。“重术轻道，衰落难逃”，要想步入复兴，必须“道术并重”；在中西医的关系上，要采取“求异存同，彰显个性，走向复兴”，否则就不可能达到“中西医并重”。因为“求同存异，逐渐失去了自己”，自立已不能，如何谈复兴？

一百多年的道路迷失，造成了中医人理论不自信、疗效不自强、传承不自觉、体系不自立。因此，回归中医原创思维，培养后继人才，是一个大问题，陈先生此著的出版，有助于解决这一多年的难题。

我们不能盲目乐观，以为一部《中医药法》就可以解决所有问题。目前的中医，仍然是步履艰难的传承阶段，中医的春天仍是未来才能见到百花齐放的景色，还要做好“忍冬藤”的工作，为中医完整体系而守候，是一个长期的工作。

传承中医，首先是人才培养问题，清代名医徐大椿《医学源流论》曾经说过，医生是“重任也，精艺也，贱工也”，不是人人都可以成为一个好医生的，更不是轻易就可以成为医学大家。

陈锦明先生这部医学著作，立足于从学术源头探索中医独特的优秀特质，把王冰、张景岳、马元台、张志聪等著名医家对《内经》的阐述，经过自己精心选择，再加上多年的苦心研究，集成在一起，成为一部走向经典的重要引导。

要想成为时代的好中医、苍生大医，如果读不懂这部书，就说明素养还不深厚，需要努力和下功夫的地方还有很多。假如见到陈先生这部著作，能够很轻松地进入心田，启迪智慧，得到共鸣，说明你对中医学的认识，已经有了比较好的基础，可以登堂入室，穿越时空，去“造访”历代名医，与他们心心相印无障碍交流了。

中医必将与时俱进，也有义务说明自己的学术特质。

无论走多远，中医都必须坚守自己的原创思维，善于解决时代的医学难题，为大众的健康保驾护航，维护健康，纠正亚健康，治疗不健康，让人们健康长寿，快快乐乐到天年。

在陈先生大做出版发行的前夕，我感到中医界的根脉亦然深厚健壮，中医事业必将“医随国运”，逐步走向复兴。心情高兴之余，抒发感慨如上，与大家一起预祝这部好作品，传遍四方，成为中医人的座右铭。

世代名医余瀛鳌，“通治”妙方合大道

河北省中医药科学院　曹东义

余瀛鳌先生，1933 年出生于上海，祖籍江苏阜宁。出身于几代名医世家。1949 年 10 月前，上海甚至全国，基本上没有中医学院了，他想继承祖业，传承中医的愿望难以实现，只好报考了医学院，1955 毕业于上海第二医学院本科。

余老说：“半个世纪之前，由于国民党政府不重视中医，汪精卫等人就明显歧视中医，导致中医教育事业的衰落。到解放初，在上海这样的大城市已经没有中医的高等教育学校了。我父亲希望我成为一个医生，要接受正规的医学教育，所以我就报考了上海第二医学院。毕业之后，来到北京工作。正好赶上毛泽东主席号召西医学习中医，我就报了名，参加了第一届西医学习中医班。当时，还没有中医学院，中医学院是在 1956 年才批准成立的。”

中医在近代逐渐衰落，甚至在卫生部的文件里也时常被称为“旧医”。毛泽东于 1954 年初，发现

了卫生部领导歧视和限制中医的错误，撤销了两位副部长，让西医学习中医，建立中医研究院，中医绝处逢生，余瀛鳌先生赶上了中医“重生、复苏”的时代列车，幸运地“选择中医”，进入杏林，接续薪火，传承和发展中医。

1955 年冬，余瀛鳌先生参加卫生部中医研究院主办的全国第一届西医学习中医研究班学习。1958 年以优异成绩结业，分配在中医研究院工作迄今。

余老说：“我于 1955 年在上海第二医学院毕业之后，来北京工作。工作半年之后，参加了第一届西医学习中医班，然后留在中国中医科学院工作，当时叫中医研究院，后来在 1985 年更名为中国中医研究院，去年又更名为中国中医科学院。我来北京的时候，中国中医科学院还没有成立，我是见证了研究院从成立至今，为数不多的几个仍然健在的人之一。我的父亲余无言当时是上海名中医，在中医研究院成立的时候，奉调进京，是组建中医研究院的元老之一。我还在西学中班学习的时候，于 1956 年就得以拜著名中医秦伯未为师。秦伯未先生指导我学习中医‘六字诀’：多读书，多临证。我利用几年的时间，在中医研究院图书馆泛览了中医古籍 3000 多种，当然，也对其中重要的古籍进行了比较细致的阅读、研究。我始终没有脱离临床工作，现在虽然工作繁忙，年龄也 84 岁了，但是，仍然每周都出门诊，尤其是在京城名医馆，很多都是外地来京的病人，来看一次病不容易，一定要细致耐心。”

余老现任中国中医研究院专家委员会委员、研究员、研究生部客座教授、博士生导师。曾任中医文献研究室主任、中国医史文献研究所副所长、所长等职。兼任国务院古籍小组成员、当代中医药技术中心顾问、中国中医药学会文献分会副主委等，是我国中医临床文献学科带头人。

余老由于是世代名医之后，早年与路志正国医大师在内蒙古包头钢铁公司下乡医疗，同时创造条件办进修班，培养了很多临床人才。他深厚而广博的学术素养，丰富而突出的临床经验，受到海内外杏林同道的敬仰，多年之前就被评为“首都国医名师”，2014 年，余瀛鳌先生被推荐为第二届国医大师人选，2017 年当选全国首届名中医。

余老研究中医古籍多年，对中医学术造诣很深，著述丰富，主编《中国传统医学大系》《中医大辞典》《现代名中医类案选》《中国古籍珍本提要》等多种医籍，发表学术论文 200 多篇，并获得国务院颁发的政府特殊津贴。已被收入《当代世界名人传》等多种传记性著作，并被英国剑桥传记中心收载于《国际知识分子名人录》。临床精于中医内科，尤长于治疗肝病、肾病、心脑血管病、泌尿生殖系疾病、糖尿病、癫痫等多种疑难病症，其经验方已被收于《名医名方录》《当代名医证治荟萃》等书。

通治方彰显大智慧，杂合以治合大道

李鸿涛博士后副研究员主编《余瀛鳌通治方验案按》，2017 年元月由北京科学技术出版社出版，该书整理和总结了余瀛鳌先生运用“通治方”治疗各科疾病的经验。余老撰写序言，说与中国中医科学院信息所李鸿涛博士相识多年，自从 2012 年跟师学习之后，“善学多思，明辨笃行，重点突出”，深入研究余老“通治方”的思想及临床运用。对于通治方思想的形成基础、临证常用通治方及其化裁、通治法与药物配伍经验，做出了传承性和探索性相结合的工作。这对于总结余老临证经验、诊疗模式、方药心悟等方面，是很有成就的一部专著。

李鸿涛研究员经过几年的研究总结，把余老临床各科常用通治方 60 首及常用加减法，收录于书中，并努力探索通治方的学术思想，将其概括为“辨证辨症—通治方—通治法—应证化裁”的临证模式。本书精心编辑，和盘托出，呈现给学术界，让大家有机会一窥世代中医名家余瀛鳌先生的诊疗思想，实在是一件值得庆贺的学术成果。

通治方是在辨病和辨证的基础上，经过多年不断摸索，逐渐揣摩，细心总结，才提炼出来的精华，与古人的“禁方”“秘录”“经验”“得效”不一样，它不是个人心里的秘密，也不是独家占有的秘藏，而是承载着研究学术使命，为广大后学提供思路的铺路石、探道标，在新时代中西医并存的背景下，如何传承与发扬中医学术，彰显中医特色，突出中医优势。

知常达变出奇制胜，病机相同随拨随应

中医是道术并重的国学，有长达数千年的传承过程，每出一方，每用一药，都有其深刻的道理。通治方之所以能够存在，所以能够屡试不爽，背后都深含着中医药独特的大智慧。

余瀛鳌先生熟读经典，对于《内经》《难经》《伤寒》《金匮》历代各家著作，如数家珍了如指掌，他从前人关于“诸黄”“诸呕”“妇人六十二种风”等描述里，得到了启发。也看到施今墨先生用基础方治疗糖尿病，逐渐萌发了“通治方”的思想，并在实践之中不断完善。他对于教条化的刻板分型，罗列杂方，让人莫衷一是的弊端，提出了由博返约，执简驭繁，好学好用的通治方诊疗思路，反对过于繁杂的分型治疗，并且与上海萧敏才教授组织编撰了临床通治方选。

二十世纪六十年代，余老在内蒙古包钢治疗肝炎，初探通治法，此后对于癫痫病、老年便秘、妇女肝郁、月经不调、慢性咳喘、小儿疳积、消化不良等，经常使用通治方加减治疗，每能应手而瘉，屡获良效。关键是能审证知因，抓住病机，异病同治，一方多效。

通治方之所以临床有效，一定是抓住了中医治疗疾病的关键问题，探索其道理，应该从中医的基本理论宝库之中讯找根据。

以人为本，脏腑强壮是关键

《素问》说“五脏者，身之强也”，脏腑是人体气血生化的关键场所，也是人体正气是否充足的根本保障，很多疾病的产生，都根源于脏腑功能下降。因此，《内经》说“正气存内，邪不可干；邪之所凑，其气必虚。”扶正就能驱邪，这也是有些通治方可以获得疗效的关键因素。把人体内在的卫生资源调动起来，让生命的气血流畅无所滞碍，也就可以避免很多疾病的产生。即使有了疾病，不管邪气如何变幻，只要始终注意维护正气，就能“留人治病”，邪去正安，达到“治未病”与“治已病”相结合的美好境界，长治久安，离不开脏腑功能的维护与提升。

我提出的补虚益损、内外结合治疗风湿病，也体现出学习余老通治方思想的重要性。

升降阴阳，心肾水火能既济

阴阳升降，出入平衡顺畅，也是人体维护健康，中医治疗疾病的法宝，这一点对于通治方的研究，也具有重要意义。《素问·阴阳应象大论》说：“阴阳者，血气之男女也。”男人多气，女儿多血，血为气之母，气为血之帅；气生血，血载气，气血和合，百病不生。

使气行血畅，就容易获得健康。气血阴阳不和，很多人失眠不寐；肾水不足，心阳不振，是很多老年病患者共同的特征，这提示我们在通治方的研究过程之中，应该注意交通心肾，既济水火，使肾水不太寒，使心火不过亢，阴平阳秘，恢复健康。

交互金木，肺肝气血喜顺畅

肝属木，肺配金，春木主升发，秋金喜润降。很多病是因为肺气不畅，肝血瘀滞。很多人只知道“病痰饮者，当以温药和之”，不了解其他治法，影响了临床疗效。我在临床上，学习余老通治法、通治方的经验，用润降治法，治疗很多久治不愈的咳嗽，就获得了明显的效果，这个经验由我的徒弟王红霞副主任医师介绍到《中国中医药报》“名医名方”栏目，引起了同道们的注意，有人来电话说方子很好用。这是我学习和传承余老学术思想的一个体会吧。

脾升胃降，后天之本养先天

脾胃为枢，《素问·太阴阳明论》说：“帝曰：脾病而四肢不用何也？岐伯曰：四肢皆禀气于胃，而不得至经，必因于脾乃得禀也。今脾病不能为胃行其津液，四肢不得禀水谷气，气日以衰，脉道不利，筋骨肌肉，皆无气以生，故不用焉。”

这说明了脾胃以膜相连，对于饮食水谷的消化，有着非常重要的作用，河图洛书都把脾土放于中部，认为脾胃之土是“交互金木，升降阴阳，既济水火”的道路，出于格外重要的地位。《左传》《国语》也说“土与金木水火杂，而成万物。”李东垣《脾胃论》提出补脾的重要性，李仲梓主张脾为后天之本，肾为先天之本，都为通治方提供了思路。

我在临床上学习余老通治方的思想，在很多方剂之中注重使用制香附、鸡内金、焦三仙，也体现出余老通治方对我的影响。

敦煌卷子《辅行诀脏腑用药法要》，引用陶弘景的话说："阳旦者，升阳之方，以黄芪为主；阴旦者，扶阴之方，柴胡为主；青龙者，宣发之方，麻黄为主；白虎者，收重之方，石膏为主；朱鸟者，清滋之方，鸡子黄为主；玄武者，温渗之方，附子为主。此六方者，为六合之正精，升降阴阳，交互金木，既济水火，乃神明之剂也。张机撰《伤寒论》，避道家之称，故其方皆非正名也，但以某药名之，以推主为识耳。"

这说明，张仲景在创制《伤寒》六经辨证的时候，也是自觉不自觉地践行了通治方的思想，他的方后注，加减法，充分体现出通治方与"临床活法巧治"之间的辨证关系。

总之学习中医，传承中医，发展中医，一定要"根基牢固"，然后才能千年不倒。余老深厚的学术素养，道术并重的治学精神，结成了一个很鲜明的成果："通治方"。只有大将，才能整合三军有秩序，唯有大道，才可从纷繁走向简约。

向余老学习，问道中医经典，追寻历代名家，这样的机会很难得，只有有缘人才能赶得上。机不可失时不再来，希望传道解惑的杏林同道，我们相约金秋十月的北京，与名家共聚一堂，讨论中医复兴大业。这是非常有意义的学术活动。

用诊治经验事实，把中医带进科学殿堂

河北省中医药科学院　曹东义

日前，在石家庄市举办了纪念郭可明先生诞辰一百一十五年的学术研讨会，年且百岁的路志正先生，国医大师张学文、李佃贵教授出席与300多位代表共同出席了这次盛会，多位专家作了内容丰富的讲座和学术报告。大家一起盛赞郭可明先生以及他的儿子、河北省名中医郭纪生先生，认为他们父子不愧为当代中医的楷模，在传承中医发展学术的过程里，用无可辩驳的事实，带领中医进入科学殿堂，也为党和政府发展中医的政策，提供了有力的支撑。

郭可明（1902～1968年）先生出生于石家庄市东仰陵村，他家几代行医，在别人还没有品牌意识的年代，他们创立的"碧云堂"，成了远近闻名的老字号，这在历史不太悠久的石家庄市，是很突出的中医药文化符号。

凌云壮志是少年，步入庙堂见领袖

郭可明先生14岁跟随父亲学医，满怀壮志，希望普救天下众生疾苦；勤学博览，叩问经典崇尚历代名家，逐渐精通内外妇儿临床各科，20多岁即名满乡里，却不置田产家业，悬壶石门（石家庄市的前身），开业行医，活人无数，名声鹤起，就连日本宪兵、伪政府官员，也知道郭可明医术不一般。因此，不仅大众有病喜欢找郭可明看，日伪人员有了病也找他。有些地下党被抓起来，身份还没有暴露，也委托郭可明出面去"保人"。有他出面担保，往往很快就放出来了。没想到几十年后，他从虎口里解救了很多共产党，却在"文革"期间人妖颠倒，成了他被迫害致死的借口，造反派问他："为什么别人做不到，你却能把这些人保出来？你不是特务，是什么？"

建国初期，郭可明与其他中医一样，相应党和政府的号召，组织起来办联合诊所，或者走进医院。1954年石家庄流行乙脑，很多病人处于危重和凶险的境地，西医由于没有相应的药物，病死率多在30%以上，侥幸活下来的病人，也往往留下终身残疾。

中医对乙脑有效吗？当时卫生部有些领导，受余云岫歧视中医的影响，说中医是"封建医"，在文件里把中医称作"旧医"。毛泽东为了纠正限制、歧视中医的错误，撤销了卫生部两位副部长，让中医进医院，西医学习中医，建立中医研究院、中医学院，这一系列的措施如雷霆万钧，改变了很多人的命运。

对这些政策的正确性，很多人心里有疑虑。郭可明先生治疗乙脑，90%以上的患者都获得痊愈，并且苏联专家的脑炎也让他治好了，创造了世界奇迹，震惊了对中医不太信任的西医。时任卫生部长的李德全，简短介绍这些事迹，毛泽东主席望着眼前的郭可明，说了很多鼓励的话，郭可明听不太懂湖南方言，但是毛主席连声说的“了不起，了不起！”让郭可明终生难忘。

父治乙脑立大德，子战非典济苍生

国医大师路志正先生，当年在卫生部工作，负责调查总结各地的中医经验，指导推广使用。因此，石家庄市传染病医院的经验上报卫生部之后，路志正先生就和另外两个人到了石家庄，他认定治乙脑的好疗效，是中医的成果，而同行的另外两个人却不这样看。

如果没有路志正先生的坚持，郭可明先生的经验极有可能“未被重视”，中医的独特疗效就被忽视了。没想到后来在北京推广成果的时候，还出现了未曾预料的风波。

卫生部经历三次调查取证，确定了石家庄市传染病医院治疗乙脑的经验，并在 1955 年底进行了表彰。但是，第二年在北京推广的时候，前半年效果很好，“完全可以重复”，后半年雨季降临之后，死亡率大幅上升，有些人开始怀疑石家庄经验的可靠性。

卫生部与北京市卫生局联合组成专家组会诊，蒲辅周等中医名家在石家庄经验的基础上，按照因地因时制宜、辨证论治的法则，又一次把中医的疗效提升到西医难以比拟的高度，这场风波才算平息。路志正先生说，他作为推出这个经验的当事人，那时承受的各方面压力，一般人难以想象。这个事实也教育了人们，必须坚持传统中医的诊治特色。

2003 年非典突袭广东，一路北上到了山西、北京、天津、内蒙古，疫情如火考验疾控能力。很多大医院被非典病毒所污染，隔离传染源让大街上“万人空巷”，时年 64 岁的郭纪生先生主动申请到一线去救治病人。经过他的细心治疗，20 多位病人全部获得痊愈，事后才知道他是全国年龄最大的一线工作者。这和他 17 岁开始，跟随父亲郭可明先生学医十几年，打下了坚实的基础不无关系。河北省中医药管理局为郭纪生先生颁发的奖牌，上面书写着两句话：“父治乙脑立大德，子战非典济苍生。”

时隔半世纪，郭氏父子，双星相映，德艺双馨，令人仰慕。

传承中医靠自觉，科学殿堂看疗效

郭纪生先生继承父亲的遗志，不仅弘扬了碧云堂家学传统，而且积极参加进修学习，他曾经在中国中医科学院研究生部脱产学习四大经典两年多，参加国家防治慢性气管炎“大协作科研”项目，积累了上千观察病例，后来担任了石家庄市医学研究院的院长。他因为成绩突出，被评为河北省首届名中医，当选欧洲科学院院士。积极创造条件，带教高徒几十名，到各地讲学，宣传中医，不知老之已至。

郭纪生先生为了传承、发展中医，用事实说话，历经艰辛，整理了大量原始资料，主编了《温病大家郭可明治疗乙脑实录》，该书以真实完整的大量病例资料，再现了当年郭可明先生治疗乙脑的历史过程，有理论，有方药，有故事，有结果。

97 岁的国医大师路志正先生，深情为本书作序，回忆当年认定这项成果的艰难过程，使大家看到了，西医有西医的要求和标准，中医有自己的传统和特色，只有坚持继承与发展并重，才能创造时代新的成就。路老认为总结过去，是为了未来更好地诊治传染病。

年近九旬的张学文国医大师，认为中医在急症的诊治中，有不可替代的作用，从古至今留下了丰富的理论与技术，必将在未来发挥更重要的作用。

手捧这部不平凡的著作，我感到这是中医历经磨难，送给当代杏林珍贵的礼物，也是中医对中华民族巨大贡献的结晶。

只有认真学习，不断总结，像郭氏父子那样执着，顽强奋斗，不断求索，才能有理论自信，才可以达到疗效自强。

学习了《温病大家郭可明治疗乙脑实录》，使我想到中医治疗病毒性的传染病，有着西医、西药所不具备的独特优势，充分发挥这些优势，就应该在禽流感或者其他病毒性传染病爆发、流行的时候，广大民众应该首选中医药，业界也应该把中医药列为“必选”，而不应该仅仅作为“备选”的措施之一。突出中医药的作用，就是首选和必选，这是历史告诉我们的事实，不重视这些用生命换来的经验教训，人类就会付出更大的代价。

中医的复兴，需要千万个郭可明、郭纪生。

只有具备了大量的这种人才，中医才能自豪地说，我们不仅做到了“中西医并重”，并且在很多方面“卓然自立”，优秀特质落在西医的目光之外，依靠原创的理论与技术走向世界，造福于全世界更广大的民众。

神州龙葵用千年，新药却产于澳洲

河北省中医药科学院 曹东义

近日，笔者在山西晋中市参加第十届李时珍医药论坛，得到梅全喜教授赠送的一本新书《鲜龙葵果抗肿瘤作用研究与应用》。读了这部他和张锦超先生主编的学术著作，不仅使我了解了很多相关知识，而且引起了我心灵的震撼和深深的不安。

据介绍，龙葵这味中药首先是由中医发现，使用了一千多年，并记载于相关的药学著作之中，隋唐以前唐甄权所著的《药性论》，称其为“龙葵”。

东方是龙的故乡，是龙文化的发祥地，中华民族都是龙的子孙，用龙命名一味中药，是很特殊的礼遇。

中国第一部国家颁布的药典，唐代的《新修本草》称龙葵为苦菜，这是从其性味进行考虑，四气五味之中“苦能坚阴”，也可以清热解毒。宋代的《本草图经》，称其为苦葵、天茄子，《救荒本草》名其为天茄苗儿，《滇南本草》将它命名为天天茄，裘儿草、后红子，李时珍《本草纲目》说它叫水茄、天泡草，《植物名实图考》记载的名称是天泡果。龙葵之所以有不同的名字，既反映了不同地域的用药习惯，也反映了历代中医药学家对它重视的视角有所区别。

龙葵广泛分布于亚洲，如印度、日本、东南亚，在欧洲也有分布，在我国南北各地均有分布。它以靓丽的果实，最先被人们所认识，在药食两用的过程里，或以全草和地上部分做菜肴，或因果实被当作水果食用，并在实践之中发现了它治病养生的药用价值，由此而逐渐受到重视。

甄权《药性论》所载的“龙葵子”，实际上就是我们今天广泛应用的龙葵果实，其作为中草药，被中医赋予了独特的药理作用，称它味苦、微甘，性寒，有小毒，具有清热解毒、活血、利水消肿之功。

龙葵入药，传承千年，绽放于今，尤其是它在肿瘤应用上的显著疗效，使其得到了广泛关注和研究。1954 年有学者把它应用于耳鼻喉科，1961 年 Larsen 率先开展了龙葵药理毒理学的研究，1966 年分离出龙葵黄素激酶，2003 年 12 月龙葵的化学提取物龙葵碱（Solbec）抗肿瘤试验，在澳大利亚查尔斯盖尔德纳医院开始第一期临床，2005 年之后的二期临床实验也相继在欧美多个研究中心进行。由于作用明显，2006 年美国 FDA 批准龙葵总碱以“澳洲茄碱和澳洲茄边碱”的新名字，用于间皮瘤、黑色素瘤及转移性肾癌的治疗，目前正在进行龙葵总碱肺癌（非小细胞肺癌）治疗的二期临床研究。

值得注意的是，在龙葵走出神州的过程里，被祖先发现的药用植物，仅作为一个植物载体，它的有效成份逐渐“去中国化”，被命名为“澳洲茄碱和澳洲茄边碱”。龙葵的化学成份被换了马甲，我们难以发现它的“前世今生”了。

橘子生南国，北上变为枳。“龙葵”的有效成份，在澳洲不再叫“龙葵总碱”了，这件事应该引起我们深刻的反思。我们坚持“龙葵总碱”的名称，是让它不忘过去被发现的历史；澳大利亚命名它的成份为“澳洲茄碱和澳洲茄边碱”，看上去是“属地化”表述，其实质却是原创于中国的用药经验、传统知识，也就随之而销声匿迹了。

龙的子孙，是“天行健”的后代，不甘寂寞的中医人，在龙葵的研究之中，没有因此而沉默，而是发挥自己独有的特长。

西方强调个性，因此提取成份，变成新药，牟利于世界。

中国人擅长观察“组合效应”，在龙葵全草、果实的研究之中，不仅重视生物碱的作用，还对木质素、挥发油、多糖类化学成份进行研究，充分利用其各种效用部分，服务于临床需要。在临床工作之中，不仅开展了单味药观察，还通过辨证论治，组合不同药物与龙葵一起成为复方，君臣佐使，减毒增效，更好地因人、因时、因地制宜，最大限度地达到“个体化医疗”的目的。

因此，“中国式用药经验”，仍然是不可逾越，难以模仿的“独门绝技”。

《鲜龙葵果抗肿瘤作用研究与应用》介绍说，国内学者在中医药理论的基础上，对龙葵的化学成份、药理作用等方面，进行了全方位的深入研究，部分项目已达到分子水平，获得了大量客观的数据信息，尤其是在龙葵抗肿瘤方面的研究，对其抗肿瘤作用的机理。证实其主要成份是龙葵碱（包括澳洲茄碱、澳洲茄边碱等），而龙葵碱含量在植物的不同部分，存在着很大的差异，依次为全草＜干果＜鲜果。因此，临床上鲜龙葵果，已被广泛应用于多种肿瘤的防治，包括应用于治疗肝癌、肺癌、胃癌、大肠癌、乳腺癌、鼻咽癌、宫颈癌、食道癌等多种恶性肿瘤，且疗效显著，副作用很小。

该书介绍了以鲜龙葵果为主药，根据中医理论的指导，对不同肿瘤的病因病机进行分析，与其他中药组成复方龙葵合剂、精制龙葵汤、龙葵承气汤等，联合常规化疗，可起到很好的抗肿瘤作用；或者起到增强化疗药物的疗效、减轻化疗的副作用、改善患者的生活质量等作用。

目前龙葵鲜果全国各地均有种植和生产，其中以东北、华北地区产量较大、质量较好。有资料表明吉林四平所产的鲜龙葵果，产量最大、质量最好，所含的抗肿瘤作用有效成份龙葵碱的含量最高。

阅读了梅全喜教授与张锦超先生主编的这部著作，以及他们为进一步开发和合理利用鲜龙葵果及龙葵所做的大量工作，使我感受到这是一项为“龙的故乡”做贡献的著作，它的出版发行，必将推动学界对鲜龙葵果以及龙葵的药用研究事业的发展，并进一步彰显龙的传人，对于中医药传统知识的重视。2017 年 7 月 1 日实施的《中华人民共和国中医药法》第三章，利用 10 多条的法律规定，保护中药资源及其合理用药。并在第 42 条、43 条的条款之中，规定了保护中医药传统知识的必要性，规定“对他人获取、利用其持有的中医药传统知识，享有知情同意和利益分享等权利”。

以国家意志推动中医药事业的传承，按照中医药自身规律来发展，中医药的研究也必将会获得更多的支持与保护，“墙里开花墙外香”必将成为一段不再重复的历史。

因此，有关龙葵研究的成果，一定会首先造福龙的故乡。

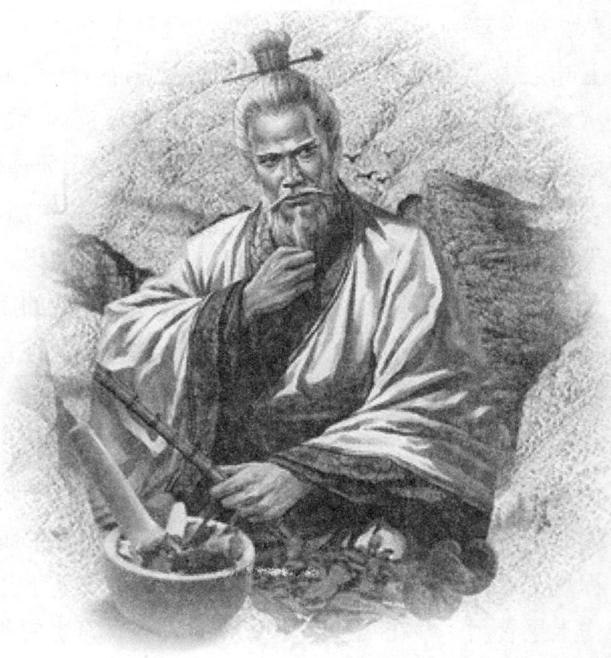

中医儿科人的大喜事——“臣字门学术流派”喜迎第七代弟子授医名仪式于北京举行

臣字门派增新郎　后浪奋进推前浪
传承发扬兴新潮　中医文化万年长

——臣字门第六代嫡系传人徐荣谦教授贺第七代弟子入门作于北京

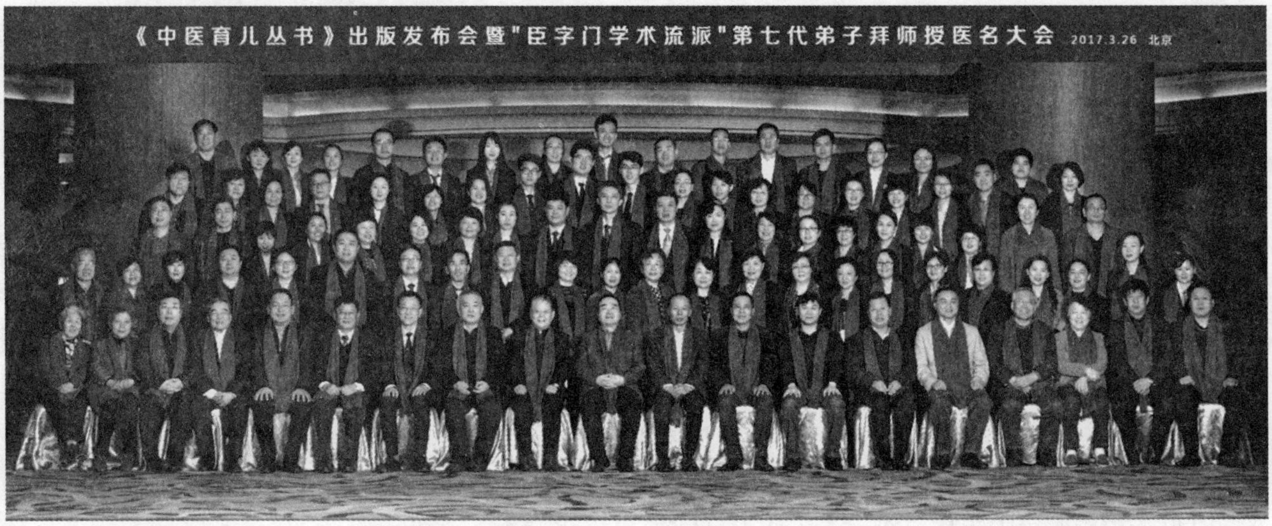
《中医育儿丛书》出版发布会暨"臣字门学术流派"第七代弟子拜师授医名大会 2017.3.26 北京

公历 2017 年 3 月 26 日，农历 2 月 29 日 9 时 29 分的吉日良辰迎来 “臣字门学术流派”第六代嫡系传人徐济臣（徐荣谦）开山收徒，为“臣字门学术流派”第七代门人弟子授医名大会。

中国关心下一代工作委员会办公室主任陈红旗、国家中医药管理局直属机关党委常务副书记张为佳、原化学工业部劳安司司长万世波、福建中医药大学副校长郑健、上海市中医医院原院长虞坚尔、北京中医药大学东直门医院党委书记叶永安等领导、嘉宾、六家新闻媒体记者、中医儿科专家及学生沐浴着和煦的春风齐集北京港澳中心，参加本次大会，春光无限。

二百载“臣字门学术流派”世代相传，传承有序，谱系清楚，人才辈出

“臣字门学术流派”传承谱系

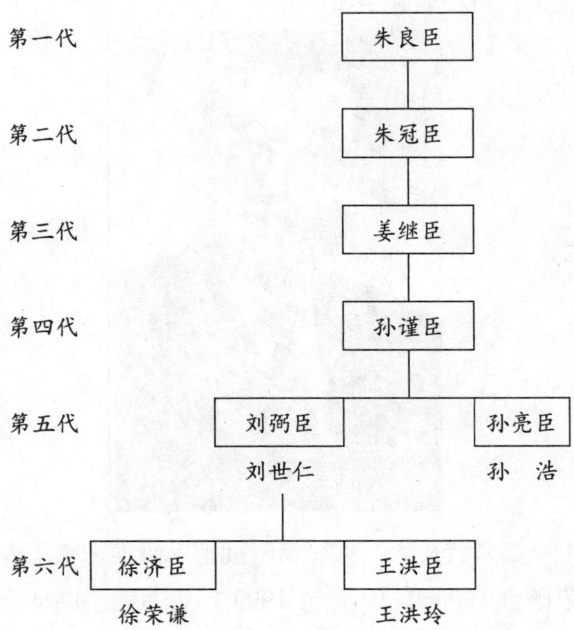

“臣字门学术流派” 创立于清中期的十八世纪末，太平天国时期，以第一代创始人朱良臣的“臣”字为学派名称，是中医儿科界独特的学派，至今已相传六代，历经 200 多年，谱系清楚，独具特色，疗效显著，学术经验得到广泛运用与发展，在全国中医界有较大影响。

第二代传人朱冠臣因避乱世，隐居至仪征业医。以北宋“儿科鼻祖钱乙”学术思想为指导，创制新方，以“五脏证治”基础，化裁古方，柔润清养，补运兼施，补不留邪，攻不伤正。因医术精湛，至清末医名益著，有“小儿神医”之称。

第三代传人姜继臣素性淡泊，不求名利，精诚于医。重视调理脾胃，注重外治法在儿科疾病中的应用，使“臣”字门儿科中医术影响力更大。

第四代传人孙谨臣（1885～1973 年）拜其父挚友姜继臣学习儿科，历五载，得其真传。

第五代传人刘弼臣（1925 年 5 月 1 日～2008 年 9 月 29 日）、孙亮臣（孙浩，1928～），师从孙谨臣，谊属姑表兄弟，分别行医在北京、江苏仪征。北京中医药大学初创时期，刘弼臣教授奉调进京，50 余个春秋奉献在岗位上，传道授业、治病救人。1990 年被国家中医药管理局、卫生部、劳动人事部确定为首届全国老中医药专家学术经验指导老师。由于医术精湛，被誉为“小儿王”。创立了中医儿科“调肺学派”。

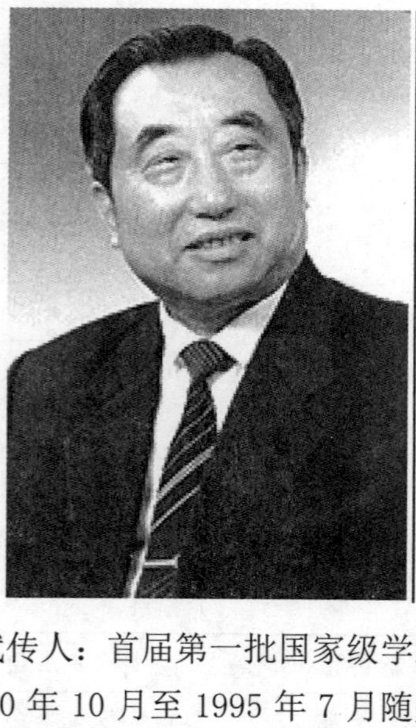

第六代传人：首届第一批国家级学术继承人徐荣谦自 1990 年 10 月至 1995 年 7 月随师临证学习五载，深得真传。以“北京中医药大学十八位学术继承人” 中考核第一名的优异成绩出师。师授医名“徐济臣”，成为“臣字门学术流派”第六代嫡系传人。首届第二批国家级学术继承人王洪玲被授医名“王洪臣”。

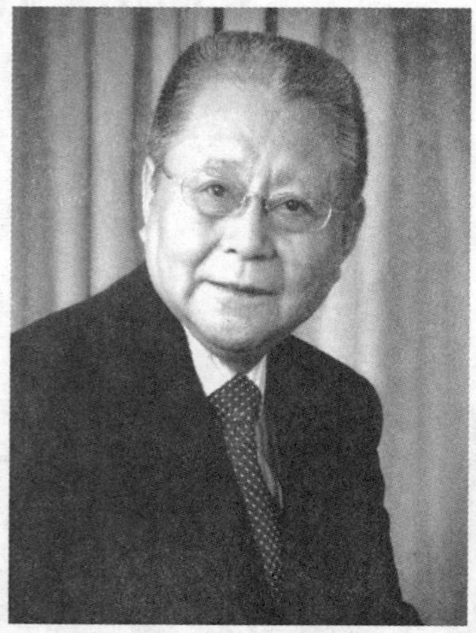

徐济臣（徐荣谦）

徐济臣（徐荣谦）秉承师训，悬壶济世，治病救人的教诲，40 余年辛勤耕耘于儿科医疗、教学与科研，桃李芬芳，学生遍及祖国四面八方及世界各地，惠及广大人民大众。

领导致辞　嘉宾道贺

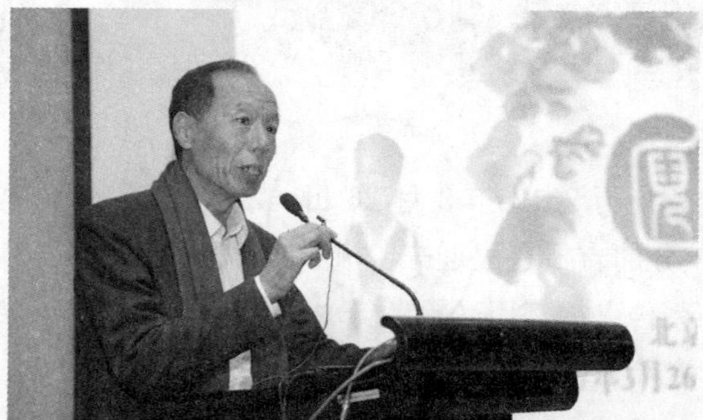

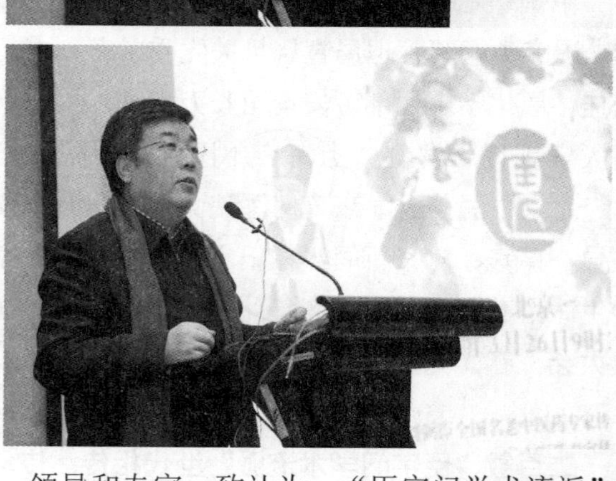

领导和专家一致认为，“臣字门学术流派”为第七代传人“授医名”是刘弼臣全国名老中医药专

家传承工作室和徐荣谦全国名老中医药专家传承工作室进行室站建设的重大举措。也是一项促进名老中医学术思想整理、挖掘，中医药优秀传承人才培养的创新举措。为全国中医“学术流派”发展与中医传承工作提供了良好的借鉴经验。

谆谆教诲　光大师门

“臣字门学术流派”第七代授医名大会上第六代嫡系传人徐济臣（徐荣谦）秉先师刘弼臣的教诲及为医者之准则制定臣字门门规及臣字门学术流派的门派“LOGO”。

为了约束门人更好地践行“服务人民，救治苍生。振兴中医，造福儿童，兴我中华，强盛国家”的理念而制定门规如下：

遵纪守法，爱党爱国。忠于民族，献身国家。
自爱互敬，孝顺父母。尊师重道，永不叛师。
求真务实，奉献中医。不义之财，分毫莫取。
无欲无求，大慈恻隐。见彼苦恼，若己有之。
贵贱贫富，妍蚩愚智，怨亲善友，普同一等。
勿避险巇，昼夜寒暑，饥渴疲劳，一心赴救。
明贤治病，以济危急，爱护童稚，保我赤子。
勤奋好学，勇于探索。发展学术，光大师门。

臣字门学派授医名大会

臣字门学术流派 LOGO 来源于中国传统文化，将书法、篆刻与中医文化有机的结合，图中小篆“儿”始自秦国，源于扁鹊传中记载“来入咸阳，闻秦人爱小儿，即为小儿医”即儿科医生最早的记载，以此寓意中医儿科的源起于秦地遵医师扁鹊。“儿”外半包围结构为“臣”字，二者相结合意“臣字门”医生历代以来用心、用医疗技术呵护儿童的发展，红色的圆形印背景，切合“臣字门学术学派“刘弼臣、徐荣谦教授提出“少阳学说”小儿如出生之太阳，一阳也。俗语云“一阳复始，万象更新”。

附：少阳学说源于《黄帝内经》的阴阳学说。小儿“体禀少阳”学说源于明代万密斋，他在《育婴秘诀·五脏证治部论》中云：“春乃少阳之气，万物之所以发生者也。小儿初生曰芽儿者，谓如草木之芽，受气初生，其气方盛，亦少阳之气方长未已。” 少阳在天，象征着东方，在季节上象征着春季；在人体象征着少火，少火即是人体生命之源，维系着小儿生生之气；在脏象征着肝，在腑象征着胆；在植物则象征着茸芽。此即《素问·阴阳应象大论》所云“少火生气”之意。小儿初生如草木方萌，时刻都处于不断的生长发育中。

清代张锡纯在《医学衷中参西录》中提出：“盖小儿虽为少阳之体，而少阳实为稚阳。”故此，现代著名儿科学家刘弼臣教授根据万密斋、张锡纯等医家的学术思想，结合自身对小儿生理病理的深刻理解，提出小儿“少阳学说”，并倡导用少阳学说涵盖“纯阳”和“稚阴稚阳”的观点。

《灵枢·本输》云：“少阳属肾”。肾者，为真阴真阳之所在，主骨生髓。万氏《幼科发挥·五脏虚实补泻之法令》曰：“肝常有余……盖肝乃少阳之气。儿之初生，如木方萌，乃少阳生长之气，以渐而壮，故有余也。”肝者，象征着东方，象征着春天，主少阳之气，为生发之始，为有余之脏，称为“肝常有余”。因此，少阳与肝密切相关，亦为小儿生长发育之主。（摘自徐荣谦教授《人体体态与儿童体质》一文，中医儿科杂志 2017 年 1 月刊）

医脉传承　护我儿童　振兴中华

学术流派的“百花齐放，百家争鸣”是推动中医事业发展的动力。“金元四大家学术流派”的学术争鸣极大地促进了明代中医事业的大发展。但是，纵观“臣字门学术流派”能够绵延 200 余年而不衰，生命力十分顽强。但六代门人中仅有两代是两个传人，其余四代皆为单传。由此，导致“臣字门学术流派”影响有限。当今，党和国家十分重视中医，给中医事业的发展迎来了第二个春天。我们要乘中医事业发展的东风，发扬“臣字门学术流派”，促进中医儿科事业的振兴。为此，“臣字门学术流派”第六代嫡系传人徐济臣（徐荣谦）决定开山收徒。以 2016 年前确实随师临床实践的各级弟子、博士后、博士研究生、硕士研究生以及本科生为基础，采取自愿报名原则，老师同意后，即为“臣字门学术流派”第七代传人的候选人后，经过传统拜师礼仪程序，再授予“医名”，方正式成为“臣字门学术流派”第七代传人。

为了“臣字门学术流派”传承谱系辈分更加清晰明了，以第六代嫡系传人徐济臣的“济”字为起点，定为“济世兴中华”的未来“传承谱字”。

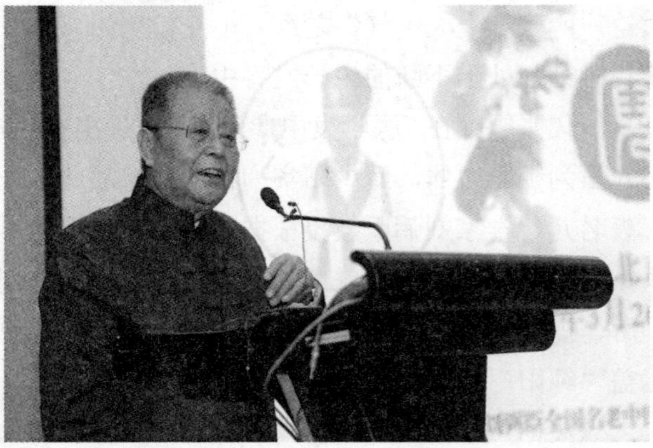

徐济臣（徐荣谦）为“臣字门学术流派”第七代传人传授门规

第六代嫡系传人徐济臣（徐荣谦）教授，希望弟子们通过拜师学习，对技术精益求精，发扬救死扶伤精神。遵守门规，掌握“臣字门学术流派”门内的“学术思想与临床医疗特色”，造福百姓，服务儿童。在充分继承刘弼臣、徐济臣（徐荣谦）教授学术思想的基础上不断创新、超越，光大“臣字门学术流派”，进一步发展“臣字门学术流派”，为振兴中医儿科事业，保我中华儿女世代康健而努力。

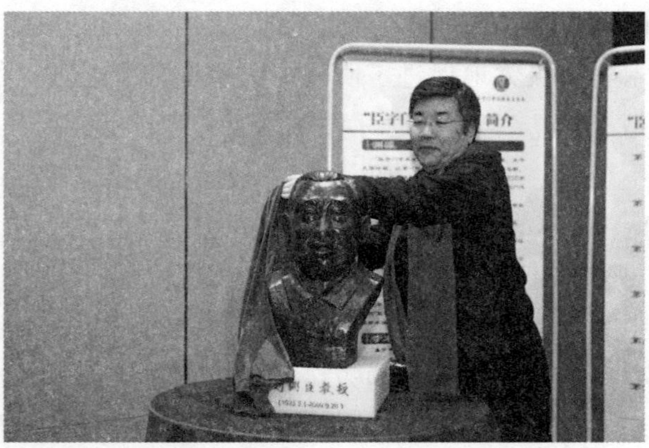

北京中医药大学校长徐安龙为臣字门第五代传人刘弼臣教授铜像揭幕

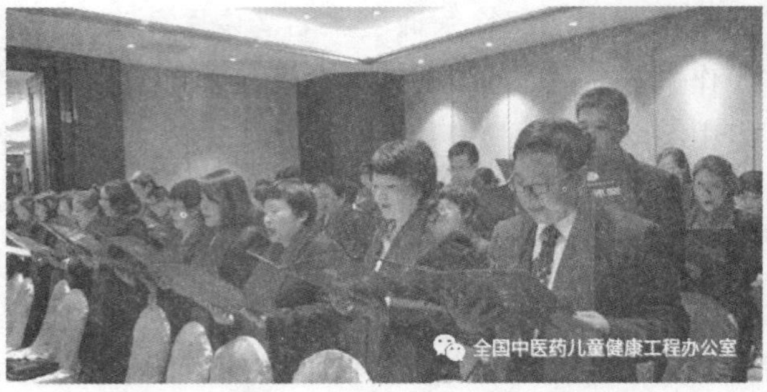

五十位弟子齐声诵读拜师贴

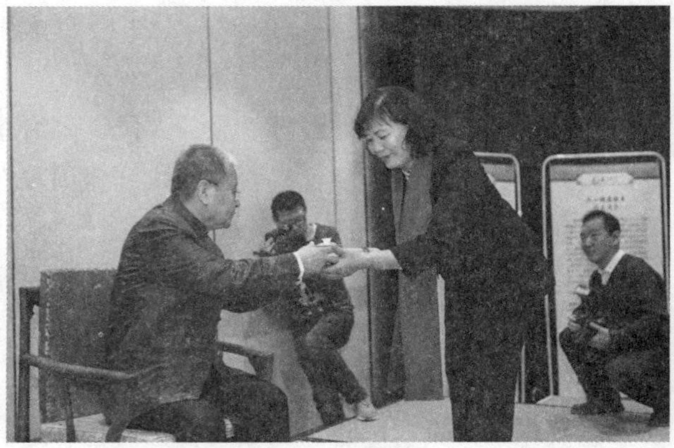

弟子代表向老师敬茶

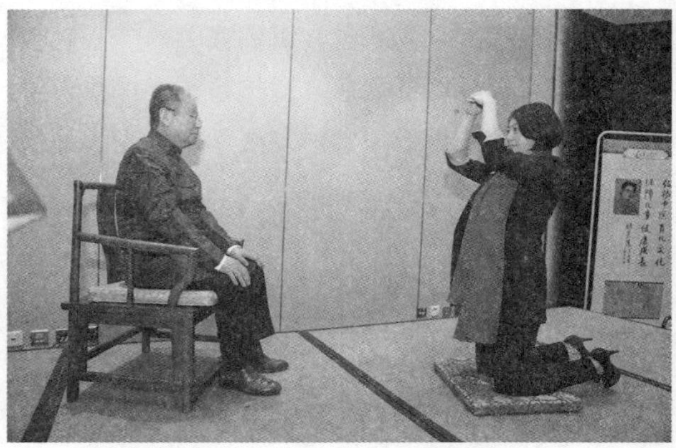

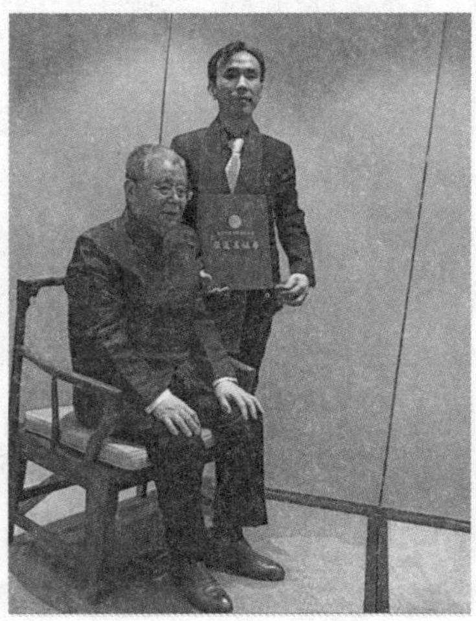

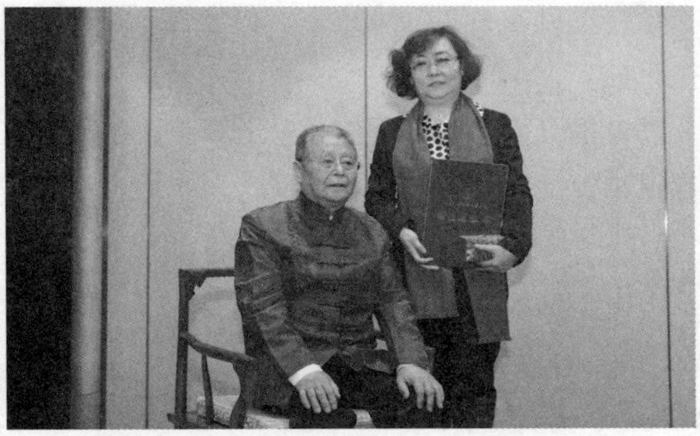

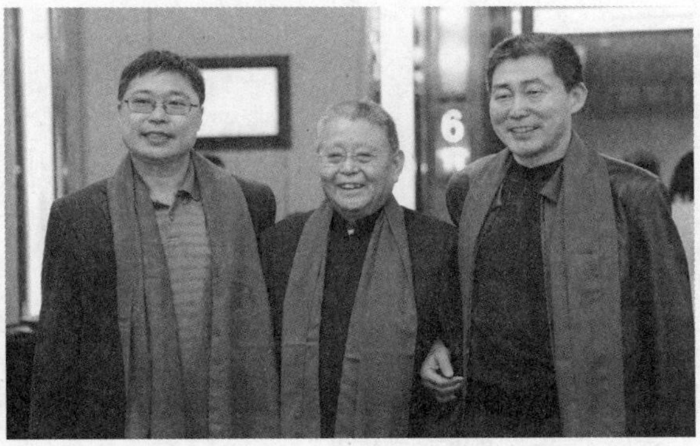

第七代五十位弟子上台磕头拜师授医名及师门葫芦印

学术思想　继承发扬

在继承刘弼臣教授"少阳学说"与"从肺论治"的"调肺学派" 学术思想上，在儿科理论上完善了"少阳学说"形成了"少阳学派"。

1.提出了"小儿以阳气占主导地位的阴阳平衡是不稳定的阴阳平衡。小儿这种以阳气升腾引领阴液生发，形成阴阳平衡不断地更迭替换体现了小儿'阳生阴长'的生理特点。"临证"从胆论治"突出了少阳经络，使得"少阳学说"的理论与临床实践的联系更加紧密，丝丝入扣。

2.将"少阳学说"指导下"从肺论治"特色，扩展为"从肺论治与从胆论治"相结合的医疗特色。并根据小儿多温热病而又易于受凉感冒的特点。将"温邪上受，由口鼻而入"的"温病理论"与"寒从足下生，由太阳传少阳"的"伤寒理论"结合起来，使之更加符合当今中医儿科临床实际。由此形成了"以五脏证治为基础，突出从胆论治与从肺论治相结合，伤寒与温病相结合"，充分体现了"少阳学术流派"的医疗特色。

3.擅长治疗小儿肺系之过敏性鼻炎、腺样体肥大、慢性咳嗽、反复感冒、哮喘、儿童闭塞性细支气管炎；脾胃系之小儿厌食、腹泻、重症肌无力；心系之小儿病毒性心肌炎、紫癜；肝系之儿童多动症、抽动障碍、睡惊症、紧张状态、自闭症、焦虑症、癫痫、睑板腺囊肿；肾系疾患之小儿肾炎、肾病、小儿生长发育迟缓（个矮）、小儿脑积水、小儿脑瘫；小儿青春期疾病之小儿痤疮，痛经、月经不调等病症。

4.根据"天癸"来临与离去的规律，提出了客观反映人体体态"三阳学说"。客观展现人生全过程中的人体体态变化规律。暨儿童"阳生阴长"生理特点的"少阳体态"、青壮年"阴平阳秘"生理特点的"太阳体态"与老年人"阳微阴衰"生理特点的"夕阳体态"。并依据小儿"少阳体态"的生理特点提出了小儿健康体态、亚健康体态与疾病体态。进而，在王琦教授"体质学说"的启发下，根据小儿"阴阳平衡不稳定"的生理特点，一旦调护失宜，就容易出现"偏颇现象"，提出了儿童九种体质学说。暨儿童健康体态的"平和体质"；儿童亚健康体态的八种"偏颇体质"（偏肺虚体质、偏脾虚体质、偏脾虚体质、偏肾虚体质、偏肝亢体质、偏阳热体质、偏阴虚体质、偏怯弱体质与特禀体质）以及需要辨证论治的儿童疾病状态。将儿童"亚健康体态"与"疾病体态"彻底区分开来。经上万例儿童体质调研，结果符合儿童体质现状。

5.徐氏摩按法

理论基础：轻摩以调其五脏六腑，重按以理其肌肉筋膜。

具体穴位：百汇与廉泉；身体前部天突与孔最；列缺与膻中；太渊与神阙；身体背部百劳、定喘、肺腧与膏肓。

手法特点：轻柔快速。每组穴位摩按 2 至 3 分钟（每分钟 200 次）。

"少年强则国家强，少年壮则民族兴"。徐荣谦教授认为务必重视少年儿童的培养，使少年儿童真正成为家庭的脊梁，民族的栋梁，国家的未来。真切的希望广大家长不能只有"舐犊之情"，更应有"养虎之志"，为民族、为国家培养出符合下列标准的合格接班人：

道德的儿童：孝敬父母，尊重师长，忠于民族，奉献国家。

智慧的儿童：聪明睿智，勤奋好学，思维敏捷，勇攀高峰。

豪气的儿童：胆气豪迈，心智坚强，百折不回，勇往直前。

强健的儿童：体魄强健，乐于奉献，攻坚克难，勇挑重担。

怀念朱良春大师，热议三个关键词

河北省中医院科学院　曹东义

2017 年 8 月 19 至 20 日，在南京江苏省会议中心，隆重举行纪念朱良春国医大师百年诞辰活动，来自海内外 300 多名中医同道参加了这一盛会。国家卫计委副主任兼国家中医药管理局局长王国强到会讲话，国医大师孙光荣深情讲述他和朱良春先生亦师亦友的感人故事，诸国本老局长与多位专家、学者登台讲述朱良春先生的学术成就，感人事迹。会议期间，朱良春先生的子女把朱老生前的积蓄捐赠给南京中医药大学，启动了“浊瘀痹诊治痛风病系统”等，报告与访谈相继，历史与未来相连。

人们怀念朱老，纪念这位国医大师，仿佛他仍然还在大家之中；后学努力走近朱老，感受大家风范，传承中医学术，纷纷赞扬这是一次学术的盛会。我感觉，这次会议有三个关键词很重要：良春现象、朱家军、章朱学派，它们共同形成了一个“良春文化”。

“良春现象”，感动世人真性情

在神州杏林广为流传的“朱良春现象”，是中日友好医院史载祥先生 20 年前提出来的，那个时候国家还没有评审国医大师，但是朱良春先生却能够身处一个地级市中医院而名动全国，其中有很多耐人寻味的原因。

二十世纪 30 年代，患肺结核病的鲁迅，认为中医落后，故意贬损、抹黑中医，终于撒手人寰；朱良春先生虽然这时也患结核病，但他因为信任中医而被治愈，他因此而成为杏林传人，跟随太医传人马慧卿先生抄方。一年之后，成为章太炎苏州国医学校的学生，接受了院校教育。日本侵华战争轰炸了他们学校，朱良春先生只身来到淞沪大战硝烟未散的上海，投奔恩师章次公，续写了中医近现代史上一段佳话。

一年后师徒话别，章次公先生用一枚图章，希望朱良春成为具有“儿女性情，将军肝胆，神仙手眼，菩萨心肠”的时代大医。

在斑疹伤寒瘟疫流行的时候，朱良春先生表里同治，救人无数，赢得时人赞颂，追随他的年轻人，在齁神殿里学习中医 4 年，有 20 多人毕业后成了新中国的中医。

新中国成立初期，朱良春先生把季德胜的蛇药，成云龙的铁脚将军草，陈照治疗瘰疬疮的经验，都做成了科研成果，而他自己不留名，不图利，都是无私的奉献。没有朱老睿智的目光，发现不了三枝花；没有宽阔的胸怀，也不能容下三枝花。因此三枝花的培育成功，充分展示了朱老的胆识与胸怀，是中医大家所独有的智慧。

历经“文革”，朱老不忘培育人才，点石成金，帮助何绍奇、朱步先、史载祥等很多人茁壮成长。朱老晚年与邓铁涛先生一起开创师徒传承新路，多次外出传经送宝，讲学大江南北，泽被杏林，硕果累累。

孙光荣国医大师说起这些往事，激动万分，不能平静；王国强部长多次与朱老促膝长谈，由衷赞美，溢于言表。

“朱家军”，团队合作面向未来

中医几千年，关键在传承。《黄帝内经》说：“得其人不教，是谓失道；传非其人，漫泄天宝。” 传承的问题，是中医历史的难题，无论是学派创立与流传，还是授业、解惑与传道，在过去都很艰难。大医难见，发展坎坷，传承难题，不易破解。

长桑君考验扁鹊十年，才把禁方书传授给他；公乘阳庆与仓公的传承，也充满偶然与必然；张仲景的成功与华佗的不幸，河间学派与易水学派的争鸣，都有学术传承艰难的因素。

朱良春先生成功培育“朱家军”的经验，值得大家借鉴。朱老七个子女，先后走进了他的事业之中，如今都在以他名字命名的研究所、博物馆、中医院之中工作，有的已经成了省内名医。再加上子女的家庭成员、孙辈传人，名不虚传，人才济济，成为令人羡慕的“朱家军”。

在现代条件下，没有规模，就难以传承，更不容易做大做强。机构做平台，团队聚人才。疗效是经济效益、社会效益的基础，平台和人才是事业成功的保障。朱良春先生的子女们，之所以能够把朱老生前积蓄的400万元，捐赠给南京中医药大学，与朱家军的团队合作精神，奉献社会，传承学术，助力中医事业复兴的高尚情怀密不可分。

“章朱学派”，见证中医大转折

“章朱学派”是近几年提出来的新说法，首先由著名中医学者孟庆云先生提出，邓铁涛国医大师等学术界专家赞同，朱良春先生生前也接受了这一提法。

当然，学派的形成，必然有其内在的鲜明特色，有承先启后的传承脉络。

很多人认为“章朱学派”，起始于章次公先生，他所倡导的“发皇古义，融会新知”，以及与西医并存“卓然自立”的学术主张，善于运用虫类药，治疗危急重症，倡导寒温统一，注重实效的研究精神等等都是这个学派很鲜明的特色。然而，追根溯源，辨彰学术，这个学派形成的历史过程，其传承长达百年以上，正好见证了中医学近现代的“华丽转身”，由“废医存药”的近代坎坷，逐渐走向“道术并重”的觉醒。

笔者认为，“章朱学派”应该从章太炎先生起始。章太炎先生在中国近代史上是一位著名的人物，他一生坎坷而辉煌，早年投身革命，反对封建政权，“驱除鞑虏，恢复中华”，与孙中山、黄兴一起，被世人赞颂为“孙、黄、章”三伟人。章太炎先生晚年退出政坛，致力于国学讲授、热心于中医办学，培育了大量中医人才。他对中医的支持与爱护，是一棵参天的大树，为中医事业遮风挡雨。

章次公深受章太炎先生的影响，“次公”二字，就是他敬仰师父章太炎而自己取的，不是父母长辈为他命名的本名。

在西风东渐的时候，学术界普遍检讨“中国为什么落后了”，严复、梁启超等学术精英，都反对五行学说。章太炎先生虽然深爱国学，但是也受时代影响，于1926年发表了《论五脏附五行无定说》。他这样的国学大师否定五行，自然会影响巨大。

章次公先生在新中国成立后，任卫生部副部级的中医顾问，两次与毛泽东主席彻夜长谈，被赞誉为“难得高士”。他觉得自己肩负着复兴中医的历史责任，就写了一篇《从太炎先生“论中医与五行说”谈起》的文章，发表在《新中医药》1956年第10期上。不曾想，一石激起千层浪，引发了一场关于如何看待中医理论的激烈论争，章次公先生也因此而被强制请到位于王府之中的中央党校，“学习马克思主义”3个月，这也是文革办学习班的“初级阶段”。

1959年，年仅56岁的章次公先生病逝于肝癌，与这次学术争鸣引起的风波，不能说没有关系。他曾经告诫前去探视的朱良春先生：“良春老弟啊，要注意啊，你要注意三缄其口！”他应该是有感而发的吧？

“废医验药”是一个时代的错误主张，其影响至今仍然没有完全消失，很多不再需要中医理论指导的“科研成果”，都能说明这个问题。

朱良春先生晚年，发现辨证论治特色淡化的严重性，多次撰文指出“经典是基础，师传是关键。”强调“道无术不行，术无道不远。”必须道术并重，才能复兴中医，发展中医。

2013年4月，朱老再次强调：“辨证是绝对的，辨病是相对的”。他发出呼唤：“辨证是首要的、绝对的，辨病仅供参考。”“我们可以不认识病，但绝不能不识证、不辨证。”“我们要认真地温课，勤奋学习，联系临床实践，充分发挥其独特优势，寻回失去的中医‘元神’，战胜诸多疑难杂症。”

朱良春先生强调的中医“元神”，就是中医的指导理论。虽然目前的科学界、学术界仍然不承认阴阳五行、脏腑经络属于科学语言，只承认中医有些方药有效，有些技术可用。但是我们不该失去，也不能失去中医的道。

“术以载道，道以驭术”，朱老认为复兴中医，必须道术并重，它们是中医的元神。

辨证论治的过程，就是中医道术交融，解决问题的思考过程。中医临床一旦失去了辨证论治，在没有中医理论位置的西医病名之下，所能保留的内容必然是没有“元神”的零散经验。

在朱良春大师这些论述里，我们可以看到历经百年磨难，中医已经从“废医验药”的魔咒之中苏醒过来，重新确立了自己的发展方向与信念，是一个华丽转身的过程。

尽管这个过程长达百年以上，但是，一旦发现了正确的道路，走上了快速发展的坦途，章朱学派必将会呈现给人们更加辉煌的累累硕果。

国医大师郭子光

周天寒　刘世峰　江泳

郭子光，1932 年 12 月出生，汉族，原籍重庆市荣昌县，承袭家学，早年行医乡里，1953 年考入西南军政委员会卫生部中医进修学校专修班，结业后回乡，在当地联合诊所、城关医院行医。1956 年考入成都中医学院（现成都中医药大学），当时国家纠正了歧视、限制中医的错误，在全国开办了四所中医院校：北京、上海、广州、成都，郭子光有幸成为首届医疗专业的本科大学生。他由于有深厚的家学渊源，也有求学行医的经历，因此成绩突出，于 1960 年 4 月提前毕业，留校从事医疗、教学、科研工作。

家学有渊源　名师出高徒

郭教授出生于四川省荣昌县仁义镇郭氏中医世家。其父治安先生继承祖久轩公医术，精研内外方脉，熟读《内经》《难经》、仲景之书，每起沉疴于危急之际，名噪一方。终因诊务太忙，积劳早逝，时年仅四十有二，弟子廖济安尽得其传。济安先生是郭教授的舅父，精医理，擅临床，治“暴证”尤过其师，门庭若市，又品德高尚，凡求其诊者，一视同仁，遇赤贫者则送诊施药，称得上是一位医术与仁术紧密结合的典范，方圆百里，有口皆碑。郭教授在孩提时代，以及入学攻读之余，两位“安先生”皆教以诵读祖传之《伤寒歌括》《温病百言》《药性六字经》以及陈修园《医学三字经》等书，耳濡目染，心灵中已树立矢志岐黄之愿。

济安先生为报郭教授父亲治安先生授业之恩，精心培育其甥，坚信基深建高墙、临证知真谛的治学之道，嘱其先去上私塾攻读《论语》《中庸》《诗经》等一年余，以提高对古籍的阅读能力，然后才教以《内》《难》仲景及后世诸家医学之理。同时，紧密结合临证所见的典型病例，引经据典地讲解其理法方药的要点，对疑难病例则指明其疑难之处，再遇同类病例则要弟子先辨证开方，指出其是与不是，说明为什么。如此“手把手”的教习，为郭教授未来的医学成就奠定了较为坚实的中医临床基础，亦养成其数十年从医生涯中一贯重实践、讲疗效的风格。

郭教授天资聪颖，颇有悟性，侍诊二年有余，对济安先生的许多独到见解与经验继承无遗。如其用大剂柴胡白虎汤治疗外感高热证，认为多系三阳合病，重在少阳阳明，也有寒温合邪所致者，当寒温并治，柴胡白虎与银翘大板合用；用半夏泻心汤加味治吐泻证，认为吐泻多寒热夹杂；用大剂生脉散加茵陈治夏日暴厥虚脱脉微之证，认为此类证候在蜀地多夹湿郁，加茵陈通利更利于气机升降和大气回转；用养阴清肺汤加味和自配吹口丹治愈很多流行一时的白喉病，指出白喉本质为阴虚，切忌辛温发散，若误用之则生变证。如此等等，他承袭而沿用至今，历历不爽。尝得济安先生“郭氏医术后继有人”之赞。

济安先生儒学功底深厚，医技精湛，医德高尚。郭教授说：我的老师（即舅父）诊余喜欢对我们谈一些专业外的故事。我从小喜欢文学，对名言警句特别敏感，往往听一次或一遍就能记下。老师的对联写得很好，他讽刺旧社会的官员做生日敛财的腐败：“大老爷做生，银也要钱也要，不分南北；小百姓该死，麦未熟稻未熟，送啥东西。”（注：银，色白，谐音“北”，钱即当时的钞票是蓝色的，谐音“南”）。老师诊余也谈古典趣闻，以加深对我们品德的教训。例如，他说过去有个医生好读书不求甚解，看到书上说，对某病“麻黄不可轻用”，于是他就重用，用大剂量麻黄引起大汗亡阳亡阴之变，差点儿要命，他把不要轻易使用理解成了量词了。诸如此类，老师当年讲了很多。老师精习内外方脉，以擅治暴急病症而闻名，郭教授学医侍诊至今有几件医事印象深刻。

郭教授回忆说：有一年白喉流行，大都是儿童，排队应诊，老师叫我用他指导配制的吹口丹加麝香，他看一个，我用喷雾器(铜制的)装上吹口丹直接喷洒咽部假膜上，一日二次，同时服用老师开的养阴清肺汤加减，疗效很好，大都二三日假膜迅速脱落，内服药也就二三剂痊愈，未闻有病死者。老师说此病的本质是阴虚热毒，若误用辛温发散则会导致变证坏证了，应当牢记。当时，西医治疗此病是用“白喉血清”，价格昂贵而稀少，且乡下根本还没有西医，中医当时解决了大问题。

每年暑热炎天，四乡农民赶场常有中暑“发痧”者，表现头昏头痛，或心慌欲倒，或腹痛腹泻等，来找老师治疗，经老师诊察，如认为属实证，就命我实施“放痧”（委中穴刺血）治疗（老师先教会的）。“放痧”后休息一会儿，病人通常不药而愈，说声谢谢便离去了。“放痧”治疗是不收费的。有年夏天，我也突然“发痧”了，腹中绞痛，腹痛即欲大便，一小时跑几次厕所，老师立即给我委中穴刺血“放痧”，神奇得很，腹痛腹泻立即缓解，不药而愈。现在想来，当时委中刺血并没有消毒，可没有一例出现感染症状者。我想，这是否与当时环境中细菌的密度不大，毒力不强有关。

有一年，一位远道而来住在旅馆里的病人，发热月余，烦躁谵语，不识人，时而循衣摸床，大便近二十日不解。请老师诊治，老师察脉弦滑，苔黄干带黑，说：“没关系，《伤寒论》有云：‘伤寒若吐若下后，不解，不大便五六日，上至十余日，日晡所发潮热，不恶寒，独语如见鬼状……脉弦者生，涩者死’”。于是开大承气汤原方急下之，病人家属就在旅馆里急煎与服，约一时许泻下粪便甚多，当日下午热退身凉，安然入睡。次日复诊，病人神清乏力，脉细弱，苔黄干，老师书竹叶石膏汤加味，嘱其回家调养而愈。老师所背条文见于《伤寒论》阳明病篇，真是方证相对，药到病除。

郭教授说，通过这些案例，使我深感中医药学博大精深，治疗方法丰富多彩，老师学识广博，功底深厚，经验丰富，令人敬佩！所有这些都使我深深爱上了中医这个行当。

教学促进科研　理论指导临床

郭教授留校之后，所讲授的中医课程很多，有内科学、伤寒论、中医各家学说、养生康复等，1987年晋升为教授。他在临床上，擅长内科疾病诊治，尤其注重研究外感疾病、心脑血管和血液疾病、肾脏疾病以及癌症的中医诊治。到2009年12月，在国内外发表医学论文130余篇，主编或编著出版医学专著13种，参与编写的著作20余部。提出“病理反应层次”学说解释伤寒六经方证，被认为是伤寒新说；还提出创立“六经辨证论治新体系”作为发展伤寒学说的远景目标。在全国率先开拓中医康复学科领域，提出创立“现代中医康复学”的框架构想。提出“三因鼎立”学说，被认为是对中医病因发病学的完美概括。

在临床上，郭教授发挥“肝主疏泄”学说，指导治疗血液病；以“脏为阴，腑为阳”学说，统领泌尿系结石病的治疗；用“攻邪已病”学说，驾驭癌症治疗；用“气虚血瘀”学说，辨治冠心病心绞痛、心律失常和扩心病心衰等；以“久病入络”学说，指引治疗多种神经痛、顿挫喘咳和多种慢性病并发症，提出“入络”的具体临证指标；用“寒温合法”辨治外感热病；纠正“肾无实证”之说，发挥“肺主治节，通调水道”之理，从“肺肾虚损”论治慢性肾炎、慢性肾衰等多种肾病；指出把肾等同命门，肾阳等同命门之火的片面性，提出“命门火衰”的四项具体临证指标，辨治多种内分泌功能慢性减退性疾病等等，都是注重理论研究，把中医固有的理法方药，在临床上发挥出具有现实启示价值的建树。

郭教授十分关注中医发展战略研究，早在二十世纪六十年代就提示中医存在“无证可辨”

等学术危机问题。指出中医现代化，即中医学固有的特色与优势的创新与发展是历史的必然，必定以中医临床医学的现代化为先导，以“病症结合”诊疗的不断完善来实现，达到克服学术危机，适应现代社会和临床需要，提高临床疗效和疗效的确定性，重建全新的中医学术体系的目的。总结出“病症结合”诊疗的四种形式和临证必须遵循的八个治疗步骤供临床应用。

郭教授为促进中医现代化趋势的正确发展，他作为第一主编，约请中日韩各科临床专家近百名，共同编著《现代中医治疗学》的鸿篇巨著，为建立“病症结合”诊疗新体系做出了比较成功的探索，荣获1997年度部省级科技进步二等奖。

郭教授曾多次应日本、韩国医界邀请东渡讲学交流，获得好评，建立了友谊。为提醒同仁“科学无国界，能容乃大”，于是主编《日本汉方医学精华》，成为1949年以来系统介绍日本汉方医学特点与经验的唯一专著，日本汉医泰斗矢数道明发表专文高度评价此书。为促进中医学术国际化发展，带过数以百计的日、韩、美、德、法、英、新加坡、马来西亚、比利时、澳大利亚等国的研修生、留学生、进修生临床实习，主持和参加了多次国际传统医学交流会，深感中医学前景远大，又面临严峻挑战。

郭教授曾任四川省中医学会常务理事，仲景学术研究会主任委员，四川省中医现代化研究会副会长，四川省康复医学研究会副会长，四川省海外联谊会养生文化研究会主任委员，中华中医药会仲景分会顾问，1992年被国务院表彰为做出突出贡献而享受“政府特殊津贴”专家，四川省政府首批确定的学术技术带头人，全国老中医药专家学术经验继承和指导老师。“郭子光学术思想及临证经验研究”课题，被纳入国家“十五”科技攻关计划加以研究。2008年荣获四川省康复医学会颁发“学科发展杰出贡献奖”。2009年荣获中华中医药学会“终身成就奖”，被聘为中华中医药学会终身理事，被国家人力资源和社会保障部、卫生部、国家中医药管理局联合组织评选为我国首届国医大师。

中医根基厚　辉煌数千年

郭教授认为：中医学的发生发展，在古代是在很宽松的自由自在的、没有任何限制的空间中（秦始皇“焚书坑儒”也不烧医书。早在《内经》时代，就与“神仙”“巫术”彻底决裂），沿着自身基于“天人合一”的整体观念思维模式，历经几千年未曾中断地大量的渐进性科学积累起来的，已形成了独特的生理病理、防病治病的理法方药、完整的自然科学知识体系。其中蕴含的一些科学理念，如整体观念、辨证论治体现的个体化诊疗思维和“治未病”的医学模式等，都是现代西方医学的前沿理念。郭教授指出，近年来西方医学越来越多的研究结果，客观上证明了中医叙述的藏象功能的存在，可这是中医在两千多年前的发现！所有这些都证明了早在80年代初，著名科学家钱学森的论断：“21世纪医学的方向是中医”。“中医不科学”可以休矣！

郭教授说，我相信社会的发展是多元的，科学文化的发展也是多元的。“人体健康、疾病”是一个万古恒新的问题。中医学作为一个有数千年科学积累体系，蕴含深厚，发展潜力巨大，在以自主创新能力为焦点的新一轮全球竞争中，中医学不仅可提供广阔的自主创新空间，而且作为中华民族文化科学的载体走向全世界（已经走向了160多个国家），对提高我国文化科学的软实力也必将做出贡献。

郭教授认为，中医西医治病各有优势。他说：在我行医过程中，也有的病例，西医认为“不治”“活不过三个月”，而中医治疗一年多病人健在的；西医认为非手术不可，中医保守治疗治好了的；西医认为不能怀孕，中医治疗怀孕生子了的。诸如这类，举不胜举，表明人类对自身和疾病的认识还远远不够，话有时不要说得太绝对。

中医不只是治慢性病，对急性病一样有效。他说：1965 年在四川省什邡县开门办学，当地发生流行性乙型脑炎，一天傍晚突然送来了三个“乙脑”患儿，入住我们驻点的城关医院病房，其中 1 例七岁患儿体温 41℃，昏迷不醒、抽风不止，其父母是当地头面人物，不断埋怨当地某医院转送不及时，延误了两天时间，使病情加重了，意思是若出了问题要找某医院讨说法云云。这对我们压力也大。我诊察之后，诊断为：温邪外感，热盛夹痰动风，逆传心包。处方：安宫牛黄丸 5 粒，每 2 小时用鲜竹沥水（我们指导家属取新鲜竹沥水的方法，很快取来一大杯）冲服半粒，另用麝香 1g，每次用 0.1g，混入其中，鼻饲进药。热退后改为 1 日 2 次，每次半粒。

通过关系，患儿家属迅速找到了作为贮备之用的安宫牛黄丸，但确实找不到麝香。正在焦困之时，随我们下乡开门办学的一位来自少数民族地区的学员说他包里有真品的麝香，愿意捐献 1g 出来，以观察中医对这种急性高热病究竟疗效如何？药找齐了，从晚 8 点开始服药，10 点又服了 1 次，体温开始下降。我和我们带队的书记一直守在病室观察，到快 12 点时体温降到 38.5℃，抽搐停止，但仍昏迷，嘱 12 点再服 1 次药后，隔日就按常规 1 日 3 次服药了。这时我们才松了一口气，回宿舍休息了。次日下午患儿苏醒，多汗、乏力，可进食了。于是再加汤药调治，一周后患儿没有任何后遗症痊愈出院。出院后隔日，患儿打着红领巾，由其父母领着送来一面大大的锦旗致谢，感谢伟大的祖国医学救治了他，使他毫无后遗症康复痊愈。这是纯中医药治好的重型乙脑案例。

郭教授善于摄生　养生保健独具匠心

郭教授说，中国传统文化的特色辐射到古代各门学科领域，而对养生学的影响最深。“养生”一词，常见于秦汉之前的著作，《吕氏春秋》说：“知生也者，不以害生，养生之谓也。”这一思想历代传承，形成了一门以形神精气为基本理论的独立学科。养生学涉及古代预防、保健、心理、行为、伦理、社会医学等多学科领域，始终贯穿着古代的哲学原则与方法论，实际上是一个古代多学科群的综合。

中国传统文化以儒道二家为主线，在养生学上他们所支持的多维观察与整体观念是一致的。寿夭的原因，不是仅仅存在于生理的机体之内，更重要的因素是在精神活动之中，所以强调精神生活的优化与物质生活的超越，追求道德“至善”的理想境界，以保持人体内在的和谐、人与自然的和谐、人与社会的和谐，达到尽终天年的目的。

郭教授认为：引起寿夭的原因有先天因素和后天因素，而先天因素是有“定分”的。优越的先天条件如在后天数十年漫长生活中不注重保养，也难免早衰和夭亡。相反，先天禀赋条件虽差，只要后天善于保养，依然可以乐享高寿、尽终天年。由此可见，长寿问题实际上就是后天如何保养的问题。中医的保养，也即养生，不仅仅是以医学的方式来干预的，主要是通过生活方式合理化达到养生目的。其内容很多，包括饮食、起居、工作、劳逸、寒温、嗜好、思想、行为等，合理则寿，不合理则夭，但是这些影响因素，都是通过对精气神形的损益而起作用的。

郭教授强调养生贵在养神，养神以修德为先。这是中国养生学最具特色之点。孔子《中庸》云：“大德必得其寿”，故“仁者寿”。《素问·上古天真论》说“淳德全道”就可以“益其寿命而强者也”。可见养生当从修德入手。养生养德无二术，故历代养生家都遵循“正思虑以养神”的准则。修德是一个永恒命题，实际也是儒道二家“安身立命”的学问。

郭教授一生都在实践着他的四句养生名言：

有追求，才有活力；有宽恕，才有平静；

有爱心，才有成全；有恒心，才有成果。

郭教授说，每天早上如果天气好，6 点多我就出门锻炼，从住家走到公园（往返就是 6 千多步），在公园里再走走，散散步，做做八段锦、太极拳。如果天气不好，我就在家来回走动，在阳台上做操，都要动一动。

散步就是散心，练形也能养神。

夫妻关系和谐也是健康长寿重要因素。郭教授深爱他的妻子，他说："我要感谢妻子对我的支持，如果说我现在能算得上有点成就，是与她的鼎力内助紧密相连的。"

郭教授的妻子冯显逊教授，1966 年毕业于成都中医学院医学系，是 6 年制的本科，毕业后她到学校附属医院中医妇科工作，逐渐成为妇科知名专家。她出身书香门第，文静秀雅、善良和蔼、勤奋严谨，淡名利，乐文史，勤于医技钻研。为人治病，认真负责，一丝不苟，深受病家爱赞。临证之余，他们夫妻常讨论当日所遇疑难病情，或收集、整理相关学术资料，孜孜不息，未曾稍怠。可以说，几十年来，郭教授夫妻相亲相爱，共同进步。在这样温馨、和谐的家庭里，充满着人生的美好和浓厚的学术气氛，他才能在事业上潜心钻研。

精诚大医为病患　中医薪火传杏林

——记河北名中医赵振兴先生

河北宁晋草医堂　李　源

赵振兴，主任中医师，1952 年 11 月生，原籍河北省赵县。1977 年在石家庄市中医院从事临床工作至今。1996 年荣获"全国五一劳动奖"，2000 年 4 月被国务院授予全国先进工作者（全国劳动模范），河北省第九届、十届人大代表。2006 年被卫生部授予"全国健康卫士楷模"。2011 年 6 月被推选为石家庄市十大名中医。2012 年 3 月被评为石家庄市刘琼芳式好医生。

参加工作以来全心全意为患者服务，被患者赞誉为"人民的好医生"。他信仰中医，潜心中医临床，40 多年来一直在门诊一线工作，他视病人为亲人，千方百计为患者提供"简、便、廉、验"的中医特色服务。他的病人最多，费用最低，检查费最少，中药处方率 100%，复诊率 85%以上。他的病员遍布全国各地，还接诊过日本、韩国、澳大利亚、肯尼亚等外国友人。他创制的"望舌缨线"诊治心理病的方法有独到之处，填补中医客观检查的空白，受到同行关注。他总结出门诊工作"三个一样、五个做到"的经验在省市卫生系统推广收到了良好的社会效益。他所在的石家庄市中医院老年病科门诊为省市卫生系统文明服务窗口。"赵振兴现象"在省内外广泛传颂。

1. 遵父命　矢志学中医

赵振兴先生是河北赵县南西漳村人，他的外祖父是一位当地颇有名望的老中医。从小受家庭环境的熏陶，他的心里埋下了一颗学医的种子；他的父亲是一位抗战时期入党的老共产党员，正值壮年时，因为一次普通的肺炎竟断送了性命。父亲弥留之际，紧紧拉住赵振兴的手叮嘱说"兴儿呀，咱家祖辈吃苦受穷，是共产党救了咱们全家，你要永远跟党走，听党的话；你看，老百姓们看病找大夫很不容，你长大了要做一个能为病人解除痛苦的医生。"父亲的临终遗言像一场春雨，催发了他心灵上学医的萌芽儿。22 岁那年，在当时的公社里已经担任了公社团委副书记的赵振兴，果断放弃了公社党委副书记的提拔任命，满怀信心地走进我省一所医学院校，毅然决然地选择了医生这个行业。

在那个"特殊的年代"赵振兴先生有幸受到系统的医学教育也是很荣幸的一件事，他十分珍惜这来之不易的学习机会。别的同学都在玩耍、逛街的、睡觉的时光，路灯下、操场上却留下来他读书、学习的身影。在学校课堂学习之余，他又拜师当时的河北名中医张家口的李春茂先生，跟师临证抄方，他对李春茂先生临证运用小柴胡汤，治疗内科杂病印象极为深刻，为他日后专门研究此方并编写《小柴胡汤临证应用》一书奠定了兴趣和基础。毕业时李老教诲“学医之要，须吃透一方一药”对他影响至今。

离开学校时，他带回的是几箱子医学书籍和读书笔记、跟师心得。是用自己辛勤的汗水为后来的行医生涯打下的坚实基础。直到今天，他对药性赋、汤头歌诀都可随口而出，朗朗上口，让人佩服不已。辛勤的汗水为他日后服务患者、成就名医铺垫了一条阳光大道。

2. 修仁术　一心为病患

1977 年，赵振兴先生被安排在石家庄市中医院从事临床工作至今。刚开始，年轻的他同样面临过患者对年轻医生不信任的尴尬局面，但他用一颗真诚的心，去暖热每一位找他看病的人，他常说：“当一个医生用他的真诚去为病人服务时，很多患常见病的人就会优先去找他看病，而真心的沟通是医患之间理解的桥梁，尊重他人才可以得到别人的尊重，尊重病人并千方百计治好每个就诊者，他们就会是你的义务宣传员。病人的口碑，比任何宣传、任何头衔来的都实在。”怀着这样的信念，他白天上班时，沉下心来帮着老中医抄药方、潜心观察学习诊疗技术；晚上读医书、写笔记，星期天、节假日他登门拜访医院的老中医，带着问题虚心请教，还经常帮着老人们干点儿家务活。就这样，几年下来，他不仅精心收集了省会大医院 30 多位老中医的临床资料，还四处寻访民间验方、秘方。在他眼里每一位有真本事的老中医都是一个“宝库”，千方百计地把他们的治病绝招学到手，就是为了尽快地丰富自己的临床经验。如果遇到危重病人，他就主动配合其他医生参加抢救。在医院里看见病人去世了，不论是不是自己值班，他都帮着家属给死者擦身、穿衣，还忙前跑后做好善后事宜。他曾先后为 100 多位死者料理过后事，这样做不仅尽到了一个医生的责任，而且也换来了别人对他的信任。在进入医院工作岗位不到十年的时间里，年门诊量就进入到医院的前列，自上个世纪八十年代末，年门诊量一直在万人次以上，一九九六年最高日门诊量曾达到 118 人之多，行医 40 余年诊治各类患者 50 余万人次。

毛泽东主席曾说：一个人做点好事并不难，难的是一辈子做好事，不做坏事。作为医生的赵振兴，不但热情地为病人服务，还无私地帮助病人。那年秋天，他在病房里认识了伤残军人杨裕国大爷和他的老伴儿武小雷。这老两口靠杨裕国老人那点儿微薄的工资过日子，身边无儿女，生活相当困难。赵振兴觉得帮助照顾孤寡老人是一名共产党员和青年医生应尽的社会义务。从此，他与这两位老人建立了超乎血缘的医患关系。每隔几天，他就上门给老人送医送药，还顺带着给老人买米买面、买蜂窝煤……不管工作多忙，他都惦记着这对老人。杨大爷去世后，赵振兴就像亲生儿子一样，继续义务照顾武大妈 20 多年。武大妈经常眼含热泪，拉着他的手说：“赵大夫，我无儿无女，这辈子我遇上你这样的好心人，是托共产党的福啊！”在老人的心里，赵大夫就是她的惟一亲人。赵振兴始终觉得作为医生为病人服务是应该的，作为一名共产党员，承担一点儿社会责任也是份内的事。这些年来，他除杨裕国一家外，赵振兴还无私地照顾过七户老患者。当年社会上、别人怎么议论，赵振兴先生从来都不会理睬，照样干他认为应该做的善事。这些善举中，我们看到了一个优秀共产党员的执着追求和崇高信仰，看到了一位中医大夫德术并重的自我要求。他常说 “一个人活着就应当有所追求、有所奉献。我的追求就是要把所学的知识和掌握的技术，奉献给祖国的中医事业，把爱心奉献给患者，做一个老百姓需要的好医生。他坚持数十年如一日在行医之余做好事的这些事迹，曾在《石家庄日报》等刊登报道，并在 2000 年 4 月被国务院授予全国先进工作者（全国劳动模范），号召全社会学习他这种精神。

通过几十年的社会实践、临床磨砺，赵振兴主任临证形成了独到的经验。运用望诊“舌缨线“理论对老年病、情志病的诊断收到奇效，不用患者开口便知其病因与情志相关因素的由来，且准确率在95%以上，很多甚至可以确切到某年某月，并将其相关病情由来娓娓道来，舒畅了患者情绪，增加了患者的信任。中医的祝由疗法，是一种综合性的心理疗法。他通过深入研究、结合许多民间流传的“祝由术”，采用引导、劝慰、唾咒、暗示等技巧综合的运用，将其融入到诊疗过程中，常能取得较好的疗效。赵振兴先生通过多年的临床实践，结合针灸、点穴、捶打等原理，创立了“督脉调神法”。自制类似于“手指”的点按穴位工具，总结出背部“捶打按摩法”等，通过刺激背部督脉的相关穴位，达到调畅气机、安神定志、激发正气之功效。情志因素致病往往就是因为“七情”变化太过、精神受到刺激而引发的机体气机逆乱、升降失常、阴阳不调、经络阻滞、脏腑功能紊乱，而产生种种不适。采用此“督脉调神疗法”可振奋阳气、调畅气血、恢复脏腑功能，达到阴平阳秘、精神乃治的目的。

总之，为了患者的康复，赵振兴先生近 40 年来，夜以继日、深入钻研中医医术。其临证一方一药、一言一行，一招一式，均以临证疗效为依止。他常说：中医之学术重在临床与疗效，中医之发展重在继承与创新。

3. 重后学　倾囊传薪火

数十年来，赵振兴先生甘愿处喧闹而守清贫，焚膏继昼，历经寒暑，潜心钻研，博搜勤记，参以临证之心悟，积累了大量的临证经验，形成了独到的中医临证诊疗技术与体系。为了自己为之奋斗几十年的中医学术薪火相传，在学术上他从不保守，30 多年前他曾大胆探索，把家传秘方治疗中风病后遗症的“振瘫灵”（含有有毒中药“马钱子”），在自己身上做试验，取得第一手资料后无偿献给医院，现已成为医院中医药制剂室的常备药品。他利用诊病之余，学习、汇集了大量关于中风病的诊治经验资料，结合自己独特的认识，编撰的《中风病治疗经验集》已由山西科技出版社出版发行。为中医同道辨证论治中风病提供了参考，已成为脑血管病科研的重要文献资料。

迈过花甲之年以后，赵振兴先生对于中医学术传承的紧迫感日渐加深，他认为这是一种历史责任。为了把中医诊治疾病的经验传承下去，为了带好徒弟、传承中医薪火，他退休后，不顾年事已高，仍受聘于河北省中医科学院，参与副院长曹东义教授提议、并组织实施，为期 3 年的“双师带徒”项目。他与曹东义教授共同带领弟子王红霞、张培红、吕文华、马建辉、耿保良、李源等 6 人，组建工作室，开展中医疑难病会诊、临床第一手资料的积累等工作，传承中医薪火。目前“双师带徒”项目实施已接近尾声，通过近 3 年的跟师临证学习，弟子们的中医学术水平、临床疗效都得到了很大的提高。跟师学习过程中，在赵振兴先生的指导下，由弟子们整理的《赵振兴肿瘤治疗四法》《夜交藤预知子汤》《谈临床妙用“少火生气法”》等方药、经验，在《中国中医药报》上刊登发表。目前，跟师成果《双师带徒临证实录》等资料也正在积极的编辑中……

作为河北省知名中医，有很多体制外的中医从业者、个体门诊的中医师等，也经常通过这样、那样的渠道向他表达拜师、跟师深入学习中医的愿望。为了更好的传承中医，赵振兴先生有教无类，毫不保守，对这部分中医人员他也总是能够倾囊相授、毫无保留的传授中医经验，满足他们深入学习中医知识的愿望。如河北宁晋县的个体中医师李源，当年通过曹东义教授的介绍拜师赵振兴先生，经过多年的跟师临证、深入学习，在赵振兴先生的指导下整理出版了《赵振兴临证病案实录与效方》的著作。

为了让更多的中医同道们对自己的中医学术、临证经验等，有更深入的认识和了解。赵振兴先生陆续公开自己积累多年的珍贵临床资料，由山西科技出版社公开出版《赵振兴临证医案》《中医临证心得》《小柴胡汤临证应用》等著作。正在整理中的、即将陆续出版的还有“赵振兴临证带徒真传”系列。

正所谓：精诚大医为病患，中医薪火传杏林。这正是对赵振兴先生的真实写照。无论在同行中、还是老百姓的心目中，赵振兴先生已然成为一名实至名归的铁杆中医人，在他的行医、修学的生涯中，充分体现了孙思邈倡导的“苍生大医”情怀，体现了中医药文化的博大精深和“医乃仁术”的核心价值观。这就是老百姓们需要的健康守护神。

医林异秀　终成繁茂
——记一名基层中医的成长

河北中医学院　李旭阳

医史浩荡，医林葳蕤。而医林之内，往往又有异株，无科班出身之培，更无医学世家之传，却几经风雨，终成繁茂。李有缘（李源）先生就是这样一株异秀。先生是我的父亲，更是我走上中医之路的指引。我写下这些文字，意在激励我辈，共同向学，努力成才。文中或有故事来自听述，但多数为我亲眼所见、亲身所历，也并非故作呻吟，只为再现一位朴质中医成长之路，赏飨吾辈后学。

自生瘠壤，竭力奋生修医缘

“能成为一名中医，真可以说是我这一生最值得庆幸的事。”在与广州中医药大学同学们探讨学习讲座时，家父如是说。诚然，家父的医学起缘之路颇为艰辛。

1972年，在河北一个很小很落后的村子里，父亲出生。爷爷起名有缘，可能冥冥之中有与医结缘的定数。爷爷是一名语文教师，这是家父虽身处瘠壤，却至今仍深感庆幸的事。因为那时就得一位长者指引读到了很多启蒙书籍，在文化环境中受到潜移默化地熏陶。“我也很庆幸能生活在这样的环境里。”家父一直对人生起伏持以淡泊心态，苦中亦能寻乐。

父亲上学很少，初中毕业后就选择去县卫校参加乡村医生的培训学习。在医学启蒙阶段亦无良师引导，可谓先天不足。可就在他津津有味地学习医学理论、梦想成为医生时，却应征入伍了。然而造化往往眷顾有缘人，他入伍后分配到部队医院工作，后来报名了部队所在地的中医专业自学考试，系统地自学了中医院校的教材，通过了考试。回忆起部队的时光，父亲总是感慨良多。在部队那个“大学校”里提升了政治觉悟，锻炼了业务能力，为后来全心全意为人民服务，并且有能力自己撑起一个纯中医门诊，打下了坚实的思想基础，做好了能力储备。

退伍后，父亲被安排到了家乡一所乡镇卫生院工作。卫生院里有一位地地道道跟师、学徒出身的老中医，底蕴深厚。父亲被安排到同一间卫生室。虽然当时极少有人来找他看病，但看着老中医门庭若市的诊间，效如桴鼓的疗效，却坚定了父亲从事中医临床的信心。诊余，老中医给父亲指点了深入学习中医的方向——向历代医学古籍钻研！

“敢问路在何方，路在脚下。”一年后，父亲调到了县化肥厂职工医院工作。这是父亲第一次独立应诊，用所学为患者解除病痛。然而在这过程中，有效者少，不效者多。父亲迷茫了，难道学到的哲学思辨、辨证论治、经络五脏理论都是错的？但是父亲没有放弃对中医的信心，没有转向去使用头痛医头脚痛医脚的简单思路，反而回想起老中医的临床疗效，并在同行的建议下，往更深层次挖掘——这也正是父亲成才的一个转折点。通过对历代典籍医案的研究，父亲逐渐明白、领会了历代医家的诊治思路，临床疗效也渐有提升。

父亲渐渐取得自己的经验，对真正的经典中医的治病机理也渐有新识，并逐渐感受到现在人对真正中医产生了很大的误解，甚至以死马当活马医的心态去找中医大夫诊治。于是，他在1997年毅然辞职，办起了梦寐以求的纯中医门诊——宁晋县李源草医堂。这是父亲在中医路上一次新的探索——他要用自己的所学、所识开创一片新天地，打消当下许多人对临床运用纯中医处理患者的顾虑。至此，父亲完完全全独立踏上医学修行之路。后来的事实证明他的决定是正确的——目前草医堂中医门诊患者初诊首选率在百分之六七十以上，中医饮片处方率百分之百。

一长冲天，汲前人之养予

听父亲讲，我的外祖父是一名中医外科大夫，在烧烫伤方面有独特治法和丰富经验。老人家毫不保留地把此法传授给父亲，父亲在自己门诊反复实践，并深入学习中医“偎脓长肉”理论。在家传验方、《外科启玄》《外科正宗》等中医相关典籍的基础上配制了临床疗效极高的“生肌散”“滋润烧伤膏”。后来父亲又经过长久实践、验证，站在巨人的肩膀上，把这些中医外科经验上升到理论高度，撰写了论文——《“偎脓长肉”理论实践录》，并在《中国中医药报》刊发。

“非典”期间，门诊关闭，父亲又借机深入学习大量医学书籍。其中读到了河北省中医研究院（现改为中医科学院）副院长的《中医外感病学史》，明白了中医传承的历史问题，理清了思路。后来又陆续学习了曹东义老师的其他著作，深受教益。曹东义老师知识广博，为人谦和，甘为人梯，他的作品对中医许多问题提出了独到的见解，理论往往能使人触类旁通。于是父亲决定择日拜访曹老师，当面聆听曹东义老师的教诲。“在后来的日子里曹东义老师像一盏明灯一样指引我一路向前。”父亲从来没有放慢向曹老师学习的脚步。在曹老师引领下，父亲下南通，访朱老。朱良春是国医大师，医学界泰斗，父亲个体医生，最基层医生和最顶尖专家联系起来，中医薪火和缓接燃，新时代中医必大光彩。2014 年，结合国家名老中医经验传承政策，父亲正式成为曹东义老师的弟子。

十分有幸的，父亲又通过曹东义老师的举荐，执“弟子礼”向河北省名中医赵振兴老师拜师。赵振兴老中医是我省第二届名中医、全国劳模、石家庄市中医院名誉副院长。当年拜师时，为了提高自己的中医能力，父亲克服经济拮据和出行不便的困难，每周去石家庄跟诊，持续两年多。一个个体门诊者，完全自费，从小县城辗转到省城学习，这是许多同行所不能理解的。这次跟诊受益匪浅，父亲的医术和应诊能力有了质的飞跃，不仅学习到很多独特用药、用方和思路，同时在待人接物、医德修为上也有了很大的提升。父亲至今仍在陆续整理、出版恩师赵振兴老中医的资料，并不断学习提升。

后来父亲的中医学途径扩展到了网上。通过网络，父亲了解到王可贵大夫善脉诊，精望诊，治病出神入化。父亲立即登门拜访，蒙王老不弃收为弟子，并纠正了他在脉诊、望诊中的诸多错误，更重要的是让父亲对引经药的认识上升了一个台阶。父亲在偶然机缘下又得到了当地已故老中医宋俊生先生留下的大量资料，通过对这部分资料的深入钻研、学习、整理，总结出大量临床经验，推广用之。

父亲就是这样一个善于学习，永不止步的中医人。他的学习从不偏激，汲百家之长，融会贯通，古人今人，偏方正经，都不放过。父亲一直把临床疗效作为最高目标。他常教导我说：无论学习什么理论经典，时刻记住自己的目的是治病救人。正如胡适所言：“多研究问题，少谈点主义。”

硕果化收，风雨经历终成果

在多年的风雨磨砺，临床摸索中，父亲形成了自己的中医诊治思路，每有患者求治，父亲往往是先深入地与患者聊天交流、分析病因、疏解情绪，一番望闻问切之后，为患者最先解决的是心理上疙瘩，再为其提出治疗方案和意见。很多患者说：来找您看病是“药未抓取，效即显现”。小诊室里他和患者接触甚密，笑语阵阵，亲如一家。

父亲高度概括了自己临床辨证思路：抓脉诊，定病机，选主方，配部位引经药。这是父亲根据传统中医的理论体系，结合自己二十多年的临床经验，进行高度总结的四步法。我辈后学称之为：中医“抓、定、选、配”四步法。

后来父亲深入挖掘中医理论，结合自己的临床心得感悟、病案记录、读书心得、跟师笔记等资料，精心编写出版了《草医堂临证传薪》，供后辈学习、商榷、研究。在得宋俊生老先生的遗作后他没有秘而不传，而是经 8 年多的整理后，付梓学苑出版社，公开出版《宋俊生临证得失录》，传承了中医经验，传播了中医学术。

可以说父亲对中医的体会感悟，就是循着赵老师的轨迹。父亲已经在临床化用赵老师的独特思想。在“河北省中医科学网双师带徒中医药专家学术经验传承工作”上，父亲主要总结了四点学习心得。

首先是赵老师情志病的治疗体系——望舌樱线，适时话疗，夜交藤预知子汤。还有对肿瘤预防期、初期、中后期的治则。再有对中风病初期、重期、急性期、后遗症的治则。最后对老年病的认识，发展古人“平和中正而愈病”“带病延年”的治疗思想，真正做到中医的最高追求——天人合一。

近年来父亲更耕耘书田，认真整理恩师赵振兴老中医的资料。已陆续出版《赵振兴临证病案实录与效方》《赵振兴妇儿科医案医论》《中风病治疗经验集》《小柴胡汤临证应用》等著作，委实为中医的传承做出了贡献。

多年前父亲预见性地呼吁，并同当地中医同行一起组建了“宁晋县中医交流学社”，定期开展中医学术交流活动。父亲常将自己的临证得失毫无保留地向同仁公开，与大家一起分析、商榷。后来父亲医名渐旺，当选为本地政协委员，他利用这个身份积极参政、议政，为中医的传承、发展呼吁呐喊，为当地医疗卫生事业建言献策。近年来又被聘为“河北省中医学会仲景学术研究会”常务委员、“中华传统中医学会”副秘书长等社会兼职，更好为光大中医贡献自己的力量。

四十不惑。四十岁之后的这些年也是父亲收获的季节，几十年的积累终于化收了成就之果。十年磨一剑，今日把示君。

藏而后予，慷解青囊传薪火

父亲的心胸表现在一点一滴里。在《草医堂临证传薪》刚刚出版时，父亲将书赠予一位老师。这位老师读后不解，说你书中的“方子写得那么详细，那别人不就知道你的那个某某方子了吗？”云云。父亲笑笑，只说了一句，“‘独乐乐不如众乐乐’嘛。”那位老师敬佩不已。

父亲是在巨人肩膀上成长起来的，也同时继承了巨人们的优秀品质。“独乐乐不如众乐乐”，父亲在“仲景学术思想研究会年会”上，在“宁晋县中医交流学社”上，多次将自己的临证得失毫无保留地为同行做专题分析讲座。这些经验虽非系统研究成果，但形式活泼，内容丰富，颇为实用，同道多誉。

为了让大家更多地认识和掌握中医炮制后的功效变化，父亲利用业余时间查阅了大量的相关资料，并结合自己的实践经验，编写了《实用中药炮制功效手册》，且自费印制数百本赠予同行学习。此资料被2012版地方志《宁晋县志·自然科学篇》收载。可以说父亲的贡献得到了当地历史的肯定。

现在，父亲临床疗效、学术声誉渐高，名声渐起，跟诊学习的后学同仁也越来越多。但是父亲从来没有以师父自居，而是本着“闻道有先后”的心态，把自己的所学、所验，毫无保留地传给后学。父亲常说，我肯定不可能解决所有问题，但能间接地用我的力量为广大百姓解决病痛，也不胜荣幸。

这，便是父亲的胸怀。硕果累累，藏而广之。

正如《中国中医药报》对他报道的那样：“作为一名基层个体中医大夫，李源就像石缝中的一棵小草，倔强地探出头来，以点点碧绿来证明自己的人生价值。他无意功名，却始终怀着对中医的热爱，苦苦探索精深医术；他没有专家学者的头衔，但始终怀着一颗济世救人的赤诚之心……在他身上，我们看到的是一位中医人的大医情怀和高远追求。”

我很庆幸，能生活在这样的父亲身边，能近距离读到活生生的传统中医的灵魂，能有素材记述出这样的精神。而这样的人又何尝少耶？

他们，身处江湖之远，却心系中医之发展；
他们，不在庙堂之列，却牵挂黎民之康健。
他们，挺起中医的脊梁，传承中医之薪火。
有他们的存在，中医将更加长远……

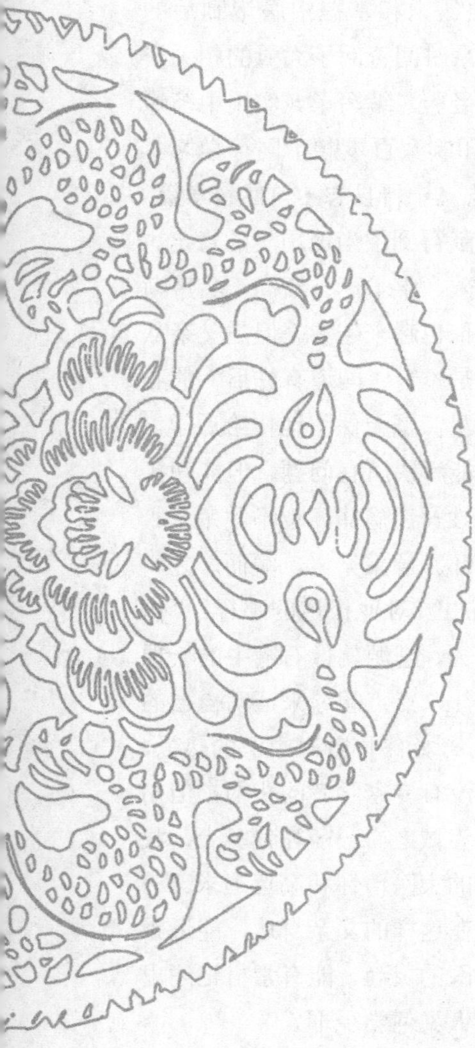

2018 GUOYI NIANJIAN

國醫年鉴

【海外中医药】

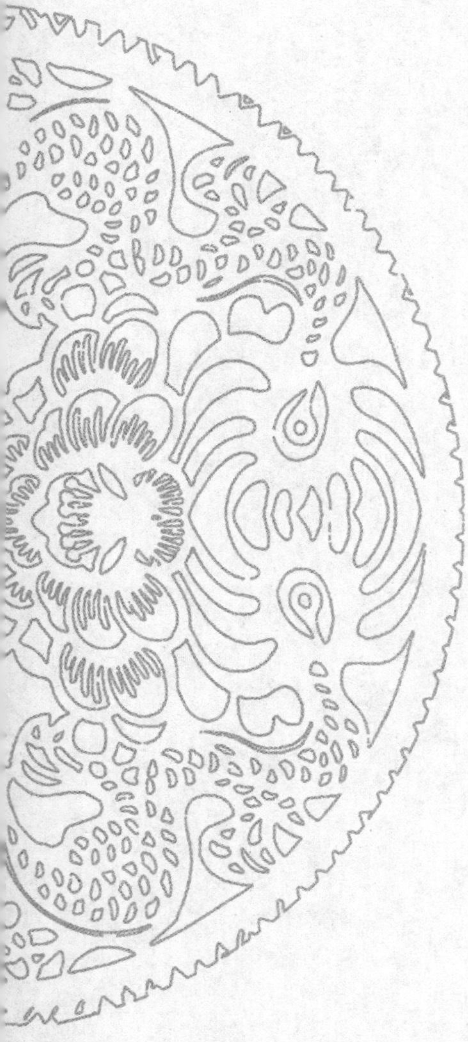

中医药海外走红

中国将在西班牙马德里附近的小城建立大型中医研究中心，该中心正式建成之后，将成为海外最大的中医科学中心之一。“中医热”在海外持续升温，中医药正在世界医学的舞台绽放光芒。

中医药海外受宠

据2016年12月国务院新闻办公室首次发布的《中国的中医药》白皮书显示，中医药传播遍及183个国家和地区，海外建立的中医药中心已有10个，中医药事业已成为中国与世界各国开展人文交流、促进东西方文明互鉴的重要内容。

世界卫生组织统计数据表明，103个会员国认可使用针灸，其中29个设立了传统医学的法律法规，18个将针灸纳入医疗保险体系。据不完全统计，全世界（数据不包括中国）中医药团体约1200多个，已有171个国家和地区进口或使用中药产品。目前受过专业培训的中医针灸师约有50多万名，其中大部分自开门诊，60%以针灸治疗为主；30%针灸加中成药治疗；5%以中药饮片、中成药治疗为主；还有5%从事中医推拿或加针灸治疗，共有30多万家私人中医诊所。

近年来，中医药在海外“受宠”：在美国，中医药逐渐在医疗保健领域占据一席之地。二十世纪70年代，美国加州地区率先确立了针灸的合法医疗地位。目前，全美50个州中已有44个州批准颁发针灸执照。在美国生活了32年的波特兰州立大学教授李斧博士在接受本报采访时激动地说道，“2016年10月12日，国侨办到波特兰开展中医惠侨活动，我亲眼看到我所在的波特兰市，中医药文化受到华人的热烈欢迎。”

此外，英国是西欧第一个对补充及替代医学立法的国家；荷兰虽然还没有为中医立法，但中医几乎获得了所有的医疗保险公司认可；瑞士将自2017年起推广全国性的中医考核，只要通过该考核就可获得中医师的资格证书；法国主流医学界将针灸与草药疗法定性为“软性医学”。

中医师获海外点赞

“中医热”持续升温，中医师在海外也不断被“点赞”。

马来西亚华裔中医师黄叔平2006年6月23日过世，享年89岁。但他在80岁时仍每天工作半天，为病人看诊、开药方。黄叔平不仅将自己的一生奉献给了病人，还引领女儿迈入了中医的殿堂；随后，外孙也开始学习中医，医者之心由此得以延续。

“中马中医师工会设立中华施诊所，除了免费赠医施药，帮助贫苦病人，还让中医师学院的学生们有机会实际为病人操作看诊，从中获取经验。”跟在父亲背后一路走来的女儿黄玉珍在接受媒体采访时微笑着说道。他们在海外传递中医药的同时，也造福了当地居民。

“很多中医师都有固定的病患群体，而且扩大的势头旺盛，中医师目前比较紧缺。”李斧表示。据加拿大《星岛日报》报道，一名赵姓华人中医师在多伦多行医20余年后退休定居到爱德华王子岛，在岛上发现中西医结合治疗疾病的需求很大，因此开设诊所，每月进行一次义诊，传播中医药文化。在他的行医生涯中，不仅帮助过癌症和多发性肝硬化病人，也采用针灸、按摩和中草药等方法帮助了许多不孕不育患者成功拥有了孩子，这使得当地居民纷纷点赞。

华侨华人多助力

海外华人中医论坛主席、世界中医药学会联合会副主席董志林表示，据统计全球传统医药市场共1730亿美元，其中中国800亿美元、欧盟420亿美元、美国60亿美元、东南亚、大洋洲、南美洲、非洲、中东、俄罗斯和加拿大等共450亿美元。近年来，中医药在海外取得的成就离不开华侨华人的助力，尤其是从事中医药的华人。

在美国华人田小明大夫的中医学研究所，每年上门求医的多达万余人，用“门庭若市”这个词语形容一点也不夸张。他不仅使很多美国病人开始了解中医、认同中医、接受中医，更是与北京医科大学合作，成功研制出治疗骨关节炎病、骨质疏松、运动创伤和风湿肌炎的新中药，极大地助推了中医药在海外的传播。

在澳大利亚悉尼的中国城，一家名为黄氏姐姐的中医诊所里，不到 30 岁的刘涵除了通过行医传播中医药文化，更是向国内老中医学习经验。其所在的澳大利亚中医学会，近年来不断和国内中医界沟通，进行学术交流与合作，为海外中医药的传播与交流创造了机会。

四川培养储备百余名中医药海外交流人才

2017 年 5 月 16 日，四川省中医药海外交流储备人才培训班开班，旨在造就培养一批四川省中医药服务“一带一路”战略的优秀人才，首期来自局属医疗机构、科研机构及医联体合作单位学员共计 140 余人参加培训。

开班仪式上，四川省中医药管理局党组书记、局长田兴军表示，近年来四川省中医药管理局积极贯彻落实国家和省委省政府关于中医药海外发展重大战略部署，不断开拓创新，积极引导和促成重点医疗、科研、院校、中药企业等机构参与服务“一带一路”建设，海外中医药中心、海外中药材种植基地、中医药国际人才培养、中医药国际科技合作、中医药国际健康旅游等项目的先后落地，大力促进了川派中医药国际化和产业化发展。下一步，须着力加强中医药海外交流合作人才队伍建设，为四川中医药更好地服务国家“一带一路”战略提供坚实保障。

国家中医药管理局国际合作司司长王笑频以“中医药‘一带一路’发展现状及工作展望”为主题给学员讲授了第一堂课。她表示，近年来，四川中医药在省中医药管理局的大力推动下，统筹规划，创新模式，取得了一系列丰硕的成果，已逐步成为四川对外开放的一支重要的力量。

本次培训班为期五天，世界中医药学会联合会秘书长桑滨生、成都中医药大学教授梁繁荣、罗才贵以及外侨办相关领域多位知名专家将授课。

海外华侨华人中医药培训基地首批学员结业

2017 年 6 月 4 日，来自美国、加拿大、法国、英国等 16 个国家的 24 名中医药专业专家学者，首次获得海外华侨华人中医药培训基地“百人百项”高级研修班结业证书。

为期一周的研修班，邀请国医大师金世元、北京中医医院柴松岩亲自授课，并组织学员赴有关中医医院、中医药机构参观考察和学习交流。在结业典礼上，北京市人民政府侨务办公室、北京市中医管理局的领导为海外学员颁发了结业证书；中外双方还签署了 7 份项目合作框架协议。

海外华侨华人中医药培训基地建立在北京朝阳中西医结合急诊抢救中心国际部。该基地由北京市人民政府侨务办公室和北京市中医管理局发起，世界中医药学会联合会等 5 家单位响应，是国内首个面向海外华侨华人的集医疗、教学、交流、展示、服务、贸易于一体的中医药常设服务平台。

由北京市中医药管理局、北京市人民政府侨务办公室共同发起海外华侨华人中医药“百人百项”工程，面向海外及港澳台地区中医药专家和优秀传统技法进行征集，经推荐、初评、实践后，由北京市中医管理局联合北京市人民政府侨务办公室等 7 家单位审定，授予“入选海外华侨华人中医药百人百项”荣誉证书，并将他们的特色技术在社区和农村进行推广，提升北京地区基层中医药服务能力。

瑶医走进泰国传递抗癌理念

2017 年 6 月 7 日，北京瑶医医院举行新闻发布会，中国民族医药学会瑶医药分会会长覃迅云介绍，瑶医专家赴泰国访问交流，受到各方欢迎，泰国前副总理、泰中友好协会会长功·塔帕朗西建议在泰国建瑶医院及疗养机构。

瑶医访问团先后前往泰中友好协会、中国驻泰国大使馆、泰国中医师总会、泰国国立傣医院、巴金府傣药厂展开学术交流。功·塔帕朗西在会见访问团时，充分肯定瑶医“减法治癌”理念，并建议瑶医在泰国芭提雅或清迈建医养疗养院，设立医院及医学院。中国驻泰国大使宁赋魁在使馆接见访问团，希望访问团为泰国癌症患者带来福音，更为中泰友好发挥建设性作用。

访问期间，瑶医专家与泰国医药领域交流了瑶医治癌经验。

中医亮相悉尼“中国非遗文化周”

《和——中医的东方哲学智慧》主题讲座，2017 年 8 月 5 日下午在澳大利亚悉尼中国文化中心举办。上海中医药大学附属曙光医院心内科副主任医师王慧颖，围绕中医阴阳和谐、五行相生相克的理论体系，向澳大利亚民众深入剖析中国传统医学文化的奥秘。这场讲座也是悉尼中国文化中心“2017 中国非遗文化周”系列活动的压轴之作。

王慧颖从中国传统医学的起源、继承与发展说起，涵盖《黄帝内经》《伤寒杂病论》《本草纲目》等多部中医经典书籍的精髓，让现场听众对中医文化的背景有了初步的认识和了解。接着，她将话题深入至中医理论中“人体与外部环境的和谐”“脏腑与经络的和谐”和“形神合一”三大方面，强调中医的精髓在于“天人合一”，阴阳调节则身心和谐，突出了中医在人体生理及病症治疗中的“和”的概念。为便于听众更全面理解，她结合幻灯片提供多种治疗事例帮助说明，深入浅出地阐述了蕴含在中医理论中的中华文化与哲学理念。

在现场体验环节，王慧颖邀请听众上台体验“望闻问切”、针灸及耳穴治疗等中医传统诊疗方式，大家听得聚精会神，纷纷感叹中医的奇妙之处。讲座结束后，现场气氛依然活跃，在场听众意犹未尽，踊跃提问、咨询，表现出对中国传统医学的浓厚兴趣。

此次讲座受到当地广大中国传统文化爱好者的欢迎，不仅让大家了解了中医与中国传统文化的渊源，更透过不同角度，更加全方位地展示了中国的丰富文化，拉近了中澳两国人民的距离，为“2017 中国非遗文化周”画上完美句号。

首届中英中医药论坛举行

英国中医师学会主席、英国皇家医学会终身院士马伯英在 2017 年 8 月 6 日举行的第一届中英中医药论坛上表示，尽管阻力不断，他仍对中医在海外发展前途充满信心。

目前，中医药在英国的发展处于低谷时期。对此，马伯英提出，中医人要具备历史自信、理论自信、临床自信、方法自信、能力自信、前途自信这六个自信。当前西医研究遇到瓶颈，抗生素耐药性成为世界难题，中医或将提供独到的解决方案。

英国中华传统文化研究院院长单桂秋林在论

坛上表示，要让传统中医学在英国主流社会立足，需要加强交流，促进彼此认同。

中英中医药论坛在伦敦大学亚非学院举行，论坛由英国中医师学会、中国中药协会适宜技术专业委员会、英国中华传统文化研究院共同主办。

中医专家团赴菲律宾义诊受欢迎

2017 年 8 月 28 日应菲华各界联合会邀请，由中医影响世界论坛组织的中医专家义诊团在菲律宾首都马尼拉中国城进行了为期 3 天的中医专家义诊，共有 2000 多位当地侨胞患者接受了专家的诊疗。

参加这次访菲义诊的中医专家包括中国中医科学院广安门医院肿瘤科主任医师张培彤、肾病科主任医师孙建实，中国首都医科大学附属北京中医医院皮肤科主任医师王萍，北京中医药大学东直门医院妇科主任医师王必勤，北京博爱堂中医医院副主任医师刘桂杰等。

义诊首日，台风“乔丽娜”过境，马尼拉风雨交加，但义诊现场仍然人潮涌动，数百位菲律宾华侨华人一大早就在问诊大厅等候。厅内八张写字台分两组面对面排开，中医专家们忙着为患者把脉问诊，在对侨胞患者们仔细问询和诊察后，认真为他们开具中药处方，并给予治疗建议和康复指导。针灸师则予以当场施针，多数患者现场就有所好转。就诊的侨胞患者们对专家们认真负责的态度和精湛的医术赞不绝口。

经过侨胞们口口相传，义诊期间到现场问诊的人数持续攀升。还有一位老人第一天独自一人参与义诊，第二天就把老伴带来一起看病，第三天则携一家人专程来找医生解决健康问题。为满足所有前来义诊的患者需求，每天义诊都要不断加号，医生们的收工时间也随之一延再延。甚至深夜还有患者来到医生们下榻的宾馆求治。医生们也是不顾疲劳，不厌其烦地为患者号脉、开方、针灸，用自己的行动感动着每一位前来寻诊同胞的心。

据中医专家义诊团团长、中医影响世界论坛发起人、北京博爱堂中医医院院长李俊峰介绍，菲律宾是中医影响世界论坛中医专家义诊团访问的首站，希望通过这次中医药专家们的义诊、讲座与咨询活动，让中医药可以解除菲律宾侨胞患者的病痛困扰。同时，义诊团专家还向当地华侨华人宣传中国传统健康文化知识，传授中医的科学理念和保健养生方法，让更多人了解中医药发展的最新信息，提高自我保健意识和能力，也为中医药文化走向世界做出贡献。

本次义诊的菲律宾邀请方菲华各界联合会主席蔡志河接受采访时表示，此次中医专家义诊团在马尼拉为当地侨胞进行的三天义诊轰动了马尼拉侨界，为当地群众送来中医疗法，让中医疗法为当地群众送来健康。当地华侨华人十分感谢中医专家带来了中国政府和人民对华侨华人的关怀。他表示，该会将继续致力于推动中医文化在菲律宾的传播，推动菲主流社会早日认可并接受中医药这一中华民族的文化瑰宝。

国合专项“撬动”中医药海外发展大局

中医药国际合作专项开展 3 年来，设立的“一带一路”中医药海外中心已基本联通“一带一路”，支点覆盖五大洲。2017 年 11 月 15 日，国家中医药管理局在京召开 2017 年中医药国际合作专项暨中医药“一带一路”发展规划落实工作座谈会，总结国际合作专项进展并部署中医药“一带一路”发展规划落实等工作。

国家卫生计生委副主任、国家中医药管理局局长王国强出席会议并表示，中医药国际合作专项开展3年来，以相对较小的投入取得了非常大的成效和影响力，项目不大、贡献不小，经费不多、成果不小，时间不长、成绩不小，人数不多、影响不小，在推动中医药海外立法、纳入当地医保，让中医进入主流医学等方面发挥了重要作用。

王国强要求，下一步要把推动专项建设和中医药“一带一路”发展规划落实工作与学习宣传贯彻十九大精神相结合，在全面建成小康社会和全面建设社会主义现代化国家的总体布局中予以考量、认识、落实。要进一步总结经验、巩固成果，建立强有力的管理机制、考核机制、督办机制，保证专项得到更好贯彻落实。要久久为功、攻坚克难，突破中医医师、药品、器械准入的法律壁垒。要统筹谋划、整体布局，有步骤地推动中医临床、教学、科研、产业在所在国真正落地，培养更多“本土中医”。要互学互鉴、以外促内，在“走出去”的过程中推进国内临床、科研和人才培养。要确保项目持续发挥作用，坚定信心，服务大局，通过国际合作专项展示中医药风格，突出中医药特色，形成中医药气派，提供中医药智慧，弘扬中医药文化，讲好中医药故事，贡献中医药方案，为人类命运共同体做出应有贡献。

国家中医药管理局副局长于文明参加会议并就落实中医药“一带一路”发展规划提出要求，要深入学习十九大精神，深刻领悟新时代新思想对中医药工作的指导，扎实推进中医药“一带一路”发展规划实施落地。要研判新形势，明确新任务，统筹推进国内、国际中医药发展。要回顾总结工作经验，科学运用“政府引导、社会参与、多种机制运行”发展原则。要发挥各地区、各单位自身优势，制定本地区、本单位中医药“一带一路”发展规划落实的行动方案。要细化分解目标任务，正确使用财政资金，促进中医药内外协同发展。

会上，中医药海外发展战略研究、中国—捷克中医药中心、东北亚中医药传播发展基地和中医药国际标准体系构建及实践等项目的承担单位代表交流了建设经验，探讨了面临的挑战。

据统计，3批国际合作专项共设立了32个“一带一路”中医药海外中心（含6个立项不资助项目），建立了32个“一带一路”中医药国际合作基地（含7个立项不资助项目），制定了一批中医药国际标准，促进了中医药文化海外传播，推动匈牙利、捷克等国中医药立法，全国共有59家机构参与。专项具有极高的资金带动效应，在第一、二批专项的“一带一路”中医药海外中心建设中，1元人民币的国际合作专项投入可以带来约21.3元的资金投入和收入（已扣除政府和承建单位配套资金）。

国家中医药管理局国际合作司司长王笑频，国家卫生计生委、外交部、国家发展改革委、商务部、国家旅游局、国务院侨务办公室、教育部国家汉办/孔子学院总部等代表，有关省级中医药主管部门负责人和部分中医药国际合作专项专家评审委员会专家、专项承担单位代表出席会议。

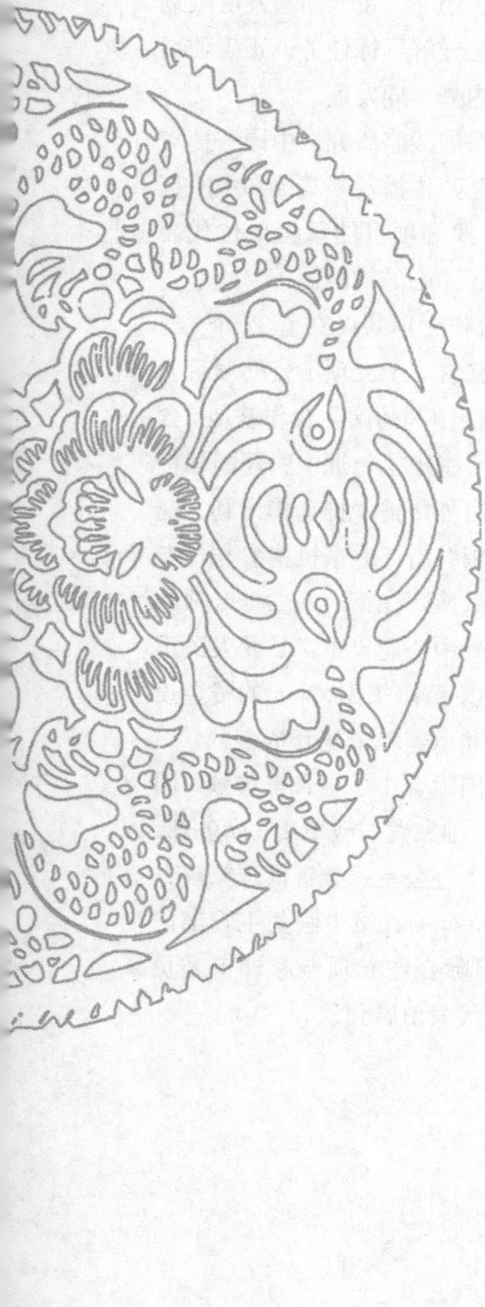

2018 GUOYI NIANJIAN

國醫年鑒

【警示台】

7起中成药虚假广告曝光

2017年1月，国家食品药品监督管理总局发布通告称，监测到7起中成药品广告宣传内容存在含有不科学的功效断言、扩大宣传治愈率或有效率、利用患者名义或形象做功效证明等问题，欺骗和误导消费者，严重危害公众饮食用药安全。

这7起虚假违法广告分别是内蒙古蒙奇药业有限公司生产的药品“清血八味片”、辽宁康泰药业有限公司生产的药品“舒筋定痛片”、杨凌生物医药科技股份有限公司生产的药品“消炎镇痛膏”、山西振东开元制药有限公司生产的药品“芪蛭通络胶囊”、云南无敌制药有限责任公司生产的药品“外用无敌膏”、贵阳润丰制药有限公司生产的药品“丹蓝通络口服液”、天长亿帆制药有限公司生产的药品“三鞭胶囊”的广告。

总局表示，对这些违法广告，食品药品监管部门已将其违法行为移送有关部门查处，有关省级食品药品监管部门将依法撤销其有效期内的广告批准文号。总局要求，各省（区、市）食品药品监管部门要认真履行属地监管责任，加大对违法广告的跟踪监测工作力度。

两批次中成药检验不合格

国家食品药品监督管理总局发布通告称，经江西省药品检验检测研究院检验，标示为吉林省正辉煌药业有限公司生产的批号为20150403、20160304的藿香正气丸（浓缩丸）检验不合格，不合格项目为水分。

对上述不合格药品，相关省（区、市）食品药品监督管理局已采取查封扣押等控制措施，要求企业暂停销售使用、召回产品，并进行整改。

国家食品药品监督管理总局要求生产企业所在地省（区、市）食品药品监督管理局对上述企业依据《中华人民共和国药品管理法》第七十三、七十四、七十五条等规定对生产销售不合格药品的违法行为进行立案调查，3个月内公开对生产销售不合格药品相关企业或单位的处理结果，相关情况及时报告。

国家中医药管理局通报虚假违法广告7条次

2017年3月，国家中医药管理局政策法规与监督司对28个省（区、市）的62种报纸进行了监测，共监测到虚假违法中医医疗广告7条次。

其中，沈阳中山医院神经内科诊疗中心在《辽宁老年报》发布1条次。新疆维吾尔自治区永康医院、友好医院、新光明医院在《老年康乐报》分别发布2条次、3条次、1条次。此7条虚假违法中医医疗广告均含有表示功效、安全性的断言或保证，其中1条未标注《医疗广告审查证明》文号，4条以内部科室名义发布医疗广告。

监测结果已根据《中华人民共和国广告法》和整治虚假违法广告部际联席会议制度有关要求提供给国家工商行政管理部门。

2 家企业生产的沉香化滞丸不合格

2017 年 8 月 10 日，国家食品药品监督管理总局发布通告指出，经新疆维吾尔自治区食品药品检验所等 2 家药品检验机构检验，标示为陕西汉王药业有限公司等 3 家企业生产的 3 批次药品不合格。其中包括 2 批次中成药品，具体为河南省商丘市金马药业有限公司生产的批号为 15082721 的沉香化滞丸，陕西汉王药业有限公司生产的批号为 005604 的沉香化滞丸。不合格项目包括重量差异、装量差异、溶散时限。

对上述不合格药品，相关省食品药品监督管理局已采取查封扣押等控制措施，要求企业暂停销售使用并召回产品，进行整改。国家食品药品监督管理总局要求生产企业所在地省食品药品监督管理局对上述企业生产销售不合格药品的违法行为进行立案调查，三个月内公开对生产销售不合格药品相关企业或单位的处理结果。

国家食品药品监督管理总局通告 6 批次麝香壮骨膏不合格

2017 年 10 月，国家食品药品监督管理总局发布通告称，经深圳市药品检验研究院等 5 家药品检验机构检验，标示为江西吉安三力制药有限公司等 4 家企业生产的 6 批次麝香壮骨膏不合格。

通告指出，江西吉安三力制药有限公司生产的批号为 160102 的麝香壮骨膏，沈阳东陵药业股份有限公司生产的批号为 161008、161102 的麝香壮骨膏，吉林万通药业集团郑州万通复升药业股份有限公司生产的批号为 151105 的麝香壮骨膏，荆州市津奉药业发展有限公司生产的批号为 160425、160429 的麝香壮骨膏不合格。不合格项目包括含量测定、检查、性状等。

通告表示，相关省级食品药品监督管理局已对上述不合格药品采取查封扣押等控制措施，要求企业暂停销售使用、召回产品，并进行整改。

全文资料部分来源：《中国中医药报》《国家中医药管理局》《中和亚健康服务中心》等官方网站

附录一：

全国亚健康专业调理机构一览表

（按省份拼音字母排序）

安徽省

丽人行亚健康专业调理机构

机构编码：Zh151005625032

机构简介：安徽丽人行美容服务有限责任公司旗下的丽人行亚健康专业调理机构，是一个集品味、舒适、温馨、专业为一体的专业调理机构。其始终秉承诚信经营理念，致力于打造亚健康专业调理机构中一线品牌。在引进了红外热成像检测技术以及其他百项亚健康专业调理技术后，机构的专业性得到了极大的提升。常年聘请专家坐诊，使亚健康调理更加科学与专业化，并且使机构在当地树立了权威，获得诸多好评。

服务水平等级：★★★★★

机构地址：安徽省铜陵市铜官山区石城大道南段556号

芭萨美容会所

机构编码：Zh160205515002

机构简介：合肥市蜀山区芭萨美容会所是一家五星级会所，位于合肥市蜀山区天鹅湖畔，装修风格为现代科技结合古中医文化元素，面积约700平方米，环境优雅，设施齐全。目前使用 10 种敖氏百项亚健康中医调理技术及 19 种扶阳罐百项亚健康调理技术，本着预防胜于治疗的理念，给顾客调理各种身体亚健康问题。得到了顾客一致好评！

服务水平等级：★★★★★

机构地址：安徽省合肥市蜀山区凯旋门商业2栋103号

楚灸棠养生会所

机构编码：05550214

机构简介：马鞍山市花山区楚灸棠养生会所，针对亚健康人群的艾灸保健理疗，包括产后恢复、推拿按摩、身体亚健康调理等服务项目，依托技术力量雄厚的专业院校，致力于成为一个持续健康发展的高端健康服务行业先锋。

服务水平等级：待定

机构地址：安徽省马鞍山市花山区湖东中路

北京市

葆仪畅心园（北京）美容美发有限责任公司

机构编码：Zh131200104016

机构简介：葆仪畅心园美容美发有限责任公司地处朝阳区安华西里一区，交通便利，环境宜人。自成立以来一直为客户提供经络和体制调理服务，是一家设备齐全、技术先进、人员专业的亚健康调理机构。长期以来，致力于打造社区型专业亚健康调理机构，始终如一地为改善顾客健康而奋斗，并取得了显著成效，好评如潮。

服务水平等级：★★★★

机构地址：北京市朝阳区安华西里一区 13 号楼

佳媛会美容有限公司

机构编码：Zh131200103021

机构简介：佳媛会美容有限公司自 2003 年成立以来，本着“做人以道为先，做事以德为先，做养生以专业为先”的服务宗旨，为广大顾客提供经络养生、体质养生、脏腑养生等亚健康专业服务。

服务水平等级：★★★

机构地址：北京市海淀区大钟寺太阳园 D4 座 2 层 03 号

静逸皙颜美容有限公司

机构编码：Zh131200103018

机构简介：静逸皙颜美容有限公司于 2004 年 6 月 15 日成立，10 年来本着“诚实信赖，永续经营”的宗旨，在美容 SPA 基础上，帮助会员加强亚健康体质调理。在女性产后修护，小儿脾胃养护调理项目及小儿预防感冒发热和老年关节养护方面，一致得到会员的肯定和认可。

服务水平等级：★★★

机构地址：北京市朝阳区广渠路九龙花园 5 单元底商

靓花缘美容美体中心

机构编码：Zh131200103015

机构简介：靓花缘美容美体中心自 2007 年开业以来，积累有几百个稳定会员，一直以养生为重点服务于客户。在经营过程中以顾客为中心，以需求为导向将中医调理、高科技仪器相结合，为客户提供专业养生服务。其口号是：尊承以顾客为上，全心全意为顾客服务！

服务水平等级：★★★

机构地址：北京市丰台区角门北路首座绿洲 3-105 室

金都百合美容有限公司东城第一分公司

机构编码：0100003

机构简介：该机构主要服务对象为女性、儿童、老人。主要服务项目为：全身经络养护、面部经络养护、小儿脾胃养护、女性产后养护、头部经络养护、任督二脉养护、小儿感冒发热养护、老人关节养护等。

服务水平等级：待定

机构地址：北京市东城区崇文门外大街 3 号公寓 12 层 1219

兰之韵美容养生会所

机构编码：Zh131200103020

机构简介：会所成立于 2003 年，致力于天下女性健康美丽，提供最专业、最热情、最高端的服务。以中医理念、快乐养生为主，专业性的亚健康调理项目为支撑。愿天下人健康美丽。

服务水平等级：★★★

机构地址：北京市朝阳区林萃路倚林佳园 19 号楼底商 105 室

丽诗情美容养生馆

机构编码：Zh131200103010

机构简介：机构成立于 2000 年，一直以让身边的人健康美丽为目标。主要经营贵族面部护理、女子产后养护、全身经络养护、老人关节养护、头部经络养护、面部经络养护等七种体质调理技术。全力打造房山区第一养生名店，让身边的人健康、美丽、快乐！

服务水平等级：★★★

机构地址：北京市房山区燕山富燕新村三区 5 号楼 1 单元 803

美艺佳莹美容美发有限责任公司

机构编码：Zh131200103013

机构简介：机构自开业以来，本着调理身体、为广大顾客治未病的思维，紧随国家政策，主营中医养生和四季康美亚健康调理项目，多年来为顾客提供专业服务，得到大量的信任与支持。在经营过程中，通过不懈奋斗让更多的人身体健康、防范疾病。

服务水平等级：★★★

机构地址：北京市朝阳区惠新里 226 号楼 5 门 102 室

润桥养生会所

机构编码：Zh131200103023

机构简介：润桥养生会所位于海淀区西二旗中路，于2010年成立，主要经营美容、养生、经络、泡浴等项目，同时也进行多项亚健康调理项目，是专业的现代美容养生机构。致力为广大顾客提供专业、全面、高端的美容养生服务。

服务水平等级：★★★

机构地址：北京市海淀区西二旗中路

松瑞源中医研究院

机构编码：0100001

机构简介：该机构在食疗药膳调理方面很有特色，独创了“五步养生法”，通过“内养外调”有机结合，解决亚健康问题。其中，“内养”主要指通过松瑞源药膳精华调理脏腑功能，“外调”指运用经络磁疗棒、气血通拔罐、梅花香灸等中医辅助手段疏通人体经络。

服务水平等级：待定

机构地址：北京市朝阳区建国路93号院4号楼502室

欣汇美女子生活馆

机构编码：Zh131200103012

机构简介：机构成立于2003年12月8日，于2010年开创连锁店，有着多年的美容、养生经验。机构以医学为本，养生、护肤为主进行经营，紧随时代发展，注重科学养生。以诚信、专业、尊重、个性化为服务宗旨，是护肤养生的美丽驿站。

服务水平等级：★★★

机构地址：北京市朝阳区北苑华贸天地1FC11

西子相宜商贸中心

机构编码：Zh131200105014

机构简介：机构始建于2001年，在美容养生方面有多年的服务经验，本着“美容养生、坚持原则、行善积德”的服务宗旨，打造和谐、包容、坦诚、专业、有凝聚力、有较强责任心的服务团队，为男、女、老、少提供全方位、宽领域的服务，为改善国民生活质量而努力奋斗。

服务水平等级：★★★★★

机构地址：北京市东城区安外大街6号楼

悦榕坊美容院

机构编码：Zh131200103019

机构简介：悦榕坊美容院是北京亚北地区一流的养生明星会所，致力于帮助热爱生活的朋友获得健康与美丽，努力营造含放松、解压、释放心灵的第三空间。主张时尚中医，简单养生，帮助人们改善、远离各种亚健康和疾病，提升生命质量。作为中医“治未病”社区调理机构，悦榕坊关注所有亚健康人群，从儿童至老年人，成人等，所有面临亚健康困扰的人们，及需要预防亚健康和疾病的健康人群，力争帮助他们保持健康与美丽。

服务水平等级：★★★

机构地址：北京市昌平区天通苑三区5号104

韵秀阁美容美体有限公司

机构编码：Zh131200103022

机构简介：机构一直秉承“除了家，办公室，这是您第三个地方”的经营理念和中医养生相结合，以藏艺SPA美疗课程与四季康美亚健康调理项目结合，开发和挖掘养生的宝藏，为现代美容养生增添新的思路为我们的服务体系和宗旨，坚持质量、信誉第一，争做美容养生健康第一品牌。

服务水平等级：★★★

机构地址：北京市朝阳区仰山路万科兴园商业街

正妍本草养疗汇

机构编码：Zh131200103017

机构简介：正妍本草养疗汇引导帮助每一位有缘人通过核心养生工程创造健康，从美容得到智慧人生。以“诚信高效、欢喜包容、郭伦尽分、感恩祝福”为宗旨，实现员工精神（无形的德）与物质（有形的得）的双丰收，打造正妍美业养生美容与美乐教育品牌，在精神文化上引领世界美容行业。通过运用业健康调理技术来改善于各种原因所引起的身体亚健康症状。

服务水平等级：★★★

机构地址：北京市朝阳区金台北街1号楼底商

伊来美亚健康调理中心

机构编码：Zh140800101044

机构简介：伊来美亚健康调理中心位于西城区车公庄大街，地段繁华，交通便利。机构从2011年起，从美容美发领域逐步成功转向亚健康中医经络调理，运用中医基础理论对亚健康人群进行调理，至今已调理了上万人次，取得了很好地社会效益，同时也收到了不错的经济效益。

服务水平等级：★

机构地址：北京市西城区车公庄大街2号院1-1

合灸堂亚健康专业调理机构（北京市成寿寺店）

机构编码：Zh15080102023

机构简介：合灸堂是合灸堂（北京）健康科技有限公司在中医“治未病”理念指导下，整合多项传统和现代中医灸法养生保健技术和方法，与国内外最新科研科技成果相结合，联合推出的以灸为特色的社区自助型健康4S店，志在为社区百姓带来健康福音。

服务水平等级：★★

机构地址：北京市朝阳区成寿134号

河北省

邢台雅沐美容养生会馆

机构编码：Zh131203195011

机构简介：邢台雅沐自然美容养生会馆成立于2009年，本着“自然健康、四季养生”的理念，为社会各界追求健康、追求美丽的女性带来当下最实用的健康养生理念及专业化的服务。雅沐让更多的爱美人士左手美丽右手健康，享受幸福人生！

服务水平等级：★★★★★

机构地址：河北省邢台市桥西区中华西大街锦绣中华19号门市

真爱真美美容养生会所

机构编码：Zh131203163010

机构简介：真爱真美以“真诚服务，养护身心，真心对待，拥有健康美丽”为宗旨，为改善顾客的体质而努力奋斗。主要经营小儿脾胃养护项目、小儿预防感冒发热项目、老人关节养护项目、任督二脉养护技术、全身经络养护技术、女性产后修复项目等，是中医养生型美容养生馆。

服务水平等级：★★★

机构地址：河北省三河市燕郊开发区潮白人家东门5号楼底商

斯博丽科技美容养生会所

机构编码:Zh140803161043

机构简介：斯博丽科技美容养生会所成立于 1996年。会所占地面积300余平方米，拥有会员千名。装修风格将完美视觉与身心享受相结合，充分体现了女性会所的时尚、经典、优雅、温馨、是爱美女性的理想去处。会所从事皮肤保养身体亚健康管理事业，已经积累了近二十年经验，一直保持很好的口碑和佳绩。凭借雄厚的品牌力量、专业服务团队，成功的市场运作经验。健全的售后体系，丰富的客户资源等，树立了独特的品牌优势，已是业界拥有极佳口碑的诚信企业。

服务水品等级：★

机构地址:河北省廊坊市新世纪步行街第四大街A-256

好孕妈妈生活美容院

机构编码：03350177

机构简介：海港区海阳路好孕妈妈生活美容院位于秦皇岛市海港区海洋路，占地面积350平方米，环境优雅。面临公路主干道，后接居民区。该店自开业以来主要服务周边的广大居民，以出色的中医亚健康调理技术获得顾客的认可。

服务水平等级：待定

机构地址:河北省秦皇岛市海港区海洋街106-1号

河南省

茶母中和亚健康调理中心

机构编码：Zh151203713038

机构简介：茶母中和亚健康调理中心位于郑州市金水区优胜南路城中央9号楼内，是在河南中和亚健康服务中心指导下，按照亚健康专业调理机构星级评定标准建设成的郑州市金水区第一家亚健康专业调理机构。机构设施完整，服务人员专业，亚健康服务项目丰富，能为社区居民提供完善的中医预防保健服务。机构负责人任爱荣本着以专业求发展，为客户创造独特价值的经营理念，注重专业，为客人缔造真正的健康和美丽，并立志于服务全民健康。

服务水平等级：★★★

机构地址：河南省郑州市金水区优胜南路城中央9号楼1-2层102

雪莲明薇美艳美体服务中心

机构编码：Zh160503713018

机构简介：雪莲明薇美艳美体占地总面积300平方米，位于河南省中牟县官渡大街与建设路交叉口向东200米路北，地理位置优越。机构设施齐全，环境优雅。服务人员专业，亚健康干预调理技术多样，服务项目丰富，能为居民提供完善的中医预防保健服务。

服务水平等级：★★★

机构地址:河南省中牟县官渡大街与建设路交叉口向东200米路北

河南汉兴中医馆有限公司

机构编码：03710158

机构简介：河南汉兴中医馆有限公司是以古法汉医为基础，以中医治未病为服务目标，为患者提供多种亚健康治疗方案。该店机构设施完善，服务人员专业，为社区居民提供完善的中医预防保健服务，本着为患者健康负责，服务广大群众改善全民亚健康状态为宗旨，为全民健康事业而奋斗。

服务水平等级：待定

机构地址:河南省郑州市金水区纬二路 26号院

茶母保健中心

机构编码：Zh170103953003

机构简介：舞阳县茶母保健中心，是在河南中和亚健康服务中心指导下，按照亚健康专业调理机构星级评定标准建设成的郑州市郑东新区第一家亚健康专业调理机构，机构设施完整，服务人员专业，亚健康服务项目丰富，能为社区居民提供完善的中医预防保健服务。

服务水平等级：★★★

机构地址：河南省漯河市舞阳县中山路与宁波路交叉口

茶母美容店

机构编码：Zh170303713004

机构简介：荥阳市茶母美容店，是在河南中和亚健康服务中心指导下，按照亚健康专业调理机构星级评定标准建设成的亚健康专业调理机构，机构设施完整，服务人员专业，亚健康服务项目丰富，能为社区居民提供完善的中医预防保健服务。

服务水平等级：★★★

机构地址：河南省荥阳市科学大道与棋源路交叉口向南 100 米

茶母女士美容美体中心

机构编码：03710186

机构简介：尉氏县城关镇茶母女士美容美体中心，是在河南中和亚健康服务中心指导下，按照亚健康专业调理机构星级评定标准建设成的亚健康专业调理机构，机构设施完整，服务人员专业，亚健康服务项目丰富，能为社区居民提供完善的中医预防保健服务。

服务水平等级：待定

机构地址：河南省开封市尉氏区北街

福 建 省

彩丽妍丰泽会所

机构编码：Zh131205953022

机构简介：香港彩丽妍美容有限公司，创建于 2000 年，旗下拥有彩丽妍旗舰会所、丰泽会所、泉秀会所及至尊商务会所。多年来，在专业美容美体及健康养生美颜领域取得令人注目的成绩，让更多的爱美女性在彩丽妍美丽产业的陪伴下越来越健康，越来越年轻。

服务水平等级：★★★

机构地址：福建省泉州市丰泽区丰泽街东段中盛花苑彩明珠 109 号

富贵竹女子护肤美容馆

机构编码：Zh131205923015

机构简介：富贵竹女子护肤美容馆成立于 2011 年，是现代新兴美容养生调理机构。主张传递美容与健康，热情服务每一天，提倡诚信到永远的服务理念。以养生调理项目为主，争取把养生店开到各个城市。

服务水平等级：★★★

机构地址：福建省厦门市思明区莲前西路广顺花园

金沙美容中心

机构编码：Zh131205984021

机构简介：金沙美容中心位于金沙县建国路，始建于 1995 年 11 月 1 日，是国内早期的美容结构。现跟随时代潮流，引入养生之法，除了进行美容之外，还经营多项亚健康调理项目。多年来形成了丰富的调理经验，一流的人才队伍，专业的技术手法，为广大顾客带去了健康优质生活。

服务水平等级：★★★★

机构地址：福建省三明市沙县建国路春晖大厦一楼

玫瑰美容美发店

机构编码：Zh131205944018

机构简介：玫瑰美容美发店成立于 2008 年，主要经营：SAP 、面部养护、体质调理、脏腑调理、经络调理，在问题性皮肤调理方面具有绝对的优势。

服务水平等级：★★★★

机构地址：福建省莆田市涵江区保尾路 416

非常灵感美容养生会所

机构编码：Zh131205933016

机构简介：非常灵感美容养生会所致力于让每位女性拥有健康自信人生，改变亚健康人群的身体状况，打造专业美容养生品牌，在当地定位龙头星级美容养生会所，以标准化、系统化、规范化服务每位顾客。非常灵感培训中心成立校企合作，并实现股份制分配，先富带后富，让中层干部当家做主，连锁发展，正式扬帆起航，大展宏图。

服务水平等级：★★★

机构地址：福建省福鼎市南大路一建大厦 A 栋 106-107 号

锦兰村美容养生会所

机构编码：Zh131205974011

机构简介：锦兰村美容养生会所成立的目的是帮助实现员工梦想，为顾客的健康和美丽而奋斗，其经营宗旨是诚信经营，服务第一。锦兰村三维完美术，即：①肌肤年轻化；②形体标准化；③身心健康化，是该机构的特色服务项目，能够帮助顾客实现领先的健康美丽“心”梦想。机构服务于中高端客户，与同行之间同品质可比价位，同价位可比专业，同专业可比服务，同服务可比环境，是一个面向全国建设连锁的亚健康调理中心。

服务水平等级：★★★★

机构地址：福建省长汀县金龙商务城 A 栋 201-202

名媛淑女美容瑜伽养生馆

机构编码：Zh131205984019

机构简介：名媛淑女以支持员工实现梦想，支持顾客健康美丽为目标。多年来依照“诚信、精致、敬业”的服务理念，以“爱心、细心、专心、顾客利益至上”来进行服务，致力于广大女性的健康美丽，打造三明美容行业第一品牌。

服务水平等级：★★★★

机构地址：福建省三明市三元区新市南路 142 号 2 楼

女人话题抗衰养生会所

机构编码：Zh131205983010

机构简介：会所使用面积 500 平方米，主要有 19 个功能区，设计风格主要采取了中国传统文化，结合东南亚养生文化，同时也融合了部分的欧美风格。目标是打造中医养身专家型美容院，服务民众，传播健康，超越美丽。主要经营体质调理，面部抗衰保养。

服务水平等级：★★★

机构地址：福建省三明市宁化县江滨路翠景大厦

女人世界至尊会所

机构编码：Zh131205914012

机构简介：女人世界至尊会所成立于 1996 年，主要经营项目有老人关节、小儿发烧、任督二脉经络养护、头部经络养护、全身经络养护、面部经络养护、女性产后养护、脾胃养护。

服务水平等级：★★★★

机构地址：福建省福州市平潭县平潭东大街 58-2

濡养居美容院

机构编码：Zh131205914017

机构简介：濡养居美容院始建于 2011 年，主要经营项目有：全身经络养护、小儿脾胃养护、老人关节养护、小儿发烧感冒养护、头部经络养护、女性产后养护、面部经络养护。

服务水平等级：★★★★

机构地址：福建省福州市鼓楼区东街口东方百货西塔楼 1608

秀身坊养生会所

机构编码：Zh131205925013

机构简介：秀身坊养生会所成立于 2001 年，自创建 12 年来，是厦门唯一获得中国劳动保障部门和消协共同推荐的安全、健康、诚信称号的养生美容会所。授予了“中华中医药学会首批养生型美容院示范单位”的铜牌及获得中华中医药学会社区保障服务机构——试点单位，秀身坊作为厦门最专业的养生机构早在 2004 年开始潜心研究天地阴阳与人体之结合，总结了一套专业的养生调理手法，11 项养生调理技术在 2009 年度"百项亚健康调理技术"首批 12 项技术中的入选了 8 项。并培养了大批有专业资质的调理师。

服务水平等级：★★★★★

机构地址：福建省厦门市思明区湖滨中路 11 号

小天妃美容美发荔城路店

机构编码：Zh131205945014

机构简介：小天妃美容美发荔城路店成立于 1994 年一直从事美容养生、亚健康调理，包括脏腑经络养生项目，定位高端，致力于打造一个亚健康管理机构。

服务水平等级：★★★★★

机构地址：福建省莆田市荔城路 675 号

新浪潮美容 SPA 会所

机构编码：Zh131205913020

机构简介：成立于 1996 年，自创办历经以来始终秉承着诚信，经营信心服务的理念，不断发展壮大。以宣扬中医"治未病"和亚健康美容调理为根本，以专业、专注、坚持，超越为信念。2003 年新浪潮最先进的中医特色养生美容，并陆续开辟了七家最具中华中医养生文化的美容院。2009 年获奖全国养生名店。2010 年成为中医药协会"治未病"社会服务示范单位。

服务水平等级：★★★

机构地址：福建省福州市鼓楼区温泉支路 23 号

十美健康养生会所

机构编码：zh141105943065

机构简介：十美健康养生会所处于涵江中心阶段，面积大约 300 平方米，洋溢和谐恬静的环境，正是都市生活中美的源泉。会所创立于 1996 年，本着"一切从诚信开始"的企业文化，提倡自然、健康、安全、和谐的经营理念，用养生文化引领时尚美容潮流，打造专业的养生会所，带给顾客安全，优质的美容健康产品和物超所值的专业服务。响应国家治未病工程，中国将重点推广保健体系的号召，积极参与健康中国行活动，组建专业亚健康调理机构，创新发扬中医治未病和亚健康美容调理事业。

服务水平等级：★★★

机构地址：福建省莆田市涵江区新涵大街 438 号

自然美美容 SPA 生活馆(大名城店—可丽美)

机构编码：zh141105913066

机构简介：自然美美容 SPA 生活馆(大名城店一可丽美)，成立于 2009 年，自创办来秉承着"诚信经营，以人为本，优质经营"的理念，不断发展壮大，努力为顾客创造健康美容服务理念，提供先进技为了更好地培养人才，为福州广大的美容爱好者提供得天独厚的学习条件，可丽美借助中和亚健康服务中心权威师资力量，打造了一批具有高级技术的人才。帮助顾客了解生命规律，科学规范的养生，远离疾病，改善生活，健康快乐，解决顾客亚健康问题。

服务水平等级：★★★

机构地址：福州市晋安区福马路 168 号大名城 2 号楼 07 店

甘 肃 省

海石湾茶母美容美体店

机构编码：09310185

机构简介：红古区海石湾茶母美容美体店，是在河南中和亚健康服务中心指导下，按照亚健康专业调理机构星级评定标准建设成的亚健康专业调理机构，机构设施完整，服务人员专业，亚健康服务项目丰富，能为社区居民提供完善的中医预防保健服务。本着以专业求发展的理念，立志服务于全民健康。

服务水平等级：待定

机构地址：甘肃省兰州市红古区海石湾路

广 东 省

艾美诗美容美体 SPA 养生馆

机构编码：Zh131207543011

机构简介：艾美诗美容美体 SPA 养生馆位于广东省汕头市潮南区南阳联堤上洋工业区 4 路，成立于 2009 年，装修独特，环境优雅，是追求休闲美丽健康的最佳场所，顾客群涉及广大男女老幼。专业的精英服务团队，专业的亚健康调理师以精湛的技术、周到的服务为众多亚健康人群解决多种问题，获得店内顾客一致好评。店内主要经营项目有：生活美容、中医养生、能量汗蒸等。我们秉承“成就健康美，创造自然美”的宗旨，和“以仁为本，以客为上，以信为业”的经营理念，以维护健康、追求自然、改善生活品质及绿色为主体思想，将现代美容技术与我国传统中医理论融为一体，重在由内养生，全心全意为顾客带来完美的服务体验。

服务水平等级：★★★

机构地址：广东省汕头市潮南区南阳联堤上洋工业区 4 路

春雨健康养生会所

机构编码：Zh131207535015

机构简介：春雨健康养生会所成立于 1994 年 5 月，位于梅州市梅江区江南嘉应东路，是现代专业美容养生机构。会所坚持以：为顾客带来美丽，为企业创造财富，为自我成就价值，为社会营造和谐为宗旨。

服务水平等级：★★★★★

机构地址：广东省梅州市梅江区江南嘉应东路（二横街）32 号

美之秀养生馆

机构编码：Zh131207544014

机构简介：美之秀养生馆成立于 2006 年，本着“信誉第一，服务至上”的经营理念，让所有爱美人士得以健康美丽。本院于 2009 年，经营四季康美养生品牌本着坚持不懈的发扬中医养生化，利用中医治未病做一份有价值的良心事业，立志传播亚健康体质调理概念，让现代人重视健康。打造当地的养生名店。

服务水平等级：★★★★

机构地址：广东省汕头市澄海区益民路汇景花园 C3 栋 157 铺

茂名贵族美容院

机构编码：Zh131206683017

机构简介：茂名贵族美容院是专门为女性打造的美容养生机构，不仅通过中医之法提供非医学美容，而且扩展美发等多项服务，人员专业，设备齐全，能够为广大爱美女性提供全身心的豪华享受。

服务水平等级：★★★

机构地址：广东省茂名市文明路 2 号西面二楼

镜中缘美容中心

机构编码：Zh131207533010

机构简介：镜中缘美容中心坐落于广东省梅陇西路 12 号，成立于 2001 年，是一家集护肤、美容、问题皮肤调理、亚健康调理、泡浴等为一体的大型综合养生会馆。店内装修独特，环境优雅，是追求休闲美丽健康的最佳场所。现店内开设贵宾区、顾客休闲区、专业护理区、整体浴区等服务区。顾客群涉及广大男女老幼。

服务水平等级：★★★

机构地址：广东省梅陇西路 12 号

四季康美妆园美容中心

机构编码：Zh131206623016

机构简介：四季康美妆园美容中心自成立以来，本着“让更多人健康”的服务宗旨，面向各类群体，提供专业、特色服务。中心在正式成立之前，已有十年的开店经验，对于健康、美容、养生等方面有着自身的独到见解。近年来，积极引入中医健康养生之法，以求由外到内为顾客提供全面服务，让美容养生更加科学、专业。优美的地理环境，专业的操作手法，全新的服务理念，为顾客提供的不只是外在的养护体验，更是一次身心的全面放松。

服务水平等级：★★★

机构地址：广东省阳江市西城区建设一路德信华城6栋13号

思妍轩生活馆

机构编码：Zh131207543018

机构简介：思妍轩生活馆位于汕头市澄海区，地理位置优越，环境宜人，交通便利，设施齐全。自2007年成立以来一直将养生作为主要的服务项目，并发展形成了“让更多的人收获健康”的服务宗旨。经营特色是面向所有人群，提供养生服务。把亚健康调理与中医养生相结合，打造专业、专一、全面的养生服务。

服务水平等级：★★★

机构地址：广东省汕头市澄海区莲下槐东莲东路直华木业斜对面

仙妮美容生活馆有限公司

机构编码：Zh131207545013

机构简介：仙妮美容生活馆有限公司成立于1998年。机构引进高尖端设备，打造一流的环境，配备五星级服务与国际流行的技术，成为集美容、美体、化妆、四季养生、SPA、汗蒸、生殖抗衰、教育等服务项目为一体的奢华美容养生馆。

服务水平等级：★★★★★

机构地址：广东省潮州市潮州大道汇贤居楼下31号

雅康妮瑜伽养生会所

机构编码：Zh131207543012

机构简介：雅康妮瑜伽养生会所坐落于广东省汕头市潮南区峡山凤华路35-39号，成立于1996年，拥有悠久的历史，是首家专业瑜伽、美容护肤、亚健康理疗为一体的专业会所。现店内开设贵宾区、药膳区、顾客休闲区、专业护理区等服务区。专业的精英服务团队为顾客带来至上的服务。

服务水平等级：★★★

机构地址：广东省汕头市潮南区峡山凤华路35-39号

伊之韵美容养生馆

机构编码：Zh131207603019

机构简介：伊之韵美容养生馆成立的目的是传播美丽与爱。自2004年成立以来，一直坚持这一服务目标，并发展形成“关爱健康”的服务宗旨。经营特色是以养生为主，结合中医调理，达致身体平衡。服务多专注于女性，业务以美容护理为主。现在引入中医养生之法，服务群体扩展至男女老少。不仅能为顾客带来美丽容颜，还能帮助其获得一个健康的身体。

服务水平等级：★★★

机构地址：广东省中山市古镇镇海州海关路南三路22号

鱼美人美容有限公司广州分公司丽湾美容院

机构编码：0200025

机构简介：深圳市鱼美人美容有限公司成立于1987年，是国内首家以中医经络为导向的专业美容连锁集团。始终秉承着美容需要真才实学的专业理念，坚持兑现对客户的承诺是最大的诚信，致力于向顾客提供全方位的经络减肥、美容、美体、养生等系列专业级服务。丽湾美容院是公司旗下一所专业的亚健康调理机构。

服务水平等级：待定

机构地址：广东省广州市越秀区寺右新马路 19 号四楼

鱼美人美容有限公司广州分公司圆梦美容院

机构编码：0200026

机构简介：圆梦美容院是鱼美人美容有限公司旗下的一所美容会所，成立 8 年来一直从事美容、美体、中医经络调理、养生等健康工作。现拥有甲等专业人员 2 名，亚健康调理人员 10 名。以专业、高效为广大客户提供美容、养生服务。

服务水平等级：待定

机构地址：广东省广州市越秀区 238 号七层 7016 铺

自然美容阁

机构编码：Zh131206683020

机构简介：自然美容阁始建于 2007 年，有着多年的美容养生经验。成立的目的就是为了更好地服务大众，让更多的人收获健康，遵循国家中医治未病的方向，发展现代美容养生服务。在多年经营过程中，自然美容阁一直依据四季康美的亚健康调理项目模式来进行操作，同时也根据当地情况发展出自身的特色服务，因而在美容养生方面获得了快速发展，得到了业内外的充分肯定。

服务水平等级：★★★

机构地址：广东省高州市府前北路 149 号

维纳莉斯美容养生会所

机构编码：zh141107693065

机构简介：维纳莉斯美容养生会所成立十四年以来，以让更多人健康、美丽为目的，以员工共同创业、成为国内最专业的养生会所为宗旨。机构依靠经络养生等特色调理技术，吸纳亚健康专业调理干预测评设备与技术，立足中高端市场，发展前景一片光明。

服务水平等级：★★★

机构地址：广东省东莞市厚街镇珊瑚路 130 号

千妃丝养生馆

机构编码：zh141107573066

机构简介：千妃丝养生馆是一家专业的亚健康调理机构。机构将传统中医养生保健技术与亚健康干预调理手段相结合，在中医体质调理与常见亚健康证候方面，有精湛的调理技术与手法，获得了顾客一致好评。

服务水平等级：★★★

机构地址：广东省佛山市三水区西南镇张边路 6 号恒达花园

广西壮族自治区

阿兰芳香美容会所

机构编码：Zh131207793011

机构简介：阿兰芳香美容会所坐落于广西壮族自治区河池市新建路 35 号，成立于 2007 年。作为一家集美容护肤、化妆纹绣、祛斑减肥、芳香减压和中医养生为一体的专业美容机构，店面布置雅致、环境优美，拥有专业的精英服务团队。以帮助亚健康人群重回健康为目标，努力成为一个为顾客提供至上服务的专业中医养生调理机构。

服务水平等级：★★★

机构地址：广西河池市新建路 35 号

汇美轩养生美容会所

机构编码：Zh131207783010

机构简介：汇美轩养生美容会所从创办之初一直专注于女性美容养生，在我们看来，幸福的意义首要包含健康，其次是美丽，再则是身心的和谐。因此，我们就是建设“幸福女人的港湾”。本店的经营特色为：小儿预防感冒发热项目、头部经络养护技术、小儿脾胃养护项目、面部经络养护技术、老人关节养护项目、全身经络养护技术、女性产后养护项目、任督二脉养护技术等。

服务水平等级：★★★

机构地址：广西北海市北海大道中路翔信花园3栋

黑龙江省

郦芙蓉健康主题美容会所

机构编码：Zh131204673010

机构简介：郦芙蓉健康主题美容会所成立于1994年，至今已有20年历史。初始以直销美容诗夫农为主，自2000年起引进四季康美养生品牌并发展至今。在2013年，本店5名人员获得亚健康体质调理师、专业美容师、健康管理师等资格证书，在美容养生方面开辟了更为专业的服务。

服务水平等级：★★★

机构地址：黑龙江省鸡西市园林小区9号楼

湖北省

安丽尔SPA会所

机构编码：Zh131207124013

机构简介：安丽尔SPA会所坐落于湖北省孝感市长征路保丽广场四楼，成立于2001年。本店的经营特色主要有：亚健康症状调理、美容、美体、养生、塑性、抗衰老等，服务范围十分广阔。

服务水平等级：★★★★

机构地址：湖北省孝感市长征路保丽广场四楼

红唇阁美容减肥连锁机构

机构编码：Zh131200273010

机构简介：红唇阁美容减肥连锁机构，成立于1999年，是国内较早成立的美容养生机构。以美容、减肥、养生等服务为特色，全方位、多角度为大众打造时尚健康生活。红唇阁加强自身服务管理，注重文化建设，不断增加亚健康调理服务项目，积极开创新的服务手法，多年来为大众提供舒适、有效、称心的服务。

服务水平等级：★★★

机构地址：湖北省武汉市中山大道利济路

环亚美容养生连锁机构

机构编码：Zh131207144015

机构简介：自成立以来专注于创立自己的本土养生文化，崇尚自然赋予的美丽，倡导“内调外养”的全新养生理念。拥有极高的客户口碑，并得到了社会劳动部门、物业部门的认可。秉承“学习劳动企业发展，用知识创造生产力”的理念，坚持致力于传播美丽、健康的养生理念，将机构做好、做专业。

服务水平等级：★★★★

机构地址：湖北省黄石市颐阳路医药大厦内

黄冈菲亚养生馆

机构编码：Zh131207133016

机构简介：黄冈菲亚养生馆，坐落于湖北省黄冈市黄州区宝塔大道，是一家以亚健康调理为主的养生会馆，拥有专业的精英服务团队，专业的亚健康咨询师、调理师以精湛的技术、热忱的服务为众多亚健康女性解决多种问题，获得店内顾客一致好评。

服务水平等级：★★★

机构地址：湖北省黄冈市黄州区宝塔大道菲亚养生馆

康美源养生美容会所

机构编码：Zh131200273011

机构简介：康美源养生美容会所，成立于2007年，位于湖北省武汉市洪山区民族大道，本店自成立以来，致力于与亚健康有关的中医经络调理，形成头部经络和身体经络方面的特色服务。目前店内咨询室、调理室、检测室、休息区等一应俱全，并积极引进先进技术设备，全力打造一流的环境，为顾客提供星级的服务。

服务水平等级：★★★

机构地址：湖北省武汉市洪山区民族大道江南家园5号门面

梦境园健康美容养生馆

机构编码：Zh131207103014

机构简介：梦境园健康美容养生馆坐落于湖北省枣阳市人民路香格城市花园，成立于2003年，是一家集护肤美容、问题皮肤调理、亚健康调理等为一体的综合养生会馆，现店内开设贵宾区、顾客休闲区、调理室、专业护理区等服务区。专业的精英服务团队以精湛的技术、热心的服务为众多亚健康人群解决多种问题，获得店内顾客一致好评。

服务水平等级：★★★

机构地址：湖北省枣阳市人民路香格城市花园

佑春女子美容养生会所

机构编码：Zh131207133017

机构简介：佑春女子美容养生会所，位于湖北省黄冈市黄州区宝塔大道，交通便利，周边设施齐全，是爱美女性的首选之地。自2004年成立以来，佑春注重亚健康调理项目的发展，与传统概念的美容院相区别，强调以内养外，内外兼修。涵盖的服务项目包括中医体质调理、中医五脏调理、中医脊柱调理等方面。目前佑春已在本地区建立5家连锁机构，发展前景一片光明。

服务水平等级：★★★

机构地址：湖北省黄冈市黄州区宝塔大道

云妥养生馆

机构编码：Zh131200274018

机构简介：云妥养生馆针对五脏分别用排、通、调、补、固来养生。通过排遣心里的不良情绪、心理垃圾和体内毒素，通宜理肺，调肝理气，补脾和胃，固肾开阳，从而达到养身的效果。通过调理心、肺、肝、脾、肾等内部脏器来使身体机能协调，养内安外。

服务水平等级：★★★★

机构地址：湖北省武汉市青山区青山广场A座1楼1288附5号

植美养生美容会所

机构编码：Zh131200274012

机构简介：植美养生美容会所位于武汉市武昌区水果湖中北路21号，自2003年成立以来，一直为18～25岁的女性朋友提供美容、身体调理等特色服务，手法专业，设备齐全，为广大女性朋友减轻了头痛、失眠、情绪低落等困扰，受到顾客一致好评。植美服务项目涵盖皮肤年轻化、亚健康调理、体质调理、经络调理等方面，与传统中医学理相契合，又结合顾客需求打造个性化服务。

服务水平等级：★★★★

机构地址：湖北省武汉市武昌区水果湖中北路21号安顺花园B栋1～2层3号

半边天亚健康专业调理机构

机构编码：Zh150907183029

机构简介：机构城创建于1994年，现位于国泰广场一楼，拥有500平方米的场地。秉承以专业服务为基础，品质为荣的经营理念。为逐渐向专业的亚健康调理机构转型，运用中医基础理论对亚健康人群进行调理，受到了广泛的支持。同时，机构为爱美女性提供展现自我的空间，舒适优雅的VIP房间，高品质的护肤品，最新的美容资讯，专业美容师的星级服务，真诚服务于每一位追求健康美的女性。

服务水平等级：★★★

机构地址：湖北省利川市国泰广场一楼

伍家区华御国灸养生馆

机构编码：Zh150907173030

机构简介：伍家区华御国灸养生馆位于湖北省宜昌市伍家区，地段繁华，交通便利。从机构转型升级做亚健康专业调理后，运用中医基础理论对亚健康人群进行调理，至今已调理过上万次，经验丰富，做出了许多成功案例，取得了非常不错的社会效应与经济效益。

服务水平等级：★★★

机构地址：湖北省宜昌市伍家区伍临路 1 号

楚灸堂亚健康专业调理机构

机构编码：Zh150907103031

机构简介：楚灸堂位于湖北省襄阳市樊城区长虹北路万达金街(路)10-113 号，交通便利，人流量极大。机构场地设置规范，人员专业，有效检测与调理设备一应俱全，涵盖项目众多，机构擅长以艾灸为亚健康人群调理身体，并推出了“25 节气灸”，在襄阳市获得了不错的口碑，得到顾客的赞誉。

服务水平等级：★★★

机构地址：湖北省襄阳市樊城区长虹北路万达金街(路)10-113 号

美之道养生会所

机构编码：07180215

机构简介：恩施市美之道养生会所，秉承“爱自己、爱美丽”的经营宗旨，以“顾客百分之百的满意与信赖”为追求，把“拥有健康、美丽自信”作为企业价值观，倾力打造美容业优质品牌。

服务水平等级：待定

机构地址：湖北省恩施市施州大道清逸大厦B栋401室

四季康贝（荆州）健康咨询有限公司

机构编码：07160219

机构简介：四季康贝（荆州）健康咨询有限公司于2017年8月9日成立于湖北省荆州市沙市区武德路 1 号，面积共 500 平方米，上下两层。一楼分为接待、咨询、食疗、材料贮备等功能区域，二楼为调理区、办公区、成人调理区等。

服务水平等级：待定

机构地址：湖北省荆州市沙市区新城国广场 63 栋 102 儿童亚健康调理中心

湖南省

艾尚美养生会所

机构编码：zh30507314003

机构简介：机构成立已三年。从 2010 年 09 月 16 日至今，艾尚美专注中医养生。从事亚健康调理的专业人员中，均受过系统的亚健康调理养生专业培训。检测、调理设备新。干预与调理方法多。因为艾尚美从 2010 年开业起就专与四季康美公司合作，所以干预与调理方法进入《百项亚健康中医调理技术》的多达 11 项。艾尚美每月有三天养生日，免费为消费者提供养生项目的服务。

服务水平等级：★★★★

机构地址：湖南省耒阳市五梅路 303 号

安妮美容健身有限公司

机构编码：0100022

机构简介：从 1996 年创办至今，本着“您的美丽健康，安妮的使命和责任”的经营宗旨，实现了众多女性美的梦想，成功引领了美颜时尚，提升了个人幸福指数。曾多次荣获《全国首批放心美容院》《湖南省维权示范窗口》《湖南省十佳美容院》

等嘉奖。多年来受到业界同人和广大客户的一到处好评和眷顾。安妮专业品牌，值得我们依赖的美丽家园。

服务水平等级：待定

机构地址：湖南省长沙市芙蓉区五一大道新世界百货 1101 室

安妮美容健身有限公司香熏护肤馆

机构编码：0100023

机构简介：从 1996 年创办至今，本着“您的美丽健康，安妮的使命和责任”的经营宗旨，实现了众多女性美的梦想，成功引领了美颜时尚，提升了个人幸福指数。曾多次荣获《全国首批放心美容院》《湖南省维权示范窗口》《湖南省十佳美容院》等嘉奖。多年来受到业界同人和广大客户的一到处好评和眷顾。安妮专业品牌，值得我们依赖的美丽家园。

服务水平等级：待定

机构地址：湖南省长沙市芙蓉区韶山路 19 号湘农大厦二楼

安妮苑美容养生会所

机构编码：0100054

机构简介：安妮苑创办于 2003 年至今已有 10 年历程，一直以“诚实”经营的理念，并为客人和员工发展着想。

服务水平等级：待定

机构地址：湖南省长沙市雨花区高桥上河国际 A8 栋 108 号

八一名剪水木秀美容美发机构

机构编码：0100028

机构简介：八一名剪水木秀是集美容美发于一体，由严小辉女士独立创办于 1986 年 5 月 2 日正式成立。本机构从事的艾丽素、镕康、SOD 项目，得到了顾客的一致好评和充分肯定，并对我们的服务非常满意，正是因为有了这些忠实的顾客的支持，我们也更有信心迎接八一名剪更加美好的明天。

服务水平等级：待定

机构地址：湖南省长沙市宁乡区一环街富豪山庄

藏美阁美容美体生活馆

机构编码：Zh131207313010

机构简介：藏美阁美容美体生活馆位于长沙芙蓉区马王堆王家湖路，在长沙人民检查院里，环境优美，内部环境是东南亚风格，有迎宾接待区，女宾养生美容区，药浴区，员工住宿休息区，总面积 300 平方米，2010 年，被评为当地优秀服务会所，2010 年，被评为当地十大优秀杰出企业，2012 年创办芙蓉区第一届养生文化节。2013 年，使用“四季康美”明星商品为亚健康患者做出重大贡献。

服务水平等级：★★★

机构地址：长沙市芙蓉区马王堆王家湖路东莱苑北栋西单元 201

慈利凤妃堂养生馆

机构编码：0100037

机构简介：慈利凤妃堂养生馆成立于 2005，至今有 9 个年头，在这九年的风雨中帮无数顾客调理了身体亚健康状态，让更多的女性越来越自信，越来越美丽，让更多的家庭幸福和谐。

服务水平等级：待定

机构地址：湖南省张家界市慈利区慈姑街一号

脉道养生健康中心（洞口县）

机构编码：0100052

机构简介：脉道经络养生是集健康经络理疗、健康教育、服务于一体全面解决人体亚健康问题的运营机构，全新的管理理念和理性文化。目前拥有洪光经络专业养生、远红线能量养生、和谐灸疗、砭石理疗等多个领域的顶级产品，致力打造专业经络养生健康中心，因为我们只做最好的！

服务水平等级：待定

机构地址：湖南省邵阳市洞口县雪峰东(路)65 号

都市丽人调理养生馆

机构编码：0100025

机构简介：本机构成立于 2006 年，于最初一个店 100 平方米，发展到现在的两个店 600 平方米；由最初的单一美容发展到现在的美容美体养生亚健康调理泡浴艾灸等全方位的服务。

服务水平等级：待定

机构地址：湖南省邵阳市隆回区六都寨镇开发区

都市丽人美容养生妆园

机构编码：zh130507314002

机构简介：都市丽人美容养生妆园创立于 2002 年，是集高科技健康养生，亚健康调理等系列服务为一体的 600 平方米创美机构.店内环境优雅舒适，配备前台接待厅，养生休息厅，咨询诊断室，拥有调理室单人间 4 间，双人间 2 间，普通间和能量养生房，开放式产品调配，员工休息室，沐浴室，卫生间，消毒室等，都市丽人秉承“还您一个美丽的人生”的宗旨帮助了无数广大爱美人士找回健康，变得美丽。

服务水平等级：★★★★

机构地址：湖南常德石门宝峰都市丽人养生妆园

好养眼抗衰国际美容中心

机构编码：0100020

机构简介：好养眼抗衰国际美容中心于 1997 年成立，会所总面积 300 平方米，在职 6 人，其中亚健康经络调理师有 4 人，管理人员 1 人，前台 1 人，独立房间，VIP 专属物品及房间。

服务水平等级：待定

机构地址：湖南省长沙市雨花区古曲南路 107 号

六月女子会所

机构编码：Zh131207343011

机构简介：六月女子会所是一家以健康美容，亚健康调理养生为一体的专业女性美容，健康养生品牌。一直以来努力地为客户创造一个高品质的舒适空间，让更多的爱美女性享受健康与美丽。一直以健康、天然、安全、有效的产品服务顾客。经营特色：经络养生、泡浴养生、食疗养生、肩颈养生、胸部保养、内分泌养生等特色养生项目。六月女子养生会所创造一个让消费者可以安心及贴心的美容、健康养生品牌。

服务水平等级：★★★

机构地址：湖南省衡阳市环城北路 61 号

湖南郴州市俏丽屋专业美容院

机构编码：0100035

机构简介：湖南郴州市俏丽屋专业美容院于 2000 年 7 月开业至今，在 2005 年以前都是以面部美容为主导，使用活能产品，做问题性肌肤修复，使许多问题性肌肤的顾客皮肤得到了改善和恢复了健康，2003 年被评为“中华医学会美容分会问题性肌肤专家修复名店”；2005 年引进凤妃堂，运用中医经络学，对顾客有肩颈、腰背酸痛等进行经络推拿，对高血糖、糖料病等进行调理，解决了许多顾客的困扰，得到顾客的高度肯定，对亚健康人群进行调理收获一些心得。

服务水平等级：待定

机构地址：湖南省郴州市北湖区北湖路 30 号

怀化丽人岛美丽事业连锁有限公司

机构编码：0100019

机构简介：怀化丽人岛美丽事业连锁有限公司成立于 1992 年，至今有 19 年的历程。由 13

平方米的门店，发展为现在 2000 平方米的美容会所。一群美丽的女人，在一个环境美丽、恬静而散发出淡淡香气的地方，为一群同样美丽的女人，创造着美的形象，美的心灵，美的人生！在现任董事长王兰女士的带领下，创办了三家终端连锁美容会所、美容美发学校、美容化妆品公司及一家美发店。现有员工 100 多人，年产值百万元，公司资产上千万元的连锁企业。

服务水平等级：待定

机构地址：湖南省怀化市鹤城区(县) 富程街 67 号

怀化倾国倾城

机构编码：Zh131207453012

机构简介：怀化倾国倾城是一家专业养生、高科技绿色整体抗衰、美胸、全球权威祛斑美肤系统为一美容养生连锁机构。机构成立的目的：为女性朋友搭建一个平台，帮助女性朋友实现美丽、年轻、健康、智慧的幸福人生。机构纲领：帮助女性 60 岁依然保持有 30 岁的魅力，健康、形体及面部轮廓！

服务水平等级：★★★

机构地址：湖南省怀化市丰中路太平桥市场

金古屋养生会所

机构编码：0100024

机构简介：2002 年成立至今，11 年以来诚信经营，在城步县有着良好的口碑，从 2008 年从事亚健康调理，在全体工作人员的刻苦学习，努力钻研下，本机构的亚健康调理技术达到了一定的水平，得到了客户的广大认可。

服务水平等级：待定

机构地址：湖南省邵阳市城步区人民街 88 号

晶美·汎歌至尊美容会所

机构编码：0100018

机构简介：晶美·汎歌至尊美容会所创立于 2005 年 9 月，是一家专业从事美容、美体、养生综合性美容服务会所，会所先位于长沙市星沙板仓中路晶华美地 B 栋 4 号，会所多次荣获湖南省美协授予“优秀美容机构”。晶美·汎歌一直秉承“倡导人本细想、讲究安全之美”的经营理念，以专业、专心、品质、诚信为先导，从日常的皮肤美护到高科技抗衰老及美白、保湿、平皱，从基础的美体到个性化的养生，调理亚健康，改善体质。从内到外解决健康美丽的需求。

服务水平等级：待定

机构地址：湖南省长沙市星沙县区板仓中路晶华美地街 4 号

靓妆坊养生馆

机构编码：0100056

机构简介：靓妆坊养生馆从事美容养生长达 8 年时间，是当地一家小有名气的美容养生会所，本店地理位置好、环境优雅、设施完善、客源稳定，顾客消费档次高，本店员工都是从事美容养生行业三年以上的老员工，有着扎实的功底，特别是对人体的经络和穴位定位准确，本店还经常参加一些关于中医养生，食疗方面的培训，来提高店员的综合素质以便更好地服务于顾客。

服务水平等级：待定

机构地址：湖南省怀化市芷江区进修学校 4 号门面

久美神话健康生活会所

机构编码：zh130307315001

机构简介：久美神话健康生活会所东塘店面积为 1170 平方米，其中营业面积为 710 平方米。营业区域分为接待区和服务区，接待区含接待大厅、咨询室、检测室、消毒室、员工休息室、多个卫生间；服务区含泡浴间、淋浴区、多个卫生间、消毒间、瑜伽室，以及豪华间、单间、双人间、三人间等调理室。接待大厅有提供养生茶、营养粥、沙发、休闲椅、服务指南、价目表、客人须知、报刊、养生书籍等，方便顾客休息和聊天。前台接待均为能流利英语具本科学历的工作人员。店面均有电梯直达，方便残疾人进出。

服务水平等级：★★★★★

机构地址：湖南省长沙市东塘北兴威名座南楼 21楼 C

丽居美容养生馆

机构编码：0100051

机构简介：丽居美容养生馆 1997 年由李超平女士在湖南省株洲市田心成立。16 年来，企业以弘扬传统中医养生文化为己任，立志做专业的养生机构。目前有 2 家店，大的店有 300 平方米，小的店有 200 平方米。主要从事美容和亚健康调理，有员工 16 人，其中李超平：国家一级美容师、高级美容考评员、三级健康管理师；邓勇：国家二级营养师、三级按摩师、三级健康管理师，擅长颈、肩、腰、腿痛调理，企业还有国家三级美容师 6 人。

服务水平等级：待定

机构地址：湖南省株洲市石峰区田心田红路 110 号

丽人岛美丽事业连锁有限公司

机构编码：ZH130507314001

机构简介：丽人岛美丽事业连锁有限公司旗舰店面积为 500 平方米，其中营业面积为 400 平方米。营业区域分为接待区和服务区，接待区包含接待大厅、咨询室、检测室、消毒室、员工休息室、卫生间、淋浴间以及瑜伽室；服务区包含豪华间、单间、双人间调理室（每个调理室内有泡浴区、淋浴区、卫生间）、顾客休息区、消毒间、保洁间，顾客休息区有为做完调理的顾客提供营养粥。接待大厅有提供养生茶、休闲椅、价目表、报刊、养生书籍等，方便顾客休息和聊天。所有工作人员均以普通话提供接待、问询、预约、结账等服务。

服务水平等级：★★★★

机构地址：湖南省怀化市鹤城区富程路 67 号

玲惠珍美素肌美人诞生馆

机构编码：0100032

机构简介：玲惠珍美素肌美人诞生馆自 2004 年成立以来，坚持秉承以“质量求生存，以信誉促发展”的经营理念。凭借优质的品牌和模式不断地更新和完善。以提供专业而专注的服务来赢得人们的尊敬。一直追随美容真理，挑战惰性自我，不断学习新知，玲惠珍美是一家美容、美体、养生、纹绣为一体的专业美容养生馆，拥有着一支从事美容行业多年，激情好学、团结向上的精英团队。

服务水平等级：待定

机构地址：湖南省怀化市芷江区西街

美丽国度美容养生健康会馆

机构编码：Zh131207454015

机构简介：美丽国度美容养生健康会馆创立于 2001 年，经营面积 700 平方米，会员 300 余名，是芷江县面积最大的女士专业抗衰养生会馆。店内环境优雅舒适，配备前台接待厅，养生休息厅、咨询诊断室、调理室。美丽国度员工 15 人，其中高级美容师和亚健康咨询师 1 名、店长 1 名，顾问 2 名，调理师 6 名、后勤人员 4 名。美丽国度是以提供专业产品技术和服务的企业，常年聘请专家以诊断服务模式为广大顾客服务，给您看得见的效果。

服务水平等级：★★★★

机构地址：湖南省芷江县南街凯旋路太阳村一栋 2 楼

长沙美莱美

机构编码：0100014

机构简介：长沙美莱美是一家大型美容企业集团公司，平均营业面积为500平方米左右，以欧式风情为格调，让您感受到温馨高雅，美莱美一直坚持“美丽与健康同在，时尚与科技并存”文化理念，秉承“让您越来越美的崇高使命，以服务专业化、管理标准化的市场运作，走国际化与民族化相结合的连锁发展道路。

服务水平等级：待定

机构地址：湖南省长沙市岳麓区金星中路美林银谷 2 楼

魅演会国际美容养生保健连锁机构

机构编码：0100033

机构简介：魅演会国际美容养生保健连锁机构，有 4 家直营店，总面积 2500 平方米，员工人数 88 人。其中一家明星店座落在湖南卫视旗下圣爵菲斯大酒店。已接待过全国著名明星主持 1000 多人次。以高科技美容养生定位，服务高端人群，被誉为“国际美容保健中国高端保健首选品牌”。

服务水平等级：待定

机构地址：湖南省长沙市芙蓉区解放中路 18 号

千禧亚健康调理中心

机构编码：0100057

机构简介：千禧亚健康调理中心始建于 2011 年 12 月 18 日，现有面积 200 平方米，主要从事男女性及儿科中医调理工作，主要项目有中医推拿、小儿推拿、女性卵巢保养及女性美容养颜护理、拔罐、刮痧、艾灸等多个调理项目，调理效果显著，调愈 1000 多人，已获得各位患者一致好评。

服务水平等级：待定

机构地址：湖南省长沙市雨开福区

清花池美容美体有限公司

机构编码：0100030

机构简介：清花池美容美体有限公司经营面积 480 平方米，由湖南省美容协会张鸣女士创办，主要经营亚健康调理、养生美容，至今已获“文明诚信单位”“湖南省最佳服务美容机构”“湖南省美容理事单位”等殊荣，清花池在健康养生领域独树一帜。

服务水平等级：待定

机构地址：湖南省长沙市开福区蔡锷北路411号101房

森蓝企业管理有限公司

机构编码：0100017

机构简介：森蓝企业管理有限公司成立于 2003 年，目前已发展成为一家集美容院连锁、美容产品销售及服务、美容院营销管理咨询、职业教育培训于一体的多元化现代美容集团企业。

服务水平等级：待定

机构地址：湖南省长沙市开福区芙蓉中路财富中心 1908 号

观自在养生美容会所

机构编码：0100026

机构简介：观自在养生美容会所是一家一直致力于中医养生以及中国传统文化推广的企业，诚信服务于广大客户，十年来，从一家 30 平方米的小美容院发展成为总营业面积达 1200 平方米的两家大型禅学养身美容连锁机构，公司旗下拥有 12 大品牌（魅赫蕾妮、晨霞养身、皇瑶泡浴、甜蜜樱花、魔丽姿内衣、道和堂酵素浴、魔力紫晶胸部、韩式减肥、康雅莱盆腔修复、琪钰胶原蛋白、形象设计等等），30 余种特色项目，是目前邵阳地区项目最齐全，设备最先进的养身抗衰会所。

服务水平等级：待定

机构地址：湖南省邵阳市大祥区双拥路口

四季美诺美颜养生会所

机构编码：Zh131207313013

机构简介：四季美诺美颜养生会所成立于 2013 年，位于长沙井湾子商圈，地处繁华商业区，专业从事亚健康调理养生的机构。本会所以四季康美旗下品牌、健康工坊、养心源、全美高科技能量系列。会所面积 300 平方米，装修古典雅致、设有专门的调理室、咨询室、浴室、员工休息室、专业消毒柜等，环境整洁、干净、温馨，拥有浓郁的中医养生氛围。

服务水平等级：★★★

机构地址：湖南省长沙市雨花区井湾子南亚商国际 3 栋 1443

天香亚健康调理中心

机构编码：0100016

机构简介：天香亚健康调理中心所于 2009 年成立，会所总面积 300 平方米，在职 7 人，其中亚健康经络调理师有 4 人，管理人员 1 人，保洁 1 人，营养师 1 人，独立房间，VIP 专属物品及房间。会所一直坚持以中医理论为基础，以爱心与诚心帮助每一个顾客为服务宗旨，深受当地市民的好评。

服务水平等级：待定

机构地址：湖南省岳阳市岳阳楼区站前西路街鑫和楼 38 号

天心区御玺堂休闲会所

机构编码：0100055

机构简介：天心区御玺堂休闲会所是旗下有御玺堂藏式 SPA 养生会所是广州御玺堂生物科技有限公司和香港藏医药文化国际传播合作经营的加盟店，也是长沙市第一家旗舰店。为全民健康保健养生事业做出了卓越的贡献。

服务水平等级：待定

机构地址：湖南省长沙市天心区木莲街湘井小区 1146

靓之丽美容养生会所（湘潭市雨湖区）

机构编码：0100034

机构简介：机构位于湘潭市最繁华的河西基建营商圈，面积约 620 平方米，内部装修高档豪华，为本市第一流的养生美容会所；我们以中医传统阴阳五行经络理论为指导，结合国际先进的亚健康调理理念，为客户提供包括：经络推拿、艾灸药浴、辟谷禅修、内分泌腺体调理等全方位的亚健康调理服务，赢得了广泛的赞誉。

服务水平等级：待定

机构地址：湖南省湘潭市雨湖区车站路

妍辉美容养生

机构编码：0100031

机构简介：本机构坐落于五一大道湘域中央，属高档小区，自购二套商品房用于美容养生，机构成立于 1998 年 9 月，原址大友谊商店 6 楼。刚创立时以美容护肤为主，2002 年开始介入养生项目，由于个人兴趣爱好，逐步转入以中医美容养生为导向健康调理为主。其间以自然疗法肝排毒和肠排毒为基础，提升客人个体腹温、增强客人的免疫力和自愈能力，中医倡导“以通为补”的指导方针。是现代人养生调理的方向。

服务水平等级：待定

机构地址：湖南省长沙市芙蓉区五一路

爱唯美养生馆（永顺县）

机构编码：0100027

机构简介：养生馆成立于 2010 年，现在拥有 400 平方米，涵盖砭石能量房，瑜伽，瑶浴泡澡，中医保健按摩等，从业人员都经过正规培训上岗，致力于改善客人亚健康状态。

服务水平等级：待定

机构地址：湖南省湘西州永顺(县)府正家园

于静专业美容养生会所

机构编码：0100036

机构简介：于静专业美容养生会所成立于 1997 年，以基因美容和经络养生调理为特色，深受广大女性朋友喜爱，被中华医学会权威认可问题性皮肤基因修复专家名店，先后开设了 5 家美容连锁机构，为许多广大顾客朋友解决了头痛、失眠、便秘、痛经等许多亚健康问题。

服务水平等级：待定

机构地址：湖南省常德市临澧区朝阳路 83 号

丽轩美容会馆

机构编码：0100053

机构简介：丽轩美容会馆是集美容、美体、瑜伽为一体的专业养生美容会所，地处芙蓉中路，地理位置优越，装修豪华，宫廷欧式风格，富丽堂皇又独具创新，让顾客感到极为轻松愉悦，领略贵宾待遇。“帮助顾客实现健康和美丽的梦想”是我们的服务理念，用顶级的产品、最独特的手法帮助顾客达到健康与美丽，让每一位进入丽轩的顾客感受尊宠与高贵。

服务水平等级：待定

机构地址：湖南省长沙市雨花区小林子冲路 13 号芙蓉公馆 302 号

曾小红美容养生会所

机构编码：0100029

机构简介：曾小红美容养生会所创办于 1989 年，由湖南省衡阳市美容美发协会副会长曾小红女士创办。她一直以专业，用心，负责的态度和永不言败永不放弃的精神带领整个团队，帮助了一批广大女性解决了美丽的需求。

服务水平等级：待定

机构地址：湖南省衡阳市祁东县县正电影院对面二楼

赋养宫养生美容会所

机构编码：Zh131207453014

机构简介：赋养宫养生美容会所成立于 2009 年 9 月，是一家集养生、理疗、调理、美容、足浴、SPA 为一体的综合养生美容会所。赋，代表“赋予”赋予对生命、健康研究的智慧。养，代表“调养、力量”，对身体、心灵的调养。宫，代表“对养生事业的严肃态度及追求与向往”。

服务水平：★★★

机构地址：湖南省怀化市芷江县凯旋路

佐氏健康会所

机构编码：0100021

机构简介：佐氏健康会所成立于 1998 年，目前拥有两家上千平方米的高端会所。一家位于求索东路南湖湖光三色三楼，以简欧风格为主。拥有高贵优雅的环境。另一家位于八字门旭园路，以新中式风格为主。经营项目四大系统调理：免疫系统，消化系统，血液净化系统，内分泌系统。

服务水平等级：待定

机构地址：湖南省岳阳市新城区旭园街 264 号

美丽国度美容养生健康会馆

机构编码：Zh140507454028

机构简介：创立于 2001 年，经营面积 700 平方米，是芷江县面积最大的女士专业抗衰养生会馆。店内环境清新舒适、优雅大气，布局合理。会馆采用了百项亚健康调理技术，其中洪光经络腹部保养·扶阳罐疗法、女性生殖私密调理技术、绿色整体抗衰疗法（北京松鹤富丽李丽莎博士研发）等为其特色干预调理方法。会馆常年聘请专家为广大顾客服务。13 年来，以服务至上，团队第一，诚信务实，学习创新为企业精神，赢得顾客的支持与爱戴。

服务水平等级：★★★★

机构地址：湖南省芷江县南街凯旋路太阳村一栋 2 楼

久美神话养生养颜会所（娄底市）

机构编码：Zh140507384029

机构简介：湖南省娄底市久美神话养生养颜会所地处娄底市中心石马公园对面，环境优美，空气清新。自 2006 年成立以来，一直从事亚健康调理，先后得到多方行业人士的专业指导。会所有健康顾问（从事中医 30 年的退休医师）为顾客提供专业的养生保健与亚健康干预调理方案，日常经营项目主要是中医经络养生、亚健康调理、美容美体。几年来先后荣获 “湖南十佳亚健康调理机构”、 中国医师协会“治未病”C 级健康服务站、“盆腔保健养护最佳名店”等赞誉。

服务水平等级：★★★★

机构地址：湖南省娄底市湘阳街

邵阳市观自在养身美容会所

机构编码：Zh140507394030

机构简介：邵阳市观自在养身美容会所位于邵阳市的繁华地段，总营业面积达 1200 平方米的两家大型禅学养身美容连锁机构。中式宫廷风格，禅学养身理念，环境优雅宁静，布局和功能划分合理。会所具有 30 余种特色项目，专业权威的亚健康服务项目的服务，是目前邵阳地区项目最齐全，设备最先进的养生抗衰预防亚健康会所。资深专家顾问，专业的调理人员，有效的干预手段，真诚的服务态度，为会所赢得了顾客的广大好评。

服务水平等级：★★★★

机构地址：湖南省邵阳市大祥区双拥路口观自在养生美容会所

郴州俏丽屋专业美容院

机构编码：Zh140507353031

机构简介：郴州俏丽屋专业美容院成立于 2000 年，位于郴州市最繁华的北湖路，店内环境温馨舒适。14 年来，本店专心、专业、专注，用心的为每一位顾客带来健康与美丽。秉承“诚信经营、以人为本”的原则，为顾客提供高质量的专业亚健康项目调理服务，赢得了良好的口碑，树立了极佳的社会形象。荣获“湖南省十佳美容院”“湖南省诚信美容机构”“郴州市美容协会副会长理事单位”等荣誉称号。

服务水平等级：★★★

机构地址：湖南省郴州市北湖路 30 号

尊颜美汇养生美疗连锁机构

机构编码：Zh140507454032

机构简介：尊颜美汇养生美疗连锁机构位于湖南省怀化市新晃县，已有十三年的从业时间。以“健康大众”为目的，面向各类群体，提供专业、有效以及特色的服务。机构按照亚健康咨询、检测、制定方案、调理、疗效评估、客户跟踪管理流程服务，人员分工明确、各司其职，成效显著。目前有扶阳养生亚健康调理技术、小儿养生脾胃养护、女性产后养护、瑶药泡浴养生技术、樱美女性私密保养技术等特色调理技术。机构公益健康活动频繁举办，常邀请湖南本土养生专家做健康讲座外，曾邀请到中国妇联特聘专家彭华教授、中国解放军军医团团长周桂瑕教授等生殖专家来新晃做公益讲座。

服务水平等级：★★★★

机构地址：湖南省怀化市新晃县梅林春天8栋

贵人坊美容养生机构

机构编码：Zh140507314033

机构简介：贵人坊美容养生机构位于长沙市雨花区劳动东路四楼，贵人坊经营27年，由长沙市美容协会终身荣誉会长王微女士创办。主要经营中医养生调理及面部护理，机构拥有多个亚健康调理师，一直以“博爱如己，思达利人”的敬业精神，率先供倡导“美丽必须建立在健康的基础上”的中医养生文化。目前有体质检测，脊椎保养，艾灸补阳，砭石温经，肝胆排毒，药浴等调理技术，2012年被中国医师协会授予“治未病”C级健康服务站。机构结合中国传统养生文化，致力于打造全方位健康美丽的生命工程。

服务水平等级：★★★★

机构地址：湖南省长沙市雨花区劳动东路四楼

经福堂

机构编码：Zh141107315064

机构简介：经福健康服务有限公司旗下的养生会所经福堂，是按照中和亚健康服务中心五星级标准打造的亚健康专业调理机构。总营业面积约为1000平方米左右。会所按照“中式风”进行设计和装饰，其中接待室1间，调理间18间，专业人员20名左右。开展以睡眠调理、女性保健、儿童保健为主要特色的亚健康调理服务项目。先后引进了红外检测设备；音乐调理床一套并通过了中和亚健康服务中心在百项技术：红外检测、CPC测评以及音乐调理技术的系统培训。

服务水平等级：★★★★★

机构地址：湖南省长沙市芙蓉中路二段天玺大酒店

克拉美容会所

机构编码：07360165

机构简介：克拉美容会所2005年成立，2013年搬迁至石门楚江镇老西门居委会九澧路工商局对面，直营面积约160平方米，环境舒适。会所经过十多年来的不懈追求和努力，如今发展成一家集美容、美体、亚健康调理、亚健康培训管理于一体的养生会所。倡导中医养生，坚持养生在于“扶阳”和五脏六腑的平衡，提高人体的自愈能力，提高人体的免疫能力。

服务水平等级：待定

机构地址：湖南省常德石门九澧

吉首市袖珍汗蒸馆

机构编码：07430166

机构简介：吉首市袖珍汗蒸馆成立于2009年9月9日，集汗蒸、美容、美体养生、身材管理等为一体的专业亚健康调理机构。经过6年的发展与壮大，管理方式日趋完善、服务品质不断提升，倡导健康养生、恩爱永恒的理念，为顾客提供全方位的健康调理项目，让每一位消费者享受最专业的服务。

服务水平等级：待定

机构地址：湖南省吉首市乾州锦香湘西大厦5楼

艾芦世界

机构编码：07430167

机构简介：艾芦世界是集美容与养生为一体的国际连锁机构，拥有一批高素质的美容天使，从国外引进美容新理念和技术，本着“诚信、务实”的做事原则，受到顾客的一致认可和赞誉，先后被评为“3.15诚信单位，2007年被评为湖南省十大最具有影响力美容院荣誉称号”2009年被评为湖南省香熏SPA五星级专业美容机构，十多年的专注，铸就了品牌信誉。

服务水平等级：待定

机构地址：湖南省吉首市花坦边贸市场艾芦世界兴贸街 153 号

贵人坊（四方坪店）亚健康专业调理机构

机构编码：07310168

机构简介：贵人坊创办于 1988 年，28 年来奉行“博爱如己，恩达利人”的企业精神，率先倡导“美丽必须建立在健康的基础上”的中医养生文化，凭着“诚实、诚信”的经营理念获得社会各界的一致好评，2014 年链接中国中医药局旗下的中和亚健康服务机构，对本机构进行服务转型做准备，同年被评为“四星级亚健康专业调理机构”。

服务水平等级：待定

机构地址：湖南省长沙市开福区三一大道 303 号

倾国娇颜美容美体养生馆

机构编码：07450169

机构简介：会所于 2006 年创立，直营面积达 200 平方米，环境温馨、舒适，以热情的服务，让顾客享受上帝般的待遇。倾国娇颜经过十年的不懈追求和发展，成为一家集美容、美体、亚健康调理养生、亚健康管理咨询为一体的养生会所，一直坚持并倡导中医养生。坚信养生在于扶阳，提高人体自愈能力从而达到中医的扶正祛邪。

服务水平等级：待定

机构地址：湖南省怀化市新晃区太阳坪街财富大厦

圣女美颜（洪韵）养生馆

机构编码：07350170

机构简介：汝城县圣女美颜（洪韵）养生馆，是一家中医养生美容亚健康体力机构。成立于 2001 年，现已有直营店 3 家。15 年来一直坚持“顾客第一，服务至上，诚信为本，技术领先”的服务理念。坚持产品系统化、技术专业化、管理现代化、服务优质化的经营原则。他们的目标是：做中国中医亚健康调理连锁第一品牌。

服务水平等级：待定

机构地址：湖南省郴州市汝城区劳动街 99 号

神农蜂健康养生有限公司

机构编码：07350209

机构简介：郴州神农蜂健康养生有限公司由多个分支机构组成，集医疗保健，蜂产品生产加工、生态旅游于一体。基于生态蜂业以及相关农、林、牧、旅游业原生态产业链的构建基础，我们建立了养蜂合作社、果蔬合作社，以及农产品传统作坊土特产加工区。

服务水平等级：待定

机构地址：湖南省郴州市北湖区龙泉街 16 号

美人制造美容养生会所

机构编码：07450210

机构简介：芷江区美人制造美容养生会所，是一家集肌肤管理、健康管理、形体管理，形象管理等为一体的专业亚健康调理机构。经过多年的发展与壮大，管理日趋完善，服务品质不断提升，并与中和亚健康服务中心合作开展健康服务工作。现推出中医“治未病”理念，为顾客提供全方位的健康调理项目。

服务水平等级：待定

机构地址：湖南省怀化市芷江区进修学校 4 号门面

巴布母婴会所（平湖店）

机构编码：07340212

机构简介：衡阳市高新技术产业开发区巴布母婴会所平湖店运营婴童水育、产后恢复、健康管理等服务项目，依托技术力量雄厚的专业院校，致力于成为一个持续健康发展的母婴高端服务行业先锋。

服务水平等级：待定

机构地址：湖南省衡阳市华新白云路电力新村南门30-32号店面

巴布母婴会所（太阳店）

机构编码：07340213

机构简介：衡阳市高新技术产业开发区巴布母婴会所太阳店运营婴童水育、产后恢复、健康管理等服务项目，依托技术力量雄厚的专业院校，致力于成为一个持续健康发展的母婴高端服务行业先锋。

服务水平等级：待定

机构地址：湖南省蒸湘区延安路19号

海南省

海南绿康元健康养生有限公司

机构编码：0100012

机构简介：该机构一直贯彻以“绿色铸就健康、真诚奉献美丽”为服务宗旨，追求绿色健康和品质生活。经过不断的探索和提升，逐渐发一家综合性的专业调理机构，并独创了“全息气血调理减肥技术”，获得了广泛的好评。

服务水平等级：待定

机构地址：海南省海口市世贸东路世贸大厦E座三楼

江苏省

美丽心情美容生活馆

机构编码：Zh131205123011

机构简介：美丽心情本着“让我们的客户美丽、健康、尊贵”的经营宗旨，多年来一直主打美容、养生服务、亚健康调理，力争发展中高端客户，成为国内一流调理机构。

服务水平等级：★★★

机构地址：江苏省苏州市沧浪区解放西路公园天下3幢111室

唯美伊人美容院（香榭丽）

机构编码：Zh131205113012

机构简介：唯美伊人美容院最初成立的目的是为了帮助更多的女性朋友实现无瘢更美的梦想，在昆山短短几年，一直加强对养生的关注和了解，严格按照行业标准，培养出专业的亚健康调理师的技术人才，打造星级标准，成为一家真正养生馆，为更多顾客预防、改善、调理亚健康问题。

服务水平等级：★★★

机构地址：江苏省昆山市柏庐路206号

宜兴锦绣苑抗衰老健康会所

机构编码：Zh131205103010

机构简介：成立初期以面部为主，后调整为养生为主，在短期内整体调理，从调理经络、调脏腑、调体质、身心灵排毒净化身体脏腑功能。本机构为宜兴地区首家专业的亚健康调理机构，旨在帮助更多的人远离疾病，提高品质生活。

服务水平等级：★★★

机构地址：江苏省宜兴解放西路公园天下3幢111室

兰陵艺丰保健按摩服务部

机构编码：Zh140805193050

机构简介：常州市天宁区兰陵艺丰保健按摩服务部常州市天宁区，营业面积300平方米，机构成立于2013年8月1日，主要以美容、美体，中医养生保健为主，成立至今深受顾客信赖。一直以“诚信服务、专业取胜”的经营理念，在顾客、业内得到很好的口碑。特于2014年7月年申报中和亚健康服务中心三星级亚健康专业调理机构并成功挂牌，在亚健康调理技术，干预测评设备，以及专业的调理路径与人员素质方面得到了极大提升。

服务水平等级：★★★

机构地址：江苏省常州市九州新世纪花苑 10-7 号

大汉松骨足疗馆

机构编码：Zh141005193058

机构简介：常州大汉松骨足疗馆位于怀德桥的繁华路段，成立以来诚信经营，凭着“诚实”“诚信”受到了顾客的好评，机构装修优美，功能区划分有序。是集传统中医经络调理、健康咨询、亚健康状态干预等于一体的专业调理机构，全新的管理与企业文化熏陶使得员工拥有神圣的使命与归属感，全心全意为顾客进行服务。

服务水平等级：★★★

机构地址：江苏省常州市怀德桥河景花园 74 号

澄北姿彩化妆品商行

机构编码：Zh141105104067

机构简介：江阴市澄江镇澄北姿彩化妆品商行成立于 1997 年，坐落于江阴虹桥北路 125-1 号，营业面积 880 平方米，经营理念：专业创新、品质卓越、服务超群。在顾客和整个行业都有很好的口碑，在江阴当地有很大的影响力，选择专业的养生项目，主在常规亚健康调理方面有着显著的效果，机构采取内训、外训、技术考核、理论知识考核、演讲等方法不断地培训和提升员工的技术和专业，更好的服务于亚健康人群。

服务水平等级：★★★★

机构地址：江苏省江阴市澄江镇虹桥北路 125-1 号

唯因亚健康专业调理机构

机构编码：zh150305105001

机构简介：在江苏中和亚健康服务中心的大力支持下，从规模、设备、技术等全方面规范，全力打造江苏首家五星级亚健康专业调理机构。力将唯因五星级亚健康专业调理机构树立成江苏乃至华东地区顶级样板店。机构按照亚健康专业调理机构功能分区配备相应职员，拥有亚健康体质调理师 15 名，咨询师 10 名、管理师 4 名、前台接待 3 名。同时配有红外成像检测仪一台、CPC10 组、音乐调理床一套等亚健康专业干预调理设备。多名员工已接受江苏中和亚健康服务中心专业亚健康体质调理师培训与十五项百项亚健康中医调理技术的培训，使用疏通经络养生手法，体质调理，中药外敷热灸等亚健康专业调剂手段。机构将配合中医养生保健行业规范化经营，在未来的工作中会担负起样板和典型的责任，在社区服务中彰显机构的专业性，为江苏省亚健康事业做出积极的贡献。

服务水平等级：★★★★★

机构地址：江苏省江阴市虹桥南路168号福满楼6-7楼全层

菩提晏健康养生咨询馆

机构编码：Zh150305135007

机构简介：机构营业面积 1100 平方米。在全国范围内，较早引入红外热成像技术、睡眠健康检测与调理、扶阳罐等亚健康专业干预调理技术。全面按照国家标准规模、设备、技术等全方面规范化建设五星级亚健康专业调理机构，全力配合江苏中和亚健康服务中心，打造江苏五星级样板。目前机构配有亚健康体质调理师 15 名，培训总监 1 名、咨询师 10 名、管理师 4 名、仓库 2 名、前台接待 3 名、配料师 2 名，专业保洁 2 名。机构将配合中医养生保健行业规范化经营，在未来的工作中担负起规范化建设的责任，在社区服务中彰显机构的专业性，为江苏省亚健康事业做出积极的贡献。

服务水平等级：★★★★★

机构地址：江苏省南通市洪江路鑫乾国际广场A座26楼全层

世贸贵夫人美容会所

机构编码：zh150305123008

机构简介：机构位于江苏省常熟市，是一家致力于亚健康调理、生活美容以及传统中医养生保健为一体的综合型亚健康专业调理机构，机构运用百项亚健康中医调理技术以及现代养生、营养配餐、心理疏导等技术方法，让每一位来店客人都能享用个性化的调理方案。

服务水平等级：★★★

机构地址：江苏省常熟市闽江东路世贸三期14-9号

雪之秀美容中心

机构编码：Zh15080253013

机构简介：雪之秀地处南京市鼓楼区，店内装潢独特，环境雅致，是追求休闲美丽健康的最佳场所。机构内设有多种主题功能区，如中医养生、药浴养生、纤体美颜、SPA、亚健康调理等，雪之秀将韩国抗衰与中国传统养生结合，着重推广亚健康专业调理技术，细致耐心为亚健康人群解决多种问题，服务覆盖面广，服务效果卓越。

服务水平等级：★★★

机构地址：江苏省南京市鼓楼区山西路68号颐和商厦26层C.D座

萨拉妮美容中心

机构编码：Zh15080253014

机构简介：机构位于南京市的繁华市区，交通便利。机构成立的目的在于带给大家美丽，调理亚健康状态，让更多的人健康长寿。目前机构主要经营亚健康状态调理、经络养护、中医体质调理等项目，专业的精英服务团队，众多有效的干预调理手段，机构收到了顾客的一致好评。

服务水平等级：★★★

机构地址：江苏省南京市玄武区太平门街81号二楼

皇嘉亚健康专业调理机构

机构编码：Zh150805143015

机构简介：高邮皇嘉商务有限公司旗下的高邮皇嘉亚健康专业调理机构是一家从事亚健康管理、咨询、调理的专业机构。机构拥有专业的从业人员，行之有效的亚健康干预检测设备，权威认证的百项亚健康中医调理技术，在当地拥有极高的社会口碑。同时，机构不断加强服务管理，注重文化建设，提高员工专业技能，致力做专业的亚健康调理机构。

服务水平等级：★★★

机构地址：江苏省高邮市屏淮南路康华园现代城32号

皇开真沙廊八圩店

机构编码：Zh150805233016

机构简介：机构地处靖江市八圩镇，在当地有良好的口碑和社会效应，有着稳定的客户群体。并且机构将传统中医养生保健技术与亚健康调理技术相结合，专心、专业、专注、为顾客服务，用心为每一位顾客带来健康，获得了广泛的好评。

服务水平等级：★★★

机构地址：江苏省靖江市八圩镇公所桥东进路3-6-7号

溧城优澜国际美容养生SPA会所

机构编码：Zh150805193017

机构简介：机构地处于江苏省溧阳市闹市区，交通便利，商业繁华。机构成立的目的是服务人民，改善人民的亚健康状态。以顾客与服务至上为店内宗旨。主营亚健康调理，中医刮痧、经络与体质调理、艾灸拔罐等技术项目，将中医系统养生与现代美容技术结合，极大提高了服务品质。

服务水平等级：★★★

机构地址：江苏省溧阳市和平新村一区 29～30 号

皇开真沙廊分店

机构编码：Zh150805233018

机构简介：机构自成立起就秉承“诚信至上，优质服务”的经营理念，严格选择、培训在职工作队伍，始终坚持为顾客提供最好的项目与服务，多年以来积累了丰富的亚健康调理经验，得到了消费者的认可，拥有非常高的知名度与口碑。

服务水平等级：★★★

机构地址：江苏省泰州市靖江人民南路 98 号（农机大楼）

琼玉亚健康专业调理机构

机构编码：Zh150805115019

机构简介：琼玉亚健康专业调理机构是通过中和亚健康服务中心申报、审核、权威认证的五星级亚健康专业调理机构。能够提供全方位的亚健康专业调理，调理房间设施齐全，亚健康调理专业人才众多，调理方法与技术非常专业，亚健康检测及干预设备完善。高质量提供亚健康管理服务，专业性非常强。常规调养服务项目有脏腑常规调养服务项目、经络常规调养服务项目、脊柱常规调养服务项目、以中医五音-五脏理论为基础的——音波耳机调理项目、以中医体质养生理论为基础的—体质调理与养生项目、失眠亚健康状态调理、肩颈疼痛亚健康状态、女性亚健康状态调理等调理项目。琼玉亚健康专业调理机构凭借其机构的专业度，让人远离亚健康，获得顾客的忠实信任。

服务水平等级：★★★★★

机构地址：江苏省句容市华阳北路清华公寓 1 号

艾度亚健康专业调理机构

机构编码：Zh150805103020

机构简介：机构环境优美，场地设施规范，专业的从业人员，有效的亚健康干预建设设备一应俱全，涵盖项目多元化。作为新转型的亚健康专业调理机构，通过专业、专注的经营理念，获得行业内外的一致好评。

服务水平等级：★★★

机构地址：无锡市崇安区中山路镇巷 28 号

佳佳时尚美容生活馆

机构编码：Zh150805103021

机构简介：机构成立于 2001 年，店面布置雅致，功能区划分明显。服务范围广泛，主要服务有亚健康调理、美容美体、滋补养生、经络体质调理以及慢性病的常规养护等项目。

服务水平等级：★★★

机构地址：江苏省江阴市长泾镇文化路 45-47 号

康丽美人纤体养生馆

机构编码：Zh150805193022

机构简介：机构成立于 2000 年，自 2007 年以来机构致力于亚健康调理，在经营过程以顾客需求为中心，以需求为导向，将中医调理与现代高科技相结合，为顾客提供专业的亚健康调理服务。机构按照亚健康专业调理机构功能分区，设有咨询室、检测室、调理室等模块。致力于打造专业亚健康调理机构，始终如一地为顾客健康而努力。

服务水平等级：★★★

机构地址：江苏省常州市（金坛市）东环二路翠园商业广场北 5 楼

皇开芳菲美容会所

机构编码：Zh160405233013

机构简介：会所成立于2005年，营业面积400平方米，曾荣获“泰州市质量信得过单位”“青年文明号”“先进会员企业”“靖江消费者最喜爱的十大品牌之一”“靖江市药监局A级单位”等称号。给顾客传授健康养生知识，预防胜于治疗的理念，调理顾客身体亚健康，得到了顾客一致认可。

服务水平等级：★★★

机构地址：江苏省泰州市靖江市新天地滨江花园f-2

婉如清扬美容养生馆

机构编码：Zh160405183014

机构简介：婉如清扬美容养生馆成立于2010年，名称取自于中国最浪漫诗集《诗经》，以“安全，健康，科学美容”为理念，以“让每位女性拥有健康，自信的美丽人生”为使命。以产品是根本，技术是关键，服务是保障为宗旨，设有五大经典、八大王牌、十大特设等多种项目，在行业中有着很好的口碑，给顾客传输预防大于治疗的理念，调理顾客亚健康问题，得到顾客一致认可。

服务水平等级：★★★

机构地址：江苏省连云港市新浦区绿园南路58号

半边天美容美发中心

机构编码：Zh160405273015

机构简介：沭阳县半边天美容美发中心成立于2003年，坐落于宿迁市沭阳县沭阳街144号。营业面积360平方米，该店的经营理念是：专业创新，追求卓越，服务至上。在整个行业都有着很好的口碑。在当地有很大的影响力，公司引进的项目有：自然蜜语，羽丝蕊，萨兰贝，络瑶等。给顾客传授养生知识，预防胜于治病的理念，调理顾客身体亚健康，得到顾客一致认可。

服务水平等级：★★★

机构地址：江苏省宿迁市沭阳县沭阳街144号

若莲美容养生会所

机构编码：Zh160405123016

机构简介：苏州市工业园区若莲美容养生会所成立于2014年，坐落于苏州工业园塘浦路2号，营业面积达531平方米。该会所经营理念是：专业创新，追求卓越，服务至上。在整个行业中有着很好的口碑，在当地具有很大的影响力。

服务水平等级：★★★

机构地址：江苏省苏州市工业园塘浦路2号

金夫人女子俱乐部海安贵都加盟店

机构编码：Zh160402503017

机构简介：南京金夫人女子俱乐部海安贵都加盟店成立于2004年，营业面积900平方米。该店的经营理念是：服务女士，装点人生，创造完美，回报社会。在整个行业有着很好的口碑，在当地也有很大的影响力。该单位引进了聚阳艾灸，皇莎胸护，淋巴排毒等。传授顾客养生知识，调理顾客亚健康。

服务水平等级：★★★

机构地址：江苏省南京市海安县海安镇中坝南路27号贵都广场9楼

江 西 省

南昌颐景园实业有限公司江右分公司

机构编码：ZH131207915012

机构简介：南昌颐景园实业有限公司江右分公司作为文化颐景园2013年问鼎之作，是颐景园倾力打造的集养生大成为一体的专业养生调理机构，打造成为江西首家“人体健康养护4S店”。

服务水平等级：★★★★★

机构地址：江西省南昌市八一大道356号（江西饭店后院）

伟珍美容养生会所

机构编码：Zh131207974010

机构简介：本机构成立的目的是服务人民，改善人民的亚健康。本店的宗旨，顾客至上，服务至上，精益求精。本会所主营，亚健康理疗、中医刮痧、艾灸拔罐、皮肤修复、抗衰、胸部保健、减肥，将中医系统养生和现代科技美容结合的多元化会所。本会所针对亚健康群体努力把连锁店发展。

服务水平等级：★★★★

机构地址：江西省瑞金市金都大道国税局正对面伟珍美容会所

月亮湾美容 SPA 会所

机构编码：Zh131207974011

机构简介：月亮湾成立于 1997 年，利用中医养生调理法，疏通经络、改善体质，解决人体各种亚健康，将中国千年的中医养生和现代科技相结合，拥有专业的团队，贴心的服务，齐全的调理项目，为更多的人带来健康和美丽。

服务水平等级：★★★★

机构地址：江西省石城县

靓点生活美容坊

机构编码：Zh140807983051

机构简介：江西省乐平市靓点生活美容坊位于乐平市中心繁华地段，地处商业中心。位置优越，交通便利。作为专业亚健康调理机构，以专业的调理获得了顾客的好评，受到了社会上广大赞誉。

服务水平等级：★★★

机构地址：江西省乐平市洎阳中路 137 号

辽 宁 省

迷你美容养生会馆

机构编码：Zh131204144010

机构简介：让山城所有的健康美丽，以中医养生"一元整体"观为宗旨，充分发挥中医"治未病"养生特色，21 世纪是健康的时代在经济腾飞之后我们不得不考虑以另外一个关系到地球是否可以持续保持健康下去的世纪，生活在这个关键时代我们有责任塑造人类健康。

服务水平等级：★★★★

机构地址：辽宁省本溪满族自治县迷你美容养生会馆

春荣美容亚健康调理养生会馆

机构编码：zh130304173002

机构简介：春荣美容亚健康调理养生会馆，由春荣女士创建于 1983 年。时至今日，经过 27 年的风雨历程本着诚信·高效·务实的创业理念，如今已打造出一支拥有优质服务经验和雄厚技术力量的优秀团队。春荣美容亚健康调理养生会馆秉持由内而外"健康的美才是真的美"的服务宗旨，为广大客户服务。

服务水平等级：★★★

机构地址：辽宁营口经济技术开发区辽东湾大街中段（世纪广场西侧招商银行旁）

金城美容机构

机构编码：Zh131204154012

机构简介：丹东市金城美容机构是一家致力于亚健康调理及医疗整形美容、抗衰、养生为一体的综合性美容机构，经营特色是抗衰，养生及解决顾客问题，市场定位针为高端亚健康人群，宗旨是帮助更多的人实现健康美丽人生，金澄本着做丹东美容龙头企业多家连锁机构的愿景，让抗衰养生事业，在金澄更好地为所需要的人服务。

服务水平等级：★★★★

机构地址：丹东市振兴区八街王伟路 21-4

碧海青洲养生会所

机构编码：Zh131204184013

机构简介：本店成立于 2006 年，目的是为广大群众提供健康塑造美丽。宗旨是让全岛的人来这里，特色以养生为主。市场定位中高端。发展前景更美好，做得更专业，引领阜新养生行业，为广大群主提供更专业的服务，为疾病痛苦的人群减轻病痛。

服务水平等级：★★★★

机构地址：阜新市西州区矿总医院东门斜对面

亮亮亮美容会馆（瓦房店）

机构编码：Zh131204114011

机构简介：会馆成立于 1998 年，位于瓦房店文兰桥南，以改变周边人群及朋友家人的身体状况为目标，提供亚健康调理项目和相关养生服务。

服务水平等级：★★★★

机构地址：瓦房店文兰桥南 10 米

曼谷阳光美容养生 SPA 会馆

机构编码：Zh131204174014

机构简介：作为营口第一家专业的泰国 SPA，曼谷阳光美容养生SPA会馆一直致力于为每位客户提供个性化的服务。曼谷阳光的项目都是根据中医原理，为平衡和恢复可人的精神体力交心而设计。重新发现自己来曼谷阳光放松身心，缓解压力，预防疾病，真正实现身心对话，在了解自己的基础上活的真实，内省无忧，外省不惧，才是最高境界。

服务水平等级：★★★★

机构地址：营口市渤海大街东 1-甲 5 号

明珠 SPA 会馆

机构编码：Zh131204143016

机构简介：明珠 SPA 会馆成立于 1992 年，是一家多元素发展企业。本店涉足美容行业已经有 19 年的历史，已获得了业界的认可和顾客的普遍好评。本会所集亚健康调理、美容、美体、美发、健康养生为一体，有员工 230 余个，以优质的服务、高品质的产品吸引了大量的顾客，目前为止已经累积了 2000 多名会员。

服务水平等级：★★★

机构地址：本溪市平山区明珠大酒店

莱香（国际）美容美体中心泰山店

机构编码： zh130300243003

机构简介：莱香（国际）美容连锁成立于 2003 年，近年来，作为“中和亚健康服务中心”战略合作伙伴和“中华中医药学会亚健康分会”战略协作单位，莱香企业响应国家政府号召积极推动“中医治未病”健康工程与健康产业发展，大力开展亚健康科普知识宣传教育普及工作，莱香企业在亚健康干预方面，拥有自己独特的理念和技术，企业发展迅速，应得了众多世界同仁和广大消费者的一致好评。

服务水平等级：★★★

机构地址：沈阳市皇姑区泰山路 27 号

十美康整体美容院

机构编码：Zh131200243017

机构简介：十美康整体美容院创立于 2000 年。以高品质的产品、优惠的价位，广受顾客的喜爱。本店的市场定位主要针对高消费女性顾客群，始终致力于打造高端大气上档次的整体形象。本店坐落于沈阳市的繁华地带，店内装潢别致优雅，环境宁静安逸。是一家专业的亚健康调理机构。

服务水平等级：★★★

机构地址：沈阳市沈河区十三纬路 92 号甲

唐漫养生会所

机构编码：Zh131204114015

机构简介：唐漫养生会所作为现代亚健康调理机构，以传播健康理念，普及健康知识，让每个人重视健康为目标，自成立以来主打亚健康服务项目，积极为顾客提供星级标准服务。

服务水平等级：★★★★

机构地址：辽宁省大连市经济开发区

富亚华医医疗美容整形诊所

机构编码：Zh140504153034

机构简介：富亚华医医疗美容整形诊所位于辽宁省丹东市元宝区京剧院小区。机构有着丰富的养生保健经验，作为将传统中医养生理念与亚健康形态测评调理有机结合的专业亚健康调理机构，科学、健康、有效是其特点。专业的亚健康专业调理机构“4S”服务流程，先进的干预效果测评设备，为众多亚健康人群解决诸多问题。

服务水平等级：★★★

机构地址：辽宁省丹东市元宝区京剧院小区 1 号楼

今生有约美容养生会馆

机构编码：Zh140704114039

机构简介：会馆成立于 2000 年 6 月，十四年来一直秉承“诚信”经营的理念 ，与客户共享健康与美丽，与员工共享企业发展带来的成果，让爱充满企业，让爱传播给顾客，让爱传播到社会更大范围。宗旨：缔造健康、美丽和幸福。调理的项目包括目干涩、耳鸣、头晕头痛、经前乳胀调理、 腹胀调理、身体疼痛调理、失眠调理肥胖症前期调理、面部敏感修复、面部抗衰、情绪低落调理、泡浴、身体抗衰老等亚健康症状。

服务水平等级：★★★★

机构地址：辽宁省大连市瓦房店大宽街 3 段 88 号

还童亚健康康复调理中心

机构编码：Zh140904165052

机构简介：还童亚健康康复调理中心（锦州）位于辽宁省锦州市科技路繁华地段，依山旁水，面临繁华步行街街道，背靠高档小区。经营面积 5000 平方米，拥有客户接待区、设施齐全的亚健康调理间 23 间。各种亚健康功能区 21 处（包括儿童调理区、读书区、红外检测区、食疗区等等。机构 2014 年从美容美发领域成功转向亚健康中医经络调理，至今已调理了上万人次，通过专业、专注的服务与调理技术，取得了很好地社会效益的同时也收到了不错的经济效益。

服务水平等级：★★★★★

机构地址：辽宁省锦州市科技路书香门第小区 17 号楼 18 号

淑漫美容会馆

机构编码：Zh141004154059

机构简介：淑漫美容会馆在辽宁美容行业享有盛誉，机构有着丰富的美容、养生经验，以中医传统养生理念为本，以“内养外调”为手段。机构始终秉承以顾客为中心，以顾客需求为向导，以精心的服务定位，倾心打造亚健康专业调理机构“4S”店，得到了顾客的一致好评与忠实的支持。

服务水平等级：★★★★

机构地址：辽宁省丹东市元宝区锦山大街 78-9 号

逸轩商务会所

机构编码：Zh150304274009

机构简介：锦逸轩商务会所，是由中国 SPA 协会、中国芳疗协会联合推荐的盘锦地区首家顶级新派芳香 SPA 养生商务会所。是集养生与休闲、尊贵与奢华、时尚与内涵为一体的五星级高端会所。将东南亚

SPA文化、现代养生，营养配餐，心理疏导，特色调理，预防衰老以及中医未病先防的理念高度融合。会所内独具特色的100余种亚健康调理和美容美体养生项目，让前来逸轩的每一位贵宾都能享受到世界级明星般的尊贵护理。

服务水平等级：★★★★

机构地址：辽宁省盘锦市兴隆台区兴隆大街110号

宁夏回族自治区

女人湾美容会所

机构编码：Zh160209533001

机构简介：会所占地约300平方米，上下三层楼。环境优雅舒适。该会所一直致力于改善顾客亚健康，员工时常去北京、山西、广州、银川等地进行专业的培训，每个星期日在店里对所有员工进行考核，以便更专业、有效的解决顾客的亚健康症状。本会所在当地拥有良好的口碑，得到顾客一致好评。曾荣获“亚健康专业调理”与“优秀美容院”称号。

服务水平等级：★★★

机构地址：宁夏吴忠市利通区吴灵西路90号

芙蓉美容美发中心

机构编码：Zh161009523019

机构简介：宁夏石嘴山市大武口区芙蓉美容美发中心集美容美发、抗衰老、调理亚健康为一体，面积230平方米，有8张美容床，长期以来专门服务爱美及受亚健康困扰的群众，芙蓉美容美发中心成立于1991年，至今已有二十多年，培养了一支专业精英团队，深受广大顾客的喜欢及好评。芙蓉人本着“诚信进取，专业创新”的服务理念为大家服务。

服务水平等级：★★★

机构地址：宁夏回族自治区石嘴山市大武口区兴隆街商业广场B区11号

山东省

澳柏圣都养生健康有限公司

机构编码：Zh131205324010

机构简介：本店成立于2004年，我们按照ISO9000经营管理模式，通过最规范的系统流程来监督管控我们的品牌，目前旗下设有两家会所，服务内容包括美容美体，SPA水疗，中医养生，抗衰老发型设计教育培训等。我们重金导入美国软水系统使顾客的美丽健康更上一层楼，我们要给予我们要回馈，要将体质调理，中医养生理念带给顾客，以及她的朋友及家人，让客户远离亚健康，永葆青春。

服务水平等级：★★★★

机构地址：山东省潍坊市福寿街新城西路北50米

乳山蒙妮坦美容SPA馆

机构编码：Zh131206313013

机构简介：蒙妮坦美容SPA馆成立1999年，乳山标杆式美容企业。蒙妮坦不断突破传统美容观念将高科技仪器生物工程于养生spa有机结合，凭借着高标准的用心服务，创造出一站式的亚健康症状调理及美容美体养生服务体系，坚持以高科技项目为主打，不断领导于世界同步的美容新潮流，蒙妮坦选用的均是世界顶尖的天然护肤产品，光华璀璨的世界品牌，历经市场经验证明质地温和的美容瑰宝，完全顺应身体自然生长机能。

服务水平等级：★★★

机构地址：山东省乳山市新华街中殷富大丽园小区318-3

康奈尔SPA养生美容会所

机构编码：Zh131206314014

机构简介：威海康奈尔SPA养生美容会所成立于1998年，有5个直营店，60多个经过严格培训的养生队伍，自成立起就秉承“诚信至上，正道经营”“经营美，传播爱”的理念。始终，坚持为客户提供最好的项目与服务，多年来积累了大量的亚健康的实际经验，拥有许多的成功案例，得到了消费者的认可，拥有非常好的口碑及品牌知名度，在市场上有很大的发展及前途。

服务水平等级：★★★★

机构地址：山东省威海市青岛中路滨海龙城22号

明沙丽研境会所

机构编码：Zh131205364012

机构简介：潍坊明沙丽研境会所是山东省潍坊市唯一一家集专业养生专业亚健康调理的美容机构。成立初期，本机构成立初期，本机构秉承“让心灵栖息沉淀，让美有内而生”这一理念让潍坊消费者不但从传统得到面部护理，而是从身心灵，由内而外的调理。遵循这一经营理念，本会所从客人的身体的亚健康护理，直至身心灵的关注，打造潍坊至山东省第一家“亚健康”身心灵的健康护理中心。

服务水平等级：★★★★

机构地址：山东省潍坊市福寿街新城西路北50米

名门润秀养生会所

机构编码：Zh131205354011

机构简介：烟台名门润秀养生会所成立至今，一直秉承中医养生治未病，调理亚健康以及“未病先防、已病防复、病后修复”为宗旨。针对八大体质，进行针对性调理，目前是港城人首选养生品牌未来我们将养生观念带给港城的千家万户，让所有人远离疾病，走向健康。

服务水平等级：★★★★

机构地址：山东省烟台市芝罘区大马路 44 号名门闺秀

雨晴莎莎养生美容院

机构编码：Zh131206353015

机构简介：创立于 1998 年，以高品质的产品、优惠的价位，广受临清人民的喜爱，先后拥有六家日化直营店和几十家加盟店。2005年创立了600平方米临清最高端的莎莎养生美容院。先后在 2006 年开了具有韩式特色的韩王妃养生美容院，2010 年开设精致典雅的燕莎养生美容院。

服务水平等级：★★★

机构地址：山东省临清市红星路大家庭对面

西子佳人美容有限公司

机构编码：Zh140505353018

机构简介：西子佳人美容有限公司位于的繁华地段，店内环境优美，布置雅致、温馨、舒适。旗下的西子佳人亚健康调理中心是追求休闲、调理、健康美丽的最佳场所。获得过“2009年百姓笑脸满意品牌”“2010年中国减肥大会强势推荐机构”“2012 年国际减肥美体行业高级纤体师北京人力资源部合作培训单位”“2013年中国减肥大会推荐瘦身机构”“2013 年烟台美容俱乐部优质会员单位”“2014年中国专业减肥发展15周年百家店”等赞誉。目前全力致力于常规亚健康方面的调理。

服务水平等级：★★★

机构地址：山东省烟台市芝罘区西盛街

山东绿康中和健康管理咨询有限公司

机构编码：Zh160205313003

机构简介：山东绿康中和健康管理咨询有限公司位于山东省曲阜市金茂栖庭水岸别墅区，周围环境幽静美丽，交通便捷。店内设施齐全，有亚健康专业调理团队，服务周到。在行业内有着很好的口碑，并得到顾客的一致认可。

服务水平等级：★★★

机构地址：山东省曲阜市金茂栖庭水岸54号别墅

济安堂养生会所

机构编码：Zh160305383009

机构简介：泰安市岱岳区天平办事处济安堂养生会所占地400平方米，地处环境优美的别墅社区。店内引进了慈惠仁经络排毒、楚灸棠艾灸及各种经络疏通套盒。店里员工6位，都具有资深的经验和调理技术，日均销售额达到1万多。该会所经营理念是：专业创新，追求卓越，服务至上。在整个行业中有着很好的口碑，在当地具有很大的影响力。

服务水平等级：★★★

机构地址：山东省泰安市岱岳区天平龙湾别墅联排18-1

御臻堂养生会所

机构编码：Zh160306343010

机构简介：莱芜市莱城区御臻堂养生会所占地面积500平方米，拥有独立停车场，交通便捷，环境幽雅，设备齐全；拥有专业中医亚健康调理师团队，目前引进了慈惠仁经络排毒百项亚健康中医调理技术。店内养生调理师共6名，均拥有良好的专业素质及专业技术，拥有较强的沟通能力，专业技术方面各有所长，并不断学习提高调理经验。

服务水平等级：★★★

机构地址：山东省莱芜市莱城区吕花园美食街

中和养生有限公司

机构编码：Zh160305363011

机构简介：公司位于城市文化经济中心，交通便利。公司拥有多种亚健康养生设备仪器以及亚健康调理技术，店内环境优雅，设备完善，并拥有优质的配套服务。 该公司自成立以来，始终奉行“感恩、诚信、养生”的核心价值观，以养为本，以客为尊，致力于推广亚健康调理方法，倡导中医养生保健生活方式，为百姓提高生命质量，创造健康生活，在亚健康调理养生行业中独树一帜。

服务水平等级：★★★

机构地址：山东省潍坊市文化路与院校街西行 100米路南潍坊中和亚健康调理中心

鑫瑞化妆品有限公司

机构编码：Zh160305393012

机构简介：临沂鑫瑞化妆品有限公司占地面积 300平方米，店内环境优雅，设备完善。鑫瑞化妆品有限公司本着服务社会，造福社会，给亚健康人群带来福音为宗旨，开设亚健康调理服务。目前引入的项目有：中医药疗法，食疗，推拿疗法，慈惠仁经络排毒百项亚健康中医调理技术、自然疗法等。并对在店内调理的每位顾客进行跟踪服务，获得当地消费者一致好评。

服务水平等级：★★★

机构地址：山东省临沂市兰山区金雀山路97号A号楼

慈惠仁养生堂

机构编码：Zh160305315009

机构简介：慈惠仁养生堂占地面积 2000 平方米，环境幽雅，功能齐全，交通便捷；拥有专业中医亚健康调理师团队，并邀请老中医坐诊。该店曾荣获：慈惠仁中医养生事业突出贡献奖，21世纪养生之冠荣誉称号；2014年入选国家中医药管理局中和亚健康服务中心百项亚健康中医调理技术。该店本着遵循先人遗志，弘扬传统中医，恢复人类健康，共建大同世界的宗旨为顾客服务。

服务水平等级：★★★★★

机构地址：山东省济南市历下区旅游路21737号

龙港中和健康养生中心

机构编码：05370161

机构简介：龙口市龙港中和健康养生中心位于龙口市西城区新龙家苑北区，面临公路主干繁华街道，后接居民区。该店自开业以来主要服务周边的广大居民，以出色的中医亚健康调理技术获得顾客的认可。

服务水平等级：待定

机构地址：山东省烟台龙口市龙口新龙家苑 1#301 号

花仙子元香美容会所

机构编码：06310162

机构简介：环翠区花仙子元香美容会所位于威海市环翠区中心，面临公路主干繁华街道，后接居民区。该店自开业以来主要服务周边的广大居民，以出色的中医亚健康调理技术获得顾客的认可。在卫生和诚信经营方面受到政府机构的一致好评。

服务水平等级：待定

机构地址：山东省威海市环翠区统一路 29 号财智广场 709

海玉理发店

机构编码：05350178

机构简介：莱州市艺苑小区海玉理发店，位于莱州市中心区艺苑小区，面临公路主干繁华街道，后接居民区。交通便利，环境优美。该店自开业以来主要服务周边的广大居民，以出色的中医亚健康调理技术获得顾客的认可。

服务水平等级：待定

机构地址：山东省烟台市莱州区文昌街艺苑小区 5-13 号商业房

柠檬美容美体馆

机构编码：05350179

机构简介：芝罘区柠檬美容美体馆，位于烟台市芝罘区南大街 78 号振华购物中心，属于市中心繁华地段。该店自开业以来主要服务周边的白领，以出色的中医亚健康调理技术获得顾客的认可。

服务水平等级：待定

机构地址：山东省烟台市芝罘区南大街 78 号振华购物中心 12 楼 1217A 号

山西省

橘圣源养生美容会馆

机构编码：Zh131203515010

机构简介：橘圣源养生美容会馆，座落于太原市云路街凯旋大地底商 6 号，成立于 1993 年，是一家集护肤、着重、问题皮肤调理、亚健康调理、泡浴等为一体的大型综合养生会馆，营业面积已达 500 平方米，装修独特，环境优雅，是追求休闲美丽健康的最佳场所。现店内开设贵宾区、药膳区、顾客休闲区、专业护理区、整体浴区等服务区。专业的精英服务团队，专业的亚健康咨询师、调理师以精湛的技术、热忱的服务为众多亚健康女性解决多种问题，获得店内顾客一致好评。

服务水平等级：★★★★★

机构地址：山西省太原市迎泽区云路街凯旋底商 6 号

美多美容美发店

机构编码：ZH131203494012

机构简介：美多美容美发店创办于 1996 年，18 年间，在白女士的带领下，经过美多人不懈的努力和开发创新，以优质的服务，高新的设备，大爱的胸怀和高超的专业技能，立足于朔城区。现已发展成为独树一帜的具有专业化的大型综合性美容美发店。于 2013 年通过了中和亚健康服务中心的评审成为了亚健康专业的调理机构。项目：四季康美中医调理亚健康技术，活能因子生物除皱美容项目、皙泉面部美雕项目、仿生绣眉、疏通经络瘦身、药浴养生等等。始终走在了朔州美容养生业的前列。赢得了广大顾客的信任，得到了广大顾客的赞誉。帮助数千人实现了健康的梦想，美丽的梦想。

服务水平等级：★★★★

机构地址：山西省朔州市平朔北路路东45号

中梅养生会馆

机构编码：Zh131203504011

机构简介：中梅养生会馆，位于山西省忻州市代县东关吊桥绿缘小区，是一家专门为女性打造的美容养生会馆。成立于2008年，经过多年发展，已从原来的美容、美发发展到现在兼做部分身体项目。通过专业、专一、专注的经营理念，已在竞争激烈的美容行业稳步成长。目前，本店在代县已有2家店面，共计店员15名，设有调理室、消毒室等多间工作室，设备齐全，人员充足。

服务水平等级：★★★★

机构地址：山西省忻州市代县东关吊桥绿缘小区

鹤年堂亚健康调理中心

机构编码：Zh140903505055

机构简介：鹤年堂中医药养生有限公司旗下的鹤年堂亚健康调理中心位于忻州新城区核心地带，地理位置优越，紧邻市委、市政府宿舍区和城市最高端开莱国际社区等住宅区及规划商务区。场地分三层，共约600平方米。在全国范围内，较早引入红外热成像检测技术、CPC、少儿推拿调理、扶阳罐等。多年运用北京鹤年堂（国家级非物质文化遗产）养生理念的经验，同时是国家级名老中医传承人诊疗合作单位。在睡眠障碍干预调理中引入经络催眠术。机构有成熟的膏滋产品与其他养生保健食品。在在亚健康产业快速发展且竞争与日俱增的今天，将千年传承的中医养生与现代科研设备相结合于一体的五星级亚健康专业调理机构—鹤年堂，必定散发出它应有的耀眼光芒。

服务水平等级：★★★★★

机构地址：山西省忻州市七一北路鹏宇大厦

曼嘉漂亮宝贝生命美文化会所

机构编码：Zh151003513033

机构简介：机构位于山西省太原市小店区，店面布置典雅，店内开设专业调理区、咨询区、检测区、药膳区、顾客休闲区等，具备专业亚健康调理师资质的有10人，从事气郁体质、气虚体质、痰湿体质、阳虚体质、阴虚体质、全身经络养护、面部经络养护、艾灸、刮痧等技术项目的操作。机构以其专业性与有效性，获得顾客赞誉，在行业内稳步发展。

服务水平等级：★★★

机构地址：山西省太原市小店区体育西路339号

海世界亚健康专业调理机构

机构编码：Zh151003593034

机构简介：稷山县海世界商贸有限公司旗下的稷山海世界亚健康调理机构，位于山西省运城市稷山县步行东街口，2014年在中和亚健康服务中心业务指导下转型为亚健康专业调理机构。公司地处稷山城中心，地理位置优越，总面积为4800余平方米，亚健康调理中心为800平方米。借助四季康美百项亚健康中医调理技术，与亚健康评测系统（测评、咨询、调理）结合起来，从身心改善亚健康的状态。现为运城稷山唯一集检测、预防、调理为一体的特色中医“治未病”调理机构。

服务水平等级：★★★

机构地址：山西省运城市稷山县步行东街口

彩英佳人健康美疗生活会所

机构编码：03510155

机构简介：该会所成立于 2008 年，在王彩英院长的带领下，由单一美容发展成美容养生为一体的综合性亚健康专业调理机构。店内引进的主要项目以四季康美为主。经过多年的努力，在当地有着很好的口碑，并获得顾客的一致认可。

服务水平等级：待定

机构地址：山西省太原市小店区文兴苑 5 号

康童堂少儿按摩服务中心

机构编码：03510163

机构简介：康同堂少儿推拿按摩服务中心是一家集成人亚健康调理与少儿亚健康调理为一体的综合性亚健康专业调理机构，专注个性化服务，环境优良，服务专业，具有亚健康调理专业人员及少儿亚健康推拿调理专业人员数十名。

服务水平等级：待定

机构地址：山西省太原市小店区平阳路平阳景苑 10 号

慧美韩妆化妆品店

机构编码：Zh170303593005

机构简介：运城市盐湖区东城慧美韩妆化妆品店从 2011 年成立以来，由原来的单一化妆品销售发展为集日化、美容、养生为一体的专业亚健康调理机构，一直秉承热情、诚信、专业的服务理念，得到了顾客的一致好评。

服务水平等级：★★★

机构地址：山西省运城市盐湖区鑫源服装城 D3 区 017-019 号

陕 西 省

佳丽四季养生会所

机构编码：Zh131200293010

机构简介：佳丽四季养生会所坐落于陕西省西安市户县甘亭镇人民路国税小区门 12 号，成立于 1987 年，已有二十多年的历史。本店的服务范围包括亚健康调理、中医养生、西医抗衰、高护与纹刺等多个方面，始终秉承使用安全、有效的产品为根本，有稳定的工作团队。

服务水平等级：★★★

机构地址：陕西省西安市户县甘亭镇人民路国税小区门 12 号

梅子健康美容会所

机构编码：Zh131200293011

机构简介：梅子健康美容会所初始成立于 2005 年 8 月，通过专业、专一、专注的经营理念，已在竞争激烈的美容行业稳步成长。会所总面积达到 500 平方米，项目涵盖：亚健康调理、美容、美体、SPA、芳香疗法、中医养生、纤体塑身等方面，并拥有专业的高科技美容仪器，具有精湛的美容技术和规范的服务运作流程，为广大爱美女性提供保障肤质的技术服务。

服务水平等级：★★★

机构地址：陕西省榆林市神木县大柳塔镇神东购物中心四楼

千姿健康美容馆

机构编码：Zh131209173012

机构简介：千姿健康美容馆位于宝鸡市的繁华地段，店面布置雅致、环境优美。成立于 2004 年，是一家集护肤、美容、问题皮肤调理、亚健康调理等为一体的大型综合养生会馆。

服务水平等级：★★★

机构地址：陕西省宝鸡市岐山县蔡家坡人民路本段剧院二楼

馨泉养生馆

机构编码：Zh131209173014

机构简介：馨泉养生馆位于宝鸡市的繁华地段，成立于 2005 年，店面布置雅致、环境优美，顾客群涉及广大男女老幼。现店内开设贵宾区、调理室、顾客休闲区、专业护理区等服务区。专业的精英服务团队，专业的亚健康咨询师、调理师以精湛的技术、热忱的服务为众多亚健康人群解决多种问题，获得店内顾客一致好评。

服务水平等级：★★★

机构地址：陕西省宝鸡市渭滨区经三路50号楼1608室

张波美容美体养生馆

机构编码：Zh131200293013

机构简介：张波美容美体养生馆位于市中心的高档小区，成立于 2005 年，店面布置雅致、环境优美，设置有贵宾区、药膳区、顾客休闲区、专业护理区等服务区。服务范围广阔，主要服务：亚健康调理、及美容、美体、中医药调理、滋补养生以及慢性疾病的治疗等多方面。

服务水平等级：★★★

机构地址：陕西省西安市碑林区南二环中段 15 号飞天小区

雅方美容美体中心

机构编码：Zh171100292012

机构简介：三原县雅方美容美体中心本着“散播快乐，铸就健康”为宗旨，关爱每一个家庭的健康，用最专业的技术，最细致的服务，最优良的调理方案，为更多的人带去健康和美丽。

服务水平等级：★★

机构地址：陕西省咸阳市三原县政府街屈家巷内 50 米

添滋润美容养生馆

机构编码：Zh170109171001

机构简介：宝鸡市渭滨区添滋润美容养生馆是一家集生活美容服务、化妆品批发兼零售的会所。添滋润专注“自然”天地精华，服务专业，品质高端，环境幽雅舒适。

服务水平等级：★

机构地址：陕西省宝鸡市渭滨区清姜路 46 号

天养金典美容养生会所

机构编码：Zh170109172002

机构简介：宝鸡高新开发区天养金典美容养生会所，始于 1994 年。是在河南中和亚健康服务中心指导下，按照亚健康专业调理机构星级评定标准建设成的陕西省宝鸡市第一家亚健康专业调理机构，机构设施完整，服务人员专业，亚健康服务项目丰富，能为社区居民提供完善的中医预防保健服务。

服务水平等级：★★

机构地址：陕西省宝鸡市高新区高新 6 街

四 川 省

菩提美容养生会馆

机构编码：Zh131208265012

机构简介：菩提美容养生会馆是一个集品味、温馨、舒适、静谧为一体的养生美容会所，始终秉承诚信经营的理念，致力于打造广安亚健康调理第一品牌。菩提美容养生会馆拥有“百项中医亚健康调理技术”中的十五项，并成功推出循天之序、四季养生以及“春生夏长，秋收冬藏”的养生理念。

服务水平等级：★★★★★

机构地址：四川省广安市宁南路 299 号

秀颜棠美容美体养生会所

机构编码：Zh131208253011

机构简介：秀颜棠美容美体养生会所成立于 2010 年 7 月，店内环境优美，装潢典雅舒适。本店的经营产品有四季康美百项亚健康调理技术、健康饮食指导、疏通全身经络、调整人体气血、平衡阴阳等。其中主要特色项目有：头、心肺、肝胆、肠胃、腰肾、小儿调理脾胃、老人调理脾胃、深层滋养排毒等。

服务水平等级：★★★

机构地址：四川省遂宁市盐关街 64 号

莲美容养生会所

机构编码：Zh131200285010

机构简介：莲美容养生会所，作为新晋的养生场所，成立于 2012 年 9 月，坐落于四川省资阳市娇子大道二段 113 号，机构环境优美，场地设置规范，专业人员、设备、技术等一应俱全，涵盖项目多元，在亚健康服务服务方面较为专业。本机构通过专业、专注的经营理念，目前已在竞争激烈的美容行业稳步成长。

服务水平等级：★★★★★

机构地址：四川省资阳市娇子大道二段 113 号

杏逸堂

机构编码：Zh140300285018

机构简介：杏逸堂位于成都市的繁华地段，店内装修风格古典、环境优雅舒适、卫生干净整洁。运用任督二脉养护技术、面部经络养护技术、全身经络养护技术、头部经络养护技术、老人关节养护技术、小儿预防感冒发热项目、女性产后养护项目、小儿养生脾胃养护项目、 气虚体质亚健康调理、气郁体质亚健康调理、血瘀体质亚健康调理、痰湿体质亚健康调理、湿热体质亚健康调理、阳虚体质亚健康调理、阴虚体质亚健康调理等亚健康专业调理技术。本店在属于大型养生机构，具有很强的知名度。常年聘请专家坐诊，将亚健康调理与中医养生相结合。使亚健康调理更加科学、专业、专一。获得了社会诸多好评，并在当地树立了权威。

服务水平等级：★★★★★

机构地址：四川省成都市科华北路 153 号宏地大厦三楼

延寿堂养生馆

机构编码：Zh140308163019

机构简介： 延寿堂是一家以中医传统自然疗法为特色的机构，现代社会生活节奏快，压力大，各种污染严重，亚健康问题都普遍存在，为了减少和降低各种疾病的发病率。本着中医治未病的原理，延寿堂于 2013 年 3 月成立。机构先后引进了十五项亚健康调理技术以及和谐灸亚健康调理技术，扶阳罐亚健康调理技术，亚健康体质测评系统，一滴血检测仪，经络检测仪，光子能量床，汗蒸等。以“实现顾客的愿望”为经营宗旨，认真服务好每一位顾客，让顾客了解自己的身体状况、病症的形成原因以及居家生活怎么配合调理从而解决问题之根本。

服务水平等级：★★★

机构地址：四川省绵阳江油市良友小区 17 号门面

悠兰美容会馆

机构编码：Zh140300283020

机构简介：悠兰美容会馆位于四川省成都彭州市天彭镇天泰商业街，在从事养生美容事业多年来，取得了良好的社会效益，目前致力于亚健康项目服务，诚挚服务于亚健康人群。

服务水平等级：★★★

机构地址：四川省成都彭州市天彭镇天泰商业街 1 号楼 2 层 1-3 号

摩芳康美生活馆

机构编码：Zh140300283021

机构简介：摩芳康美生活馆是以关心现代亚健康问

题的一家机构，以中医理论为基础，以四季更迭，时序养生为原则，运用大自然草本精华调理人体自身的动化机能，改善体质并以养心诸内，净心诸中，养颜诸外。同时，专业的调理师会根据顾客具体的体质亚健康形态制定个性化专业的调理方案，包括起居、调养、药膳食疗、情绪调节、动静养生和经络、穴位脏腑、气血、助代谢等。从而达到“未病先防”维护健康的目的。

服务水平等级：★★★

机构地址：四川省成都市华阳戛纳印象电影院D栋

天人经络亚健康调理机构

机构编码：Zh151000283035

机构简介：天人经络亚健康调理机构位于四川省成都市大邑县晋原镇，在从事养生美容事业多年来，取得了良好的社会效益，目前致力于发展亚健康专业调理服务，为社区百姓提供更加专业有效的调理，诚挚服务于亚健康人群。

服务水平等级：★★★

机构地址：四川省成都市大邑县晋原镇华强街2号楼

丽园亚健康调理机构

机构编码：Zh151000283036

机构简介：机构环境温馨舒适，装修温馨简约，室内卫生整洁，光线充足，通风良好，面积150平方米。目前所使用的亚健康干预与调理的技术与方法有任督二脉养护技术、全身经络养护技术、头部经络养护技术、老年关节养护技术、小儿脾胃养护技术、痰湿体质亚健康调理技术、湿热体质亚健康调理技术、阳虚体质亚健康调理技术、血瘀体质亚健康调理技术等中医体质与经络调养。丽园，在龙泉老百姓心中口碑较好，调理好过很多案例，获得了诸多来店顾客的支持。

服务水平等级：★★★

机构地址：四川省成都市龙泉驿区十陵街办月香丽苑

唯美度亚健康调理中心

机构编码：Zh151208163037

机构简介：机构位于四川省安县花荄镇恒源大道千佛小区，自成立以来就秉承“诚信至上，正道经营”，立志服务好社区群众，坚持为群众提供安全有效的亚健康调理项目，多年以来积累了大量的临床案例，得到了社区百姓的认可，拥有非常好的口碑与经济效益。

服务水平等级：★★★

机构地址：四川省安县花荄镇恒源大道千佛小区

星梦十八亚健康调理中心

机构编码：08160159

机构简介：平武县星梦十八亚健康调理中心位于平武县城中心位置，地理位置优越，人口流动量大，现有员工6人，在册顾客300人，2001年成立至今15年来受到平武各界的好评和认可，2015年在四季康美的大力支持下，逐渐走向专业化和正规化，为更多的亚健康人群带来福音，我店现有国家百项亚健康中医调理技术5项，这些技术提高了星梦十八的专业性和权威性。

服务水平等级：待定

机构地址：四川省绵阳市平武区龙安镇东街

御妍堂保健养生馆

机构编码：08160160

机构简介：养生馆位于绵阳市中心位置，地理位置优越，人口流动量大，现有员工3人，在册顾客100人，2015年初成立至今受到绵阳各界的好评和认可，2015年6月在四季康美的大力支持下，逐渐走向专业化和正规化，为更多的亚健康人群带来福音，现有国家百项亚健康中医调理技术 5 项，这些技术提高了御妍堂的专业性和权威性。

服务水平等级：待定

机构地址：四川省绵阳市涪城区长虹大道中断街 9 号 11-12 幢一楼

御善芳典专业亚健康调理机构

机构编码：Zh170308273006

机构简介：巴中市巴州区御善芳典专业亚健康调理机构本着“散播快乐，铸就健康”，打造属于 21 世纪的魅力女性为宗旨，用最专业的技术，最细致的服务，最优良的调理方案，为更多的人带去健康和美丽。

服务水平等级：★★★

机构地址：四川省巴中市巴州区红军路三号桥南岸西侧 10 层 2 楼

御养筋骨堂美容店

机构编码：Zh171008393008

机构简介：利州区御养筋骨堂美容店推广健康，创建家庭的和谐与快乐，我们全力以赴回报社会，给您最佳效果的感受，给您最高品质的保障，纯天然、高科技、符合完美要求。

服务水平等级：★★★

机构地址：四川省广元市东坝御景湾 16 栋 4 单元 1 楼 2 号

恩域鼎城美容美体店

机构编码：Zh171008163009

机构简介：绵阳市涪城区恩域鼎城美容美体店本着“散播快乐，铸就健康”，打造属于 21 世纪的魅力女性为宗旨，将用最专业的技术，最细致的服务，最优良的调理方案，为更多的人带去健康和美丽。

服务水平等级：★★★

机构地址：四川省绵阳市涪城区临园路富临大都会 4 栋 3 层 12 号

美丽一生化妆品店

机构编码：Zh171108391011

机构简介：青川县三锅镇美丽一生化妆品店本着“散播快乐，铸就健康”，打造属于 21 世纪的魅力女性为宗旨，将用最专业的技术，最细致的服务，最优良的调理方案，为更多的人带去健康和美丽。

服务水平等级：★

机构地址：四川省广元市青川三锅镇通达街

平昌县美丽人生健康咨询管理有限公司

机构编码：Zh171108273013

机构简介：平昌县美丽人生健康咨询管理有限公司本着“散播快乐，铸就健康”，打造属于 21 世纪的魅力女性为宗旨，将用最专业的技术，最细致的服务，最优良的调理方案，为更多的人带去健康和美丽。

服务水平等级：★★★

机构地址：四川省平昌县同州街道办事处廖家咀社区新平街东段 5 号

双颜养生堂

机构编码：Zh171108391014

机构简介：广元市昭化区双颜养生堂，秉承着“爱”文化，坚持“技术第一，服务第一，效果第一”的发展远景。以“我们的成功是因为顾客的满意”为经营理念，专业、专注于发展亚健康事业，带给顾客健康的美。

服务水平等级：★

机构地址：四川省广元市昭化区昭化镇吐费街 6 号 2 楼

瑞御美容养生馆

机构编码：08390189

机构简介：广元市城区瑞御美容养生馆以品质赢得顾客的信赖，以服务赢得顾客的满意，我们的目标：追求第一 ，至善至美。我们的服务准则：热忱亲切，注重细节。以热情得到顾客的认可，以行动赢得顾客的满意。

服务水平等级：待定

机构地址：四川省广元市市利州区公园路皇冠利都

伊美媛美容店

机构编码：08270190

机构简介：平昌县伊美媛美容店凭借强大品牌的实力，携手优秀团队的力量，利用一流的功效产品，科学合理的疗程设置，解决了一个又一个美丽和健康的难题。

服务水平等级：待定

机构地址：四川省巴中市平昌县上城丽景 H 栋 15 楼 9 号

美龄康健养生美容有限公司

机构编码：08330191

机构简介：美龄康健养生美容有限公司成立于 2014 年 12 月，本着“客户第一，诚信至上”的经营原则，以“缔造美丽、康健人生、悦品生活”为企业使命，致力于打造成乐山地区规模最大、功能最全、服务最好、环境最美、信誉最佳、专业度最高的亚健康调理中心和美丽定制中心。

服务水平等级：待定

机构地址：四川省乐山市市中区人民北路 162 号

丽然美容养身馆-万兴店

机构编码：08380192

机构简介：旌阳区丽然美容养身馆-万兴店成立于 2006 年，是一家以专业美容美体，健康养生为主的养生会所。运用精湛的技术，以天然无添加，健康修复产品，以及真诚的关爱，为每一位顾客提供专属定制的美容护肤，抗衰养生。

服务水平等级：待定

机构地址：四川省德阳市旌阳区天山北路 398 号

兴亿医学美容诊所

机构编码：08330193

机构简介：峨眉山兴亿医学美容诊所位于峨眉山市滨湖西路 240 号，是当地最大的医学美容诊所。以人为本，铸造品牌，科学管理，诚信经营，缔造当今美容行业的企业典范。

服务水平等级：待定

机构地址：四川省峨眉山市滨湖西路 240 号

秀域鼎城美容店

机构编码：08160194

机构简介：科学城秀域鼎城美容店秉承着“以人为本，品质铸就未来；以客为尊，服务创造价值”的理念，追求“天然、绿色、健康、高效”，由内而外的调理方法。

服务水平等级：待定

机构地址：四川省绵阳市华丰新村 9 号 5 区 109 门面

欧蔓绮美容服务有限公司

机构编码：00280195

机构简介：欧蔓绮美容服务有限公司本着“品质第一，服务至上”的原则，以纯天然的产品和卓越的效果，服务好每一位顾客，专注于每一个细节的服务，努力提高美容师的素质观、服务观，让每一位顾客都有宾至如归的感觉。

服务水平等级：待定

机构地址：四川省绵竹市剑南镇商业场横街 8 号

丽人蜜语美容店

机构编码：08390197

机构简介：苍溪县丽人蜜语美容店，为您开启美颜养生的秘密，为您提供贴心式的服务，让您获得美丽的容颜、年轻的生命，处处彰显您的尊贵和优越，在丽人蜜语美容店，年轻奇迹，触手可得。

服务水平等级：待定

机构地址：四川省广元市苍溪县红滨路 77 号

相娥花语养生馆

机构编码：08390198

机构简介：剑阁县相娥花语养生馆已经经营了 5 年多，一直把专业的技能、良好的售后服务以及店面的经营管理理念放在首位，全方位的服务好每一位客户，是相娥花语养生馆的核心宗旨。

服务水平等级：待定

机构地址：四川省广元市剑阁区顺城街

何氏美容

机构编码：08390199

机构简介：苍溪县何氏美容的服务理念为“老实做人，认真做事；真诚待人，诚信经营；用心服务，保证质量；关爱健康，缔造美丽”。

服务水平等级：待定

机构地址：四川省广元市苍溪县永宁镇信用社对面

梵洁诗

机构编码：08390200

机构简介：梵洁诗时刻履行着为满足女性的需求，让每一位女性活力四射、张扬个性、极致魅力，绽放青春光彩的经营理念。

服务水平等级：待定

机构地址：四川省广元市青川县乔庄镇木牍街

金美人专业瘦身连锁

机构编码：08330201

机构简介：金美人专业瘦身连锁，以“优雅、时尚、精致”为理念，服务好每一位顾客。

服务水平等级：待定

机构地址：四川省乐山市嘉定中路 519 号

御善芳典生活馆

机构编码：08390202

机构简介：广元市利州区御善芳典生活馆凭着特色的产品和优质的服务、独特的技能引领当地，“高品质、高形象、高服务”带给您女王般的享受。

服务水平等级：待定

机构地址：四川省广元市利州区老城南街南苑公寓 2 单元 2 号

兰黛之谜生活美容养生馆

机构编码：08320203

机构简介：内江市东兴区兰黛之谜生活美容养生馆本着“诚信、创新，共享科技美容”的理念，不断的追求上进，倡导完美的服务品质，把更多的美丽、健康与快乐，带给每一位客户。

服务水平等级：待定

机构地址：四川省内江市东兴区兴盛街 19 号

秀媛堂美容院

机构编码：08390204

机构简介：广元市利州区秀媛堂美容院怀抱着“让更多的女人美丽、健康、优雅”的美好愿望与共同使命，不断进取、不断总结、不断成长，只为感恩每一位顾客的一路跟随与陪伴。

服务水平等级：待定

机构地址：四川省广元市利州区

蝶变女人美容养生馆

机构编码：08380205

机构简介：四川省中江县蝶变女人美容养生馆本着“散播快乐，铸就健康”，打造属于 21 世纪的魅力女性为宗旨，用最专业的技术，最细致的服务，最优良的调理方案，为更多的人带去健康和美丽。

服务水平等级：待定

机构地址：四川省中江县凯江镇和顺街 69 号

御善芳典美容养生馆

机构编码：08390206

机构简介：苍溪县御善芳典美容养生馆以“建设和谐、幸福、健康、快乐的美容美体新领域”为美好愿望，以良好的服务品质和技能，服务好我们的每一位顾客。

服务水平等级：待定

机构地址：四川省市苍溪县陵江镇解放路西段

瑞倪维儿美容院

机构编码：08390208

机构简介：广元市瑞倪维儿美容院本着“诚信经营、以客至上”的经营理念，以真诚建立顾客的信心，以品质赢得顾客的信赖，以服务获得顾客的满意，以热情得到顾客的认可。

服务水平等级：待定

机构地址：广元市利州区东坝110厂三角地菜市场

泊莲美容院

机构编码：08160211

机构简介：绵阳市涪城区泊莲美容院成立于2010年，是集美容养生为一体的美容养生会所，设施齐全，从业人员从事本行业都在3年以上，手法专业技术过硬，得到顾客的一致好评。

服务水平等级：待定

机构地址：四川省绵阳市涪城区长虹大道街85号

艾妃姿美肤堂

机构编码：08250220

机构简介：船山区艾妃姿美肤堂，秉承着“爱”文化，坚持“技术第一，服务第一，效果第一”的发展远景，以“我们的成功是因为顾客的满意”为经营理念，专业、专注于发展亚健康事业，带给顾客健康的美。

服务水平等级：待定

机构地址：四川省遂宁市船山区老兴街46号综合楼1层11号营业房

皇家天使

机构编码：08390222

机构简介：皇家天使秉承着“爱”文化，坚持“技术第一，服务第一，效果第一”的发展远景，以“我们的成功是因为顾客的满意”为经营理念，专业、专注于发展亚健康事业，带给顾客健康的美。

服务水平等级：待定

机构地址：四川省广元市利州区绵谷路96号

雅韵美容店

机构编码：08390223

机构简介：广元经济技术开发区雅韵美容店本着“散播快乐，铸就健康”为宗旨，关爱每一个家庭的健康，注重细节，用效果说话，用最专业的技术，最细致的服务，最优良的调理方案，为更多的人带去健康和美丽。

服务水平等级：待定

机构地址：四川省广元市利州区下西坝惠家沟合力路14号

御养筋骨堂养生馆

机构编码：08270225

机构简介：平昌县御养筋骨堂养生馆，为您开启美颜养生的秘密，为您提供贴心式的服务，让您获得美丽的容颜、年轻的生命，处处彰显您的尊贵和优越，在丽人蜜语美容店，年轻奇迹，触手可得。

服务水平等级：待定

机构地址：四川省巴中市平昌县金宝新区路

瘦倾城美容院

机构编码：08330226

机构简介：乐山市市中区瘦倾城美容院本着“散播快乐，铸就健康”为宗旨，关爱每一个家庭的健康，用最专业的技术，最细致的服务，最优良的调理方案，为更多的人带去健康和美丽。

服务水平等级：待定

机构地址：四川省乐山市市中区南郡路 375 号

湘夫人营养健康咨询服务部

机构编码：08330227

机构简介：乐山市市中区湘夫人营养健康咨询服务部本着“散播快乐，铸就健康”为宗旨，关爱每一个家庭的健康，用最专业的技术，最细致的服务，最优良的调理方案，为更多的人带去健康和美丽。

服务水平等级：待定

机构地址：四川省乐山市肖坝路 776 号锦邻小区 3 单元 2 楼 2 号

协美美容中心

机构编码：00280228

机构简介：青白江区协美美容中心的目标是让美容养生行业以我们为标准；经营理念是诚信做人，用心做事。服务理念是一切以满足顾客的需求为根本。

服务水平等级：待定

机构地址：四川省成都市青白江区华金大道 66 号

美之匙健康咨询有限公司

机构编码：08330229

机构简介：乐山美之匙健康咨询有限公司亚健康专业调理机构本着“散播快乐，铸就健康”为宗旨，用最专业的技术，最细致的服务，最优良的调理方案，为更多的人带去健康和美丽。

服务水平等级：待定

机构地址：四川省乐山市市中区长青路 448 号 35 栋 5 单元 6 楼 10 号

西藏自治区

金手指养生会所

机构编码：Zh171008942007

机构简介：巴宜区八一镇金手指养生会所本着“散播快乐，铸就健康”为宗旨，用最专业的技术，最细致的服务，最优良的调理方案，为更多的人带去健康和美丽。

服务水平等级：★★

机构地址：西藏自治区林芝地区巴宜区八一镇昊林大厦 2 楼

浙 江 省

红珊瑚亚健康专业调理中心

机构编码：zh131205735010

机构简介：红珊瑚亚健康专业调理中心坐落于浙江省嘉兴市嘉善县中心繁华地带，是在原有的美容养生店基础上改造和转型而来，是浙江省首家五星级亚健康专业调理机构。该调理中心根据专业亚健康调理机构的标准按照亚健康咨询、检测、方案制定、调理、评估、客户跟踪的服务流程，使用目前国内先进的中医可视化红外热成像检测专业设备，常年聘请来自上海、北京等地的资深专家坐诊，在女性健康养护、少儿亚健康养护、亚健康调理、亚健康检测、亚健康科普宣传、名医养生咨询等方面独具优势。

服务水平等级：★★★★★

机构地址：浙江省嘉兴市嘉善县建设路 38 号

美景美容护肤室

机构编码：Zh140805764042

机构简介：美景美容护肤室成立于 1992 年，历经 20 余年至今拥有数千名会员，是一家集高品质、高标准护肤、高效调理于一身的整体调理式美容养生机构，在当地颇有影响力。2011 年，真正开始走上亚健康产业的道路。女性私密调理、艾灸调理、食疗、膏方净化排毒等是其特色调理技术。20 年来我们秉承一贯的诚信、安全、有效的服务理念以个性化人性化服务于大众。

服务水平等级：★★★★

机构地址：浙江省温岭市松门镇大帝巷 62 号

卡丽雅美容造型馆

机构编码：Zh140505743036

机构简介：卡丽雅美容造型馆成立于 2006 年，位于余姚市东旱门北路繁华地段，店面布置雅致，环境优美，经营 8 年来，受到了广大客户的一直支持与厚爱。肥胖调理、痛症调理与脊柱调理等是本机构的特色服务项目。为了更好地服务顾客，更加规范化的经营，店里的调理师都经过了专业的亚健康调理培训，为客户的健康美丽保驾护航。

服务水平等级：★★★

机构地址：浙江省余姚市东旱门北路 48 号

魅力佳健康美容会所

机构编码：Zh140505754037

机构简介：魅力佳健康美容会所位于上虞市百官街道城北凤鸣路，机构装修高档、大气，设备齐全。有美容、养生、瑜伽、健身等服务项目。女性私密养护、痛症调理等是其特色亚健康调理项目。专业的服务团队，精湛的调理技术，真诚的服务态度，机构受到了顾客的广大好评。

服务水平等级：★★★★

机构地址：浙江省上虞市百官街道城北凤鸣路 370 号

美丽之约养生会所

机构编码：Zh140505724038

机构简介：美丽之约养生会所位于德清武康镇蓝色港湾曲园路的繁华地带，机构环境优美，装修典雅。我们已有十七年的历史，坚持诚信经营，优质服务，以亚健康调理技术为主导。引进高端设备，以五星级亚健康专业调理机构标准，为亚健康人群服务。

服务水平等级：★★★★

机构地址：浙江省德清武康镇蓝色港湾曲园路 71-73 号

好美尊尚美容会所

机构编码：Zh140805774041

机构简介：会所创始于 1995 年，经过 18 年的发展与壮大，拥有极高的社会口碑。亚健康调理师 12 名，百项中医亚健康调理技术 17 项、CPC 检测设备等。会所不断加强服务管理，注重文化建设，提高员工专业技能。在中和亚健康服务中心的大力支持下，一定做最专业的亚健康调理机构。

服务水平等级：★★★★

机构地址：浙江省温州市泰顺县罗阳镇泓文花园 19-20 号

新昌县城关白莲叶美容美肤店

机构编码：Zh140805753045

机构简介：新昌县城关白莲叶美容美肤店坐落于浙江新昌县秀水苑，是一家以亚健康干预调理为主的养生机构。以中医体质、五脏、经络调理为主，同时对于目干涩、身体疼痛、头晕、头疼等常见亚健康状态项目调理有较强的研究，痛症调理与女性亚健康调理是其特色服务项目。会所多年以来，长期为客户提供舒适。有效、专业的服务。

服务水平等级：★★★

机构地址：浙江省新昌县阳光路秀水苑 2 幢 221 室

琪幻亚健康调理中心

机构编码：Zh140805713046

机构简介：琪幻亚健康调理中心地处于杭州市余杭区，本店是在当地最具专业、最具规模的一家养生美容会所，拥有专业的亚健康方面调理项目，引进了众多有效的干预调理手段，更有利于为顾客提供专业、优质的服务。

服务水平等级：★★★

机构地址：浙江省杭州市余杭区乔司南街 45 号

巧莲美容会所

机构编码：Zh140805713048

机构简介：巧莲美容会所位于建德市大同镇的繁华路段，会所已经经营了 18 年，在当地有着良好的口碑和社会效应，有着稳定的客户群体，我们将传统的中医养生保健技术与亚健康专业干预调理手段相结合，调理效果更加显著，受到了客户的一致好评。

服务水平等级：★★★

机构地址：浙江省建德市大同镇中街路 25 号

中济堂亚健康调理中心

机构编码：Zh140805713049

机构简介：中济堂亚健康调理中心位于杭州市江干区九堡金堡商业街的繁华路段，负责人伍风业为中医药报社常务理事，以弘扬中医养生为己任，从事中医临床康复保健 20 余年，获得中医康复保健师、中药师、高级按摩师、并获得了北京中医药大学针灸学院证书、中国中医科学院针灸师等证书，擅长自然疗法以及亚健康状态调理和社区老年人身体调理。在当地有一定的信誉基础和社会群众口碑，转型升级为专业的亚健康调理机构，为社区人群带来更为优质、便利的服务。

服务水平等级：★★★

机构地址：浙江省杭州市江干区九堡金堡商业街 336 号

易俪尚怡美容养生会所

机构编码：Zh141105774062

机构简介：易俪尚怡美容养生会所成立于 2009 年。以肠道养护、肝胆排毒以及胸部保养为特色调理技术。目前致力于常规亚健康调理。

服务水平等级：★★★★

机构地址：浙江省乐清市乐成宁康西路 96 号金鼎大酒店 4 楼

元亨堂亚健康调理中心

机构编码：Zh141105753063

机构简介：元亨堂亚健康调理中心是一家专业的亚健康调理机构，从事亚健康常规项目服务，真诚服务于现代社会的亚健康人群。

服务水平等级：★★★

机构地址：浙江省嵊州市锦越名都 73-75

白雪亚健康调理中心

机构编码：Zh141205754068

机构简介：机构自成立以来，经过 15 年的诚信经营，已经有 2 家连锁，规模在 450 平方米以上的专业亚健康调理机构。机构装修豪华，环境优雅，服务热情，调理技术专业，选用十六项是百项亚健康技术，深得顾客信任。其中，症候调理、体质调理、小儿推拿调理等亚健康专业跳霹雳技术是其特色，机构有信心把亚健康产业进行到底，也把本店打造成当地最具有影响力，最专业化的亚健康调理机构。

服务水平等级：★★★★

机构地址：浙江省绍兴市新昌县南明路 62 号

纤姿妍美容院

机构编码：Zh150305784003

机构简介：纤姿妍美容院成立于 2005 年，有经过严格培训的亚健康专业从业人员，自成立起就秉承“服务人类健康，远离疾病”的理念，“诚信至上，正道经营”。坚持亚健康专业调理机构 4S 店服务流程，为顾客提供行之有效的亚健康常规调理项目以及特色调理项目，拥有许多成功案例，得到消费者的一致认可。

服务水平等级：★★★★

机构地址：浙江省丽水市花园路 330 号

瑞安都市点点健康管理美丽定制中心

机构编码：Zh150305774002

机构简介：机构成立于 2003 年，是一家从事健康管理、亚健康状态调理的专业性机构。秉承真诚、诚信、追求卓越的优质服务和专业技术的经营理念，倾力于打造健康养生第一平台。机构博采中华传统医学之精华，独创中医经络保健，点穴减肥等经典技术，先后引进十余项百项亚健康中医调理技术，灵活结合亚健康状态调理，调理技术显著提高。2015 年，机构成为瑞安首家四星级亚健康专业调理 4S 机构，将给瑞城各界人士提供更专业、更规范、更有效的个性化服务。

服务水平等级：★★★★

机构地址：浙江省瑞安市仲容路 197-199 号

安杰玛美容会所

机构编码：Zh150305713004

机构简介：机构位于杭州市的繁华地段，在 2015 年完成了亚健康专业调理机构的转型。通过引进亚健康专业从业人员以及亚健康专业调理技术，以中医体质调理，全身经络养护，任督二脉经络养护等技术，为亚健康人群解决诸多问题，获得店内顾客一致好评。

服务水平等级：★★★

机构地址：浙江省杭州市下城区杭州大厦 c 坐 5 楼

幽兰美妍纤体会所

机构编码：Zh150305713005

机构简介：幽兰美妍纤体会所，坐落于杭州市下城区杭州大厦，是一家集亚健康管理，中医养生保健等为一体的综合型养生会所。装饰独特，环境优雅，是追求健康与美丽的最佳场所。机构有专业的亚健康调理技术与传统养生保健调理手段，能够为广大群众提供最有效、最优质的健康服务。

服务水平等级：★★★

机构地址：浙江省杭州市下城区杭州大厦 b 座 8 楼

杭州幽兰亚健康专业调理机构

机构编码：Zh150305713006

机构简介：杭州幽兰亚健康专业调理机构是杭州幽兰健康管理咨询有限公司旗下的一家从事亚健康管理、咨询、调理的专业机构，位于杭州市江干区的核心地带。本着中医治未病原理，机构通过健康饮食指导、亚健康状态调理、慢性病常规养护等项目，让顾客了解自己的身体状况、病症的形成原因以及居家生活怎么配合调理从而解决问题致根本。

服务水平等级：★★★

机构地址：浙江省杭州市江干区富春路 701 号万象城 618 商铺

黎明莲心瑜伽馆

机构编码：Zh130900103004

机构简介：温州市鹿城区黎明莲心瑜伽馆地处市区周边高档小区中心，周边文化气息浓郁。成立 6 年来，拥有 500 多的会员，独特的瑜伽结合中医疗法让很多会员受益，并带着家人一起来调理。温州地区都市报，电视台多次专访瑜伽馆，机构老师也经常受社区邀请讲课，为市民传授健康养生。机构以瑜伽和中医经络结合，有罐诊、面诊、手诊等检测手段，有罐疗、艾灸、药油加手法局部调理面部抗衰疗法等调理项目，并成立心瑜伽商学院，打造专业的养生师，是集休闲与养生、尊贵与奢华、时尚与专业为一体的亚健康调理机构。

服务水平等级：★★★

机构地址：浙江省温州市鹿城区新城宏源路 131 号

彭氏休闲会所

机构编码：Zh150505724012

机构简介：彭氏休闲会所位于湖州市南浔区嘉业路河西 38 号，在南浔从事养生调理已有 18 年的历史，同时机构积德行善，从事公益活动，充分得到当地群众认可。机构拥有十二经络养护技术、体质调理技术、荷尔蒙调理项目、红外线检测与调理、汪氏火罐等调理项目。在引进亚健康常规调理项目后，机构的专业性得到了更全面的提升，服务效果卓越，解决了南浔亚健康人群的诸多问题。

服务水平等级：★★★★

机构地址：浙江省湖州市南浔区嘉业路河西 38 号

缙云县新区小俊美容中心

机构编码：05780171

机构简介：该中心成立于 1996 年，成立之初为女子专业护肤中心，为适应社会的发展，从 2010 年开始，该美容中心增加了芳香疗法与中医经络按摩项目，得到了一致认可。未来一定秉承养生大于治疗的理念，更加努力为大众服务！

服务水平等级：待定

机构地址:浙江省丽水市缙云县紫薇路 23-3 号

濮院博兰美容院

机构编码：05730172

机构简介：桐乡市濮院博兰美容院成立于 2015 年，内设贵宾休息区，员工休息室，咨询室，七个操作包间，两个调配消毒间。主要是以中医经络穴位理论为基础开展各类皮肤调理及颈椎护理，乳腺调理，臀部护理，头疗等。在经营过程中团队和谐，合作意识强，积极进取，得到顾客一致认可和支持。

服务水平等级：待定

机构地址:浙江省桐乡市濮院镇凯旋路 1958 号

博兰美容院

机构编码：05730173

机构简介：嘉兴市南湖区城东博兰美容院成立于 2013 年，环境优雅，设备齐全。该美容院主要是以中医经络穴位理论为基础开展各类皮肤调理及颈椎护理，乳腺调理，臀部护理，头疗等。在经营过程中团队和谐，合作意识强，积极进取，得到顾客一致认可和支持。

服务水平等级：待定

机构地址:浙江省嘉兴市南湖区纺工街 1177 号

洪合博纳美容店

机构编码：05730174

机构简介：嘉兴市秀洲区洪合博纳美容店成立于 2014 年，占地面积约达 400 平方米，环境优雅，设备齐全。该美容院主要是以中医经络穴位理论为基础开展各类皮肤调理及颈椎护理，乳腺调理，臀部护理，头疗等。在经营过程中团队和谐，合作意识强，积极进取，得到顾客一致认可和支持。

服务水平等级：待定

机构地址:浙江省嘉兴市秀洲区民和街 450 号

嘉兴市秀洲区新城街道博纳美容院

机构编码：05730175

机构简介：嘉兴市秀洲区新城街道博纳美容院成立于 2012 年，占地面积 380 平方米，环境优雅，设备齐全，配备了亚健康调理专业技师。该美容院主要是以中医经络穴位理论为基础开展各类皮肤调理及颈椎护理，乳腺调理，臀部护理，头疗等。在经营过程中团队和谐，合作意识强，积极进取，得到顾客一致认可和支持。

服务水平等级：待定

机构地址：浙江省嘉兴市秀洲新区新洲街 386 号

自然风美容美发店

机构编码：05710176

机构简介：杭州富阳区富春街道自然风美容美发店成立已十余年，占地面积 300 平方米，环境优雅。近两年以美容减肥为主要经营内容，美容顾客会员多达 300 余人。减肥会员多达 1000 人。该单位为公益带头单位，五好经营户，顾客对其一致好评，立志为亚健康产业做一份贡献！

服务水平等级：待定

机构地址：浙江省杭州市富阳区富春街道江滨西大道 12-1 号

博兰美容店

机构编码：05730233

机构简介：嘉兴市秀洲区新城街道博兰美容店始于 2017 年 3 月，是一家集美容，亚健康调理，休闲，保健于一体的会所，服务及技术深得顾客喜欢，顾客满意度极高。

服务水平等级：待定

机构地址：浙江省嘉兴市秀洲区中山大厦综合楼

绅花生活美容馆

机构编码：05710234

机构简介：杭州市拱墅区绅花生活美容馆始于 2016 年 10 月，服务宗旨是传承以人为本，顾客至上，以专业的调理技术为广大亚健康人群提供最优质的服务。

服务水平等级：待定

机构地址：浙江省杭州市拱墅区润园街 35 幢

佳静美容生活馆

机构编码：05710235

机构简介：杭州余杭区五常街道佳静美容生活馆始于 2012 年 8 月，至今已有 5 年的时间，目前拥会员三百余人，本机构旨在顾客至上，优质服务每一位亚健康人群为理念，为亚健康人群提供专业的调理服务。

服务水平等级：待定

机构地址：浙江省杭州市余杭区五常街道西溪风情花园水榭茗邸 83 幢

纤之悦美体瘦身院

机构编码：05710236

机构简介：杭州之江度假区纤之悦美体瘦身院始于 2006 年 1 月，成立至今，始终坚持服务宗旨：传承以人为本，顾客至上，服务优先的优良传统为广大亚健康人群提供最优质的服务，本会所是一家集美容，亚健康，休闲，保健于一体的会所，服务及技术深得顾客喜欢，顾客满意度极高。

服务水平等级：待定

机构地址：浙江省杭州市西湖区转塘街道街杜家浦路 1 号美上商业中心

上 海 市

上海俊辰儿童健康调理中心

牌匾编号：0100011

机构简介：上海俊辰儿童健康调理中心是国内第一家专为儿童提供服务的“儿童健康 4S 店”和“儿童亚健康专业调理连锁机构”，主要通过小儿推拿等多项中医类辅助手段为儿童的日常养生保健和亚健康状况提供专业化的咨询、指导、调理等服务。主要项目有：儿童增高、益智、减肥；针对不同体质的儿童的四季保养；儿童厌食、易感、免疫力低下等亚健康状况调理；儿童慢性病康复辅助性调理；实用儿童中医养生保健技术家长培训等。

服务水平等级：待定

机构地址：上海市宝山区大华路 518 号霓虹儿童广场二楼 D33-34

重 庆 市

艾妮养生堂

机构编码：Zh131200233011

机构简介：艾妮养生堂位于重庆市的繁华地段，成立于 2002 年，店面布置雅致、环境优美，顾客群涉及广大男女老幼。本店的经营特色主要有：任督二脉养护技术、全身经络养护技术、头部经络养护技术、老人关节养护技术、小儿脾胃调理养护技术、小儿发热养护技术、女性产后恢复技术、面部经络调理技术。

服务水平等级：★★★

机构地址：重庆市开县开州大道东 1227 号

漂亮女人美容会所

机构编码：Zh131200233014

机构简介：漂亮女人美容会所坐落于重庆市彭水县河堡街亦君小区，成立于 2000 年，距今已有十多年的历史。店面布置雅致、环境优美。现店内开设贵宾区、药膳区、顾客休闲区、专业护理区、整体浴区等服务区。专业的精英服务团队，专业的亚健康咨询师、调理师以精湛的技术、热忱的服务为众多亚健康女性解决多种问题。

服务水平等级：★★★

机构地址：重庆市彭水县河堡街亦君小区

伍昱洁养生会所

机构编码：Zh131200233013

机构简介：伍昱洁养生会所坐落于重庆市训涂县巷口镇建设东路 1 号，成立于 2006 年，店内装潢独特、环境雅致，是追求休闲美丽健康的最佳场所。我们的经营主要以养生、美容、汗蒸等方式，服务范围广阔。

服务水平等级：★★★

机构地址：重庆市训涂县巷口镇建设东路 1 号

岩盘自然养生会馆

机构编码：Zh131200233010

机构简介：岩盘自然养生会馆位于重庆市开昙盛苑后门二楼，成立于 2009 年 3 月，会馆成立的目的在于带给大家美丽、改善不良亚健康状态，让更多的人健康长寿。主要经营岩盘浴、美容护肤、亚健康调理等几大领域。现店内开设贵宾区、药膳区、顾客休闲区、专业护理区、整体浴区等服务区。专业的精英服务团队，专业的亚健康咨询师、调理师以精湛的技术、细致耐心的服务为众多亚健康人群性解决多种问题，获得店内顾客一致好评。

服务水平等级：★★★

机构地址：重庆市开昙盛苑后门二楼

亚健康调理中心

机构编码：Zh131200234012

机构简介：亚健康调理中心位于重庆市的繁华地段，经营特色主要体现在“八大项目，七大体质”。所谓“八大项目”包括：全身经络养护技术、面部经络养护技术、头部经络养护技术、任督二脉养护技术、小儿养身脾胃养护项目、小儿预防感冒发热养护项目、老人关节养护项目、女性产后养护项目。所谓“七大体质”包括：阳虚体质养护项目、阴虚体质养护项目、气虚体质养护项目、湿热体质养护项目、痰湿体质养护项目、血瘀体质养护项目、气郁体质养护项目。服务覆盖面广，服务效果卓越。

服务水平等级：★★★★

机构地址：重庆市渝北区龙山大道龙湖紫都城东南

门二楼

贝安琪美容女子养生馆

机构编码：Zh171100232010

机构简介：壁山区贝安琪美容女子养生馆于 2013 年 3 月 4 号成立。是一家集科研、生产、美容护理、美容教育、美容服务为一体的养生馆。

服务水平等级：★★

机构地址：重庆市壁山区壁城街道名豪购物广场 3 楼 2 号

附录二：

百项亚健康中医调理技术一览表

（按评审年度排序）

2010年度首批“百项亚健康中医调理技术”

技术名称：恒清乐全身经络养护技术

评审时间：2010年8月

技术简介：以器械辅助手法，通过乳霜药油等介质，对经络和相关部分进行调理的技术。主要功效是疏通经络，排除毒素，缓解疼痛。

申报单位：广州四季康美园美容服务有限公司

联系地址：广州市天河北龙口中73号

技术名称：恒神气头部经络养护技术

评审时间：2010年8月

技术简介：以器械辅助手法，通过乳霜药油等介质，对头部进行调理的技术。活化肩颈头部，补充头部经络气血，改善头昏脑胀、头晕头痛、记忆下降，失眠多梦、健忘、睡眠质量下降、记忆力衰退、健忘、反应减慢、脱发、发质枯黄、断裂开叉、情绪不良及压力大等问题。

申报单位：广州四季康美园美容服务有限公司

联系地址：广州市天河北龙口中73号

技术名称：恒焕采面部经络养护技术

评审时间：2010年8月

技术简介：以器械辅助手法，通过乳霜药油等介质，对面部进行调理的技术。可改善因面

气血瘀滞造成的暗黄、松弛、色斑、黑眼圈及眼睛酸胀、鼻塞耳鸣以及因面部

五官燥热造成的面疱、痘疹及眼睛干涩、鼻咽干涩等症。

申报单位：广州四季康美园美容服务有限公司

联系地址：广州市天河北龙口中73号

技术名称：恒养乐任督二脉养护技术

评审时间：2010年8月

技术简介：以器械辅助手法，通过乳霜药油等介质，对任督二脉进行调理的技术。疏通任、督二脉，纠正经络不通所致的阴阳失衡，改善机体亢奋或虚弱，滋阴补阳增强体质。

申报单位：广州四季康美园美容服务有限公司

联系地址：广州市天河北龙口中73号

技术名称：小儿养生脾胃养护项目

评审时间：2010年8月

技术简介：主要以手法通过乳霜药油等介质对小儿脾胃相关亚健康症状进行调理，同时配合内服产品。

申报单位：广州四季康美园美容服务有限公司

联系地址：广州市天河北龙口中73号

技术名称：小儿预防感冒发热项目

评审时间：2010年8月

技术简介：主要以手法通过乳霜药油等介质对小儿免疫力低下，易感冒体质等进行调理，同时配合内服产品。适宜风寒感冒起病较急，发热，畏寒，甚至寒战，无汗，鼻塞，流清涕，咳嗽，痰稀色白，头痛，周身酸痛，食欲减退，大小便正常，舌苔薄白等。

申报单位：广州四季康美园美容服务有限公司

联系地址：广州市天河北龙口中73号

技术名称：女性产后养护项目

评审时间：2010年8月

技术简介：主要以手法通过乳霜药油等进行调理，

同时配合内服、贴敷、药浴、阴道锭等产品的综合调理项目。适宜气血两虚面色苍白、体弱无力、免疫力低下、奶水不足。

申报单位：广州四季康美园美容服务有限公司

联系地址：广州市天河北龙口中 73 号

技术名称：老人关节养护项目

评审时间：2010 年 8 月

技术简介：主要以手法通过乳霜药油等进行调理，同时配合贴敷、药浴等进行综合调理。用于老人的关节活动不利、疼痛等。

申报单位：广州四季康美园美容服务有限公司

联系地址：广州市天河北龙口中 73 号

技术名称：扶阳罐温刮温灸亚健康调理技术

评审时间：2010 年 8 月

技术简介：以通电器械扶阳罐配合药油和手法对相关症状进行调理，可温灸、可刮痧。

申报单位：株洲扶阳医疗器械有限公司

联系地址：湖南省株洲市天元区黄河南路天台金谷工业园一栋

技术名称："张胜利养源粉"五谷为养中医亚健康调理技术

评审时间：2010 年 8 月

技术简介：依据中医学阴阳理论，从食物四气五味出发，调整人体阴阳，以五谷为媒介，使机体阴阳达到平衡。

申报单位：河北省保定市利禾食品有限公司

联系地址：河北省保定市望都县绿色食品工业园区

技术名称：中和能量平衡健脊术

评审时间：2010 年 8 月

技术简介：以手法配合药油，改善脊柱问题引起的各型病变及疲劳、肌痛、失眠、健忘、情绪低落等各型躯体性亚健康。

申报单位：湖南中和亚健康服务有限公司

联系地址：湖南长沙市朝阳路253 号铁银商务楼 401

技术名称：中和温体通络祛痰利湿降脂术

评审时间：2010 年 8 月

技术简介：以手法配合药油，调理身重不爽，易困倦，睡眠不佳，体形肥胖，多汗且粘，胸闷，痰多，面色淡黄而暗，舌胖苔白腻，口粘腻或甜等亚健康症状。

申报单位：湖南中和亚健康服务有限公司

联系地址：湖南长沙市朝阳路253 号铁银商务楼 401

2010 年度第二批"百项亚健康中医调理技术"

技术名称：玉玄推针术

评审时间：2010 年 9 月

技术简介：以器械配合手法药油，主要作用为疏通经络，调理疼痛。

申报单位：广东省佛山市玉玄宫科技开发有限公司

联系地址：广东省佛山市祖庙路 51 号

技术名称：世明泉天然苏打水亚健康调理技术

评审时间：2010 年 9 月

技术简介：天然营养矿物苏打水。

申报单位：黑龙江省华远世明泉天然苏打水饮品有限公司

联系地址：黑龙江省五大连池生态区

技术名称：中医"三维一体"疗法

评审时间：2010 年 9 月

技术简介：用整脊、理筋等手法，配合药物外敷和内服进行综合调理的技术。

申报单位：福建省福州鼓楼永同惠中医门诊部

联系地址：福州市西二环北梦山路湖滨新城一层（福州总院斜对面往西湖方向 50 米）

技术名称：中医吐纳疗法

评审时间：2010 年 9 月

技术简介：主要在传统"六字诀"的基础上改进的吐纳导引养生法，须自我锻炼，可补可泄。

申报单位：（河北）全国高健委医疗保健康复专业委员会清河（吐纳疗法）康复工作指导

中心
联系地址：河北省清河县运河大街 13 号

技术名称：康壮保健酒补益肝肾法
评审时间：2010 年 9 月
技术简介：一种有补益功效的中药药酒。
申报单位：成都彭州市康壮食品酒业有限公司
联系地址：成都市洗面桥街 21 号 1 栋 7 楼 A 座

技术名称：壮家养发疗法
评审时间：2010 年 9 月
技术简介：通过头部手法及配合洗护液和内服产品，综合养发的技术。
申报单位：广西南宁青秀县覃忠阳（个人）
联系地址：中国广西南宁市青秀区同兴路西五里 40 号

技术名称：冬虫夏草养身法
评审时间：2010 年 9 月
技术简介：以中药冬虫夏草为主研发的保健技术产品。
申报单位：大连蓝氏北虫草科技有限公司
联系地址：大连市西岗区长春街 18 号

技术名称：夏氏中医灸法调理技术
评审时间：2010 年 9 月
技术简介：以艾灸方式的保健养生技术。
申报单位：辽宁省抚顺市夏氏康复院
联系地址：抚顺市顺城区分公司在加油站附近(东方向 43 米左右)

技术名称：虫草养生调理技术
评审时间：2010 年 9 月
技术简介：以中药冬虫夏草为主研发的保健技术产品。
申报单位：保定市曾氏虫草开发有限公司
联系地址：保定市朝阳南路 91 号

技术名称：松龄春益肾活血通络法调理技术
评审时间：2010 年 9 月
技术简介：多种中药研制的药酒，可提高免疫力，止痛等。
申报单位：广西兴业县松龄春酒厂
联系地址：广西区玉林市兴业县松龄春酒厂

技术名称：盈实牌参葛胶囊调理脾胃法
评审时间：2010 年 9 月
技术简介：主要成份原料：人参、白芍、黄精、淫羊藿、首乌藤、佛手、葛根等，可抗疲劳，调理脾胃等。
申报单位：北京天枢瑞草医药科技有限公司
联系地址：北京市海淀区上地东里四区 3 号楼 1 单元 402 室

技术名称：五行蔬菜汤、牛蒡茶、蔬菜养生保健法
评审时间：2010 年 9 月
技术简介：主要是通过“五行蔬菜汤”“糙米茶”“牛蒡茶”等系列食疗保健品种，对于改善人的饮食结构和身体素质，调节酸碱平衡，改善亚健康体质。
申报单位：天益食品（徐州）有限公司
联系地址：中国徐州经济技术开发区宝莲寺路 18 号

技术名称：全息气血调理与减肥技术
评审时间：2010 年 9 月
技术简介：根据中医理论进行八纲辨证，将中医拔罐、刮痧、经络按导、推拿、点穴、艾灸等简单安全的操作方法揉合在一起，达到平衡阴阳、调补气血、刺激代谢、改善和提升脏腑功能的目的，使过多的脂肪分解、体重减轻、垃圾毒素排出，达到调节机体亚健康状态的作用。
申报单位：海南绿康元健康养生有限公司
联系地址：海南省海口市世贸中路世贸大厦 E 座三楼

技术名称：鳳字工间操亚健康干预技术
评审时间：2010 年 9 月
技术简介：一种锻炼颈部肌肉的工间操，可保健颈椎不适等。
申报单位：四川中西医结合医院
联系地址：成都市人民南路四段 51 号

技术名称：中医药秘方“茯甘金”调理亚健康技术
评审时间：2010 年 9 月
技术简介：中药内服保健技术，可疏肝理气、活血散瘀、消食健胃、健脾宁心、清热解毒、行气和中，增强机体解毒力、提高机体免疫力、改善内分泌、平衡脏腑功能，使身体快速恢复健康状态。
申报单位：惠州市力康保健品有限公司
联系地址：惠州市河南岸螺仔湖北街 6 巷 23 号

技术名称：蜂宝热敷袋缓解疼痛康复疗法
评审时间：2010 年 9 月
技术简介：发热外敷药袋，可缓解疼痛。
申报单位：开封市红星蜂疗保健品有限公司
联系地址：开封市禹王台区铁路北沿街 104 号

技术名称：路老膏方调理技术
评审时间：2010 年 9 月
技术简介：根据国医大师路志正处方研制的内服中药膏方，可调理头晕、头痛、疲劳、失眠、健忘、目干涩、便秘、身体酸痛、月经失调、无食欲、面色晦暗、内分泌失调、畏寒、情绪低落、烦躁易怒、下肢无力等症状。
申报单位：北京路志正中医药研究院
联系地址：北京市大兴区西红门镇福伟路 12 号

技术名称：岐伯堂头痛中医经络技术
评审时间：2010 年 9 月
技术简介：以推拿手法调理结合刮痧拔罐等对经络和相关部位进行调理的技术，可调理头痛头晕等症状。
申报单位：养生利康（北京）健康科技有限公司
联系地址：北京市海淀区阜成路 42 号中裕商务花园 22 号楼 b 座 2 层

技术名称：岐伯堂脾胃不和中医经络技术
评审时间：2010 年 9 月
技术简介：以推拿手法调理结合刮痧拔罐等对经络和相关部位进行调理的技术，可脾胃不和引起的腹胀、消化不良等症状。
申报单位：养生利康（北京）健康科技有限公司
联系地址：北京市海淀区阜成路 42 号中裕商务花园 22 号楼 b 座 2 层

技术名称：岐伯堂便秘中医经络技术
评审时间：2010 年 9 月
技术简介：以推拿手法调理结合刮痧拔罐等对经络和相关部位进行调理的技术，可调理便秘、腹胀等症状。
申报单位：养生利康（北京）健康科技有限公司
联系地址：北京市海淀区阜成路 42 号中裕商务花园 22 号楼 b 座 2 层

技术名称：岐伯堂腰痛中医经络技术
评审时间：2010 年 9 月
技术简介：以推拿手法调理结合刮痧拔罐等对经络和相关部位进行调理的技术，可调理腰疼等症状。
申报单位：养生利康（北京）健康科技有限公司
联系地址：北京市海淀区阜成路 42 号中裕商务花园 22 号楼 b 座 2 层

技术名称：伊点伍日康视疗仪眼部调理技术
评审时间：2010 年 9 月
技术简介：用佩戴在眼部的仪器伊点伍日康视疗仪，调理青少年近视、弱视、散光等。
申报单位：中科视必康（北京）国际医学研究院
联系地址：北京市丰台区方庄芳星园三区 4 号楼 605 号

技术名称：虫草养生技术
评审时间：2010 年 9 月
技术简介：用中药冬虫夏草研发的内服，提高免疫的养生保健技术。
申报单位：湖南省益康生物高科技有限公司
联系地址：国家级经济技术开发区长沙国家生物产业基地康翼路 218 号

技术名称：利足牌中药复方浴足泡腾片亚健康调理技术
评审时间：2010 年 9 月
技术简介：一种用于足浴保健的中药泡腾片。
申报单位：广东养美医药投资有限公司
联系地址：广东省广州市萝岗区永和街新庄二路 30 号

技术名称：少儿亚健康腹泻推拿调理技术
评审时间：2010 年 9 月
技术简介：主要是运用独特的推拿手法，在少儿体表特定的部位或穴位触摸做功，使其产生一定的能量，通过信息传递，达到健脾化湿止泻的目的。
申报单位：四季康贝（北京）健康科技有限公司
联系地址：北京市朝阳区三里屯幸福一村 55 号国家中医药管理局机关服务局 309 室

技术名称：少儿亚健康厌食推拿调理技术
评审时间：2010 年 9 月
技术简介：主要是运用独特的推拿手法，在少儿体表特定的部位或穴位触摸做功，调理少儿厌食的问题。
申报单位：四季康贝（北京）健康科技有限公司
联系地址：北京市朝阳区三里屯幸福一村 55 号国家中医药管理局机关服务局 309 室

技术名称：少儿亚健康易感体质推拿调理技术
评审时间：2010 年 9 月
技术简介：主要是运用独特的推拿手法，在少儿体表特定的部位或穴位触摸做功，提高少儿免疫力，增强抗病能力。
申报单位：四季康贝（北京）健康科技有限公司
联系地址：北京市朝阳区三里屯幸福一村 55 号国家中医药管理局机关服务局 309 室

技术名称：路老牌足浴康养生调理技术
评审时间：2010 年 9 月
技术简介：根据国医大师路志正处方研制的足浴养生技术，可清热凉血、疏风散寒、祛湿通络、活血行瘀、通阳健脾、利筋养脉的改善人体循环障碍功能。
申报单位：北京路志正中医药研究院
联系地址：北京市大兴区西红门镇福伟路 12 号

技术名称：温灸・隔物灸亚健康调理技术
评审时间：2010 年 9 月
技术简介：一种可发热的穴位贴敷灸法，可用于中老年人士或慢性疾病患者保健和疼痛亚健康等。
申报单位：宁波三环自然疗法研究所有限公司
联系地址：宁波市鄞州区迎春路 399 号

技术名称：天灸技术
评审时间：2010 年 9 月
技术简介：是采用对皮肤有刺激性的药物敷贴于穴位或患处，使其局部皮肤自然充血、潮红或起泡的治疗方法。可用于慢性病的康复保健。
申报单位：广东省中医院
联系地址：广东省广州市越秀区大德路 111 号

技术名称：莱香三养疗法・花姿婷妇科亚健康调理技术
评审时间：2010 年 9 月
技术简介：用手法通过介质对女性相关部位进行推拿，并配合内服的综合调理方法。
申报单位：上海莱香化妆品有限公司
联系地址：沈阳市沈河区西顺城街 125 号(怀远门北 20 米统丽美容美发学校三楼)

技术名称：莱香三养疗法·唯健堂亚健康体质调理技术

评审时间：2010年9月

技术简介：用手法通过介质对身体进行调理，并配合内服的综合调理方法，可养气、养血、养经络。

申报单位：上海莱香化妆品有限公司

联系地址：沈阳市沈河区西顺城街125号(怀远门北20米统丽美容美发学校三楼)

技术名称：莱香三养疗法·莱香酵素调理技术

评审时间：2010年9月

技术简介：用手法通过介质对身体进行调理，并配合内服的酵素饮品，可促进新陈代谢，活化细胞，调和体内营养状态，平衡内分泌。

申报单位：上海莱香化妆品有限公司

联系地址：沈阳市沈河区西顺城街125号(怀远门北20米统丽美容美发学校三楼)

技术名称：莱香三养疗法·欧宝亚健康经络调理技术

评审时间：2010年9月

技术简介：用手法通过介质对身体进行调理，并配合泡浴、内服酵素等饮品，可促进新陈代谢，活化细胞，调和体内营养状态，平衡内分泌。

申报单位：上海莱香化妆品有限公司

联系地址：沈阳市沈河区西顺城街125号(怀远门北20米统丽美容美发学校三楼)

技术名称：诗艾芳香疗法

评审时间：2010年9月

技术简介：用手法通过芳香介质对身体进行全面调理。

申报单位：广州市力欣国际贸易有限公司

联系地址：广州市越秀区水荫路水荫直街西六巷39号首层

技术名称：一指禅并温和灸亚健康调理技术

评审时间：2010年9月

技术简介：用“一指禅”推拿手法，结合走罐和温灸对身体进行调理的综合技术。

申报单位：北京美年中医医院有限公司

联系地址：北京朝内大街296号瀚海科技大厦B座

技术名称：天养玄灸女性健康保养技术

评审时间：2010年9月

技术简介：用艾和檀香、降香、藿香、川乌、丹参等中药特制而成的艾条，在皮肤上方进行循经走脉，使纯阳的热能非常有效的将药力直接转换为人体所需的能量，从而起到补正驱邪、填精壮阳、疏通经络、通畅气血、祛寒祛湿、解痉止痛、活血化瘀、美容强身的作用。

申报单位：南京新感觉科贸有限公司

联系地址：南京中央路417号先锋广场8层807

技术名称：RPA/TPA中医通络养生美容技术

评审时间：2010年9月

技术简介：RPA/TPA中医通络养生美容技术与项目的核心内容是利用一种可通过美容师传到人体的、十分安全的弱电磁能量进行美容的“通络能量发生器”，结合既不是膏霜也不是精油的被称之为“能量元素”（中草药高技术提取物）的产品，共同作用于人体的穴位和经络，代替传统的针灸、刮痧、点穴、按摩等手段，其作用兼容并超越这些传统项目，从而调节人体的亚健康的状态。

申报单位：南京新感觉科贸有限公司

联系地址：南京中央路417号先锋广场8层807

技术名称：中药膏方调理技术

评审时间：2010年9月

技术简介：用中药膏剂进行内服的亚健康调理技术。

申报单位：广州中医药大学第一附属医院

联系地址：广州机场路 16 号大院

2011 年度第一批“百项亚健康中医调理技术”

技术名称：“金柄谷养生酒”亚健康调理技术

评审时间：2011 年 12 月

技术简介：复方中药药酒，可温补元气、通经活络、祛风除湿、止痛消炎、活络筋骨。

申报单位：重庆金柄谷上酒业有限公司

联系地址：重庆市南岸区南坪万达广场商务楼 4 栋 7016-7017 室

技术名称：赵氏雷火灸亚健康调理技术

评审时间：2011 年 12 月

技术简介：雷火灸是利用药物燃烧时产生的热力、红外线辐射力和药化因子、物理因子通过脉络和腧穴的循经感传共同达到温通经络、调节人体机能、改善肌体状况。

申报单位：赵氏雷火灸传统医药研究所

联系地址：重庆市渝中区解放西路 207 号

技术名称：玉玄拨筋术亚健康调理技术

评审时间：2011 年 12 月

技术简介：以器械配合手法拨动筋脉，以行气理气，软化僵硬的“筋结”组织，使气血流畅，强化内脏健康，调理各种亚健康及慢性疾病，达到抗衰老、养生美容的目的。

申报单位：广东省佛山市玉玄宫科技开发有限公司

联系地址：广东省佛山市祖庙路 51 号

技术名称：中和亚健康音乐调理技术

评审时间：2011 年 12 月

技术简介：利用调理音乐声波的五音-经脉腧穴-五脏的谐频共振效应，达到疏通经络，安定心神，改善情绪，改善气血紊乱和脏腑功能失调的目的。

申报单位：富智中和（北京）健康科技有限公司

联系地址：北京市朝阳区幸福一村 55 号 2 幢 408 室

技术名称：多功能艾灸仪亚健康调理技术

评审时间：2011 年 12 月

技术简介：多功能艾灸亚健康调理技术根据传统的壮灸原理，采用现代的计算机电子技术、磁疗方法，在保持传统艾灸的基础上，消除了艾灸燃烧冒烟、污染环境、操作不便、效率低下等弊端。可完全替代壮灸、艾条灸、并可实施隔姜灸、隔蒜灸、隔盐灸、隔附子饼灸及温针灸、发泡灸、化脓灸等。

申报单位：齐齐哈尔市祥和中医器械有限责任公司

联系地址：齐齐哈尔市铁锋区先锋街 151 号

技术名称：经络灸导仪亚健康调理技术

评审时间：2011 年 12 月

技术简介：一种通过自身研发的介质对经络穴位进行电、磁灸疗的仪器。

申报单位：辽宁开宇经络灸导仪发展有限公司

联系地址：沈阳市沈河区长青街 52 甲 6 门

技术名称：中药药罐亚健康调理技术

评审时间：2011 年 12 月

技术简介：通过药液浸煮中药药液，再进行拔罐的养生保健技术。

申报单位：璧山县佰益清美容院

联系地址：重庆市璧山县上海城 A 栋 2 单元 4-11

技术名称：热罐仪亚健康调理技术

评审时间：2011 年 12 月

简技术介：热罐仪是集拔罐、温灸、推拿、热疗、磁疗为一体的具有综合功能的温通经络的理疗产品。

申报单位：贵州省贵阳市花溪区梁俊（个人）

联系地址：北京市大兴区(县)西红门镇民生路北区东六条 7 号永利居 B 座 101 室

技术名称：宇泉多功能罐疗亚健康调理技术

评审时间：2011 年 12 月

技术简介：集诊断、调理于一体的成套气罐技术。

申报单位：山西宇泉医疗器械有限公司
联系地址：山西省晋中地区祁县西关大街48号

技术名称：吸闻康亚健康调理技术
评审时间：2011年12月
技术简介：通过鼻饲给药，进行养生保健的技术，可提高免疫力，开窍醒神。
申报单位：黑龙江宗博堂众生医疗技术开发有限公司
联系地址：哈尔滨高新技术产业开发区海外学人创业园

技术名称：诗艾芳香调经通络亚健康调理技术
评审时间：2011年12月
技术简介：以手法配合精油等介质对经络进行疏通调理的综合调理技术，可调理肤色暗黄、长斑、长痘、腰酸背痛、疲劳、失眠、多梦、记忆力下降、头晕、头痛、精神紧张，压力大、脊椎僵硬或疼痛、局部肥胖、更年期综合征等。
申报单位：广州市力欣国际贸易有限公司
联系地址：广州市越秀区水荫路水荫直街西六巷39号首层

技术名称：梵缇玫瑰密语生殖养护亚健康调理技术
评审时间：2011年12月
技术简介：以手法配合精油等介质对女性妇科进行保健的技术。
申报单位：广州市力欣国际贸易有限公司
联系地址：广州市越秀区水荫路水荫直街西六巷39号首层

技术名称：五步养生法亚健康调理技术
评审时间：2011年12月
技术简介：以手法、器械外调加内服进行综合调理的技术。
申报单位：北京松瑞源中医药研究院
联系地址：北京市朝阳区六里屯丽水嘉园1号楼2802室

技术名称：中和亚健康中医导引调理技术
评审时间：2011年12月
技术简介：以传统中医导引技术进行慢性病保健和疾病预防的自我锻炼方法。
申报单位：富智中和（北京）健康科技有限公司
联系地址：北京市朝阳区幸福一村55号2幢408室

技术名称：四季康贝少儿亚健康强肺卫、增体质推拿调理技术
评审时间：2011年12月
技术简介：主要是运用独特的推拿手法，在少儿体表特定的部位或穴位触摸做功，使其产生一定的能量，通过信息传递，达到强肺卫、增体质，预防感冒的目的。
申报单位：四季康贝（北京）健康科技有限公司
联系地址：北京市朝阳区三里屯幸福一村55号国家中医药管理局机关服务局309室

技术名称：四季康贝少儿亚健康健脾胃、增食欲推拿调理技术
评审时间：2011年12月
技术简介：主要是运用独特的推拿手法，在少儿体表特定的部位或穴位触摸做功，使其产生一定的能量，通过信息传递，达到健脾胃、增食欲的目的。
申报单位：四季康贝（北京）健康科技有限公司
联系地址：北京市朝阳区三里屯幸福一村55号国家中医药管理局机关服务局309室

技术名称：扶阳罐对失眠多梦亚健康状态的调理技术
评审时间：2011年12月
技术简介：以通电器械扶阳罐配合药油和手法对相关症状进行调理，可调理失眠多梦等亚健康症状的技术。
申报单位：株洲扶阳医疗器械有限公司
联系地址：湖南省株洲市天元区黄河南路天台金谷工业园一栋

技术名称：兴凯金元四家复合体质养生技术
评审时间：2011 年 12 月
技术简介：以手法通过介质对经络穴位进行推拿，再配合足浴综合调理的技术。
申报单位：兴凯国际贸易有限公司
联系地址：香港九龙尖沙咀广东道 30 号新港中心第 2 座 5 楼 503 室

技术名称：和合能量球亚健康调理技术
评审时间：2011 年 12 月
技术简介：以太极和合能量球进行理疗的保健技术。
申报单位：北京太极和合科技发展有限公司
联系地址：北京阜成路 67 号银都大厦 8 层

技术名称：和合治疗仪亚健康调理技术
评审时间：2011 年 12 月
技术简介：以和合治疗仪进行光、热理疗的保健技术。
申报单位：北京太极和合科技发展有限公司
联系地址：北京阜成路 67 号银都大厦 8 层

技术名称：岐伯堂血糖异常中医经络技术
评审时间：2011 年 12 月
技术简介：以推拿手法结合刮痧拔罐等对经络和相关部位进行调理的技术，可调理血糖异常等症状。
申报单位：养生利康（北京）健康科技有限公司
联系地址：北京市海淀区阜成路 42 号中裕商务花园 22 号楼 b 座 2 层

技术名称：孙云汉牌虫草软胶囊调理亚健康技术
评审时间：2011 年 12 月
技术简介：以中药虫草为主研制的进行内服的保健产品。
申报单位：上海云汉生物科技有限公司
联系地址：上海市杨浦区杨树浦路 2310 号 S222 室

技术名称：贝乐元生机食疗亚健康调理技术
评审时间：2011 年 12 月
技术简介：以有机食疗改善体内代谢从而调理内环境的保健技术。
申报单位：厦门贝乐元生物科技有限公司
联系地址：厦门火炬高新区留学人员创业园创业大厦 701

2012 年度第一批“百项亚健康中医调理技术”

技术名称：四季康贝少儿亚健康养生保健推拿调理技术
评审时间：2012 年 2 月
技术简介：主要是运用独特的推拿手法，在少儿体表特定的部位或穴位触摸做功，使其产生一定的能量，通过信息传递，达到补肺益气，健脾和胃的目的。
申报单位：四季康贝（北京）健康科技有限公司
联系地址：北京市朝阳区三里屯幸福一村 55 号国家中医药管理局机关服务局 309 室

技术名称：诗艾芳香性腺滋养亚健康调理技术
评审时间：2012 年 2 月
技术简介：用手法通过芳香介质对女性身体进行全面调理，可改善经前症候群、乳房松弛、胀痛、精神萎靡、两性生活不和谐、月经不调、更年期症状等。
申报单位：广州市力欣国际贸易有限公司
联系地址：广州市越秀区水荫路水荫直街西六巷 39 号首层

技术名称：四季康贝少儿亚健康补肾益智推拿调理技术
评审时间：2012 年 2 月
技术简介：主要是运用独特的推拿手法，在少儿体表特定的部位或穴位触摸做功，使其产生一定的能量，通过信息传递，达到补肾益智的目的。
申报单位：四季康贝（北京）健康科技有限公司
联系地址：北京市朝阳区三里屯幸福一村 55 号国

家中医药管理局机关服务局 309 室

技术名称：四季康贝少儿亚健康养心安神推拿调理技术
评审时间：2012 年 2 月
技术简介：主要是运用独特的推拿手法，在少儿体表特定的部位或穴位触摸做功，使其产生一定的能量，通过信息传递，达到养心安神的目的。
申报单位：四季康贝（北京）健康科技有限公司
联系地址：北京市朝阳区三里屯幸福一村 55 号国家中医药管理局机关服务局 309 室

技术名称：碳能（生物电）亚健康调理技术
评审时间：2012 年 2 月
技术简介：通过中药碳化制成的布匹，再制成衣被等用于日常穿戴保健。
申报单位：广州神布医疗科技有限公司
联系地址：广州越秀北路 222 号越良大厦 12 楼 1208

技术名称：诗艾芳香体质净化亚健康调理技术
评审时间：2012 年 2 月
技术简介：用手法通过芳香介质对身体进行全面调理，再配合内服，可改善体质和代谢功能等，调理各种亚健康。
申报单位：广州市力欣国际贸易有限公司
联系地址：广州市越秀区水荫路水荫直街西六巷 39 号首层

技术名称：苏克天然苏打水亚健康调理技术
评审时间：2012 年 2 月
技术简介：天然矿物苏打水饮品。
申报单位：黑龙江世一泉饮品有限公司
联系地址：北京市朝阳区林萃西里 55 号国际气候大厦

技术名称：四季康贝少儿亚健康肥胖推拿调理技术
评审时间：2012 年 2 月
技术简介：主要是运用独特的推拿手法，在少儿体表特定的部位或穴位触摸做功，使其产生一定的能量，通过信息传递，达到调理少儿体重异常的目的。
申报单位：四季康贝（北京）健康科技有限公司
联系地址：北京市朝阳区三里屯幸福一村 55 号国家中医药管理局机关服务局 309 室

技术名称：四季康贝少儿亚健康增高推拿调理技术
评审时间：2012 年 2 月
技术简介：主要是运用独特的推拿手法，在少儿体表特定的部位或穴位触摸做功，使其产生一定的能量，通过信息传递，达到促进少儿增高的目的。
申报单位：四季康贝（北京）健康科技有限公司
联系地址：北京市朝阳区三里屯幸福一村 55 号国家中医药管理局机关服务局 309 室

技术名称：本草拓灸亚健康调理技术
评审时间：2012 年 2 月
技术简介：用独特的拓灸方法，进行养生保健的技术。
申报单位：北京颐芝道品牌管理有限公司
联系地址：北京市东城区东四 10 条甲 22 号

技术名称：郎槌郭原生态正骨亚健康调理技术
评审时间：2012 年 2 月
技术简介：用手法进行整骨，在用泥灸进行骨骼保健的技术。
申报单位：西安市莲湖区郭范氏健康推拿服务部
联系地址：西安市莲湖区丰禾路人行天桥东侧向南 20 米(星火路东侧)

技术名称：四季康美能量床垫亚健康调理技术
评审时间：2012 年 2 月
技术简介：是用电、磁、红外热源结合的家居床垫保健技术。
申报单位：广州四时养元文化传播有限公司
联系地址：广州市天河北龙口中 73 号

技术名称：四季康美贴心眠睡眠检测仪技术
评审时间：2012 年 2 月
技术简介：是用心电呼吸进行睡眠质量检测的技术。
申报单位：广州四时养元文化传播有限公司
联系地址：广州市天河北龙口中 73 号

技术名称：四季康美能量亚健康调理技术
评审时间：2012 年 2 月
技术简介：用光子能量调理法结合高科技养生设备仪器——玄兴光子健康床垫，借助其产生的热量、光波、远红外线、负离子、频谱振动等多重效应，进行亚健康体质调理的技术。
申报单位：广州四时养元文化传播有限公司
联系地址：广州市天河北龙口中 73 号

2012 年度第二批“百项亚健康中医调理技术”

技术名称：顾氏女性三联亚健康调理技术
评审时间：2012 年 7 月
技术简介：以手法通过介质按摩，再配合阴道给药的综合调理方法，主要调理经前乳胀、月经失调、带下量多等女性亚健康症状。
申报单位：徐州市固医堂生物科技有限公司
联系地址：江苏省邳州市运河镇聚宝花园 10 号 B 座 6 号

技术名称：一灵砭术（砭石调理）亚健康调理技术
评审时间：2012 年 7 月
技术简介：以二十一种砭石技法进行亚健康症状调理的技术。
申报单位：宋振虎（个人）
联系地址：北京市朝阳区金蝉北里 8 号楼 201

技术名称：岳氏推拿亚健康调理技术
评审时间：2012 年 7 月
技术简介：以纯中医手法进行全身调理的保健技术。
申报单位：滨州市丙秋科技有限公司
联系地址：山东省滨州市滨城区渤海十六路 698 号中海豪庭

技术名称：王氏耳穴综合亚健康调理法
评审时间：2012 年 7 月
技术简介：以耳穴按摩为主，对各种亚健康症状进行调理的技术。
申报单位：王和见（个人）
联系地址：北京市海淀区阜石路甲 19 号

技术名称：营养纠偏食品亚健康调理技术
评审时间：2012 年 7 月
技术简介：以山西省品种多、品质好的小杂粮，山野菜、真菌类、海藻类、多种膳食纤维和小麦粉等精选 36 种食材为原料，经过高科技的独特配伍及工艺调制而成的杂粮保健膳食。
申报单位：北京美洋科技发展有限公司
联系地址：北京市丰台区蒲黄榆时代芳群 c 座 1104

技术名称：中和亚健康音乐调理-疲劳缓解综合服务专项技术
评审时间：2012 年 7 月
技术简介：以音乐配合按摩震动床垫，进行整体体感音波的调理技术，可有效缓解疲劳。
申报单位：富智中和（北京）音乐调理健康科技有限公司
联系地址：长沙朝阳路 253 号铁银商务楼 402

技术名称：中和亚健康音乐调理-失眠调理综合服务专项技术
评审时间：2012 年 7 月
技术简介：以音乐配合按摩震动床垫，进行整体体感音波的调理技术，可有效缓解失眠症状。
申报单位：富智中和（北京）音乐调理健康科技有限公司

联系地址：长沙朝阳路 253 号铁银商务楼 402

技术名称：中和亚健康音乐调理-疼痛缓解综合服务专项技术
评审时间：2012 年 7 月
技术简介：以音乐配合按摩震动床垫，进行整体体感音波的调理技术，可有效缓解疼痛症状。
申报单位：富智中和（北京）音乐调理健康科技有限公司
联系地址：长沙朝阳路 253 号铁银商务楼 402

技术名称：中和亚健康音乐调理—体质调理综合服务专项技术
评审时间：2012 年 7 月
技术简介：以音乐配合按摩震动床垫，进行整体体感音波的调理技术。
申报单位：富智中和（北京）音乐调理健康科技有限公司
联系地址：长沙朝阳路 253 号铁银商务楼 402

技术名称：中和亚健康音乐调理—胃肠功能调理综合服务专项技术
评审时间：2012 年 7 月
技术简介：以音乐配合按摩震动床垫，进行整体体感音波的调理技术，可有效调理胃肠功能。
申报单位：富智中和（北京）音乐调理健康科技有限公司
联系地址：长沙朝阳路 253 号铁银商务楼 402

技术名称：莱香三养疗法•欧宝泡浴调理技术
评审时间：2012 年 7 月
技术简介：用手法进行放松，在用药浴进行身体调理的技术。
申报单位：上海莱香化妆品有限公司
联系地址：沈阳市沈河区西顺城街 125 号

技术名称：莱香三养疗法•唯健堂国医草本灸疗调理技术
评审时间：2012 年 7 月
技术简介：用手法通过介质进行推拿，再用特制艾灸进行灸法调理的技术。
申报单位：上海莱香化妆品有限公司
联系地址：沈阳市沈河区西顺城街 125 号

技术名称：永林综合治疗仪亚健康调理技术
评审时间：2012 年 7 月
技术简介：用仪器在足浴的同时进行电、磁、水、热保健的技术。
申报单位：沈阳永林医疗器械有限公司
联系地址：辽宁省沈阳市苏家屯区丁香街 189 号

技术名称：全息耳穴经络自疗仪亚健康调理技术
评审时间：2012 年 7 月
技术简介：用仪器在全部耳穴上进行刺激的保健仪器。
申报单位：上海红医保健器械有限公司
联系地址：中国上海闸北区通阁路 183 号

技术名称：云春岛本草气疗亚健康调理技术
评审时间：2012 年 7 月
技术简介：用药包加蒸汽熏蒸的养生保健技术。
申报单位：北京云春岛中医研究院
联系地址：北京市海淀区复兴路 20 号

技术名称：辅助调理血糖异常亚健康技术
评审时间：2012 年 7 月
技术简介：用中药药酒进行穴位按摩及沐足的养生保健技术。
申报单位：高绪朋（个人）
联系地址：广东省鹤山市东升路 1 号

技术名称：中医高频无痛整筋按摩亚健康调理技术
评审时间：2012 年 7 月
技术简介：用仪器声频震动配合介质对肌肉筋骨进行手法松解的保健技术。

申报单位：北京陈建国医学研究院
联系地址：北京市体育馆路 13 号院 165 号

技术名称：泽正养生膏方亚健康调理技术
评审时间：2012 年 7 月
技术简介：根据不同的证型与表现，予以不同的调理，辨证用膏方。可平衡阴阳、燮理脏腑、补气养血、强壮体质。
申报单位：佛山市顺德区勒流泽正保健堂
联系地址：广东省佛山市顺德勒流黄连萧地大马路 57 号

技术名称：元和内家点穴疗法亚健康调理技术
评审时间：2012 年 7 月
技术简介：元和内家点穴疗法，是以内功为基础，融中国医家点穴技法于一体的中医点穴疗法。
申报单位：深圳市元和健康技术开发有限公司
联系地址：深圳罗湖区爱国路 3046 号 10 楼 1005 室

技术名称：孟氏透皮亚健康调理技术
评审时间：2012 年 7 月
技术简介：药液配合手法操作的综合调理技术，可止痛，提高代谢水平。
申报单位：石家庄市延生科技发展有限公司
联系地址：石家庄平安南大街 153 号

技术名称：耳穴诊疗亚健康调理技术
评审时间：2012 年 7 月
技术简介：耳穴诊疗是通过耳穴的探测和诊查判断亚健康型态，并用多种方法对耳部穴位进行刺激的调理技术。
申报单位：佛山市中医院
联系地址：佛山市亲仁路 6 号

技术名称：飞磁宝垫亚健康调理技术
评审时间：2012 年 7 月
技术简介：飞磁宝垫是中式整脊理疗养生保健器械产品，可促进全身气血周流、心身舒畅，缓解病痛。
申报单位：中国针灸手力治疗学院
联系地址：香港湾仔骆克道 66 号世球大厦 10-11 楼

技术名称：普云五行艾灸亚健康调理技术
评审时间：2012 年 7 月
技术简介：普云五行艾灸疗法引进韩国五行艾灸器结合传统中医艾灸疗法，对人体亚健康疾病进行施灸，可以达到调理脏腑、温热除湿、祛风散寒、调理气血通络、缓解疼痛的效果。
申报单位：吉林省普云健康养生咨询服务有限公司
联系地址：吉林省长春市经济技术开发区六区临河街 5658 号

技术名称：中和亚健康红外测评孙氏男性生殖调理技术
评审时间：2012 年 7 月
技术简介：以手法配合介质对相关经络腧穴加以按摩并配合内服产品的综合调理技术，可改善男性生殖机能。
申报单位：富智中和（北京）健康科技有限公司
联系地址：北京市朝阳区幸福一村 55 号 2 幢 408 室

技术名称：中和亚健康红外测评傅氏女性生殖调理技术
评审时间：2012 年 7 月
技术简介：以手法配合介质对相关经络腧穴加以按摩并配合内服产品的综合调理技术，可改善女性生殖机能。
申报单位：富智中和（北京）健康科技有限公司
联系地址：北京市朝阳区幸福一村 55 号 2 幢 408 室

技术名称：中和亚健康红外测评干预技术--“纾压减脂降糖”调理

评审时间：2012年7月

技术简介：以手法配合介质对相关经络腧穴加以按摩并配合内服产品的综合调理技术，可改善人体代谢机能。

申报单位：富智中和（北京）健康科技有限公司

联系地址：北京市朝阳区幸福一村55号2幢408室

技术名称：中和亚健康红外测评岐黄八法体质调理技术

评审时间：2012年7月

技术简介：以手法配合介质对相关经络腧穴加以按摩并配合内服产品的综合调理技术，可改善血压、血糖异常。

申报单位：富智中和（北京）健康科技有限公司

联系地址：北京市朝阳区幸福一村55号2幢408室

技术名称：中和亚健康红外测评技术金元十四法经络调理

评审时间：2012年7月

技术简介：以手法配合介质对相关经络腧穴加以按摩并配合内服产品的综合调理技术，可提高人体免疫力。

申报单位：富智中和（北京）健康科技有限公司

联系地址：北京市朝阳区幸福一村55号2幢408室

技术名称：中和亚健康红外测评技术秦氏千金膏方调理

评审时间：2012年7月

技术简介：以手法配合介质对相关经络腧穴加以按摩并配合内服产品的综合调理技术，可改善人体偏颇体质。

申报单位：富智中和（北京）健康科技有限公司

联系地址：北京市朝阳区幸福一村55号2幢408室

2012年度第三批“百项亚健康中医调理技术”

技术名称：同龄益生颗粒“1+1”联合扶正亚健康调理技术

评审时间：2012年9月

技术简介：以同龄益生颗粒（国食健字20060073号）配合保健茶，可增强免疫力，缓解中老年失眠、便秘、乏力、头晕、心区不适、消化不良、易感冒体质等亚健康症状。

申报单位：北京绿源求证科技发展有限责任公司

联系地址：北京市石景区杨庄大街69号

技术名称：负离子能量火罐旋转四维健康减肥亚健康调理技术

评审时间：2012年9月

技术简介：以药油配合走罐、定罐等手法在经络穴位上进行操作的技术，其罐用陶土制成。

申报单位：北京助元康力恒科技有限公司

联系地址：北京市海淀区昆明湖南路9号南区7号楼云航大厦5层5018室

技术名称：三九虫草养生酒亚健康调理技术

评审时间：2012年9月

技术简介：以冬虫夏草、鹿茸、灵芝、高山红景天、枸杞子等多种中药原料配制的养生药酒。

申报单位：海口天方天然保健品有限公司

联系地址：海南省海口市海秀东(路)19号首力大厦17楼B1室

技术名称：易虹膜亚健康体质分析技术

评审时间：2012年9月

技术简介：以通过分析人的瞳孔虹膜变化，进行亚健康诊断的检测技术。

申报单位：北京澳根泥克商贸有限公司

联系地址：北京市朝阳区松榆西里39号

技术名称：禅泉子宫修复女性亚健康调理技术
评审时间：2012 年 9 月
技术简介：以仪器通过介质对女性子宫进行养护的技术。
申报单位：上海禅泉生物技术有限公司
联系地址：上海市松江区春九路 188 弄伊莎士花园 162 号

技术名称：砭经养生疗法亚健康调理技术
评审时间：2012 年 9 月
技术简介：以特制的砭石器具对经络进行手法调理的技术。
申报单位：北京聚生堂健身服务有限公司
联系地址：北京市朝阳区松榆南街 38 号

技术名称：雪蓝茶亚健康调理技术
评审时间：2012 年 9 月
技术简介：以雪茶素、过氧化麦角甾醇和 11 种化合物配制的保健茶，可调理三高等亚健康症状。
申报单位：四川省利健济世科技有限公司
联系地址：四川省成都市武候区洗面桥 9 号 4 栋 1 单元 3 号

技术名称：群灸亚健康中医调理技术
评审时间：2012 年 9 月
技术简介：本技术利用远红外热气将中药渗入穴位、经络、骨髓，疏通人体气血。
申报单位：张令君（个人）
联系地址：新疆自治区库尔勒市新城南街 28 号

技术名称：诺蒙达女性卫生养护技术
评审时间：2012 年 9 月
技术简介：以药用植物为原料，运用生物发酵工程技术和生化工程技术研发出的用于改善局部生态环境的技术产品。
申报单位：云南明侍达生物科技有限责任公司
联系地址：云南省昆明市西山区科发路高新区国家大学科技园 A3 栋 2 楼

技术名称：五行回元亚健康调理技术
评审时间：2012 年 9 月
技术简介：以拔罐、温灸、脊柱推拿、食疗指导、手足反射疗法五法并用的亚健康调理技术。
申报单位：北京木文知医疗科技有限责任公司
联系地址：北京市西城区裕中西里街(路)42 号

技术名称：中医非药物应激疗法技术
评审时间：2012 年 9 月
技术简介：以手法拨筋、再通过应激治疗仪进行经络穴位调理的技术。
申报单位：董子民（个人）
联系地址：北京市怀柔区青春路六院 1 号楼 1 单元

技术名称：“傅氏秘灸”月经不调经络亚健康调理术
评审时间：2012 年 9 月
技术简介：以艾绒、沉香、木香、乳香、羌活、干姜、杜仲、皂角、独活、穿山甲、川穹、射香、枳壳为主要材料制成艾条或艾炷，点燃后熏灼腧穴，起到通行诸经，调理气血的功效，从而达到调理月经不调的作用。
申报单位：嘉善傅宾平养生有限公司
联系地址：浙江省嘉善县中信路 2-8 号

技术名称：“傅氏秘灸”头痛失眠经络亚健康调理术
评审时间：2012 年 9 月
技术简介：以艾绒、沉香、木香、乳香、羌活、干姜、杜仲、皂角、独活、穿山甲、川穹、射香、枳壳为主要材料制成艾条或艾炷，点燃后熏灼腧穴，起到通行诸经，调理气血的功效，从而达到调理头痛失眠的作用。
申报单位：嘉善傅宾平养生有限公司
联系地址：浙江省嘉善县中信路 2-8 号

技术名称：“傅氏秘灸”胃肠功能紊乱经络亚健康调理技术

评审时间：2012 年 9 月

技术简介：以艾绒、沉香、木香、乳香、羌活、干姜、杜仲、皂角、独活、穿山甲、川穹、射香、枳壳为主要材料制成艾条或艾炷，点燃后熏灼腧穴，起到通行诸经，调理气血的功效，从而达到调理胃肠功能紊乱的作用。

申报单位：嘉善傅宾平养生有限公司

联系地址：浙江省嘉善县中信路 2-8 号

技术名称：“傅氏秘灸”颈腰椎经络亚健康调理术

评审时间：2012 年 9 月

技术简介：以艾绒、沉香、木香、乳香、羌活、干姜、杜仲、皂角、独活、穿山甲、川穹、射香、枳壳为主要材料制成艾条或艾炷，点燃后熏灼腧穴，起到通行诸经，调理气血的功效，从而达到调理颈腰椎不适的作用。

申报单位：嘉善傅宾平养生有限公司

联系地址：浙江省嘉善县中信路 2-8 号

技术名称：“青稻夫”多肽片亚健康调理技术

评审时间：2012 年 9 月

技术简介：以高科技提取技术采用活体水蛭反复多次提取水蛭素多肽而制成的保健品，可用

于心脑血管亚健康等。

申报单位：南宁市金海科康生物医药科技有限公司

联系地址：广西自治区南宁市高新区大岭路 98 号

技术名称：艾灸养生亚健康调理技术

评审时间：2012 年 9 月

技术简介：采用中医传统按摩技法，运用特殊专利灸罐配合以特效中草药配方制定的五元艾元素，以五元艾元素火的温和热力，结合灸罐药物离子的作用、旋磁的作用、远近红外线的作用、艾药烟的药理作用，调理人体经络穴位。

申报单位：广州柔嘉生物科技有限公司

联系地址：广州市白云区新市齐富路云丽大厦 10 楼 1012、1013 室

技术名称：经络养生亚健康中医调理技术

评审时间：2012 年 9 月

技术简介：采用中医传统按摩技法，结合纯中草药精油，通过对肩、背、腰、腹及全身经络穴位按摩，以调理人体经络脏腑等。

申报单位：广州柔嘉生物科技有限公司

联系地址：广州市白云区新市齐富路云丽大厦 10 楼 1012、1013 室

技术名称：艾氏颈肩腰腿痛亚健康调理技术

评审时间：2012 年 9 月

技术简介：运用中医手法，以活血化瘀、祛寒除湿、疏通经络、温经止痛，达到缓解颈肩腰腿疼痛、预防颈肩腰腿不适等表现的目的。

申报单位：北京益寿源亚健康足底保健技术开发中心

联系地址：北京市东城区东直门南大街 14 号保利大厦 B 座 205 室

技术名称：滋肾健脑液亚健康调理技术

评审时间：2012 年 9 月

技术简介：以覆盆子、菟丝子、枸杞子、金樱子、女贞子、黄芪等研制的纯天然滋肝补肾健脑安神口服液，具有滋补肝肾，健脑安神功效，适用于肝肾亏损所致的头晕头昏、健忘失眠、腰膝酸软、夜尿频作等。

申报单位：湖南新汇制药股份有限公司

联系地址：湖南省长沙市望城经济开发区唯罗克路 18 号

2013年度第一批“百项亚健康中医调理技术”

技术名称：“三高”气血通亚健康调理技术

评审时间：2013年1月

技术简介：通过中医拔罐、点穴等方法，从而达到疏通三焦经络、调和气血、调节脏腑、改善代谢、促进垃圾毒素排出的目的。主要适应于：调理血压异常、血糖异常等代谢障碍引起的系列亚健康症状。

申报单位：海南绿康元健康养生有限公司

联系地址：海南省海口市龙华区世贸东街2号世贸大厦E座3楼

技术名称：乳腺通经养护亚健康调理技术

评审时间：2013年1月

技术简介：通过乳腺局部的药酒、药油以及刮痧、穴位点按、手法按摩以及草本植物精制的泥灸加热外敷等多重局部操作，疏通乳腺经络及乳腺腺管、刺激乳周穴位，对改善血液循环、缓解乳胀及乳部疼痛等有很好的调理效果。主要适应于：乳腺发育不良、胸部松软下垂、乳胀、乳痛等。

申报单位：海南绿康元健康养生有限公司

联系地址：海南省海口市龙华区世贸东街2号世贸大厦E座3楼

技术名称：艺馨堂自然康寿疗法亚健康调理技术

评审时间：2013年1月

技术简介：通过自身配方配制的中药进行泡浴熏蒸等调理的技术。

申报单位：艺馨堂民间医药研究成果开发有限公司

联系地址：湖南省怀化市鹤城区沿河南街82号

技术名称：液态电气石汗蒸亚健康中医调理技术

评审时间：2013年1月

技术简介：通过液态电气石进行桑拿汗蒸的保健技术，主要可驱寒除湿。

申报单位：常秋荣(个人)

联系地址：北京市朝阳区红坊路

技术名称：孙氏女性养护亚健康调理技术

评审时间：2013年1月

技术简介：以手法结合介质对女性身体进行调理的技术。

申报单位：北京康道利源国际医学研究院

联系地址：北京市丰台区华源三里首科花园小区4号楼 1107

技术名称：扶阳罐肠胃不适亚健康调理技术

评审时间：2013年1月

技术简介：扶阳罐通过介质，结合手法进行相关经络穴位调理的技术。

申报单位：株洲扶阳医疗器械有限公司

联系地址：湖南省株洲市天元区黄河南路天台金谷工业园1栋4楼

技术名称：扶阳罐宫寒亚健康调理技术

评审时间：2013年1月

技术简介：扶阳罐通过介质，结合手法进行相关经络穴位调理的技术。

申报单位：株洲扶阳医疗器械有限公司

联系地址：湖南省株洲市天元区黄河南路天台金谷工业园1栋4楼

技术名称：扶阳罐肩颈酸痛亚健康调理技术

评审时间：2013年1月

技术简介：扶阳罐通过介质，结合手法进行相关经络穴位调理的技术。

申报单位：株洲扶阳医疗器械有限公司

联系地址：湖南省株洲市天元区黄河南路天台金谷工业园1栋4楼

技术名称：扶阳罐肾虚亚健康调理技术

评审时间：2013年1月

技术简介：扶阳罐通过介质，结合手法进行相关经络穴位调理的技术。

申报单位：株洲扶阳医疗器械有限公司

联系地址：湖南省株洲市天元区黄河南路天台金谷工业园1栋4楼

技术名称：扶阳罐痛经亚健康调理技术

评审时间：2013 年 1 月

技术简介：扶阳罐通过介质，结合手法进行相关经络穴位调理的技术。

申报单位：株洲扶阳医疗器械有限公司

联系地址：湖南省株洲市天元区黄河南路天台金谷工业园 1 栋 4 楼

技术名称：扶阳罐膝关节疼痛亚健康调理技术

评审时间：2013 年 1 月

技术简介：扶阳罐通过介质，结合手法进行相关经络穴位调理的技术。

申报单位：株洲扶阳医疗器械有限公司

联系地址：湖南省株洲市天元区黄河南路天台金谷工业园 1 栋 4 楼

技术名称：扶阳罐腰酸背痛亚健康调理技术

评审时间：2013 年 1 月

技术简介：扶阳罐通过介质，结合手法进行相关经络穴位调理的技术。

申报单位：株洲扶阳医疗器械有限公司

联系地址：湖南省株洲市天元区黄河南路天台金谷工业园 1 栋 4 楼

技术名称：扶阳罐脊柱平衡亚健康调理技术

评审时间：2013 年 1 月

技术简介：扶阳罐通过介质，结合手法进行相关经络穴位调理的技术。

申报单位：株洲扶阳医疗器械有限公司

联系地址：湖南省株洲市天元区黄河南路天台金谷工业园 1 栋 4 楼

技术名称：美洋音波经络调理技术

评审时间：2013 年 1 月

技术简介：通过音波设备系统播放功能音乐，同时用体感音波换能振子按中医的 12 正经及任督二脉的 14 条经络上的重点穴位与阿是穴上的正确摆放，通过高效换能器分拣出 16-150Hz 低频音波，振动及音波穿透人体经络及穴位，使音波的“外源性物理振动”与身体的“内源性生物振动”发生共鸣，达到疏通经络、激发身体活性、消除病症、调理亚健康的技术。

申报单位：北京美洋科技发展有限公司

联系地址：北京市朝阳区光华路旺座中心西塔 1502 室

技术名称：艾曼可现代男性亚健康调理技术

评审时间：2013 年 1 月

技术简介：采用多频超声的物理能量联合中医方剂将有效的调理和营养制剂耦合输送到性腺组织的调理方法。

申报单位：南京早春医疗器械有限公司

联系地址：江苏省南京市建邺区梦都大街 176-3 号 301 室

技术名称：艾曼可现代减肥瘦身亚健康调理技术

评审时间：2013 年 1 月

技术简介：针对人体不同部位的脂肪堆积采用双频超声能、射频电能和纳米光波，加上有效的中药方剂作为声波和射频的耦合剂渗透达到最佳的减肥塑身美容功效。

申报单位：南京早春医疗器械有限公司

联系地址：江苏省南京市建邺区梦都大街 176-3 号 301 室

技术名称：腹揉康传统揉肚亚健康调理技术

评审时间：2013 年 1 月

技术简介：“腹揉康”揉肚疗法施治是根据腹诊结果，运用各种手法，以揉为主，全面施术，达到调理亚健康的效果。

申报单位：腹揉康传统揉肚特色疗法研究所

联系地址：山西省运城市盐湖区禹西路御溪苑东门北 1605 号

技术名称：视力矫正多功能治疗仪亚健康调理技术

评审时间：2013 年 1 月

技术简介：该技术产品运用磁生物学、光学、声感系统结合中医经络穴位及音乐调理为主导，通过特定的磁能帽对神经系统进行调节，产生神经细胞的兴奋，改善微循环，修复损伤细胞，恢复已失去的调节功能。
申报单位：广西视界健康管理有限公司
联系地址：广西自治区南宁市兴宁区民主路 17 号

技术名称：万里云天中药饮料亚健康调理技术
评审时间：2013 年 1 月
技术简介：该技术根据中医经典理论，结合临床经验研制，由中药复方组成，对人体具有多层次和整体性调理功能饮料。
申报单位：深圳市万里云天健康管理咨询有限公司
联系地址：广东省深圳市罗湖区太白路 4007 号

2013 年度第二批“百项亚健康中医调理技术”

技术名称：“大寿大乐养生酒”多耙点亚健康调理技术
评审时间：2013 年 5 月
技术简介：该技术是用茅台酒作基酒浸泡的养生保健酒。
申报单位：贵州长寿长乐原生食品有限公司
联系地址：贵州省贵阳市金阳区世纪城

技术名称：EMC 经络非力学整脊亚健康调理技术
评审时间：2013 年 5 月
技术简介：以独特理念指导的手法调理各种骨关节亚健康的技术。
申报单位：北京国术堂脊椎康复保健中心
联系地址：北京东城区车站前街 9 号湖南大厦 522 房间

技术名称：EMC 经络非力学整脊亚健康调理技术
评审时间：2013 年 5 月
技术简介：以独特理念指导的手法调理各种骨关节亚健康的技术。
申报单位：北京国术堂脊椎康复保健中心
联系地址：北京东城区车站前街 9 号湖南大厦 522 房间

技术名称：和谐灸亚健康调理技术
评审时间：2013 年 5 月
技术简介：以火山泥加热进行外敷的一种泥灸方法。
申报单位：秦皇岛易坤商贸有限公司
联系地址：河北省秦皇岛市山海关区街港苑新居 21-3 号

技术名称：三法通任督亚健康调理技术
评审时间：2013 年 5 月
技术简介：以独特手法进行全身经络穴位调理的技术。
申报单位：杨洪广（个人）
联系地址：海南省海口市龙华区世贸东街 2 号世贸大厦 E 座 3 楼

技术名称：“曲之恋”肥胖前期亚健康调理技术
评审时间：2013 年 5 月
技术简介：以独立开发的产品与特殊手法操作相配合，产品包括：修身精油、脐部调理袋、中药燃脂液和修身膏。其主要功效为：疏通经络、祛风散寒、清热解毒、深层燃烧脂肪、利尿利便、促进皮肤收紧。
申报单位：王信娟（个人）
联系地址：海南省海口市龙华区世贸东街 2 号世贸大厦 E 座 3 楼

技术名称：高锶天然泉水亚健康调理技术
评审时间：2013 年 5 月
技术简介：巴马当地的天然矿泉水保健饮品。
申报单位：巴马百年食品饮料有限公司
联系地址：广西省河池市巴马县燕洞乡

技术名称：扶阳罐足疗亚健康中医调理技术
评审时间：2013 年 5 月
技术简介：扶阳罐配合药油和手法对足部进行调

理。

申报单位：株洲扶阳医疗器械有限公司

联系地址：湖南省株洲市天元区黄河南路天台金谷工业园一栋

技术名称：久美神话女性生殖养护调理技术

评审时间：2013 年 5 月

技术简介：私密养护服务技术是采用获得国家专利的高科技女性护理仪，子宫氧吧仪进行理疗，同时使用由十几种名贵天然中草药配制而成的宫廷秘方排毒滋养丹内置女子胞中（冲任二脉的起始点）及用十八味名贵中草药组成的药包熏脐。

申报单位：长沙市雨花区久美神话健康生活会所

联系地址：湖南省长沙市雨花区韶山北路 460 号兴威名座南楼 9 楼 D 座

技术名称：扶阳罐风寒头痛亚健康调理技术

评审时间：2013 年 5 月

技术简介：扶阳罐通过介质，结合手法进行相关经络穴位调理的技术。

申报单位：株洲扶阳医疗器械有限公司

联系地址：湖南省株洲市天元区黄河南路天台金谷工业园 1 栋 4 楼

技术名称：扶阳罐肝郁亚健康调理技术

评审时间：2013 年 5 月

技术简介：扶阳罐通过介质，结合手法进行相关经络穴位调理的技术。

申报单位：株洲扶阳医疗器械有限公司

联系地址：湖南省株洲市天元区黄河南路天台金谷工业园 1 栋 4 楼

技术名称：扶阳罐乳房胀痛亚健康调理技术

评审时间：2013 年 5 月

技术简介：扶阳罐通过介质，结合手法进行相关经络穴位调理的技术。

申报单位：株洲扶阳医疗器械有限公司

联系地址：湖南省株洲市天元区黄河南路天台金谷工业园 1 栋 4 楼

技术名称：扶阳罐少儿肺虚亚健康调理技术

评审时间：2013 年 5 月

技术简介：扶阳罐通过介质，结合手法进行相关经络穴位调理的技术。

申报单位：株洲扶阳医疗器械有限公司

联系地址：湖南省株洲市天元区黄河南路天台金谷工业园 1 栋 4 楼

技术名称：扶阳罐少儿脾虚亚健康调理技术

评审时间：2013 年 5 月

技术简介：扶阳罐通过介质，结合手法对少儿进行相关经络穴位调理的技术。

申报单位：株洲扶阳医疗器械有限公司

联系地址：湖南省株洲市天元区黄河南路天台金谷工业园 1 栋 4 楼

技术名称：扶阳罐易疲劳亚健康调理技术

评审时间：2013 年 5 月

技术简介：扶阳罐通过介质，结合手法进行相关经络穴位调理的技术。

申报单位：株洲扶阳医疗器械有限公司

联系地址：湖南省株洲市天元区黄河南路天台金谷工业园 1 栋 4 楼

2013 年度第三批“百项亚健康中医调理技术”

技术名称：福珍灵通络包亚健康中医调理技术

评审时间：2013 年 8 月

技术简介：根据不同的证型与体征，用特制的中药药包外用敷帖的调理技术。

申报单位：北京彭祖中医科学研究院

联系地址：北京市朝阳区林萃路

技术名称：二仙膏亚健康中医调理技术

评审时间：2013 年 8 月

技术简介：根据传统中药方剂而制成的中药膏剂，具有滋阴助阳、益气益血的功效。用于倦怠乏力、失眠健忘、气血两虚、疲劳综合征等亚健康症状的调理。
申报单位：山东方健制药有限公司
联系地址：山东省济宁市太白东街40号

技术名称：世家康健易医固脊疗法亚健康调理技术
评审时间：2013年8月
技术简介：主要通过手法对脊柱进行保养的技术。
申报单位：徐州世家康健健康管理咨询有限公司
联系地址：江苏省徐州市泉山区西安路恒茂大厦2111

技术名称：神乐百脉疏通膏亚健康调理技术
评审时间：2013年8月
技术简介：以火山泥加热后进行外敷热灸的保健技术。
申报单位：北京清蛊风医药科技有限公司
联系地址：北京市平谷区大华山镇大华山大街269号

技术名称：扶阳罐气血虚弱亚健康调理技术
评审时间：2013年8月
技术简介：扶阳罐通过介质，结合手法对少儿进行相关经络穴位调理的技术。
申报单位：株洲扶阳医疗器械有限公司
联系地址：湖南省株洲市天元区黄河南路天台金谷工业园1栋4楼

技术名称：通体连环循温灸法亚健康调理技术
评审时间：2013年8月
技术简介：通过HFA716型自动点火艾灸床对人体进行全身艾灸的保健技术。
申报单位：广州海福保健电器具有限公司
联系地址：广东省广州市番禺区沙头街横江村第三工业区二幢20号

技术名称：花生食疗血压异常亚健康调理技术
评审时间：2013年8月
技术简介：从传统食品花生中提取出高生理活性花生短肽，用于血压异常亚健康的调理。
申报单位：华隆（乳山）食品工业有限公司
联系地址：山东省威海市乳山市徐家镇驻地

技术名称：灵芝食疗血糖异常亚健康调理技术
评审时间：2013年8月
技术简介：从中药灵芝中提取出有效成份，用于提高免疫力的保健技术。
申报单位：华隆（乳山）食品工业有限公司
联系地址：山东省威海市乳山市徐家镇驻地

技术名称：四季康美气虚体质亚健康调理技术
评审时间：2013年8月
技术简介：是集手法调理、熏蒸、艾灸、内服等于一体的针对气虚体质进行调理的保健技术。
申报单位：广州市四季康美企业管理咨询有限公司
联系地址：广东省广州市天河区龙口中街73号三楼一房

技术名称：四季康美气郁体质亚健康调理技术
评审时间：2013年8月
技术简介：是集手法调理、熏蒸、艾灸、内服等于一体的针对气郁体质进行调理的保健技术。
申报单位：广州市四季康美企业管理咨询有限公司
联系地址：广东省广州市天河区龙口中街73号三楼一房

技术名称：四季康美湿热体质亚健康调理技术
评审时间：2013年8月
技术简介：是集手法调理、熏蒸、艾灸、内服等于一体的针对湿热体质进行调理的保健技术。
申报单位：广州市四季康美企业管理咨询有限公司
联系地址：广东省广州市天河区龙口中街73号三楼一房

技术名称：四季康美痰湿体质亚健康调理技术
评审时间：2013年8月

技术简介：是集手法调理、熏蒸、艾灸、内服等于一体的针对痰湿体质进行调理的保健技术。
申报单位：广州市四季康美企业管理咨询有限公司
联系地址：广东省广州市天河区龙口中街 73 号三楼一房

技术名称：四季康美血瘀体质亚健康调理技术
评审时间：2013 年 8 月
技术简介：是集手法调理、熏蒸、艾灸、内服等于一体的针对血瘀体质进行调理的保健技术。
申报单位：广州市四季康美企业管理咨询有限公司
联系地址：广东省广州市天河区龙口中街 73 号三楼一房

技术名称：四季康美阳虚体质亚健康调理技术
评审时间：2013 年 8 月
技术简介：是集手法调理、熏蒸、艾灸、内服等于一体的针对阳虚体质进行调理的保健技术。
申报单位：广州市四季康美企业管理咨询有限公司
联系地址：广东省广州市天河区龙口中街 73 号三楼一房

2014 年度第一批“百项亚健康中医调理技术”

技术名称：圆通经络自然疗法亚健康中医调理技术
评审时间：2014 年 1 月
技术简介：圆通经络自然疗法调理技术，是北京正德圆通中医科技研究院黄瑞明先生在三十余年的临床经验上，根据传统中医药的理论，发明的整体调理人体身心的自然疗法，以经络疗法为基本操作方法，配合刮痧、罐疗、艾法、外治、导引运动等符合现代人体质的综合调养的技术。
申报单位：北京正德圆通中医药科技研究院
联系地址：北京市丰台区宋庄路 71 号院 2 号楼 601 室

技术名称：固医堂血压增高亚健康中医调理技术
评审时间：2014 年 1 月
技术简介：固医堂经络调理技术重在运用手法，通过经筋调理，使血压增高引起的亚健康症状者得到缓解的技术。
申报单位：徐州市固医堂生物科技有限公司
联系地址：江苏省徐州市云龙区解放路

技术名称：树德堂皮肤亚健康中医调理技术
评审时间：2014 年 1 月
技术简介：树德堂皮肤亚健康中医调理技术主要应用于中医美容领域，该技术融修复与养护为一体，综合推拿、艾灸、砭术、刮痧等整体改善皮肤亚健康状态，有效延缓肌肤衰老的技术。
申报单位：北京树馨怀德中医门诊部
联系地址：北京市朝阳区向军南里二巷五号

技术名称：慈惠仁经络排毒亚健康调理技术
评审时间：2014 年 1 月
技术简介：本技术以药贴外敷后再进行拔罐，以调理代谢异常所引起的各种亚健康。
申报单位：付金菊（个人）
联系地址：山东省济南市历城县洪楼南路 11 号

技术名称：半导体激光治疗仪亚健康调理技术
评审时间：2014 年 1 月
技术简介：以弱激光进行穴位灸法的亚健康调理技术。
申报单位：正安（北京）医疗设备有限公司
联系地址：北京市密云县工业开发区康宝路 18 号

技术名称：清畅疗法亚健康调理技术
评审时间：2014 年 1 月
技术简介：以拔罐配合酵素内服来改善人体内环境从而调理代谢性亚健康的技术。
申报单位：上海路加生物科技有限公司
联系地址：上海市普陀区祁连山路 689 号 2 号楼 584 室

技术名称：**扶正堂经络养生操亚健康调理技术**
评审时间：2014 年 1 月
技术简介：创编的自我保健的养生操，以疏通筋骨、调动气血运行，解除由于久坐等长时间单一姿势造成的气血循环差和肌肉劳损的情况。
申报单位：广州市扶正堂美容用品有限公司
联系地址：广东省广州市海珠区艺泓路北二街 1 号 1202 房

技术名称：**扶正堂养胃健脾亚健康调理技术**
评审时间：2014 年 1 月
技术简介：通过药草油作为介质，疏通督脉、任脉和膀胱经、脾胃经，并结合腹部推拿的保健技术。
申报单位：广州市扶正堂美容用品有限公司
联系地址：广东省广州市海珠区艺泓路北二街 1 号 1202 房

技术名称：**扶正堂通督纠脊亚健康调理技术**
评审时间：2014 年 1 月
技术简介：运用中医推拿技术结合杨宗堂正骨手法把中国特色的药草油作为媒介，通过手法的疏通可以纠正错位的脊柱小关节，促进气血的运行。
申报单位：广州市扶正堂美容用品有限公司
联系地址：广东省广州市海珠区艺泓路北二街 1 号 1202 房

技术名称：**扶正堂温阳固肾亚健康调理技术**
评审时间：2014 年 1 月
技术简介：运用中医推拿技术，把药草油作为介质，疏通督脉和任脉，调动气血运行，内外双向调理的技术。
申报单位：广州市扶正堂美容用品有限公司
联系地址：广东省广州市海珠区艺泓路北二街 1 号 1202 房

技术名称：**晴轩关节疼痛亚健康调理技术**
评审时间：2014 年 1 月
技术简介：以特制中药精油配合手法的调理技术。
申报单位：浙江省杭州市山日山口化妆品有限公司
联系地址：浙江省杭州市拱墅区大关街 188 号

技术名称：**晴轩疏肝利胆调理技术**
评审时间：2014 年 1 月
技术简介：以特制中药精油配合手法的调理技术。
申报单位：浙江省杭州市山日山口化妆品有限公司
联系地址：浙江省杭州市拱墅区大关街 188 号

技术名称：**旭进堂律动床亚健康调理技术**
评审时间：2014 年 1 月
技术简介：该产品采用舒曼波共振原理，使床在特定频率下振动，促进血液中的一氧化氮生成，改善人体微循环、新陈代谢和老人记忆力的亚健康调理技术。
申报单位：杭州旭进堂健康咨询有限公司
联系地址：浙江省杭州市西湖区教工路 23 号百脑汇科技大厦 1123 室

技术名称：**旭进堂亚健康调理技术**
评审时间：2014 年 1 月
技术简介：以特制仪器发放舒曼波进行居家亚健康调理。
申报单位：杭州旭进堂健康咨询有限公司
联系地址：浙江省杭州市西湖区教工路 23 号百脑汇科技大厦 1123 室

技术名称：**三高水疗亚健康调理技术**
评审时间：2014 年 1 月
技术简介：以特殊仪器将普通水进行加工，然后饮用保健的技术。
申报单位：北京豪格科技发展有限公司
联系地址：北京市海淀区吴家场路 1 号

技术名称：本韵玉石温面艾灸法皮肤亚健康调理技术
评审时间：2014年1月
技术简介：以药油配合玉石器械，用手法进行面部调理的技术。
申报单位：广州本韵生物科技有限公司
联系地址：广州市白云区新市齐富路云丽大厦10楼1012、1013室

技术名称：一指通禅点穴推拿中医调理技术
评审时间：2014年1月
技术简介：本法以指代针，将剑指法、香炉法、蛇行法、探爪法、雀嘴法与传统的点、按、摩、抖、滚、揉、搓、扣、击、捏、抹、摇等相结合，形成了摆动类、震动类、摩擦类、挤压类、叩击类、运功类等四十多种手法的技术。
申报单位：北京澳根尼克商贸有限公司
联系地址：北京市朝阳区松榆西里39号

技术名称：御足瘦"泡脚十三针"体重异常亚健康调理技术
评审时间：2014年1月
技术简介：以手法进行点穴推拿并结合足浴的调理技术。
申报单位：银川鑫宝丽商贸有限公司
联系地址：宁夏自治区银川市贺兰县银河东路路3号

技术名称：中华按跷术
评审时间：2014年1月
技术简介：在特制推拿床上以脚踩特定部位和进行经络疏通的保健技术。
申报单位：谢春合（个人）
联系地址：北京市海淀区北洼路中海雅园

技术名称：中医封包综合治疗仪亚健康调理技术
评审时间：2014年1月
技术简介：结合的药、电、磁、热立体式能量聚合治疗仪，用仪器将药物渗透入人体的外治调理技术。
申报单位：湖南省健缘医疗科技有限公司
联系地址：湖南省娄底市经济技术开发区工业园洪冠街

技术名称：体液清瘀亚健康调理技术
评审时间：2014年1月
技术简介：以拔罐配合中药制剂内服来改善人体内环境从而调理代谢性亚健康的技术。
申报单位：上海路加生物科技有限公司
联系地址：上海市普陀区祁连山路689号2号楼584室

技术名称：晴轩乳腺增生倾向亚健康调理技术
评审时间：2014年1月
技术简介：以特制中药精油配合手法的调理技术。
申报单位：浙江省杭州市山日山口化妆品有限公司
联系地址：浙江省杭州市拱墅区大关街188号

技术名称：晴轩颈椎亚健康调理技术
评审时间：2014年1月
技术简介：以特制中药精油配合手法的调理技术。
申报单位：浙江省杭州市山日山口化妆品有限公司
联系地址：浙江省杭州市拱墅区大关街188号

技术名称：晴轩腰椎亚健康调理技术
评审时间：2014年1月
技术简介：以特制中药精油配合手法的调理技术。
申报单位：浙江省杭州市山日山口化妆品有限公司
联系地址：浙江省杭州市拱墅区大关街188号

技术名称：晴轩健脾养胃亚健康调理技术
评审时间：2014年1月
技术简介：以特制中药精油配合手法的调理技术。
申报单位：浙江省杭州市山日山口化妆品有限公司
联系地址：浙江省杭州市拱墅区大关街188号

技术名称：新泾康亚健康调理技术
评审时间：2014年1月

技术简介：从中药水蛭中提取有效成份进行保健的技术。

申报单位：南宁市净雪皇生物工程有限公司

联系地址：广西省南宁市高新区南宁市高新区高新大道东段 25 号

2014 年度第二批“百项亚健康中医调理技术”

技术名称：艾安康养脊通督亚健康调理技术

评审时间：2014 年 5 月

技术简介：是综合推拿、热石点穴、远红外旋磁灸的综合养脊柱调理技术。

申报单位：广州柔嘉生物科技有限公司

联系地址：广州市白云区新市齐富路云丽大厦 10 楼 1012、1013 室

技术名称：安康灸清青盈春亚健康调理技术

评审时间：2014 年 5 月

技术简介：是综合推拿、玉石刮痧、艾灸的综合调理技术。

申报单位：广州柔嘉生物科技有限公司

联系地址：广州市白云区新市齐富路云丽大厦 10 楼 1012、1013 室

技术名称：安康灸脾胃亚健康调理技术

评审时间：2014 年 5 月

技术简介：是综合熏蒸、推拿、玉石点穴、艾灸的综合调理技术。

申报单位：广州柔嘉生物科技有限公司

联系地址：广州市白云区新市齐富路云丽大厦 10 楼 1012、1013 室

技术名称：本韵益肾理疗泥灸亚健康调理技术

评审时间：2014 年 5 月

技术简介：是结合推拿、天然火山矿物泥灸及远红外旋磁灸疗法的综合调理技术。

申报单位：广州柔嘉生物科技有限公司

联系地址：广州市白云区新市齐富路云丽大厦 10 楼 1012、1013 室

技术名称：灸安康肩颈无忧亚健康调理技术

评审时间：2014 年 5 月

技术简介：是结合精油推拿、天然火山矿物泥灸及艾灸的综合调理技术。

申报单位：广州柔嘉生物科技有限公司

联系地址：广州市白云区新市齐富路云丽大厦 10 楼 1012、1013 室

技术名称：中里康安灸通经健脑亚健康调理技术

评审时间：2014 年 5 月

技术简介：是结合精油推拿、远红外旋磁灸的综合养脊柱调理技术。

申报单位：广州柔嘉生物科技有限公司

联系地址：广州市白云区新市齐富路云丽大厦 10 楼 1012、1013 室

技术名称：艾安康清肺驱霾亚健康调理技术

评审时间：2014 年 5 月

技术简介：是结合精油推拿、火疗、远红外旋磁灸的综合养脊柱调理技术。

申报单位：广州柔嘉生物科技有限公司

联系地址：广州市白云区新市齐富路云丽大厦 10 楼 1012、1013 室

技术名称：阿娜隶女性乳腺亚健康调理技术

评审时间：2014 年 5 月

技术简介：主要以手法配合不同功效按摩霜进行调理的技术。

申报单位：郑州市嘉蓓丽生物科技有限公司

联系地址：河南省郑州市高新开发区冬青街 10 号

技术名称：阿娜隶腰腿疼痛亚健康调理技术

评审时间：2014 年 5 月

技术简介：以熏蒸、推拿、罐法、灸法相结合运用的调理技术。

申报单位：郑州市嘉蓓丽生物科技有限公司

联系地址：河南省郑州市高新开发区冬青街 10 号

技术名称：阿娜隶皮肤亚健康拨筋调理技术
评审时间：2014 年 5 月
技术简介：以手法配合介质在面部进行调理的技术。
申报单位：郑州市嘉蓓丽生物科技有限公司
联系地址：河南省郑州市高新开发区冬青街 10 号

技术名称：杨奕全息反射亚健康调理技术
评审时间：2014 年 5 月
技术简介：以全息理论指导进行足部按摩的调理技术。
申报单位：天津杨奕全息健康管理服务有限公司
联系地址：天津市河北区博爱道 1 号君临天下 2721 室

技术名称：太和脐养亚健康调理技术
评审时间：2014 年 5 月
技术简介：在脐部进行药物外敷的外治疗法，配合推拿和拓灸。
申报单位：杭州太和堂健康管理有限公司
联系地址：浙江省杭州市上城区清波街劳动路 168 号

技术名称：太和神熨亚健康调理技术
评审时间：2014 年 5 月
技术简介：在脐部给药结合艾灸的调理技术。
申报单位：杭州太和堂健康管理有限公司
联系地址：浙江省杭州市上城区清波街劳动路 168 号

技术名称：肠胃宝亚健康调理技术
评审时间：2014 年 5 月
技术简介：以药食同源植物研制的平衡肠道有益菌的调理技术。
申报单位：浙江劲膳美生物科技有限公司
联系地址：浙江省兰溪市越中路 21 号

技术名称：慷忱中药芳香亚健康调理技术
评审时间：2014 年 5 月
技术简介：以多种中药配制的中药药枕，可安神助眠。
申报单位：南京丰生永康软件科技有限责任公司
联系地址：江苏省南京市雨花台区凤华路 18 号

技术名称：坤葆中医盆腔养护技术
评审时间：2014 年 5 月
技术简介：本技术以暖宫护巢按摩手法、纯中药液熏蒸、纯中药扶阳膜敷贴组成。全面提升女性身体阳气，改善盆腔环境。
申报单位：湖南仟普安生物科技有限公司
联系地址：湖南省雨花区环保中路 188 号环保科技园 6 栋 B-301 号

技术名称：经络能量拉伸法亚健康调理技术
评审时间：2014 年 5 月
技术简介：配合仪器，对筋经进行拉伸调理的技术。
申报单位：洪光经络医疗信息咨询长沙公司
联系地址：湖南省长沙市芙蓉区车站北路万象新天公馆 1 栋 1804

技术名称：砭熨热灸亚健康调理技术
评审时间：2014 年 5 月
技术简介：本技术（产品）运用了古代中医的起源砭石为工具，配合砭石专用秘方能量药油，根据中医经络脏腑理论依据，对人体进行全面阴阳平衡调理。
申报单位：长沙泰源方生物科技有限公司
联系地址：湖南省长沙市开福区芙蓉中路一段 468 号湖南财富中心财座 1202 室

技术名称：盛仙蔓脊椎修正热灸亚健康调理技术
评审时间：2014 年 5 月
技术简介：本技术主要针对脊椎部位，采用名贵中草药配方配合独特的手法，在受术者特定的部位或穴位触摸舒缓按摩并敷药，达到调理亚健康体质的作用。
申报单位：常州正康化妆品有限公司
联系地址：江苏省常州市天宁区关河东路 88 号

技术名称：盛仙蔓女性乳腺热灸亚健康调理技术

评审时间：2014 年 5 月

技术简介：本技术主要是采用珍贵中草药配方配合独特的推拿手法，在受术者特定的部位或穴位触摸舒缓按摩并敷药，达到增加胸部的血液循环、补充气血、疏肝理气、祛瘀散结的目的。

申报单位：常州正康化妆品有限公司

联系地址：江苏省常州市天宁区关河东路 88 号

2014 年度第三批“百项亚健康中医调理技术”

技术名称：通正阴阳平衡草本药浴养疗汤灸技术

评审时间：2014 年 9 月

技术简介：以配制的中药方剂制成汤液，进行药浴调理的技术。用于各种因阴阳失衡，风寒湿痹、气滞血瘀引起的全身、筋骨疼痛、筋粗、筋翻、体重过重、消化不良等亚健康症状。

申报单位：重庆通正堂健康管理顾问公司

联系地址：重庆市南岸区万寿路 2 号

技术名称：通正还元排湿草本药浴养疗汤灸技术

评审时间：2014 年 9 月

技术简介：以配制的中药方剂制成汤液，进行药浴调理的技术，主要适用于风湿不适。

申报单位：重庆通正堂健康管理顾问公司

联系地址：重庆市南岸区万寿路 2 号

技术名称：盛仙蔓颈椎药枕亚健康调理技术

评审时间：2014 年 9 月

技术简介：特殊设计的枕形，结合内填中草药，研制的药枕。

申报单位：江苏富智健康管理咨询有限公司

联系地址：江苏省常州市天宁区关河东路 88 号

技术名称：皓月阐心疏肝利胆亚健康调理技术

评审时间：2014 年 9 月

技术简介：该技术针对肝胆、胸胁部位，采用中医祖传配方，结合药酒外敷、悬灸热疗，配合独特推拿法，在相应部位或者穴位进行热敷和按摩的综合调理技术。

申报单位：广州悟真化妆品有限公司

联系地址：广东省广州市白云区石井街夏茅十一社新工业区 12 号

技术名称：皓月阐心关节疼痛亚健康调理技术

评审时间：2014 年 9 月

技术简介：该技术针对关节部位，采用中医祖传配方，结合药酒外敷、悬灸热疗，配合独特推拿法，在相应部位或者穴位进行热敷和按摩的综合调理技术。

申报单位：广州悟真化妆品有限公司

联系地址：广东省广州市白云区石井街夏茅十一社新工业区 12 号

技术名称：皓月阐心肩颈原始点亚健康调理技术

评审时间：2014 年 9 月

技术简介：该技术针对肩颈部位，采用中医祖传配方，结合药酒外敷、悬灸热疗，配合独特推拿法，在相应部位或者穴位进行热敷和按摩的综合调理技术。

申报单位：广州悟真化妆品有限公司

联系地址：广东省广州市白云区石井街夏茅十一社新工业区 12 号

技术名称：皓月阐心淋巴疏通亚健康调理技术

评审时间：2014 年 9 月

技术简介：该技术针对淋巴部位，采用中医祖传配方，结合药酒外敷、悬灸热疗，配合独特推拿法，在相应部位或者穴位进行热敷和按摩的综合调理技术。

申报单位：广州悟真化妆品有限公司

联系地址：广东省广州市白云区石井街夏茅十一社新工业区 12 号

技术名称：皓月阐心护巢热疗亚健康调理技术

评审时间：2014 年 9 月

技术简介：该技术针对女性盆腔部位，采用中医祖传配方，结合药酒外敷、悬灸热疗，配合独特推拿法，在相应部位或者穴位进行热敷和按摩的综合调理技术。

申报单位：广州悟真化妆品有限公司

联系地址：广东省广州市白云区石井街夏茅十一社新工业区 12 号

技术名称：皓月阐心润肺补气亚健康调理技术

评审时间：2014 年 9 月

技术简介：该技术针对心肺部位，采用中医祖传配方，结合药酒外敷、悬灸热疗，配合独特推拿法，在相应部位或者穴位进行热敷和按摩的综合调理技术。

申报单位：广州悟真化妆品有限公司

联系地址：广东省广州市白云区石井街夏茅十一社新工业区 12 号

技术名称：皓月阐心化痰利湿亚健康调理技术

评审时间：2014 年 9 月

技术简介：该技术针对脾胃相关部位，采用中医祖传配方，结合药酒外敷、悬灸热疗，配合独特推拿法，在相应部位或者穴位进行热敷和按摩的综合调理技术。

申报单位：广州悟真化妆品有限公司

联系地址：广东省广州市白云区石井街夏茅十一社新工业区 12 号

技术名称：皓月阐心固本培元亚健康调理技术

评审时间：2014 年 9 月

技术简介：该技术针对腰肾相关部位，采用中医祖传配方，结合药酒外敷、悬灸热疗，配合独特推拿法，在相应部位或者穴位进行热敷和按摩的综合调理技术。

申报单位：广州悟真化妆品有限公司

联系地址：广东省广州市白云区石井街夏茅十一社新工业区 12 号

技术名称：皓月阐心清利湿热亚健康调理技术

评审时间：2014 年 9 月

技术简介：该技术针对心、脾胃相关部位，采用中医祖传配方，结合药酒外敷、悬灸热疗，配合独特推拿法，在相应部位或者穴位进行热敷和按摩的综合调理技术。

申报单位：广州悟真化妆品有限公司

联系地址：广东省广州市白云区石井街夏茅十一社新工业区 12 号

技术名称：皓月阐心减压安神亚健康调理技术

评审时间：2014 年 9 月

技术简介：该技术针对心、脑相关部位，采用中医祖传配方，结合药酒外敷、悬灸热疗，配合独特推拿法，在相应部位或者穴位进行热敷和按摩的综合调理技术。

申报单位：广州悟真化妆品有限公司

联系地址：广东省广州市白云区石井街夏茅十一社新工业区 12 号

技术名称：皓月阐心暖宫热疗亚健康调理技术

评审时间：2014 年 9 月

技术简介：该技术针对女性子宫部位，采用中医祖传配方，结合药酒外敷、悬灸热疗，配合独特推拿法，在相应部位或者穴位进行热敷和按摩的综合调理技术。

申报单位：广州悟真化妆品有限公司

联系地址：广东省广州市白云区石井街夏茅十一社新工业区 12 号

技术名称：皓月阐心女性乳腺亚健康调理技术

评审时间：2014 年 9 月

技术简介：该技术针对女性乳腺部位，采用中医祖传配方，结合药酒外敷、悬灸热疗，配合独特推拿法，在相应部位或者穴位进行热敷和按摩的综合调理技术。

申报单位：广州悟真化妆品有限公司

联系地址：广东省广州市白云区石井街夏茅十一社新工业区 12 号

技术名称：皓月阐心温阳补气亚健康调理技术
评审时间：2014 年 9 月
技术简介：该技术针对心肺相关部位，采用中医祖传配方，结合药酒外敷、悬灸热疗，配合独特推拿法，在相应部位或者穴位进行热敷和按摩的综合调理技术。
申报单位：广州悟真化妆品有限公司
联系地址：广东省广州市白云区石井街夏茅十一社新工业区 12 号

技术名称：皓月阐心滋阴养血亚健康调理技术
评审时间：2014 年 9 月
技术简介：该技术针对心、脾相关部位，采用中医祖传配方，结合药酒外敷、悬灸热疗，配合独特推拿法，在相应部位或者穴位进行热敷和按摩的综合调理技术。
申报单位：广州悟真化妆品有限公司
联系地址：广东省广州市白云区石井街夏茅十一社新工业区 12 号

技术名称：皓月阐心行气活血亚健康调理技术
评审时间：2014 年 9 月
技术简介：该技术针对经络气血相关部位，采用中医祖传配方，结合药酒外敷、悬灸热疗，配合独特推拿法，在相应部位或者穴位进行热敷和按摩的综合调理技术。
申报单位：广州悟真化妆品有限公司
联系地址：广东省广州市白云区石井街夏茅十一社新工业区 12 号

技术名称：脏腑经络推拿亚健康调理技术
评审时间：2014 年 9 月
技术简介：该技术是主要应用手法，按脏腑相关辨证进行推拿调理的技术。
申报单位：北京康芝堂中医研究院
联系地址：北京市朝阳区曙光西里甲 5 号

技术名称：中医治未病生物电亚健康检测技术
评审时间：2014 年 9 月
技术简介：该技术是以仪器通过手部信息采集从而判断人体经络、脏腑、脊柱、气血亚健康状态的检测技术。
申报单位：苏州龙唐信息科技有限公司
联系地址：浙江杭州市文三路 232 号浙大西溪校区北园东大楼 6 楼

技术名称：悦本堂膏方亚健康调理技术
评审时间：2014 年 9 月
技术简介：该技术中医体质学创始人王琦教授的体质辨识理论，在国医大师路志正教授独家配方的基础上，参考国医大师颜德馨膏方精华，朱南孙膏方经验选等，博采众家之所长，独创“体质辨识-养生调理-营养修护-预防治疗”四维一体的内服悦本堂千金十二方。
申报单位：北京健道生物科技发展有限公司
联系地址：北京市朝阳区高碑店乡八里庄产业园联信国际大厦 405 室

技术名称：“傅氏秘灸”女性产后养护技术
评审时间：2014 年 9 月
技术简介：以草药制成的灸条，燃烧后用布裹，在选定穴位上施灸的灸法技术。
申报单位：无锡市傅氏秘灸发展连锁有限公司
联系地址：江苏省无锡市滨湖区太湖大道 1890 号

技术名称：“傅氏秘灸”解除疲劳亚健康调理技术
评审时间：2014 年 9 月
技术简介：以草药制成的灸条，燃烧后用布裹，在选定穴位上施灸的灸法技术。
申报单位：无锡市傅氏秘灸发展连锁有限公司
联系地址：江苏省无锡市滨湖区太湖大道 1890 号

技术名称：“傅氏秘灸”皮肤护理亚健康调理技术
评审时间：2014 年 9 月
技术简介：以草药制成的灸条，燃烧后用布裹，在选定穴位上施灸的灸法技术。
申报单位：无锡市傅氏秘灸发展连锁有限公司

联系地址：江苏省无锡市滨湖区太湖大道 1890 号

技术名称："傅氏秘灸"前列腺经络亚健康调理技术
评审时间：2014 年 9 月
技术简介：以草药制成的灸条，燃烧后用布裹，在选定穴位上施灸的灸法技术。
申报单位：无锡市傅氏秘灸发展连锁有限公司
联系地址：江苏省无锡市滨湖区太湖大道 1890 号

技术名称：电砭十四经络亚健康调理技术
评审时间：2014 年 9 月
技术简介：本技术采用扁鹊石热灸理疗仪，用砭石对经络手法按摩、贴敷、热灸的综合调理技术。
申报单位：长沙泰源方生物科技有限公司
联系地址：湖南省长沙市开福区芙蓉中路一段 468 号湖南财富中心财座 1202 室

技术名称：砭熨热灸肩颈亚健康调理技术
评审时间：2014 年 9 月
技术简介：本技术是采用精油推拿、砭石热熨、泥灸的综合调理技术。
申报单位：长沙泰源方生物科技有限公司
联系地址：湖南省长沙市开福区芙蓉中路一段 468 号湖南财富中心财座 1202 室

技术名称：砭熨热灸暖宫亚健康调理技术
评审时间：2014 年 9 月
技术简介：本技术是采用精油推拿、砭石热熨、泥灸的综合调理技术。
申报单位：长沙泰源方生物科技有限公司
联系地址：湖南省长沙市开福区芙蓉中路一段 468 号湖南财富中心财座 1202 室

技术名称：砭熨热灸脾胃亚健康调理技术
评审时间：2014 年 9 月
技术简介：本技术是采用精油推拿、砭石热熨、泥灸的综合调理技术。
申报单位：长沙泰源方生物科技有限公司
联系地址：湖南省长沙市开福区芙蓉中路一段 468 号湖南财富中心财座 1202 室

技术名称：砭熨热灸乳腺亚健康调理技术
评审时间：2014 年 9 月
技术简介：本技术是采用精油推拿、砭石热熨、泥灸的综合调理技术。
申报单位：长沙泰源方生物科技有限公司
联系地址：湖南省长沙市开福区芙蓉中路一段 468 号湖南财富中心财座 1202 室

技术名称：砭熨热灸腰肾亚健康调理技术
评审时间：2014 年 9 月
技术简介：本技术是采用精油推拿、砭石热熨、泥灸的综合调理技术。
申报单位：长沙泰源方生物科技有限公司
联系地址：湖南省长沙市开福区芙蓉中路一段 468 号湖南财富中心财座 1202 室

技术名称：自然冲击疗法亚健康调理技术
评审时间：2014 年 9 月
技术简介：本技术是采用特定部位拍打法进行身体调理的保健技术。
申报单位：中国泰山自然冲击疗法健康中心
联系地址：山东省泰安市泰山区虎山东街共建巷 2 号

技术名称：气罐排毒亚健康调理技术
评审时间：2014 年 9 月
技术简介：用气罐拔罐进行保健的技术。
申报单位：北京银针秀国际医学美容研究院
联系地址：北京市东城区和平里东街街 3 号楼 208 室

技术名称：思侗肛肠亚健康调理技术
评审时间：2014 年 9 月
技术简介：主要是运用高科技臭氧固化产品的强氧化性来改善局部环境，达到排出肠道宿便毒素、活血化瘀、去腐生肌的目的。

申报单位：苏州思侗健康信息咨询有限公司

联系地址：江苏省苏州市群星三路 68 号

技术名称：思侗皮肤亚健康调理技术

评审时间：2014 年 9 月

技术简介：主要是运用高科技臭氧固化产品的强氧化性来改善受损皮肤，达到活血化瘀、去腐生肌的目的。

申报单位：苏州思侗健康信息咨询有限公司

联系地址：江苏省苏州市群星三路 68 号

技术名称：中医综合诊断亚健康调理技术

评审时间：2014 年 9 月

技术简介：以一套产品和软件可用于检测中医脉象、舌面、体质等，从而给出个性化中医养生调理方案。

申报单位：芜湖圣美孚科技有限公司

联系地址：安徽省芜湖市天井山路高新技术开发区软件园四楼 401、403-407 号

技术名称：思侗女性清洁亚健康调理技术

评审时间：2014 年 9 月

技术简介：主要是运用高科技臭氧固化产品的强氧化性来改善女性子宫环境，达到活血化瘀、去腐生肌的目的。

申报单位：苏州思侗健康信息咨询有限公司

联系地址：江苏省苏州市群星三路 68 号

技术名称：岐黄八法亚健康中医调理技术

评审时间：2014 年 9 月

技术简介：主要通过自身独特的手法对脊柱关节进行保健的技术。

申报单位：北京医源堂中医研究院

联系地址：北京市朝阳区广渠路 28 号珠江帝景 B6

技术名称：灵芝破壁孢子粉亚健康干预技术

评审时间：2014 年 9 月

技术简介：以新技术将中药灵芝孢子粉进行破壁加工的内服保健技术。

申报单位：无锡市三联高科技开发有限公司

联系地址：江苏省无锡市永和路 10-8 号

技术名称：古之源元极生命排瘀亚健康调理技术

评审时间：2014 年 9 月

技术简介：运用传统中医古法，分为头诊、面诊、耳诊、手诊、足诊、脉诊、气诊、骨诊。运用熏蒸洗泡敷扶灸等方式方法。达到调整脏腑、疏通经脉、理筋复位，形成气血的作用。

申报单位：北京波运恒达贸易有限公司

联系地址：北京市丰台区长辛店二老庄 3 号

技术名称：健来福路老国医古方食疗养生亚健康中医调理技术

评审时间：2014 年 9 月

技术简介：以广州中医药大学养生研究院的中医实践为依据，合理运用食材的四性五味，对应人体的五脏六腑，自然界的四季，科学搭配，开发出养生汤料，养生粥，养生粉，养生膏，营养早餐，萃取口服液，姜茶，常润梅等十多种系列食疗系列产品，综合调理人体亚健康状态。

申报单位：东莞市健来福实业投资有限公司

联系地址：广东省东莞市东城区东城大道福民广场 7-9 号

技术名称：音频亚健康检测技术

评审时间：2014 年 9 月

技术简介：该技术是应用声纳探测的方式通过耳机将声呐脉冲信号发出，然后探测反射回波，利用计算机分析并与数据库中的大量病例数据作比对，用于疾病诊断，也可用于亚健康测评。

申报单位：北京东方凯发音响有限公司

联系地址：北京市朝阳区将台路 5 号

技术名称：灵芝破壁孢子粉胶囊亚健康干预技术
评审时间：2014 年 9 月
技术简介：以新技术将中药灵芝孢子粉进行破壁加工，并制成胶囊内服的保健技术。
申报单位：无锡市三联高科技开发有限公司
联系地址：江苏省无锡市永和路 10-8 号

技术名称：心脑血管亚健康调理技术
评审时间：2014 年 9 月
技术简介：用电脑调频治疗仪通过调理人员的生物电，对经络穴位进行手法操作的调理技术。
申报单位：大连金州新区绅医职业培训学校
联系地址：辽宁省大连市开发区兴城街 8 号

技术名称：腰椎多维平衡亚健康调理技术
评审时间：2014 年 9 月
技术简介：用特制的仪器对人体脊柱腰椎等进行调整的技术。
申报单位：健康王（大连）科技发展有限公司
联系地址：辽宁省大连市开发区兴城街 8 号

技术名称：呼吸系统亚健康调理技术
评审时间：2014 年 9 月
简技术介：用电脑调频治疗仪通过调理人员的生物电，对经络穴位进行手法操作的调理技术。
申报单位：健康王（大连）科技发展有限公司
联系地址：辽宁省大连市开发区兴城街 8 号

技术名称：眼疲劳亚健康调理技术
评审时间：2014 年 9 月
技术简介：用电脑调频治疗仪通过调理人员的生物电，对眼部经络穴位进行手法操作的调理技术。
申报单位：健康王（大连）科技发展有限公司
联系地址：辽宁省大连市开发区兴城街 8 号

技术名称：醒脑益智推拿亚健康调理技术
评审时间：2014 年 9 月
技术简介：主要是运用独特的推拿穴位疗法，通过穴位传递，激发机体内部的生理功能，使其气血旺盛，从而达到平衡阴阳，调和气血，益气固表，使受术者达到康复的目的。
申报单位：大连绅医中医医院
联系地址：辽宁省大连市开发区兴城街 8 号

技术名称：电脑调频治疗仪亚健康调理技术
评审时间：2014 年 9 月
技术简介：主要运用电脑调频治疗仪通过调理人员的生物电，对经络穴位进行手法操作的调理技术。
申报单位：大连绅医中医医院
联系地址：辽宁省大连市开发区兴城街 8 号

技术名称：生物信息红外肝部理疗仪亚健康调理技术
评审时间：2014 年 9 月
技术简介：生物信息红外肝部理疗仪传承和创新中医雀啄灸的传统理论，采用现代 BILT 生物反馈技术，自动提取使用者的心率信息，发出与使用者心率同步的红光与近红外共振光谱，从而增强了红光、近红外对组织的渗透、能量转运和利用率，有效改善深部微循环、增加单位内的血流量和血流速度，起到温经散寒、消瘀散结、温通经络、活血化瘀、增加脏腑机能等功效。
申报单位：杭州大力神医疗器械有限公司
联系地址：浙江省杭州市萧山区建设二路 100 号

技术名称：大力神心肝宝亚健康调理技术
评审时间：2014 年 9 月
技术简介：用生物信息红外肝部理疗仪进行家庭自我保健的技术。
申报单位：杭州大力神医疗器械有限公司

联系地址：浙江省杭州市萧山区建设二路100号

技术名称：四季康贝儿童脊柱推拿调理技术
评审时间：2014年9月
技术简介：是根据儿童的生长发育特点来保健推拿调理的技术，主要是通过手法配合介质精油。
申报单位：四季康贝（北京）健康科技有限公司
联系地址：北京市朝阳区幸福三村55号

技术名称：四季康贝儿童内热质推拿调理技术
评审时间：2014年9月
技术简介：是根据儿童的生长发育特点来保健推拿调理的技术，主要是通过手法配合介质精油。
申报单位：四季康贝（北京）健康科技有限公司
联系地址：北京市朝阳区幸福三村55号

技术名称：四季康贝儿童平和质推拿调理技术
评审时间：2014年9月
技术简介：是根据儿童的生长发育特点来保健推拿调理的技术，主要是通过手法配合介质精油。
申报单位：四季康贝（北京）健康科技有限公司
联系地址：北京市朝阳区幸福三村55号

技术名称：四季康贝儿童气虚质推拿调理技术
评审时间：2014年9月
技术简介：是根据儿童的生长发育特点来保健推拿调理的技术，主要是通过手法配合介质精油。
申报单位：四季康贝（北京）健康科技有限公司
联系地址：北京市朝阳区幸福三村55号

技术名称：四季康贝儿童痰湿质推拿调理技术
评审时间：2014年9月
技术简介：是根据儿童的生长发育特点来保健推拿调理的技术，主要是通过手法配合介质精油。
申报单位：四季康贝（北京）健康科技有限公司
联系地址：北京市朝阳区幸福三村55号

技术名称：四季康贝儿童阴虚质推拿调理技术
评审时间：2014年9月
技术简介：是根据儿童的生长发育特点来保健推拿调理的技术，主要是通过手法配合介质精油。
申报单位：四季康贝（北京）健康科技有限公司
联系地址：北京市朝阳区幸福三村55号

技术名称：敖氏肩颈酸痛调理技术
评审时间：2014年9月
技术简介：用手法配合介质如精油、药露、药贴、外敷膏等进行综合调理的技术。
申报单位：广州正元通化妆品有限公司
联系地址：广东省广州市海珠区

技术名称：敖氏女性乳腺亚健康调理技术
评审时间：2014年9月
技术简介：用手法配合介质如精油、药露、药贴、外敷膏等进行综合调理的技术。
申报单位：广州正元通化妆品有限公司
联系地址：广东省广州市海珠区

技术名称：敖氏暖宫散寒亚健康调理技术
评审时间：2014年9月
技术简介：用手法配合介质如精油、药露、药贴、外敷膏等进行综合调理的技术。
申报单位：广州正元通化妆品有限公司
联系地址：广东省广州市海珠区

2015年度第一批“百项亚健康中医调理技术”

技术名称：氧沐微压平衡疗法亚健康调理技术
评审时间：2015年4月
技术简介：通过微压氧仓增加血氧含量，促进脑细胞新陈代谢，提高免疫力，从而改善亚健康状态。
申报单位：氧沐国际高新技术（北京）股份有限公司

联系地址：北京市朝阳区东三环中路39号建外SOHO西区13号楼5层

技术名称：思迈莱福胃肠治疗仪亚健康调理技术
评审时间：2015年4月
技术简介：通过电压脉冲仪器调理消化不良、呕吐、腹痛、便秘、腹胀等胃肠亚健康。
申报单位：北京思迈莱福医疗器械有限责任公司
联系地址：北京市昌平区沙河街9号

技术名称：莲都阿是穴温灸理疗亚健康调理技术
评审时间：2015年4月
技术简介：通过灸器配合阿是穴经络手法调理各种亚健康。
申报单位：扬州莲都养生会所管理有限公司
联系地址：银川兴庆区中山北街379号

技术名称：蛭肽素多肽压片亚健康调理技术
评审时间：2015年4月
技术简介：水蛭提取物内服产品，可清除自由基、抗氧化，调理血脂，帮助疏通血管，调理心血管亚健康。
申报单位：广州蛭肽素医药科技有限公司
联系地址：广州市南沙区环市大道中富汇街3号701房

技术名称：康元离子强化钙固体饮料亚健康调理技术
评审时间：2015年4月
技术简介：是牡蛎、贝壳等碳酸钙高温电解烧制的内服粉末，可补充人体所需的多种微量元素和矿物质，调节人体酸碱平衡。
申报单位：长春九华盛世科技有限公司
联系地址：吉林省长春市高新区锦河街155号

技术名称：伊洛蒙·美腺体亚健康调理技术
评审时间：2015年4月
技术简介：通过手法配合精油，经皮肤、经络、穴位按摩，全方位抗衰老及调理亚健康。
申报单位：广州市力欣国际贸易有限公司
联系地址：广东省广州市越秀区水荫路西六街39号

技术名称：紫薇星“王中王”多功能理疗仪经络亚健康调理技术
评审时间：2015年4月
技术简介：通过高频筛动按摩加热疗、电疗、磁疗通过经络调理各种亚健康。
申报单位：黄山市昱城老年养生服务所
联系地址：安徽省黄山市屯溪区前园北路4号

技术名称：磁动力远红外负离子复合亚健康调理技术
评审时间：2015年4月
技术简介：此技术是运用特别材料制作的卫生巾，可以有效缓解女性生理期痛经症状，起效快，30分钟可有效缓解宫寒性痛经。
申报单位：广州萱岱贸易有限公司
联系地址：广东省广州市天河区广汕一路15号1-3层

技术名称：纳米银溶胶亚健康调理技术
评审时间：2015年4月
技术简介：此技术是特别技术开发的卫生巾复合型功能芯片，可用于女性生殖亚健康的调节。有杀菌、止痒、暖宫的功效。
申报单位：广州萱岱贸易有限公司
联系地址：广东省广州市天河区广汕一路15号1-3层

技术名称：东方神参海参饮料亚健康调理技术
评审时间：2015年4月
技术简介：此技术是用海参提取的保健饮品，可滋补强壮，提高免疫力。
申报单位：山东圣洲海洋生物科技股份有限公司
联系地址：山东省威海市工业新区草庙子镇青威路西江苏东路南

技术名称：“糖泰康” 黔南州传统苗医血糖调理脐膏技术
评审时间：2015 年 4 月
技术简介：创新传统苗药工艺，从中药活性物质的萃取到油相、水相、药相的结合，乳化成膏，通过脐部及穴位的吸收，达到调理的作用。
申报单位：长沙一世容颜生物科技有限公司
联系地址：湖南省长沙市开福区中青路 1318 号

技术名称：“香港磁立瘦臻享瘦”苗医血脂异常亚健康脐膏调理技术
评审时间：2015 年 4 月
技术简介：创新传统苗药工艺，从中药活性物质的萃取到油相、水相、药相的结合，乳化成膏，通过脐部及穴位的吸收，达到调理的作用。
申报单位：长沙一世容颜生物科技有限公司
联系地址：湖南省长沙市开福区中青路 1318 号

技术名称：“一世容颜” 苗医妇科脐膏亚健康调理技术
评审时间：2015 年 4 月
技术简介：创新传统苗药工艺，从中药活性物质的萃取到油相、水相、药相的结合，乳化成膏，通过脐部及穴位的吸收，达到调理的作用。
申报单位：长沙一世容颜生物科技有限公司
联系地址：湖南省长沙市开福区中青路 1318 号

技术名称：“一世容颜”苗医养肾膏亚健康调理技术
评审时间：2015 年 4 月
技术简介：创新传统苗药工艺，从中药活性物质的萃取到油相、水相、药相的结合，乳化成膏，通过脐部及穴位的吸收，达到调理的作用。
申报单位：长沙一世容颜生物科技有限公司
联系地址：湖南省长沙市开福区中青路 1318 号

技术名称：远红外舒筋活络热疗技术
评审时间：2015 年 4 月
技术简介：利用远红外热能发热，可根据需要加热调节，腰、肩、胃、腿、脚及全身理疗。
申报单位：北京科华光翌生物科技有限公司
联系地址：北京市朝阳区广渠门外大街 8 号优士阁 B 座 3009

技术名称：盛仙蔓关节疏通热灸亚健康调理技术
评审时间：2015 年 4 月
技术简介：采用名贵中草药配方配合独特的推拿手法，在受术者特定的部位或穴位触摸舒缓按摩并敷药，达到调理亚健康体质的作用。
申报单位：常州富智健康管理咨询有限公司
联系地址：江苏省常州市天宁区关河东路 88 号

技术名称：盛仙蔓肩颈经络热灸亚健康调理技术
评审时间：2015 年 4 月
技术简介：采用名贵中草药配方配合独特的推拿手法，在受术者特定的部位或穴位触摸舒缓按摩并敷药，达到调理亚健康体质的作用。
申报单位：常州富智健康管理咨询有限公司
联系地址：江苏省常州市天宁区关河东路 88 号

技术名称：盛仙蔓强身固本热灸亚健康调理技术
评审时间：2015 年 4 月
技术简介：采用名贵中草药配方配合独特的推拿手法，在受术者特定的部位或穴位触摸舒缓按摩并敷药，达到调理亚健康体质的作用。
申报单位：常州富智健康管理咨询有限公司
联系地址：江苏省常州市天宁区关河东路 88 号

技术名称：盛仙蔓强心润肺热灸亚健康调理技术
评审时间：2015 年 4 月
技术简介：采用名贵中草药配方配合独特的推拿手法，在受术者特定的部位或穴位触摸舒缓按摩并敷药，达到调理亚健康体质的作用。

申报单位：常州富智健康管理咨询有限公司

联系地址：江苏省常州市天宁区关河东路 88 号

技术名称：盛仙蔓疏肝利胆热灸亚健康调理技术

评审时间：2015 年 4 月

技术简介：采用名贵中草药配方配合独特的推拿手法，在受术者特定的部位或穴位触摸舒缓按摩并敷药，达到调理亚健康体质的作用。

申报单位：常州富智健康管理咨询有限公司

联系地址：江苏省常州市天宁区关河东路 88 号

技术名称：盛仙蔓疏经护臀热灸亚健康调理技术

评审时间：2015 年 4 月

技术简介：采用名贵中草药配方配合独特的推拿手法，在受术者特定的部位或穴位触摸舒缓按摩并敷药，达到调理亚健康体质的作用。

申报单位：常州富智健康管理咨询有限公司

联系地址：江苏省常州市天宁区关河东路 88 号

技术名称：盛仙蔓胃肠平和热灸亚健康调理技术

评审时间：2015 年 4 月

技术简介：采用名贵中草药配方配合独特的推拿手法，在受术者特定的部位或穴位触摸舒缓按摩并敷药，达到调理亚健康体质的作用。

申报单位：常州富智健康管理咨询有限公司

联系地址：江苏省常州市天宁区关河东路 88 号

技术名称：盛仙蔓温宫散寒热灸亚健康调理技术

评审时间：2015 年 4 月

技术简介：采用名贵中草药配方配合独特的推拿手法，在受术者特定的部位或穴位触摸舒缓按摩并敷药，达到调理亚健康体质的作用。

申报单位：常州富智健康管理咨询有限公司

联系地址：江苏省常州市天宁区关河东路 88 号

技术名称：易肌雪补气焕颜亚健康调理技术

评审时间：2015 年 4 月

技术简介：通过易肌雪植物精粹物配合手法对面部进行护理的技术。

申报单位：江苏普罗赛生物技术有限公司

联系地址：江苏省常州市武进区常武中 801 号常州科教城天润科技大厦 D 座 9 楼

技术名称：易肌雪清热润肤亚健康调理技术

评审时间：2015 年 4 月

技术简介：通过易肌雪植物精粹物配合手法对面部进行护理的技术。

申报单位：江苏普罗赛生物技术有限公司

联系地址：江苏省常州市武进区常武中 801 号常州科教城天润科技大厦 D 座 9 楼

技术名称：易肌雪祛风凉血美肤亚健康调理技术

评审时间：2015 年 4 月

技术简介：通过易肌雪植物精粹物配合手法对面部进行护理的技术。

申报单位：江苏普罗赛生物技术有限公司

联系地址：江苏省常州市武进区常武中 801 号常州科教城天润科技大厦 D 座 9 楼

技术名称：御视力青少年视力康复亚健康调理技术

评审时间：2015 年 4 月

技术简介：御视力“四维一体明目疗法”利用“体控高能生物磁疗仪”“眼视光直线训练仪”“视野训练仪”“草本明目膏”结合经穴按摩、穴位敷贴、视力训练、营养支持等多种手段，综合而成的一种视力康复调理方法。

申报单位：无锡御视力生物科技有限公司

联系地址：无锡市北塘区民丰路 198 号-2301

技术名称：PULSTAR 肌肉关节振动治疗亚健康调理技术
评审时间：2015 年 4 月
技术简介：用仪器检查后，手持感应振动式脉冲活化器，对关节部位肌肉松解和矫正，调理关节脊柱亚健康。
申报单位：上海迈普瑞生物科技有限公司
联系地址：北京市海淀区花园东街甲 32 号

技术名称：女性健康灸养管理系统肩部保养技术
评审时间：2015 年 4 月
技术简介：以手法为主，配合精油、罐疗，对肩颈进行经络调理的技术。
申报单位：湖北华御生物科技有限公司
联系地址：湖北省襄阳市樊城区紫薇街紫贞景苑 2 号楼 603 号

技术名称：华御八卦灸亚健康调理技术
评审时间：2015 年 4 月
技术简介：以特制的八卦灸器，对人体经络穴位进行组合灸疗的技术。
申报单位：湖北华御生物科技有限公司
联系地址：湖北省襄阳市樊城区紫薇街紫贞景苑 2 号楼 603 号

技术名称：华御掌通气罐亚健康调理技术
评审时间：2015 年 4 月
技术简介：以特制气罐，对人体经络穴位进行组合灸疗的技术。
申报单位：湖北华御生物科技有限公司
联系地址：湖北省襄阳市樊城区紫薇街紫贞景苑 2 号楼 603 号

技术名称：女性灸养管理系统腰部养护技术
评审时间：2015 年 4 月
技术简介：以手法配合精油，综合艾灸，对人体经络穴位进行推拿调理技术。
申报单位：湖北华御生物科技有限公司
联系地址：湖北省襄阳市樊城区紫薇街紫贞景苑 2 号楼 603 号

技术名称：女性灸养管理系统膝部保养技术
评审时间：2015 年 4 月
技术简介：以手法配合精油，综合艾灸，对人体经络穴位进行推拿调理技术。
申报单位：湖北华御生物科技有限公司
联系地址：湖北省襄阳市樊城区紫薇街紫贞景苑 2 号楼 603 号

技术名称：女性灸养管理系统女性生殖养护技术
评审时间：2015 年 4 月
技术简介：以手法配合精油，综合艾灸，对人体经络穴位进行推拿调理技术。
申报单位：湖北华御生物科技有限公司
联系地址：湖北省襄阳市樊城区紫薇街紫贞景苑 2 号楼 603 号

技术名称：女性灸养管理系统乳腺亚健康调理技术
评审时间：2015 年 4 月
技术简介：以手法配合精油，综合艾灸，对人体经络穴位进行推拿调理技术。
申报单位：湖北华御生物科技有限公司
联系地址：湖北省襄阳市樊城区紫薇街紫贞景苑 2 号楼 603 号

技术名称：合灸健脾排浊消脂亚健康调理技术
评审时间：2015 年 4 月
技术简介：综合药浴、熏蒸、艾灸仪器、凉茶对亚健康症状进行综合调理的技术。
申报单位：合灸堂（北京）健康科技有限公司
联系地址：北京市朝阳区幸福一村 55 号

技术名称：合灸清肺排浊亚健康调理技术
评审时间：2015 年 4 月
技术简介：综合药浴、熏蒸、艾灸仪器、凉茶对亚健康症状进行综合调理的技术。
申报单位：合灸堂（北京）健康科技有限公司
联系地址：北京市朝阳区幸福一村 55 号

技术名称：青主合灸祛寒亚健康调理技术
评审时间：2015 年 4 月
技术简介：综合药浴、熏蒸、艾灸仪器、凉茶对亚健康症状进行综合调理的技术。
申报单位：合灸堂（北京）健康科技有限公司
联系地址：北京市朝阳区幸福一村 55 号

技术名称：通体合灸补虚亚健康调理技术
评审时间：2015 年 4 月
技术简介：综合药浴、熏蒸、艾灸仪器、凉茶对亚健康症状进行综合调理的技术。
申报单位：合灸堂（北京）健康科技有限公司
联系地址：北京市朝阳区幸福一村 55 号

技术名称：仲景合灸疏肝亚健康调理技术
评审时间：2015 年 4 月
技术简介：综合药浴、熏蒸、艾灸仪器、凉茶对亚健康症状进行综合调理的技术。
申报单位：合灸堂（北京）健康科技有限公司
联系地址：北京市朝阳区幸福一村 55 号

2015 年度第二批“百项亚健康中医调理技术”

技术名称：手护宝贝儿童功能性便秘综合养护技术
评审时间：2015 年 9 月
技术简介：通过推拿、拔罐、饮食管理等多种手段对儿童便秘进行辨证调理的中医特色技术。
申报单位：广州市手护宝贝健康咨询有限公司
联系地址：广东省广州市天河区

技术名称：扶阳罐蝴蝶袖亚健康调理技术
评审时间：2015 年 9 月
技术简介：用专利特色器械扶阳罐对蝴蝶袖症状进行调理的技术。
申报单位：株洲扶阳医疗器械有限公司
联系地址：湖南省株洲市天元区黄河南路天台金谷工业园 1 栋 4 楼

技术名称：扶阳罐臀部亚健康调理技术
评审时间：2015 年 9 月
技术简介：用专利特色器械扶阳罐对臀部进行调理、塑形的技术。
申报单位：株洲扶阳医疗器械有限公司
联系地址：湖南省株洲市天元区黄河南路天台金谷工业园 1 栋 4 楼

技术名称：腹部太极能量调理技术
评审时间：2015 年 9 月
技术简介：用手法配合产品对腹部进行调理以达到调理脏腑，健脾益肾，疏通气血，镇静止痛的功效。
申报单位：郑州市嘉蓓丽生物科技有限公司
联系地址：河南省郑州市高新开发区冬青街 10 号

技术名称：菲水深睡香水睡眠亚健康调理技术
评审时间：2015 年 9 月
技术简介：用独特萃取技术制作的中药香水，可起到安神，促进深度睡眠，提高睡眠质量的功效。
申报单位：菲水（湖南）生物科技有限公司
联系地址：湖南省长沙市岳麓区麓龙街 199 号

技术名称：熊氏五行草本中药浸浴颈肩腰综合征调理技术
评审时间：2015 年 9 月
技术简介：用独特配方的中药进行浸泡外治的调理技术。
申报单位：熊建林（个人）
联系地址：四川省成都市青白江区白塔巷 26 栋 3-3-25 号

技术名称：熊氏五行草本中药药浴免疫增强亚健康调理技术
评审时间：2015 年 9 月
技术简介：用独特配方的中药进行泡浴调理，以增强免疫力的技术。
申报单位：熊建林（个人）

联系地址：四川省成都市青白江区白塔巷 26 栋 3-3-25 号

技术名称：安康益健卵巢养护亚健康艾灸调理技术

评审时间：2015 年 9 月

技术简介：采用传统的中药油和碳化艾灸的结合，配合远红外线药灸仪，并运用独特的推拿按摩手法，对女性卵巢进行养护的技术。

申报单位：广东广州市科元化妆品厂

联系地址：广东省广州市白云区元下田丛云路 819 号

技术名称：安康益健肩颈养护亚健康艾灸调理技术

评审时间：2015 年 9 月

技术简介：采用传统的中药油和碳化艾灸的结合，配合远红外线药灸仪，并运用独特的推拿按摩手法，对肩颈部位进行保健调理的技术。

申报单位：广东广州市科元化妆品厂

联系地址：广东省广州市白云区元下田丛云路 819 号

技术名称：安康益健艾美圣护肾亚健康艾灸调理技术

评审时间：2015 年 9 月

技术简介：采用传统的中药油和碳化艾灸的结合，配合远红外线药灸仪，并运用独特的推拿按摩手法，对肾功能进行保养的技术。

申报单位：广东广州市科元化妆品厂

联系地址：广东省广州市白云区元下田丛云路 819 号

技术名称：五行香灸亚健康调理技术

评审时间：2015 年 9 月

技术简介：用中药配制的独特艾灸，配以施灸者独特的手法，对各种亚健康进行调理的技术。

申报单位：河北福妙堂医药科技有限公司

联系地址：河北省石家庄市桥西区建设南大街 60 号

技术名称：甘本堂女性益气养心亚健康调理技术

评审时间：2015 年 9 月

技术简介：在中医基础理论的指导下，运用植物（中草药）的纯净精油及膏方来辅助消除或缓减女性心系不适所导致的亚健康症状。

申报单位：富智中和（北京）健康科技有限公司

联系地址：北京市朝阳区幸福一村 55 号

技术名称：甘本堂女性疏肝利胆亚健康调理技术

评审时间：2015 年 9 月

技术简介：在中医基础理论的指导下，运用植物（中草药）的纯净精油及膏方来辅助消除或缓减女性肝胆系统亚健康的技术。

申报单位：富智中和（北京）健康科技有限公司

联系地址：北京市朝阳区幸福一村 55 号

技术名称：甘本堂女性月经不调亚健康调理技术

评审时间：2015 年 9 月

技术简介：在中医基础理论的指导下，运用植物（中草药）的纯净精油及膏方来辅助消除或缓减女性月经不调的技术。

申报单位：富智中和（北京）健康科技有限公司

联系地址：北京市朝阳区幸福一村 55 号

技术名称：甘本堂女性宫寒亚健康调理技术

评审时间：2015 年 9 月

技术简介：在中医基础理论的指导下，运用植物（中草药）的纯净精油及膏方来辅助消除或缓减女性宫寒相关亚健康症状的技术。

申报单位：富智中和（北京）健康科技有限公司

联系地址：北京市朝阳区幸福一村 55 号

技术名称：甘本堂女性乳腺增生亚健康调理技术

评审时间：2015 年 9 月

技术简介：在中医基础理论的指导下，运用植物（中草药）的纯净精油及膏方来辅助消除或缓减女性乳腺增生倾向的技术。
申报单位：富智中和（北京）健康科技有限公司
联系地址：北京市朝阳区幸福一村 55 号

技术名称：甘本堂女性肩颈不适亚健康调理技术
评审时间：2015 年 9 月
技术简介：在中医基础理论的指导下，运用植物（中草药）的纯净精油及膏方来辅助消除或缓减女性肩颈不适的技术。
申报单位：富智中和（北京）健康科技有限公司
联系地址：北京市朝阳区幸福一村 55 号

技术名称：甘本堂女性腰腿疼痛亚健康调理技术
评审时间：2015 年 9 月
技术简介：在中医基础理论的指导下，运用植物（中草药）的纯净精油及膏方来辅助消除或缓减女性腰腿疼的技术。
申报单位：富智中和（北京）健康科技有限公司
联系地址：北京市朝阳区幸福一村 55 号

技术名称：甘本堂女性关节不适亚健康调理技术
评审时间：2015 年 9 月
技术简介：在中医基础理论的指导下，运用植物（中草药）的纯净精油及膏方来辅助消除或缓减女性关节亚健康的技术。
申报单位：富智中和（北京）健康科技有限公司
联系地址：北京市朝阳区幸福一村 55 号

技术名称：甘本堂女性头痛亚健康调理技术
评审时间：2015 年 9 月
技术简介：在中医基础理论的指导下，运用植物（中草药）的纯净精油及膏方来辅助消除或缓减女性头痛的技术。
申报单位：富智中和（北京）健康科技有限公司
联系地址：北京市朝阳区幸福一村 55 号

技术名称：甘本堂女性痛经亚健康调理技术
评审时间：2015 年 9 月
技术简介：在中医基础理论的指导下，运用植物（中草药）的纯净精油及膏方来辅助消除或缓减女性痛经的技术。
申报单位：富智中和（北京）健康科技有限公司
联系地址：北京市朝阳区幸福一村 55 号

2015 年度第三批“百项亚健康中医调理技术”

技术名称：五行透骨亚健康中医调理技术
评审时间：2015 年 11 月
技术简介：用独特的中药将被调理人全身外敷，从而从上到下，由内而外排出体内瘀积湿气和脏腑浊气，达到祛病解痛的功效。
申报单位：库尔勒香梨大道友益德艾堂保健会馆
联系地址：新疆维吾尔自治区库尔勒市库尔勒区香梨大道街路 32-7 号

技术名称：泽正保健堂补肾养生亚健康调理技术
评审时间：2015 年 11 月
技术简介：通过中医综合调理方法，达到行气活血、益气补肾的目的。
申报单位：佛山市顺德区勒流泽正保健堂
联系地址：广东省佛山市顺德勒流黄连萧地大马路 57 号 202

技术名称：阿娜隶失眠亚健康调理技术
评审时间：2015 年 11 月
技术简介：通过手法配合产品调理，达到改善失眠症状的功效。
申报单位：郑州市嘉蓓丽生物科技有限公司
联系地址：河南省郑州市高新开发区冬青街 10 号

技术名称：阿娜隶徒手整形调理技术
评审时间：2015 年 11 月
技术简介：通过手法配合产品调理，达到美化面部皮肤的作用。
申报单位：郑州市嘉蓓丽生物科技有限公司
联系地址：河南省郑州市高新开发区冬青街 10 号

技术名称：阿娜隶肌肤亚健康调理技术
评审时间：2015 年 11 月
技术简介：通过手法配合产品调理，达到改善面部皮肤亚健康的作用。
申报单位：郑州市嘉蓓丽生物科技有限公司
联系地址：河南省郑州市高新开发区冬青街 10 号

技术名称：晓曦红肠胃亚健康调理技术
评审时间：2015 年 11 月
技术简介：通过手法配合产品调理，达到改善胃肠亚健康症状的功效。
申报单位：宜昌市晓曦红果品深加工有限公司
联系地址：湖北省宜昌市夷陵区汉宜街 392 号

技术名称：中药外涂亚健康调理技术
评审时间：2015 年 11 月
技术简介：用独特配制的中药，施以涂抹技术，可引邪外出，对各种亚健康状态进行调理。
申报单位：河北福妙堂医药科技有限公司
联系地址：河北省石家庄市桥西区建设南大街 60 号

技术名称：汉唐吸附式激光治疗仪亚健康调理技术
评审时间：2015 年 11 月
技术简介：用激光治疗仪，通过穴位照射，对各种亚健康状态进行调理。
申报单位：南京翔宇医疗设备有限公司
联系地址：南京市秦淮区石门坎 104 号现代服务大厦 A 座 903 室

技术名称：私密紧致滋养技术
评审时间：2015 年 11 月
技术简介：用瑶族特色草药配制，经加工制成的外用制剂，可调理女性妇科亚健康。
申报单位：南宁吉祥天商贸有限公司
联系地址：广西壮族自治区南宁市青秀区民族大道 166 号

技术名称：私密清洁技术
评审时间：2015 年 11 月
技术简介：用瑶族特色草药配制，经加工制成的外用制剂，可清洁女性妇科。
申报单位：南宁吉祥天商贸有限公司
联系地址：广西壮族自治区南宁市青秀区民族大道 166 号

技术名称：暖宫驱寒技术
评审时间：2015 年 11 月
技术简介：用瑶族特色草药配制，经加工制成的外用制剂，可调理女性子宫相关亚健康症状。
申报单位：南宁吉祥天商贸有限公司
联系地址：广西壮族自治区南宁市青秀区民族大道 166 号

技术名称：调和气血技术
评审时间：2015 年 11 月
技术简介：用瑶族特色草药配制，配合外用手法，可调理女性身体，调补气血。
申报单位：南宁吉祥天商贸有限公司
联系地址：广西壮族自治区南宁市青秀区民族大道 166 号

技术名称：祛寒湿泡浴技术
评审时间：2015 年 11 月
技术简介：用瑶族特色草药配制，经加工制成的外用制剂，可通过浸泡调理寒湿体质亚健康。
申报单位：南宁吉祥天商贸有限公司
联系地址：广西壮族自治区南宁市青秀区民族大道 166 号

技术名称：光讯子启能灯亚健康调理技术
评审时间：2015 年 11 月
技术简介：通过灯照射，使热能辐射，同时辅以负氧离子吸收，共同作用人体，使人体得到全面的调理。

申报单位：上海羟利光电科技有限公司
联系地址：上海市闵行区七莘街 3168 号

技术名称：恩鹏红外医学面部皮肤亚健康调理技术
评审时间：2015 年 11 月
技术简介：通过专利产品恩鹏高丽康远红外能量照射，产生温热效应，促使皮下深层温度上升，扩张微细血管，将瘀血等妨碍新陈代谢的物质清除出体外，配合手法等共同调理，可调理面部皮肤。
申报单位：深圳恩鹏健康产业股份有限公司
联系地址：广东省深圳市龙岗区龙岗街道同乐社区吓坑 2 路 44 号

技术名称：恩鹏红外医学失眠亚健康调理技术
评审时间：2015 年 11 月
技术简介：通过专利产品恩鹏高丽康远红外能量照射设备，产生温热效应，促使皮下深层温度上升，扩张微细血管，将瘀血等妨碍新陈代谢的物质清除出体外，配合手法等共同调理，可调理失眠症状。
申报单位：深圳恩鹏健康产业股份有限公司
联系地址：广东省深圳市龙岗区龙岗街道同乐社区吓坑 2 路 44 号

技术名称：恩鹏红外医学体重异常亚健康调理技术
评审时间：2015 年 11 月
技术简介：通过专利产品恩鹏高丽康远红外能量照射设备，产生温热效应，促使皮下深层温度上升，扩张微细血管，将瘀血等妨碍新陈代谢的物质清除出体外，配合手法等共同调理，可调理体重异常症状。
申报单位：深圳恩鹏健康产业股份有限公司
联系地址：广东省深圳市龙岗区龙岗街道同乐社区吓坑 2 路 44 号

技术名称：恩鹏红外医学便秘调理技术
评审时间：2015 年 11 月
技术简介：通过专利产品恩鹏高丽康远红外能量照射设备，产生温热效应，促使皮下深层温度上升，扩张微细血管，将瘀血等妨碍新陈代谢的物质清除出体外，配合手法等共同调理，可调理便秘亚健康。
申报单位：深圳恩鹏健康产业股份有限公司
联系地址：广东省深圳市龙岗区龙岗街道同乐社区吓坑 2 路 44 号

技术名称：恩鹏红外医学关节不利亚健康调理技术
评审时间：2015 年 11 月
技术简介：通过专利产品恩鹏高丽康远红外能量照射设备，产生温热效应，促使皮下深层温度上升，扩张微细血管，将瘀血等妨碍新陈代谢的物质清除出体外，配合手法等共同调理，可调理关节亚健康。
申报单位：深圳恩鹏健康产业股份有限公司
联系地址：广东省深圳市龙岗区龙岗街道同乐社区吓坑 2 路 44 号

技术名称：恩鹏红外医学乳腺亚健康调理技术
评审时间：2015 年 11 月
技术简介：通过专利产品恩鹏高丽康远红外能量照射设备，产生温热效应，促使皮下深层温度上升，扩张微细血管，将瘀血等妨碍新陈代谢的物质清除出体外，配合手法等共同调理，可调理女性乳腺亚健康。
申报单位：深圳恩鹏健康产业股份有限公司
联系地址：广东省深圳市龙岗区龙岗街道同乐社区吓坑 2 路 44 号

技术名称：恩鹏红外医学女性卵巢亚健康调理技术
评审时间：2015 年 11 月
技术简介：通过专利产品恩鹏高丽康远红外能量照射设备，产生温热效应，促使皮下深层温度上升，扩张微细血管，将瘀血等妨碍新陈代谢的物质清除出体外，配合手法等共同调理，可调理女性卵巢亚健康。

申报单位：深圳恩鹏健康产业股份有限公司
联系地址：广东省深圳市龙岗区龙岗街道同乐社区吓坑 2 路 44 号

技术名称：恩鹏红外医学疼痛亚健康调理技术
评审时间：2015 年 11 月
技术简介：通过专利产品恩鹏高丽康远红外能量照射设备，产生温热效应，促使皮下深层温度上升，扩张微细血管，将瘀血等妨碍新陈代谢的物质清除出体外，配合手法等共同调理，可调理身体疼痛。
申报单位：深圳恩鹏健康产业股份有限公司
联系地址：广东省深圳市龙岗区龙岗街道同乐社区吓坑 2 路 44 号

技术名称：恩鹏红外医学脏腑亚健康调理技术
评审时间：2015 年 11 月
技术简介：通过专利产品恩鹏高丽康远红外能量照射设备，产生温热效应，促使皮下深层温度上升，扩张微细血管，将瘀血等妨碍新陈代谢的物质清除出体外，配合手法等共同调理，可调理脏腑系统。
申报单位：深圳恩鹏健康产业股份有限公司
联系地址：广东省深圳市龙岗区龙岗街道同乐社区吓坑 2 路 44 号

技术名称：恩鹏红外医学体质亚健康调理技术
评审时间：2015 年 11 月
技术简介：通过专利产品恩鹏高丽康远红外能量照射设备，产生温热效应，促使皮下深层温度上升，扩张微细血管，将瘀血等妨碍新陈代谢的物质清除出体外，配合手法等共同调理，可调理偏颇体质。
申报单位：深圳恩鹏健康产业股份有限公司
联系地址：广东省深圳市龙岗区龙岗街道同乐社区吓坑 2 路 44 号

技术名称：恩鹏红外医学儿童体质亚健康调理技术
评审时间：2015 年 11 月
技术简介：通过专利产品恩鹏高丽康远红外能量照射设备，产生温热效应，促使皮下深层温度上升，扩张微细血管，将瘀血等妨碍新陈代谢的物质清除出体外，配合手法等共同调理，可调理儿童体质。
申报单位：深圳恩鹏健康产业股份有限公司
联系地址：广东省深圳市龙岗区龙岗街道同乐社区吓坑 2 路 44 号

2016 年度首批“百项亚健康中医调理技术”

技术名称：本清皮肤亚健康调理技术
评审时间：2016 年 5 月
技术简介：采用现代先进的生物合成技术，使用生物技术萃取的天然可食用植物成份如酶解姜素、大蒜提取物等，以护肤型 CMC 为载体，迅速在涂抹表皮形成渗透性保护膜，利用高效透皮因子使其有效成份迅速渗透到皮肤深部。起到清洁皮肤垃圾，改善局部循环，促进新陈代谢的作用，适用于皮肤晦暗、死皮、表面粗糙等症状。
申报单位：湖北甲天下生物科技有限公司
联系地址：湖北省武汉市东西湖区 五环大道街(路) 23 号（6）

技术名称：宫福源女性亚健康调理技术
评审时间：2016 年 5 月
技术简介：利用生物识别共性，采用食用酵母菌为识别主体，将易感微生物的基因片断，接种于酵母识别主体，反复诱导刺激，使其具有识别靶细胞的特异功能。经生物发酵，萃取生物活性物质，由羧甲基纤维素钠将生物活性物质带到调理部位，生物活性物质迅速准确地寻找到其靶向生物体，将其吸附带出体外。
申报单位：湖北甲天下生物科技有限公司
联系地址：湖北省武汉市东西湖区五环大道街(路) 23 号（6）

技术名称：脊疗亚健康调理技术
评审时间：2016 年 5 月
技术简介：应用高新生物“酶化转换”技术以及“过氧化物稳定”技术，将壳寡糖（生姜、大蒜提炼物）经特殊的生物酶技术降解得到的一种聚合度在 2～20 之间的寡糖产品，在清洁椎体周边皮肤的同时，通过“热导”和“推导”将其有效活性因子渗透至椎体使其吸收，从而达到修复破损的神经细胞和骨性细胞，改善亚健康状态、舒缓和修复“椎体”疲劳组织的效果。
申报单位：湖北甲天下生物科技有限公司
联系地址：湖北省武汉市东西湖区五环大道街(路)23 号（6）

技术名称：赵红军拔灸一体罐亚健康调理技术
评审时间：2016 年 5 月
技术简介：集砭石疗法，拔罐疗法，艾灸疗法，温蕴疗法，红外线疗法等为一体，通过穴位来调理相应脏器的功能，温通瘀滞，拔除瘀邪，达到人体的阴阳平衡状态，激发人体的自愈能力，有效调理亚健康。适用于产后亚健康、空调综合征、体重异常亚健康、抑郁型亚健康等。
申报单位：赵红军（个人）
联系地址：河北省涿州市范阳中路亨通北街新府百合 1 门 1503 号

技术名称：经络调理亚健康技术
评审时间：2016 年 5 月
技术简介：根据中医经络理论，按照中医经络和腧穴的功效主治，采取灸、推拿、按摩、导引等方式，达到梳理经络、调和阴阳而最终实现预防调理健康，使机体恢复阴平阳密的和谐状态。
申报单位：无锡华夏本草生物科技有限公司
联系地址：江苏省无锡市北塘区春申街（路）70 号

技术名称：中药外敷男性亚健康调理技术
评审时间：2016 年 5 月
技术简介：采用外敷中药，通过皮肤吸收药物的有效成份，局部用药，直接针对病理部位发生作用，适用于各类前列腺问题引发的男性亚健康的急、慢性不适。
申报单位：长春市久三中医外治研究所、朝阳区刘海宏中医骨伤诊所（联合）
联系地址：吉林省长春市朝阳区宽平大街(路)20 号

技术名称：宗筋-脏腑体表反射区疗法亚健康调理技术
评审时间：2016 年 5 月
技术简介：运用中医传统外治手法，对人体宗筋部位及体表脏腑反射区进行手法调理达到人体阴阳平衡，调理亚健康的目的。
申报单位：北京承道易医药研究院
联系地址：北京市昌平科技园区振兴路 28 号 2 号楼 227 室

技术名称：中和康贝博士猫儿童贴敷调理技术
评审时间：2016 年 5 月
技术简介：利用超临界萃取二十余味中草药的有效成份，添加植物透皮剂，使有效成份经由肚脐和足底吸收。主要功效为清洁肌肤污垢，提高免疫力，少儿苷症预防。
申报单位：四季康贝（北京）健康科技有限公司
联系地址：北京市朝阳区幸福一村 55 号

技术名称：中和康贝黄猫儿童贴敷调理技术
评审时间：2016 年 5 月
技术简介：利用超临界萃取二十余味中草药的有效成份，添加植物透皮剂，使有效成份经由肚脐和足底吸收。主要功效为清洁肌肤污垢，提高免疫力，缓解儿童感冒高热。
申报单位：四季康贝（北京）健康科技有限公司
联系地址：北京市朝阳区幸福一村 55 号

技术名称：中和康贝黄猫儿童健康草本精华露浴调理技术
评审时间：2016年5月
技术简介：运用推拿手法，通过药露作介质，滋养肌肤，调整阴阳、促进气血运行、改善脏腑功能，增强机体抗病能力。
申报单位：四季康贝（北京）健康科技有限公司
联系地址：北京市朝阳区幸福一村 55 号

技术名称：中和康贝金猫儿童贴敷调理技术
评审时间：2016年5月
技术简介：利用超临界萃取二十余味中草药的有效成份，添加植物透皮剂，使有效成份经由肚脐和足底吸收。主要功效为清洁肌肤污垢，提高免疫力，少儿时行感冒、百日咳的预防。
申报单位：四季康贝（北京）健康科技有限公司
联系地址：北京市朝阳区幸福一村 55 号

技术名称：尚道国际清蕴启脉疗法亚健康调理技术
评审时间：2016年5月
技术简介：结合传统医学的启脉疗法及敷贴疗法，运用独特的手法作用在人体特定的穴位、经络上，做穴位的调拨、点按、使气血打开，通过疏通经络中瘀滞的气血，协调虚实，调整脏腑的功能平衡，从而达到改善人体亚健康的目的。
申报单位：郑州尚妆化妆品有限公司
联系地址：河南省郑州市管城区郑汴街(路)南熊耳河东16幢1单元29层B 号

技术名称：敖氏十四基本舌型调理技术
评审时间：2016年5月
技术简介：依据裂纹舌、胖大舌、齿痕舌等十四种基本舌型，利用传统中医外治疗法中的一泡、二敷、三推、四灸、五贴、六内调的方法，通过外援激活人体经络和腧穴功能，来平衡人体脏腑功能。
申报单位：广州敖氏正元通营养健康咨询有限公司
联系地址：广东省广州市海珠区

技术名称：轻苗康美（康美希）营养代餐亚健康调理技术
评审时间：2016年5月
技术简介：通过食用富含高蛋白、高纤维以及多种人体所需营养元素营养粉，来控制糖分、脂肪、高热量食物的摄入，控制血糖震荡，平衡胰岛素的分泌，修复胰腺功能。促进内脏脂肪燃烧分解成热量作为能量来源，健康瘦身，有效减脂。
申报单位：广州纵贤国际贸易有限公司
联系地址：广东省广州市白云区云城南二路175号万达广场C区2栋603室

2016年度第二批“百项亚健康中医调理技术”

技术名称：光子温阳汗法祛寒调养风寒感冒技术
评审时间：2016年9月
技术简介：通过辨证论治，在少儿体表特定的部位或穴位运用独特的推拿手法，达到疏风解表、升阳祛寒、培补元气、益气健脾的作用。配合酵素补充，提升少儿抵抗力。
申报单位：山西康童堂健康管理咨询有限公司
联系地址：山西省太原市迎泽区大铁匠巷28号

技术名称：脐疗•光子腰带调养少儿泄泻技术
评审时间：2016年9月
技术简介：通过辨证论治，在体表特定的部位或穴位运用独特的推拿手法，以达到运脾、化湿、止泻的作用。配合专用少儿酵素，调整肠道菌群，恢复肠道功能；加之温阳固本，远红外修复，快速恢复健康体魄。针对肠道部位脐疗贴敷，快速缓解症状。
申报单位：山西康童堂健康管理咨询有限公司
联系地址：山西省太原市迎泽区大铁匠巷28号

技术名称：温脾调肝少儿呕吐调养技术
评审时间：2016年9月
技术简介：通过辨证论治，在少儿体表特定的部位或穴位运用独特的推拿手法，以达到健脾和胃、降逆止呕的作用。配合口服酵素，健脾益气，改善消化系统功能。
申报单位：山西康童堂健康管理咨询有限公司
联系地址：山西省太原市迎泽区大铁匠巷28号

技术名称：脐疗少儿便秘调养技术
评审时间：2016年9月
技术简介：通过辨证论治，在少儿体表特定的部位或穴位运用独特的推拿手法，以达到清利肠道、通便导滞的作用。结合酵素和脐疗贴敷，增加肠道蠕动功能，调整肠道菌群，提升大肠传导功能；补益气血，润燥通便。
申报单位：山西康童堂健康管理咨询有限公司
联系地址：山西省太原市迎泽区大铁匠巷28号

技术名称：360调养少儿咳嗽技术
评审时间：2016年9月
技术简介：通过辨证论治，在少儿体表特定的部位或穴位运用独特的推拿手法，以达宣降肺气，理气止咳的作用。并配合口服酵素，古法贴敷等使作用持久。
申报单位：山西康童堂健康管理咨询有限公司
联系地址：山西省太原市迎泽区大铁匠巷28号

技术名称：耳穴贴敷少儿假性近视（弱视）推拿调养技术
评审时间：2016年9月
技术简介：通过辨证论治，运用独特的推拿手法及耳穴贴敷等，在少儿体表、耳朵特定的部位或穴位刺激，以达到补养气血，通经明目的作用。
申报单位：山西康童堂健康管理咨询有限公司
联系地址：山西省太原市迎泽区大铁匠巷28号

技术名称：养泰软筋调骨亚健康调理技术
评审时间：2016年9月
技术简介：每款产品由38种名贵中药成份的药油药酒按一定比例混合而成，皮肤给药，运用独特按摩、刮痧、泻血手法，在人体体表特定的部位或经络刮痧做功，通过疏通经络，排出毒素，软化筋结，补充能量，由恢复韧性的筋肉自动将骨骼复位，平衡阴阳，从而达到骨正筋柔，筋柔骨还，气血通畅的目的。
申报单位：广州市安煊美容化妆品有限公司
联系地址：广东省广州市越秀区环市东路450号

技术名称：一吃黑营养粉调理技术
评审时间：2016年9月
技术简介：通过食用黑芝麻等食材制成的营养粉，全面提升人体肾脏的机能，达到头发由白变黑，滋阴补肾，健脾暖肝，延长细胞寿命，提高机体免疫力，提高工作能力及运动能力，振奋精神，充沛体力，促进疲劳恢复。
申报单位：北京德世久生物科技有限公司
联系地址：北京市丰台区外环西路26号

技术名称：百益健光量子能量亚健康调理技术
评审时间：2016年9月
技术简介：以火山岩提炼物作为技术原材料，混合后采用喷涂方式附着在墙面，通过有效改善人体微循环，抑制人体的过氧化反应，抑制脂质过氧化，有效减缓血管的氧化过程，预防血管硬化与脆化。达到对心血管疾病的保健调养作用。
申报单位：百益健（北京）生物科技有限公司
联系地址：北京市朝阳区高碑店街东(路)C-6-8号

技术名称：女性健康蜂疗颈肩疏通保养技术
评审时间：2016年9月
技术简介：以颈肩疏通蜂疗法为主结合药物外治为辅，在肩部要穴进行调理，温经通络，加速气血循环，配合以肩部保养手法和独有的养护药油，靶向型透皮给药，祛风除湿，活血化瘀，改善颈肩背僵直、痛连颈肩、颈部及大椎触之寒凉、手臂麻木、肢端发凉、手臂运动障碍有受寒史等肩颈问题。

申报单位：四川浩翔美业化妆品有限公司

联系地址：四川省成都市青羊区鼓楼南街(路)世界贸易中心A座1006号

技术名称：女性健康蜂疗关节养护保养技术

评审时间：2016年9月

技术简介：以关节养护手法与蜂疗法相结合，以药物外治为辅，在关节部进行调理，温经散寒，加速关节处气血循环，配合以关节保养手法和独有的养护药油，靶向型透皮给药，祛除寒湿，温经通络，改善关节寒凉、疼痛、关节炎等关节问题。

申报单位：四川浩翔美业化妆品有限公司

联系地址：四川省成都市青羊区鼓楼南街(路)世界贸易中心A座1006号

技术名称：女性健康蜂疗健脾和胃保养技术

评审时间：2016年9月

技术简介：以脾胃保养手法与蜂疗法相结合，以药物外治为辅，在脾胃部进行调理，温经散寒，疏通经络，配合以脾胃保养手法和独有的养护药油，靶向型透皮给药，调和气血，改善胃胀、胃痛、消化不良、四肢乏力等亚健康问题。

申报单位：四川浩翔美业化妆品有限公司

联系地址：四川省成都市青羊区鼓楼南街(路)世界贸易中心A座1006号

技术名称：女性健康蜂疗养脊通络保养技术

评审时间：2016年9月

技术简介：以脊椎保养手法与蜂疗法相结合，以药物外治为辅，在脊椎要穴进行调理，温经通络，加速气血循环，配合以脊椎保养手法和独有的养护药油，靶向型透皮给药，祛风除湿，畅通气血，改善因脊椎受损引起的腰背疼痛、肩背僵直、肩颈劳损、背部高低不平、疲劳乏力、头晕失眠、怕冷等问题。

申报单位：四川浩翔美业化妆品有限公司

联系地址：四川省成都市青羊区鼓楼南街(路)世界贸易中心A座1006号

技术名称：女性健康蜂疗乳腺散结保养技术

评审时间：2016年9月

技术简介：以肩部保养手法与蜂疗法相结合，以药物外治为辅，在乳房要穴进行调理，舒筋活络，畅通气血，配合以乳房保养手法和独有的养护药油，靶向型透皮给药，活血化瘀，消炎散结，适应于肝气郁结、经络瘀阻引起的经期乳房胀痛、乳头发痒、乳晕发暗、乳突、副乳等症状。

申报单位：四川浩翔美业化妆品有限公司

联系地址：四川省成都市青羊区鼓楼南街(路)世界贸易中心A座1006号

技术名称：女性健康蜂疗疏肝利胆保养技术

评审时间：2016年9月

技术简介：以肝胆保养手法与蜂疗法相结合，以药物外治为辅，在肝胆要穴及经络进行调理，舒筋活络，加速气血循环，配合以肝胆保养手法和独有的养护药油，靶向型透皮给药，疏通经络，活血化瘀，适应于肝气郁结、经络瘀阻引起的肝区疼痛、心情烦躁、乳腺胀痛、头痛失眠、月经不调、眼角分泌物多、眼模糊、口苦等症状。

申报单位：四川浩翔美业化妆品有限公司

联系地址：四川省成都市青羊区鼓楼南街(路)世界贸易中心A座1006号

2017年度首批“百项亚健康中医调理技术”

技术名称：全元康杂粮果纤维日常营养亚健康调理技术

评审时间：2017年5月

技术简介：本技术由多种人体必需微量元素、维生素、蔬果膳食纤维、五谷杂粮素等营养物质提炼而成，具有提高人体免疫力，调节血脂异常和血糖异常，调理肠道内环境等作用。

申报单位：上海雄基生物技术股份有限公司

联系地址：上海市浦东新区锦绣路3891号

技术名称：全元康阿胶玉竹百合日常营养亚健康调理技术

评审时间：2017年5月

技术简介：本技术由阿胶粉、红枣粉、桂圆粉、枸杞粉等营养物质提炼而成，能够滋补失血、贫血人群，具有提高人体免疫力，控制和减轻呼吸道异常等作用。

申报单位：上海雄基生物技术股份有限公司

联系地址：上海市浦东新区锦绣路3891号

技术名称：全元康荞麦花菌菇多糖疾病预防亚健康调理技术

评审时间：2017年5月

技术简介：本技术由荞麦花粉、姬松茸多糖等营养物质提炼而成，具有提高人体免疫力，调解血压异常、血脂异常、血糖异常等作用。

申报单位：上海雄基生物技术股份有限公司

联系地址：上海市浦东新区锦绣路3891号

技术名称：携带型充电式高浓度氢气与氢水两用生成器亚健康调理技术

评审时间：2017年5月

技术简介：本技术是集氢气和氢水为一体的亚健康调理技术。氢气与氢水能活化机体细胞尤其是免疫细胞、平衡内分泌、增强和改善人体免疫系统，具有抗疲劳，失眠，便秘等作用。

申报单位：株式会社东辉

联系地址：日本国东京都练马区高松3-7-9

技术名称：洗浴用高浓度氢分子生成器亚健康调理技术

评审时间：2017年5月

技术简介：本技术是集氢气和氢水为一体的携带型洗浴养生亚健康调理技术。氢气与氢水无毒无副作用，能给机体提供充分的氢原子，从而中和与清除体内的有害自由基，提高机体的抗氧化功能与免疫力。具有抗疲劳，失眠，颈肩酸痛或腰酸背痛等作用。

申报单位：株式会社东辉

联系地址：日本国东京都练马区高松3-7-9

技术名称：经络散结理疗仪亚健康调理技术

评审时间：2017年5月

技术简介：本技术是由温灸、磁疗、拔罐、刮痧、按摩、拿捏、推拿等多功能组合而成。具有调节腰腿酸痛、肌肉松弛、头部疼痛、失眠等作用。

申报单位：柳州市丽森美容化妆品有限责任公司

联系地址：广西壮族自治区柳州市城中区柳新街头66号

技术名称：一点圣手手法外调调理颈椎病症状标准五步法亚健康调理技术

评审时间：2017年5月

技术简介：本技术通过疏通颈椎部相关穴位及经络、改善颈椎部疼痛情况。具有缓解颈椎部不适症状的作用。

申报单位：一点圣手网络科技有限公司

联系地址：北京市朝阳区幸福一村55号

技术名称：一点圣手手法外调调理“肩周炎/肩膀疼”症状标准五步法亚健康调理技术

评审时间：2017年5月

技术简介：本技术通过疏通肩周部相关穴位及经络改善肩周部疼痛情况。具有缓解肩周部疼痛的作用。
申报单位：一点圣手网络科技有限公司
联系地址：北京市朝阳区幸福一村 55 号

技术名称：益筋经通脊疗法亚健康调理技术
评审时间：2017 年 5 月
技术简介：本技术通过“痛则不通，通则不痛”的原理，通过简单、安全、快速、有效的牵引、杠杆、旋转等手法进而达到调理各种亚健康的目的。具有强筋壮骨，疏通经络等作用。
申报单位：北京承道易医药研究院
联系地址：福建省厦门市思明区北门外街 5 号 3 楼后座

技术名称：宏杨贴消痛保健亚健康调理技术
评审时间：2017 年 5 月
技术简介：本技术遵循中医辨证论治及中药的功效、主治与归经的原则，由多味药物组合而成。具有调气血、通经络、散寒湿，消肿痛等作用。
申报单位：杭州弘农堂生物科技有限公司
联系地址：浙江省(自治区) 杭州市 滨江区(县)

技术名称：文玩核桃点刺法防治便秘亚健康调理技术
评审时间：2017 年 5 月
技术简介：本技术融合毫针、按摩、刮痧等中医传统疗法于一体，携带方便、不受时间及环境限制。运用核桃按摩一些特效穴位，并配合适当的手法，具有疏通经络、运行气血、防治便秘等作用。
申报单位：富智中和（北京）健康科技有限公司
联系地址：北京市朝阳区幸福一村 55 号

技术名称：文玩核桃点刺法防治抑郁亚健康调理技术
评审时间：2017 年 5 月
技术简介：本技术融合毫针、按摩、刮痧等中医传统疗法于一体，携带方便、不受时间及环境限制。运用核桃按摩一些特效穴位，并配合适当的手法，具有疏通经络、运行气血、防治抑郁等作用。
申报单位：富智中和（北京）健康科技有限公司
联系地址：北京市朝阳区幸福一村 55 号

技术名称：文玩核桃点刺法防治失眠亚健康调理技术
评审时间：2017 年 5 月
技术简介：本技术融合毫针、按摩、刮痧等中医传统疗法于一体，携带方便、不受时间及环境限制。运用核桃按摩一些特效穴位，并配合适当的手法，具有疏通经络、运行气血、防治失眠等作用。
申报单位：富智中和（北京）健康科技有限公司
联系地址：北京市朝阳区幸福一村 55 号

技术名称：文玩核桃点刺法防治脾胃失调亚健康调理技术
评审时间：2017 年 5 月
技术简介：本技术融合毫针、按摩、刮痧等中医传统疗法于一体，携带方便、不受时间及环境限制。运用核桃按摩一些特效穴位，并配合适当的手法，具有疏通经络、运行气血、防治脾胃失调等作用。
申报单位：富智中和（北京）健康科技有限公司
联系地址：北京市朝阳区幸福一村 55 号

技术名称：中和康贝儿童体质调理能量包亚健康调理技术
评审时间：2017 年 5 月
技术简介：本技术依据微量元素与中医辨证施治的微观理论，结合脾虚症状的实际需要，在调理脾虚整体气血补益配方上增加了铁、锌微量元素，维生素 D3 和叶酸而成。具有调理儿童脾胃功能，增强机体免疫力等作用。

申报单位：四季康贝（北京）健康科技有限公司

联系地址：北京市朝阳区幸福一村 55 号

技术名称：负离子康健仪亚健康调理技术

评审时间：2017 年 5 月

技术简介：本技术对人体及所有生物都具有良好的生物学效应。净化空气、消除污染、养生保健、防治亚健康状况。具有增强机体免疫力，帮助人体恢复到天然平衡状态，养生保健等作用。

申报单位：沈阳市华研电子有限公司

联系地址：辽宁省沈阳市和平区文体西路 21 号

技术名称：源圣康艾养亚健康调理技术

评审时间：2017 年 5 月

技术简介：本技术选用精细加工的上等金艾、除湿豆和数味名贵中草药研制而成，具有调理气血、通经活络、祛除寒湿、改善睡眠、增强机体免疫力等功效。

申报单位：源圣康（北京）健康管理有限公司

联系地址：山西省(自治区) 太原市杏花岭区(县) 北大街 街(路) 10 号

2017 年度第二批“百项亚健康中医调理技术”

技术名称：女性健康蜂疗管理系统强肾固精保养亚健康调理技术

评审时间：2017 年 12 月

技术简介：本技术依托中医学的经络穴位原理，以肾部保养手法与蜂疗法相结合，以药物外治为辅助，具有温经通络、升阳排寒、强筋壮骨，改善睡眠，改善寒凉影响、久坐瘀堵引起的腰膝酸软、手脚发凉，增强肾藏精功能，预防肾功能衰退等作用。

申报单位：四川浩翔美业化妆品有限公司

联系地址：四川省成都市青羊区(县)鼓楼南街(路) 世界贸易中心 A 座 1006 号

技术名称：女性健康管理系统御养筋骨舒保养亚健康调理技术

评审时间：2017 年 12 月

技术简介：本技术依托中医学的经络、骨骼、红外能量照射的原理，以热疗、药疗、理疗、磁疗相结合，以药物外治为辅助，促进筋骨温度上升，具有温经通络、排寒排瘀等作用。

申报单位：四川浩翔美业化妆品有限公司

联系地址：四川省成都市青羊区(县)鼓楼南街(路) 世界贸易中心 A 座 1006 号

技术名称：升阳固元功亚健康调理技术

评审时间：2017 年 12 月

技术简介：本技术应用了传统中医的辨证理论，结合脏腑的功能，用阴阳和合的对立统一规律，运用中医诊治八法中“汗、吐、下”的排毒原理，激发人体的免疫系统功能，具有防治颈椎部、肩周部、腰椎部不适、缓解便秘、调节神经衰弱、改善失眠等作用。

申报单位：喜济健康科技（广州）有限责任公司

联系地址：广东省广州市荔湾区花地大道南 66 号 1201 房

技术名称：畲医血糖异常亚健康中医调理技术

评审时间：2017 年 12 月

技术简介：本技术运用独特的畲医调理技巧，在人体表面特定的部位或穴位膏药敷贴，配合畲药足浴，使其产生一定的皮肤吸收效果，具有通经活络、平衡阴阳、恢复代谢等作用。

申报单位：乐通宝（福建）健康管理有限公司

联系地址：福建省福州市鼓楼区温泉街树汤路(路)66 号

技术名称：畲医疼痛亚健康中医调理技术

评审时间：2017 年 12 月

技术简介：本技术运用独特的畲医调理技巧，在人体表面特定的部位或穴位进行药功锤拍打、循经推筋、局部减压，使其产生一定的信息传导，通过信息传递，具有通经活络、泄浊祛瘀、调和阴阳等作用。

申报单位：乐通宝（福建）健康管理有限公司

联系地址：福建省福州市鼓楼区温泉街树汤路（路）66 号

技术名称：破壁灵芝孢子粉改善睡眠亚健康调理技术

评审时间：2017 年 12 月

技术简介：本技术在整体上双向调节人体机能平衡，调动机体内部活力，调节人体新陈代谢机能，提高自身免疫能力，促使内脏或器官机能正常化，具有扶正固本，增强免疫功能，提高机体抵抗力等作用。

申报单位：北京林海源科技有限公司

联系地址：北京市朝阳区黑庄户乡苏家屯商贸街 1 号

技术名称：升阳气血亚健康调理技术

评审时间：2017 年 12 月

技术简介：本技术采用微晶磁振技术，促使全身血液循环，刺激神经纤维细胞，激活细胞活性，提高免疫力，从而促进人体机能产生综合作用的康复能力。具有祛湿、除寒、化瘀及排毒等作用。

申报单位：江门市富美康保健仪器科技有限公司

联系地址：广东省江门市江海区金星路 197 号

技术名称：五行金赞酵素身体机能调节亚健康调理技术

评审时间：2017 年 12 月

技术简介：本技术是以中医五行为基础，以科学的方法配合高科技技术提取大自然的植物、谷物、水果等经过生物进化自然发酵而成，具有改善便秘、改善失眠、增强机体免疫力等作用。

申报单位：广州欧若拉生物科技有限公司

联系地址：广东省（自治区）广州市天河区（县）华穗路街（路）263 号

技术名称：易灵草灸亚健康调理技术

评审时间：2017 年 12 月

技术简介：本技术依照各大中医名家“外治为主，内治为辅”的理论基础，尊崇“治骨先治肌”理念，打通经络，使有效成份迅通过透皮吸收，改善局部的组织微循环，促进周边组织的机体免疫调节功能，具有通经活络，疏通瘀阻等作用。

申报单位：中博仟亿健康科技发展有限公司

联系地址：北京市门头沟区（县）永安路街（路）20 号

技术名称：眼周穴位贴亚健康调理技术

评审时间：2017 年 12 月

技术简介：本技术直接贴敷在眼睛周围的攒竹穴、太阳穴和四白穴上，通过皮肤渗透、穴位给药、经络传导到眼部及眼周边组织，从而加速眼部的血液循环，调节交感神经和副交憾神经的平衡，改善眼肌痉挛，促进新陈代谢。具有改善眼部干涩、眼胀痛、视力模糊，眼部细胞修复与再生等作用。

申报单位：中慈爱尔（北京）眼保健医学研究院

联系地址：北京市丰台区南苑西路 76 号

技术名称：纵贤光子养身能量床亚健康调理技术

评审时间：2017 年 12 月

技术简介：本技术运用国际公认的光波热能疗法，遵循中西医预防医学原理：三分病七分养、阳气足，温度决定新陈代谢，利用光波热能高温解毒、排毒、排堵，具有增强人体自愈能力，增强免疫和代谢等作用。

申报单位：广州纵贤国际贸易有限公司

联系地址：广东省广州市天河区金穗街3号1603房

技术名称：纵贤光子养身能量腰带亚健康调理技术

评审时间：2017年12月

技术简介：本技术运用国际公认的光波热能疗法，遵循中西医预防医学原理：三分病七分养、阳气足，具有改善腹部寒凉、腰酸腰凉、胀气、消化不良、腹部肥胖、肩颈酸胀、乳房胀痛、腿部循环差等作用。

申报单位：广州纵贤国际贸易有限公司

联系地址：广东省广州市天河区金穗街3号1603房

技术名称：中和脊柱平衡亚健康调理技术

评审时间：2017年12月

技术简介：本技术是针对人体脊柱而设计具有有氧被动运动、悬垂自重牵引、脊柱蛇形摆动、远红外线热疗为四大功能，具有消炎、镇痛、活血化瘀、活化细胞、提高人体的免疫力，改善微循环，缓解脊柱引起的疼痛等作用。

申报单位：华因康和（北京）基因应用科技有限责任公司

联系地址：北京市朝阳区街幸福一村 55 号

技术名称：百德福活性短肽亚健康调理技术

评审时间：2017年12月

技术简介：本技术用高科技技术精制而成，在人体代谢方面有着更重要的生物活性。经酶解制得的海参肽，比普通海参制品有更高的生物效价、有更重要的生理功能。具有抗疲劳、增强体力；改善睡眠，提高生活质量；抗氧化，增强免疫力、减轻症状等作用。

申报单位：百德福生物科技有限公司

联系地址：河北省唐山市乐亭县工业聚集区

亚健康艾灸调理规范技术推广百强单位一栏表

（按省份拼音字母排序）

北京市

世纪新美美容美发设计有限公司

单位简介：世纪新美美容美发设计有限公司成立于1988年，是一家以美容，亚健康调理为主，2017年五月引进柔嘉本韵艾灸，大部分顾客都用艾灸调理身体并感受到中医文化的博大精深！接下来再接再厉，大力宣传艾灸文化，让更多的人通过艾灸获得健康。

单位展示：

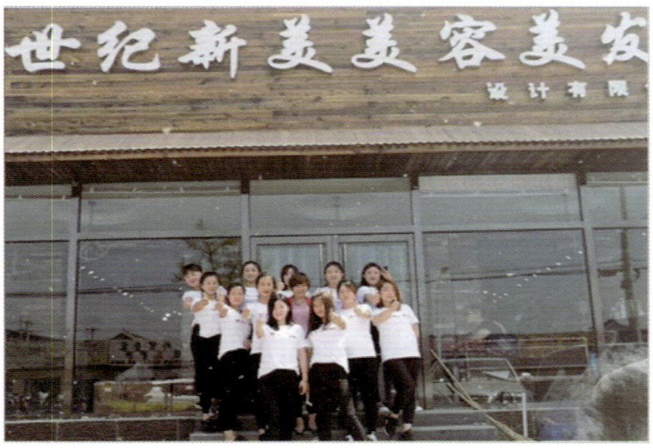

单位地址：北京市顺义区杨镇一街双阳底商

福建省

兰草美容店

单位简介：台江区兰草美容店,于 2012 年与柔嘉艾灸项目合作,2016 年评为“亚健康艾灸调理规范技术推广示范单位”。主要服务对象为亚健康人群，调理亚健康人群的亚健康症状。

单位展示：

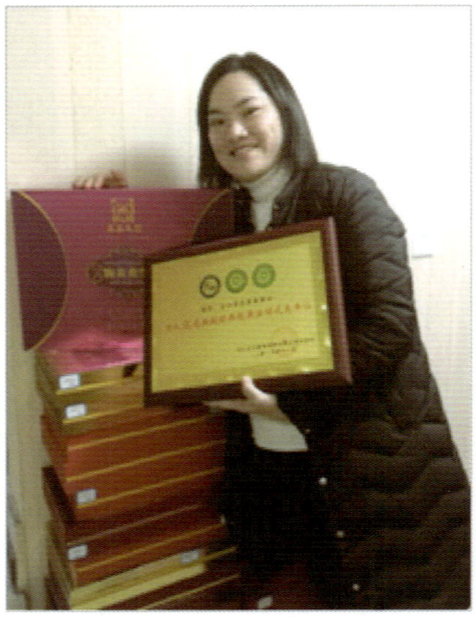

单位地址：福建省福州市台江区海润滨江 45 号楼07

碧艾尚美容养生会所

单位简介：福建南平碧艾尚美容养生会所创办于2013年，地处延平区鼓楼街延林酒店3楼，占地500多平方，拥有近千名会员，以传播健康的中医养生为理念，主做“柔嘉艾灸”是一家专业女子美容养生基地，近几年来在一批美丽的天使的共同努力下，碧艾尚美容养生会所打造成南平地区美容界的一面旗帜，被外界称为“放心美容院”诚信消费者放心美容养生会所等众多美誉。同时本着服务好每个会员的身体健康为己任，树立一种优雅、健康、积极向上的生活方式，带给你生活好的品质和品味……

单位展示：

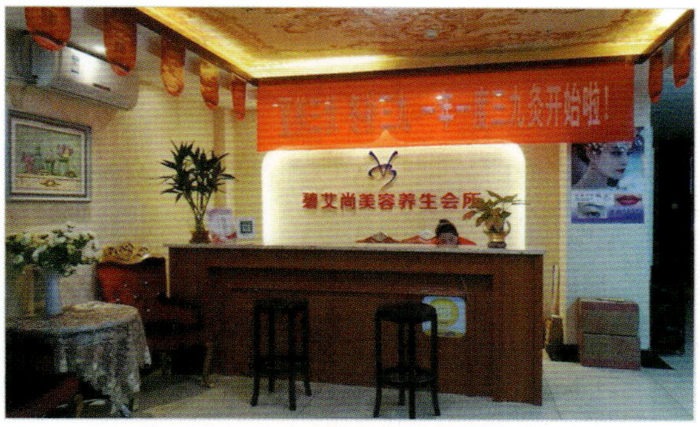

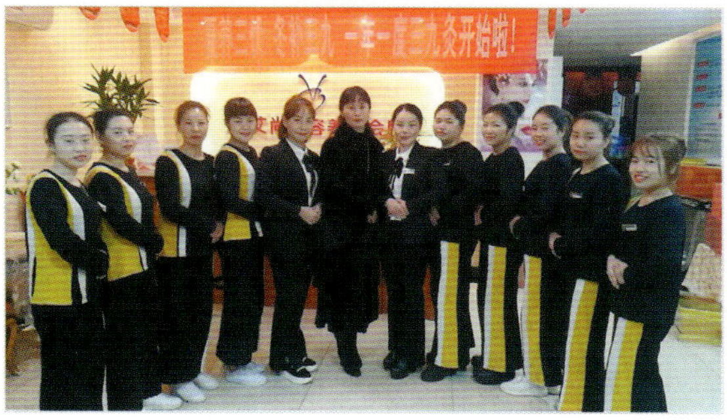

单位地址：福建省南平市鼓楼街延林酒店三楼

兰贵人养生会所

单位简介：兰贵人美容养生会所成立于 1993 年。本着让女人找到自信美丽和健康为目标，用诚信创造辉煌，二十五年，优秀的人才，正确的岗位，坚定的意识，建设和谐幸福快乐的美容养生新领域。现拥有专业医学美容养生品牌，优雅舒适服务会所，以人为本，以客为尊，以真诚建立顾客信心，诚信创新，共享科技美容，不断追求上进，完美服务品质。以善养德，用心做事，坚持到底不放弃，为天下女人制造美丽生产快乐。

单位展示：

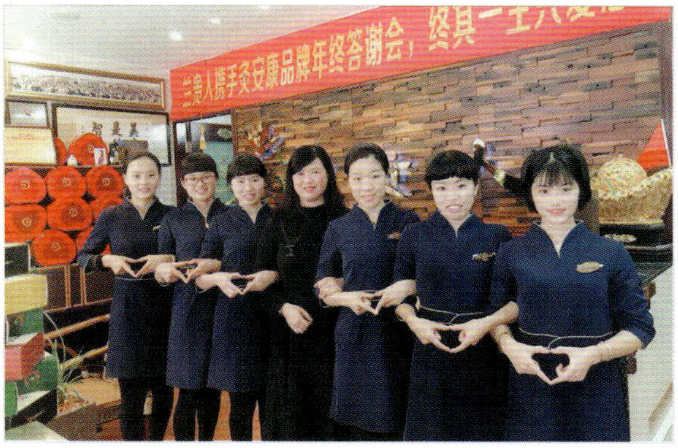

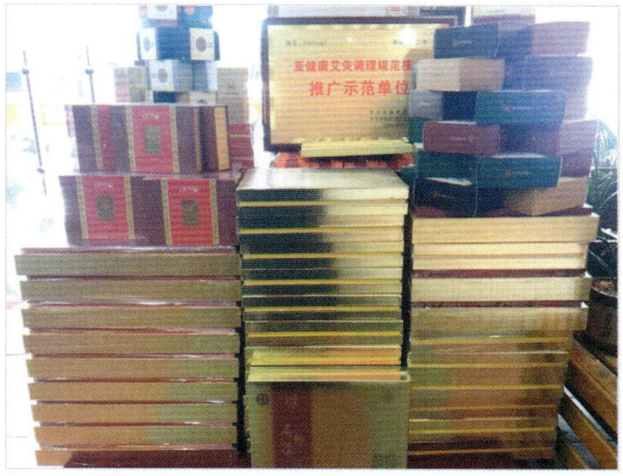

单位地址：惠安东岭镇东岭街小商品街中段兰贵人美容会所

海沧贵族韩蒸

单位简介：海沧贵族韩蒸成立于 2007 年，位于福建省厦门市海沧区海林路天成花园和天心岛小区。公司秉承“外在美、内在美、精神美三方面美容”的经营理念，以及传播“健康美”的知识服务于女性朋友。为中国女性健康美丽而努力奋斗。我们坚信秉承“一切为顾客着想，顾客的利益第一”的经营宗旨，坚持“诚信”的企业文化，打造百年的连锁企业。用心服务顾客引领顾客养生重于防病，预防胜过治疗。目前引进柔嘉艾灸技术，推广艾灸传统养生技术服务更多亚健康人群。

单位展示：

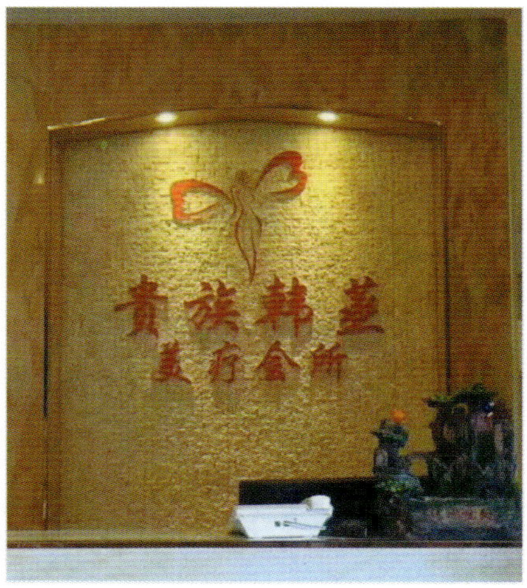

单位地址：福建省厦门市海沧区海林路 43 号天成 2 号楼 1602

玛莎徕

单位简介：玛莎徕是一家集美容、艾灸养生、抗衰为一体的连锁经营企业，成立于 2000 年，18 年来，玛莎徕美容会所不断创新、不断努力。始终以为顾客带来“健康美丽”为使命，坚持把顾客服务好，为顾客创造美丽与健康，我们会继续保持“真诚服务，专业技术”的精神造福于广大女性朋友。

单位展示：

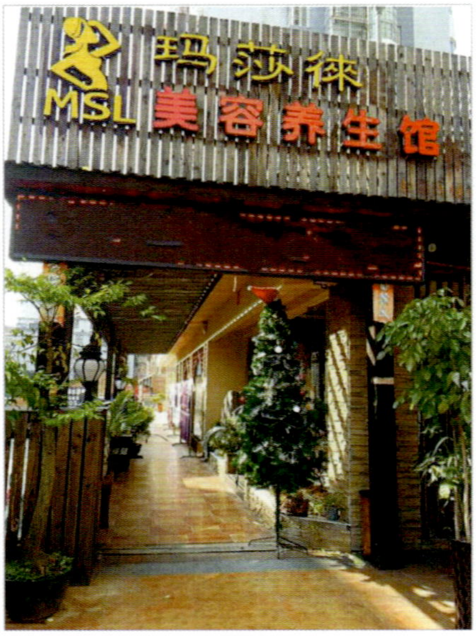

单位地址：福建沙县城市之光二楼《玛莎徕》

福建省沙县步行街 24 幢 88 号二楼　《玛莎徕》

欣岚妮美容养生会所

单位简介：欣岚妮美容养生会所成立于 2011 年 11 月 11 日，是以健康养生为理念的一种全新的、自然的女性充电站，倡导女性健康美的新概念，全方位打造女性的整体形象，铸就女性的完美一生。自从引进柔嘉艾灸养生技术以后，通过传统艾灸调理，服务于广大亚健康人群，解除了客户的亚健康症状，起到了治未病的健康理念。

单位展示：

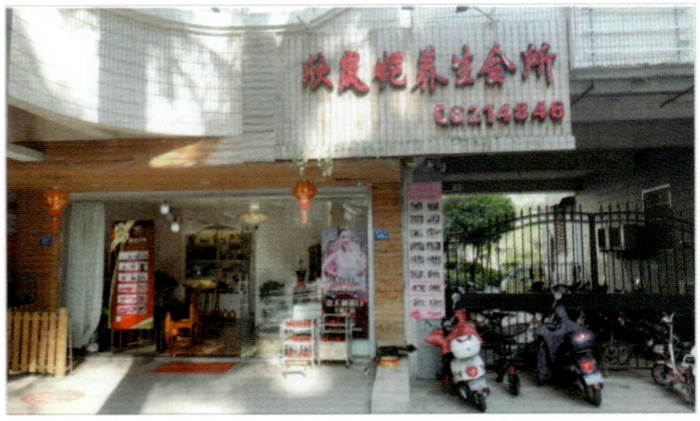

单位地址：厦门市集美区杏林街道建南路建南商城 47 号

韵色化妆品

单位简介：韵色化妆品店铺，于 2013 年与柔嘉艾灸项目合作。主要服务对象为亚健康人群，主要服务项目以中国传统的中医面诊，经络，脏腑，艾灸，热敷，和现在人生活环境相结合调理，以清肺去霾专业亚健康调理技术和艾灸技术，为广大亚健康人群解决各类困扰。本店接触各类亚健康人群，经验丰富，通过艾灸为顾客解决了淋巴结节，乳腺结节，乳腺增生，荨麻疹等亚健康的问题，以及宫寒导致的痛经，子宫肌瘤，宫颈糜烂，霉菌等妇科疾病，深得顾客的信赖和支持。

单位展示：

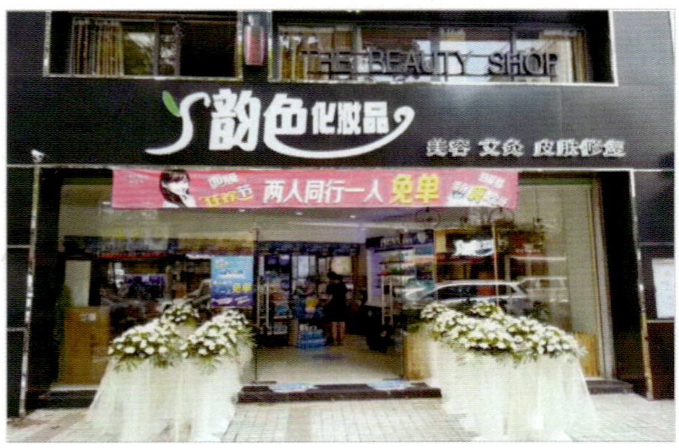

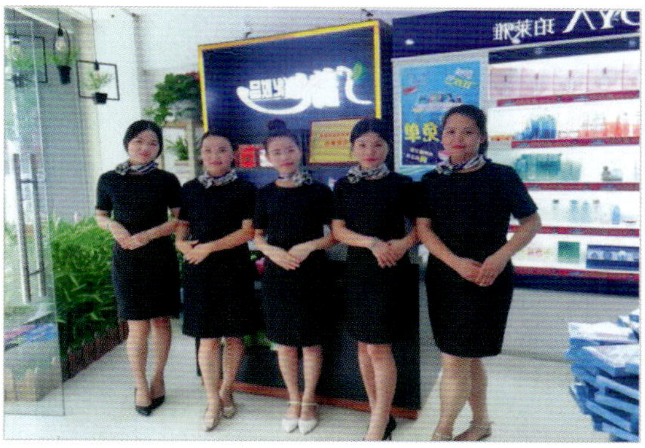

单位地址：漳州市荣昌花园厚泽苑8栋4号店面韵色化妆品

甘肃省

单位名称：美凝美业纹绣馆

单位简介：美凝美业纹绣馆首创于2002年，创立初期仅为一家小店，在15余年的发展与创新中，成为专业的精品美容机构，2017年加盟中里灸品牌，店内主攻生活美容、养生、美体等项目和产品

单位展示：

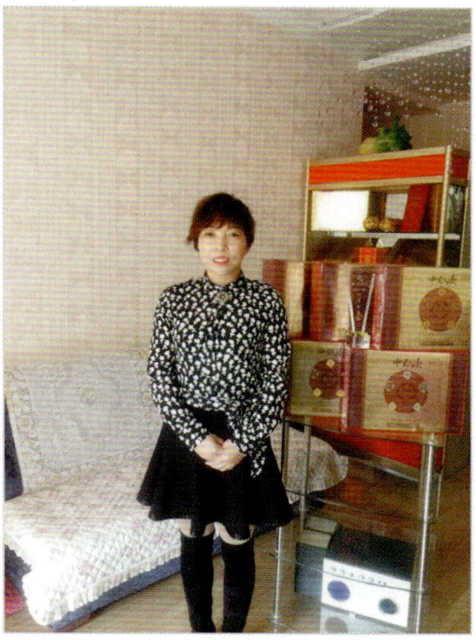

单位地址：甘肃省定西市

美娇美容院

单位简介：美娇美容院经营十年，自2017年加盟中里灸品牌，店内主打养生品牌，调理众多亚健康人群，深受顾客信赖

单位展示：

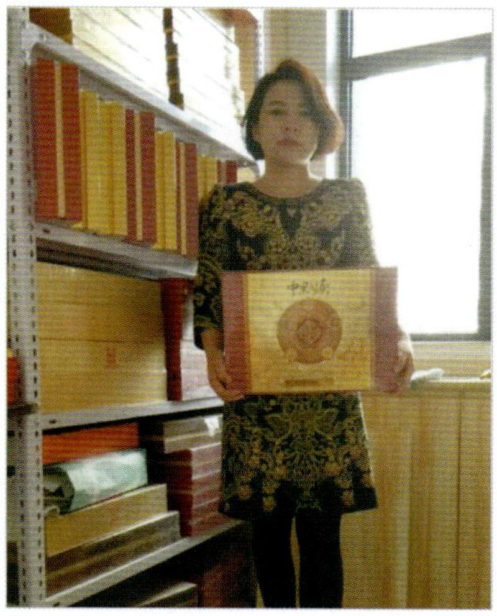

单位地址：甘肃省白银市

广东省

嘉柏俪艾灸养生馆

单位简介：嘉柏俪艾灸养生馆自2003年成立以来，一直不断学习，以服务没有终点，以顾客的需求为己任。倡导“灸养中华，传承国粹”的信念。快乐工作，快乐生活。

单位展示：

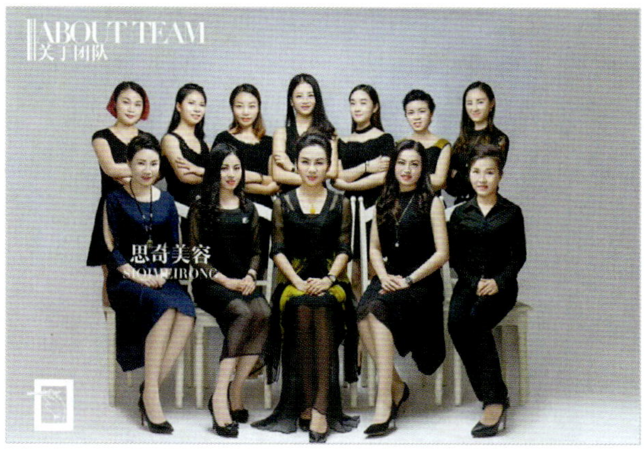

单位地址：韶关市武江区政府旁嘉柏俪艾灸养生馆

广西壮族自治区

火宫殿养生会所

单位简介：广西九荣堂健康产业有限公司旗下的“火宫殿养生会所”，创办人：朱相梅。单位以养生美容之理、以传统医药为基础，以调理12条经脉、15条络脉和27

气为基本保健养生法，有国内独树一帜的养生美容机构授予的16项专利技术经营权，有经过系统培训、技术精湛的养生美容师，有包括保健、养生、美容、拨经、拔罐、刮痧、理疗在内的多项综合技术服务，内养五脏六腑，外濡肌肤腠理。使人体脏腑、阴阳表里形成气血周流，从而达成健康长寿、扶正祛邪、美容年轻的目的。愿景：点火宫殿星星之火，嘹亮五湖四海神州大地。使命：传播黄帝内经养生文华，让全世界人民追随中医养生治未病。价值观：团队是火宫殿最好的产品。精神：以专业服务为道义；以诚信经营为信誉；以健康大家为利益。

单位展示：

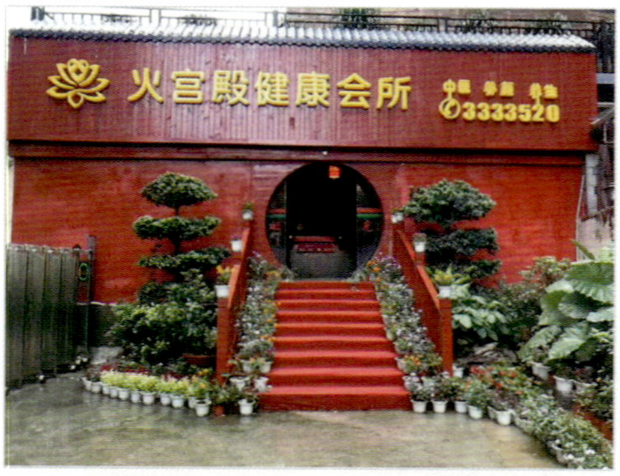

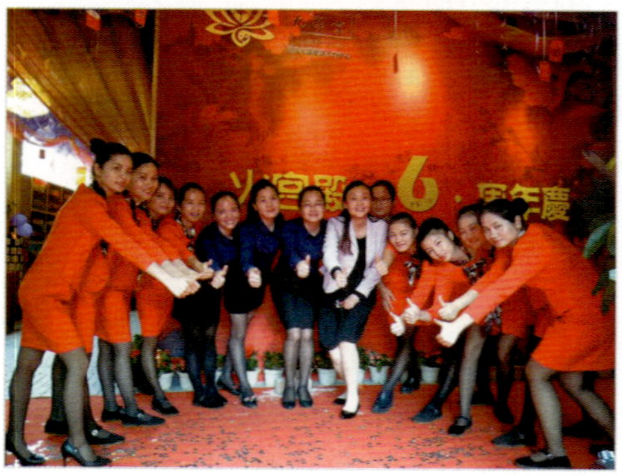

单位地址：广西壮族自治区南宁市青秀区长湖路22-1号 博客酒店旁

佳燕美化妆品店

单位介绍：创始人：覃小燕，2006年开第一分店，至2017年共开了十一家店。企业的使命：帮助每个顾客变得美丽，时尚，健康。企业的精神：诚实稳重、学以致用、感恩团结、专业负责、感动服务、坚持到底；本单位结合中医传统艾灸技术为广大亚健康人群解决了亚健康症状，受到客户的好评和认可。

单位展示：

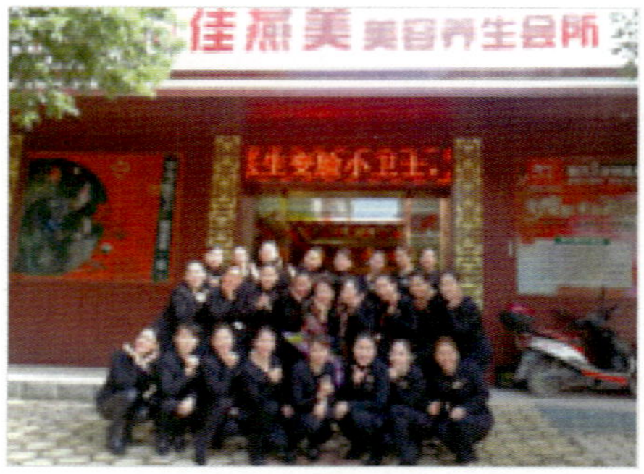

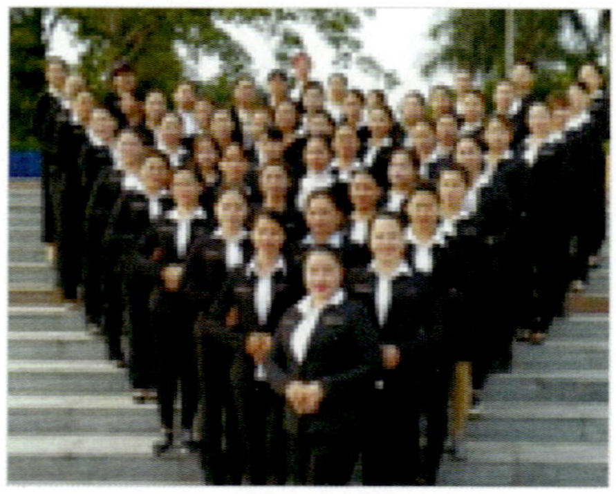

黎塘镇阳光丽人化妆品店

单位简介：艾灸传承历史悠久，效果显著，可改善亚健康问症状。阳光丽人化妆品于2016年初与柔嘉艾灸项目合作，主要服务对象为亚健康人群，服务项目以中国传统的中医面诊、经络、艾灸、食疗、饮食和现在人生活环境相结合调理，以柔嘉三灸合一贴特色调理技术，为广大亚健康人群解决困扰。

单位展示：

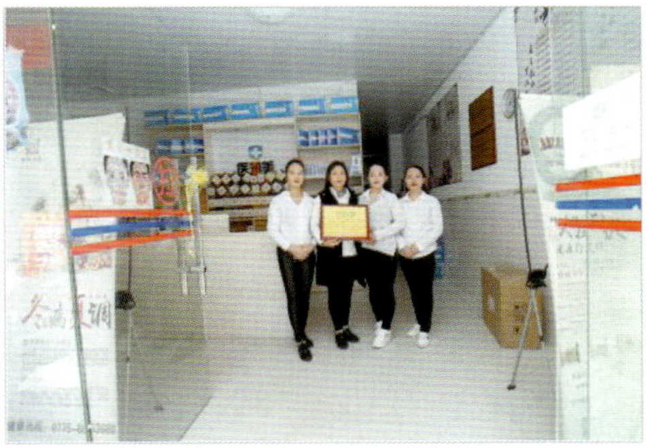

单位地址：玉林市博白县文地镇

海南省

丽的美容美发养生馆

单位简介：自 1993 年创办至今 25 周年，在东方市昌江县陆续开拓多家连锁店及美容亚健康养生会所，以“口碑+诚信”服务为本，专业成就美丽的理念，坚持弘扬中医文化，坚持通过 1 元艾灸公益活动传承中华民族传统文化，让越来越多人注重养生，基于中医治未病思想，致力于解决亚健康难题。

单位展示：

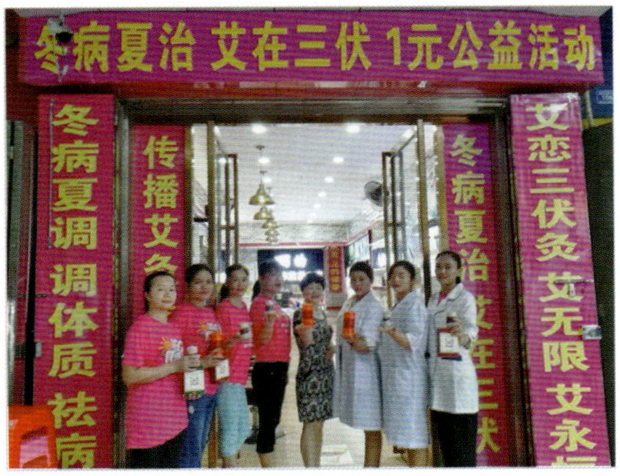

单位地址：海南省昌江县人民北路

森美丝美容养生馆

单位简介：森美丝于 2016 年 8 月与柔嘉富颜艾灸合作项目，2017 年 11 月荣获“艾灸技术合格指定中心、示范单位，专业专注做柔嘉富颜艾灸养生为主，帮助广大群众解决身体的亚健康问题，例如：卵巢多囊肿，子宫肌瘤、失眠多梦、腰椎间盘突出、关节疼痛、脚抽筋、湿疹、乳腺增生、结节、宫寒等等。店内常年做艾灸公益活动，以：“口碑+诚信”服务为本，坚持通过1元艾灸公益活动传承中华名族传统文化！让越来越多的人注重养生，艾家人、艾自己，艾行天下、灸享未来。

单位展示：

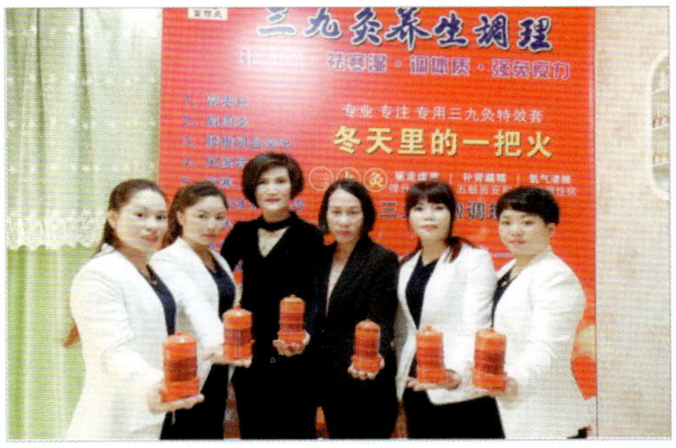

单位地址：海南省三亚市天涯区麒麟 200 号 13 铺

圣女美容养生会所

单位简介：圣女美容养生会所位于琼海市长坡镇，成立于 2006 年 11 月 27 日，至今已经有 12 年，一直致力于帮助顾客变得更美丽更健康，主要经营项目：身体养生护理，针对问题性皮肤有显著疗效，尤其针对祛斑、祛痘、过敏性皮肤，效果明显，针对身体闭经、卵巢囊肿、多囊卵巢综合征等身体亚健康，均有许多调理好的案例。今后，圣女美容会所会一直秉承“顾客第一”的理念，为广大顾客服务，帮助更多人更美丽更健康。

单位展示：

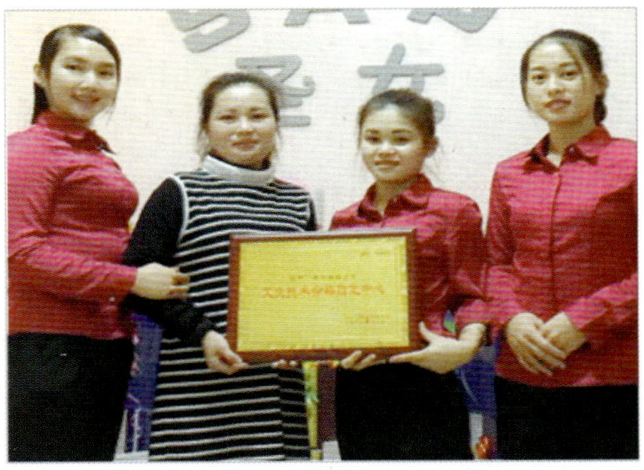

单位地址：海南省琼海市长坡镇长文街

河北省

河北保定美戴尔修心养生会所

单位简介：河北保定美戴尔修心养生会所连锁专业调理机构是一个集舒适、温馨、专业为一体的调理机构，其始终秉承诚信为本，专业踏实的理念，打造亚健康专业调理机构。

单位展示：

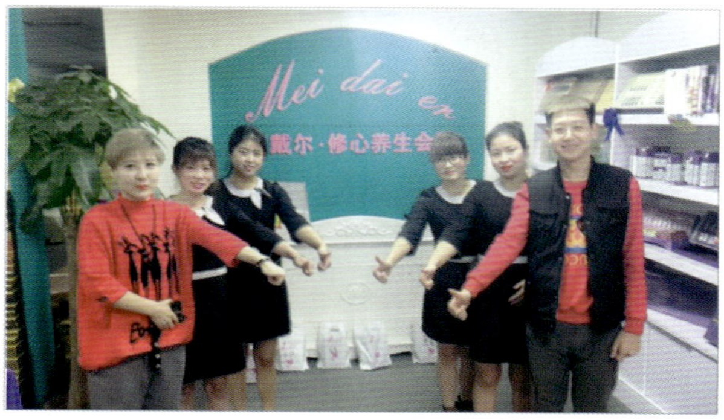

单位地址：河北保定市南市区南大元

时尚女人美容养生连锁专业调理机构

单位简介：河北保定时尚女人美容养生连锁专业调理机构是一个集舒适、温馨、专业为一体的调理机构，其始终秉承诚信为本，专业踏实的理念，打造亚健康调理机构。

单位展示：

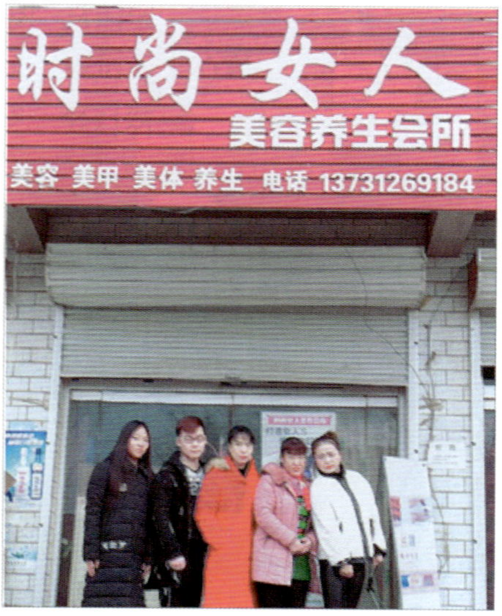

单位地址：河北省保定市清远区刘村

湖北省

艾薇尔美容养生

单位简介：湖北省大冶市艾薇尔美容养生今已有十余年时间，在当地做艾灸养生都有自己的终端客户信赖和影响力！一直秉承“诚信为本，服务第一”以品质为生命的理念致力于打造大冶人民身边的健康养生管理专家——灸养中华，传承国粹！

单位展示：

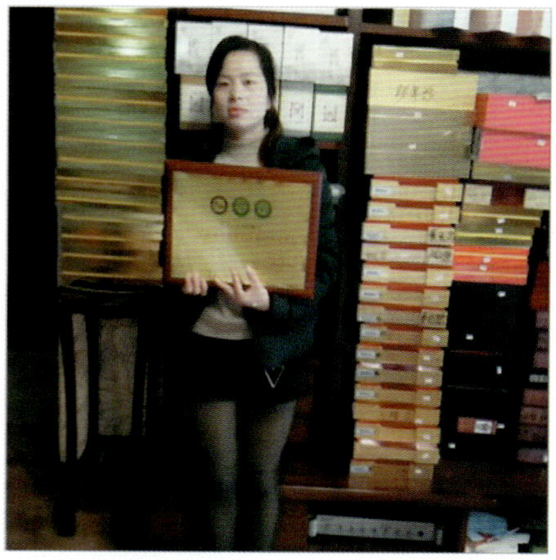

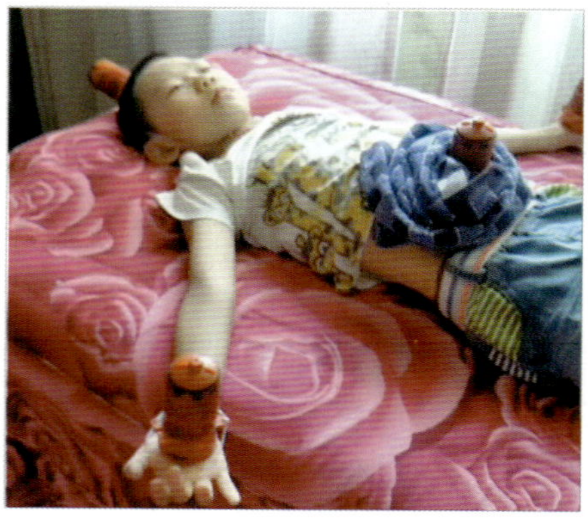

红韵养生馆

单位简介：湖北省黄石市红韵养生馆从事健康事业已有十多年了，一直秉承诚信为本服务至上的经营理念，以传播健康为己任，致力于为健康事业奋斗终生。灸养中华传承国粹。

单位展示：

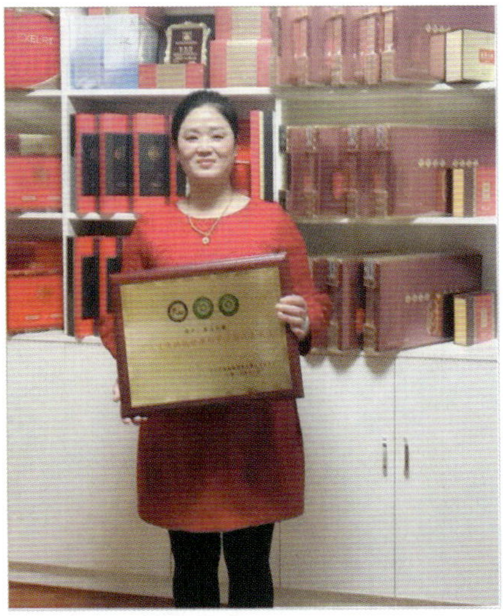

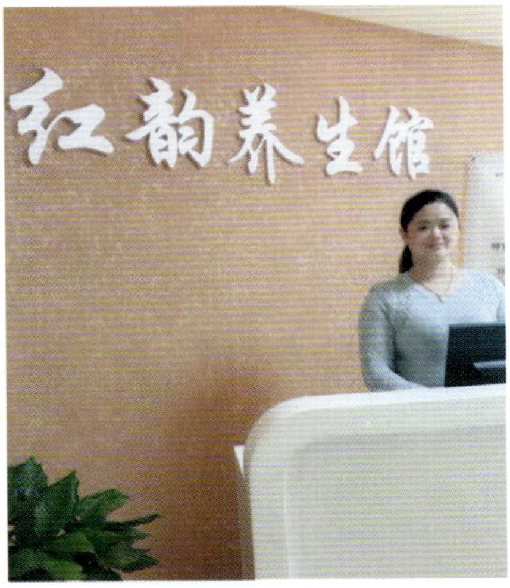

可大神剪美容美发

单位简介：湖北省襄阳市可大神剪迄今已有十余年时间，在当地标志性商圈都有自己的连锁机构。一直秉承“诚信为本，信誉为先”以品质为生命的理念致力于打造襄阳人民身边的健康养生管理专家——弘扬国粹，灸养中华。

单位展示：

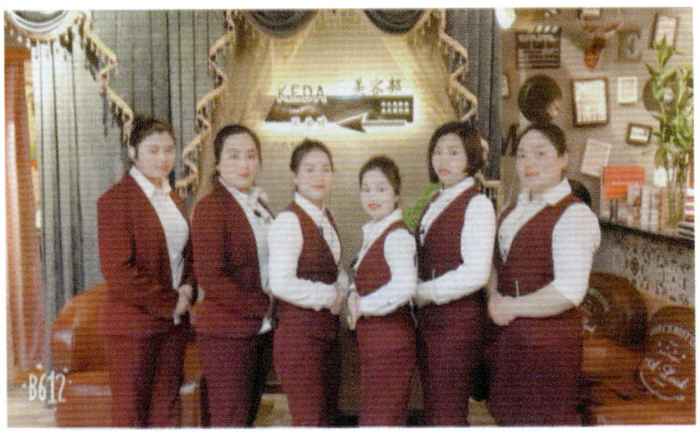

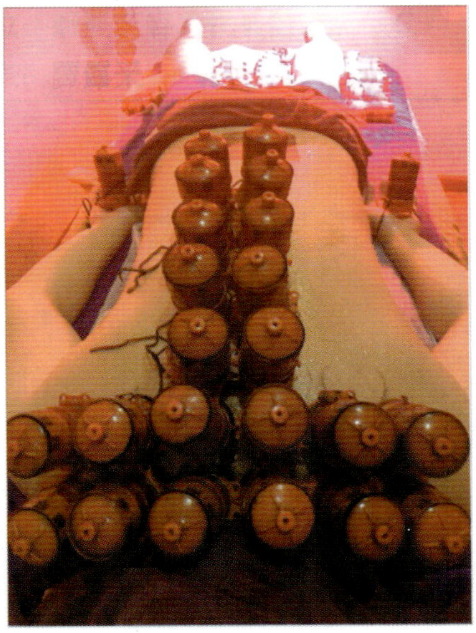

单位地址：襄阳樊城区万达广场室外步行街可大神剪美容美发

瑞慈健康管理责任咨询有限公司

单位简介：湖北省孝感市瑞慈健康管理责任咨询有限公司，起源于靓女人美容美体连锁机构，已有十六年历史。公司自成立以来一直专注于一流的服务团队打造，精湛而又专业的知识与手法培训，注重品牌的品质、专业与文化，多年来荣获多次殊荣，并响应国家的号召，倡导“全民健康，以养代医”的宗旨，对顾客的亚健康管理与调理进行全方位的跟踪服务。以顾客满意度为追求，以专业的技术为导向，以顾客的健康为使命，专心做事，用心做人！

单位展示：

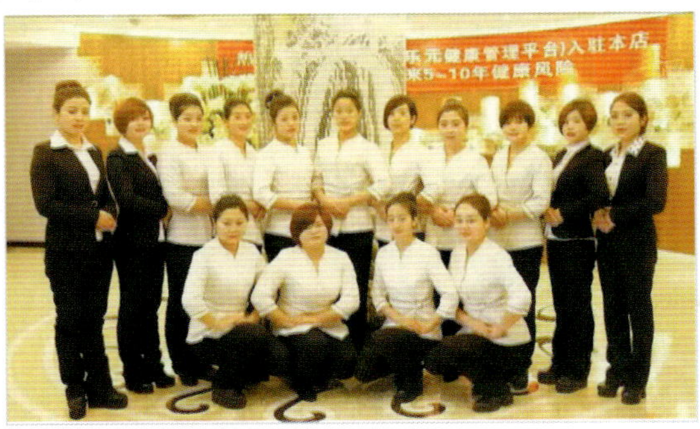

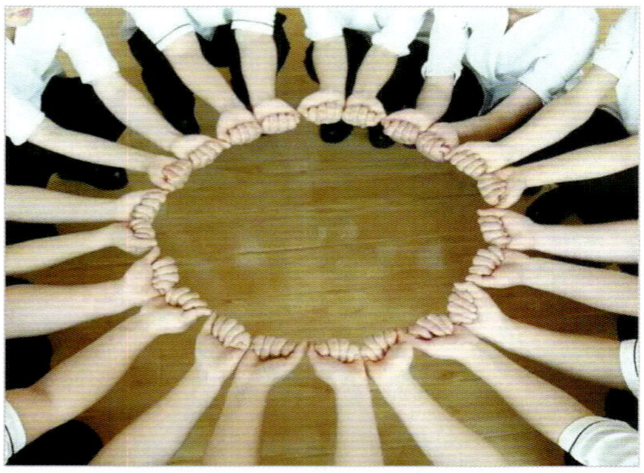

单位地址：湖北省孝感市北京路奇妙王国旁三楼瑞慈健康管理

裁发轩·爱芙美养生会所

单位介绍：爱芙美是美诗婷公司旗下的加盟店，于2015年与柔嘉艾灸项目合作，2017年荣获“亚健康艾灸调理规范技术推广示范单位”。主要服务对象为亚健康人群，主要服务项目为中国传统的中医面诊，经络，脏腑，艾灸，热敷，生活美容，大健康项目和高科技项目相结合调理，改善消费者的亚健康情况，为广大亚健康人群解决各类困扰。

单位展示：

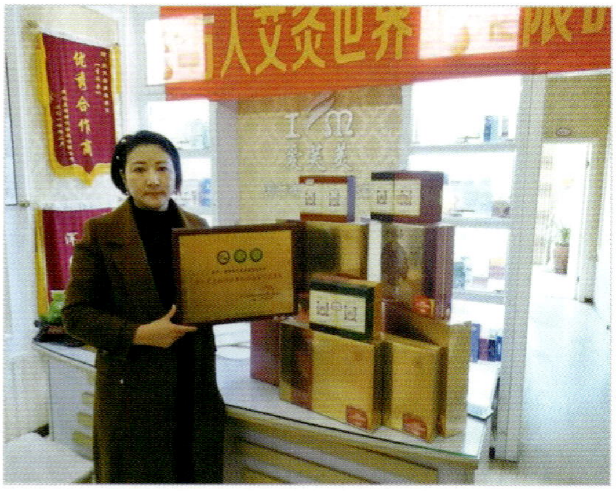

单位地址：湖北省宜昌市秭归新县城平湖大道工商银行门面

风沙美颜馆

单位简介：风沙美颜馆成立于2005年，至今已有13年的历史，店内最初以面护为主，自去年春季开始加入柔嘉艾灸项目，并在三伏灸取得了很大的成绩，2017年荣获“亚健康艾灸调理规范技术推广示范单位”调理好了许多亚健康人群，为广大亚健康朋友解决了各类困扰，深受消费者信赖。

单位展示：

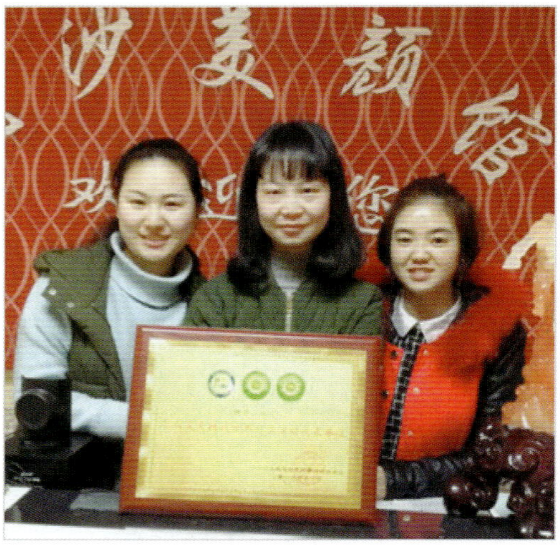

单位地址：湖北省恩施市巴东县信陵镇巴山路187号

湖南省

静港国际抗衰养生皮肤健康管理中心

单位简介：静港（中国）生物科技有限公司是一家致力于“人类健康美丽伟业”的国际性高科技企业。公司的经营范围包括4大板块：生命科技、生物医药、健康功能食品、高科技美容产品。目前应用于传统艾灸服务于广大的亚健康人群，得到社会和顾客的好评和认可。

单位展示：

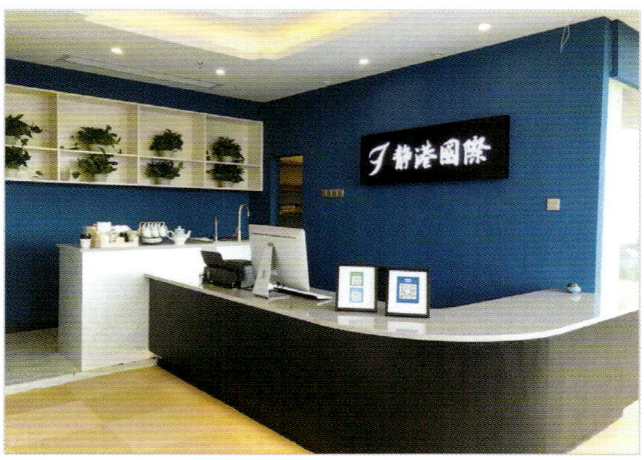

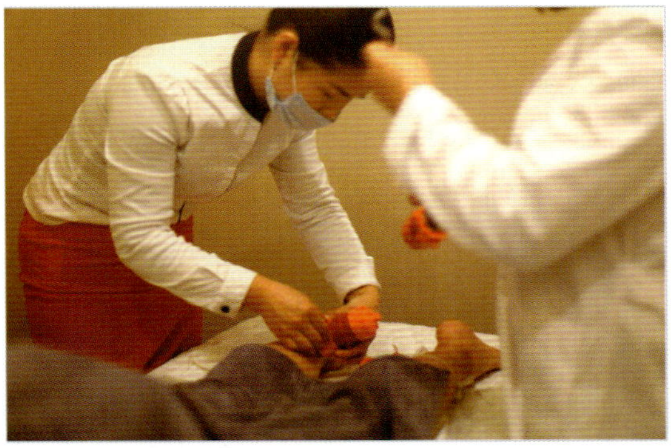

单位地址：湖南省长沙市岳麓区梅溪湖街道

俏佳人 SPA 生活馆

单位简介：俏佳人 SPA 生活馆位于湖南省西部，怀化市溆浦县，在美丽的沅水河畔。俏佳人 SPA 生活馆成立于 1995 年，是溆浦一流的综合性特色美容会所，为优雅女性提供从面部美容，极品眼护，国际 SPA 水疗，中医养生，瘦身塑性，健康丰胸，抗衰老等一站式的美容养生服务。为女性塑造恢复青春，舒缓压力，身心放松，社交沟通的尊享空间，塑造健康优雅充满品味的生活方式，是演艺界名人，主持人，白领及更多溆浦女性的美容养生首选空间。目前应用艾灸技术调理亚健康人群，得到很好的调理效果。

单位展示：

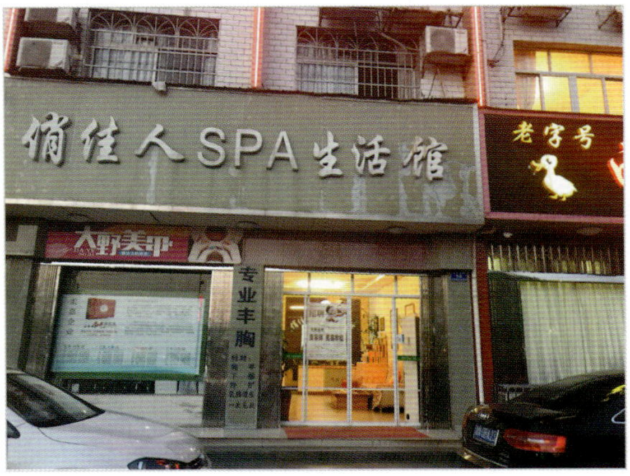

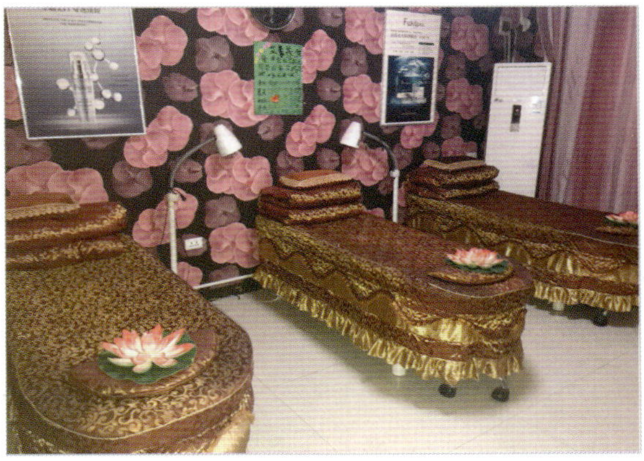

单位地址：湖南省怀化市溆浦县

艾美嘉连锁梦之媛美容养生会所

单位简介：艾美嘉连锁是景谊集团公司旗下的连锁美容机构，于 2017 年与柔嘉艾灸项目合作，2017 年荣获“亚健康艾灸调理规范技术推广示范单位”。主要服务对象为亚健康人群，主要服务项目以中国传统的中医面诊，经络，脏腑，艾灸，热敷，生活美容，大健康项目和高科技项目相结合调理，改善消费者的亚健康情况，为广大亚健康人群解决各类困扰。

单位展示：

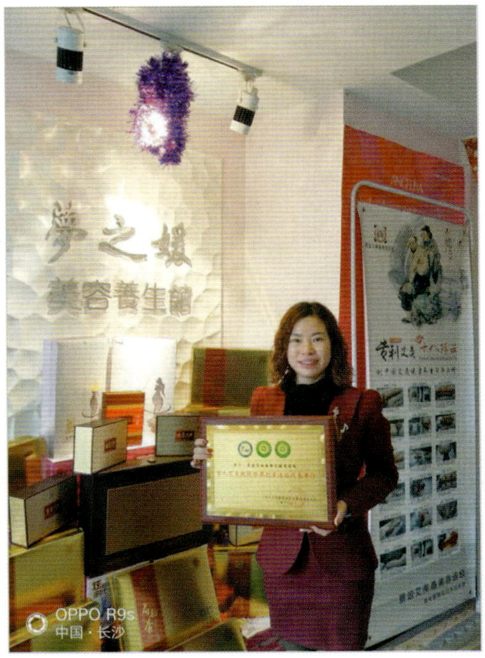

单位地址：长沙市桂花路 248 号瑞宁花园 2 栋 2 楼

美丽田园

单位简介：关于我们美丽田园是湖南省芷江县顶级的美容美体品牌，创始人:徐艳女士。自2000年创建以来，一直以稳健的步伐，脚踏实地，不求数量，只求品质，凭借强大的品牌力量及消费群的沉淀，现已成为了一家集美容、美体、健康养生、纹绣及护肤品、彩妆、香水，洗护用品销售为一体的综合性服务场所。在全县拥有三家美容院，七家日化专营店，一家纹绣店，20000 多名会员，荣获诸多奖项，得到芷江县诸多爱美人士及行业人士的广大好评，最终成为芷江美容行业的领军者。

单位展示：

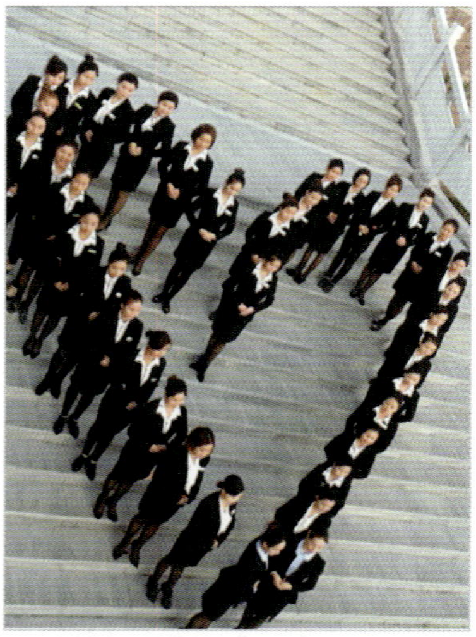

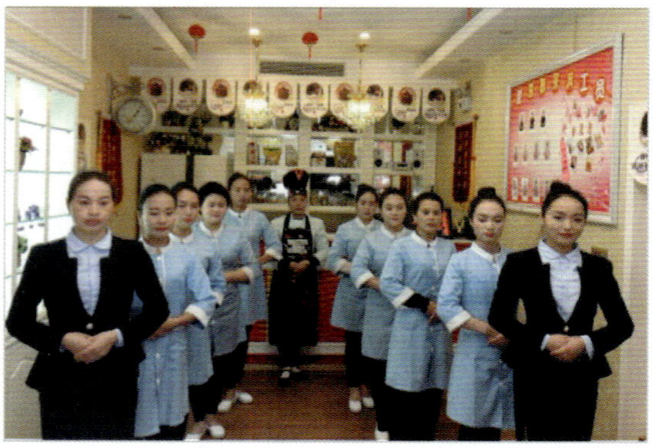

单位地址：怀化芷江西街邮政储蓄银行旁二楼美丽田园

莲池美容养生会所

单位简介：莲池美容养生会所【莲池日化】于1999年由两名医生创办，在团队成员的共同努力及客户的大力支持下至 2016 年现共有美容养生会所三家，莲池日化 3 家凝红妆时尚百货化妆护肤 1 家共七家连锁，我们秉承诚信经营，品质取胜，服务取胜，给我们女性创造一个“传递快乐、传递美丽、传递健康”的高品质生活平台。

单位展示：

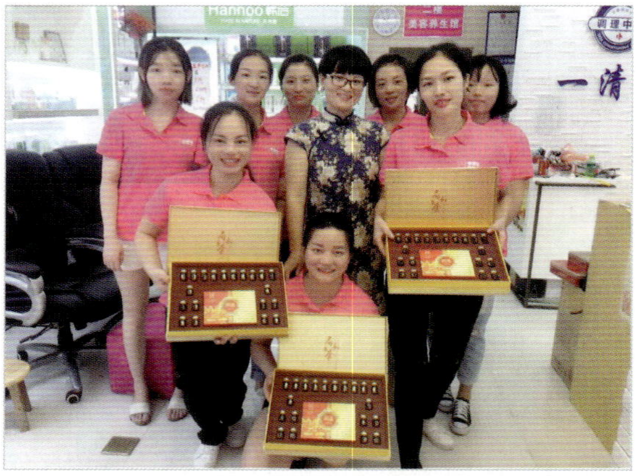

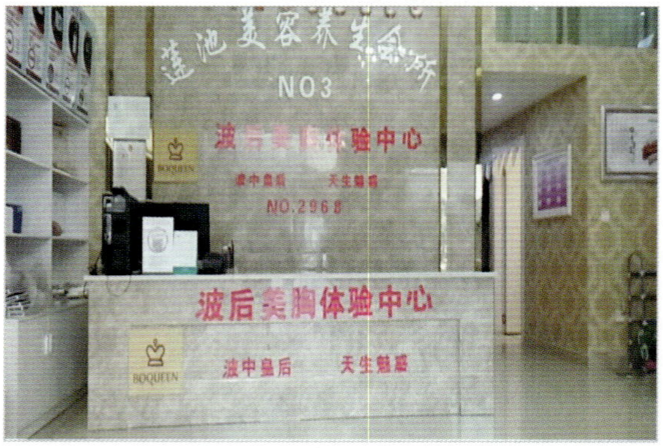

单位地址：常德武陵区德山连池路，莲池日化

倾世皇妃艾灸美容养身馆

单位简介：倾世皇妃艾灸美容养身馆成立于 2013 年，是一家美容美体、能量养生、藏密香薰为一体的身、心、灵兼修的自然养生会所，通过传统艾灸养生技术，为亚健康人群解除了亚健康症状，得到客户良好的口碑。

单位展示：

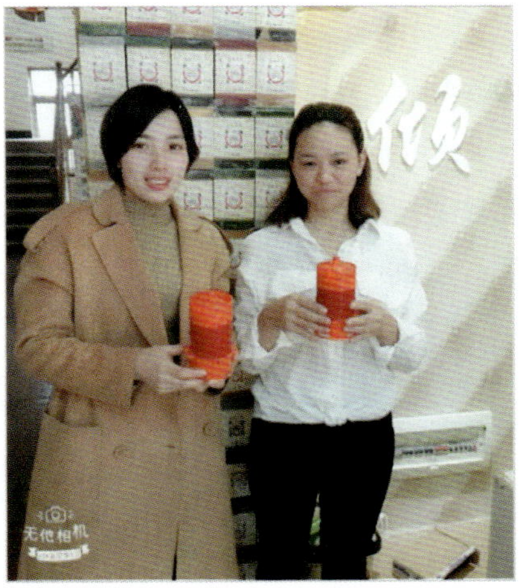

单位地址：湖南岳阳市湘阴县旭东路倾世皇妃艾灸美容养生馆

生命树中医养生能量会所

单位简介：生命树是湖南省石门县顶级的中医养生美容品牌。自 2005 年 9 月创建以来，始终以客户五感：“满足感”“信赖感”“尊重感”“亲切感”“舒适感”为服务理念来服务广大石门爱美女性。在县城中心拥有两家美容养生会所，多次荣获各种奖项，评为亚健康调理名店及亚健康艾灸调理规范技术推广示范单位。最终成为石门美容养生行业的领军者。

单位展示：

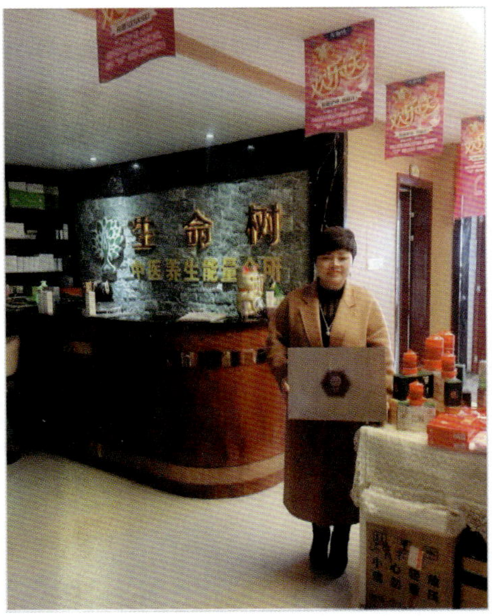

单位地址：常德石门财富广场 20 楼生命树美容养生

吕军医学美容会所

单位简介：吕军医学美容于 2016 年 10 月与柔嘉富颜艾灸合作项目，2017 年 12 月荣获“艾灸技术合格指定中心、示范单位，专业专注做柔嘉富颜艾灸养生为主，帮助广大群众解决身体的亚健康问题，调理好客人数个案例，例如：卵巢囊肿，子宫肌瘤、失眠多梦、月经不调、关节疼痛、风湿痛风、湿疹、乳腺增生、结节、宫寒等等，店内常年做艾灸公益活动，以”传递健康、传递美丽”服务为本，坚持通过 0 元艾灸公益活动传承中华名族传统文化让越来越多的人注重养生，知艾者福，善灸者寿，让大“艾”走进三湘四水的每一个角落！

单位展示：

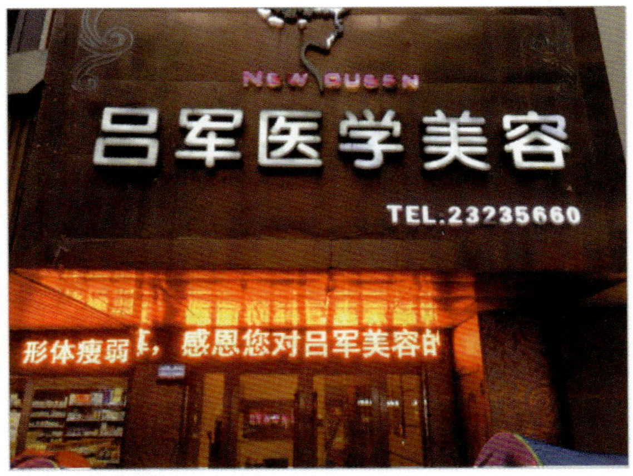

单位地址：湖南省醴陵市解放路 3 号吕军医学美容

吉林省

花都美容院

单位简介：花都美容院于 2017 年与柔嘉百家灸项目合作，2018 年荣获“亚健康艾灸调理规范技术推广示范单位”主要服务对象为亚健康人群，主要服务项目以中国传统的中医面诊，背诊，经络，脏腑，艾灸，经筋骨和现在人生活环境相结合调理，以柔嘉清肺，排寒，祛湿，降肝火等亚健康专业调理技术和艾灸技术，为广大亚健康人群解决各类困扰。

单位展示：

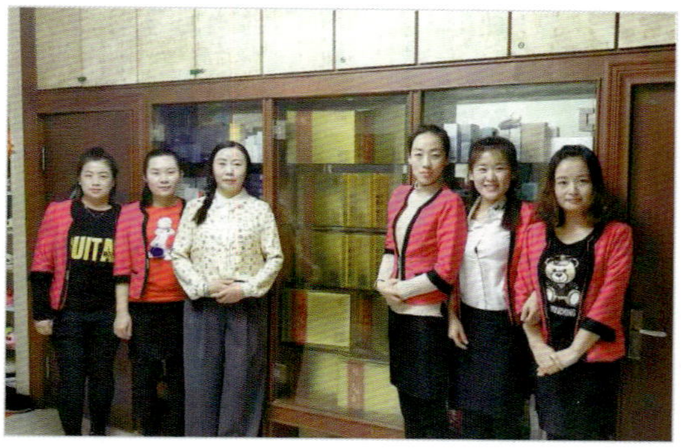

单位地址：吉林省靖宇县花都美容院

天宏养生会所

单位简介：天宏养生会所于 2017 年与柔嘉百家灸项目合作，2018 年荣获“亚健康艾灸调理规范技术推广示范单位”主要服务对象为亚健康人群，以规范的艾灸技术调理亚健康人群的各种亚健康症状。受到广大客户的好评，在当地有很好的口碑。

单位展示：

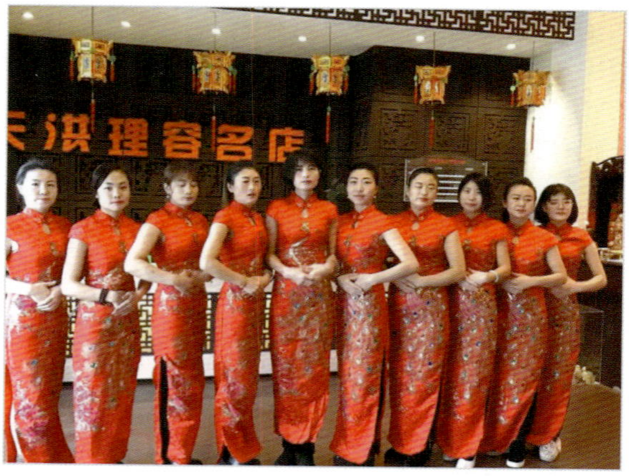

单位地址：吉林省松原市经济开发区松原大路 430 号

江 苏 省

JX 珺弦克丽缇娜会所

单位简介：JX 珺弦克丽缇娜会所创办于 2008 年，主导亚健康状态调理以及以艾疗为主的特色服务项目，致力于打造南京地区顶级高端的美容，养生，抗衰于一体五星级服务会所，在珺弦克丽缇娜将与您有一段美丽的邂逅。

单位展示：

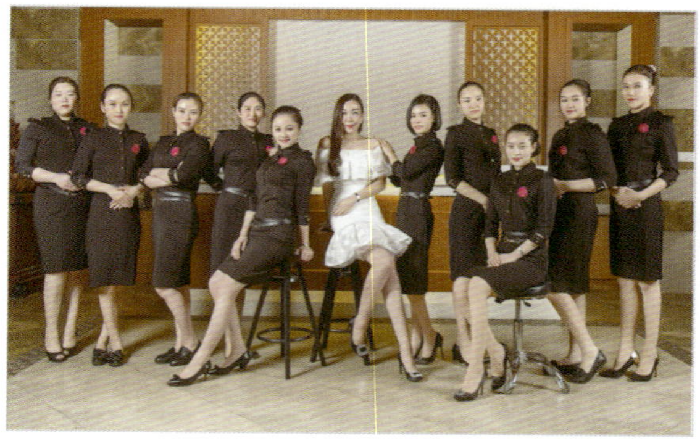

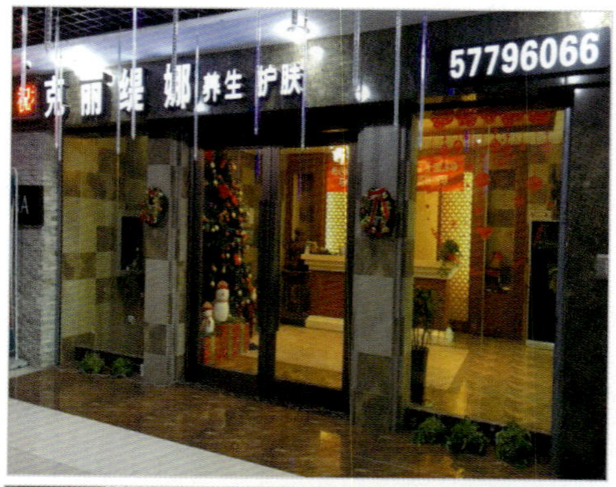

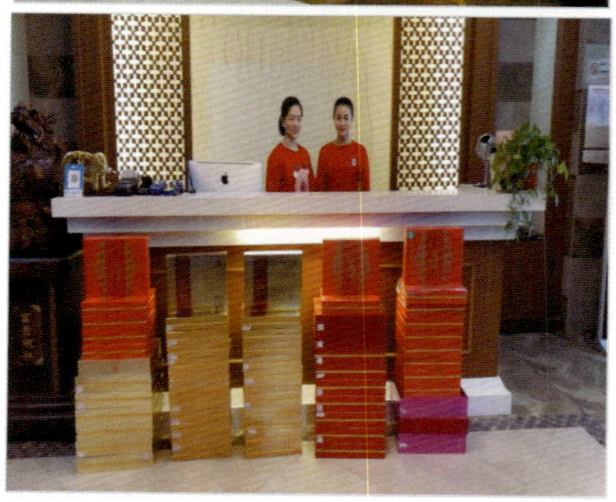

单位地址：江苏省南京市大厂区珺弦克丽缇娜养生护肤会所

南京明熙涵企业管理有限公司

单位简介：南京明熙涵企业管理有限公司，成立于2017年6月，是一家集教育、培训，营销策划及产品销售服务为一体的综合型公司，公司本着让天下人更健康为使命，以帮助更多的人为主要定位，以弘扬传统养生文化，倡导“灸养中华，传承国粹”为理念，在未来发展的道路上，明熙涵人渴望志同道合的人与我们共同创造美好的明天。

单位展示：

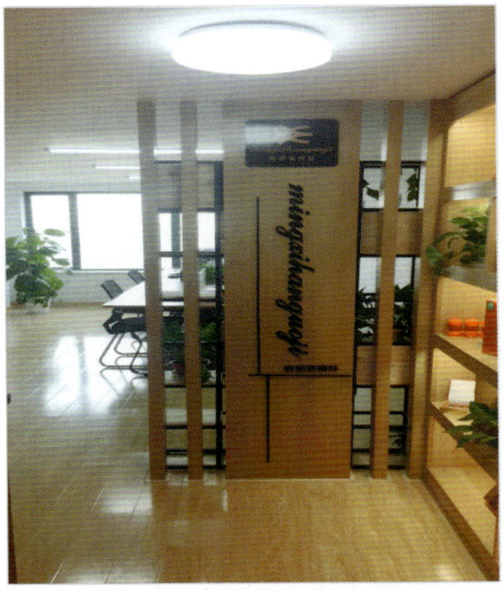

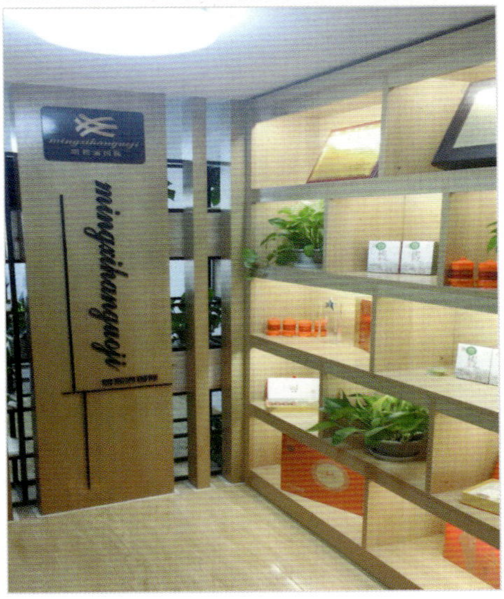

单位地址：江苏省南京市江宁区诚信大道星光名座3栋404室

芳景亚健康调理中心

单位简介：江苏芳景亚健康调理中心与柔嘉合作三年多一直坚持以来调理客户亚健康为主导，以客户需求为主不断的自我提升学习来改变顾客的疑难杂症，艾为天地万物之阳所以我们一直倡导“灸养中华，传承国粹”的养生理念，芳景永远是您身边调理专家，不断努力为客户您提供优质的服务。

单位展示：

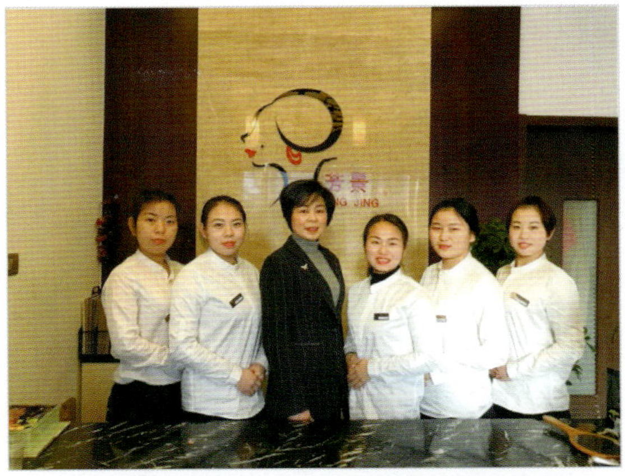

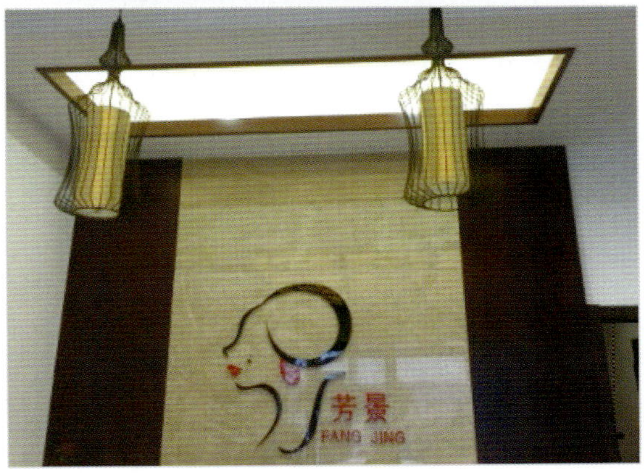

单位地址：苏州市吴中区东山镇莫厘路

俊伊坊

单位简介：俊伊坊秉承中国古代养生文化，倡导亚健康养生新理念，融汇了儒释道等诸子百家的养生精髓和思想，以特色艾灸，刮痧，热敷等系列产品著称，给广大保健养生的顾客体会到绿色安全，舒服，有效，系统，自然的养生体验。最早成立于2009年一直以顾客至上，服务没有终点。致力打造亚健康专业调理机构中的品牌。

单位展示：

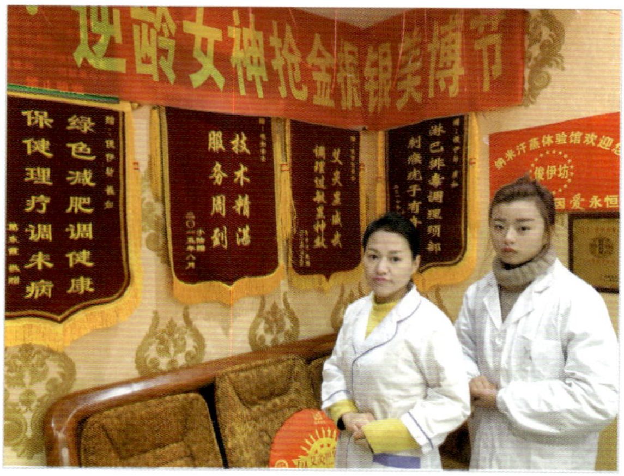

单位地址：江苏省南京市大厂区新华六村 35 幢 206 室

唯美年华养生会所

单位简介：唯美年华养生会所坚持“爱出爱返、福往福来”的经营理念；坚持“顾客至上、服务为本”的经营方针；以“中医养生、健康调理”为特色项目。自 2009 年成立以来，一直倡导“灸养中华、传承国粹”的中医养生文化，赢得了众多追求健康人士的高度信任和推崇。

单位展示：

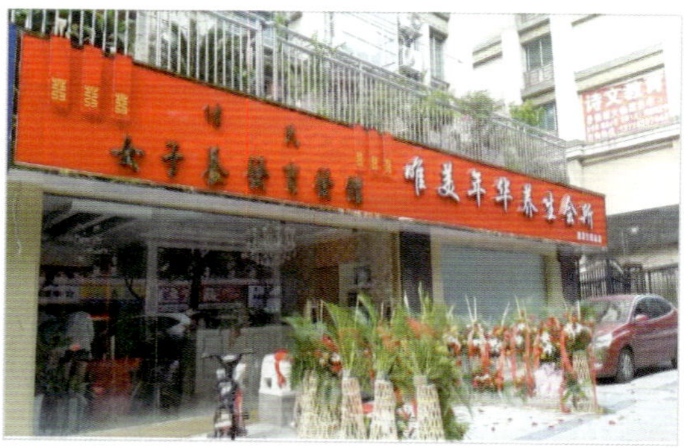

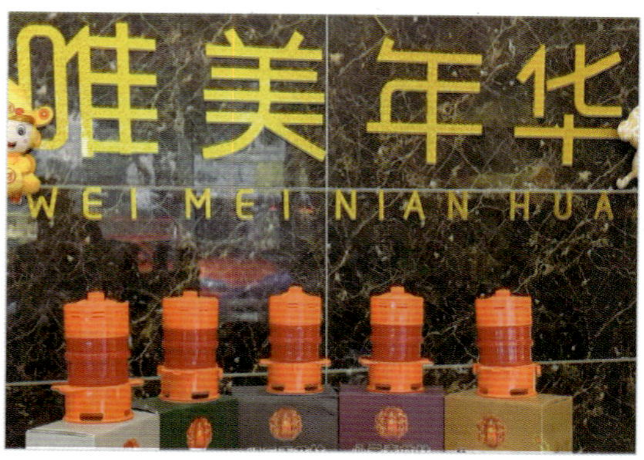

单位地址：江苏省南京市鼓楼区黑龙江路 2-14 号

美唯雅美容养生会所

单位简介：美唯雅美容养生会所，于 2017 年与柔嘉怡灸堂艾灸品牌合作，2018 年荣获“亚健康艾灸调理规范技术推广示范单位”主要服务项目以中国传统的中医面诊、经络、脏腑、艾灸、热敷、食疗等调理项目，以柔嘉清肺祛湿亚健康调理技术和艾灸技术，为广大亚健康人群解决各类困扰！

单位展示：

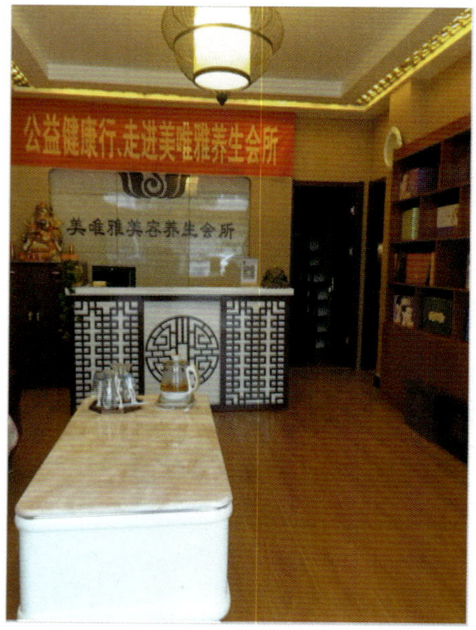

单位地址：江苏省徐州市贾汪区大吴步行街美唯雅美容养生会所

香旮旯美容养生会所

单位简介：香旮旯美容养生会所，于 2017 年与柔嘉怡灸堂艾灸品牌合作，2018 年荣获“亚健康艾灸调理规范技术推广示范单位”主要服务项目以传统中医理论为基础，以柔嘉清肺祛湿亚健康调理技术和艾灸技术等服务项目为主营，为广大亚健康人群解决各类困扰。

单位展示：

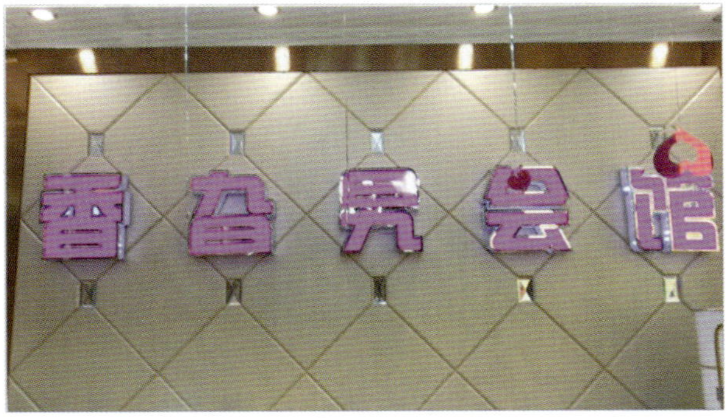

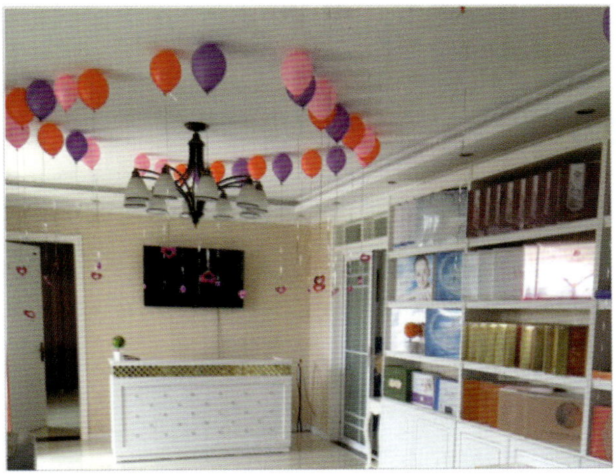

单位地址：江苏省徐州市贾汪区利国镇香旮旯美容养生会所

江西省

爱尚美美容养生会所

单位简介：宁都爱尚美美容养生会所是一家专注于养生、生活美容、医学美容于一体的健康管理中心。会所业务包含：脸部日常养护，深度滋养与修复，身材管理、局部护理、美容仪器、微整形、非药物自然疗法，产后修复等服务体验，日常皮肤管理，青春定制，提供一系符合新一代美容养护的健康理念服务。

单位展示：

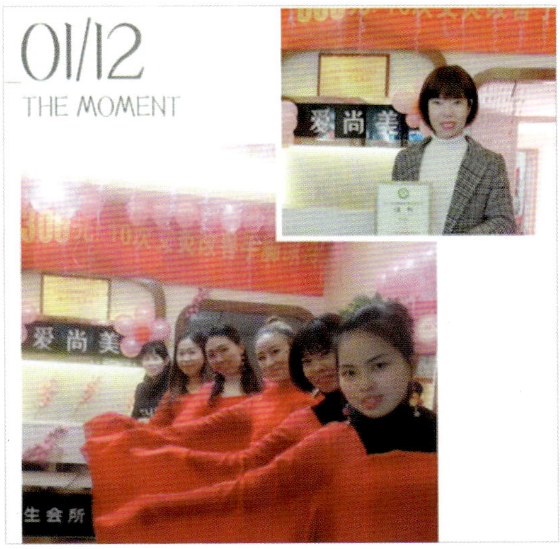

单位地址：江西省赣州市宁都县环湖西路王朝旁

经典香薰美容会所

单位简介：经典香薰美容会所成立于 2006 年是一家集生活美容，美体，养生为一体的专业美容会所，历经十一年的发展，其秉承着诚信服务，专业进取，积极向上的学习态度，以专业为理念，致力于为众多爱美女性带来健康与美丽，并赢得广大女性朋友的一致好评。

单位展示：

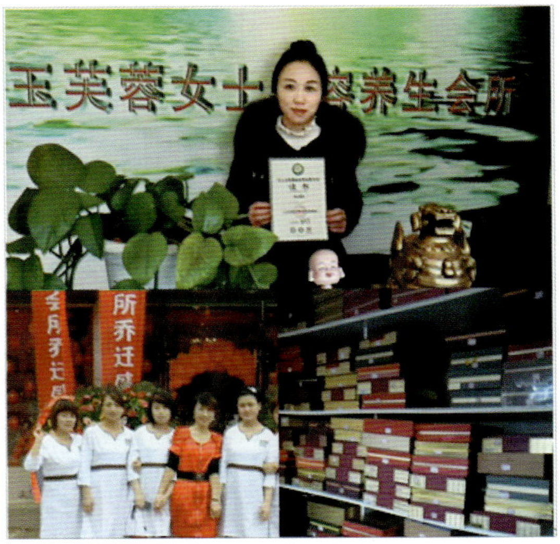

单位地址：江西赣州市上犹县商贸城二街

汉芳美容养生会所

单位简介：新干县汉芳美容养生会所，是一家集美容、美体、养生、抗衰、艾灸、为一体的美容院。美容院法人拥有十年的美容运营经验，现有分店一家。面部主打品牌娰基带给客人美丽容颜。引进柔嘉本韵艾灸品牌，弘扬中华艾灸养生，解决客人病痛和亚健康，给客人带来健康福音。

单位展示：

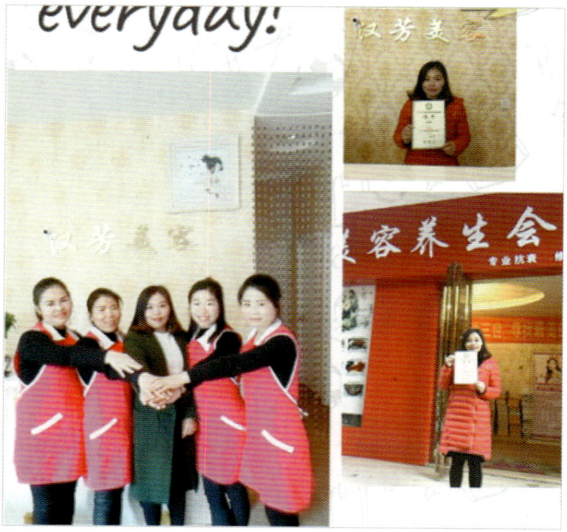

详细地址：江西省吉安市新干县城南门街

际之洲美容有限公司

单位简介：赣州市际之洲美容有限公司，是一家集科技美容、美容养生、美体 SPA，美发服务；美容信息咨询；品牌营销策划；美容仪器仪表培训，美容光电设备销售；际洲伊人美容湾连锁品牌加盟体系。旗下际洲伊人美容湾是私人定制养生会所，尤其是传统古方养生项目最为出色，艾灸养生是本会所的主打项目。

单位展示：

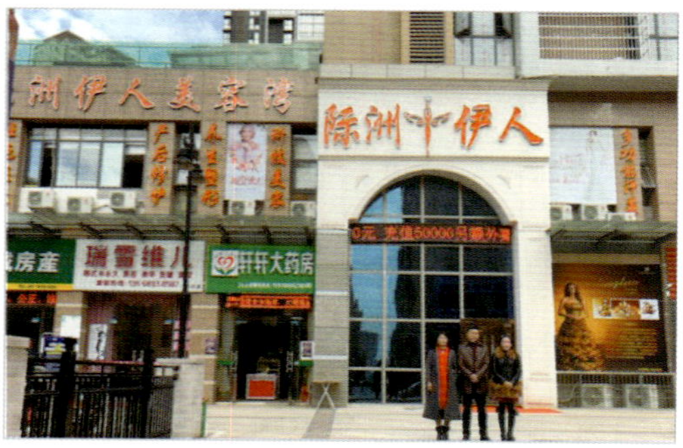

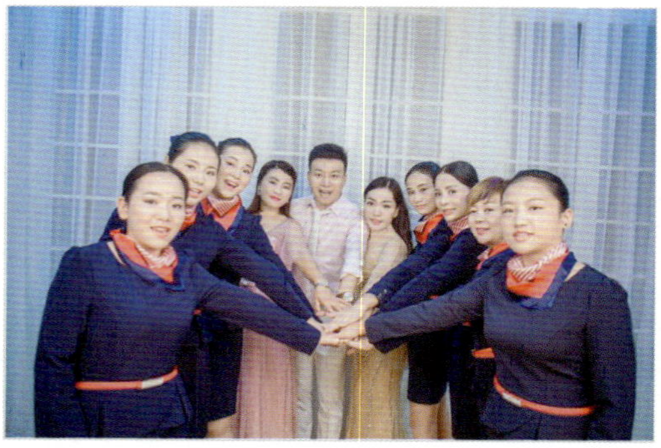

单位地址：江西省赣州市南康区佳兴花园城正门旁际洲伊人美容湾

经典香薰美容会所

单位简介：经典香薰美容会所成立于 2006 年是一家集生活美容，美体，养生为一体的专业美容会所，历经十一年的发展，其秉承着诚信服务，专业进取，积极向上学习的态度，以专业为理念，致力于为众多爱美女性带来健康与美丽，并赢得广大女性朋友的一致好评。

单位展示：

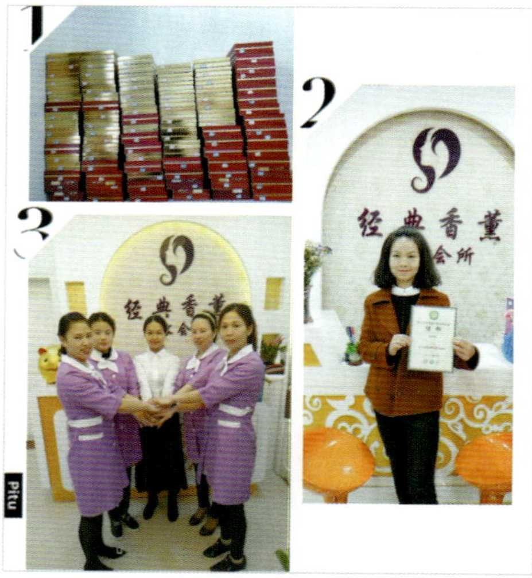

单位地址：江西省赣州市上犹县商贸城二街

美丽女人

单位简介：高安美丽女人亚健康养生会所，是一个集美容、美体、健康养生为一体的专业调理机构，其秉承着诚信服务，专业进取的宗旨，致力于打造亚健康专业调理机构中顶级品牌。历经十六年的发展，励精图治，兢兢业业，以健康为理念，全方位关注顾客的美丽与健康，赢得所有爱美女性的青睐！

单位展示：

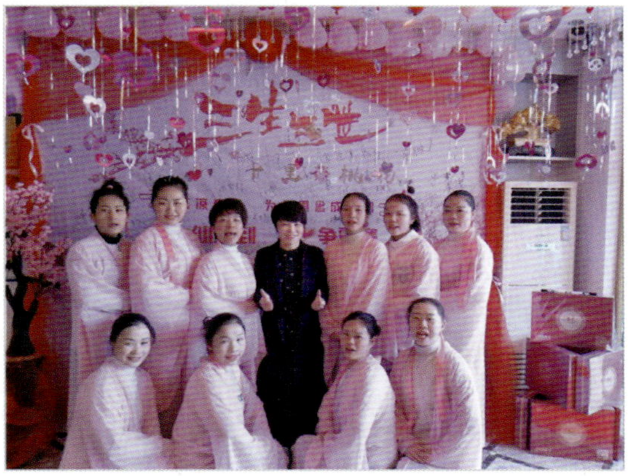

单位地址：江西省宜春市高安市教育局后面

美颜坊化妆品

单位简介：美颜坊化妆品店成立于 2010 年，现已有 7 年的时间，本着专业成就健康美，顾客美誉我用心的理念，赢得万千女性的青睐，本着顾客的满意就是我们工作的动力，本店经营范围包括日用品，日用护肤品，彩妆，皮肤修复产品，艾灸养生，身体养生，亚健康调理，提供你系列符合新一代健康理念的服务。

单位展示：

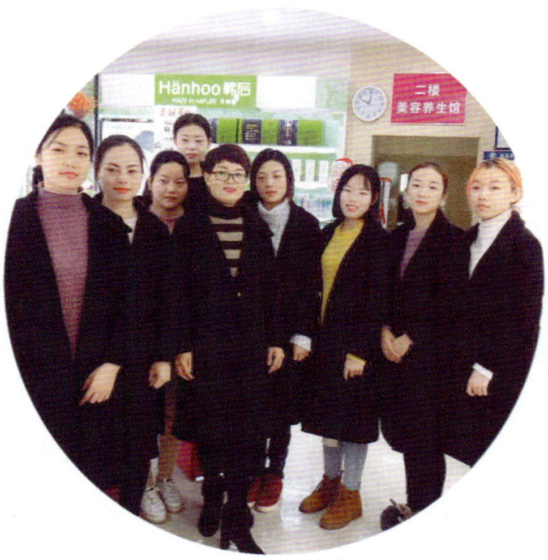

单位地址：江西省南昌市莲塘区梦里水乡美颜坊化妆品

茗婕心私人定制

单位简介：茗婕心亚健管理有限公司是一家专注于医、养、美于一体的健康管理企业，“医”就是有严谨的科学依据，“养”就是保养生命，“美”就是让人一直健康美下去关注“医、养、美”成就健康美丽人生！目前运用传统艾灸技术提供一系列符合现代亚健康人群的调理项目，用行动关注亚健康人群的健康是单位的主要服务内容。

单位展示：

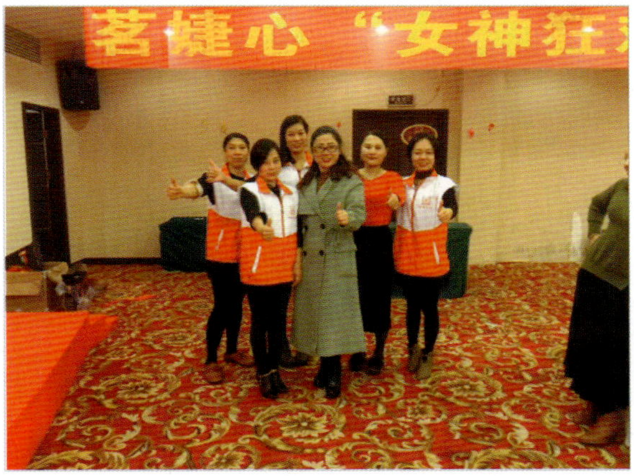

单位地址：江西省赣州市龙南县君临涯江 B205 室

彬瑜美容会所

单位简介：彬瑜美容会所成立于 2003 年，一直以先进的管理方式、精湛的技术，用心的服务，历经了 14 年的发展，我们靠自身实力公平竞争，在萍乡激烈的服务业角逐中，赢得广大客户的好口碑。我们的特色服务项目：艾灸养生，美容，美体，美甲，仪器塑型，脸部抗皱逆龄，半永久美妆等特色疗程。我们秉承着创造健康与美丽，传播爱心与欢乐的目的长续经营。我们的价值观： 注重人才，团队第一，与时俱进。我们的经营理念：诚信经营，顾客至上。

单位地址：江西省萍乡市安源区后埠街汇蓝国际芝加哥

时尚密码

单位简介：时尚密码 SPA 养生会馆是一家美容抗衰，健康养生、私密护理一体的亚健康专业调理机构，集合了现代最新美容养生技术：SPA 美容，健康养生、艾灸调理，形象设计。会馆自 2006 年成立以来，一直以优质，专业、负责的态度服务于广大顾客，获得了客户的一致好评与信赖。会馆以顾客的健康与美丽为使命，致力打造成为行业内领军者。

单位展示：

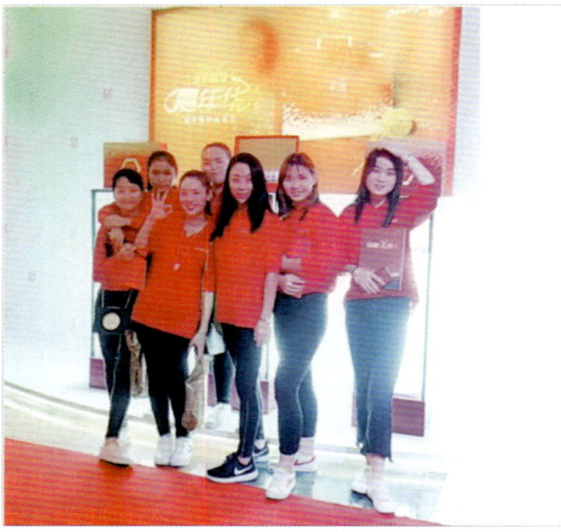

单位地址：江西省南昌市安义县恒茂•阳光加州 32 栋 1 单元 101 室

心悦芙蓉

单位简介：心悦芙蓉希望不仅可以帮助客人身体得到放松的，也可以为客人提供心灵栖息的场地。远离压力及浮躁，暂时放下一切，先慢下来，才能更好的往前。用慢之美平衡生活。这就是心悦芙蓉。目前应用艾灸调理亚健康人群，达到身心同养。

单位展示：

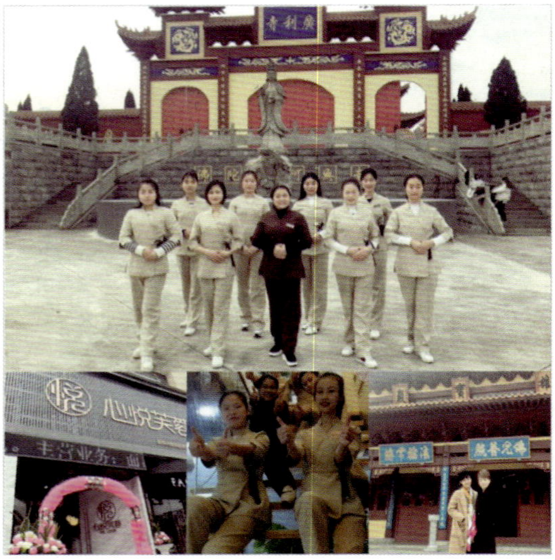

单位地址：江西省宜春市袁州区天宝路地中海风情小区心悦芙蓉

雪妍美容会所

单位简介：都昌县雪妍美容养生会所，是一家集美容、美体、养生、抗衰、艾灸、为一体的美容院。美容院法人拥有十年的养生经念、五年的运营经念。面部主打品牌魅嘉丽带客人美丽容颜。眼部主打瑞士纯进口品牌乐视敦。引进柔嘉本韵艾灸品牌，弘扬中华艾灸养生，解决客人病痛和亚健康，给客人带来健康福音。赢得新老客人一致好评。

单位展示：

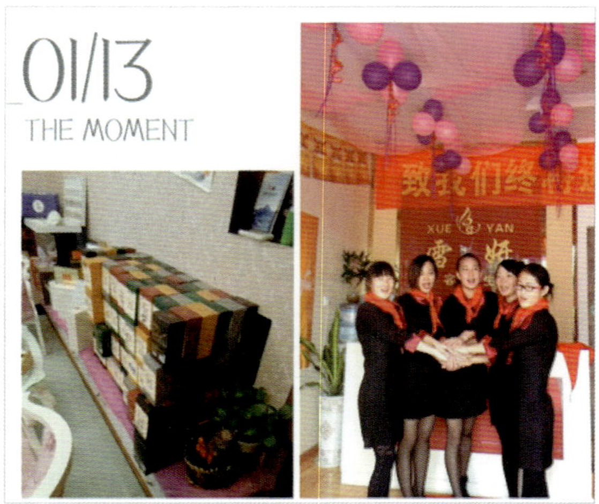

单位地址：江西都昌县县府南路金三角雪妍美容养生会所

芷萱灸疗养生馆

单位简介：芷萱灸疗养生馆成立于 2005 年，是一家集美容抗衰，中医理疗，艾灸养生为一体的理疗机构。自 2012 年引进柔嘉灸安康艾灸品牌，弘扬中华艾灸养生。艾灸给众多顾客解除病痛带来健康福音，经历了十三年的兢兢业业，卢芷萱院长带领多名美容天使们以积极向上的学习态度，以健康为理念，使亚健康更加科学与专业化，赢得新老顾客的一致好评，并在当地树立了艾灸品牌养生名店的荣耀。

单位展示：

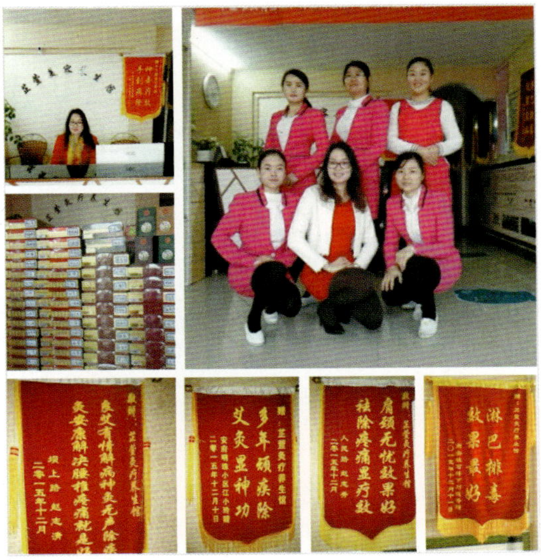

单位地址：江西省赣州市大余县牡丹苑

至尊丽人国际美容 SPA 养生馆

单位简介：至尊丽人国际美容 SPA 养生馆是集养生、美容、彩妆、汗蒸等多元化为一体现代国际时尚养生馆。以独具特色、独一无二、四季如春、与众不同的欧式风格，为您提供温馨、极致的尊贵享受，让您身、心、灵得无比愉悦的放松。

单位展示：

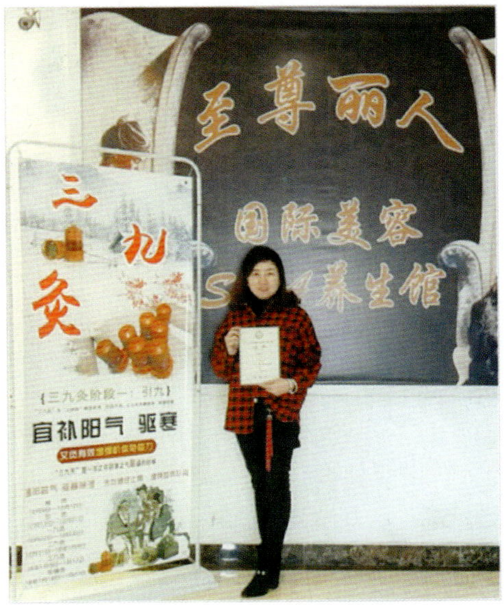

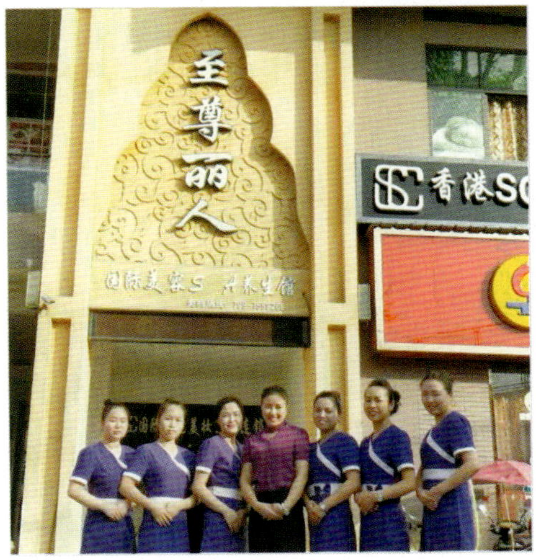

单位地址：江西省萍乡市芦溪县新天地至尊丽人美容国际 SPA 养生馆

山东省

艾草坊时代养生馆

单位简介：艾灸传承历史悠久，效果显著，可改善亚健康问题。艾草坊于 2017 年初与柔嘉艾灸项目合作，主要服务对象为亚健康人群，通过经络，应用艾草草本精华进行调理，结合现代人生活环境总结出一套符合亚健康人群的服务规范，加上柔嘉三灸合一贴特色调理技术，为广大亚健康人群解决困扰。

单位展示：

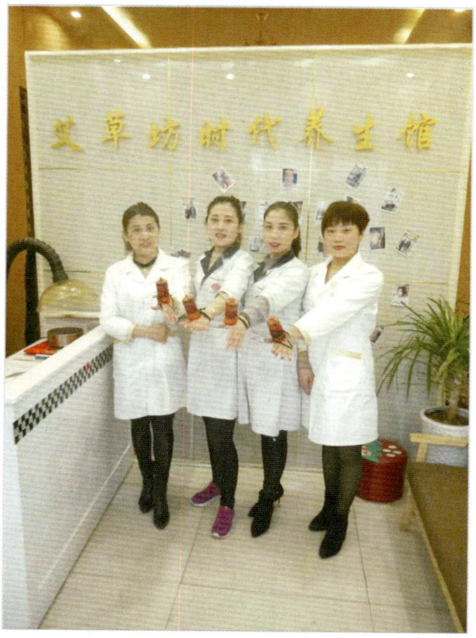

单位地址：山东省临沂市平邑县浚河路与汉阙路文江大润民购物中心一楼

老中医养生会所

单位简介：老中医养生会所于 2017 年与柔嘉艾灸项目合作，2018 年荣获“亚健康调理规范技术推广示范单位”主要服务项目以中国传统的面诊、经络、艾灸、食疗和现代人生活环境相结合调理，以柔嘉三灸合一贴特色调理技术，为广大亚健康人群解决困扰

单位展示：

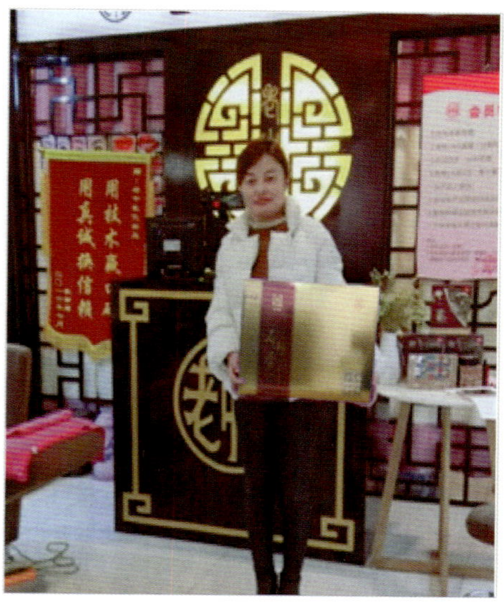

单位地址：山东省临沂市费县

御蓉光电美容健康管理中心

单位简介：成立于 2011 年 9 月 3 日，主要经营传统经络养生气血调理，亚健康调理。主要经营艾灸，主要调理重要改善慢病调理不了的症状。主要针对乳腺增生，子宫寒凉、痛经、手脚冰凉的女性。艾柱加手法共调是我们的特殊效果，疗效显著，对于肩颈疼痛主要做长龙灸加配肩井穴加肩颈套盒，效果症状改善明显。柔嘉集团灸安康品牌专业专注，结合我们的特色手法六年来给我们的会员带来健康。御蓉，为美丽加分，为健康加分。

单位展示：

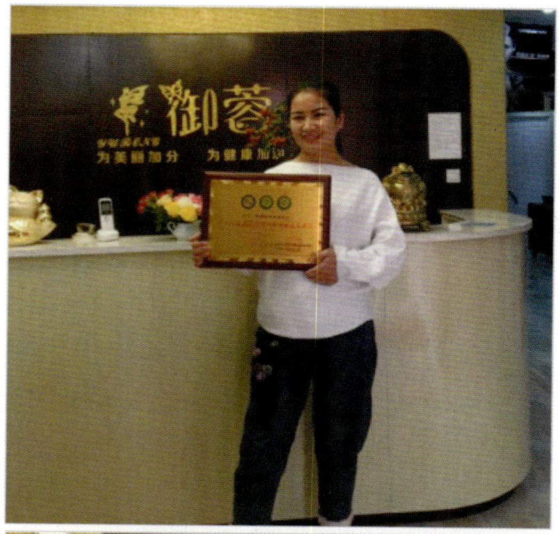

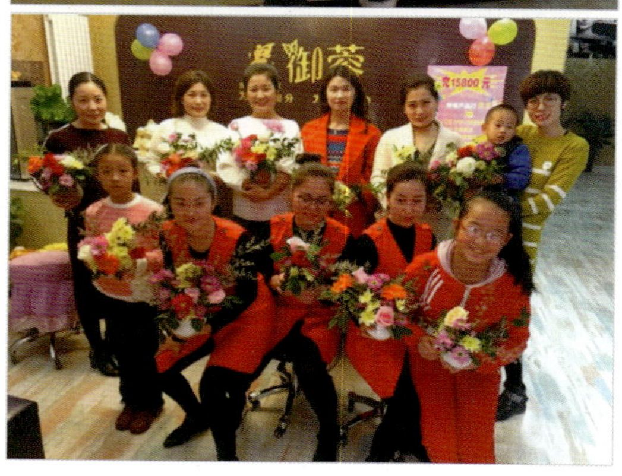

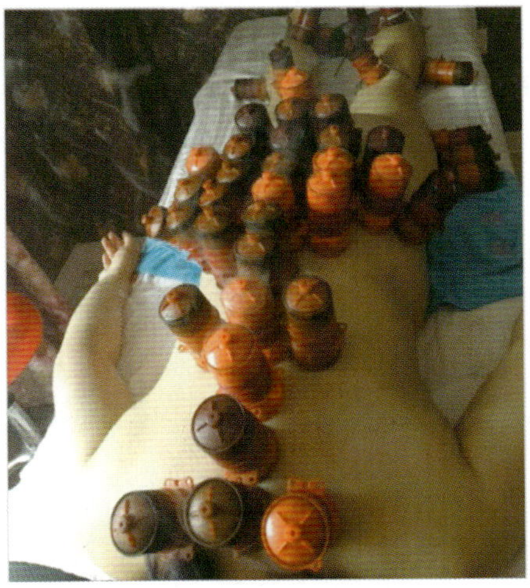

恒馨美容休闲会所

单位简介：恒馨美容休闲会所成立于 2014 年 8 月 7 号，总面积 270 ㎡，是美容、养生、休闲于一体的大型会所，运营目的：自己比较爱好美容养生，也一直专注于亚健康调理顾客的各种亚健康病症，目前本单位引进传统医药艾灸技术，更好的服务于亚健康人群的健康状况。

单位展示：

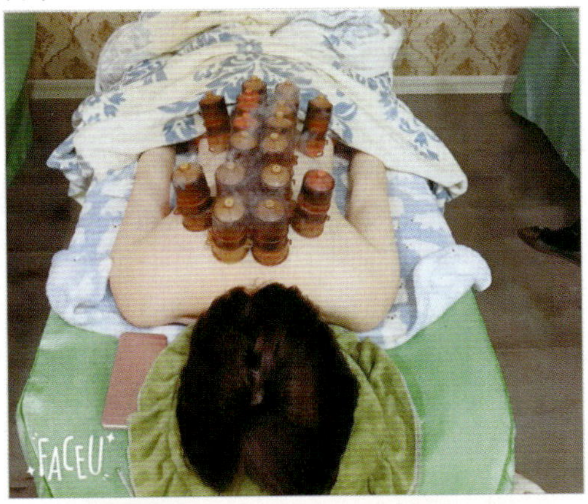

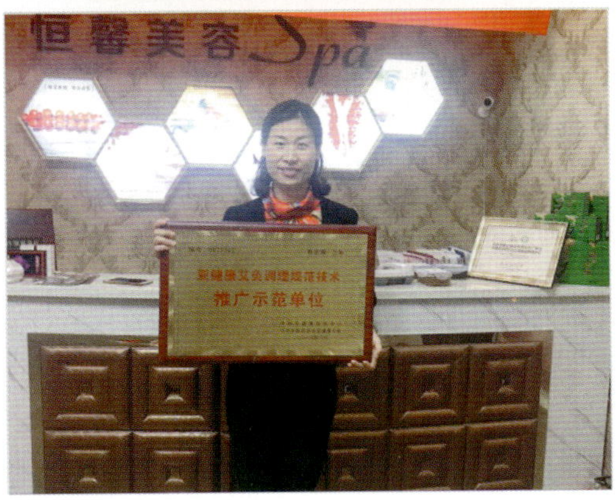

山 西 省

伊梵蒂尔

单位简介：伊梵蒂尔位于山西省临汾市尧都区伊梵蒂尔成立于 2012 年，一直秉承“服务生命之美”之理念，真心服务，专业致胜，伊梵蒂尔 2016 年加入艾灸调理项目推广，应用艾灸百项亚健康调理技术，调理亚健康状态，所调理的客人都取得显著疗效。2017 年被授于“亚健康调理示范单位”。伊梵蒂尔所有员工继续秉承服务第一的理念，定期培训提升技能把艾灸调理项目推广到极致！让所有艾灸调理的顾客真正体验到艾灸的魅力和必要性，坚持亚健康调理不容忽视，真正做到未病先治！

单位展示：

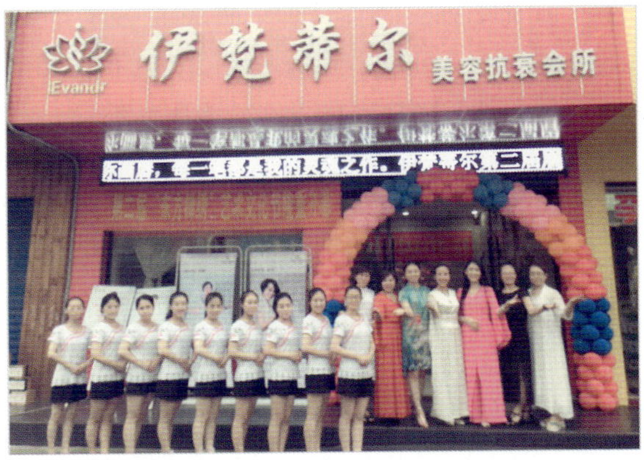

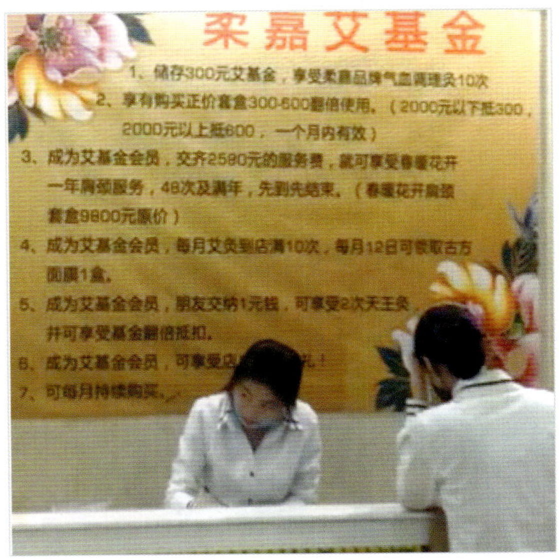

蕾英美容养生馆

单位简介：山西省晋城市凤展张蕾英十六年的美容院。选择产品非常小心。当选择了芙寿灸这个养生品牌经过对顾客病症不断调理后都得到了顾客的认可、特别是在女性私密调理方面获得了很好的效果。由衷的对芙寿灸竖起了大拇指。

单位展示：

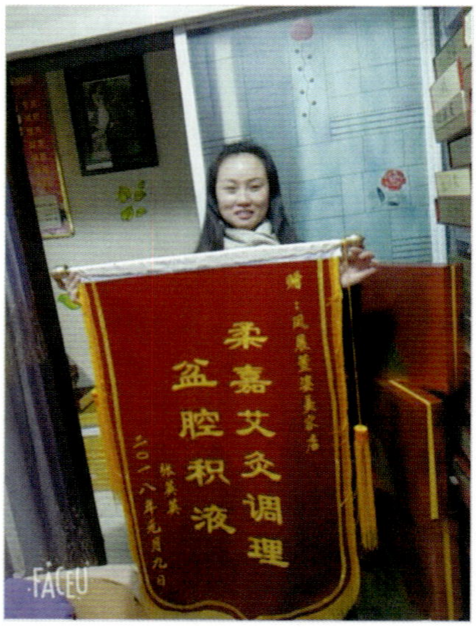
柔嘉艾灸调理
盆腔积液

单位地址：山西省晋城市凤展商场步行街楼上二楼蕾英美容养生馆

萱姿美容养生馆

单位简介：山西晋城凤矿美容院、是一家专业面部与养生的美容院。老板刘蓉梅经营面部护肤品十七年。和柔嘉芙寿灸结缘后和员工一起认真学习不断验证了芙寿灸的功效、为亚健康的朋友们用心调理身体后都得到了改善甚至治疗。所以她信心满满的为能拥有芙寿灸这样的好品牌而感到骄傲。

单位展示：

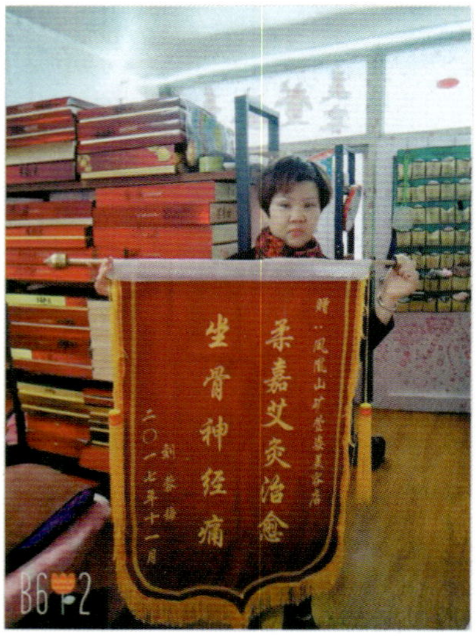
柔嘉艾灸治愈
坐骨神经痛

单位地址：山西省晋城市凤凰山

兰欣美容院

单位简介：太原市杏花岭区兰欣美容院，于 2015 年年底与柔嘉艾灸项目合作，并且荣获过多数奖项。主要服务对象为亚健康人群，主要服务项目以中国传统的中医面诊，经络，脏腑，艾灸，热敷，食疗，佛学和现在人生活环境相结合调理，以柔嘉清肺去霾亚健康专业调理技术和艾灸技术，为广大亚健康人群解决各类困扰。

单位展示：

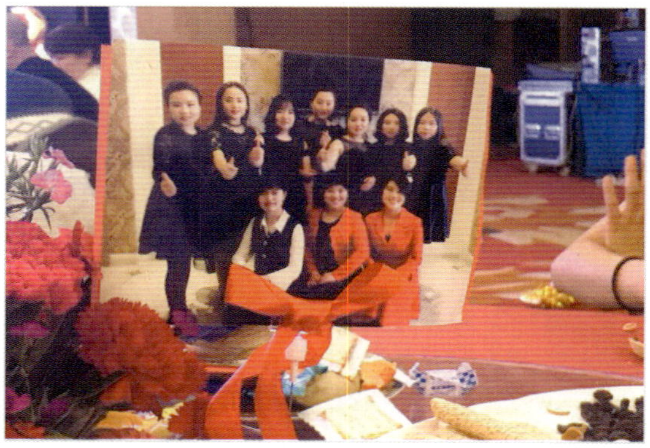

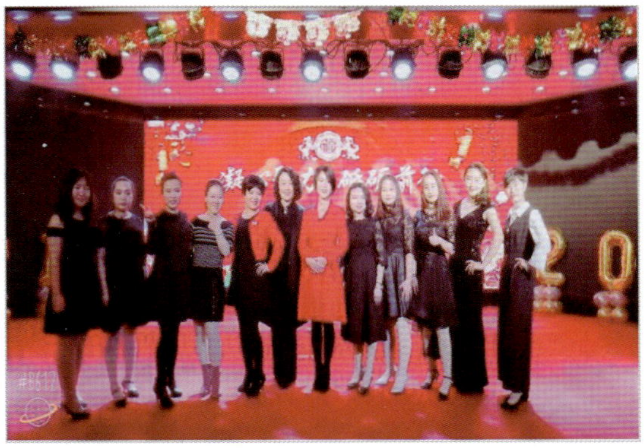

单位地址：山西省太原市杏花岭区旱西门中瑞大厦405 室

四 川 省

益生堂美容养生会所

单位简介：益生堂美容养生会所创始于 1995 年，最初坐落于四川省邛崃市，为了店铺的扩大，为了让更多人有一个好的身体，现搬迁至四川省成都市新都区新繁镇，店铺总共三层楼，现会员数百名。本店主做“柔嘉艾灸”，以中医养生为主，专门调理亚健康。

单位展示：

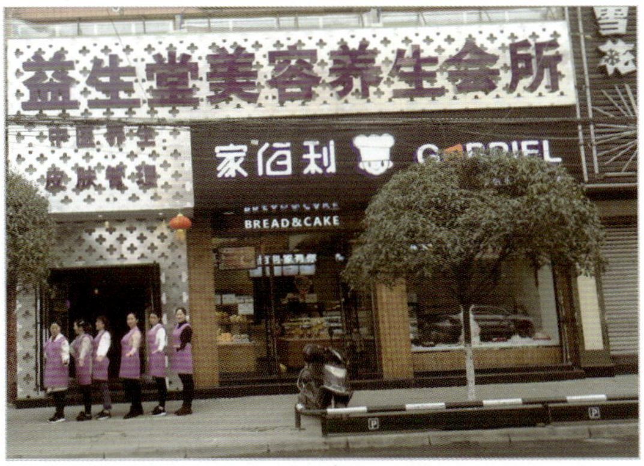

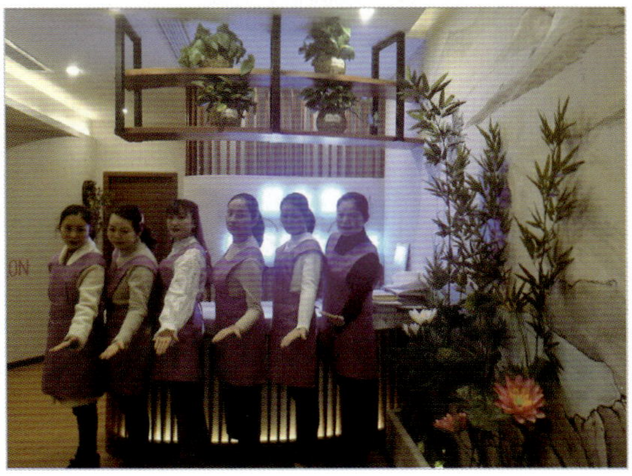

单位地址：四川省成都市新都区新繁镇广场西路162 号

艾美养生美容会所

单位简介：艾美养生美容会所于 2017 年与柔嘉艾灸项目合作，主要服务对象为亚健康人群，主要服务项目以中国传统的中医面诊，经络，脏腑，艾灸，经络，食疗，佛学和现在人的生活环境相结合调理，以百家馨疗亚健康专业调理技术和艾灸技术等，为广大亚健康人群解决各类困扰。

单位展示：

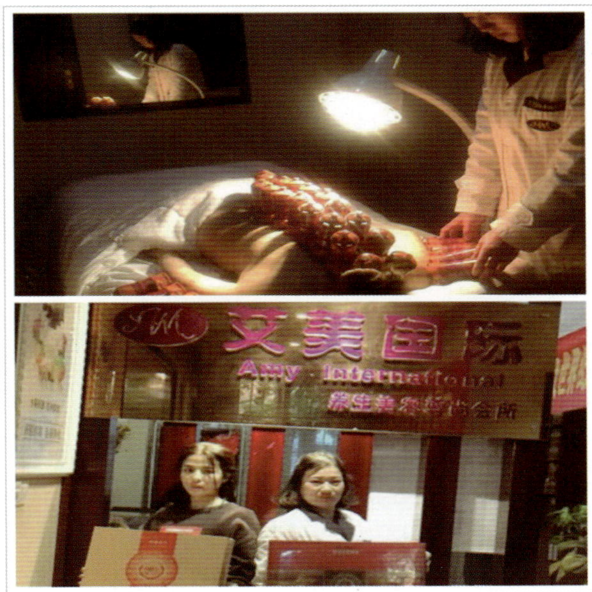

单位地址：四川省攀枝花米易城北清和苑后门艾美国际

环亚美肤宝美容养生会所

单位简介：环亚美肤宝美容养生会所于 2017 年与柔嘉艾灸项目合作，主要服务对象为亚健康人群，主要服务项目以中国传统的中医面诊，经络，脏腑，艾灸，经络，食疗，佛学和现在人的生活环境相结合调理，以百家馨疗亚健康专业调理技术和艾灸技术等，为广大亚健康人群解决各类困扰。

单位展示：

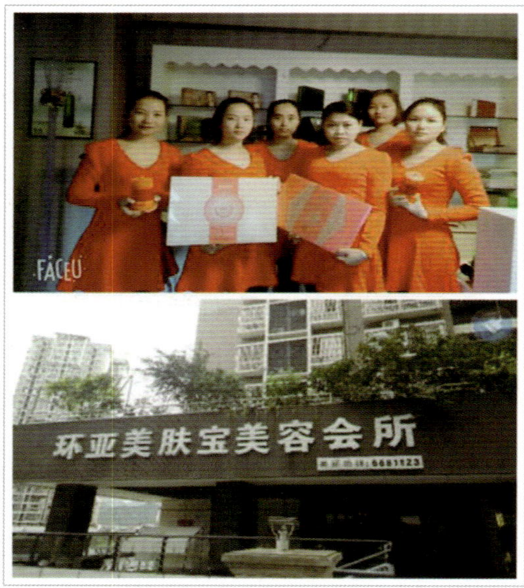

单位地址：四川省攀枝花市东区机场路 99 号附 200 号

惠林养生美容会所

单位简介：惠林养生美容会所于 2017 年与柔嘉艾灸项目合作，主要服务对象为亚健康人群，主要服务项目以中国传统的中医面诊，经络，脏腑，艾灸，经络，食疗，佛学和现在人的生活环境相结合调理，以百家臀疗亚健康专业调理技术和艾灸技术等，为广大亚健康人群解决各类困扰。

单位展示：

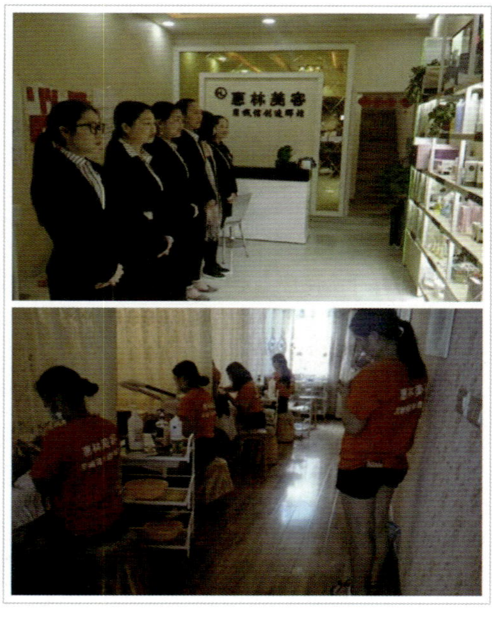

单位地址：四川省凉山彝族自治州西昌市德昌县县政附 1 楼

兰蔻养生会所

单位简介：兰蔻养生美容会所于 2017 年与柔嘉艾灸项目合作，主要服务对象为亚健康人群，主要服务项目以中国传统的中医面诊，经络，脏腑，艾灸，经络，食疗，佛学和现在人的生活环境相结合调理，以百家臀疗亚健康专业调理技术和艾灸技术等，为广大亚健康人群解决各类困扰。

单位展示：

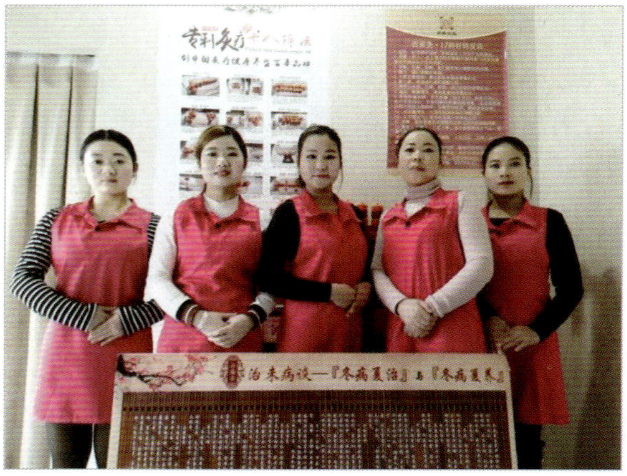

单位地址：四川省凉山彝族自治州西昌市越西县文昌街夏娃之秀

秀 S 养生美容会所

单位简介：秀 S 养生美容会所于 2017 年与柔嘉艾灸项目合作，主要服务对象为亚健康人群，主要服务项目以中国传统的中医面诊，经络，脏腑，艾灸，经络，食疗，佛学和现在人的生活环境相结合调理，以百家臀疗亚健康专业调理技术和艾灸技术等，为广大亚健康人群解决各类困扰。

单位展示：

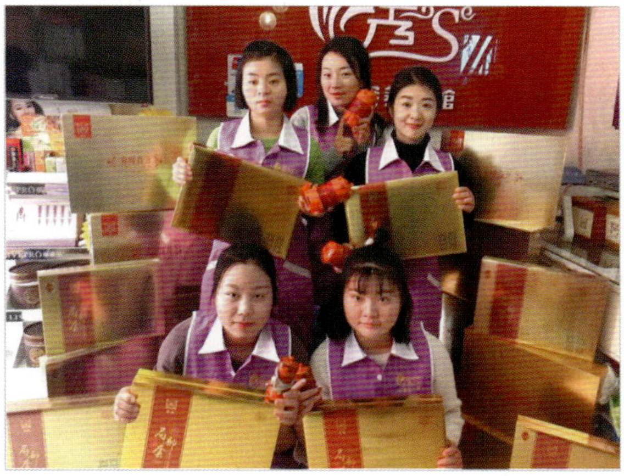

单位地址：四川省凉山彝族自治州西昌市会理县天元街生产巷 8 号楼 2 楼

天津市

艾佳森淼美容院

单位简介：艾佳森淼美容院成立之初就是以身体艾灸调理为主，以柔嘉独特的五行旋磁灸罐和身体调理技术，再配合高品质的产品，让顾客摆脱亚健康症状的困扰，特别是调理肠胃，宫寒痛经，骨骼关节问题有奇效。

单位地址：天津市河西区吴家窑大街中央公馆 808

皇家宝姿 SPA 养生会馆

单位简介：皇家宝姿 SPA 养生会馆于 2000 年成立，2015 年柔嘉百家灸项目合作，2015 年荣获“亚健康艾灸调理规范技术推广示范单位”，本店通过学习柔嘉专业调理技术和艾灸技术，为顾客解决多种亚健康问题，得到了顾客的一致认同好评，同时也吸引了身边的家人及朋友来店做调理

单位展示：

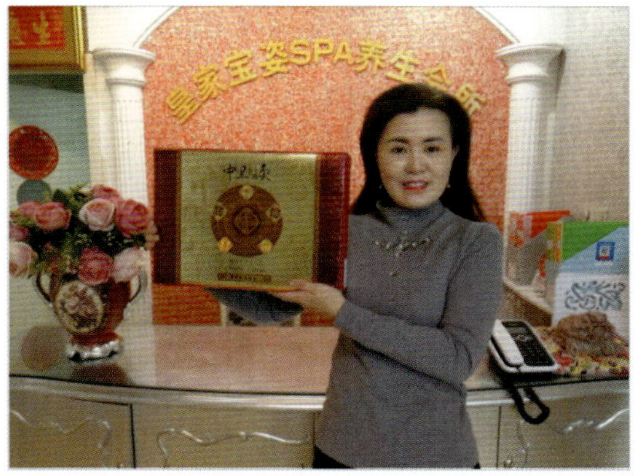

单位地址：天津市河东区津塘路与一号路交口

云南省

三十靓嫂女子美容会所

单位简介：三十靓嫂女子美容会所成立于 2006 年 3 月，以健康养生、绿色美容为基础，打造安全、有效的美容养生新环境；信守承诺、用心做事是每一个三十靓嫂人的标准！

单位展示：

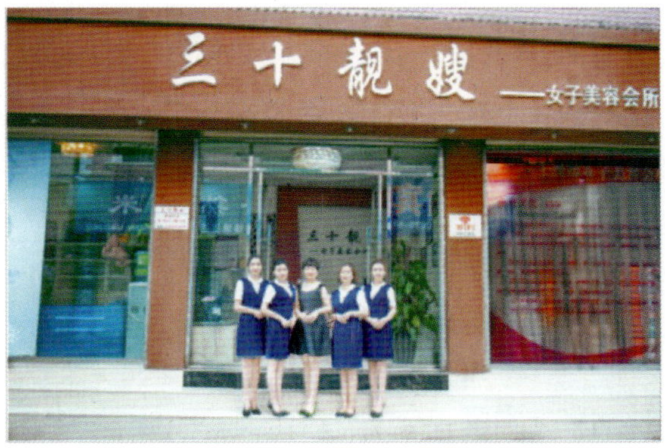

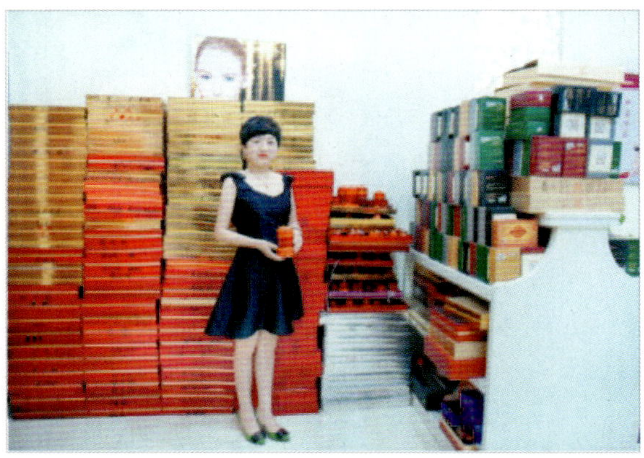

单位地址：云南省保山腾冲腾越镇天成社区明和巷 30 号

缅甸小勐拉雪依氏科技美肤馆

单位简介：缅甸小勐拉雪依氏科技美肤馆，位于掸邦东部第四特区首府，新东方商场内。成立于 2014 年 4 月，站地 260 平，10 个护理房间，15 个护理床位，12 名员工。于 2017 年 3 月正式与昆明瀚邦公司合作，牵手灸安康品牌，把国灸项目，带出国门，走进缅甸小勐拉。在不到一年时间里，进行灸安康艾灸，调理亚健康推广过程中，成绩显著。按节气养生推广了三九灸、三伏灸，帮助了许多在亚热带雨林气候的影响下，身体湿热的顾客；其中，包括五名婚后多年不孕不育的缅甸妇女。把艾灸养生项目开展成店里的特色普及项目，并打造着独有的艾文化，为此获得了好口碑。

单位展示：

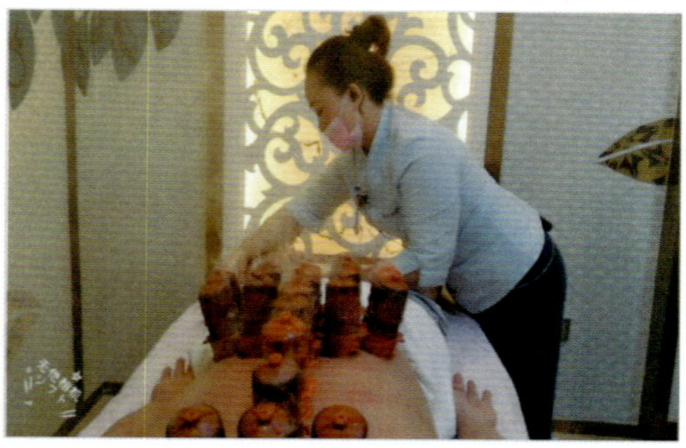

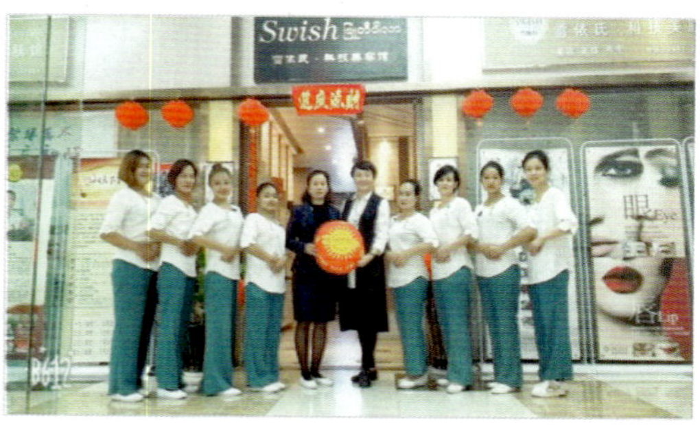

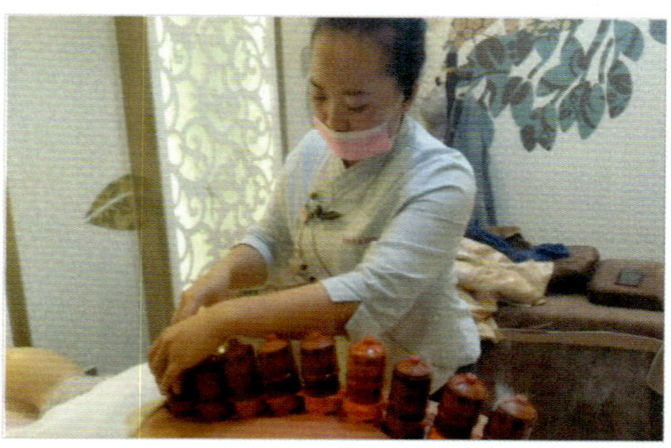

浙 江 省

汇亨汗蒸养生馆

单位简介：汇亨汗蒸养生馆坐落在素有“温泉之城、萤石之乡”之称的武义县，是一家集美容、美体、减肥、祛斑、汗蒸、抗衰等综合养生馆，本店从 2015 年 8 月推广艾灸调理亚健康至今，以灸疗为主的特色服务项目，深受顾客喜爱，同时应用艾灸百项亚健康调理技术调理亚健康状态有显著疗效。本店以诚信、专业、负责服务于客户。带给客户健康是我们最大的心愿。

单位展示：

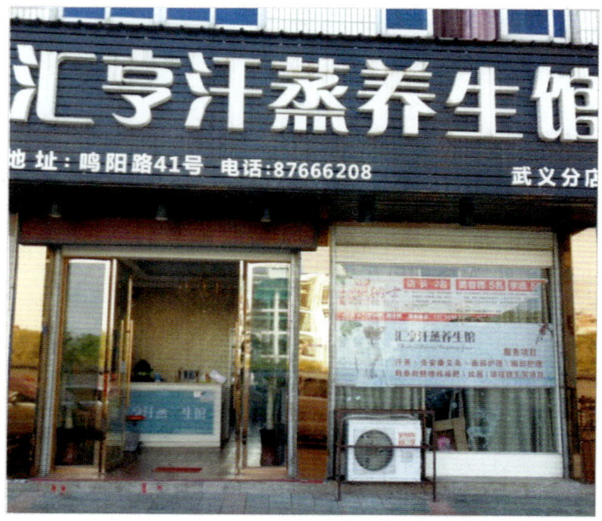

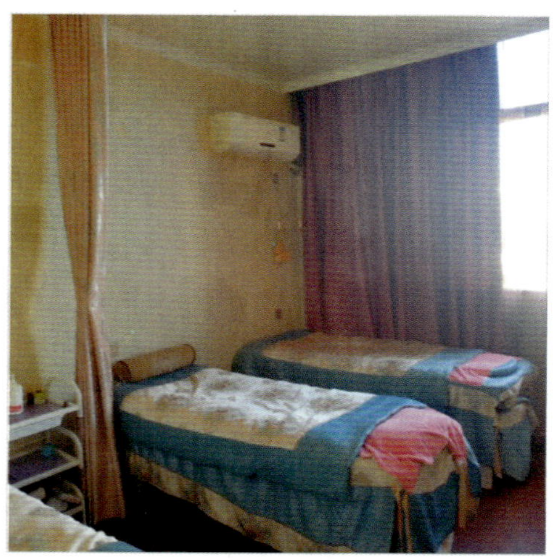

单位地址：浙江省金华市武义县鸣阳路 41 号

麗延 SPA 养生会所

单位简介：麗延 SPA 养生馆以其宽敞明亮的欧式古典与现代结合设计，完善齐全的先进设施，国际化的管理模式，一流的专业服务，以及安全有效的专业产品，令每一位走进店堂的爱美之士都能得到完美的呵护与心灵彻底的放松。在产品选择上。不仅经过严格考量与筛选，并且选择性将当下全球最适合中国女性的产品提供给每一位客户，并且引进国际高端仪器来满足不同顾客的需求，致力于打造最好的美容 SPA 馆。

单位展示：

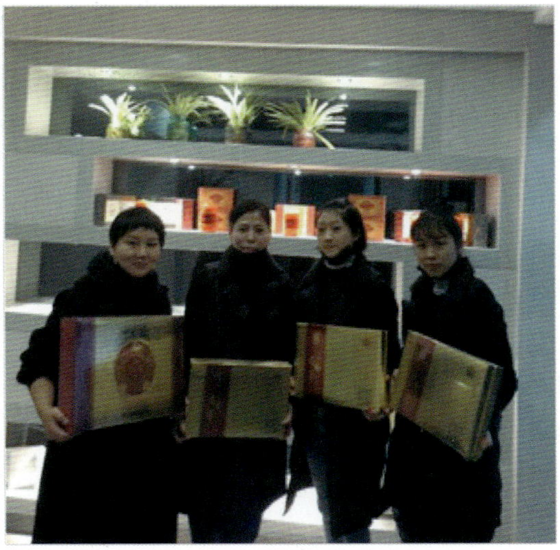

单位地址：临安苕溪南路 835 号

“万人艾灸挑战世界记录”活动参与单位一览表

主办单位：中和亚健康服务中心
中国亚健康产业总部基地
承办单位：广州柔嘉生物科技有限公司
合灸堂（北京）健康科技有限公司
协办单位：湖南中医药大学
广州百家灸生物科技有限公司
协办单位：广州本韵生物科技有限公司
广州传美生物科技有限公司
广州式颜商务咨询有限公司
代表单位：（省份按拼音字母排序）

安徽省

代表单位：合肥一路前行商贸有限公司
参与代表：钱四海

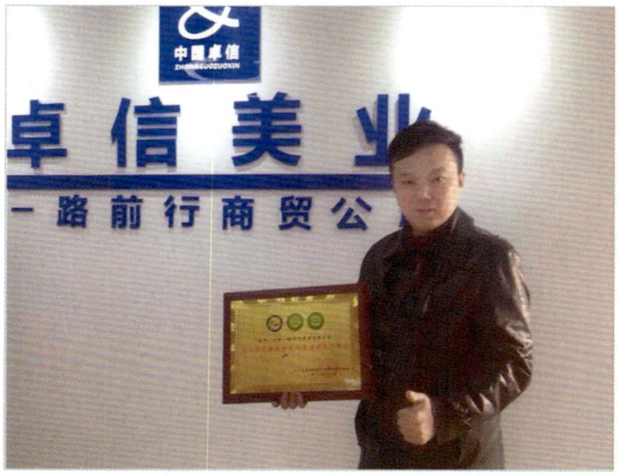

代表单位：鑫爱人美容用品有限公司
参与代表：张秀惠

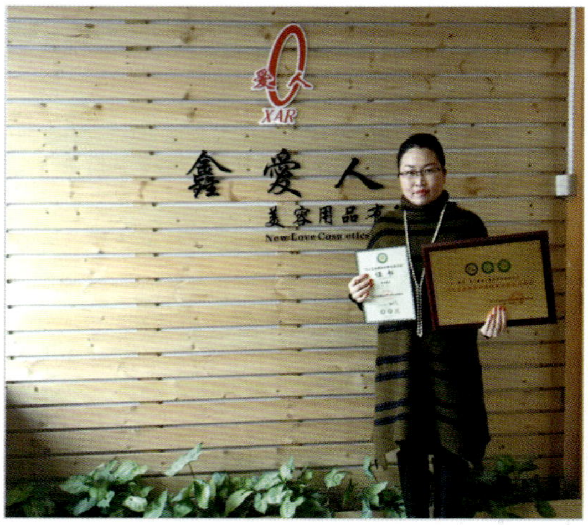

福建省

代表单位：汇鑫美容咨询服务中心
参与代表：王战勇

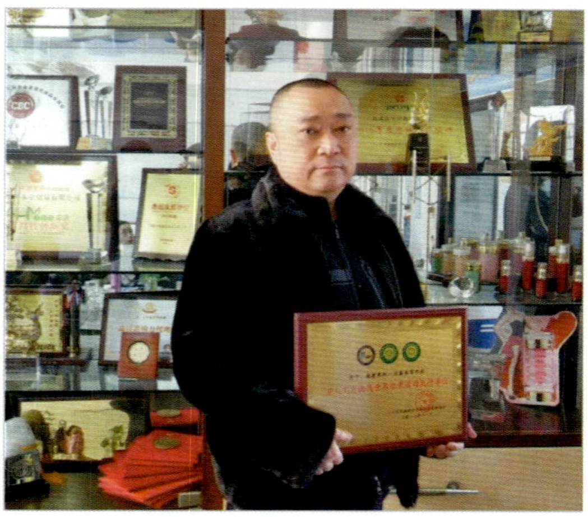

代表单位：安慕姿美容会所
参与代表：简凤梅

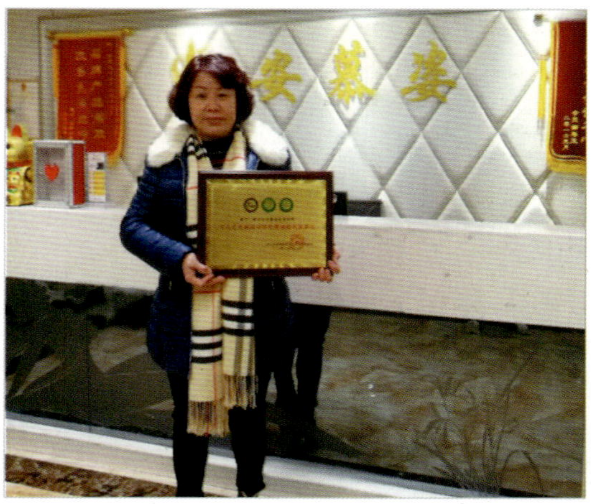

代表单位：琴海湾女子养生会所
参与代表：林琴

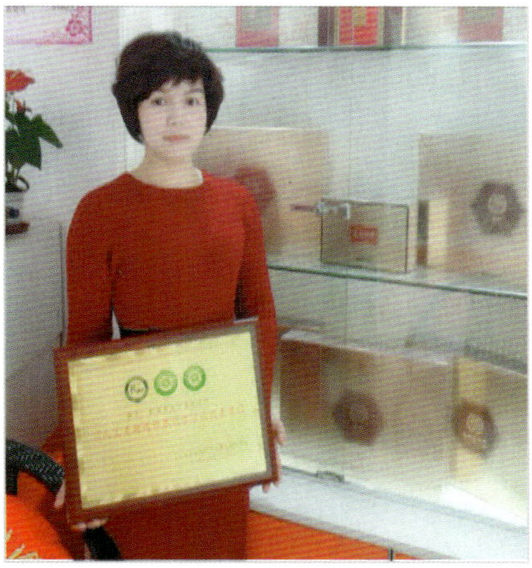

代表单位：福鼎市前岐建宁化妆品店
参与代表：陈建宁

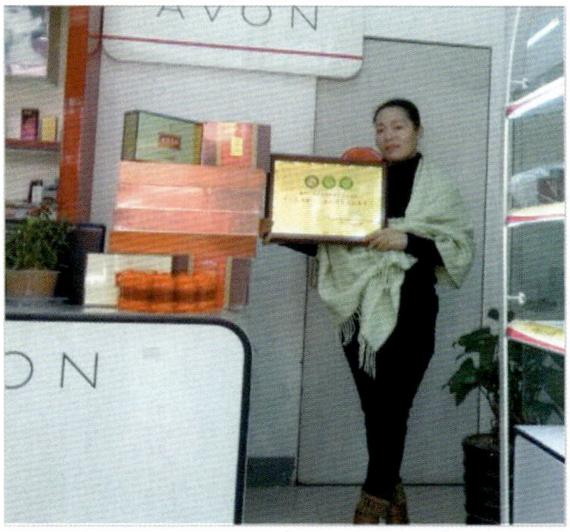

代表单位：艾尚美美容养生
参与代表：刘金洁

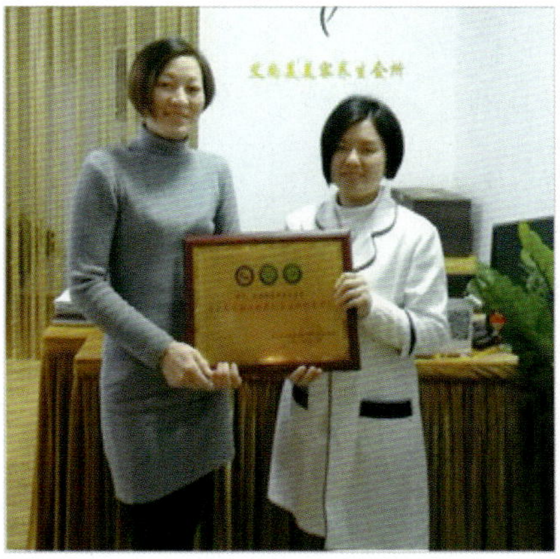

代表单位：小雏菊美容养生馆
参与代表：魏建芬

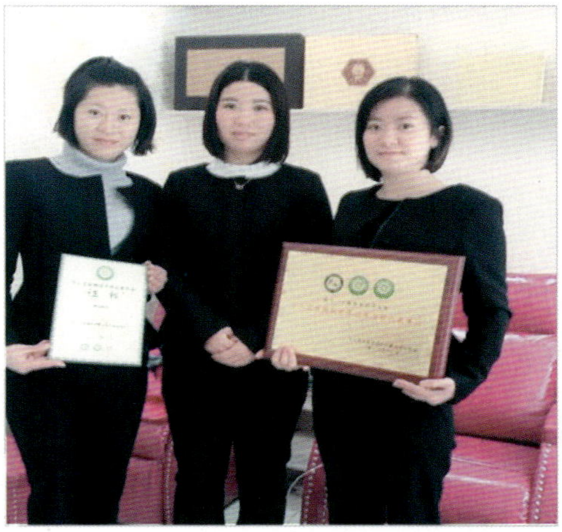

代表单位：妃梵美容养生会所
参与代表：钟筱莼

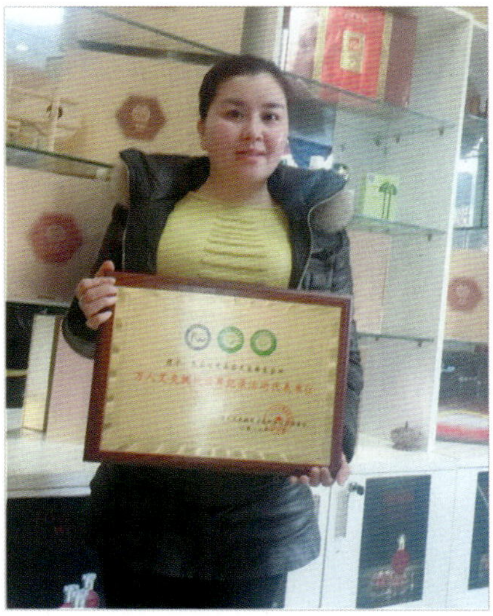

代表单位：雪花美容会所
参与代表：陈雪花

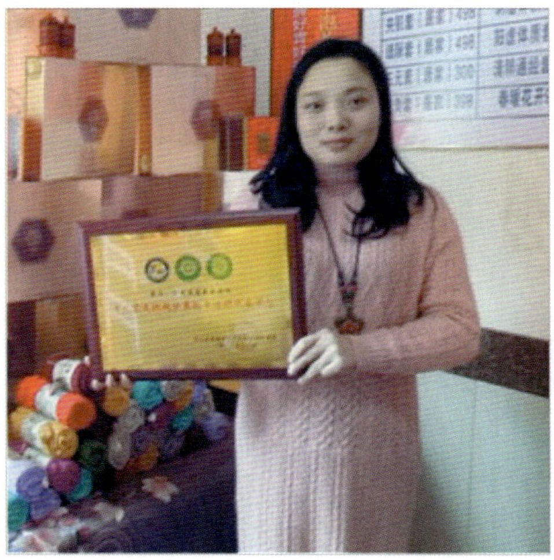

代表单位：美之秀美容养生馆
参与代表：杨小英

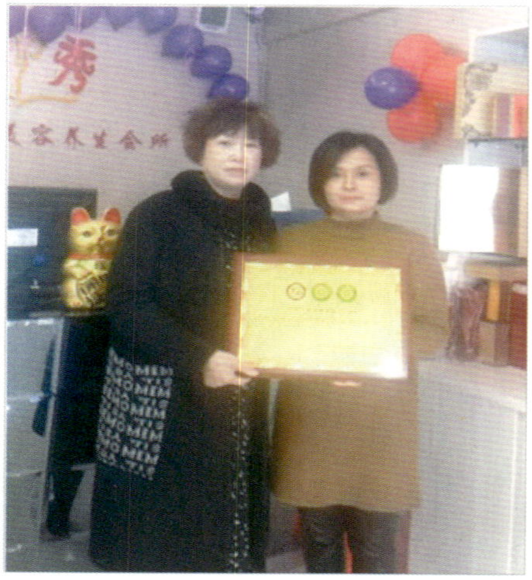

代表单位：怡佳美容养生会所
参与代表：张秀珍

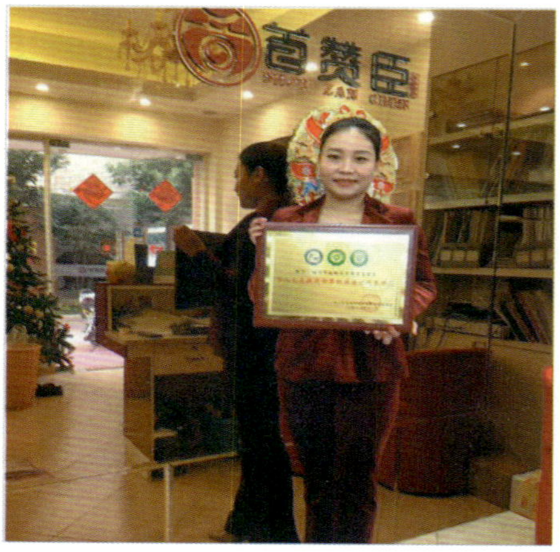

代表单位：康信源生活馆
参与代表：林月娇

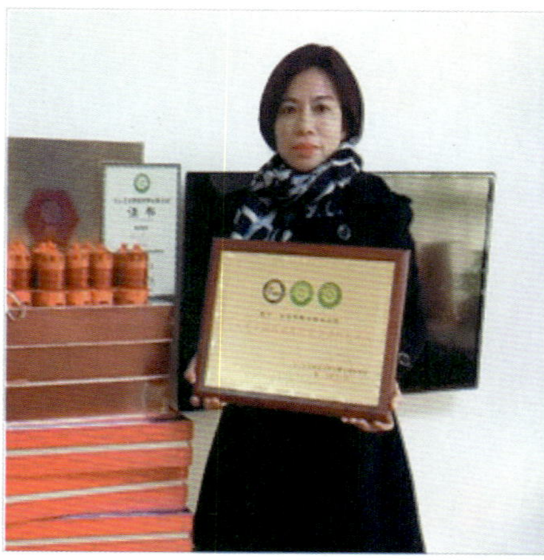

代表单位：翼肽养生会所
参与代表：王培琼

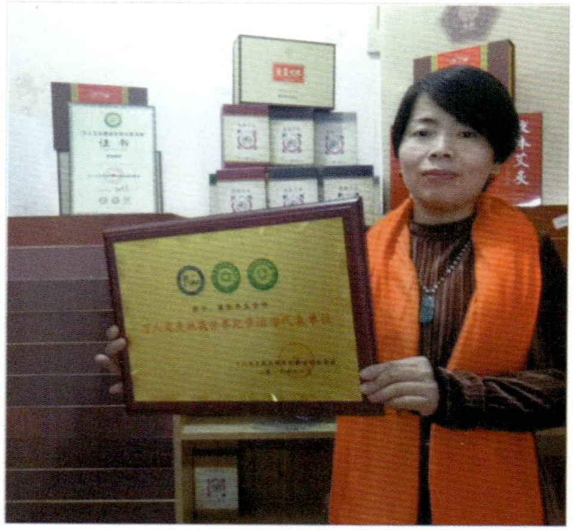

代表单位：荣秀美容美体生活馆
参与代表：魏荣秀

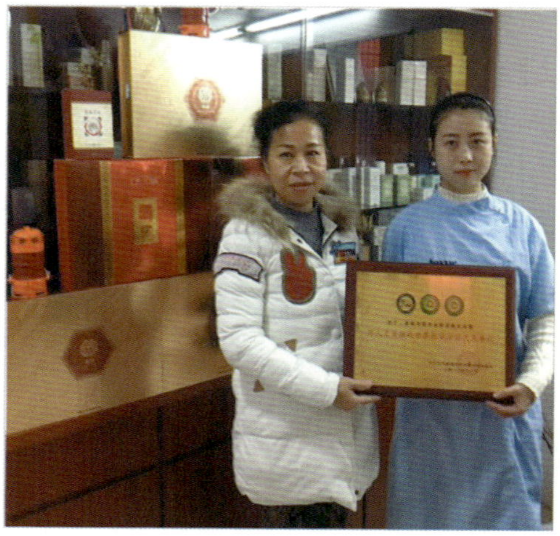

甘肃省

代表单位：两当县博生能美容美体会所
参与代表：王丽娜

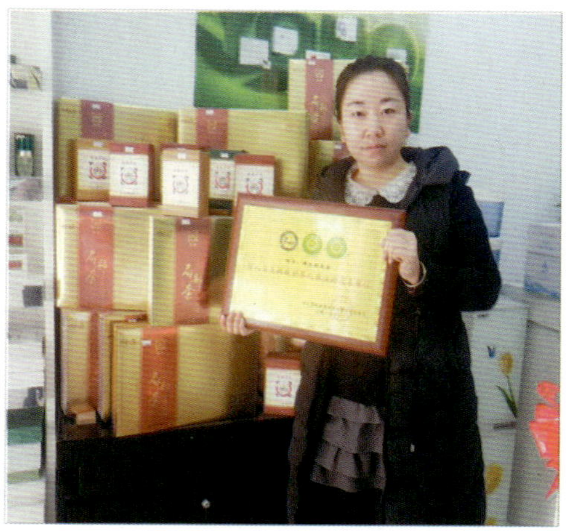

代表单位：庆城县靓女人美容中心

参与代表：罗萍

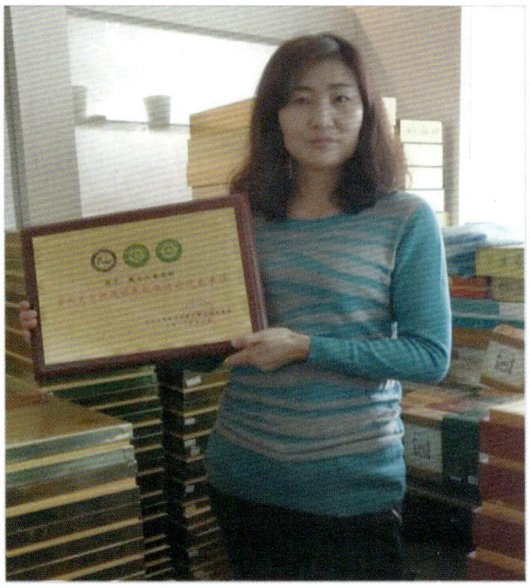

广 东 省

代表单位：益雅百年丽人美容院

参与代表：林桂燕

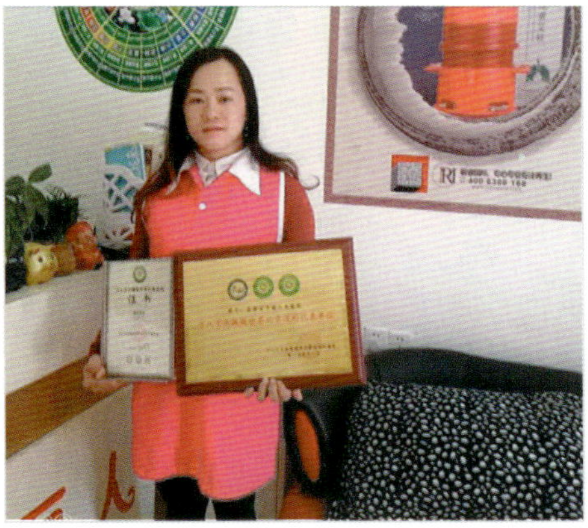

代表单位：安麒美容院

参与代表：李雪婷

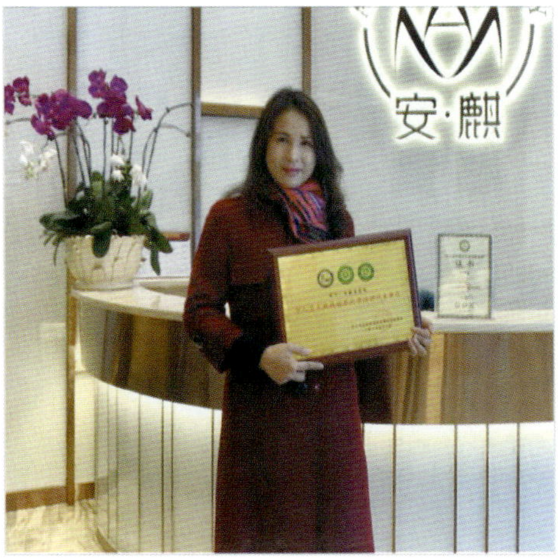

代表单位：深圳市国之优良实业有限公司

参与代表：陈煜天

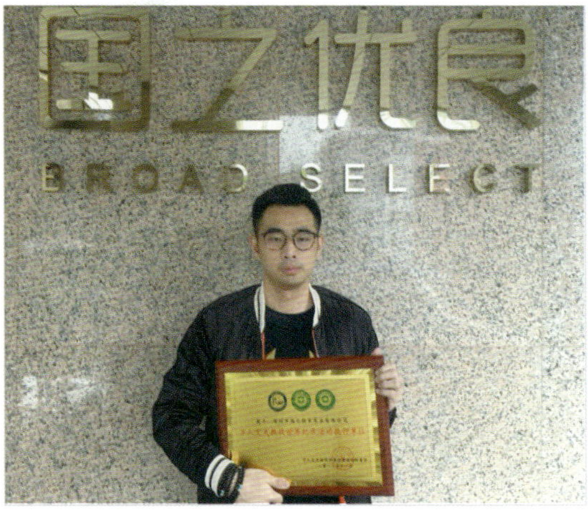

代表单位：梦巴黎美容养生馆

参与代表：柳丽

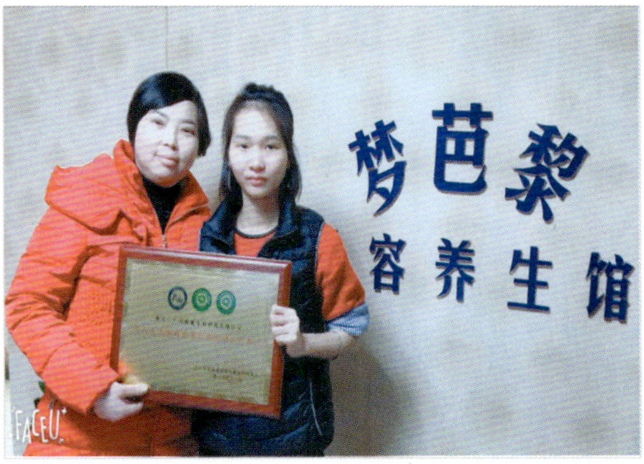

代表单位：嘉柏丽

参与代表：黄霜芝

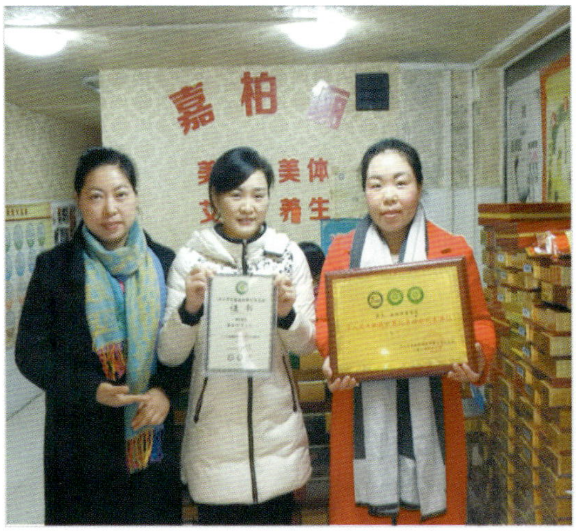

代表单位：俏媛美容养生馆

参与代表：张丽芳

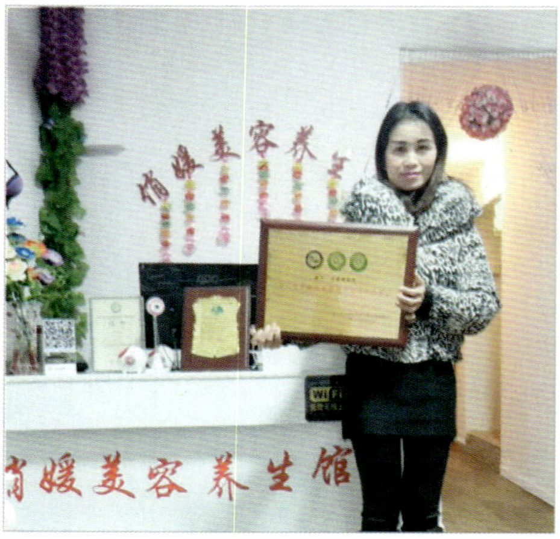

代表单位：丽人阁美容美体

参与代表：龙丽敏

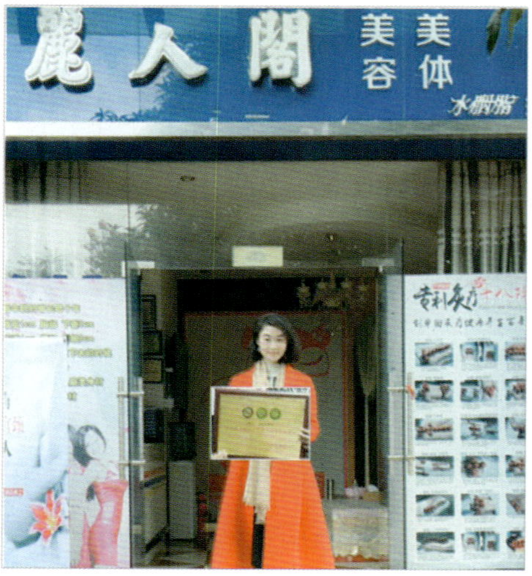

广西壮族自治区

代表单位：御容堂化妆品有限公司

参与代表：陆艳红　郭兰英

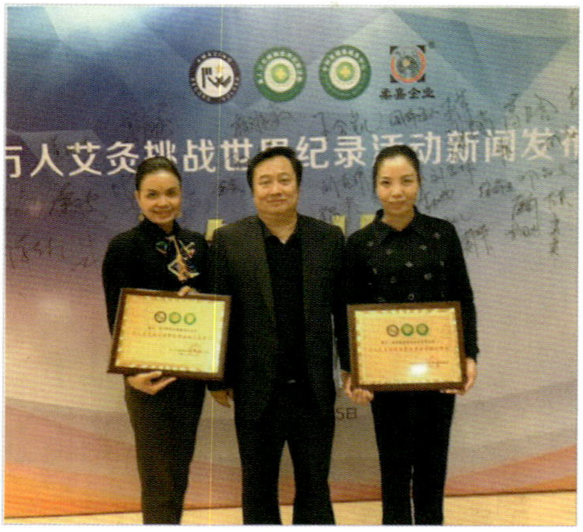

代表单位：黎塘镇阳光丽人化妆品店

参与代表：阮献玲

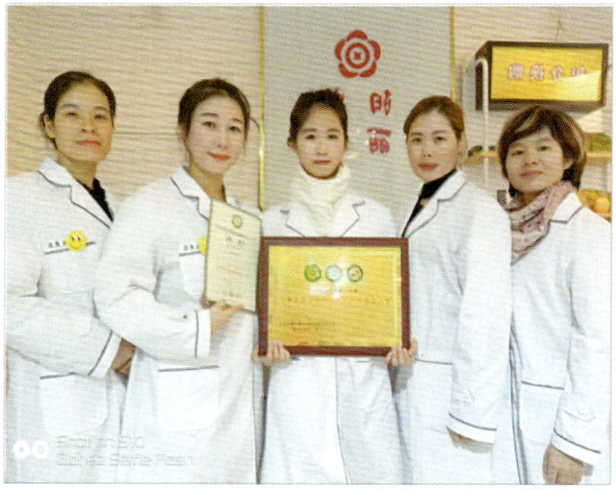

代表单位：岑溪卡娜美容汗蒸馆

参与代表：李萍

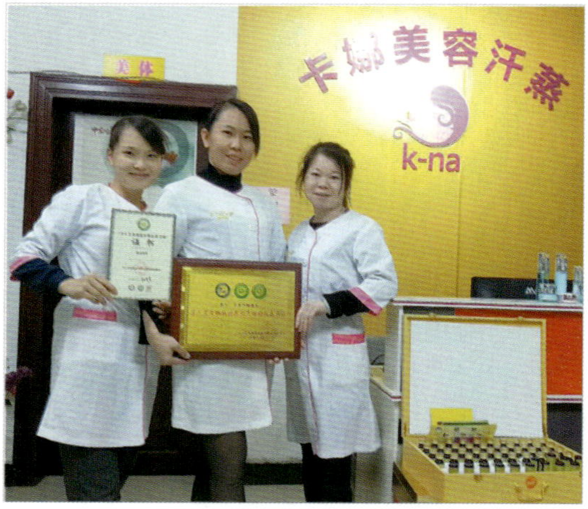

代表单位：广西桂林德熠堂

参与代表：邓妍莉

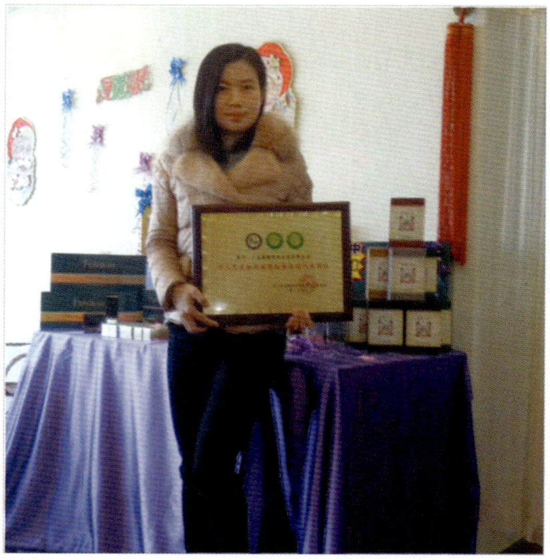

代表单位：安黎芝女性美容会所

参与代表：农蒙华　李青翃

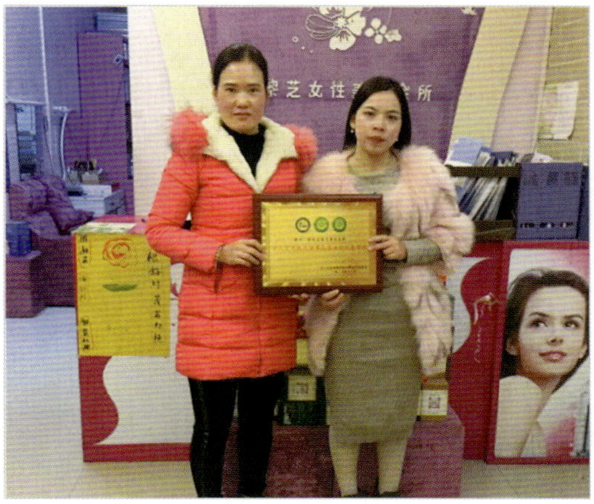

代表单位：文地御香堂

参与代表：黄华英

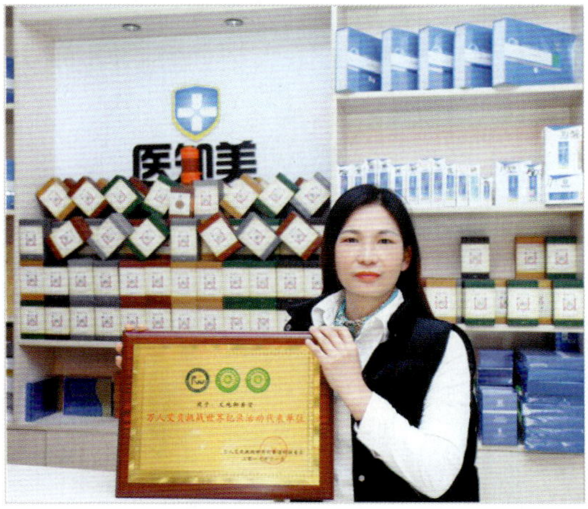

代表单位：里建妍妍洗脸吧

参与代表：谢冬妮

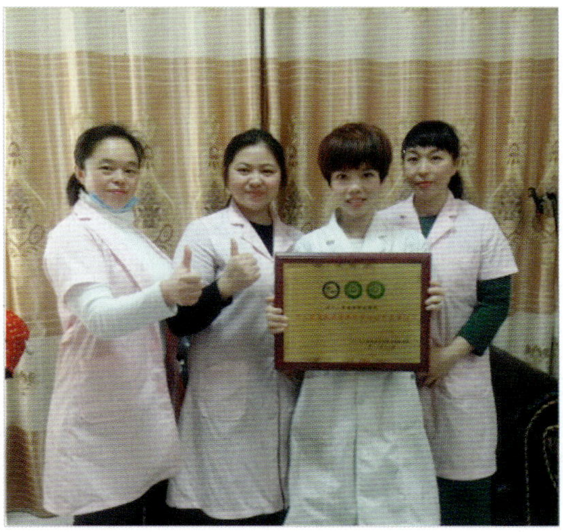

贵州省

代表单位：菲格时代

参与代表：付伊

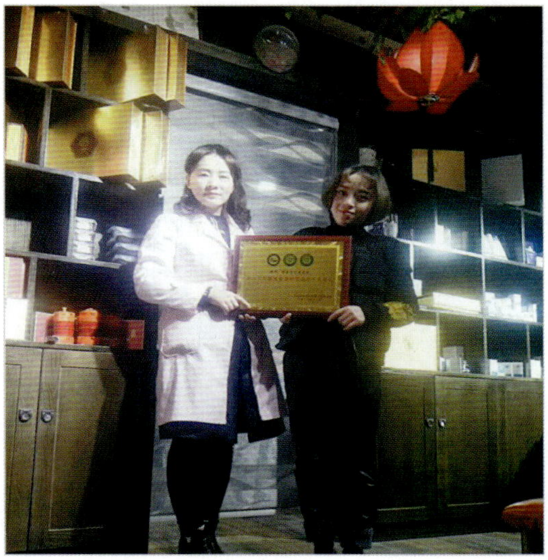

海南省

代表单位：彩美丝达化妆品商行

参与代表：陈瑶

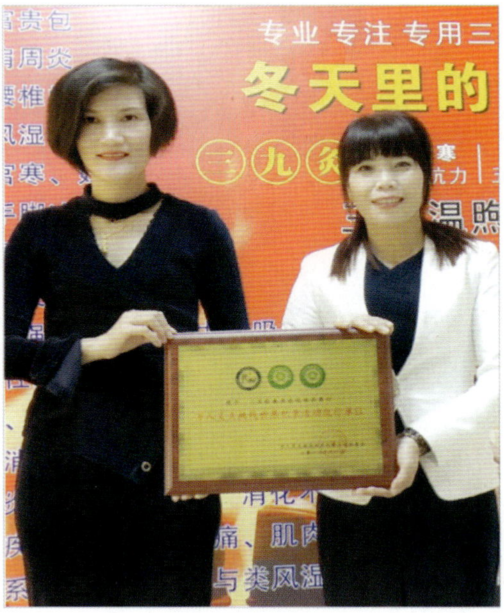

河北省

代表单位：信阳潢川

参与代表：刘巧云

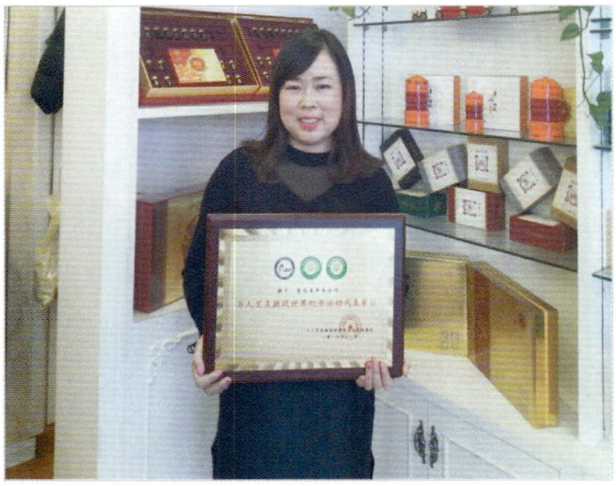

代表单位：美黛尔美容养生会所

参与代表：孙亚娟

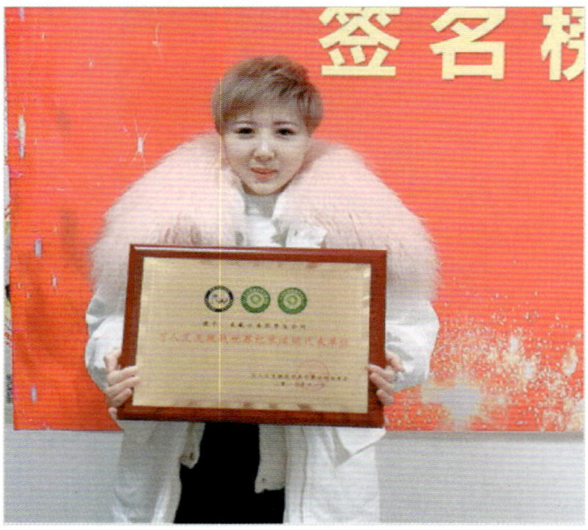

代表单位：时尚女人美容养生会所

参与代表：宁胜伟

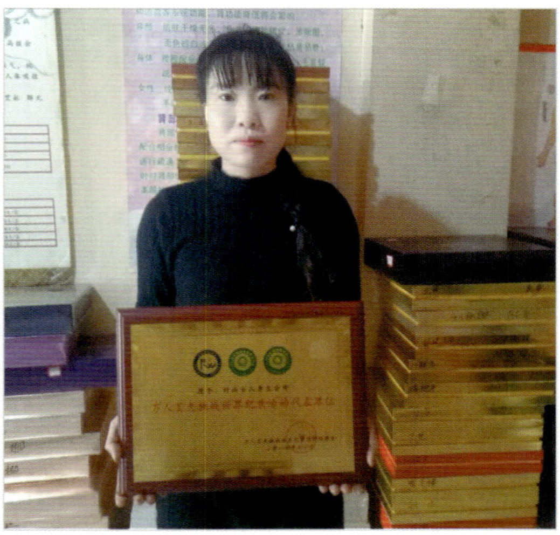

代表单位：上林县美之然专业美容

参与代表：崔明艳

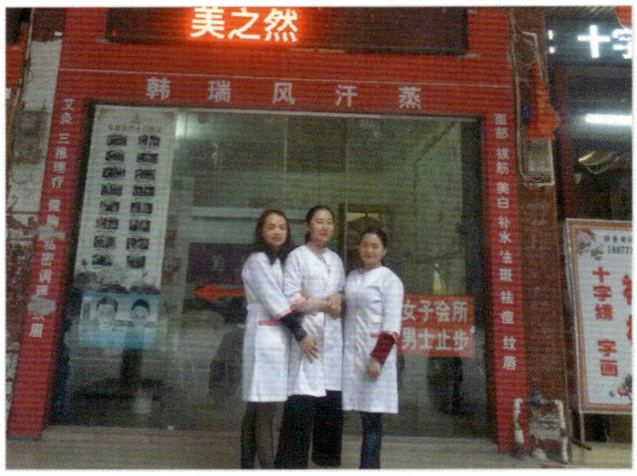

代表单位：天烨美容养生会所

参与代表：郭慧琴

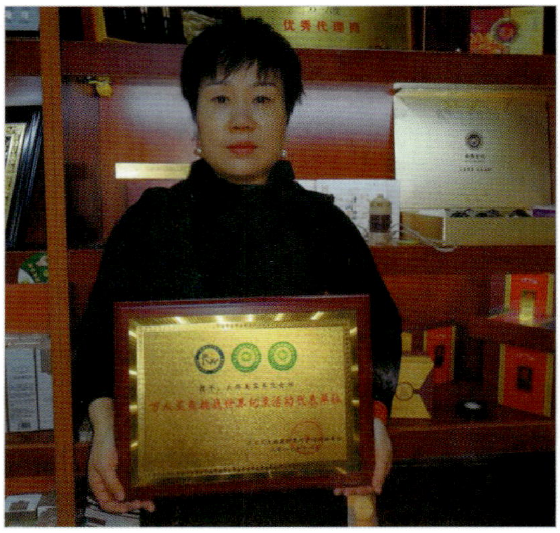

代表单位：志娟纹绣

参与代表：杨志娟

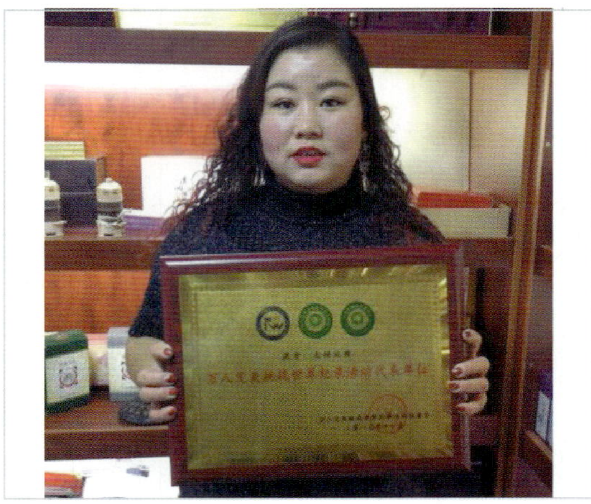

代表单位：美之然美容养生会所

参与代表：王永环

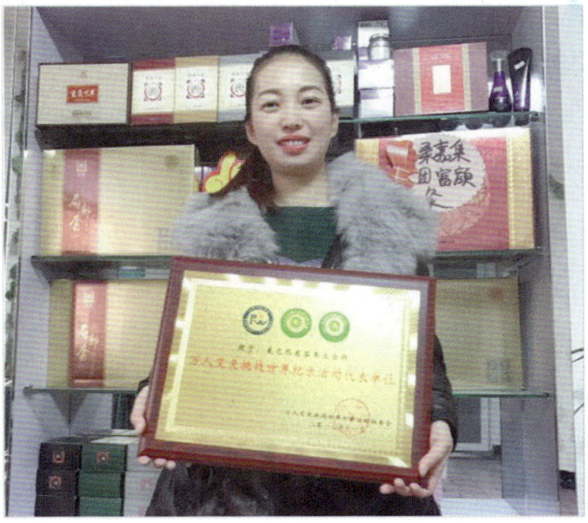

代表单位：向阳时尚女人美容会所

参与代表：臧金荣

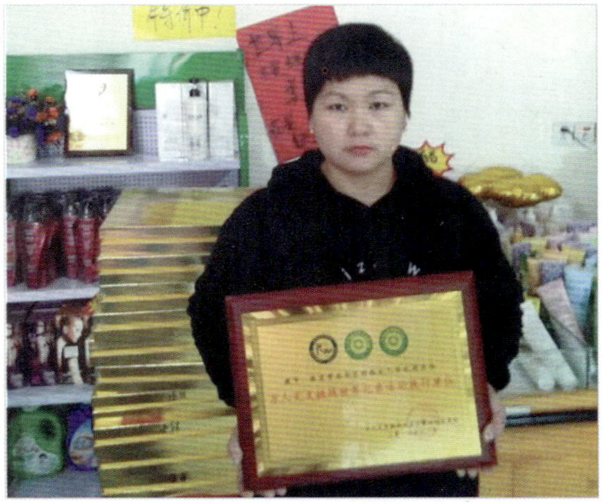

代表单位：美之源美容养生会所

参与代表：刘宝英

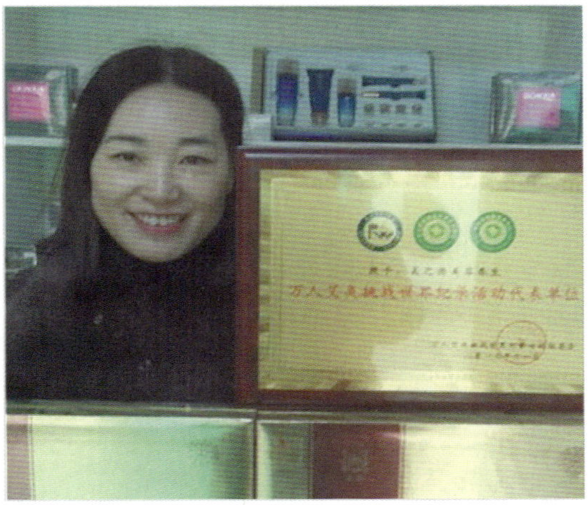

代表单位：相悦汗蒸养生会所

参与代表：杨敏媛

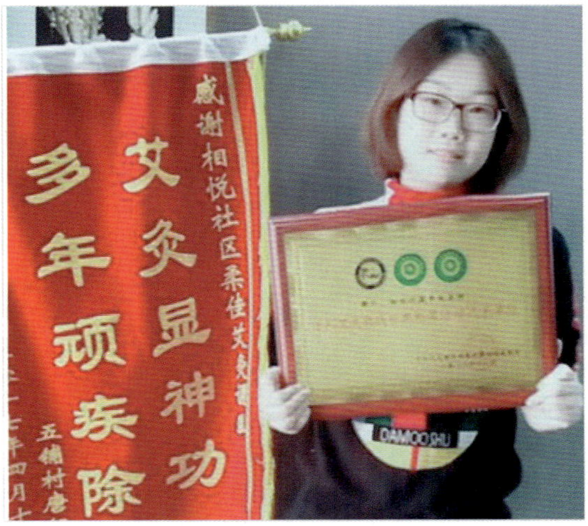

代表单位：娇娇美容养生馆

参与代表：梁亚娇

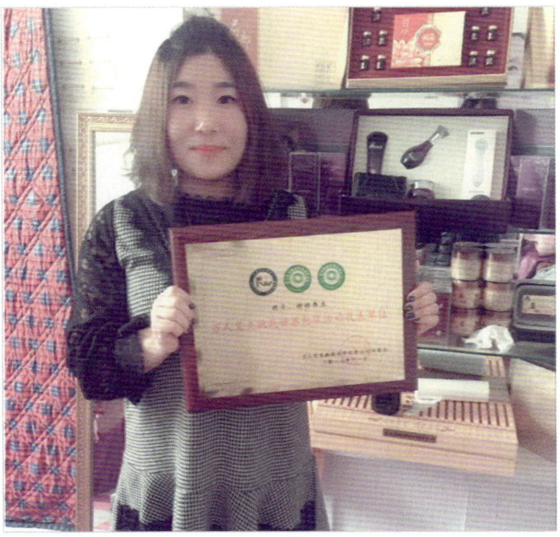

代表单位：艳丽美容美体

参与代表：张艳丽

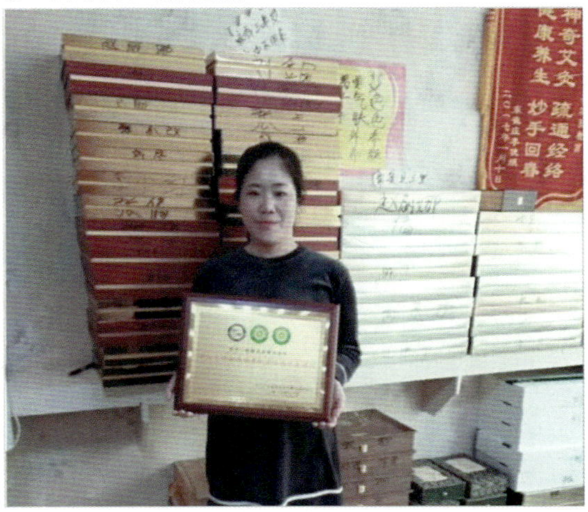

代表单位：美之约美容会所

参与代表：郑海燕

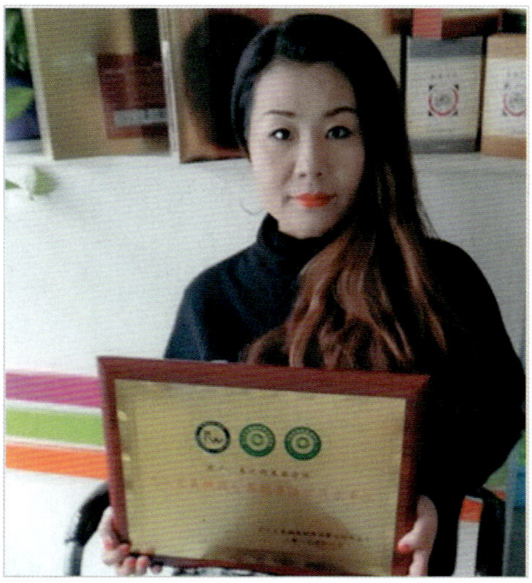

代表单位：唯美萱美容养生会所

参与代表：李素素

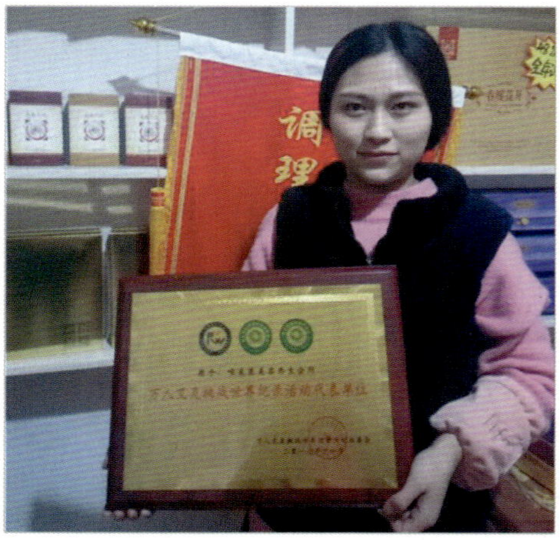

代表单位：爱美啦翠儿工作室

参与代表：杨满翠

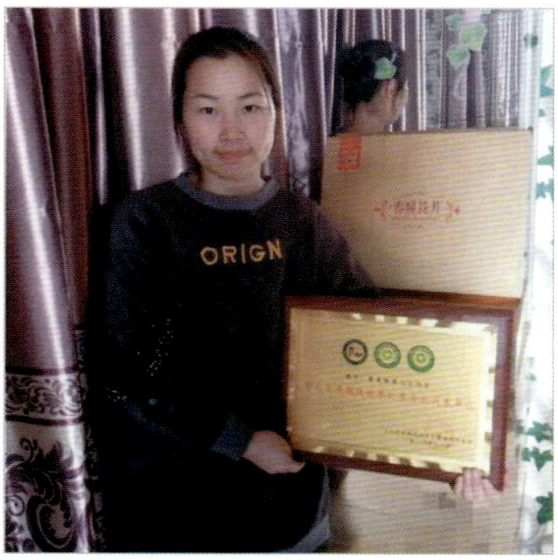

河南省

代表单位：育泰美业有限公司

参与代表：赛涛

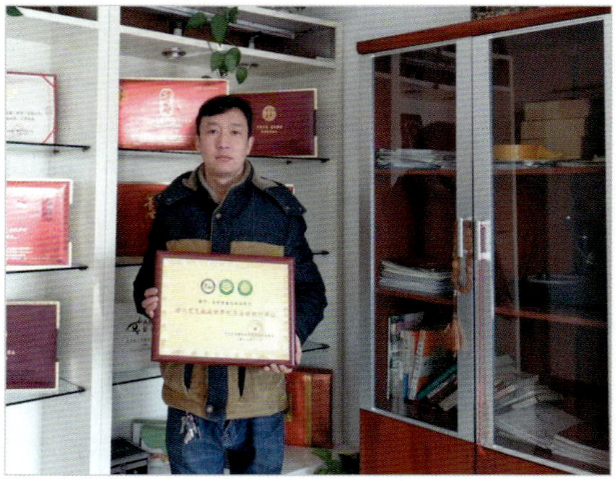

代表单位：雅丽管理咨询有限公司

参与代表：邹红魁

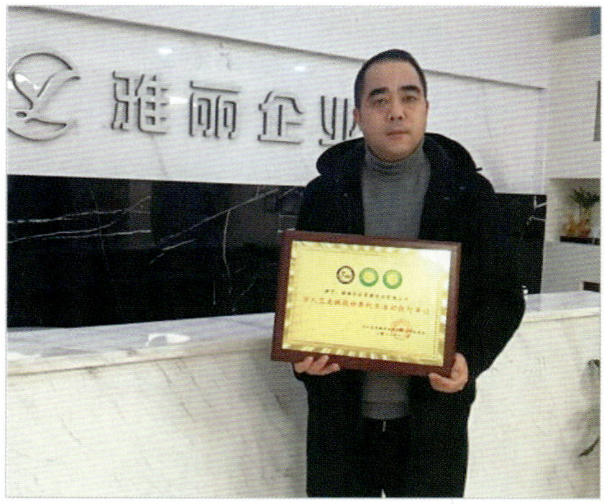

代表单位：妍果墨美颜养生馆

参与代表：郑静晓

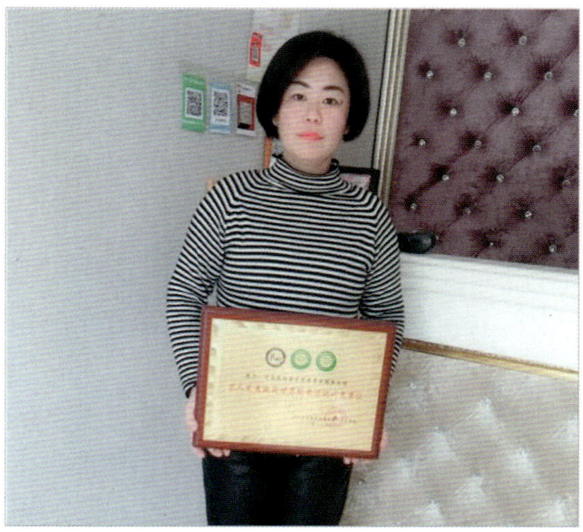

代表单位：蔡丽美容生活馆

参与代表：张明亚

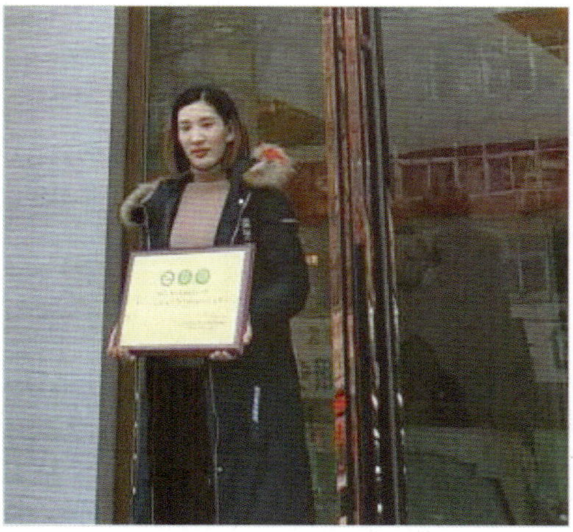

代表单位：中外美妍会

参与代表：袁艳芬

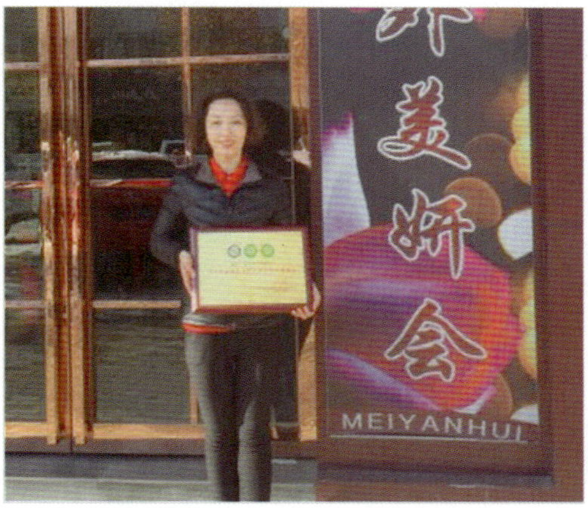

代表单位：米兰香熏会所养生院

参与代表：王宋雨

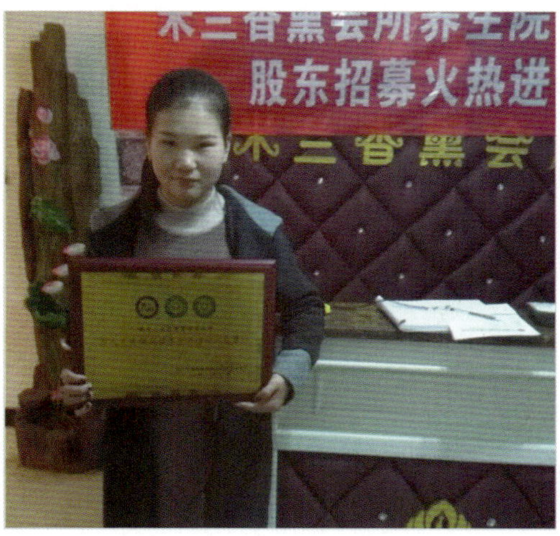

代表单位：苗方清颜

参与代表：王雪蓉

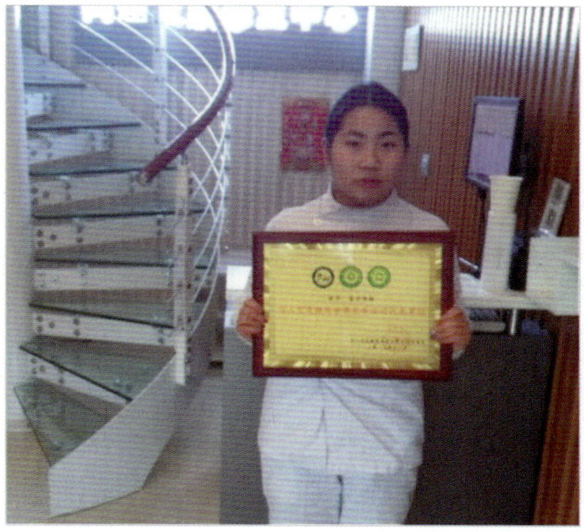

湖北省

代表单位：新天地美容有限公司

参与代表：魏涛

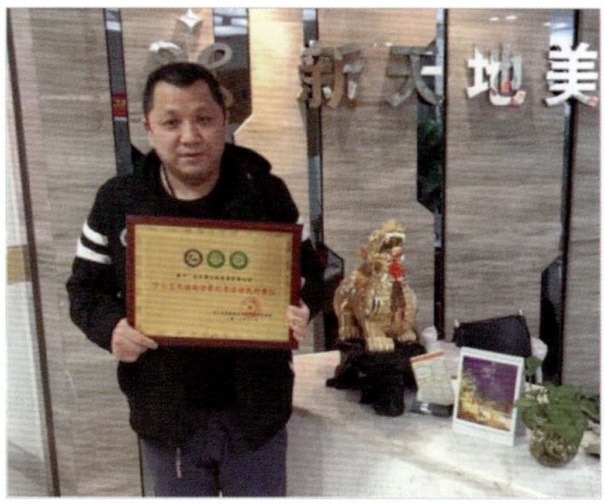

代表单位：美诗婷化妆品有限公司

参与代表：饶云强

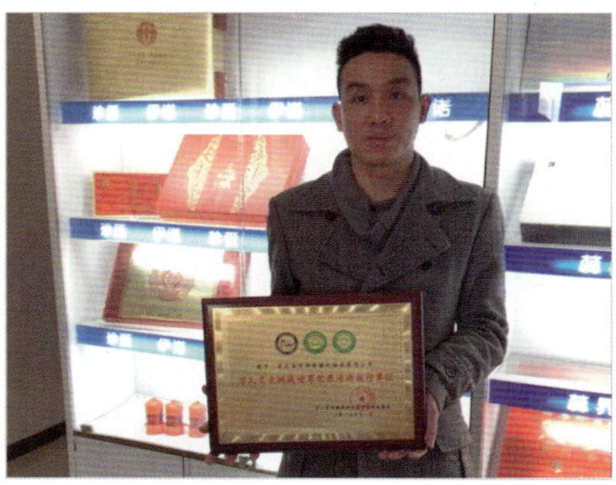

代表单位：中意达美容用品商行

参与代表：蒋小俊

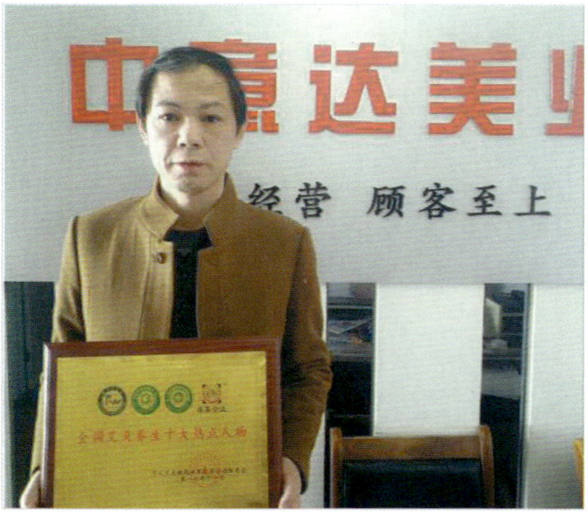

代表单位：尚世美容中心

参与代表：张娟

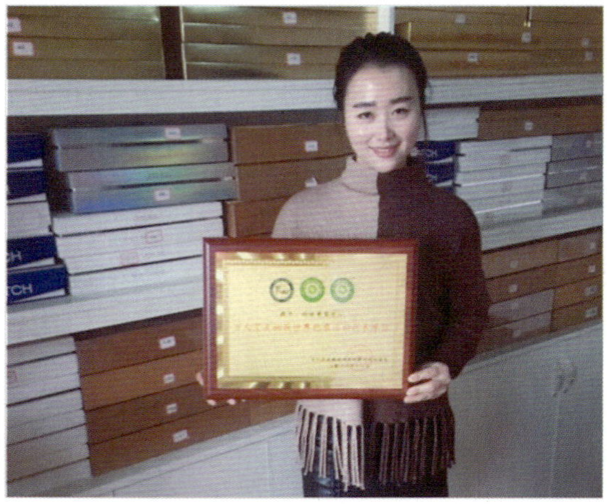

代表单位：爱芙美美发美容养生会所

参与代表：左万菊

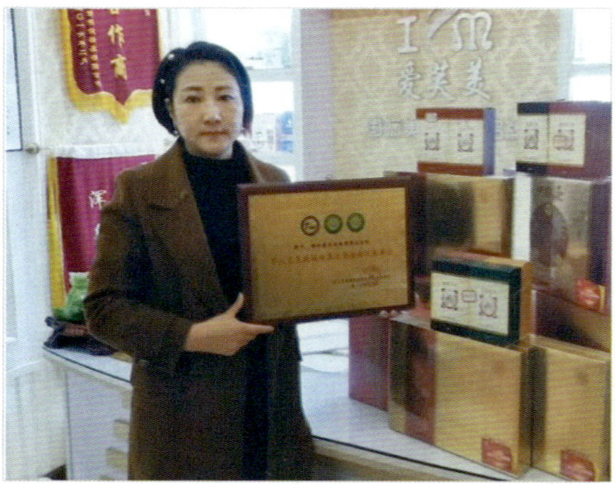

代表单位：海林美容养生

参与代表：孙海林

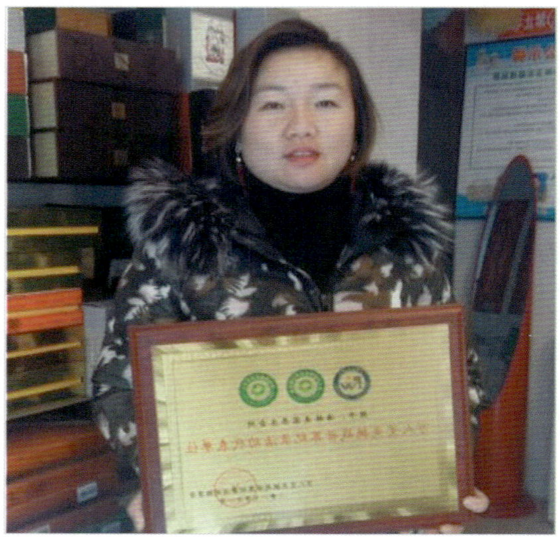

代表单位：爱上美容会所

参与代表：吕丽敏

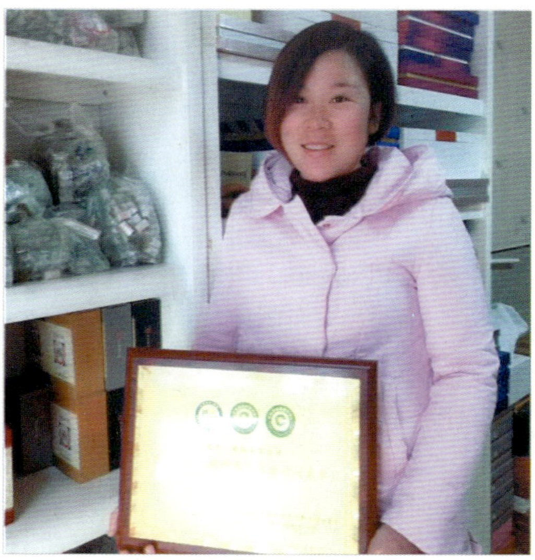

代表单位：慧之欣美容

参与代表：陈文文

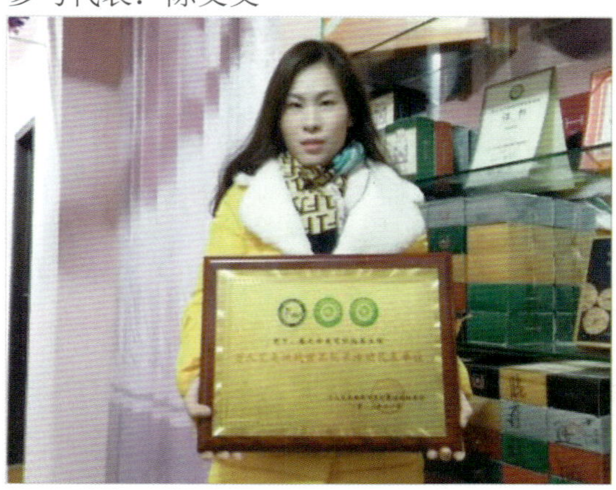

代表单位：云 SPA 美容养生会所
参与代表：况玉蓉

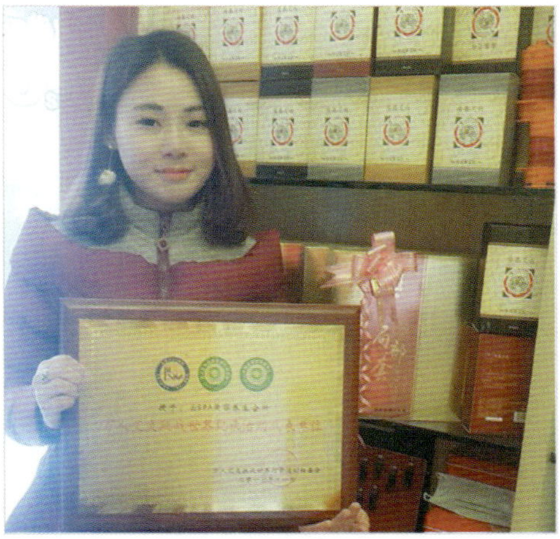

代表单位：娅蔓美容养生会所
参与代表：贾露平

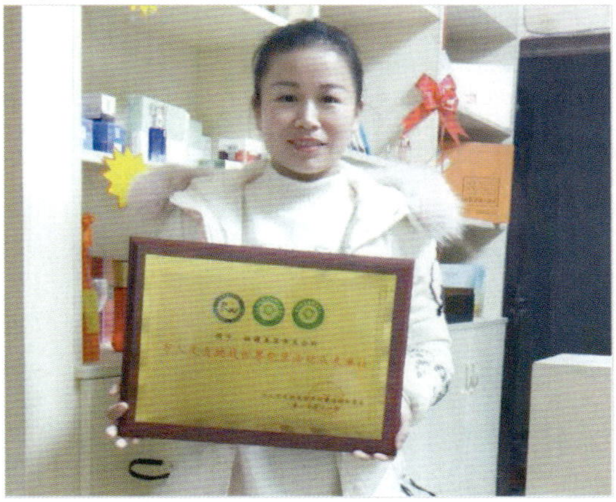

代表单位：施茗茜艾灸养生
参与代表：施恩清

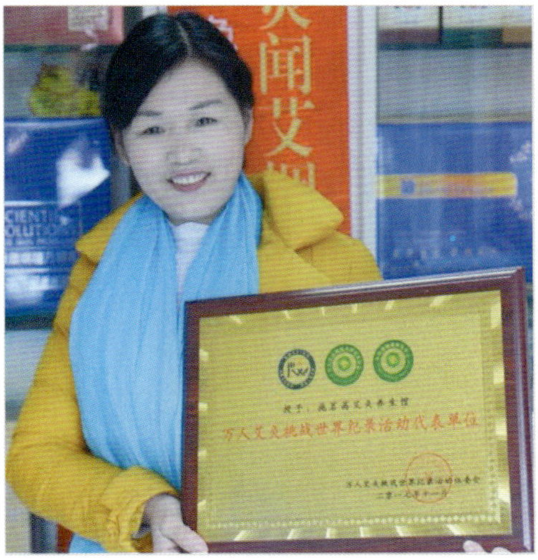

代表单位：艾健康美容
参与代表：杨柳

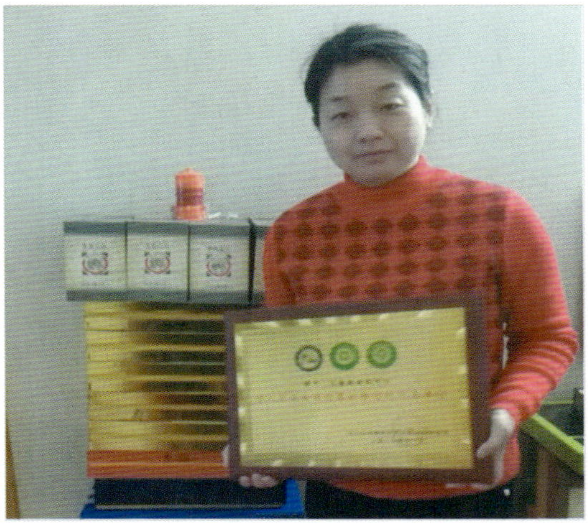

代表单位：欣贵族美容
参与代表：张礼玲

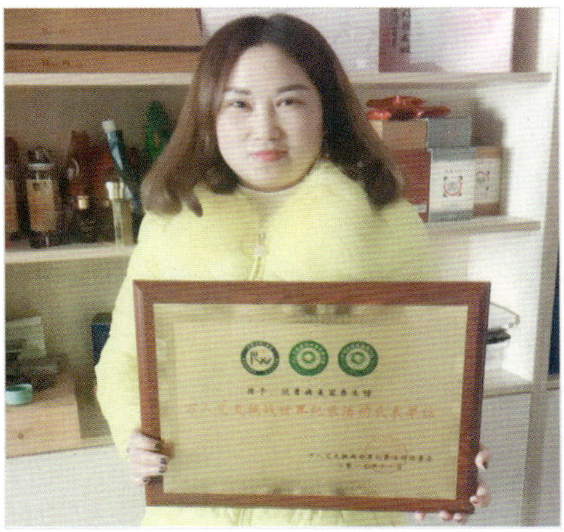

代表单位：魅颜美容馆
参与代表：黄发敏

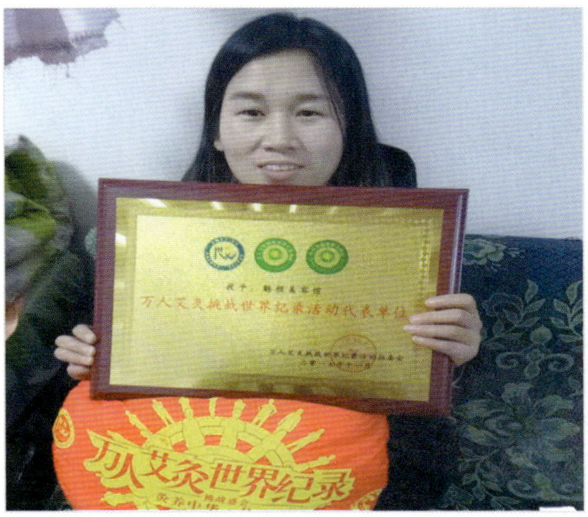

代表单位：嘉琪美业

参与代表：黄浩

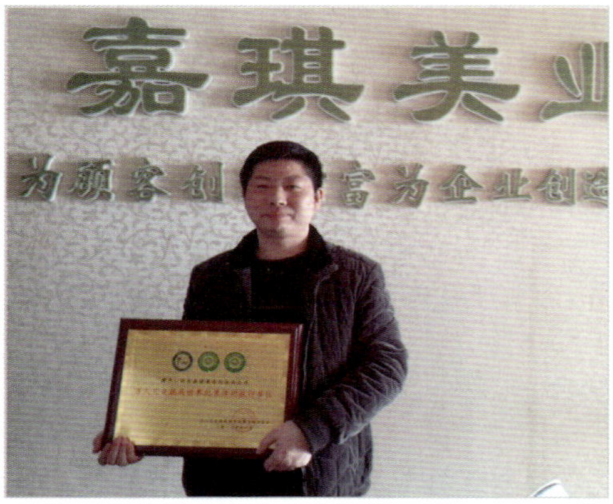

代表单位：娅蔓美容养生会所

参与代表：袁丽

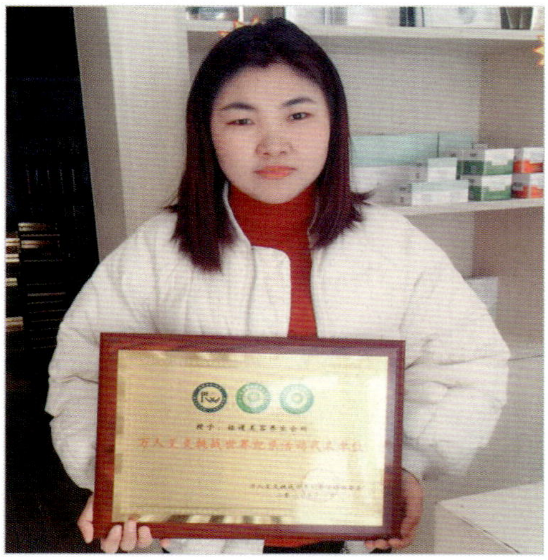

代表单位：程氏艾灸馆

参与代表：程程

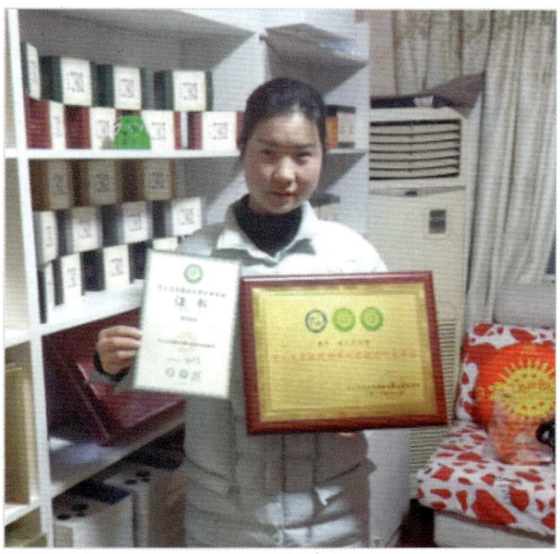

代表单位：健之源美容生活馆

参与代表：陈慧玲

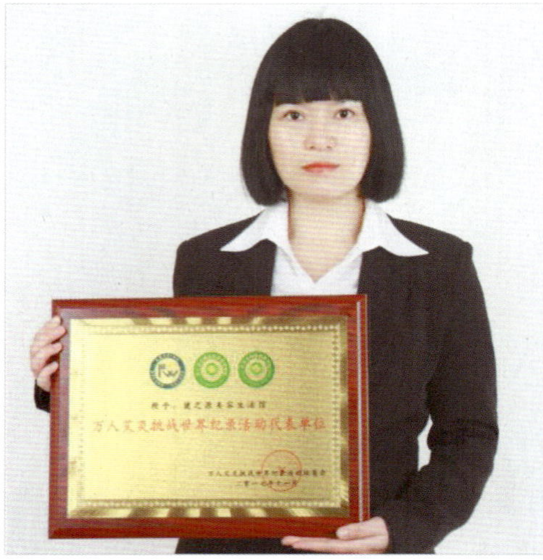

代表单位：臻艾灸疗馆

参与代表：方艳

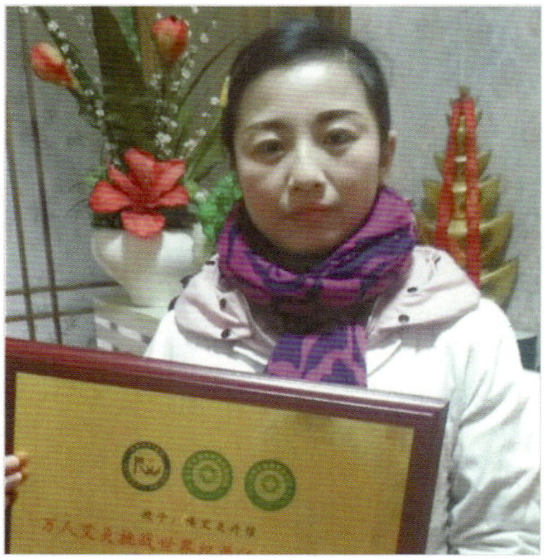

代表单位：静港国际抗衰养生皮肤健康管理中心

参与代表：车美艳

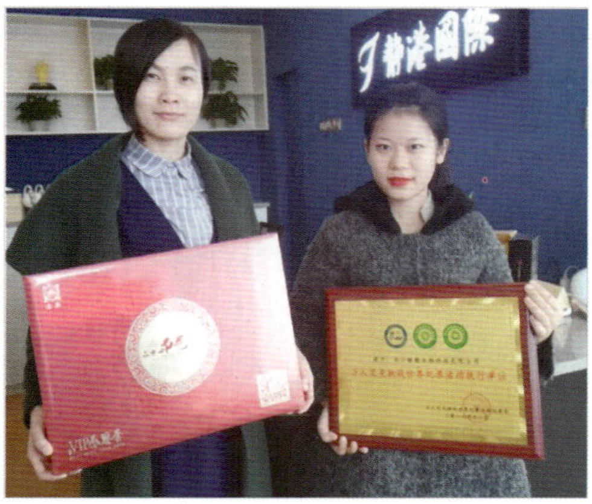

湖 南 省

代表单位：俏佳人 SPA 会所

参与代表：张琪胜男

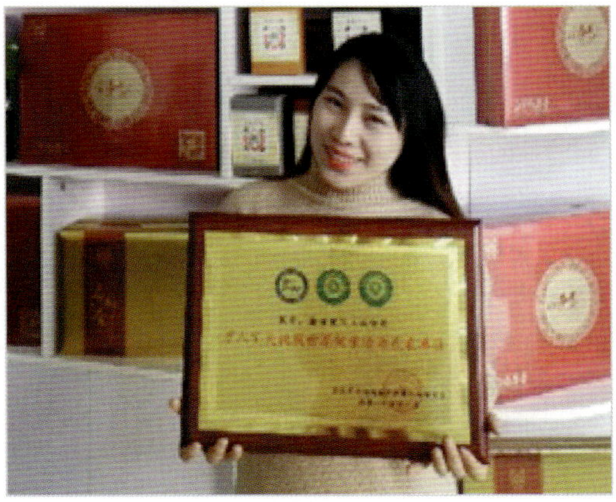

代表单位：美丽女人亚健康美丽会所

参与代表：刘福秀

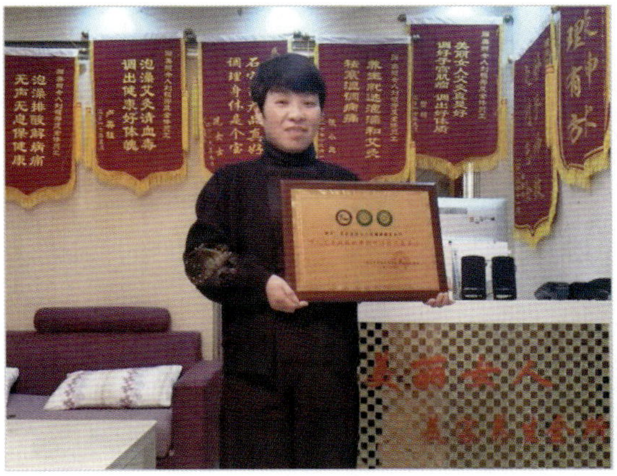

江 苏 省

代表单位：俊伊坊

参与代表：崔如

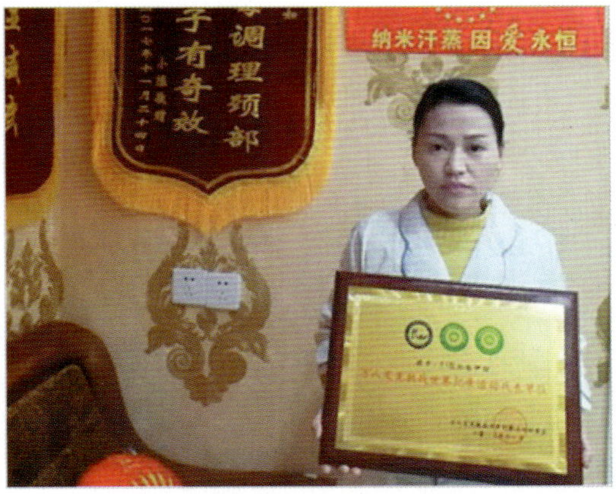

山 东 省

代表单位：亮佳美容化妆品有限公司

参与代表：贾景然

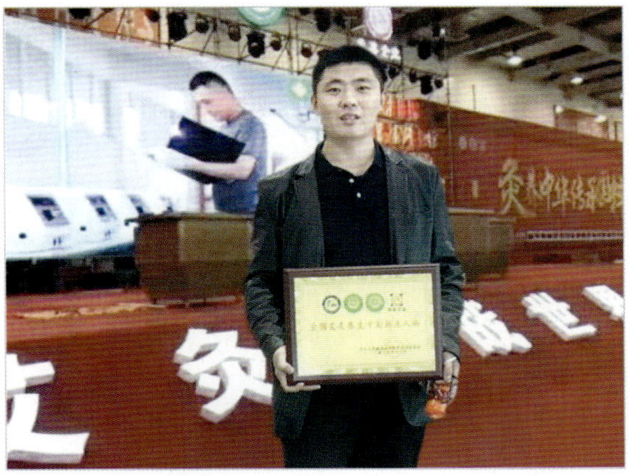

江 西 省

代表单位：南昌柔嘉实业有限公司

参与代表：陈桂荣

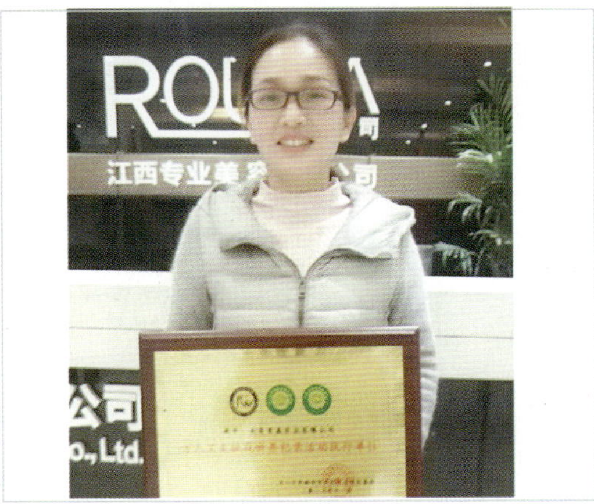

代表单位：杰睿生物科技有限公司

参与代表：孙建杰

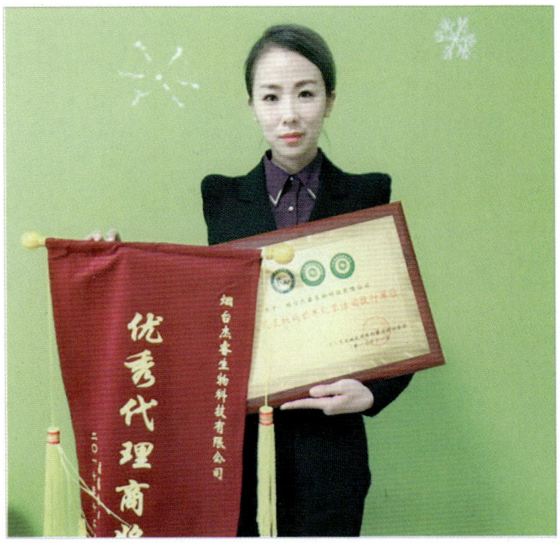

代表单位：润美塑身养生会所

参与代表：冯金辉

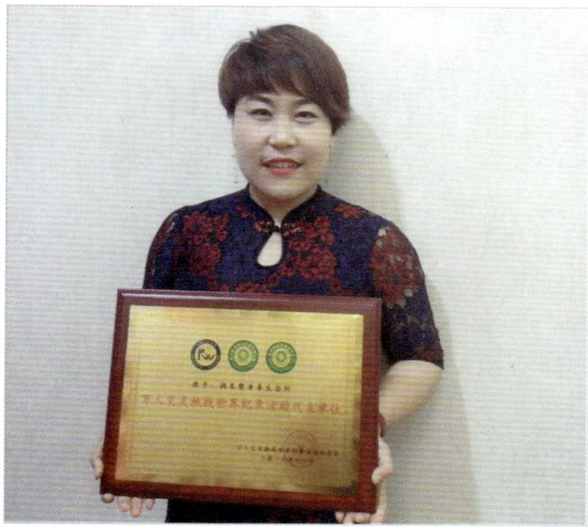

代表单位：月亮花养生馆

参与代表：王桂珍

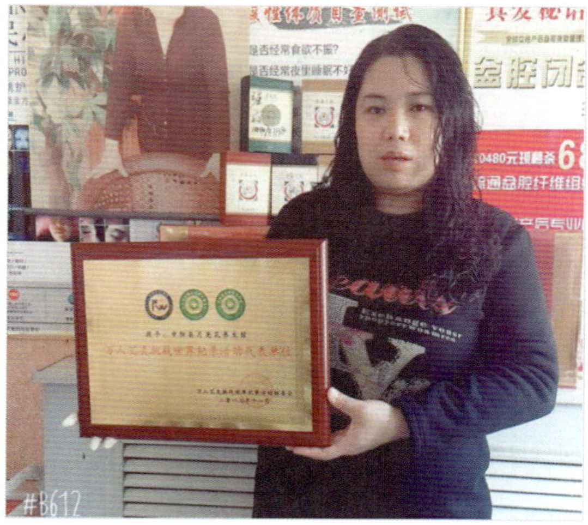

代表单位：希莱雅健康管理中心

参与代表：孙燕

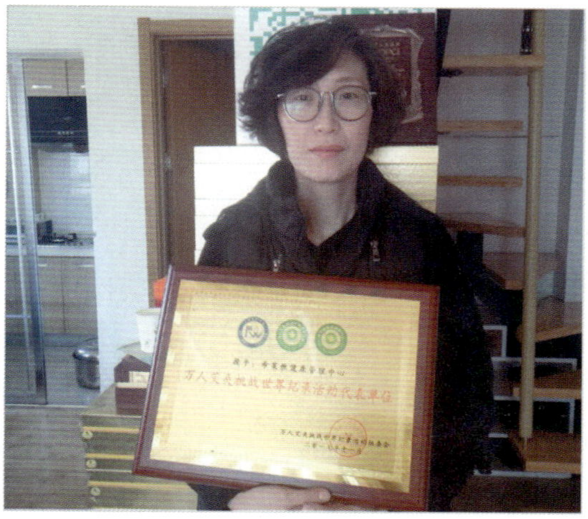

代表单位：紫玉宫瘦身抗衰健康管理

参与代表：苏秀玉

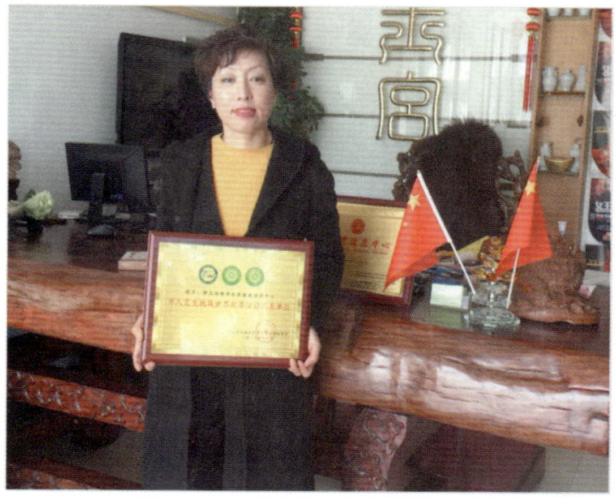

山西省

代表单位：山西省阳泉市城区南庄

参与代表：张计华

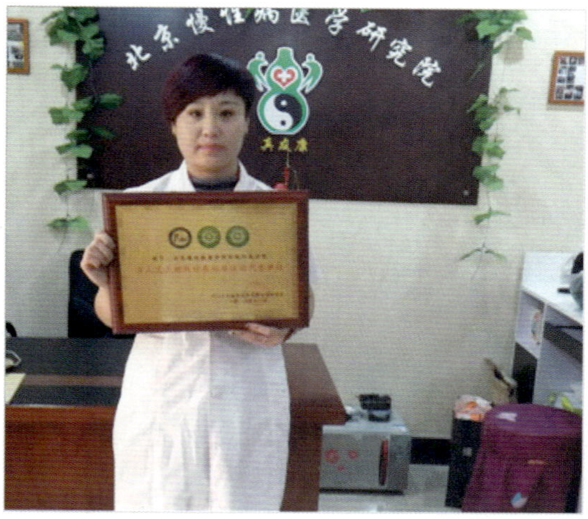

代表单位：灸疗养生馆

参与代表：贾丽娟

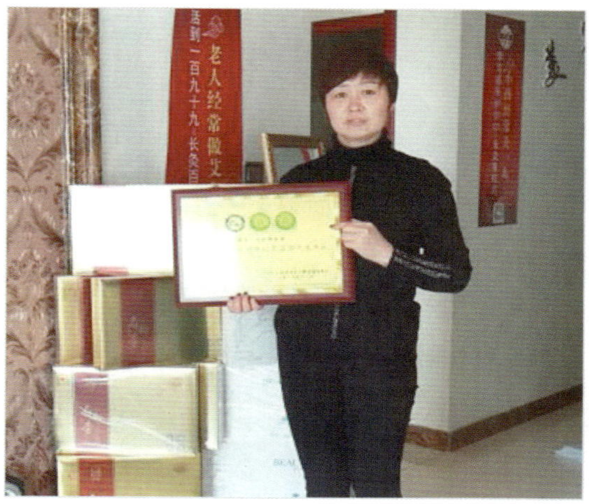

代表单位：发朴造型理发店

参与代表：游晋梅

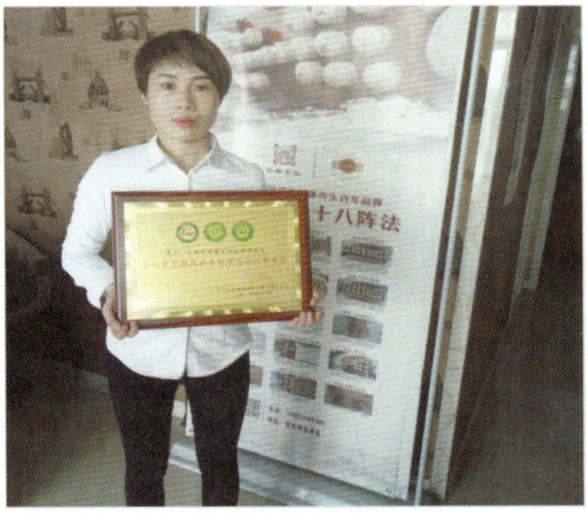

代表单位：竹雅美容院

参与代表：冀丽

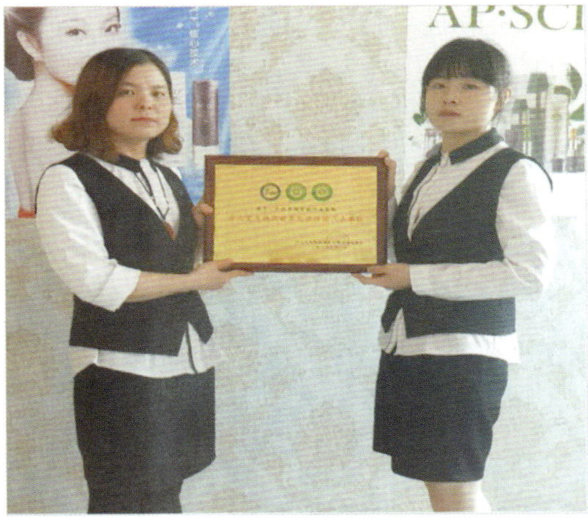

代表单位：佳人美容会所

参与代表：周娟娟

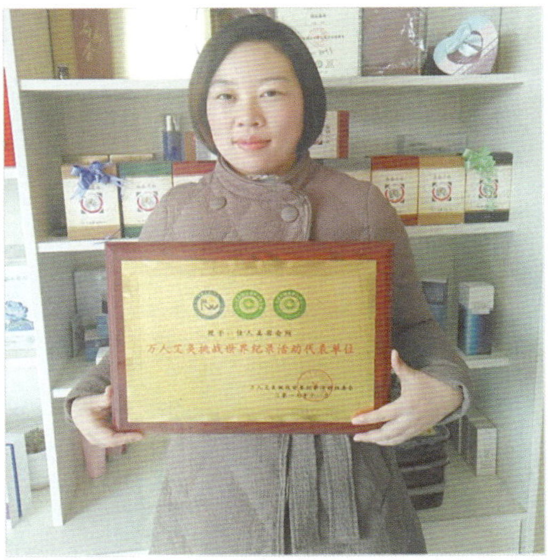

陕西省

代表单位：天源容城美容美发用品商行

参与代表：肖永浩

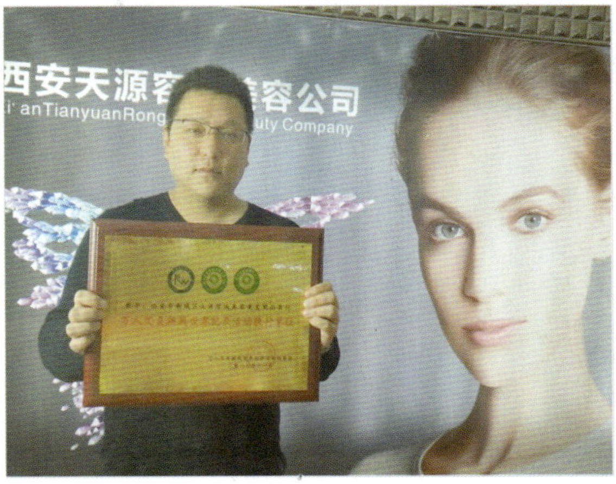

四川省

代表单位：帝恩化妆品公司

参与代表：何飞

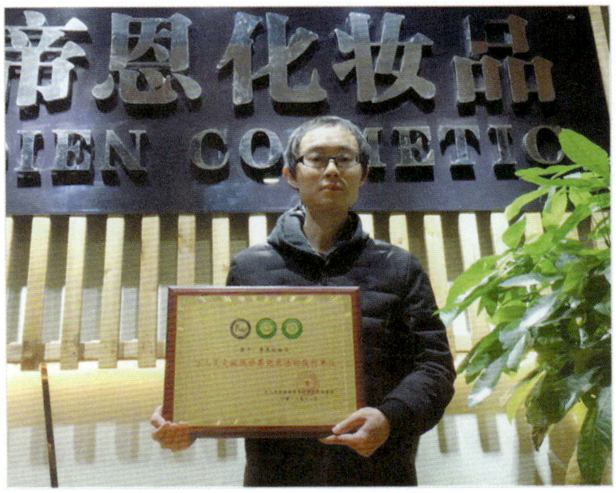

代表单位：兰蔻养生会所

参与代表：胡 莉

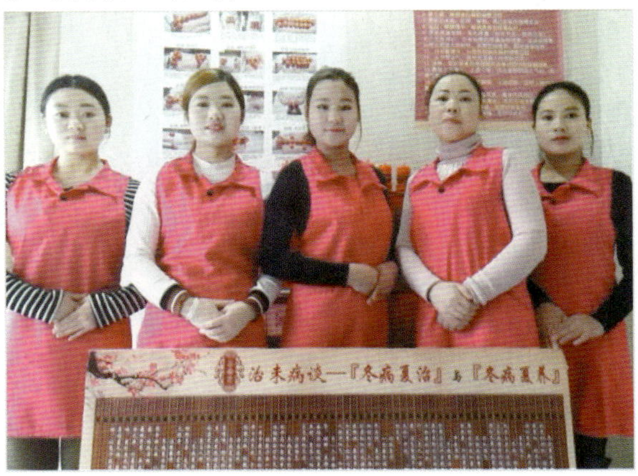

代表单位：秀S养生会所

参与代表：李红艳

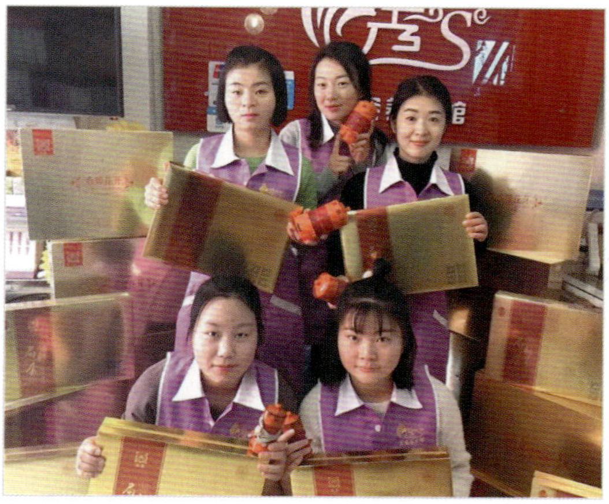

代表单位：环亚美肤宝养生会所

参与代表：袁顺梅

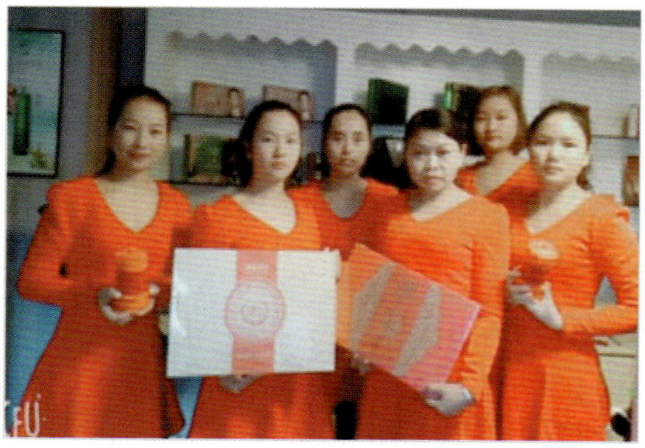

代表单位：艾美养生会所

参与代表：阮 洁

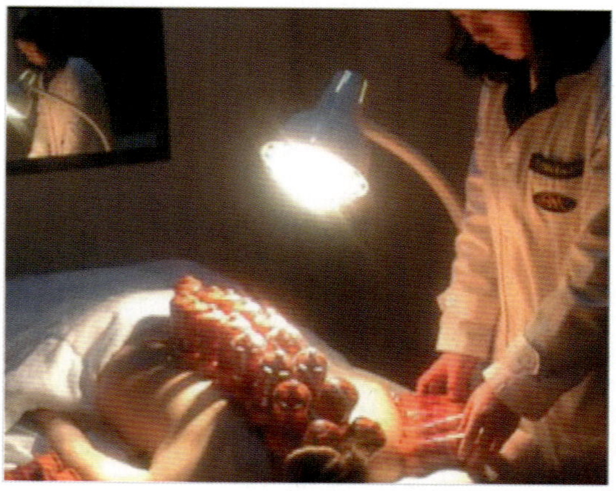

代表单位：惠林养生会所

参与代表：冉崇会

代表单位：莎丽纹美容店

参与代表：郑桂兰

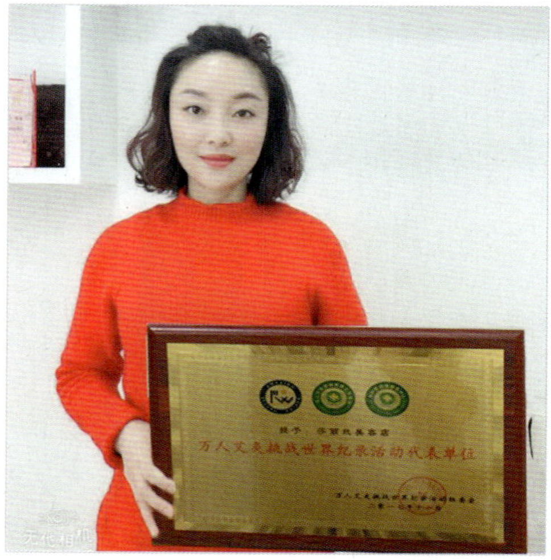

代表单位：兰兰美容美发沙龙

参与代表：李素兰

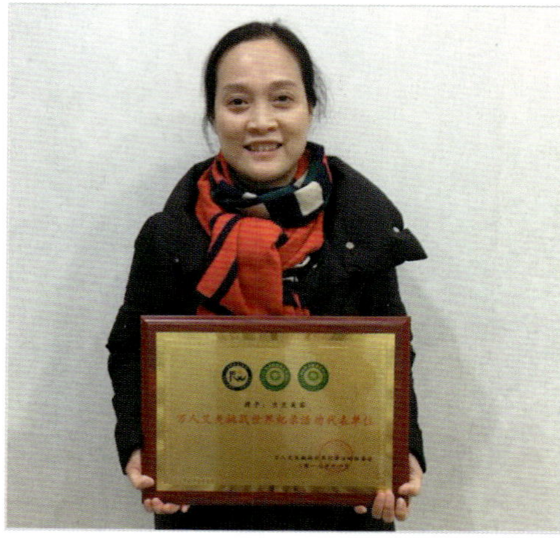

代表单位：笑颜美容美体养疗馆

参与代表：罗晓燕

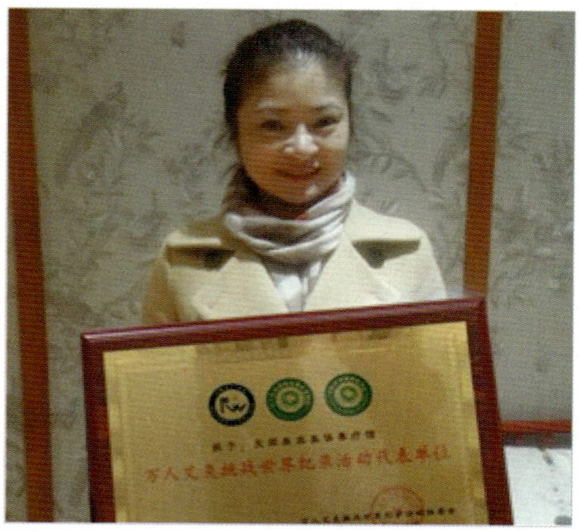

代表单位：阆中青炫 SPA 美容养生会馆

参与代表：李晓慧

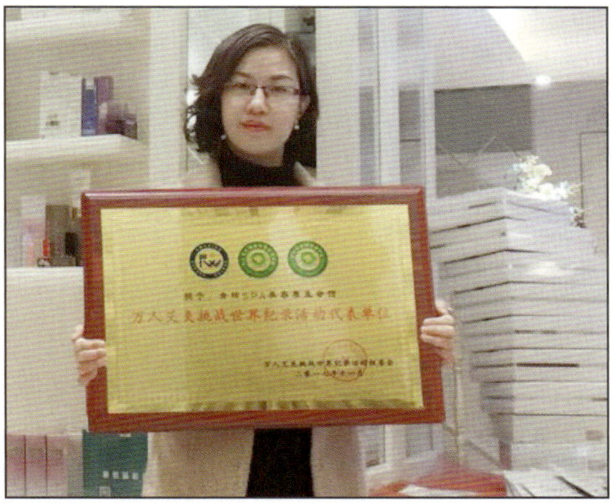

代表单位：碧蓄健康养生

参与代表：高思碧

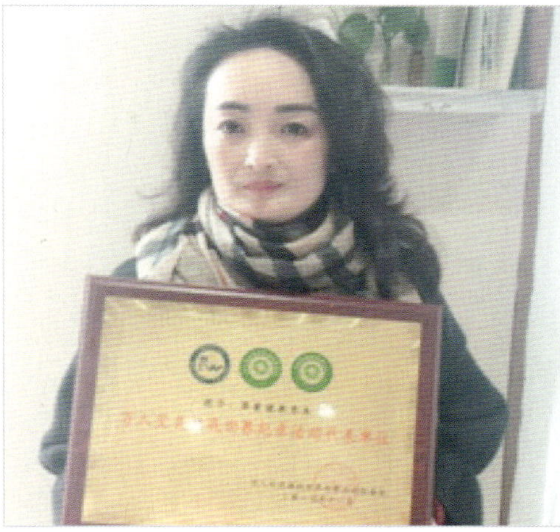

代表单位：四川之道健康管理咨询有限公司

参与代表：刘俊霞

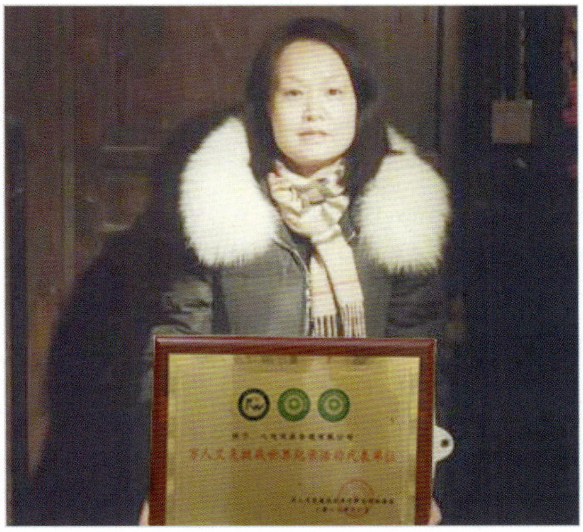

代表单位：碧玺沙灸美容养生馆

参与代表：曾霞

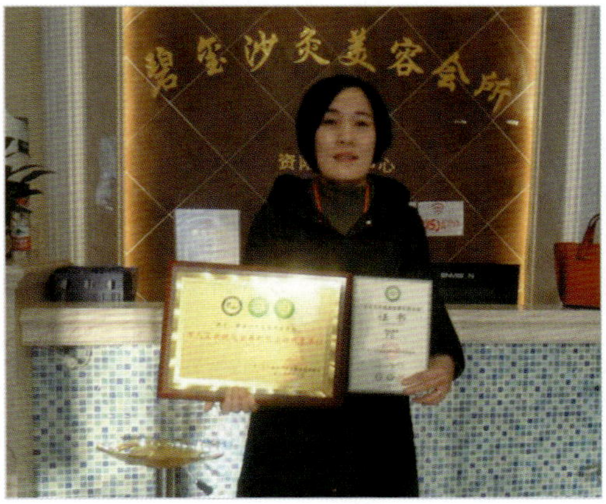

代表单位：中江蜀风古韵养生堂

参与代表：蒋惠明

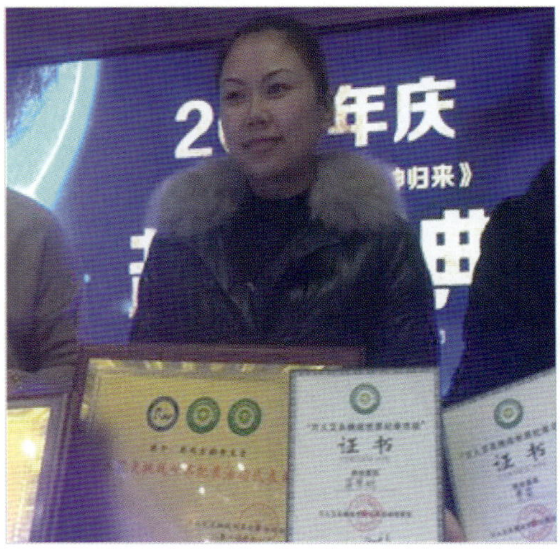

代表单位：郫都悦己靓妈妈美容院

参与代表：余亚丽

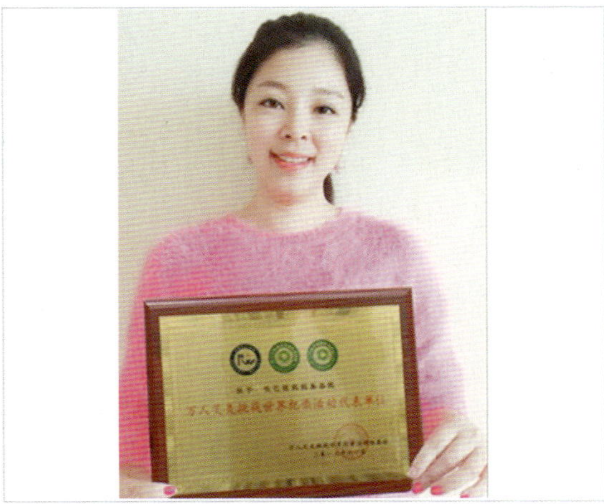

代表单位：艾尚养生会馆

参与代表：杨燕

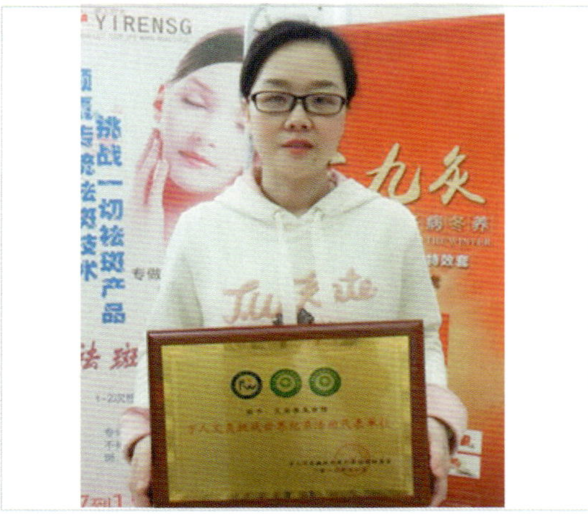

代表单位：情有独忠化妆品有限公司

参与代表：刘建涛　刘金凤

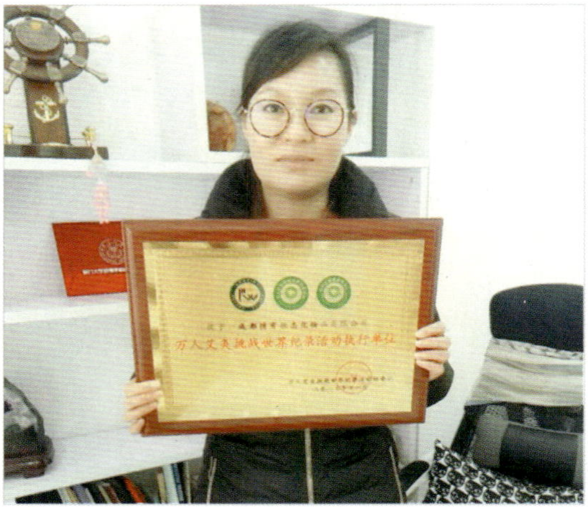

代表单位：馨悦美容中心

参与代表：熊新素

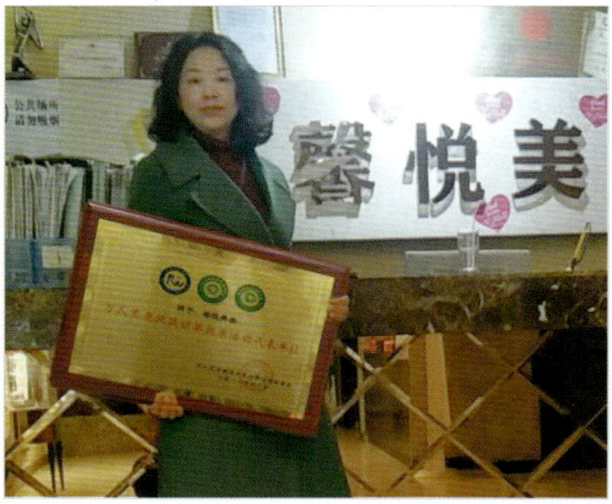

云南省

代表单位：汉邦化妆品经营部

参与代表：李景霞

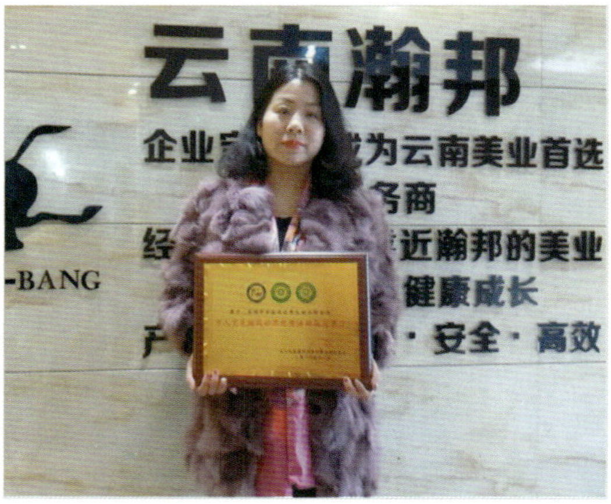

代表单位：丽芝兰美容美体

参与代表：章丽华

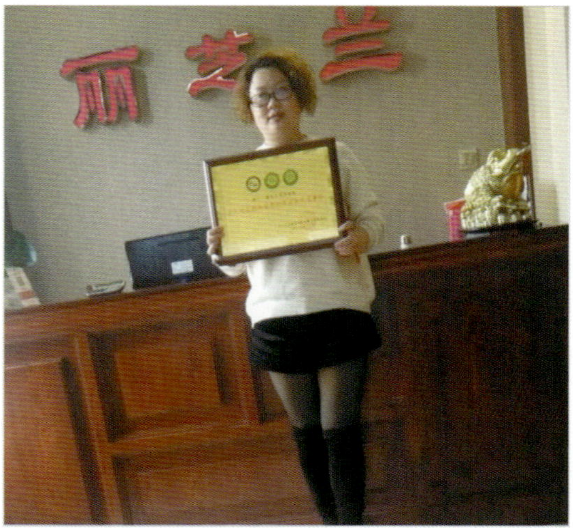

代表单位：宝兰美容

参与代表：黄弋峨

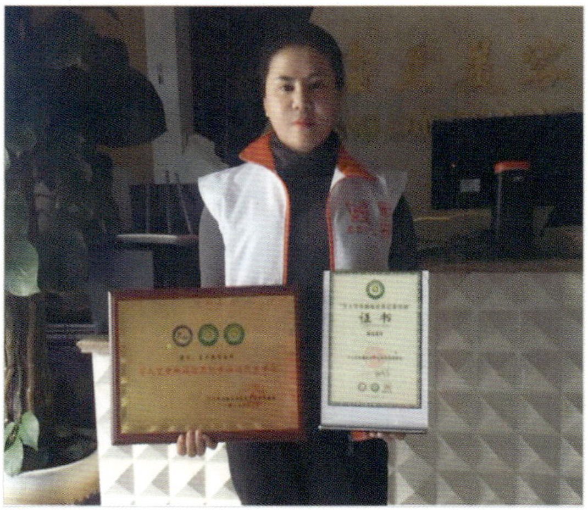

代表单位：昆明创美时光

参与代表：陈燕

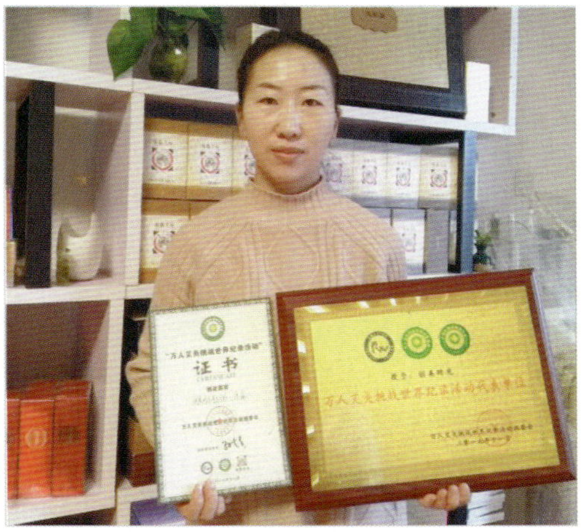

代表单位：乐仁会

参与代表：李琪琪

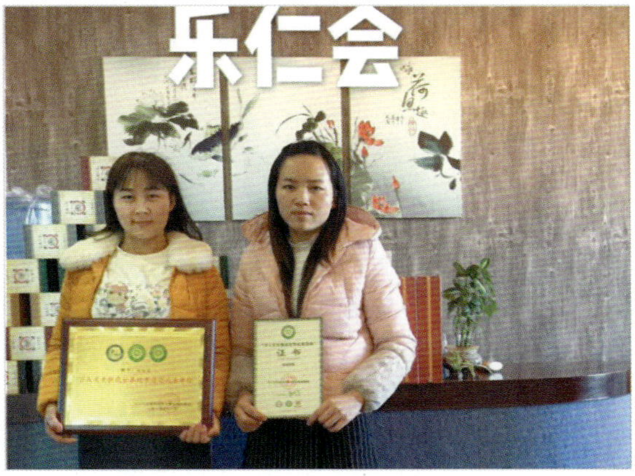

代表单位：维西玉人阁

参与代表：李琴　卓玛

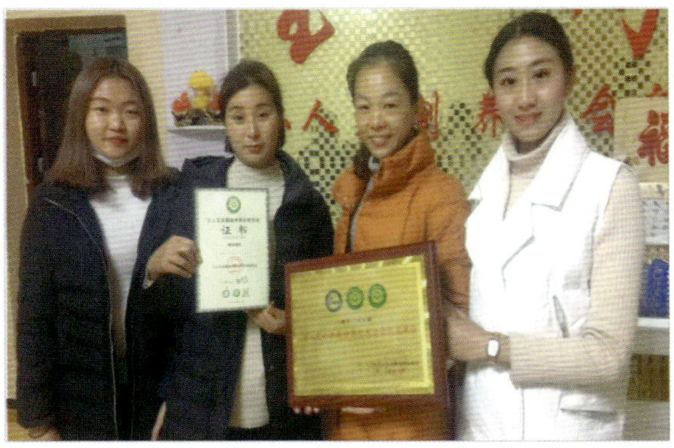

浙江省

代表单位：宝丽来医疗健康管理有限公司

参与代表：郑伟青

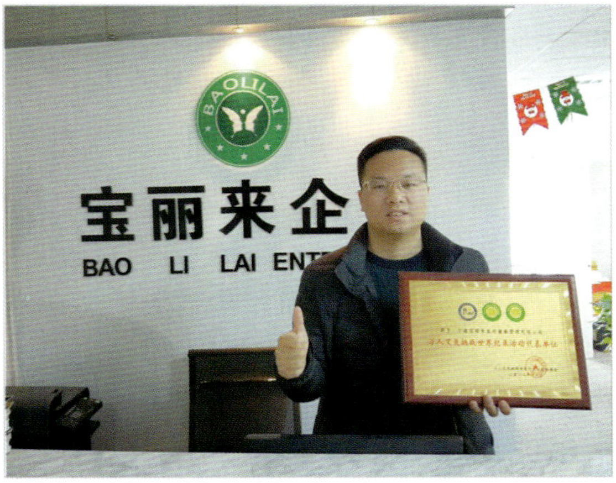

代表单位：杭州景梵化妆品有限公司

参与代表：龙梅

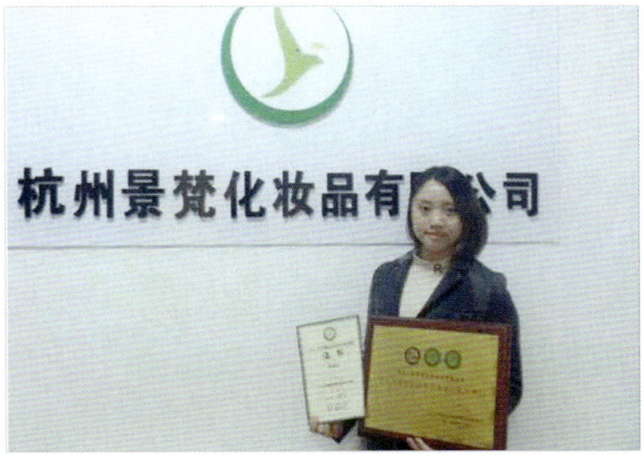

中和亚健康服务中心

中心理念

弘扬“治未病”思想　合力亚健康事业

平台与标准齐抓　产业携学术共赢

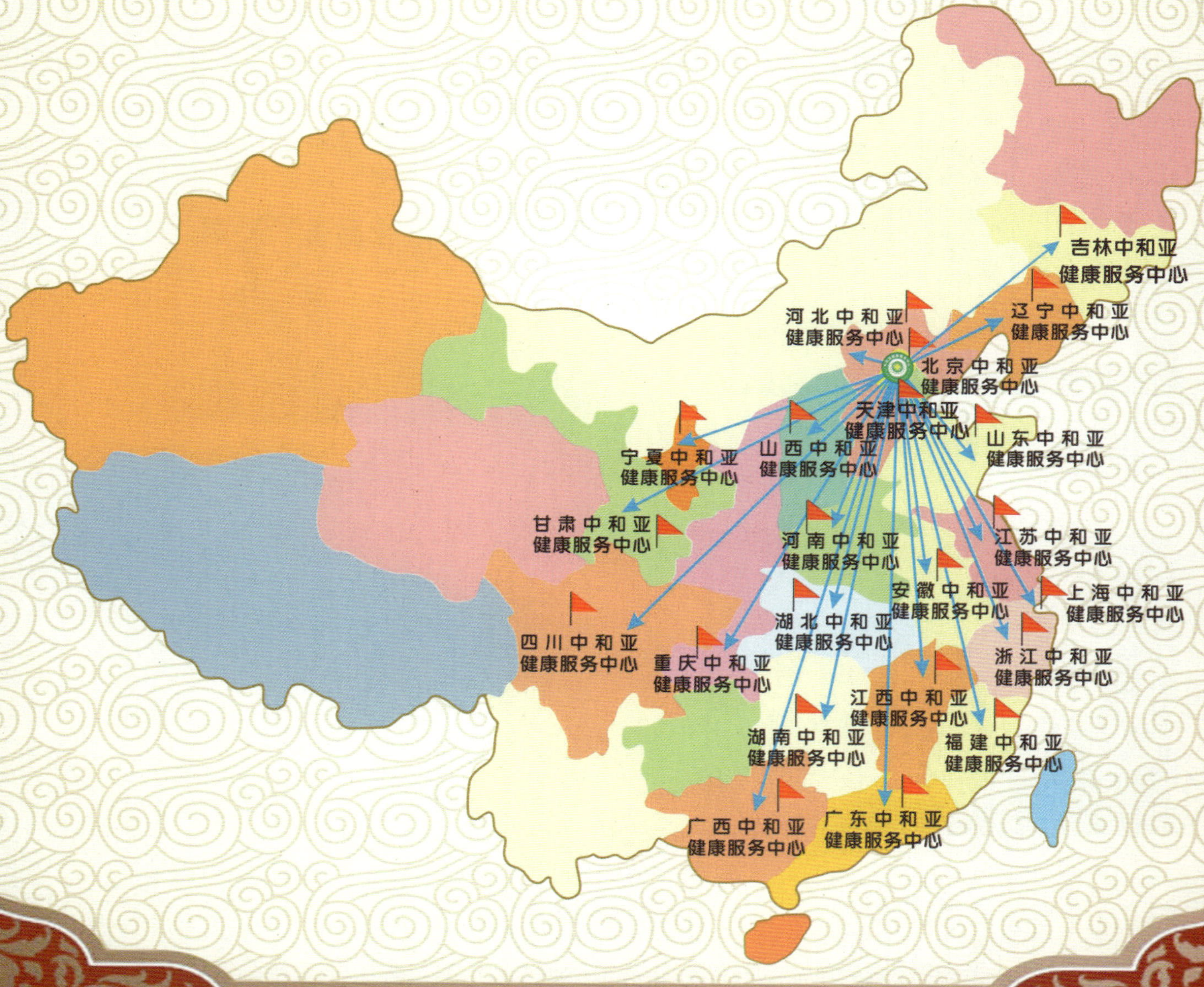

中和亚健康服务中心介绍

中和亚健康服务中心（以下简称中心）是经民政部批准，并在国家中医药管理局的业务指导和监督管理下，具有独立法人资格的社会组织。中心是国家批准的惟一的从事亚健康研究、服务、管理，并构建亚健康服务体系，培养亚健康专业人才的一级专业组织。

中心秉承以产业拉动学术，学术推进产业的理念，以传播中医药文化为先导，以推广中医常用养生保健方法为主要手段，以预防保健专业服务人才培养为突破点，联合有志于亚健康服务的各类机构和企业，共同发展亚健康产业、服务全民健康。构建一个集学术、产业推广；第三方权威质量监督；标准、规范制定；专业人才培训；新产品、新技术研发为一体的产业平台。中心将联合社会各界人士，从以下几个方面共同构建和发展我国的亚健康事业：

政策/规范

(1) 在国家中医药管理局等上级主管部门的正确指导下，从事亚健康产业各个环节相关规范的制定。

(2) 积极参与并推进亚健康产业管理的规范化进程。

(3) 经主管部门同意或授权进行相关行业统计，收集、分析、发布相关行业信息。

学术/标准

(1) 开展各种形式的学术活动，组织重点学术课题的研究和考察活动。

(2) 编辑出版有关亚健康方面的学术专著、最新科研成果信息、科普期刊、科普图书及音像制品。

(3) 研究并制定亚健康临床干预指南等标准。

(4) 建立和推广亚健康检测、干预、管理体系。

人才/教育

(1) 开发亚健康咨询师等新的职业。开展亚健康咨询师等的培训、认证、考评、管理等各项工作。

(2) 编撰亚健康专业系列教材，构建亚健康学科体系。

交流/合作

(1) 联系政府和社会公益资源，展开整合传播与推广。

(2) 举办各种学术会议和论坛，普及和宣传亚健康知识。

(3) 通过培训、咨询、市场调查、技术推广、展览展示、组织文化艺术交流活动等方式，拓展亚健康产业的宽度和内涵。

(4) 通过接受企业或个人捐赠、组织成立基金会组织，为亚健康产业的发展贡献力量。

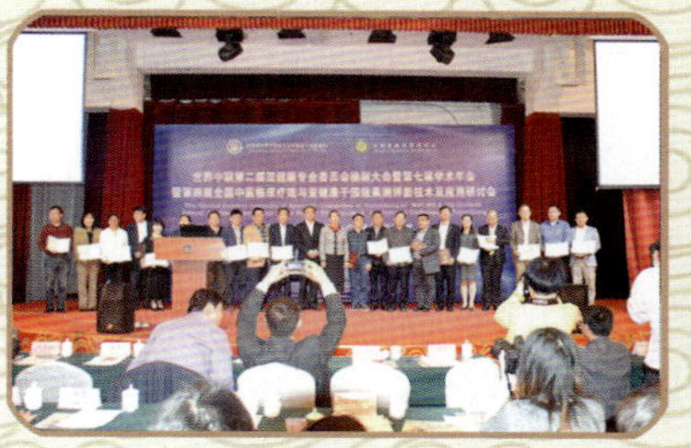

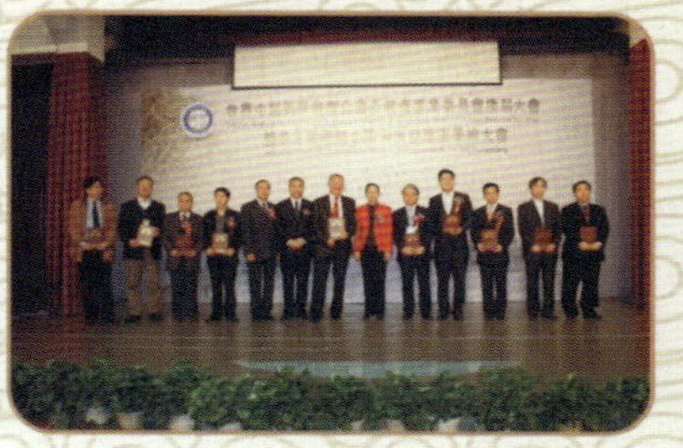

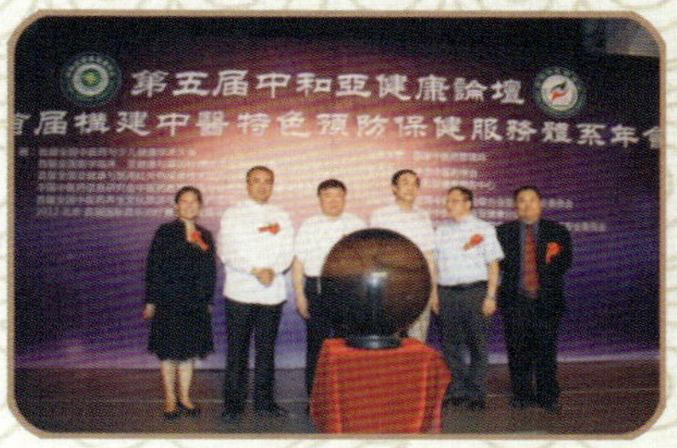

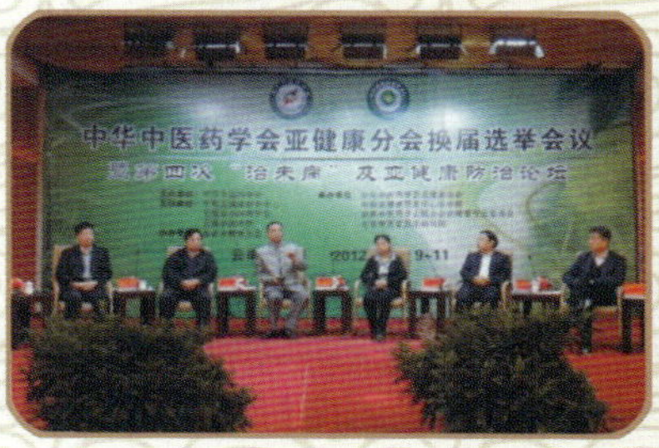

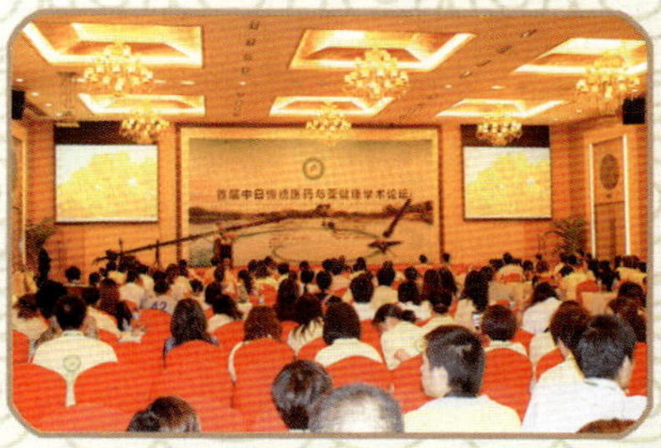

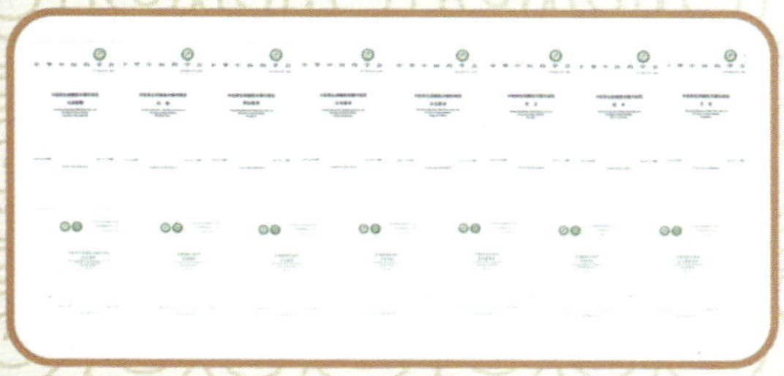

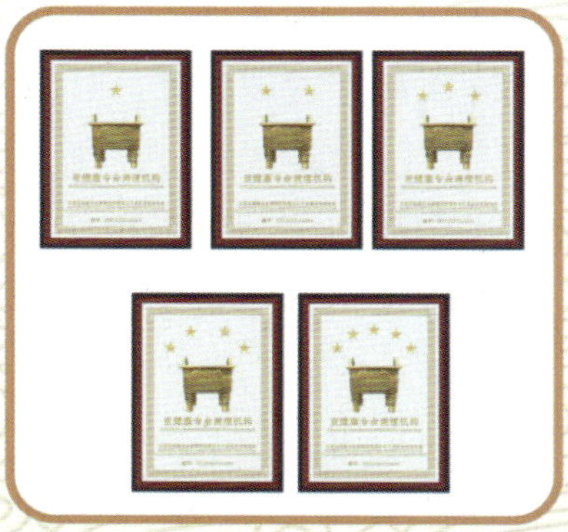

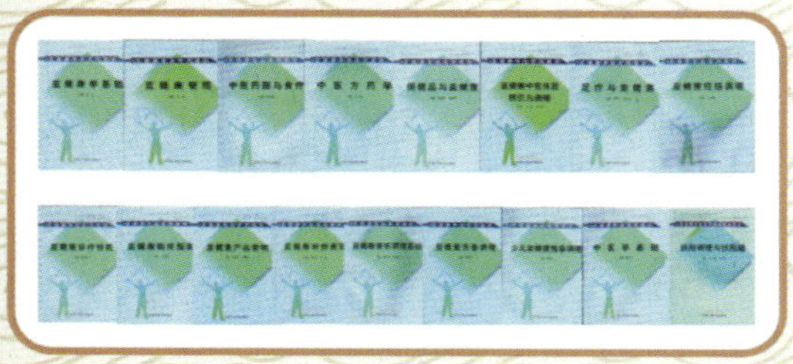

地址：北京市朝阳区幸福一村55号国家中医药管理局机关服务局402室

联系电话：010-64128672　　邮编：100027

网址：www.zhsh.org.cn

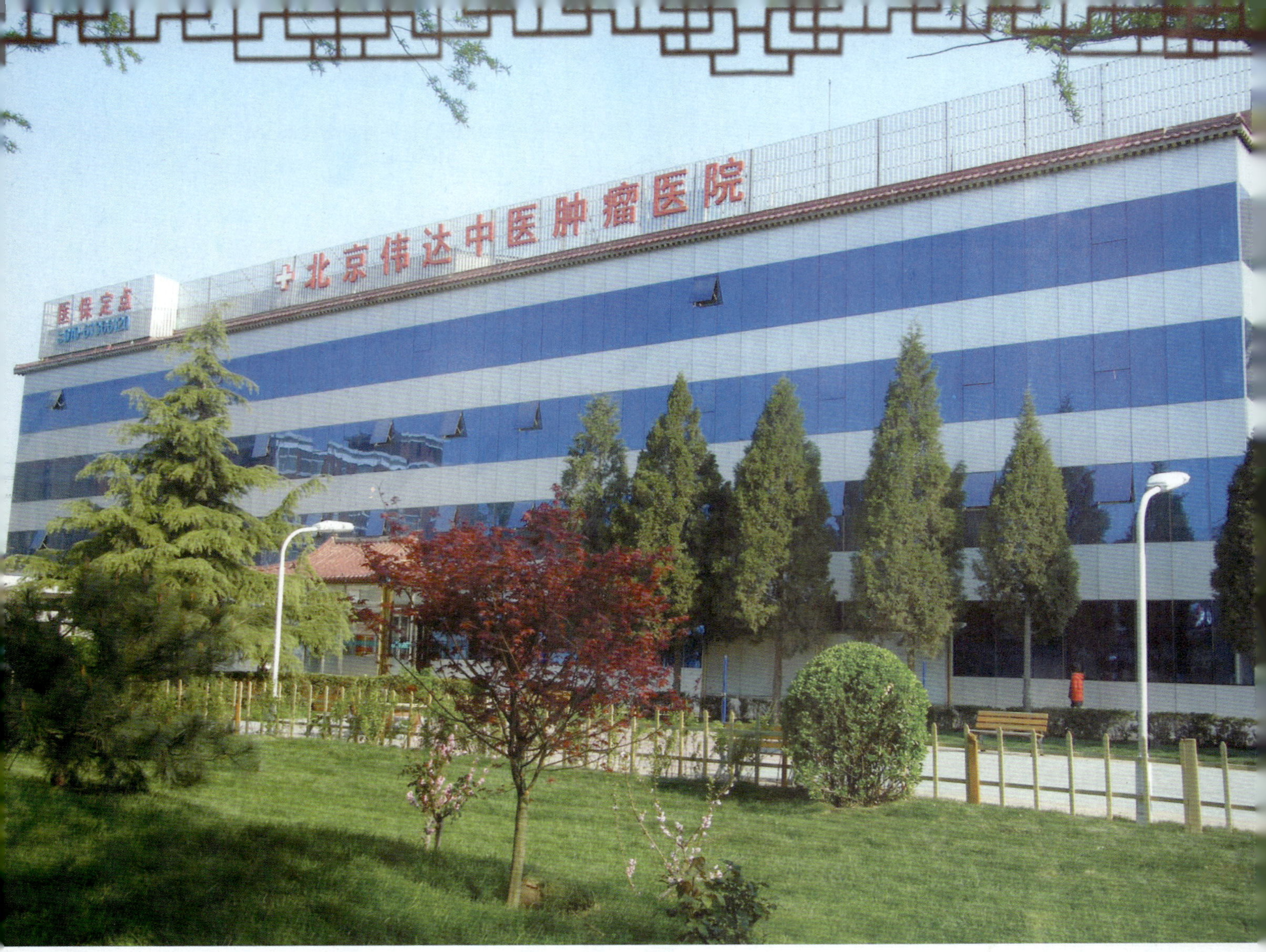

北京伟达中医肿瘤医院

北京伟达中医肿瘤医院创建于1994年，由全国政协副主席陈宗兴、中国科学院院士吴孟超、国家中医药管理局原副局长田景福北京人民大会堂揭牌成立。院名由国医大师邓铁涛题写，并由国医大师路志正教授题写“服务为先、疗效为本”的办院理念。伟达中医肿瘤医院是全国首家中医肿瘤医院，是经国家卫生部门正式批准的专业从事癌症的防治与研究、新药研发、临床诊疗、学术交流的综合性医疗学术机构。是一所经北京市卫生主管部门批准的医保定点单位。隶属于卫生部中国医促会中医肿瘤防治专业委员会。

北京伟达中医肿瘤医院现有职工近200人，其中院士2名，正副主任医师26名。由中国科学院资深院士、国际著名肿瘤外科专家、2005年度国家最高科学技术大奖获得者、上海东方肝胆外科医院院长吴孟超教授担任名誉院长；由中国农工党中央委员、中国农工党医药卫生工作委员会副主任委员、卫生部中国医促会中医肿瘤防治专业委员会主任委员、中华中医药学会肿瘤分会副主任委员、中华中医药学会肿瘤分会副主任委员、全国著名中医肿瘤学家郑伟达教授担任首席专家。医院总面积10000平方米，拥有床位200张。现已开设肿瘤科、内科、外科、妇科、理疗科、影像科、免疫科、检验科、中医综合门诊等临床科室。年门诊量近15万人次，年住院病人近4000人次。

北京伟达中医肿瘤医院坚持以郑伟达教授创立的“以人为本，科学抗癌”的科学治癌观，以“伟达治癌新十论”为理论指导，以“伟达慈丹抗癌康复四位一体疗法 ”为具体治疗方法，结合穴位注射,针灸,外敷中药,腹腔给药等疗法，并引进全新肿瘤纳米波治疗仪结合透化疗法及细胞生物免疫疗法综合治疗，通过“专家、专病、专科”，针对具体病种、病情、症状，选择科学治疗方案，给予针对性、系统性的个性化治疗。

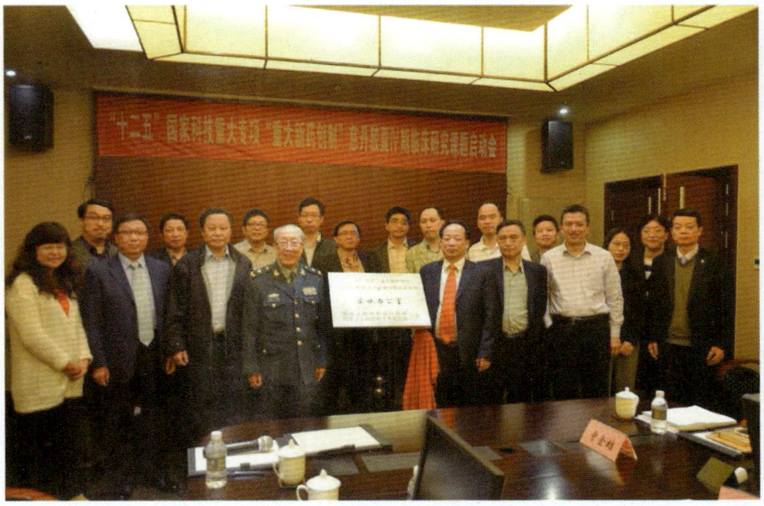

慈丹胶囊十二五国家科技重大专项课题启动会合影

医院创始人郑伟达教授研制的国家级抗癌新药慈丹胶囊目前已经在上海东方肝胆医院做抗肝癌复发的课题研究，申报国家“重大新药创制” 科技重大专项“十二五” 计划项目。2008年，四位一体疗法获中华中医药学会科学技术二等奖。同年，“肝癌门静脉癌栓干细胞的生物特性及慈丹胶囊对其分化诱导的代谢组学研究” 被列为国家自然科学基金项目。2009年，慈丹胶囊正式被列入国家医保目录。“伟达慈丹抗癌康复四位一体疗法 ”及其他特色治疗相结合，已使近万名患者减轻痛苦，改善生存质量，延长了生命。

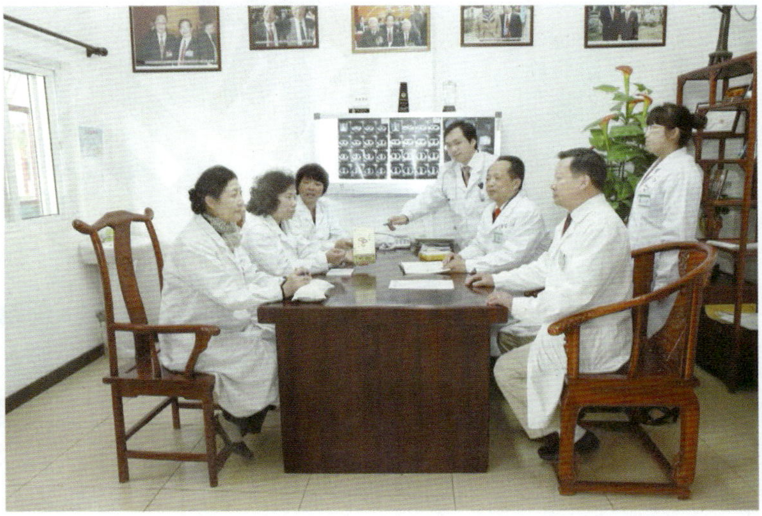

伟达慈丹四位一体抗癌康复疗法专家会诊进行时

北京伟达中医肿瘤医院自建院开始，一直奉行“以病人为中心”的办院宗旨和“全心全意为患者服务”的服务理念，现已成为“国家中医肿瘤重点建设学科”，并获得了“中医名院” “诚信宣言单位” “平安医院”等荣誉称号。2009~2011年，北京伟达中医肿瘤医院被评为“最受欢迎专科医院”和“全国名医名院”。

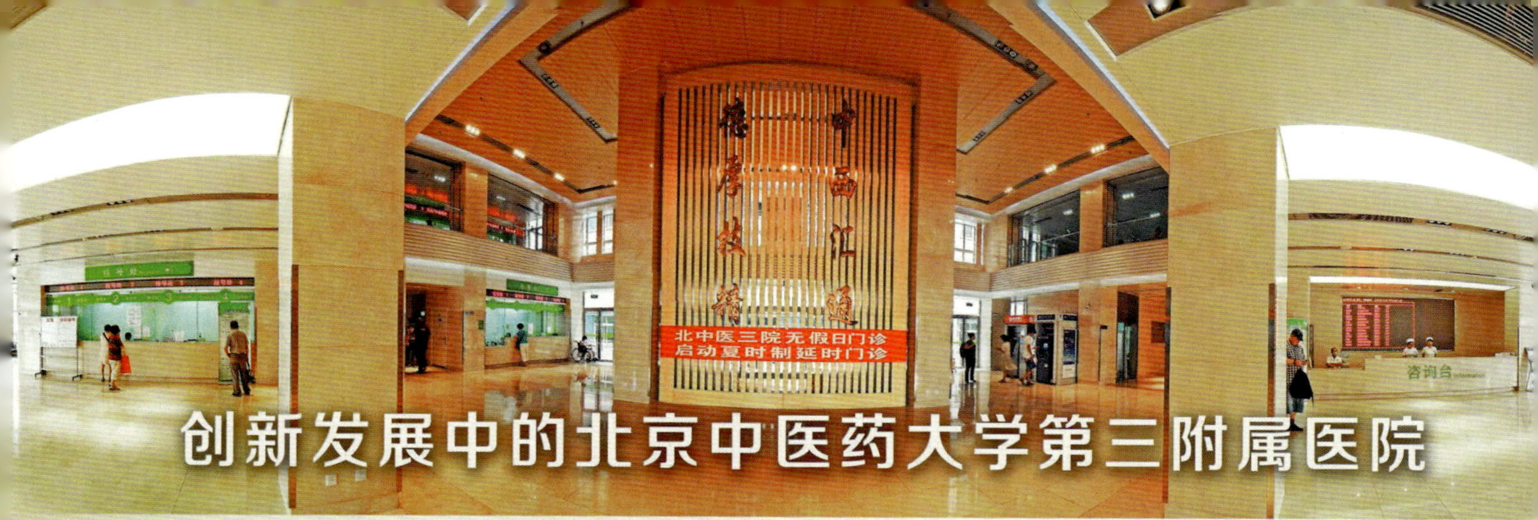
中西汇通
德厚技精
北中医三院无假日门诊
启动夏时制延时门诊
咨询台

创新发展中的北京中医药大学第三附属医院

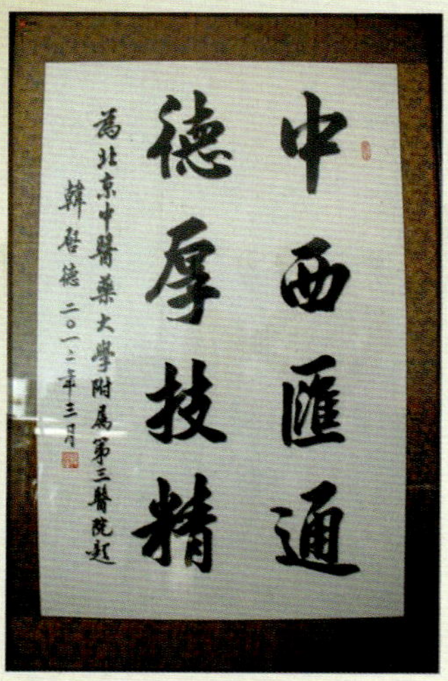
中西匯通
德厚技精
為北京中醫藥大學附屬第三醫院题
韓啓德 二〇一二年三月

全国人大常委会副委员长，中国科学院院士韩启德，为医院院训题词

北京中医药大学第三附属医院是一所三级甲等中西医结合医院，国家中医药管理局重点中西医结合医院。前身是建于1964年的冶金医院，2006年7月划转至北京中医药大学，成为北京中医药大学第三附属医院、北京中医药大学第三临床医学院。

我院是北京地区中医住院医师规范化培训基地和中医类别全科医生规范化培训基地，北京市“示范中药房”。医院在中西医结合治疗脑病、骨伤疾病、肿瘤、肾病、消化、心血管、呼吸、内分泌等系统疾病，男科、皮肤病、妇科病等领域具有较高的诊治水平，15多个优势病种的疗效已达到国内的先进水平，接待了20多个国家和地区的患者来院诊治、学者来院进行学习交流。

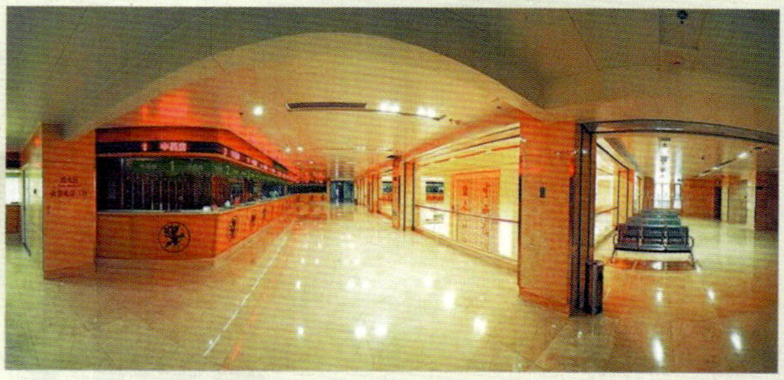

我院中药房被北京市中医药管理局评为“示范中药房”

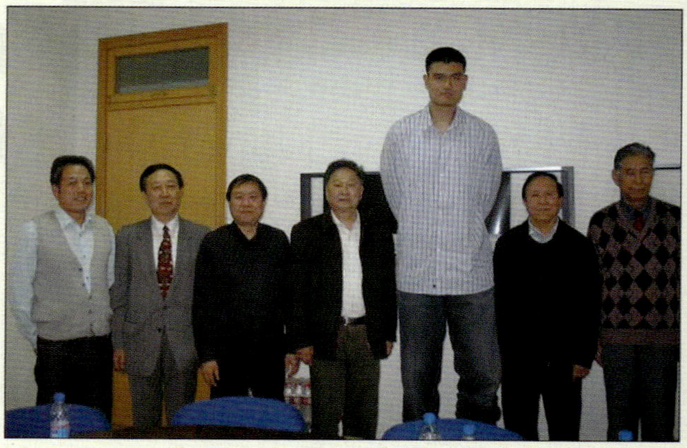

我院专家给运动员姚明体检

医院有3个国家级中医临床重点专科：中西医结合脑病科，中西医结合骨伤科，中西医结合脾胃病科；6个国家中医药管理局重点专科：脑病科、骨伤科、肿瘤科、心血管科、脾胃病科、护理学；4个北京市中医药管理局重点专科：中医妇科、康复科、老年病科、内分泌科；4个国家中医药管理局重点学科：中医全科医学、中医骨伤科学、中医神志病学、中医乳腺病学。其中中西医结合脑病科在治疗癫痫、中风病、头痛、痴呆、抑郁症等疾病的诊治已达到国内领先水平。中西医结合骨伤科在各种创伤、骨折的治疗、颈椎病、骨质疏松症、腰椎骨关节病、腰椎间盘突出症、膝髌骨关节炎、微创手术、足拇外翻等疾病的中西医结合治疗方面，在国内外享有盛誉。

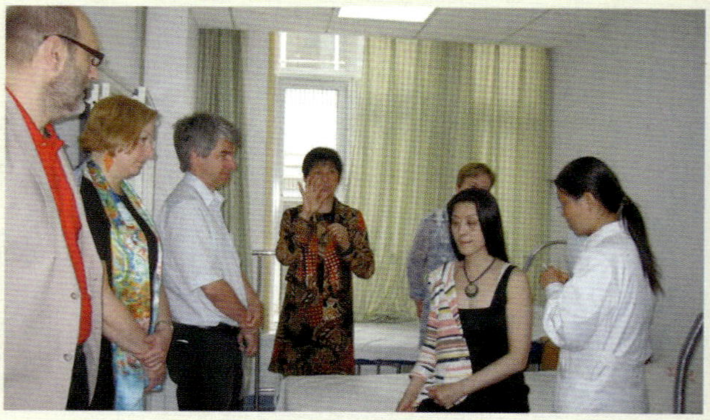

奥地利学者来我院参观

医院有博士生导师12名，硕士生导师46名；具有教师资格教师158人；有国家中医药管理局全国名老中医药专家学术经验继承工作指导老师、北京市名老中医药专家学术经验继承工作指导老师、北京中医药大学师承博士后导师、北京市朝阳区师承指导老师，在全国率先招收中医全科医学研究生，开展了博士、硕士研究生和本科生、师承教育的教学和临床实习工作，形成了以博导、硕导为学科带头人的教师队伍。

近5年，承担国际科技合作项目、国家自然科学基金等国家级科研课题15项，省部级及校级课题200余项。荣获国家科技进步二等奖1项；获得中华中医药学会科技奖、教育部科学技术奖、北京市科学技术奖、北京市中西医结合学会科学技术奖、北京中医药大学科技进步奖等省部级奖励多项。

作为教育部直属医院，在教育部、国家中医药管理局、北京市中医药管理局和北京中医药大学的关怀和支持下，医院秉承“中西汇通，德厚技精”的院训，坚持“走中西医结合可持续发展之路”，争取做全国知名的中西医结合医院。

地址：北京市朝阳区安外小关街51号　电话：010--52075555　52075218　邮编：100029　网址：http://www.zydsy.com

中国民族医林的璀璨明珠

——内蒙古国际蒙医医院

内蒙古国际蒙医医院是目前国际上规模最大的三级甲等蒙医综合医院，是我国首家以蒙医药医疗为主的集医疗、科研、教学、预防、保健、康复、急救、制剂为一体的现代化蒙医综合医院，是国家民族医医院重点建设单位，是国家蒙药制剂中心，国家级蒙医药文化宣传教育基地，八省区蒙医药医疗、科研、教学指导中心及蒙医药国际交流中心。医院的成立填补了世界各国一直没有独立建制的自治区级蒙医医院的空白，成为内蒙古自治区及八省区蒙医龙头医院。

医院建筑面积7万余平方米，定编床位800张，开放床位1400张，设临床、医技、制剂、行政职能等87个科室。医院现有6个国家临床重点专科，1个国家中医药重点研究室，被国家中医药管理局评为9个重点专科，4个重点学科，1个自治区级领先学科，2个自治区级重点学科。医院云集了区内外众多德高望重、医术精湛的知名专家、学者和一批国内外引进的博士、硕士等中青年专业技术人才。运用蒙医药在治疗心脑血管疾病、消化、呼吸、泌尿、内分泌系统疾病及妇科、儿科、五官科、皮肤科、肛肠科等疑难重症疾病具有显著疗效，特别是蒙医血液、蒙医疗术、蒙医心身医学、蒙医传统正骨及穴位反射等几十种蒙医特色疗法以其独特疗效名扬区内外，同时开展急性心脑疾病、创伤急救和手术、心脏介入及血液透析等现代医学治疗方法。

医院运营五年多来，已收治门诊患者近300万，住院患者10万余人，其中蒙古国门诊、住院患者1.9万人次，床位使用率最高时已达165%。 医院先后荣获全国中医药（含民族医药）应急工作先进集体、国家民族医重点学科蒙医协作组组长单位、全国中医医院（含民族医医院）优质护理服务先进单位、中国和蒙古国贸易交流活动最佳组织奖、连续两年获呼和浩特百姓最满意的品牌综合医院、百姓口碑金质奖。

医院力争以一流的人才、一流的技术、一流的设备、一流的环境、一流的服务，以蒙医药特色优势的技术为主，结合临床各科综合医疗服务，为广大患者提供有效、安全、方便、价廉的医疗、保健、康复服务，并为蒙古国等邻国患者提供优质、快捷、高效、完善的蒙医药及综合医疗服务。

领导视察关怀

国务院副总理刘延东赴内蒙古国际蒙医医院锡盟分院考察，对内蒙古蒙医药事业发展予以肯定，并提出殷切的希望。

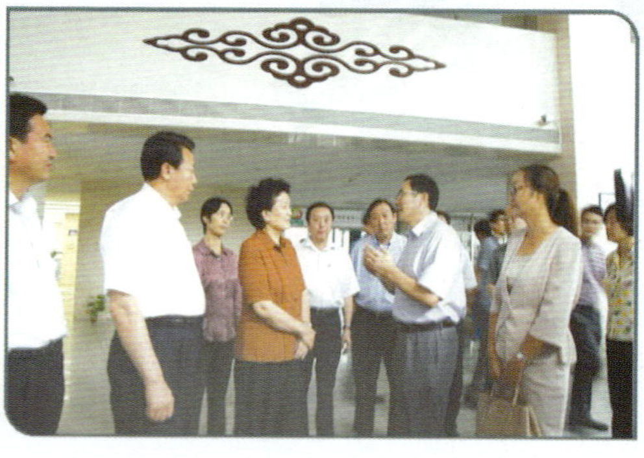

中央组织部部长赵乐际、蒙古国副总理登·特尔比希达格瓦及中国驻蒙古国大使王小龙接见我区赴蒙古国义诊的蒙医药专家团队

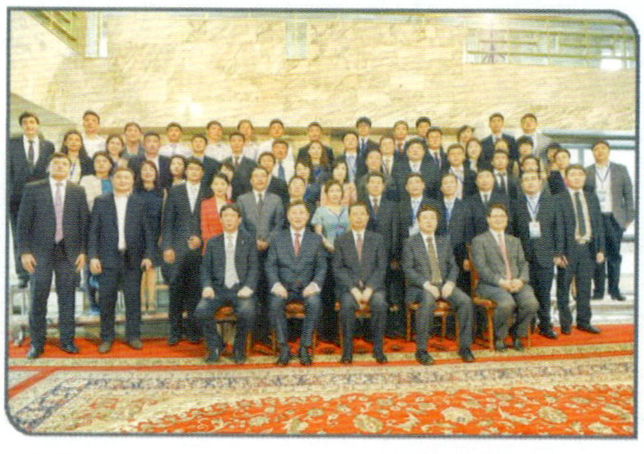

全国政协副主席李兆焯及国家中医药管理局王国强局长一行调研内蒙古蒙中医药事业发展情况

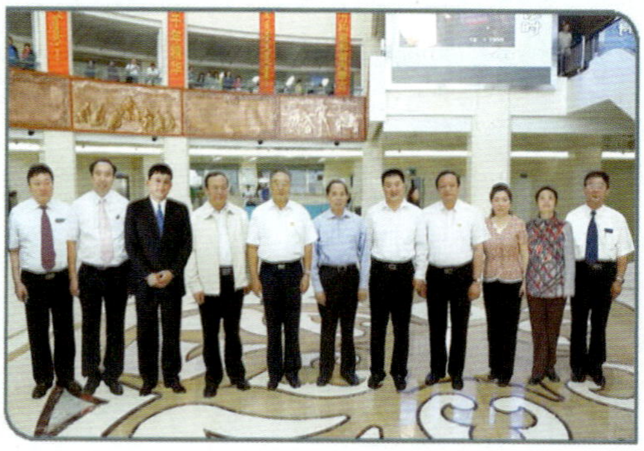

全国政协副主席、国家民族事务委员会主任王正伟在内蒙古国际蒙医医院考察调研

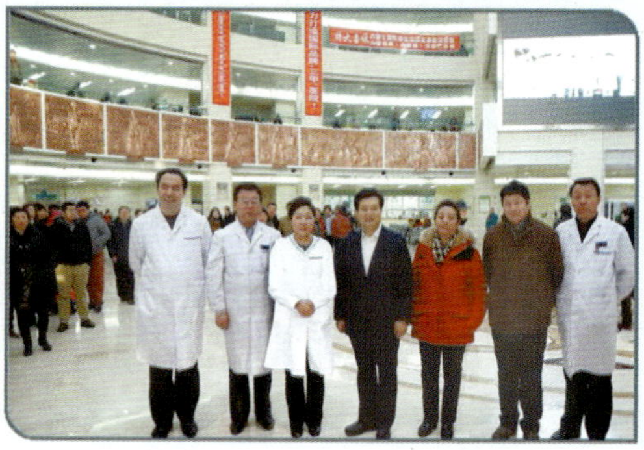

时任卫生部部长陈竺视察国家临床重点专科、国家“十二五”重点学科、重点专科——蒙医心身医学科

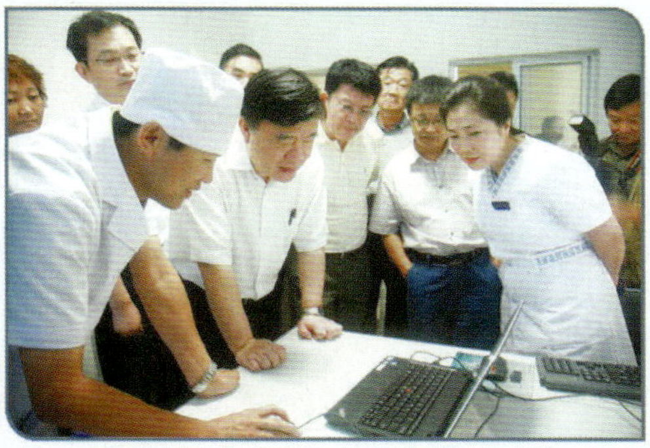

原卫生部副部长、国家中医药管理局局长王国强和内蒙古自治区政府副主席刘新乐视察国家中医药管理局“十二五”重点专科——临床蒙药学

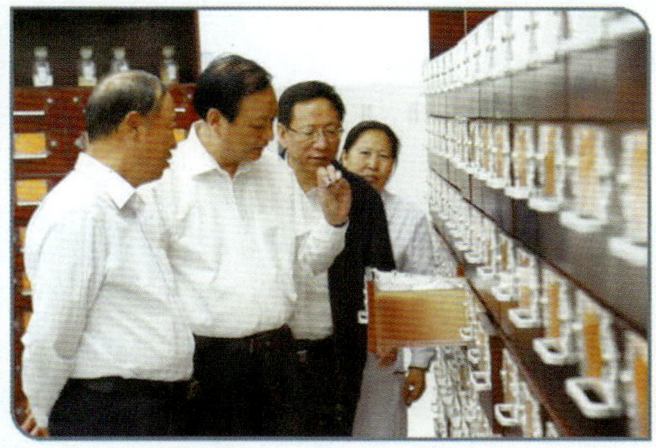

国家首届国医大师苏荣扎布教授为蒙古国副总理登·特尔比希达格瓦脉诊

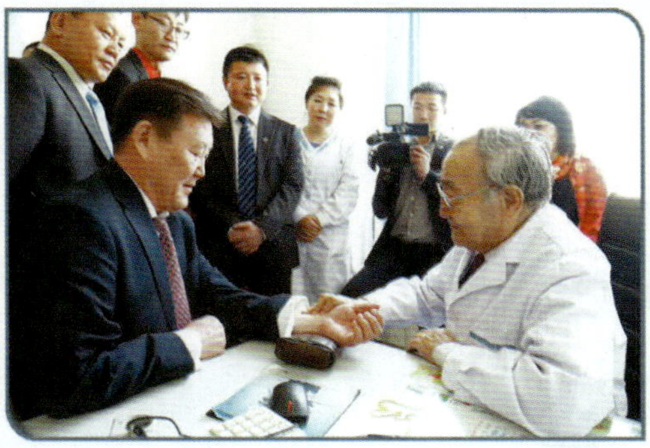

国家第二届国医大师吉格木德教授为患者进行脉诊

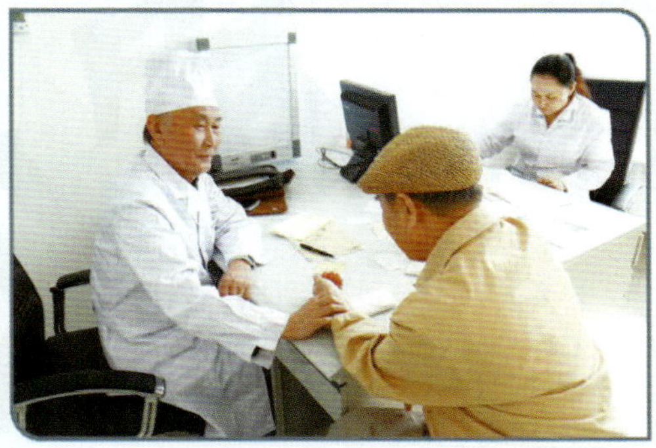

蒙医药专家在联合国南北对话高端论坛会议上，作了“中国蒙医药在城乡居民健康中发挥的作用和角色”的交流发言。

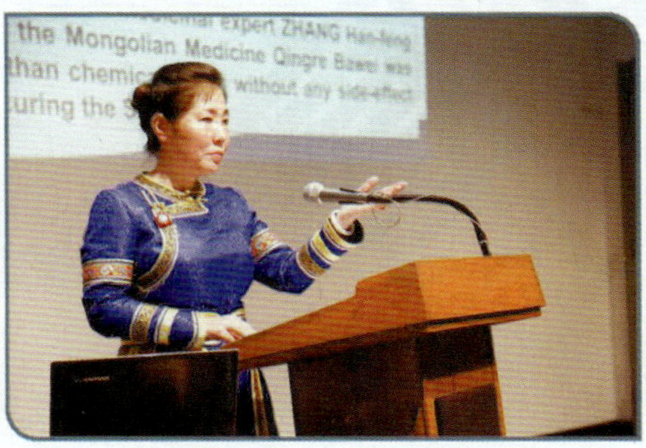
the Mongolian Medicine Qingre Bazei was
without any side-effect

内蒙古国际蒙医医院蒙医药专家在蒙古国义诊现场，蒙医药在蒙古国有着深厚的群众基础

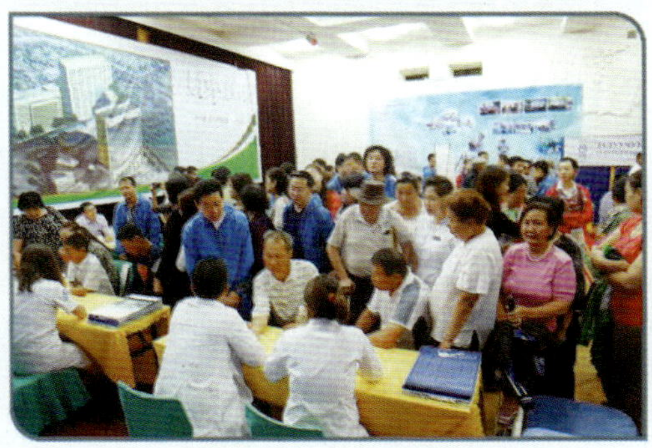

蒙医13个科室

蒙医五疗科

内蒙古国际蒙医医院蒙医五疗科是国家临床重点专科、国家“十五” “十一五” “十二五”重点专科、自治区级领先学科，国家中医药管理局第一批建设重点研究室。内蒙古 “草原英才”创新团队。科室学科带头人乌兰博导主持和参加的4项科研项目获自治区政府科技进步奖，5项获得专利，作为主编出版了5部专业著作，在国家核心期刊上发表了多篇论文。姚哈斯主任及其团队主持参与了国家级课题4项，省级课题2项，卫生厅课题1项，国家中医药管理局民族适宜技术推广项目6项，发表学术论文20余篇。该科重点在脑出血、脑梗塞、各类颈椎病、腰椎间盘突出及腰椎其他疾病的蒙医非手术疗法；各类风湿及类风湿等有显著疗效。（图为乌兰教授、姚哈斯主任及蒙医药团队在为患者做各种蒙医疗术治疗。）

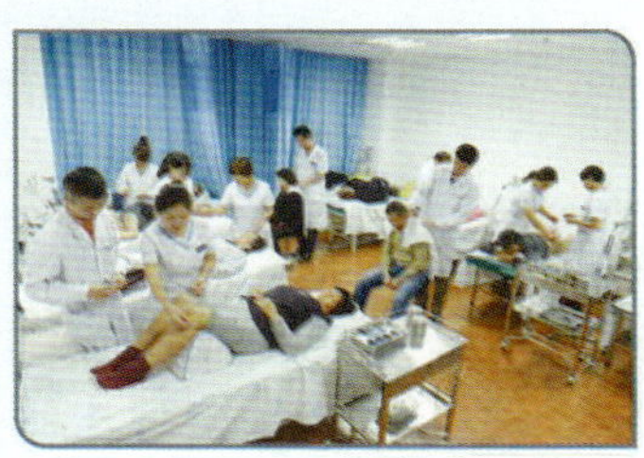

蒙医康复科

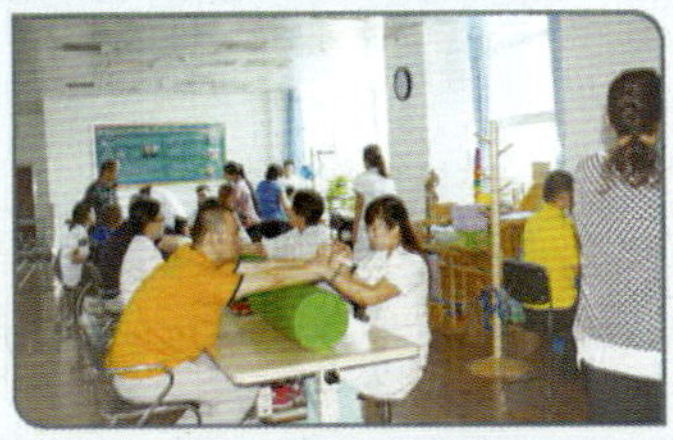

内蒙古国际蒙医医院蒙医康复科是国家临床重点专科，国家“十五”　“十一五”、“十二五”重点专科、自治区级领先学科。科室学科带头人姚哈斯主任主持参与国家级课题4项，省级课题2项，卫生厅课题1项，国家中医药管理局民族适宜技术推广项目6项，发表学术论文20余篇。科室将传统疗术与现代康复有机结合是康复科的显著特色，目前科室开展了脑卒中、脑外伤、脑瘫、截瘫、颈椎病、腰椎病、各种风湿骨关节疾病的预防、评估 、诊断、治疗处理和康复训练等。

蒙医萨病科

内蒙古国际蒙医医院蒙医萨病科(指脑病)是国家临床重点专科，国家中医药管理局“十五”　“十一五”　“十二五”重点专科，自治区级领先学科，国家临床新药研究基地。学科负责人特木其乐教授完成国家重点专科（专病）建设项目3项、自治区临床医学领先学科建设项目1项；完成国家“十一五”科技支撑计划项目课题1项，国家新药临床试验研究（GCP）10余项；完成卫生部、国家中医药管理局及自治区课题10余项。参编出版医学著作2部，发表国家及省级学术论文30余篇，现主持国家及自治区课题、项目10余项。科室突出传统五疗特色，以蒙西医治疗脑血管病及神经内科疾病。擅长蒙西医治疗脑出血、脑梗死、头痛、眩晕、失眠、癫痫、震颤、运动障碍、周围神经病、高血压病及颈腰椎骨关节病等。在脑血管病的急救与康复方面，开展“蒙西医卒中单元”整体治疗，疗效显著。

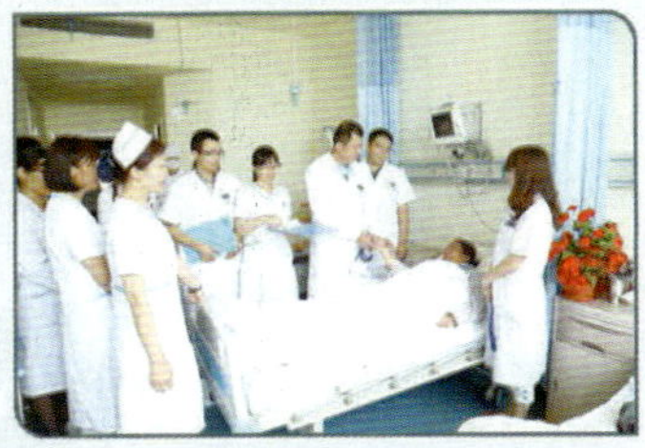

蒙医脾胃病科

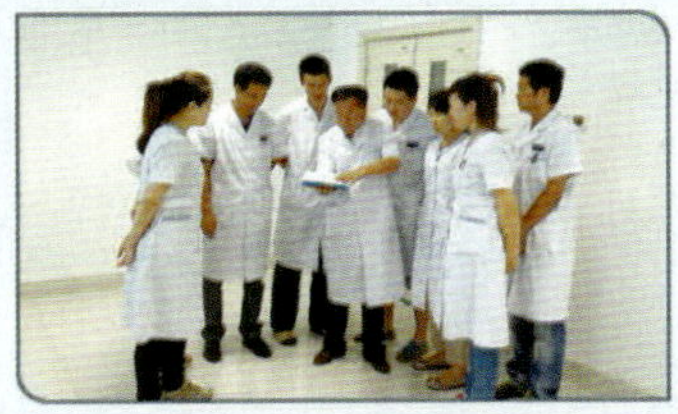

蒙医脾胃病科是国家临床重点专科，国家中医药管理局“十二五”重点专科建设项目。科室负责人蒋栓柱主任主持完成国家中医药管理局“十一五”肝病重点专科项目和多项研究工作，现主持国家中医药管理局“十二五”脾胃病重点专科项目。科室利用蒙西医结合治疗反流性食管炎、慢性胃炎、重症胰腺炎、肠易激综合征、食管癌、胃癌、急慢性胆囊炎、病毒性肝炎、肝癌等。

蒙医心身医学科

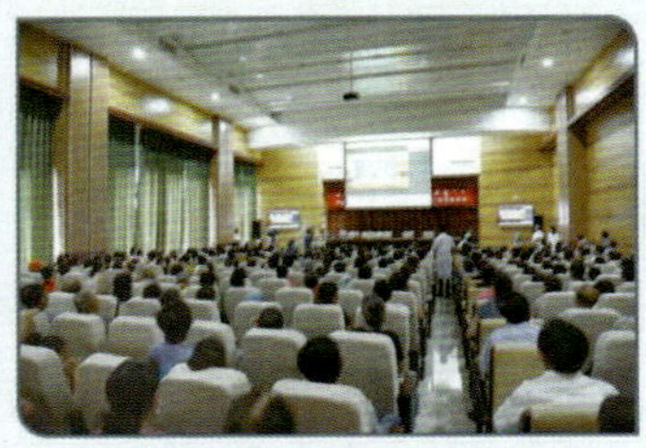

内蒙古国际蒙医医院蒙医心身医学科是国家临床重点专科，国家中医药管理局“十二五”重点专科培育项目，国家民族医重点学科。学科负责人纳贡毕力格教授现主持卫生厅课题“蒙医互动心理疗法应用研究”和自治区最大科技攻关项目“蒙医互动心理疗法治疗牛皮癣病机制研究”，出版专著6部，发表论文20余篇，创新与发明了“蒙医综合互动心理疗法”及“磁针贴”（2008获国家专利）。科室擅长应用蒙医蒙药和催眠暗示心理治疗技术治疗各种心身疾病，尤其对失眠症、风湿病、神经性头痛、慢性疲劳症、高血压、肿瘤疾病、冠心病、胃肠病及牛皮癣等方面效果较好。

蒙医护理学

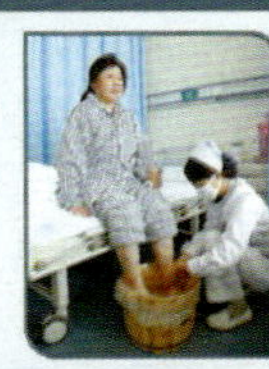

内蒙古国际蒙医医院蒙医护理学是国家临床重点专科、国家中医药管理局“十二五”重点专科培训项目。蒙医护理在生活起居、饮食护理、情志护理、用药护理、康复护理等方面实施蒙西医结合的现代护理方法，为患者提供蒙医护理特色浓郁的人性化护理服务。

蒙医血液、肿瘤科

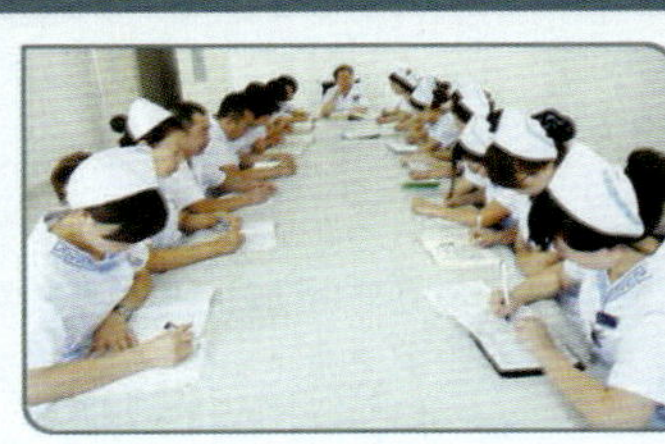

内蒙古国际蒙医医院蒙医血液、肿瘤科是国家中医药管理局“十一五”　“十二五”重点学科、自治区级重点专科，学科带头人杭盖巴特尔主任研制的新红花八味丸、化瘤丸、解毒丸、博日七味丸、特格希Ⅱ号等专科制剂于临床工作，受到了非常好的临床疗效。主要诊治过敏性紫癜、血小板减少性紫癜、再生障碍性贫血、骨髓异常增生综合症、慢性粒细胞性白血病、多发性骨髓瘤、真红细胞增多症、阵发性睡眠性血红蛋白尿等，血液系统的各类疾病。

蒙医心血管科

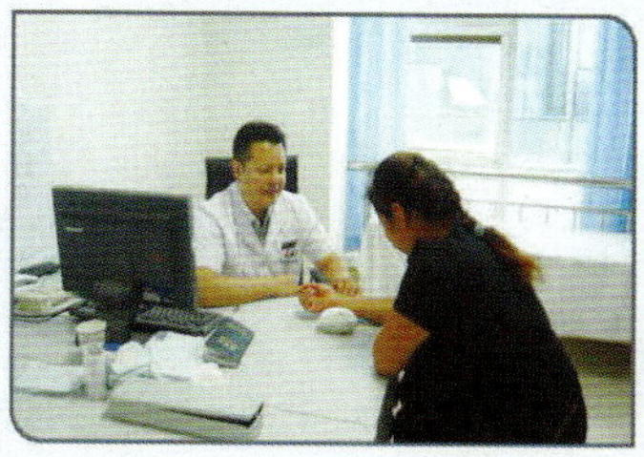

内蒙古国际蒙医医院蒙医心血管科是国家中医药管理局“十一五”、“十二五”重点专科、自治区级重点专科，内蒙古自治区规模最大的蒙西医结合临床心血管病诊疗科室，国家卫生部食品药品监督管理局确定的民族医心病专业新药临床试验机构。科室学科带头人纳顺达来教授承担国家级课题2项、内蒙古自然科学基金课题3项，获内蒙古自治区科技进步2等奖，主编出版4部著作，发表近30余篇论文。科室在以蒙医药为主治疗冠心病、心绞痛、心肌梗死等疾病的基础上，并开展急性心脏冠脉支架植入术，起搏器植入术，射频消融术，先心病封堵术等，开拓了传统蒙医药与现代最新科学技术方法优势互补的治疗心血管疾病新领域、新疗法。

蒙医脑病科

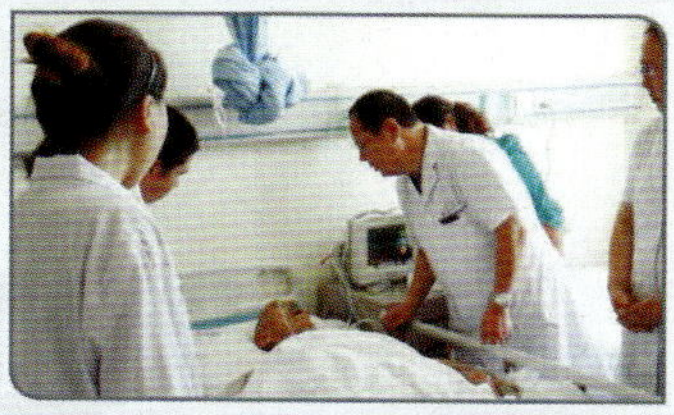

内蒙古国际蒙医医院蒙医脑病学是国家中医药管理局“十二五”重点学科。科室负责人元登主任承担五项课题，其中一项获科技成果二等奖，参与编写著作二部，发表30余篇学术论文。科室主要以蒙西医结合，配合疗术整体治疗急慢性脑血管病、脑出血、脑梗死、脊髓、周围神经疾病、头痛、头晕、睡眠障碍、癫痫、面神经麻痹、帕金森病、高血压等疾病。

蒙医骨伤科

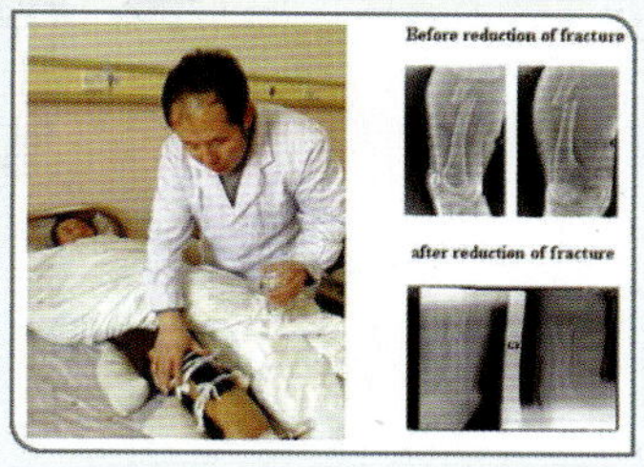

内蒙古国际蒙医医院蒙医骨伤科是国家中医药管理局“十二五”重点专科建设项目，学科带头人巴虎山教授多次参加国际骨科学术会议，主持完成省部级课题3项，在研主持省部级课题2项，发表骨科教学、临床、科研论文20余篇，主编大学本科统编教材2部，副主编教材1部，专著1部。科室采用手法复位、夹板固定、喷酒按摩等医疗手段治疗四肢和关节内骨折，尤其擅长治疗陈旧性复杂性骨折脱位。开展开放性骨关节损伤合并血管神经损伤、骨结核、骨肿瘤、骨关节畸形、晚期关节炎的人工髋、膝关节置换、关节镜下关节韧带重建、游离体摘除、半月板损伤等疾病的手术治疗。

蒙医皮肤科

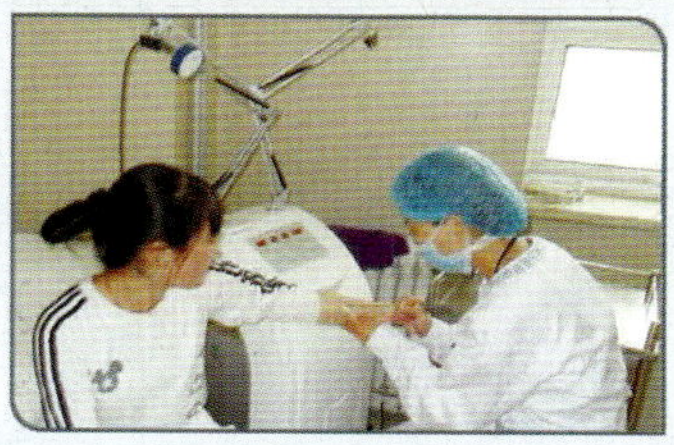

内蒙古国际蒙医医院蒙医皮肤科是国家中医药管理局“十二五”重点专科建设项目，设有接诊室，真菌实验室，变态反应实验室，皮肤病医学影像工作站等。学科带头人乌日娜教授先后主持内蒙古自治区自然科学基金重大项目4项，发表论文60余篇，参与编写出版著作7部。科室在充分发挥蒙医药治疗各种皮肤病的同时，充分利用现代医学的检查治疗手段，擅长治疗银屑病、慢性湿疹、玫瑰糠疹等顽固性疑难皮肤病，并研发了阿日斯-15、高娃-15、郝斯贵等蒙药。

蒙医血液科

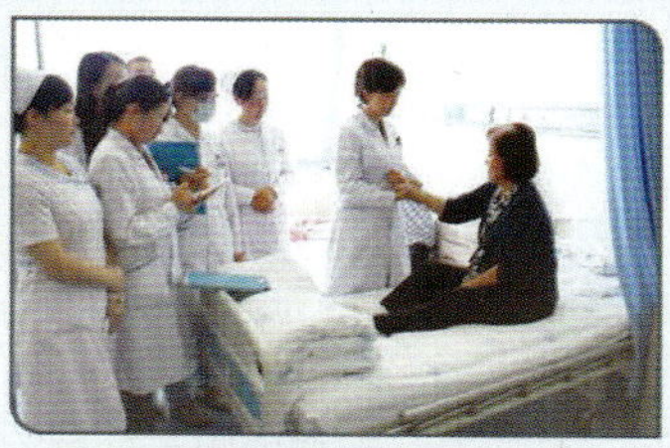

内蒙古国际蒙医医院蒙医血液科是国家“十一五”科技支撑项目、国家中医药管理局及自治区重点学科。学科带头人陈沙娜教授承担完成了自治区级自然科学基金1项，参与编写著作1部，发表论文近20余篇。科室擅长发挥蒙医药优势，主要采取蒙医保护性整体治疗的模式，运用特色蒙药，结合现代诊疗手段，在治疗急、慢性白血病，骨髓增殖性疾病、淋巴瘤、骨髓瘤、再生障碍性贫血、骨髓增生异常综合征、血小板减少性紫癜、过敏性紫癜以及各种贫血等方面有着显著的疗效。

临床蒙药学

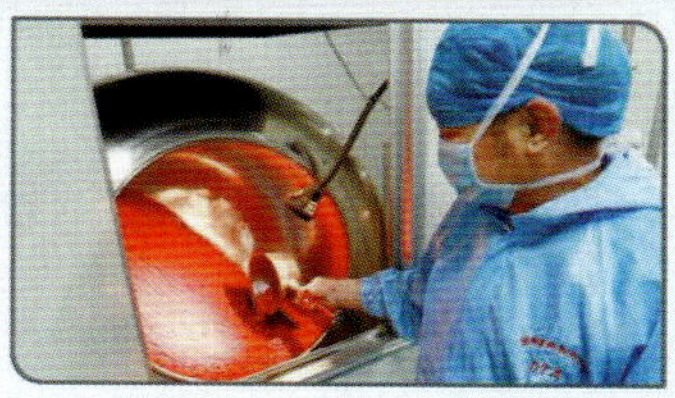

内蒙古国际蒙医医院临床蒙药学是国家中医药管理局“十二五”重点专科培育项目，临床蒙药学应用于蒙药生产、检验、流通、使用和研究与开发领域从事蒙药鉴定、设计、制剂、临床合理用药及质量控制评价等方面工作。

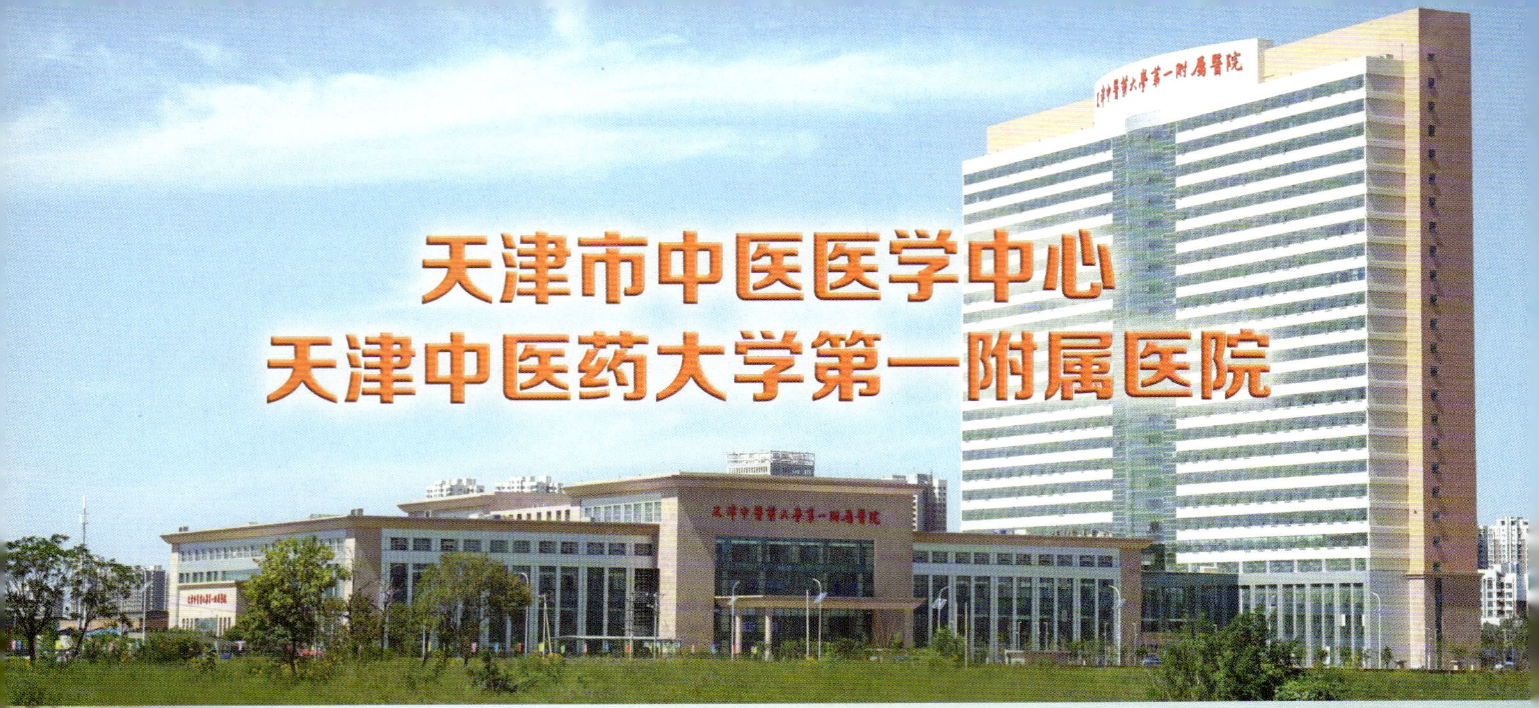

天津市中医医学中心
天津中医药大学第一附属医院

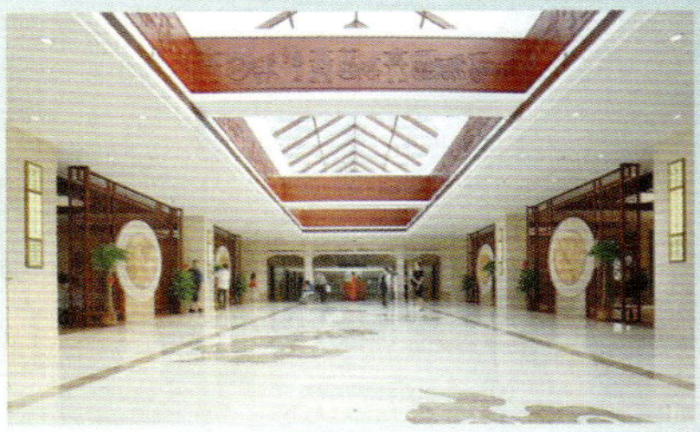

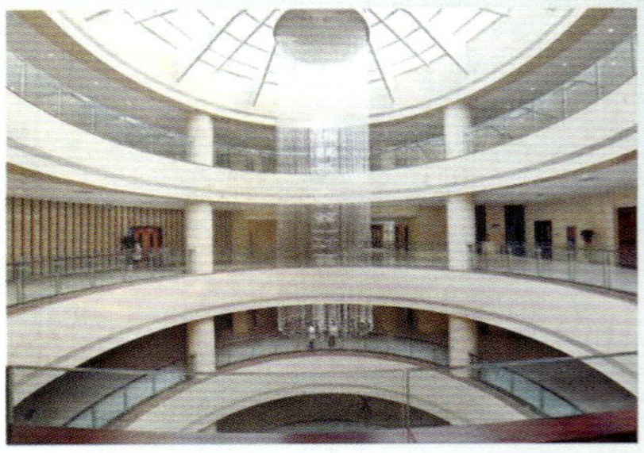

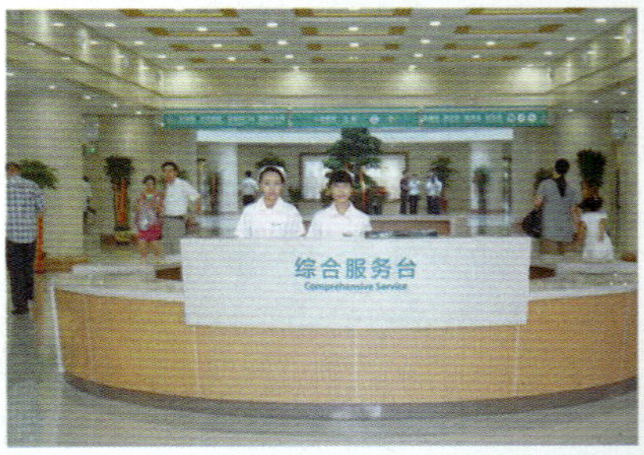

天津中医药大学第一附属医院始建于1954年，是天津市开设最早、建设规模最大的中医医疗机构，全国省级示范中医院，全国百佳医院，全国百姓放心示范医院，天津市三级甲等医院，天津市十佳医院，天津市中医医学中心，全国中医文化建设示范单位和国家中医临床研究基地。

医院分为南北两个院区，建筑面积总和26万平方米，装备3.0T MRI、宝石能谱CT等高端医疗仪器千余台(架)，设35个临床和技术科室，103个专病门诊，开放床位2600张，在职员工2340人。医院日均门诊量8000余人次，年门诊量连续5年超200万人次，2013年达267万人次，位居天津市各医院门诊量榜首。

医院拥有中国工程院院士2名，中国国医大师2名，国家有突出贡献专家4名，享受政府特殊贡献津贴专家12名，天津市政府授衔专家5名，博士生导师24名，天津市名中医23名；有国家级重点学科(专科)30个，包括针灸推拿学和中医内科学教育部重点学科2个，儿科、肿瘤科等国家卫生计生委重点专科4个，中医心病学、中医肾病学、中医疮疡病学等国家中医药管理局重点学科10个，血液科、风湿免疫科、内分泌科、骨伤科等国家中医药管理局重点专科13个，国家中医药管理局中医、中西医结合急诊临床基地1个；“针刺治疗脑病研究”和“中医药防治心血管疾病研究”教育部创新团队2个。

近五年来，医院共获各级立项科研课题205项，取得科技成果鉴定93项，获各级科技奖励42项，其中天津市科学技术进步一等奖2项。医院先后与日本、韩国、德国、法国、瑞士、美国、俄罗斯、阿曼等40余个国家建立医疗合作关系，每年接待海外患者愈千人，名扬海内外，并连续两年获得“天津城市民生贡献奖”，成为了天津市一道靓丽的城市名片。

多年来，医院以“中风病”、“冠心病”两大“国家中医临床研究基地”为核心竞争力，逐渐形成多学科齐头并进、中西医结合共同发展的良好势头。医院始终坚持“发展事业，服务社会，维护健康，造福人类”的宗旨，坚持“发挥中医优势，突出针灸特色，坚持‘五专’模式，借助西医优势学科，建设国内一流，世界知名的现代化中医医院”的发展战略，提出了“三个转变”(由追求数量型医院向提高质量型医院转变，由医疗型医院向研究型医院转变，由经验型管理向科学化管理转变)，着力打造一个中心(中国针灸中心)、两个基地(中风病和冠心病两个研究基地)、四个分中心(中西医结合肿瘤、中西医结合肾病、中西医结合儿科、中西医结合骨伤4个专科诊疗中心)，不断增强医疗特色和优势，提升医疗服务水平，努力建设成为人民群众满意的、中医特色鲜明的现代化中医医院。

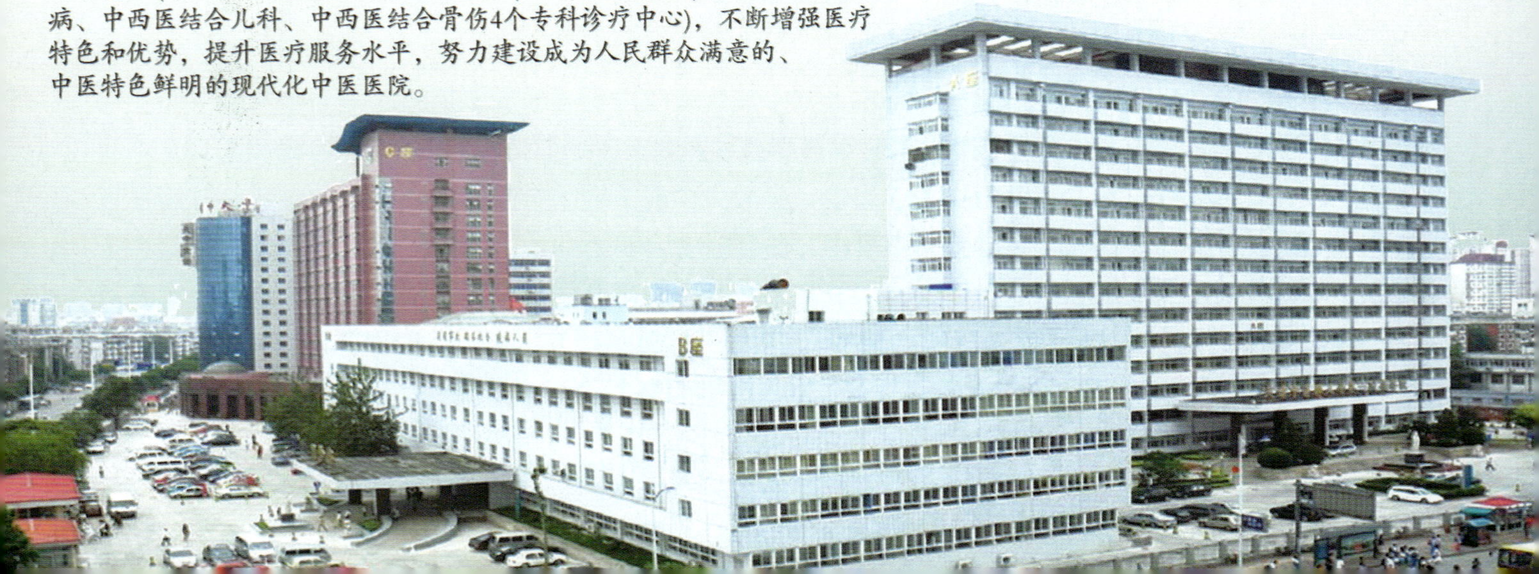

中国中医科学院江苏分院 江苏省中医药研究院 江苏省中西医结合医院

中国中医科学院江苏分院、江苏省中医药研究院暨江苏省中西医结合医院，是省属从事中医药研究的专业研究机构，综合性的三级甲等中西医结合医院、南京中医药大学附属医院、全国重点中西医结合医院、国家药物临床试验机构和国家住院医师规范化培训基地，江苏省文明单位，2006年通过ISO9001质量管理体系认证。

始建于1958年，前身为江苏省中医药研究所，首任所长为著名中医药学家叶桔泉学部委员（院士）。先后研制出中药新药30余个，如脉络宁注射液、月月舒（痛经宝）冲剂等。全院占地面积78亩，建筑面积87500平方米，职工1218人；正、副教授、主任医师、研究员237名；博士、硕士生导师34名；全国名老中医、省名中医、省名中西医结合专家26名；12位专家享受国务院及省政府特殊津贴；拥有3个国家、2个省名老中医工作室；江苏省杰出青年基金获得者1名，省“333工程”、省“135工程”重点人才、省“领军人才”等30余名；拥有全国五一劳动奖章、全国医德标兵、全国巾帼岗位明星、省勤廉标兵、省、市我最喜爱的健康卫士、十佳健康卫士、省市级巾帼示范岗、青年文明号、行风建设先进单位等一批先进集体和模范人物。

医院核定床位730张，规划床位1500张，临床学科较为齐全，设有内科、外科、妇产科、儿科、急诊科等16个一级学科，肾科、心胸外科等32个二级学科。其中，消化科、骨伤科、心血管科、重症医学科为国家级重点专科，妇产科、呼吸科、肿瘤科、内分泌科、普外科等8个专科为江苏省重点专科。

现有专业设备总值2.5亿，拥有一批先进的进口设备，如核磁共振、DSA、64排CT、数字化胃肠机、电子内窥镜、彩色超声波诊断仪、液质联用仪、高效液相色谱仪、超细胃镜、双能X线骨密度仪、骨关节镜、腹腔镜等。常规开展各种断层摄片与造影、细菌培养、免疫组化、基因扩增、微创介入、冠心病介入诊疗、血液净化、ERCP、四级腔镜手术、颈椎前路、后路椎间孔镜技术微创治疗颈椎病、经输尿管气压弹道碎石术、保胆取石术、甲状腺弹性超声等先进的诊疗项目。检验科2009年通过ISO15189认证，为中医药临床和研究提供相应的质量保障。

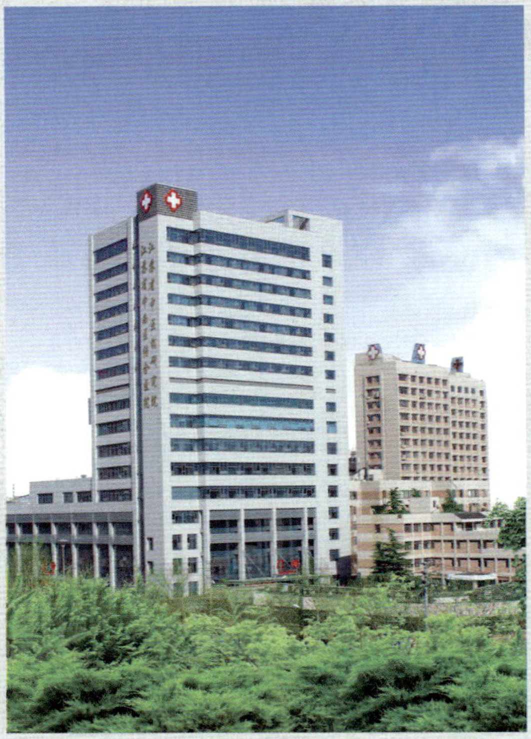

研究院拥有一批较为成熟的科研工作平台，包括中药口服制剂释药系统、瘿病证治2个国家重点研究室，江苏省现代中药制剂工程技术研究中心及中试放大平台、省天然药物研究与创制实验室和国家专利产业化江苏中医药试点基地，细胞与分子生物学实验室、消化病研究室、中医药抗动脉粥样硬化实验室、辅助生殖实验室、肺动力实验室、肿瘤免疫药理实验室，及传统中药资源、化学、制剂、分析、药理毒理、临床药学与代谢实验室和一个SPF级动物实验中心。近5年来，中标科研项目162项，获厅局级以上科技进步奖19项，获发明专利37项，取得新药证书、临床批件等4个，发表论文1547篇，其中SCI/ISTP收载169篇。

我院本着“仁心 仁术 前沿 前驱”的院训精神，以“中西医结合、医药教研相融”为特点，以“中西合璧、德艺双馨”为核心价值观，以“演绎医学的艺术与非凡、呵护患者的健康与尊严”为使命。目前已形成了中西医结合特色突出、医药相长优势显著，集医、药、教、研为一体的大型医疗、研究、教学机构。

深圳平乐骨伤科医院

深圳平乐骨伤科医院前身为“深圳笋岗河南郑州骨伤科治疗中心”，是郑州市骨科医院与罗湖区笋岗卫生院联合成立的一家骨伤科门诊。深圳笋岗河南郑州骨伤科治疗中心后搬迁至现址（深圳市罗湖区金塘街40号），更名为“深圳平乐骨伤科医院”，1986年9月28日正式开业。1988年8月15日，郑州市人民政府批复同意建立郑州市深圳平乐骨伤科医院为正县级全民事业单位，行政隶属郑州市卫生局领导，业务隶属深圳市卫计委（原深圳市卫生局）领导。

目前，医院罗湖院区核定床位400张，开放床位303张，拥有1个国家级重点专科、5个省级重点专科、2个省级重点专科建设单位、6个市级特色专科。医院的主要技术“平乐郭氏正骨法”于2008年9月被列入第一批国家级非物质文化遗产扩展项目名录。除此之外，医院还是中华中医药学会软组织疼痛治疗临床技术继续教育基地、中国中西医结合学会颈肩腰腿痛专业继续教育基地、中华医学会疼痛学分会临床培训定点医院、广州中医药大学非直属附属医院、广东省非物质文化遗产（“平乐郭氏正骨法”）传承基地。2014年3月27日，我院通过国家中医药管理局专家评审组验收；同年6月，国家中医药管理局发文同意我院为国家三级甲等中医骨伤专科医院。

作为一家中医骨伤专科医院，医院设有骨伤科（脊柱科、骨关节科、小儿骨科、上肢科、创伤科、老年骨科、筋伤科）、内科、急诊科、重症医学科、康复科、麻醉科、治未病科、针灸科、感染性疾病科等临床科室及适合医疗市场定位、发展、服务的职能科室，拥有进口核磁共振成像系统、螺旋CT、数字减影X光机、全自动生化分析仪等大型医疗设备。拥有研究生导师、医学博士、医学硕士等一支技术力量雄厚、阶梯层次分明的医疗、教学和科研队伍。截止2014年7月，医院有职工630人，其中副高以上职称人员77人，硕士以上学位人员60人。2013年，医院年门急诊总诊疗人次217.1万人次，年住院8981人次，年手术量6430台。

为了进一步推进医疗卫生事业的发展，郑州市卫生局与深圳市坪山新区政府在深圳携手合作，共建了深圳平乐骨伤科医院（深圳市坪山新区中医院）（以下简称“坪山院区”），为非营利性国有卫生事业单位。坪山院区共分三期建设，一期工程占地面积约1.2万平方米，已于2013年12月28日正式开业。坪山院区是以骨伤科为主，覆盖内、外、妇、儿、五官、康复、针灸、骨伤等专业的综合性中医院。目前，开设病床100张，拥有职工130多人，其中副高以上职称人员25名，硕士以上学位人员13名。医院二、三期建设完成后，病床设置将达到800–1000张，建成以骨伤科为主的集医疗、教学、科研和康复保健及中草药研发为一体的强专科、大综合的三级甲等综合性中医院。

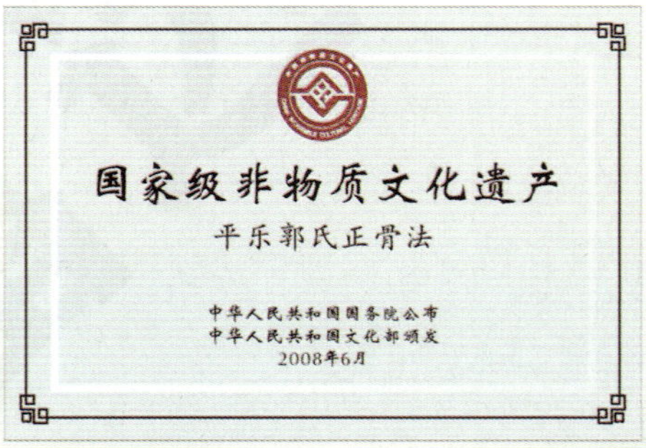

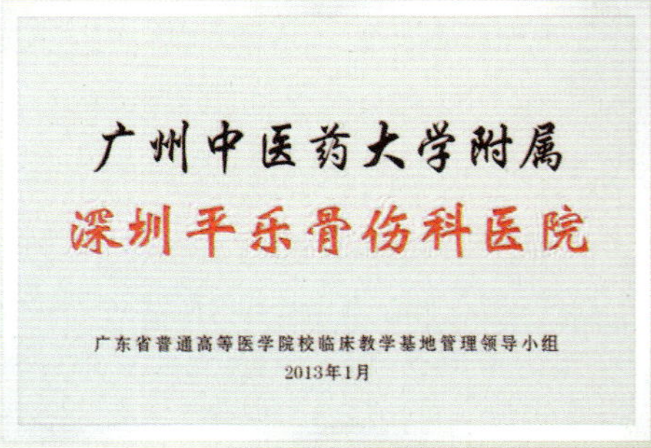

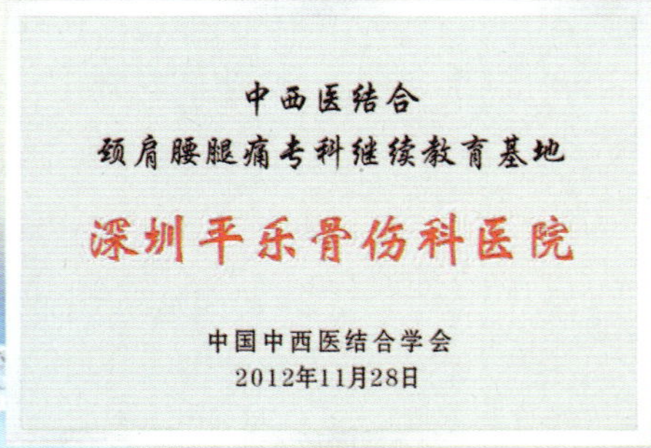

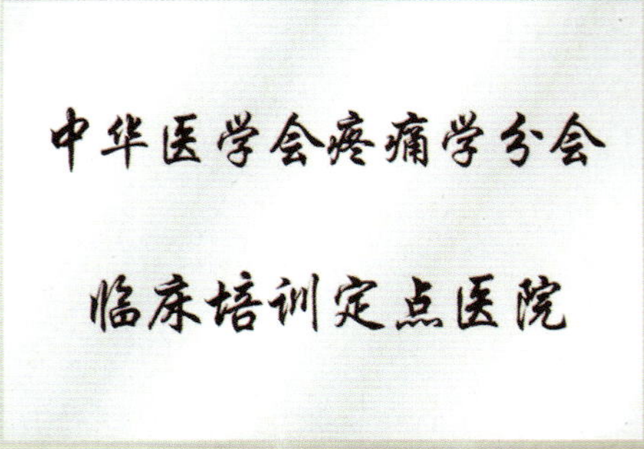

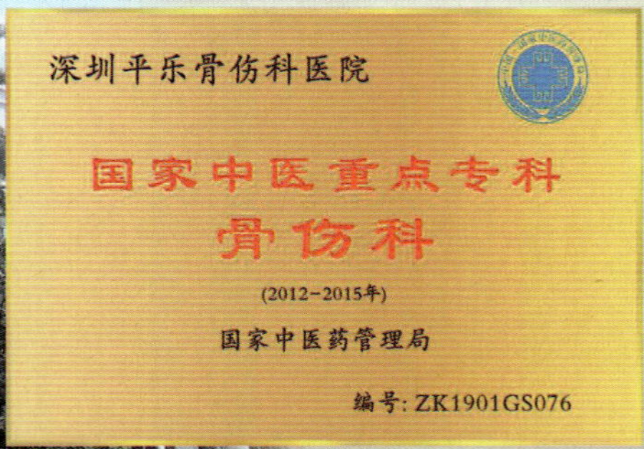

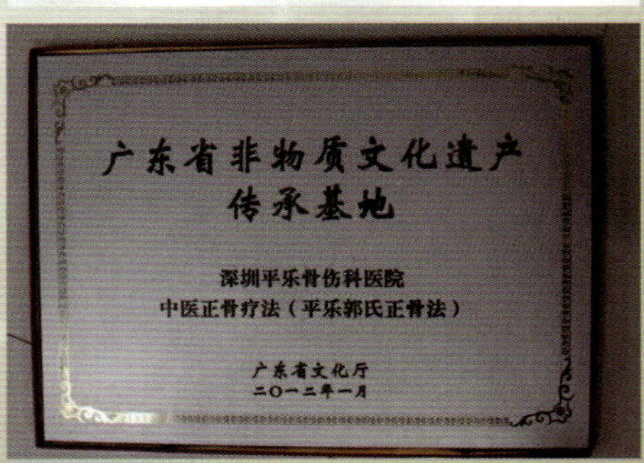

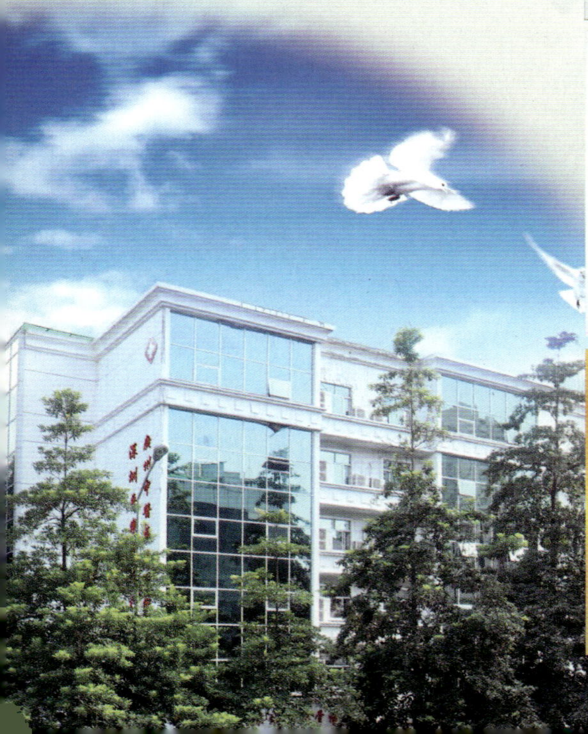

西藏自治区藏医院

བོད་རང་སྐྱོང་ལྗོངས་སྨན་རྩིས་ཁང་།

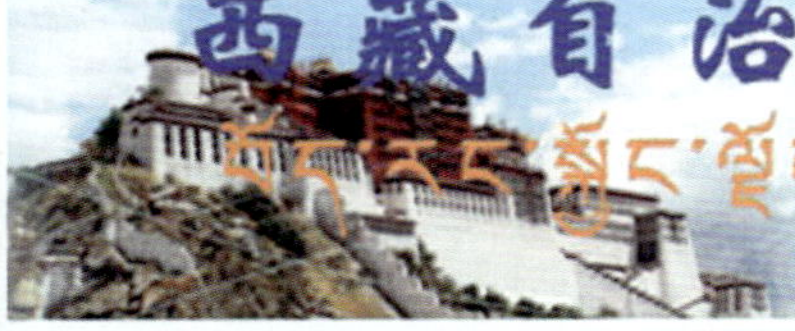

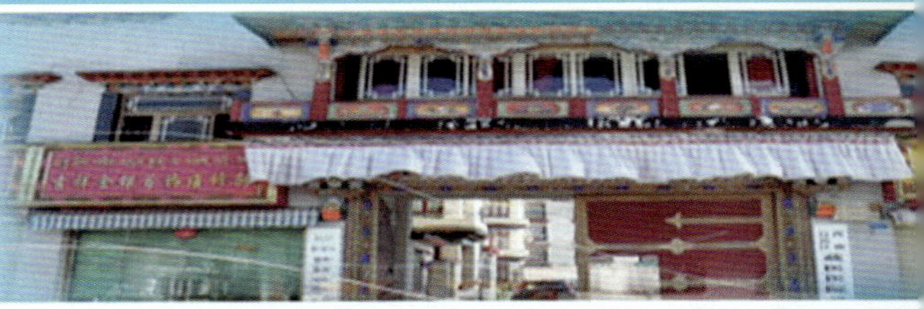

西藏自治区藏医院是全区唯一的自治区级藏医医疗机构，也是至今在全区、全国唯一被国家卫生部和中医药管理局通过评审达标后获得自治区级“三级甲等”藏医医院殊荣的一所综合性医院。现位于拉萨市娘热路26号，前身为拉萨“门孜康”（藏医星算学院），始建于1916年。

1959年西藏民主改革后，自治区筹委会将“门孜康”（藏医星算学院）改名为藏医院并和“药王山利众医学院”合并成为拉萨市军管会第二门诊部，由军代表负责管理。1978年党和政府为积极扶持藏医药事业的发展，拨出50万元兴建了第一所藏医门诊大楼，建筑面积达2871平方米。1980年根据中共中央对西藏工作做出的决定（31号文件）精神，大力发展藏医及天文历算，把藏医院变成全区藏医药医、教、研中心的精神，从9月1日起，将原来的拉萨藏医院正式更名为西藏自治区藏医院，隶属自治区卫生厅直属单位。

西藏自治区藏医院组织结构

藏医院现有建筑面积5万多平方米，内设2个研究所，一个药厂、9个职能部门，11个临床科室、5个医技科室、15个专利诊断室、开设260张床位。半自动化的藏药厂，年生产藏药最高指标达到万斤，医院在继承、发展藏医药学的同时，积极主动地吸收现代医学科技成果，不断拓展业务范围。形成了功能齐全、手段先进的影像、功能检验中心。在继承保持藏医诊断方法的基础上，积极引进现代科学技术，更新设备，先后引进了2台大型X光机、彩超、电子内窥镜、双螺旋“CT”诊断仪、全自动生化仪、血液流变学检查全套血液粘度仪。心电和手提X光机、CPM系列功能康复器、心电监护器等现代科技产品。

医疗走向规范化管理

近年来，随着医院的发展和医疗改革的不断深入，藏医院在医院的管理中紧紧围绕卫生厅制定的《藏医医院分级管理标准》和《藏医护理操作规程》的同时，进一步理顺原有的各项规章制度，废除不适应现代医院管理制度，制定了完善的规章制度，逐步开展分级管理达标和综合目标管理责任制，努力指导由传统的管理模式逐步向现代科学管理转变。特别是1991年，藏医院被国家中医药管理局列入“杏林”计划后，国家和自治区共投入400万元进行了重点建设，1996年被正式批准为全国示范藏医医院。在此基础上，于1998年藏医院提出争创“三级甲等”藏医医院的目标，在创建活动中，牢固树立“质量第一、服务第一、病人第一”的思想，以“病人为中心，实现病人利益最大化”作为医院的服务宗旨和经营理念，加强管理。确立了“临床一线为病人谋利益，后勤为临床一线服务”的运作机制。为保证医疗质量，为广大患者提供安全、优质的服务，建立了以院长为主任委员的医疗质量控制委员会、药事管理委员会、院内感染管理委员会和病案管理委员会等监督管理体系，制定了工作职责和实施细则及有关知识手册，加强了医疗文件的书写质量，补充完善了医疗各项规章制度和操作规范，医疗、护理业务技术评价标准。

坚持继承和发挥藏医药优势，提高藏医药学术水平和治疗能力，积极利用现代科学技术，促进藏医药理论与实践的发展，加快藏医医院的现代建设。坚持以专科为“龙头”，以医院为主体，两个研究所和藏药厂为两的发展思路，为人民群众提供价格低廉、质量优良的藏医药服务。使藏医院的管理水平、医疗质量、学术水平、医德医风、医疗环境有了大幅度的提高，成为集藏医医疗、教学、科研、预防保健和藏药生产为一体的具有民族特色的综合性藏医现代化医院。

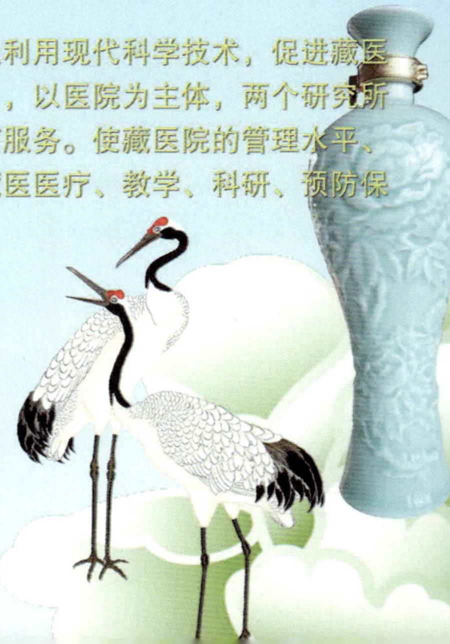

地址:拉萨市娘热路26

联系电话:

住院部 (0891)6322351

门诊部 (0891)6323231

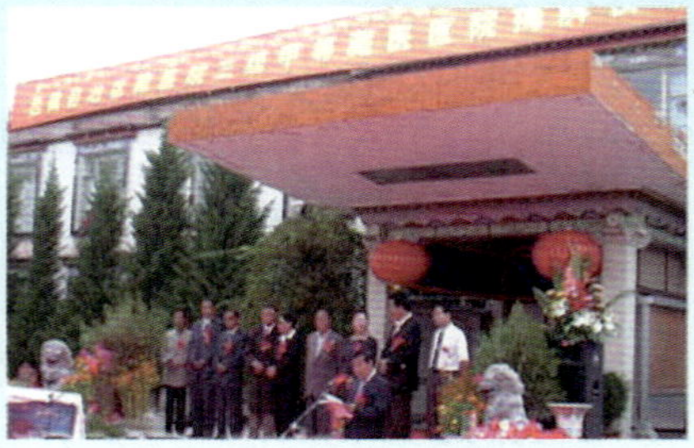

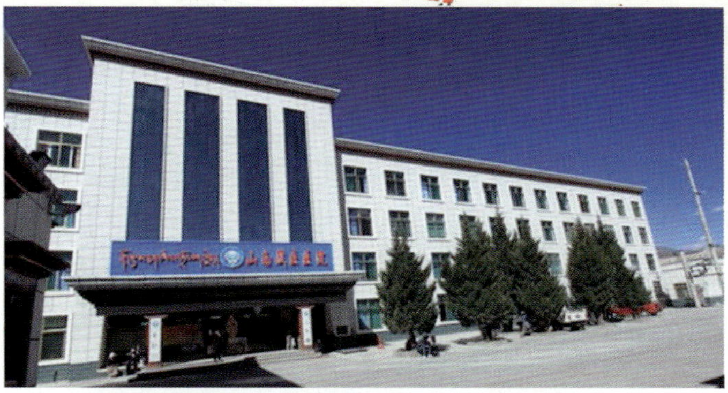

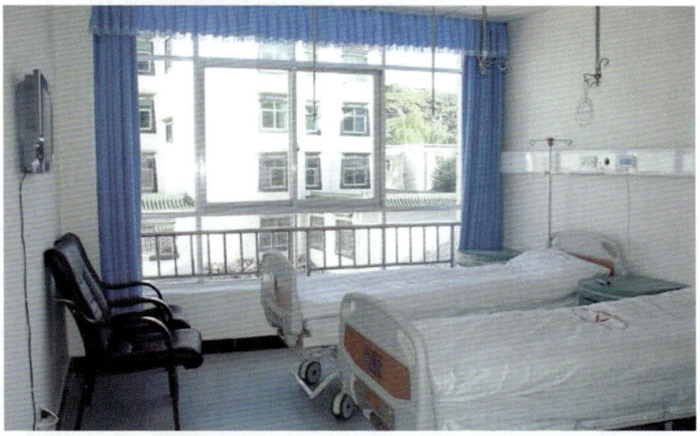

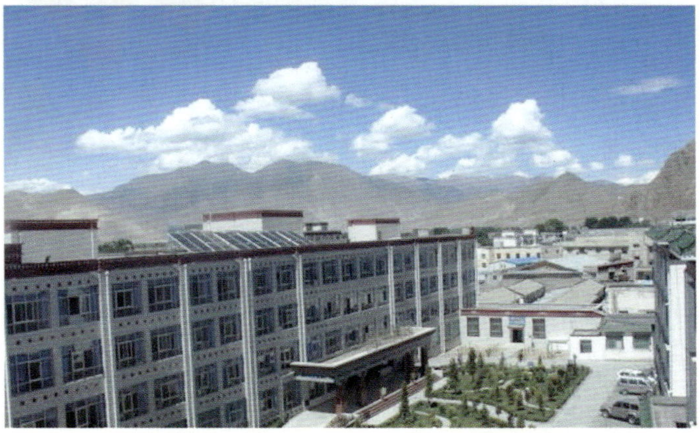

创新传统中药 服务和谐社会

——上海和黄药业公司简介

强强联手的中药制药企业

上海和黄药业有限公司成立于2001年8月，是由李嘉诚先生旗下和记黄埔（中国）有限公司与上海医药集团股份有限公司，在原上海中药制药一厂的基础上，共同投资组建的上海首家中药合资企业。和黄药业首创产品32个，拥有丸剂、片剂、注射剂等各种剂型和“上药”牌注册商标及麝香保心丸、胆宁片、生脉注射液等70个知名中成药产品。公司秉承“创新传统中药，服务和谐社会”的宗旨，在传承经典中药产品的基础上，投入大量资金，不断应用国际最先进的科学技术和方法，对传统中药产品进行二次开发，不断推进中药现代化。

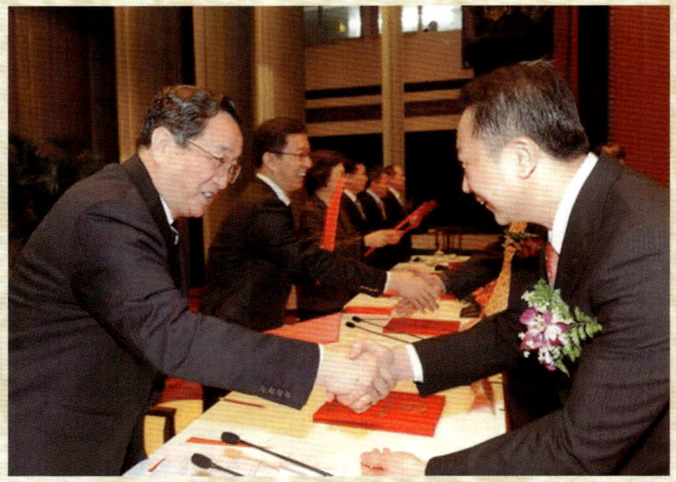

中央政治局常委、上海市委书记俞正声为公司颁发“上海市科技进步一等奖”

创新传统中药

上海和黄药业不断致力于传统中药的创新研究与开发，其中，核心产品麝香保心丸的相关研究得到上海市中药现代化项目、国家十一五科技支撑项目、国家重大新药创制项目及国家自然科学基金等专项支持，发表相关学术论文800余篇，SCI论文20多篇，影响因子达9.283，申请专利12项，入选国家中药保密品种，荣获上海市科技进步一等奖。

麝香保心丸源于宋代名方苏合香丸，是第一个被证明具有促进缺血心肌血管新生的中成药；物质基础研究从麝香保心丸中分离得到95个化合物，及30个入血成分，明确了其物质组分构成及分子结构；系统生物学通过基因组学、代谢组学从分子水平阐述了麝香保心丸治疗冠心病、抑制心肌梗死的作用机制；网络生物学采用分子网络来研究麝香保心丸多成分多靶点防治冠心病的作用机理；2010年，由复旦大学附属中山医院、华山医院牵头启动了麝香保心丸随机、双盲、安慰剂对照的多中心大规模循证医学研究。

通过对传统中药产品进行二次开发，运用现代科学技术方法、手段，阐明复方中药的药效物质基础和作用机理，使其成为药效物质清楚、作用机理明确、临床安全有效、质量稳定可控、具有自主知识产权的现代中药。目前，麝香保心丸已经成为全国知名的中药大品种，全国销量最大的中药微粒丸制剂，成为治疗冠心病心绞痛最常用的经典中成药。

服务和谐社会

作为一家从事健康产业的公司，上海和黄药业勇于承担企业社会责任，热心社会公益事业。2006年起与中国医师协会携手开展“新世纪的医师执业精神——医师宣言” “心希望工程——医患携手社区健康干预”等社会公益项目，2013年，与中国医师协会共同设立“医和”道德建设专项基金。同时，和黄药业还持续开展对智障儿童及孤寡老人的定期关爱活动、援建上海和黄药业希望小学、向贫困地区捐助“和黄书屋”等一系列社会公益活动。

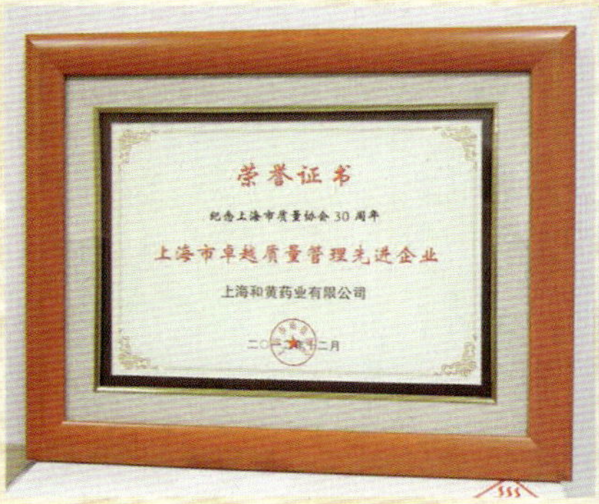

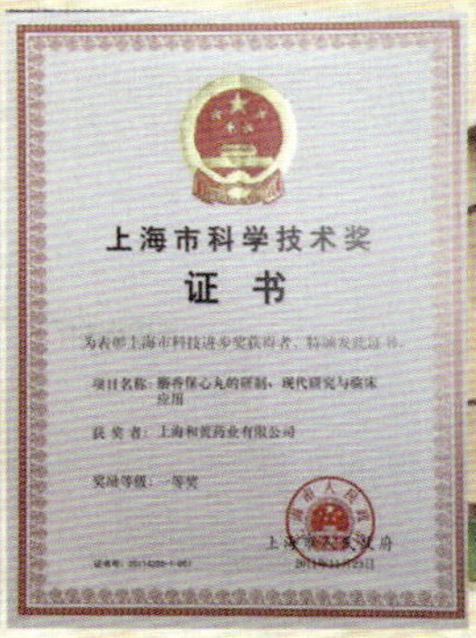

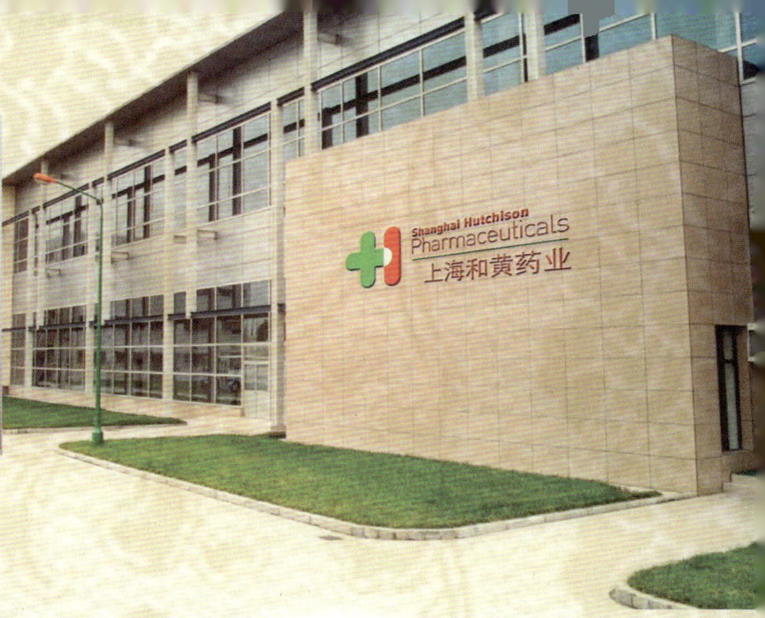

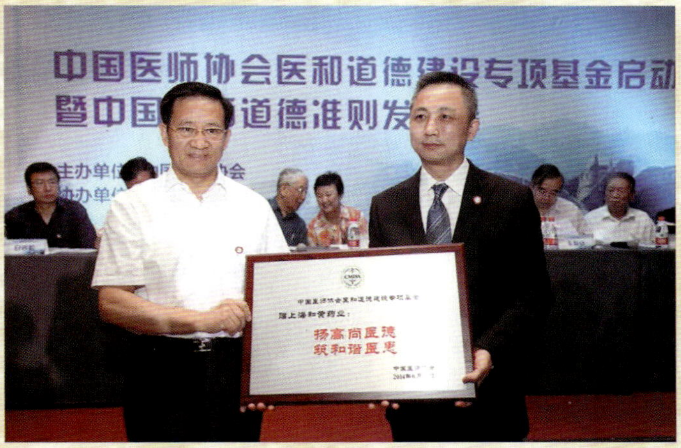

上海和黄药业与中国医师协会长期合作，关注医疗公益事业

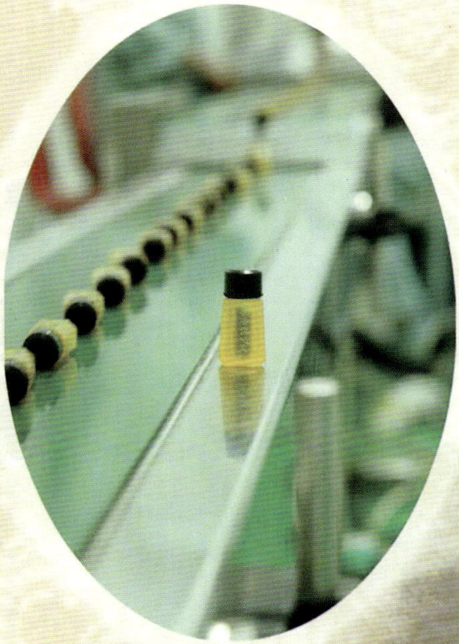

麝香保心丸
是中成药创新的典范

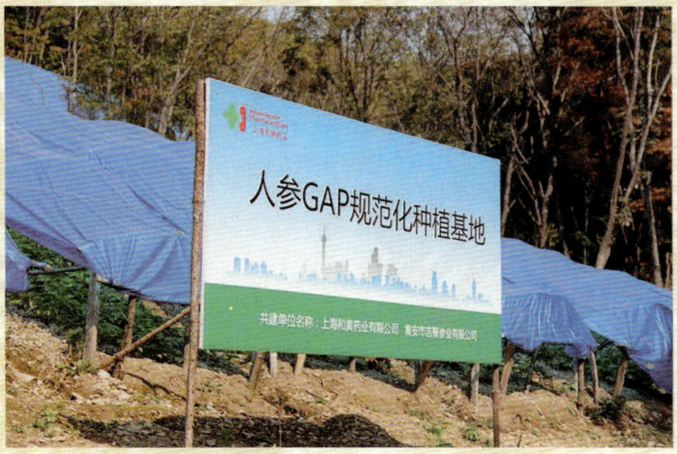

上海和黄药业“人参规范化种植基地”挂牌

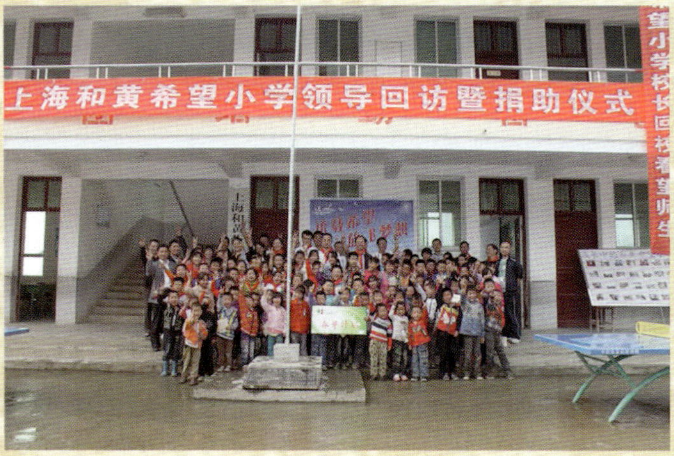

和黄希望小学

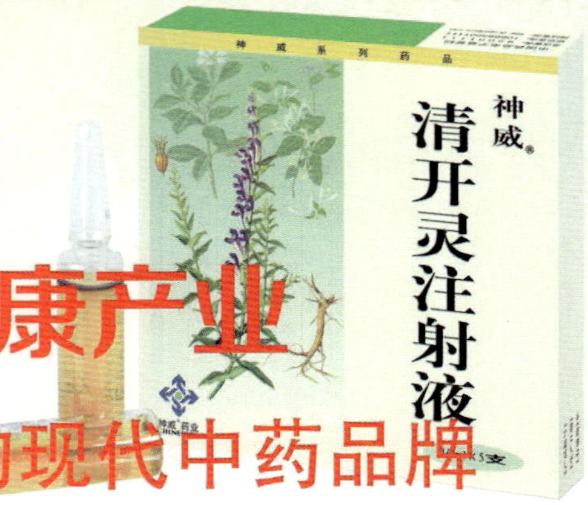

引领现代中药 推进健康产业

——神威药业集团致力打造一流的现代中药品牌

神威药业集团有限公司是一家集中药材种植、研发、生产、销售于一体的大型现代医药企业集团，雄踞中国中药行业五强，香港联合交易所主板市值最大的现代中药企业，高新技术企业。拥有神威、五福、神苗三大中国驰名商标，现代中药注射剂、软胶囊、颗粒剂产销量全国最大，数个产品超亿元，在心脑血管类用药、抗病毒类用药、儿科用药、骨科类用药等多个治疗领域占市场主导地位，营销网络覆盖全国，每天为超过550万消费者提供安全、优质、高效的产品。

敬重生命 推重创新

敬重生命，推重创新。神威集团由现代中药的开拓者、创新者到领航者，每一次技术创新和突破，都不断推动着中医药事业向前迈进。

神威集团具有强大的科技研发实力。拥有全国唯一的中药注射剂新药开发技术国家地方联合工程实验室、国家中药注射剂工程技术研究中心，每年有数个国家级新药投放市场，多项科研成果获得国家、省级科学技术进步奖和国家发明专利。设有博士后科研工作站，院士工作站，是国家技术创新示范企业，被国家科技部等五部委联合授予"国家认定企业技术中心"。神威还是全国唯一的中药制剂高技术产业化示范基地，承担和建成一批国家高技术产业化示范工程项目。

神威率先投巨资开展清开灵注射液、参麦注射液等中药注射剂上市后安全性再评价工作，对所有上市产品陆续开展循证医学研究。大量数据显示，神威中药注射剂、软胶囊、颗粒剂质量安全、有效、稳定、可控，在临床上具有独特性和不可替代性，成为全国广大医疗工作者用药首选品牌。

具有独特疗效的现代降脂中药产品——降脂通络软胶囊，降血脂的同时保肝又护肝，具有防治脂肪肝的独特疗效，是国内首个降脂但不伤肝的现代中药产品。

独特治疗滑膜炎的现代中药——滑膜炎颗粒，填补了滑膜炎"西医靠手术，中医无良方"的治疗领域空白，成为唯一一个专业治疗滑膜炎的现代中药。

具有独特疗效的现代中药——清开灵软胶囊，有效抑菌、抗病毒，消炎，服用方便、生物利用度高，被誉为"中药抗生素"，是重大疫情防治首选用药；

独特的心脑同治现代中药——五福心脑清软胶囊，抗血栓、降血脂，心脑同治，被誉为防治心脑血管的"清道夫"；

独特的中医组方现代中药——芪黄通秘软胶囊，治疗宿便、益气养血，对中老年习惯性便秘有显著疗效；

独特的治疗颈椎病现代中药——舒筋通络颗粒，活血舒筋，成为白领阶层颈椎病患者的福音；

独特剂型的现代中药——神威藿香正气软胶囊，锁住挥发性有效成分，不含酒精，良药不再苦口。

中药走出国门，是世代中国人的梦想，也是神威人孜孜不倦的追求。神威与中国中医科学院、澳大利亚知名科研单位，联合开发治疗老年性痴呆组分中药SLT胶囊，首开中药国际产学研合作模式先河，为中药国粹走出国门奠定了坚实的基础。

一流品质 追求卓越

药品是特殊商品，一支药，两条命，每支药的背后是道德、是责任、是良心。

神威从源头确保中药材质量稳定，在全国建立多个万亩地道中药材GAP种植基地，确保中药材地道、绿色、天然。

神威采用国际先进的检测技术和高于国家标准的企业内控标准，对中药材地道性、重金属、农药残留、二氧化硫等进行检验，确保每一批中药材无污染、高品质。神威质量与技术中心通过CNAS"国家实验室认可"，出具的百余项检测结果，为世界56个国家认可。

生产中，全部运用国际领先的指纹图谱技术、先进工艺集成平台技术、超临界萃取等先进技术，率先将近红外在线监测技术应用于现代中药大生产及质量管理全过程。

神威率先通过国家新版GMP认证、澳大利亚TGA认证、英国标准协会（BSI）三体系及整合管理国际认证，质量管理体系与国际标准接轨，专业化、精细化的质量管理有效保证了产品质量和市场竞争力。

产品代表人品，产品质量代表人的质量。神威树立"大质量观"，实行全面质量管理，将质量管理由企业内部延伸到上下游供应商、经销商、消费者。将严细文化贯穿管理始终，以一丝不苟的精神和高度执行力确保制度和标准落实到位，铸造卓越品质，造就国药精品。

智能化的现代物流中心，完善的售后服务跟踪管理体系，确保每一支药品可控、可追踪、可查究。

从源头到终端，神威实现了中药生产的信息化、自动化、标准化。六道产品质量保障，渗透着神威对生命的敬畏，对健康的守护，对中医药事业的执着追求，也是神威对诚信、品质、责任的最大承诺。

诚信至上 百姓第一

神威以弘扬中医药文化为己任，不仅为亿万消费者提供了安全、有效、稳定、可控的现代中药，还积极承担企业公民责任。

多年来，神威向国家缴纳税金六十多亿元；带动产业链上下游发展，解决数万人员就业；投巨资治理环境，节能减排，支持环保，造福子孙。捐资助教，常年资助近百名贫困儿童就学；关爱健康，在全国举行中医药文化科普、义诊、大型捐赠活动；当国家发生重大灾难时，赈灾济危，奋勇当先，已累计向社会捐款捐药上亿元。

敬重生命，造福社会。神威的发展得到了政府、投资者、经销商、消费者及社会各界的关注和肯定，神威的明天被寄予无限厚望。

激流勇进 挑战未来

生命源于自然，健康来自神威。

面向未来，神威将继续立足现代中药，持续加大科研开发投入。发挥神威特有的品牌优势、渠道优势和强大的执行力。大力推进实施“一体两翼”的战略布局，做强做大现代中药产业，掌控医药零售终端、医疗终端。未来五年，神威药业集团将着力打造“双百亿”工程，继续成为受社会尊重、行业领先、消费者信赖、员工满意的现代医药企业集团。

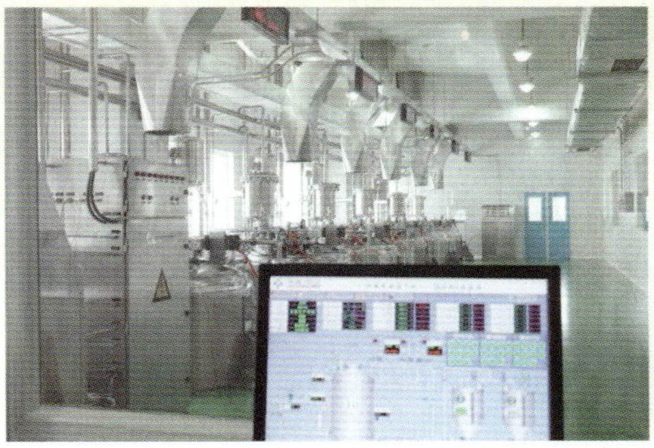
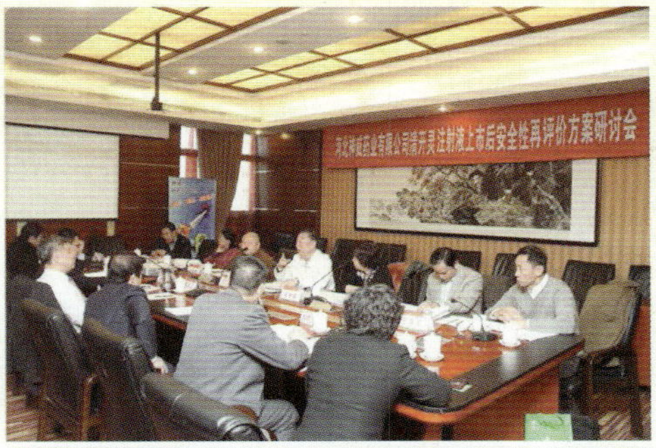
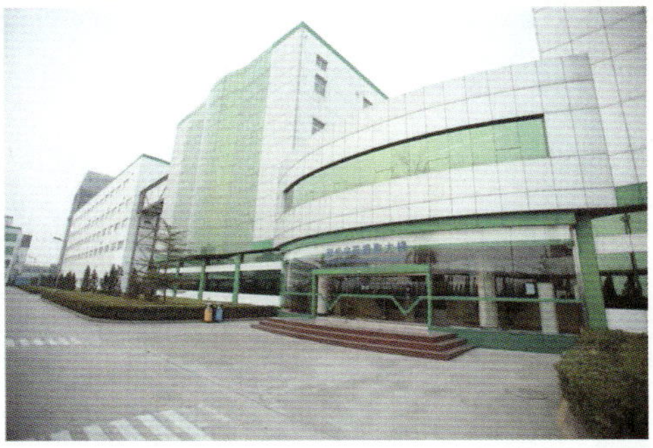
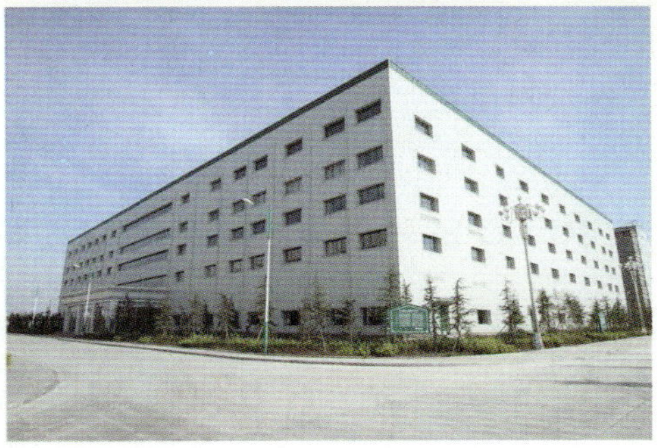
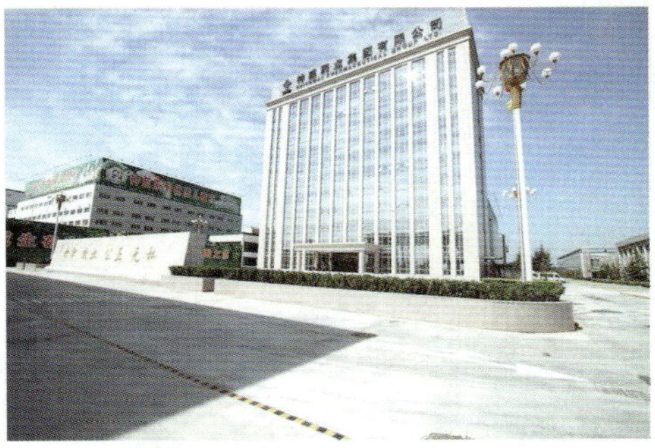
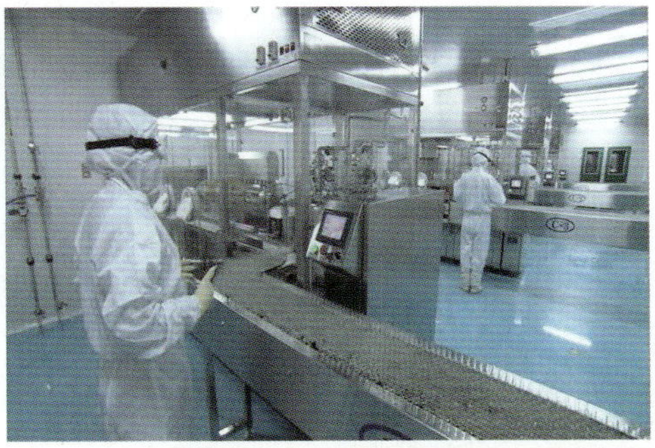
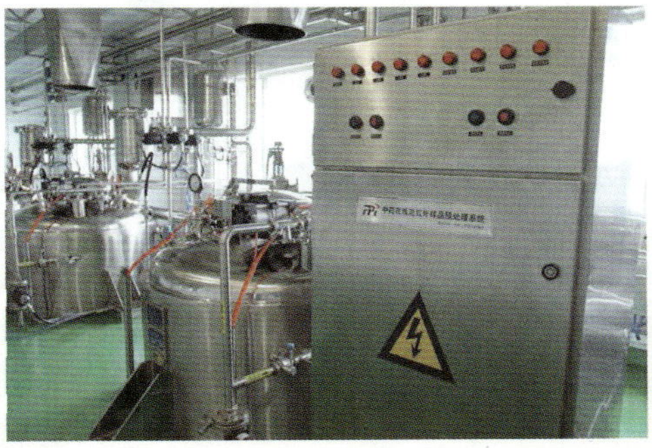
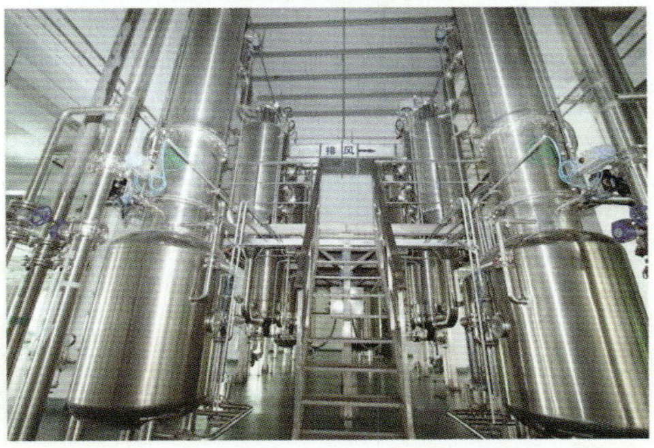
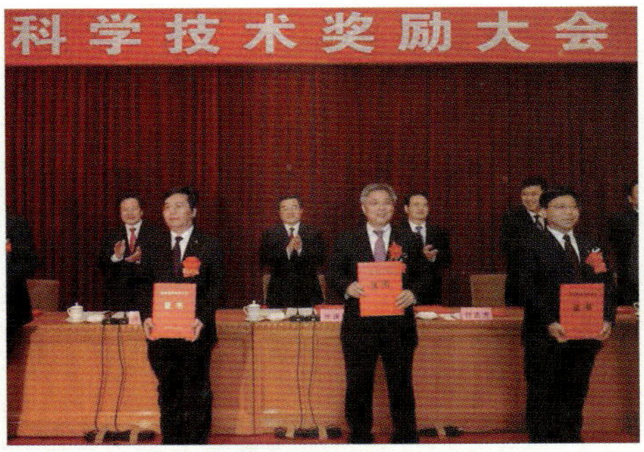

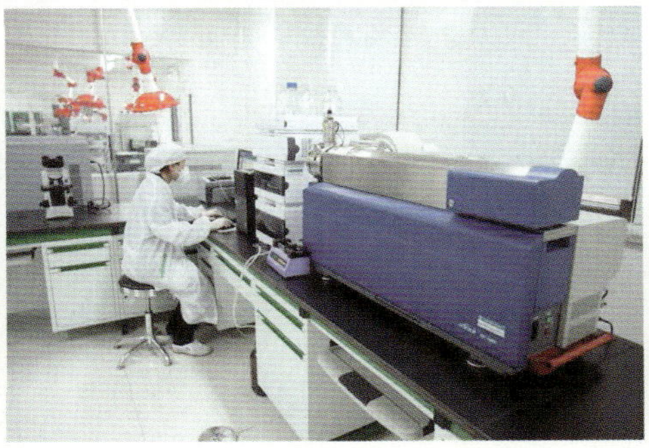
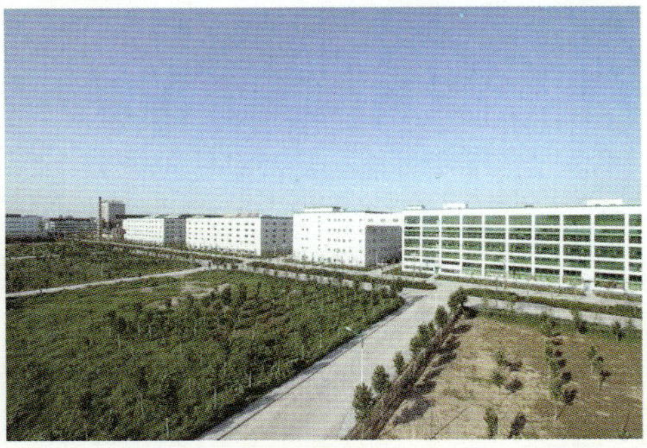
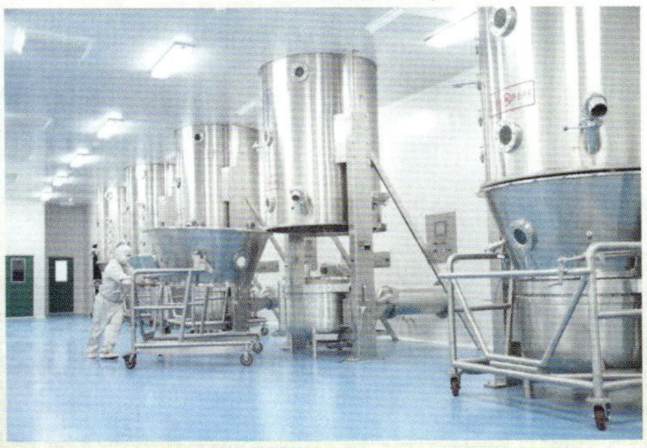
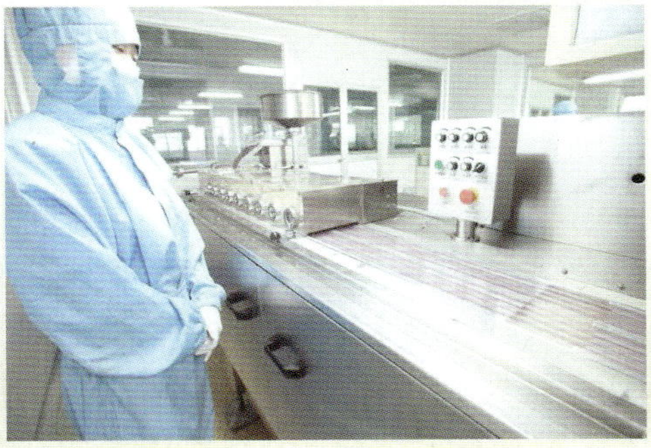
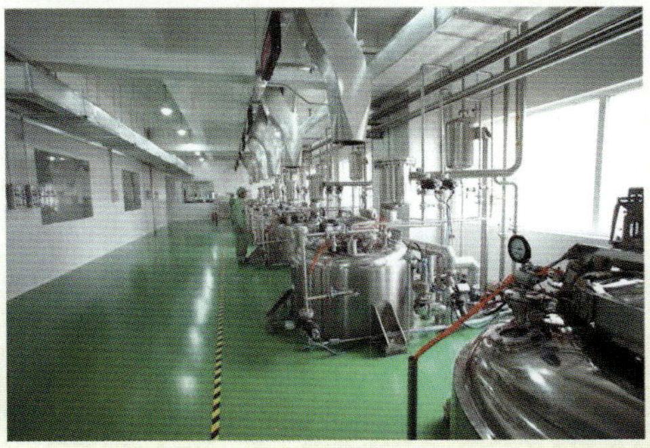

中新药业 六中药

天津医药集团

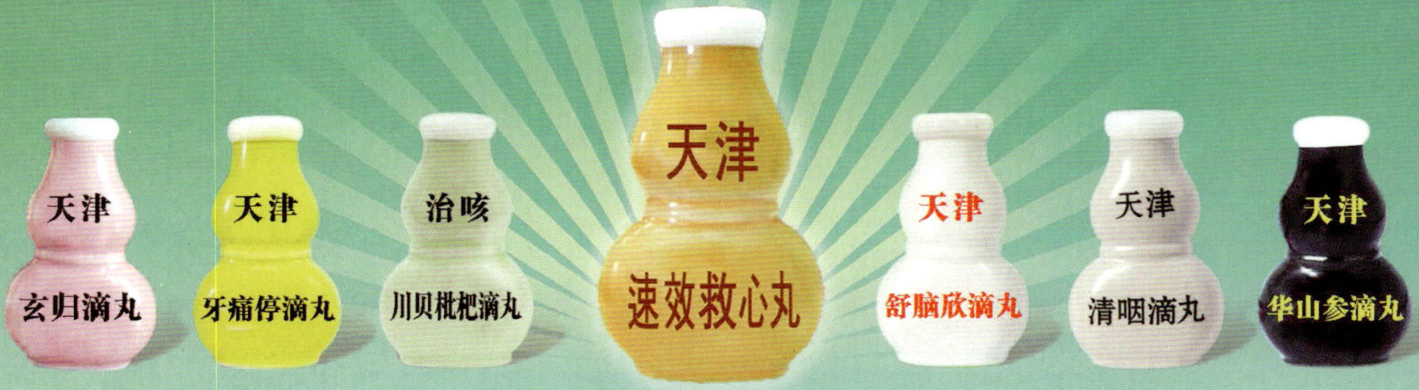

建中药创新基地 做业界滴丸专家

天津第六中药厂是中新药业旗下核心企业，是国内最早建成的集产品研发、生产、销售、服务为一体的中药滴丸产业化基地，并以研制国家机密品种“松栢”牌速效救心丸而享誉国内外，1997年率先成为国内首家通过GMP认证的中药企业，成为国内医药行业向海内外展现现代中药创新水平的样板和窗口。

天津第六中药厂实施专一化战略，经多年发展业已形成中药滴丸的创制平台，滴丸品种数量居行业首位。主要产品延伸心脑血管、上呼吸道及妇科三大门类，包括速效救心丸、舒脑欣滴丸、清咽滴丸、治咳川贝枇杷滴丸、华山参滴丸、牙痛停滴丸等10个独家生产的滴丸产品。丰富的产品梯队及新品创制能力是企业的核心竞争优势，2014年被中国医药质量管理协会认定为“中药滴丸质量管理示范基地”。

今后第六中药厂将继续秉承“创新药、做好药、服务人类健康，重道德、讲诚信、促社会和谐自然”的宗旨，为消费者提供更优质的产品和更满意的服务。

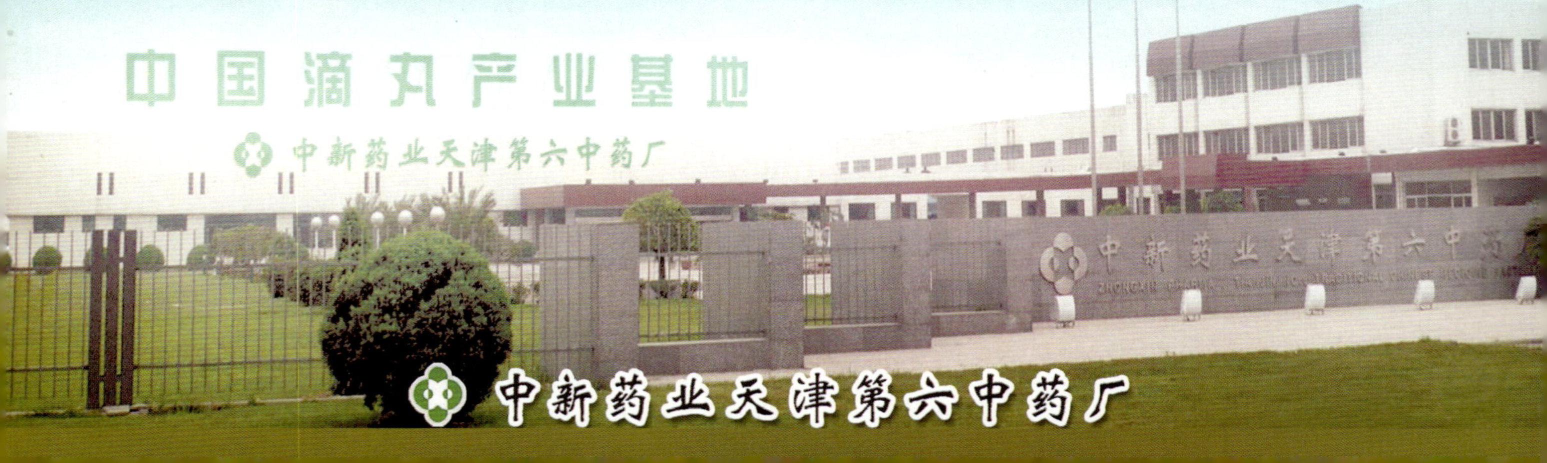

中新药业天津第六中药厂

创新立业 实干兴企 打造品质乐仁堂

在天津市西青区大明道，有一座大型现代化厂区，这就是我国中药行业著名“中华老字号”企业——中新药业天津乐仁堂制药厂。历经九十载风雨的洗礼，今天的乐仁堂制药厂已发展成一家大型现代化中成药制药企业。乐仁堂厂区占地面积37286.7m2，建筑面积24914.5 m2，现有职工约580人。企业共拥有丸剂、片剂、颗粒剂、胶囊剂、糖浆剂、合剂六大剂型，150多个产品。其中，自研品种31个，独家品种35个，国家医保目录品种65个，国家基本药物19个，中药保护品种5个，并拥有发明及外观设计专利48项。

自2010年起，乐仁堂积极深化“大品种”战略，收到了良好的市场效果。2013年实现销售收入36800万元，实现利润5000万元，大品种通脉养心丸实现销售收入16000万元。2014年更以“5522”为奋斗目标，力争实现销售收入50000万元，再增加一个过亿品种和两个过5千万品种。为此乐仁堂以“创新立业、实干兴企”的工作基调和打造“品质乐仁”的经营思想引领各项工作全面上水平。

一、深化大品种营销策略，助推重点产品上规模

乐仁堂围绕通脉养心丸、胃肠安丸等重点品种，多种营销模式并举，精耕细作天津市场，深挖外埠市场潜力，进一步丰富产品市场属性，提高学术推广能力，扩大销售网络，保持大品种良好市场发展势头。

2014年上半年有10个省市地区、44个品次以企业合理价格顺利中标。与重庆中盟连锁合作，覆盖全国30多家大型连锁，2000余家单体店。新增终端2421户，增长12%。网络终端增加了104户，药店终端新开发1813户、新农合增加终端400户，截止目前终端已覆盖30余个省份。“通脉养心丸健康俱乐部”会员达7700人，成立了外埠11000余人的260健步行支队伍。接待外埠专家、店员来津参观交流23场878人次。接受热线咨询5230余个，网上咨询150余人次165条留言，为企业赢得良好口碑。加强市场督察力度，市场监察人员每月对1300余家天津市药店进行价格、渠道巡查，对河北等外埠地区的6家医院进行了跟踪检查，维护价格，规范渠道。

二、加大知识产权保护力度，促进企业长远发展

继续实施知识产权保护战略，通过技术专利、中药保护等措施，对重点品种进行多维度保护，不断提高技术创新能力，提升新品研发和二次开发水平，着眼企业长远发展。

目前，通脉养心丸已申请24项发明专利，其中有2项已陆续获得授权，胃肠安发明专利申请量已达到36个。截止到上半年，共申请专利131项，其中申请发明专利103项，已授权专利62项；申请外观设计专利28项，已授权26项。

围绕通脉养心丸、胃肠安丸、清喉利咽颗粒和养阴清肺糖浆等产品，与全国知名医院和科研机构开展合作，进行各种临床、药效物质基础、药理学、电生理学研究。大力开发大健康产业，对一般性食品和保健食品进行研发、申请注册。黄芩蒸制工艺验证荣获中新公司QC成果展示一等奖。“通脉养心丸大品种上市后再评价”项目获得西青区“杀手锏”产品培育计划50万元资助，获得西青区院士专家工作站项目资助20万元。

三、加强内部科学管理，提高企业运行质量

从加强管理入手，以“品质乐仁”为发展目标，不断夯实各项基础管理，实现企业运行科学化、高效化。

推行全面预算管理，年初正式启用浪潮预算系统，通过每月召开的预算分析会，对主要指标的落实完成情况进行跟踪、分析和反馈，规范预算资金用途。注重生产过程管理，建立生产物耗、成品率和工时的考核制度，严格控制采购成本，提升设备效能，提高产品的一次合格率，提高生产效率。进一步完善科室绩效管理，合理调整生产工序班次，开展多元课程培训，构建系统化、标准化、常规化的培训体系，累计培训500余课时600余人次。投入教育经费11万余元，争取政府培训经费支持10万。

四、深化企业文化建设，扩大品牌影响力

加强乐仁堂企业文化建设，构建“品质乐仁”特色文化，引领企业全面上水平，再上新台阶。

截止2014年上半年，长城牌第5类商标已在8个国家注册成功，乐仁堂商标已在4个国家注册成功。同时，上半年根据市场的需要，申请注册商标完成6个，为乐仁堂实施大健康营销策略奠定基础。积极开展形式任务教育活动，积极参与佳园南里社区便民服务一条街活动，扩大企业知名度。充分发挥国药文化馆的作用，挖掘、宣传乐仁文化品质。上半年，国药文化馆共接待3500人次，成为宣传企业的重要窗口。开展“宣传企业文化、展示女工风采”　“人人争当企业宣传员”等主题系列活动，丰富职工文化。

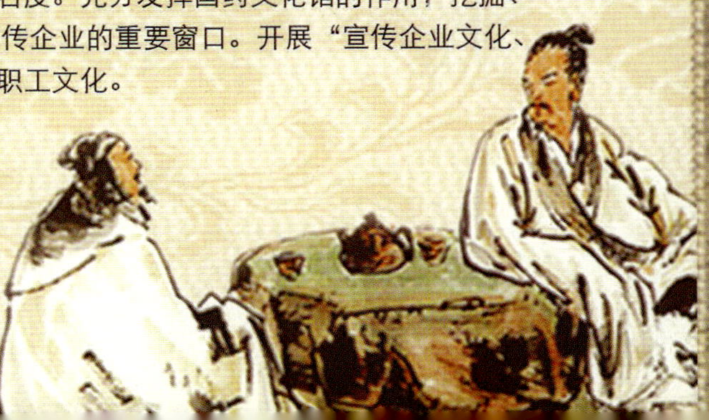

宁夏明德中药饮片公司

一、企业概况

宁夏明德中药饮片有限公司创建于2003年8月，是集中药材种植、中药饮片生产、销售、炮制、中药材种植技术研究及回药研发为一体的有限责任公司。是“国家中医药重点学科建设单位”“自治区农业产业化重点龙头企业”“自治区农业产业化优秀龙头企业”，是“自治区百家成长企业”。公司通过了《药品生产质量管理规范（GMP）》、质量管理体系（ISO9001）和环境管理体系（ISO14001）三项认证，拥有完整的生产质量管理体系，是西北规模最大，运行最规范的中药饮片企业。公司现有资产1.02亿元，员工183人，其中专业技术人员72人，占人员总数的40%。公司于2008年7月成为宁夏医科大学的教学和科研实践基地；2014我公司承担了国家中医药管理局“种子种苗繁育基地建设项目”，南京中医药大学为技术支撑单位，与其建立了校企合作关系，依托南京中医大及医科大的科研优势，公司的科技进步和人才培养得到了有效保障。

二、生产经营情况

公司的经营理念是“承传、创新、规范、提高”。在继承中药饮片传统炮制方法的基础上，加大科技开发力度，依托自治区科技型中小企业技术创新、外贸出口产品开发、科技攻关等项目，积极创新中药饮片炮制技术，研究制定中药饮片质量标准,努力提升企业技术水平。公司现有生产线两条，年生产能力2000吨，经营中药材950多种，生产不同品种规格的中药饮片1200多种。在继承中药传统炮制技术的基础上，不断创新工艺，研究制定质量标准,提升炮制技术水平，同时不断完善以供应、生产、质量、销售各部门相互配合、相互监督的管理体系，保证了产品质量。公司凭管理打造精品，靠质量开拓市场，目前产品覆盖宁夏全境，辐射安徽、甘肃、内蒙等省区，质量享誉西北。2008年8月，我公司在西北地区率先开发生产小包装中药饮片，因其具有称量准确、质量优异等诸多优点而受到医患广泛的认可和欢迎。目前，小包装中药饮片已经牢固占据宁夏市场，年产销近500吨。2012年完成产量1500吨，实现工业产值6200万元，销售收入5500多万元，利税1000多万元；2013年完成产量2000吨，实现工业产值8100万元，销售收入7567万元，利税1200多万元.

三、农产化龙头带动情况

公司充分发挥产业龙头带动功能，积极推进中药材产业发展。倾力构建“公司+农户+基地”的产业经营格局，通过与农户签订《中药材种植与收购技术服务合同》，在农户中发展中药材种植。近年来，公司在隆德县建立了中药材种植基地，并带动全市种植中药材近十万亩。主要种植品种有六盘山区道地中药材金莲花、秦艽、柴胡、黄芪、党参、黄芩等。几年来，累计带动当地种植户近5000户，收购中药材5980多吨，支付农户药材收购款上亿元。为当地农民脱贫致富做出了贡献。

四、成绩荣誉

公司始终以树立明德形象、展示明德品牌、恪守明德信誉，弘扬明德文化为企业精神。近年来，先后被区、市、管委会及政府相关部门授予“自治区农业产业化优秀龙头企业”、“自治区农业产业化重点龙头企业”“优秀企业”“先进企业”“百家成长”企业；等二十多个奖项；2010年公司“文德”牌商标被自治区人民政府评为“宁夏著名商标”、公司产品被评为“宁夏名牌产品”；2011～2012年获得“六盘山道地中药材秦艽规范化炮制技术研究”和“金莲花种植技术研究与示范”两项目自治区级科技成果，2009~2012年连续4年被自治区药监局评定为“A级诚信制药企业”，2013年，被自治区药监局评定为“AA级诚信制药企业”。

发展是硬道理，只有发展才是企业实现经济效益和社会效益的源泉所在。作为自治区农业产业化的龙头企业，可以预见，在政府的大力扶持下，在明德全体员工的不懈努力下，明德中药今后的成长步伐将大大加快，将为全区调整经济结构、优化产业布局、激发经济活力、促进社会和谐发挥重要作用。

追求卓越，不断进取，明德公司必将与您携手共同迈向充满希望的明天。

地　　址：固原经济开发区兴源路西段
联系电话：0954-2080716
销售热线：0954-2081111 2080566
传　　真：0954-2081866
邮　　箱：mingdezhongyao@163.com
网　　址：http://www.nxmdzy.com

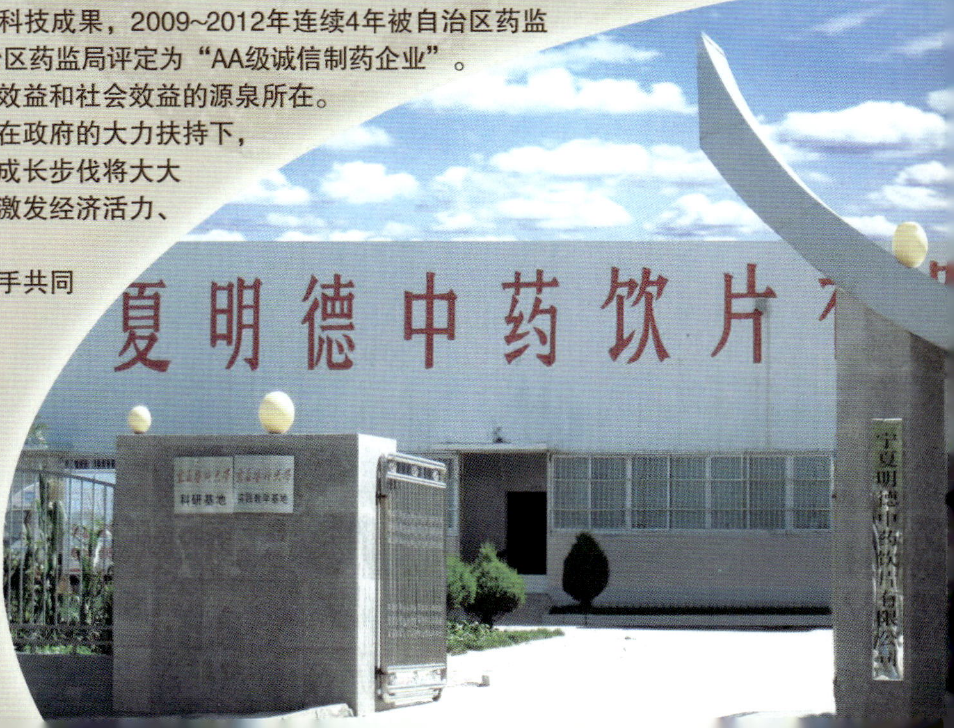

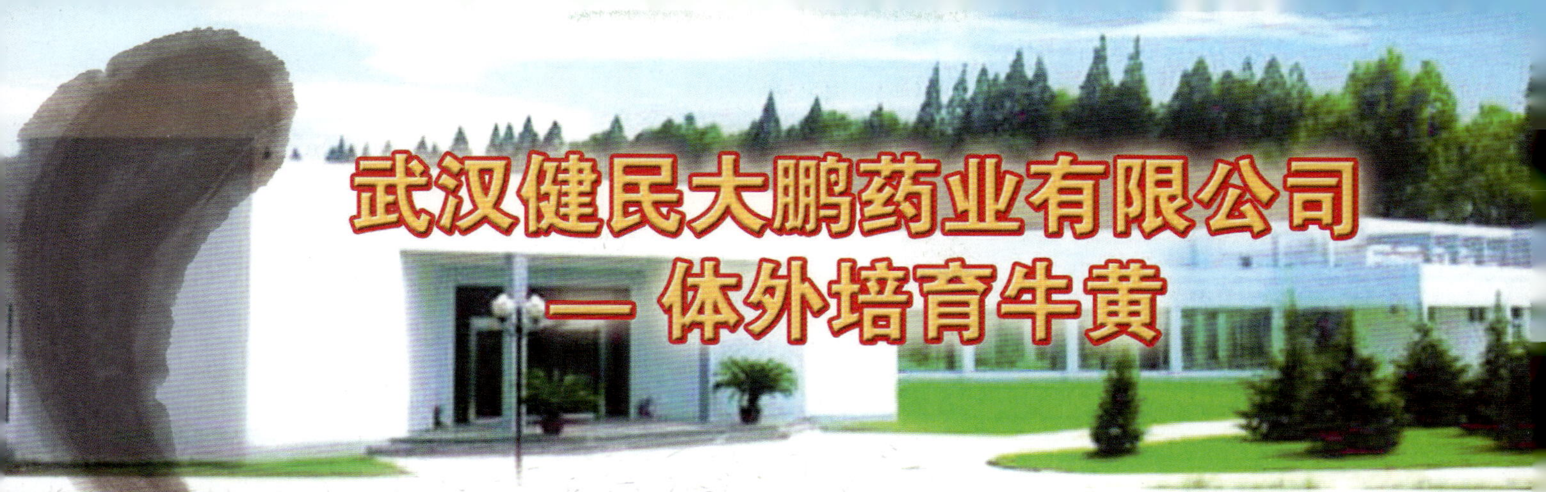

武汉健民大鹏药业有限公司
—体外培育牛黄

牛黄为传统名贵药材，是许多名贵中成药的主要原料，如经典的名方名药安宫牛黄丸、西黄丸、大活络丸及牛黄清心丸等。统计显示，2000余种中成药方剂中多达650余种需采用牛黄入药。活牛体产生牛黄的概率为1‰～2‰，我国每年天然牛黄的产量不足1000公斤，长期依赖昂贵的进口牛黄。体外培育牛黄是著名医学家裘法祖院士和同济医学院蔡红娇教授为首的科研团队经过三十年艰辛研制获得的专利成果，为湖北省建国以来唯一的国家一类中药新药、国家级重点新产品，荣获国家技术发明二等奖、湖北省科技进步一等奖。2004年国家食品药品监督管理局下发【2004】21号文明确体外培育牛黄可等同天然牛黄，用于临床急症病重救治和小儿用药，奠定了体外培育牛黄与天然牛黄等同的地位。《中华人民共和国药典》2005年、2010年版将体外培育牛黄收载其中。武汉健民大鹏药业有限公司独家拥有体外培育牛黄的技术专利和设备专利，是全球唯一具有完全自主知识产权的体外培育牛黄生产供应商。作为一种极具发展潜力的药用新资源，体外培育牛黄的深入研究表明其在耐缺氧、抗衰老、抗肿瘤、预防和治疗中枢神经系统疾病等方面功效显著，可开发出疗效确切的创新药。体外培育牛黄是我国中药现代化的标志性成果，具有巨大的市场价值和开发潜力。

联系方式：地址：中国湖北武汉市汉口沿江大道150号
电话：027-82809566
传真：027-82809463
邮编：430014
网址：www.dpyy.com.cn

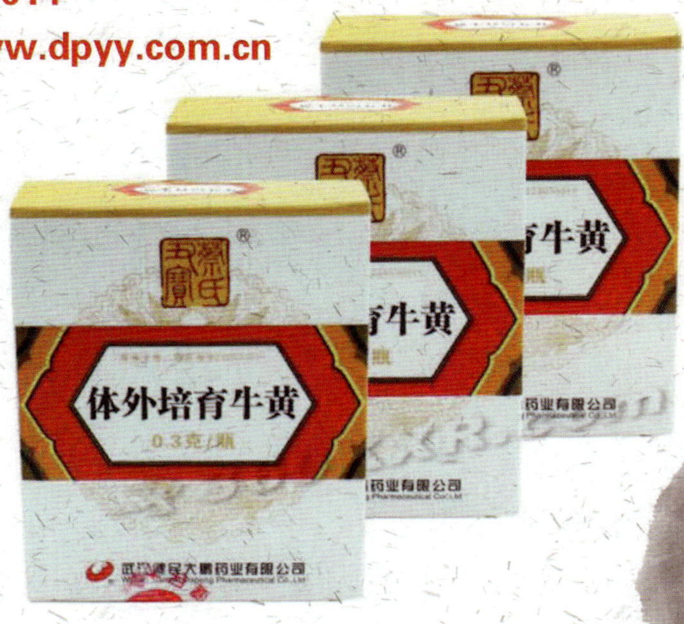

黄国松

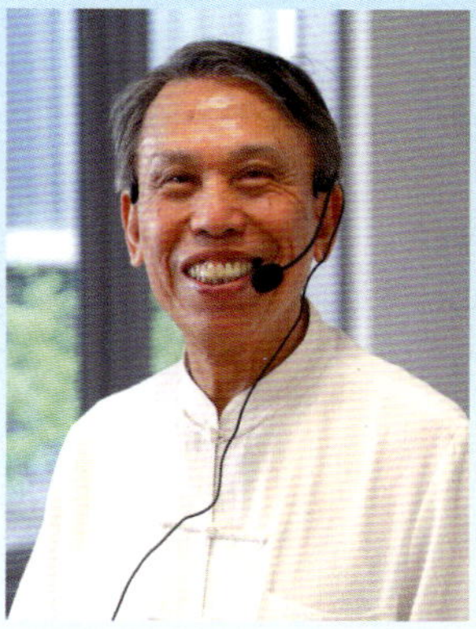

人物简介

黄国松，1944年出生于台湾，斯里兰卡国际交流医科大学，传统医学博士、替代医学博士、针灸医学博士、教授、公爵。早年师从荀亚博教授，研习脊椎神经的病理变化。1990年开始将经络学说中的经筋系统结合脊椎神经并同研究。1992年又将四肢结构与生物力学一同结合研究。1993年增加人体结构工程与动态力学对脊椎神经造成的影响再评估。1995年增加血液流变学对人体结构工程的影响进行复合研究。1995年从大量临床病案中总结出脏腑器官与经筋通道的互补影响，并开始以经筋理论指导临床实践诊疗疾病。擅长以徒手治疗软组织损伤及内科与疑难杂病，疗效显著。

学术成就

黄国松将多年心得撰写成文，于 1996 年著有《脊椎手疗法图解》《经筋手疗法图解》《四肢手疗法图解》等书，并也在大陆人民卫生出版社发行。《四肢手疗法图解》的序言中有这样的描述：“不知生理，焉知病理。”“不会病理，怎会处理？”，编着的《手疗法图解》，内容丰富，解说明了。使生理和病理连贯，易懂易学。

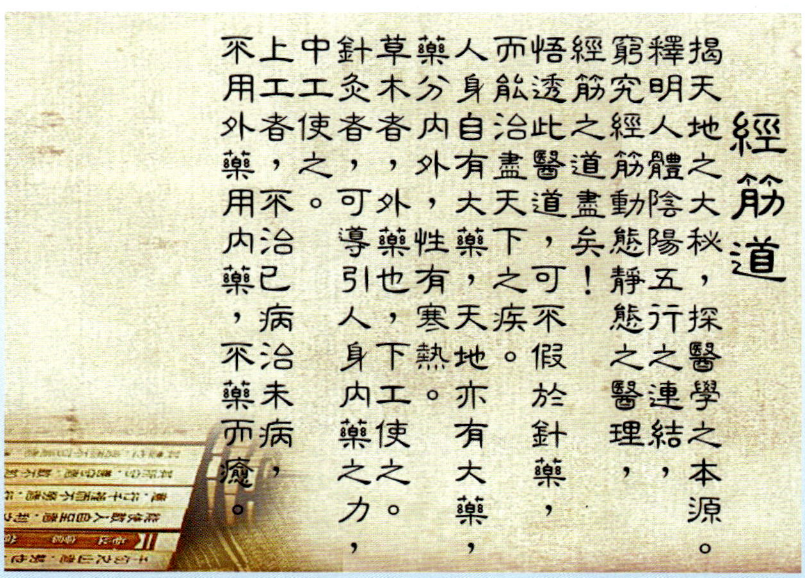

黄旭升

人物简介

黄旭升，男，汉族，河北省廊坊市文安县人，出生于 1976 年。国家一级按摩师，高级康复理疗师，国家职业技能鉴定高级考评员，国家执业助理医师，河北省全科医生，二级营养师，中国推拿按摩学会理事会理事，中国民族医药学会按摩分会理事，中国第三届百强推拿按摩师大赛金奖，中国第三届百强推拿按摩师特色疗法金奖，中国中医科学院中医药科技合作中心靳氏截针会员。

学术成就

1995 年毕业于石家庄白求恩医校中西医结合专业，2005 年毕业于石家庄弘恩医学中等专科学校，2010 年毕业于河北医科大学中西医结合专业。1994 年进修于天津武警总队医院，1995 年毕业至今从事河北省文安县乡村医生工作。1995 年拜文安县四代祖传正骨推拿按摩邵大夫为师。1994 年在天津武警总队医院进修期间，专业进修骨科病的手术治疗，结合临床解剖学知识，深刻了解了骨科病的发病原因和发病后的治疗，以及痊愈后的功能锻炼。1995 年拜师后，从事乡村医生工作，风里来雨里去，不分昼夜，寒暑依旧，深得百姓爱戴！在工作室工作期间，利用业余时间，免费点穴推拿治疗疼痛病人 19 年，几万人次，得到了患者的认可和好评。学医后，阅读了《黄帝内经》《医宗金鉴》《难经》《金匮要略》《千金方》《奇经八脉考》《频湖脉学》《温病条辨》等古书籍，从中得到了好多宝贵的医学知识。1998 年，偶然机会接触了古术指针点穴，感受颇深，开始走访民间按摩点穴高手，考察和拜访医院按摩界前辈，静心研究总结，根据人体经络学，八卦和五行的相生相克，自己创造出八卦指针点穴疗法，对抗力疗法和舒筋疗法、舒筋罐疗法。配合正骨、推拿，2014 年在河北省霸州市胜芳开设八卦指针点穴疗法（和春堂）总店，2017 年在天津市静海区开设八卦指针点穴疗法（和春堂）静海第一分店，面对社会开展疼痛病人的保健治疗，还面对全国培养、招收学员。三年多时间里，治疗疼痛患者无数，得到疼痛患者的认可和好评，尤其是在治疗颈椎病，腰间盘突出，腰椎管狭窄，膝关节滑膜炎，肩周炎等疼痛疾病方面，更是效果显著，治愈后反复率极低。多年研究八卦指针点穴疗法，总结出了：筋，喜柔不喜刚，推拿按摩时，入肉三分即可。学习八卦指针点穴必须练功（抓铁球，一指禅俯卧撑等），才能做到点穴时：稳、准、“狠”的精确渗透。根据八卦五行的相生相克，通过合理方法点按特定穴位，来调理人体疾病。

李建民

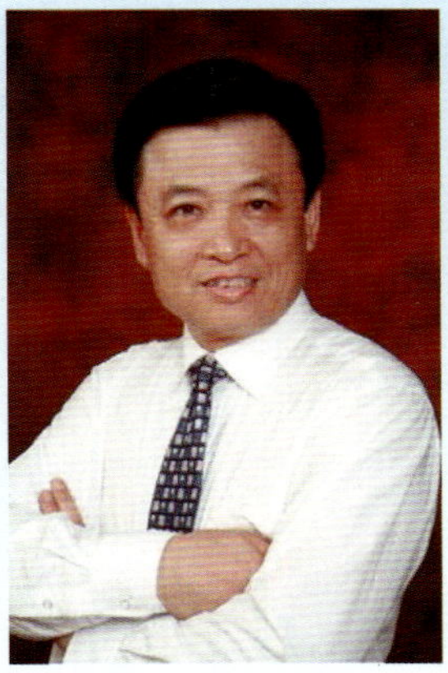

华人一手现代按摩疗法，堪称中华按摩一绝。由华人一手健康科技(北京)有限公司董事长、中国针灸推拿协会副会长、宣蛰人软组织疼痛医学会副理事长李建民先生创立。

传统按摩疗法起源于古老的中国并传播到西方，辗转历史数千年。21 世纪的今天，阴阳学说、十二经络及任督二脉诊疗理论仍占中医主流地位，并被后人束之高阁。西方人的现代按摩疗法正在日新月异的挑战和赶超着中国的传统文化。时代感、紧迫感、责任感和危机感摆在每一位炎黄子孙面前，不得不令人思索中医如何与时俱进。

李建民 1956 年出生于北京一个医生的家庭。70 年代上山下乡任赤脚医生为农民患者治病。河南日报、河南人民广播电台、日本名古屋电视台相继报道。八十年代末师承国际预防医学实践研究所所长西园寺正幸先生，潜心学习了先生创立的《骨盆矫正压揉法》并取得了中国唯一教学资格认定证。进入二十一世纪又师承《宣蛰人软组织外科学》创始人宣蛰人教授，并积极协助先生普及推广该方法。宣蛰人先生生前给予高度评价。现任宣蛰人软组织疼痛医学会副理事长。

九十年代初，李建民先生系统学习了中医中药大专课程，并取得了执业医师资格。在《骨盆矫正压揉法》《宣蛰人软组织外科学》、瑞典《基础临床按摩疗法》的基础上，结合自己多年临床实践，潜心研究创立了举世闻名“华人一手现代按摩疗法”。该疗法的主要特点是解剖学与诊断结合，解剖学与治疗学结合，将软组织外科手术理论转换为手法按摩，并强调诊断高于一切的精准理念。轻柔的按摩手法，配合倾心的语言诱导，充分调动患者积极参与治疗的全过程，巧妙达到无痛治痛的神奇疗效。

“华人一手现代按摩疗法” 主治全身肌肉疼痛。包括脊椎和四肢关节疼痛，并治疗由肌痛症引起的各种内科相关症状。特别是对美容、美体、延缓衰老、亚健康调理等方面有更加令人满意的效果。

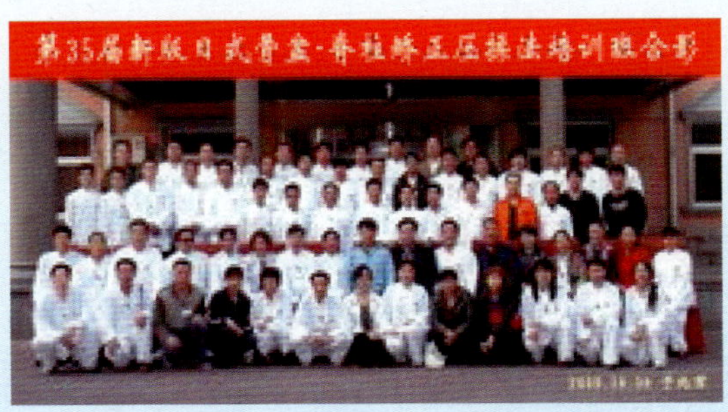
第35届新版日式骨盆·脊柱矫正压揉法培训班合影

2004 年末，李建民老师肩负着历史的责任，告别临床，走上讲坛，开始了教学生涯。近年来辛勤培育学生近万人。

张肇域

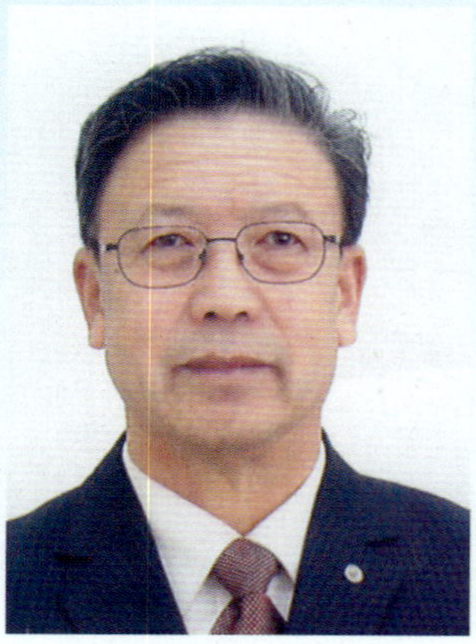

张肇域，北京永泰康中医药科技研究院院长/主任医师、研究员、著名血管疾病专家、风湿类风湿骨病专家、中医妇科专家。他对中医外科疮疡疾病、中医皮肤烫火伤疾病、中医肺外结核疾病（淋巴结核、肺门静脉结核、骨结核等）各种骨坏死、神经系统疾病（中医称为痿证）等各种疑难杂症治疗，都具有中医药特色治疗成果，都有发明自研自创方剂具有明显的先进性和创造性。他“不做良相，欲为良医”百折不挠、坎坷攀登、善于探索创新，为中医药事业，殚精竭虑。为传承中医药专家的学术精华与学术特色，励精图治。他节衣缩食自费先后在内蒙古卫生干部进修学院、天津全国中西医结合防治风湿类疾病学习班（王兆铭教授创办主讲），中国医学科学院中国协和医科大学北京协和医院、北京中医药大学、中国人民解放军总医院等进修提高九次。

2017 年张老八十寿辰悬壶济世六十年一甲子，积累多学科全方位丰富的医疗实践经验。张老共研发十五项中医药科研成果。良医绝技出于深情厚意，独特疗效来自拼搏和追求。弘扬良医济世以效为本，传承培育杏林后继人才。张肇域是张氏中医世家创建人，第一代三名中医，第二代七名中医，第三代九名中医，张氏中医世家三代共十九名中医。其中有博士生导师一名、中医博士后一名，主任医师四名。中医院校毕业工作和攻读研究生等。

学术经验：

一、擅长治疗周围血管、心脑血管疾病的“通脉灵丸（汤）”是张肇域第一项中医药科研成果，2002 年荣获国家发明专利（专利号：ZL 02 1 04171.7 国际专利主分类号：A61K 35/78）已应用临床实践五十多年，在内蒙乌海市脉管炎类风湿病专科医院、武警北京总队医院（三甲）、国防大学第二门诊部、北京军区空军光明医院、北京国龙中医医院等临床中取得了突破性进展，积累了大量的典型病例医案，积累了大量的治疗前与治愈后影像对比资料。给血栓闭塞性脉管炎的足坏疽、动脉硬化闭塞症足坏疽、糖尿病足坏疽的患者带来福音。颈动脉斑块、股动脉斑块从专利配方中缩小、消失，还您健康体魄。心、脑血管“支架”“搭桥”保住命，中医药“通脉灵汤”专利配方特色治疗是康复的关键。

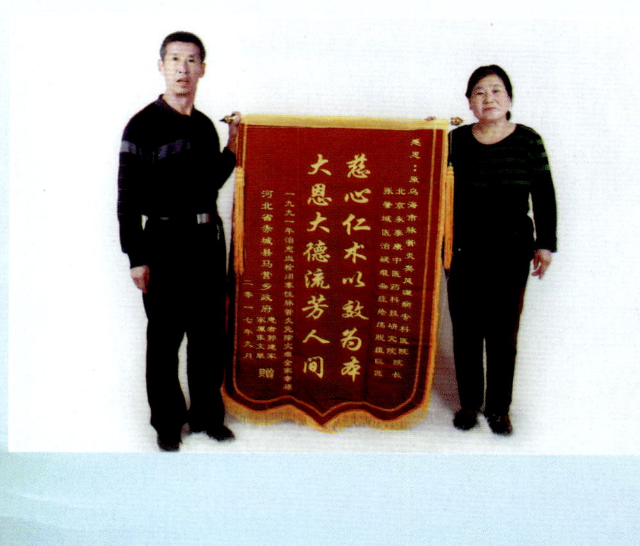

二、擅长治疗风湿类风湿骨病的“愈痹丸

（汤）”2002年荣获国家发明专利（专利号:ZL 02 1 04170.9 国际专利主分类 A61K 35/78）是张肇域第二项中医药科研成果。用于临床实践治疗五十多年，在内蒙乌海市脉管炎类风湿病专科医院、北京三甲、二甲医院、北京国龙中医医院临床实践中取得了突破性进展。积累了大量的典型病例医案，积累了大量的治疗前与治愈后影像对比资料。“愈痹汤”专利配方突破“类风湿病不可治愈”；类风湿病患者终身服药的禁区。幸免千家几代人的灾难。拯救严重类风湿、肌肉萎缩、卧床不起的患者恢复劳动能力获得第二次生命走向新生活。“愈痹汤”治疗颈椎病、腰椎病获显效，车祸外伤颈椎病20年，只能右侧睡觉的患者，专利配方“愈痹丸（汤）”治疗后可随意躺卧，真难预料的奇效。擅长治疗老年性骨关节病变、脊椎退行性病变；对各种骨折、骨外科手术后的康复、各种关节创伤的康复治疗有明显疗效。其他中成药、西药都是无法比拟代替的。“愈痹汤”加减化裁后对扩大临床应用对症治疗，造福人类健康。国家需要创新人才，更需要创业人才，发明成果向生产力转化。

北京永泰康中医药科技研究院官网

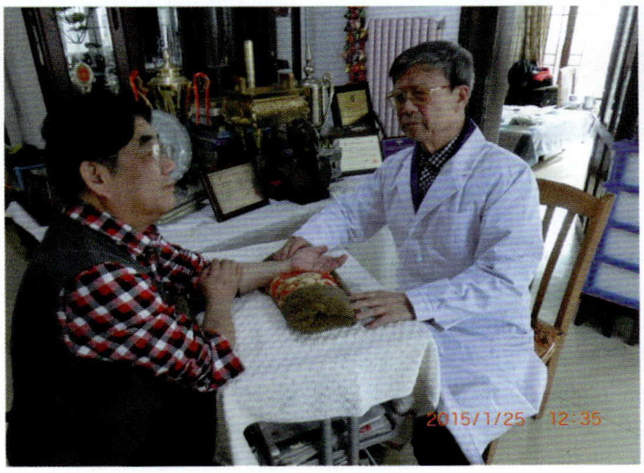

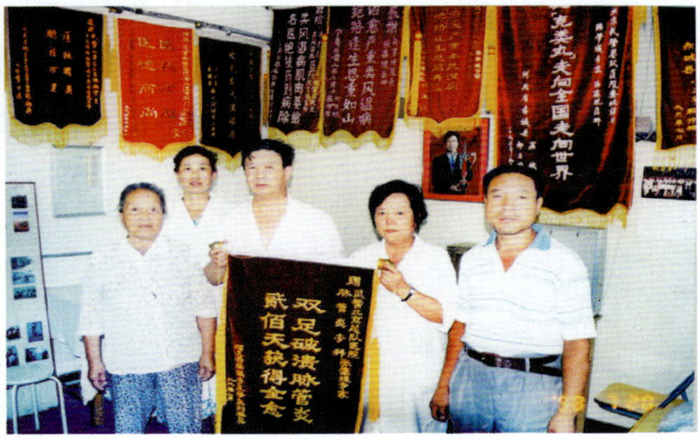

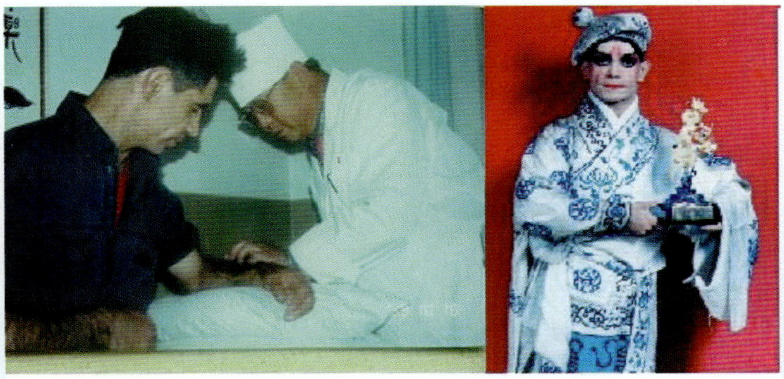

1999年10月张肇域专家应邀给国际友人英国著名京剧表演艺术家针灸治疗面瘫三次而愈。

苟仁雪

阳光怡然护眼眼罩领军者

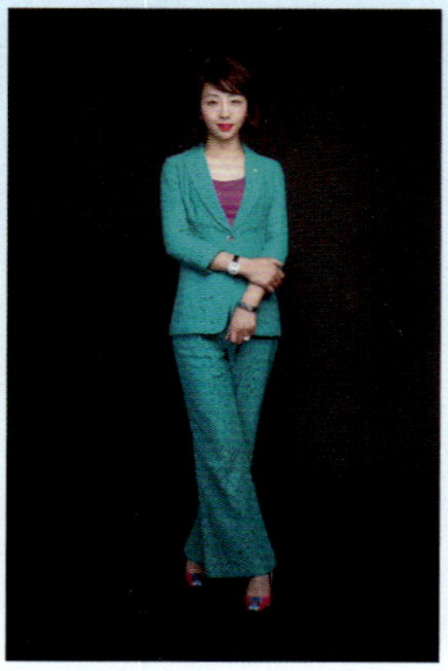

苟仁雪，阳光怡然护眼眼罩新媒体电商创始人兼董事长，出生于四川一家偏僻又落后的农村家庭。贫寒的家境造就了苟仁雪坚强自立的性格。

她创立阳光怡然护眼眼罩新媒体电商品牌并成功上市，立志成为国内健康护眼领域领导者。阳光怡然护眼眼罩品牌以“让视界充满爱”为主题，主要用于疏通眼部经络，改善微循环，增强眼动力，帮助眼睛恢复生理机能。

訾庆彬

阳光怡然护眼眼罩发明人

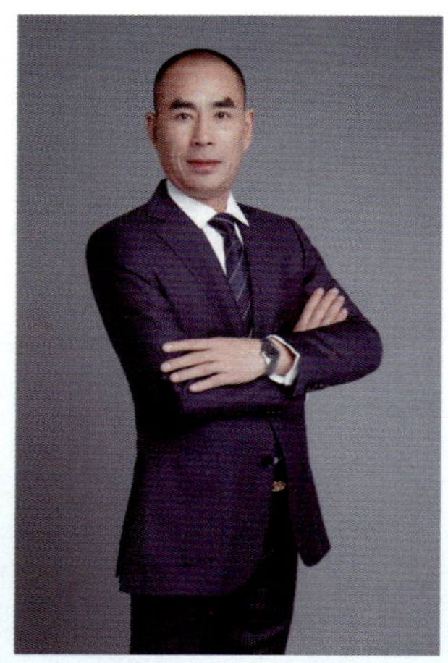

訾庆彬，男，汉族，阳光怡然护眼眼罩发明人。1960 年 10 月出生于黑龙江省铁力市，从小跟随祖父学习传统中医，1987 年成立自己的中医门诊。2011 年开始从事中医理疗、保健工作。2013 年成立“北京乾元济中医医学研究院有限公司”，对中医药有独特研究。2015 年师从国医大师唐祖宣，研究发明了“阳光怡然护眼眼罩”。2016 年成立华企现代服务产业促进会视力预防保健专业委员会。2017 年成立国医大师唐祖宣学术研究室。2017 年 4 月参加“2017 阳光怡然护眼眼罩 MBA 国际研讨会”，阳光怡然护眼眼罩列入“国家中医药管理局传统医药国际交流中心高新适宜技术推广项目”。

阳光怡然从成立至今，一直坚持在做一件事情，那就是教育培训。我们都知道公司给员工最大的福利就是教育，对阳光怡然的家人来说，在阳光怡然学到的是在很多地方学不到的东西，公司的培训有专业知识、技能、为人处世、人生规划，亲子教育等等。总之你到了这里，你一定会发现独一无二的你，也会发现你越来越优秀。在公司核心领导人的带领和指引下将引领行业有识之士勇攀新高、再创佳绩！

蔡昌晋

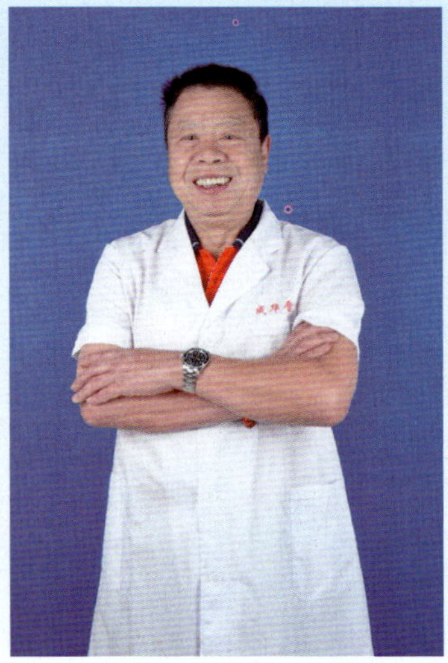

蔡昌晋，晋康医院院长。多年来，蔡昌晋精心钻研传统的中医学和经络学、西医学，并将中医学、西医血液微循环学和经络学相结合，创新地总结出一套蔡氏脏腑经络微循环整体疗法——穴位注射法。这种方法对多种疾病都有较好的疗效，为众多患者取得了良好的疗效。蔡氏脏腑经络微循环整体疗法——穴位注射法是总结了数十年的中西医相结合临床的丰富实践经验，在中西医理论指导下，以中医经络学、西医的血液微循环和人体解剖学为基础，密切结合以人体五脏（心、肝、脾、肺、肾）相对应的穴位和任、督二脉为中心，以脏腑经络为通路组成一个新的脏腑经络微循环系统。从这套系统中精选出穴位，注射活血化瘀、西药针剂的同时配合静脉输液和静脉放血及调理五脏的中药粉剂有机的相结合起来，四维一体来通过脏腑经络微循环整体疗法来预防、治疗各种疑难杂症，并达到延年益寿和保健美容的作用。它具有用药简单、疗程短、费用少，对许多疾病有效！

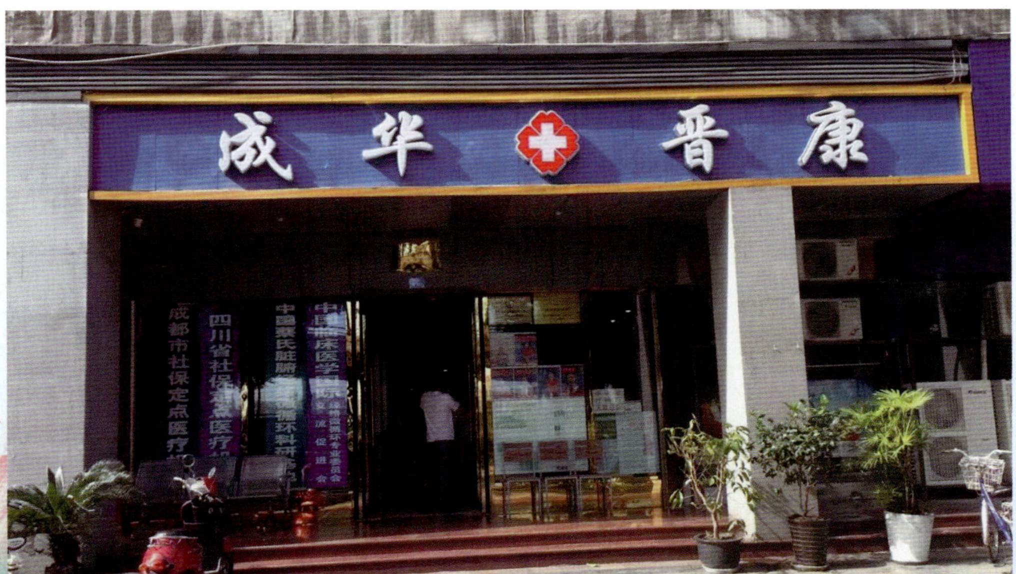

韩礼

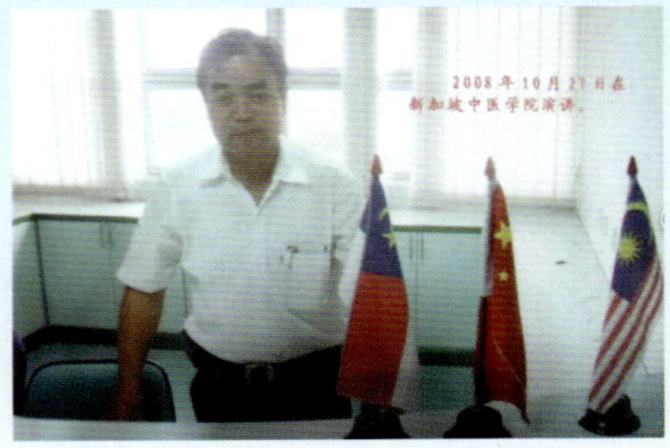

韩礼，1956年生，国医大师孙光荣中和学术派传人、中华医学临床研究会专家委员会委员。1972年边学医边上学，1977年高中毕业，1997年在《中国神息针灸》名医孙立新教授培训班结业，1996年在上海清华科技函授学院中医大专自考班毕业，2009年在中国中医科学院特色诊疗师培训班结业。其次自学中医基础理论学，中草药学、医药学、中医药理学、皮肤病学、皮肤性病学、中医学、针灸学、药剂学、病理学、外科学、内科学、人体结构学等书籍。1978~1992年开过中医特色诊所，1992~2008年在淮安市第四人民医院工作， 2008年离开医院工作，自己创办了淮安市讶康中医药研究所有限公司。

现申报批下几个中医药发明专利，即：返皮康：可治愈牛皮癣等癣，温疹等疹，神经性皮炎，泡疮红斑狼疮、瘙痒症、痤疮、青春痘、不愈合伤口等顽固性皮肤病。八路通关节康：纯中药，对强直性脊柱炎、股骨头坏死，腰间盘突出，骨刺、肩周炎、颈椎病、风湿、类风湿等骨关节病，对脊髓瘤、脊髓癌也有很好的疗效。呼吸通：对感冒、鼻炎、鼻息肉、腮腺炎、肺炎、肺结核、肺囊肿、禽流感能防能治，对冠心病、心肌炎、心肌梗塞，对心脑血管病的预防和治疗都有很好的效果。只要感到心脏或脑血管难受时用上，就会降低心血管破裂和脑血管堵塞的危险，只要坚持使用，无需上支架，对支气管疾病等呼吸道都有很好的疗效。

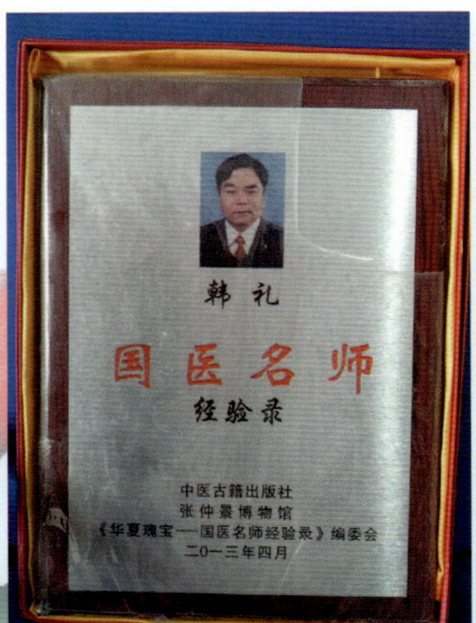

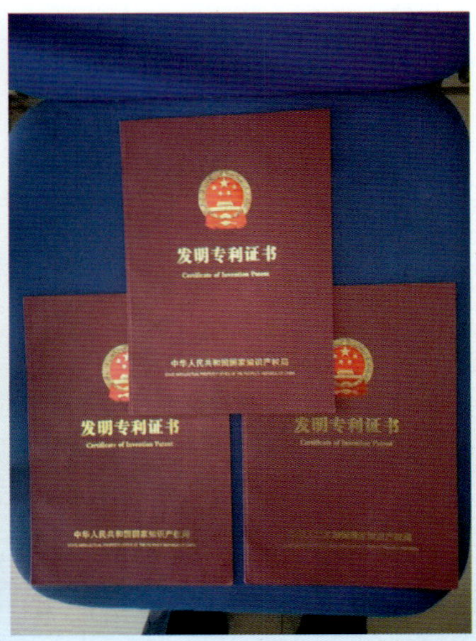

廖宣盛

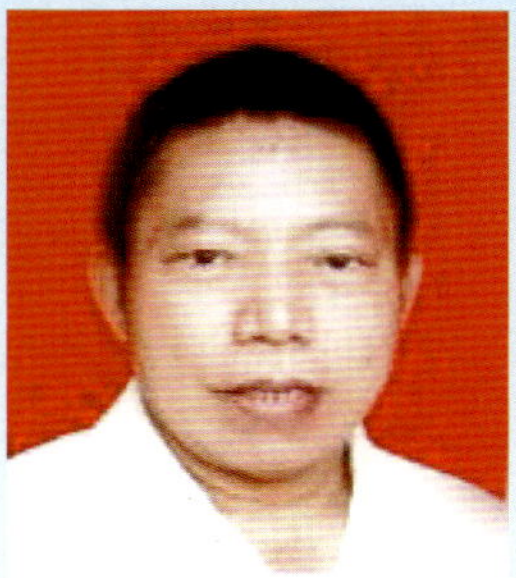

廖宣盛，男，现年七十六岁，副主任医师，中医师，执业中医师。1961年毕业于江西药科学校。1965年结业于江西中医学院中医系进修函授班。现任新余市袁河疑难杂病研究所所长。渝水区盛莹堂门诊部注册老中医医生。

廖宣盛以“气血津神”理论研制的纯中草药制剂“骨圣宝”治疗腰腿痛病效果显著，治愈率高，复发率低。治疗无数人，这其中获得多少社会效益和经济效签益他未统计。廖宣盛的心愿是专利处方能被后人运用。骨圣宝于2001年获国家个人发明专利（专利号：ZL200710194336.6）。

多年临床中总结一套“划区分片观颜察舌”和“三部六脉九候”（369新的切脉法）。使得四诊技术得到了创新，在辨证中不仅可以辨患者的“寒热虚实”还可以辨出五脏六府的“主症”“次症”“病名”，在治疗中具有实际意义。

1997年，廖宣盛在新余市渝水区承办了红十字会城北门诊部，以中医特色为主打，开展针灸、按摩、刮痧、拔罐、放血、经络导平、药透等传统医疗技术，灵活运用中草药，做到“药疗”“理疗”“穴疗”三结合，使病人直接体验到“简、便、廉、验”的中医特色治疗。使学员有了一个实践基地。

他能熟练地运用中医中药知识对疑难杂病：中风、腰腿痛等引注古籍与自己的临床经验结合起。晚上给学员讲课，将这些疾病的病因，病机，病理进行讲解。带着实际问题讲，结合临床进行分析研究。

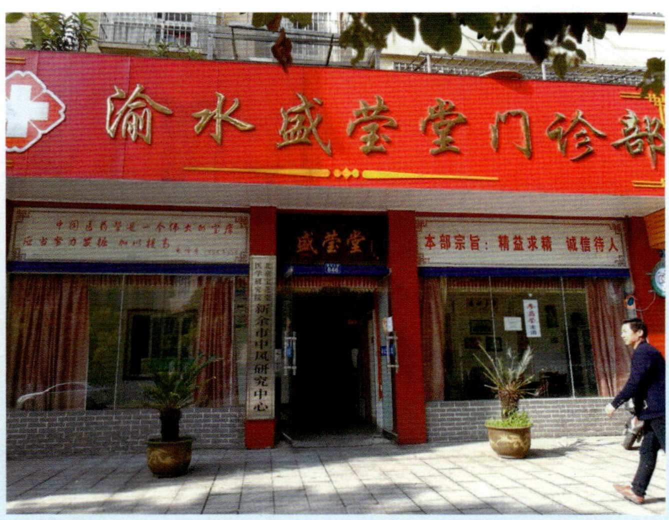

“新余日报”2010年8月31日在“杏林奇人廖宣盛”的长篇报道中写道：为了社会上的残疾人，他在杏林园默默耕耘，以矮小的身体创造令人仰视的中医药业绩。廖宣盛科技创新的经济和社会效益难以言尽。业绩贡献是一笔巨大财富，论理他可以停下来休息。可是他为了中医药事业还在拼命地夜以继日的工作。

沈金国

沈金国，男，汉族，1962 年 7 月生于浙江台州，中医嫡系传人，从小同爷爷上山采药，受家庭熏陶，酷爱研究中医药。2002 年进修于广东中医药大学，先后拜十几位民间中医为师。博采众长，遵循中医古训，不断传承、创新，发展中医的新技术、新观念、化繁为简，做到易学易懂、安全速效、无副作用的中医技能新方法。

现任世界基因协会副会长、世界抗癌协会副会长、北京祖医堂医学研究院副院长、中国民间中医药技术开发专业委员会副会长、中国民间特色专科名医、浙江义乌祖丞堂中医馆肿瘤专家、排血毒治肿瘤疗法创始人等职。

从事中医临床三十二年，先后在深圳、香港、广州行医，对治疗心血管及三高有独特疗法，对于要放支架的心血管患者能免除置支架，这些成果打破西医界多项记录，彰显中医博大精深，业内同仁对他也是赞不绝口，并在当地很有影响。

沈大夫在诊治患者中，遵循“信则医之，不信则不医”的古训。再高的医术也需要患者的配合，患者在强烈的求生欲望下配合医生用药，严格遵循医嘱，才能实现病情的康复与巩固。一般外地来求医者，会给予免费治疗三天，患者在感觉有所改善后再选择继续跟进治疗。用事实说话，让患者说话。救治前沈医师要求患者带来检查报告单，经过三个月悉心治疗后，回当地再做相应检查，做数据对比，让患者口碑相传。

2017 年 8 月份，沈大夫祖丞堂乔迁义乌，装修期间，许多外地患者慕名而来，在装修的两个月内，就有七八位患者，得到调理康复。

活到老，学到老。沈大夫说他是学到老，活到老，在以后的行医道路中，将不忘初心，以祖丞堂为基础，全国收徒，让全国各地的患者能受益于自己的研究成果，在弘扬祖国传统中医文化，服务人类健康的道路上，做出自己的贡献，用毕生所学，为更多的患者带去新生。

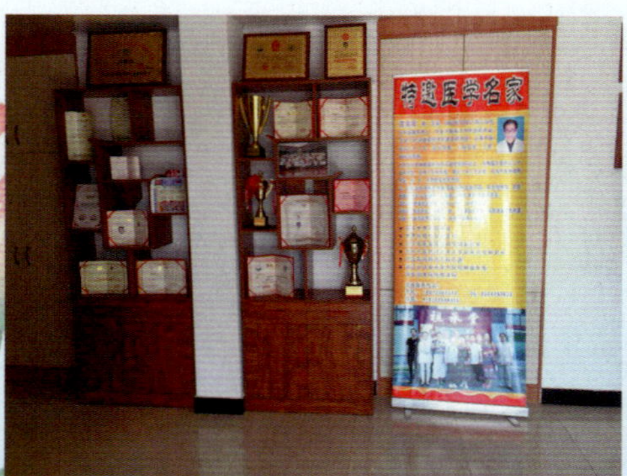

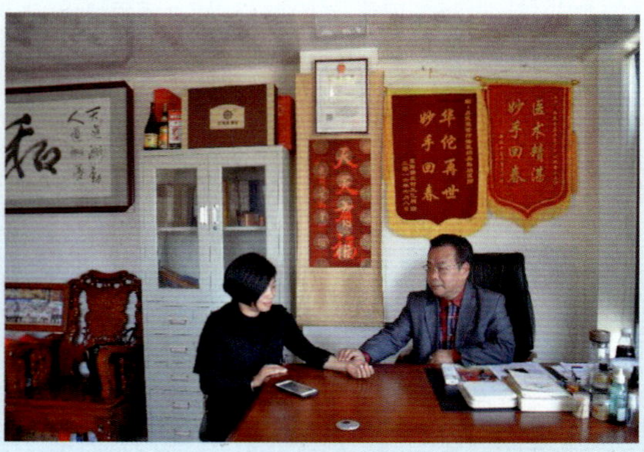

沈荣生

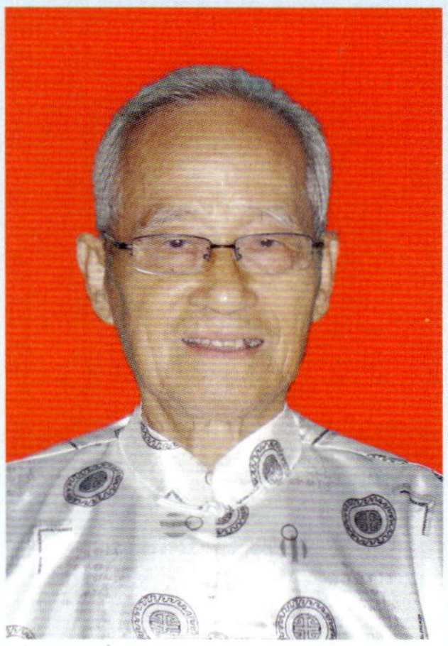

沈荣生，男，1933 年 10 月出生，上海市崇明县人，大专，中共党员，公安政法副处级退休干部。1951 年 10 月参加上海公安工作，长期在杨浦区公安分局刑侦与治安一线工作。曾任刑警，治安科科员，科长，共青团总支副书记。在工作期间常参与法医，医学专家对刑事、治安案件的涉案人员进行尸检与伤害鉴定研究，对人体结构、脏腑、经络、气血有所了解和熟知。1982 年调任杨浦区政协秘书处，区委政法办，区纪委工作，1986 年评选为杨浦区十大《优秀共产党员》。1987 年任杨浦区社会治安综合治理办公室副主任。1994 年退休在公安政法岗位历时四十三年。

沈荣生出生在中医世家，曾，祖，父，叔三代为药工、郎中与走方医。祖传治病有绝招、秘方与良药。治疗外科疾病有独特疗法。历代祖传秘法“一升一降，天下乱晃”其意是说有了“降药和升药”靠此“一阴一阳”良药与家传金疮药，就可以负笈行医，游走天下。为了传承，弘扬沈氏三代医术和良药，不使其失传与泯灭。1978 年根据中央 56 号文件关于中医后续乏人的文件，协助叔父申请、筹办，沈氏中医外科私人诊所，公开行医，传承、弘扬中医。

1994 年，退休后跟随叔父传承中医，专心自学中医经典、古文献，总结继承前代治疗经验，采用针灸和拔罐法之优点，依据中医经络理论，不用打针，不要吃药，创立了针罐排毒通经法。《针罐法》运用了三个结合。①针灸与拔罐法之优点相结合。②针罐排毒通经与膏、丹、散、外敷相结合。③治外病与治内脏之病相结合。治疗各种常见病、慢性病及疑难杂症：如肿瘤、乳腺癌、鼻炎（癌）、皮肤病癌、哮喘、牛皮癣、头痛、痛风、脑梗、中风、糖尿病足及各种骨关节疼痛，拔骨刺、消增生等。

肖文冲

肖文冲，男，1982 年 5 月生，中共党员，副教授，医学硕士，中医全科主治医师，毕业成都中医药大学。世界中医药学会联合会慢病管理专业委员会理事，中华中医药学会会员，铜仁市医学会针灸康复分会常务理事。2009 年 6 月至今，在铜仁职业技术学院工作，历任中医专业、康复治疗专业主任，现任继续教育学院副院长，兼任学校附属医院中医科门诊医生。

一、融身职教，用心教改，专注建设

主要从事《中国传统康复技术》《中医诊疗技术》《全科医学导论》等课程教学。主持的康复治疗技术专业岗位核心课《中国传统康复技术》先后被评为院级精品课程、工学结合课程、优质课程和学院“精彩一课”教学比赛二等奖；课改论文获全国卫生职业教育改革征文优秀奖。先后多次被评为学院优秀教师、优秀共产党员；市级优秀共产党员、市级优秀教师、省级“先进工作者”，2017 年入选学校首届“职教名师”。主参编全国高职高专（规划）教材 13 部（其中主编 3 部）。

二、勤于临床，服务乡村，潜心科研

作为一名中医临床医生，协助学校附属医院筹建中医门诊，并安排固定时间坐诊。对中医药治疗常见脾胃疾病、妇科疾病、皮肤疾病有较好的疗效，受到广大患者好评。

近五年，在铜仁市碧江、万山、江口、松桃、德江等区县的 40 个乡村（社区）开展健康医疗、健康养生服务 110 多次，服务群众 15000 余人次，对中医康复技术治疗颈椎病、肩周炎、慢性腰肌劳损等慢性疾病疗效独特，受到基层群众的热烈欢迎。有效缓解了“看病远、看病难、看病贵”等难题，为铜仁市实施健康扶贫注入了新活力，为缓解“因病致病、因病返贫”矛盾做出了积极贡献。多次被铜仁网、铜仁日报、多彩贵州网、贵州日报、贵州教育网、光明网等媒体报道。光明网、贵州日报曾以“爱赶场的肖老师”作专题报道。

同时，积极承担了老挝、泰国、印度尼西亚等国家的留学生、交换生的培养与培训工作，开展中医药、针灸、推拿、拔罐等中国传统康复技术教学，服务“一带一路”战略，讲好中国故事，传播中国好声音。

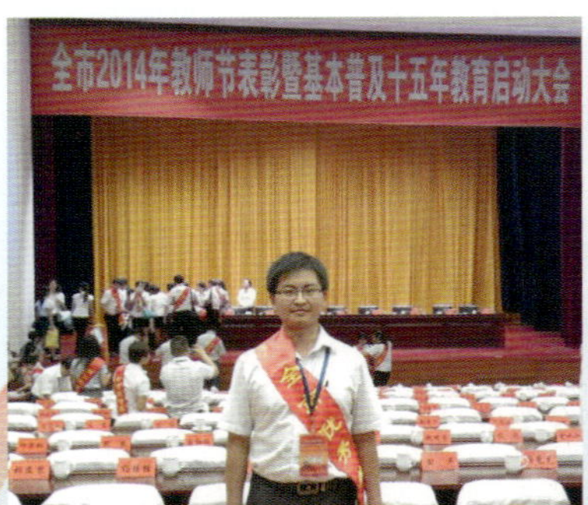

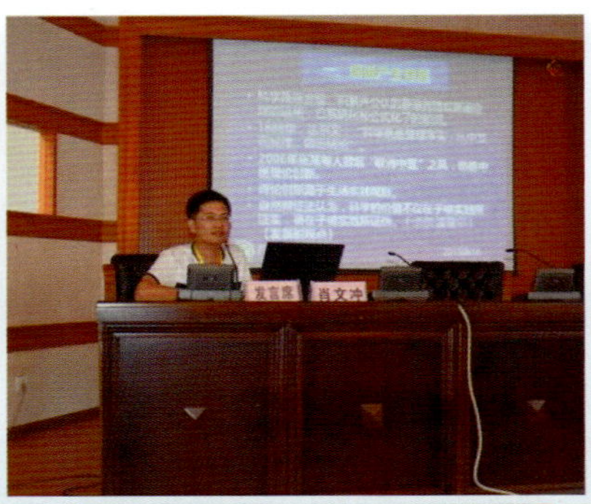
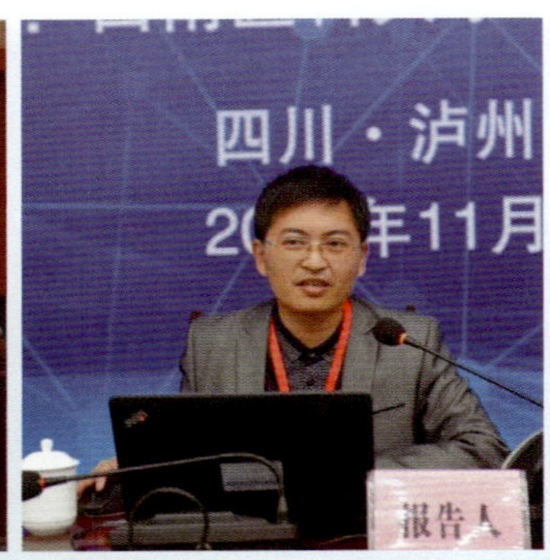

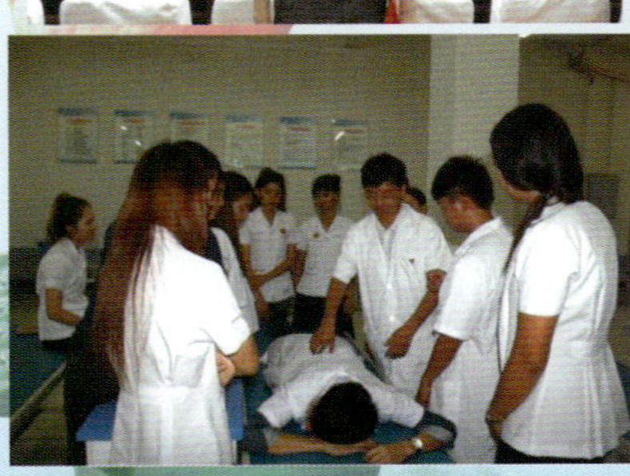
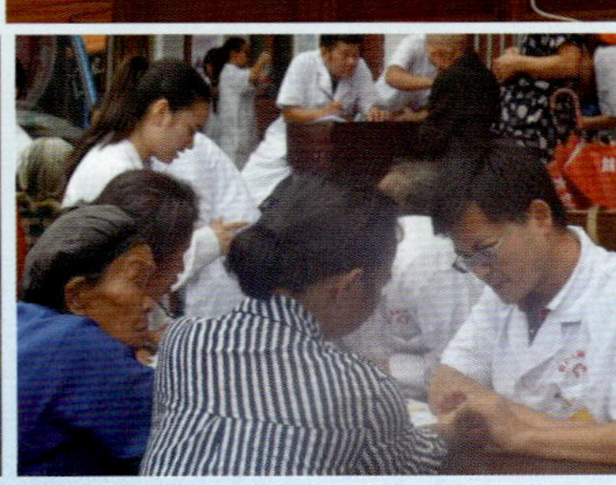
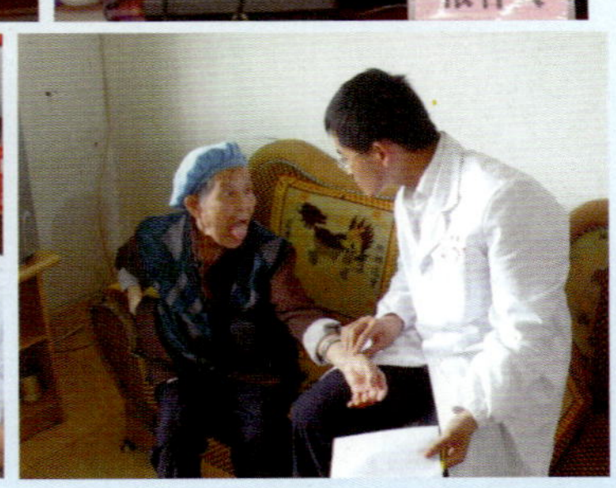

黄培德

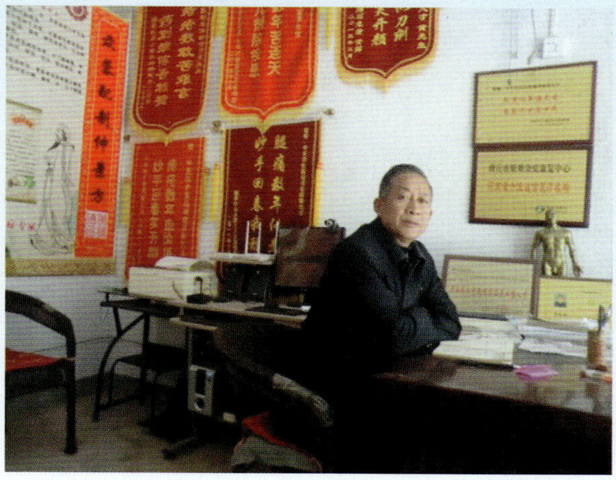

黄培德，男，1954年生，河南教育学院毕业，中学高级教师，执教40载，曾发表教育学术论文多篇。蹉跎岁月，思首难忘，由于自己生缘酷爱中医学、易学，在几十年的教学生涯里，一边做好自己的本职工作，另一边就在课余及闲假时间搜集报刊、杂志、医书及网络里的中药特效方剂和专病专治绝招。伴随多年来好多特效方剂及治病绝招，在四舍相邻同意情况下进行的试用，自己也越发感觉到亟需充实中医理论的重要性，先后阅读了解了中医脉学的先行者医圣扁鹊；中医脉学的老先知医缓；学习了中医脉学的始祖论著《脉法》《阴阳脉死侯》；熟读了中医脉学的奠基石《黄帝内经》；中医脉学的革命家《难经》；诵读了中医脉学的施行家《伤寒杂病论》；中医脉学的大一统《脉经》；中医脉学之歌《脉诀》和中医脉学的终结者《濒湖脉学》等等。随着中医理论的充实加之众多中药特效方的实践应用，使得自己的中医临床水平获得质的飞跃。

中医辨证施治是总则，最终使人达到阴阳平衡是目的，四诊八纲加之八法是医师给病人治疗的手段，娴熟的技巧，精准的辩证，确切的用药，方能使患者药到病除；“肾为先天之本，脾胃乃为后天之源”，人体心肝脾肺肾功能各司其职，若一脏器有病，用药就要兼顾三个脏器，因为人体五脏配对金木水火土，五行生克制化过及人体就会生病；反之五行生克制化平衡人体就会健康，治病治肾为主，脾胃为辅，其次为肝；肾为重中之重，心得焉！

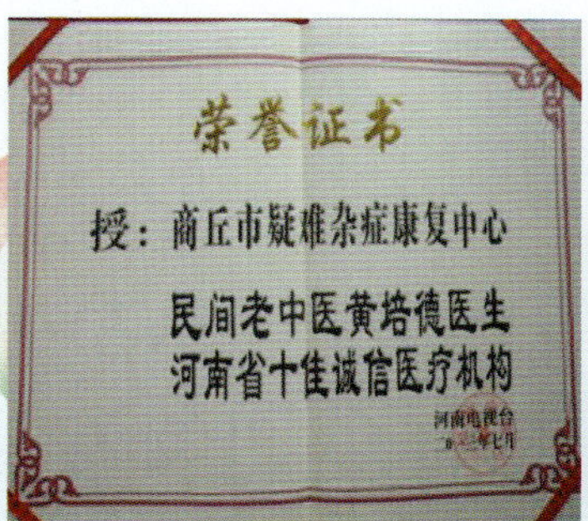

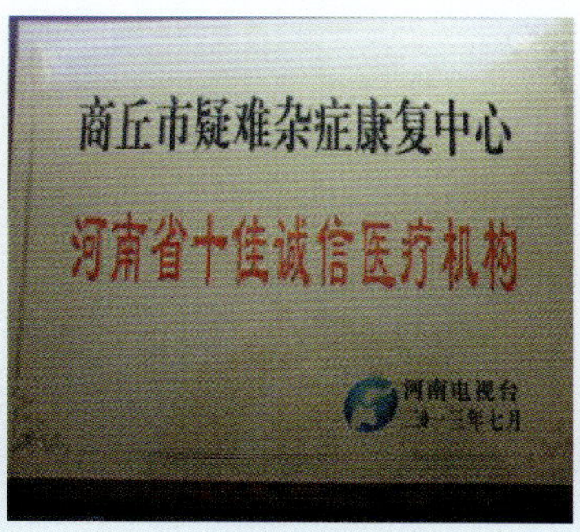

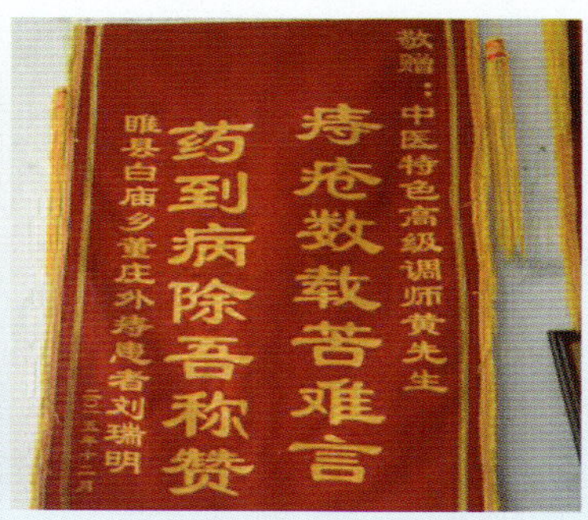
敬赠：中医特色高级调师黄先生
痔疮数载苦难言
药到病除吾称赞
睢县白庙乡董庄外痔患者刘瑞明

石乃金

石乃金，女，广东蓝金中医传统医学针灸研究所所长,广东蓝金中医传统医学针灸研究北京　王氏世家所,创建于 1994 年，地处广州市海珠区新港中路 470 号、海珠区科技带黄金地段国际会展中心前，环境优美，区内有山，山下有江，区外有海，交通、信息、经管设施十分发达。

广东蓝金中医传统医学针灸研究所是一所经广东省科技厅（原科委）认定的集医科贸于一体的股份合作制高科技民科技企业，又是广东省广州市海珠区研制国家III类医疗电子仪器设备生产企业，特色是在省市区各级政府的支持下，专门从事针灸医学的独特功效与西医疗效对比的临床研究和相应仪器的研发，已获得广东省科技厅、广州市和海珠区科技局立项支持重点科技攻关的研究课题，现简介如下：

一、一直从事专用针灸救治西医药或手术疗效不佳者各科急难症的临床病例的对比研究。如：心肺脑急危症、突发晕厥、昏迷、休克、血崩、咯血、呕血、便血、急性心衰、呼衰或骤停，剧痛症、老年痴呆症、不育、不孕症、精神分裂症、吸毒间断症、癌症等，取得显著优于西医的疗效，受到越来越多国内外病人的喜爱。

二、仪器“针灸急救心肺脑复苏治疗仪”的研发及多项专利发明，已成为支撑企业发展的筋骨，特别是广东省建设中医药强省的战略，给正在承担广东省科技厅、广州市科技局高新处、海珠区科技局列入重点科技攻关的心肺脑复苏，尤其是醒脑复苏，中医急救复苏特色的“针灸急救心肺脑复苏治疗仪”的研制快速发展的机遇。我们准备申办中医独特针灸医院，已申请国际 PCT 专利的项目，把中医针灸特技和仪器一齐推向世界。

钟思冰

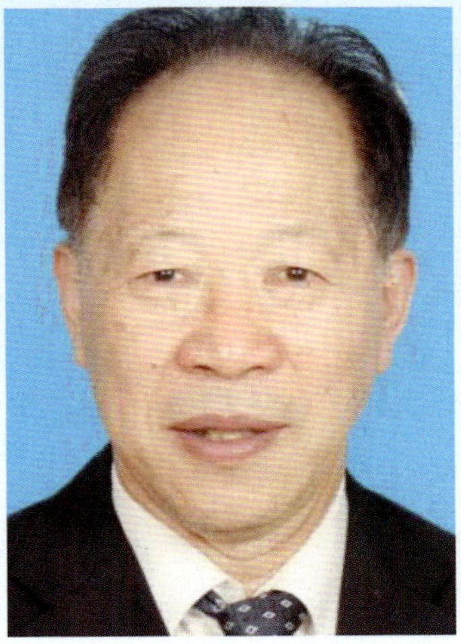

钟思冰，男，72岁，1963年师承自贡市名医喻洁仁，从事中医精神病防治工作。1963～1976年任护理员、护士、护师，从事精神病中医治疗、心理治疗、工娱治疗；1976年8月，调乐山市红十字会医院任医师，从事中医门诊工作；1999年任主治医师，2005年退休。

50多年来，在开展中医治疗头痛、眩晕、失眠、耳鸣、精神病、面瘫、癫痫、中风、腰椎间盘突出症，颈椎病等老年性、慢性病、难治性病症的门诊治疗、康复治疗有丰富的临床经验和理论造诣。病人赠送锦旗40多面。现任中华传统医学领军人物，现任全国医药企业开发专业委员会副主任、难治病专业委员会委员、世界中医药学会自然疗法专业委员、中国特效医术研究会委员等。曾编撰《实用中医精神医学宝典》，并由中医古籍出版社出版。

2017年11月，其项目“穴位埋线合并‘骨椎康丸’治疗腰椎间盘突出症”入选民间中医药科学技术创新成果。“骨椎康丸”由穿山甲、三七、当归、黄芪、鹿角胶、骨碎补等36味中药组成，主治腰椎间盘突出、颈椎病等肾虚，督脉生长发育不良病变；有补肾、补血、通络、活血化瘀、疏经通络、益气补钙、驱寒止痛之功。

根据骨科及中医关于腰椎间盘突出的病理机制，和治则，针对肝肾不足、气血亏损、经络阻滞不畅、劳损、长期姿势不当、瘀血内阻、寒湿侵袭，导致骨椎变性，经脉循行障碍；及现代医学血管神经学说、缺钙等因素，治疗督脉病变，应补肾壮骨、补养气血，扶正祛邪，巩固疗效，阻拦腰椎间盘突出，预防复发。是防治该病的有效手段。有举足轻重的作用，多年来用于临床屡用有效。

个别因惧怕针刺疼痛，经济困难，或路途遥远，治疗不便患者，经服用“骨椎康丸”三个月左右就可基本治愈。

这说明，该药丸对骨质增生、骨质疏松症、骨折、急性腰扭伤、腰腿痛等病症均有显著和长远疗效。

周儒昶

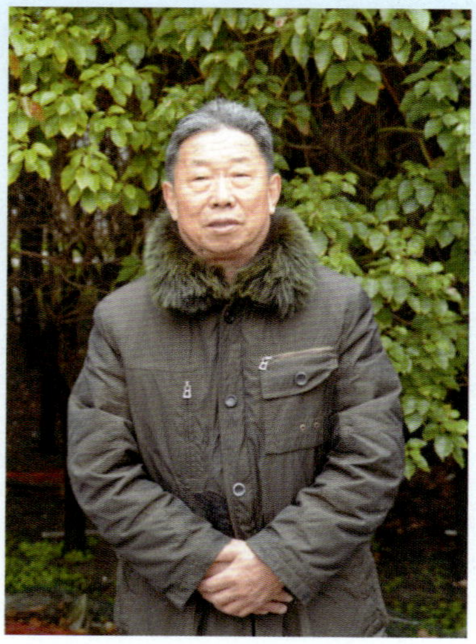

周儒昶,男，1947年（夏历九月廿一生），申港中学六四届初中毕业生，自学中医大专毕业（1985至1989年完成），1968年年底进公社赤脚医生西医学习班学习一个月，1969年创办合作医疗。

学过制剂，对中草药种植、加工、保管、炮制都有独特治法。

1977年参加第五届西医学习中医班学习。1981年上调镇卫生院，创办制剂室、中药房、兼总务（后勤）、基建（负责人），在申港及申港医院有一定影响。

1985年辞职创办私人诊所，为全科医生。在《江苏中医药》杂志上一共发表四篇论文，有三篇填补国内外空白，最后一篇申请国家两项专利。

2000年底，第二篇论文《舌苔与胃液的酸碱度有关》。在《江苏中医药》杂志上发表，获“中国中医药学会学术部”论文证书。《第一届（香港）国际东方食疗学术研讨会》在香港中文大学召开，在大会上发表论文演讲、答辩。该论文被命名为《周氏苔诊》，获国际学术论文证书，并认可为教授职称。

五次参加人民大会堂召开的“中国名医论坛”“中国主任医师年会”“全国社会各界知名人士座谈会”等等，世界权威组织多次邀请参加世界学术会议。其中2001年10月在越南召开了世界卫生会议，2002年3月国际学术研讨会，越南卫生部部长三次来信邀请。

另外，获英、泰、加拿大等国际组织的《世界华人医家创新成果奖》证书，水晶玻璃牌一个。《世界名医论坛》杂志特聘编审（国际上20名）。

第四篇论文《电子波破壁花粉的研制和应用》发表在2007年《江苏中医药》杂志上，获省级论文证书，并参加全国学术研讨会，获《中国中医药学会学术部》论文证书。此篇论文填补了人类医学空白 ，并且申请了两项国家专利。

2008年7月23日获申港镇政府发明奖叁千元。

2008年江阴市志载入周儒昶的名字与业绩，成为江阴市现代名人。

2011年7月14日获江阴市政府发明奖壹万元。

谭余庆

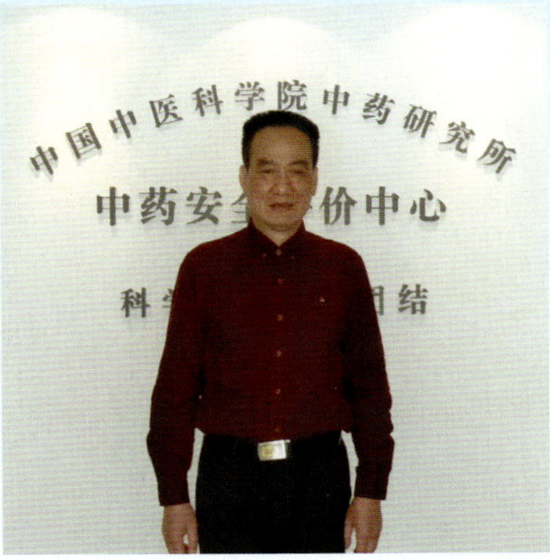

谭余庆，男，1960 年 1 月出生，中共党员，博士，中国中医科学院中药研究所研究员，中药安全评价中心（GLP 中心）副主任。1979 年应征入伍，在 1979 年至 1985 年期间先后多次参加对越作战。1994 年广西中医学院研究生毕业，1999 年获得中国中医科学院博士学位，2002 年至 2005 年在国家食品药品监督管理局工作，现任中国中医科学院中药研究所，研究员。

社会兼职：先后参加国家科学研究项目多项，包括国家重点、重大、国家自然科学基金等项目，参加多项我院首席研究员姜廷良同志领衔的各类科技项目。社会兼职十几项，主要有：国家食品药品监督管理总局药品审评专家、中国农业科学院专家组成员、中华中医药学会会员、中国药理学会会员、中国实验动物学会中医药实验动物专业委员会委员、北京市实验动物管理行业协会理事、北京实验动物学会理事、安徽中医药大学教授、广西中医药大学教授。先后发表学术论文 60 余篇，参与编写多部药学专著，申请国家发明专利 7 项。

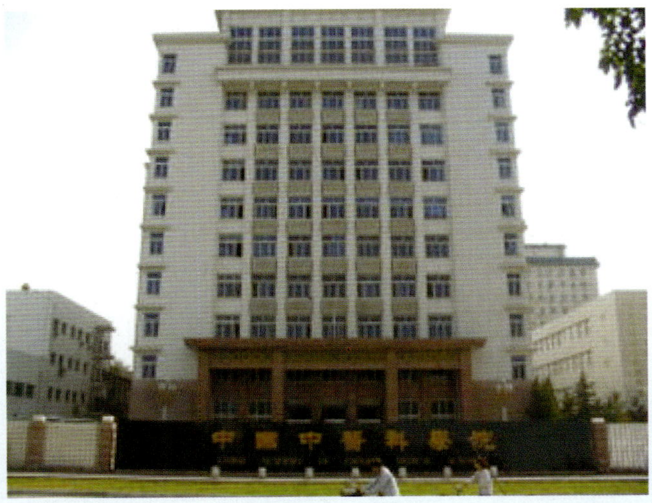

主要研究领域：长期从事中药抗肿瘤药理的研究，经长期中医古籍文献查阅，发现中药防风对砒霜具有解毒作用，后经实验研究发现，防风及其有效成分等对缓解砒霜和 As_2O_3 毒性有明显的药理学作用，经对 H_{22} 瘤株、急慢性髓系白血病包括急性早幼粒细胞白血病和急性单核细胞白血病等的实验研究发现，防风提取物联合三氧化二砷具有非常明显的药理学作用，我们正在开发两种中药新药注射剂，分别为注射用阿生尼克和深海石注射液，分别用于治疗急性髓系白血病和肝癌和肺癌，目前进展顺利。已向国家知识产权局申请了发明专利。

昆明怡雅尚美健康信息咨询有限公司

“有家才有爱，有爱才是家”是昆明怡雅尚美健康信息咨询有限公司的企业文化。
公司拥有成熟的运营团队和营销模式，公司秉承“诚信经营、教育为先”的经营理念，始终坚持“全心服务，发展共赢”的服务宗旨。

她，从事培训教育近20年，创业之初，荀仁雪以直营连锁经营为主，致力于女性美丽，健康事业，帮助无数女性解决皮肤和身体健康问题，也培育出无数美容行业专业人才。

2011年，对荀仁雪而言是关键的一年，也是公司重大转折的一年。秉承“诚信，永续，感恩”的经营理念以及让更多人“更健康，更快乐，更富有”的企业使命，也为了帮助客户真正解决问题，荀仁雪成立了昆明怡雅尚美健康信息咨询有限公司。优质的产品服务和良好的服务体验，使得怡雅尚美迅速在行业内打出口碑。很多权威专家以及市内、地州、省外的人不远千里纷纷慕名而来，荀仁雪开始走向事业的巅峰。

2014年互联网兴起，睿智的荀仁雪毅然决定投入品牌移动电商，也就在同年企业成功转型移动电商。成为全国传奇今生红樱桃健康唇膏移动电商品牌创始人。创建了阳光怡然护眼眼罩新媒体电商品牌。

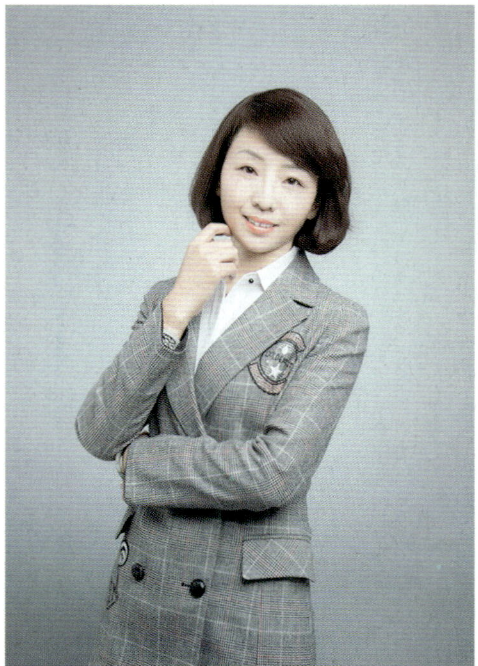

昆明怡雅尚美健康信息咨询有限公司董事长
阳光怡然护眼眼罩新媒体电商创始人 荀仁雪（白雪公主）

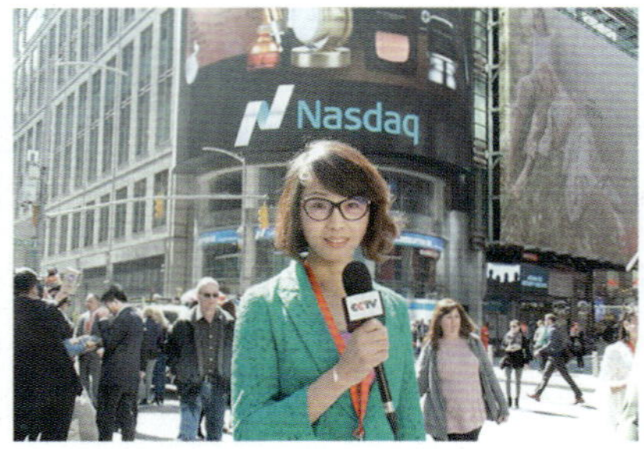

荀仁雪女士参加“第二届·中国品牌美国行”，阳光怡然护眼眼罩荣获国际行业影响力品牌奖，着力于把阳光怡然护眼眼罩品牌推向全世界

2015年从事移动电商工作之后，经常整天面对手机、电脑，眼睛不好的她怕光，不敢看手机，眼睛处于严重亚健康。偶然的机会让她认识了訾大师（阳光怡然护眼眼罩发明人），自此，眼睛奇迹般的好了很多。

内心充满大爱的荀仁雪当即就有了要把这份大爱传递给更多眼部亚健康朋友的想法。有想法就要行动，你不勇敢，没人替你坚强！

往后的时间里，荀仁雪投身于阳光怡然护眼眼罩品牌事业，成立阳光怡然护眼眼罩体验中心、视力预防保健专业委员会。成为阳光怡然护眼眼罩新媒体电商创始人。并且要长期坚持做的事情就是让更多眼部亚健康患者在手机、电脑，数码产品盛行的环境激素的时代做到提前防护，提前干预，让视力低下不再成为影响我国国民素质的健康杀手。

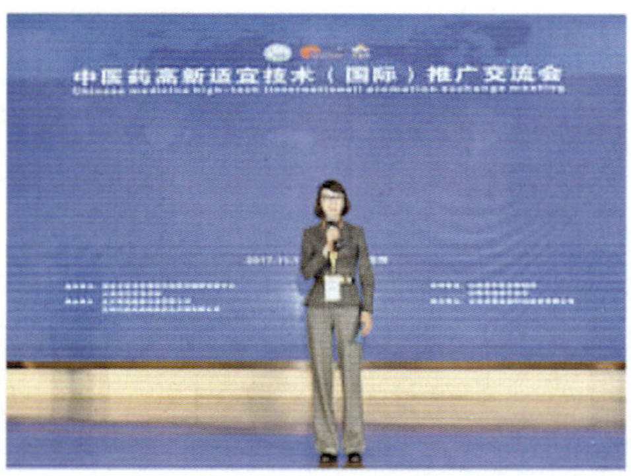

荀仁雪女士参加“2017中医药高新事宜技术（国际）推广交流会”并以“爱眼护眼”主题发表重要演讲

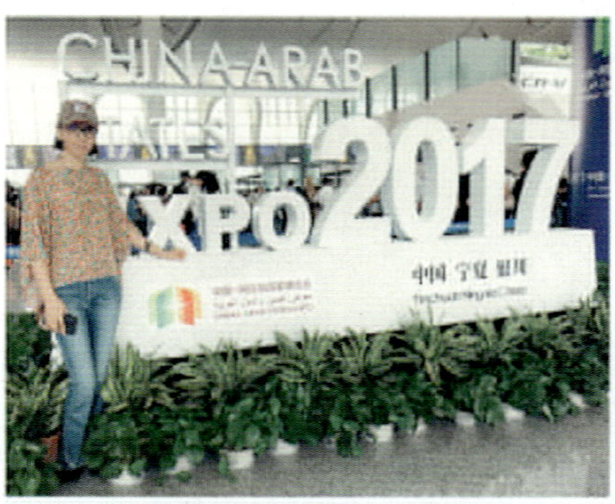

荀仁雪女士参加“一带一路2017中阿博览会”参与“510中国自主品牌发布”

同时，努力拼搏这么多年，荀仁雪还有一个愿望——把爱与关怀传递给身边每一位家人和朋友，实现百万人创业致富梦想。在阳光怡然护眼眼罩品牌上以“让视界充满爱”为主题，立志成为国内健康护眼领域领导者。
未来的梦想，是帮助更多民族品牌走向世界。

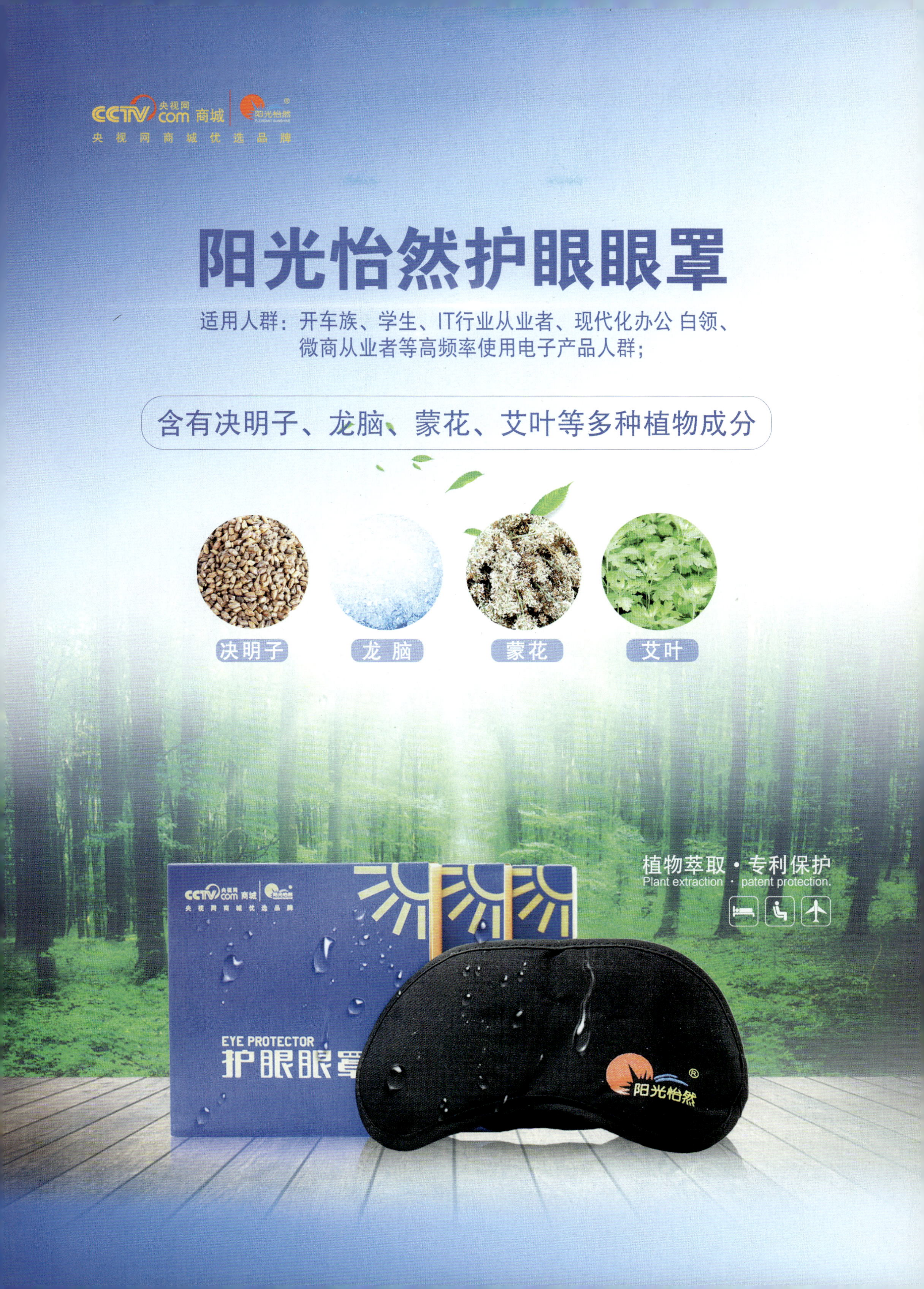
央视网商城优选品牌
阳光怡然护眼眼罩
适用人群：开车族、学生、IT行业从业者、现代化办公 白领、
微商从业者等高频率使用电子产品人群；
含有决明子、龙脑、蒙花、艾叶等多种植物成分
决明子
龙 脑
蒙花
艾叶
植物萃取・专利保护
Plant extraction · patent protection.
EYE PROTECTOR
护眼眼罩
阳光怡然

铁力市艾眸医疗器械制造有限公司

艾眸医疗器械制造有限公司坐落在黑龙江铁力市铁力镇团结社区，占地面积16700平方米，建筑面积7600平方米，注册资金3500万元，是从事医疗器械制造（阳光怡然护眼眼罩）针织品制造，中药材收购初加工的民营企业。

依托于东北地区丰富的天然野生植物资源以及当地职能部门的大力支持。无论是原材料供应还是当地充足的劳动力资源，都为项目的顺利实施提功力广阔的空间和有力保障。

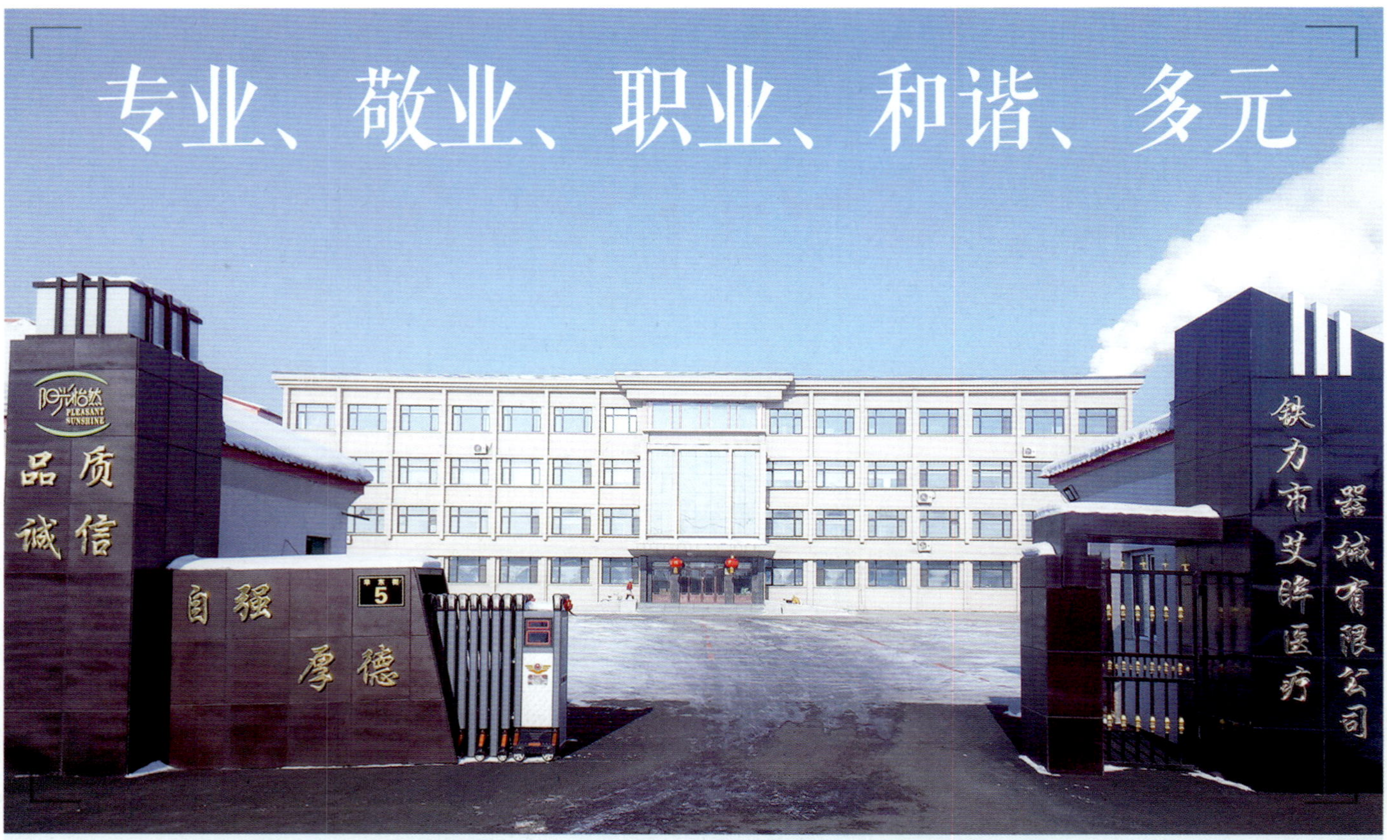

· 企业理念：以客户利益为导向，生产优质品牌产品，追求客户永远点赞。

· 企业定位：根据市场经济规律，一切从客户需求出发，创造高效生产优质护眼产品。

· 企业核心价值观："以人为本，客户至上，敬业立德，正直正念，敢为人先，集体奋斗"让更多人的"视界"充满爱。

锐意进取的正定县三辰康复理疗院

正定县三辰康复理疗院自1993年建院以来，因郭志辰大夫精湛的医理医术和良好的临床疗效而声名传遍祖国大江南北各地，甚至远播海外，前来求医求学者络绎不绝。郭志辰大夫一生致力于传统中医学的理论和临床研究50载，可谓“尊古敬古不泥古”，不但注重传承，而且擅于发现契机勇于创新，努力运用现代科学的语言阐释祖先的医学理论，对于古今的社会环境、物质条件等诸多不同因素对人体健康造成的影响差异，从而更加切合临床，灵活辨证，准确应用古人传承的智慧为现代人服务。使学者听得明白，理解透彻，用者准确灵活。由于一切的医学研究，最终都是为了临床疗效而服务的。因此，授课时欢迎全院患者随听，让他们了解自己的健康状况，病情病理，更好地配合治疗，取得了不可忽视的临床助力。同时，传授健康的养生理念和方法，对疾病的预后、快速恢复健康及其今后健康的生活起到了积极的作用。

郭志辰大夫的一生，始终坚持治病、育人并重的思想，所以，2004年其子女们又申请成立了“正定县宏图按摩师培训学校”，面向全国招生培训。郭志辰大夫在教授医学理论过程中，向来不保守，总是把自己辛勤钻研的成果和临床心得向求学者毫不保留地和盘托出。目的是让学者学得深刻，学得透彻，用之有效，更好地为社会人群的健康造福。在临床上，理疗院接触的是各类疑难杂症病患，其中的四分之一是各类癌症患者。所有的患者大多是社会平民，因此，他从来不给患者开贵重药，而且，精心研究、应用中药小方和火灸外理疗法，力使百姓能治得起病，充分体现了“医者父母心”的道德医风。郭志辰大夫的这种高尚品德，深深地影响着他的女儿、员工和广大的学员、患者们。

郭志辰大夫膝下五个女儿，她们自幼耳濡目染着父亲的为人和执业、治学理念，在父亲的熏染下，都积极地投身到医疗行业之中，和父亲一起经营着理疗院与学校的整体工作，并且得到了父亲一生的真传。自2011年父亲离世后，三女儿郭彦岭领导着整体工作，五女儿郭美彦主持门诊的诊疗工作，其他三位姐妹尽责辅助。姐妹们齐心合力带领着理疗院全体同仁，传承着父亲的医德医风和医学技术，以父亲的姿态勇往前行。六年来，不但着力培养提高本院员工的职业技能和素质，而且，继续通过学校把父亲一生总结的医学理论、临床经验和技术技能向学员们进行推广。宏图

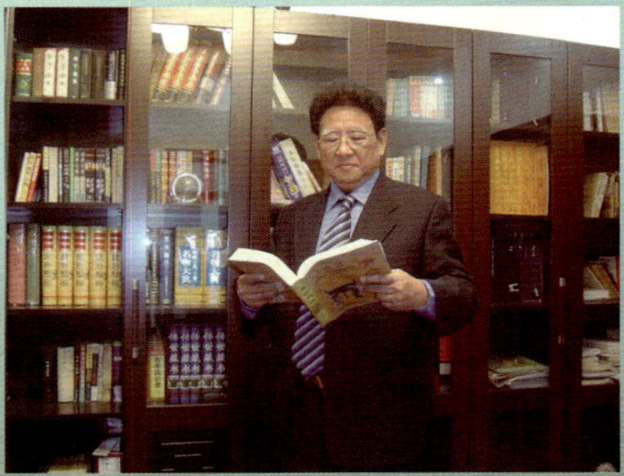

按摩师培训学校办得越来越出色，在石家庄地区同类学校中，无论是教学质量还是招生数量一直都名列前茅。同时，也多次举办了河北地区基层医生培训班，郭美彦主任也向父亲一样，毫不保守地为这些工作在基层一线的医生们讲授父亲的中医临床经验、医学理论方法和自己的心得体会，得到了医生们的高度评价。六年间，郭美彦主任还多次应邀到澳大利亚、缅甸、新加坡讲学和参加国内、国际性质的医学交流研讨会议；郭彦岭院长也多次到香港和印尼传授中医文化和父亲的临床医学经验。她们的所为，正是父亲生前的愿望——医学没有国界，是为天下人服务的，中华祖先的中医智慧更应该为世人所瞩目。

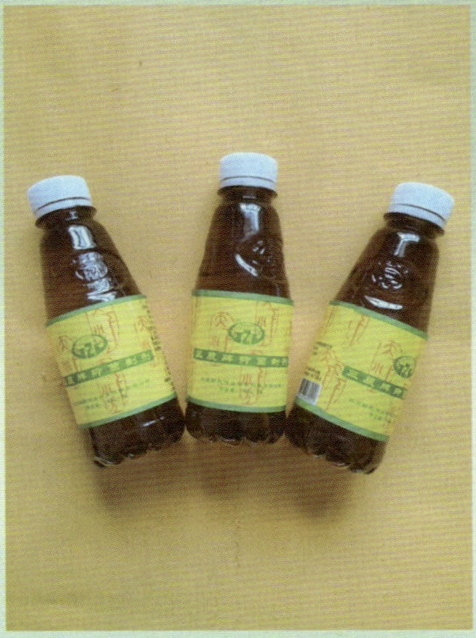

如今，郭志辰大夫的亲传与再传学生们已经遍布祖国各地，其中许多是从患者变成了学生，并且回到家乡造福乡里，有的已经走出国门，向世界人民展示中医文化的神奇。郭氏火灸疗法已纳入“全国第四次中药资源普查系列丛书（河北省）——杏林寻宝 保护中医 河北省中医药传统知识保护研究项目汇报”一书和“传统医学手册——世界科学出版社”（英文版），并成为“国家中医药高新适宜技术推广项目”，以及被列为“国家中医药管理局传统医药国际交流中心高新适宜技术推广项目”。

我们坚信，今后有国家大力扶持中医良好政策的强大后盾，明天的中医事业发展一定会如火如荼兴盛蓬勃。二十一世纪，中华医学造福人类跃居世界医林之巅一定能实现。

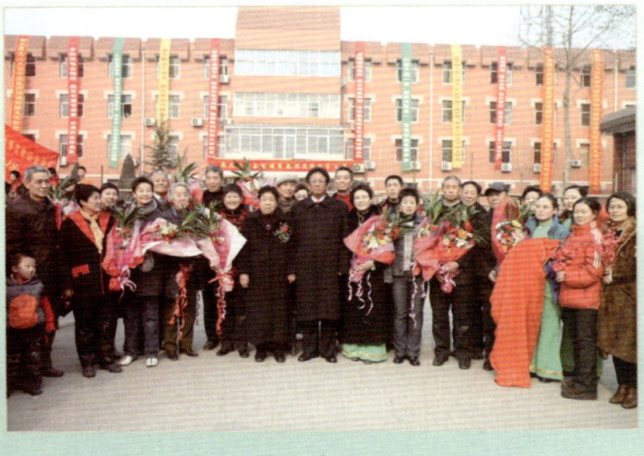

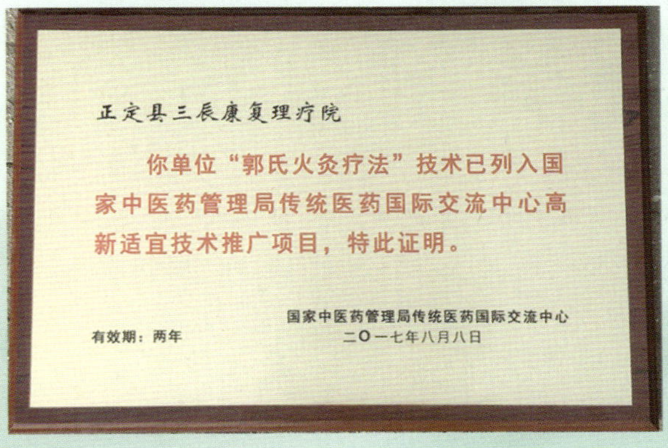

正定县三辰康复理疗院

你单位“郭氏火灸疗法”技术已列入国家中医药管理局传统医药国际交流中心高新适宜技术推广项目，特此证明。

有效期：两年

国家中医药管理局传统医药国际交流中心
二〇一七年八月八日

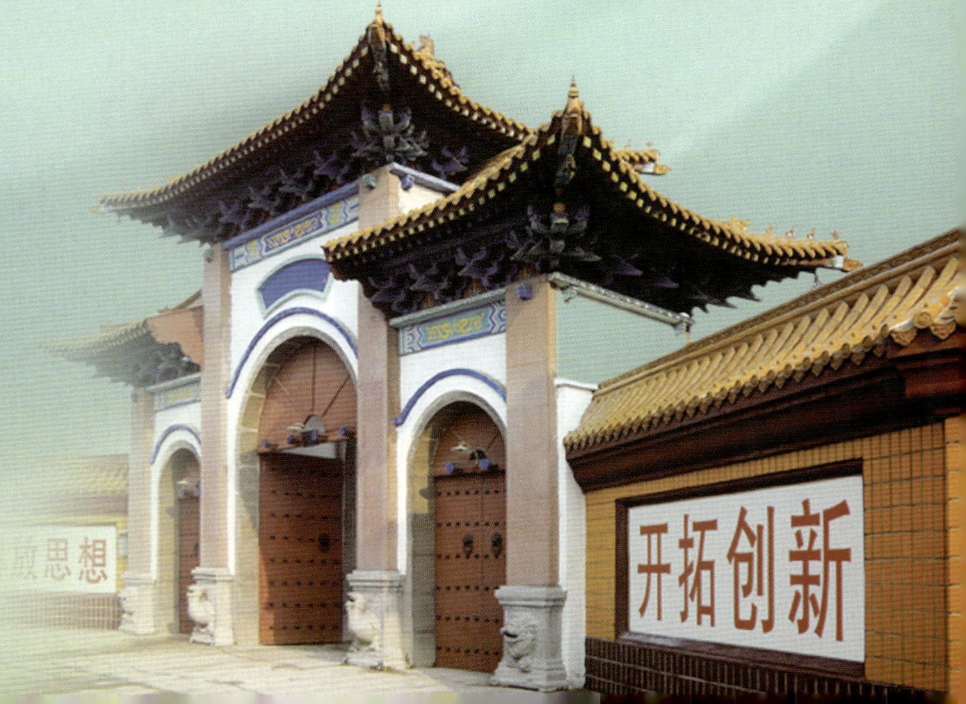

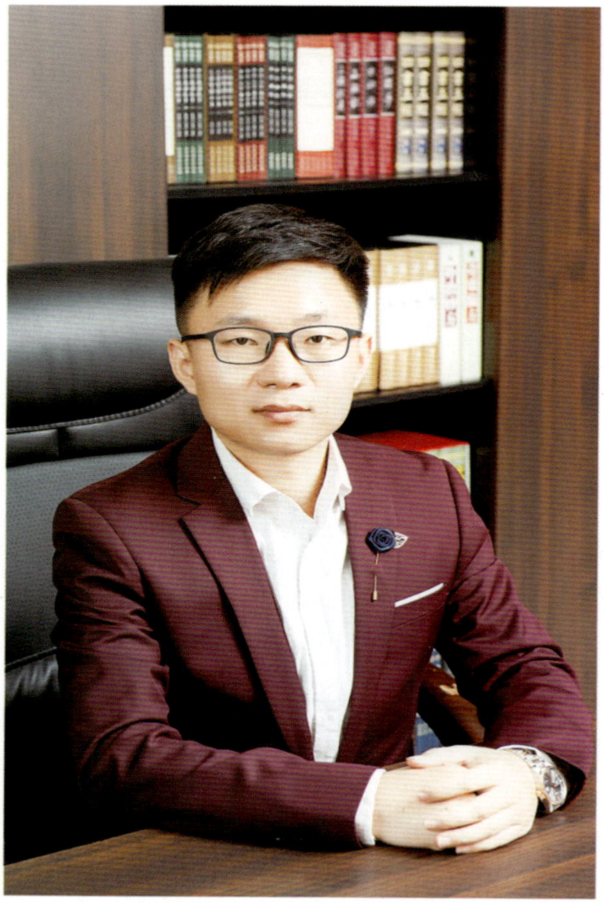

“咱们美群的草本粉就是拿品质做保证，为了好疗效，必须是纯中药，这也是我们一直所坚持的，只有品质好，才能越走越远。”

——魏晓兵

魏晓兵

美群领航人

- 国医大师唐祖宣老先生 亲传弟子
- 国家非物质文化遗产移毒疗法创始人严浩翔老先生 亲传弟子
- 中医泰斗郭立严老先生 亲传弟子
- 传统医学医术确有专长人员（中医内科）
- 中医针灸师
- 中华中医药学会 会员
- 中国针灸推拿协会 会员
- 中国健康管理联合会 会员
- 中华中医药学会中医药健康产学研联盟常务理事

曾受邀参加全国第二届中医药养生产业发展论坛，并发表论文《中医草本灸外治疗法在临床的运用》，而且带领200多人的团队走进人民大会堂。

中医草本灸外治疗法：

魏晓兵老师独家研发，是以中医经络学说为理论依据，采集浸透力强的中草药经过合理的配伍，用特有的介质，如温水、姜汁、黄酒、陈醋等调和后外敷到特定的位置或穴位，借助外部热源，如理疗烤灯烤灸大约25分钟左右，更快速地在患处发挥药物疗效、热疗和穴位刺激三种疗效，利用药性的渗透吸收，循经脏腑或直接作用于皮肤病灶部位，从而达到调理相关疾病及亚健康的效果！

中医草本灸外治疗法特点：

准、快、浓、效！

中医草本灸外治疗法调理范围：

失眠多梦、胃痛胃胀、腰膝酸软、风湿性关节炎、关节屈伸不利、月经失调、落枕、乳腺增生等上百种亚健康问题的预防和保健。

美群特色草本灸正在向国家申请多项专利：

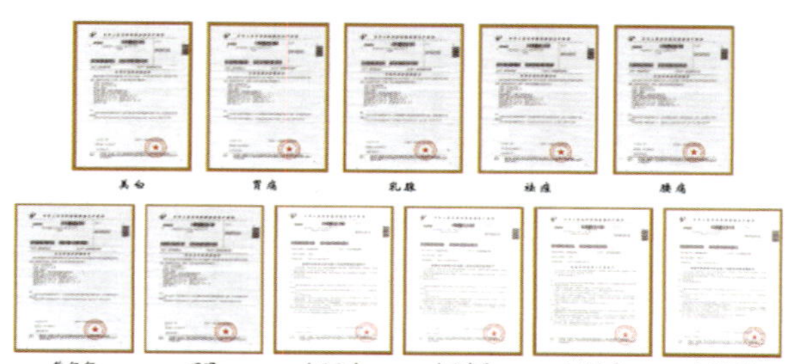

匠心十年，传承国医经典

美群健康产业集团有限公司是集美容及养生产品研发、生产、销售、健康信息咨询、教育培训于一体的综合性企业。

美群集团旗下拥有

四大子公司——美群健康管理（上海）有限公司、郑州美群健康信息咨询有限公司、河南东方观复健康管理有限公司、郑州东方观复中医门诊；

千店连锁机构——美群健康养生馆

三大品牌——岐黄至尊、寇碧斯、美群；

四大商业版图——中医养生、美容护肤、减肥、云商；

二十五个省级区域品牌覆盖率——河南省、河北省、陕西省、安徽省、山东省、湖北省、江苏省、山西省、江西省、青海省、甘肃省等。；

美群 专业养生 专注培训

企业愿景：中国梦、美群梦、健康梦！

企业使命：把中医养生事业做大做强，实现全民养生！

企业目标：争做美容养生行业的标杆！

美群集团荣获中华中医药学会中医药产学研联盟第一批发起单位、常务理事单位，并荣获健康服务业岗位能力提升培训项目示范基地！每年为行业培训养生人才，近4万人次；市场覆盖全国近20个省份。美群草本粉通过全国加盟店造福顾客达上百万人次，为人民群众的保健预防贡献了一份力量，也为打造大健康产业，响应了国家号召。

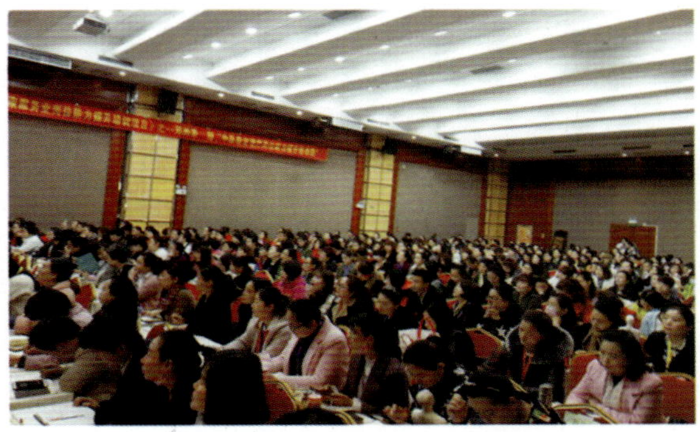

起航 2009

萌芽 2010 OEM代加工

成长 2011

夯实 2012 不断探索 蓄势待发

跨越 2013 专业的养生咨询培训 弘扬中医养生文化 传播中医养生技能

创新 转型 2014 以技术带动产品销售 中医养生美容师 郑州独家项目发展中心 河南省美发美容协会副秘书长单位

精进 2015 快速打开河南、陕西、河北、山东、安徽、山西、等市场 中国年度中国优秀教育培训机构奖

蜕变 2016 传统+连锁模式 常年法律顾问单位

腾飞 2017 创造优质服务窗口 成为中华中医药学会、中医药健康产学研联盟发起单位

匠心 2018 匠心十年 传承国医经典

北京天地中源医药科技中心

天人合一，诚行天下。北京天地中源医药科技中心秉承有能力、可信赖、品牌形象的核心竞争力就是诚信与科技的经管理念，专注于以传播中医药文化，提高中国传统医药和养生文化在世界的声誉和地位，推广中医诊疗技术及常用养生保健方法，联盟有志于健康服务的各类机构和企业，共同为中医药、健康事业的发展起到传承、推广的桥梁纽带作用。

中心的远景及核心能力在于全心致力于中医、亚健康的研究、服务、管理领域。尤其积极促进中医药事业在“医疗、保健、教育、科研、产业、文化六位一体协调发展”；以成熟细腻的市场规划运作，为同盟者提供高品质的一流专业化服务；以笃守诚信、互惠共赢的价值观凝聚智慧,共赢未来。

中心的优势在于: 能充分发挥自身品牌实践经验，将客户的资源通过整合，提升企业品牌知名度，从而推动企业核心竞争力的提升。

中心是《国医年鉴》的指定协助发行单位，十年如一日，全力打造中医药学术新品牌。并与《中国中医药报》《中国家庭报》等权威中医药媒体常年合作，多次参与组织国家卫生主管部门举办的大型活动，如：“京交会中医药版块”“国学国医岳麓论坛（已举办十一届）”“国际健康生活方式博览会”“中国家庭健康大会”等大型活动，积极开展各种形式的学术交流活动，组织重点学术课题的研究和考察活动，以期为参与单位发展提供动力,共创佳境。

中心愿为健康产业的合作伙伴提供基地建设、学术研究、交流、教育培训、信息咨询、产品研发、科技成果推广应用等多方面提供交流、展示、服务平台。成为您事业发展的忠诚的、最佳的战略合作伙伴。

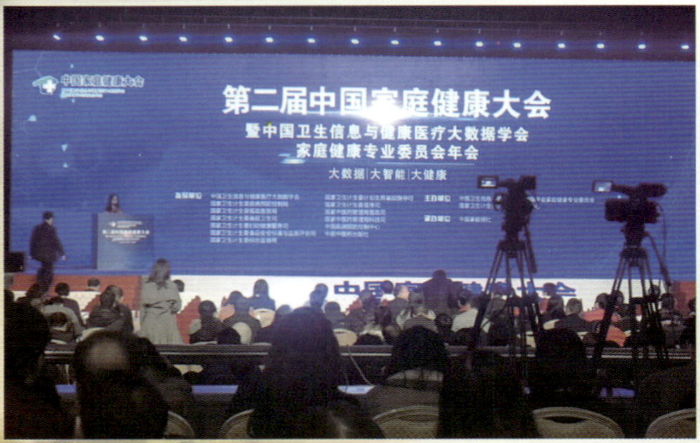

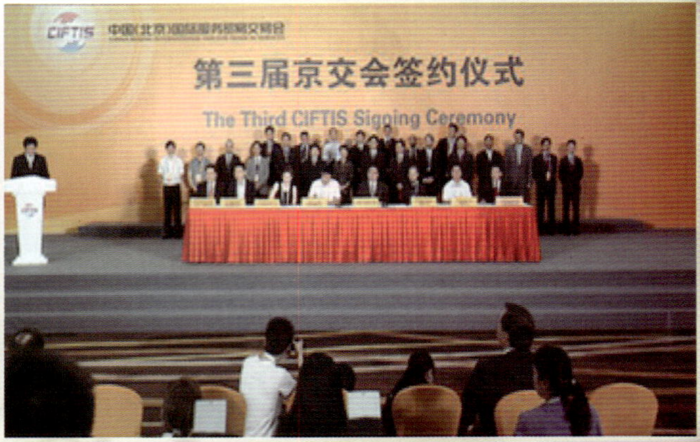